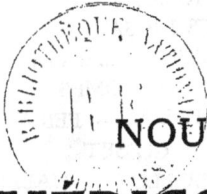

P. M. C.

NOUVELLE PRATIQUE
MÉDICO-CHIRURGICALE
ILLUSTRÉE

TOME I

COLLABORATEURS

F. ALLARD — BACH — A. BAUER — BAUMGARTNER
BOIX — BONNETTE — P. BONNIER — BOUFFE DE SAINT-BLAISE
BOURGES — BRÉCY — CARRION — CHEVASSU — CHEVRIER
CLERC — COUVELAIRE — CROUZON — DESCOMPS
DOPTER — P. DUVAL — ENRIQUEZ — J.-L. FAURE — FEINDEL
FIEUX — FORGUE — FRUHINSHOLZ — GOSSET
GOUGEROT — GRÉGOIRE — GRENET — GUIMBELLOT — HALLION
HERBET — JEANBRAU — KENDIRDJY — MARCEL LABBÉ
LABEY — LAPOINTE — LARDENNOIS — LAUNAY — LECÈNE
LENORMANT — LEPAGE — LEREBOULLET — P. LONDE
ÉT. MARTIN — DE MASSARY — H. MEIGE — MOCQUOT — MORAX
A. MOUCHET — F. MOUTIER — OUI — PARISET — PÉCHIN
PIQUAND — POTOCKI — RATHERY — SAUVEZ
SAVARIAUD — A. SCHWARTZ — M. SÉE — J.-A. SICARD
SOUQUES — TOLLEMER — TRÉMOLIÈRES — TRÉNEL — VEAU
WALLICH — WIART — R. WURTZ

P. M. C.

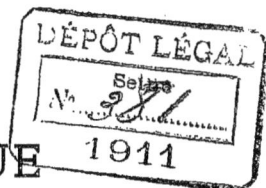

NOUVELLE PRATIQUE

MÉDICO-CHIRURGICALE

ILLUSTRÉE

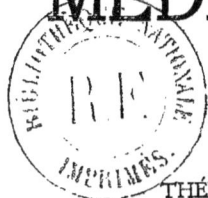

CHIRURGIE — MÉDECINE — OBSTÉTRIQUE
THÉRAPEUTIQUE — DERMATOLOGIE — PSYCHIATRIE
OCULISTIQUE — OTO-RHINO-LARYNGOLOGIE — ODONTOLOGIE
MÉDECINE MILITAIRE — MÉDECINE LÉGALE — ACCIDENTS DU TRAVAIL
BACTÉRIOLOGIE CLINIQUE — HYGIÈNE — PUÉRICULTURE
MÉDICATIONS — RÉGIMES — AGENTS PHYSIQUES
FORMULAIRE

DIRECTEURS :

E. BRISSAUD, A. PINARD, P. RECLUS

Professeurs à la Faculté de Médecine de Paris.

SECRÉTAIRE GÉNÉRAL

HENRY MEIGE

TOME I

ABASIE — BLENNORRAGIE

MASSON ET CIE, ÉDITEURS

LIBRAIRES DE L'ACADÉMIE DE MÉDECINE

120, BOULEVARD SAINT-GERMAIN, PARIS

1911

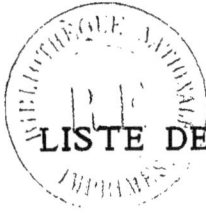

LISTE DES COLLABORATEURS

MM.

ALLARD (Félix), licencié ès sciences physiques, directeur de l'Institut médical des agents physiques de Paris.

BACH, docteur en médecine.

BAUER (Alfred), ancien interne des hôpitaux, ancien préparateur à la Faculté de médecine de Paris.

BAUMGARTNER (Amédée), chirurgien des hôpitaux de Paris.

BOIX (Emile), ancien interne médaille d'or des hôpitaux de Paris.

BONNETTE (P.), médecin-major de 1re classe, lauréat de l'Institut de France.

BONNIER (Pierre), oto-rhino-laryngologiste.

BOUFFE DE SAINT-BLAISE (Gabriel), accoucheur des hôpitaux de Paris.

BOURGES (Henri), ancien chef du laboratoire d'hygiène de la Faculté de médecine de Paris.

BRÉCY, ancien interne des hôpitaux de Paris.

CARRION (Henri), pharmacien de 1re classe, ancien chef de laboratoire à l'hôpital Saint-Antoine.

CHEVASSU (Maurice), professeur agrégé à la Faculté de médecine de Paris, chirurgien des hôpitaux.

CHEVRIER (Louis), chirurgien des hôpitaux de Paris.

CLERC (Antonin), médecin des hôpitaux de Paris.

COUVELAIRE, professeur agrégé à la Faculté de médecine de Paris, accoucheur des hôpitaux.

CROUZON (Octave), ancien chef de clinique de la Faculté de médecine de Paris.

DESCOMPS, chirurgien des hôpitaux de Paris.

DOPTER (Charles), professeur agrégé libre du Val-de-Grâce.

DUVAL (Pierre), professeur agrégé à la Faculté de médecine de Paris, chirurgien des hôpitaux.

ENRIQUEZ (Edouard), médecin de la Pitié.

FAURE (Jean-Louis), professeur agrégé à la Faculté de médecine de Paris, chirurgien de l'hôpital Cochin.

FEINDEL, docteur en médecine.

FIEUX (Georges), professeur agrégé à la Faculté de médecine de Bordeaux, accoucheur des hôpitaux.

FORGUE, professeur de clinique chirurgicale à la Faculté de médecine de Montpellier.

FRUHINSHOLZ (Albert), professeur agrégé d'accouchements à la Faculté de médecine de Nancy.

GOSSET, professeur agrégé à la Faculté de médecine de Paris, chirurgien des hôpitaux.

GOUGEROT (Henri), professeur agrégé à la Faculté de médecine de Paris, ancien interne médaille d'or.

GRÉGOIRE (Raymond), professeur agrégé à la Faculté de médecine de Paris.

GRENET (H.), ancien interne lauréat des hôpitaux de Paris.

GUIMBELLOT (Marcel), ancien interne des hôpitaux, prosecteur à la Faculté de médecine de Paris.

HALLION (Louis), ancien interne des hôpitaux de Paris, professeur remplaçant au Collège de France.

HERBET, chirurgien des hôpitaux de Paris.

COLLABORATEURS

JEANBRAU (Émile), professeur agrégé à la Faculté de médecine de Montpellier, chirurgien de l'Hôpital général.

KENDIRDJY (Léon), ancien interne des hôpitaux de Paris, chef de clinique adjoint.

LABBÉ (Marcel), professeur agrégé à la Faculté de médecine de Paris, médecin de la Maison municipale de Santé.

LABEY (Georges), chirurgien des hôpitaux de Paris.

LAPOINTE (André), chirurgien des hôpitaux de Paris.

LARDENNOIS (Georges), chirurgien des hôpitaux de Paris.

LAUNAY (Paul), chirurgien de la Maison municipale de Santé.

LECÈNE, professeur agrégé à la Faculté de médecine de Paris, médecin des hôpitaux.

LENORMANT (Ch.), professeur agrégé à la Faculté de médecine de Paris, chirurgien des hôpitaux.

LEPAGE, professeur agrégé à la Faculté de médecine de Paris, accoucheur des hôpitaux.

LEREBOULLET (Pierre), ancien interne médaille d'or, médecin des hôpitaux de Paris.

LONDE (Paul), ancien interne en médecine des hôpitaux de Paris.

MARTIN (Etienne), professeur agrégé à la Faculté de médecine de Lyon, médecin-expert près les Tribunaux.

MASSARY (Ernest de), médecin des hôpitaux de Paris.

MEIGE (Henry), ancien préparateur à la Faculté de médecine, Secrétaire général de la Société de neurologie de Paris.

MOCQUOT (Pierre), prosecteur à la Faculté de médecine de Paris.

MORAX (Victor), ophtalmologiste de l'hôpital Lariboisière.

MOUCHET (Albert), chirurgien des hôpitaux de Paris.

MOUTIER (François), ancien interne lauréat des hôpitaux de Paris, chef de laboratoire à l'hôpital Saint-Antoine.

OUI (Marcel), professeur de clinique obstétricale à l'Université de Lille.

PARISET (Armand), docteur ès sciences de l'Université de Paris, lauréat de l'Académie de médecine, directeur des Services hydrothérapiques à l'établissement thermal de Vichy.

PÉCHIN (Alphonse), ophtalmologiste de l'hôpital Henri de Rothschild, ancien président de la Société d'ophtalmologie de Paris, expert près les Tribunaux de la Seine.

PIQUAND, chef de clinique chirurgicale à la Faculté de médecine de Paris.

POTOCKI (Julien), professeur agrégé à la Faculté de médecine de Paris, accoucheur de l'hôpital de la Pitié.

RATHERY (Francis), professeur agrégé à la Faculté de médecine de Paris, médecin des hôpitaux.

SAUVEZ (Émile), dentiste des hôpitaux de Paris, professeur à l'École dentaire de Paris.

SAVARIAUD (Maurice), chirurgien de l'hôpital Trousseau.

SCHWARTZ (Anselme), professeur agrégé à la Faculté de médecine de Paris, chirurgien des hôpitaux.

SÉE (Marcel), ancien interne des hôpitaux de Paris, ancien assistant de l'hôpital Saint-Louis.

SICARD (J.-A.), professeur agrégé de la Faculté de médecine de Paris, médecin des hôpitaux.

SOUQUES (A.), ancien interne médaille d'or, médecin des hôpitaux de Paris.

TOLLEMER (Louis), ancien interne des hôpitaux, ancien chef du laboratoire des hôpitaux Trousseau et Bretonneau, secrétaire de la Société de pédiatrie de Paris.

TRÉMOLIÈRES (Fernand), ancien interne à l'hôpital Saint-Louis, chef de clinique médicale à la Faculté.

TRÉNEL (Marc), médecin des Asiles de la Seine.

VEAU (Victor), chirurgien des hôpitaux de Paris.

WALLICH (Victor), professeur agrégé à la Faculté de médecine de Paris.

WIART (Pierre), chirurgien des hôpitaux de Paris.

WURTZ, professeur agrégé à la Faculté de médecine de Paris, médecin des hôpitaux.

PRÉFACE

DE LA

NOUVELLE PRATIQUE MÉDICO-CHIRURGICALE

Le succès de notre *Pratique médico-chirurgicale* en a si clairement démontré l'utilité, que les auteurs ont résolu de continuer, d'améliorer et de développer leur œuvre. Ce n'est donc pas une réimpression que nous offrons au lecteur, mais presque un livre nouveau, ne conservant guère de l'ancien que l'ordre alphabétique, le procédé le meilleur pour procurer, par le moindre effort, le plus rapide renseignement.

Nous avons mis au courant de la science les articles sur la médecine, la chirurgie, l'obstétrique et la puériculture, l'hygiène, la médecine légale, les accidents du travail, la médecine militaire qui englobe maintenant tous les médecins civils. Nous avons agrandi encore la place, prépondérante déjà, donnée à la thérapeutique ; puis, élargissant notre cadre, nous la complétons par l'étude des Méthodes opératoires, de la Petite chirurgie, des Régimes, des Médicaments, avec leurs indications et leur posologie d'après le récent Codex. Enfin, nous avons multiplié les figures, inséré des planches hors texte, additions qui ont porté de six à huit le nombre de nos volumes. Et notre P. M. C. est ainsi devenue la *Nouvelle Pratique médico-chirurgicale illustrée.*

Pour cette tâche, de nouveaux collaborateurs ont grossi la solide phalange des anciens. Avec quelle fierté chacun de nous saluerait l'œuvre de tous si la mort brutale de Brissaud n'avait fauché notre joie. Brissaud, seul, eut l'idée du premier ouvrage dont, avec H. Meige et nos dévoués éditeurs, il avait mûri tous les détails : lorsqu'il fit appel à nos deux concours, nous n'avions plus qu'à grouper nos élèves et à poursuivre allègrement la besogne tracée. Brissaud a dressé le plan de l'édition actuelle, et il n'est pas une amélioration que n'appuie l'autorité de son jugement. Nous devions insister sur le rôle capital de cet ami incomparable : ce n'est point par des mots, mais par le rappel de ce qu'il a fait, que nous voulons honorer sa mémoire.

A. PINARD, P. RECLUS.

(Janvier 1911.)

AVANT-PROPOS

DE LA

PRATIQUE MÉDICO-CHIRURGICALE

L'étudiant ou le praticien doit remuer bien des volumes et feuilleter bien des tables de matières avant de trouver dans nos Traités de médecine, de chirurgie, d'accouchement et d'hygiène, le renseignement dont il a besoin. Il économiserait son temps, il s'épargnerait beaucoup d'impatience s'il avait sous la main un ouvrage où prendre la substance de ce qu'il veut savoir sur l'heure. Mais un tel précis n'existait pas, nous avons eu l'idée de l'entreprendre.

Pour être d'un maniement facile, notre Pratique médico-chirurgicale *adopte l'ordre alphabétique; pour ne pas être trop encombrante, elle supprime les notes, les historiques fastidieux, les bibliographies superflues; pour être vraiment utile, elle est surtout clinique et thérapeutique; elle ne donne de l'anatomie pathologique et de la pathogénie que ce qu'il en faut pour interpréter les symptômes et pour diriger le traitement, but capital de nos efforts.*

Nous n'aurions pu mener à bien une telle entreprise sans le labeur incessant, la scrupuleuse méthode de notre secrétaire général, sans l'activité, le zèle, la jeune maturité, la science de nos soixante collaborateurs, qui furent nos internes, nos chefs de clinique et de laboratoire, nos aides d'anatomie, nos prosecteurs, nos assistants, et dont quelques-uns sont déjà nos collègues des Hôpitaux et de la Faculté. Notre joie a été grande de les grouper autour de nous et de nous les unir plus encore par les liens de cette œuvre faite en commun.

E. BRISSAUD, A. PINARD, P. RECLUS.

(Octobre 1906.)

(P. M. C.)

NOUVELLE PRATIQUE
MÉDICO-CHIRURGICALE
ILLUSTRÉE

A

ABASIE. — L'abasie est un trouble psychopathique qui se traduit par l'incapacité de réaliser la marche normale. Dans sa forme pure, ce syndrome qu'on peut rattacher aux phénomènes pithiatiques s'observe tantôt isolé, tantôt associé à l'astasie, chez des sujets dont la force musculaire et la coordination, malgré les apparences, ne sont pas modifiées. Lorsque le malade essaie de marcher, il accomplit avec ses membres inférieurs des mouvements désordonnés, fantaisistes, qui rendent la marche impossible ou lui donnent des caractères paradoxaux, qu'il importe de ne pas confondre avec les troubles de la marche des ataxiques, des cérébelleux, des choréiques, des paraplégiques, etc. (V. Astasie-Abasie).

Toutefois, il ne faut pas oublier que l'abasie, sous une forme atténuée, peut se rencontrer chez des sujets atteints d'affections organiques nerveuses ou autres (tabes, sclérose en plaques, paraplégies, hémiplégie, sciatique, rhumatisme, etc.). Dans ces cas, l'abasie vient compliquer le tableau de la maladie organique; il peut alors être fort difficile de faire la part respective des désordres qui dépendent, d'une part, de l'affection organique; d'autre part, du trouble psychopathique. Cette différenciation est d'autant plus délicate qu'il n'est pas rare de voir coexister avec les signes caractéristiques d'une affection organique certains troubles morbides voisins, mais distincts, de l'abasie : la *basophobie*, la *stasobasophobie* (V. Astasie-Abasie, Akathisie); ici l'anxiété et l'angoisse font toujours partie, à un degré variable, du syndrome psychomoteur.

Nombre d'ataxiques, qu'on dit avoir guéri de leur ataxie sous l'influence de tel ou tel traitement, ne sont en réalité guéris que d'une abasie ou d'une basophobie qui compliquait leur tabes.

Pour distinguer de l'abasie les troubles moteurs d'origine organique, on s'appuiera sur une analyse méticuleuse des signes propres aux différentes affections nerveuses qui s'accompagnent de troubles de la marche. [V. Ataxie, Motilité (Examen), Asynergie, Cervelet].

Étant donnée l'origine psychopathique de l'abasie, on conçoit qu'elle soit justiciable d'un traitement psychothérapique, visant la correction des désordres moteurs par des exercices méthodiques accompagnés de conseils et d'encouragements appropriés. (V. PSYCHOTHÉRAPIE, DISCIPLINE PSYCHO-MOTRICE). *A. BAUER.*

ABCÈS CHAUD. — L'abcès est une collection de pus. On a établi une division *symptomatique* en abcès chauds et abcès froids. A vrai dire, ces noms répondent aujourd'hui à une classification *étiologique*, et l'abcès froid n'est plus que l'aboutissant d'une tuberculose locale. Nous les conserverons, bien que certains abcès à microbes vulgaires évoluent sans réaction thermique et sans douleur, et malgré la rougeur et la chaleur des téguments provoqués par le pus d'un abcès froid menaçant de s'ouvrir.

Il ne sera question dans cet article que de l'ABCÈS CHAUD (*Phlegmon circonscrit. Abcès chronique. Abcès aseptique*).

Il n'est pas un point de l'organisme où le pus ne puisse se collecter : l'os, le muscle, les veines et les lymphatiques, les cavités séreuses et les viscères en sont le siège. En chacun de ces points, l'abcès détermine des symptômes qui sont, les uns propres aux tissus dont ils modifient la fonction, les autres communs à toute suppuration limitée. Ce sont ces derniers que nous aurons ici en vue, en prenant comme type le phlegmon circonscrit du tissu cellulaire des membres ou des parois du tronc, et renvoyant aux autres organes l'étude des premiers.

Description. — La présence de pus témoigne de la lutte de l'organisme contre l'agent infectieux causal. Avant qu'il n'y ait collection, avant que l'abcès ne soit constitué, existe une première période *inflammatoire*. Les microbes pullulent, déterminent la vaso-dilatation, la diapédèse des leucocytes appelés par les propriétés chimio-taxiques de leurs toxines; un œdème gélatiniforme, semi-fluide, fibrineux, légèrement teinté de sang, distend les mailles du tissu cellulaire et s'écoule en bavant, quand on incise dès le début, là où apparaissent les quatre signes cardinaux de l'inflammation, *chaleur, rougeur, tumeur, douleur.*

La peau est rouge au centre, rosée à la périphérie; la pression y détermine une trace blanche qui disparaît immédiatement. La région est plus chaude et le malade éprouve lui-même la sensation de cuisson. Elle est tuméfiée : tuméfaction facile à voir à jour frisant, et perceptible à la palpation, car les tissus y sont plus fermes, plus consistants, moins souples qu'à l'état normal. La douleur est spontanée et provoquée, gravative, lancinante à chaque battement artériel, qu'exagèrent la position déclive et toutes les causes qui amènent l'afflux sanguin dans la région malade. Si le siège de l'infection est profond, la douleur et la tuméfaction existent seules; la peau est *œdématiée*, surtout là où le tissu cellulaire est lâche, et quelquefois à distance du pus : ainsi l'œdème du dos de la main dans les phlegmons de la paume. Enfin l'*élévation thermique*, les troubles digestifs et l'insomnie, témoins de toute infection, peuvent, dans certains abcès viscéraux profonds, être les seuls signes de la suppuration.

Au bout de quelques jours, celle-ci s'établit. Le nodule toxi-infectieux primitif est nécrosé, liquéfié et digéré sous l'action des poisons, ferments et diastases microbiens, et le *pus* s'amasse au centre; c'est le contenu de l'abcès, liquide crémeux, jaune verdâtre, sans odeur, louable; pus de bonne nature, bien différent de la sérosité mal liée, sanguinolente, fétide, du phlegmon diffus. Cependant, dans certains abcès circonscrits, situés au voisinage du tube digestif, le pus est altéré et l'odeur fétide y est de règle. A la périphérie, la lutte continue entre les tissus et les microbes, et la paroi de l'abcès présente une zone interne infiltrée de leucocytes et parsemée de jeunes nodules toxi-infectieux; une zone externe où prolifèrent les cellules fixes, et se montrent les macrophages qui modèrent et limitent l'infection. C'est ce qu'on a appelé la *membrane pyogénique*. — La collection ainsi formée se traduit par un symptôme pathognomonique, la *fluctuation*.

Sous ce nom, il faut décrire plusieurs sensations différentes, dépendant des conditions physiques de l'abcès. Une vaste cavité, à parois peu résistantes, superficiellement placée, et qu'un liquide ne remplit que modérément, comme dans l'épanchement traumatique de sérosité, par exemple, donne la vraie sensation de *flot*; mais il est rare que du pus soit collecté dans de telles conditions. L'ascite les réalise admirablement : une main est posée à plat et légèrement sur un côté de l'abdomen; à distance, l'autre main percute brusquement; l'onde naît, se propage et vient mourir sous la première qui la perçoit. Il est bon qu'un aide interpose le bord cubital de la main sur la paroi, pour éviter les vibrations qu'elle pourrait transmettre, ce qui pourrait faire croire à une fluctuation qui n'existerait pas. — Quand un abcès est petit, bien tendu, on comprime avec le doigt un point de la tumeur; avec un doigt de l'autre main on presse lentement et fortement sur elle, tandis que le premier reste passif; il est peu à peu soulevé par le liquide, qui a *transmis la pression* du doigt actif. — Dans certaines suppurations profondes, en nappe, reposant sur un plan résistant, les phlegmons sous-aponévrotiques des membres, par exemple, une main peut chasser complètement le liquide sous l'autre main, et alternativement par un mouvement de *balancement*. — Si la collection siège au fond d'une cavité naturelle où l'exploration n'est possible qu'avec un doigt, comme pour les abcès rétro-pharyngiens, il faut presser brusquement le centre de la tumeur, puis laisser le doigt reposer sur elle; il est immédiatement frappé par le *choc en retour* du liquide. Le même doigt a tour à tour été actif et passif.

Enfin, à côté de la fluctuation, existe une autre sensation, la *rénitence*. C'est une sensation d'élasticité et de tension, produite par une poche à parois minces et distendue à l'extrême par le liquide.

La sensation de fluctuation n'est pas seulement produite par des collections liquides; certains tissus normaux ou pathologiques fluctuent : ainsi la pulpe des doigts; ainsi quelques masses musculaires emprisonnées dans des étuis aponévrotiques, les muscles de la cuisse, et surtout le pédieux; ainsi les lipomes, les amas de fongosités, les gommes syphilitiques. On a coutume de dire alors qu'il y a *fausse fluctuation*. La chose est inexacte; il n'y a pas deux fluctuations, une fausse et une vraie; mais en présence d'une fluctuation, il faut savoir interpréter la sensation que les doigts perçoivent, et la rapporter à une cause précise. La fluctuation doit être contrôlée par d'autres moyens : ainsi les masses musculaires ne donnent cette sensation que perpendiculairement à la direction de leurs fibres, d'où la nécessité de toujours rechercher la fluctuation dans deux sens ; si on croit à la présence du pus dans la pulpe du doigt, on se rappellera que la fluctuation normale de celle-ci disparaît dans le panaris profond et que la pulpe devient dure et tendue. Dans les cas où on hésiterait entre une tumeur et un abcès, c'est à l'étude des autres symptômes et de l'évolution de la maladie qu'on demandera de parfaire le diagnostic. Enfin on pourra toujours avoir recours à la *ponction exploratrice* ; parfois le pus épais et crémeux ne passe pas par la fine aiguille de la seringue de Pravatz, et il faut alors employer un trocart d'un diamètre plus grand pour être sûr que ce moyen de diagnostic ne fera pas défaut. On pourra encore, une fois le trocart et l'aiguille enfoncés, faire subir des mouvements d'oscillation latérale à l'instrument ; s'il plonge dans une cavité, ces mouvements sont possibles, sinon il est probable qu'on a affaire à une masse solide.

Le pus tend à se frayer un chemin vers la peau ; celle-ci prend une teinte vineuse, s'assouplit, s'amincit et *s'ulcère*. La poche se vide, tandis que tombe la fièvre. La douleur avait diminué déjà lors de la formation du pus, sauf dans les régions bridées par des aponévroses inextensibles où la tension de la poche comprimait les filets nerveux ; il faut alors attendre l'évacuation du liquide pour que la sédation y soit complète. Si l'abcès est profond, il décolle les espaces cellulaires, cherche les endroits de moindre résistance, passe entre les interstices aponévrotiques, contourne les muscles et quelquefois fuse au loin, le long d'un paquet vasculo-nerveux. — Au cours de cette évolution, il peut y avoir recrudescence des phénomènes infectieux, l'abcès s'étend rapidement, c'est le *phlegmon par diffusion*. — En général, le pus finit par devenir superficiel ; *l'abcès en bouton de chemise* est constitué par une double collection profonde et sous-cutanée communiquant par un étroit pertuis ; si l'on vient alors à comprimer la poche superficielle, le pus fuit et se dérobe dans la profondeur et le doigt sent parfois l'orifice arrondi, comme si l'aponévrose était trépanée. — Dans *l'abcès en bissac*, on a deux poches perceptibles, dans l'une ou l'autre desquelles on peut faire refluer le pus ; si celui-ci contient des particules solides, elles donnent en frottant contre l'orifice de communication le bruit de chaînon des abcès froids à grains rhiziformes.

Quand l'abcès est vidé, les parois reviennent sur elles-mêmes, le suintement se tarit au bout de quelques jours ; les bourgeons charnus comblent la cavité ; la peau se cicatrise ; il ne reste plus qu'une induration profonde qui disparaît à son tour. — Dans certains cas ; en général chez les vieillards, les cachectiques, cette induration se développe d'emblée, s'étend en nappe, insidieusement ; l'infection se traduit par la formation de larges placards épais, rosés, durs, que le doigt peut à peine déprimer ; c'est le *phlegmon ligneux* du cou, de la paroi abdominale, si long à se résorber, à aboutir sous forme d'abcès. Quelquefois le pus d'un abcès se résorbe sans s'évacuer, formant une masse ferme, sèche, analogue à du mastic ; c'est l'*abcès résidual*, qui finit par ne laisser comme trace qu'une cicatrice étoilée. — Si l'ouverture d'un abcès est trop petite, trop éloignée du foyer primitif, si celui-ci contient des corps étrangers, si enfin les parois en sont rigides, comme à la fosse ischio-rectale, le pus se reproduit, une *fistule* se forme, dont les parois cicatricielles n'ont plus tendance à s'accoler, et l'état général se ressent de cette suppuration prolongée.

En certaines régions, des **complications** peuvent se produire. Les nerfs, qui baignent dans le pus, sont à la longue atteints de névrite ; les artères sont résistantes, mais elles finissent par s'ulcérer et se perforer, tantôt après l'évacuation du pus, surtout si le drain vient les traumatiser, tantôt dans la cavité close de l'abcès. Il en résulte, dans ce dernier cas, un *anévrisme faux*, difficile à distinguer, sauf par l'évolution, de l'anévrisme vrai suppuré, mais dont il importe, dans certains cas, d'établir le diagnostic, par la perception des battements, des souffles et du pouls périphérique, si l'on ne veut avoir à l'incision une hémorragie foudroyante. Les viscères se protègent contre l'envahissement du pus par la formation de fausses membranes, les cavités séreuses se limitent et font la part de l'infection. Mais l'abcès peut s'y ouvrir s'il éprouve une résistance du côté des parois extérieures, et y provoquer de graves désordres. Ou bien leur contenu, bile, urine, matières fécales, s'épanche dans la cavité abcédée, augmentant l'infection et rendant la guérison spontanée impossible, tant que la communication persiste ; ce sont les *abcès stercoraux, biliaires, urineux*.

Certains abcès, dits *chroniques*, ont une allure perfide et ne provoquent aucun phénomène réactionnel général ou local ; ils semblent être consécutifs à une infection atténuée. Il est utile, pour l'examen bactériologique, de les distinguer des abcès froids tuberculeux auxquels ils ressemblent par leurs symptômes, mais dont ils n'ont point le fâcheux pronostic.

Pour les *abcès tubéreux*, V. Aisselle.

Causes et Pronostic. — De nombreux microbes peuvent être cause d'un abcès chaud ; les plus fréquents sont les staphylocoques ; puis le pneumocoque, le bacille d'Éberth, etc. Le streptocoque, d'allure plus maligne, tend à diffuser et donne plus souvent un phlegmon diffus. La porte d'entrée peut passer inaperçue ; c'est une éraillure des téguments déjà cicatrisée lors de la constitution de l'abcès, c'est une plaie minime des cavités naturelles, du tube digestif ; enfin certains abcès, dits *idiopathiques*, ne sont que le soudain réveil d'un microbisme latent : l'organisme était momentanément affaibli, un trauma a déterminé un lieu de moindre résistance, la cicatrice d'un ancien foyer n'était point stérile, et voici l'infection produite et l'abcès constitué. Certaines altérations des humeurs, comme celles produites par le diabète, l'albuminurie, rendent les tissus favorables au développement des microbes qui y sommeillaient à l'état normal. En général, la cause de l'abcès est facile à saisir. Dans une plaie qui suppure, les vaisseaux transportent les agents de l'infection au sein des éléments ; des *abcès circumvoisins* se développent autour des foyers d'infection ; ou bien l'instrument vulnérant était septique, les microbes ont trouvé dans l'hématome traumatique, et les corps étrangers qui peuvent y séjourner, un lieu favorable à leur reproduction. Au cours d'une maladie infectieuse comme la fièvre typhoïde, la scarlatine, etc., l'agent causal roule dans le sang et détermine des embolies septiques qui seront l'origine de suppurations; les abcès *métastatiques* de la pyohémie en sont la plus haute expression.

Parfois on ne retrouve aucun agent infectieux dans le pus; tels certains abcès du foie, de vieilles salpingites et cholécystites, quelques bubons.... On admet que les microbes ont disparu après une phase d'infection aiguë, ou bien que les toxines sécrétées à distance, puis transportées au loin, suffisent à déterminer la suppuration. On provoque, en effet, expérimentalement, des abcès *aseptiques* par l'injection sous-cutanée de térébenthine, de nitrate d'argent (V. ABCÈS DE FIXATION). C'est de même, par action chimique caustique, qu'agiraient les toxines et ferments organiques.

Mis à part le siège et l'évolution dont nous avons parlé, le *pronostic* de l'abcès dépend des conditions dans lesquelles il est apparu. Au point de vue général, l'abcès est la preuve de la limitation de l'infection. Certes, celle-ci a été d'une certaine importance, car l'inflammation peut avorter sans suppuration; par contre, l'introduction au sein des tissus d'un microbe peut toujours faire craindre le phlegmon diffus et plus : la septicémie généralisée; la collection du pus est donc le témoin d'une lutte victorieuse de l'organisme. C'est avec ce pronostic favorable qu'apparaît l'*abcès critique* au déclin des grandes pyrexies, l'adéno-phlegmon au cours d'une lymphangite septique suraiguë : la maladie s'isole et se localise. Le procédé thérapeutique qui cherche à les provoquer par l'injection de substances chimiques, ne peut cependant avoir de résultats; car ce n'est pas l'abcès qui *rend* la maladie curable; il apparaît *parce qu'elle* est devenue bénigne. — Un tout autre pronostic est tiré de ces *abcès soudains*, qui se montrent chez les débilités, les diathésiques, sans cause apparente; ils indiquent l'affaiblissement de la résistance des tissus à une infection, trop faible pour en déterminer chez l'individu sain. Sévère aussi est le pronostic d'abcès multiples qui témoignent de la généralisation d'une infection jusque-là localisée.

Traitement. — Quelle que soit la cause de l'abcès, toute collection purulente doit être évacuée; le chirurgien doit aider l'organisme, qui s'efforce par lui-même de se débarrasser du pus.

L'anesthésie locale à la stovaïne à 1 pour 200 est quelquefois suffisante pour ouvrir un abcès sans trop de douleur. On aura soin de pousser la première injection en tissu sain, à la limite de l'inflammation, et de n'injecter le liquide que très lentement dans la zone enflammée, car toute distension des tissus malades provoque une très vive douleur. Mais toutes les fois que l'abcès aura une certaine étendue, toutes les fois que dans une région riche en vaisseaux et nerfs l'incision peut entraîner quelque difficulté, on n'hésitera pas à recourir à l'*anesthésie générale*.

L'incision, dans les petits abcès, est faite au point culminant, là où la tuméfaction est molle et dépressible. Dans une collection plus volumineuse, elle doit être pratiquée au point déclive, par rapport à la position que conservera le malade, afin d'éviter toute stagnation de pus. Elle sera menée à distance des gros paquets vasculo-nerveux, et si la région est dangereuse, comme au cou, on ne se servira du bistouri que pour la peau; on cherchera le pus dans les plans profonds, à la sonde cannelée; la poche trouvée, une pince est introduite fermée à son intérieur et retirée ouverte pour agrandir l'orifice. Enfin, s'il y a plusieurs diverticules ou anfractuosités, si la collection est vaste, on pratiquera une contre-ouverture. Pour ce faire, on glisse un instrument mousse à l'intérieur de l'abcès, on cherche le point opposé à la première incision, qui soit en même temps le plus superficiel; à ce niveau on pratique à nouveau l'anesthésie, et on incise sur l'extrémité perceptible de l'instrument comme guide. Une longue pince courbe est utilement employée, car son extrémité, sortant par la seconde ouverture, saisira les drains qui devront être introduits. Il faut se garder de curetter les parois d'un abcès chaud; on détruirait ainsi la membrane protectrice, on ouvrirait des espaces lymphatiques et on risquerait la pénétration des microbes de l'abcès dans la circulation générale.

Le drainage est inutile quand l'abcès est petit; on lave doucement la cavité avec un liquide antiseptique; les corps étrangers, s'ils existent, sont enlevés et on assèche la paroi avec un tampon d'ouate. Le drain devient nécessaire aussitôt que la collection atteint un certain volume; une épingle de nourrice le retiendra à l'orifice cutané. On n'attendra point pour l'enlever que tout suintement ait disparu, car il finirait par devenir irritant et entretenir la suppuration; on en diminuera de temps en temps la longueur, pour permettre à l'abcès de se combler de la profondeur vers la superficie, sinon l'ouverture pourrait se cicatriser avant disparition de l'infection. La *durée* du traitement varie à l'infini; 8 jours sont suffisants dans les cas favorables, mais plusieurs mois peuvent être nécessaires dans certaines suppurations profondes, vastes, et à parois rigides.

Il faut se rappeler que *plus grande est l'incision, plus rapide sera la guérison.* Pour éviter que l'incision ne se rétrécisse trop vite avant que la cavité de l'abcès ne se comble, et qu'il n'en résulte des diverticules et des clapiers, il est bon de mettre dans les angles de l'incision une mèche légèrement tassée, et un double drain dans le milieu; les mèches seront changées tous les deux jours et enlevées le jour où le fond de la cavité de l'abcès viendra affleurer les bases de l'incision. Lorsqu'il a été fait *deux ouvertures* détachées l'une de l'autre, il faut se garder de mettre un drain qui, pénétrant par l'une, remonte par l'autre; c'est le meilleur moyen d'avoir des *fistules* longues et difficiles à tarir. Chaque incision doit avoir son drain particulier, modifié et diminué chaque jour, de telle sorte que la cavité de l'abcès commence à se combler entre les extrémités de drainage de chaque ouverture.

Dans la *méthode de Bier* (V. Bier) on se sert de *ventouses* spéciales comprenant un godet de verre de forme et de dimensions variables suivant l'abcès, et d'une sphère de caoutchouc destinée à faire le vide dans le godet. L'abcès est simplement ponctionné au bistouri (on peut même faire cette ponction avant l'apparition du pus) et la ventouse appliquée sur l'incision; le pus, les exsudats sont ainsi aspirés dans le godet, et le traitement des infections localisées en serait grandement raccourci.

Si, au cours du traitement, une poussée de fièvre se produit, cela indique un trajet mal drainé et une rétention de pus. Il faut alors explorer à la sonde cannelée, rechercher à distance de la plaie les points douloureux, l'œdème de la peau, et soit agrandir l'incision antérieure, soit pratiquer une autre ouverture au point où la rétention s'est produite. Quand la suppuration dure longtemps, il faut de temps en temps faire un savonnage complet de la région, laver à l'alcool et à l'éther, pour éviter les inoculations par le pus. S'il se produisait une infection pyocyanique (*pus bleu*, qu'on reconnaît à la coloration verdâtre des compresses), il faudrait supprimer le pansement humide, mettre un pansement sec avec une couche de teinture d'iode autour de la plaie; ou bien appliquer un pansement avec de l'ouate trempée dans une solution de permanganate de potasse à 1/1000.

En certaines régions, à la face, au sein, à l'abdomen, on recherche les *incisions esthétiques*, telles que la cicatrice se confonde avec les plis naturels, ou se cache sous les poils et les cheveux. On n'y aura recours que si le traitement de l'abcès n'a aucunement à en souffrir; l'anesthésie générale est alors nécessaire.

A la période *inflammatoire*, un pansement humide antiseptique, un bain dans une eau aussi chaude que le malade puisse la supporter, des applications d'ouate imbibée d'eau alcoolisée (eau et alcool à 90° à parties égales), peuvent empêcher la formation de pus, et faire avorter l'infection.

Enfin le traitement *prophylactique* des plaies cherchera à la prévenir.
                                          AMÉDÉE BAUMGARTNER.

ABCÈS CHRONIQUE. — V. Abcès.

ABCÈS DE FIXATION. — Les *abcès* dits *de fixation* sont des abcès provoqués artificiellement dans le but de dériver et de fixer les éléments nocifs des septicémies et des toxémies. Ils ont été préconisés par Fochier (1891), qui s'appuyait sur la guérison de certaines formes d'infection par la production de suppurations localisées.

Technique. — L'abcès est provoqué par l'injection d'*essence de térébenthine*. Cette injection, de un centimètre à un centimètre cube et demi, sera *sous-cutanée*. On la pratiquera de préférence dans le flanc ou à la région antéro-externe et supérieure de la cuisse. La piqûre en elle-même est rarement douloureuse; mais le lieu de l'injection devient rapidement le siège d'une vive douleur. Celle-ci peut-être calmée par le chloral, les opiacés, par l'application de compresses chaudes surtout. Si la réaction ne se dessine pas ou est peu marquée au bout de douze heures, on pratiquera une ou plusieurs injections nouvelles jusqu'à ce que l'inflammation se déclare nettement.

Les phénomènes généraux font défaut; il n'y a ni frisson, ni fièvre. Dès le second jour, la peau est extrêmement rouge, tendue, luisante. On perçoit un fort empâtement qui se ramollit lentement. Au sixième jour, l'abcès est constitué, mais on perçoit rarement une fluctuation bien nette. On incisera tardivement, la maladie jugée (Carles), c'est-à-dire en moyenne du 8e au 12e jour. Cependant, on évitera toujours l'ouverture spontanée de l'abcès, cette évolution exposant à l'infection secondaire. Incisé dans de bonnes conditions, l'abcès donne issue vers le 8ᵉ jour à une bouillie très abondante, mais très épaisse, jaunâtre, renfermant des grumeaux, de longs éche-veaux de tissu conjonctif sphacélé. Plus tard, il s'écoule un pus bien lié sans gros débris. On lave la poche et on panse avec soin. L'évacuation procure au malade un grand soulagement. On peut, s'il y a lieu, pro-voquer un nouvel abcès au moment où l'incision du précédent sera jugée nécessaire.

Mécanisme de l'action thérapeutique. — L'action de l'essence de térében-thine peut être tenue pour extrèmement complexe. Elle serait *antithermique* pour quelques-uns. Pour d'autres, la térébenthine agirait avant tout par la *leucocytose provoquée*; cette hyperleucocytose atteindrait 20 et 50 000 glo-bules blancs. Pour d'autres enfin, l'abcès serait à proprement parler un dérivatif et fixerait les principes nocifs, le pus renfermerait des éléments microbiens, des toxines, des principes minéraux, mercure, plomb, ar-senic.

Indications. — Les abcès de fixation ont été employés dans le traite-ment de la *pneumonie*, des *broncho-pneumonies*, des *pleurésies*, des *ménin-gites*, des diverses formes de *tuberculose* et de *paludisme*, des *fièvres érup-tives malignes*, de l'*ictère grave*, des *empoisonnements* aigus ou chroniques par l'acide phénique, l'oxyde de carbone et le plomb, enfin et surtout dans les formes graves, désespérées de l'*infection puerpérale*. Des résultats sérieux ont été obtenus dans certains cas, mais la tendance aux œdèmes est une contre-indication formelle (Carles).

Actuellement, l'emploi des abcès de fixation semble réservé à certaines broncho-pneumonies graves, aux complications nerveuses du saturnisme, à l'infection puerpérale.

Pronostic. — Une réaction locale rapide et intensive, une hyperleuco-cytose notable sont de pronostic favorable. Si l'effet de l'injection est nul, l'issue fatale est à redouter à brève échéance (Fochier).

FRANÇOIS MOUTIER.

ABCÈS PAR CONGESTION. — (V. Abcès froid).

ABCÈS DENTAIRE. — L'abcès dentaire est le résultat d'une infection parve-nue au fond de l'alvéole, le plus souvent par la cavité d'une dent et un canal radiculaire, plus rarement par voie externe. C'est une complication fréquente de la carie du 4ᵉ degré. Les caractères de l'abcès alvéolaire sont ceux de tout abcès, de toute collection purulente ; ils n'empruntent d'aspect spécial qu'à la région où ils sont situés. Leur développement est plus ou moins rapide et s'accompagne de douleurs très vives.

L'abcès dentaire présente deux phases distinctes dans son évolution : une phase alvéolaire, c'est l'*abcès alvéolaire*, proprement dit, et une phase pen-dant laquelle l'*abcès a envahi la gencive* et se développe dans les parties molles. Le diagnostic est facile et l'abcès dentaire ne ressemble à rien d'au-tre. Le traitement est également facile, mais demande à être exactement conçu.

Traitement. — Dès que l'existence de la collection est remarquée, il faut donner issue au pus. Le cas le plus favorable est celui dans lequel l'abcès se vide par le canal radiculaire et la cavité de la dent cariée qui l'a provoqué. En tous cas c'est cette voie qu'il faut essayer de faire prendre au pus. Pour cela on ouvre largement la chambre pulpaire et les canaux radiculaires ; on pratique des lavages antiseptiques jusqu'à ce que la suppuration soit tarie. Si la dent ne peut être conservée, on en pratique l'extraction. Il ne faut pas craindre d'opérer à cause de l'abcès et attendre. La temporisation est dangereuse. Cette intervention a pour résultat de faire avorter l'abcès au début, d'ouvrir une voie à son contenu lorsqu'il est formé. C'est là une ressource qu'on ne doit employer que lorsque tout autre traitement est impossible.

Si l'abcès est déjà en voie de migration, quand on décèle son existence, s'il a franchi l'alvéole, il tend à s'ouvrir soit à la gencive, soit à la peau. Le premier cas est le plus fréquent : ordonner des bains de bouche avec une solution formolée au 1/1000ᵉ chaude, et alterner avec une décoction d'eau de guimauve et de pavot boriquée chaude. Puis ouvrir l'abcès, quand le pus est collecté, au bistouri et pousser l'incision jusqu'au point de départ ; il faut essayer de conserver la dent qui sera traitée ultérieurement. Le thermocautère rend des services au cours de cette intervention.

Mais lorsque le pus tend à faire issue à la peau, il faut intervenir énergiquement. Interdire absolument l'application de cataplasmes sur la joue, voire de compresses antiseptiques humides. Jamais, d'une façon générale, on ne doit ouvrir par la joue un abcès dentaire. On suivra les cinq indications suivantes :

1° Extraire immédiatement la dent, cause de l'abcès ;

2° Mettre une couche de teinture d'iode sur la région où l'abcès menace de venir s'ouvrir;

5° Comme dans le premier cas, ordonner des bains de bouche avec les solutions indiquées ;

4° Préparer des tampons d'ouate hydrophile du volume d'une noix, trempés dans la décoction d'eau de guimauve et de pavot boriquée ; ces tampons seront appliqués aussi chauds que possible dans le vestibule et renouvelés par le malade de demi-heure en demi-heure ;

5° Faire de la compression et quelques légers massage au niveau de la région menacée.

Dès qu'il sera possible, on ouvrira largement l'abcès dans le vestibule ; si le traitement que nous venons d'indiquer n'a pu enrayer la progression du pus vers la peau, il sera temps de ponctionner la poche au niveau de la joue. Ce n'est qu'un pis aller.

En présence d'un abcès chronique, ou bien celui-ci se vide par la dent et alors on favorisera cette évacuation du pus en même temps que l'on essaiera de pousser dans la poche une solution de chlorure de zinc au dixième. Si l'abcès se vide par une fistule, on traite la dent d'une part, la fistule d'autre part ; le trajet fistuleux doit être désinfecté avec soin, mais tout traitement de la fistule sans traitement de la dent ne donnera aucun résultat ; on poussera des injections antiseptiques par l'orifice de la fistule ;

on y volatilisera des essences par voie dentaire, etc. La dent sera soignée concurremment et obturée après oblitération du trajet fistuleux. Si celui-ci ne disparaît pas, on procédera au curettage de la paroi alvéolaire, de la poche, etc.   E. SAUVEZ.

ABCÈS FROID. (*Tuberculose suppurée, Abcès par congestion*). — L'abcès froid peut se développer d'emblée dans le tissu cellulaire, à la tête, au tronc, aux membres; surtout aux membres inférieurs et en particulier contre la face interne du tibia. Ou bien il ne l'envahit que secondairement, son point de départ étant dans un os, une articulation, une séreuse, un organe.... C'est le premier que nous aurons ici surtout en vue; la tuberculose osseuse, articulaire, viscérale sera étudiée ailleurs, et nous n'en retiendrons que ce qu'il faut pour établir le diagnostic de l'origine du mal et poser l'indication thérapeutique avec son pronostic.

Causes. — Le bacille de Koch arrive au sein des tissus par voie cutanée ou viscérale. L'inoculation directe se fait à l'occasion d'un traumatisme, d'une plaie accidentelle quand les germes ont pénétré avec l'instrument vulnérant. C'est ce qui se produit dans les blessures survenues au cours des autopsies de phtisiques, et le *tubercule anatomique*, que les expériences ont réalisé, diffère du panaris, comme l'abcès froid de l'abcès chaud. D'autres fois le bacille emprunte la *voie lymphatique*, et c'est au cours d'un lupus, d'une lésion scrofuleuse de la peau, d'un simple impétigo du cuir chevelu, qu'apparaîtra l'adénite tuberculeuse suppurée; — ou bien la *voie canaliculaire*, comme on l'a admis pour certains abcès bacillaires du sein.

La *porte d'entrée interne* sera discutée ailleurs, hérédité ou contagion, inoculation digestive et respiratoire, tuberculose latente ou en voie d'évolution (V. TUBERCULOSE EN GÉNÉRAL). Nous parlerons seulement des causes qui amènent la localisation à distance du foyer viscéral. Il y en a trois principales : c'est d'abord l'*état physiologique* du tissu atteint; les congestions normales et l'activité fonctionnelle y créent en effet un lieu de moindre résistance. Ainsi la tuberculose des adolescents aime les épiphyses en voie d'accroissement; l'activité génésique prédispose à la localisation testiculaire; le membre atteint est celui qui « fatigue » le plus. — Ce sont ensuite les *infections banales*, qui affaiblissent les éléments cellulaires et diminuent leur vitalité. Chez un tuberculeux, une maladie intercurrente déterminera une granulie aiguë; et l'on a constaté expérimentalement que l'injection simultanée du bacille de Koch et des microbes vulgaires hâtaient le développement d'une arthrite tuberculeuse. — Enfin le rôle du *traumatisme* est prépondérant. Il aggrave une tuberculose en voie d'évolution; il fait éclore une tuberculose jusqu'alors à l'état latent; il appelle le bacille au point contus, non pas dans tous les cas sans distinction, car nombre de fractures guérissent chez les phtisiques sans complications, mais, si le trauma coïncide avec l'inoculation tuberculeuse, ou survient au cours d'une poussée aiguë, le bacille, roulant dans le sang, se dépose alors dans le foyer contus, et l'abcès froid va se former.

Description. — La pénétration au sein des tissus, d'un agent infectieux, quel qu'il soit, provoque une réaction de défense de l'organisme. Nous l'avons vue précéder la formation du pus de l'abcès chaud. L'abcès froid succède lui aussi à une période d'infiltration tuberculeuse ; c'est la phase présuppurative, pendant laquelle s'édifie le tuberculome, témoin de la lutte entre les éléments vivants et le bacille.

La présence du bacille de Koch amène la diapédèse des leucocytes, la prolifération des cellules fixes ; les macrophages, éléments d'origine mésodermique, stade d'évolution terminale de la cellule lympho-conjonctive, accourent, englobent le bacille, s'unissent pour constituer les cellules géantes, qu'entourent de jeunes cellules lymphoïdes. Les follicules tuberculeux ainsi formés deviennent confluents. Une tumeur se constitue, ferme à la coupe, d'aspect jaunâtre, plus foncée au centre, d'autant plus opaque que la lésion est plus ancienne ; c'est le *tuberculome*. — Cliniquement, on sent à la palpation une masse sphérique, résistante, régulière, mobile sous les doigts, peu douloureuse, légèrement saillante sous les téguments ; ceux-ci conservent leur aspect et leur coloration normaux. En d'autres régions, dans les cavités séreuses, la tumeur est plus molle, se laisse déprimer, donne l'illusion de la fluctuation ; elle est formée par des fongosités, végétations pâles, translucides, exubérantes, parsemées de granulations tuberculeuses à la base, et reposant sur une zone lardacée et vasculaire.

Au bout d'un temps variant de plusieurs semaines à quelques mois, se produisent, sous l'action chimique nécrosante des toxines sécrétées par le bacille, le ramollissement du tuberculome, la fonte caséeuse centrale de la masse fongueuse ; l'*abcès froid* est constitué. Son contenu est un pus séreux, jaunâtre, quelquefois strié de sang ou de gouttelettes graisseuses, tenant en suspension des grumeaux blancs, caséeux. La paroi, membrane tuberculogène, n'est point inerte et bienfaisante, comme la membrane pyogénique de l'abcès chaud ; elle est anfractueuse, bourgeonnante, fongueuse à l'intérieur, et contient en dehors de jeunes tubercules en voie d'accroissement disséminés dans les tissus contigus, et qui à leur tour subissent la dégénérescence caséeuse. — La formation du pus se traduit en clinique par le ramollissement de la tumeur, et bientôt par sa fluctuation, symptôme déjà étudié à propos de l'abcès chaud. Il n'y a à ce moment aucun phénomène réactionnel ; la peau a conservé son aspect habituel ; elle n'est que lisse et distendue dans les volumineux abcès ; on ne constate ni rougeur, ni chaleur, ni douleur. La fièvre est absente ou à peine marquée. Seuls les ganglions tributaires indurés et dégénérés témoignent de l'infection tuberculeuse.

La *guérison* peut alors survenir. La zone d'infiltration pariétale cesse de s'étendre, l'organisme réagit victorieusement, tandis que se forme autour de l'abcès une barrière de tissu fibreux qui étouffe les nodules en voie d'évolution, et qu'au sein de la cellule géante apparaissent des corpuscules calcaires, inattaquables aux sécrétions destructives du bacille de Koch, et dont ils limitent l'activité. Le pus devient fluide, se décolore, s'enkyste, et finit par être résorbé ; ou bien la matière caséeuse se dessèche, devient solide, ressemblant au mastic des vitriers ; elle diminue lentement de volume et disparaît à la longue. — Plus souvent le pus tend à s'évacuer au dehors. La tuméfaction adhère à la peau; celle-ci devient rouge, chaude, sensible; bientôt vineuse, quelquefois desquamée, elle s'amincit et s'ulcère en plusieurs endroits; les orifices se réunissent en un seul, dont les bords seront festonnés, déchiquetés, amincis et décollés; le fond de la plaie est grisâtre, sanieux, atone. Puis se montrent peu à peu les bourgeons charnus, comblant la cavité; la peau blanchit, ses bords se soudent, et la guérison laisse une cicatrice déprimée, irrégulière, indélébile.

Si le pus continue à être sécrété, une *fistule* se forme, dont les parois elles-mêmes sont parsemées de follicules et n'ont aucune tendance à la cicatrisation spontanée. — Dans la profondeur, l'infiltration tuberculeuse envahit les zones voisines; les tissus s'inoculent de proche en proche; des fusées purulentes s'étendent au loin, dues au ramollissement de nouveaux amas caséeux, et bien différentes de celles qui accompagnent l'abcès chaud, et qui progressent mécaniquement. A distance un nouvel abcès se développe, dont la paroi elle aussi sera tuberculogène, et qui vivra pour son propre compte, même après guérison du foyer primitif; c'est l'*abcès par congestion*, presque toujours d'origine ostéopathique [V. Pott (Mal de)]. Au cours de cette évolution destructive, les viscères sont envahis et perforés, les nerfs, les tendons sont dénudés, les vaisseaux traversent la cavité de l'abcès, et leurs parois sont infiltrées de nodules tuberculeux; une hémorragie grave peut en résulter.

L'*infection secondaire* de l'abcès froid, par les microbes habituels de la suppuration, est une complication redoutable. Il n'est pas prouvé qu'une tuberculose fermée puisse s'infecter, sauf peut-être au voisinage des cavités septiques, et dans certaines adénopathies du cou, comme il arrive pour les adénites cancéreuses dans les néoplasies des voies digestives. Dans ce cas, le pus de l'abcès froid est phlegmoneux, verdâtre, bien lié, et rappelle celui de l'abcès chaud, tout en contenant des bacilles de Koch. La réaction inflammatoire locale et générale est plus vive. Par contre, les tuberculoses ouvertes sont fréquemment infectées, surtout quand l'abcès s'est spontanément ouvert. Le pronostic s'en trouve assombri; la tuberculose subit localement une nouvelle poussée et tend à se généraliser; la fièvre hectique se montre, élevée, à grandes oscillations irrégulières, le malade se cachectise et finit par mourir de septicémie.

Diagnostic. — L'abcès froid peut être confondu avec toutes les « fausses fluctuations », en particulier celles que donnent les masses musculaires, et le *lipome*; nous les avons étudiées précédemment (V. Abcès chaud); d'ailleurs, les fongosités tuberculeuses, elles aussi, paraissent fluctuer si bien que le diagnostic portera dans ce cas non sur la nature de l'affection, mais sur le moment de son évolution. — La *gomme syphilitique* simule la gomme tuberculeuse; ce n'est que par les stigmates de la vérole, et l'influence positive du traitement spécifique, que le diagnostic peut être résolu; quand elle est ouverte, elle se distingue par l'aspect gommeux, filant, visqueux de son contenu, qui s'élimine comme un bourbillon sans se reproduire; par l'apparence nécrotique de l'ulcération cutanée, qui est à bords nets, taillés à pic, tandis que le fond est constitué par une masse jaunâtre, ferme, adhérente.

La cicatrice en est indélébile, déprimée, rayonnée, entourée d'une zone de pigmentation. — Quant à l'*abcès chronique* on le distingue de l'abcès tuberculeux par les caractères bactériologiques du pus, et l'absence d'autres lésions bacillaires.

Souvent l'abcès froid du tissu cellulaire sous-cutané n'est que *secondaire* à une tuberculose de voisinage ; c'est alors l'examen des fonctions de l'organe soupçonné, la douleur provoquée à la palpation de l'os, la raideur de l'articulation, le siège en une région ganglionnaire, qui établiront le point de départ, dont l'abcès par congestion peut être fort éloigné ; témoin l'abcès poplité du mal de Pott dorso-lombaire.

Traitement. — Pour établir le pronostic et poser les indications du traitement de l'abcès froid localisé, il faut compter avec les autres foyers, en particulier les foyers de *tuberculose viscérale.* Un tubercule anatomique est la seule et première atteinte du mal ; il guérit sans laisser de traces, mais il peut aussi provoquer des abcès à distance par voie lymphatique, ou infecter l'organisme par voie sanguine, au cours de son évolution. Enfin, même guéri, il reste une constante menace ; à longue échéance, un nouveau foyer tuberculeux peut se développer, le poumon se prendre, soit parce que les bacilles sommeillaient encore au sein du tissu de cicatrice, et qu'un jour ou l'autre, sous une influence accessoire, leur virulence s'est exaltée, soit parce que l'infection à distance s'est faite sans bruit, est restée latente, et ne s'est révélée cliniquement que beaucoup plus tard. — Ces foyers latents sont toujours à redouter dans les tuberculoses locales dont la porte d'entrée échappe aux investigations cliniques. Même après extirpation totale du mal, il faut compter avec leur développement futur ; quelquefois l'acte chirurgical leur donne une poussée subite, et dans nombre de cas une tuberculose pulmonaire, jusqu'alors méconnue, éclate brusquement après l'opération. — Enfin le pronostic est plus sombre encore si un foyer viscéral confirmé et une tuberculose locale coexistent. Mis à part les cas où cette dernière n'est qu'un épiphénomène au cours d'une granulie généralisée, il faudra se demander quel est l'organe le premier atteint ; si l'abcès froid est primitif, on voit parfois sa guérison amener une rétrocession des lésions viscérales, comme si la source de l'infection était tarie ; plus souvent malheureusement elles persistent et subissent même une recrudescence contre laquelle la thérapeutique est impuissante.

A la première période on peut éviter la formation du pus, et faire rétrograder la lésion par un traitement approprié : *Traitement général,* dont la base sera la suralimentation, l'huile de foie de morue et la cure maritime (V. TUBERCULOSE EN GÉNÉRAL) — et *traitement local* : la partie malade sera mise au *repos* absolu, car nous avons vu l'influence des minimes traumas sur l'évolution du bacille de Koch. On cherchera la *révulsion* par l'application de pointes de feu, de teinture d'iode, par la chaleur sèche, mais sans jamais déterminer une irritation trop grande de la peau, dont l'ulcération serait une porte d'entrée pour l'infection, ou une voie ouverte à la fistulisation de la tuberculose locale, choses à éviter soigneusement. Dans certaines tuberculoses bien circonscrites, en particulier dans la tuberculose osseuse, on peut, au moyen d'injection de *chlorure de zinc,* provoquer la

formation d'un tissu fibreux, limitant l'infection, comme celui qui résulte
de la guérison spontanée des abcès froids : on fait à la périphérie de la
tumeur une série d'injections de 5 à 6 gouttes chacune, d'une solution à
1 pour 10, jusqu'à un total de 40 à 60 gouttes. Cette injection est très
douloureuse et nécessite souvent l'anesthésie générale ; on peut modérer la
douleur en injectant, en même temps que le chlorure de zinc, une quantité égale d'une solution de stovaïne à 1 pour 100 ; elle est suivie d'une
vive réaction inflammatoire qui s'apaise au bout de quelques jours. Le
traitement est renouvelé jusqu'à ce que la tuberculose commence à rétrocéder.

Quand le pus est formé, on l'évacue sans attendre l'ouverture spontanée,
septique. Mais, étant donnée la nature des parois, il faut de toute nécessité
agir sur elles, et y détruire les nodules en voie de formation. — L'*extirpation* est le procédé idéal, quand elle est possible ; extirpation large, faite
en tissu sain, comme s'il s'agissait d'une tumeur maligne, après évacuation
du pus au trocart, et sans ouverture de l'abcès pour éviter l'inoculation de
la plaie. On peut lui ajouter l'ablation des ganglions tributaires, s'ils sont
malades. Mais trop souvent on se trouve en présence d'extensions lointaines
qui la rendent incomplète, et annihilent ses bons effets. On peut alors poursuivre à la curette les fusées purulentes et les anfractuosités ; ou bien, dès le
début, abandonner l'extirpation et pratiquer délibérément l'ouverture large,
et le *curage* des parois, avec, comme adjuvants, les *attouchements* au thermo-cautère, et au chlorure de zinc en solution à 1 pour 10. Ce procédé
réussit dans les petits abcès bien limités ; mais alors l'extirpation lui est
préférable. Par contre, il est tout indiqué dans les tuberculoses fistuleuses
anciennes, étendues, et infectées, où les injections modificatrices, telles que
nous allons les décrire plus loin, ne peuvent être employées. — Les *injections modificatrices* sont de mise dans tous les cas de tuberculose fermée ;
elles donnent d'excellents résultats, empêchent une cicatrice difforme, et
évitent les dangers de l'infection secondaire. Le *naphtol camphré* à la dose de
5 à 20 c. c. a donné des succès ; mais des accidents graves ont été observés,
survenant quelques minutes ou heures après l'injection, se traduisant par des
crises épileptiformes, et se terminant par le coma et la mort. Le *thymol
camphré* est moins toxique ; mais c'est surtout l'*éther iodoformé* qui doit lui
être préféré, bien que quelques symptômes légers d'intoxication, éruptions,
vomissements, puissent se montrer chez les individus susceptibles. Après asepsie de la peau, l'abcès est ponctionné avec un gros trocart, et vidé ; on enfonce
le trocart à distance de l'abcès, on lui fait subir un long trajet sous-cutané
jusqu'à la cavité, pour éviter que l'orifice du trocart ne soit ultérieurement
le siège d'une fistule ; un lavage à l'eau bouillie peut être nécessaire pour
diluer les grumeaux qui viennent obstruer la canule. Par la même canule,
on injecte ensuite 50 à 80 gr. d'une solution faible à 5 pour 100 ou forte à
10 pour 100, d'éther iodoformé. On bouche le trocart avec le doigt, tandis
que l'éther s'évapore et que la poche se distend ; on laisse alors s'échapper
les gaz, on retire l'instrument, et on obture la plaie avec de la ouate collodionnée. L'iodoforme s'est déposé sur les parois de la poche ; il y provoque
une réaction inflammatoire qui dure quelques jours ; le liquide se repro-

duit. Puis il se résorbe, ou bien est évacué, et de nouvelles injections sont faites jusqu'à guérison complète.

L'abcès secondaire ne peut guérir que si le point de départ a été traité. Quelquefois la tuberculose osseuse ou articulaire, guérit, alors que l'abcès par congestion évolue pour son propre compte. La thérapeutique est alors la même que pour la gomme tuberculeuse.

L'effet curateur varie avec l'étendue de la lésion, l'organe atteint, l'âge du sujet. Chez les enfants et les adolescents, les guérisons sont fréquentes; souvent le traitement général y suffit. Chez l'adulte, l'amélioration est plus longue à survenir; chez le vieillard, les diverses méthodes échouent, et sans s'y trop attarder on aura recours, si possible, à l'*amputation* du membre malade.

Une nouvelle **méthode**, dite **de Beck**, mérite d'être essayée dans certains cas d'abcès froid. Cette méthode consiste dans l'injection d'une *pâte bismuthée* de composition suivante, soit :

Sous-nitrate de bismuth	33
Vaseline	67

soit :

Sous-nitrate de bismuth	30
Vaseline	60
Cire blanche	5
Paraffine à 49°	5

On charge une seringue de 50 c. c., à extrémité mousse, et stérilisée à *sec*, du mélange, on nettoie soigneusement les bords de la *fistule* qui conduit l'abcès froid après que le pus en a été préalablement exprimé, et on y pousse doucement et lentement le contenu de la seringue jusqu'à ce que le malade ait une sensation de tension; il est préférable au début d'employer la pâte n° 1, et en cas de fistule ne sécrétant presque plus, la pâte n° 2. On maintient le liquide dans la fistule, avec du collodion ou en solidifiant la pâte par refroidissement de l'orifice. Le traitement est recommencé quand la pâte s'est peu à peu éliminée dans le pansement. — L'action de la pâte bismuthée est *mécanique* et *antiseptique*; elle favorise la cicatrisation en maintenant écartées les parois de la fistule, et en provoquant une réaction cicatricielle; quand l'abcès froid est d'origine osseuse, elle joue dans la cavité le rôle de plombage des os. Enfin la *radiographie* de la région où a été injectée la pâte, donne le dessin du trajet des fistules et de l'os qui est en cause. Les accidents d'*intoxication bismuthée* sont rares, en raison de la résorption lente du bismuth injecté, et du peu de quantité (100 c. c. *au grand maximum*) qui est injecté. On surveillera attentivement le malade; en cas d'urines rares, de vomissements, de diarrhée, de gingivite, on cessera le traitement, et au besoin, on ouvrirait largement le trajet pour enlever le bismuth non encore complètement résorbé. Il existe malheureusement des cas *mortels*. — Dans toutes les *fistules rebelles*, la méthode de Beck est *indiquée*. On l'a bien employée dans la tuberculose *fermée*, mais les accidents d'*intoxication* sont plus à craindre, et on n'emploiera la méthode qu'avec une grande circonspection (V. Bismuth). *AMÉDÉE BAUMGARTNER.*

ABDOMEN (CONTUSIONS). — Les traumatismes de l'abdomen non accompagnés de plaie peuvent n'intéresser que les parois de la cavité abdominale ou atteindre les organes qu'elle contient. La gravité en sera bien différente dans l'un ou l'autre cas. Je n'envisagerai ici que les contusions simples et celles qui s'accompagnent de lésions du tube digestif, renvoyant pour les contusions du foie, de la rate, des reins et de la vessie aux articles consacrés à ces organes.

Causes. — On peut souvent, de par la connaissance de l'agent contondant et des conditions dans lesquelles est survenu le traumatisme, avoir des présomptions en faveur de l'intégrité ou de l'atteinte des viscères. Sans parler ici des contusions indirectes par contre-coup qui n'atteignent guère que les viscères pleins (V. Foie, Rate, Reins), nous dirons que les contusions peuvent être dues à *un fouettement* — c'est un traumatisme en général peu grave, ne déterminant que des lésions pariétales, — à des *chocs directs* ou à des *pressions*.

Dans les contusions par *choc direct*, les plus fréquentes (choc d'un limon de voiture, coup de pied d'homme ou d'animal, chute à plat ventre ou sur le flanc avec heurt sur un objet plus ou moins saillant, etc.), la paroi est souvent indemne et le traumatisme porte sur les viscères qu'il atteint en les comprimant sur une des saillies osseuses de la paroi postérieure de l'abdomen, avec beaucoup plus de puissance encore si le plan postérieur du corps est, au moment de l'accident, immobilisé contre un plan résistant. Dans certains cas, cependant, la paroi abdominale, dont les muscles sont contractés, oppose au traumatisme une résistance énergique, protège ainsi les organes profonds et supporte toute l'action de l'agent contondant. Si la paroi est relâchée ou si la résistance est vaincue, les lésions des viscères sont la règle, surtout quand la direction de la violence est antéro-postérieure; elles sont rares, au contraire, lorsque cette direction est très oblique ou parallèle à la paroi.

Comme causes de contusions par *pression*, il faut signaler en première ligne les tamponnements, les éboulements, le passage sur l'abdomen d'une roue de voiture. Les lésions viscérales sont fréquentes, les organes, avec la paroi refoulée, étant pincés, écrasés entre la colonne vertébrale et l'agent vulnérant.

Lésions. — Les *lésions pariétales* des contusions de l'abdomen consistent en ecchymoses, épanchements sanguins ou séro-sanguins et ruptures musculaires plus ou moins étendues, dont les foyers peuvent suppurer pour peu qu'une porte d'entrée, quelque petite soit-elle, s'ouvre à l'infection [V. Abdomen (Phlegmons des parois)].

Les *lésions viscérales* et en particulier du tube digestif, les seules que nous ayons en vue, portent surtout sur l'*intestin grêle*, beaucoup plus rarement sur le *côlon*, exceptionnellement sur l'*estomac*. Les altérations que l'on constate au cours d'une laparotomie varient depuis la simple ecchymose jusqu'à l'écrasement complet avec rupture totale. On peut donc trouver des lésions perforantes et des lésions non perforantes, tout au moins primitivement, mais pouvant devenir perforantes secondairement.

Les lésions *non perforantes* consistent en ecchymoses souvent peu étendues et en infiltrations sanguines sous-muqueuses. Mais il faut savoir que ces épanchements interstitiels peuvent aboutir au sphacèle et, par la chute de l'escarre, à une perforation tardive.

Dans les lésions *perforantes*, on rencontre tantôt la perforation par écrasement, par pincement de Jobert, caractérisée anatomiquement par une déchirure diminuant de largeur de la muqueuse à la séreuse, tantôt la rupture par éclatement dans laquelle la séreuse est, au contraire, plus largement déchirée que les autres tuniques. Les lésions peuvent être *multiples* et siéger en des points relativement éloignés les uns des autres. Ces deux types de ruptures peuvent présenter une *forme incomplète* qui explique les cas dans lesquels, à des symptômes d'abord légers, succède une péritonite foudroyante, quand la perforation se complète. Dans la rupture incomplète par écrasement, la séreuse est intacte, mais bleuâtre, ecchymotique, masquant la déchirure des tuniques sous-jacentes, ce que l'on reconnaît par un défaut de résistance à la palpation; dans la rupture incomplète par éclatement, la séreuse est déchirée, le plus souvent en long, montrant ainsi la musculeuse intact. La *rupture totale* de l'intestin avec écartement des deux bouts plus ou moins déchiquetés n'est pas fréquente (1 fois sur 10).

Nous devons signaler encore les déchirures du *mésentère* s'accompagnant parfois d'hémorragies abondantes ou capables de déterminer le sphacèle secondaire d'une anse intestinale, quand il y a eu désinsertion mésentérique, d'où suppression de l'apport sanguin nécessaire à la nutrition.

Symptômes. — Au moment où un individu reçoit un choc violent sur l'abdomen, il ressent en général une *douleur* très vive, angoissante, presque immédiatement suivie de *syncope* ou tout au moins d'un *état syncopal* plus ou moins marqué. Il reste dans une sorte de prostration, de stupeur qui le rend étranger à tout ce qui l'entoure; en même temps la face est pâle, les lèvres décolorées, les extrémités froides et couvertes de sueurs; le pouls est petit et fuyant, la température abaissée; la respiration rapide et superficielle, les pupilles dilatées; quelquefois on observe aussi des nausées et quelques vomissements.

Les symptômes généraux qui suivent immédiatement le traumatisme et qui sont très variables dans leur intensité comme dans leur durée, constituent, dans leur ensemble, le *choc péritonéal* et existent aussi bien dans les contusions simples sans lésions viscérales que dans les déchirures étendues du tube digestif. Le choc peut d'ailleurs manquer, dans ce dernier cas et il ne faut pas, en présence d'un blessé en état de choc intense, affirmer l'existence de lésions graves, pas plus qu'il ne convient de porter un pronostic bénin en face d'un blessé ne présentant qu'un choc minime; car les lésions viscérales les plus graves peuvent, pendant plusieurs heures, ne s'accompagner d'aucun symptôme inquiétant.

Les phénomènes du choc sont dus à la commotion nerveuse du grand sympathique abdominal et dans quelques cas exceptionnels la *mort* survient presque subitement par le fait seul de la commotion.

Au bout d'un temps plus ou moins long, variant de quelques minutes à quelques heures, les phénomènes du choc disparaissent progressivement; mais s'il existe des lésions pariétales ou viscérales, on observe bientôt de nouveaux symptômes, variables dans leur intensité et tenant à ces lésions mêmes.

1° **Symptômes des lésions pariétales.** — Ce sont les signes ordinaires de la CONTUSION (v. c. m.) : *ecchymose* et *épanchement sanguin*, l'un et l'autre relativement rares sur la paroi abdominale antérieure en raison de sa mobilité, plus fréquents sur la paroi postérieure ; à ce niveau on trouve souvent des *hématomes* qui remontent le long des gouttières vertébrales. Ces hématomes sont en général tendus ; ils siègent ordinairement dans l'épaisseur des parois, mais on peut rencontrer des foyers hémorragiques sous-péritonéaux dans la cavité de Retzius, par exemple. Ils se résorbent en quelques semaines, mais parfois ils durent plus longtemps et peuvent devenir absolument durs, simulant ainsi des tumeurs solides.

Nous ne ferons que signaler les *ruptures traumatiques des muscles* abdominaux, se reconnaissant à leurs symptômes habituels, douleur très vive au moment de l'accident et persistant après, tuméfaction et dépression entre les deux segments du muscle rompu ; la *hernie ventrale*, complication précoce ou tardive, après cicatrisation de ces deux segments, et résultant de l'affaiblissement de la paroi à ce niveau ; enfin la *hernie musculaire* caractérisée par une tuméfaction diminuant ou disparaissant pendant la contraction.

2° **Symptômes des lésions viscérales.** — Quand la contusion s'accompagne d'une lésion viscérale, deux complications vont entrer en scène :

a) L'*hémorragie*, s'il s'agit de la rupture d'un viscère plein (foie, rate, rein), de la déchirure de l'épiploon ou des arcades vasculaires du mésentère, du mésocôlon :

b) L'*infection péritonéale*, constante après une perforation du canal gastro-intestinal. Dans ces cas, au lieu de l'amélioration progressive, de la disparition des phénomènes du choc initial, on voit apparaître, après ou sans accalmie, les symptômes significatifs de l'hémorragie interne ou de la péritonite, symptômes qu'il est capital de dépister dès le début, la précocité de l'intervention étant ici la seule chance de salut.

Nous décrirons, un peu schématiquement, car la clinique montre des types variés, les trois cas principaux que l'on peut rencontrer :

a) Contusion avec rupture d'un viscère plein et hémorragie interne ;

b) Contusion avec rupture du tube digestif et épanchement immédiat ;

c) Contusion sans perforation et sans épanchement immédiat.

a) Contusion avec rupture d'un viscère plein et hémorragie interne.

Les symptômes du choc, au lieu de s'amender dans les heures qui suivent l'accident, s'aggravent progressivement sans période d'accalmie : la face reste pâle, mais ne se grippe pas comme dans la péritonite, les muqueuses se décolorent, le pouls petit et filant s'accélère, devient incomptable ; les extrémités se refroidissent et se couvrent de sueurs ; la soif est vive ; il y a de l'angoisse respiratoire, un peu de délire. Le malade meurt d'anémie aiguë.

L'hémorragie intra-péritonéale peut être foudroyante et très rapidement mortelle si c'est un gros vaisseau qui est déchiré (veine cave, veine porte, veine rénale, etc.) ; quand il s'agit de la rupture d'un organe vasculaire comme le foie, la rate (v. c. m.), l'écoulement sanguin se fait plus lentement, mais n'a aucune tendance à s'arrêter, et l'on peut constater dans l'abdomen les symptômes d'un épanchement progressivement croissant. Suivant que l'organe blessé est à droite ou à gauche de la cloison mésentérique, le sang descend vers la fosse iliaque droite ou dans le petit bassin.

b) *Contusion avec rupture du tube digestif et épanchement immédiat.*

Ici, les phénomènes de choc, qui ont pu être très accentués ou à peine marqués, disparaissent au bout d'un temps plus ou moins long, et le calme souvent le plus complet persiste pendant quelques heures; puis, au bout de dix, douze, vingt-quatre heures, quelquefois beaucoup moins, plus rarement au bout de trente-six heures, apparaissent les phénomènes généraux graves indiquant l'infection péritonéale qui emportera le malade. Mais pendant cette période d'accalmie, un certain nombre de symptômes qui demandent à être recherchés avec soin, car ils sont souvent peu nets, peuvent faire présumer et quelquefois affirmer la perforation intestinale.

La *douleur*, particulièrement vive au point contus, douleur profonde et permanente, se produisant parfois au simple frottement de la paroi, mérite d'attirer l'attention; mais c'est un symptôme bien infidèle, et nombre de blessés succombent à des péritonites par perforation qui n'ont présenté au début que quelques phénomènes douloureux très légers. Le toucher rectal pourrait, d'après Cahier et Delorme, donner quelques indications en produisant de la douleur à distance.

Les *vomissements alimentaires* ne signifient pas grand'chose lorsque l'accident survient peu de temps après le repas. Cependant, les vomissements *bilieux* et persistants doivent faire penser à une lésion intestinale.

La *température* présente des modifications bien inconstantes. L'état du pouls est très important à considérer ; un pouls petit, irrégulier, battant à 150, 140 est un indice presque certain de lésion viscérale.

Les *selles sanguinolentes*, les *vomissements sanglants* ont une grande valeur quand ils sont observés, mais ils sont tout à fait exceptionnels et il ne faut pas compter sur eux.

Moty prétend que l'ingestion d'un liquide détermine une douleur vive et une altération des traits quelques secondes après son absorption, dans le cas de perforation de la partie supérieure de l'intestin grêle : c'est là un procédé d'exploration dangereux et que l'on doit rejeter.

L'état de la *respiration* présente un gros intérêt : une respiration anxieuse, superficielle et rapide, sera une indication presque certaine d'une lésion intestinale. Mais les deux symptômes qui ont le plus de valeur, sont la *sonorité préhépatique* et la *contracture des muscles de l'abdomen*.

La *disparition de la matité hépatique*, déjà signalée par Jobert sous le nom de tympanite, est due à l'issue des gaz intestinaux dans la cavité péritonéale; ces gaz viennent se loger entre le diaphragme, les fausses côtes et le foie, et en percutant doucement du mamelon au rebord costal on trouve une sonorité tympanique continue; c'est un signe pathognomonique de la perforation; mais il ne faut pas le confondre avec le ballonnement produit par la distension paralytique des anses. Malheureusement il est inconstant, et si son existence permet d'affirmer la perforation, il faut savoir que bien des ruptures du tube digestif ne s'accompagnent pas d'un épanchement gazeux assez notable pour faire disparaître, à la percussion, la matité du foie.

En revanche, *la contracture de la paroi* est un signe d'une importance capitale, sur lequel Hartmann a insisté et qui, pour beaucoup de chirurgiens, constitue l'indication formelle d'une laparotomie immédiate. Mais il faut bien distinguer cette contracture *généralisée* donnant à la paroi abdominale une rigidité totale (ventre en bois) de la contracture localisée que l'on observe quand on palpe la région contuse.

Il est vrai que certains chirurgiens ont présenté d'une part des observations de contusions abdominales avec lésions viscérales dans lesquelles la contracture manquait, et, d'autre part, des cas de contusion abdominale avec contracture suivis de guérison; mais ces faits sont exceptionnels et Hartmann, intervenant chaque fois que le blessé présentait de la contracture, a toujours trouvé une lésion viscérale.

Quand l'infection du péritoine est réalisée, les symptômes de la *Péritonite aiguë* (v. c. m.) apparaissent et évoluent avec rapidité, la mort survenant au bout de 16 à 24 heures parfois. La douleur s'exagère et se généralise à tout l'abdomen. Il y a de la dyspnée avec mouvements respiratoires superficiels et fréquents; vomissements alimentaires, puis glaireux, puis porracés, qui manquent parfois. Mais surtout, et c'est là le principal élément du diagnostic et du pronostic, le *pouls* s'accélère rapidement, devenant filiforme, incomptable, tandis que la température reste aux environs de 37°. En même temps, il y a du hoquet, de la rétention d'urine ou de l'anurie; le faciès se grippe, les extrémités se refroidissent et se cyanosent et la mort survient par intoxication suraiguë due à la résorption des toxines péritonéales.

c) **Contusion sans perforation et sans épanchement immédiat.** — Dans cette catégorie rentrent les contusions simples ou avec déchirures incomplètes de la paroi intestinale, les mortifications partielles primitives ou secondaires s'accompagnant de la chute d'une escarre et pouvant ainsi déterminer un épanchement tardif. Si la perforation ne se produit pas ou si des adhérences protectrices empêchent l'écoulement des matières dans le ventre, l'évolution est bénigne et la guérison peut survenir au bout de quelques jours, à moins qu'il ne se forme un abcès localisé qui peut se vider dans l'intestin ou s'ouvrir à la paroi.

Dans d'autres cas, au bout de deux ou trois jours, quelquefois plus, pendant lesquels l'absence de tout symptôme alarmant fait considérer le danger comme écarté, apparaissent brusquement les signes de la péritonite par perforation, évoluant alors avec sa gravité coutumière.

Terminaisons. — Dans les contusions simples et les ruptures incomplètes de l'intestin, la guérison est la règle. Dans la contusion avec escarre la guérison peut survenir par formation d'adhérences; mais, dans ce cas, ou bien l'escarre est éliminée avec les selles, ou bien il se forme un abcès qui s'ouvre spontanément ou qui est ouvert par le chirurgien (possibilité d'*anus contre nature* ou d'une *fistule pyostercorale*) (v. c. m.).

La terminaison est fatale habituellement quand la perforation se fait librement dans le péritoine, soit d'emblée, soit secondairement; la mort survient plus rapidement lorsque la perforation siège dans l'estomac et dans la partie supérieure de l'intestin grêle que dans la partie terminale du grêle ou dans le gros intestin.

Pronostic. — Il est inutile de s'appesantir sur la gravité du pronostic qui découle de ce que nous avons dit. Mais il faut insister sur l'extrême réserve que doit apporter le chirurgien dans l'établissement de ce pronostic, à cause de l'apparence de bénignité trompeuse de certains cas qui se termineront soit rapidement, soit plus tardivement par une péritonite suraiguë.

Enfin, il faut se rappeler qu'un certain nombre de *complications éloignées* (rétrécissements, brides, adhérences) peuvent résulter d'une contusion de l'intestin et déterminer ultérieurement de l'obstruction intestinale.

Diagnostic. — En présence d'un blessé qui a subi une contusion de l'abdomen, la seule question importante que doit se poser le chirurgien, celle qui lui dictera la conduite à tenir est celle-ci :

Y a-t-il lésion viscérale? — Or, il n'est pas toujours facile de la résoudre, ou lorsque cela devient facile il est souvent trop tard au point de vue thérapeutique. Il est donc capital de se baser sur les signes de probabilité sur lesquels nous avons suffisamment insisté déjà, et au premier rang desquels se placent la *contracture généralisée de la paroi*, et la *sonorité pré hépatique*. Indépendamment de ces signes locaux, un certain nombre de signes nous permettront de soupçonner l'état des viscères abdominaux. Les uns sont tirés de l'*état général* : anxiété du blessé, qui est inquiet, sentant bien qu'il est atteint d'un accident sérieux; tantôt il est tranquille et comme affaissé ou déprimé, tantôt il est agité ou remuant; altération du facies; gêne de la respiration; dysurie, vomissements, nausées ou hoquets survenant au bout de quelques heures, absence d'évacuations gazeuses; enfin et surtout *accélération du pouls* s'élevant rapidement à 90, 100, 110, devenant mou, difficile à compter, la *température restant normale*. On ne saurait trop insister cependant sur l'inconstance de ces signes.

Il faut enfin tenir compte des *circonstances* dans lesquelles l'accident s'est produit, et il est évident que les contusions produites par les timons de voiture, des tampons de wagon, des ruades de cheval, sont des plus aptes à causer des lésions intestinales; mais ces lésions ne sont pas toujours, comme on pourrait le croire, proportionnelles aux causes qui les ont produites. La variabilité et l'inconstance des signes cliniques rendent donc souvent extrêmement difficile, pour ne pas dire impossible, le diagnostic de l'état des viscères; c'est pour cela que Guinard a conseillé de faire à l'anesthésie locale une boutonnière exploratrice sus-pubienne qui permet de se rendre compte s'il y a dans l'abdomen un peu de gaz, de liquide ou de sang; auquel cas il endort son malade et pratique la laparotomie; dans le cas contraire, il referme la petite plaie. Son exemple n'a guère été suivi.

Le diagnostic du viscère lésé a un intérêt moins capital que celui de l'existence de la lésion : on devra tenir compte du siège de la contusion. Le choc a-t-il porté sur la ligne médiane de l'abdomen, il y a des chances pour que les lésions portent sur l'intestin grêle, serré entre la colonne vertébrale et la paroi refoulée par l'agent contondant; c'est le cas fréquent dans les coups de pied de cheval. Un coup appliqué sur l'hypocondre droit atteindra plutôt le foie ; sur le flanc ce sera une lésion du rein ou du gros intestin. S'il y a des signes d'hémorragie interne allant en s'aggravant, on pensera à la rupture d'un viscère plein, dont on recherchera les symptômes locaux (V. Foie, Rate, Reins). En l'absence de symptômes d'hémorragies, le diagnostic de lésion viscérale équivaudra à celui de lésion du tube digestif.

On doit songer à la possibilité de la rupture, par suite d'une contusion, d'une tumeur liquide existant dans l'abdomen ; tel le cas de cette malade de Peyrot, qui, tombant d'un tramway sur le ventre, rompit un gros kyste ovarique, dont elle était porteuse. Ces cas sont exceptionnels.

Traitement. — L'indication thérapeutique dans la contusion abdominale est une des plus délicates que le chirurgien ait à poser, en raison même de la difficulté qu'il éprouve à porter un diagnostic précis des lésions viscérales dont l'existence entraînera presque fatalement la mort, s'il n'y porte remède. Aussi les discussions sur ce point de la thérapeutique chirurgicale ont-elles été vives et nombreuses.

Les uns opèrent toujours, ouvrant le ventre dès qu'il y a contusion pour chercher une lésion qui n'existe souvent pas, faisant ainsi nombre de laparotomies inutiles ; d'autres — ils sont aujourd'hui de moins en moins nombreux — attendent, pour intervenir, les premiers symptômes de la péritonite, opérant ainsi presque toujours trop tard et perdant souvent leurs malades, qu'une intervention plus précoce aurait pu sauver. Entre ces deux parties extrêmes se placent ceux qui, par une analyse minutieuse et constante des symptômes, tâchent de dépister les indices d'une lésion grave pour opérer dès qu'ils la soupçonnent ; là aussi on fait de simples laparotomies exploratrices et inutiles parfois, — la clinique trompe souvent ici, — mais on ne laisse pas mourir les blessés de péritonite si on les a vus à temps.

Il est d'ailleurs des cas dans lesquels la discussion n'est pas possible : ce sont d'abord ceux dans lesquels la contusion a été vraiment trop légère pour qu'on puisse même avoir l'idée de la possibilité d'une lésion profonde. Il y a peu de choc initial ; il y a bien une légère douleur, mais elle est superficielle, uniquement pariétale ; il n'existe ni symptôme abdominal, ni réaction générale ; enfin on apprend que le traumatisme a été minime. Dans ces conditions la question de l'intervention ne peut même pas être soulevée : on mettra le blessé au repos et on le surveillera pendant quelques jours pour pouvoir, si, par extraordinaire, quelque indice de lésion grave survenait secondairement, intervenir immédiatement.

Dans d'autres cas, au contraire, la contusion a été violente ; la lésion viscérale ne peut être mise en doute ; car des symptômes significatifs révèlent soit une hémorragie interne (persistance des symptômes du choc, qui au lieu de s'amender, augmentent progressivement), soit une perforation du tube digestif (hématémèses, mélæna, ballonnement du ventre, sonorité préhépatique, vive douleur localisée et surtout contracture) ; si l'on n'opère pas rapidement, le malade succombera soit à l'abondance de l'hémorragie, soit à la péritonite que l'écoulement de liquide septique va déterminer. L'indication est ici formelle ; mais doit-on opérer immédiatement ou attendre quelques heures pour permettre aux phénomènes de choc de se dissiper ?

Lorsque le collapsus et l'hypothermie sont bien dus au choc et non à l'hémor ragie, on doit attendre et favoriser leur disparition en réchauffant le blessé, en lui faisant des injections hypodermiques d'éther, de caféine, de spar- téine, d'huile camphrée, de sérum isotonique, pour ne prendre le bistouri que lorsque la température approche de 57°. Il ne faut jamais laparotomiser un blessé dont la température n'arrive pas à 36°; cette *hypothermie* est une *contre-indication absolue* à moins qu'elle ne soit due à l'hémorragie, auquel cas elle ne fera qu'augmenter, et là, par conséquent, il est indiqué d'aller le plus vite possible pincer ou tamponner ce qui saigne.

A côté des cas nets, soit par leur bénignité, soit par leur gravité, se trouvent les cas difficiles, de beaucoup les plus nombreux, dans lesquels les signes cliniques ne sont pas suffisamment marqués pour permettre de porter d'une façon certaine le diagnostic d'intégrité ou de lésions des organes profonds.

C'est dans ces cas que certains chirurgiens font systématiquement la lapa- rotomie exploratrice immédiate, que certains autres recommandent l'expec- tation jusqu'à l'apparition des premiers phénomènes de réaction péritonéale; cette dernière doctrine est dangereuse et néfaste, car non seulement quand cette réaction apparaît il est le plus souvent trop tard, mais de plus, la septicémie péritonéale peut évoluer sans symptôme de péritonite. Nous rejetons donc absolument, avec la majorité des chirurgiens actuels, la pra- tique de l'expectation armée.

Quant à la laparotomie exploratrice, il ne nous semble pas qu'on doive la faire dans toute contusion de l'abdomen, en l'absence absolue de tout symptôme, car bien exceptionnels sont les cas, si même ils existent, dans lesquels on n'observe absolument aucun symptôme, malgré une lésion viscé rale. En revanche, pour peu que le moindre indice (violence du traumatisme, douleur fixe et profonde en un point de l'abdomen, contracture musculaire, rapidité du pouls, etc.) vienne faire soupçonner une lésion profonde, la laparotomie doit être faite; elle risque parfois de n'être qu'exploratrice, mais cela vaut mieux que d'attendre des symptômes certains mais tardifs, et déjà précurseurs de la mort. S'il n'y a pas de lésions, et si l'opération est con- duite aseptiquement, elle n'assombrira pas le pronostic; si l'on trouve des lésions, elle ne peut que l'améliorer, puisque sans elle la mort est à peu près fatale. Donc, toutes les fois qu'il y a doute, il faut se comporter comme si l'on était en présence de la lésion la plus grave.

Le praticien, lorsqu'il ne lui est pas possible de faire la laparotomie qu'il juge nécessaire, doit, en attendant le chirurgien, laisser le blessé au repos complet et chercher à immobiliser l'intestin en appliquant de la glace sur le ventre et en administrant de l'opium, soit sous forme de pilules d'extrait thébaïque, soit en injections sous-cutanées de morphine; il va sans dire que la diète est absolue; pour calmer la soif, on autorisera le malade à se rincer la bouche avec de l'eau, et surtout on aura recours aux injections de sérum.

Lorsque l'intervention décidée est possible, le blessé ayant été remonté par tous les moyens usités, on l'endormira à l'éther plutôt qu'au chloro- forme, et on fera une laparotomie médiane, sus ou sous-ombilicale suivant le siège du traumatisme; cette incision pourra d'ailleurs être agrandie à volonté, si on le juge nécessaire, au cours de l'opération; car il faut y voir pour que l'exploration soit facile. Le péritoine ouvert, on pourra, dans certains cas, se rendre compte immédiatement qu'il existe soit une hémorragie, soit un épanchement stercoral témoignant ainsi d'une lésion certaine; dans d'autres cas, ce n'est que par une exploration plus approfondie que l'on s'assurera de l'état des organes abdominaux.

Quoi qu'il en soit, cette exploration sera *méthodique*, partant du cæcum pour suivre le gros intestin dans un sens, l'intestin grêle dans l'autre : si l'on trouve une perforation on ne s'arrêtera pas à ce point, sachant qu'il peut y en avoir plusieurs, et l'on ne sera satisfait que lorsqu'on aura dévidé tout l'intestin. On aura soin de rentrer au fur et à mesure dans l'abdomen chaque anse inspectée; cette manière de faire est préférable à la sortie en masse de l'intestin, à l'éviscération qui comporte une plus haute gravité.

Si l'on se trouve en présence d'une hémorragie provenant de vaisseaux de l'épiploon, on en fera la ligature, ou bien on pourra faire une résection partielle de l'épiploon; si l'hémorragie vient du mésentère, la ligature est encore de mise, mais elle peut, si elle porte sur des artères de gros calibre, être suivie de sphacèle intestinal.

En face d'une anse intestinale blessée, on pratiquera la suture, l'entérorraphie, la résection, l'anus contre nature, suivant le nombre et l'étendue des perforations, suivant aussi l'état du mésentère; le traitement est ici le même que celui des plaies de l'abdomen.

Le pronostic dépendra de l'époque plus ou moins précoce de l'intervention (75 pour 100 de mortalité pour les laparotomies faites après vingt heures, 20 pour 100 pour celles pratiquées avant, Gachon), de la plus ou moins grande complexité des lésions, enfin de la rapidité avec laquelle est conduite l'opération.

Mais on peut être appelé tardivement auprès d'un malade déjà en pleine infection péritonéale : quelque minimes que soient alors les chances de le sauver, on doit encore faire la laparotomie, traiter les plaies viscérales, nettoyer la cavité abdominale avec des compresses stérilisées plutôt qu'avec de grands lavages, enfin et surtout faire un large drainage.

G. LABEY.

ABDOMEN (FIBROMES DES PAROIS). — Les fibromes que l'on rencontre dans les parois de l'abdomen, et qui constituent les plus intéressantes des tumeurs de cette région, présentent ce caractère singulier de se développer pour ainsi dire exclusivement *chez la femme*.

Peu communes d'ailleurs, ces tumeurs fibreuses semblent avoir comme causes tantôt des éraillures, des déchirures aponévrotiques et musculaires se produisant pendant l'effort (d'où l'influence de l'accouchement), tantôt des contusions, des traumatismes de l'abdomen.

Presque toujours uniques, les fibromes se développent dans les parois antéro-latérales, de préférence dans la *région ilio-inguinale* et dans la *région des muscles droits* : jamais ils n'occupent la ligne médiane. Ils semblent prendre naissance dans l'épaisseur même de la paroi musculo-aponévrotique, plus souvent aux dépens des aponévroses et du tissu conjonctif inter-musculaire que des muscles eux-mêmes. Des adhérences souvent intimes peuvent exister avec le péritoine, adhérences qu'on a parfois beaucoup de peine à décoller.

De volume variable, pouvant, dans certains cas, dépasser celui d'une tête d'adulte, ils sont arrondis, souvent aplatis en galets, quelquefois bosselés et comme étranglés par des brides aponévrotiques. Ce sont des tumeurs bien circonscrites, énucléables ordinairement; mais elles peuvent, en outre de leur fusion avec le péritoine, prendre avec les côtes ou la crête iliaque des adhérences secondaires dues à ce que la tumeur, bridée par les muscles, est petit à petit refoulée vers leur insertion osseuse. Le pédicule osseux primitif qui servait de base à la théorie pathogénique ostéo-périostique (Huguier, Nélaton) n'existe pas en réalité (L. Labbé). La structure de ces tumeurs est celle des fibromes purs; quelquefois cependant, et cela surtout dans les rares cas de fibromes observés chez les hommes, on a constaté la présence d'éléments sarcomateux.

A signaler encore la présence de veines parfois énormes sillonnant sou-vent la surface du fibrome, tandis qu'à la coupe la tumeur est en général peu vasculaire.

Symptômes. — La tumeur, étant indolente au début, reste le plus souvent inaperçue pendant un certain temps, et c'est ordinairement par hasard, en portant la main sur la paroi abdominale, en faisant un effort, à la suite d'un traumatisme de la région que le malade s'aperçoit qu'il porte une « grosseur », parfois déjà volumineuse, et siégeant, nous l'avons vu, dans la région ilio-inguinale, un peu au-dessus de l'arcade de Fallope ou dans la région des droits, en dehors de la ligne médiane.

Cette tumeur augmente peu à peu de volume, ses dimensions variant de celles d'une petite pomme à celle d'une tête d'adulte, et elle devient, parfois, en grossissant, le siège d'une légère sensibilité.

Le chirurgien, examinant l'abdomen, reconnaît alors en général que la paroi est soulevée en un point par une tumeur de moyen volume, arrondie, ovoïde ou piriforme, aplatie en galet ou cylindrique; cette tumeur est *bien circonscrite*; on en perçoit facilement les limites avec les tissus voisins. Sa consistance est dure, légèrement élastique. Mobile sous la peau, elle est mate à la percussion. Les rapports qu'elle affecte avec les muscles sont les plus intéressants à étudier; c'est leur constatation qui permet de localiser la tumeur : lorsque les *muscles sont relâchés*, la *tumeur est mobile*, si mobile même parfois sur des ventres flasques, à la suite d'une grossesse récente, qu'on peut la saisir et la soulever pour ainsi dire entre les doigts; mais, demande-t-on au malade de « serrer le ventre », la *contraction musculaire immobilise* immédiatement *la tumeur* : c'est un signe indéniable de son siège intra-pariétal.

De plus si l'on marque avec un crayon le point le plus élevé de la tumeur, on constate que, dans les mouvements d'inspiration forcée, ce point ne se déplace pas; on en conclut donc que la tumeur n'est pas intra-abdominale (Tillaux).

La tumeur, dans des cas nombreux, semble rattachée à la crête iliaque, dans le voisinage de l'épine iliaque antérieure et supérieure par un court pédicule autour duquel elle paraît pivoter dans le sens vertical; ce pédicule est constitué non pas par la tumeur elle-même, mais par les muscles qui l'entourent et qui, on le sait, se fixent sur la crête iliaque.

Les fibromes de la paroi, peu douloureux au toucher, peuvent provoquer cependant des troubles physiologiques suffisants pour que les malades réclament une intervention et ces troubles ne sont pas en rapport avec le volume de la tumeur.

Évolution. — L'évolution est *lente*, peu influencée par les règles; mais en revanche l'apparition d'une nouvelle *grossesse* détermine souvent un *accroissement rapide* de la tumeur. D'ailleurs, cette tumeur, bénigne dans sa nature, a une tendance constante à augmenter de volume, si bien qu'à la longue, les téguments peuvent s'œdématier et la peau s'ulcérer au contact des vêtements.

De plus, la transformation sarcomateuse est possible. Quoi qu'il en soit, le pronostic est très favorable, car une ablation complète est toujours possible et n'est jamais suivie de récidive.

Diagnostic. — La localisation dans la paroi d'une tumeur abdominale est chose ordinairement facile, et je n'insiste pas sur le diagnostic d'avec les tumeurs intra-abdominales. Certains *plastrons inflammatoires*, durs, consécutifs à des annexites, ou certaines *épiploïtes* adhérentes, consécutives à des cures radicales de hernies, peuvent simuler quant à leurs signes physiques un fibrome de la paroi : les commémoratifs, les troubles spéciaux, les douleurs et l'évolution aideront au diagnostic.

Parmi les tumeurs de la paroi, on ne peut guère confondre le fibrome avec une épiplocèle intra-pariétale occupant les régions herniaires, avec un phlegmon chronique, un hématome intra-musculaire, etc., affections qui présentent des caractères et des commémoratifs spéciaux.

Les *fibromes du ligament rond* ne peuvent être différenciés des fibromes simples de la paroi que par une dissection attentive au cours de l'opération. Quant aux tumeurs ayant pour point de départ le squelette pelvien, elles sont sessiles et beaucoup plus dures ordinairement que les fibromes.

Traitement. — Tout fibrome de la paroi abdominale *doit être enlevé* et, suivant l'expression de Labbé, c'est une *opération de prévoyance* pour les petites tumeurs, une *opération d'urgence* pour les grosses. Le plus souvent, la tumeur, après une incision des parois faite suivant son grand axe, sera facilement isolable du péritoine et énucléable sans ouverture de la séreuse.

Si les adhérences péritonéales sont trop fortes pour permettre le décollement de la tumeur, on réséquera la portion de séreuse adhérente. Quoi qu'il en soit, on s'appliquera à serrer de près la tumeur pour ne pas se perdre dans les feuillets cellulo-aponévrotiques de la paroi, on fera soigneusement l'hémostase, car de grosses veines rampent à la surface des tumeurs volumineuses et, la masse enlevée, on suturera soigneusement en étages les différents plans de la paroi, y compris le péritoine, s'il a été nécessaire de l'ouvrir ou d'en réséquer une portion. Faite avec les précautions d'asepsie ordinaires, cette extirpation se présente avec toutes les garanties de bénignité possibles.   *G. LABEY.*

ABDOMEN (PHLEGMONS ET ABCÈS DES PAROIS). — Les phlegmons pariétaux de l'abdomen peuvent occuper soit la *paroi antéro-latérale*, soit la
paroi postérieure. Ces derniers ne nous arrêteront pas longtemps. Ils sont
tantôt *profonds*, se confondant alors avec les *phlegmons périnéphrétiques* ou
avec la *psoïtis* (v. c. m.), tantôt *superficiels*, siégeant à la région lombaire,
véritables hygromas suppurés développés dans des bourses séreuses accidentelles, à la suite du port d'un lumbago herniaire défectueux; ces abcès
superficiels n'ont aucune tendance à gagner la profondeur et sont par conséquent bénins.

Beaucoup plus importants et plus graves sont les *phlegmons des parois
antéro-latérales*. Ils peuvent être d'origine traumatique, succédant à une
plaie, à une contusion avec hématome ou rupture musculaire, à des excoriations superficielles au niveau de bandages ou de ceintures, à des érosions
eczémateuses au fond des plis cutanés, chez les obèses; la rétention de
matière sébacée et de débris épidermiques dans les plis de la cicatrice ombilicale détermine une variété fréquente de ces abcès; enfin, à la suite de
laparotomie, la plaie peut être infectée primitivement ou secondairement
par les fils laissés à demeure (surtout la soie) et l'on assiste ainsi à un
phlegmon d'origine chirurgicale. Indépendamment de ces abcès dans lesquels la cause est manifeste, on en observe d'autres d'origine interne pour
ainsi dire, qui peuvent être soit la manifestation locale d'une infection
générale, soit la conséquence de l'infection d'un organe voisin. C'est ainsi
que l'on rencontre des phlegmons des parois abdominales dans l'infection
puerpérale, ou purulente, dans la blennorragie (Duplay et Faucon), dans la
fièvre typhoïde; mais, dans ce dernier cas, le phlegmon, bien qu'il puisse
exister en dehors de toute lésion musculaire préalable, succède le plus
généralement à une rupture partielle avec hématome des muscles droits
dégénérés. Les lésions de l'intestin (ulcérations banale, tuberculeuse,
typhique, cancéreuse), de l'estomac (ulcère, cancer), du foie et de la vésicule
(cholécystite suppurée, abcès du foie, etc.), plus rarement de la rate, du
pancréas, des annexes, des vésicules séminales et du canal déférent, de la
vessie (cystites chroniques, ulcérations et calculs), de la prostate et de
l'urètre (rétrécissements) peuvent infecter par propagation la paroi abdominale, et donner naissance à des phlegmons profonds de sièges variés se
rencontrant surtout chez l'homme jeune.

Les abcès *superficiels*, ayant pour origine les inflammations de l'appareil
pilo-sébacé, des furoncles, de petites lymphangites développées à la suite
d'excoriations, ne présentent ici aucun caractère spécial, exception faite
pour les abcès de l'ombilic qui constituent peut-être la variété la plus
fréquente de ces infections superficielles; ils renferment presque toujours
dans leur cavité des amas de produits épidermiques et sébacés qui, s'ils ne
sont pas éliminés ou enlevés par le chirurgien, peuvent donner naissance à
un écoulement purulent persistant. Les abcès superficiels n'ont aucune
tendance à gagner la profondeur.

Parmi les phlegmons *intra-musculaires*, les plus fréquents de beaucoup
sont ceux des muscles droits : ils occupent ordinairement le tiers inférieur
du muscle, sont en général unilatéraux, mais peuvent cependant envahir

secondairement le côté opposé. Ils restent peu étendus et tendent à s'ouvrir
au dehors, ne fusant pour ainsi dire jamais vers le tissu cellulaire sous-
péritonéal. Le pus de ces abcès est verdâtre, parfois violacé, teinté de noir
et contient du sang, quelques caillots avec des fibres musculaires dégénérées; on y rencontre fréquemment le bacille d'Éberth pur ou associé à
d'autres variétés microbiennes.

Les phlegmons *profonds* se développent dans la couche cellulo-graisseuse
sous-péritonéale. Le pus qu'ils contiennent présente très fréquemment une
fétidité spéciale et une odeur stercorale, et cela sans qu'il y ait communication avec l'intestin, ni même transsudation des gaz intestinaux; c'est là
un caractère particulier aux collections purulentes développées au voisinage
du tube digestif (abcès péribucaux, péripharyngiens, périrectaux, etc.).
Bien que voisins du péritoine, ces abcès ne s'y ouvrent qu'exceptionnellement; ils ont au contraire une tendance générale à évoluer vers l'extérieur, mais d'une manière excessivement lente, par invasion progressive
des différents plans de la paroi : aussi y a-t-il un épaississement considérable
de cette paroi — d'où l'énorme profondeur à laquelle le chirurgien trouve
parfois le foyer purulent — et l'induration pariétale persiste-t-elle très longtemps après l'évacuation de la collection.

Les phlegmons sous-péritonéaux peuvent siéger en tous les points de la
paroi abdominale, prendre même une extension considérable constituant ce
qu'on a appelé le *phlegmon total* ou *phlegmon large* de l'abdomen; mais on
décrit spécialement trois variétés : le phlegmon *péri-hépatique*, le phlegmon
sous-ombilical (Heurtaux) et le phlegmon *prévésical* de la cavité de Retzius,
ces deux dernières étant plus fréquentes que la première. Dans le phlegmon
sous-ombilical la cavité purulente est ordinairement petite et occupe une
loge plus ou moins distincte suivant les sujets, qui en haut atteint l'ombilic
et s'arrête latéralement au bord externe des droits. Dans le phlegmon
prévésical, la loge dans laquelle se développe la collection, en général plus
considérable, est limitée en haut par une courbe à concavité inférieure
constituée par les arcades de Douglas, et se termine en bas derrière la
vessie, au niveau de la prostate.

Le pus de ces différentes variétés de phlegmons variera évidemment dans
ses caractères suivant les causes qui lui ont donné naissance.

Symptômes. — Au point de vue clinique, il est nécessaire d'étudier
un certain nombre de types.

A) **Phlegmons superficiels.** — Ils évoluent avec les symptômes ordinaires des phlegmons et abcès superficiels (v. c. m.); les *abcès de l'ombilic*
seuls méritent une mention spéciale. Dans cette variété, fréquente, la cicatrice ombilicale est complètement déformée : un des replis cutanés qui la
limitent se tuméfie, devient rouge, saillant, marronné. L'abcès s'ouvre en
général assez vite à la peau, mais peut cependant fuser vers le tissu cellulaire sous-péritonéal, donnant alors secondairement un phlegmon profond.
Tillaux a même soutenu que les phlegmons profonds de l'abdomen n'avaient
point d'autre origine que ces amas septiques de débris épidermiques dans
les replis de la cicatrice ombilicale. Quoi qu'il en soit, lorsque l'abcès est
ouvert spontanément, si ces débris ne sont pas éliminés ou évacués par un

débridement, on peut observer des fistules purulentes interminables ne prenant fin que lorsqu'on a fait disparaître le bouchon sébacé qui a provoqué et entretenu l'inflammation. Parfois, cependant, la fistule se ferme spontanément, mais elle peut se rouvrir lorsque la cavité s'est à nouveau remplie de pus, donnant lieu ainsi à des abcès ombilicaux à répétition, qui peuvent persister pendant plusieurs mois et ne sont souvent terminés que par l'élimination d'une masse caséiforme, plus ou moins volumineuse.

B) **Phlegmons des muscles droits.** — Ils siègent en général, nous l'avons vu, à la partie inférieure. On trouve à ce niveau, d'un seul côté ordinairement, une tuméfaction souvent très douloureuse qui se tend, durcit et s'immobilise pendant la contraction des muscles droits, pour devenir mobile latéralement et diminuer de volume par le relâchement de ces muscles. Peu à peu les téguments sont envahis et l'abcès s'ouvre à l'extérieur, donnant issu à un pus rougeâtre, sanguinolent, contenant fréquemment des fibres musculaires soit saines (phl. consécutifs à une contusion), soit dégénérées (phl. d'origine typhique).

C) **Abcès consécutifs aux laparotomies.** — Ils s'observent assez fréquemment soit parce qu'un des fils ayant servi à la suture de la paroi est infecté, soit parce que, au cours de l'intervention, un contact septique a souillé la plaie opératoire. Vers le troisième ou quatrième jour une légère élévation thermique (38° ou 38°5) sans réaction péritonéale montre qu'il y a quelque chose d'anormal; en même temps le malade ressent une certaine tension, quelques battements au niveau de sa plaie. On constate alors que la peau est tendue, gonflée, rougeâtre; il y a une légère induration et parfois le long des fils on voit quelques gouttelettes de pus. Il suffit alors de faire sauter les fils superficiels et de désunir les lèvres de la plaie cutanée pour évacuer la petite quantité de pus qui peut déjà s'être formée.

D) **Phlegmons profonds.** — Ils évoluent le plus souvent d'une façon aiguë; beaucoup plus rarement ils revêtent une allure lente et pour ainsi dire chronique.

1° Forme aiguë. — Quelles que soient leur situation et leur origine, les phlegmons aigus présentent trois périodes dans leur évolution clinique : *a)* P. de troubles viscéraux; *b)* P. phlegmoneuse; *c)* P. de suppuration.

a) Période des troubles viscéraux. — Ces phlegmons sous-péritonéaux étant presque toujours symptomatiques d'une affection viscérale propagée à la paroi, il n'est pas étonnant que des troubles en rapport avec la lésion causale attirent l'attention bien avant que cette paroi ne paraisse malade. Il est évident que ces signes prémonitoires seront extrêmement différents suivant qu'ils seront sous la dépendance d'une affection gastrique, intestinale, hépatique ou urinaire. Tantôt ce seront des phénomènes *abdominaux* (coliques, constipation ou diarrhée, nausées, vomissements, douleurs gastriques, ictère, coliques hépatiques, etc.), tantôt on sera en présence de troubles *urinaires* (envies fréquentes d'uriner; douleurs après la miction, pesanteur dans le petit bassin, etc.).

Puis, quels que soient l'origine et le siège de l'inflammation, apparaît une *douleur* vive qui arrive très vite à son maximum d'intensité au point où va siéger le phlegmon. En même temps s'allume la *fièvre* qui peut être

assez intense et s'accompagne d'un grand frisson. La douleur s'étend tout
en restant plus marquée au niveau de son point d'apparition ; elle empêche
tout mouvement, et pour essayer de l'atténuer le malade s'immobilise dans
les positions les plus bizarres. On observe fréquemment des *vomissements*
et quelques phénomènes péritonéaux.

L'exploration est très difficile à cause de la douleur : on ne constate
qu'une tension et une rétraction de l'abdomen, parfois un léger bombement au niveau du point où va se développer le phlegmon.

b) Période phlegmoneuse. — L'empâtement apparaît en général assez
rapidement (du troisième au dixième jour, Bouilly); c'est une sorte de
plaque dure, de plastron lisse, résistant, de forme et de siège variables
suivant la région atteinte ; la tumeur devient plus saillante et l'inflammation envahit la peau.

Dans le phlegmon *sous-ombilical*, la masse est globuleuse, arrondie,
s'étendant symétriquement de chaque côté de la ligne médiane au-dessous
de l'ombilic, et se terminant en bas à une distance variable du pubis par
une ligne courbe à concavité supérieure.

Dans le phlegmon *hypogastrique* ou prévésical, la tuméfaction est globuleuse, médiane, ressemblant à la vessie distendue; sa base, inférieure,
semble se continuer avec le pubis; son sommet, convexe en haut, n'atteint
pas l'ombilic, s'arrêtant ordinairement à 7 ou 8 centimètres du pubis. La
palpation montre que la tuméfaction est moins régulière que ne le faisait
soupçonner l'inspection. Le toucher rectal ou vaginal complète l'examen.

Pendant cette période, les phénomènes généraux atteignent leur maximum
d'intensité; ce sont ceux de tous les phlegmons graves : hyperthermie,
anorexie, soif vive, langue sèche, etc. La douleur persiste vive.

c) Période de suppuration. — Lorsque le pus se collecte, il n'est pas rare
de voir tous ces signes présenter une tendance marquée à la défervescence.
La tuméfaction devient plus considérable; on y constate bientôt de la
fluctuation; parfois des gaz développés dans la poche lui donnent de la
sonorité et déterminent du gargouillement quand on presse sur elle. La
partie centrale est alors assez molle, tandis que les bords sont considérablement indurés.

Si le chirurgien n'intervient pas, la collection s'ouvre en général spontanément à la peau.

Pour les abcès avoisinant l'ombilic, c'est la partie inférieure de la cicatrice ombilicale qui est le lieu d'élection de la perforation; cependant le
pus, dans quelques cas, s'est déversé soit dans le péritoine, produisant une
péritonite mortelle, soit dans les viscères abdominaux. Dans l'abcès
prévésical, l'ouverture, sur 61 cas relevés par Villiers, s'est faite 10 fois à
l'extérieur dont 7 à l'ombilic et 1 à son voisinage, 10 fois dans le péritoine,
5 fois dans l'intestin grêle, 2 dans le rectum, 1 dans le cæcum, 1 dans la
vessie.

La collection peut d'ailleurs s'ouvrir à la fois dans l'intestin et à la peau,
d'où formation d'une *fistule pyostercorale*, s'observant surtout à la suite de
l'élimination de vers intestinaux. La *résolution* des phlegmons profonds est
tout à fait *exceptionnelle*; l'*induration*, dans ces cas comme dans ceux qui

ont guéri après suppuration et ouverture, persiste extrêmement longtemps.

2° FORME CHRONIQUE. — Dans cette forme les symptômes généraux sont à peu près nuls; la tuméfaction se développe avec une lenteur extrême, déterminant peu de douleur, tout au plus une sensation de gêne, de pesanteur. On la prend souvent pour une tumeur solide. C'est surtout à la suite de la migration d'un calcul hépatique ou rénal, d'un ver intestinal, d'un corps étranger venu de l'intestin que l'on rencontre cette forme lente.

Diagnostic. — Le diagnostic des phlegmons superficiels et musculaires de la paroi abdominale antérieure ne présente en général aucune difficulté. L'immobilisation du foyer phlegmoneux par la contraction des muscles permettra de reconnaître un phlegmon musculaire.

Bien plus délicat est le diagnostic des phlegmons sous-péritonéaux que l'on peut confondre au début avec de nombreuses affections abdominales, alors que le malade ne se plaint que de troubles viscéraux : il est évident qu'à ce moment on ne peut reconnaître un phlegmon qui n'existe encore pas. C'est surtout de la péritonite aiguë que l'on aura à différencier le phlegmon profond à sa première période; l'étude attentive de la douleur est alors l'élément le plus important de ce diagnostic : dans la péritonite la douleur est plus diffuse que dans le phlegmon qui présente un point douloureux maximum d'où partent les irradiations; de plus les signes généraux sont beaucoup plus marqués dans la péritonite (v. c. m.) qui ne présente pas l'induration, parfois même la rétraction de la paroi que l'on observe dans le phlegmon.

Nous signalerons encore comme pouvant être confondues avec le phlegmon profond à la première période : l'entérite, l'entéralgie, la cystite, les poussées inflammatoires autour d'un néoplasme abdominal.

A la *période de tuméfaction*, ces phlegmons peuvent être pris pour des *abcès enkystés du péritoine* d'origine banale ou tuberculeuse; il est parfois difficile de se prononcer; l'étude attentive des signes physiques, des antécédents pathologiques permettra cependant souvent de faire le diagnostic : le phlegmon pariétal donne la sensation d'un gâteau mobile avec la paroi; puis les signes précurseurs de l'ouverture à la peau n'existent que dans le phlegmon, et il est bien vraisemblable que la plupart des cas signalés d'ouverture à l'ombilic de collections péritonéales se rapportent à des phlegmons sous-péritonéaux.

Les phlegmons à marche lente, à paroi très indurée avec troubles digestifs graves et amaigrissement peuvent être pris pour des *cancers profonds*; il faut y penser, et le diagnostic est d'autant plus délicat que ces cancers déterminent parfois la production de phlegmon; l'erreur est d'ailleurs en général de courte durée; l'apparition de la fluctuation, la marche de la température fournissent les éléments du diagnostic.

Le phlegmon hypogastrique doit être distingué de la vessie saine distendue, que l'on reconnaîtra facilement par la régularité, la mollesse de la tuméfaction et par le cathétérisme de la vessie malade (diverticule anormal, péricystite avec infiltration fibro-lipomateuse, etc...); ici c'est par l'examen approfondi des fonctions vésicales et par des explorations soignées qu'on tranchera la question.

Le diagnostic de phlegmon sous-péritonéal étant posé, on doit en déterminer la cause; ce n'est pas toujours facile et c'est surtout par l'étude des antécédents morbides qu'on arrivera souvent, mais pas toujours, à en reconnaître l'origine; nous ne répéterons pas la nomenclature des affections qui peuvent leur donner naissance. Disons seulement qu'il faut interroger tous les organes abdominaux ou pelviens, quelquefois même thoraciques, car on a vu des abcès profonds sous-péritonéaux provenir de la propagation d'abcès médiastinaux.

Pronostic. — Le pronostic des phlegmons superficiels est bénin; il en est de même pour les phlegmons musculaires; mais il devient plus sérieux pour les phlegmons profonds, bien qu'il soit rarement mortel. Cette affection n'est grave, en somme, que si un diagnostic erroné a empêché l'intervention précoce; car, dans certains cas, abandonnés à eux-mêmes, ces phlegmons peuvent s'ouvrir dans le péritoine, éventualité rare mais presque toujours mortelle, envahir toute la paroi (phlegmon large et total) ou donner lieu à ces fistules pyo-stercorales si difficiles à tarir.

Il faut savoir aussi que l'induration longtemps persistante qui suit ces inflammations détermine souvent une certaine gêne fonctionnelle : il y a donc lieu de formuler quelques réserves au point de vue du pronostic.

Traitement. — Dès qu'on a reconnu un phlegmon de la paroi abdominale il faut inciser largement, au centre même de l'induration, sans attendre l'apparition de la fluctuation. On fera au bistouri une longue incision sur la ligne médiane, si c'est possible, en se rappelant que, en raison de l'œdème toujours considérable, on aura à traverser une épaisse couche de tissus avant d'atteindre la collection. On lavera la cavité avec de l'eau oxygénée coupée d'eau bouillie et on drainera soigneusement, en laissant le foyer largement ouvert et en surveillant la cicatrisation du fond vers la superficie.

Dans les cas d'abcès consécutifs à des ruptures musculaires chez les typhiques, il est indiqué d'inciser avant même que l'hématome ne soit devenu purulent.

Pour les abcès sous-péritonéaux d'origine viscérale nous renvoyons aux articles spéciaux consacrés au foie, à l'estomac, au rein, etc. (v. c. m.).

                                                                    G. LABEY.

ABDOMEN (PLAIES). — Intéressantes pour le chirurgien bien plus par leur gravité que par leur fréquence, les plaies de l'abdomen sont dites *pénétrantes* ou *non pénétrantes* suivant que l'agent vulnérant (couteau, poignard, épée, fleuret démoucheté ou cassé, corne d'animal, projectile d'arme à feu) ouvre ou non le péritoine pariétal. Cette distinction est d'une importance capitale; car si une plaie non pénétrante est toujours bénigne, pouvant simplement déterminer un abcès de la paroi et favoriser ultérieurement une éventration au niveau de la cicatrice, une plaie pénétrante est, au contraire, souvent mortelle, et cela par deux mécanismes différents, par *péritonite* ou par *hémorragie*. La péritonite résultera tantôt de l'inoculation de la séreuse par une piqûre ou un corps étranger septique, sans qu'il y ait lésion viscérale, tantôt de la blessure des viscères creux dont le contenu

septique s'écoulant dans le ventre infectera le péritoine. L'hémorragie
proviendra de la blessure d'un organe plein vasculaire (foie, rate, etc.),
des vaisseaux pariétaux postérieurs ou des vaisseaux mésentériques et
épiploïques.

Lésions. — Quelques notions anatomo-pathologiques sont importantes
à rappeler ici. Et d'abord il faut savoir que certaines plaies intéressent les
plans pariétaux ou la cavité de l'abdomen, bien que l'orifice d'entrée ne
siège pas sur la paroi abdominale ; c'est ainsi que cet orifice peut se trouver
à la cuisse, au périnée, au thorax surtout, et dans certains cas il y a plaie
pénétrante de poitrine et de l'abdomen à la fois.

Les *lésions pariétales* sont parfois très étendues sans que le péritoine soit
ouvert ; elles s'accompagnent souvent de contusion, ce sont de véritables
plaies contuses. D'autres fois, elles sont en séton avec deux ouvertures plus
ou moins rapprochées. Les gros vaisseaux pariétaux (épigastrique, circonflexe iliaque) lorsqu'ils sont intéressés donnent lieu à des hémorragies
parfois abondantes se faisant ordinairement à l'extérieur, mais pouvant
former des hématomes en cas de plaie étroite ; ces hématomes, lorsqu'ils
siègent sous le péritoine, décollent la séreuse et constituent de volumineuses tumeurs sanguines.

Les plaies de l'abdomen, lorsqu'elles intéressent le péritoine pariétal,
peuvent s'accompagner ou non de lésions des organes intra-abdominaux ;
d'où la division des plaies pénétrantes en plaies pénétrantes simples et en
plaies pénétrantes compliquées de *lésions viscérales* ou *vasculaires*. La
fréquence relative de ces deux variétés de plaies varie suivant la nature de
l'agent vulnérant. Si dans les plaies par armes blanches les lésions viscérales manquent assez fréquemment (50 fois sur 100 coups de couteau,
Forgues), dans les plaies par armes à feu, au contraire, la blessure viscérale
est la règle. Dans leurs expériences sur les chiens, Reclus et Noguès n'ont
vu qu'une fois sur 58 la balle de revolver traverser le ventre sans blesser
d'organe. Il est même très rare que dans ce genre de traumatisme les
lésions soient limitées à une seule anse intestinale ; le plus souvent, elles
sont *multiples*, surtout si la direction de la balle n'est pas directement
antéro-postérieure.

Lorsqu'il existe une solution de continuité sur la paroi abdominale y
compris le péritoine, un ou plusieurs viscères intacts ou blessés peuvent
faire issue au dehors et s'étrangler. Cette *hernie traumatique* est dépourvue
de toute enveloppe. La plus fréquente est celle de l'*épiploon* ; puis vient
celle de l'*intestin*. L'épiploon ne sort pas seulement dans les larges plaies
par armes blanches, il se montre également au dehors à travers des plaies
très étroites, formant une sorte de bouchon, qui peut dans une certaine
mesure empêcher l'infection du dehors, si le corps vulnérant n'a pas introduit lui-même de germes septiques. L'épiploon hernié peut rentrer spontanément ou s'étrangler entre les lèvres de la plaie pariétale, se sphacéler et
s'éliminer. — La hernie de l'intestin grêle est plus ou moins volumineuse ;
ordinairement, une ou deux anses seulement font issue hors du ventre ; des
adhérences peuvent s'établir entre l'anse herniée et le péritoine pariétal, et
la péritonite généralisée ne pas se produire ; l'intestin peut s'étrangler et se

gangréner, d'où production d'un *anus contre nature*. Dans quelques cas rares avec large plaie, l'intestin grêle sort presque en totalité, véritable éviscération traumatique.

Les plaies pénétrantes peuvent blesser tous les organes de l'abdomen; nous ne ferons que signaler les plaies du foie, de la rate, du pancréas, du rein auxquelles des articles spéciaux sont consacrés pour ne nous occuper que des lésions du tube digestif, de ses mésos et des gros vaisseaux.

C'est l'intestin grêle qui est le plus souvent atteint, en raison de sa situation anatomique. Le duodénum profondément caché devant la colonne vertébrale échappe ordinairement au traumatisme. Quand le gros intestin est blessé, c'est en général au niveau du cæcum, du côlon transverse ou de l'S iliaque.

Les *plaies de l'intestin par armes blanches* sont ou des *piqûres* ou des *sections*. Les piqûres fines n'ont aucun intérêt, n'ayant en général aucune gravité; les piqûres plus considérables se rapprochent des sections. Ces dernières sont *partielles* quand une portion de la circonférence intestinale est seule intéressée, et, suivant leur direction, on distingue les sections transversales, obliques et longitudinales, celles-ci favorisant l'écoulement des matières; dans certains cas la plaie est *superficielle*, n'entamant que la séreuse et la musculeuse sans ouvrir la cavité intestinale. Les sections *totales* divisent complètement l'intestin en travers jusqu'au mésentère; les deux bouts s'écartent l'un de l'autre, mais, par suite de la contraction de la tunique circulaire qui étrangle la muqueuse plus longue que les autres tuniques, il y a un véritable bourrelet muqueux, septique d'ailleurs, qui peut retarder ou modérer l'épanchement des matières dans le péritoine.

Dans *les plaies par armes à feu*, on est en présence d'une véritable *perforation*; ce sont des plaies contuses avec pertes de substance, parfois à l'emporte-pièce. Les projectiles des armes modernes cheminent en général en droite ligne et produisent plusieurs perforations (4 à 6 en moyenne) soit sur des anses voisines, soit sur des anses éloignées. Le plus souvent la même anse est traversée de part en part. Dans quelques cas rares une balle a pu traverser la cavité abdominale en glissant sur les anses intestinales sans les blesser; il ne faut cependant pas croire que, si le blessé a guéri sans intervention, c'est que l'intestin était intact; car bien que rare la guérison spontanée des plaies par coups de feu est possible. Cette guérison spontanée peut s'expliquer par l'état de vacuité de l'intestin au moment de l'accident, ce qui diminue les chances d'infection, par le défaut de parallélisme des lèvres de la plaie intestinale qui permet aux tuniques de fermer hermétiquement l'orifice; enfin, il faut tenir compte de la résistance du péritoine qui forme des adhérences protectrices entre l'anse blessée d'une part, l'anse voisine ou l'épiploon d'autre part : la perforation est ainsi oblitérée et l'infection empêchée. Lorsque cette guérison spontanée ne se fait pas — et c'est la règle — il se produit ou bien de la péritonite généralisée ou bien un foyer de péritonite enkystée; ou bien encore, mais cela se rencontre surtout dans les plaies par armes blanches, un anus contre nature s'établit qui, en dérivant au dehors les matières septiques de l'intestin, évite l'infection du péritoine.

Les plaies de l'*estomac*, plus rares que celles de l'intestin, accompagnent les plaies de la région épigastrique de l'hypocondre gauche, de la base du thorax, d'où leur fréquence à la suite des tentatives de suicide visant le cœur : il y a alors perforation du cul-de-sac pleural et du diaphragme en même temps que plaie pénétrante de l'abdomen. C'est presque toujours la face antérieure et la grosse tubérosité qui sont atteintes; mais ces plaies s'accompagnent fréquemment de lésions des organes voisins, foie en particulier, ou des arcades vasculaires qui longent les courbures. Les plaies de l'estomac *isolées* passent pour guérir plus facilement que celles de l'intestin grêle, surtout les plaies par armes à feu; cela est dû à l'épaisseur plus grande des parois de l'organe, ce qui permet aux tuniques de glisser les unes sur les autres et de détruire ainsi le parallélisme des orifices; c'est dû aussi et surtout à la fixité relative de l'estomac et aux adhérences qui s'établissent de ce chef plus facilement autour de lui. La guérison spontanée s'accompagne ordinairement d'une *fistule gastro-cutanée*.

Quand les vaisseaux des mésentères ou des épiploons, quand ceux de la paroi abdominale postérieure sont intéressés, il se produit un épanchement sanguin dans le péritoine, épanchement quelquefois diffus, souvent collecté. Lorsque le grand épiploon saigne, l'épanchement se fait dans la région hypogastrique; si le sang vient de vaisseaux situés à droite de la ligne d'insertion mésentérique il se collecte dans la fosse iliaque droite, s'il vient de vaisseaux situés à gauche de cette ligne c'est vers le petit bassin qu'il descend. La collection sanguine limitée secondairement par des adhérences peut devenir un véritable kyste hématique, susceptible de suppurer ou capable de se résorber après un temps parfois fort long.

Symptômes. — A) **Plaies non pénétrantes.** — Il n'y a rien de bien spécial à signaler à propos des plaies simples des parois abdominales; elles se présentent et évoluent comme les plaies des autres régions. Le seul point un peu particulier est la présence du *choc* caractérisé par des phénomènes de stupeur et de collapsus que l'on rencontre ici, mais surtout dans les plaies contuses, aussi bien que dans la *contusion* abdominale simple (v. c. m.). D'ailleurs, dans les plaies contuses, il peut y avoir des lésions viscérales relevant de la contusion.

La *douleur* causée par la plaie est parfois plus vive que pour les plaies siégeant ailleurs; mais cette exagération des symptômes douloureux n'est guère observée que chez les duellistes dont le système nerveux surexcité augmente l'intensité des phénomènes subjectifs. — L'*écoulement sanguin* est en général minime; il ne devient important que si des artères telles que l'épigastrique, la circonflexe iliaque ou la tégumenteuse abdominale ont été sectionnées : le sang s'écoule au dehors sauf dans les cas où la plaie cutanée est étroite ou irrégulière; on peut alors constater la formation d'un hématome intra-pariétal ou prépéritonéal.

Ces plaies guérissent sans complication dans la plupart des cas. La présence de *corps étrangers* ou d'hématomes peut déterminer cependant la formation d'abcès qui retardent la guérison.

On doit signaler comme complication ultérieure la formation de *hernie ventrale* au niveau de la cicatrice.

B) **Plaies pénétrantes.** — L'intérêt de l'étude symptomatologique des plaies de l'abdomen réside dans ce seul fait : *Y a-t-il ouverture du péritoine?* — Il s'agit donc de rechercher par un examen attentif des phénomènes cliniques le moindre indice de pénétration.

Or, il en est ici comme pour la contusion : à part quelques signes véritablement pathognomoniques dont la constatation ne peut laisser aucun doute, la plupart du temps on est réduit à des signes de probabilité, qui, au point de vue thérapeutique, doivent être considérés comme des signes de certitude et entraîner l'indication formelle d'une laparotomie exploratrice.

1° *Symptômes locaux.* — Deux signes seulement sont pathognomoniques de la pénétration : ce sont l'*issue des matières fécales par la plaie extérieure*, symptôme très rare (4 fois sur 110 lésions de l'intestin grêle, Lühe), car il faut, pour qu'il se produise, que la plaie pariétale soit juste en face de la plaie intestinale ; et, d'autre part, la constatation d'une *hernie traumatique*, ou tout au moins la possibilité d'apercevoir un organe par la plaie. La rareté de ces deux manifestations fait qu'on doit rechercher un certain nombre de symptômes qui, isolés ou groupés, permettront de soupçonner la pénétration.

Il est d'abord fort important d'examiner la plaie d'entrée, de se faire montrer, si on le peut, l'instrument vulnérant ou tout au moins d'en demander la nature, de tâcher de se rendre compte des conditions dans lesquelles a été faite la blessure, de la position du blessé, de la direction, de la force du coup.

L'*orifice d'entrée* est ordinairement de petites dimensions : les armes blanches produisent une plaie reproduisant à peu près leur forme ; les bords sont nets et bâillent légèrement. Les balles de revolver de 5 à 7 millimètres ne font qu'un orifice insignifiant, arrondi ou ovalaire, à bords déchiquetés ou noircis, parfois brûlés ; cependant, elles pénètrent souvent très profondément, et pour les plaies par armes à feu on peut dire que la pénétration est la règle.

Comme dans les contusions de l'abdomen, la *disparition de la matité hépatique* et la constatation d'un *épanchement* dans l'abdomen sont des symptômes locaux d'une importance capitale. Le premier indique l'issue des gaz hors de la cavité intestinale ; le second montre que du sang coule dans le péritoine. Malheureusement ils sont fort inconstants.

L'*écoulement sanguin* par la plaie cutanée n'a, en général, aucune valeur ; il est absolument insignifiant dans les étroites plaies par armes à feu, et, dans les plaies par armes blanches, il peut venir de vaisseaux pariétaux.

L'*emphysème sous-cutané*, considéré comme un symptôme important de la perforation du tube digestif, est tout à fait rare et peut provenir soit d'une blessure concomitante du poumon, soit d'un appel d'air au niveau des bords de la plaie pendant des efforts musculaires.

2° *Symptômes généraux.* — Ce sont à peu près les mêmes que ceux que l'on rencontre dans la contusion. *Douleur* parfois absente dans les plaies par armes blanches, plus constante dans les plaies par armes à feu ; *choc* traumatique plus ou moins prononcé [V. Abdomen (Contusions)] ; *vomissements* survenant habituellement lorsque le blessé sort de l'état de choc et n'ayant de valeur que lorsque les matières vomies contiennent du sang (symptôme de plaie de l'estomac), nausées, hoquet, *selles sanglantes*, indice certain d'une plaie intestinale et surtout du gros intestin; signes d'*hémorragie interne* que l'on distingue des phénomènes de choc en ce qu'au lieu de s'amender progressivement ils augmentent; voilà une série de symptômes dont la plupart sont inconstants et trompeurs; on ne peut donc pas tabler sur eux pour dire qu'il y a pénétration.

Évolution. Terminaisons. — Nous n'aurons en vue ici que les plaies pénétrantes. Or, leur évolution varie beaucoup suivant les cas.

La *guérison spontanée*, même avec lésion viscérale, peut s'observer; mais il ne faut pas compter sur elle, quelquefois elle surviendra sans accidents sérieux; dans d'autres cas, ce sera à la suite de la formation et de l'ouverture d'un foyer de péritonite enkysté ou de l'établissement d'un anus contre nature.

Mais, le plus souvent, c'est à la *mort* que conduiront les plaies pénétrantes avec lésions viscérales, et cela par deux mécanismes : tantôt le malade succombera à l'*anémie aiguë* par suite d'une abondante hémorragie interne, dont les signes analogues à ceux du choc n'en paraîtront que la continuation; tantôt, c'est le cas ordinaire dans les plaies du tube digestif, une *péritonite traumatique* succédera à l'inoculation septique de la séreuse. Les symptômes de cette péritonite (v. c. m.) apparaissent d'ailleurs dans des conditions très variables suivant les cas : ils peuvent débuter brusquement au bout de quelques heures chez des blessés qui ne présentaient, après le traumatisme, aucun phénomène local ni général; d'autres fois, il y a au début des symptômes inquiétants qui disparaissent pendant quelques heures, au bout desquelles brusquement ou insidieusement éclatent les symptômes péritonéaux; enfin, dans une troisième variété de cas, il n'y a pas de période d'accalmie entre les phénomènes de choc au début et les symptômes de la péritonite septique; on dit que le choc est prolongé, mais en réalité la péritonite apparaît avant la dissipation des symptômes du choc.

Ici comme toujours l'*accélération du pouls*, qui devient petit et incomptable, coïncidant avec une *température normale* ou un peu abaissée, est un symptôme d'une grande valeur indiquant l'apparition de la septicémie péritonéale.

Pronostic. — Le pronostic des plaies pénétrantes de l'abdomen est d'une extrême gravité; mais il varie cependant suivant un certain nombre de conditions que nous allons indiquer.

Les plaies pénétrantes simples sont évidemment moins graves que celles qui s'accompagnent de lésions viscérales, bien que la présence d'un corps étranger, la souillure de l'épiploon et de l'intestin, issus à travers la paroi, constituent ici une éventualité sérieuse.

Pour les plaies pénétrantes compliquées de lésion du tube digestif, il faut distinguer les plaies par armes à feu, et parmi celles-ci les plaies de la pratique civile et les plaies par armes de guerre.

Les plaies par armes blanches sont sûrement moins graves, lorsqu'elles sont étroites, que les plaies par armes à feu de mêmes dimensions

(57,04 pour 100 de mortalité, Vulliet). Les plaies par armes de guerre, à
peu près fatalement mortelles, semblent cependant, d'après les statistiques
des guerres récentes, un peu moins graves qu'autrefois. Pour les plaies par
balles de revolver, Reclus prétend que la guérison spontanée s'observe dans
les deux tiers des cas : la majorité des chirurgiens contestent cette opinion
et soutiennent que c'est là une exception sur laquelle il ne faut pas
compter.

Le pronostic est variable suivant le segment d'intestin blessé : les plaies
de l'*intestin grêle* sont de beaucoup les plus graves à cause de la fluidité du
contenu; puis viennent celles de l'*estomac*, enfin celles du *gros intestin*, en
particulier du cæcum et de l'S iliaque, pour lesquelles les exemples de guérison sont nombreux. Nous ne parlerons pas ici du pronostic des plaies des
organes pleins (V. FOIE, RATE, etc.). Quant aux *lésions vasculaires*, elles
fournissent le chiffre de 47 morts sur 54 (Peyrot).

On voit donc quel grave pronostic comportent les plaies abdominales, et
combien il est important pour le chirurgien de dépister le plus tôt possible
la pénétration pour tâcher de conjurer dans la mesure du possible les accidents terribles qu'entraînent ces lésions.

Diagnostic. — Le diagnostic comporte plusieurs questions à résoudre.
La première et la plus importante est celle-ci : *Y a-t-il pénétration?* — Or,
si dans certains cas rares le diagnostic de pénétration ou de non-pénétration
est évident, le plus souvent il est à peu près impossible; car les signes
pathognomoniques font défaut dans bien des cas. Nous avons déjà dit en
étudiant les symptômes l'importance que présentent les commémoratifs
(nature et calibre de l'arme, direction du coup, etc...), les caractères de la
plaie d'entrée; ajoutons-y l'existence d'un orifice de sortie ou la présence
d'un projectile dans la paroi du côté opposé. D'ailleurs, *toute plaie par arme
à feu doit être considérée comme pénétrante.*

Quant à ce qui est du diagnostic de lésion viscérale, il est moins important, car « pénétration » doit, en pratique, être synonyme de la blessure d'un organe profond et nous ne reviendrons pas sur le tympanisme
préhépatique, les vomissements, le méléna, la constatation d'épanchement intra-abdominal; nous ajouterons seulement *la contracture des
muscles abdominaux* qui a ici la même valeur que dans la contusion abdominale (v. c. m.).

Enfin, la détermination de l'organe blessé sera dans quelques cas possible
en tenant compte du siège de l'orifice et surtout, dans les plaies perforantes,
de l'orifice d'entrée et de sortie de la direction suivie par l'agent vulnérant,
et de quelques symptômes spéciaux tels que hémathémèses, issue de liquide
gastrique, méléna.

Mais on ne saurait trop insister sur la fréquence extrême des cas dans lesquels, en présence d'une plaie abdominale, il est à peu près impossible
d'affirmer si elle est pénétrante ou non; aussi convient-il dans ces cas de
recourir à des moyens d'exploration qui permettent un diagnostic précoce, et il faut complètement renoncer à la doctrine néfaste de `expectation
armée qui attendait, pour affirmer la pénétration et pour intervenir, les
premiers signes avérés de péritonite,

En présence d'une plaie pariétale, on cherchera à se rendre compte de sa profondeur, en la sondant avec un stylet ou une sonde cannelée, ou même en débridant l'orifice d'entrée pour suivre le trajet couche par couche et constater l'intégrité ou l'ouverture du péritoine. Il va sans dire que ces explorations seront pratiquées avec les plus minutieuses précautions d'asepsie et que, si la pénétration est reconnue, on devra faire *immédiatement* la laparotomie.

Traitement. — Lorsqu'une plaie est manifestement non pénétrante, si elle suit un trajet sous-cutané évident, si le projectile se trouve sous la peau non loin du point d'entrée, le traitement est celui d'une plaie quelconque (v. c. m.).

Lorsqu'au contraire la pénétration est évidente, avec une plaie large et grosse hernie traumatique, ou plaie étroite, mais avec issue d'un lambeau d'épiploon, il faut intervenir, nous dirons tout à l'heure comment. Lorsque la pénétration, non évidente immédiatement, le devient à la suite d'une des explorations décrites plus haut, ou si, bien que non reconnue, on l'admet parce qu'on se trouve en présence d'une plaie par arme à feu, dans laquelle le projectile n'est pas senti sous la peau près de l'orifice, ou n'a pas suivi un trajet en séton sous les téguments, il faut intervenir immédiatement; car, en principe, une plaie pénétrante, si elle peut, par exception, guérir spontanément, s'accompagne toujours de plaie viscérale, laquelle entraîne presque constamment la mort. La *laparotomie* faite le plus vite possible après l'accident peut seule guérir le blessé et, si l'on attend pour opérer les signes certains de la blessure de l'intestin, on interviendra trop tard, en pleine péritonite (V. LAPAROTOMIE).

Cette laparotomie ne sera parfois qu'exploratrice; mais il vaut mieux, cela est admis aujourd'hui par presque tous les chirurgiens, faire une laparotomie précoce et inutile, que de s'exposer à abandonner à elle-même, ne fût-ce que quelques heures, une plaie viscérale qui amènera presque fatalement la mort, si elle n'est pas traitée rapidement après l'accident.

Malheureusement, dans certains cas, soit que le blessé refuse l'opération, soit qu'on n'ait pas sous la main l'outillage nécessaire, on ne pourra opérer immédiatement. On mettra alors le malade au repos complet après avoir nettoyé avec soin la paroi et fait un pansement sec aseptique maintenu par un bandage de corps bien serré; on supprimera toute alimentation solide ou liquide et on immobilisera l'intestin avec de l'opium administré sous forme de suppositoire ou de piqûres de morphine.

Si l'on ne peut opérer ou si l'on n'est appelé auprès du blessé que trente-six heures ou plus après le traumatisme, les indications sont alors changées : dans un *premier cas*, aucun symptôme alarmant n'est survenu, l'état général est bon; il n'y a ni douleur ni contracture; le ventre est souple, la plaie est souple, la plaie est petite et sans hernie viscérale; il faut alors ne rien faire que surveiller le malade soigneusement, surtout au point de vue du pouls et de la contracture pariétale; car, bien que le pronostic paraisse favorable, tout danger n'est pas écarté et la péritonite peut encore se déclarer; — *dans un deuxième cas*, des signes évidents de réaction péritonéale se montrent déjà : il faut alors opérer sans tarder, mais

avec des chances de guérison beaucoup plus faibles que si l'on était intervenu au début.

Enfin, si l'on voit le blessé en pleine péritonite, malgré les chances
infimes que l'on a de le sauver, on doit tenter l'intervention et drainer largement puisqu'il existe quelques cas de guérison, même à cette période, et
que le malade est irrémédiablement perdu de toute autre façon.

Ayant ainsi posé les indications de la laparotomie dans les plaies de l'abdomen, nous devons ajouter que l'on ne doit intervenir que lorsque la
période de choc et de collapsus est terminée, à moins que l'on ne soit en
présence d'hémorragie interne ; il ne faudra en outre l'entreprendre que si
les conditions d'asepsie sont absolues. Sur le lieu de l'accident, on évitera
toute exploration qui peut être dangereuse et on se bornera à mettre un
pansement aussi propre que possible ; on fera transporter le blessé dans un
endroit où l'on pourra intervenir et on le remontera par des injections hypodermiques d'éther, de caféine ou de sérum.

Technique opératoire. — Quant à la technique même de l'intervention, elle diffère suivant les conditions dans lesquelles se présente la blessure et que nous examinerons rapidement.

La plaie est-elle large avec hernie viscérale, on nettoiera la masse herniée,
on en réparera les lésions s'il en existe et on réintégrera dans le ventre,
pour peu que la blessure soit récente et même au bout de vingt-quatre ou
trente-six heures, si aucune exploration septique n'a été faite. Mais si la
plaie est plus ancienne et infectée, s'il y a du sphacèle des organes herniés,
en particulier de l'épiploon, on attirera ce dernier au dehors, on en réséquera la partie malade et on rentrera le moignon ; les organes ou autres que
l'épiploon (intestin) seront maintenus au dehors et désinfectés peu à peu. Si
le malade guérit, on fera une suture secondaire lorsque la plaie sera en voie
de cicatrisation. Le drainage devra toujours être établi.

Quand la plaie est étroite avec issue d'un segment d'épiploon on fera une
laparotomie médiane ou latérale suivant le siège de la plaie. Car l'incision
doit passer par l'orifice d'entrée, tout en étant toujours parallèle à la ligne
blanche. On résèque l'épiploon et l'on agit suivant les lésions constatées
dans l'abdomen.

Le plus souvent, la plaie est étroite, produite par une balle ou une piqûre,
sans issue d'organe ; c'est à la *laparotomie médiane*, sus ou sous-ombilicale
suivant le siège de la plaie, que l'on aura recours : l'incision sera agrandie
suivant les besoins de la cause, si elle n'est pas d'emblée suffisante. Dans
les plaies des régions iliaques, dans lesquelles le cæcum ou le côlon iliaque
peuvent être blessés, on reportera avantageusement l'incision sur le côté, à
condition toutefois de la faire assez grande pour explorer facilement toute
la cavité abdominale.

Le ventre ouvert, deux cas se présentent : dans le premier, on constate la
présence d'un épanchement sanguin plus ou moins abondant, et il faut commencer par aller à la recherche du vaisseau ou de l'organe blessé, ce qui
n'est pas facile en général ; ce n'est qu'après avoir arrêté l'hémorragie qu'on
recherchera s'il n'existe pas de perforation du tube digestif.

Dans le deuxième cas, il n'y a que peu ou pas de sang, et c'est la lésion unique ou multiple de l'intestin qu'il faut chercher en le dévidant dans sa totalité [V. ABDOMEN (CONTUSION)].

Les lésions étant trouvées, comment doit-on les réparer? Si l'épiploon est sectionné en un point quelconque, il faut lier tous les vaisseaux qui saignent, ou mieux, quand la plaie siège près de son bord libre, réséquer la portion atteinte. Quand les mésos péritonéaux (mésentère, mésocôlon pelvien, mésocôlon transverse) sont déchirés ou sectionnés, les artères qui donnent doivent encore être liées et la brèche de la séreuse réparée avec soin en prenant garde de ne pas prendre dans la suture les vaisseaux voisins intacts, ce qui menacerait la nutrition de l'intestin. D'ailleurs, dans quelques cas, la désinsertion sur une trop grande étendue des lames péritonéales peut entraîner la mortification du segment d'intestin correspondant, et il vaut mieux alors réséquer d'emblée ce segment que de laisser dans le ventre une anse guettée par le sphacèle.

Les plaies de l'estomac et de l'intestin réclament la suture; mais ici la conduite varie suivant l'étendue et la forme des lésions. On tâchera, dans tous les cas, d'opérer hors du ventre en attirant au dehors l'anse blessée et en protégeant bien la cavité péritonéale avec des compresses.

Nous ne décrirons pas ici les sutures intestinales, nous dirons seulement que les plaies superficielles ou les points contusionnés sur la vitalité desquels on doute seront enfouis par une suture séro-séreuse à la Lembert. Si la plaie est complète on fera un double plan de sutures; le premier, total, comprenant toutes les couches de l'intestin, sera enfoui sous le deuxième séro-séreux; on aura d'ailleurs grand soin de ne pas rétrécir le calibre du tube intestinal, surtout s'il s'agit d'une plaie de l'intestin grêle, et pour cela on placera toujours la ligne de suture perpendiculairement à l'axe de l'intestin. Quand les perforations sont trop rapprochées, quand la plaie est très large avec les bords déchiquetés, quand elle s'accompagne d'une contusion étendue, avec désinsertion mésentérique, la suture n'est plus de mise et on a alors le choix entre deux opérations. Si le blessé n'est pas en trop mauvais état, si l'on est bien outillé et bien aidé, on pourra faire une *résection* de l'anse malade, avec entérorraphie circulaire ou entéro-anastomose latéro-latérale ou termino-latérale; c'est également l'opération que l'on pratiquera en présence d'une section totale de l'intestin.

Mais si l'état général du blessé est par trop précaire, ou si les conditions matérielles dans lesquelles se trouve le chirurgien ne lui permettent pas de faire cette opération délicate, il aura recours, comme pis aller, à l'établissement d'un *anus contre nature* (v. c. m.), que l'on fermera ultérieurement quand tout danger aura disparu.

La lésion intestinale réparée, sans faire de grand lavage qui risque de disséminer les matières septiques, on établira un bon drainage qu'on laissera plus ou moins longtemps, suivant qu'il y aura plus ou moins de réaction péritonéale. On fera, pendant les premiers jours, des injections de sérum artificiel et on laissera le malade à la diète.   *G. LABEY.*

ABOULIE. — Disparition ou diminution de l'activité volontaire, l'aboulie se rencontre dans un grand nombre de syndromes psychopathiques; elle s'observe surtout dans les psychoses et les névroses dépressives, dans la mélancolie, la neurasthénie, etc.

Il existe des aboulies *totales* ou *partielles*. Dans le premier cas, les malades sont impuissants à accomplir les actes les plus simples de la vie quotidienne : ils passent des heures à essayer de s'habiller, etc.; parfois ils n'y parviennent pas.

Dans les aboulies partielles ou aboulies systématisées, l'incapacité de la volonté se manifeste à l'occasion d'un acte déterminé; le plus souvent, il s'y joint un trouble obsédant, une phobie : tel n'est aboulique que s'il s'agit de gravir un escalier; tel autre, au repas, est impuissant à prendre son verre et à le porter à sa bouche : d'autres ne peuvent se décider à jeter une lettre à la poste, à apposer leur signature, etc. (V. Folie du doute). Les basophobes, les agoraphobes, etc., sont aussi des abouliques systématisés. (V. Abasie, Agoraphobie).

Chez les neurasthéniques, les débiles, les déprimés, l'aboulie se manifeste par l'impuissance à prendre une décision, à accomplir un acte dont le sujet reconnaît cependant l'exécution nécessaire, et qu'il a le sincère désir de réaliser. De ce fait, le travail physique ou intellectuel devient impossible, et le sujet, qui se rend compte de son infériorité, en souffre d'autant plus qu'il se sent ou se croit incapable de réagir.

Les aboulies sont justiciables d'un traitement psychothérapique. Sauf dans les psychopathies graves, on parvient généralement par un entraînement méthodique à faire la rééducation de la volonté passagèrement déchue.   *HENRY MEIGE et E. FEINDEL.*

ABSENCES. — V. Épilepsie.

ABSINTHE (*Artemisia Absinthium*, Synanthérées).
   Emploi : Feuille fraîche, *Alcoolat vulnéraire, Alcoolature vulnéraire.*
   Feuille sèche : *Espèces vulnéraires, Vin de Scille composé.*

ACANTHOSIS NIGRICANS. — L'*acanthosis nigricans* (ἄκανθα, épine; *nigricare*, être noirâtre (Pollitzer), ou *dystrophie papillaire et pigmentaire* (Darier), est une dermatose rare caractérisée par deux phénomènes fondamentaux : un état rugueux de la peau avec végétations papillomateuses disséminées ou agminées et une pigmentation foncée. Darier, qui l'a observée le premier, a signalé sa *coexistence presque constante avec un cancer abdominal.*

Les lésions cutanées répondent à une hypertrophie générale de l'épiderme; l'hyperacanthose, qui existe incontestablement, s'efface devant une hyperkératose très prononcée; l'augmentation de volume des papilles, la pigmentation de l'épiderme et du derme complètent le tableau (Darier).

Symptômes. — La *dystrophie papillaire et pigmentaire*, symptôme pathognomonique de l'acanthosis nigricans, affecte des régions bien déterminées. Sa localisation à la nuque et à la zone ano-génitale est constante. Elle occupe aussi, par ordre de fréquence et d'intensité décroissantes, l'aisselle, l'ombilic, la main, le pli du coude, la partie antérieure du cou, le pourtour des orifices de la face, la région mammaire, les pieds et les creux poplités. Toutes les muqueuses peuvent être envahies ; la langue n'a jamais été trouvée indemne.

La peau est inégale, très rugueuse et ressemble à une écorce de vieux chêne (Darier).

La *dystrophie papillaire*, que traduit cet état verruqueux, est étalée en nappe diffuse dans les foyers d'élection. Ailleurs, elle est disséminée en îlots, en élevures mamelonnées, ou constitue de véritables papillomes, sessiles ou pédiculés, larges ou effilés, arborisés ou disposés en crêtes de coq. Le relief très accentué des crêtes papillaires donne aux paumes et aux plantes l'aspect « d'une lime à sillons profondément entaillés ». La langue est tapissée d'un gazon touffu de papilles roses, qu'on peut diviser « comme on écarte les cheveux pour y faire une raie ».

La *pigmentation* donne à la peau un aspect crasseux, d'abord, puis une couleur grise ou noirâtre ; elle apparaît symétriquement et prédomine dans la suite aux mêmes régions que l'hypertrophie papillaire. Elle peut exister seule au début, mais l'état verruqueux des téguments ne tarde pas à faire son apparition. D'une façon générale celui-ci prédomine toujours. *Jamais les muqueuses ne sont pigmentées* dans l'acanthosis nigricans.

Une *dystrophie pilaire et unguéale* complète l'ensemble symptomatique. Les cheveux et les poils deviennent secs et fragiles, puis tombent en toutes les régions. Les ongles s'épaississent tout en devenant moins résistants ; ils perdent leur éclat et se cassent facilement.

On a signalé, dans la plupart des cas, des lésions connexes de la peau : verrues séborrhéiques, nævi pigmentaires, molluscum, vitiligo, éphélides, etc. Cette coïncidence est peut-être purement fortuite.

L'état général des malades est d'ordinaire précaire, car l'*acanthosis nigricans est presque toujours en relation avec un cancer abdominal*, cancer gastrique, hépatique, intestinal, utérin ou annexiel, dont les signes précèdent souvent, compliquent parfois la dermatose. Dans ce dernier cas, la lésion cutanée peut mettre sur la voie d'un cancer encore latent. Dans quelques cas très rares, tout cancer faisait défaut (*forme juvénile*).

Évolution. — D'ordinaire, la pigmentation est le premier symptôme en date ; parfois c'est un papillome qui, par son volume ou sa situation, détermine le malade à consulter un médecin. D'autres localisations de l'affection existent déjà à cette époque ou ne tardent pas à se montrer. La marche est alors progressive, entrecoupée parfois de rémissions ; l'état général s'aggrave bientôt et le malade s'achemine vers la mort.

Étiologie. Pathogénie. — L'acanthosis nigricans est plus fréquente chez la femme que chez l'homme et apparaît surtout de 30 à 40 ans.

Darier donne de ses rapports presque constants avec un cancer abdominal une ingénieuse hypothèse : la condition déterminante de la dermatose serait dans une localisation de la tumeur maligne primitive ou des tumeurs secondaires, soit dans un organe déterminé, soit plutôt au voisinage de certains départements du grand sympathique abdominal dont les filets se trouveraient ainsi irrités.

Pour la forme juvénile, poussant plus loin cette hypothèse, on pourrait admettre qu'une malformation, un tératome ou une tumeur bénigne, a pu, dans ces cas, tenir lieu de cancer en venant irriter la région pathogène du grand sympathique.

Diagnostic. — Facile dans les cas typiques, le diagnostic de l'acanthosis nigricans n'est délicat que dans les cas de début.

Des *papillomes*, surtout multipliés sur la face et le cou, doivent faire rechercher l'état rugueux et la pigmentation des foyers d'élection de l'acanthosis.

Les *verrues séniles* ou *séborrhéiques*, qui coïncident assez souvent avec cette dermatose, sont toujours des lésions circonscrites, couvertes d'une croûte cornée et grasse.

L'*ichthyose*, même noire, remonte à la première enfance, affecte des sièges différents. épargne les muqueuses et desquame toujours plus ou moins. Dans les autres *mélanodermies*, y compris l'addisonisme, il n'y a pas d'hypertrophie papillaire. La kératose qui peut accompagner la *mélanodermie arsenicale* n'occupe que les extrémités.

Le *xeroderma pigmentosum* se différencie par l'atrophie diffuse de la peau des régions atteintes, par l'état de tension des téguments atrophiés et les télangiectasies qu'on y remarque.

Rappelons que l'acanthosis permet assez souvent de dépister un cancer primitif ou secondaire des viscères abdominaux.

Traitement. — La thérapeutique est bien désarmée contre l'acanthosis nigricans. Le traitement du cancer coexistant pourra atténuer et ralentir la dermatose.

Dans bien des cas, on devra se borner à prescrire des soins de propreté minutieux, des bains.

On pourra tenter de décolorer des régions pigmentées à l'aide d'exfoliants, d'applications de savon noir, d'acide salicylique ou de sublimé sous forme de pâte ou d'emplâtre.

Souvent il y aura lieu de pratiquer l'ablation des végétations gênantes par leur siège et leur volume, à l'aide du galvanocautère.

FERNAND TRÉMOLIÈRES.

CARIENS. — V. GALE.

CATHISIE. — Syndrome psycho-névropathique caractérisé par l'impossibilité de demeurer assis (Haskovec). Les malades tressautent sur leurs sièges « comme sur un cheval au trot ». Ils se cramponnent à leurs chaises sans parvenir à s'immobiliser, et se livrent à toutes sortes de bonds et de contorsions. C'est une sorte d'obsession, une variante de la *staso-basophobie*, de l'*astasie*, de l'*abasie* (v. c. m.).   *H. MEIGE et E. FEINDEL.*

CCIDENTS DU TRAVAIL. — La loi du 9 avril 1898 sur les accidents a pour but d'indemniser pécuniairement les blessés de l'industrie et des exploitations commerciales (V. PROFESSIONS ASSUJETTIES). Elle repose sur les deux principes suivants : 1° le *risque professionnel*, qui met à la charge de celui qui tire des bénéfices d'une industrie l'indemnisation des accidents survenus à ses ouvriers au même titre que les frais de réparation et d'usure des machines, la prime d'assurance contre l'incendie, etc. ; 2° *l'indemnité transactionnelle et forfaitaire*, calculée d'après la réduction de salaire entraînée par la mutilation et qui est toujours fixée, quels que soient l'âge, la profession, la nature de la blessure, à la moitié de cette réduction de salaire.

Ainsi l'ouvrier n'a plus à intenter un procès pour prouver que l'accident est dû à la faute du chef d'entreprise, preuve de plus en plus difficile à fournir avec les progrès du machinisme actuel, puisque il est établi que, sur 100 accidents d'usines, 12 sont imputables au patron, 20 à la négligence de l'ouvrier, et 68 de cause impossible à préciser. De plus, grâce au principe de l'indemnité forfaitaire, chaque industrie peut prévoir les charges qui lui incombent et s'en couvrir par une assurance. Aussi la réparation pécuniaire des blessures se fera-t-elle d'une manière automatique, avec des procès de plus en plus rares, lorsque les médecins sauront, avec exactitude et équité, évaluer le degré des incapacités permanentes consécutives aux accidents.

Cette loi bienfaisante ne peut fonctionner, en effet, qu'avec la collaboration quotidienne du médecin : il est le pivot d'application de cette législation qui, dans quelques années, lorsque la jurisprudence sera fixée, se réduira à sanctionner dans un court délai l'avis du médecin et à fixer la rente d'après le pronostic qu'il aura fourni. C'est lui qui constate officiellement la blessure survenue au cours du travail, en établit par écrit l'existence, la nature et les conséquences probables, la soigne jusqu'à guérison ou consolidation (V. BLESSURES), déclare le moment où l'état du blessé est devenu définitif, évalue si elle a causé un préjudice à l'ouvrier et à quelle réduction de salaire ce préjudice correspond.

Voici ce que tout médecin doit savoir de la loi sur les accidents du 9 avril 1898, modifiée le 22 mars 1902 et le 31 mars 1905, et les principales règles qu'il doit toujours avoir présentes à l'esprit dans le traitement des blessures assujetties à cette loi.

A) Ce que le médecin doit savoir de la loi sur les accidents.

TITRE PREMIER. — **Fixation des indemnités en cas d'accidents.**
1° *Incapacité temporaire.* — Le blessé a droit au demi-salaire quotidien à partir du cinquième jour après l'accident. Si l'incapacité a duré plus de 10 jours, l'indemnité est due dès le premier jour.

2° *Incapacité permanente partielle.* — Une rente viagère égale à la moitié de la réduction que l'accident aura fait subir au salaire.

3° *Incapacité permanente totale.* — Une rente viagère égale aux deux tiers du salaire annuel.

4° *Accidents suivis de mort.* — Au conjoint survivant : une rente viagère de 20 p. 100 du salaire annuel. Pour les enfants de moins de 16 ans, une rente de 15 p. 100 du salaire annuel de la victime, s'il y a un enfant ; de 25 p. 100, s'il y en a deux ; de 35 p. 100, s'il y en a trois ; de 40 p. 100, s'il y en a 4 et plus.

Les rentes sont incessibles et insaisissables.

Le chef d'entreprise supporte les frais médicaux, pharmaceutiques et funéraires. Les médecins peuvent actionner directement le chef d'entreprise.

Au cours du traitement, le patron peut désigner, au juge de paix, un médecin chargé de le renseigner sur l'état de la victime. Cette désignation donnera audit médecin accès auprès de la victime en présence du médecin traitant, prévenu deux jours à l'avance par lettre recommandée.

Si le médecin certifie que la victime est en état de reprendre son travail et que celle-ci le conteste, le chef d'entreprise peut, lorsqu'il s'agit d'une incapacité temporaire, requérir du juge de paix une expertise médicale qui devra avoir lieu dans les cinq jours.

TITRE II. — **Formalités à remplir après l'accident.** — Tout accident doit être déclaré à la mairie dans les 48 heures. Dans les 4 jours, si la victime n'a pas repris son travail, le chef d'entreprise doit déposer à la mairie un certificat médical indiquant *l'état de la victime, les suites probables de l'accident, l'époque à laquelle il sera possible d'en connaître le résultat définitif*.

La victime ou ses répondants peuvent faire la déclaration dans le cours de l'année.

Si l'accident doit entraîner une incapacité permanente, le juge de paix fait une enquête.

TITRE III. — **Procédure et juridiction en cas de litige. Revision.** — Le demi-salaire (encore désigné sous le nom d'indemnité temporaire) est dû jusqu'au jour du décès, ou de la consolidation de la blessure, c'est-à-dire jusqu'au jour où la victime se trouve soit complètement guérie, soit atteinte d'une incapacité permanente.

Tout ce qui concerne les indemnités temporaires, les frais médicaux et pharmaceutiques est de la compétence du juge de paix.

Les autres indemnités (rentes viagères) sont fixées par ordonnance du Président du Tribunal civil qui peut commettre un ou trois médecins-experts. En cas de désaccord, l'affaire vient devant le Tribunal civil.

Tous les jugements sont susceptibles d'appel.

En cas de faute inexcusable du patron ou de l'ouvrier, la pension peut être majorée ou diminuée.

L'ouvrier a, de plein droit, l'assistance judiciaire.

TITRE IV. — Est passible d'amende... toute personne qui aura porté atteinte ou tenté de porter atteinte au droit de la victime de choisir son médecin ;... tout médecin ayant, dans des certificats, sciemment dénaturé les conséquences des accidents.

On voit donc que le médecin peut intervenir comme médecin soit de la victime, soit du chef d'entreprise, soit de la compagnie d'assurances, soit de la justice. Dans tous les cas, son rôle est difficile : il ne doit pas seulement, comme en clientèle courante, porter un diagnostic destiné à satisfaire la curiosité ignorante de l'entourage. Il doit le formuler en termes précis sur

un certificat qui engage toujours sa responsabilité professionnelle (V. Certificat). Il doit, de plus, — et c'est ici que les difficultés augmentent —
fournir un pronostic qui n'est pas toujours, en pathologie des accidents du
travail, celui qu'on peut établir par l'examen de la blessure. Les suites des
accidents indemnisés ne sont jamais aussi favorables que celles des blessures qui ne donnent pas droit à une rente [V. Blessures (Aggravation)].

B) Ce que le médecin doit faire après un accident.

Le praticien aura toujours présentes à l'esprit les règles suivantes dont
l'observation lui évitera bien des ennuis.

1º Ne jamais se fier à sa mémoire, mais toujours consigner par écrit le
résultat de l'examen du blessé, *au fur et à mesure de cet examen*. Noter
également la nature des interventions thérapeutiques, la date des pansements, la date de la cicatrisation de la plaie, de la consolidation d'une fracture, de l'état définitif d'une blessure.

2º Toujours montrer au blessé les précautions d'asepsie et d'antisepsie
que l'on prend avant et pendant le pansement. Lui expliquer, en un langage clair, la nécessité de ces précautions, le danger d'enlever ou de modifier le pansement ou l'appareil.

3º Toujours vérifier, à la visite suivante, si le pansement ou l'appareil
n'ont pas été défaits ou modifiés. Certains fracturés de cuisse enlèvent par
exemple l'extension continue pour obtenir un chevauchement des fragments
et par suite un raccourcissement qui leur donnera droit à une rente. Mais
lorsque le blessé obtient ainsi une indemnité que le patron n'aurait pas été
obligé de payer si la fracture s'était consolidée en bonne position, votre
réputation est bien vite entachée d'incurie ou d'ignorance. Surveillez de
très près vos fracturés, allez les voir à l'improviste, vérifiez chaque fois
attentivement leur appareil. N'hésitez jamais à appeler un consultant si
vous craignez de ne pouvoir obtenir vous-même une réduction exacte des
fragments.

4º Faire à tous les blessés atteints de plaies contuses souillées de terre,
de boue, de cambouis, de crottin de cheval, à toutes les plaies « tétani-
gènes » en un mot (et les plaies contuses de tête le sont très souvent, même
par les armes à feu), faire à tous ces blessés, aussitôt que possible, une
injection de sérum antitétanique de 10 c. c. Répétez cette injection trois
jours après et enfin dix jours après la blessure. Vous mettez ainsi vos blessés
à l'abri d'un tétanos mortel. — N'oubliez pas de noter la date de ces injections sur votre carnet. Il faut savoir que le sérum antitétanique détermine
parfois des éruptions ortiées et des arthralgies très violentes (rhumatisme
sérique) avec raideur de la nuque et trismus très net. On ne prendra pas
pour un début de tétanos ces symptômes isolés et d'ailleurs passagers.

Dans le cas où, pour une raison quelconque, le blessé refuse l'injection
de sérum antitétanique, expliquez-lui qu'elle est inoffensive, indolore, et
qu'elle constitue le seul moyen connu de le mettre à l'abri d'une maladie
souvent mortelle. Dites-lui que, blessé comme lui, vous n'hésiteriez pas à

vous faire l'injection. S'il refuse, faites-lui signer une déclaration constatant son refus. Ou mieux encore, pour vous mettre à l'abri de l'accusation de « faute lourde » qu'on ne manquera pas de porter contre vous, si la victime succombe au tétanos, prenez deux témoins, faites-leur constater le refus du blessé, malgré votre affirmation de l'innocuité de l'injection, et faites à chacun écrire, signer et dater sur papier libre, une déclaration constatant le refus du blessé.

5° En cas de refus de soins ou de pansement par la victime, expliquez-lui qu'elle risque d'aggraver sa blessure et même de succomber (plaies articulaires, fractures ouvertes). Si l'accident doit entraîner une incapacité permanente, indiquez au blessé qu'il s'expose à voir diminuer le chiffre de sa rente par les magistrats.

6° En cas de mort au cours du travail, le certificat médical n'est pas nécessaire : la déclaration du chef d'entreprise suffit. Mais lorsque l'ouvrier est mort sans témoins, ou qu'il a succombé après un traumatisme léger (choc sur le larynx, l'abdomen, les testicules), le médecin est toujours appelé pour préciser s'il s'agit d'une mort « subite » dont l'entreprise n'est pas responsable ou d'une mort par accident survenue « au cours ou à l'occasion du travail ». Toutes les fois que vous ne trouvez pas de lésion susceptible d'expliquer la mort, vous devrez indiquer la nécessité de l'autopsie, aussi bien dans l'intérêt du patron que dans celui de la famille de la victime. Sans autopsie, un procès s'engagera, qui durera deux ou trois ans, au bout desquels la veuve sera presque forcément déboutée. Mais l'entreprise aura dépensé en frais de justice une somme considérable. Le médecin persuadera à la famille que l'autopsie n'est pas une violation de corps, mais une simple opération scientifique, comparable à l'examen que fait le chirurgien au cours d'une intervention.

Si vous êtes appelé auprès d'un ouvrier trouvé sans connaissance dans un souterrain ou une galerie, il faut toujours : 1° distinguer le coma et la syncope de la mort réelle ; 2° en cas de mort, rechercher si celle-ci peut être attribuée à une cause extérieure (éboulement de charbon, chute dans le vide, asphyxie par privation d'air respirable, intoxication par gaz délétère, électrocution, etc.). On notera soigneusement par écrit la position du cadavre au moment où on l'a découvert (assis, sur le ventre, sur le dos, la tête en bas), le genre de travail auquel se livrait l'ouvrier, les traces de traumatismes sur les vêtements, les mains et la tête, la pâleur ou la cyanose du visage, la présence ou l'absence d'écume sanglante dans la bouche, et enfin certaines particularités relatives à l'atmosphère (odeur forte, odeur d'air confiné, extinction de la lampe de l'ouvrier).

(V. BLESSURES, CERTIFICATS, EXPERTISES, INCAPACITÉS, PROFESSIONS ASSUJETTIES, SIMULATION, SINISTROSE.) *FORGUE et JEANBRAU.*

CCOMMODATION (TROUBLES). — V. ASTHÉNOPIE, ASTIGMATISME, MYOPIE, PRESBYTIE, ŒIL.

CCOUCHEMENT. — L'accouchement est l'acte qui consiste dans la mise au dehors (spontanée ou artificielle), par les voies naturelles, d'un ou de plusieurs fœtus parvenus à complète maturité ou à l'âge de la viabilité. L'usage est de réserver le nom de Délivrance (v. c. m.) à l'expulsion ou à l'extraction des annexes qui accompagnent le ou les produits de conception.

Sans rechercher les causes encore mal définies, bien qu'un peu entrevues, de *l'expulsion tempestive de l'œuf* (Pinard), nous dirons que l'accouchement est la conséquence d'un véritable travail musculaire représenté par les contractions intermittentes de l'utérus, travail utérin, aidé dans une certaine mesure et à un moment donné par l'effort de la paroi abdominale, d'où le nom de travail de l'accouchement.

En effet, dans les premières phases de l'accouchement, lorsque l'utérus, organe musculaire lisse, n'a au-devant de lui comme force antagoniste qu'une force passive ou très faiblement active : le col, il suffit à vaincre l'obstacle. Mais lorsque l'utérus, muscle lisse, se trouve aux prises avec un antagoniste puissant, à muscle strié : le plancher du bassin, pour triompher, il s'adjoint alors (sans que cela soit toujours absolument nécessaire) une alliée de même nature, c'est-à-dire à muscle strié aussi, la sangle musculoaponévrotique abdominale.

Si l'on consulte les traités classiques, on y voit l'accouchement divisé en deux périodes : la période de dilatation et la période d'expulsion. Cette division, établie à une époque où l'effacement du col était considéré comme se faisant dans les derniers temps de la grossesse, ne répond plus à l'idée actuelle de l'effacement, phénomène appartenant en propre au travail. En réalité, dans l'utérus d'une femme qui va passer de la gestation à la parturition, tout est encore fermé : le col est entier, l'œuf est clos, aussi la première période devra-t-elle être, à mon sens, la *Période d'ouverture.*

Période d'ouverture. | Ouverture de l'utérus. | Effacement du col.
Dilatation de l'orifice utérin.
Ouverture de l'œuf. . | Rupture des membranes.

Cette ouverture est provoquée par la poussée utérine qui, par l'intermédiaire de la poche des eaux, véritable coin liquide, ou exceptionnellement par l'intermédiaire de la partie fœtale, force d'abord le canal cervical, puis dilate l'orifice utérin et finalement fait éclater les membranes.

Et c'est alors seulement, lorsque tout est ouvert, utérus et œuf, que commence la *période d'expulsion fœtale*. Lorsque le travail surprend la partie en présentation avant qu'elle ait pénétré dans le petit bassin, ce qui est l'exception, cette seconde période de l'accouchement peut se décomposer en :

Expulsion. | *Amoindrissement.* — Flexion, déflexion, tassement, etc.
Engagement. — Passage au-dessous du plan du D. S. des deux extrémités du plus grand diamètre irréductible de la partie fœtale qui se présente.
Descente. — Progression de la partie fœtale jusque sur le plancher pelvien.
Accommodation intra-pelvienne. — Mouvement de pivotement de la partie fœtale sur le plancher du bassin, mouvement d'orientation optima pour le dégagement
Dégagement. — Traversée du bassin mou.

Voici toutes les étapes que parcourra plus ou moins rapidement la présentation qui est restée élevée jusqu'au moment du début du travail. Mais il est utile d'ajouter que si tout est normal, présentation régulière, bassin bien conformé, placenta inséré au-dessus du segment inférieur, pas d'exagération dans l'abondance du liquide amniotique, cordon suffisamment long, etc., la région fœtale est déjà engagée et souvent même descendue à fond de bassin au moment où le travail se déclare. Ce qui fait qu'après la période d'ouverture, l'expulsion se bornera à la rotation intra-pelvienne et au dégagement. Quoi qu'il en soit, l'expulsion est le résultat de la poussée utérine, aidée de la poussée abdominale volontaire ou réflexe, et les diverses attitudes ou orientations de la partie fœtale pendant la traversée de l'excavation ou du bassin mou ne sont que des conséquences de l'accommodation du fœtus avec les divers plans de la filière pelvi-génitale.

En somme on peut dire que l'accouchement se résume en ces trois faits :

L'utérus s'ouvre. — L'œuf se casse. — L'enfant sort.

Après ce rapide coup d'œil jeté sur l'accouchement en général, nous allons maintenant étudier plus en détail les points suivants : 1° examen qui va permettre d'affirmer qu'une femme enceinte est au début du travail de l'accouchement; 2° examen d'où découlera le pronostic probable de l'accouchement; 3° conduite à tenir pendant le travail.

1° Reconnaître qu'une femme enceinte est au début du travail de l'accouchement. — En d'autres termes, faire le diagnostic du travail n'est facile qu'à la condition de connaître les modifications du col qui accompagnent forcément le début du travail.

Le premier indice de la mise en train de l'accouchement, celui qui fait que l'entourage avertit le médecin, c'est l'apparition des contractions utérines *douloureuses* intermittentes. Mais combien sont différentes et variées ces douleurs qui marquent un début de travail. Parfois, une jeune femme, déjà depuis quelques jours fatiguée et plus lourde, à la suite de coliques intestinales, par exemple, croit l'accouchement proche et appelle son médecin. D'autres fois au contraire la femme ne ressent que si peu de chose qu'elle ne peut pas penser à l'imminence de l'événement, alors qu'un examen fortuit fait constater un travail déjà assez avancé.

Pour reconnaître que le travail est véritablement déclaré, il faut :

a) *Constater que les douleurs ressenties sont bien en relation avec des contractions utérines.* — Pour cela, pendant que la femme accuse une douleur siégeant à la région lombaire ou à la région hypogastrique, la main qui palpe devra percevoir un durcissement énergique de l'organe. En se durcissant, l'utérus, incliné généralement, se redresse et tend à se placer sur la ligne médiane.

b) *Constater la présence d'un écoulement de glaires.* — Ces glaires, très différentes des pertes blanches de la grossesse, sont collantes, visqueuses, quelquefois striées de sang surtout chez les primipares. Elles se montrent surtout à l'occasion d'une miction ou d'une garde robe, et tombent alors dans le vase, souillent la chemise et les draps, et se retrouvent souvent aussi sous forme d'un gros flocon glaireux barbouillant l'orifice vulvaire. Cet écoulement se rencontre d'une façon presque constante. Cependant, dans quelques circonstances il est si atténué qu'il peut passer inaperçu.

c) *S'assurer que le col est en voie d'effacement.* — C'est là le point capital, car, en effet, on ne doit pas oublier que le canal cervical conserve toute sa longueur jusqu'au terme de la grossesse et que l'effacement ne commence qu'après les premières contractions du travail (Taylor, Pinard, Hofmeier). Le col va donc être recherché par le toucher vaginal. Si la partie fœtale n'est pas engagée, le col sera élevé mais peu dévié et, en appuyant un peu sur le fond de l'utérus, il va être assez facilement accessible. Si, au contraire, la partie fœtale est engagée et descendue à fond de bassin, fait un peu paradoxal, le col va donner quelque peine, je ne dis pas à trouver et à atteindre, mais à bien explorer. J'ai dit : pas à trouver, car en le cherchant où il doit être, très en arrière toujours et à gauche si l'utérus est en inclinaison latérale droite, le doigt l'atteint, l'effleure, et caresse une de ses faces. Le doigt peut alors avoir l'impression d'un col très réduit. Il est mou, tassé sur lui-même, et ce petit moignon cervico-vaginal est parfois si peu de chose qu'il pourrait en imposer pour un col diminué dans sa longueur. Mais ne concluons pas trop vite, et sachons que, pour apprécier les dimensions du col gravide d'une femme en travail ou supposée telle, il est indispensable de faire le toucher endo-cervical. Or le difficile souvent c'est d'accrocher l'orifice externe. Pour y réussir on doit faire soulever le siège de la femme par un drap roulé ou par ses deux poings qu'elle passe sous son sacrum (pas sous la région lombaire). Le périné se laissant alors plus facilement déprimer, le doigt indicateur, ou mieux encore si c'est possible l'index et le médius accolés, ramperont plus avant, et la pulpe de l'un d'eux finira par se loger dans l'orifice externe plus ou moins entr'ouvert. Se recourbant en crochet et attirant le col en avant, le doigt embroche alors le canal cervical et arrive jusqu'à l'orifice interne. Si celui-ci est fermé, ou s'il n'est pas plus ouvert que le reste du canal cervical et si, en pratiquant le toucher de retour, c'est-à-dire en déplissant le col de haut en bas, on sent que le conduit mesure environ de 35 à 40 millimètres, on ne peut rien affirmer. En s'appuyant sur les contractions utérines et l'écoulement de glaires. c'est tout au plus si l'on peut dire que cela va sans doute commencer. Mais on devra se ménager une porte de sortie, en déclarant que les douleurs n'ont encore rien fait et qu'il peut ne s'agir que d'une alerte. Un nouvel examen dans quelques heures est nécessaire. Si au contraire

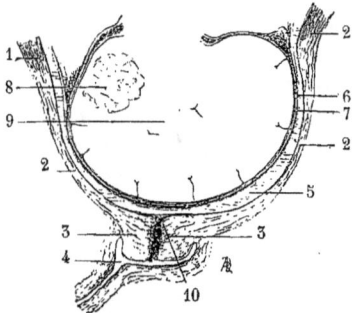

Fig. 1. — Coupe du segment inférieur de l'utérus chez une femme en travail : 1, paroi du corps de l'utérus; 2, segment inférieur de l'utérus; 3, col en voie d'effacement; 4, cavité vaginale; 5, liquide amniotique; 6, cuir chevelu de la tête fœtale; 7, os du crâne du fœtus; 8, coupe du cervelet; 9, coupe du cerveau; 10, membranes de l'œuf (D'après Ribemont-Dessaignes et Lepage).

l'orifice interne est largement évasé ou même n'est plus appréciable, confondu déjà avec le segment inférieur, si le conduit cervical, apprécié par le toucher de retour, ne mesure plus que un ou deux centimètres, si au cours de l'examen le doigt perçoit une poche d'eaux (V. MEMBRANES) se former au moment d'une contraction (que l'on doit attendre autant que possible) et s'insinuer dans le canal cervical, se rapprochant plus ou moins des bords de l'orifice externe, selon que l'effacement est lui-même plus ou moins avancé, il n'y a plus de doute : sachez et affirmez que le travail est commencé.

Il faudra alors, sans retard, passer au second point :

2° **Examen d'où découlera le pronostic probable de l'accouchement.** — Si la parturiente est déjà connue, il suffira de ratifier ce que l'on avait déjà constaté antérieurement. Si l'on est appelé fortuitement auprès d'une parturiente, après s'être assuré qu'elle est véritablement en travail, on doit immédiatement, et c'est là un devoir absolu :

a) *Reconnaître la présentation et son engagement.* — Le toucher, qui a permis de surprendre les modifications du col, va du même coup renseigner sur ce point en faisant percevoir à travers les membranes ou à travers le segment inférieur aminci les caractères spéciaux à chacune d'elles (V. Sommet, Face, Siège, Épaule). Le doigt explorateur apprécie également, dans le cas de présentation du sommet, l'engagement ou le non-engagement de la tête fœtale, à pronostic très différent (V. Sommet). Finalement, le toucher, aidé des commémoratifs, renseignera sur l'intégrité

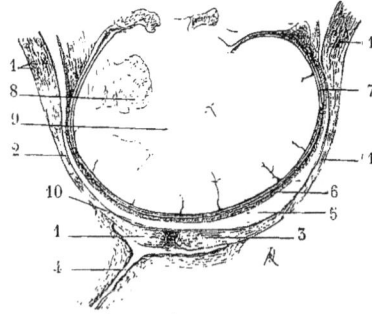

Fig. 2. — Coupe du segment inférieur de l'utérus chez une femme en travail : 1, paroi du corps de l'utérus; 2, segment inférieur de l'utérus; 3, col dont l'effacement est plus avancé que sur la figure 1, il ne reste plus que la portion vaginale du col; 4, cavité du vagin; 5, liquide amniotique; 6, cuir chevelu; 7, os du crâne fœtal; 8, coupe du cervelet; 9, coupe du cerveau; 10, membranes de l'œuf (d'après Ribemont-Dessaignes et Lepage).

de l'œuf ou sur sa rupture, et dans ce cas explorera attentivement toute la partie accessible du pôle inférieur de l'œuf. Voici ce que devra constater, avant de se retirer, le doigt qui a été faire le diagnostic du travail.

Mais, même dans les cas où le toucher a fourni des renseignements exacts sur la présentation et sur l'engagement, et *a fortiori* si ces renseignements sont flous et incertains, le palper ne devra pas être négligé. Il ne faut pas croire que le palper doive être exclusivement réservé à la grossesse. Pendant le travail, et surtout au début, ce moyen d'investigation reste encore précieux. Seul, du reste, il sera susceptible de révéler la présence d'une tumeur utérine ou juxta-utérine, fibrome utérin ou kyste de l'ovaire, par exemple. Bien entendu on devra pour cela profiter d'une accalmie, et palper dans l'intervalle de deux contractions, en s'y reprenant à plusieurs fois si cela est nécessaire.

b) *Pratiquer l'auscultation du cœur fœtal.* — Cette précaution ne doit jamais être négligée. Même si la parturiente a été examinée la veille ou l'avant-veille, ausculter le fœtus dès le début du travail, en ayant soin d'apprécier les divers caractères des battements du cœur dans un moment de repos de l'utérus.

On s'évitera ainsi bien des surprises et des reproches (V. Auscultation obstétricale).

c) *Veiller à ce que rien ne menace la mère.* — S'il s'agit d'une parturiente connue et suivie, c'est pour ainsi dire chose déjà faite. Mais si l'on est en présence d'une parturiente que l'on approche pour la première fois, il est urgent d'examiner son cœur, et de rechercher les troubles pouvant résulter de l'auto-intoxication gravidique. Voir en particulier si l'urine est albumineuse (urine recueillie à la sonde à cause des glaires qui s'écoulent) en songeant que l'albuminurie du travail n'apparaît pas d'habitude au début de celui-ci.

Si l'examen que l'on vient de faire a révélé une présentation du siège, de la face ou de l'épaule, le pronostic de l'accouchement sera bien entendu soumis au pronostic de ces diverses présentations (V. Siège, Face, Épaule).

Dans le cas de présentation du sommet non engagé, *la cause du non-engagement devra être recherchée* et le pronostic découlera des constatations faites (V. Sommet). L'accoucheur ne devra porter un pronostic véritablement favorable, tant pour la mère que pour l'enfant, qu'après avoir constaté : une présentation du sommet franchement engagé, ou au moins solidement amorcée au détroit supérieur s'il s'agit d'une multipare, des battements du cœur fœtal bien frappés battant à une rapidité suffisante, une filière pelvi-génitale régulièrement conformée et un état général satisfaisant chez la parturiente. Et encore ne sera-ce là qu'un pronostic *probable*, car, même lorsque toutes les conditions de l'heureux accouchement semblent réunies et réalisées, l'on voit parfois survenir des incidents qui viennent profondément troubler, retarder et compliquer la marche de l'accouchement (V. Dystocie du travail).

Pour terminer ce qui a trait au pronostic, j'ajouterai qu'à la question souvent posée de la durée du travail, on ne pourra encore répondre que d'une façon très évasive. Sans tenir compte en effet des variations tenant à chaque présentation fœtale, il ne faut pas ignorer que le temps d'effacement se poursuit quelquefois avec une excessive lenteur. Si habituellement l'effacement est achevé une heure, deux heures ou trois heures après les premières contractions douloureuses qui marquent le début du travail, si quelquefois même il s'exécute si vite que l'examen fait au premier appel fait constater un orifice utérin à bords minces et souples déjà assez dilaté, parfois au contraire l'effacement s'effectue avec une désespérante lenteur. On voit des femmes, présentant toutes les apparences du travail, contractions douloureuses, écoulement de glaires sanguinolentes, orifice interne largement évasé, conduit cervical ne mesurant plus que 2 centimètres à 2 cent. 1/2, rester ainsi trois, quatre ou cinq jours avant de terminer l'effacement, le travail ne marchant d'une façon régulière qu'à partir du moment où elles abordent la dilatation proprement dite.

3° **Conduite à tenir pendant le travail**. — Bien que la façon d'agir, on le comprend sans peine, ne puisse être identique dans les diverses présentations, on peut néanmoins tracer une ligne de conduite générale applicable à tous les cas et qui en somme se résumera en deux mots : *surveillance* et *asepsie*.

La surveillance, pendant l'accouchement simple d'une femme bien portante, consistera à suivre les progrès du travail, à veiller sur le libre fonctionnement de la vessie et du rectum et à s'assurer que rien ne menace le fœtus. Pour suivre les progrès du travail, il est indispensable de recourir au toucher vaginal. Bien qu'un certain nombre d'accoucheurs allemands l'aient répudié comme dangereux, et aient prétendu qu'il était possible par le palper et l'auscultation de se rendre compte de tout ce qu'il était utile de savoir auprès d'une parturiente, il serait imprudent de rejeter ce mode d'exploration. Seul, le toucher vaginal renseignera l'accoucheur d'une façon exacte sur la marche et la rapidité du travail; seul il pourra indiquer le moment où l'on doit rompre les membranes; seul il fera surprendre à temps une procidence du cordon, etc. (Pinard).

Par exemple il faut retenir que si le toucher vaginal est un précieux auxiliaire pendant l'accouchement, il ne faut pas en abuser et ne le faire qu'avec une propreté absolue. Bien que cela ne se dise pas, il semble ressortir des agissements d'un assez grand nombre de médecins qu'il y a deux asepsies · une asepsie chirurgicale stricte, rigoureuse, et une asepsie obstétricale toute relative, bien assez bonne pour les accoucheurs et bien suffisante auprès d'une femme en travail. On ne saurait protester avec assez de force contre cette division non avouée, mais réelle souvent en pratique. Il n'y a qu'une asepsie; aussi en tout lieu et en toutes circonstances le médecin chargé d'un accouchement a le devoir de prendre auprès de sa cliente toutes les mesures d'asepsie que réclame une intervention chirurgicale. En tenant compte de ceci, principalement pour ce qui concerne les vêtements et surtout la désinfection des mains, qui devra être chaque fois une désinfection chirurgicale, le toucher vaginal au cours du travail ne comportera pas de dangers. Et ce qui le prouve, c'est qu'à l'heure actuelle, en France tout au moins, dans les services de clinique, largement ouverts aux étudiants simultanément stagiaires dans d'autres services, ou différents laboratoires et instituts d'anatomie, la morbidité est infime, aussi exceptionnelle que dans les services fermés, et ceci malgré la pratique courante du toucher vaginal pendant l'accouchement.

Après le premier examen qui a révélé le début du travail, il sera indispensable de faire ou de faire faire un lavage et un savonnage soigneux des organes génitaux externes avec une solution antiseptique préparée avec de l'eau bouillie (sublimé, biiodure de mercure à 0,25 centigr. pour 1000, acide phénique à 1 pour 100; formol à 5 pour 1000 dans le cas où ces antiseptiques toxiques sont contre-indiqués, albuminurie, par exemple). Il sera avantageux, si le système pileux qui recouvre les organes génitaux externes est très développé, d'ébarber aux ciseaux les mèches folles trop longues et déjà engluées de flocons glaireux. De plus, faire administrer un lavement de façon à éviter l'évacuation du rectum au moment de l'expulsion fœtale. Enfin injection vaginale de deux litres avec l'une des solutions ci-dessus indiquées, et un dernier coup de stéthoscope avant de s'éloigner.

Mais le médecin, sans tenir compte des cas exceptionnels où l'on voit les choses traîner en longueur plusieurs jours, ne devra pas quitter sa cliente trop longtemps, car son rôle n'est pas seulement de recevoir l'enfant expulsé, mais surtout, et qu'il ne l'oublie pas, de surveiller les diverses phases de l'accouchement et de parer à temps aux complications toujours possibles. Il est probable qu'au prochain examen, deux heures après environ, le col sera trouvé effacé, ou même l'orifice utérin plus ou moins dilaté. La poche des eaux devra être respectée à moins d'indications spéciales (V. DYSTOCIE

DU TRAVAIL) et l'auscultation fœtale devra être pratiquée à nouveau.

A la dilatation complète, une nouvelle injection vaginale sera administrée de façon à réaliser l'ouverture de l'œuf en milieu aussi aseptique que possible, et si la rupture des membranes ne se fait pas d'une façon spontanée en cet instant (rupture tempestive) ou très peu de temps après, *elle devra être provoquée*. En effet, à partir du moment où la dilatation est complète, la période d'expulsion commence, et l'utérus a tendance à chasser l'œuf en bloc, ce qui ne se pourrait faire que grâce à un décollement prématuré du placenta avec toutes ses graves conséquences. De plus, la rupture retardée des membranes amène forcément la dissociation des membranes fœtales, chorion et amnios. Celui-ci peut alors se décoller dans toute son étendue, y compris la face fœtale du placenta, et même se retrousser plus ou moins haut sur le cordon (Pinard). Cette dissociation du faisceau membraneux prédispose à la déchirure et par suite à la rétention des membranes, au moment de la délivrance. Pour toutes ces raisons, ainsi que je le disais il y a un instant, on doit rupturer artificiellement les membranes si, quelques minutes après la dilatation complète, et à la suite de quelques bonnes contractions, la rupture spontanée ne s'exécute pas. Cette rupture artificielle des membranes, qui ne sera effectuée qu'après s'être assuré que ce que l'on a sous le doigt n'est pas une bosse séro-sanguine développée sur le sommet (V. SOMMET), est souvent facile. Pendant une contraction, alors que la poche des eaux se tend et devient rigide, le bout du doigt l'attaque et l'effondre. Mais assez fréquemment, le doigt ne possédant plus à l'heure actuelle l'ongle aigu et acéré que jadis tout accoucheur portait avec lui en guise de perce-membranes, il arrive que le doigt glisse et ne peut pas entamer la poche des eaux. Il est alors un moyen bien simple : l'index et le médius accolés prennent contact avec la poche des eaux et, au moment où sous l'effort d'une contraction elle bombe et durcit, un petit objet métallique flambé, tel qu'une aiguille à tricoter ou une branche de ciseaux démontables, est coulé dans la rainure interdigitale, la pointe dépassant la pulpe des doigts de quelques millimètres à peine. Un petit coup sec encoche les membranes, l'instrument est enlevé, et l'index termine en élargissant la déchirure.

Au moment de la rupture des membranes, qu'elle soit spontanée ou artificielle, il faut *avoir soin toujours d'examiner le liquide amniotique*. Je rappelle que le liquide amniotique normal est blanchâtre, louche, opalescent, lorsque le fœtus n'a pas souffert au cours du travail. Ne pas oublier, par contre, qu'il est plus ou moins teinté en noir verdâtre ou jaune verdâtre par le méconium lorsque le fœtus souffre ou a souffert.

Immédiatement après la rupture des membranes, *toujours prendre le stéthoscope et ausculter attentivement le cœur fœtal*, quel que soit l'aspect du liquide amniotique, et avec d'autant plus de hâte, bien entendu, que le liquide amniotique est teinté par le méconium.

Les deux précautions sont utiles, car c'est assez souvent immédiatement après la rupture des membranes, c'est-à-dire après avoir constaté un liquide amniotique de couleur normale, que les troubles de l'hématose fœtale brusquement se font sentir : on surprend alors des battements du cœur notablement modifiés dans leur rythme, leur fréquence et leur intensité.

D'autre part la coloration verdâtre du liquide amniotique peut être simplement le reflet d'un état de souffrance passager, mais qui n'existe plus : dans ce cas, battements du cœur fœtal bien frappés, réguliers comme rythme et comme fréquence. Tout ceci a une grosse importance, on le comprend, au point de vue de la décision à prendre : expectation attentive ou intervention urgente (V. Forceps).

Pour ce qui est de la période d'expulsion, la conduite à tenir sera si variable avec les diverses présentations que l'on ne peut ici formuler que des règles très générales. Persistance des soins aseptiques jusqu'à la fin de l'accouchement, cela va de soi. Évacuation de la vessie si, pendant la période d'expulsion, les mictions spontanées sont impossibles et si la forme particulière du ventre (ventre à double étage de Pinard), ainsi que la constatation d'une grosse bosselure hypogastrique fluctuante, indiquent que la rétention est assez considérable. Rejeter alors les cathéters en métal ou en verre, l'urètre étant alors fréquemment aplati par la partie fœtale ; leur préférer la sonde de Nélaton, préalablement aseptisée par une ébullition de 10 à 15 minutes. Au besoin soulever très doucement la partie fœtale avec deux doigts dans l'intervalle des contractions, si la sonde ne pénètre pas jusque dans la vessie, ou si, après pénétration, l'urine ne s'écoule pas ou s'écoule mal.

Enfin, quelle que soit la façon dont le fœtus se présente, pendant la période d'expulsion, il est urgent d'ausculter très souvent, toutes les cinq minutes, voire même après chaque contraction, si l'auscultation précédente a donné quelque inquiétude.

L'accoucheur ne doit pas perdre de vue, en effet, que c'est pendant l'expulsion que le fœtus court le plus de risques, mais qu'il sache aussi que, pendant cette période, il est pour ainsi dire maître de la situation, une extraction rapide offrant alors son minimum de danger.

En résumé, grâce à une surveillance attentive et à une asepsie rigoureuse, le médecin évitera, dans la mesure du possible, toute surprise pénible, soit immédiate, soit consécutive. Dans tous les cas, il aurait fait son devoir.   *G. FIEUX.*

ACCOUCHEMENT (MÉDECINE LÉGALE). — En pratique, les principales questions à résoudre sont les suivantes :

A) **Une femme est-elle récemment accouchée?**

La question peut être posée au sujet d'une femme vivante, ou d'un cadavre.

1º *Femme vivante.* — Seul, un ensemble concordant de signes objectifs permet de se faire une opinion. Ces signes objectifs, qui, pris isolément, n'ont pas de valeur diagnostique absolue, sont les suivants :

a) Stigmates de distension abdominale récente : *vergetures* rougeâtres, violacées, siégeant sur la paroi abdominale et même au niveau des cuisses et de la région lombo-sacrée.

b) Stigmates de distension récente du canal vagino-vulvaire : vulve béante ; éraillures et déchirures récentes de l'hymen, des petites lèvres, de la fourchette ; déchirures du périnée ; déchirures vaginales (V. Périnée).

c) Constatation d'un utérus en voie de régression : corps hypertrophié :

col ouvert, souvent déchiré latéralement; écoulement lochial [V. Couches (Suites de)].

d) Constatation d'une fluxion mammaire (colostrum ou lait dans les seins, vergetures récentes).

2° *Cadavre.* — Aux constatations précédemment énumérées s'ajoute l'examen direct de l'utérus et des annexes, en particulier de l'ovaire porteur du corps jaune hypertrophié, témoin de la grossesse. L'aspect de la cavité utérine, de sa muqueuse et de la surface d'insertion placentaire, a une valeur séméiologique de première importance [V. Couches (Suites)], et le chapitre consacré à l'étude anatomique de l'utérus postpartum dans l'*Obstétrique journalière*, de H. Varnier).

B) Une femme est-elle anciennement accouchée?

Les stigmates à rechercher sont les suivants :

a) Stigmates de distension abdominale ancienne : vergetures nacrées.

b) Stigmates de lésions du canal génital (déchirures du col, déchirures de la fourchette et du périnée).

C) Une femme chez laquelle on constate l'intégrité de l'hymen peut-elle être anciennement ou récemment accouchée?

Le fait est possible, mais certainement exceptionnel.

D) Une femme peut-elle accoucher sans le savoir?

a) Accouchement pendant le sommeil naturel. — Il n'est guère vraisemblable qu'il puisse être inconscient, sauf dans certains cas pathologiques.

b) Accouchement inconscient. — Il est possible dans des états pathologiques qui comportent, soit l'affaiblissement ou l'absence de la connaissance (coma, accès dits éclamptiques, fièvre typhoïde, etc.), soit l'abolition de la sensibilité tactile et douloureuse dans la région génitale et périgénitale (tabes, etc.).

E) Une femme peut-elle accoucher debout?

Le fait est certain.

F) État mental au moment et immédiatement après l'accouchement.

La femme qui vient d'accoucher seule peut être, même en l'absence de tout accident (convulsions, état syncopal lié à une hémorragie), dans un état d'anéantissement assez accusé pour s'opposer à l'exécution d'un acte volontaire.

G) L'expulsion spontanée du fœtus est-elle possible après la mort?

Les gaz de la putréfaction peuvent déterminer l'expulsion du fœtus après la mort, quand le travail est commencé et même avant tout début de travail.

H) L'examen de taches ou de débris permet-il de tirer des conclusions utiles touchant le diagnostic de l'accouchement?

Le sang, le liquide amniotique, l'enduit sébacé, les lochies, ne laissent pas de traces caractéristiques. Le *méconium* pur peut être reconnu par l'examen microscopique.

L'examen macroscopique et microscopique du *placenta* fournit des données positives, au moins sur son existence. Son poids et ses dimensions n'ont aucune valeur absolue touchant l'âge présumé de la grossesse.

A. PINARD et A. COUVELAIRE.

ACCOUCHEMENT PRÉMATURÉ SPONTANÉ. — V. Prématurés.

ACCOUCHEMENT PROVOQUÉ. — Il est impossible de tracer d'une manière précise la limite qui sépare l'accouchement prématuré provoqué de l'avortement provoqué; sans doute c'est la viabilité du fœtus qui établit la ligne de démarcation, mais il est très difficile de dire à partir de quel moment le fœtus est réellement viable (V. Prématurés).

Indications. — Elles ne peuvent être envisagées ici que d'une manière générale; c'est à propos de chacune des complications de la grossesse que seront discutées les raisons qui amènent parfois l'accoucheur à interrompre la grossesse. Ces indications peuvent être séparées en deux groupes distincts :

A) Dans un premier groupe qui comprend les *viciations pelviennes*, l'accouchement est provoqué dans l'intérêt de l'enfant pour lui permettre de franchir plus facilement une filière pelvienne rétrécie; les partisans de l'accouchement prématuré provoqué font valoir qu'on évite ainsi assez souvent à la mère des opérations plus ou moins graves (V. Forceps, Symphyséotomie, Basiotripsie). Cette question très controversée de l'interruption de la grossesse, chez les femmes ayant le bassin rétréci, sera discutée avec plus de fruit à l'article Bassins viciés.

B) Dans un second groupe on interrompt la grossesse parce qu'il existe du côté de l'organisme maternel des complications qui mettent en danger certain la vie de la mère ou celle du fœtus. Ces complications peuvent être générales (accidents cardio-pulmonaires, etc.) ou locales (hémorragies, etc.); quelquefois les complications qui résultent de l'auto-intoxication gravidique peuvent être en même temps dangereuses pour la mère et pour le fœtus, qui est menacé soit par une intoxication générale, soit par des lésions locales du placenta (foyers hémorragiques).

Pinard, qui n'admet plus l'interruption de la grossesse pour viciation pelvienne, a résumé les indications de la provocation de l'accouchement dans la formule suivante : « *On doit interrompre la grossesse quand une maladie produite ou aggravée par elle menace la vie de la femme.* » Il distingue en deux classes les maladies qui peuvent conduire à cette intervention :

1° *Maladies développées par le fait de la grossesse.*
> Hémorragies utérines.
> Hydropisie de l'amnios.
> Grossesse molaire.
> Toxémies gravidiques : vomissements dits incoercibles, albuminurie convulsions dites éclamptiques, névrites toxiques, etc.

2° *Maladies chroniques aggravées par le fait de la grossesse.*
> Maladies de l'appareil circulatoire.
> —   urinaire.
> —   respiratoire.

Pronostic. — La provocation de l'accouchement constitue une opération généralement simple et sans gravité dépendant de l'opération elle-même, si elle est pratiquée avec les précautions aseptiques d'usage; la meilleure preuve, c'est que certains accoucheurs ont pu pratiquer cent fois de suite, sans avoir un seul décès, l'interruption de la grossesse chez des femmes ayant le bassin vicié.

Manuel opératoire. — Il diffère un peu suivant les conditions dans lesquelles on est amené à opérer : on n'interviendra pas de la même manière chez la primipare, enceinte de 7 mois 1/2, qui présente de l'auto-intoxication grave (urines albumineuses, rares, malgré le régime lacté, etc.) et chez la multipare près du terme, ayant des hémorragies menaçantes liées à une insertion basse du placenta.

Dans le premier cas — où il n'y a pas d'urgence absolue — il faut dilater lentement le canal cervical dont le ramollissement est loin d'être complet : pour cela on emploiera d'abord le ballon excitateur de Tarnier, plus facile à faire pénétrer sur son mandrin qu'un ballon Champetier de Ribes de même volume conduit par une pince. Chez quelques femmes, il est même nécessaire de faire, avec une ou deux laminaires, une dilatation suffisante pour frayer le passage au porte-ballon Tarnier.

Dans le second cas — où il y a intérêt à aller vite — on aura recours d'emblée — après rupture des membranes — à l'introduction d'un ballon de Champetier de Ribes, dont on pourra même accélérer le mode d'action en le vidant partiellement pour lui permettre de pénétrer plus activement dans le canal cervical; on réinjectera du liquide lorsque le ballon aura tendance à s'engager à travers un orifice utérin insuffisamment dilaté (V. Ballons).

Certains instruments métalliques (écarteur de Tarnier, dilatateur de Bossi, etc.) ont été conseillés par différents accoucheurs pour provoquer l'accouchement et le rendre plus certain et plus rapide; ils ont l'inconvénient d'exercer un traumatisme plus ou moins sérieux du côté du col. Nous n'en conseillons pas l'emploi. G. LEPAGE.

ACÉTANILIDE (*Phénylacétamide, Antifébrine*). — Corps résultant de la combinaison, avec élimination d'eau, d'une molécule d'acide acétique à une molécule d'aniline. Il se présente cristallisé en lamelles rhomboïdales, blanches et soyeuses; il est peu soluble dans l'eau, très soluble dans l'alcool.

L'action *antithermique* de l'acétanilide, nécessitant des doses élevées au seuil de la toxicité (cyanose, refroidissement, troubles circulatoires et respiratoires, abolition de la sensibilité et de la motilité), n'est pas recherchée en thérapeutique. Se méfier des susceptibilités individuelles.

A doses fractionnées, l'acétanilide est un bon *analgésique* (1 gr. à 1 gr. 50 au maximum par jour, par doses de 0 gr. 50 au plus).

Cachets.	*Elixir.*
Acétanilide . . . . } āā 0 gr. 50	Acétanilide. . . . . 1 gr. 50
Bicarbonate de soude . . }	Rhum . . . . 40 —
Pour un cachet n° 10, 1 à 5 dans la journée.	Sirop de groseilles. . . . . 55 —
	Par cuillerées à soupe.

Éviter l'emploi de ce médicament chez les enfants et ne l'employer qu'avec prudence chez les adultes. V. ANALGÉSIQUE (MÉDICATION), MIGRAINES, NÉVRALGIES, RHUMATISME, TABES. E. FEINDEL.

ACÉTATE D'AMMONIAQUE. — V. AMMONIAQUE.

ACÉTIQUE (ACIDE). — Un grand nombre de substances organiques, le bois notamment, fournissent de l'acide acétique (acide pyroligneux) quand on les soumet à la distillation sèche. Le vin et les liquides alcooliques, sous l'action du *Mycoderma aceti*, se transforment en solutions d'acide acétique (vinaigre). Par purification de l'acide pyroligneux, par distillation du vinaigre, on obtient l'acide acétique cristallisable.

L'acide acétique pur est un caustique très énergique (destruction des cors, des verrues, des végétations (v. c. m.); il entre, à titre d'excitant et d'irritant cutané, dans la composition de diverses mixtures utilisées dans le traitement des alopécies, de la pelade (v. c. m.).

Il est encore employé en inhalations contre les syncopes. (*Sels anglais :* cristaux de sulfate de potasse imprégnés d'acide acétique cristallisable.)

A l'intérieur, le vinaigre est donné sous forme de limonade, de sirop, comme boisson ou contre l'intoxication par les alcalis caustiques.

E. FEINDEL.

ACÉTONÉMIE. — V. Gastralgie, diabète.

ACHE (*Apium graveolens*, Ombellifères). — Emploi : *Sirop des cinq Racines.*

ACHILLODYNIE. — Albert, de Vienne, a décrit sous ce nom un syndrome clinique caractérisé par une vive douleur localisée très exactement à l'insertion du tendon d'Achille ; cette douleur n'existe que pendant la marche et la station debout, elle disparaît complètement quand le malade est couché. A l'examen on trouve, au niveau de l'insertion du tendon d'Achille, une tuméfaction, paraissant être produite par l'épaississement du bout terminal du tendon ; cette tuméfaction est dure et quelquefois on a l'impression qu'en même temps le calcanéum est augmenté de volume de chaque côté de l'insertion tendineuse.

L'achillodynie, que certains ont considérée comme produite par la formation de névromes à ce niveau, semble due à une *inflammation de la bourse séreuse*, située entre la face antérieure du tendon d'Achille et la face postérieure du calcanéum ; cette inflammation est le résultat de l'irritation causée par les frottements auxquels sont exposées ces parties.

L'étiologie de l'achillodynie est variable. Le traumatisme chronique répété et le traumatisme aigu sont des facteurs importants. Les maladies infectieuses, la grippe, la blennorragie, le rhumatisme peuvent le provoquer spontanément; elle peut être symptomatique d'une tuberculose du calcanéum ayant secondairement envahi la bourse séreuse.

Le *traitement* est antiphlogistique dans les cas aigus, et, dans les cas chroniques, comprend la révulsion, la compression et le massage. En cas d'échec de cette médication conservatrice, on pourra ouvrir la bourse séreuse et la curetter afin d'amener l'oblitération de sa cavité. S'il y a tuberculose de la bourse séreuse secondairement à une ostéite bacillaire du calcanéum, on en fera l'extirpation et l'on grattera les foyers osseux.

G. LABEY.

ACHOLIE. — V. Foie (Séméiologie).

ACHONDROPLASIE DE L'ADULTE. — L'achondroplasie de l'adulte est un état corporel parfaitement caractérisé par des déformations déjà indiquées par Parrot, mais qui ont été surtout bien analysées par Pierre Marie. Depuis les travaux de ce dernier, le diagnostic de l'achondroplasie, comme celui de l'acromégalie, est de ceux qu'on peut faire d'un simple coup d'œil.

L'achondroplasique est toujours de très petite taille ; c'est un nain. A ce titre, il attire déjà l'attention. Mais c'est un nain trapu, vigoureux, alerte, ayant tous les attributs de son sexe et de son âge, velu, barbu, si c'est un homme.

Le nain achondroplasique présente deux caractères distinctifs : la *macro-céphalie*, sa tête est trop grosse, aussi bien par rapport aux membres que par rapport au tronc ; la *micromélie*, les membres étant trop courts par

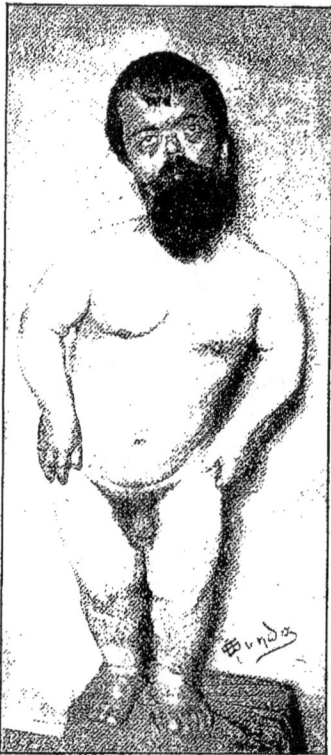

Cas de Parhon, Shunda et Zaplachta.

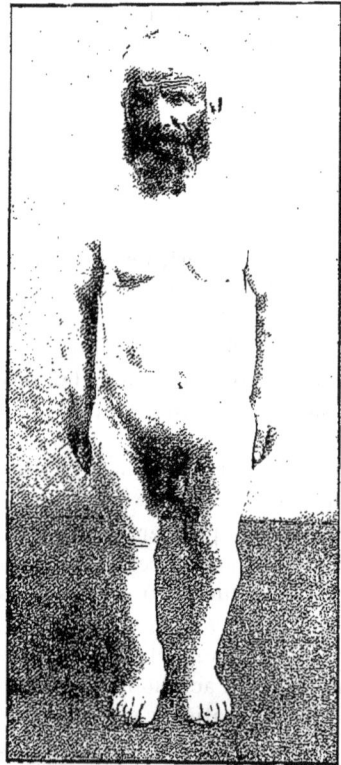

Cas de Dide et Leborgne.

Fig. 3 et 4. — Achondroplasiques

rapport au tronc ; et cette micromélie est *rhizomélique* (P. Marie), c'est-à-dire que le défaut de longueur des membres tient surtout au peu de développement de leurs segments proximaux (cuisse, bras) (fig. 3 et 4).

Au premier abord, le tronc de l'achondroplasique semble presque normal. Le thorax est bien conformé, les côtes régulières ; ni cyphose, ni scoliose ; quelquefois, le sternum présente une gouttière analogue à celle qu'on voit chez certains rachitiques. Le dos est plat ; en revanche, les fesses sont saillantes; de là une ensellure lombaire très accentuée. Les omoplates sont de dimensions réduites, et leurs cavités glénoïdes sont trop petites pour recevoir les têtes humérales (Cestan). Le bassin présente un arrêt de développement analogue ; il est réduit dans tous ses diamètres; la cavité cotyloïde est aussi insuffisante.

Les achondroplasiques sont généralement ultrabrachycéphales. Le gros volume de leur tête tient uniquement au développement excessif des os de la voûte du crâne. Les bosses frontales et pariétales sont saillantes comme chez les hydrocéphales. L'indice céphalique peut se rapprocher de 100. L'épaisseur des os frontaux et pariétaux est exagérée. Le nez est court, enfoncé, implanté sur une large base, mais les os de la face, les dents, sont normaux. Toutefois, il existe assez fréquemment du prognathisme.

Les os des membres sont courts; l'humérus et le fémur peuvent être réduits de plus d'un tiers; les extrémités aussi sont réduites, mais beaucoup moins, à peine d'un quart. Les diaphyses raccourcies se terminent par des épiphyses hypertrophiées, et souvent coudées. La tête humérale étant trop grosse pour la cavité glénoïde, les bras sont légèrement écartés du thorax; de même l'extrémité du cubitus ne peut se loger dans la cavité olécranienne,

et la tête du radius est hypertrophiée; par suite les mouvements d'extension de l'avant-bras et de supination de la main se font mal (Cestan). Le cubitus est plus court que le radius.

Les *mains* des achondroplasiques présentent encore des déformations spéciales : les quatre derniers doigts sont de longueur presque égale (*main carrée*); ils sont juxtaposés

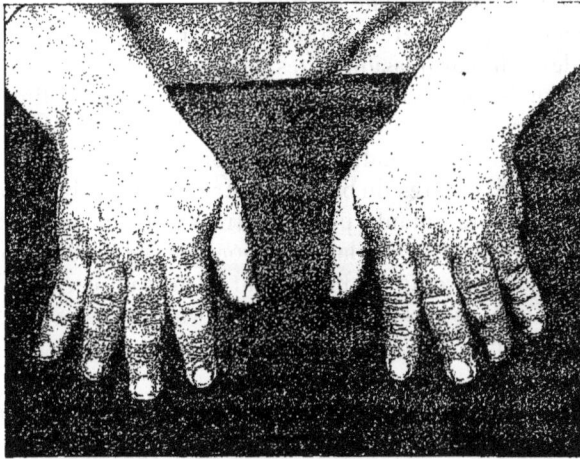

Fig. 5. — Mains « en trident » de l'achondroplasique. (P. Marie.)

par leur base, et s'écartent par leurs extrémités, quelquefois accolés deux à deux, donnant à la main l'aspect d'un *trident* (P. Marie) (fig. 5).

La radiographie a permis de constater dans certains cas une brièveté anormale du quatrième métacarpien et du quatrième métatarsien (E. Levi), ce qui expliquerait l'apparence carrée de la main et du pied. Le revêtement cutané des extrémités est lâche, ridé, comme surabondant.

Aux membres inférieurs, le gros volume de la tête fémorale et la diminution de la cavité cotyloïde ont pour résultat un certain degré de subluxation bilatérale de la hanche, d'où l'*ensellure lombaire* et le *dandinement* de la démarche.

Le tibia présente ordinairement une incurvation à concavité interne au niveau de la jonction de l'épiphyse et de la diaphyse. La tête du péroné, située plus haut que normalement, participe à l'articulation du genou (P. Marie).

D'une façon générale, les os sont forts, massifs, avec des insertions bien accentuées. Les cartilages épiphysaires sont nettement ossifiés, à l'inverse de ce qu'on observe chez les nains myœdémateux. Sur ce squelette, gros et court, s'insèrent des muscles trapus, saillants. Les nains achondroplasiques ont l'aspect d'*athlètes en miniature*. On en retrouve la trace dans le passé parmi les figurations de Pygmées, minuscules lutteurs à la musculature herculéenne, et parmi quelques portraits de nains historiques. D'ailleurs, plusieurs des sujets décrits dans ces dernières années, exerçant le métier de clown, étaient vigoureux et adroits. Aussi a-t-on pu dire, non sans apparence de raison, que les achondroplasiques ressemblaient aux grotesques bien connus dans les cirques sous le nom d' « Augustes ».

Les articulations présentent une laxité ligamenteuse qui favorise les subluxations. L'hypotonie articulaire est presque constante.

La pathologie de l'achondroplasie de l'adulte tient entièrement dans ces déviations morphologiques. On n'a à signaler aucune anomalie concomitante, aucune altération du tégument ni des viscères.

« La formule histologique est une sclérose avec calcification du cartilage de conjugaison dont la zone de rivulation disparaît. L'ossification périostale est normale ou peu altérée » (Porak et Durante).

Il y a des achondroplasiques des deux sexes. Sur ces petits hommes les organes sexuels, normalement développés, semblent de dimensions exagérées, détail qui se retrouve encore dans certaines figurations de nains de l'antiquité.

Chez les femmes achondroplasiques on observe souvent de l'adiposité ; la réduction des diamètres du bassin est une cause de dystocie sérieuse (V. Bassins viciés); leurs enfants peuvent être normaux ou également achondroplasiques, car l'achondroplasie est quelquefois héréditaire ou familiale.

Les fonctions psychiques présentent parfois un certain degré de débilité (P. Marie, Dide); souvent aussi elles sont normales, ou même au-dessus de la moyenne (Apert).

DYSPLASIE PÉRIOSTALE. — A côté de l'*achondroplasie vraie*, Porak et Durante ont décrit un autre type de micromélie congénitale, qu'ils nomment la *dysplasie périostale*. Celle-ci est « caractérisée par une micromélie moins constante, par une tête moins volumineuse, par l'absence d'enfoncement de la racine du nez, par l'absence de synostose précoce des os de la base, par l'ossification imparfaite de la voûte crânienne et souvent du squelette thoracique, par les épiphyses des os longs normales ou peu hypertrophiées, par la faible consistance et la grande fragilité des dyaphyses, d'où des fractures très nombreuses et des déformations dues tant à des incurvations qu'à des cals vicieux.

Sa formule histologique est: ossification cartilagineuse normale, ossification périostale insuffisante ; l'absence plus ou moins complète de l'os compact, remplacé par un tissu largement aréolaire, semble provenir moins d'une insuffisance des ostéoblastes toujours très nombreux, que d'une résorption excessive par hyperactivité des ostéoclastes. »

Il faut distinguer l'achondroplasie du *rachitisme* (os incurvés, non-ossification des travées cartilagineuses), du *myxœdème*, des différentes espèces de *nanisme* (v. c. m.).

On s'est demandé si le nanisme achondroplasique n'était pas, comme le nanisme myxœdémateux, sous la dépendance d'une altération glandulaire, relevant elle-même d'une infection, de la syphilis notamment. C'est sans succès que l'on a recherché les lésions de la thyroïde, de la pituitaire, et employé les traitements opothérapiques correspondants. Parhon, considérant que les géants et les achondroplasiques se présentent avec des caractères morphologiques diamétralement opposés, a supposé que certaines glandes à sécrétion interne, la thyroïde, l'hypophyse, le thymus, étaient chez ces derniers en état d'hypofonction, mais que par contre les fonctions des glandes sexuelles se trouvaient exagérées. Toutes ces hypothèses n'ont pas reçu de confirmation valable. La pathogénie de l'achondroplasie demeure inconnue.

Aucune des médications actuelles ne parvient à modifier ce syndrome dystrophique.   *HENRY MEIGE et E. FEINDEL.*

CNÉ. — La dénomination d'*acné* depuis longtemps consacrée pour désigner toute une catégorie d'affections folliculaires « boutonneuses », est une de celles que les auteurs ont étendues de la façon la plus abusive. Non seulement ils l'ont appliquée à la plupart des folliculites (*a. mentagre, lupoïde, décalvante,* etc. V. FOLLICULITES) et au *milium* (*a. miliaire.* V. MILIUM), mais encore ils y ont englobé toutes les affections intéressant les glandes sébacées (*a. sébacée fluente, sèche, concrète.* V. SÉBORRHÉE); enfin, sur la foi de vagues ressemblances cliniques ou d'idées anatomiques erronées, ils l'ont accolée à des tuberculides [*a. scrofulosorum, cachecticorum,* V. PEAU (TUBERCULOSE); *a. atrophique* de Chausit, V. LUPUS ÉRYTHÉMATEUX], aux syphilides acnéiformes (*a. syphilitique,* V. SYPHILIS) et à d'autres lésions (*a. varioliforme* de Bazin, V. MOLLUSCUM CONTAGIOSUM) sans aucun rapport avec les follicules sébacés.

Le nom d'*acné* doit être aujourd'hui réservé à une catégorie spéciale de *lésions folliculaires,* réunies par un caractère commun, qui est *d'avoir pour substratum la séborrhée* (ou, si l'on accepte les idées de Darier, la dystrophie qu'il appelle *kérose* et à laquelle serait liée la séborrhée).

L'histoire du *cocon séborrhéique* microbacillaire sera faite ailleurs (V. SÉBORRHÉE). Le *comédon,* première étape de l'acné polymorphe, n'est autre que ce cocon hypertrophié, sorte d'utricule dont le goulot, bouché par une masse cornée pigmentée, affleure à l'orifice du follicule. Avec Sabouraud, nous pouvons définir les acnés : *les transformations accidentelles, les dégénérescences et les lésions d'infection secondaire du cocon séborrhéique.*

I. — L'ACNÉ POLYMORPHE VULGAIRE. — Dans son type le plus vulgaire, l'acné est une affection surtout juvénile, débutant à la puberté et se développant plus ou moins rapidement. Elle prend une intensité particulièrement déplaisante chez les lymphatiques à la circulation ralentie, aux extrémités algides. On la voit parfois s'atténuer spontanément à un certain âge. D'autre fois elle persiste, descend du front et du visage au tronc et se généralise plus ou moins, non sans rester plus marquée en ses points d'élection. L'acné reparaît vers la cinquantaine, mais avec des caractères spéciaux que nous étudierons plus loin.

Affection locale, l'acné n'en subit pas moins d'une façon très évidente l'influence de causes générales multiples. Celle que prennent dans sa genèse les *incidents génitaux* a été souvent notée : menstrues, lésions utérines, grossesse, affections urétro-prostatiques, continence exagérée (?) ou excès génésiques. L'acné localisée au menton, chez les jeunes femmes, indique à peu près certainement un trouble utéro-ovarien, et s'exagère aux époques menstruelles. Bien plus net est sans contredit le rôle des *troubles gastro-intestinaux*, de ceux surtout qui se lient aux stases et aux fermentations. Le désordre gastrique n'est parfois décelé que par l'analyse chimique (A. Robin et Leredde). La constipation, même opiniâtre, est de règle : plus rarement les selles sont diarrhéiques et fétides. L'ingestion de substances toxinifères ou toxinigènes, les excès, l'absorption d'alcool sont l'occasion de poussées.

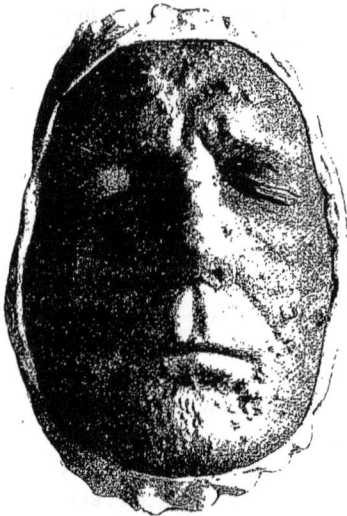

Fig. 6. — Acné polymorphe.
Malade de A. Fournier. Musée de St-Louis.

Parmi les éruptions médicamenteuses qualifiées d'acné, la plupart sont de simples folliculites suppurées (V. ÉRUPTIONS ARTIFICIELLES). Celles que déterminent le bromure et surtout l'iodure de potassium ont pourtant les caractères de l'acné vraie, mais avec une marche particulièrement rapide ; les ouvriers qui fabriquent le chlore présentent de même une acné polymorphe typique, à prédominence ponctuée, mais qui prend un développement colossal.

Les causes énumérées ci-dessus ne sont en somme que celles de la séborrhée (v. c. m.). Remarquons en passant que, semblables aux autres complications éruptives, l'acné se développe plutôt sur des séborrhées moyennes que sur des flux graisseux excessifs.

Description et variétés. — Le *comédon* apparaît comme un point noir, comme un grain de poudre enchâssé dans le tégument qu'il soulève parfois légèrement autour de lui. Son expression fait sourdre, comme au travers d'une filière, une masse blanchâtre, facile à écraser et d'un volume plus considérable que ne l'aurait laissé présupposer l'aspect extérieur : on dirait d'un ver à tête noire, qui n'est autre que la masse sébacée à enveloppe cornée plus ou moins consistante. Le follicule vidé reste béant. Tantôt isolés, tantôt criblant une région et justifiant le nom d'*acné ponctuée*, les comédons apparaissent vers la puberté, occupant surtout le front et le cou chez les garçons, les tempes chez les filles, siégeant encore dans le conduit auditif. On les a signalés dans l'enfance, groupés sur des régions restreintes de la face. Plus tard ils descendent sur les épaules, le haut de la poitrine et du dos, où se voient les plus volumineux, et se généralisent enfin chez l'adulte à toutes les régions pourvues de glandes sébacées.

Les diverses modalités de l'*acné inflammatoire* procèdent toutes de l'infection secondaire du follicule occupé par le comédon. Leur agent paraît être un staphylocoque à cultures grises, dont la faible virulence explique leurs signes très atténués, et qui disparaît d'ailleurs en peu de temps, laissant subsister le microbacille.

Le plus souvent, l'infection reste *superficielle*, porofolliculaire. Autour du comédon, la peau devient rouge et papuleuse, c'est l'*acné boutonneuse*. D'ordinaire, le sommet de la papule suppure, l'acné devient *pustuleuse* : le comédon s'entoure d'un cercle de pus jaune qui tend à envahir l'élément. Il en résulte une pustulette acuminée, peu douloureuse, à base rouge plus ou moins indurée et dont l'évolution ne dépasse pas quelques jours : une pression peu énergique suffit pour expulser le comédon, au milieu d'une gouttelette de pus. On observe, d'ailleurs, tous les intermédiaires entre les pustulettes régulières de l'*acné simplex*, grosses comme une tête d'épingle, celles un peu plus infiltrées de l'*acné juvenilis* classique et les *formes profondes* que nous allons passer en revue.

Il arrive que, la pustule orificielle vidée, un peu de pus continue à sourdre, venant d'un foyer développé à mi-hauteur du follicule (*abcès en sablier*). D'autres foyers sont profonds d'emblée; il en résulte des nodus intra ou sous-dermiques, de consistance fibreuse, gros comme un pois ou même une noisette, peu douloureux spontanément. Leur ponction profonde amène quelques gouttes de pus. Certains augmentent quelques semaines et s'ouvrent à la façon d'abcès chauds (*acné phlegmoneuse*); la plupart ont une évolution torpide, persistent des mois et finissent par se résorber lentement (*acné indurée, acné tuberculeuse*): à moins qu'une irritation ne les ramène à l'état inflammatoire aigu.

Les comédons subissent d'autres modifications par *rétention* simple. Les *tannes* sont des comédons géants, vrais kystes graisseux, amicrobiens, atteignant la grosseur d'un pois chiche et soulevant la peau, sur laquelle un point noir énorme marque toujours l'orifice pilaire. Leur contenu, dans les *kystes butyriques*, est dégénéré (sous l'influence de saprophytes probablement) en un mastic demi-liquide d'odeur infecte. En d'autres points, une pression forte fait jaillir par saccades, comme de poches rompues successivement, le liquide gélatineux de *kystes mucoïdes* développés dans les glandes sébacées qu'obstruaient des tannes.

Les divers éléments qui viennent d'être décrits peuvent exister séparément : même alors, à côté de la forme prédominante, il est rare qu'on ne trouve quelque trace des autres. En général, toutes se trouvent mêlées. Sur une même région, visage, poitrine, dos, sur toutes ces régions parfois, sont parsemés des comédons, des pustules fermées ou ouvertes, des tannes, des kystes, des indurations profondes, des cicatrices : on comprend combien l'aspect en est disgracieux (fig. 6).

C'est là d'ailleurs toute la gravité de l'affection, si l'on ajoute sa ténacité et ses incessantes récidives : des éléments nouveaux se reforment sans cesse; sous des influences variées, parfois difficiles à éclaircir, se manifestent des poussées irrégulières plus ou moins violentes; et la maladie se prolonge ainsi pendant de longues années.

II. — LES ACNÉS MONOMORPHES. — Lorsqu'au lieu d'un microbe de virulence faible, c'est le staphylocoque doré qui vient se greffer sur les follicules séborrhéiques, il fait disparaître devant lui le microbacille, et provoque des réactions assez intenses pour masquer quelque peu l'affection primitive.

L'éruption résultante se compose ici d'éléments semblables entre eux, elle est *monomorphe*. Comme partout, le staphylocoque a déterminé d'abord la pustulette folliculaire orificielle, avec sa double tendance suppurative et nécrotique (V. FOLLICULITES); mais suivant que prédomine l'une ou l'autre de ces tendances, l'évolution va se faire soit vers le furoncle classique, soit vers la folliculite chronique du type sycosique, soit vers la nécrose périfolliculaire (Sabouraud). D'où trois formes, très dissemblables dans leur aspect, toutes trois d'ailleurs peu fréquentes, au regard de l'extrême banalité de l'acné polymorphe.

A) **Acné furonculeuse du cou.** — On l'observe chez des hommes mûrs, gras, séborrhéiques, sous l'influence des mêmes causes locales ou générales qui prédisposent à la furonculose. Au cours d'une poussée d'acné, surviennent à la nuque des folliculites, d'abord superficielles. Puis en un point se développe une tuméfaction très douloureuse qui devient un furoncle ou un abcès furonculeux, parfois très gros. Un second naît de même, suivi d'autres, pendant un mois, un mois et demi. Les poussées, discrètes ou sérieuses, laissent après elles des indurations persistantes, des cicatrices; elles se reproduisent à intervalles irréguliers pendant des années.

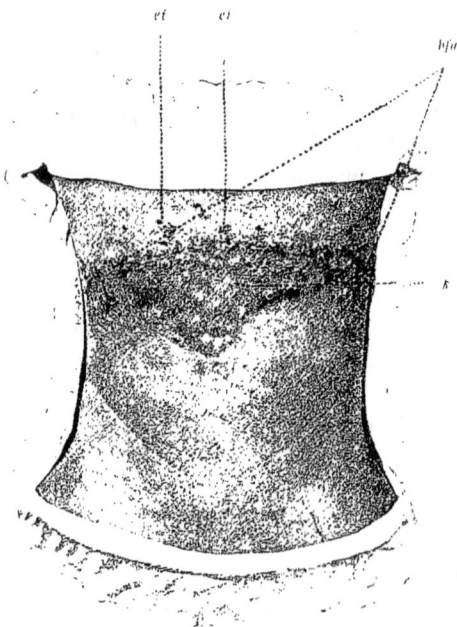

Fig. 7. — Acné kéloïdienne de la nuque : *k.* kéloïde; *hfa,* sa bordure supérieure horizontale de folliculite en activité; *ei,* éléments isolés en avant de la bordure d'envahissement et qui la reconstitueront plus haut. (Sabouraud.)

B) **Acné kéloïdienne de la nuque.** — C'est dans des conditions étiologiques assez analogues de sexe, d'âge, d'adiposité, que l'acné de la nuque évolue vers la folliculite et la périfolliculite chroniques. Les follicules envahis sont marqués par des cratères rouges, sanieux ou croûteux; ils se prennent de proche en proche suivant une ligne transversale, à la limite des cheveux. Les lésions confluent et dessinent bientôt une saillie épaisse, un bourrelet de dureté ligneuse, avec, çà et là, un bouquet de poils raides et hérissés émergeant de plusieurs orifices confondus (fig. 7). La maladie progresse lentement, mais fatalement; les parties atteintes finissent par s'affaisser en une cicatrice plane; mais au fur et à mesure, le bourrelet kéloïdien inflammatoire se reforme au-dessus d'elles. Ainsi la durée de l'affection est indéfinie.

C) **Acné nécrotique.** — C'est l'*acné varioliforme* des Allemands (*acné* ou *impetigo rodens*), qu'il ne faut pas confondre avec celui de Bazin (V. plus haut), et qui représente un véritable impétigo de Bockhart sur-séborrhéique, à nécrose folliculaire exagérée. On l'observe dès trente ans, mais surtout vers la cinquantaine, sur les tempes, la bordure du front et du cuir

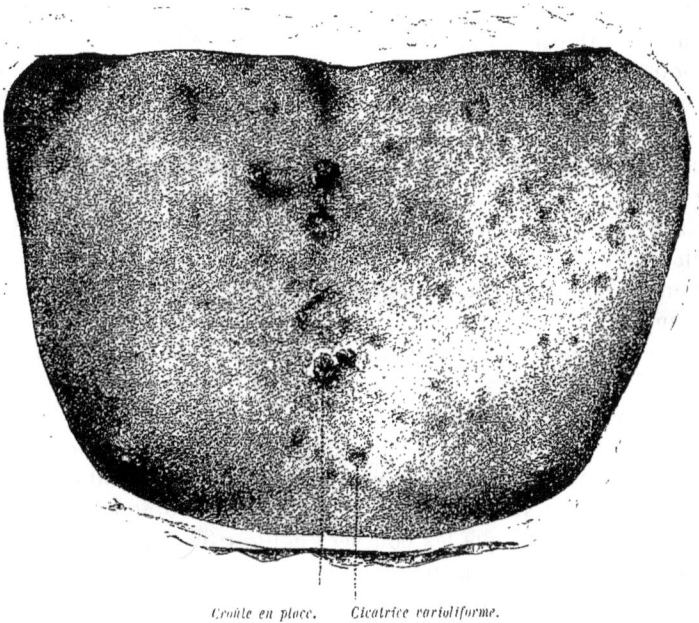

Croûte en place.   *Cicatrice varioliforme.*

Fig. 8. — Acné nécrotique présternale. Malade de E. Besnier. Musée de St-Louis.

chevelu, le nez, le milieu du dos et de la poitrine (fig. 8). La lésion de début est une papule ou pustule plate, circumpilaire et ombiliquée, minime ou dépassant la largeur d'une lentille; mais très rapidement elle se dessèche en une croûte discoïde, d'abord jaune, plus tard brune, enchâssée dans la peau et qui reste en place pendant des semaines. Lorsqu'elle tombe, elle découvre une dépression rouge, qui deviendra une cicatrice varioliforme indélébile. Dix, vingt, deux cents éléments éclosent de même, avec une certaine symétrie; les poussées reviennent ainsi avec ténacité, de deux à dix fois par an; dans les formes graves, heureusement rares, les cicatrices qui en résultent arrivent à défigurer leur victime.

III. — **LES ACNÉS CONGESTIVES. COUPEROSE.** — Les caractères particuliers auxquels nous avons fait allusion, l'acné des adultes les doit en grande partie à l'importance qu'y prend l'élément congestif (*acné congestive, rosée, éry-thémateuse, télangiectasique, — rosacée, gutta rosea, couperose*). La tendance congestive peut être précoce, exister dès la jeunesse ; mais c'est dans l'âge mûr que ses effets atteignent leur apogée. Vers la cinquantaine, les phénomènes séborrhéiques et acnéiques subissent une recrudescence, que favorisent les causes déjà signalées : rappelons les troubles gastriques et les intoxications, l'alcoolisme en première ligne (surtout l'abus du vin), bien que soit abusive la tendance vulgaire à le mettre en cause dans chaque cas; puis la grossesse, les règles et surtout la ménopause. Enfin tous les agents de congestion céphalique active ou passive, lésions locales du nez et des sinus, carie dentaire, irritations externes (vent, soleil, feu, eau froide), vêtements serrés. Les accidents atteignent leur maximum chez les gens à circulation défectueuse, variqueux, cardio-pulmonaires, cardiaques, hépatiques et rénaux.

A) **Couperose**. — Il est banal de voir, chez des jeunes filles ou des adultes, ces poussées de sang à la face qui surviennent après chaque repas, accompagnées de froid aux pieds, et durent deux ou trois heures, comme la digestion gastrique ralentie. A la longue persistent de petites taches érythémateuses, qui peu à peu confluent en placards couvrant les pommettes, le nez, le menton ; la pression d'une lame de verre les montre formées d'un fin réseau vasculaire. Çà et là sont visibles des veinules rouges ou violettes, soit sur les placards, soit aux tempes, aux paupières; elles se développent particulièrement autour du sillon naso-génien. Telle est la *couperose* proprement dite : à mesure qu'elle avance, les vaisseaux visibles deviennent de plus en plus volumineux et nombreux, sur un fond de congestion plus passive; ainsi se forment ces varices qui serpentent et s'anastomosent sur le nez froid et violacé des cardiaques.

Les rapports de ces troubles avec l'acné sont d'ailleurs diversement interprétés, nuls pour certains. S'il est avéré que les petites varicosités s'observent sur tous les visages flétris, même en dehors d'un état séborrhéique notable, il ne l'est pas moins que les poussées congestives sont le plus souvent liées à un flux graisseux marqué, et que la couperose coïncide presque toujours avec des lésions acnéiques plus ou moins importantes par rapport à elle. On peut admettre avec Darier que la séborrhée (ou la kérose) sert d'intermédiaire entre le trouble général de la circulation et l'érythème facial. Sur celui-ci vient se greffer l'infection folliculaire acnéique, qu'à tort on lui a souvent donnée comme cause.

B) **Acné rosée**. — Chez les séborrhéiques à tendance congestive apparaît l'*acné rosée* proprement dite. Des folliculites éclosent par poussées de deux à trois ou d'une douzaine à la fois, évoluant en un temps qui varie de deux à quatre jours, se reproduisant incessamment, parfois sous l'influence directe d'une faute d'hygiène. Ces folliculites ne sont pas, dans nombre de cas, comparables à celles de l'acné vulgaire. Unna a montré qu'elles en diffèrent par leur localisation, par leur siège plus superficiel, par l'absence de comédons. Brocq décrit sous le nom d'*éruption papulo-pustuleuse miliaire récidivante de la face* (*acné miliaire, acné eczématique* des auteurs) une forme caractérisée par de toutes petites papulo-pustules de la grosseur moyenne d'une tête d'épingle, reposant d'ordinaire, mais non toujours, sur

un fond érythémateux : elles apparaissent soudainement par périodes intermittentes, correspondant à des poussées de congestion faciale, et reviennent
avec une ténacité désespérante.
Cette forme s'observe dans les
deux sexes, mais plus souvent
chez la femme entre 25 et
55 ans. Entre autres affections
gastro-intestinales, on observerait souvent chez les sujets
atteints l'entérite muco-membraneuse.

Chez d'autres sujets (fig. 9)
se produisent toutes les variétés
de l'acné polymorphe, pustules, nodosités, kystes. Toutes
ces lésions, quelles qu'elles
soient, laissent leur trace et
aggravent l'état antérieur. Peu
à peu le derme s'épaissit, la
surface cutanée devient irrégulière, trouée de pores élargis, colorée par une congestion
diffuse, avec des télangiectasies plus ou moins marquées.
Avec le temps, l'aspect devient
de plus en plus vulgaire et
grossier.

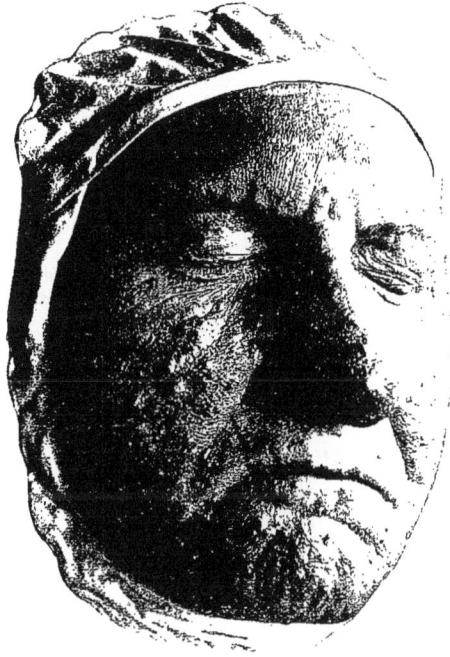

Fig. 9. — Couperose et acné polymorphe.
Malade de E. Besnier. Musée de St-Louis.

Acnée rosée de la conjonctive. —
V. Conjonctive.

C) **Acné hypertrophique**. — C'est
l'exagération de cet état, tel qu'on l'observe surtout au nez et sur les parties
adjacentes du front et des joues. Le
tégument, congestionné passivement et
hypertrophié, est devenu un véritable
tissu spongieux d'angiome diffus (Sabouraud); il est rouge ou violet, bosselé,
coupé de plis profonds, ponctué d'orifices
glandulaires géants. Ailleurs ce sont les
glandes kystiques qui exagèrent les déformations. Le summum de ces désordres
s'observe au nez (*rhinophyma*) : bour-
souflé, mamelonné bizarrement (fig. 10),
l'organe peut acquérir le volume du
poing, tomber sur le menton; de son

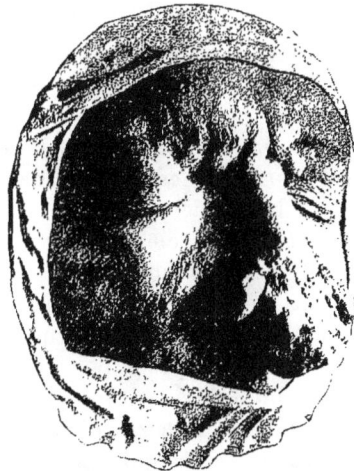

Fig. 10. — Rhinophyma. Maladie de Lucas-
Championnière. Musée de St-Louis.

tégument cyanosé, froid, criblé de pustules et de kystes, la pression fait
sourdre du pus, de longs filaments gras, des magmas caséeux ou gélatineux.

Diagnostic des Acnés. — Le diagnostic des diverses formes d'acné n'offre en général pas de difficultés. Nous avons vu les rapports qui les unissent aux *impétigos*, à la *furonculose*, aux *folliculites*. Les folliculites trichophytiques (*sycosis parasitaire*) ont un siège, un aspect, une marche différents (V. TEIGNES). La *kératose pilaire* sera décrite à sa place (v. c. m.). L'érythème télangiectasique, qui l'accompagne à la face, ne doit pas être confondu avec la couperose. Sous le nom d'*acné cornée*, on a décrit des saillies folliculaires acuminées grisâtres, donnant une sensation de râpe, et couronnées par une masse cornée énucléable : il s'agit sans doute d'affections diverses. L'acné cornée des auteurs français se voit chez de jeunes sujets, chez qui elle occupe diffusément la face, le cou, les fesses ou les membres. Le *lichen spinulosus* de R. Crocker et d'Adamson apparaît chez de jeunes enfants et couvre de larges surfaces. Une forme en placards circonscrits sur le tronc et les fesses (*acné kératique* de Tenneson et Leredde), coïncide souvent avec la séborrhée; d'autres n'ont aucun rapport avec les acnés vraies.

Quant à l'*acne necrotisans et ulcerans serpiginosa* de Kaposi, c'est une affection qui rappelle l'acné nécrotique, mais en diffère par des ulcérations larges et suppurantes, ainsi que par une localisation exclusive du nez. Les *adénomes sébacés* sont des tumeurs bénignes persistantes, groupées près des sillons naso-géniens. Inutile d'insister sur ces affections rares.

Nombre de *tuberculides* méritent le nom d'*acnéiformes*, mais leur prédominance aux membres aide à les reconnaître : elles seront étudiées ailleurs [V. PEAU (TUBERCULOSE)]. Certaines rosacées sont très difficiles à distinguer du *lupus érythémateux* (v. c. m.), du *lupus pernio*, et le *lupus vulgaire* lui-même (*id.*) pourrait à la rigueur, dans ses formes hypertrophiques, être confondu avec le rhinophyma. Il faut encore connaître une affection décrite par Jadassohn sous le nom de *granulosis rubra nasi* (fausse acné rosée des enfants) qui se voit chez des enfants et consiste en de petites papules miliaires rosées, siégeant sur un nez froid, violacé et hyperhidrosique.

Nous ne ferons que nommer le *rhinosclérome* et la *lèpre* (v. c. m.). Mais c'est surtout la *syphilis* qui, dans ses diverses modalités, est capable de simuler toutes les variétés d'acné. Ici encore, un élément important du diagnostic est fourni par les localisations de l'acné, qui prédomine toujours à la face et sur les parties supérieures du tronc : une éruption boutonneuse qui les respecte relativement et crible les reins, le ventre, le pli du coude, doit faire penser aux syphilides secondaires acnéiformes, plus sèches d'ailleurs, moins rosées. Certaines syphilides croûteuses du cuir chevelu ressemblent à s'y méprendre à l'acné nécrotique. Enfin les tubercules tertiaires peuvent en imposer pour des indurations acnéiques : en présence d'une lésion infiltrée et ulcéreuse unique, asymétrique, circonscrite, par exemple, à une aile du nez, c'est plutôt la syphilis qu'il faut rechercher.

Traitement. — Ce qui a été dit plus haut, à propos de l'étiologie, montre suffisamment quelle importance peut avoir dans l'acné le *Traitement général* et dans quel sens il doit être dirigé. Il exige naturellement un examen complet du malade.

Traitement général. — On s'assurera d'abord que les poussées ne sont pas déterminées par une médication nuisible (*acné iodique*), qu'il faudrait avant tout supprimer. Aux lésions génitales, s'il y a lieu, on opposera un traitement approprié. Les troubles digestifs surtout attireront l'attention : il est impossible de donner une formule générale à leur égard, mais le plus souvent il s'agit de fermentations anormales. Le régime, qu'il est banal de prescrire aux acnéiques, comme à la plupart des malades atteints de dermatoses (V. Eczéma), est certainement utile, mais devra être précisé et rendu plus ou moins sévère suivant les cas individuels. Presque toujours, les laxatifs, les grandes irrigations intestinales seront de mise. On n'oubliera pas le rôle que jouent les troubles circulatoires, dans la couperose notamment, où leur traitement prend une importance de premier plan; les malades devront éviter toutes les causes de congestion céphalique (soleil, foyers ardents, vent, froid aux pieds, vêtements serrés, etc.). Enfin on prendra en considération les états constitutionnels, le lymphatisme notamment : ce dernier peut amener à prescrire l'huile de foie de morue, malgré l'interdiction générale des graisses. C'est contre lui qu'agissent si bien les cures hydro-minérales aux sources sulfureuses fortes (Luchon, Challes, S. Boès, Allevard).

Comme médicaments internes dirigés spécialement contre l'acné, on a prescrit le soufre (pastilles au miel soufré), le sulfure de calcium (5 milligr. à 2 centigr., 4 fois par jour), l'ichtyol (solution aqueuse à 20 pour 100, XV à L gouttes matin et soir, Unna). La levure de bière, fraîche ou desséchée, ainsi que ses extraits (levurine, staphylase), — les ferments lactiques, — toutes préparations agissant surtout sur les fermentations intestinales, rendent service dans le traitement, encore que leur action soit inconstante.

Traitement externe. — C'est en somme le plus important. D'une manière générale, il comporte deux temps, que l'on peut d'ailleurs parfois exécuter simultanément : *a*) décaper les lésions; *b*) modifier les glandes sébacées malades. — Certaines formes entraînent en outre des indications particulières.

a) Dans l'*acné ponctuée*, on enlève les comédons à l'aide d'une clef de montre ou du « Komedonenquetscher » d'Unna; cet enlèvement est facilité si l'on ramollit préalablement la couche cornée (alcalins, savon noir, acides salicylique ou acétique). On traite ensuite la séborrhée (lotion soufrée). — Dans l'*acné pustuleuse*, il est bon de commencer le traitement par un nettoyage mécanique, ouverture des pustulettes, enlèvement des concrétions graisseuses, expression des abcès et kystes après ponction au galvano-cautère; puis attouchement des cavités à l'alcool boriqué. — Il est toujours avantageux de dégraisser la peau; les lavages seront faits à l'eau aussi chaude que possible, additionnée au besoin d'eau de Cologne ou d'alcool camphré, de bicarbonate ou de borate de soude (5 pour 100). Dans les *formes très légères*, ces lotions suffisent parfois à améliorer l'acné; il est bon d'y joindre des pommades faibles appliquées la nuit. — Les savonnages ne sont pas toujours supportés, même avec des savons surgras; on a alors à sa disposition l'alcool, l'éther, auxquels on peut d'ailleurs ajouter des médicaments curateurs. L'acétone irrite plus encore que les savons.

b) Parmi ceux-ci, nous l'avons dit, certains font en même temps le décapage. Tel le *savon noir*, bon pour les formes peu irritables, et dont on peut graduer l'action, de l'irritation légère à l'exfoliation de l'épiderme, suivant qu'on l'enlève de suite, qu'on le laisse séjourner, ou qu'on l'applique en emplâtres. étendu sur des flanelles.

Dans les *acnés profondes et torpides*, on obtient un nettoyage rapide du tégument par les *cures d'exfoliation*. Il existe un grand nombre de préparations exfoliantes. Celle de Unna se compose, par parties égales. de résorcine et de pâte de zinc (oxyde de zinc 10, terre fossile 2, axonge benzoïnée, 28). On l'applique 15 à 20 minutes, puis on l'enlève avec un linge mouillé et on poudre ; la nuit, on applique une crème calmante. Il se produit une inflammation intense, qui aboutit à l'exfoliation massive de la couche cornée. C'est donc une méthode brutale, qui n'est possible qu'à l'hôpital ou sur des malades confinés à la chambre et surveillés journellement ; encore faut-il au préalable avoir éprouvé la sensibilité de leur tégument. Mais elle donne de brillants résultats là où d'autres ont échoué.

Parmi les médicaments anti-acnéiques. le *soufre* vient en première ligne : on l'emploie sous forme de soufre précipité, soit en suspension dans l'eau pour faire des lotions (plus récemment on a préconisé le soufre colloïdal en pseudo-solution, de 2 à 10 pour 100), — soit en pâtes ou pommades dans lesquelles on lui associe divers adjuvants. Voici quelques exemples de traitement :

Pour une *acné polymorphe d'intensité moyenne*, le matin, savonnage à l'eau chaude boratée, poudrage ; le soir lotion sans savon. et passer au pinceau (après avoir vaseliné les paupières pour éviter que le soufre n'irrite les yeux) la lotion :

Soufre précipité.	15 grammes.
Alcool à 90°.	15 —
Eau ou eau de roses	100 —

(*Agiter.*)

En cas d'*acné intense, indurée*, nettoyage chirurgical comme on l'a vu. et le soir pâte soufrée :

Soufre précipité . . . . 1 à	5 grammes.
Oxyde de zinc	5 —
Vaseline . . . . } aa 15 —
Lanoline . . . . }
Eau de roses à satur. de la lanoline	(Sabouraud.)

Contre les *acnés rebelles* s'indique l'emploi des méthodes exfoliantes que nous avons détaillées. Si on les craint. on peut appliquer le soir la « pommade forte » de Brocq :

Naphtol	)	
Camphre.	} aa 5 grammes.
Résorcine	)	
Soufre précipité. . . . . 15 à	25 —
Savon noir	7,50 —
Craie préparée	2,50 —
Vaseline pure. . . . . 10 à	20 —

laissée en place jusqu'à cuisson vive (5 à 25 minutes). puis remplacée par une pâte calmante. La « pommade faible » du même auteur comporte les mêmes médicaments actifs, à dose environ dix fois moindre.

Quand le soufre n'est pas supporté, on peut le remplacer par l'ichtyol en pommades ou badigeonnages (solution alcoolo-éthérée à 1/10). Les mercuriaux (calomel, bioxyde, cinabre, sublimé), les réducteurs (goudrons, résorcine), les antiseptiques (naphtol, salol, acide borique), les kératolytiques (alcalins, acides salicylique, acétique, etc.), sont employés soit seuls, soit associés dans les formes pharmaceutiques les plus variées. Ainsi Sabouraud traite l'acné nécrotique, soit par les pommades soufrées cadiques (cuir chevelu), soit par celle-ci (face) :

> Soufre précipité . . . .) āā 1 gramme.
> Cinabre. . . . .)
> Vaseline . . . .   30 grammes.

Nous n'insisterons pas sur ces médicaments, variables à l'infini : ce sont en définitive ceux de la Séborrhée (v. c. m.).

c) L'épilation, nécessaire dans les *acnés furonculeuses* sérieuses et *kéloïdiennes*, la galvanopuncture des nodus font en somme partie du décapage : il suffit souvent de les faire suivre d'applications soufrées (lotions, pâtes). Mais les kéloïdes volumineuses se réduisent beaucoup plus vite si on les hache de scarifications linéaires profondes, répétées trois ou quatre fois à trois semaines de distance. On peut encore employer les pointes de feu profondes.

Le *rhinophyma* peut se traiter chirurgicalement, en taillant simplement un nez normal dans la masse hypertrophiée; il suffit de ne pas raser de trop près le cartilage : les canaux glandulaires sectionnés font office de greffes épidermiques. On peut encore vider les kystes, ignipuncturer le tissu caverneux néoformé; ou bien hacher en tous sens de scarifications profondes le tissu exubérant.

Dans la *rosacée*, les traitements médicamenteux, même énergiques (quand ils sont supportés) agissent surtout sur l'élément acnéique. Contre l'élément vasculaire, la méthode d'attaque consiste à déterminer artificiellement, par les topiques employés, des poussées de congestions que l'on calme ensuite pour recommencer de même. Mais dès que les télangiectasies sont un peu accentuées, elles réclament un traitement chirurgical. On attaquera donc les placards diffus par des scarifications quadrillées superficielles, aussi serrées que possible : il faut prendre garde de n'aller point profondément, car il en résulterait des cicatrices irréparables. — Les vaisseaux apparents peuvent être hachés de même; il est préférable de les oblitérer par des ponctions faites avec la plus fine pointe du galvanocautère. On a encore employé l'électrolyse. — Leredde a obtenu d'excellents résultats de la *photothérapie*.

Les *rayons X*, d'après Sabouraud, ont sur l'acné et surtout sur l'acné suppurée floride une influence évidente dès la troisième séance et plus stable qu'avec toute médication externe; il les applique diffusément, en séances de 3-4 unités H de Holzknecht, tous les 15 ou 18 jours. La *radiothérapie* rend service notamment dans le traitement de l'acné kéloïdienne; Darier conseille d'en faire une séance huit ou dix jours après chaque scarification.

Pour terminer, signalons la méthode de *massage facial* que conseille Jacquet, concurremment avec une hygiène alimentaire convenable (V. Séborrhée).

Avant de choisir entre ces procédés, il est de toute importance de ne pas oublier que si certaines acnés supportent et réclament un traitement un peu brutal, d'autres sont au contraire éminemment irritables et s'enflammeraient dangereusement au contact de topiques actifs. Les visages à la peau fine et rosée, aux rougeurs faciles, ceux qui ont déjà présenté des lésions témoignant de leur fragilité (impétigo, eczéma) ne peuvent être traités comme les téguments gras, à la texture grossière, aux orifices sébacés béants; entre les deux, il en est sur lesquels on ne peut rien dire *a priori*. Les acnés rosées, congestives, sont plus sensibles que les acnés torpides des strumeux. La forme papulo-pustuleuse miliaire récidivante notamment, est extrêmement irritable. L'acné du corps souffre en général les applications les plus énergiques. Dans le doute, il faut procéder avec prudence et commencer par les moyens les plus doux, quitte à passer rapidement, mais graduellement, à de plus puissants. *M. SÉE*

ACONIT ET ACONITINE. — Les feuilles fraîches (Alcoolature) et les racines (Extrait, Teinture) de l'*Aconitum Napellus* sont utilisées en pharmacie. L'Extrait du nouveau Codex est plus actif que celui de l'ancien; on prescrit 0 gr. 01 ou 0 gr. 02 par dose et 0 gr. 05 à 0 gr. 06 en moyenne par 24 heures. Par contre, la Teinture du Codex de 1908 (au dixième) contient moitié moins de substances actives que celle du Codex de 1884: on donne XX à LX gouttes par jour (57 gouttes équivalent à 1 gr.).

L'activité des préparations galéniques d'aconit semble d'ailleurs quelque peu variable; d'autre part, les aconitines amorphes ne sont que des mélanges. Il convient donc, dans les cas où la thérapeutique exige une médication précise, de n'employer que l'aconitine cristallisée ou l'azotate de cette base. En tout cas, il faut surveiller de près le dosage et les effets.

L'*aconitine cristallisée* doit être prescrite par fractions de milligrammes: elle se donne de préférence en granules d'un dixième de milligramme (Codex); 5 granules dans la journée (dose minima).

L'*azotate d'aconitine* contient 91 pour 100 d'aconitine. On pourra prescrire la poudre d'azotate au centième ou la solution suivante :

Solution d'azotate d'aconitine cristallisée.

Azotate d'aconitine cristallisée.	Dix milligrammes.
Glycérine (pure à 28° B.).	5 c. c.
Eau distillée	1 c. c. 5
Alcool à 95° . . . . Q. S. p.	10 c. c.

V gouttes de cette solution renferment approximativement un dixième de milligramme d'azotate d'aconitine cristallisée. Dose : XV à XXV gouttes dans les 24 heures.

L'aconitine se prescrit surtout pour les névralgies intéressant la 5e paire (V. Névralgies); dans ces cas, elle se montre souvent infiniment supérieure aux autres analgésiques; elle peut être encore utilisée contre la toux spasmodique (laryngite, bronchite) et contre la tachycardie (v. c. m.).

E. FEINDEL.

ACOUSTIQUE (NERF). — V. Oreille, Labyrinthe.

ACROCYANOSE. — On appelle *acrocyanose* ou *acroasphyxie* la congestion passive chronique des extrémités ; on l'observe chez les individus sujets à des troubles vasculaires ou vasomoteurs, — soit locaux (elle peut alors être localisée elle-même), soit plutôt généraux (lésions cardiaques, pulmonaires), — et surtout chez ceux dont la circulation est ralentie par un trouble nutritif permanent.

Leurs mains et leurs pieds, voire, dans les cas très accentués, leur nez et leurs oreilles, sont violacés, froids, engourdis et souvent un peu moites. La pression du doigt sur la face dorsale de la main détermine une tache blanche qui s'efface lentement et qui est remplacée par une tache d'un rouge vif plus ou moins durable, tranchant nettement avec la coloration cyanique des régions voisines (Brissaud).

La résistance des tissus est diminuée, d'où un terrain favorable pour les infections, les dermites artificielles, les engelures, l'angiokératome et les tuberculides.

Il existe des acrocyanoses permanentes, chez les jeunes sujets dits *lymphatiques*, chez les scrofuleux, chez les jeunes dégénérés, les infantiles du type Lorain (Chétivisme).

L'acrocyanose s'observe aussi aux membres paralysés ou atrophiés (hémiplégies, paralysie infantile, myopathies). (V. Asphyxie locale des extrémités.) Elle peut s'associer à la crampe des écrivains. Une forme est caractérisée par l'augmentation progressive des parties molles cyanosées : *acrocyanose chronique hypertrophiante* (Pégu).

Les bains locaux chauds, les enveloppements humides chauds calment la sensation d'engourdissement, d'onglée, dont se plaignent les malades.

HENRY MEIGE et MARCEL SÉE.

ACRODYNIE. — Affection caractérisée par des douleurs dans les extrémités avec paresthésie, érythème, et éventuellement gangrène. L'acrodynie a été décrite sous forme épidémique dans la première moitié du siècle dernier. Ce ne serait qu'une manifestation de l'ergotisme (v. c. m.).   *M. et F.*

ACROMÉGALIE. — C'est Pierre Marie qui fit connaître, en 1885, ce syndrome clinique, demeuré jusqu'alors inaperçu, et qu'il caractérisa de la sorte : « une hypertrophie singulière, non congénitale, des extrémités supérieures, inférieures et céphaliques ». A cette affection, il donna le nom d'*acromégalie* ; elle est non moins connue aujourd'hui sous celui de *maladie de Pierre Marie*. Depuis lors, des observations en nombre considérable sont venues justifier l'importance de cette découverte clinique.

Symptômes. — L'acromégalie est une de ces dystrophies corporelles dont le diagnostic se fait d'un simple coup d'œil, en pleine rue, sans interrogatoire ni commémoratifs (fig. 11).

Une face épaisse, comme taillée à coups de serpe, une mandibule proéminente, des pommettes, des arcades sourcilières qui saillent fortement, de grosses lèvres, un gros nez : voilà pour l'extrémité céphalique. Des mains énormes, en « battoir », avec des doigts « boudinés », et des pieds qui, même au travers des chaussures, trahissent leur volume disproportionné :

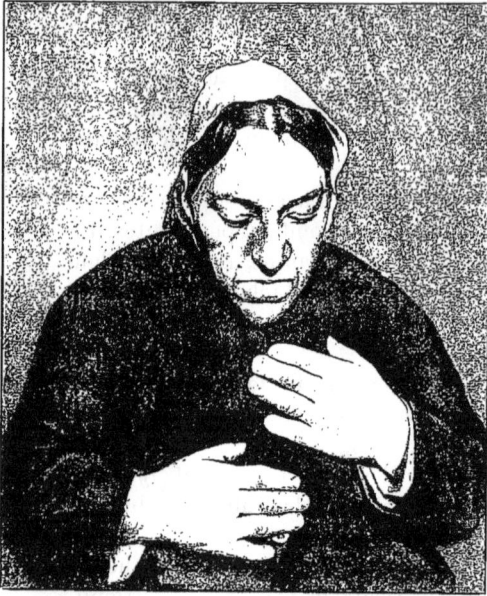

Fig. 11. — Femme acromégalique.
(Collection Pierre Marie.)

voilà pour les extrémités des membres. Si par surcroît le sujet, doté de ces difformités, porte, sur des jambes qui semblent trop longues, un torse trop court, bombé par devant, bombé par derrière, enfin, si on l'entend parler d'une voix de basse profonde, — aucun doute possible : c'est là le signalement d'un acromégalique.

Difformités corporelles. — Étudions maintenant en détail ces déformations.

Mains. — Leur hypertrophie porte aussi bien sur le squelette que sur les partie molles et contraste avec le volume normal du bras et de l'avant-bras. L'accroissement se fait surtout en largeur : ce sont des mains courtaudes,

camardes, avec de gros doigts trapus, courts, carrés du bout. L'accroissement en longueur, « type en long », de Pierre Marie, n'existe que dans les cas à début précoce qui ressortissent au gigantisme acromégalique (V. GIGANTISME).

La radiographie a montré un épaississement général de tous les os du métacarpe et des doigts, surtout accentué au niveau des épiphyses. Aussi Pierre Marie avait-il pu dire fort justement qu'il s'agissait d'une « hypertrophie des os

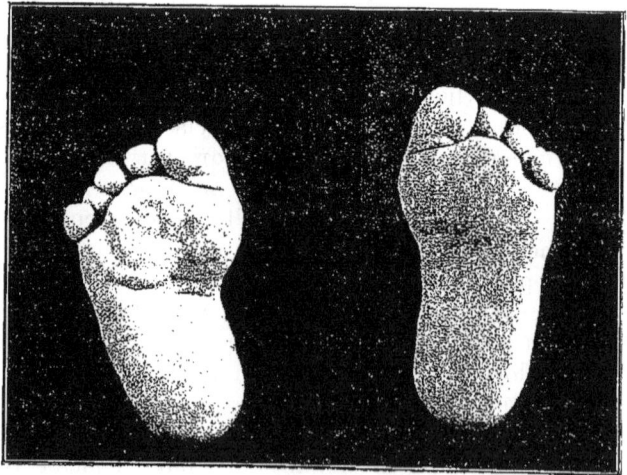

Fig. 12. — Pieds d'acromégalique. (Collection Brissaud.)

des extrémités et des extrémités des os ». La peau est épaisse, dure, un peu foncée. Les plis interphalangiens et les plis de la paume séparent de véritables bourrelets (*main capitonnée*). Les ongles aplatis et élargis sont souvent striés dans le sens longitudinal.

Pieds. — Ils sont à l'avenant, larges, avec d'épais bourrelets cutanés, des orteils courts, taillés carrés (fig. 12).

Les autres segments des membres ne présentent pas, en général, de difformités appréciables. Cependant, on constate presque toujours une assez forte *hyperthrophie du poignet* et du *cou-de-pied*, tandis que l'avant-bras, le coude, le bras, l'épaule, la jambe, le genou, la cuisse, conservent des dimensions normales. On a signalé exceptionnellement la coexistence d'exostoses et d'ostéophytes.

Face. — Le facies acromégalique est pathognomonique. L'hypertrophie osseuse porte sur trois régions principales. D'abord, le *maxillaire inférieur* qui, par

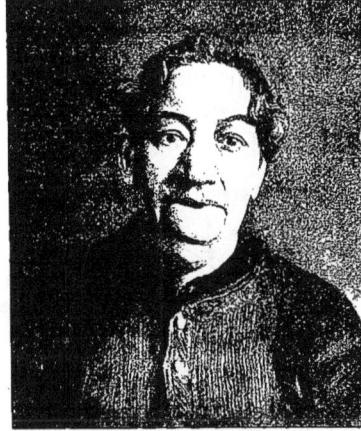

Fig. 13. — Langue acromégalique. (Collection Brissaud.)

son allongement et son élargissement, détermine un prognathisme parfois considérable : le menton saille (menton en galoche) et l'angle inférieur du maxillaire est considérablement abaissé. De cet allongement de la mandibule résulte un diasthasis dentaire plus ou moins accentué. En second lieu, les *apophyses malaires* forment au-dessus de la joue des saillies exubérantes. Enfin, les *arcades sourcilières* sont aussi proéminentes (fig. 13 et 14).

Les parties molles du visage participent à cet accroissement : le *nez est gros*, large (nez camard, en « pied de marmite ») ; la *langue énorme*, au point de gêner parfois la parole. Toute *la peau* du visage est épaisse et d'une teinte bistrée, avec des poils gros et durs ; des paupières lourdes, d'énormes lèvres, de grandes oreilles.

Crâne. — Les os du crâne sont, eux aussi, épaissis. La radiographie a montré que le contour crânien, au lieu d'être arrondi, se montrait sinueux, entrecoupé de bosses, dont

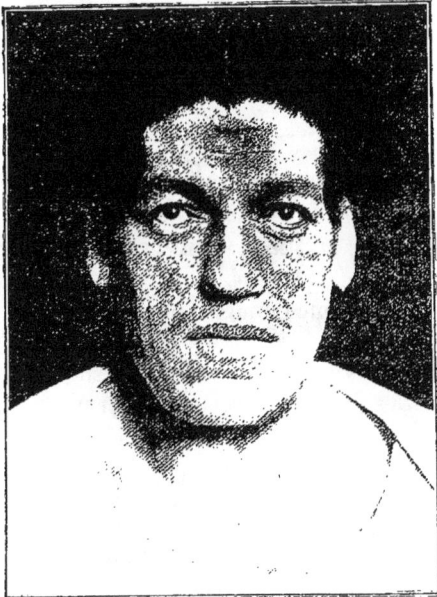

Fig. 14. — Facies d'acromégalique. (Collection Brissaud.)

la principale, reconnaissable à l'examen et à la palpation, siège au niveau de la *protubérance occipitale externe*, d'autant plus apparente qu'elle est surmontée d'une dépression au niveau de la suture lamboïde (*ressaut post-lambdoïdien* de Papillaut). L'examen radiographique a montré encore un développement exagéré en hauteur et en profondeur des *sinus frontaux et maxillaires*, ainsi qu'une hypertrophie irrégulière des deux tables osseuses du crâne dont la section prend de ce fait un aspect moniliforme.

La radiographie permet enfin de constater sur le vivant ce que les examens nécroscopiques avaient déjà fait voir : l'augmentation notable dans le sens vertical, et surtout dans le sens antéro-postérieur, de la *fosse pituitaire*, dont

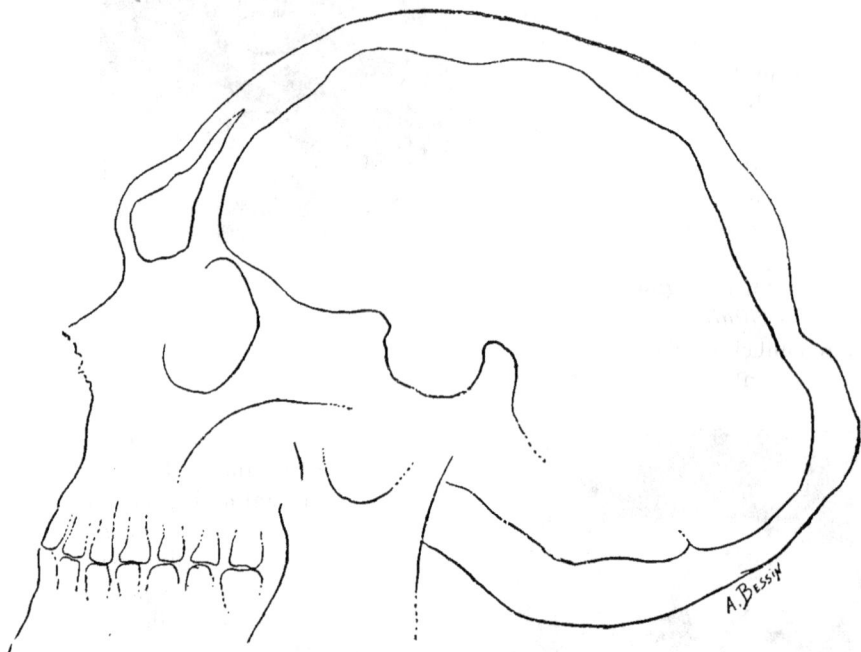

Fig. 15. — Profil du crâne acromégalique d'après la radiographie (Béclère, Launois et Roy).

les parois sont épaissies ; celle-ci offre dans son ensemble l'image d'une coupe hémisphérique (fig. 15).

Enfin, on a trouvé le trou occipital notablement rétréci par un processus d'ossification qui se prolongeait dans le canal des premières vertèbres cervicales (A. C. Geddes).

Thorax. — Diminué de hauteur dans le sens vertical, il est par contre élargi dans le sens antéro-postérieur ; bombé par devant et par derrière, il évoque le souvenir de la double « bosse de Polichinelle » (fig. 16 et 17). La poitrine voussurée est parfois séparée de l'abdomen par un profond sillon cutané, les omoplates saillantes et les épaules tombantes accentuent la gibbosité postérieure, tandis que les membres supérieurs, notablement abaissés, semblent avoir augmenté de longueur. L'ensemble donne au sujet un *aspect vraiment simiesque*.

Les déformations thoraciques relèvent de plusieurs causes : d'abord des productions osseuses anormales modifient les rapports des vertèbres, d'où

cyphose ou lordose, quelquefois légère scoliose. L'hypertrophie osseuse
frappe aussi le sternum et les côtes. Les clavicules sont rarement épargnées
surtout au niveau de leurs attaches sternales.

Enfin le *larynx* est volumineux, et la voix, même chez les femmes, est
exagérément grave.

L'ensemble de ces déformations réalise un type morphologique absolument caractéristique. Elles sont tou-
jours *symétriques*, — le fait est important à noter, — mais quelquefois plus
accentuées d'un côté que de l'autre.

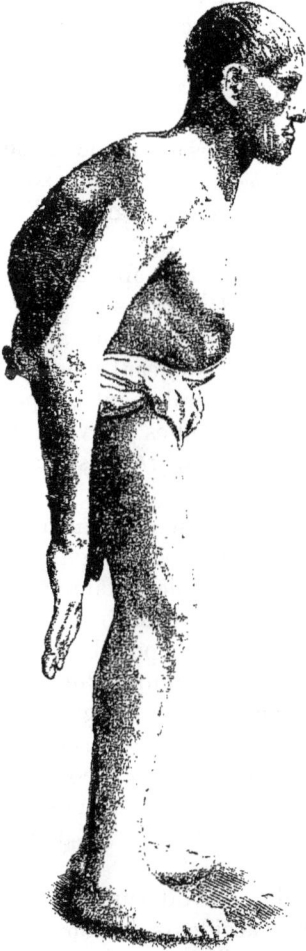

Fig. 16. — Acromégalie monstrueuse
chez J. P. Mazas, géant de Montastruc.
(Brissaud et H. Meige.)

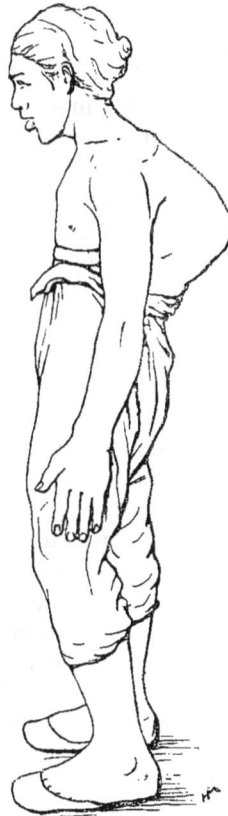

Fig. 17. — Déformation thoracique de l'acromégalie
chez Tchang, géant chinois.
(D'après Matignon).

Tels sont les signes primordiaux de l'acromégalie. Il s'y joint fréquemment des troubles généraux.

Troubles généraux. — Le plus important et le plus fréquent de tous est
céphalalgie. Elle apparaît même parfois avant la déformation squelettique,
variable dans ses caractères et dans son siège, pouvant atteindre une inten-
té extrême.

Acromégalie.

En second lieu, viennent, chez la femme, les *troubles menstruels*. L'aménorrhée coïncide presque toujours avec le début de l'acromégalie, et s'accompagne d'une flétrissure des organes sexuels, y compris les seins. Chez l'homme, l'affaiblissement génital n'est pas rare. On a bien signalé, mais fort rarement, l'hypertrophie, des organes génitaux. Plus fréquemment on retrouve chez les acromégales des caractères somatiques qui ne sont pas sans analogie avec ceux des infantiles, non seulement la pauvreté des glandes sexuelles, mais la rareté, l'absence même des poils. Ceci s'explique si l'on se rappelle que le gigantisme acromégalique peut succéder au gigantisme infantile (V. Gigantisme).

D'autres symptômes, relatés incidemment, ne sauraient avoir une réelle valeur diagnostique.

L'appareil musculaire s'est montré parfois plus vigoureux au début de l'affection ; mais lorsqu'elle est constituée, la *faiblesse* et la *fatigue* sont presque toujours la règle, avec un certain degré d'amyotrophie, sans modification des réactions électriques.

Les *réflexes*, normaux ou diminués, sont exceptionnellement abolis.

La *sensibilité* objective demeure intacte. Mais les *douleurs* sont assez fréquentes (Sainton et Stale); sensations de fatigue ou de courbature, douleurs rhumatismales, névralgiques, pseudo-tabétiques, siégeant dans le tronc ou les membres, quelquefois dans les viscères. Généralement temporaires et ne durant que pendant un stade de la maladie, elles peuvent se montrer persistantes (*forme douloureuse* de l'acromégalie, qui rêvet suivant les cas le *type rhumatoïde* ou le *type hyperalgique*).

Quant aux *viscères*, leur participation à l'hypertrophie est extrêmement variable. On a signalé cependant la cardiomégalie, la splénomégalie et l'augmentation de volume d'autres organes encore, et le foie notamment. Les *troubles vasculaires* seraient plus constants : artério-sclérose, lésions dégénératives des parois veineuses, conséquences possibles de l'hypertension prolongée produite par l'hypersécrétion pituitaire. Plus fréquentes sont les *varices*, surtout dans les cas de gigantisme acromégalique.

Un symptôme plus important, c'est la *glycosurie*. Selon Pierre Marie, elle existerait dans le tiers ou la moitié des cas, et l'on peut supposer avec Loeb qu'elle est d'origine nerveuse, centrale. Avec la glycosurie on a constaté quelquefois une exagération de l'appétit et de la soif, ainsi que divers troubles dyspeptiques fréquents dans le diabète.

Enfin, dans des cas assez nombreux d'acromégalie, on voit survenir des *troubles sensoriels* graves; il s'agit indubitablement d'accidents de compression intra-crânienne : troubles du goût, troubles de l'odorat, et surtout *troubles oculaires* : amblyopie, hémiopie temporale, rétrécissement irrégulier du champ visuel, troubles pupillaires, et parfois même amaurose par congestion de la papille. Quand ces accidents marchent de pair avec la céphalée, et quelquefois des crises convulsives (Raymond et Souques), on peut affirmer qu'ils sont liés au développement d'une tumeur encéphalique, — la *tumeur du corps pituitaire*, assez fréquente dans l'acromégalie.

En général, l'acromégalie évolue sans troubles psychiques: on constate seulement, dans les cas les plus graves, de la *torpeur intellectuelle*, de l'asthénie, de la dépression, de la tristesse. Mais l'acromégalie associée à des accidents psychopathiques n'est pas rare, 25 pour 100 des cas (Brunet).

Évolution. Pronostic. — Au début, lorsqu'elles sont peu apparentes, les malformations acromégaliques peuvent passer inaperçues; il existe des formes frustes qui sont simplement des « manières d'être » (Brissaud), compatibles avec un bon état de santé.

Mais, dans la majorité des cas, l'évolution progressive de l'hypertrophie osseuse attire l'attention des malades, et c'est souvent par des détails de costume. Tel remarque que, d'année en année, il est obligé de faire augmenter la pointure de ses chapeaux, de ses gants, de ses chaussures; tel autre s'aperçoit que sa taille diminue. Une femme dut augmenter progressivement la largeur de ses dés. Enfin, il n'est pas rare que dans l'entourage des acromégaliques on s'aperçoive des progrès de leurs difformités.

Ces progrès sont très lents, entrecoupés de temps d'arrêt qui peuvent se prolonger fort longtemps. Il est donc impossible de fixer la durée de la maladie et l'on ne peut pas davantage prévoir sa terminaison.

Chez certains sujets, lorsque l'hypertrophie osseuse atteint un certain degré, elle demeure stationnaire pendant de longues années, sans troubles généraux appréciables. Dans d'autres cas, où prédominent les symptômes d'une tumeur intra-crânienne, le développement lent ou rapide de la tumeur commande l'évolution et le pronostic.

Diagnostic. — Le diagnostic s'impose pour quiconque a vu, ne fût-ce qu'une fois, un acromégalique.

C'est par tradition qu'on signale comme pouvant être confondues avec l'acromégalie des affections telles que le *Myxœdème*, le *Rachitisme*, la *Maladie osseuse de Paget* (v. c. m.).

L'hypertrophie acromégalique des mains et des pieds est assez caractéristique pour que toute confusion soit impossible avec l'*éléphantiasis*, l'*érythromélalgie*, le *rhumatisme chronique*, etc.

Une autre dystrophie des extrémités a été décrite par M. Pierre Marie sous le nom d'*ostéo-arthropathie hypertrophiante pneumique*. Elle est caractérisée par un développement exagéré des extrémités des phalangettes, renflées en « baguettes de tambour », en « battant de cloche », avec des ongles recourbés en « bec de perroquet », aussi bien aux mains qu'aux pieds. En même temps, les os longs sont épaissis, surtout à la jambe et à l'avant-bras. Parfois on constate une légère cyphose de la région dorsale inférieure ou lombaire; mais la confusion est impossible avec les déformations thoraciques de l'acromégalie. D'ailleurs la face reste normale.

La *leontiasis ossea* de Virchow est une rarissime dystrophie osseuse de la face du crâne dans laquelle les saillies sont irrégulières, exubérantes, bosselées, et qui ne s'accompagne d'aucune modification des mains ni des pieds.

On a décrit, sous le nom mal choisi d'*acromégalies partielles*, un certain nombre d'exemples d'hypertrophie des extrémités. Ce sont, pour la plupart, des affections tératologiques congénitales (*gigantisme partiel,* *macromélies, macrocheilies, macrodactylies*) qui n'ont d'autres rapports avec la maladie de Pierre Marie que ceux qu'on peut établir entre les dystrophies fœtales et les dystrophies de l'âge adulte.

Enfin, on a donné les noms de *cheiroméqalie*, de *pseudo-acroméqalie*, à des déformations osseuses qui simulent assez bien celles de la maladie de Pierre Marie, et qui s'observent quelquefois dans la syringomyélie. Il s'agit de dystrophies accidentelles, le plus souvent unilatérales, à répartition irrégulière, et qui s'accompagnent de troubles de la sensibilité objective.

En somme, le diagnostic de l'acromégalie confirmée n'est jamais discutable. Tout au plus éprouve-t-on quelque hésitation lorsque, chez un sujet de grande taille, on entrevoit une disposition morphologique rappelant, bien qu'atténuée, celle de l'acromégalie ; mais, en pareil cas, on peut présager l'apparition de la maladie de Pierre Marie, car elle est fréquemment la suite naturelle du GIGANTISME (v. c. m.).

Étiologie. Pathogénie. — L'acromégalie semble un peu plus fréquente chez la femme que chez l'homme. Aucune cause occasionnelle ne paraît avoir d'influence sur son apparition et l'on ne saurait invoquer de causes prédisposantes ayant une importance réelle. Les cas d'acromégalie héréditaire sont exceptionnels, mais certains.

L'acromégalie est une affection de l'âge adulte et de l'âge mûr : les rares faits signalés avant l'époque de la majorité sont sujets à discussion.

L'hyperplasie osseuse constitue parfois à elle seule toute l'affection : c'est une anomalie de la fonction ostéogénique qui ne peut se produire que lorsque la croissance de l'individu est complètement terminée. Tant que persistent les cartilages de conjugaison, pendant l'enfance et l'adolescence, l'exagération du processus ostéogénique, si elle vient à se manifester, porte sur ces cartilages juxta-épiphysaires et se traduit par une augmentation en longueur des os, un allongement des membres, une élévation de la taille : c'est le gigantisme. Mais lorsque les soudures épiphysaires sont effectuées, s'il existe encore une exagération anormale de la fonction ostéogénique, celle-ci ne peut plus porter que sur le périoste ; elle apparaît alors surtout au niveau des extrémités osseuses. L'os ne pouvant plus croître en longueur s'accroît en épaisseur ; de là les hypertrophies acromégaliques.

Cette dystrophie osseuse est donc une exagération dans le temps et dans l'espace du processus régulier d'ostéogénèse, ou, en d'autres termes, un trouble par excès de la fonction de croissance, qui se perpétue au delà de son terme normal.

Mais sous quelle influence se produit une telle anomalie évolutive ? Bien des hypothèses ont été émises pour l'expliquer : aucune n'y parvient complètement.

Cependant, une lésion fait rarement défaut : c'est l'*hypertrophie de la pituitaire* ; dans quelques cas cette glande atteint un volume considérable. A cette tumeur pituitaire se rattachent indubitablement les accidents de compression encéphalique : neurorétinite, amaurose, hémiopie, céphalée. Étant donnée la fréquence de cette lésion dans l'acromégalie, on l'a considérée comme pouvant être la cause première de la dystrophie squelettique : il faut attendre, avant d'accepter cette théorie, d'être mieux renseigné sur le rôle fonctionnel de l'hypophyse. Il existe d'ailleurs des cas assez nombreux de tumeurs de l'hypophyse sans acromégalie, et l'augmentation de volume de cette glande se retrouve dans différentes affections, en particulier dans celles qui sont sous la dépendance d'une altération thyroïdienne (goitre, cancer de la thyroïde).

Pour cette raison, et en s'appuyant sur les relations incontestables qui unissent la fonction thyroïdienne et la fonction ostéogénique (le traitement thyroïdien en est la meilleure preuve) une altération de la glande thyroïde a été maintes fois incriminée comme cause première de l'acromégalie. Il en a été de même du thymus dont on a noté la persistance dans certaines observations. Enfin, invoquant les rapports de la fonction génitale avec la fonction de croissance et avec la fonction thyroïdienne, on a pu entrevoir un processus pathogénique plus complexe encore, auquel participeraient même d'autres glandes : surrénales, pancréas, etc. L'acromégalie ferait ainsi partie d'un syndrome pluriglandulaire; celui-ci pourrait avoir pour point de départ une intoxication générale d'origine gastro-intestinale (Franchini).

Bien qu'il ne s'agisse ici que d'hypothèses pathogéniques, il était nécessaire de les esquisser. La physiologie de l'hypophyse a suscité dans ces dernières années de nombreux travaux dont les résultats, s'ils ne permettent pas d'éclairer encore la nature du processus acromégalique, tendent du moins à faire écarter la conception simpliste qui rattachait directement l'acromégalie à l'hypertrophie de la pituitaire.

Traitement. — Il n'existe malheureusement pas encore de traitement rationnel efficace de l'acromégalie comparable à la médication thyroïdienne employée avec tant de succès contre le myxœdème. Les partisans de la théorie hypophysaire ont logiquement songé à administrer la glande pituitaire, soit à l'état naturel, soit sous forme d'extraits en poudre ou en tablettes (*opohypophysine* de Pœl). Quelques auteurs ont signalé des résultats partiels, portant surtout sur les troubles subjectifs; la majorité n'a obtenu aucune modification appréciable. Ces insuccès ne peuvent guère encourager les tentatives opothérapiques. Sans doute l'activité de la sécrétion hypophysaire est aujourd'hui incontestable. Il résulte, en effet, des recherches d'Hallion et Carrion que les extraits d'hypophyse ont pour effet de relever la pression artérielle; d'autre part ils exercent une action vaso-constrictive sur la thyroïde. Enfin, il existe un retard dans l'augmentation en poids et le développement squelettique des jeunes animaux soumis au traitement hypophysaire. Cela étant, convient-il d'administrer cette médication aux acromégaliques? Jusqu'à plus ample informé, il paraît prudent de s'en abstenir (V. OPOTHÉRAPIE).

L'arsenic a été employé surtout en Angleterre dans le but de modifier la nutrition des tissus. Campbell recommande la liqueur de Fowler (V gouttes, 5 fois par jour; augmenter jusqu'à concurrence de 2 gr. par 24 heures; puis diminuer).

Brissaud a utilisé avec un certain succès la médication ferrugineuse à haute dose, combinée à l'hydrothérapie. Schwartz a conseillé le seigle ergoté, Oppenheim la médication iodée.

Si l'on se trouve encore impuissant à enrayer les progrès de la dystrophie osseuse, et si l'on ne peut opposer aux accidents de compression cérébrale, lorsqu'ils existent, que des palliatifs, il faut du moins s'attacher à atténuer les symptômes les plus pénibles. Contre la céphalée et les douleurs, l'antipyrine, le pyramidon, ont rendu de réels services. Il ne faut pas craindre d'en prolonger l'emploi, avec des périodes de repos. De même pour les soporifiques (trional, véronal).

On peut enfin utiliser contre l'asthénie les médications stimulantes, les injections de sérums artificiels.

Faut-il songer à un traitement chirurgical? On a tenté l'ablation des tumeurs de l'hypophyse en pénétrant par la voie faciale. Mais c'est là une opération aventureuse dont les conséquences paraissent plus redoutables qu'encourageantes.   *HENRY MEIGE.*

ACROMION. — V. Épaule, Omoplate.

ACROPARESTHÉSIE. — Maladie décrite par Schultze, caractérisée par des *sensations de fourmillement paroxystiques*, siégeant *aux extrémités*, principalement aux deux mains et apparaissant *surtout la nuit*. Considérée par les uns comme une névrose, rapportée par d'autres à une lésion irritative des racines postérieures dans leur trajet intra-médullaire (Dejerine et Egger), elle serait plus fréquente chez la femme.

Le malade est réveillé par un fourmillement plus ou moins douloureux qui persiste plusieurs heures, parfois jusqu'au matin. Les accès sont périodiques et reviennent à la même heure. Il s'y adjoint quelquefois des sensations de « doigt mort », de gonflement. Ces troubles subjectifs bilatéraux restent généralement localisés aux doigts; ils remontent quelquefois le long des bras; on les a signalés exceptionnellement dans d'autres régions, aux épaules, au nez, aux pieds. Ils s'accompagnent parfois de quelques phénomènes vaso-moteurs, d'un peu d'hypoesthésie à topographie tantôt radiculaire, tantôt segmentaire, d'un peu de parésie : le malade est maladroit de ses mains.

C'est une affection très tenace, qui dure des années avec des rémissions surtout pendant l'été et qui finit par guérir spontanément.

Le diagnostic est facile avec la *maladie de Raynaud* (V. Asphyxie locale), avec l'*érythromélalgie* où les troubles vaso-moteurs sont beaucoup plus marqués, avec les fourmillements des artério-scléreux, le « doigt mort » des brightiques, qui ne présentent pas la même évolution paroxystique.

Le traitement n'a que peu d'action; le plus efficace consisterait en douches sulfureuses sur les membres 5 à 4 fois par semaine, combinées avec des frictions quotidiennes avec une flanelle légèrement enduite de pommade au tannin (Gilbert Ballet). On a préconisé la quinine, l'antipyrine et la phénacétine, les bains chauds, l'électricité (courants continus).   *BRÉCY.*

ACTINOMYCOSE. — L'actinomycose est une *maladie infectieuse*, due à la présence d'un parasite spécifique, l'*actinomycès*.

Causes et lésions. — Il se développe sur la plupart des céréales vivantes, le blé, l'orge, l'avoine; sur leurs graines et leurs pailles, conservées à l'humidité; on le retrouve jusque dans les poussières végétales et les vieux bois vermoulus. Les animaux contractent la maladie; certaines professions y prédisposent, les batteurs de blé, les éleveurs de bétail, les grainetiers;

elle atteint l'individu qui couche dans les granges, et le promeneur qui mâchonne un épi. Elle est surtout fréquente en automne et au commencement de l'hiver. On l'observerait plus souvent en Allemagne, aux États-Unis, dans les pays septentrionaux, qu'en France.

Le parasite se retrouve dans le pus qui s'écoule des parties atteintes. Pour l'y rechercher, il est bon de recueillir dans un tube à essai, non pas le pus phlegmoneux du début, mais le liquide louche et sanguinolent exprimé par pression et pétrissage de la tumeur; ou mieux, d'examiner les produits fongueux recueillis à la curette. Après coagulation de la fibrine, on voit se déposer sur les parois du tube contre lesquels on a étendu le liquide, de tout petits *grains jaunes*, rappelant la poudre d'iodoforme. Écrasés sur une lamelle, et colorés au picrocarmin, ils sont formés par une masse centrale feutrée, véritable enchevêtrement de filaments mycéliens, segmentés en bâtonnets irréguliers et tordus; et par une couronne rayonnante d'éléments ovoïdes, allongés en massue ou en crosse; le tout parsemé de corpuscules arrondis représentant les spores.

La nature de l'actinomycès est encore controversée. Quelques bactériologistes en font un *lichen*; le mycélium représenterait l'algue; les massues formeraient le champignon. On pourrait, dans certaines conditions de milieu, cultiver séparément ces deux parasites, sans les voir dériver l'un de l'autre. Au contraire la majorité des auteurs admet qu'il s'agit de deux types de

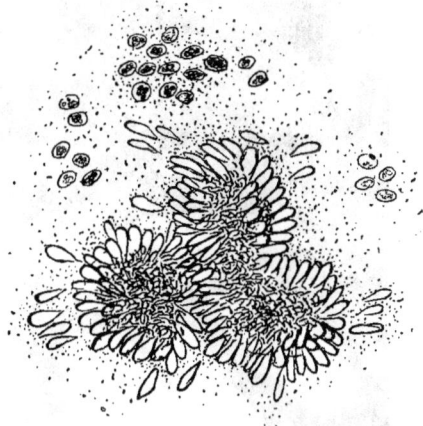

Fig. 18. — Actinomycès (L. Bérard).

végétation d'un seul et même *champignon*. Le type mycélium est le plus constant; il représente la phase d'activité, à laquelle succède la phase de dégénérescence, ou type en massues (fig. 18). Ces dernières répondraient à un enkystement du parasite, sous l'influence d'une réaction cellulaire victorieuse de l'organisme, rappelant de loin les dépôts calcaires du follicule tuberculeux en voie de guérison spontanée. Quant aux spores plus résistantes, elles sommeillent au sein des tissus cicatriciels.

L'inoculation de l'actinomycès amène, ainsi que le fait tout agent infectieux, une réaction de l'organisme. Les leucocytes accourent; les macrophages pullulent, et, comme autour du bacille de Koch, édifient une cellule géante, qu'entourent des cellules plasmatiques, dites cellules de Unna, analogues aux cellules épithélioïdes du follicule tuberculeux. C'est le stade *néoplasique* de l'affection. Bientôt au centre du nodule ainsi formé, dégénèrent les éléments anatomiques; la tumeur se ramollit, suppure; vraie collection, dont les parois anfractueuses sont infiltrées de grains d'actinomycès, s'échappant par pression. C'est le stade *inflammatoire*. Nous retrouvons donc ici les deux périodes qui caractérisent toute infection

(V. Abcès); leur évolution seule diffère suivant la nature de l'agent causal.

La prédominance néoplasique caractérise une prolifération réactionnelle abondante des tissus. Chez les animaux, l'actinomycose ressemble surtout au sarcome; chez l'homme, ce type, qu'on rencontre au plancher de la bouche, à la paroi abdominale, est moins fréquent que la forme suppurée. La virulence du parasite paraît plus grande; il infiltre les tissus, y creuse

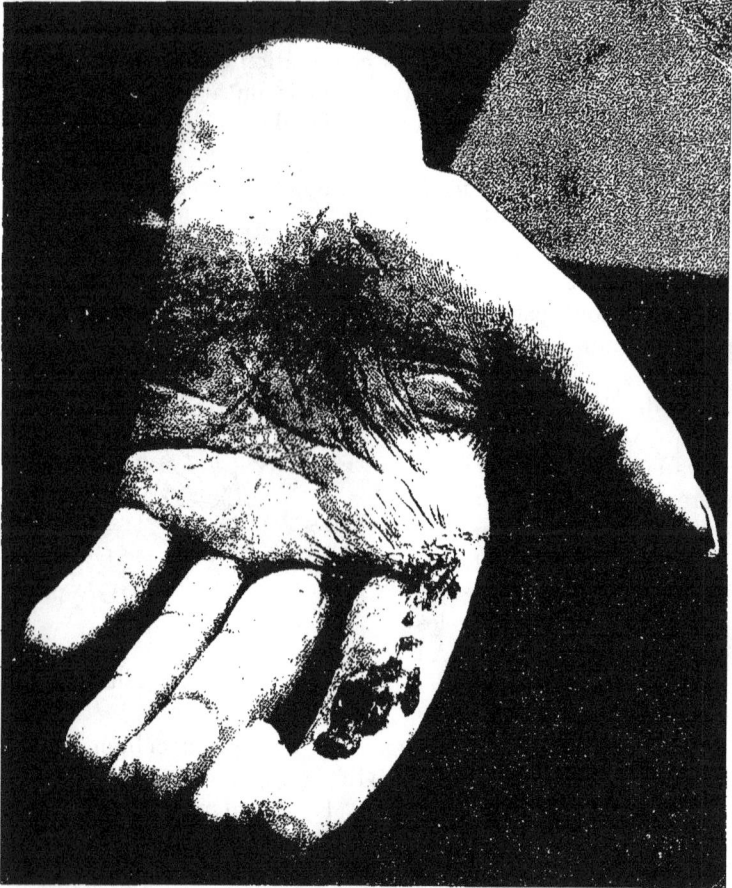

Fig. 19. — Actinomycose cutanée. Piqûre par un épi de blé. Un tampon d'ouate a été placé entre les deux doigts pour les écarter (Sicard).

de véritables galeries, comme fait la taupe dans les prairies, respectant en général les viscères, et laissant indemnes les vaisseaux. Des infections secondaires augmentent les fusées purulentes, et rendent bientôt les fistules intarissables. L'actinomycose ne donne pas lieu à des adénopathies spécifiques; si les ganglions sont pris, c'est par *infection secondaire*; par contre la *généralisation* par voie sanguine peut se voir, bien que rarement. En règle générale, l'actinomycose s'*étend de proche en proche*, et envahit progressivement les régions voisines.

Suivant la porte d'entrée, le *siège* de l'affection sera différent : Actino-

mycose cervico-faciale, consécutive aux inoculations pharyngo-buccales;
thoracique, dans les infections respiratoires; abdominale, quand le parasite
a parcouru les voies digestives; cutanée, quand il a pénétré par une plaie
des téguments. Leur fréquence varie. La face et le cou sont de beaucoup
les plus souvent atteints (fig. 20); le tronc est plus rarement malade; quant
aux membres, l'affection y est exceptionnelle (fig. 19).

Symptômes. — Le début se fait par une tuméfaction dure, ferme, mal
limitée; elle est douloureuse par englobement et compression des nerfs, et
ne s'accompagne que de peu de réaction inflammatoire. D'abord profonde,
la tumeur adhère bientôt à la peau, qui devient
rouge, violacée; des bosselures la soulèvent,
qui se ramollissent, s'ulcèrent, et donnent issue
à un pus séreux où l'on recherchera, comme
nous l'avons indiqué, les grains jaunes caractéristiques. L'évolution est fort lente, et avant
que la suppuration ne se soit fait jour, le **diagnostic** ne laisse pas que d'être fort difficile.
A la face, quatre symptômes prédominent, trismus, douleur, tuméfaction temporo-maxillaire,
intégrité du rebord alvéolaire et de l'os; on
pourra ainsi éliminer le sarcome, l'épulis,
l'ostéo-périostite du maxillaire inférieur. Au cou,
l'actinomycose simule un phlegmon ligneux; à
la langue, une syphilis sclérogommeuse.

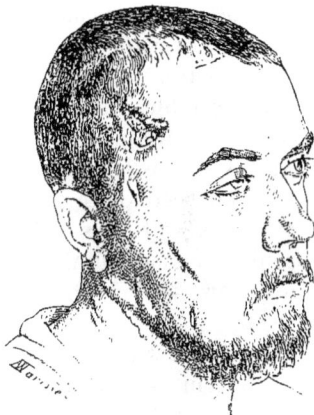

Fig. 20. — Actinomycose temporo-
faciale (Poncet).

La forme pleuro-pulmonaire rappelle la gan-
grène, les fistules pleurales, la tuberculose chronique. A l'abdomen, on
croit se trouver en présence d'une appendicite chronique, d'un néoplasme
ou d'une tuberculose iléo-cæcale. On a décrit un panaris, une appendicite,
un lupus actinomycosiques. Au pied, l'affection connue aux Indes sous le nom
de mal de madura, ne serait qu'une variété d'actinomycose des os du tarse.

Le **pronostic** varie avec la région, la thérapeutique chirurgicale étant la
seule qui, associée à l'iodure, donne de bons résultats. D'après les statistiques récentes, la mortalité se partagerait ainsi : A. cutanée, 2-5 pour 100;
A. cervico-faciale, 10-50 pour 100; A. abdominale d'origine intestinale
65 pour 100; A. thoraco-pulmonaire 85 pour 100. Quant aux cas exceptionnels d'actinomycose cérébro-spinale, ils se sont tous terminés par la mort.

Traitement. — Quand la maladie est accessible, le traitement chirurgical consiste en curettage, désinfection soignée des foyers infiltrés; en
extirpation quand ils sont limités. L'actinomycose interne ne relève que
du traitement par l'*iodure de potassium*, administré comme dans la syphilis
tertiaire. On prescrira d'abord 2 grammes d'iodure de potassium par jour,
puis on augmentera progressivement la dose, jusqu'à 8 grammes, et cela
pendant 20 jours environ. Le traitement sera repris après une semaine de
repos. La guérison des cas favorables est complète au bout de deux mois;
pour l'actinomycose accessible, le traitement ioduré sera un excellent adjuvant de l'*extirpation*, du *curettage* et du *thermo-cautère*.

                                                          AMÉDÉE BAUMGARTNER.

ADAMS (MALADIE). — V. Artérites. Pouls lent permanent.

ADDISON (MALADIE). — Syndrome clinique caractérisé par une *asthénie généralisée des troubles gastriques, des douleurs surtout à l'épigastre et aux lombes, et une coloration bronzée des téguments*, s'accompagnant de *taches pigmentaires sur les muqueuses.* Cette affection relève le plus souvent de la tuberculose des capsules surrénales : c'est une association du syndrome d'insuffisance capsulaire et du syndrome péri-capsulaire (V. Surrénales). L'existence de la *mélanodermie* est nécessaire pour affirmer l'existence de l'affection.

Étiologie. — La cause la plus fréquente de la maladie d'Addison est la *tuberculose capsulaire.* Primitive ou secondaire (tuberculose pulmonaire, génito-urinaire, vertébrale) elle survient ordinairement dans l'âge moyen de la vie. Il semble que les traumatismes antérieurs jouent un certain rôle dans sa production. Le syndrome addisonien peut, bien que plus rarement, se retrouver dans la syphilis surrénale héréditaire ou acquise, le cancer de la surrénale secondaire ou primitif : ce dernier se présente, soit sous forme de sarcome, soit sous celle d'épithéliome : on a décrit également comme cause de la maladie d'Addison le mycosis fongoïde.

Lésions. — Il suffit de retenir ici les lésions de la tuberculose capsulaire.

1º *Lésions des capsules surrénales.* — Les deux glandes sont ordinairement atteintes. Il peut s'agir de tuberculose aiguë granulique, plus fréquemment de tuberculose chronique. Dans ce dernier cas, les lésions scléro-caséeuses ou caséo-calcaires sont les plus fréquentes, déformant plus ou moins complètement la glande : on décrit cependant le tubercule isolé (rare), la caséose diffuse, la tuberculose fibreuse, la collection suppurée (abcès froid).

Les altérations semblent d'origine sanguine et artérielle : elles prédominent autour des artérioles. Alezais et Arnaud pensent que le début de la lésion peut aussi bien se faire dans la zone corticale que dans la zone médullaire.

2º *Lésions péricapsulaires.* — On verra plus loin leur importance pathogénique ; il faut signaler l'existence d'altérations nerveuses portant sur les nerfs et ganglions solaires emprisonnés dans une masse ganglionnaire caséeuse au niveau de la région cœliaque. On a retrouvé des altérations du ganglion-lunaire et de ses rameaux nerveux : on a même décrit dans certains cas de véritables lésions tuberculeuses de ce ganglion. Mais ces altérations nerveuses ne sont pas constantes.

3º *Lésions cutanées.* — Le pigment siège au niveau du corps muqueux de Malpighi sous la forme d'une ligne festonnée, brunâtre au voisinage des papilles : dans le derme et dans les papilles apparaissent les chromoblastes isolés ou groupés deux par deux. Il s'agit ici, non pas d'un pigment ferrugineux, mais d'un pigment d'élaboration cellulaire.

4º *Lésions des différents organes.* — Il suffit de noter les lésions du cervelet, de la moelle et des racines antérieures signalées par quelques auteurs. Les différents organes peuvent être atteints, la rate est fréquemment hypertrophiée ; on a signalé de la tuméfaction des follicules instestinaux et des plaques de Peyer avec pigmentation de ces plaques.

Symptômes. — Le début est ordinairement lent et insidieux ; souvent, . pendant plusieurs mois, on constate une sensation de faiblesse avec mauvaise humeur continuelle, des troubles digestifs, des douleurs épigastriques et lombaires.

A) **Symptômes cardinaux.** — A la période d'état, il existe *quatre symptômes cardinaux.*

1° L'*Asthénie*. — Ce symptôme est peut-être le plus caractéristique, c'est une lassitude profonde, une perte générale des forces, rendant pénible et même impossible le moindre travail physique : il ne s'agit pas là de paralysie. Les malades, repliés sur eux-mêmes, finissent par rester au lit, incapables de s'alimenter, redoutant la fatigue résultant du simple soulèvement du verre ou de la fourchette, éreintés, harassés, dans une apathie constante.

2° Les *Troubles gastro-intestinaux*. — L'*anorexie* est fréquente, le malade éprouvant un réel dégoût pour tout aliment. Les *vomissements* surviennent sans efforts, brusquement, et, au début, exclusivement le matin ; ils finissent par se produire après les repas, et même en dehors d'ingestion alimentaire. Le liquide rendu est incolore, muqueux, filant, parfois coloré par de la bile. Ces vomissements coïncident souvent avec une douleur spéciale au creux épigastrique que nous étudierons plus loin. La *constipation* enfin est habituelle, sauf dans les dernières périodes de la maladie où elle est remplacée par une diarrhée profuse.

3° Les *Douleurs*. — Les phénomènes douloureux sont variables d'intensité : ce peut être une sensation de réplétion, de gêne au creux stomacal, ou bien une hyperesthésie excessive à la pression dans tout point de l'abdomen. Ces douleurs sont *fixes* et s'irradient peu. Leurs sièges les plus fréquents sont : le creux épigastrique, les flancs, la région lombaire, les articulations. La rachialgie peut être tellement violente qu'elle force le malade à marcher courbé en deux.

4° La *Mélanodermie*. — Ce symptôme donne à la maladie d'Addison son caractère clinique le plus frappant. La mélanodermie siège au niveau de la peau et des *muqueuses*.

a) *Mélanodermie cutanée*. — Elle débute au niveau des endroits les plus exposés à l'air (front, cou, face dorsale des mains et poignets, avant-bras) ; elle gagne ensuite les parties normalement riches en pigment (mamelons, région axillaire, organes génitaux), puis les points, sièges de frottement ou de compression (face interne des cuisses, compression des jarretières au-dessus du genou, pli inguinal). Elle se généralise bientôt, ne respectant que la paume des mains et la plante des pieds, les paupières, la peau recouverte par la barbe et le cuir chevelu. L'intensité de la coloration est variable : au début, c'est une teinte gris clair ou gris rougeâtre (teinte sale) qui se fonce, devient brunâtre, mine de plomb, couleur de sépia.

Cette coloration peut être uniforme, d'autres fois ce sont des plaques pigmentées irrégulières, à bords mal circonscrits ; on a signalé de véritables placards blancs ressemblant à du vitiligo, se détachant en blanc mat sur la coloration bronzée du tégument. Enfin, assez fréquemment, on peut retrouver une véritable surcoloration au niveau des plaques pigmentées sous forme de petits points de la grosseur d'une tête d'épingle ou d'une lentille (aspect ocellé).

Les poils et les cheveux prennent parfois une teinte plus foncée, les dents gardent leur blancheur éclatante, les ongles également ; notons ici la blancheur de la lunule qui permettrait de différencier la mélanodermie pathologique de celle des races noires.

b) *Mélanodermie des muqueuses.* — La mélanodermie se rencontre également au niveau des muqueuses, au niveau de la face interne des joues sur les lèvres (placards irréguliers brun noirâtre rappelant ceux qu'on observe chez certains chiens de race), le palais, la langue, le gland, les petites lèvres et l'entrée du vagin ; on n'en retrouve ordinairement pas au niveau de la conjonctive.

B) **Symptômes accessoires.** — *Troubles circulatoires.* — L'*hypotension artérielle* est constante, elle peut tomber à 7 et au-dessous ; on note également la petitesse et l'accélération du pouls, la fréquence des syncopes, la sensation spéciale de froid qu'éprouvent les malades, enfin l'état d'anémie (bourdonnements d'oreille, vertiges, souffles vasculaires) ; on a signalé soit de l'hyperglobulie, soit de l'hypoglobulie, la valeur globulaire est normale ou peu diminuée, la leucocytose modérée (mononucléose, éosinophilie). Sergent signale le phénomène de la ligne blanche surrénale auquel il attache une grosse importance.

Troubles nerveux. — En dehors de l'asthénie, si constante dans la maladie d'Addison, on peut décrire une véritable *encéphalopathie addisonienne*, et certains auteurs admettent des rapports de causalité entre la maladie d'Addison d'une part, certaines formes de neurasthénie et de myasthénie bulbo-spinale (syndrome d'Erb) d'autre part.

C) **Symptômes généraux.** — L'*amaigrissement* est rapide, la température reste souvent normale pendant longtemps, l'hypothermie survenant à la période cachectique ; Gilbert et Grenet ont signalé des formes fébriles.

Les urines sont peu abondantes et ne contiennent ordinairement d'albumine qu'à la période terminale.

Marche. Terminaison. — L'affection a une marche lente et progressive ; l'asthénie survient d'abord, puis la mélanodermie, enfin la cachexie. La guérison est tout à fait exceptionnelle ; on signale des rémissions plus ou moins prolongées.

La *mort* se produit en trois ans le plus souvent, rarement l'affection dure plus longtemps. Cette mort lente résulte du progrès de la cachexie addisonienne (hypothermie, diarrhée profuse, amaigrissement extrême, odeur cadavérique spéciale). La mort peut au contraire survenir brusquement, soit sans cause, soit par suite d'une maladie intercurrente (angine, maladie infectieuse), d'une grossesse. Elle peut être *subite* sans *aucun autre symptôme*, ou bien se présenter avec tous les signes d'un empoisonnement suraigu (syndrome d'insuffisance capsulaire aigu) (V. Surrénales). Le surmenage musculaire, la fatigue peuvent être également la cause provocatrice de ces accidents.

Formes Cliniques.

1° *Formes suivant les symptômes.* — Elles sont multiples :

a) Formes avec prédominance d'un des quatre grands symptômes cardinaux (formes douloureuses, asthéniques, gastro-intestinales, mélanodermiques).

b) Formes avec des symptômes frustes. — La mélanodermie peut être latente. Jacquet et Trémolières ont montré qu'il suffisait pour la faire apparaître de déterminer une révulsion locale (cataplasme chaud). Les formes non mélanodermiques de la maladie d'Addison ne devraient pas rentrer dans cette affection : il s'agirait simplement là de syndromes d'insuffisance capsulaire. Aussi a-t-on souvent confondu certaines surrénalites simples avec le syndrome addisonien.

Les tuberculeux présentent souvent une pigmentation simple : moins diffuse que dans la maladie d'Addison, elle n'occupe que certaines régions (cou, mamelon, région axillaire, jamais la face ou les mains), elle siège également sur les lèvres et la face interne des joues. Certains auteurs font dépendre cette pigmentation d'une lésion de la surrénale, il s'agirait donc là d'un syndrome addisonien fruste.

c) Formes avec des symptômes anormaux. — C'est la forme à pigmentation anormale simulant le sarcome idiopathique, la forme péritonitique de Netter et Nattan-Larier, etc.

2° *Formes suivant la marche.* — On a signalé des formes aiguës, des formes très lentes ; les formes avec *rémissions* sont intéressantes, car la pigmentation, les phénomènes douloureux pourraient s'effacer pour réapparaître après une période d'accalmie parfois fort longue.

3° *Formes suivant l'âge.* — *Chez l'enfant*, la maladie d'Addison se distingue par le peu d'intensité des douleurs et la gravité des phénomènes gastro-intestinaux ; on note des vomissements avec fièvre et convulsions, de la diarrhée cholériforme (au lieu de la constipation comme chez l'adulte).

Signalons la coloration foncée des ongles et la fréquence de la mort subite : l'affection évolue assez rapidement (4 mois à 1 an).

Chez le vieillard, la maladie d'Addison est très rare et le symptôme dominant est l'asthénie.

Diagnostic. — A) **Diagnostic différentiel.** — 1° *Période de début.* — Le diagnostic se base surtout sur l'intensité de l'asthénie ; aussi peut-on confondre une maladie d'Addison au début avec certaines affections telles que la *neurasthénie*, les *leucémies*, l'*anémie pernicieuse*, la *tuberculose pulmonaire*, etc.

2° *Période d'état.* — Lorsque les quatre grands symptômes de l'affection sont au complet, le diagnostic est relativement facile. La *mélanodermie* constituant la manifestation clinique la plus frappante et souvent prédominante, nous discuterons ici rapidement le diagnostic avec les différents types de mélanodermie.

a) Est-ce de la mélanodermie ? — Il est facile de ne pas confondre avec les pigmentations cutanées dues à l'ictère, au hâle des rayons solaires ou des ouvriers verriers, à la coloration brune de la peau obtenue par le nitrate d'argent, etc.

b) Quelle est la cause des Mélanodermies ?

I. *Mélanodermies localisées.* — a) Il *existe une cause étiologique* facile à découvrir. Zona, chloasma, pigmentation de la ligne blanche (grossesse), traumatisme (teinture d'iode, plaie, etc., chez certains sujets).

b) *Il n'existe pas de cause évidente.* — Il faut, dans ces cas, rechercher la syphilis (cicatrices de chancre ou de gomme), dépister l'existence d'une affection nerveuse (syringomyélie-sclérodermie localisée) ou d'une maladie cutanée (nævus pigmentaire, sarcome mélanique, lentigo, vertiligo, etc).

Il suffira de noter ici qu'à part les cas de mélanodermies frustes, la mélanodermie addisonienne est toujours généralisée.

II. *Mélanodermies généralisées.* — Ce sont les plus importantes.

α) *Mélanodermies parasitaires.* — La maladie des vagabonds (phtiriase) peut prêter à l'erreur d'autant plus que Thibierge, Chauffard ont signalé la présence de taches pigmentées de la bouche au cours de cette affection. Mais la coloration des téguments occupe non pas spécialement les parties découvertes, mais le tronc, l'abdomen et les membres inférieurs ; la peau est rugueuse et porte des traces de grattage.

β) *Mélanodermies au cours des maladies infectieuses.* — Les fièvres éruptives peuvent laisser des cicatrices (variole, varicelle). La *pigmentation palustre* est diffuse, uniforme, respecte les muqueuses ; la coloration est différente de la coloration addisonienne habituellement brun grisâtre ; il existe des commémoratifs spéciaux, de l'hypertrophie splénique.

La *pellagre* donne une coloration noirâtre de la peau ; mais il existe un érythème spécial et des symptômes cérébraux permettant ordinairement de reconnaître facilement l'affection.

La *tuberculose pulmonaire* à la troisième période peut s'accompagner d'une pigmentation plus ou moins marquée des téguments ; nous avons vu que les auteurs ne sont pas d'accord sur la valeur pathogénique de ce symptôme.

La *syphilis* secondaire donne lieu à une éruption de syphilides pigmentaires en dentelles à larges mailles, siégeant ordinairement au cou, parfois aux aisselles, rarement généralisée. Des syphilides ulcéreuses anciennes ont pu laisser des cicatrices gaufrées entourées d'une zone pigmentée. Enfin des gommes disséminées peuvent donner lieu à des cicatrices déprimées bordées d'une zone pigmentée.

γ) *Mélanodermies dans les intoxications.* — Il s'agit surtout ici de l'intoxication arsenicale. Elle peut donner lieu à une pigmentation cutanée, finement mouchetée, ressemblant à la mélanodermie addisonienne (Enriquez et Lereboullet). Il n'existe pas de pigmentation sur les muqueuses, la coloration est surtout marquée au tronc, à l'abdomen et à la racine des membres ; elle est très peu intense au niveau des mains et des pieds et des organes génitaux : il existe, outre un aspect lichénoïde de la peau des mains et des pieds, des symptômes généraux d'intoxication. On peut faire rentrer dans les mélanodermies toxiquées, la mélanodermie dans les cachexies (cancer, etc.).

δ) *Mélanodermies nerveuses.* — Nous signalerons les mélanodermies dans la maladie de Recklinghausen la sclérodermie généralisée, la lèpre, la maladie de Basedow, etc. (v. c. m.).

ε) *Mélanodermies d'ordre viscéral.* — Pratiquement, le diagnostic se localise entre trois affections viscérales : la maladie d'Addison d'ordre surrénal, les cirrhoses et en particulier la cirrhose hypertrophique pigmentaire, enfin les affections pancréatiques.

Mélanodermies hépatiques. — Il peut s'agir soit de mélanodermie bilieuse (cholémie familiale de Gilbert et Lereboullet, ictère noir), soit de diabète bronzé. Dans ce dernier cas, l'hypertrophie du foie, la glycosurie, la marche de l'affection font faire le diagnostic.

Mélanodermies pancréatiques. — On a décrit, dans certaines affections pancréatiques et particulièrement dans le cancer du corps du pancréas, une pigmentation cutanée qui a pu être prise pour une maladie d'Addison. D'autant plus que la cachexie pancréatique se fait remarquer par l'amaigrissement extrème et rapide du sujet, et une sensation de fatigue et de faiblesse pouvant être prise pour de l'asthénie addisonienne.

B) **Diagnostic étiologique.** — Le diagnostic de maladie d'Addison étant fait, il faudrait encore rapporter cette affection à sa véritable cause. La *tuberculose* est de beaucoup la maladie le plus fréquemment en jeu, mais elle n'en est pas la cause exclusive. Enfin, qui dit tuberculose des capsules surrénales, ne dit pas toujours maladie d'Addison : il s'agit alors de phénomènes d'insuffisance capsulaire chronique (V. SURRÉNALES).

La tuberculose capsulaire peut être primitive, ou bien survenir comme épiphénomène chez des tuberculeux avérés (tuberculose pulmonaire, mal de Pott, tuberculose intestinale, génito-urinaire), dans ce dernier cas, son tableau clinique se confond plus ou moins avec celui de la localisation tuberculose primordiale.

La *syphilis surrénale* peut se manifester chez l'enfant et chez l'adulte par les signes du syndrome addisonien ; l'origine spécifique de l'affection ne peut être soupçonnée que par l'efficacité du traitement.

Le *cancer des surrénales* secondaire, mais surtout primitif (sarcome, épithéliome), peut se révéler par un syndrome clinique rappelant d'assez près la maladie d'Addison : douleurs lombaires survenant par crises, vomissements, diarrhée, gène respiratoire, anémie. La pigmentation est du reste *loin d'être constante* : nous l'avons trouvée, dans un cas, tout à fait analogue à celle de la maladie d'Addison. L'œdème des membres inférieurs ou simplement des pieds et des malléoles serait par contre un symptôme fréquent ; on a signalé également la présence de l'hypothermie, de l'ascite et d'une véritable tumeur surrénale perceptible à la palpation. L'affection dure de quelques mois à un an : la mort peut être subite, survenir dans le coma, résulter de complications (hématémèse, hématurie, perforation du cæcum, généralisation fréquente de la tumeur, au foie et au poumon). Le diagnostic de ce cancer primitif de la capsule est donc extrèmement délicat, il n'emprunte du reste que rarement le tableau clinique du syndrome addisonien.

On a signalé enfin le *mycosis fongoïde* comme une cause de maladie d'Addison.

Pathogénie. — La pathogénie de la maladie d'Addison est encore aujourd'hui discutée. Trois théories sont en présence :

1° *Théorie surrénale.* — La maladie d'Addison serait sous la dépendance exclusive d'une lésion des glandes surrénales. Mais on a signalé des cas d'absence congénitale des deux capsules sans addisonisme, de même des observations de tuberculose bilatérale des capsules sans mélanodermie.

2° *Théorie nerveuse.* — Elle s'appuie sur l'existence de lésions du sympathique abdominal sans lésion des capsules et avec maladie d'Addison.

3° *Théorie mixte.* — Chauffard, le premier, Sergent et Bernard différencient le syndrome d'insuffisance capsulaire du syndrome péricapsulaire. La maladie d'Addison serait due à la concomitance des deux syndromes (V. Sur-rénales).

La mélanodermie serait surtout un phénomène péricapsulaire; elle serait d'origine nerveuse; au cours de la maladie d'Addison nous avons vu que les ganglions semi-lunaires et le plexus solaire ou même simplement les filets intracapsulaires sont lésés; on cite même des cas où la mélanodermie apparaît par simple compression ganglionnaire des semi-lunaires et du plexus solaire, la lésion restant limitée à une glande. Le sympathique serait le régulateur de la pigmentation cutanée. Malheureusement, cette théorie sympathique de la mélanodermie n'explique pas tous les faits, tels, par exemple, ceux où la mélanodermie fait défaut lors de la destruction complète des ganglions semi-lunaires ou péricapsulaires. Aussi, certains auteurs pensent que le sympathique joue simplement le rôle de régulateur de la genèse pigmentaire, celle-ci se faisant aux dépens de la surrénale (Laignel-Lavastine). Lœper et Oppenheim admettent une théorie mixte. ils pensent que la pigmentation est le fait du sympathique abdominal; mais la sécrétion surrénale exerce une action véritablement tonique sur le système nerveux dans la régulation pigmentaire.

Traitement. — Il consistera surtout en une hygiène sévère analogue à celle des tuberculeux. On prescrit souvent l'arsenic sous forme de liqueur de Fowler ou de cacodylate de soude; certains auteurs, avec Sergent, considèrent l'arsenic comme un poison violent pour les surrénales. La médication phosphatée, la lécithine, l'huile de foie de morue, sont pour eux des remèdes excellents.

Le malade sera au repos complet et on s'efforcera de l'isoler des sujets atteints de maladies infectieuses. On combattra de plus les différents symptômes qui peuvent survenir, tels que les vomissements (eau chloroformée, boissons glacées).

Traitement opothérapique. — L'opothérapie surrénale (Gilbert et Carnot) aurait amené des cas de guérison à peu près complète: le fait, tout en étant exceptionnel, semble devoir être confirmé.

Le plus souvent, l'opothérapie surrénale ne provoquera que des améliorations, mais celles-ci peuvent être notables, surtout en ce qui concerne l'hypotension artérielle, l'asthénie, les troubles digestifs. Mais il est nécessaire que le traitement soit institué de bonne heure.

Il semble que cette méthode thérapeutique ne soit cependant pas sans danger; en dehors des petits signes d'intolérance, tels que nausées, vertiges, tremblement, des accidents plus graves ont été signalés, tels que des signes de néphrite aiguë. Enfin la mort subite ou l'aggravation des symptômes ont été plusieurs fois notées. On ne peut donc dire que cette méthode thérapeutique soit inoffensive, et si elle a donné de bons résultats, parfois, il n'en a pas été toujours ainsi; il ne faudra donc l'administrer qu'avec une extrême prudence.

L'opothérapie surrénale agirait peut-être en provoquant une hypertrophie compensatrice des parties encore saines des capsules (Béclère), d'où suractivité fonctionnelle et rétablissement de la double fonction antitoxique et hypertensive.

Mode d'emploi. — Il a été réglé minutieusement par Lœper et Oppenheim. Ces auteurs rejettent l'emploi de l'adrénaline.

On commencera la médication par voie gastrique, et ce n'est qu'après l'échec de celle-ci qu'on sera autorisé à recourir aux injections.

Voie gastrique. — On commencera toujours par des doses faibles; on préférera l'ingestion de glande fraîche à celle de poudre desséchée ou d'extrait. On donnera d'abord une demi, puis une capsule de mouton (la capsule de mouton pèse 2 gr. 50 à 5 gr.), ou un poids équivalent de capsule de veau. Les doses seront élevées progressivement suivant le résultat du traitement. Si l'on donne des poudres desséchées on emploiera des doses six fois moins élevées (soit 20 à 40 centigr.).

Injections. — On se servira de préférence des extraits hydro-glycérinés de capsules de mouton à la dose de 1 à 5 c. c. Cet extrait se prépare en faisant macérer pendant 24 heures un poids donné de glande dans trois fois son poids de glycérine officinale préalablement chauffée à 140° et en ajoutant une quantité égale d'eau bouillie stérilisée contenant 25 gr. de NaCl par litre. Il sera toujours prudent de diluer la dose d'extrait hydroglycériné dans une assez forte quantité de sérum artificiel, par exemple 10 ou 20 c. c. pour 1 c. c. d'extrait.

Ces injections sont souvent douloureuses et amènent parfois la production d'abcès au niveau de la piqûre.

La médication sera surveillée de près, et aux moindres symptômes d'intolérance (vertiges, nausées, bouffées de chaleur, tremblement) sera immédiatement suspendue.

Le traitement sera suivi très longtemps; Béclère, dans son cas de guérison, l'avait continué pendant quatre mois et demi.   *F. RATHERY.*

ADÉNIE. — V. Leucémie, lymphadénie.

ADÉNITE AIGUË. — **Adéno-phlegmon**. — L'inflammation aiguë des ganglions lymphatiques est d'une fréquence extrême; presque toutes les lésions viscérales ou tégumentaires retentissent, en effet, sur les ganglions; dès que les micro-organismes qui ont provoqué une inflammation ont pénétré dans les lymphatiques, ils arrivent, charriés par la lymphe, jusqu'aux ganglions où ils sont *arrêtés*; et, comme le ganglion est un puissant organe de défense, la réaction est vive, et c'est cette réaction, à laquelle prennent part tous les éléments du ganglion, — cellules endothéliales, vaisseaux, globules blancs, — qui constitue l'adénite.

L'infection des ganglions se fait quelquefois — rarement — d'une façon directe; le plus souvent la plaie infectée siège loin et les ganglions sont infectés par l'intermédiaire des *lymphatiques* et il y a en même temps *adénite et lymphangite*.

Engorgement, suppuration, voilà les deux stades de l'inflammation ganglionnaire. Au premier stade, le ganglion est *gros, ferme*, d'un *rouge brun* à la coupe et, si l'infection ne triomphe pas de la résistance des *éléments* du tissu ganglionnaire, tout s'arrête là et la restitution *ad integrum* peut se produire.

Si l'adénite suppure, l'infection se propage presque toujours à la zone conjonctive périganglionnaire ; le ganglion et la zone conjonctive qui l'entoure adhèrent, forment une seule masse et la suppuration est le plus souvent intra et péri-ganglionnaire en même temps : c'est l'*adéno-phlegmon classique*.

Symptômes et Diagnostic. — Les adénites profondes — adénites d'origine viscérale — telles que l'adénite médiastinale, mésentérique, iliaque, pelvienne, etc. (v. c. m.), ne nous occuperont pas ; nous n'envisagerons que les adénites aiguës *superficielles* ou *sous-aponévrotiques* d'origine tégumentaire.

Ce qu'on observe le plus souvent, en clinique, c'est l'*adénite circonscrite*. Elle peut survenir d'emblée, ou précéder la lymphangite. Quelques jours, parfois même quelques heures, après l'apparition d'une plaie infectée, le malade est pris de quelques *frissons*, de *fièvre* en même temps que la *douleur* de la région ganglionnaire du territoire infecté et l'*impotence* fonctionnelle annoncent l'*adénite*.

Examine-t-on la région incriminée, on trouve *au début* un *seul* ganglion *gros, douloureux*, mobile : *adénite mono-ganglionnaire* ; bien vite apparaissent, autour de ce ganglion initial, d'autres petites tumeurs dures, roulant sous le doigt, l'adénite est devenue *poly-ganglionnaire* ; mais le ganglion initial, celui qui reçoit *directement* les lymphatiques, le ganglion *anatomique*, reste toujours plus gros que les autres. Bientôt — si la suppuration se produit — la douleur augmente, les ganglions perdent leur immobilité, la *peau s'œdématie, rougit, adhère* aux ganglions et la fluctuation apparaît ; c'est l'*adéno-phlegmon circonscrit classique* ; et, si un coup de bistouri n'intervient pas, la peau s'amincit, l'abcès s'ouvre spontanément et, chez un sujet bien portant et bien traité, la cavité bourgeonne, se comble et se cicatrise.

Le diagnostic de cette adénite circonscrite est très facile et les notions anatomiques nous renseignent sur la lésion originelle.

Il est essentiel de se rappeler les deux principes suivants :

1º Dans tous les cas de plaie septique ou d'inflammation tégumentaire il faut examiner le territoire ganglionnaire correspondant, qui souvent est atteint, alors qu'il n'existe pas de lymphangite intermédiaire.

2º Dans tous les cas d'adénite, il faut examiner les régions tégumentaires tributaires du territoire ganglionnaire enflammé. On y trouvera souvent la cause de l'adénite (plaie, inflammation) qu'il faut soigner.

Mais lorsque l'adéno-phlegmon est sous-aponévrotique — comme au niveau du creux poplité, sous l'angle de la mâchoire — la fluctuation est difficile à percevoir, elle est tardive aussi et en pratique il ne faut jamais attendre la fluctuation pour inciser ; *dès que l'œdème de la peau se montre*, c'est qu'il y a du pus sous l'aponévrose : il faut inciser, car ce sont des adéno-phlegmons sous-aponévrotiques qui exposent aux fusées purulentes.

Quelquefois, à la suite de piqûres très septiques, le pus franchit vite la zone ganglionnaire, fuse en nappe, décolle les tissus ; il se forme de vastes anfractuosités qui — si le malade ne succombe pas — mettent des mois à se cicatriser ; c'est dans cette *forme diffuse d'emblée* qu'on observe des ulcérations des gros vaisseaux, veine jugulaire, artère carotide, etc.

Enfin, quelquefois, la réaction ganglionnaire est *minime*, mais les phénomènes généraux sont très graves : c'est la forme *septicémique* avec haute fièvre, délire, complications viscérales ; elle se termine souvent par la mort.

Traitement. — Il ne faut pas s'attarder au traitement *résolutif* : pansement humide, compression ouatée, teinture d'iode, car la suppuration dépend avant tout de la virulence de l'agent infectant et le chirurgien a peu d'action sur cette virulence. *Tout adéno-phlegmon, superficiel ou profond, doit être incisé, vidé, drainé.*

Dans les adénopathies superficielles de l'aine, de l'aisselle (v. c. m.), on peut attendre la fluctuation pour inciser ; mais il faut intervenir *hâtivement* dès que la peau s'œdématie ; dans les adéno-phlegmons profonds il ne faut jamais attendre la fluctuation. Les adéno-phlegmons siègent en général au voisinage immédiat de gros vaisseaux, aussi faut-il avoir cette notion présente à l'esprit quand on incise.

A l'aine, l'adénite est au-devant des vaisseaux fémoraux, il ne faut pas, par conséquent, plonger profondément la pointe du bistouri ; à l'aisselle, on écartera le bras et on incisera *sur la paroi thoracique*, le long du bord inférieur du grand pectoral ; au cou, dans la région poplitée, on incisera couche par couche, prudemment, afin d'éviter la blessure des vaisseaux et nerfs de la région.

On incise toujours au point le plus déclive pour faciliter le *drainage* et on fait, s'il y a des culs-de-sac, autant de *contre-ouvertures*.

Sur la plaie, on applique des pansements humides antiseptiques et on soigne l'état général afin d'aider la cicatrisation et d'éviter la chronicité et la persistance de fistules.   *ANSELME SCHWARTZ.*

ADÉNITE CHRONIQUE. — Il faut entendre sous ce nom toute inflammation chronique des ganglions entretenue par l'apport continu, répété, prolongé d'agents infectieux banaux *non spécifiques*. C'est ainsi qu'on observe des adénites *à l'aine* chez des gens dont les orteils ont des ongles incarnés, chez les individus porteurs depuis longtemps d'un ulcère variqueux de jambe : les ouvriers aux mains calleuses, crevassées, constamment souillées de liquides irritants et de poussières, sont souvent atteints d'adénite chronique de l'aisselle ; l'adénite chronique sous-maxillaire se rencontre souvent chez les individus sujets à des poussées répétées d'ostéo-périostite, etc. *Il existe bien des adénites, autrefois étiquetées tuberculeuses et qui sont dues à des agents infectieux banaux.*

Dans tous ces cas, la lésion causale est banale, non spécifique, et il faut éliminer de l'étude des adénites chroniques les *adénites tuberculeuses* (v. c. m.), les *adénites vénériennes* (V. Bubons), les *adénites cancéreuses*.

Symptômes. — Les adénites chroniques ne se montrent presque jamais *d'emblée*; elles succèdent habituellement à une ou plusieurs poussées d'adénite *aiguë* ou *subaiguë* ; ces poussées laissent après elles quelques ganglions augmentés de volume, indolores, mobiles et dont l'évolution est très variable.

Le plus souvent ces ganglions restent dans cet état pendant de longs mois ; puis à l'occasion d'une fatigue, d'une irritation au niveau de la lésion causale, ces ganglions deviennent *douloureux*, leur mobilité *diminue*; bref, ils sont le siège d'une poussée subaiguë ; au bout de quelques jours tout rentre dans l'ordre jusqu'à une prochaine poussée. Quelquefois, au cours d'une de ces poussées, les ganglions suppurent et des fistules interminables en sont souvent la conséquence.

Souvent, lorsque la plaie, l'ulcère, le foyer irritatif ont disparu, les ganglions diminuent progressivement de volume et à la longue la sclérose les envahit, les durcit ; le ganglion s'atrophie et quelquefois se perd dans une masse graisseuse développée autour d'eux; c'est la *pseudo-lipomatose des ganglions*.

Diagnostic. — Quelquefois, la relation causale entre une lésion de voisinage, ongle incarné, ulcère, poussées d'eczéma et l'adénopathie est évidente et le diagnostic facile. Mais souvent la lésion initiale a disparu depuis longtemps, l'adénopathie persiste et alors la confusion avec l'adénite tuberculeuse est presque fatale ; aucun caractère clinique ne les différencie et seul l'examen histologique pourra éclairer le diagnostic.

Traitement. — Il faut avant tout soigner antiseptiquement la lésion causale; l'adénite se résorbe souvent d'elle-même ; on aidera la résorption en appliquant localement la pommade iodurée, l'emplâtre de Vigo ou de la teinture d'iode. Lorsque l'adénite suppure on se comportera comme dans les cas d'adénite aiguë.   *ANSELME SCHWARTZ.*

ADÉNITE TUBERCULEUSE. — Les adénites chroniques — les adénites cervicales en particulier — étaient autrefois décrites comme une manifestation d'un état général, *la scrofule* ; c'était le règne des « écrouelles », des ganglions « strumeux » de la « scrofule ganglionnaire ». (V. Scrofule.)

L'anatomie pathologique, les inoculations, la bactériologie ont peu à peu éclairé cette question autrefois si obscure et démontré l'identité absolue de la scrofule et de la tuberculose ganglionnaire.

L'adénite tuberculeuse est surtout fréquente dans l'enfance et le jeune âge ; aucun groupe ganglionnaire n'y échappe, mais la localisation de beaucoup la plus fréquente est la région cervicale.

Elle s'observe d'habitude chez les enfants à hérédité suspecte. mal nourris, chétifs, surmenés, bref, chez ceux que leur hérédité ou les mauvaises conditions hygiéniques prédisposent à l'infection tuberculeuse.

Celle-ci peut survenir dans trois conditions différentes : tantôt il s'agit d'une *infection secondaire* des ganglions, à la suite d'une tuberculose viscérale, osseuse ou tégumentaire ; tantôt le bacille de Koch s'abat sur des ganglions atteints d'une *adénite chronique banale* qui « a fait le lit » à la tuberculose ; tel est le cas des adénites à la suite de blépharo-conjonctivites à répétition, d'impétigo, de carie dentaire. Tantôt enfin l'infection est primitive.

Dans ces deux derniers cas, la pénétration du bacille se fait à la faveur d'une lésion cutanée ou muqueuse qui sert de porte d'entrée : les amygdales, les végétations adénoïdes, la carie dentaire jouent à cet égard un rôle fréquent de porte d'entrée pour le bacille de Koch.

Les ganglions atteints présentent les lésions classiques de la tuberculose : granulation grise ou jaune, nodules tuberculeux avec leur évolution, soit vers la sclérose — c'est le processus habituel de la guérison des écrouelles — soit vers le ramollissement et la caséification. Ce qui intéresse la clinique, c'est que, lorsque le ganglion se caséifie, la membrane tuberculigène finit presque toujours par rompre la coque périphérique du ganglion et par infiltrer le tissu conjonctif périganglionnaire ; c'est ainsi qu'on explique les abcès froids intra et extraganglionnaires, les fusées lointaines et les généralisations possibles.

Symptômes et Diagnostic. — Bien qu'ont ait observé des cas *d'adénite tuberculeuse aiguë*, le plus souvent le *début* est *insidieux*.

Tantôt un ganglion *isolé* du cou, de l'aisselle, de l'aine grossit, devient ovoïde, globuleux, tout en restant *indolent* et *mobile*, adénite *mono-gan-glionnaire*. Tantôt *plusieurs* ganglions d'un même groupe ou les ganglions de plusieurs groupes voisins se prennent. Chaque ganglion du groupe peut rester mobile et garder son indépendance ; les ganglions forment alors une grappe, une chaîne, un chapelet : c'est le type des *poly-adénites des strumeux*.

L'hypertrophie jointe à la mobilité peut persister de longs mois, évoluer vers la *sclérose* — ainsi disparaissent à la puberté les écrouelles de l'enfance. — ou au contraire se terminer par la caséification : c'est l'*abcès froid gan-glionnaire*. Dans ce dernier cas, la mobilité disparaît, la résistance élastique aussi, et la caséification frappe toute une grappe de ganglions, tous ces ganglions devenus adhérents, indistincts, noyés dans une gangue de péri-adénite, forment *un paquet* : c'est le bubon massif; bientôt la peau s'ulcère en *plusieurs endroits*, le pus se vide et il reste autant de cavernes ouvertes à l'extérieur par des orifices déchiquetés, à bords rougeâtres, violacés, amincis et qui — si un traitement approprié n'intervient pas — persistent des années. Lorsque la guérison survient, les cavernes se comblent petit à petit mais il reste autant de cicatrices lisses et dont la difformité est indélébile.

Telle est l'évolution habituelle de l'adénophlegmon tuberculeux : l'adénite évolue sans grand retentissement sur l'état général. Mais il n'en est pas toujours ainsi et les strumeux sont souvent victimes de la tuberculose pulmonaire, de la méningite, de la tuberculose miliaire aiguë.

Le diagnostic est en général facile. C'est surtout à la période de crudité, alors que le paquet ganglionnaire est encore induré, que ce diagnostic peut présenter certaines difficultés.

Un examen minutieux de tout le territoire dont les ganglions sont tributaires permettra également d'éliminer la syphilis, le chancre mou ou le cancer. Seul le lymphadénome malin présente certaines analogies avec la forme *hypertrophiante*, *lymphomateuse*, de la tuberculose ganglionnaire. Cependant, dans le lymphadénome malin, on trouve des altérations de divers organes : le foie et la rate sont augmentés de volume; le sang présente des modifications importantes (augmentation considérable des leucocytes); le sujet se cachectise comme dans les néoplasmes malins.

Il ne faut pas oublier l'existence possible de ces formes hybrides, des adénites syphilo-strumeuses (scrofulate de vérole) dans lesquelles le diagnostic peut être assez épineux.

Traitement. — Le traitement général joue le premier rôle : l'hygiène, la suralimentation, le grand air, le séjour prolongé à la mer, les bains chlorurés sodiques; l'huile de foie de morue en hiver, les préparations arsenicales ou martiales constituent la base du traitement général; il suffit pour faire diminuer et même disparaître des ganglions malades depuis des mois, même des années.

Le traitement local varie avec la forme de l'adénite; contre-indiqué dans la poly-micro-adénite généralisée et dans toutes les formes d'adénite tuberculeuse compliquant une tuberculose viscérale, il est d'une grande efficacité chez les sujets jeunes porteurs de *gros paquets* ganglionnaires formant tumeur, en une seule région. Négligés, ces paquets ganglionnaires suppurent, des fistules se forment, qui ouvrent la porte aux infections secondaires et qui, guéries, laissent à leur place des cicatrices irrégulières, saillantes et disgracieuses. C'est contre ces suites fâcheuses — fistulisation, cicatrice vicieuse, infection secondaire — que luttent les trois méthodes chirurgicales actuellement usitées.

Les injections intraganglionnaires, l'ablation et le curettage. — Les substances employées dans la pratique des *injections intraganglionnaires* sont nombreuses; l'iodoforme en solution dans l'éther, en émulsion dans la glycérine ou dans l'huile, est le plus usité; en général, on injecte tous les 8 jours une demi-seringue de Pravaz d'éther iodoformé à 10 pour 100. Les ganglions *non caséeux* se rétractent après sept ou huit injections; parfois, au contraire, sous l'influence du traitement, ils se ramollissent; en ce cas, on les ponctionne au point déclive à l'aide d'une *aiguille fine*, on vide le pus et on injecte de nouveau la solution ou l'émulsion iodoformée. Même conduite dans les cas de ganglions suppurés d'emblée.

Le *curettage* n'est guère indiqué que dans les adénites suppurées. On ouvre la poche, on la vide, on gratte ses parois et on draine.

L'*extirpation*, enfin, a pour but de faire l'exérèse totale des ganglions atteints.

La conduite à suivre n'est pas encore absolument fixée et l'accord est loin d'être fait. Cependant il est possible de préciser quelques points de thérapeutique.

Tout d'abord, commencer par le traitement général et, en cas d'échec seulement, s'adresser à la thérapeutique chirurgicale.

Dans la *forme hypertrophiante*, après échec du traitement médical, c'est l'extirpation qui constitue le procédé de choix.

Dans la *forme caséeuse*, injections interstitielles et, en cas d'échec, extirpation.

Dans la *forme suppurée*, injections interstitielles; en cas d'échec, incision large et grattage; si l'abcès est réchauffé, il faut inciser.

Dans la *forme fistuleuse* enfin, l'extirpation large donne les meilleurs résultats. Signalons, en passant, la méthode de Beck, c'est-à-dire l'injection de pâte bismuthée, qui paraît donner des résultats tout à fait encourageants.   *A. SCHWARTZ.*

ADÉNITE VÉNÉRIENNE. — V. BUBONS.

ADÉNO-FIBROME. — V. TUMEURS, SEIN (TUMEURS BÉNIGNES).

ADÉNOÏDES (VÉGÉTATIONS). — Dans la muqueuse qui tapisse la voûte du pharynx sont disséminés d'abondants follicules clos, qui se massent principalement en une formation ganglionnaire nommée *amygdale pharyngée* ou *de Luschka*. Ce tissu s'hypertrophie parfois au point de former de monstrueuses granulations, des végétations qui peuvent obstruer l'arrière-cavité des fosses nasales. Ce sont les végétations adénoïdes.

Le terrain lymphatique avec ou sans scrofule vraie, la tendance aux adénopathies favorisent cette production pathologique, assez fréquente chez l'enfant, mais qui peut s'observer chez l'adulte.

Le catarrhe chronique de cette région pharyngée nasale, l'irritation habituelle due au froid et à l'humidité exaspèrent la production adénoïde; la prédisposition héréditaire et les affections catarrhales, la rougeole principalement, accumulent ces tissus de défense à l'entrée des voies respiratoires. Cette multiplication d'organes à sécrétion interne, comme les hypertrophies ganglionnaires en général, doit être considérée comme la manifestation d'une véritable diathèse de défense organique quand elle ne dépasse pas certaines limites. Mais au delà de ces limites, outre la gêne qu'elle apporte au libre fonctionnement de l'appareil respiratoire, elle devient par elle-même pathologique, et il existe vraisemblablement de l'hyperadénoïdisme comme il y a de l'hyperthyroïdisme. C'est alors une nouvelle forme de diathèse dont il faut libérer l'organisme, une auto-intoxication ajoutée aux gênes mécaniques et aux engorgements muqueux.

Symptômes. — Tant que la gêne respiratoire n'est pas formelle, les végétations passent inaperçues, si l'on n'est pas averti par les troubles auriculaires et tubaires qu'elles provoquent habituellement. Mais, dès que le nez devient moins praticable à la respiration, un cercle vicieux s'établit qui accumule rapidement les symptômes et rend manifeste la lésion, — la respiration buccale condamne le nez à l'inactivité physiologique; le nez se comble, la muqueuse entière s'épaissit et s'infiltre et le type respiratoire nasal se transpose en type buccal.

C'est moins le trouble nasal et pharyngé qui s'impose à l'attention que sa conséquence immédiate, la *respiration buccale*. Celle-ci entraîne la sécheresse de la bouche et du gosier, la dessiccation et la fétidité du mucus, la respiration bruyante dans le sommeil, l'agitation du dormeur, et parfois des crises de laryngite striduleuse. La glotte, la trachée et les bronches reçoivent un air qui n'est ni lubrifié ni échauffé dans les méandres des fosses nasales:

l'enfant a la « poitrine grasse », tousse facilement, fait bronchites sur bronchites. Il bave en dormant; ses dents s'altèrent bientôt.

Le défaut de coaptation des mâchoires laisse les jeunes dents pousser follement, sans alignement et sans tassement; la voûte palatine s'incurve à la longue, prend une forme ogivale comme si le développement des fosses nasales retardait sur le développement buccal.

Les trompes d'Eustache s'ouvrent de moins en moins bien, leurs parois s'infiltrent, leur lumière s'efface par l'hypertrophie de l'amygdale tubaire, et, si elles s'ouvrent encore de temps à autre, c'est sur un cloaque bientôt purulent.

L'effort respiratoire fréquent, ne trouvant pas à déboucher les fosses nasales, fait ventouse sur la muqueuse pharyngée, sur la paroi tubaire, et, si la trompe est béante, ce qui peut se produire par la turgescence même du méat, fait également ventouse dans la caisse et accélère encore la rétraction tympanique. La surdité s'installe ainsi peu à peu, et aussi les propagations septiques du pharynx à l'oreille moyenne. — Les otites aiguës ne sont pas rares dans ces cas, par exaspération de la virulence dans la cavité close que forme la caisse au moindre boursouflement de sa muqueuse. Pour savoir si les oreilles d'un enfant sont menacées par les végétations du pharynx et des trompes, il suffit de placer sur les genoux de l'enfant le pied d'un gros diapason; si l'enfant, outre la trépidation au genou, perçoit un bruit par l'oreille, il y a beaucoup de présomption en faveur d'une surdité future, même si la respiration était d'ailleurs parfaite.

La *surdité*, le *bourdonnement* et le *vertige* sont les symptômes les plus fréquents; les *otalgies*, dues à des rétentions tympaniques plus ou moins durables sans otite vraie, se rencontrent aussi fréquemment. L'effort cérébral que fait l'enfant, à l'âge où il doit apprendre surtout par l'ouïe, et aussi l'appel constant du cerveau aux informations labyrinthiques d'attitudes et d'équilibre, à cet âge où l'on court, où l'on saute, cet effort cérébral crée une sorte de surmenage central qui, à l'occasion, sera un appel à l'élection hystérique et la surdité verbale, la surdité hystérique, l'astasie-abasie des enfants n'ont souvent pas d'autre cause.

La rétraction tympanique, due soit au défaut de ventilation tubaire, soit à l'aspiration directe, donne au tympan une tension exagérée qui le rend plus sensible que d'habitude aux vicissitudes hygrométriques et barométriques. Les enfants sont plus sourds, plus vertigineux par les temps humides et par les faibles pressions.

Cette surdité compromet l'éducation de l'enfant; elle ajoute à l'hébétude de sa physionomie, de son faciès si particulier, le *faciès adénoïdien*. — La bouche ouverte, les yeux sans vivacité, le regard lourd, les lèvres épaisses, le teint blême, les traits flasques, la place énorme que prend l'effort respiratoire dans ce visage où il est normalement invisible, le nasonnement, les consonnes occlusives le plus souvent esquivées et incomplètes, la faiblesse de l'intonation, le timbre monotone de la voix, donnent à la physionomie l'expression du développement arrêté, d'une insuffisance générale de la mimique, du regard, de la parole et de la respiration. Le nez reste en arrière du développement de tout le visage; l'abaissement du menton accentue encore la prédominance d'action et de développement des parties inférieures, les moins nobles, de la face.

Il y a souvent aussi arrêt de développement intellectuel, anorexie marquée pour toute acquisition scientifique, manque de pénétration, de tenue dans l'effort d'apprendre, de mémoire; il y a comme une oppression cérébrale qui s'associe à l'oppression respiratoire, un véritable « rhume de cerveau ».

Le type respiratoire, vicié à l'origine de l'arbre aérien, se vicie également dans l'appropriation de la cage thoracique à l'effort pneumatique : scoliose, poitrine en carène, etc.

Toute diminution du calibre normal des fosses nasales ralentit la pénétration de l'air dans le poumon, retarde le rétablissement de la pression atmosphérique dans ses cavités agrandies, à chaque inspiration, exerce une action ventousante sur la muqueuse respiratoire; d'où l'emphysème, le boursouflement, l'œdème, la congestion chronique de cette muqueuse, l'épaississement de la membrane où se fait l'échange respiratoire, et, à leur suite, l'insuffisance respiratoire et le ralentissement dans les échanges. D'où la nécessité de la respiration buccale bientôt imposée au malade.

L'infection permanente des fosses nasales postérieures est une menace non seulement pour les oreilles, mais encore pour les cavités pneumatiques respiratoires, trachée et bronches; de plus, la résorption également septique de ce cloaque nasal, la viciation des sécrétions lymphatiques de ces masses infiltrées, et bientôt malades, sont une cause d'infection et d'intoxication générales qui expliquent, en dehors des complications inflammatoires, le délabrement de l'organisme gêné dans l'expansion de sa croissance. L'infection locale tuberculeuse et l'intoxication générale font des végétations une porte d'entrée à la tuberculose (Dieulafoy).

Les végétations adénoïdes ont aussi une action souvent fâcheuse, soit sur la formation sexuelle, soit sur l'économie menstruelle, qu'elles troublent parfois profondément.

Cet état pathologique est lié à l'obstruction nasale, à la respiration buccale, autant qu'à la présence même de tissu lymphoïde hypertrophié; il peut, dans ses traits essentiels, se trouver réalisé chez des enfants qui, par suite de traumatisme ou d'une malformation du squelette nasal, sont forcés d'adopter la respiration buccale. Il est fréquemment observé chez des enfants qui, par suite d'un rhume prolongé ou de rhumes fréquents, prennent la mauvaise habitude de respirer par la bouche, par l'incurie des parents, et condamnent par cela même le nez à l'inaction. L'habitude de tenir les jambes nues a l'avantage d'émousser la sensibilité au froid, mais l'inconvénient d'établir et d'entretenir le catarrhe chronique des voies respiratoires supérieures. C'est une cause fréquente de végétations et de respiration buccale.

Chez le nouveau-né, les végétations se développent avec une grande rapidité et l'obstruction pharyngée semble encore précipitée par l'action ventousante de la succion. Elles ont alors l'inconvénient immédiat de gêner cette succion et de compromettre l'allaitement, comme le coryza lui-même.

Diagnostic. — Le diagnostic des troubles généraux est facile; celui de l'existence réelle de végétations ne l'est pas toujours autant, et bien des enfants sont amenés au spécialiste, avec demande d'intervention, qui ont simplement la mauvaise habitude de respirer par la bouche, habitude due au catarrhe nasal qu'elle entretient à son tour, et qui disparaît rapidement quand une surveillance assidue modifie le type respiratoire.

Bien des enfants ont le faciès adénoïdien sans avoir de végétations adénoïdes, et, dans certains cas, le processus inflammatoire a fait place à une rhino-pharyngite atrophique, avec ou sans ozène, dans laquelle l'interventionniste le plus déterminé ne trouverait rien à gratter.

Les végétations sont rarement directement visibles dans le gosier, à moins de masses volumineuses et procidentes ; néanmoins la présence de grandes granulations sur la paroi pharyngée doit faire présumer que des végétations siègent plus haut. Quand elles sont considérables, elles pèsent sur le voile du palais, et celui-ci, qui s'abaisse quand l'enfant dit AN, ne s'élève pas sensiblement quand il veut dire A, qu'il nasille en général.

Le toucher digital peut tromper, car, sauf en cas de rhinite postérieure atrophique, le doigt rencontre toujours l'amygdale pharyngée, qui peut être hypertrophiée sans être monstrueuse, dans un pharynx étroit et peu élevé.

L'examen par le miroir laryngien, derrière le voile du palais abaissé par la prononciation de AN, révèle immédiatement l'obstruction de la région des choanes, c'est-à-dire des orifices postérieurs des fosses nasales, par des masses qui peuvent être des queues de cornet, volumineuses et mûriformes, ou des végétations. Les queues de cornet sortent des fosses nasales et se distinguent ainsi des végétations appendues à la voûte du pharynx.

Traitement. — *Faut-il opérer toujours les végétations adénoïdes?* — Non. Pas plus que des amygdales ou des ganglions cervicaux simplement hypertrophiés.

Depuis que la question des végétations adénoïdes a pénétré le public, on n'imagine pas le nombre de parents qui nous amènent des enfants qui, faute de discipline, ont pris l'habitude de la respiration buccale et que les médecins, pharmaciens, voisins et parents, sans aucun examen d'ailleurs, vouent à l'opération. Il s'agit le plus souvent d'enfants qui pourraient parfaitement respirer par le nez si on les y habituait, ou chez qui la gêne respiratoire tient à un engorgement des parties antérieures du nez. Chez ces enfants, l'ablation de végétations ne sert absolument à rien et se répète inutilement.

Dans bien des cas, l'enfant, avec un peu de surveillance et de volonté, des aspirations, et non des irrigations chaudes de la région naso-pharyngée, avec de l'eau légèrement salée et iodée, reprendra sa respiration nasale : l'hypertrophie s'arrêtera et rétrocédera. Quand l'enfant peut, sans effort, respirer par le nez malgré ses végétations, cette méthode est la meilleure, car, outre la régression des végétations, elle provoquera le tassement, la réduction de toute la paroi muqueuse infiltrée.

Quand l'enfant a peine à respirer par le nez, on peut essayer ce traitement réducteur sans trop forcer l'enfant à maintenir la respiration nasale, et cela par la raison susdite. Quand la cage thoracique se dilate par l'inspiration, si l'air n'entre pas facilement et rapidement, avant que la poitrine ne se remplisse, l'inspiration exerce une action ventousante sur toute la muqueuse respiratoire, et c'est là une cause directe d'emphysème et même d'asthme.

Quand l'enfant ne peut respirer par le nez ou s'il ne le peut qu'à grand'peine et exceptionnellement, il faut l'opérer sans tarder.

Doit-on endormir le malade? — Il faut que les familles, et aussi les médecins non spécialistes, sachent que les cas de mort par le chloroforme et surtout par le bromure d'éthyle, tout en restant l'exception, sont relativement trop nombreux, bien que non publiés et ne figurant pas dans les statistiques.

C'est donc un devoir pour le spécialiste de s'abstenir, — quand il le peut, et il le peut souvent, — de l'anesthésie générale pour une opération qui n'est pas douloureuse et qui se fait rapidement. L'anesthésie locale est un luxe presque toujours inutile, l'enfant souffrant plus de la contrainte et de l'aspect des instruments que de l'opération elle-même.

La cautérisation des végétations, pénible et peu pratique, expose à des rétractions des orifices tubaires.

Les pinces dites coupantes arrachent en réalité des lambeaux de muqueuse et sont d'une application mal supportée. Elles laissent souvent des cicatrices et des brides dont la rétraction ultérieure peut avoir de déplorables effets sur le fonctionnement des trompes d'Eustache. Elles peuvent en outre provoquer d'assez fortes hémorragies; elles n'ont qu'un avantage, c'est de montrer aux parents qu'on a réellement enlevé quelque chose.

Le procédé le plus radical, le plus inoffensif, le plus rapide aussi, est le *raclage* au moyen du couteau annulaire qui n'effraie pas l'enfant et qui, une fois introduit derrière le palais, met les tissus en bouillie molle par un hachage rapide et total de tout ce qui fait saillie sur la voûte, ne laissant pas de fragment assez considérable pour qu'on ait à craindre l'obstruction trachéale ou bronchique en cas d'aspirations intempestives. L'hémorragie est généralement faible et s'arrête facilement.

Quand l'enfant est rebelle à toute tentative, le médecin est autorisé à proposer l'anesthésie générale, en indiquant toutefois aux parents le risque exceptionnel, mais terrible, auquel elle expose l'enfant, surtout si on néglige de lui donner la position horizontale, la tête basse.   *PIERRE BONNIER.*

ADÉNO-LIPOMATOSE. — Sous le nom d'*adéno-lipomatose symétrique à prédominance cervicale*, Launois et Bensaude ont décrit une dystrophie caractérisée par la présence de tuméfactions lipomateuses diffuses, disséminées symétriquement dans différentes régions du corps, en particulier dans la région cervicale. Cette affection serait distincte des lipomes circonscrits vrais, des lipomes multiples et symétriques des membres inférieurs, et des pseudo-lipomes sus-claviculaires de Potain et de Verneuil.

L'étiologie de cette affection est encore obscure. Les adultes seuls en sont atteints et les hommes plus que les femmes. On l'a vue coïncider avec l'alcoolisme, la syphilis, la goutte, le diabète, le cancer, etc., exceptionnellement avec l'obésité; elle peut se développer chez des sujets très maigres. Les malades observés n'avaient pas de passé adénopathique manifeste.

Les opinions varient sur la nature de la maladie: dystrophie glandulaire, trophonévrose, affection d'origine myélopathique.... Launois et Bensaude inclineraient pour une origine ganglionnaire. Hayem croit à une maladie du système lymphatique, distincte de la lymphadénie, ayant pour point de départ un processus général ressemblant, sous beaucoup de rapports, à l'*adéno-lymphocèle* (v. c. m. et Leucémie, Lymphadénie). Mais il semble bien que les tumeurs soient surtout de nature lipomateuse. Des observations récentes signalent la coexistence de lésions tuberculeuses. D'ailleurs, il existe de nombreux partisans de l'origine tuberculeuse de certains lipomes.

L'habitus extérieur est tout à fait caractéristique lorsque l'affection est complètement développée : une saillie médiane sous-mentonnière ayant l'aspect d'un croissant dont les cornes se perdent dans de grosses tuméfactions parotidiennes encadrant la face ; d'autres tuméfactions sur la nuque, dans les fossettes rétro-mastoïdiennes, une autre, médiane, au niveau de la proéminente. Les bourrelets graisseux peuvent devenir de grandes dimensions et l'encolure mesurer 60 centimètres, (Virchow) : la tête émerge de cette collerette comme d'un énorme coussin : les productions lipomateuses ne sont pas uniquement localisées à la région cervico-faciale, on en trouve dans les régions inguinales et axillaires. Elles sont symétriques, disposées par paires, ou impaires et médianes : leur contour est mal délimité. La *symétrie*, la forme *diffuse* et les *localisations spéciales*, sont les trois grands caractères objectifs de l'adéno-lipomatose (fig. 21).

Le plus souvent, il ne s'agit que d'une difformité. La tête conserve sa

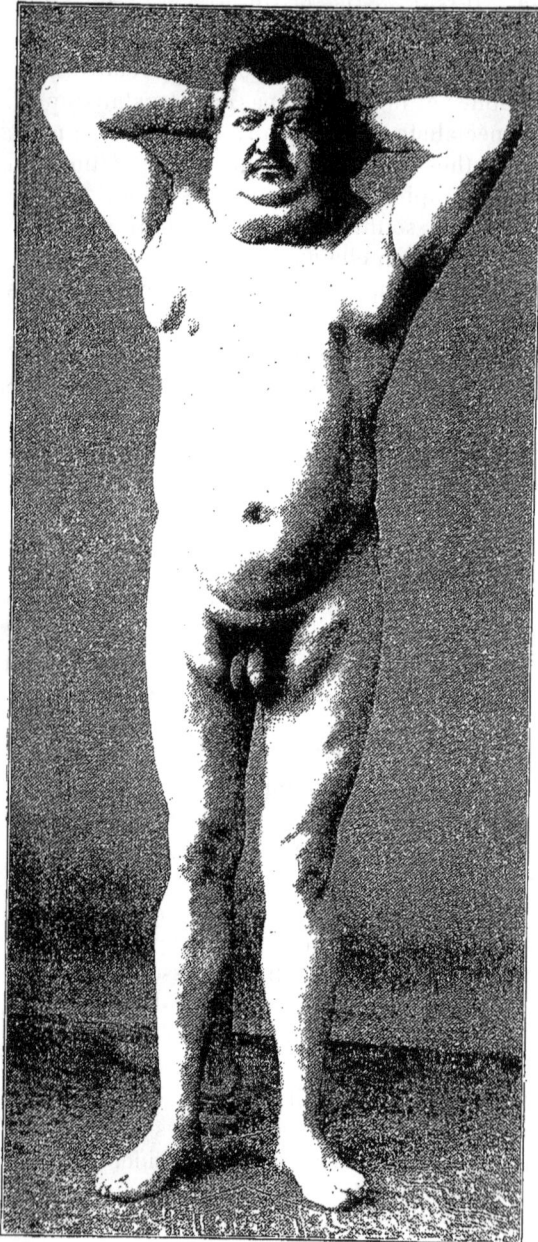

Fig. 21. — Adéno-lipomatose. (D'après Launois et Bensaude.)

mobilité ; cependant, on a signalé des accidents de compression : dyspnée, toux, raucité de la voix, etc. On a noté aussi dans quelques cas de l'asthénie et des troubles nerveux ; tendances hypocondriaques, torpeur ou irritabilité.

On ne connaît pas de traitement vraiment efficace.

H. MEIGE et FEINDEL.

ADÉNO-LYMPHOCÈLE. — V. Filariose, Leucémie.

ADÉNOMES. — V. Tumeurs en général et les différents organes.

ADÉNOPATHIES. — V. Adénites, Bubons.

ADÉNOPATHIE TRACHÉO-BRONCHIQUE. — L'adénopathie trachéo-bronchique peut être une adénite simple, inflammatoire ; et elle se développe au cours de toutes les affections aiguës non tuberculeuses des bronches et du poumon : bronchites, broncho-pneumonies, pneumonies, bronchites de la rougeole et surtout de la coqueluche ; mais, en pareil cas, l'adénite évolue et disparaît avec la maladie causale, et ne détermine guère de symptômes particuliers.

L'adénopathie est surtout importante dans la *tuberculose*. Elle est constante dans la phtisie confirmée ; mais alors les signes qui lui sont propres se confondent avec les autres symptômes, et elle n'a pas en elle-même une très grande importance. Il n'en est pas de même lorsque les ganglions sont pris isolément : alors leur tuberculisation semble constituer toute la maladie : en réalité, il existe presque toujours en ce cas, conformément à la loi des adénopathies similaires de Parrot, des lésions pulmonaires : mais celles-ci, très minimes, passent inaperçues. On connaît d'ailleurs aujourd'hui plusieurs faits, rares, où la loi de Parrot a été en défaut, et où les ganglions du médiastin ont été trouvés tuberculeux, sans qu'il existât de lésion pulmonaire. C'est *surtout chez l'enfant* de trois à cinq ans, que l'adénopathie trachéo-bronchique évolue pour son propre compte et constitue vraiment une maladie spéciale.

L'hypertrophie des ganglions trachéo-bronchiques est plus rare au cours de l'*hérédo-syphilis* et de la *leucémie*. Quant aux *lymphadénomes* et aux *lymphosarcomes* primitifs, ils sont exceptionnels.

Enfin les ganglions du médiastin sont souvent le siège d'une dégénérescence *cancéreuse* secondaire à un cancer du voisinage : cancer du sein, de l'œsophage, du poumon, etc. ; mais alors les signes propres à l'adénopathie sont d'ordinaire perdus au milieu des symptômes du cancer primitif, et dans tous les cas il est facile de les rapporter à leur véritable cause.

On voit par cette énumération que l'adénopathie trachéo-bronchique tuberculeuse est de beaucoup la plus importante en clinique.

Pour bien apprécier la valeur des symptômes, qui sont surtout des signes de compression médiastinale, il importe de connaître la topographie des ganglions (fig. 22). Ceux-ci forment trois groupes principaux : deux, l'un droit et l'autre gauche, sont situés sur les bords de la trachée, dans l'angle formé par la trachée et la bronche correspondante (*ganglions pré-trachéo-*

bronchiques); le troisième groupe est situé dans l'angle inférieur résultant de la bifurcation de la trachée (*ganglions inter-trachéo-bronchiques*). Le groupe pré-trachéo-bronchique droit, plus considérable que le gauche, est en rapport : avec la veine cave supérieure et la crosse de l'aorte en avant ; avec le pneumo-gastrique en arrière ; avec la sous-clavière et le récurrent en haut ; avec la branche droite de l'artère pulmonaire et la grande veine azygos en bas. Le groupe pré-trachéo-bronchique gauche est en rapport avec l'artère pulmonaire en bas, avec la portion horizontale de l'aorte et le récurrent en haut. Le groupe inter-trachéo-bronchique est en rapport : en bas avec les veines pulmonaire ; en arrière avec l'œsophage, l'aorte descendante, la veine azygos, et les nerfs unissant les plexus pulmonaires aux pneumo-gastriques. De plus, tous ces ganglions sont, bien entendu, en contact intime avec la trachée et les bronches. Enfin, des ganglions accompagnent des ramifications bronchiques jusque dans l'intérieur du poumon ; et des chaînes ganglionnaires suivant les récurrents relient les groupes trachéo-bronchiques aux ganglions du cou.

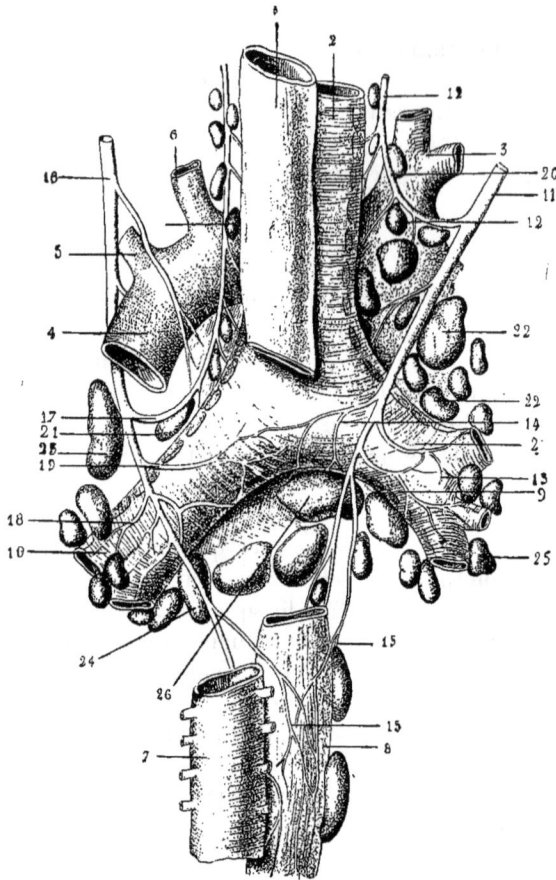

Fig. 22. — Disposition et rapports des ganglions trachéo-bronchiques (figure dessinée par N. Halli et empruntée au tome IV de la *Clinique médicale* de N. Guéneau de Mussy). — 1, œsophage ; 2, trachée ; 3, tronc brachio-céphalique artériel ; 4, crosse de l'aorte ; 5, artère sous-clavière gauche ; 6, artère carotide gauche ; 7, aorte thoracique ; 8, œsophage ; 9, bronche droite ; 10, bronche gauche ; 11, nerf pneumogastrique droit ; 12, nerf récurrent droit ; 13, filets bronchiques du pneumogastrique droit ; 14, filets anastomotiques ; 15, filets œsophagiens ; 16, nerf pneumogastrique gauche ; 17, nerf récurrent gauche ; 18, filets bronchiques du pneumogastrique gauche ; 19, filets anastomotiques ; 20, chaîne ganglionnaire du nerf récurrent droit ; 21, chaîne ganglionnaire du récurrent gauche ; 22, groupe ganglionnaire juxta-trachéal droit ; 23, groupe ganglionnaire juxta-trachéal gauche ; 24-25, groupes interbronchiques droit et gauche ; 26, groupes intertrachéo-bronchiques.

Tous ces rapports, qui ont été soigneusement décrits par Guéneau de Mussy et Baréty, expliquent les symptômes de compression qui se produisent en cas d'adénopathie.

Il est inutile d'insister sur les altérations de ces ganglions : ils sont gros et caséeux dans la tuberculose ; ou bien ils présentent les lésions de l'adénite simple, du lymphosarcome, du lymphadénome, etc.

Symptômes. — Nous ne décrivons que l'adénopathie trachéo-bronchique tuberculeuse. Nous rappellerons, à propos du diagnostic, les caractères particuliers aux autres variétés. Les symptômes consistent en des signes généraux de tuberculisation, des signes fonctionnels de compression, des signes physiques de percussion et d'auscultation.

A) **Symptômes généraux.** — L'état général des enfants atteints d'adénopathie trachéo-bronchique est très variable. Souvent il reste satisfaisant pendant fort longtemps ; on remarque toutefois que le malade paraît un peu chétif, que son thorax est étroit ; il tousse de temps en temps, peut avoir parfois une poussée fébrile ; et tous ces petits symptômes doivent suffire à attirer l'attention sur la tuberculose ganglionnaire, surtout lorsqu'on les observe chez un sujet issu de souche bacillaire ou élevé dans de mauvaises conditions hygiéniques, ou lorsqu'ils apparaissent et persistent à la suite de la rougeole ou de la coqueluche.

B) **Symptômes fonctionnels.** — Les symptômes fonctionnels, *signes de compression* manquent souvent, surtout chez l'enfant ; ils n'en ont pas moins, lorsqu'ils existent, une importance considérable. Il faut insister surtout sur les *compressions nerveuses*. Par suite de la compression du *pneumogastrique*, la toux survient en quintes très analogues aux quintes de la coqueluche (*toux coqueluchoïde*) ; mais elles ne s'accompagnent pas de reprise, et ne sont pas suivies d'expectoration ni, en général, de vomissements. Parfois se produit une *dyspnée simulant la crise d'asthme*. Cadet de Gassicourt a insisté sur ces faits : « Lorsque les quintes sont portées à un haut degré, et qu'elles sont accompagnées de cyanose de la face, dit-il, l'ensemble des symptômes revêt toutes les apparences d'un accès d'asthme ; rien n'est plus effrayant que ces accès : la dyspnée est extrême, la face bleuâtre, les veines du cou tuméfiées, l'anxiété et l'agitation excessives ; l'enfant semble sur le point de succomber à l'asphyxie. » La dyspnée revêt encore mieux le type de l'asthme, lorsqu'elle survient par accès nocturnes (Joal).

La compression du *récurrent* détermine une *toux rauque* ou *bitonale* (qui, au début, ne se montre que d'une manière intermittente au moment des quintes de toux ou des crises de dyspnée), et des accès de *spasme glottique*. A l'examen laryngoscopique on peut voir souvent l'une des cordes vocales, soit contracturée, en position médiane, soit paralysée, en position cadavérique.

Parmi les autres signes de compression nerveuse, nous signalerons : la *tachycardie* due à la paralysie du pneumogastrique (on a signalé exceptionnellement la bradycardie par irritation du pneumogastrique), — le *hoquet* et les *vomissements*, — la *névralgie diaphragmatique*, par compression du phrénique, — l'*angine de poitrine*, par névralgie du plexus cardiaque, — l'*inégalité pupillaire* et la rougeur d'une moitié de la face, par compression du sympathique.

Il s'en faut que tous ces symptômes aient une égale valeur : c'est surtout à la *toux coqueluchoïde* et aux *phénomènes dyspnéiques* que l'on doit attacher de l'importance. La compression du sympathique est rare.

La *compression de la trachée et des bronches* détermine souvent de la dyspnée, soit dyspnée continue, soit paroxystique, et se produisant à l'occasion des moindres efforts; lorsque la compression est intense, elle s'accompagne de *cornage*, sifflement *inspiratoire* qu'on entend à distance. Chez les très jeunes enfants se produit parfois un *cornage expiratoire* (Variot, Guinon), à tonalité élevée; il peut être intermittent et disparaître pendant plusieurs heures; il est quelquefois le premier symptôme de l'adénopathie trachéo-bronchique; on admet, pour l'expliquer, que les poumons compriment, pendant l'expiration, les ganglions hypertrophiés, et, par leur intermédiaire, rétrécissent le calibre du conduit trachéo-bronchique, très peu résistant chez les nourrissons. Le cornage expiratoire ne se produit plus au-dessus de trois ans, la trachée et les bronches ne se laissant plus comprimer de cette manière.

La compression trachéo-bronchique détermine en outre des signes d'auscultation qui seront décrits plus bas.

Des *compressions vasculaires*, les plus importantes sont les compressions *veineuses*. La compression de la *veine cave supérieure*, très fréquente, détermine de la *cyanose* et de l'*œdème* de la face : cet œdème peut ne consister qu'en une bouffissure légère; dans d'autres cas, il est très marqué, envahit la face, le cou, la partie supérieure du thorax, recouvrant le malade à la manière d'une pèlerine jetée sur ses épaules; il est souvent beaucoup plus marqué d'un côté, ordinairement à droite. Les *veines* sous-cutanées du thorax sont *dilatées*; cette dilatation, qui précède l'œdème, est, au point de vue du diagnostic, importante surtout lorsqu'elle est unilatérale. Les veines sous-cutanées du cou sont turgescentes. Ces troubles circulatoires s'accentuent au moment des quintes de toux et des crises de dyspnée; ils peuvent disparaître complètement dans leur intervalle et ne s'établissent d'une façon permanente que tardivement. Cadet de Gassicourt insiste sur les *accès de cyanose accompagnés de dyspnée*, accès qu'il considère comme l'un des symptômes les plus importants et les plus fréquents de l'adénopathie trachéo-bronchique tuberculeuse, et qu'il attribue à la fois à la compression de la veine cave supérieure et à la compression des pneumogastriques.

Les compressions des *artères*, aorte et ses branches et artère pulmonaire, sont beaucoup plus rares, et ne se manifestent que par des signes physiques (voir plus bas).

La compression de l'*œsophage* est rare : les vomissements, même survenant en dehors des quintes de toux, et la dysphagie ne lui sont pas imputables d'ordinaire, et relèvent le plus souvent de l'irritation des pneumogastriques.

C) **Signes physiques**. — Par suite de la compression bronchique, les respirations sont moins nombreuses que normalement; les temps d'inspiration et surtout d'expiration sont très allongés.

L'expansion thoracique est diminuée du côté où la compression est le plus marquée; il en résulte parfois une rétraction thoracique avec abaissement de l'épaule du même côté et scoliose consécutive (Guéneau de Mussy).

Les signes de *percussion* ont une grande importance : la percussion doit être pratiquée : en avant, à la partie supérieure du sternum, à l'union de la première et de la deuxième pièce (la percussion sera faite ici avec une grande légèreté en raison de la situation superficielle des ganglions à ce niveau) ; — en arrière, entre la colonne vertébrale et le bord spinal de l'omoplate, dans la région correspondant aux trois ou quatre premières vertèbres dorsales (la percussion ici sera plus forte à cause de l'épaisseur de la couche musculaire et de la situation plus profonde des ganglions). En ces différentes régions, la percussion révèle d'ordinaire de la submatité, quelquefois de l'élévation de la tonalité, plus rarement de la matité franche.

A l'*auscultation* on perçoit souvent un souffle localisé à la région qui s'étend entre la pointe de l'omoplate et la colonne vertébrale (souffle inter-scapulo-vertébral) ; les caractères et l'intensité de ce souffle varient selon le degré de la compression ; souvent il est rude et tubaire ; parfois il prend un timbre caverneux ou même amphorique ; il peut avoir, pendant l'inspiration, un caractère humé.

L'auscultation peut encore révéler un symptôme de la plus haute importance : c'est l'*affaiblissement du murmure vésiculaire*, dans les deux poumons si la compression porte sur la trachée, dans un seul si elle ne porte que sur une bronche. Cet affaiblissement a une haute valeur séméiologique lorsqu'il coïncide avec une sonorité normale aux bases.

D'Espine insiste sur l'auscultation de la *voix* : « Les premiers signes de l'adénopathie bronchique, écrit-il, sont fournis exclusivement par les modifications de la voix, et s'observent presque toujours dans le voisinage immédiat de la colonne vertébrale, entre la septième vertèbre cervicale et les premières vertèbres dorsales, soit dans la fosse sus-épineuse, soit plus bas dans l'espace interscapulaire. Ils consistent dans un timbre surajouté à la voix, qu'on peut appeler *chuchotement* dans le premier stade et *broncho-phonie* dans un stade plus avancé. »

Certains signes physiques, plus rares, sont liés aux compressions artérielles : on a noté la surélévation de l'aorte, que l'on peut sentir par la palpation rétro-sternale — la diminution de l'amplitude de l'un des pouls radiaux, par compression de la sous-clavière ou du tronc brachio-céphalique, — le pouls paradoxal, — et parfois un souffle systolique au foyer d'auscultation de l'artère pulmonaire, quand celle-ci est comprimée.

Si, le malade renversant la tête en arrière de manière que sa figure soit presque horizontale, on ausculte, à l'aide du stéthoscope, la première pièce du sternum, on entend un murmure veineux qui disparaît lorsque la tête reprend sa position normale : c'est le signe d'Eustace Smith ; il paraît dû à la compression des gros troncs veineux de la base du cœur. Il est souvent très précoce. Il possède une réelle valeur, mais n'est pas pathognomonique, car on l'observe parfois chez des enfants simplement anémiés.

Enfin l'*examen radioscopique* donne des renseignements fort importants : car il permet de reconnaître non seulement l'existence, mais encore le siège exact de l'adénopathie. Pourtant, dans quelques cas, d'ailleurs rares, il se trouve en défaut, aucune ombre ne se produisant sur l'écran malgré l'existence de ganglions hypertrophiés (Mouriquand, Méry).

Marche. Durée. Terminaisons. — Lorsque l'adénopathie trachéo-bronchique évolue pour son propre compte, ne s'accompagnant pas à son début de lésions pulmonaires importantes, elle a en général une marche lente et progressive. Si le malade n'est pas placé dans de bonnes conditions hygiéniques, elle finit par aboutir, en plusieurs années, à la phtisie; d'ailleurs comme toutes les tuberculoses locales, et en particulier comme toutes les tuberculoses ganglionnaires, elle peut guérir. En tout cas, l'évolution, bonne ou mauvaise, dure ordinairement plusieurs années.

Complications. — Un certain nombre de complications peuvent hâter la terminaison fatale : il faut citer en première ligne les accidents de généralisation tuberculeuse (granulie, méningite). En d'autres cas, il s'agit de complications locales : spasme glottique, crises de dyspnée foudroyante dues à la compression du pneumo-gastrique, ou à l'ouverture d'un ganglion dans une bronche et à la pénétration des débris caséeux dans la glotte; — hémoptysie, consécutive à la stase sanguine dans la veine pulmonaire comprimée ou à l'ulcération de l'artère pulmonaire par un ganglion caséeux. On a cité encore l'œdème pulmonaire et l'hydrothorax, provoqués par les compressions veineuses.

Formes cliniques. — Chez les phtisiques avérés, l'adénopathie trachéo-bronchique est constante; elle peut alors, par la compression des pneumogastriques, déterminer des vomissements ou augmenter la dyspnée : elle aggrave alors le pronostic.

D'Espine signale une forme spéciale caractérisée par l'association d'une adénopathie bronchique à une sclérose pulmonaire limitée au sommet du poumon, *phtisie scrofuleuse*, à marche torpide : la matité s'étend à la fosse sus-épineuse, parfois à la fosse sus-claviculaire, rarement en avant sous la clavicule. La respiration, rude ou soufflante, s'accompagne souvent de râles secs, plus rarement de gros râles humides ou de petits craquements.

Dans d'autres cas, le malade ne présente aucun trouble bien spécial à l'adénopathie, mais il tousse, s'amaigrit un peu, ou bien il est atteint d'accidents ostéo-articulaires, méningés, intestinaux, etc., dont la nature tuberculeuse est douteuse : la recherche des signes physiques de l'adénopathie doit alors être faite systématiquement, et lorsqu'elle est positive, elle est un élément presque décisif en faveur de la tuberculose.

Parfois l'adénopathie tuberculeuse reste complètement *latente*, ne se décelant par aucun symptôme physique ni fonctionnel: elle est alors une trouvaille d'autopsie chez des sujets morts d'une affection intercurrente. Ou bien elle se manifeste par des signes d'auscultation si l'enfant est envoyé au bord de la mer, la cure marine provoquant autour des foyers une poussée congestive qui se termine d'ailleurs par résolution (d'Espine).

Quant aux *tumeurs ganglionnaires non tuberculeuses* (lymphadénome, lymphosarcome, cancer secondaire, etc.), elles déterminent les symptômes de compression que nous avons étudiés à propos de l'adénopathie tuberculeuse; ils peuvent être très intenses, en raison du développement parfois énorme de ces tumeurs. L'évolution est en rapport avec la nature et la malignité de la néoplasie.

Pronostic. — Le pronostic se trouve indiqué dans la description précé-

dente. Toujours sérieux, il est relativement favorable dans l'adénopathie
tuberculeuse des enfants; car elle peut guérir complètement et permet toujours une longue survie.

Diagnostic. — Dans tous les cas où l'adénopathie trachéo-bronchique
est douteuse, il faut pratiquer la *radioscopie du thorax*. Le diagnostic se
pose d'ailleurs dans deux conditions principales : ou bien il s'agit d'un
sujet qui ne présente pas de troubles fonctionnels nets, mais qui s'amaigrit
et est suspect de tuberculose : alors le diagnostic se fait par la recherche
systématique des signes physiques; — ou bien il s'agit d'un malade ayant
des phénomènes de compression, en particulier de la toux coqueluchoïde
et de la cyanose : et l'on se demande si ces phénomènes sont bien dus à une
adénopathie. Ici, les causes d'erreurs sont différentes chez l'enfant et chez
l'adulte.

Chez l'enfant, on peut songer surtout à la *coqueluche* : dans les deux cas,
les quintes de toux sont analogues; dans les deux cas, peut exister de la
bouffissure de la face; mais la reprise, l'expectoration glaireuse et les
vomissements consécutifs aux quintes, signes habituels dans la coqueluche,
manquent presque toujours dans l'adénopathie: en outre, celle-ci a une
évolution chronique qui ne ressemble guère à la marche cyclique de la
coqueluche (v. c. m.). Mais l'erreur est difficile à éviter surtout quand
l'adénopathie succède à une inflammation pulmonaire aiguë, bronchite ou
broncho-pneumonie simple ou tuberculeuse, — ou quand la coqueluche
traîne en longueur : l'examen minutieux de l'appareil respiratoire et une
appréciation délicate des signes constatés peuvent seuls alors permettre le
diagnostic.

La *phtisie scrofuleuse*, à marche torpide, étudiée par d'Espine, est difficile à distinguer de la phtisie pulmonaire vulgaire : la radioscopie du thorax
et l'examen bactériologique de l'expectoration, si toutefois l'enfant crache,
sont utiles pour établir ce diagnostic très important, la cure marine étant
contre-indiquée aux sujets atteints d'infiltration pulmonaire lorsqu'ils ont
eu des poussées fébriles.

Quelquefois les crises de dyspnée peuvent simuler l'*asthme infantile*;
l'auscultation et la percussion pratiquées au niveau des régions ganglionnaires, lorsque l'oppression est calmée, permettent en général d'éviter
l'erreur.

Chez l'adulte, l'asthme peut être aussi une cause d'erreur. Mais surtout il
importe de distinguer l'adénopathie bronchique, qui se présente assez rarement comme une maladie autonome, de l'*anévrisme aortique* qui est relativement fréquent; dans les deux cas existent les mêmes signes de compression : mais la dilatation de l'aorte, la voussure thoracique, le retard du
pouls radial gauche en cas d'anévrisme de la portion horizontale, les bruits
anormaux perçus à l'auscultation du cœur et de l'aorte, sont des signes qui
n'existent pas dans l'adénopathie. En outre, la radioscopie du thorax montre
l'existence d'une tumeur *pulsatile* (c'est à la *radioscopie* qu'il faut recourir,
et non à la radiographie qui ne donnerait que des renseignements insuffisants).

Le cancer de l'œsophage, qui peut provoquer des symptômes de compression, se caractérise d'ordinaire par sa dysphagie, ses vomissements spéciaux, l'amaigrissement rapide qu'il détermine. Enfin les diverses tumeurs du médiastin, qui d'ailleurs sont le plus souvent ganglionnaires, peuvent encore être des causes d'erreur [V. AORTE (ANÉVRISME) et MÉDIASTIN (TUMEURS)].

L'adénopathie une fois reconnue, il faut encore en préciser la nature. Chez l'enfant, il s'agit soit d'adénite simple (mais celle-ci, consécutive à une affection broncho-pulmonaire aiguë, disparaît rapidement), soit d'adénopathie tuberculeuse, et ce diagnostic doit être porté toutes les fois que les accidents affectent une marche chronique; l'épreuve de la tuberculine (ophtalmo-réaction, cuti-réaction ou intra-dermo-réaction) permet d'ailleurs, lorsqu'elle est positive, d'affirmer mieux encore la tuberculose. Ce n'est que dans des cas exceptionnels et lorsque les antécédents sont nets, que l'on peut *soupçonner l'hérédo-syphilis et essayer le traitement spécifique*.

Chez l'adulte, où la tuberculose isolée des ganglions bronchiques est plus rare, on songera plutôt à une dégénérescence cancéreuse secondaire ou à la lymphadénie; l'examen des divers organes, des autres groupes ganglionnaires du sang, permet en général le diagnostic.

Traitement. — C'est surtout l'adénopathie tuberculeuse des enfants qui est justiciable d'un traitement actif. Il importe tout d'abord d'en faire la prophylaxie en soustrayant les sujets convalescents d'une broncho-pneumonie, d'une coqueluche, d'une rougeole, etc., à tout contact avec des tuberculeux, en les envoyant à la campagne ou en les plaçant dans des locaux bien aérés, et en leur donnant une alimentation substantielle. C'est ainsi qu'on évitera la transformation d'une adénite simple inflammatoire en adénite tuberculeuse.

Dans le *traitement proprement dit*, l'*hygiène* tient encore la première place : le séjour à la campagne, à l'air et au soleil, en forment les bases essentielles. Lorsqu'il n'y a pas de poussée aiguë, les lotions froides journalières, les frictions sèches ou alcooliques, pratiquées sur tout le corps, sont indiquées. On conseillera la *cure marine* à Arcachon, et surtout aux stations méditerranéennes (Cannes est très recommandé par d'Espine), où la température, moyennement élevée, ne subit que des variations assez faibles, et où les malades peuvent être exposés longtemps au soleil. Le climat marin n'est toutefois indiqué que s'il ne se produit pas de poussées fébriles et s'il n'y a pas de signes d'infiltration pulmonaire, sinon l'on s'expose à voir la phtisie s'aggraver rapidement. On donnera largement la *viande crue* en ayant soin d'éviter toute intolérance gastrique et tout trouble digestif.

Le traitement médicamenteux consiste en un traitement externe et en un traitement interne.

La *médication externe* est surtout *révulsive* : on fera pratiquer des badigeonnages de teinture d'iode dans les régions ganglionnaires, alternativement entre les deux épaules et au devant de la poitrine. On a préconisé les frictions au savon noir pur ou mélangé à parties égales avec une pommade à l'iodure de potassium : le savon noir étant irritant pour la peau, il faut n'en employer qu'une très petite quantité, mais pratiquer des frictions énergiques. On peut encore faire la révulsion avec des vésicatoires volants :

cinq à six petits vésicatoires seront appliqués successivement, à raison d'un par semaine, sur les différents points de la région malade.

A l'intérieur, on ordonnera surtout l'*huile de foie de morue* qui doit être prise à doses croissantes (commencer par une cuillerée à café par jour, pour arriver à des doses aussi élevées que possible, sans provoquer d'intolérance gastrique), et les *préparations iodurées* : sirop de raifort iodé, sirop d'iodure de fer, et surtout sirop iodo-tannique. L'arsenic trouve aussi son indication : injections de cacodylate de soude (à raison de cinq centigrammes de cacodylate par centimètre cube). Conseiller pendant l'été une saison à la Bourboule, à Challes, au Mont-Doré, aux Eaux-Bonnes; pendant l'hiver, séjour dans une station méditerranéenne ou à Arcachon.

Il n'y a pas lieu d'insister sur le traitement des symptômes pénibles : on aura surtout à calmer la *toux* par les préparations de *belladone*, et l'on pourra prescrire la mixture suivante :

> Teinture de belladone. . . . . } āā 5 grammes.
> Alcoolature de racine d'aconit . . . . }
> Cinq à dix gouttes par jour dans un peu d'eau.

Contre la dyspnée paroxystique on emploiera la teinture de belladone (dix à douze gouttes de la teinture du Codex 1908 dans une potion de 120 gr.). D'Espine et Picot recommandent d'unir la belladone à l'opium (ajouter vingt à trente gouttes d'élixir parégorique du Codex 1908 à la potion précédente, que l'on donnera par cuillerées à dessert jusqu'à effet calmant).

Quant aux adénopathies non tuberculeuses, elles ne sont guère accessibles, en général, à aucune médication : seules, les adénopathies *syphilitiques*, exceptionnelles d'ailleurs, céderont au traitement mercuriel (employer surtout les frictions chez les enfants). Contre les lymphadénomes, on pourra essayer la radiothérapie.   *H. GRENET.*

ADÉNOPHLEGMON. — V. Adénite aiguë.

ADIPOSE DOULOUREUSE (MALADIE DE DERCUM). — Syndrome dystrophique décrit par Dercum en 1888, caractérisé par une infiltration graisseuse diffuse du tissu cellulaire sous-cutané, des productions lipomateuses plus ou moins circonscrites, généralement douloureuses, de l'asthénie, et assez souvent des troubles psychiques.

L'origine de la maladie de Dercum est encore obscure. On tend à considérer cette dystrophie comme un syndrome glandulaire, car on a constaté, dans la plupart des cas, des lésions de la thyroïde et de la pituitaire (Guillain et Alquier.

Symptômes. — Cette affection apparaît le plus souvent chez les femmes à l'époque de la ménopause. Elle débute par des sensations douloureuses (brûlure, piqûre, déchirement) intermittentes ou continues, dans les membres, quelquefois le tronc.

Les régions douloureuses sont généralement rouges, œdémateuses, au début; puis apparaissent des nodosités, des tumeurs sous-cutanées, douloureuses à la pression (transformation adipeuse). L'accumulation de la graisse dans le tissu cellulaire augmente peu à peu.

Adipose douloureuse.

L'adipose douloureuse se présente sous deux formes principales : la *forme nodulaire* où prédominent les tumeurs lipomateuses éparses, la *forme diffuse*, où l'adipose s'étend en masses mal limitées, pouvant envahir tout le corps, sauf les extrémités. Entre ces deux types un peu schématiques, on observe tous les intermédiaires.

Les tumeurs se développent de préférence sur l'abdomen, le thorax, le dos, les fesses, et à la racine des membres.

L'infiltration adipeuse est parfois tellement abondante, qu'il se forme d'énormes bourrelets sur les épaules, les bras, les cuisses ; autour de la ceinture pendent des tabliers graisseux recouvrant le ventre, les fesses. Et, contraste frappant, la tête, le cou, les mains et les pieds, respectés par l'envahissement graisseux, conservent leur morphologie normale (fig. 25).

L'aspect « en gigot » des membres est caractéristique : épaules et cuisses monstrueuses, petit poignets, petits cous-de-pied, mains fluettes, pieds menus.

La peau reste normale. Les productions graisseuses diffuses ou nodulaires sont de consistance variable ; comprimées, elles ne gardent généralement pas l'empreinte du doigt ; mais la compression, même courte, peut déterminer des ecchymoses.

Les *douleurs* font rarement défaut. Les malades les localisent ordinairement dans les profondeurs des tissus, jusque dans les articulations et dans les os, et en donnent des descriptions diverses (coulée d'eau chaude, bandage trop serré, vers dévorant la chair, décollement de la peau, etc.). Elles peuvent être assez vives et assez continues pour empêcher le sommeil. La pression les exaspère au point que le port des vêtements, le poids des couvertures, devient pénible. Les mouvements, la marche déterminent aussi parfois de vives douleurs. Ces phénomènes douloureux subissent des exacerbations et des accalmies.

L'*asthénie*, à des degrés divers, manque rarement. Les malades sont incapables d'un effort soutenu et doivent renoncer à leurs occupations ; quelques-uns sont condamnés à garder le lit ; cependant la force musculaire est assez bien conservée.

Quant aux *troubles psychiques*, ils varient beaucoup de forme et d'intensité. Mais on constate presque toujours un changement de caractère, de la torpeur intellectuelle, de la dépression morale, de la perte de la mémoire, de l'instabilité et même de la confusion mentales ; plus rarement des rêves terrifiants, des hallucinations.

D'autres symptômes ont encore été signalés, mais inconstants, accessoires : hémorragies, troubles vaso-moteurs, plus rarement troubles moteurs et troubles de la réflectivité.

La maladie de Dercum a été trouvée associée à l'épilepsie, à la paralysie pseudo-bulbaire, à la démence précoce.

La *céphalée* est fréquente, de même que les phénomènes *paresthésiques* : sensations de froid, de fourmillements aux extrémités, zones d'anesthésie ou d'hyperesthésie tactile. Parmi les troubles sensoriels, il faut mentionner l'amblyopie et les bourdonnements d'oreille. Tous ces signes tendent à faire incriminer une lésion compressive encéphalique, probablement de la pituitaire.

On a signalé enfin des troubles trophiques, portant sur le tégument et le système pileux, et aussi des désordres articulaires analogues aux arthropathies nerveuses.

Étiologie. — L'adipose douloureuse évolue de préférence chez la femme, mais ne lui est pas exclusive. Elle débute le plus souvent après 40 ans, et même après la soixantaine ; elle survient chez des sujets dont l'hérédité nerveuse ou mentale est chargée, chez les neuro-arthritiques.

Les traumatismes, le froid humide, les infections, ont été invoqués, faute de mieux, comme causes déterminantes.

En somme, il s'agit d'une affection dystrophique qu'on rattache à une perturbation du système nerveux ou des appareils glandulaires.

Diagnostic. — La répartition caractéristique « en gigot » de la lipomatose, les nodosités graisseuses, les douleurs spontanées ou provoquées, l'asthénie permettent de distinguer la maladie de Dercum du myxœdème, de l'éléphantiasis, du trophœdème chronique, des œdèmes angio-neurotiques, du pseudo-œdème catatonique de Dide (v. c. m.). Avec l'obésité (v. c. m.) le diagnostic est souvent ardu, car il existe certainement des cas de transition.

La forme nodulaire doit être distinguée de la neuro-fibromatose généralisée, du névrome plexiforme, de l'adéno-lipomatose (v. c. m.). L'affection décrite sous le nom de lipomatose symétrique douloureuse ne serait pas distincte de la maladie de Dercum.

Indépendamment du syndrome décrit par Dercum, on a, dans ces dernières années, attiré l'attention sur certaines formes d'adipose dont la nature et l'origine sont encore mal définies, mais qu'il est nécessaire de mentionner.

Syndrome de Fröhlich. — On donne, en Allemagne, le nom de *syndrome de Fröhlich* à une dystrophie adipeuse, d'évolution rapide, signalée par cet auteur chez des sujets atteints de tumeurs de la pituitaire. « Lorsque les symptômes acromégaliques font défaut, dit Fröhlich, mais que l'on constate d'autres troubles trophiques, tels qu'une adipose se développant rapidement, ou bien des modifications cutanées rappelant le myxœdème, on est en droit d'admettre l'existence d'une tumeur ayant pour point de départ l'hypophyse elle-même. »

Cliniquement, cette adipose se présente avec les caractères suivants : elle envahit le cou sous forme de collerettes multiples (menton à 2 ou 3 étages). Les mamelles sont énormes, le revêtement cutané abdominal prend des proportions excessives, il pend en tablier au-devant du pubis. Des fesses, des hanches, des grandes lèvres, tombent en cascade d'épais bourrelets qui se superposent aux bourrelets des cuisses et des genoux. Ainsi se trouve réalisée une adiposité parfois monstrueuse. La peau, plus ou moins épaissie, présente de nombreuses vergetures, blanches ou violacées. Il n'est pas rare de constater des paquets lipomateux sous l'épiderme blanc, pâle et froid au toucher.

Le syndrome de Fröhlich offre plus d'une analogie avec le syndrome de Dercum, et l'on est fort embarrassé pour ranger certains cas dans l'une ou dans l'autre de ces formes d'adipose.

Syndrome hypophysaire adiposo-génital. — Sous ce nom, Launois et

Cléret ont proposé de grouper des dystrophis adipeuses qui relèveraient de lésions de la glande pituitaire associées à des troubles évolutifs, pathologiques ou fonctionnels, de l'appareil génital.

Ce *syndrome adiposo-génital* peut s'associer à l'acromégalie, au myxœdème, à la maladie de Dercum. Grahaud en a rassemblé dernièrement un certain nombre d'observations.

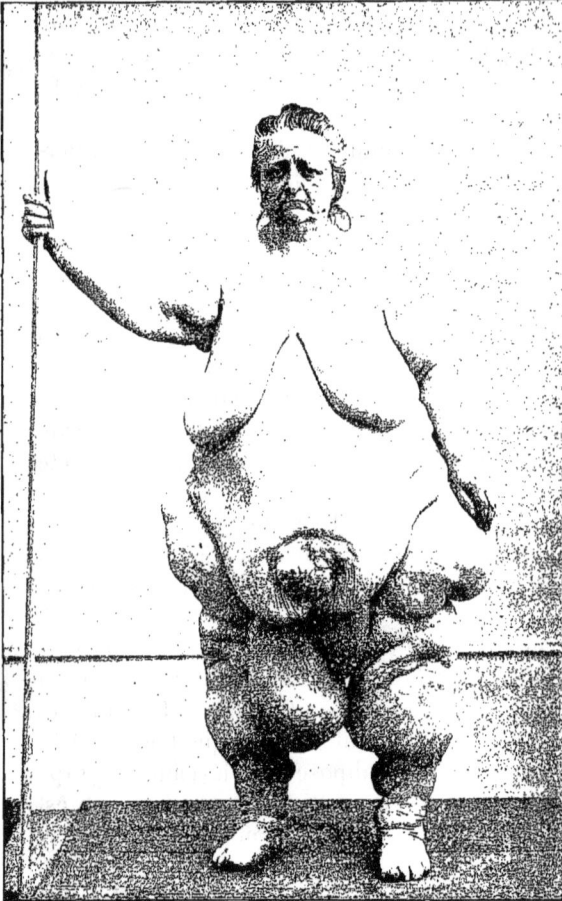

Fig. 25. — Adipose monstrueuse (cas de Dartigues et Bonneau). D'après la *Nouvelle Iconographie de la Salpêtrière.*

Syndrome de Dercum, syndrome de Fröhlich, syndrome adiposo-génital représentent trois formes anatomo-cliniques dont les caractères différentiels ne sont pas encore suffisamment tranchés, mais qui méritent de retenir l'attention des cliniciens. Les cas de ce genre ne sont pas rares, les cas frustes sont plus fréquents encore. Pour le présent, il importe de retenir que chez un sujet, plus spécialement une femme, présentant une adipose excessive, il y a lieu de rechercher les signes de l'existence d'une lésion de la pituitaire, ainsi que les troubles de l'appareil génital.

La fréquence des altérations de l'hypophyse dans de pareils cas commande des réserves sérieuses sur le pronostic.

Traitement. — A l'heure actuelle, il n'existe pas de traitement spécifique de l'adipose douloureuse. A côté de succès remarquables l'opothérapie thyroïdienne a donné des échecs absolus.

La diète et le régime ont peu de chances de succès. Le repos reste le sédatif par excellence : certains malades ont été soulagés ou momentanément améliorés par le massage, la compression, l'hydrothérapie, la radiothérapie et par divers médicaments, tels que l'acide salicylique ou la strychnine.

Pour ce qui est des interventions chirurgicales tentées dans les cas où l'existence d'une tumeur hypophysaire semblait incontestable, il est prudent d'attendre qu'elles aient fait leurs preuves.

HENRY MEIGE et E. FEINDEL.

ADMINISTRATION SANITAIRE. — V. Prophylaxie générale.

ADRÉNALINE. — C'est l'un des principes actifs des capsules surrénales (v. c. m.). Elle constitue une matière blanche, finement pulvérulente, dont les parcelles ont, au microscope, l'aspect de masses sphériques ou de prismes. Elle est à peine soluble dans l'eau bouillante qui, par refroidissement, l'abandonne cristalline.

L'adrénaline a une saveur un peu amère, suivie d'une sensation d'engourdissement du bout de la langue.

On n'emploie que le *chlorhydrate d'adrénaline* en solutions au millième additionnées de 7 gr. de chlorure de sodium et de 5 gr. de chlorétone pour assurer leur conservation. Néanmoins ces solutions s'altèrent facilement au contact de l'air et se colorent en rose; l'adrénaline s'y transforme en oxy-adrénaline, encore toxique, mais dépourvue de propriétés vaso-motrices.

Les effets vaso-moteurs de l'adrénaline font de cette substance un décongestionnant et un hémostatique (v. c. m.) précieux.

En *badigeonnages*, la solution fraîche de chlorhydrate d'adrénaline au millième détermine une vaso-constriction énergique suivie cependant d'une phase de vaso-dilatation dont il faut se méfier. En *applications locales*, l'adrénaline est utilisée avec succès contre les hémorragies buccales et nasales, le coryza, les amygdalites aiguës, la conjonctivite, les hémorroïdes (v. c. m.). Elle a été conseillée (*ingestion* de V à XXX gouttes dans un peu d'eau) dans les hématémèses, les hémoptysies, le purpura. L'influence de l'adrénaline sur le cœur, la circulation et la respiration, exige que l'emploi de la *voie hypodermique*, soit surveillé, ce qui ne veut pas dire qu'il soit à déconseiller.

L'adrénaline a encore été administrée en tant que produit surrénal dans le traitement opothérapique (V. Opothérapie) de diverses insuffisances glandulaires (V. Addison, Ostéomalacie, etc.). C'est précisément pour des cas de cet ordre qu'il convient de ne pas exagérer les inconvénients du mode hypodermique d'administration du médicament; dans l'ostéomalacie les injections sous-cutanées d'adrénaline ont pu être régulièrement continuées pendant des mois (Léon Bernard).   *E. FEINDEL.*

AÉRATION (DE L'HABITATION). — L'air atmosphérique introduit par la respiration dans les alvéoles pulmonaires fournit au sang l'oxygène rénovateur qui se fixe sur les globules rouges et pénètre avec eux dans tous les tissus anatomiques, où il permet la combustion des éléments fournis par la digestion. L'air est donc la source des énergies qui règlent les phénomènes de la nutrition.

Il est de croyance universelle qu'un air pur est indispensable à l'intégrité de la santé. L'observation confirme d'ailleurs de tout point cette notion.

Dans les *locaux fermés*, où l'air ne se renouvelle que difficilement ou pas du tout, les modifications des éléments constitutifs essentiels de l'atmosphère sont rapides. Un adulte emprunte chaque heure à l'air qu'il respire de 20 à 25 litres d'oxygène, tandis qu'il exhale dans le même temps de 15 à 20 litres d'acide carbonique. Ces échanges incessants ne tardent pas à modifier la proportion relative des éléments constitutifs de l'air d'un espace clos, surtout si plusieurs personnes restent longtemps réunies dans un local fermé et mal ventilé. En pareil cas la teneur en oxygène peut se trouver diminuée considérablement, en même temps que l'acide carbonique s'accumule. Si ces conditions se prolongent exceptionnellement longtemps, la mort par asphyxie peut en être la conséquence ; telle fut la fin de 260 prisonniers autrichiens enfermés dans une cave après la bataille d'Austerlitz. Mais de pareils accidents sont forcément bien rares. Ce qu'il est plus fréquent d'observer, ce sont des malaises, des nausées, des vertiges, parfois des syncopes, qui incommodent les personnes entassées dans des salles de théâtre ou de réunion trop pleines. Il s'agit là de troubles légers et passagers qu'une simple exposition à l'air frais suffit en général à dissiper. D'ailleurs ici les modifications dans la proportion des gaz constitutifs de l'air ne sont pas seules en cause ; il faut encore tenir compte dans le mécanisme de ces accidents : de la température trop élevée de la salle, de la surcharge de l'air en vapeur d'eau provenant de l'air expiré, de cette odeur incommodante des atmosphères confinées due aux éléments volatils divers que dégage l'organisme (ammoniaque, acides gras, hydrogène sulfuré, etc.).

Beaucoup plus graves sont ces désordres, lents à apparaître mais durables, qui sont la conséquence du séjour quotidien, quelquefois permanent, dans une atmosphère viciée telle qu'elle se rencontre en certains locaux dont le cube d'air est insuffisant : logements d'ouvriers, ateliers, bureaux, prisons. On a du reste observé que dans un air impur les inspirations deviennent moins profondes et que par suite l'hématose se ralentit. Dans ces conditions l'organisme s'affaiblit et s'anémie peu à peu, sa résistance aux maladies infectieuses diminue chaque jour et c'est particulièrement dans de pareils milieux que la tuberculose exerce le plus cruellement ses ravages, frappant les ouvriers en chambre, les employés de bureau, de préférence aux paysans et aux ouvriers de plein air, bien que ceux-ci soient fréquemment moins bien nourris que les premiers, plus exposés qu'eux aux intempéries et aux fatigues excessives. Encore est-il certain que dans les locaux insuffisamment aérés, où l'organisme perd peu à peu ses facultés de résistance aux infections, le développement de celles-ci se trouve singulièrement favorisé par la présence constante de poussières, qu'entretiennent trop souvent la négligence et la malpropreté des occupants. On connaît bien aujourd'hui le danger de ces poussières qui contiennent fréquemment les germes de maladies contagieuses, particulièrement ceux de la tuberculose. Par une coïncidence désastreuse il se trouve que ces locaux sont généralement sombres, humides, ne reçoivent que parcimonieusement les rayons solaires, toutes conditions éminemment propices à la conservation de la vitalité des germes nocifs et de leur virulence.

L'organisme humain ne reste pas, il est vrai, sans défense contre les poussières atmosphériques. Les cellules qui tapissent les premières voies aériennes sont munies de cils vibratiles, qui arrêtent les germes inhalés; elles sécrètent du reste un mucus qui enrobe et détruit les bactéries. D'autres cellules de l'organisme, dites phagocytes, montent une garde vigilante et absorbent et détruisent les germes qui viennent en contact avec elles. Enfin les agents de contagion de nombre de maladies (syphilis, rage, rougeole, rubéole, coqueluche, etc.), se montrent si peu résistants à l'action de l'oxygène, de la chaleur ou de la lumière des rayons solaires qu'en dehors de l'organisme ils ne survivent pas assez longtemps dans l'air pour que celui-ci les conserve et les transporte à distance à l'état d'agents nocifs.

Puisque l'atmosphère des espaces clos s'altère rapidement, lorsque des êtres vivants y séjournent, du fait des échanges indispensables à la vie elle-même, il est nécessaire de renouveler par la ventilation l'air de l'habitation, de façon que les occupants puissent y subsister sans inconvénient pour leur santé.

L'aération a donc pour premier but de fournir un renouvellement d'air suffisant pour que les habitants puissent respirer continuellement une atmosphère salubre. Quelle est la quantité d'air nécessaire pour atteindre ce but? Comment dans la pratique peut-on déterminer que l'air d'un espace clos est vicié et a besoin d'être renouvelé?

Des chiffres fournis par les différents hygiénistes, il ressort qu'on peut estimer à peu près à 75 mètres cubes par tête et par heure la quantité d'air frais à introduire dans un espace clos[1].

D'autre part, on peut déterminer le degré d'impureté de l'air par la quantité d'acide carbonique qu'il contient, ce gaz ne devant pas dépasser la proportion de 0,6 pour 1000. Mais cette évaluation exige une analyse chimique. Empiriquement on peut dire que, quand l'atmosphère d'une pièce commence à prendre l'odeur de renfermé, elle n'est plus salubre et doit être renouvelée.

Pour que la santé des habitants n'en souffre pas, il faut que ce renouvellement d'air se fasse sans abaisser trop fortement la température du local, et sans provoquer des courants d'air assez rapides pour devenir incommodes. Pour réaliser ces deux conditions il faut que la ventilation soit lente, que l'air extérieur ne fasse pas une brusque irruption dans la pièce, qu'il n'y pénètre que par petites quantités à la fois. De plus la consommation d'air restant toujours la même pour un individu, plus l'espace dans lequel il est enfermé sera étendu, moins la viciation de l'atmosphère sera rapide et moins son renouvellement aura besoin d'être fréquent. Par suite, la ventilation s'opérera plus favorablement pour les occupants, dans les pièces suffisamment spacieuses, que dans les locaux d'une capacité très réduite.

Cette question du cube d'air des locaux fermés a une très grande importance au point de vue de la salubrité.

La *capacité des pièces* dans lesquelles on séjourne habituellement ne doit pas

1. On a bien proposé de régénérer l'air confiné au moyen du bioxyde de sodium attaqué par l'eau à froid. On libère ainsi de l'oxygène qui remplace celui qu'absorbe la respiration, tandis que la soude formée simultanément fixe l'acide carbonique de l'air expiré. Mais ces essais restent encore du domaine du laboratoire.

être inférieure à 25 mètres cubes. Leur hauteur sera au minimum de 3 mètres, car l'air vicié par la respiration et les combustions étant chaud et tendant toujours à s'élever, il vaut mieux qu'il séjourne le plus haut possible dans les locaux fermés pour qu'il n'incommode pas les habitants. D'autre part, il ne convient pas d'élever le plafond au delà de 4 m. 50, car alors les pièces ne sont plus faciles à chauffer en hiver. En tout cas, les pièces les plus vastes, les mieux exposées et les plus aérées devraient être réservées à l'habitation de nuit et non aux réceptions, comme on le fait trop souvent.

Pour les écuries et les étables, les chiffres de 2 m. 80 pour la hauteur du plafond et de 25 mètres cubes pour l'espace réservé à chaque animal sont des minima indiqués par le règlement sanitaire de la Ville de Paris. L'aération doit être assurée par de nombreux orifices et au besoin par des conduites spéciales partant du plafond des écuries ou des étables et s'élevant au-dessus des constructions voisines. Il est malsain et d'ailleurs interdit de loger un domestique dans l'écurie elle-même.

Mais le rôle hygiénique de la ventilation est-il limité à un simple apport d'air pur?

On connaît l'heureuse influence des vents sur l'atmosphère libre des villes, dont les impuretés sont de la sorte emportées au loin. N'en est-il pas de même dans les espaces clos, et la ventilation ne suffit-elle pas encore ici à débarrasser leur atmosphère des poussières qui la souillent?

L'expérience a montré que dans un local fermé les poussières les plus ténues et les plus légères restent suspendues dans l'atmosphère sous l'influence des moindres agitations de l'air (poussières flottantes); tandis que les particules les plus volumineuses et les plus lourdes restent déposées sur les meubles, la partie inférieure des parois et les planchers (poussières dormantes). On a pu déterminer, par une série d'expériences, que, pour entraîner hors d'une pièce une faible partie des poussières flottantes, il faut y renouveler l'atmosphère au moins six ou sept fois par heure; que, pour évacuer la presque totalité de ces poussières flottantes, il faut établir une violente chasse d'air, en laissant portes et fenêtres grandes ouvertes pendant deux minutes.

Par contre, la ventilation la plus énergique n'a pas d'influence sensible sur la quantité des poussières dormantes.

Or, les microbes de l'atmosphère paraissent adhérer surtout aux particules qui constituent les poussières dormantes. Si en effet dans une pièce on soulève toutes ces poussières en masse en pratiquant un énergique balayage à sec, en battant les murs et les tentures, on constate bien par l'analyse bactériologique de l'air que c'est à ce moment qu'il est le plus riche en microbes. Mais après cette opération le nombre des microbes de l'air diminue rapidement à mesure que les poussières dormantes se déposent. On ne peut donc compter sur la ventilation pour débarrasser l'atmosphère d'une pièce des germes des maladies contagieuses qu'elle peut contenir. C'est tout au plus si de violents courants d'air auraient quelque efficacité à ce point de vue, au moment même où on vient de soulever mécaniquement toutes les poussières en masse. Un nettoyage à la serpillière humide reste toujours beaucoup plus efficace, car il enlève les poussières dormantes qui se fixent au linge, et cela sans exposer la personne qui opère au danger d'absorption par les voies respiratoires d'un nombre incalculable d'impuretés de l'air (¹).

Procédés de ventilation. — Après avoir indiqué quelle est l'étendue et quelles sont les limites du rôle sanitaire de la ventilation de l'habitation, nous allons passer en revue les divers moyens qu'on emploie pour la réaliser.

Ventilation intermittente. — Le moyen le plus simple, qui en même temps n'est pas le moins efficace, consiste à ouvrir largement les fenêtres de la pièce qu'on veut aérer. On sait en effet que l'air extérieur et celui de l'intérieur d'un local clos présentent pendant presque toute l'année un écart de température sensible, par suite une différence de densité proportionnelle. Mais l'équilibre tend à se rétablir entre les deux milieux, par échange de courants d'air, à la condition qu'il y ait communication entre les milieux et d'autant plus rapidement que ces communications sont plus larges.

Lorsque dans une pièce on entr'ouvre une seule fenêtre, il est facile de s'assurer, au moyen d'une bougie allumée, que la flamme s'incline vers le dehors quand on la présente en haut de l'ouverture, et qu'elle s'incline vers l'intérieur lorsqu'on la place en bas, à la condition que la température du local soit plus élevée que celle de l'air extérieur. Cela signifie que l'air chaud de la pièce plus léger tend à sortir à la partie supérieure de l'ouverture, tandis que l'air froid du dehors plus lourd pénètre à la partie inférieure. Les résultats seraient inverses si la température était moins élevée au dedans qu'extérieurement. Il suffit donc d'une fenêtre entr'ouverte pour produire déjà une ventilation très appréciable, qui renouvelle rapidement l'air d'une pièce.

Avec un vent ne parcourant pas plus d'un mètre par seconde et par conséquent très faible, il entre, par deux croisées de deux mètres carrés de surface chacune, placées sur la même façade, 66 mètres cubes d'air par minute. Si les mêmes ouvertures sont opposées, c'est-à-dire placées vis-à-vis l'une de l'autre, il pénètre dans la pièce 240 mètres cubes d'air par minute. Ces chiffres indiquent combien il faut peu de temps pour renouveler complètement l'atmosphère d'un local dont les fenêtres sont largement ouvertes; ils font ressortir en même temps la puissance et l'efficacité toutes particulières de la ventilation par des fenêtres opposées. Aussi cette disposition des fenêtres est-elle plus hygiénique; elle est particulièrement recommandée pour les habitations collectives (casernes, écoles, etc.).

Mais de pareilles chasses d'air extérieur ne tardent pas à ramener la température de la pièce au niveau de celle du dehors, ce qui n'est pas sans inconvénients, surtout lorsqu'il fait froid. On ne peut donc pratiquer ce mode de ventilation que durant quelques minutes et de préférence lorsque le local n'est pas occupé. De plus, son efficacité n'est que temporaire, et il faut renouveler cette *ventilation intermittente* plusieurs fois par jour. Dans

---

1. On a tenté d'arrêter les poussières extérieures en n'introduisant l'air dans les habitations qu'après l'avoir filtré à travers de l'ouate ou une étoffe à tissu plus ou moins serré. Mais il ne tarde pas à y avoir obstruction des pores du filtre, qui cesse de fonctionner.

les casernes et les écoles on prescrit avec raison de laisser les fenêtres ouvertes pendant le temps que les locaux ne sont pas occupés.

Ventilation permanente. — Le désir de fournir constamment de l'air pur aux tuberculeux a conduit les médecins à recommander pour ces malades l'aération permanente des pièces où ils se tiennent. Les résultats ont été très satisfaisants chaque fois que cette méthode a été appliquée d'une façon rationnelle. Aussi est-il devenu de mode d'adopter l'aération nocturne même pour les personnes bien portantes. La difficulté est d'arriver à doser convenablement la quantité d'air qu'il faut laisser pénétrer dans la pièce, de façon à éviter le refroidissement trop prononcé de l'atmosphère intérieure, soit que l'air extérieur reste trop froid pendant toute la nuit, soit qu'il se produise à certaines heures un abaissement brusque de température trop marqué. A notre avis il n'est pas toujours prudent de laisser en permanence une fenêtre entr'ouverte pendant toute la nuit, même lorsqu'on prend la précaution indispensable d'en masquer l'ouverture au moyen d'un rideau léger. La quantité d'air, ainsi introduite, est trop considérable pour éviter des écarts très marqués de température en hiver lorsque l'air extérieur est constamment froid, au printemps et en automne lorsqu'il se fait un refroidissement brusque de l'atmosphère vers le matin. Ce n'est guère qu'en été que cette pratique pourrait subsister sans inconvénient. Il vaut donc mieux n'utiliser pour l'aération nocturne des chambres à coucher que des entrées d'air, dont on pourra régler la capacité, comme nous en décrivons plus loin à propos de l'aération permanente. Nous ajouterons, pour épuiser cette question de l'aération nocturne, qu'il ne faut l'appliquer qu'avec une grande circonspection aux personnes âgées, très sensibles aux refroidissements, ainsi qu'aux arthritiques, sujets aux douleurs et aux névralgies. En résumé, la ventilation des locaux au moyen des fenêtres ouvertes est un moyen excellent de renouveler l'air de l'habitation qui ne peut être appliqué, en général, que d'une façon intermittente et ne peut être répété assez fréquemment pour assurer constamment la pureté de l'atmosphère intérieure.

Comment est-il donc possible d'établir une *ventilation permanente* convenable dans les conditions habituelles d'habitation? Supposons d'abord le cas, de beaucoup le plus fréquent, d'une pièce munie d'un appareil de chauffage (cheminée ou poêle) qui s'ouvre d'une part dans l'intérieur du local et communique de l'autre avec l'air extérieur au moyen du tuyau de fumée qui le surmonte. L'aération continue y est réalisée naturellement, d'une façon plus ou moins suffisante, il est vrai, mais sans dispositif spécial et le plus souvent à l'insu des habitants. Nous avons déjà vu en effet que chaque fois que la température du dehors présente un écart sensible avec celle de la pièce, ce qui est la règle, et qu'il y a communication entre les deux atmosphères, il s'établit un double courant d'air qui tend à équilibrer les températures extérieure et intérieure et à renouveler l'air du local. Cette communication reste toujours assurée, alors même que tous les orifices sont fermés, par les joints des fenêtres et des portes d'une part, par le tuyau de fumée de l'autre. La température étant plus élevée dans les habitations qu'au dehors pendant la plus grande partie de l'année (sauf pendant les chaleurs de l'été), l'air extérieur pénétrera d'une façon continue

dans les pièces par les orifices inférieurs (joints des portes et des fenêtres)
et remplacera un volume égal d'air intérieur plus chaud qui sortira par
l'orifice du foyer et par le tuyau de fumée aboutissant au-dessus du toit de
la maison. Ce courant sera considérablement accéléré, si on produit un
appel énergique vers le foyer, en y faisant du feu. Il deviendra inverse si la
température de la pièce s'abaisse au-dessous de celle de l'air extérieur,
comme cela peut arriver en été. L'air intérieur sortira alors par les joints
des portes et fenêtres et sera remplacé par l'air extérieur, qui pénétrera
par le tuyau de fumée.

De toutes façons il se produira une ventilation d'autant plus énergique
que les joints seront mal clos et l'orifice du foyer plus large. La ventilation
produite par une cheminée sera donc considérablement plus efficace que
celle que détermine l'étroite ouverture d'un poêle. Elle est des plus actives
dans les vieilles demeures aux fenêtres et portes mal jointes et aux vastes
cheminées, mais non sans inconvénients, car elle produit en même temps
des courants d'air froid qui traversent incessamment la partie inférieure de
la pièce et ne laissent pas d'incommoder les habitants. Ceux-ci n'ont d'autre
ressource que de se placer devant le feu, mais s'ils se grillent d'un côté, ils
restent glacés de l'autre. Dans les habitations modernes les orifices des
foyers de chaleur (cheminées ou poêles) sont beaucoup plus réduits, les
joints des portes beaucoup mieux fermés; aussi la ventilation, moins active
il est vrai, s'opère-t-elle par ces voies sans trop d'incommodité pour les
occupants. Il faut même éviter de la réduire encore comme on le fait trop
souvent en multipliant les bourrelets placés sur les joints des fenêtres et en
obstruant d'une façon hermétique les tabliers des cheminées ou les portes
des poêles lorsqu'on n'y fait pas de feu.

Ce mode si naturel et si simple de ventilation de l'habitation est-il
suffisant? On peut répondre affirmativement s'il s'agit de locaux spacieux, munis d'ouvertures nombreuses, occupés par un petit nombre
d'habitants, si, de plus, l'on a soin d'en ouvrir les fenêtres largement pendant quelques minutes aux heures les moins froides de la journée et de
renouveler ainsi complètement toute l'atmosphère intérieure à plusieurs
reprises quotidiennement. Est-ce à dire pour cela que la répartition de l'air
pur se fasse également dans toutes les parties de la pièce avec ce mode de
ventilation qui n'utilise que les entrées et les sorties d'air qu'on retrouve
dans presque tous les locaux? C'est ce que nous allons examiner
maintenant.

Dans un local clos, habité, l'air vicié s'échauffe et se charge de vapeur
d'eau du fait des échanges respiratoires des occupants. Il devient plus léger
que l'air qui pénètre du dehors, et il a tendance à s'élever et à se concentrer
à la partie supérieure de la pièce. C'est donc à ce niveau qu'il devrait
trouver des orifices d'évacuation lui permettant de s'écouler au dehors.

Inversement l'air pur extérieur, qui vient remplacer l'air vicié, étant plus
froid et par suite plus lourd, devrait pénétrer à la partie inférieure de la
pièce, pour prendre la place des gaz usés, qui s'élèvent, sans se mêler à
eux. Les orifices d'entrée de l'air neuf ont donc leur place toute indiquée
immédiatement au-dessus du plancher.

Un pareil dispositif réalise la *ventilation ascendante*, la seule normale, puisqu'elle reste en accord avec les lois physiques des milieux qui interviennent.

De plus, pour que la ventilation soit complètement efficace, il faut que les orifices d'entrée et de sortie de l'air soient placés de telle façon qu'en allant normalement de l'un à l'autre, l'air nouveau diffuse également dans toutes les parties de la pièce. Il est donc indispensable de les établir sur des parois opposées. La figure 24 montre comment ils doivent être disposés.

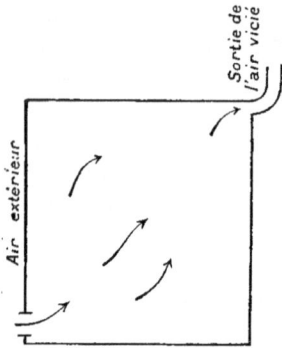

Fig. 24. — Ventilation ascendante.

Ces conditions se trouvent-elles réalisées lorsque la ventilation n'est assurée que par les courants d'air qui s'établissent entre les joints des portes et fenêtres d'une part et le tuyau de fumée de l'autre? L'air neuf passant par les maljoints des cadres des portes et des fenêtres pénètre à la partie inférieure et moyenne de la pièce. L'orifice de sortie (foyer de la cheminée ou du poêle) se trouvant placé très peu au-dessus du plancher l'air neuf maintenu en bas par sa forte densité aura tendance à s'écouler directement par cette issue, avant d'avoir remplacé l'air vicié maintenu dans les parties élevées par sa légèreté (fig. 25). On obtiendra ainsi une *ventilation horizontale*, conservant dans la pièce une zone supérieure A, où l'air constamment impur ne pourra être renouvelé qu'aux moments où on établira une forte chasse d'air, portes et fenêtres ouvertes.

Dans la figure 25 nous avons placé les fenêtres et l'orifice du foyer sur deux parois opposées de la pièce. Mais tel n'est pas toujours le cas. Supposons que, comme on peut le constater dans certaines des plus belles pièces d'habitations luxueuses, la cheminée soit placée entre les deux pièces, sur la même paroi qu'elles. Comment va se faire la ventilation? L'air

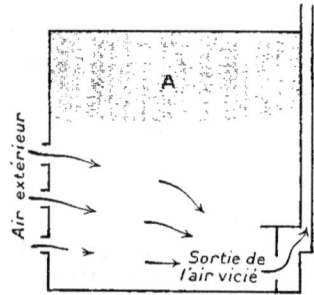

Fig. 25. — Ventilation horizontale.

pur du dehors pénétrant par les joints des fenêtres tendra à gagner l'orifice de la cheminée par les voies les plus courtes et, loin de traverser la pièce, ne se répandra que dans un espace très limité. Ce sera l'air pénétrant par les portes, placées sur les autres parois, qui seul traversera toute la largeur de la pièce. Or, cet air provient de la cage de l'escalier, des vestibules et corridors, des pièces voisines; il est déjà plus ou moins vicié et ne saurait à lui seul assurer une ventilation salubre. En résumé, pour que la chambre soit entièrement traversée par de l'air pur, venant directement du dehors, il est indispensable que les fenêtres d'une part, le foyer de chaleur de l'autre soient placés sur des parois opposées de la pièce.

D'autre part, est-il possible d'éviter la formation à la partie supérieure de la pièce de cette zone stagnante d'air vicié, que nous avons signalée plus haut?

Il semble qu'on puisse obvier à cet inconvénient au moyen d'un dispositif peu compliqué. On entoure le tuyau de fumée d'une gaine de sortie de l'air partant un peu au-dessous du plafond de la pièce, pour s'ouvrir au dehors au-dessus du toit de l'habitation. Des orifices font communiquer le bas de cette gaine avec la partie supérieure de la pièce (fig. 26). La différence de température du local et de l'extérieur suffit déjà à assurer la plupart du temps un courant ascendant qui entraîne l'air vicié accumulé sous le plafond. Ce courant sera bien plus énergique encore quand il y aura du feu dans le foyer et que la gaine d'air s'échauffera au contact du tuyau de fumée.

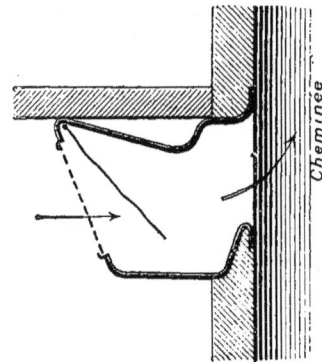

Fig. 26.

Plus simplement, on peut ouvrir dans le tuyau de fumée près du plafond une ventouse sur laquelle le courant chaud de la cheminée fait appel et, par suite, où s'écoule par aspiration l'air vicié. Pour éviter le refoulement de la fumée dans la pièce, on munit l'orifice d'évacuation d'un ventilateur Renard (fig. 27), dans lequel un rideau de soie formant clapet se soulève pour laisser passer aisément l'air de dedans en dehors, mais s'applique sur un grillage et fait occlusion dès qu'il y a refoulement de dehors en dedans.

Avec l'addition de l'un ou de l'autre de ces dispositifs la ventilation devient bien plus efficace et plus complète. Une partie importante d'air neuf s'écoule toujours après avoir traversé la pièce, par l'orifice du foyer, où l'appel est de beaucoup plus énergique; mais l'air vicié de la partie supérieure de la pièce trouve un

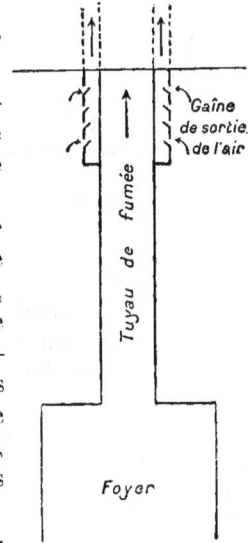

Fig. 27. — Ventilateur Renard.

facile écoulement au dehors et est forcément remplacé par de l'air pur.

Dans le cas où on jugerait utile d'avoir un apport d'air neuf supplémentaire plus ou moins considérable suivant les besoins, on ferait aisément percer dans le mur de façade une ou plusieurs entrées d'air (ventouses), aboutissant au bas de la pièce, près du plancher (au rez-de-chaussée elles seraient placées non au ras du sol, mais un peu au-dessus). On dispose aux orifices des fermetures mobiles. à persiennes par exemple (fig. 28), et on peut ainsi régler l'admission d'air pur, en augmentant et en diminuant l'aire des ouvertures.

Ces bouches d'air supplémentaires nous semblent indispensables dans les chambres où on désire pratiquer rationnellement l'aération continue. La facilité de régler l'apport d'air neuf suivant la température extérieure, suivant les susceptibilités individuelles, pendant la longue période de l'année où il pourrait être imprudent de laisser une fenêtre entr'ouverte, devrait en généraliser l'installation partout où on traite des tuberculeux.

On a bien songé à placer différemment les orifices d'entrée de l'air et, puisque l'ouverture de sortie (foyer de cheminée) est immuablement fixée au bas de la pièce, on a systématiquement élevé les points de pénétration de l'air extérieur, en les plaçant en haut des fenêtres (impostes mobiles, vitres à persiennes, vitres parallèles à ouvertures contrariées, vitres perforées) ou à la partie supérieure de la paroi de la façade (corniches ventilatrices ou briques perforées). On a pensé obtenir ainsi une complète diffusion de l'air de la pièce qui, avec ce dispositif, traverserait la pièce à la fois dans sa profondeur et dans sa hauteur. Ce mode d'aération (fig. 29) a très justement

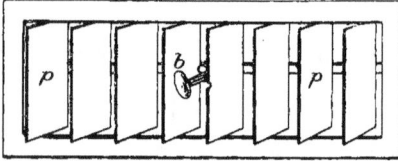

Fig. 28. — b, bouton permettant de fermer ou d'ouvrir les persiennes p.

reçu le nom de *ventilation renversée*, car il lui faut lutter contre les forces naturelles qui tendent au contraire à faire monter à la partie supérieure du local l'air usé, qui s'est échauffé du fait de son séjour prolongé dans la pièce et par suite des échanges respiratoires des habitants. Nous pensons qu'en forçant ainsi la nature, on ne peut que retarder l'expulsion de l'air vicié A' A', ce qui présente l'inconvénient de maintenir les occupants dans une atmosphère qui rencontre des obstacles à son renouvellement complet. Toutes nos préférences restent incontestablement à la ventilation ascendante.

Les conditions de la ventilation se trouvent sensiblement modifiées quand l'équilibre tend à se faire entre les température extérieure et intérieure. A mesure que l'appel d'air diminue, l'aération devient de plus en plus insuffisante. Si la température de l'espace clos devient inférieure à celle de l'atmosphère libre, comme cela se voit dans les chaudes journées de l'été, il se produit même des refoulements dans le tuyau de fumée. Mais ces inconvénients ne se présentent que lorsque la température extérieure est élevée, et il est bien facile de remédier à l'insuffisance de la ventilation permanente en assurant le renouvellement de l'air par la large ouverture des fenêtres aux heures les plus fraîches de la journée. Si même cette ressource venait à manquer, dans une chambre de malade par exemple où on jugerait inop-

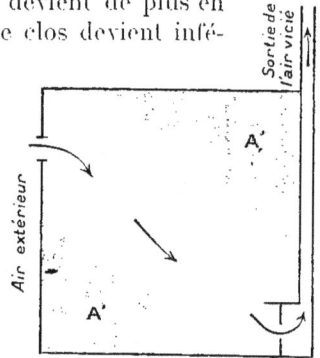

Fig. 29. — Ventilation renversée.

portun de pratiquer une ventilation intermittente trop énergique, il serait aisé de rétablir le cours normal de l'aération en laissant à demeure dans le foyer de la cheminée une simple lampe allumée. L'échauffement de l'air du tuyau de fumée, qui en résulterait, suffirait à ranimer ou à provoquer l'activité du courant ascendant d'air vicié et à rétablir normalement l'appel d'air pur.

Cheminées ou poêles ventilateurs. — On a songé à utiliser des systèmes spéciaux de cheminées ou de poêles pour réaliser une ventilation très active de l'habitation, en établissant une aspiration directe de l'air neuf qu'ils

puisent au dehors et de l'air vicié qu'ils rejettent au-dessus des toits. La
figure 50 indique le mécanisme de cette ventilation. L'air extérieur est
aspiré à travers une conduite, qui prend contact avec le foyer de chaleur.
Celui-ci, en échauffant l'air de la conduite, produit l'aspiration. L'air neuf,
ainsi chauffé, monte à la partie supérieure de l'appareil où il trouve des
orifices qui lui permettent de se répandre dans la pièce. Le tuyau de fumée
est entouré d'une gaine de sortie de l'air, qui s'ouvre à sa partie inférieure
et qui par cet orifice aspire l'air vicié et le conduit au-dessus de la toiture,
où il se mêle à l'atmosphère libre. La situation de l'orifice de sortie de l'air,
tout près du plancher, est très défectueuse à notre avis, l'air vicié ayant
toujours tendance à s'accumuler à la partie supérieure de la pièce. A dire

vrai, il serait facile de remédier à cet
inconvénient en plaçant l'ouverture de
la gaine de sortie de l'air près du plafond, et de substituer ainsi la ventilation ascendante à la ventilation renversée. Mais l'aspiration directe de l'air
neuf par un appareil de chauffage
constitue une méthode encore défectueuse à un autre point de vue. L'air
de la conduite d'entrée est surchauffé
au niveau du foyer de combustion,
l'enveloppe métallique brûle les poussières entraînées, ce qui donne une
odeur désagréable et des propriétés
irritantes pour les voies respiratoires
à l'air qui peut de plus être souillé par
le mélange des gaz toxiques du foyer,
s'il se produit quelque fissure laissant
communiquer celui-ci avec le tuyau

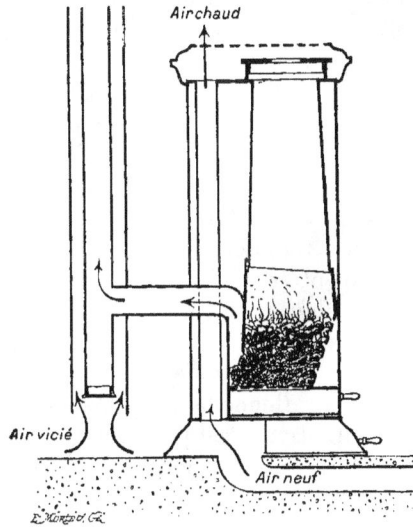

Fig. 50. — Poêle ventilateur.

d'air. La teneur en oxygène est d'ailleurs diminuée du fait de l'élévation de
la température. Enfin ce mode de ventilation ne fonctionne plus dès qu'on
cesse de faire du feu.

Il faut donc ne pas trop se laisser séduire par ces prétendus perfectionnements et, dans les conditions habituelles de l'habitation, se contenter de
la ventilation qui s'opère spontanément par les joints des portes et fenêtres
et le foyer de combustion, en n'annihilant pas, bien entendu, leur influence
salubre par l'adjonction intempestive de bourrelets trop hermétiques et
quitte à y adjoindre quelques ouvertures accessoires pour l'entrée et la
sortie de l'air, comme nous l'avons indiqué plus haut.

Dans les logements des ouvriers et surtout des indigents, bien que le cube
d'air individuel se trouve en général très réduit, les dimensions du local
étant le plus souvent restreintes et le nombre des occupants trop considérable, ces moyens d'aération pourraient encore ne pas être par trop insuffisants,
si les habitants comprenaient qu'il est de l'intérêt de leur santé de renouveler
fréquemment l'air par l'ouverture des fenêtres. Malheureusement le désir de
conserver en hiver dans le local une température élevée, en brûlant le

moins de combustible possible, les conduit en général à réduire l'aération au minimum en bouchant tous les joints et en n'ouvrant plus les fenêtres.

Envisageons maintenant les cas où il n'existe ni cheminée, ni poêle dans la pièce. Chaque fois qu'un local ne renferme pas de foyer de combustion, dont le tuyau de fumée puisse servir à écouler au dehors l'air vicié, il faut de toute nécessité établir des orifices d'entrée et de sortie de l'air, sans quoi la ventilation deviendrait impossible. Cette règle est cependant fréquemment méconnue, puisqu'on voit trop souvent encore des bouches de calorifère à air chaud s'ouvrir dans des locaux où il n'a pas été prévu d'orifice d'évacuation de l'air. De toutes façons d'ailleurs l'air introduit par un calorifère à air chaud est malsain. Il a été soumis à une température beaucoup trop élevée au contact des surfaces de chauffe et présente tous les inconvénients que nous avons signalés à propos de l'air qui a traversé un poêle ventilateur.

Avec les systèmes de chauffage par la vapeur ou l'eau chaude il est au contraire facile de réaliser une ventilation parfaitement salubre. En supposant des orifices d'entrée de l'air munis de fermetures mobiles un peu au-dessus du plancher et des bouches de sortie ([1]) (avec ventilateur Renard) au-dessous du plafond sur la paroi opposée, on obtiendra une ventilation ascendante régulière. De plus, en plaçant les radiateurs au-devant des orifices d'entrée de l'air on portera celui-ci à une température agréable sans être trop élevée, ce qui permet d'introduire une grande quantité d'air pur, sans refroidir la pièce. Lorsque les appareils de chauffage ne fonctionneront pas, l'aération continuera à se faire, moins active il est vrai, grâce à la disposition rationnelle des ouvertures laissant pénétrer et sortir l'air.

La ventilation n'est pas seulement utilisée pour fournir de l'air pur aux locaux fermés, elle peut servir aussi à l'évacuation de vapeurs et de gaz incommodes ou dangereux. Dans les cuisines on arrive, grâce à la chaleur du fourneau, à provoquer un courant d'air ascendant qui évacue les vapeurs odorantes, qu'on collecte sous

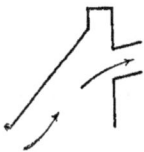

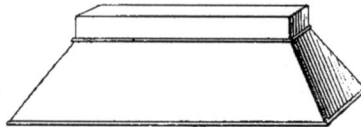

Fig. 51.

une hotte (fig. 51) de façon à les diriger vers un orifice de sortie qui débouche soit dans une conduite engainant le tuyau de fumée, soit dans celui-ci même.

Dans les fosses d'aisances, la fermentation des matières dégage une énorme quantité de gaz méphitiques. Pour les évacuer au-dessus du toit, afin que leur odeur ne soit pas incommodante, on installe un tuyau de ventilation qui, partant de l'intérieur de la fosse, s'ouvre à l'air libre au faîte de l'habitation (tuyau d'évent). La température du contenu de la fosse reste élevée par suite de la fermentation et les gaz, qui ont tendance à monter, s'évacuent généralement bien par ce tuyau. Mais quand la tempé-

1. Les orifices de sortie de l'air communiquent nécessairement avec une conduite d'évacuation spéciale s'élevant au-dessus du toit de l'habitation et surmontée, au besoin, de mitres ou de capes à vent pour empêcher les refoulements provoqués par le vent.

rature extérieure est très chaude, ce courant peut se renverser, refoulant les gaz dans les cuvettes des cabinets, après avoir forcé l'obturation incomplète de la soupape. Pour parer à cette désagréable éventualité, il sera bon d'adosser le tuyau d'évacuation des gaz de la fosse à la cheminée d'un foyer fonctionnant toute l'année, celui de la cuisine par exemple : la chaleur dégagée par ce voisinage assurera dans le tuyau de ventilation la régularité du courant ascendant.   *WURTZ et BOURGES.*

AÉROPHAGIE. — On désigne sous le nom d'*aérophagie* l'habitude que prennent certains névropathes de déglutir de l'air atmosphérique. L'air, accumulé dans l'estomac, est ensuite expulsé par une éructation buccale (d'où le terme d'*éructomanie* se rapportant au même syndrome); parfois l'air passe dans l'intestin et est expulsé par l'anus.

Deux types de malades sont sujets à cette habitude : les *hystériques* (Bouveret, Pitres) ou plus exactement *pithiatiques*, les *dyspeptiques névropathes* (Mathieu). Dans le nombre, on trouve des *tiqueurs*, et l'on a décrit aussi ce syndrome sous le nom de *tic aérophagique* (Séglas, Meige).

Malgré ses nombreuses modalités cliniques, l'aérophagie est en général facile à reconnaître. Après les repas ou le matin au réveil, parfois à un moment quelconque de la journée ou même de la nuit, le malade éprouve une sensation de pesanteur gastrique, de tension pénible, quelques tiraillements, un endolorissement plus ou moins aigu de la région épigastrique; un impérieux besoin d'éructer se fait sentir et bientôt débute une crise d'éructation. De nombreux renvois se produisent, sonores ou silencieux, en *séries* de 5 ou 6, qui se succèdent à intervalles rapprochés ou en « salves interminables » (Mathieu).

Chez le névropathe atteint de pithiatisme, le syndrome s'établit souvent d'une façon brusque, par exemple à la suite d'une émotion, parfois d'une façon insidieuse, à l'occasion de quelques troubles digestifs. Les renvois sont généralement nombreux et bruyants; tantôt ils surviennent par crises, crises violentes, quelquefois paroxystiques et obsédantes, qui peuvent se reproduire régulièrement aux mêmes heures, sans raison apparente, s'accompagner d'une sensation d'angoisse et laisser le malade abattu et déprimé. Chez certains malades la crise est facilement provoquée, soit par simple commandement, soit par pression d'une des *zones éructogènes* (creux épigastrique, base du cou, etc.).

Chez le dyspeptique, l'aérophagie est presque toujours secondaire aux troubles digestifs. Dans sa forme légère, elle se manifeste surtout après les repas; les renvois sont peu nombreux, souvent silencieux; ils peuvent n'avoir guère inquiété le malade, le phénomène se passant d'une façon presque inconsciente. D'autres fois, comme chez l'hystérique, les renvois se produisent en séries continues ou en crises paroxystiques. Ce sont ces malades que l'on croyait atteints, il y a peu de temps encore, de dyspepsie avec fermentations abondantes et grande flatulence.

Qu'il s'agisse d'un névropathe non dyspeptique ou d'un dyspeptique névropathe, lorsqu'on observe une crise, il est facile, en général, de saisir le *mécanisme* du phénomène : au début se produit un premier mouvement de déglutition, souvent marqué par un bruit sec, et bientôt survient un premier renvoi, puis une seconde déglutition et un deuxième renvoi, et ainsi de suite. D'autres fois une série de mouvements de déglutition précède une série de renvois.

Lors des mouvements de déglutition, l'air avalé passe dans l'œsophage, d'où il peut être expulsé tout de suite, ou bien il pénètre dans l'estomac, où l'explosion des bulles détermine une série de bruits métalliques à timbre amphorique que l'on peut percevoir à l'auscultation. Quand l'air s'accumule ainsi dans l'estomac, on voit et on sent la poche gastrique se distendre comme si on l'insufflait. La percussion donne une sonorité tympanique. Cette sonorité s'étend parfois au delà de l'estomac; il est des malades, en effet, chez lesquels l'air, passant dans l'intestin, est cause d'un tympanisme abdominal généralisé, susceptible de disparaître et de se reproduire très rapidement. Tel est le cas de la *tympanite hystérique* qui ne semble être qu'une conséquence de l'aérophagie. Souvent, comme l'a fait remarquer Hayem, les malades atteints d'aérophagie présentent aussi du ptyalisme et, dans certains cas, il semble que l'aérophagie ait pour point de départ une sialorrhée accompagnée de *sialophagie*.

En règle générale, des *troubles dyspeptiques* plus ou moins pénibles accompagnent l'aérophagie; mais il n'est pas exceptionnel d'observer de simples aérophages se plaindre surtout de *troubles cardiaques* ou *pulmonaires*, qui peuvent momentanément faire croire à une lésion cardiaque ou pulmonaire.

Quelques soi-disant hystériques, purs éructomanes, ne souffrent que lorsqu'ils ne peuvent satisfaire leur habitude; à la longue cependant, si l'aérophagie est intense, la distension répétée de l'estomac peut avoir de fâcheux résultats. Mais la plupart des malades se plaignent *d'emblée de troubles dyspeptiques* qui, après avoir été la cause occasionnelle de l'aérophagie, sont ensuite entretenus et exagérés par elle. Au début, en effet, ces malades ne sont le plus souvent atteints que de symptômes dyspeptiques bénins; mais les pesanteurs gastriques, « la sensation de tension exagérée, les gargouillements amènent le malade à penser que si les aliments ne passent pas, c'est que son estomac est gonflé par les gaz et il essaie de les expulser. Il s'y efforce. La déglutition, le plus souvent inconsciente, d'une petite quantité d'air ouvre le cardia et provoque une éructation qui soulage immédiatement le malade » (Mathieu). C'est ainsi que s'établit le cercle vicieux de l'aérophagie inconsciente cause des éructations désirées par le malade.

Quand les crises d'aérophagie sont violentes et répétées, les troubles dyspeptiques et névropathiques s'accentuent. Parfois des vomissements surviennent. Les malades diminuent leur alimentation, s'astreignent à suivre des régimes souvent nuisibles; ils subissent les méfaits de l'inanition, s'amaigrissent, deviennent inquiets et irritables. Malgré la gravité de ces symptômes, la guérison peut, en bien des cas, être facilement obtenue.

Traitement. — Il suffit en effet, après avoir reconnu l'aérophagie, — sachant bien que l'*aérophagie explique la plupart des cas de grande flatulence stomacale*, — de faire comprendre au malade qu'il a pris l'habitude d'avaler de l'air et que cet air, une fois avalé, il faut bien qu'il l'expulse.

d'où les renvois. Avec la cessation de l'aérophagie disparaîtront les éructations. Prenant le malade sur le fait, on lui montre qu'au moment de la crise, il a d'abord quelques mouvements de déglutition; quand il a fait sa provision d'air et qu'il a plus ou moins distendu, soit son œsophage, soit son estomac, les renvois se produisent. Le bruit qui accompagne la déglutition d'air n'est pas, comme il le croit, un renvoi, puisqu'une flamme de bougie placée à ce moment devant sa bouche reste immobile. D'autre part, on lui démontre que si la bouche est maintenue ouverte (par exemple en plaçant un gros bouchon entre les arcades dentaires ou en tenant la langue hors de la bouche) de manière à empêcher les mouvements de déglutition, les éructations ne peuvent plus se produire. Ces explications complétées par une suggestion verbale appropriée, quelques séances de rééducation et l'administration d'un calmant, tel que la codéine ou l'eau chloroformée, assurent d'ordinaire la guérison de l'aérophagie; on reste alors en présence d'un dyspeptique névropathe, dont l'état s'améliorera bientôt sous l'influence des moyens thérapeutiques habituels. Parfois le syndrome reste incurable parce que, presque inconsciemment, le malade tient à son habitude. En cas d'insuccès, dans les formes graves, chez certains grands névropathes, il peut être nécessaire d'avoir recours à l'isolement.   *A. BAUER.*

AÉROPHOBIE. — C'est la crainte obsédante de l'air, et surtout des *courants d'air;* elle est presque toujours liée à la peur des maladies (*nosophobie*) considérées, à tort ou à raison, comme causées par des « refroidissements. »

L'aérophobie est très fréquente chez les psycho-névropathes; elle peut avoir pour point de départ une hyperesthésie cutanée: mais le plus souvent, son origine est purement mentale. Afin de se mettre en garde contre les courants d'air, les aérophobes multiplient les vêtements, les foulards, les châles, imaginent toutes sortes de procédés pour clore hermétiquement les fissures des portes et des fenêtres, etc. Ils font souvent partager leur crainte et leurs pratiques à leur entourage. De là, dans certaines familles, une hygiène déplorable, contre laquelle le médecin a le devoir de réagir, tout particulièrement à l'égard des enfants.

A l'inverse des aérophobes, certains sujets ont une crainte exagérée du manque d'air, et tombent dans des excès opposés; cette variété d'obsession se rapproche de la *claustrophobie* (v. c. m.).   *HENRY MEIGE.*

AÉROTHÉRAPIE. — Sous le nom d'aérothérapie, on peut comprendre deux sortes de médications absolument différentes, l'une est plutôt la *cure d'air,* [V. Sanatorium, Tuberculose (Traitement)] et l'autre qui fait l'objet de cet article est l'action de l'*air comprimé.*

Action de l'air comprimé. — On peut comparer l'action de l'air comprimé à celle de l'oxygène sous pression; cette action est physiologique à 2 atmosphères, et nuisible au-dessus de 5 atmosphères [V. Air comprimé (Accidents)].

L'air comprimé augmente la capacité et la ventilation pulmonaires; il modifie la circulation en des sens divers suivant les auteurs mais dont les plus nets sont des alternatives de constriction et de dilatation des vaisseaux ; l'air comprimé agit sur la nutrition en augmentant l'exhalation pulmonaire d'acide carbonique et l'excrétion d'urée ; enfin, sur le système nerveux, il produit, outre certaines douleurs d'oreille, des effets généraux d'excitation ou de dépression.

Les *indications* sont fournies principalement par les maladies de l'appareil respiratoire. L'*emphysème pulmonaire*, qui s'accompagne de diminution de la capacité pulmonaire, est amélioré par l'air comprimé, surtout si l'on provoque les mouvements d'expiration du malade dans l'air raréfié. L'*asthme*, principalement l'asthme catarrhal, est également une indication importante. La *bronchite chronique*, la *coqueluche*, sont améliorées par action de l'air comprimé sur la circulation de la muqueuse. Le *catarrhe de la caisse du tympan*, accompagné ou non de surdité, est influencé heureusement par action décongestionnante sur la muqueuse et par le retour à la perméabilité de la trompe d'Eustache. En pareil cas on a soin de procéder progressivement à la compression et à la décompression.

Les *contre-indications* sont fournies par les états bronchiques et pulmonaires aigus, l'athérome artériel, la tendance aux hémoptysies, les lésions du cœur, l'insuffisance cardiaque, les épanchements séreux.

Technique. — La *technique* comporte deux procédés principaux : le *bain d'air comprimé* et l'*inhalation d'air comprimé*.

Le *bain d'air comprimé* se prend dans une cloche composée d'un cylindre emboîté dans deux calottes hémisphériques, dans lequel se place le malade.

L'*inhalation d'air comprimé* est réalisée à l'aide d'un appareil composé d'un cylindre métallique avec prise d'eau, dont la masse, en se déplaçant, comprime l'air dans un sens et le raréfie dans l'autre. Grâce à un dispositif spécial on peut faire arriver, à la volonté du malade, l'air comprimé ou l'air raréfié à un masque appliqué au visage ; de la sorte, l'expiration a lieu dans l'air raréfié et l'aspiration dans l'air comprimé.

La pression la plus habituelle est de 2/5 d'atmosphère ; la durée de la séance est de 10 minutes ; la compression et la décompression sont faites lentement de façon à réaliser un premier stade de compression progressive, un second stade de pression fixe et un troisième de décompression progressive.

Injections d'air. — On utilise parfois l'air comprimé en injections dans les séreuses affectées d'épanchement chronique (ascite), et dans ce cas on donne souvent la préférence à l'azote, et l'on emploie l'appareil Potain, muni d'un tube en T, dont une branche communique avec un réservoir d'azote que commande un réservoir d'eau phéniquée placé suffisamment haut pour donner à l'azote la pression convenable. Les injections d'air s'emploient également dans le traitement des points névralgiques, simplement avec la soufflerie de l'appareil Potain, l'air passant par des tubes stérilisés au préalable sur du coton également stérilisé (V. INJECTIONS GAZEUSES). *PARISET.*

AGARIC BLANC. — (*Polypore du Mélèze*). S'emploie à petites doses contre les sueurs des phtisiques.

Cachets.		Pilules.	
Poudre d'agaric	25 centigr.	Poudre d'agaric	20 centigr.
Sucre de lait	50 —	Extrait de belladone . . .	5 —
Pour un cachet n° 20, 1 à 4 par jour.		Pour une pilule, 1 à 4 par jour.	

L'acide agaricique est le principe actif de l'agaric blanc (drastique, puis poison du bulbe).   *E. FEINDEL.*

AGÉNÉSIE. — Arrêt du développement. Agénésie des centres nerveux (V. Idiotie, Imbécillité).

AGGLUTINATION. — V. Sérodiagnostic.

AGNOSIE. — « Il faut entendre, sous le terme général d'*agnosie*, l'ensemble des troubles dans la compréhension de la nature des choses, de la signification des objets, sans atteinte des voies sensorielles, sans trouble de la perception simple. Les malades voient et perçoivent les éléments du monde extérieur; mais ils ne les reconnaissent plus, ils sont incapables d'en saisir et d'en indiquer la destination, l'usage, l'utilité. Il s'agit d'un trouble de l'identification secondaire ou supérieure, de la perception compliquée, de la reconnaissance intellectuelle, avec intégrité de l'identification primaire, de la perception simple, de la reconnaissance sensorielle. » (Ernest Dupré.)

Suivant que l'agnosie porte sur la vision, l'audition ou le toucher, elle porte le nom de *cécité*, de *surdité psychique* ou d'*agnosie tactile;* l'anosmie et l'agueusie psychiques n'ont pas d'existence clinique actuellement reconnue. L'*agnosie tactile* a été étudiée sous les noms d'*astéréognosie* (v. c. m.), d'asymbolie tactile, etc.; suivant la nature des différentes sensibilités (tact, température, douleur) compromises, suivant que le trouble porte sur les sensibilités superficielles ou profondes (musculaire, osseuse, articulaire) suivant la perte ou l'altération du sens musculaire, du *sens des attitudes*, de la sensation de l'effort, de la fatigue, etc., l'agnosie tactile peut revêtir différentes formes et différents degrés, qui résultent des troubles apportés dans la synthèse de ces sensations, et dans les opérations intellectuelles secondaires.

De la combinaison des agnosies partielles résulte l'*agnosie générale*, laquelle aboutit pratiquement à un syndrome d'observation fréquente, l'*apraxie* (v. c. m.). Les malades atteints d'apraxie montrent, en vaquant aux besoins courants de leur vie journalière, qu'ils ont perdu le sens de l'usage des objets les plus communs : ils boivent dans leur urinal, urinent dans leur verre, prennent une fourchette pour un crayon, ils ne savent plus s'habiller, se coucher, etc.

Une variété intéressante d'agnosie visuelle est constituée par la *perte de la notion topographique;* c'est la *topo-agnosie* de Dupré : les malades ne peuvent plus retrouver leur chemin, se diriger, s'orienter, même dans le milieu le plus familier.

Toutes les transitions existent entre les états agnosiques et les états démentiels.

Quant aux lésions, voisines de celles des aphasies, elles intéressent surtout le réseau commissural intersensoriel et sensorio-psychique, qui est le substratum anatomique de l'activité psychique associative.

HENRY MEIGE et E. FEINDEL.

AGORAPHOBIE. — Peur obsédante des espaces; impossibilité d'entreprendre sans aide la traversée de grandes places, de larges rues. Le malade, anxieux, se déclare incapable d'avancer; il y renonce ou fait un grand détour pour marcher en longeant les maisons, se désignant d'avance comme points d'appui, comme refuges éventuels, des arbres, des tas de sable, etc.

La moindre chose suffit parfois pour dissiper l'*obsession* (v. c. m.) : un agoraphobique peut traverser sans crainte la plus large place s'il tient le bras d'un ami, s'il marche à côté d'un enfant, s'il s'appuie sur une canne, un parapluie.

Il y a d'ailleurs de grandes variations individuelles : tel peut traverser une rue animée, mais non pas une rue déserte; tel autre suit un large boulevard, mais est arrêté par un pont; certains ne peuvent marcher qu'en fredonnant ou en sifflant.

On peut, par un entraînement psychique méthodique, en demandant à l'agoraphobique des efforts, minimes d'abord, puis progressivement croissants, arriver à atténuer, et même à faire disparaître, cette obsession.

HENRY MEIGE et E. FEINDEL.

AGRAPHIE. — V. Aphasie.

AÏ CRÉPITANT DOULOUREUX. — V. Synovites aiguës.

AIGUILLES. — V. Sutures.

AINE (ANÉVRISMES). — Deux variétés d'anévrismes peuvent venir faire saillie au niveau de l'aine, les uns se développent aux dépens de l'artère iliaque externe, les autres aux dépens de la première portion de l'artère fémorale ou de ses branches. Les anévrismes inguinaux se rencontrent presque exclusivement chez l'homme; ils se montrent surtout à l'âge adulte, entre 25 et 40 ans. Deux conditions étiologiques paraissent favoriser leur développement : ce sont les traumatismes et les inflammations de voisinage, en particulier les abcès et les bubons qui paraissent agir en déterminant une inflammation secondaire des tuniques artérielles. Les anévrismes inguinaux se montrent des deux côtés à peu près avec la même fréquence, pourtant il y a une légère prédominance en faveur du côté droit : les anévrismes fémoraux sont beaucoup plus fréquents que les anévrismes iliaques, ils se développent presque toujours aux dépens de l'artère fémorale commune, rarement aux dépens de l'origine de la fémorale superficielle, exceptionnellement aux dépens de la fémorale profonde. Ces anévrismes peuvent acquérir un volume considérable, comprimer la veine fémorale et altérer les tissus voisins. On a signalé quelques cas d'anévrismes artério-veineux développés soit aux dépens de l'artère et de la veine fémorale, soit exceptionnellement aux dépens des vaisseaux iliaques.

Symptômes. — Dans la majorité des cas les anévrismes inguinaux reconnaissent pour origine un effort plus ou moins violent : les malades rapportent qu'au moment de cet effort ils ont éprouvé une douleur violente puis que quelque temps après une petite tumeur est apparue, d'ordinaire au-dessous, exceptionnellement au-dessus de l'arcade fémorale. Cette tumeur

augmente rapidement de volume : sa forme est assez variable suivant son
origine ; s'il s'agit d'un anévrisme fémoral, la tumeur se développe surtout
du côté du triangle de Scarpa ; assez souvent elle envoie un prolongement
sous l'arcade fémorale et présente alors une forme bilobée ; s'il s'agit d'un
anévrisme iliaque, la tumeur siège au-dessus de l'arcade fémorale et se
développe presque exclusivement du côté du bassin et de l'abdomen. La
tumeur présente tous les caractères habituels des anévrismes artériels :
battements, expansion, bruit de souffle, retard et diminution de la pulsation
artérielle au-dessous de la tumeur.

Les *symptômes fonctionnels*, d'abord peu marqués, deviennent plus intenses
à mesure que la tumeur augmente de volume : la compression du génito-
crural ou des branches du crural détermine des douleurs vives ; la compression de la veine fémorale détermine de l'œdème et de la dilatation variqueuse
des veines superficielles ; de plus, les mouvements du membre, surtout les
mouvements de flexion, sont gênés et peuvent mêmes devenir impossibles
quand la tumeur a acquis un volume considérable.

Dans quelques cas les anévrismes inguinaux ont pu se terminer par guérison spontanée, c'est là une évolution absolument exceptionnelle : dans
l'immense majorité des cas, ces anévrismes abandonnés à eux-mêmes déterminent des accidents de gangrène ou bien se terminent par rupture.

Diagnostic. — Le diagnostic est facile quand la tumeur bat et souffle ;
dans ce cas on ne peut guère confondre l'anévrisme qu'avec un ostéo-
sarcome pulsatile de la branche pubienne, qui se distinguerait d'ailleurs par
la circonscription de la tumeur, sa fusion avec l'os, sa crépitation parcheminée et son évolution plus rapide.

Quand l'anévrisme cesse de battre, le diagnostic est extrêmement délicat ;
si les antécédents et le mode d'évolution de la tumeur ne viennent pas
l'éclairer, on peut prendre la tumeur pour un abcès froid, une hernie, voire
même pour une tumeur solide de l'aine. Quand l'anévrisme est enflammé il
peut simuler un simple abcès, et plusieurs chirurgiens ont ouvert des
anévrismes inguinaux en croyant inciser une collection purulente.

Traitement. — Les divers procédés de compression donnent de très
mauvais résultats pour le traitement des anévrismes de l'aine, seul le traitement chirurgical peut amener la guérison. Deux interventions peuvent être
pratiquées ; soit la ligature de l'artère au-dessus de l'anévrisme, soit la
double ligature au dessus et au-dessous de l'anévrisme, suivie d'incision ou
d'extirpation du sac. La ligature de la fémorale sous l'arcade au-dessous
du sac est presque toujours impossible, il faut d'ordinaire aller lier l'iliaque
externe, et même dans les cas d'anévrismes volumineux cette ligature est
souvent difficile ; elle donne une proportion de mortalité assez élevée
(12 pour 100) et expose assez fréquemment à des accidents de gangrène
dus à des caillots qui se détachent du sac et vont former des embolies.

L'extirpation du sac anévrismal, précédée d'une double ligature artérielle,
est, au point de vue théorique, l'intervention la plus satisfaisante ; elle met
à l'abri de toute récidive et expose moins à la gangrène que la simple ligature, mais c'est presque toujours une opération des plus graves et des plus
difficiles, qui ne pourra être tentée que par un chirurgien de premier ordre,

et qui, même dans ses mains, restera extrêmement dangereuse. Quant aux anévrismes artério-veineux, ils devront évidemment être traités par la ligature de l'artère et de la veine au-dessus et au-dessous de l'anévrisme, avec ou sans extirpation du sac; c'est là encore une opération des plus graves qui expose beaucoup à la gangrène du membre. *PIQUAND.*

AINE (PLAIES). — Les plaies de l'aine présentent peu de gravité quand elles ne portent que sur la peau et les couches superficielles : au contraire, quand elles atteignent une certaine profondeur ces plaies peuvent déterminer des lésions graves, variables d'ailleurs suivant qu'elles siègent dans la portion inguinale ou dans la portion crurale du pli de l'aine. Dans le premier cas, elles se rapprochent des plaies de la paroi abominale et admettent les mêmes divisions et le même pronostic, c'est-à-dire qu'elles sont pénétrantes ou non pénétrantes, avec ou sans issue, avec ou sans lésions des viscères abdominaux, suivies ou non de hernies, de fistules, etc. (V. Abdomen, Plaies). Elles peuvent être accompagnées d'hémorragies par suite de blessure des vaisseaux iliaques, épigastriques, circonflexes, iliaques sous-cutanés, abdominaux, etc. La blessure du cordon spermatique chez l'homme, du ligament rond chez la femme, l'ouverture du canal inguinal dans les deux sexes constituent encore des complications spéciales aux plaies situées au-dessus du ligament de Fallope. Les plaies de la région crurale empruntent surtout leur intérêt à la lésion des vaisseaux fémoraux, de la veine saphène très superficielle en ce point, du nerf crural ou de ses branches, des vaisseaux lymphatiques et des ganglions inguinaux.

Traitement. — Les plaies sus-inguinales profondes ouvrant la cavité abdominale seront traitées comme les autres plaies perforantes de l'abdomen (v. c. m.). Dans toutes les autres plaies, l'indication sera d'abord de faire l'hémostase, de désinfecter soigneusement la plaie, et de suturer les plans profonds, puis les téguments; il sera prudent de drainer, sauf dans les cas de plaies nettes vues presque immédiatement après accident. Si le nerf crural ou une de ses grosses branches est coupé, il faudrait le suturer; s'il y a une blessure des vaisseaux fémoraux ou iliaques, il faudrait, autant que possible, surtout dans les cas de piqûre ou de section peu étendue, faire une suture de la paroi vasculaire, pour s'efforcer de conserver la perméabilité du vaisseau ; si on ne peut faire la suture, il faut lier dans la plaie le vaisseau qui saigne, la ligature de l'iliaque au-dessus de l'aine étant plus dangereuse et n'arrêtant pas sûrement l'hémorragie.

Lorsque les plaies de l'aine suppurent, elles donnent souvent lieu à des cicatrices étendues et rétractiles. Lorsque ces cicatrices sont superficielles et mobiles elles ne donnent lieu à aucune gène ; au contraire, lorsqu'elles sont profondes et étendues elles peuvent déterminer des inconvénients variés : déformation de la région, gène des mouvements, flexion permanente de la cuisse. Parfois ces troubles sont assez marqués pour nécessiter une intervention : simple section d'une bride cicatricielle, autoplastie par le décollement, excision de la cicatrice, etc. *PIQUAND.*

AÏNHUM. — Maladie dystrophique, spéciale à la race noire, l'aïnhum se rencontre sur toute la côte occidentale d'Afrique ; on la voit survenir dans l'Inde, en Amérique, elle sévit en Guyane, au Brésil.

L'aïnhum se localise particulièrement aux orteils, commençant le plus souvent par le dernier d'entre eux.

Au niveau du sillon digito-plantaire, une dépression semi-circulaire se forme, gagnant ensuite la face externe, la face interne, puis la face supérieure ; en un mot, elle devient circulaire. Des ulcérations peuvent se produire en même temps. Au fur et à mesure des progrès de ce processus, l'anneau scléreux ainsi formé se rétrécit de plus en plus, et le gros orteil qui, pendant ce temps, est devenu globuleux, élargi, épaissi, n'est plus en continuité avec sa racine que par un pédicule osseux ; ce dernier finit par subir la dégénérescence graisseuse et se résorber.

Arrivé à ce stade, l'orteil, qui a pris l'aspect d'une cerise, est mobile en tous les sens, puisque le pédicule auquel il est appendu n'est plus constitué que par des parties molles.

Une telle affection peut occasionner des douleurs vives ; mais parfois aussi elles sont nulles. Quoi qu'il en soit, la marche est rendue pénible par ce fait que l'orteil malade bute contre les obstacles, ou vient se replier contre la plante du pied.

Traitement. — Il ne saurait être que chirurgal , sectionner le pédicule quand il a perdu son soutien osseux; ou bien amputer à quelques millimètres en arrière du sillon : ou bien désarticuler à l'interligne métatarsophalangien. On pourrait (Le Dentu) exciser l'anneau scléreux dès les premiers temps de sa formation, et suturer.   *CH. DOPTER.*

AIR. — V. Aération, Aérothérapie, Injections gazeuses.

AIR COMPRIMÉ (ACCIDENTS). — On parle fréquemment de *mal des caissons* et de *maladie des plongeurs*, c'est dire suffisamment quelles professions exposent particulièrement à ces accidents. Certains de ces derniers ne sont pas très dangereux, du moins en ce qui concerne l'existence même du malade, ce sont les troubles qui relèvent de la compression et se produisent pendant le travail; les autres, dus à la décompression, sont beaucoup plus graves.

Accidents dus à la compression. — Les ouvriers qui travaillent dans les caissons présentent du ralentissement du pouls, une amplitude plus forte et une fréquence moindre des mouvements de la respiration; leurs muqueuses sont pâles, mais leur sang est rouge vif. Ils souffrent de violentes douleurs auriculaires, que calment les mouvements de déglutition. Les arthralgies sont remarquablement intenses, mais s'observent chez les seuls ouvriers se livrant dans le caisson à un travail pénible. Il semble que l'augmentation de la pression agisse ici en rendant nécessaire un effort musculaire tendineux et ligamentaire plus intense pour arriver à mobiliser les surfaces articulaires. Examinés à l'air libre, les professionnels de l'air comprimé présentent souvent des souffles ou un dédoublement du second bruit pulmonaire; ces petits symptômes disparaîtraient pendant le travail spécial. La plupart des ouvriers enfin présentent un certain degré d'otite

scléreuse, partant de surdité; on peut constater d'ailleurs la rupture du
tympan. Les reins et le cerveau sont légèrement excités.

Accidents dus à la décompression. — Sous l'influence de la pression, les
gaz de l'air se dissolvent dans le sang, et quand vient la sortie de l'ouvrier,
il se produit des bulles dans les organes de la circulation. Ces bulles agissent
de deux façons, soit en provoquant l'éclatement de minces capillaires, soit
en obstruant un calibre vasculaire, et déterminant ainsi un foyer d'ischémie.
Les accidents ne surviennent jamais pendant la décompression, mais immédiatement après, souvent même quelques heures plus tard. On comprend
ainsi l'image pittoresque des ouvriers : « On ne paie qu'en sortant. » Ajoutons que le brusque retour des gaz intestinaux à leur volume primitif
contribue à congestionner les centres nerveux par refoulement du sang en
dehors de l'abdomen.

Parmi les accidents, les uns sont peu redoutables : vertiges, épistaxis,
gonflements musculaires, douleurs articulaires parfois généralisées, démangeaisons violentes, crampes abdominales, paracousie et nystagmus transitoires. Les autres sont d'un pronostic beaucoup plus sombre : c'est ainsi
que l'on a vu de l'emphysème sous-cutané généralisé, des hémorragies
diverses (notamment dans le corps thyroïde), du purpura s'accompagnant de
vomissements graves et d'amblyopie. On a relevé de l'hypertrophie du foie
s'accompagnant d'ictère, et enfin toute la série des troubles nerveux. Ces
derniers sont des plus nombreux, et cela se comprend étant donnée la facilité
des raptus vasculaires dans le tissu cérébro-spinal. On peut rencontrer des
troubles sensoriels allant jusqu'à la surdité ou la cécité complètes, des
accidents syncopaux ou vertigineux, des hémorragies dans le bulbe, le
cortex, la moelle, se manifestant par des hémiplégies, de l'aphasie, des
paraplégies (V. HÉMATOMYÉLIE). Les troubles des membres inférieurs
peuvent être très variés; on a décrit de l'incoordination, des troubles
sensitifs purs, des paraplégies motrices ou sensitivo-motrices, flasques
ou spasmodiques, affectant parfois la disposition décrite par Brown-
Sequard.

Dans des cas heureusement exceptionnels, les symptômes légers observés
au sortir de la chambre de décompression font place soudain à un état
comateux le plus souvent mortel. Ce coma peut être également le premier
phénomène morbide observé. Il est profond ou léger, accompagné ou non
de convulsions; les réflexes sont abolis ou exagérés. La peau est cyanosée:
il peut survenir des hémorragies diverses. On a enfin observé la mort
subite au moment du retour à la pression normale.

Fait digne de remarque, le pronostic des accidents banals n'est pas en
général extrèmement sombre, et beaucoup des troubles de la marche rétrocèdent assez pour permettre au malade de reprendre au bout de quelques
mois son ancienne profession de pêcheur d'éponges, de scaphandrier, d'ouvrier des caissons.

Traitement. — Nous n'envisagerons ici que le traitement général. Il
doit être avant tout prophylactique; on ne devrait employer que des
hommes vigoureux, et veiller à ce que la décompression se fasse avec une
grande lenteur, une heure au besoin pour des pressions de 5 atmosphères.

En cas d'accident, faire respirer de l'oxygène. Pour Boinet, les inhalations
d'oxygène jouiraient également d'un pouvoir préventif très recommandable. Si cela est possible, on recomprimera le malade jusqu'à ce que les
troubles soient conjurés, et l'on pratiquera ensuite une décompression
extrêmement douce. Dans certains cas, on obtiendra d'utiles effets de l'emploi des sédatifs, opium et bromures, ces derniers de préférence. Dans
d'autres, les injections de caféine, d'adrénaline, de strychnine seront indiquées. Les applications chaudes ont d'heureux effets pour la sédation des
arthralgies.   *FRANÇOIS MOUTIER.*

AIROL (*Oxyiodogallate de bismuth*). — Poudre d'un vert grisâtre, insoluble dans
les dissolvants ordinaires. Sorte de dermatol iodé, antiseptique, cicatrisant
et dessiccant, l'airol est un succédané de l'iodoforme. Il est vanté comme
antiblennorragique ; on l'emploie dans ce cas sous forme d'émulsion.

Usage externe.	*Injection urétrale.*	
Poudre en nature pour pansements	Airol.	4 grammes.
Glycérolé . . . . 5 p. 100	Eau distillée	10 —
Pommade . . . . 5 p. 100	Glycérine	30 —

                                                                        E. FEINDEL.

AISSELLE (ANÉVRISMES CIRCONSCRITS). — Les anévrismes de l'aisselle peuvent se développer sur l'extrémité supérieure de l'humérale, sur l'artère
axillaire elle-même, ou sur l'une de ses branches non loin de sa naissance,
en particulier tronc des circonflexes ou scapulaire inférieur. Rien de
spécial à noter dans les causes de ces anévrismes (V. ANÉVRISME EN GÉNÉRAL):
ils sont souvent consécutifs à un traumatisme parfois fort léger (luxation de
l'épaule, tentatives de réductions brutales, contusion chronique par les
béquilles, mouvements brusques). De volume variable, remplissant quelquefois le creux de l'aisselle tout entier, ces anévrismes peuvent refouler la
clavicule vers le haut, la détruire même et envahir le creux sus-claviculaire
[V. SOUS-CLAVIÈRE (ANÉVRISMES)]; les côtes en rapport avec lui sont altérées
et amincies, elles peuvent alors se rompre et la poche s'ouvrir dans le
thorax, mais ce qui donne aux anévrismes de l'aisselle leurs caractères
anatomiques et cliniques, ce sont leurs *rapports intimes avec les nerfs du
plexus brachial*, qu'ils compriment dès leur début : ces nerfs d'ailleurs n'occupent pas toujours la même situation vis-à-vis de la tumeur, tantôt refoulés
en bloc, tantôt étalés sur elle ; mais presque toujours par suite du processus
inflammatoire péri-vasculaire ils sont englobés dans les tissus enflammés
et semblent faire partie du sac, disposition qui rend souvent pénible l'extirpation du sac.

Symptômes. — Ces rapports intimes des nerfs avec la paroi sacculaire
expliquent les douleurs violentes qui, en dehors des symptômes ordinaires
des ectasies artérielles, caractérisent les anévrismes de l'aisselle. Elles sont
souvent très vives, attirant même parfois seules l'attention. Tantôt diffuses
dans tout le membre supérieur, tantôt limitées à certains territoires nerveux
(celui du cubital assez souvent), elles peuvent s'accompagner de paralysies
motrices portant elles aussi, soit sur toutes les branches du plexus, soit sur

certaines d'entre elles. La compression de la veine axillaire détermine dans le membre supérieur un œdème parfois considérable.

Quant à la tumeur, si elle siège sur la partie supérieure de l'axillaire, elle peut passer inaperçue au début et tend à se développer vers le haut, soulevant la paroi antérieure de l'aisselle, refoulant la clavicule, érodant les côtes; si elle occupe la base de l'aisselle elle est plus facile à reconnaître et arrive plus rapidement à un gros volume, en raison de la laxité du tissu cellulaire de la région.

L'*évolution* de ces anévrismes est progressivement croissante jusqu'à la rupture, qui peut se faire dans le tissu cellulaire de l'aisselle et du bras, dans le thorax, à l'extérieur, exceptionnellement dans l'articulation de l'épaule. La guérison spontanée est des plus rares : on n'en cite que quelques cas.

Diagnostic. — On peut confondre un anévrisme axillaire avec un abcès ganglionnaire de l'aisselle soulevé par les battements artériels et avec certaines tumeurs pulsatiles de l'humérus.

Ce dernier diagnostic seul présente parfois quelque difficulté bien que, à plusieurs reprises, des anévrismes aient été incisés pour des abcès (V. Ané-vrismes).

Les sarcomes télangiectasiques de l'humérus déforment l'os dans son ensemble aussi bien en dehors, sous le deltoïde qui bombe, qu'en dedans du côté de l'aisselle; de plus, ils sont d'abord solides, ne devenant pulsatiles que secondairement (V. Tumeurs en général).

On pourra dans certains cas, par un examen attentif du pouls radial, savoir si l'anévrisme a pour siège l'artère axillaire elle-même ou l'une de ses collatérales. Si le pouls n'est pas retardé ni modifié dans son intensité, c'est que l'anévrisme siège sur une collatérale; s'il est supprimé complètement il y a de fortes chances pour qu'il en soit de même, le tronc principal étant comprimé par le sac développé sur la collatérale.

Traitement. — Il est à peu près impossible de pratiquer et de maintenir la compression sur la sous-clavière; aussi les seules méthodes applicables aux anévrismes de l'aisselle sont-elles la ligature de la sous-clavière par la méthode d'Anel et l'extirpation du sac.

La *ligature de la sous-clavière* est aujourd'hui une opération sans gravité et n'occasionne pas de gangrène du membre supérieur; mais, laissant la poche adhérente aux nerfs, elle ne supprime ni les douleurs, ni les paralysies, lesquelles même peuvent n'apparaître qu'après l'opération, par suite de la rétraction de la paroi du sac dans laquelle sont englobés les troncs nerveux; de plus, quand la dilatation siège non pas sur l'axillaire elle-même, mais sur une de ses branches, la ligature de la sous-clavière ne peut qu'être nuisible, puisque c'est par les collatérales, où se trouve l'anévrisme, que se rétablira la circulation.

Aussi pour ces différentes raisons la méthode de choix est-elle l'*extirpation du sac* qui est certes une opération délicate nécessitant souvent la dissection des branches nerveuses et de la veine axillaire dans les parois mêmes de la poche, mais qui guérit complètement en supprimant tous les troubles sensitifs et moteurs. On peut d'ailleurs sans inconvénient réséquer, s'il en est besoin, la veine axillaire, comme cela a été fait trois fois par Roux, Bardeleben et Gross. Delbet conseille de disséquer la tumeur comme un kyste en pinçant les collatérales à mesure qu'on les rencontre et d'enlever le sac en masse sans l'ouvrir.   *G. LABEY.*

AISSELLE (ANÉVRISMES DIFFUS). — Ils peuvent succéder à un anévrisme circonscrit rompu dans le creux axillaire, ou bien être dus soit à une plaie de l'artère axillaire, soit à sa rupture sous-cutanée. C'est ce dernier mode de production qui est le plus fréquent, dans les manœuvres de réduction de luxation de l'épaule, surtout lorsque, par suite de leur ancienneté, l'artère a subi une certaine rétraction. Cet accident se produit le plus souvent dans les cas dans lesquels on place dans le creux de l'aisselle un corps dur, tel que le talon du chirurgien, dans le but de faciliter la réduction.

Apparition rapide d'une tuméfaction mollasse, diffuse, dans l'aisselle et sous le grand pectoral, parfois même jusque dans le creux sus-claviculaire, battements de cette tumeur isochrones à ceux du pouls, suppression habituelle du pouls radial, tels sont les symptômes fondamentaux qui permettent de reconnaître l'anévrisme diffus de l'aisselle. Il faut d'ailleurs savoir que chez les sujets vigoureux, à muscles développés, les battements sont parfois peu perceptibles, surtout lorsque le sang s'est déjà en partie coagulé.

Diagnostic. — Quelquefois difficile lorsque les mouvements d'expansion de la tumeur sont absents ou peu marqués et lorsque le pouls radial n'est pas modifié; et comme des phénomènes inflammatoires peuvent se surajouter, on conçoit que l'on ait pu prendre pour un phlegmon un anévrisme diffus. L'examen attentif de la tumeur, l'étude sphygmographique du pouls radial comparé avec celui du côté opposé, au besoin une ponction exploratrice permettront d'éviter l'erreur.

Pronostic. — D'une gravité extrême, puisque, dans la statistique de Le Fort, 5 seulement ont guéri sur 26 cas. Rarement le blessé meurt peu d'heures après l'accident; ordinairement il se développe des phénomènes inflammatoires, qui déterminent l'ulcération de la peau et le malade meurt par hémorragie; quelquefois il y a gangrène du membre supérieur.

Traitement. — L'*intervention* est donc commandée par la gravité de ce pronostic : la ligature de la sous-clavière ne donne pas de bons résultats, aussi est-ce à la *ligature directe de l'artère* au-dessus et au-dessous de la rupture que l'on devra avoir recours, après ouverture large de la tuméfaction [V. AISSELLE (PLAIES)]. La ligature de la sous-clavière n'est qu'un pis-aller, à plus forte raison la désarticulation de l'épaule, que l'on ne doit pratiquer qu'en cas de gangrène.   *G. LABEY.*

AISSELLE (PHLEGMONS ET ABCÈS). — Suivant leur siège au-dessus ou au-dessous de l'aponévrose axillaire, on divise les phlegmons de l'aisselle en *superficiels* et *profonds*. Les premiers diffèrent eux-mêmes suivant qu'ils occupent la peau et ses glandes ou le tissu cellulaire sous-cutané.

Causes. — Les *inflammations cutanées* (*abcès tubéreux* de l'aisselle) ont comme point de départ, soit les glandes sébacées annexées aux nombreux follicules pileux de la région — ce sont alors de véritables *furoncles* (v. c. m.), — soit les glandes sudoripares, également nombreuses et particulièrement développées à ce niveau, ce sont les *adénites sudoripares* ou *hydrosadénites* de Verneuil (v. c. m.).

Les frottements répétés des vêtements ou d'appareils et de bandages appliqués pour des affections de la région, la malpropreté, les grattages, les sudations exagérées provoquées par les chaleurs estivales, ont une influence marquée sur leur apparition. Quant aux *phlegmons sous-cutanés*, remarquables par leur tendance à la diffusion, ils peuvent, soit résulter de la propagation d'un abcès tubéreux, soit succéder à une lymphangite ayant pour point de départ une lésion superficielle du membre supérieur ou de la région mammaire.

Moins fréquents que les phlegmons superficiels, auxquels ils peuvent d'ailleurs succéder quand la suppuration a traversé l'aponévrose, les *phlegmons profonds* sont presque toujours des adéno-phlegmons, ayant pour siège initial les ganglions lymphatiques de l'aisselle; plus rarement ils prennent naissance dans le tissu cellulo-adipeux du creux axillaire; exceptionnellement enfin, ils ne sont que la propagation d'un abcès de voisinage à point de départ osseux.

Aussi la cause la plus fréquente de ces phlegmons consiste-t-elle en plaies ou écorchures des doigts, de la main ou du sein : nous devons signaler la gravité toute particulière des phlegmons axillaires consécutifs à des *piqûres anatomiques* (v. c. m.). Les tares viscérales, le mauvais état général, le surmenage ont ici, comme toujours, une grande importance.

Symptômes. — 1° **Abcès tubéreux.** — Ceux qui siègent dans les glandes sébacées se présentent avec les caractères ordinaires des furoncles, petites tumeurs douloureuses, rouges, formant de légères saillies accumulées à la surface de la peau. Dans les adénites sudoripares, la ou les petites tumeurs (car elles sont souvent multiples) siègent à la face profonde de la peau, qui conserve sa coloration normale, sont douées d'une certaine mobilité et n'occasionnent que peu de douleurs.

Les choses peuvent rester en l'état pendant plusieurs jours au bout desquels l'inflammation rétrocède — terminaison par résolution — ou envahit le tissu cellulaire; il se forme un petit abcès du volume d'une noisette, qui devient douloureux, amincit et fait rougir la peau pour s'ouvrir en deux ou trois jours; cette terminaison par suppuration est la plus fréquente.

Les abcès tubéreux évoluent ordinairement sans réaction générale; mais ils ont une tendance marquée à la multiplicité des foyers, simultanément ou plus souvent successivement, d'où durée parfois fort longue de l'affection.

2° **Phlegmons et Abcès sous-cutanés.** — Dans cette variété l'inflammation tend à envahir la face antérieure du thorax. Le creux axillaire est effacé, la paroi thoracique antéro-latérale est tuméfiée; la peau prend une coloration rougeâtre avec œdème qui lui donne un aspect rappelant celui de l'érysipèle.

Des phénomènes généraux graves peuvent s'observer. D'ordinaire la suppuration s'effectue rapidement, le pus se collectant en un ou plusieurs foyers sous-cutanés, qui peuvent devenir l'origine de phlegmons profonds.

Chez les alcooliques, les diabétiques, ce phlegmon évolue souvent avec les allures d'un *phlegmon diffus* (v. c. m.) et gangreneux et les malades meurent très rapidement avec des symptômes d'ataxo-adynamie, avant même que le pus se soit formé.

5° **Phlegmons et Abcès profonds.** — A la suite d'une piqûre ou d'une écorchure des doigts ou de la peau du bras, d'une gerçure du mamelon, d'une plaie de la région antérieure du thorax, se développe dans l'aisselle, accompagnant ordinairement des traînées rouges de lymphangite, une tuméfaction plus ou moins considérable et douloureuse, à siège variable suivant le point d'inoculation septique. On sent à la palpation, soit sur la paroi externe de l'aisselle, le long des vaisseaux, soit sur la paroi interne, une ou plusieurs masses ganglionnaires isolées les unes des autres, doulou- reuses à la pression et sur lesquelles la peau glisse tout d'abord.

Dans les jours qui suivent, par suite de la périadénite, les ganglions tuméfiés se fusionnent, formant une tumeur bosselée qui bientôt adhère à la peau; le creux axillaire est empâté en totalité ou en partie, la peau rougit, s'œdématie et la fluctuation peut être perçue en un ou plusieurs points.

Dans les cas ordinaires d'adéno-phlegmons il existe des phénomènes généraux, mais ceux-ci n'atteignent pas habituellement une grande gravité. Non traités le ou les abcès s'ouvrent à la peau, donnant issue à une quantité de pus en général peu abondante.

Lorsqu'il s'agit d'inoculation septique grave, d'une piqûre anatomique par exemple, les phénomènes généraux ouvrent la série et prennent une redoutable intensité. Dès le premier jour, le début est marqué par un grand frisson, une élévation thermique considérable (40° ou 41°) des vomisse- ments, de la prostration, du délire. Localement il existe une douleur vive et une tuméfaction à développement rapide dans laquelle il est ordinaire- ment impossible de reconnaître les ganglions enflammés.

La mort peut survenir, avant même que le pus ne se soit collecté, au milieu de symptômes ataxo-adynamiques, mais ordinairement au bout de quelques jours il se forme une abondante collection purulente, qui peut fuser sous la clavicule ou à la face profonde de l'omoplate. Bien qu'il soit classique de signaler l'irruption possible dans la plèvre du pus de ces abcès, rien n'est moins prouvé que cette migration et il est bien vraisemblable que les pleurésies que l'on rencontre parfois chez les malades atteints de phleg- mons profonds de l'aisselle sont dues à une propagation de l'inflammation par la voie lymphatique.

Dans certains cas, la suppuration, dépassant les limites du creux axillaire, envahit la paroi antérieure du thorax et décolle du plan costal les muscles pectoraux; cette variété de phlegmons connue sous le nom de *phlegmon sous-pectoral* ne s'observe que chez des sujets dont l'état général est parti- culièrement mauvais; le pus, passant au-dessous de la clavicule, peut gagner le creux sus-claviculaire.

Nous n'étudierons pas dans un chapitre spécial le diagnostic des phleg- mons de l'aisselle que l'on ne peut vraiment pas confondre avec d'autres

affections et que les symptômes décrits permettront de reconnaître facilement.

Pronostic et Traitement. — Le pronostic est bénin, sauf en ce qui
concerne les phlegmons sous-cutanés diffus des diabétiques ou des alcooliques, et les phlegmons profonds d'origine très septique qui peuvent
entraîner rapidement la mort par infection générale.

Il faut signaler la persistance possible de *fistules* après l'ouverture spontanée ou l'incision insuffisante d'une vaste collection axillaire.

Le traitement des *abcès tubéreux* de l'aisselle consiste tout d'abord dans
un nettoyage soigné de la région : les poils doivent être rasés, la peau lavée
avec minutie et un pansement humide aseptique sera appliqué. Dans les
hydrosadénites, dès que le pus est formé, il faut inciser la petite collection

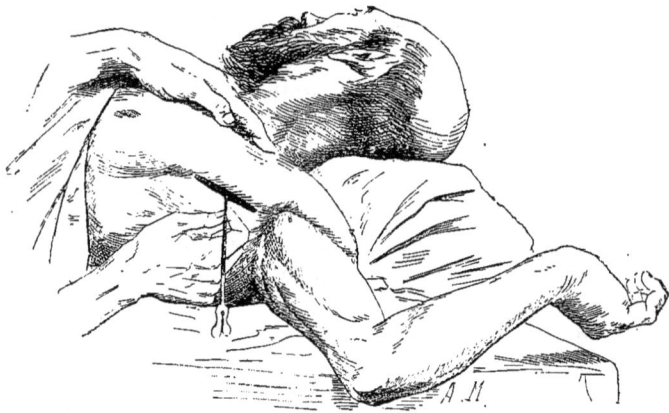

Fig. 52. — Ouverture d'un phlegmon sous-pectoral (Victor Veau).

pour empêcher la propagation au tissu cellulaire sous-cutané. Quant aux
furoncles, s'ils ne font pas trop souffrir on pourra attendre l'évacuation
spontanée du bourbillon.

Les *phlegmons sous-cutanés* seront largement débridés et d'une façon
précoce ; on emploiera le bistouri ou le thermocautère s'il y a tendance à la
diffusion et à la gangrène.

En présence de *phlegmons profonds*, la conduite à tenir varie suivant
qu'on a à faire à une adénite suppurée simple ou à un vaste phlegmon. Dans
le premier cas, on incisera la collection dans toute son étendue, sans
attendre la fluctuation franche, aussitôt qu'il y aura de l'œdème de la peau ;
l'incision sera suivie de drainage, naturellement. En face d'un gros abcès
ayant envahi toute l'aisselle ou d'un phlegmon sous-pectoral, on fera une
incision sur le bord inférieur du grand pectoral, plus près du thorax que du
bras, où se trouve le paquet vasculo-nerveux dont on se rappellera toujours
la situation : la peau et la graisse sous-cutanée incisées on abandonnera le
bistouri et on effondrera les tissus au doigt ou à la sonde cannelée jusqu'à
ce qu'on trouve le pus (fig. 52). Drainage, lavage à l'eau oxygénée et pansement humide.

Il va sans dire qu'on ne négligera jamais de soigner la plaie ou l'écorchure qui a servi de porte d'entrée à l'infection.

Dans les phlegmons graves, dans les piqûres anatomiques on s'attachera à combattre les phénomènes adynamiques.

Si, à la suite d'un abcès de l'aisselle, il persiste une *fistule* purulente, il suffira le plus souvent, pour en obtenir la disparition, d'augmenter l'ouverture en incisant le décollement sur toute sa longueur.   *G. LABEY.*

AISSELLE (PLAIES). — Les plaies de l'aisselle tirent leur intérêt de la présence dans cette région des gros vaisseaux axillaires et des nerfs du plexus brachial, dont la blessure donne lieu à des phénomènes graves pouvant, dans certains cas, amener la perte du membre supérieur. L'articulation de l'épaule peut également être intéressée, mais on se trouve alors en présence d'une plaie articulaire [V. ARTICULATIONS (PLAIES)].

L'artère axillaire et la veine qui l'accompagne peuvent être blessées accidentellement (duel, meurtre, coup de corne, etc.) ou au cours d'une opération (ablation de tumeurs adhérentes, de ganglions, etc.); dans certains cas, la section ou la déchirure de collatérales tout près de leur origine sont l'équivalent de plaie latérale des gros vaisseaux et peuvent donner lieu à une hémorragie aussi grave.

Symptômes et Diagnostic. — Quand la plaie est large ou lorsque la blessure vasculaire survient au cours d'une intervention chirurgicale, il est facile de reconnaître quel est le vaisseau touché. L'abondance de l'hémorragie, la couleur du sang, qui s'écoule par jets saccadés pour les plaies artérielles, d'une façon continue dans les plaies veineuses, permettent de se rendre compte que l'artère est ouverte.

Il n'en est pas de même lorsqu'on se trouve en présence d'une plaie étroite et profonde, à direction oblique, dans laquelle l'écoulement extérieur est vite supprimé, le sang s'accumulant alors dans la cavité axillaire.

On reconnaîtra presque sûrement que l'*artère axillaire* est blessée, par l'exploration de l'humérale et de la radiale; l'absence du pouls radial est un signe presque certain de lésion de l'artère; mais de ce qu'on le perçoit encore, on ne peut conclure d'une manière ferme qu'elle n'est pas touchée. La présence d'un *anévrisme diffus* [V. AISSELLE (ANÉVRISME)] est encore un bon signe de rupture de l'axillaire; toutefois on ne peut l'affirmer absolument, car on connaît quelques cas d'anévrisme diffus succédant à une plaie de l'artère scapulaire inférieure.

L'apparition d'une *gangrène*, ordinairement limitée à la main, à un ou plusieurs doigts, envahissant plus rarement le membre supérieur en entier, viendra quelquefois lever les doutes qu'on aurait pu garder sur la blessure de l'artère axillaire.

Les plaies de la *veine axillaire* sont ordinairement difficiles à reconnaître; ce qu'on peut dire, c'est qu'un gros vaisseau veineux a été touché lorsque, après constatation de l'intégrité du système artériel, on voit apparaître rapidement dans l'aisselle une tumeur volumineuse ne présentant ni expansion, ni souffle; mais il n'y a aucun signe pathognomonique permettant de dire d'une manière formelle que la veine axillaire a été blessée; toutefois la rapidité de formation de l'épanchement, son volume considérable, l'apparition d'un réseau veineux sous-cutané doivent évidemment faire sérieusement penser à une plaie de la grosse veine.

Les *nerfs du plexus brachial* ou leurs branches collatérales peuvent, dans les plaies de l'aisselle, être atteints soit isolément, soit en même temps que les vaisseaux sanguins. Aussi devra-t-on rechercher avec soin la sensibilité et la motilité dans les territoires des nerfs médian, cubital, radial, musculo-cutané, brachial cutané interne; on verra s'il y a des signes de paralysie du deltoïde, du trapèze, du grand dentelé, des muscles rotateurs de l'humérus. Mais il faut savoir que l'on peut rencontrer, sans aucune lésion nerveuse, des paralysies hystériques qui se montrent dans les premières heures ou dans les jours qui suivent l'accident. Dans ces cas la zone d'anesthésie et de paralysie motrice n'est nullement en rapport avec la distribution anatomique des nerfs et l'on retrouve en général des stigmates d'hystérie.

Pronostic. — Il varie évidemment avec la nature des organes blessés. Dans les cas de plaies vasculaires et surtout artérielles, indépendamment de la mort par anémie aiguë, qui peut survenir lorsque l'hémorragie ne s'arrête pas spontanément ou par un traitement approprié, on peut voir survenir des complications sérieuses capables d'entraîner la perte du membre.

Lorsque l'artère est seule blessée, il peut y avoir soit des hémorragies secondaires, soit une gangrène partielle, rarement totale, du membre supérieur.

Les plaies isolées de la veine sont moins graves; l'hémorragie s'arrête plus facilement; il est classique de signaler la pénétration de l'air dans la veine et de là dans le cœur.

Lorsque l'artère et la veine sont blessées simultanément, on peut — c'est rare — assister à la formation d'un anévrisme artérioso-veineux. Enfin la gangrène du membre est inévitable si tout le paquet vasculo-nerveux est sectionné.

Traitement. — Nous ne parlerons ici que du traitement des plaies des gros vaisseaux, les autres lésions (articulaires ou nerveuses) ne comportant aucune considération spéciale à l'aisselle.

Lorsque l'hémorragie s'est arrêtée spontanément ou par la compression, on surveillera le blessé avec soin et on le mettra au repos absolu : la guérison peut ainsi survenir. Mais si l'hémorragie ne s'arrête pas ou si, après un arrêt momentané, elle se reproduit, il faut intervenir immédiatement.

Que l'hémorragie artérielle se fasse au dehors par une plaie large des téguments, ou donne lieu à la formation d'un hématome anévrismal, en cas de plaie étroite, la conduite à tenir doit être la même, cela est admis aujourd'hui : *il faut lier les deux bouts de l'artère*, avec ou sans débridement, pour arriver sur le point lésé.

Pour rechercher et trouver ce point il faut faire de l'hémostase provisoire en comprimant l'artère sous-clavière sur la première côte, ou mieux en découvrant cette artère et en la soulevant par un fil passé au-dessous d'elle et qui sera enlevé après la ligature de l'axillaire. Puis on sectionnera la paroi antérieure de l'aisselle, ce qui est sans difficulté et ne sacrifie aucun vaisseau important. On a alors sous les yeux le paquet vasculo-nerveux et l'on peut mettre un fil sur l'artère blessée; quelquefois c'est une branche de l'axillaire, seule ou en même temps que le tronc. Cette ligature directe du point qui saigne évite les hémorragies secondaires par les anastomoses et met le membre dans de bien meilleures conditions pour le rétablissement de la circulation par les collatérales que la ligature de la sous-clavière ou de l'axillaire sous la clavicule.

Cependant si les recherches axillaires échouent, on liera la sous-clavière; pour cela on n'aura qu'à serrer le fil ayant servi à l'hémostase provisoire.

La suture artérielle pourrait, dans certains cas spéciaux [V. Artères (Plaies)], remplacer la ligature : elle a déjà donné quelques beaux succès, tant pour des plaies accidentelles que pour des plaies opératoires.

En présence d'une plaie veineuse c'est aussi à la ligature dans la plaie qu'on devra avoir recours.

Si l'artère et les nerfs sont blessés, la gangrène du membre est inévitable et l'on est alors obligé de pratiquer la désarticulation de l'épaule.

G. LABEY.

AKINESIA ALGERA. — Syndrome décrit par Möbius et caractérisé par des douleurs à l'occasion de certains mouvements volontaires ou de tous les mouvements volontaires. Il n'existe aucune lésion locale pour expliquer la production de ces douleurs excessives, pouvant s'accompagner de tachycardie, de sueurs profuses, etc. L'affection est progressive, et le malade, toujours un névropathe, finit par s'immobiliser dans la crainte des douleurs.

L'*akinesia algera*, variété d'*algie* centrale (v. c. m.), n'a aucune tendance à rétrocéder, et elle peut durer indéfiniment. Mais on a obtenu des guérisons, d'abord en s'adressant à l'état mental des malades, hystériques, neurasthéniques, ou hypochondriaques (psychothérapie), puis en les soumettant à un entraînement méthodique, en commençant par l'exécution de mouvements passifs de très faible amplitude.   *FEINDEL.*

ALBINISME. — V. Pigmentation (Troubles).

ALBUMINE. — V. Urines (Examen).

ALBUMINURIES. — L'albuminurie est caractérisée par la présence d'albumine dans les urines. Le terme d'albumine urinaire est forcément extrêmement vague, et il est bien difficile actuellement de déterminer exactement les différents corps qu'il englobe. Nous ne pouvons donner ici l'énumération et les caractères des différentes albumines urinaires; elles n'intéressent pas, du reste, le praticien.

Nous dirons que *cliniquement il existe de l'albuminurie lorsque l'urine filtrée et additionnée de quelques gouttes d'acide acétique étendu au 1/10 et chauffée jusqu'à ébullition, présente un trouble, si léger soit-il*; il est préférable de se servir, lorsqu'on le peut, d'acide trichloracétique (sol. aq. au 1/4, I à III gouttes dans un tube à essai rempli aux 3/4 d'urine).

Diagnostic différentiel de l' « albumine urinaire » et des autres variétés de substances albuminoïdes pouvant se retrouver dans l'urine. — La réaction précédente permet de caractériser l'*albumine urinaire*, mais à côté de cette albumine on peut rencontrer dans l'urine d'autres matières albuminoïdes dont la valeur clinique est toute autre : albumoses, peptones, nucléo-albumines, mucine, leur différenciation chimique est quelque peu délicate, cependant le praticien doit connaître leur existence et pouvoir au besoin les déceler, quitte à envoyer ensuite au chimiste l'urine pour obtenir une confirmation plus scientifique. On pourra pratiquement opérer de la façon suivante (cette recherche n'a aucune prétention scientifique, elle donnera cependant au clinicien des indications utiles) :

a) L'urine fraîchement émise est filtrée ; on l'additionne d'acide acétique (à peu près X gouttes pour 20 c. c.).

b) Il se fait un précipité immédiat à froid ; on a affaire à de la mucine ou à des nucléo-albumines. Le précipité est bouilli avec de l'acide chlorhydrique étendu, puis neutralisé à la soude, puis traité par la liqueur de Fehling ; s'il y a réduction, on a affaire à une mucine. En cas contraire, il s'agit probablement d'une nucléo-albumine que le chimiste pourra différencier par le réactif molybdique, ce dernier cas est le plus fréquent.

c) L'urine débarrassée par la filtration du précipité précédent est additionnée de liquide de Tauret en excès.

Un précipité se produit immédiatement à froid.

1° Ce précipité persiste après ébullition : on a affaire à de l'albumine urinaire ;

2° Ce précipité disparaît après ébullition et reparaît par refroidissement : on a affaire à des albumoses, des peptones ou à des alcaloïdes ; ceux-ci sont solubles dans l'alcool. Quant à la différenciation entre les albumoses et les peptones, elle est plus délicate ; les albumoses précipitent à chaud par le sulfate d'ammoniaque, les peptones non.

Ce mode de recherche laisserait inaperçue une albumine urinaire véritable, assez rare du reste, l'albumine *acétosoluble*. Cette albumine, coagulable par la chaleur en milieu neutre, se redissout dans l'acide acétique dilué, mais est entièrement précipitée par la chaleur, même en milieu acétique, soit par du sulfate de soude à saturation, soit par de l'acide azotique en léger excès. Toutes ces recherches doivent être faites sur de l'urine *fraîchement émise* ; une urine albumineuse peut au bout d'un certain temps, par fermentation bactérienne, contenir des albumoses et même des peptones.

Quelle est la valeur séméiologique de ces diverses variétés de substances albuminoïdes pouvant exister dans l'urine ?

A) **Peptonurie.** — La peptonurie s'observe au moment de la résorption des exsudats inflammatoires dans les lésions intestinales ulcéreuses (fièvre typhoïde), la phtisie pulmonaire, dans le cancer, les suppurations des os et des séreuses, les diverses maladies infectieuses, les intoxications. La peptonurie a été signalée au moment du travail d'involution de l'utérus ou bien dans les cas de macération du fœtus. On tend à admettre aujourd'hui que *la peptonurie vraie est très rare.*

B) **Albumosurie.** — Elle a été retrouvée dans :

1° *Affection osseuse.* — Une albumosurie abondante et continue serait en faveur d'une sarcomatose primitive *multiple des os.* On l'a signalée dans l'ostéomalacie.

2° *Maladies infectieuses.* — La présence d'albumosurie serait en relation directe avec la production de la *fièvre.* On l'a signalée notamment dans la *tuberculose pulmonaire.*

En dehors de ces deux cas, on l'a notée dans les affections du tube digestif, du foie, les intoxications, la leucémie, les maladies mentales, etc. Elle peut parfois alterner dans l'urine avec de l'albuminurie urinaire ordinaire sous l'influence de variations de régime. Elle présente alors la même valeur séméiologique que l'albuminurie.

C) **Mucinurie.** — La mucine vraie n'existe que très rarement dans l'urine, par contre on y rencontre des nucléo-albumines, particulièrement chez la femme. Mais dans ce cas, comme elles ne sont pas en très grande quantité, elles n'apparaissent qu'au bout d'un certain temps après l'emploi de réactifs. Les affections fébriles augmentent leur proportion d'une manière remarquable. La fatigue musculaire, l'exercice à cheval, la marche, font croître à un haut degré la quantité de ces substances contenues dans l'urine, ce qui expliquerait certaines albuminuries dites physiologiques (Noorden, Lécorché et Talamon). Dans les urines ictériques, l'acide acétique donne un précipité provenant des nucléo-albumines de la bile.

D) **Albuminurie acétosoluble.** — Elle n'aurait pas de valeur diagnostique différente de celle de l'albumine urinaire banale; il s'agirait souvent d'une pauvreté spéciale du milieu urinaire en sels.

Est-ce de l' « albumine urinaire »? — Diagnostic différentiel avec les fausses albuminuries. — La réaction de l'albumine urinaire (c'est-à-dire le louche occasionné par la chaleur dans une urine acidifiée par l'acide acétique) est positive. Peut-on affirmer qu'il existe de l'albuminurie?

— *Non.* Il faut s'assurer qu'il ne s'agit pas de « fausse albuminurie »; *ces causes d'erreur sont très importantes à connaître pour le clinicien,* car souvent elles ont donné lieu à des diagnostics erronés conduisant à une thérapeutique inutile et même nuisible. [V. Urines (Examen)].

Toute urine contenant du sang, du pus ou des sécrétions génitales, présente les mêmes réactions que l'urine dite « albumineuse ».

La présence de *sang* dans l'urine est facile à déceler, il suffira d'examiner l'urine au spectroscope, ou bien de centrifuger l'urine et d'examiner sous le microscope le culot de centrifugation. Parfois le deuxième examen est négatif alors que le premier est positif, c'est qu'il s'agit d'hémoglobinurie. On pourra également se servir du procédé d'Albarran et Heriz Boyer : dans un tube à essai on verse 2 c. c. de l'urine à éprouver, 1 c. c. de réactif (2 gr. phtaléine du phénol, 20 gr. de potasse anhydre dissous dans 100 gr. d'eau distillée et 10 gr. de poudre de zinc; porter à ébullition 4 à 5 minutes et filtrer), puis III à IV gouttes d'eau oxygénée ordinaire à 12 vol. : on obtient une coloration rouge fuchsin.

L'existence du *pus* ne pourra être affirmée qu'après examen histologique du culot de centrifugation de l'urine.

Quant aux *sécrétions génitales*, elles sont plus délicates à reconnaître. Elles donnent lieu aux « albuminuries génitales ». La réaction chimique de l'urine est *pratiquement* semblable à celle de l'albumine urinaire. L'examen histologique montre des filaments de mucus, des corps amyloïdes prostatiques, des cellules épithéliales, des spermatozoïdes et souvent des leucocytes. La quantité d'albumine est toujours faible. Aussi, en règle générale, lorsque l'examen de l'urine, surtout chez la femme, ne montre que *des traces d'albumine*, en dehors de tout trouble fonctionnel rénal ou vésical, il faudra songer aux fausses albuminuries. Elles peuvent se rencontrer chez la femme et chez l'homme.

Chez la femme, elles sont dues à des sécrétions utérines, vaginales, vulvaires ; il suffira de sonder la malade pour éviter des erreurs grossières de diagnostic.

Chez l'homme, l'albumine génitale est plus difficile à reconnaître ; elle est d'origine séminale ou prostatique, l'examen histologique permet de déceler parfois des spermatozoïdes, des corpuscules amyloïdes. Cette albuminurie n'apparaît souvent que dans la marche, la station verticale, lors de la défécation ; elle est notablement influencée par le massage de la prostate ou des vésicules. Cette variété d'albumine disparaît habituellement de 20 à 30 ans.

Nous avons affaire à de l'albumine vraie. Quelle est sa valeur diagnostique ?

Pour établir la valeur diagnostique d'un cas d'albumine, nous avons à rechercher deux ordres de symptômes :

1º Ceux relevant de l'étude même de l'urine ;

2º Ceux tirés des symptômes cliniques et des renseignements étiologiques fournis par le malade lui-même (*étude séméiologique de l'albuminurie*).

1º Renseignements fournis par l'examen de l'urine. — La *quantité* de l'albumine n'a qu'une valeur restreinte ; *ce ne sont pas les plus fortes albuminuries qui comportent le pronostic le plus grave* ; cette quantité oscille entre 0 gr. 20 et 40, 50, 100 gr. et plus d'albumine [V. REIN (SYPHILIS)] ; habituellement on note de 0 gr. 50, 1 à ou 5 gr. d'albumine.

Le procédé de dosage courant par le tube d'Essbach est défectueux ; les renseignements qu'il donne comportent des causes d'erreurs importantes ; seule la pesée a une valeur réelle, mais son emploi exige tout un matériel délicat à manier.

La *qualité chimique* de l'albumine n'a pas la valeur diagnostique que certains auteurs ont voulu lui donner ; l'albumine urinaire renferme de la *globuline* et de la *sérine*. On les différenciera par le sulfate de magnésie, en milieu neutre ; en liqueur acide le même sulfate de magnésie précipiterait aussi la sérine. On appelle quotient albumineux le rapport sérine-globuline ; il est habituellement égal à 1,5 ou 2 ; la diminution de ce quotient serait pour Lécorché et Talamon un signe d'aggravation ; les auteurs sont du reste loin d'être d'accord à ce sujet.

La *qualité physique* de l'albumine n'a guère plus de valeur. La *rétractilité* de l'albumine semble dépendre de la richesse du milieu en sel ou en acide ;

cependant une albumine rétractile peut *pratiquement* être considérée comme d'un pronostic plus grave que l'albumine non rétractile.

Les aspects différents que présente l'urine examinée par le procédé de Gubler Heller (acide azotique versé lentement le long des parois d'un verre à expérience renfermant de l'urine) donnent quelques renseignements pratiques (Talamon) ; la présence de filaments albumineux se détachant de la partie supérieure du disque, le long de la couche d'acide, indique une albuminurie abondante. Lorsqu'au-dessus du disque d'albumine se forme un anneau épais d'acide urique, il s'agit habituellement d'albuminurie bénigne. Si l'anneau albumineux épais, blanc mat, est surmonté d'un anneau d'indican diffusant dans le disque albumineux, le pronostic est réservé, il s'agirait d'une néphrite grave.

Si le disque albumineux est lent à apparaître et s'il présente au-dessous un cercle rose d'uro-hématine, il s'agit habituellement, mais non toujours, de néphrite chronique urémigène.

L'examen du milieu urinaire fournit également des indications intéressantes : la quantité de l'urine est à rapprocher de la quantité de l'albumine ; le dosage de l'urée, des chlorures est également très important ; l'examen histologique et bactériologique en décelant soit le bacille de Koch, soit des cylindres urinaires (surtout cylindres granuleux), donne des indications diagnostiques de premier ordre.

2° **Étude clinique et séméiologique de l'albuminurie.** — Nous distinguerons au point de vue clinique et chologique deux grandes variétés d'albuminurie :

I. *L'albuminurie survient chez des individus paraissant sains* : **albuminuries fonctionnelles** ;

II. *L'albuminurie est un épiphénomène au cours d'une maladie déterminée* : **albuminuries symptomatiques.**

I. — ALBUMINURIES FONCTIONNELLES.

1° **Albuminurie dite physiologique** (Senator). — Senator croyait que l'albuminurie était un phénomène physiologique, mais l'albumine serait, normalement, à des doses telles dans l'urine, qu'elle réclamerait des réactifs plus sensibles que ceux dont nous disposons.

Cette théorie est abandonnée aujourd'hui ; on peut admettre cependant les variétés d'albuminuries suivantes, qu'on classe dans les albuminuries physiologiques.

a) *Albuminurie du nouveau-né et du fœtus* (Virchow et Dohrn). — Cette albuminurie qui disparaît rapidement aux environs du dixième jour après la naissance, serait la conséquence soit d'une formation incomplète des glomérules (Ribbert), soit d'une stase veineuse avec desquamation épithéliale des tubes contournés [V. NOUVEAU-NÉ (PATHOLOGIE)].

b) *Albuminurie agonique* (Gubler). — La seule albuminurie véritablement physiologique admise par Lécorché et Talamon.

c) *Albuminurie alimentaire.* — Nous mettons de côté les cas où l'alimentation produit cet effet chez les albuminuriques avérés présentant des lésions rénales. Chez un individu sain, l'injection stomacale de matières albuminoïdes en excès peut-elle déterminer de l'albuminurie? Le fait s'est surtout produit à la suite d'indigestion d'œufs crus. Lécorché et Talamon admettent que cette ingestion amène un trouble des fonctions digestives, d'où absorption en nature d'une partie de cet œuf, albumine non peptonisée dont l'élimination détermine une irritation glomérulaire. Castaigne et Rathery pensent que l'ingestion d'œuf albumine à faible dose ne déterminerait de l'albuminurie que chez les gens atteints de débilité rénale dont elle pourrait devenir un indice révélateur.

Chiray a repris cette question de l'albuminurie digestive. Il a montré que l'ingestion en grande quantité dans le rectum de blanc d'œuf, de la caséine du lait et même des peptones, provoquait de l'albuminurie. L'albumine retrouvée dans l'urine était la même que l'albumine injectée; les albumines hétérogènes traversent donc l'organisme sans être modifiées, une partie seulement est conservée dans les tissus, la plus grande part est éliminée par le rein qu'elles lèsent. Les albuminuries digestives résulteraient donc de la pénétration sanguine directe des albumines non élaborées et de leur rejet consécutif par le rein; l'insuffisance des ferments digestifs expliquerait le passage dans l'urine des albumines du lait.

Pratiquement, l'albumine digestive sera donc symptomatique, ou bien d'un état de débilité rénal, congénital ou acquis, ou d'un trouble digestif. Mais le simple passage de ces albumines au niveau du rein entraîne une *lésion des tubes contournés du rein, lésion qui peut du reste être légère et fugace.*

d) **Albuminurie de fatigue** (Leube, Capitan, etc.). — On peut voir survenir l'albuminurie à la suite de grossesses, de bains froids; mais nous retiendrons surtout l'albumine des adolescents se produisant après des *exercices soutenus.*

Elle est *intermittente* et *irrégulière*, on la retrouve souvent seulement quelques heures après la fatigue qui lui a donné naissance. Les urines, au moment où elles deviennent albumineuses sont plus rares, plus foncées, ont une densité plus élevée et renferment des sels en excès; cette albuminurie ne s'accompagne d'aucun symptôme.

Elle serait bénigne, mais comporte cependant certaines réserves au point de vue pronostic.

2° **Albuminurie intermittente cyclique** (J. Teissier, Pavy). — Elle apparaît chez les adolescents, à une *heure déterminée* de la journée, toujours la même. Elle s'accompagne d'un certain nombre de troubles (malaise vague et permanent, diminution progressive des forces, inaptitude au travail, tendance à l'hypocondrie, douleur dans les mollets, rachialgie, vertiges, céphalalgie, hyperexcitabilité cardiaque, urticaire, etc.).

Il existe un véritable *cycle urinaire*; les urines du matin n'offrent aucune altération. Entre midi et une heure l'acide nitrique provoque l'apparition d'une énorme quantité de matières colorantes (rouge foncé ou lie de vin); en même temps se produit un disque d'albumine dont la hauteur s'accentue à mesure que l'heure avance; puis bientôt survient un double disque (disque d'urates, disque d'albumine). Vers 4 ou 5 heures, le disque d'albumine s'est considérablement aminci, puis disparaît; le disque d'urates seul

persiste jusqu'à la fin de la journée, moment où se précipite au fond du
verre un dépôt important d'azotate d'urée. De 7 à 11 heures, les urines sont
normales. A ce moment, dans certains cas rares, on peut constater un
deuxième cycle (J. Teissier).

A la période d'albuminurie, on note de l'oxalurie et de la phosphaturie.

5° **Albuminuries orthostatiques** (Stirling, Dukes). — On décrit ainsi
les cas dans lesquels l'albuminurie se produit exclusivement durant la station debout, pour disparaître complètement dans l'intervalle. Ce mode
spécial d'apparition et de disparition est indispensable à la constitution du
syndrome; il est en effet d'observation courante que la plupart des albuminuries d'origine rénale tendent à s'exagérer du fait de l'orthostatisme prolongé sans mériter pour cela le nom d'orthostatique.

La recherche de l'orthostatisme se fait de la façon suivante. Le malade
restera levé de 8 heures à midi, sans avoir mangé; on le fait uriner, l'urine
est albumineuse.

De midi à 4 heures, il reste au lit et prend son repas à midi et demi; il
urine à 4 heures : pas d'albumine.

De 4 heures à 7 heures, il se lève, l'albumine apparaît: à 7 heures il se
couche jusqu'au lendemain, il prend son repas du soir au lit : pas d'albumine.

L'apparition de l'albumine débute 10 minutes après le lever, parfois plus
longtemps (1 heure) et l'albumine cesse 45 à 50 minutes après que le malade
est couché; le taux de l'albumine augmente progressivement durant la station debout, atteint son maximum au bout de 2 à 5 heures, puis diminue et
peut finir par disparaître. La quantité d'albumine oscille entre 0 gr. 50 à
1 gr.; elle peut atteindre des chiffres élevés (8 gr.); elle est constituée surtout par de la sérine.

Il faut du reste soigneusement distinguer, avec J. Teissier, trois types
bien différents d'albuminuries orthostatiques.

a) *Albuminuries orthostatiques mixtes.* — Très fréquentes. On constate
ce mode d'albuminurie à titre d'épiphénomène d'une néphrite infectieuse
préalable plus ou moins ancienne, en apparence guérie, mais qui se survit
à elle-même sous cette forme d'albuminurie. Elles peuvent se terminer par
la guérison ou bien évoluer vers la néphrite chronique. Elles s'accompagnent alors d'un léger degré d'imperméabilité rénale, d'hypertension et
d'hypertrophie cardiaque.

b) *Albuminuries orthostatiques associées.* — Elles ont besoin, pour se
constituer, du concours collatéral d'un facteur nouveau, agissant de concert
avec la verticalité : fatigue cérébrale, néphroptose, troubles digestifs.
L'influence de l'orthostatisme n'est pas immédiate, les proportions d'albumine sont soumises à des oscillations notables. Il existe souvent de l'oligurie pendant la période albumineuse suivie elle-même d'une élimination
azoturique.

c) *Albuminurie orthostatique vraie.* — Il s'agit de jeunes sujets chez qui
le changement d'attitude reste le facteur *suffisant, nécessaire et exclusif* de
l'apparition de l'albumine. Les caractères de l'urine, répondant à la période
d'albuminurie passagère, sont typiques : liquide pâle, louche, pas d'oligurie

— diurèse moléculaire au-dessus de la normale. Perméabilité rénale exagérée. Sérinurie presque pure (J. Teissier). Phosphates en excès. Urée sans augmentation sensible, mucus abondant avec nucléo-albumine.

L'influence de l'orthostatisme est immédiate ; la sérinurie massive se produit dans le quart d'heure qui suit le lever, l'albuminurie s'atténue par la position assise, disparaît rapidement par le décubitus ou un exercice violent.

Il s'agit toujours de sujets *malingres*, *chétifs*, quasi infantiles, avec hérédité *névropathique* très marquée, se manifestant par de l'asphyxie locale des extrémités, des fluxions catarrhales des muqueuses génito-urinaires ou nasales ; ce sont des *hypotoniques* (Merklen), la tension artérielle est abaissée.

Valeur séméiologique des albuminuries fonctionnelles. — Il est très important pour le praticien d'être fixé sur la valeur pronostique de ces différentes formes d'albuminurie.

D'une façon générale, *deux théories sont en présence* ; la *première* leur *dénie tout caractère de malignité* et les regarde comme un *phénomène normal*. On ne saurait trop réagir contre une semblable idée et il semble hors de doute à l'heure actuelle qu'il faille *considérer la présence de l'albuminurie, même chez un sujet sain, comme un symptôme morbide*. Lécorché et Talamon admettent l'existence de *néphrites parcellaires*, latentes, ne se révélant qu'à l'occasion d'une circonstance déterminée, physiologique ou pathologique, et ils montrent l'extrême fréquence de ces néphrites parcellaires sans aucun trouble morbide apparent.

Castaigne et Rathery, en décrivant la *débilité rénale*, ont montré que l'édification d'un pareil syndrome expliquait les cas d'albuminurie familiale héréditaire, dans lesquels, ce qui était transmis, c'était une débilité de l'organe le rendant plus apte à se trouver lésé par des causes minimes incapables chez d'autres sujets de produire de l'albuminurie.

Il faudra donc que le praticien veille avec le plus grand soin sur l'hygiène de ses malades atteints d'albuminurie fonctionnelle ; il se souviendra que, plus que d'autres, ils sont enclins à léser leurs reins, et que faute de soins prophylactiques suffisants, ils évolueront vers le mal de Bright ; d'où le précepte d'éviter chez eux tout ce qui pourrait être nocif pour le rein (infection, intoxication, régime alimentaire) et, en cas de maladie infectieuse, le conseil de surveiller avec le plus grand soin les fonctions rénales.

L'*albuminurie intermittente cyclique* de Pavy et Teissier aurait une signification pronostique spéciale. Il faudrait la considérer comme une albuminurie *prégoutteuse* sous la dépendance d'une exaltation de l'action fonctionnelle du foie, manifestation de l'arthritisme héréditaire.

Quant à l'*albuminurie orthostatique*, son pronostic varie avec les trois formes qu'on doit lui assigner. L'albumine orthostatique mixte peut évoluer vers un mal de Bright confirmé, elle est douée d'un pronostic réservé et exige une hygiène sévère (V. NÉPHRITES AIGUËS ET CHRONIQUES). La forme associée est influencée immédiatement par le traitement dirigé contre le syndrome morbide associé.

L'*albuminurie orthostatique vraie* serait liée à un trouble de la circulation rénale, soit purement mécanique (Merklen), soit d'origine sympathique (Marie). La lordose en comprimant les pédicules rénaux pourrait déterminer de l'albumine orthostatique. Pour J. Teissier deux facteurs entrent en jeu; un état anormal du rein qui ne serait pas une lésion mais un état constitutionnel (insuffisance de développement souvent héréditairement transmis) et une réflectivité exagérée (réflexe planto-rénal agissant sur ce rein).

Il semble qu'on doive admettre que toute albuminurie orthostatique (comme les autres albuminuries fonctionnelles) est symptomatique d'une lésion rénale, qu'il s'agisse d'albumine orthostatique mixte ou vraie. Ce qui fait la différence clinique de ces deux formes c'est le degré différent d'altération du parenchyme rénal dans les deux cas. La lésion rénale peut-être minime, l'état de débilité de l'organe héréditaire ou acquis peut-être à ce point léger que l'albuminurie n'apparaisse que lors de circonstances spéciales gênant la circulation de l'organe (orthostatisme); parfois même l'altération est si peu marquée que d'autres circonstances que l'orthostatisme sont nécessaires (infection, intoxication, anémie, etc.), aussi l'albumine ne survient-elle que lors d'une convalescence, de fatigue excessive, etc.; aussi également cette albumine orthostatique peut-elle disparaître, les causes adjuvantes cessant, ce qui ne veut pas dire que la débilité rénale elle-même ne persiste pas.

Le pronostic des albuminuries orthostatiques est sous la dépendance même de l'état du parenchyme rénal; très souvent elles ont une tendance à la guérison; la survenance d'une infection ne semble pas nécessairement aggraver le pronostic; elle pourrait être parfois d'origine tuberculeuse, mais surtout les sujets malingres et chétifs sont souvent secondairement la proie de la tuberculose pulmonaire.

Traitement des albuminuries fonctionnelles. — Toute albuminurie fonctionnelle est pour nous symptomatique d'un état anormal du rein (débilité rénale).

La première règle d'hygiène est de savoir reconnaître cet état de débilité rénale et de soustraire les sujets qui en sont atteints aux infections, aux intoxications, au surmenage physique, aux troubles digestifs qui peuvent amener l'apparition temporaire de l'albuminurie. Il suffira souvent de remédier à l'un quelconque de ces troubles pour voir cesser l'albuminurie, ce qui ne voudra pas dire que l'état de débilité du rein ait disparu. Il faudra au contraire éviter avec soin tous les troubles morbides, si légers soient-ils, qui pourraient de nouveau atteindre le filtre rénal car la répétition de ces troubles amènerait une aggravation dans l'état de la glande urinaire et le développement à la longue d'une néphrite chronique.

Cependant le régime des brightiques est inutile et même dangereux chez ces malades et l'indication thérapeutique sera tirée de la forme même d'albuminurie fonctionnelle à laquelle on a à faire.

L'*albuminurie orthostatique* sera traitée différemment suivant qu'il s'agit d'albuminurie orthostatique rénale ou pure. Dans le premier cas, on traitera le malade comme un néphritique. Dans le second, il faudra au contraire relever l'état général par des toniques (arsenic), de l'exercice physique raisonné, du grand air; on évitera la station debout prolongée et tant que la croissance ne sera pas achevée, on devra dans certains cas prolonger le séjour au lit le plus possible. On n'oubliera pas cependant de surveiller de temps en temps les fonctions rénales.

Les *albuminuries digestives* seront justiciables d'une thérapeutique visant le *fonctionnement défectueux de l'estomac ou de l'intestin*.

Quant à l'albuminurie prégoutteuse, elle exigera une hygiène appropriée.

On a préconisé dans certaines formes d'albuminuries fonctionnelles soit le lactate de chaux (1 gr. par jour), soit le chlorure de calcium (à la dose de 0,10 à 0,50) : ce médicament nous à donné souvent de bons résultats à condition de n'en pas prolonger l'emploi.

II. — **ALBUMINURIES SYMPTOMATIQUES.** — Nous allons envisager successivement l'albuminurie dans :

1º **Les maladies infectieuses aiguës.** — Il faut distinguer deux variétés d'albuminurie : celle de la période fébrile appelée encore albuminurie fébrile, peu intense et passagère, et d'autre part, celle due à une véritable néphrite aiguë avec tous les signes attenant à celle-ci (V. Néphrites aiguës). La plus importante de ces néphrites est la néphrite scarlatineuse, mais on rencontre également cette complication dans toutes les maladies infectieuses avec une fréquence diverse; *affections spécifiques* : pneumonie, diphtérie, fièvre typhoïde, tuberculose, syphilis, etc.; *affections non spécifiques* : angine, lésions intestinales, phlegmons, etc.

L'intérêt de ces albuminuries réside surtout dans leur pronostic éloigné, bien que la mort puisse être la conséquence directe du processus aigu. Lorsque la guérison n'est pas complète, on voit survenir des albuminuries *résiduales* sous la forme d'albuminurie intermittente régulière ou irrégulière, ou d'albuminurie permanente. Le clinicien est souvent embarrassé pour savoir s'il a affaire à des albuminuries cicatricielles, dans lesquelles la lésion n'évolue plus, ou bien au contraire si l'altération anatomique ne va pas progresser pour donner lieu à une néphrite subaiguë et chronique. J. Teissier admet qu'on peut considérer comme des albuminuries de guérison celles où la quantité d'albumine n'est plus influencée par la généralité des causes secondes (fatigue, régime, etc.). Bien que de semblables formes soient très acceptables cliniquement et histologiquement, *on ne pourra guère se prononcer qu'après avoir suivi le malade pendant de longues années*, et même dans ces cas le médecin devra toujours surveiller avec grand soin les fonctions rénales, et prescrire une hygiène appropriée, on devra considérer de tels sujets comme atteints de débilité rénale acquise.

2º **Les maladies infectieuses chroniques.**

a) *Tuberculose.* — On distinguera : 1º *l'albuminurie de la tuberculose aiguë.* — 2º *l'albuminurie de la tuberculose chronique.* Souvent au cours de la phtisie chronique, il existe une albuminurie transitoire ou intermittente et peu abondante. L'albuminurie se rencontre également sous la forme purulente, hémorragique ou polyurique dans la tuberculose rénale proprement dite, et la dégénérescence amyloïde (V. Rein). — 3º *Albuminurie prétuberculeuse* (J. Teissier). Accompagnée d'hypotension artérielle, cette albuminurie est matutinale. On peut constater en même temps de la phosphaturie et le tableau clinique du diabète phosphatique (Teissier). Elle se montre pendant des mois et des années consécutives et disparaît presque constamment au moment où éclatent les localisations pulmonaires à évolution rapide et mortelle [V. REIN (TUBERCULOSE)].

b) *Syphilis*. — L'albuminurie se rencontre soit sous forme de néphrite syphilitique secondaire (grosse albuminurie), soit de néphrite syphilitique tertiaire (type de néphrite chronique ou de dégénérescence amyloïde). [V. REIN (SYPHILIS)], soit enfin de néphrite syphilitique héréditaire.

c) *Paludisme*. — L'albuminurie palustre peut se présenter soit sous forme passagère au moment des accès intermittents, soit suivant le type de la néphrite aiguë, avec hématurie ou hémoglobinurie pendant les accès graves ou pernicieux, soit enfin en tant qu'albuminurie chronique et permanente associée aux symptômes de la néphrite chronique, au cours de la cachexie paludéenne.

5° **Les intoxications**. — L'intoxication peut être aiguë (sublimé, cantharide, phosphore, etc.) et déterminer tous les signes de la néphrite aiguë avec albuminurie abondante, ou bien chronique (plomb) et donner lieu au tableau clinique de l'albuminurie brightique. On peut rattacher aux albuminuries toxiques, les albuminuries survenant à la suite des anesthésies (chloroforme, stovaïne, etc.).

4° **Les auto-intoxications** se compliquent fréquemment d'albuminurie. *Dans la goutte* il faut distinguer l'*albumine prégoutteuse ou intermittente*, l'*albumine passagère* qui survient lors de la crise de goutte, enfin l'albumine du *goutteux chronique*, la plus importante. Elle peut se présenter sous deux types bien différents. Ou bien c'est l'albumine de la néphrite chronique, albuminurie simple dans laquelle les urines gardent leur caractère d'urines goutteuses (hyperacides, très denses, hautes en couleur); le pronostic est ici relativement bénin. Ou bien les urines perdent leurs caractères précédents, elles sont abondantes, pâles, de faible densité, la quantité d'albumine est minime, on voit survenir les petits signes du brightisme, le bruit de galop, l'hypertension artérielle; le pronostic est ici très réservé.

Dans le diabète, l'albuminurie est fréquente, soit en minime quantité et notable d'une façon intermittente, ou continue; le diabète ne paraît pas aggravé. D'autres fois, l'albumine s'élève à 2 ou 5 gr., le pronostic est alors plus réservé; enfin parfois l'albumine se présente avec tous les signes de la néphrite chronique urémique, parfois elle se substitue à la glycosurie; le pronostic doit toujours être considéré comme grave.

5° **Irritations cutanées** :

a) *Affections cutanées* (Thibierge). — Rare dans le psoriasis et l'eczéma, elle est assez fréquemment notée dans la *gale*, avec ou sans frotte, les *brûlures étendues*, la faradisation superficielle du tégument. Ces lésions cutanées agiraient sur le rein, grâce à la perturbation des fonctions de la peau qui n'élimine plus certaines substances comme normalement. L'élément nerveux agit cependant indubitablement pour Lécorché et Talamon, car l'irritation brusque et intense du système nerveux périphérique ne serait pas discutable.

b) *Froid*. — Il agirait, pour Lécorché et Talamon, par action vaso-motrice. Chauffard pense qu'il provoquerait une septicémie microbienne et une auto-intoxication.

6° **Maladies du système digestif** :

a) *Gastrique*. — L'albuminurie d'origine gastrique serait rare pour Lécorché et Talamon, fréquente pour J. Teissier; on la rencontre surtout en cas d'*ectasie gastrique*; l'albuminurie est ordinairement diurne, dépasse rarement un gramme, est très souvent associée à la peptonurie, les phosphates et les urates sont toujours en excès. Robin admet qu'il existe toujours un coefficient d'oxydation élevé; enfin l'hypertension est la règle. Nous avons étudié, en décrivant les albuminuries alimentaires, certaines formes d'albuminuries digestives, nous n'y insistons pas de nouveau.

b) *Intestinale*. — Signalée dans l'étranglement interne, les diarrhées profuses, l'entérocolite muco-membraneuse; l'urine donne nettement la réaction de l'indol.

c) *Hépatiques*. — On doit distinguer :

α) *Albuminuries par hyperhépaties* (goutte, diabète, alcoolisme).

Les urines sont denses, très colorées, peu abondantes, chargées en urates, contiennent des matières grasses, des cylindres. L'albuminurie est constamment *intermittente, diurne*, riche en globuline.

β) *Albuminurie par hypohépatie*. — Dans ce cas l'albumine est mélangée à de la peptone; on l'a signalée dans toutes les affections hépatiques graves (cirrhose atrophique, syphilis hépatique, etc.).

γ) *Albuminurie dans l'ictère*. — L'albuminurie est inconstante et ne semble pas relever de l'action directe de la bile sur le rein. Gilbert et Lereboullet ont décrit chez les cholémiques une albuminurie qui semble être une manifestation de la débilité rénale (albuminurie cyclique, puis permanente).

7° **Maladies nerveuses**. — L'albuminurie a été signalée :

a) Dans les *affections cérébrales : — Aiguës*. — Lorsqu'elles procèdent par *ictus* (traumatismes cérébraux, hémorragie et ramollissement cérébral, etc.), l'albuminurie n'est pas rare, accompagnée souvent de polyurie et de glycosurie légère.

Chroniques. — Il est alors plus malaisé d'établir le rôle de la lésion nerveuse dans la production de l'albumine. Théoriquement, les lésions chroniques de la base, au voisinage de la protubérance ou du plancher du 4e ventricule, devraient toujours donner lieu à l'albuminurie.

b) *Myélites aiguës ou chroniques*. — Il peut être difficile de faire la part des infections urinaires secondaires.

c) *Névrites*. — On a reproduit l'albuminurie expérimentalement, mais elle n'a pas été retrouvée cliniquement.

d) *Névroses*. — L'albuminurie est fréquente après la crise *épileptique*, on l'a signalée après la crise *hystérique*; dans ces deux cas elle est transitoire. Elle est souvent constatée dans la *maladie de Basedow*.

e) *Aliénation mentale*. — L'albumine se retrouve surtout dans les délires transitoires, chez les déments paralytiques. Dans d'autres cas, chez certains déments, elle indique des processus rénaux chroniques plus ou moins latents.

Teissier signale l'influence très notable des agents cosmiques ou physiques sur l'apparition de l'albumine dans les maladies du système nerveux.

8° **Maladies du cœur**. — L'albuminurie est constante dans l'*asystolie*

(v. c. m.); elle persiste souvent quelque temps après les premières crises asystoliques, elle persiste d'une façon continue quand les crises se rapprochent. On a décrit une forme d'*asystolie rénale*.

Dans certaines lésions chroniques cardiaques, l'albuminurie peut s'observer à très faible dose, d'une manière intermittente, après une fatigue, une station debout prolongée, etc.

Le diagnostic différentiel entre l'albuminurie au cours de la néphrite chronique ou l'albuminurie des cardio-rénaux est parfois délicat; il y aurait toujours hypo-albuminemie du sérum sanguin chez les néphritiques, le contraire se retrouverait chez les cardio-rénaux (Castaigne et Chiray).

Talamon a décrit une forme spéciale d'albuminurie au cours de l'insuffisance aortique, elle s'accompagne des signes de néphrite hémorragique subaiguë... avec anasarque, elle est toujours d'un pronostic grave.

9° **Maladies génito-urinaires.** — Dans la plupart des affections aiguës ou chroniques de l'urètre et de la vessie, les urines peuvent être albumineuses. L'albuminurie est aussi signalée dans les rétentions d'urine de causes diverses.

10° **Dans la grossesse.** — L'albuminurie gravidique est complexe. On connaît le rôle capital qu'elle joue dans la pathogénie de l'éclampsie puerpérale.

On peut distinguer dans la grossesse : l'albuminurie puerpérale, l'albuminurie du travail, l'albuminurie nerveuse post-éclamptique, l'albuminurie par néphrite antérieure à la grossesse, l'albuminurie par néphrite intercurrente, l'albuminurie avec pyurie [V. Grossesse (Pathologie)].

11° **Dans les affections du Rein.** — L'albuminurie est un des signes capitaux des affections du rein.

On la retrouve dans la *pyélite* et les *pyélonéphrites*, et il peut être difficile de faire la part exacte de l'albumine et du pus [V. Rein (Abcès), Pyélonéphrite].

On la signale avec une inégale fréquence dans la *tuberculose*, la *syphilis*, le *cancer*, la *lithiase du rein* (v. c. m.). Nous ne retiendrons ici que l'albuminurie dans la *néphrite aiguë*, *chronique* et la *dégénérescence amyloïde* (v. c. m.).

Dans la *néphrite aiguë*, les urines sont peu abondantes, très denses, très colorées, bouillon sale, renferment beaucoup d'albumine, des cylindres.

Dans la *néphrite chronique* vulgaire, nous distinguerons avec Castaigne trois formes : la néphrite chronique albumineuse simple dans laquelle le seul symptôme de la néphrite chronique est l'albuminurie indépendante de tout œdème et de tout signe d'insuffisance rénale; la quantité d'albumine peut être assez forte, 5 à 6 gr. La néphrite chronique hydropigène, caractérisée surtout par de l'anasarque, des œdèmes séreux et viscéraux, de l'asthénie cardio-vasculaire : l'albuminurie est abondante, les urines rares, la perméabilité rénale normale. — La néphrite uremigène hydropique se caractérise par des urines abondantes, pâles, de faible densité, avec très peu d'albumine, de l'hypertension artérielle, du bruit de galop, de l'imperméabilité rénale.

Dans la *dégénérescence amyloïde* les urines sont ordinairement, mais non toujours abondantes, jaune d'or, et renferment de grandes quantités d'albumine.

Valeur séméiologique et pronostique des Albuminuries symptomatiques. — On a voulu récemment enlever à l'albuminurie toute valeur diagnostique au point de vue des lésions rénales. L'albuminurie relèverait non pas d'une altération du rein, mais d'une destruction leucocytaire. Il est inutile d'insister ici sur cette opinion que les faits cliniques et expérimentaux contredisent. L'*albuminurie doit toujours être considérée* comme *symptomatique d'une altération du rein*; mais elle ne préjuge en rien de l'importance de cette altération. *De plus, si toute albuminurie semble être pathognomonique d'une lésion du rein, toute lésion du rein ne s'accompagne pas nécessairement d'albuminurie*; des néphrites chroniques, même graves, peuvent ne se manifester par aucune *trace d'albumine dans l'urine*.

Ramenée à ces justes proportions, l'albuminurie est pour le clinicien un symptôme de premier ordre. Toutes les variétés étiologiques précédentes ressortissent donc finalement d'une cause unique : la lésion rénale; mais celle-ci peut être légère, fugace, pourvu que la lésion causale le soit elle-même, sinon des altérations chroniques et définitives s'établiront au niveau du rein. D'où l'importance de déterminer rapidement quelle est la cause de l'albuminurie.

Il est impossible d'attacher aucune valeur pronostique immédiate et directe à la présence de l'albumine dans l'urine, *car par elle-même elle ne nous indique rien, ni sur la profondeur, ni sur la gravité de la lésion rénale*. C'est l'étude des symptômes concomitants qui permettra d'asseoir un pronostic sérieux. Voyons rapidement quels sont ces symptômes :

1° *Caractères de l'albuminurie*. — Les rapports divers de la sérine et de la globuline ne donnent aucun indice au clinicien au point de vue du pronostic de l'albuminurie. De même la rétractilité, admise par Bouchard comme étant symptomatique d'une néphrite, semble surtout fonction du degré de dilution de l'albumine; on fait apparaître ou disparaître le phénomène avec une simple addition de sel ou d'acide acétique. Cependant ce caractère n'est pas dénué de toute importance pronostique.

2° *Milieu urinaire*. — Son étude fournit des données beaucoup plus sérieuses (volume, éléments figurés, urée, acide urique, phosphates, etc.).

3° *Condition individuelle du sujet*. — J. Teissier admet que l'*hypotension* doit faire songer à l'origine tuberculeuse de certaines albuminuries, et l'*hypertension* au diabète ou à la goutte.

Les petits signes du brightisme, les phénomènes urémiques concomitants sont très importants pour le pronostic de l'albuminurie.

4° *Recherche des fonctions rénales*. — Épreuve du bleu de méthylène (Achard et Castaigne), cryoscopie, phloridzine, chlorurie alimentaire. Toutes ces méthodes sont souvent utiles à employer pour juger de l'état du filtre rénal. [V. REIN (EXAMEN)].

Traitement. — Le traitement de l'albuminurie varie avec la cause provocatrice; on ne saurait trop s'élever à l'heure actuelle contre cette idée ancienne qui faisait mettre *a priori* tout albuminurique au régime lacté. Ce dernier, excellent dans certains cas, peut être tout à fait nuisible dans d'autres. *Il n'existe pas un régime pour les albuminuriques*, mais des *régimes multiples*, variant avec chaque forme d'albumine et chaque malade. Ce sera l'œuvre du praticien de savoir trouver le régime qui convient à un cas donné ; il ne saurait y arriver qu'après l'étude approfondie de son malade lui révélant la cause de l'albuminurie et l'état de son milieu urinaire (dosage d'urée, de chlorures, etc.). Ce n'est ordinairement que par des tâtonnements prudents, coïncidant avec l'étude journalière des urines, qu'un traitement efficace du syndrome pourra être établi. On a préconisé enfin le traitement chirurgical (néphrotomie, néphrectomie, décapsulation du rein) dans certaines albuminuries au cours des néphrites (V. Néphrites aiguës et Néphrites chroniques).   *F. RATHERY.*

ALCOOL. — **L'alcool aliment.** — Avant de traiter du rôle des boissons alcooliques dans l'alimentation, une question préalable se pose : *l'alcool est-il un aliment?* — A cette question des anciens auteurs avaient donné une réponse négative. Ludger, Lallemand et Duroy, H. Perrin, Hoppe-Seyler croyaient que l'alcool passe en substance dans les humeurs et les tissus, qu'il imprègne et excite le système nerveux, mais qu'il n'est point brûlé dans l'organisme. Liebig avait admis au contraire, sans en fournir la preuve certaine, que l'alcool est utilisé comme un aliment. Les expériences de Rosemann, de Hédon, de Atwater et Benedict ont donné à la question une solution définitive, en prouvant que l'alcool est bel et bien brûlé dans l'organisme et qu'une dose modérée d'alcool peut remplacer une dose isodyname d'amidon ou de sucre, en fournissant à l'économie la même quantité de chaleur.

L'alcool est donc un aliment, mais à la condition qu'il soit pris à doses modérées. Dans les expériences de Atwater et Benedict, la dose quotidienne ne dépassait point celle qu'on trouve dans un litre de vin ordinaire. Les auteurs qui ont fait ingérer l'alcool à des doses fortes, équivalentes à 200 gr. par jour pour un homme, ont constaté qu'une partie de l'alcool, environ un dixième à un quart de la quantité absorbée, échappait à la combustion et s'éliminait en nature dans les urines. Armand Gautier admet que l'alcool n'est utilisé comme aliment qu'à la condition que sa dose ne dépasse point 1 gr. 2 à 1 gr. 4 par kilogramme de poids corporel. Pour se tenir dans les limites de l'hygiène, je crois qu'il est préférable d'abaisser encore ce maximum, que nombre d'individus sédentaires ou susceptibles à l'égard de l'alcool ne pourraient tolérer, et de dire que, sauf exceptions pathologiques, l'alcool peut être autorisé à tout homme à condition que l'on ne dépasse point la dose de 0 gr. 50 à 1 gr. par kilogr. de poids corporel. Cette loi permet à un homme vigoureux du poids de 80 kilogr. de boire un demi litre à un litre de vin par jour.

Une deuxième question se pose maintenant : *Quelle sorte d'aliment représente l'alcool? Est-il calorifique, énergétique, réparateur?* — Calorifique, il l'est certainement ; les expériences que je viens de citer en ont donné la preuve. Énergétique, il l'est aussi très probablement, malgré que les expériences de Chauveau, faites sur des chiens, aient semblé prouver le contraire ; mais les résultats défavorables obtenus par cet auteur tiennent sans doute à l'exagération de la dose d'alcool qui a fort bien pu exercer une action nuisible sur les animaux.

L'alcool n'est point un aliment réparateur comme l'albumine; il n'y a point d'alcool dans les tissus des animaux, et rien ne prouve que l'organisme puisse, au moyen de l'alcool, faire la synthèse de la graisse ou de l'amidon.

Depuis longtemps, l'alcool est considéré comme un aliment d'épargne. Son addition au régime permet en effet de réduire en une certaine mesure la combustion des autres aliments. Quand l'organisme brûle de l'alcool, il évite de brûler une quantité isodyname d'albumine, de graisses, ou d'hydrate de carbone. En cela, l'alcool se comporte d'une manière identique aux autres aliments.

Les expériences de Rosemann, celles de Atwater et Benedict prouvent d'ailleurs que le rôle d'épargner l'albumine est moins bien rempli par l'alcool que par le sucre ou l'amidon. Quand on remplace une certaine quantité de sucre par une quantité isodyname d'alcool dans un régime insuffisant, on voit que la dose d'albumine perdue augmente dans un régime surabondant, la dose d'albumine épargnée diminue. Ainsi l'alcool est bien un aliment d'épargne, mais il ne vaut pas, à cet égard, l'amidon et le sucre; il ne s'oppose pas avec autant d'efficacité à l'usure de la machine humaine.

Ce n'est d'ailleurs pas tout à fait dans ce sens que les anciens auteurs comprenaient le rôle des aliments d'épargne. Pour eux l'aliment d'épargne était celui qui était capable de diminuer les dépenses de l'organisme pour un même travail produit, c'est-à-dire de faire plus avantageux le rendement énergétique de la machine humaine.

Cette conception a été remplacée avec avantage par celle des aliments nervins. D'après Armand Gautier, les aliments nervins, dont le type est fourni par l'alcool, le thé, le café, excitent les centres nerveux, font cesser l'inhibition produite par la fatigue, et permettent à l'économie de produire en un petit laps de temps une somme d'énergie qu'elle ne pouvait sans eux dépenser que plus lentement; en un mot, ils agissent comme le coup de fouet qui tire un nouvel effort du cheval épuisé. Peut-être l'aliment nervin permet-il une meilleure utilisation de l'énergie produite, en diminuant la production de chaleur et en augmentant d'une quantité équivalente la production d'énergie mécanique? On voit par là quelle peut être l'utilité de l'alcool dans l'organisme, à condition, bien entendu, que l'on ne dépasse point les doses combustibles.

Ainsi nous avons aujourd'hui le droit de dire, comme Duclaux l'avait établi — avec quel retentissement, on s'en souvient encore ! — que l'alcool à dose modérée est bien alimentaire, qu'il est calorifique et énergétique, qu'il épargne les albumines et qu'il est le type de l'aliment nervin.

L'alcool médicament. — Le rôle d'aliment nervin fait de l'alcool un véritable médicament. Il agit comme un excitant, comme un tonique du système nerveux. Cette action peut être utilisée, lorsque l'alcool est pris à faible dose, pour faciliter le travail cérébral, augmenter l'énergie musculaire, soutenir le cœur, atténuer la fatigue. Elle justifie l'emploi de l'alcool au cours des maladies infectieuses.

L'alcool agit sur la digestion gastrique : il excite la sécrétion du suc gastrique; mais d'autre part, en se fixant sur les matières albuminoïdes qu'il rencontre dans l'estomac, il empêche leur attaque par les diastases digestives. L'emploi d'une très petite quantité d'alcool pris avant le repas, à titre d'apéritif, ou après le repas, à titre de digestif, déjà sanctionné par l'habitude, est donc légitimé par la physiologie [V. ALCOOL (EMPLOI MÉDICAL)].

L'alcool est un antiseptique. Sébrazais et Marcadier ont montré que le vin ajouté à de l'eau contaminée y fait disparaître le bacille d'Eberth. Cette action peut être utile, mais elle exige un contact assez long du vin avec le bacille, et l'on aurait tort de se fier à l'antisepsie par l'alcool pour la prophylaxie de la fièvre typhoïde [V. ALCOOL (EMPLOI CHIRURGICAL)].

En résumé, au point de vue alimentaire qui nous occupe, l'alcool est, en même temps qu'un aliment, un médicament tonique, eupeptique et antiseptique.

Dangers de l'alcool. — Nous venons de voir les avantages de l'alcool; il faut maintenant passer en revue ses inconvénients.

Tout d'abord, c'est un *aliment qui coûte assez cher.* Dans nos Tableaux d'Éducation alimentaire nous avons établi, avec le professeur Landouzy et M. Henri Labbé, que pour fournir 100 calories à l'organisme, il faut : 0 franc 011 de pommes de terre, 0 fr. 014 de riz, 0 fr. 015 de pain, 0 fr. 016 de sucre, 0 fr. 019 de légumes secs, 0 fr. 040 de lait ou de beurre, 0 fr. 050 de chocolat, 0 fr. 060 de fromage ou de jambon, 0 fr. 070 de vin, ou 0 fr. 110 de bière. Il n'y a que les œufs, la viande, la salade ou les fruits frais qui coûtent encore plus cher. Ce n'est donc point un aliment avantageux pour le pauvre.

Ce n'*est point un aliment indispensable.* Malgré son usage très répandu à toutes les époques et dans tous les pays, les exemples, de plus en plus nombreux, les abstinents prouvent que l'on peut, sans inconvénient, s'en passer.

Mais c'est surtout un *aliment dangereux.* Je n'ai pas à exposer ici les accidents si nombreux qui font de l'alcoolisme un des fléaux du monde, je veux seulement montrer comment et pourquoi les boissons alcooliques sont nuisibles à l'homme.

Les boissons alcooliques contiennent : de l'alcool éthylique, des alcools ayant un poids atomique plus élevé que l'alcool éthylique et dits pour cette raison alcools supérieurs; des essences, des aldéhydes, et des substances diverses ajoutées pour la conservation ou pour la fraude. La toxicité de la boisson est faite de la somme des toxicités de toutes les substances qui la composent.

L'alcool éthylique est assurément toxique; des expériences le démontrent. Mais sa toxicité est inférieure à celle des alcools supérieurs : les expériences de Dujardin-Beaumetz et Audigé, celles de Joffroy et Serveaux, réalisées au moyen d'injections sous-cutanées ou intra-veineuses chez des animaux, ont montré que la toxicité des alcools augmente avec leur poids atomique. Les aldéhydes sont toxiques; l'une d'entre elles, le furfurol, est, ainsi que l'ont démontré Laborde et Magnan, particulièrement dangereuse.

Les essences, qui existent surtout dans les liqueurs à qui elles communiquent leur parfum, sont dangereuses; elles agissent principalement sur le système nerveux. L'une d'entre elles, l'essence d'absinthe, est un poison épileptogène violent. Cadéac et Meunier ont distingué, dans les essences qui composent l'absinthe du commerce, deux groupes de substances : 1° l'absinthe, l'hysope, le fenouil, qui sont épileptisantes ; 2° l'anis, la badiane, l'angélique, l'origan, la menthe qui sont stupéfiantes. Suivant Laborde, l'absinthe serait le seul poison violent, et l'anis, l'angélique et le fenouil ne seraient guère dangereux.

Enfin de nombreuses substances, matières colorantes, antiseptiques, etc., sont souvent ajoutées aux boissons alcooliques, dans le but de les conserver ou de les modifier. Les plus importantes sont le plâtre et le soufre qui aboutissent toutes deux à la production de sulfate acide de potasse dans le vin. Tandis que les vins naturels n'en contiennent guère que 0 gr. 60 par litre, les vins plâtrés ou sulfités en peuvent recéler jusqu'à 9 gr. Ce sel est nuisible au tube digestif. Lancereaux lui a attribué la production des cirrhoses du foie chez les buveurs de vin et les buveurs de bière.

En résumé, la toxicité des boissons alcooliques est chose complexe. Elle est faite de la réunion de toutes les substances toxiques qui entrent dans leur composition.

Chacune agit pour son propre compte en produisant des actions spéciales qui donnent à chaque genre d'alcoolisme un caractère particulier et ont permis à Lancereaux de distinguer l'éthylisme, l'œnolisme et l'absinthisme.

A ne considérer que l'échelle de toxicité des divers alcools et essences, il semblerait, comme l'a dit Daremberg, que « dans les boissons alcooliques, ce qu'il y a de moins toxique c'est l'alcool ». C'est là un paradoxe dangereux, car, en matière de poisons, la dose n'est pas moins importante à considérer que le degré de toxicité. Or l'alcool éthylique forme la base des boissons alcooliques, tandis que les alcools supérieurs et les essences n'y entrent que pour une part minime, de sorte que leur rôle toxique s'efface devant celui de l'alcool. Contrairement à Daremberg on doit considérer l'alcool éthylique comme la cause principale des accidents d'alcoolisme.

S'il n'en était point ainsi, la solution de la question hygiénique se trouverait dans la rectification de l'alcool ; et l'on serait en droit d'affirmer, comme on le fait trop souvent, que « le bon vin ne fait point de mal », et que la vulgarisation des boissons dites hygiéniques (vin, bière, cidre) est le meilleur moyen de lutter contre l'alcoolisme produit par les apéritifs et les liqueurs.

Il n'est rien de plus dangereux que ces affirmations qui ferment les yeux sur la véritable cause du péril alcoolique. Le plus grand nombre des malades que nous voyons dans nos hôpitaux parisiens sont intoxiqués par le vin ; quand un ouvrier boit 4 litres de vin par jour, cela lui fournit 520 gr. d'alcool absolu ; pour en trouver autant il lui faudrait boire deux litres d'eau-de-vie ; mais combien peu de nos ouvriers arrivent à un pareil excès !

En résumé, c'est avant tout la dose d'alcool qui importe pour la genèse de l'alcoolisme ; la qualité des alcools et des essences intervient surtout pour modifier l'allure clinique de l'intoxication. Toute boisson alcoolique de bonne qualité peut être hygiénique à petite dose ; il n'en est point qui soit hygiénique à dose illimité.

On doit aussi tenir compte de la manière suivant laquelle l'alcool est ingéré. Pris à jeun, non dilué par les aliments ou les autres boissons, il est plus nuisible, non seulement pour l'estomac sur lequel il agit directement, mais aussi pour les autres viscères et pour le système nerveux. Les alcools forts agissent particulièrement sur la muqueuse gastrique; les alcools très dilués, sous forme de vin ou de bière, agissent à plus longue échéance sur le foie ou le système nerveux.

Il reste à faire une large part à la prédisposition individuelle dans le déterminisme des accidents produits par l'alcool. Tel aura plus facilement des troubles nerveux, tel autre des troubles digestifs; tel résistera long-temps, tel autre sera atteint très rapidement. L'hérédité alcoolique est peut-être pour quelque chose dans le défaut de résistance à l'égard de l'alcool.

Pour qui veut user de l'alcool et le prescrire sans danger, ces notions sur la quantité, la qualité, le mode d'ingestion des boissons alcooliques doivent être bien présentes à l'esprit.

Principales boissons alcooliques. — Vin. — Le vin résulte de la fermentation alcoolique du jus de raisin. C'est un liquide complexe qui contient, d'après A. Gautier : de l'eau (718 à 955 gr. par litre); de l'alcool vinique (45 à 155 gr.) accompagné d'une faible proportion d'alcools homologues (propylique, butylique et surtout amylique); une très petite quantité d'éthers; de la glycérine (4 à 15 gr.); quelquefois, un peu de mannite, d'inosite, de glycose et de lévulose; une trace d'aldéhyde; des matières pectiques, des gommes et des dextrines; une très faible proportion de substances grasses et albumineuses; des acides, libres ou combinés : acétique, propionique, malique, citrique, succinique, butyrique, lactique, et surtout tartrique, sous forme de tartrate acide de potasse (1,5 à 5 gr. 75); des substances colorantes, astringentes et taniques, en partie à l'état de sels ferreux (0,6 à 2 gr.); des essences; des sels où domine la potasse; des gaz.

Rien de plus variable que la composition et par suite les propriétés des vins, suivant les crus et suivant les préparations qu'ils ont subies.

Le vin nouveau, ou vin doux, sortant de la cuve, contient encore un peu de sucre; il est riche en crème de tartre et laxatif.

Le vin vieux a subi diverses réactions chimiques qui l'ont transformé. Il s'est oxydé et éthérifié : la matière colorante et le tanin s'étant oxydés, se sont transformés en produits insolubles et se sont précipités, entraînant avec eux de la crème de tartre; les acides et les alcools se sont combinés donnant lieu à des éthers. Par suite, le vin vieux a plus de bouquet, est moins acide, moins astringent, moins alcoolique, et aussi moins tonique.

Un vin naturel ne contient jamais plus de 140 gr. d'alcool par litre (c'est-à-dire 17°,5 à l'alcoomètre). En effet, quand l'alcool atteint ce degré, la fermentation alcoolique s'arrête. Les vins qui contiennent plus d'alcool ont subi le vinage, c'est-à-dire l'addition d'alcool; tels sont le Madère et le Marsala. Cette opération se fait souvent dans un but frauduleux.

Les vins qui contiennent moins de 50 gr. d'alcool par litre sont des vins trop verts provenant de raisins mal mûris et pauvres en sucre; à moins qu'ils n'aient été simplement mouillés avec de l'eau. Pour remédier aux effets de la maturation insuffisante du raisin, on ajoute parfois du sucre à la vendange.

Les vins de liqueur (vins blancs de Bordeaux, Malaga, Porto) sont riches en sucre, glucose et lévulose, soit qu'on les ait additionnés de sucre après fermentation, soit qu'on ait arrêté la fermentation avant la transformation complète du sucre en alcool (moûts mûtés), par l'addition d'acide sulfureux ou d'alcool.

Les vins secs sont ceux où le sucre a presque entièrement disparu.

Les vins mousseux (Champagne, Asti, Saumur) contiennent du sucre et de l'acide carbonique.

Les vins de seconde cuvée ou vins de marc sont obtenus en ajoutant au marc qui reste après pressurage du raisin une certaine quantité d'eau sucrée tiède et en soumettant à la fermentation. Ces vins sont agréables, mais moins riches en extrait, en tanin, en tartrate de potasse que les vins ordinaires.

Les piquettes sont le résultat du lavage du marc par de l'eau.

Les vins de raisins secs sont riches en sucres et en gommes, mais pauvres en extrait et en tanin.

Le plâtrage du vin, opération fréquente dans le Midi de la France, a pour but de déféquer, de précipiter les matières albuminoïdes et, par suite, de faciliter la conservation des vins. Il n'est pas nuisible à condition que la quantité de sulfate acide de potasse qui y prend naissance ne dépasse point 2 gr. par litre.

Au point de vue hygiénique, le vin est une excellente boisson pourvu qu'on en prenne avec modération. Il apporte à l'homme sain un complément de substances nutritives, très nécessaire. Malheureusement, le vin n'est pas supporté par tous les estomacs ; son degré alcoolique, son acidité, sa richesse en tanin et en matière colorante sont les éléments qui influent sur sa digestibilité. Il donne souvent des aigreurs et doit être supprimé chez tous les dyspeptiques présentant ce symptôme. Il excite la sécrétion gastrique et par suite doit être interdit aux hyperchlorhydriques. Le vin vieux, plus dépouillé et moins acide, trouble moins la digestion que le vin jeune. Les vins blancs sont en général mieux tolérés que les vins rouges par les dyspeptiques ; cependant M. Gautier recommande les vins rouges, qui sont ordinairement moins acides.

Bière. — La bière est le résultat de la fermentation des graines de céréales, de l'orge, le plus souvent. L'amidon du grain d'orge est saccharifié par le malt, aromatisé avec du houblon, puis livré à la fermentation alcoolique à haute ou basse température.

La bière contient : de l'alcool (5° à 6°) ; de l'acide carbonique qui la rend mousseuse ; des matières azotées, de la glycérine, de la dextrine, des sucres, qui lui donnent une grande valeur nutritive ; des produits amers et résineux toniques et apéritifs ; des acides succinique, lactique, malique, tanique ; des sels, surtout des phosphates.

C'est une excellente boisson, pourvu qu'on ne se laisse pas entraîner à en boire en excès. Son titre alcoolique est moins élevé que celui du vin ; mais il est très différent suivant les provenances : en général, les bières d'exportation, surtout les bières anglaises, sont très alcooliques (Ale 6°), afin de se mieux conserver ; les bières destinées à la consommation rapide et sur place sont les moins riches en alcool ; certaines bières allemandes titrent moins de 2°. La bière contient des substances hydrocarbonées et même albumineuses, facilement digestives, qui la rendent très nourrissante. Elle est moins acide, moins excitante que le vin et souvent mieux tolérée par les dyspeptiques et par les névropathes.

Malheureusement elle est souvent falsifiée ou additionnée, pour sa conservation, de substances antiseptiques qui la rendent nuisibles.

Cidre. — Le cidre est le résultat de la fermentation alcoolique du jus de pomme.

C'est un liquide agréable contenant : de l'alcool en petite quantité (1°,7 à 5°,5); du glucose; de l'acide malique et un peu d'acide tartrique; de la pectine; du tanin.

Il a des propriétés diurétiques et laxatives que l'on peut utiliser chez les constipés et chez les sujets atteints de lithiase rénale. Mais il est souvent mal toléré par les dyspeptiques. La difficulté de sa conservation, la rapidité avec laquelle il subit la fermentation acétique lui font préférer pour l'usage ordinaire le vin et la bière.

Poiré. — Le poiré est le résultat de la fermentation alcoolique du jus de poire; il est agréable, mais dangereux par ses propriétés excitantes qu'il doit à ses éthers amyliques.

Eaux-de-vie et liqueurs. — Les eaux-de-vie sont le résultat de la distillation des boissons alcooliques ou de certaines substances ayant subi d'abord la fermentation alcoolique. Les liqueurs résultent de l'addition aux eaux-de-vie d'extraits de fruits, de parfums ou de sucre.

Parmi les eaux-de-vie, les plus connues sont celles de Cognac, dont le nom est devenu presque générique. Elles proviennent de la distillation du vin des Charentes. Elles contiennent : de l'alcool éthylique, des alcools supérieurs, des éthers, des aldéhydes, du furfurol; leur titre alcoolique varie de 50° à 80° centésimaux, en moyenne 60°. Le calvados provient de la distillation du cidre. L'eau-de-vie de marc est le résultat de la distillation du marc de raisin fermenté. Le rhum résulte de la distillation du jus de canne à sucre fermenté. Le tafia provient de la mélasse. Le kirsch de la distillation des merises fermentées. Le slibowitz des prunes. L'arack du riz fermenté. Le wisky de l'orge fermentée..., etc. On fait encore des eaux-de-vie avec les pommes de terre, les grains de céréales, les betteraves qui ont subi la fermentation alcoolique. Parmi les eaux-de-vie, il y en a de fort toxiques. La plus dangereuse est l'eau-de-vie de pomme de terre, qui contient une forte proportion d'alcool amylique; l'eau-de-vie de vin est la moins nuisible.

Les liqueurs d'anisette, de kummel, de chartreuse, de cassis, etc., sont faites avec des infusions alcooliques de plantes édulcorées avec du sirop de sucre. L'absinthe du commerce contient par litre 1 à 5 gr. d'essence d'absinthe à qui elle doit ses propriétés. Le vermout est le résultat de l'infusion dans du vin blanc alcoolisé de diverses plantes amères et de plantes odoriférantes.

Ces liqueurs ont des propriétés diverses et une toxicité variable, en rapport avec les plantes qui ont servi à les préparer. Les moins alcooliques sont en général les moins dangereuses.

L'usage des eaux-de-vie et liqueurs peut être autorisé à condition que l'on n'en fasse point abus. Certaines liqueurs sucrées, comme l'anisette, le cassis, le curaçao sont excellentes pour préparer avec de l'eau une boisson fraîche et agréable; même quelques gouttes d'absinthe dans l'eau font une boisson très rafraîchissante. A certains dyspeptiques qui ne supportent point le vin, on peut autoriser l'eau additionnée d'un peu de cognac au cours des repas. Les grogs sont utiles au cours des maladies infectieuses adynamiques, pour soutenir les forces, et la potion de Todd fait partie du Codex. Enfin le petit verre d'eau-de-vie à la fin du repas aide quelques personnes à digérer; il permet de supporter les régimes très gras que l'on ordonne parfois aux diabétiques. Si l'on n'a point pris déjà une ration trop abondante de vin au cours du repas, ce petit verre ne fait pas de mal. Mais si déjà l'on a consommé de l'alcool en suffisance, le petit verre vient en surplus et contribue à l'intoxication. En matière d'alcoolisme, je ne saurais trop le répéter, c'est la question de dose qui importe le plus.   *MARCEL LABBÉ.*

ALCOOL (EMPLOI CHIRURGIGAL). — L'alcool, éthylique ou méthylique, joue un rôle important dans la technique chirurgicale moderne, comme agent d'asepsie et d'antisepsie du matériel d'opération, du champ opératoire, des plaies, etc....

A) **Emploi de l'alcool dans le nettoyage du matériel opératoire.** — Avant la stérilisation proprement dite, les instruments et les plateaux auront été lavés à grande eau et brossés à l'eau savonneuse froide. Il sera avantageux de les passer ensuite dans un bain d'alcool à 90°.

B) **Emploi de l'alcool dans la stérilisation du matériel opératoire.** — Ici l'alcool peut-être employé de deux façons différentes.

1° Le procédé le plus simple est celui du *flambage*, utilisant la chaleur considérable développée par la combustion de l'alcool. C'est ainsi que l'on peut stériliser les différents récipients nécessaires à l'opération (plateaux. cuvettes, etc...) immédiatement avant leur emploi, en versant dans leur intérieur une certaine quantité d'alcool, que l'on enflamme. Des travaux récents ont montré que la stérilisation n'était complète qu'aux conditions suivantes : pendant la combustion, incliner le récipient dans les divers sens pour assurer un flambage de tous ses points; prolonger le flambage pendant un certain temps, évalué à 2 minutes pour les récipients métalliques, 5 minutes pour les récipients émaillés, 4 minutes pour les récipients en faïence ou en porcelaine ; on éteindra l'excès d'alcool en versant de l'eau bouillie ou une solution antiseptique.

Les instruments pourront de même être stérilisés : on les place dans une cuvette, et on verse l'alcool en arrosant autant que possible tous les points de leur surface ; puis on enflamme et on a soin d'agiter la cuvette, pour mettre tous les instruments en contact avec la flamme.

Cette méthode de stérilisation est excellente dans le cas d'intervention d'urgence, car elle ne nécessite aucun appareil compliqué ; elle est rapide. Mais elle est inefficace si elle est mal appliquée (durée trop courte, flambage n'atteignant pas tous les points). Si au contraire elle est trop prolongée, elle abîme les instruments tranchants et piquants dont elle détrempe l'acier.

Pour cette double raison il est préférable, en dehors des cas d'extrême urgence, d'employer un autre mode de stérilisation des instruments et des récipients (étuve sèche, autoclave, ébullition dans une solution de carbonate de soude etc...).

2° L'alcool a été encore employé comme agent de stérilisation sous forme de *vapeur d'alcool sous pression*. Les instruments sont placés avec de l'alcool à 95° ou 97° dans des récipients hermétiquement clos et mis au bain-marie porté à l'ébullition. Tel est le principe du stérilisateur à alcool de Hertoghe (d'Anvers).

C) **Emploi de l'alcool dans la stérilisation du catgut.** — Le catgut n'est stérilisable ni à sec, ni dans la vapeur d'eau. Un des nombreux procédés de stérilisation consiste à le placer, une fois dégraissé et desséché, avec une petite quantité d'alcool à 100° dans un tube de verre scellé à la lampe, ou un tube métallique avec bouchon à vis et à rondelle de caoutchouc. Le tout est mis à l'autoclave et porté à 120° pendant une heure.

D) **Emploi de l'alcool pour la désinfection des mains du chirurgien et de ses aides et du champ opératoire.** — Les mains et le champ opératoire ont été d'abord soigneusement lavés et brossés à l'eau savonneuse pendant 15 à 20 minutes. Puis ils sont lavés à l'éther. C'est alors qu'ils sont brossés à l'alcool à l'aide d'une compresse aseptique ou d'une brosse : l'alcool aura été placé dans une cuvette stérilisée, ou mieux versé de haut sur les mains ou le champ opératoire à l'aide d'un flacon à deux tubulures.

Il agit en dissolvant les graisses à la surface de la peau. Ce lavage pourra être ou non suivi d'un lavage avec une solution antiseptique.

Dans le procédé de désinfection du champ opératoire uniquement à l'aide de la teinture d'iode, suivant la méthode de Grossich, le lavage préalable au savon, à l'éther et à l'alcool serait défavorable en empêchant dans une certaine mesure la pénétration de l'iode dans les follicules pileux, les glandes et les différentes assises de l'épiderme.

E) **Emploi de l'alcool dans les pansements.** — L'alcool est un antiseptique en déterminant la coagulation des matières albuminoïdes, qu'il rend imputrescibles; c'est pour cette même raison qu'il est encore un hémostatique.

Dans les pansements de plaie opératoire non infectée, l'alcool sera avantageusement employé pour nettoyer le pourtour de la plaie à l'aide d'une compresse aseptique imbibée de ce liquide.

Dans les pansements de plaie infectée, surtout des plaies contuses, il était autrefois souvent utilisé sous forme de pansements humides avec des compresses imbibées d'alcool à 20°.

Dans le cas de gangrène d'un membre avec odeur infecte, l'application d'une compresse imbibée d'alcool pur paraît avoir une action momifiante efficace. Le pansement à l'alcool à 90°, renouvelé toutes les 12 ou toutes les 24 heures, est encore employé pour tenter d'obtenir la résolution des lymphangites et des panaris au début.   *GUIMBELLOT.*

ALCOOL (**EMPLOI MÉDICAL**). — L'alcool administré à doses modérées et temporairement peut être fort utile dans un certain nombre d'affections fébriles, soit comme agent auxiliaire, soit pour lutter contre les phénomènes adynamiques; chez les alcooliques atteints d'une affection aiguë, il est particulièrement indiqué (V. Alcoolisme). Suivant les cas, on prescrit l'alcool, soit sous forme de boisson alcoolique (limonade vineuse, grog), soit sous forme de potion.

Limonade vineuse des hôpitaux.

Sirop de sucre. . . .	100 grammes.	
Vin rouge	250	—
Eau . . . . Q. S. p.	1000	—

Potion cordiale (Codex).

Teinture de cannelle .	10 grammes.	
Sirop d'écorce d'orange amère	40	—
Vin de Banyuls. . . .	110	—

Potion de Todd (Codex).

Alcool à 60º	40 grammes.	
Teinture de cannelle. .	5	—
Sirop simple.	30	—
Eau distillée.	75	—

Potion tonique.

Cognac ou rhum. . . .	20 grammes.	
Sirop de quinquina. .	50	—
Eau.	100	—

A l'extérieur, l'alcool est employé comme excitant cutané, surtout sous la forme d'eau de Cologne.

Eau de Cologne (Teinture d'essence de citron composée du Codex).

Essence de bergamote.	10 grammes.	
Essence d'orange	10	—
Essence de citron	10	—
Essence de fleur d'oranger.	2	—
Essence de romarin	2	—
Alcool à 90º	1000	—

E. FEINDEL.

ALCOOLATS ET ALCOOLATURES. — On donne le nom d'*alcoolats* à des médicaments obtenus par distillation de l'alcool sur une ou plusieurs substances médicamenteuses : les alcoolats sont dits simples dans le premier cas et composés dans le second.

Les alcoolats simples ne figurent plus dans la pharmacopée; ils ont été remplacés par des solutions d'essences dans l'alcool à 90º [V. Teintures (Teinture d'essence de...)].

On donne le nom d'*alcoolatures* à des médicaments qui résultent de l'action dissolvante de l'alcool sur des plantes fraîches.

Les alcoolats et alcoolatures mentionnés dans le nouveau Codex sont les suivants :

Alcoolats.

Alcoolat de Cochléaria composé (Esprit ardent de Cochléaria),
Alcoolat de Fioravanti (Alcoolat de térébenthine composé, Baume de Fioravanti),
Alcoolat de Garus,
Alcoolat de Mélisse composé (Eau de mélisse des Carmes),
Alcoolat vulnéraire (Eau vulnéraire spiritueuse).

Alcoolatures.

Alcoolature d'Aconit,
Alcoolature d'Anémone pulsatille,
Alcoolature de Citron,
Alcoolature d'Orange,
Alcoolature vulnéraire (Teinture vulnéraire, Eau vulnéraire rouge).

E. FEINDEL.

ALCOOLISME. — Les boissons alcooliques peuvent être absorbées en excès par un individu sobre d'ordinaire, dans ces conditions survient l'ivresse

constituant l'*alcoolisme aigu* ; ou bien l'usage de l'alcool peut être habituel,
et les désordres provoqués appartiennent à l'*alcoolisme chronique*.

Le pouvoir toxique des spiritueux dépend de leur richesse en essences,
du moment de leur passage à la distillation (produits d'autant plus nocifs
que plus lourds), de l'heure à laquelle on les prend (plus dangereux à jeun).
Au point de vue pratique, il n'y a pas, à peu d'exceptions près, intérêt à
séparer les syndromes de l'œnolisme, de l'absinthisme, de l'alcoolisme.

ALCOOLISME AIGU. — Il comprend la série des accidents consécutifs
à l'ingestion de quantités variables d'alcool. L'intoxication débute par une
chaleur et un sentiment de bien-être plutôt agréables; puis survient de
l'animation, le malade est loquace, gesticule, a le verbe haut. Tous les
sentiments, colère ou tendresse, sont plus intenses, tous les mouvements
plus faciles. Bientôt les idées se brouillent; le malade trébuche et voit
tournoyer toutes choses. Il a de la diplopie et parfois aussi des hallucinations visuelles, auditives, associées ou non à de l'anesthésie cutanée.
Alors, ou bien l'intoxiqué vomit, et de tout ce qui précède il ne reste que
de la fatigue, de la somnolence, un état gastrique plus ou moins prononcé,
ou bien l'insensibilité complète et la torpeur surviennent. Les sphincters se
relâchent et la pupille se dilate; l'individu tombe dans le coma stertoreux.
Il est alors exposé au refroidissement, aux congestions et infections pulmonaires, à la mort par complications thoraciques ou cérébrales. Au réveil, s'il
y a issue favorable, restent de l'hébétude, de la céphalée, une amnésie
complète (somnambulisme alcoolique).

Des libations considérables, à la suite d'un pari par exemple, peuvent
amener la mort subite ou du moins rapide (danger extrême à partir de
60 centilitres d'alcool, Tardieu). Dans d'autres cas, l'alcoolisme aigu, si
l'usage de l'absinthe et autres essences est prédominant, se caractérise par
de violentes convulsions qui peuvent être mortelles. On peut observer aussi
des accès d'excitation maniaque avec ou sans envie de mordre (ivresse pseudo-
rabique de Garnier).

Enfin, à la suite de l'intoxication aiguë peuvent évoluer des complications
gastro-hépatiques, embarras gastrique et ictère dit *a potu immoderato*,
voire des accidents rénaux aigus, d'ailleurs susceptibles d'une évolution favorable.

Le *diagnostic de l'alcoolisme aigu* est en général facile; cependant, tout
comateux qui sent l'alcool n'est pas forcément un alcoolique; on voit des
individus frappés d'*hémorragie cérébrale* et abreuvés de vulnéraire par des
pharmaciens bien intentionnés. On pourra songer encore à l'*épilepsie* à la
phase de résolution, aux comas de l'*urémie* et du *diabète* (v. c. m.).

Traitement. — Il convient de favoriser le vomissement par titillation
de la luette ou ingestion d'eau tiède. On évitera les vomitifs dont l'action
dépressive peut être funeste. Le lavage de l'estomac donne d'excellents
résultats; on le continuera longtemps, car la muqueuse de l'estomac élimine
une partie de l'alcool en circulation dans l'organisme. On pratiquera
également de façon prolongée la respiration artificielle avec tractions
rythmées de la langue. La médication excitante pourra être utile : lavement

de café, injection d'éther, ammoniaque (10 gouttes) dans de l'eau, 1 à 8 gr. d'acétate d'ammoniaque dans une potion ou dans de l'eau également. Enfin, pendant le coma, on réchauffera le corps du malade tout en faisant sur la tête des applications de glace.

ALCOOLISME CHRONIQUE. — Il peut s'établir sans que jamais auparavant ne se soient manifestés d'accidents aigus; le terrain joue un grand rôle dans la localisation et l'intensité des lésions. Les complications ne se révèlent pas forcément de suite comme relevant de l'alcool; et c'est parfois à propos d'une cirrhose ou d'une névrite qu'il faudra discuter cette étiologie.

Symptômes. — Les troubles principaux portent sur les systèmes nerveux et digestif.

Le type du buveur est bien connu : facies animé, visage congestionné et souvent couvert de petites varicosités capillaires, embonpoint appréciable; parfois au contraire aspect pâle et terreux, quelquefois subictérique, sec, écailleux. Enfin dès qu'il parle, l'alcoolique présente de la trémulation fibrillaire de la langue, des lèvres, du visage. Il est très émotif, sa colère facile est proverbiale.

Appareil digestif. — C'est en général le premier atteint. A peine éveillé, le buveur éprouve une soif vive qu'il s'efforce à tort de calmer par l'ingestion de boissons alcooliques. Il se lève, mais bientôt des nausées surviennent, et au milieu de violents efforts, accompagnés de crampes épigastriques persistantes, sont rendues quelques gorgées d'un liquide clair, filant et limpide, parfois amer et bilieux. Cette pituite soulage peu le malade. Au cours de la journée, il mange mal, son appétit est chancelant, perverti ou aboli. A la soif inextinguible qu'excitent de nouvelles libations s'ajoutent le dégoût de l'alimentation. Du pyrosis l'incommode fréquemment. La langue est sale, l'haleine aigrelette. Les fonctions intestinales sont viciées; l'alcoolique est ou constipé, ou diarrhéique. Toute la face antérieure de l'estomac et la grande courbure sont sensibles à la pression. Parfois même la gastrite s'accompagne d'ulcérations et d'hématémèses qui peuvent être abondantes, et amener une confusion éventuelle avec les varices œsophagiennes, l'ulcus, ou même parfois le carcicome. Cette gastrite ulcéreuse alcoolique est d'ailleurs suffisamment rare pour que l'on ne doive lui attribuer qu'avec les plus expresses réserves des hémorragies un tant soit peu profuses. On peut observer enfin de la pharyngite granuleuse et même de l'œsophagite ulcéreuse.

Le *foie* peut être atteint de cirrhose ou de stéatose. Dans le premier cas, le type réalisé est généralement la *cirrhose atrophique* de Laënnec; il peut cependant y avoir hypertrophie de l'organe, mais c'est une éventualité plus rare. Dans le second cas, l'alcoolisme s'associe généralement à la tuberculose pour donner une cirrhose hypertrophique graisseuse. A l'heure actuelle l'importance de l'alcoolisme dans l'étiologie des affections hépatiques semble se restreindre. On a signalé en effet la fréquence du bacille de Koch dans le liquide ascitique des cirrhotiques examinés et dans le foie lui-même. Il peut également survenir chez l'alcoolique des accidents ictériques graves (V. Cirrhose, Ictère). La rate est en général augmentée de volume.

Système nerveux. — Il est fréquemment et gravement troublé. Les perversions de la *sensibilité* sont précoces; elles consistent surtout en fourmillements et analgésie des extrémités, en *crampes nocturnes* très douloureuses, en une *hyperesthésie* parfois incroyable (absinthisme) qui se manifeste spécialement dans la recherche du réflexe plantaire. Il faut en outre songer toujours au nervosisme fréquemment surajouté.

Les *paralysies alcooliques* se localisent de préférence au groupe antéroexterne de la jambe; la lésion est symétrique et suppose déjà une intoxication assez forte. Le début est insidieux, et des *douleurs* quelquefois à type sciatique précèdent les phénomènes moteurs. Le malade éprouve bientôt de la faiblesse et, quand le syndrome est réalisé, on observe une paralysie flasque, douloureuse, qui, du groupe du jambier antérieur et des péroniers latéraux, puis de l'extenseur propre du gros orteil, remonte au droit antérieur. Le pied est tombant, en *varus équin*, et l'impotence des extenseurs amène du *steppage*. Les réflexes sont abolis; l'*atrophie musculaire* est précoce avec *réaction de dégénérescence*. Quelquefois les phénomènes paresthésiques prédominent sur les troubles moteurs, et le *pseudotabes alcoolique* caractérisé par des douleurs fulgurantes de l'ataxie se constitue. La paralysie peut se généraliser, atteindre au membre supérieur les extenseurs de préférence, puis l'épaule, frapper le diaphragme et parfois même, avec issue fatale, le pneumogastrique. Les sphincters sont toujours indemnes. En général, ces *polynévrites* (v. c. m.) régressent spontanément au bout d'un temps plus ou moins long, mais il peut se produire des rétractions tendineuses immobilisant le pied en attitude vicieuse.

Les gros signes : localisation spéciale, douleurs, atrophie rapide, réaction de dégénérescence, intégrité des sphincters, suffiront en général pour le diagnostic. On aurait surtout à écarter les *poliomyélites*, les *polynévrites infectieuses*, l'intoxication par l'*arsenic*, le *mercure*, le *plomb*, le *sulfure de carbone*, puis le *tabes vrai*, le *pseudo-tabes* des autres intoxications, du *diabète* notamment, les paraplégies de l'*hystérie* ou du *mal de Pott* (v. c. m.).

Les *nerfs crâniens* sont rarement atteints, à l'exception du nerf optique. Il y a décoloration du tiers externe de la papille, et *scotome central* débutant par les couleurs; c'est-à-dire que la sensibilité, interrogée avec un disque blanc, se montre intacte, tandis qu'un disque coloré ne sera plus reconnu. Il peut survenir d'autres troubles : dyschromatopsie, rétrécissement du champ visuel, etc.

Les *troubles cérébraux* peuvent s'associer à la névrite (syndrome de Korsakow); ils peuvent aussi exister, soit aigus, soit chroniques, en dehors de toute paralysie [V. Delirium tremens, Alcoolisme (Troubles mentaux)]. En tout cas, le sommeil est rare, traversé de cauchemars et de rêves professionnels.

La puissance motrice est d'abord exaltée; plus tard, il y a diminution notable des forces. — On sait la fréquence du spasme des tendons; au contraire, les grandes crises convulsives à type épileptique sont exceptionnelles.

Le *tremblement* est rapide, et surtout accusé le matin à jeun; il est distal par rapport aux membres. Chaque doigt est animé individuellement d'oscillations verticales peu étendues. On se rend compte facilement de ce tremblement en appuyant légèrement la paume de la main contre l'extrémité des phalangettes; si l'on appuie un peu plus fort, on percevra presque toujours des craquements menus siégeant dans l'articulation des 2e et 3e phalanges (signe de Quinquaud). Ce dernier phénomène se rencontre surtout chez les alcooliques, mais non pas uniquement chez eux.

Appareils respiratoire, circulatoire, etc. — Il y a de la congestion chronique du larynx, la voix est rauque, éraillée; le matin, la toux est fréquente. Le cœur est surchargé de graisse, et chez l'alcoolique se rencontrent tout spécialement l'athérome des vaisseaux. D'une façon générale, le cœur et le rein (néphrite interstitielle) sont exposés à la sclérose.

Signalons enfin que l'on attribue éventuellement à l'alcoolisme l'impuissance génitale, la dysménorrhée et même l'avortement.

Pronostic. — Ce qu'il convient de mettre en relief, c'est l'aggravation marquée du pronostic pour toute maladie intercurrente; la tuberculose notamment est particulièrement grave : les hémoptysies sont fréquentes, répétées, l'évolution est hâtive, la cachexie précoce. Les généralisations granuliques s'observent souvent. La tuberculose peut être tenue pour la terminaison la plus habituelle de l'alcoolisme (Lancereaux). L'influence néfaste de cette intoxication agit encore sur la descendance : l'alcoolique a trop souvent parmi ses enfants des fous moraux, des vésaniques, des idiots, des dégénérés. Beaucoup héritent de l'ivrognerie paternelle; et la race enfin s'éteint par stérilité à la 5e ou 4e génération.

Traitement. — [V. ALCOOLISME (TROUBLES MENTAUX), DELIRIUM TREMENS, DIPSOMANIE, et pour les troubles morbides de chaque appareil, les articles les concernant].

Deux ordres de soins sont à donner à l'alcoolique; les uns *parce qu'il a bu*, les autres *parce qu'il peut boire encore*. Il doit être soumis à un régime strict, à une hygiène sévère; il vivra au grand air, et surtout s'abstiendra de toute libation. On lui démontrera l'utilité d'une boisson de table légère, peu ou point alcoolique (bières de ménage, vins non fermentés, tisanes diverses). On doit veiller à l'intégrité des fonctions intestinales; enfin, l'arsenic, les iodures, les bromures, les teintures amères, les alcalins seront prescrits pour tel ou tel trouble des vaisseaux, de l'estomac, etc.

Contre le buveur d'habitude, il n'est malheureusement point de remède spécifique; l'hydrothérapie, l'électricité, toutes les médications toniques ne sont que des adjuvants. On pourra cependant retirer parfois quelque bénéfice du traitement par la strychnine.

> Sulfate neutre de strychnine . . . . 1 centigramme.
> Eau bouillie. . . . . 10 c. c.
> 1 puis 2 à 4 c. c. par jour.

Ce traitement doit être continué pendant plusieurs mois: il peut l'être sans aucun inconvénient, à moins d'imperméabilité des organes d'excrétion, foie et rein. On pourrait essayer également l'antiéthyline de Sapelier.

En dehors de ces mesures, il y a place seulement pour la thérapeutique morale, pour *l'isolement* avec abstinence totale d'alcool, pour la prophy-

laxie contre les rechutes. On doit s'efforcer avant tout de transformer le
buveur et de rééduquer sa volonté; il serait désirable en outre que l'internement volontaire fût réalisable et facile, l'internement pour certains cas
chroniques rigoureusement obligatoire, et qu'enfin, en dehors des mesures
plus spéciales visant à diminuer la toxicité de l'alcool, il fût pris des précautions permettant au buveur sorti de l'asile de vivre encore quelque temps
dans un établissement de transition, où libre et surveillé tout à la fois, il
pût s'habituer sans danger d'ivrognerie nouvelle à reprendre la vie ordinaire.   *FRANÇOIS MOUTIER.*

ALCOOLISME CHRONIQUE (TROUBLES MENTAUX). — Les troubles mentaux
de l'alcoolisme chronique se développent suivant deux modes : 1° soit à la
suite d'accidents aigus répétés; 2° soit d'une façon tout à fait progressive,
insidieuse, sans fracas.

Nous n'insisterons pas sur le changement de caractère de l'alcoolique
chronique, son excitabilité, sa brusquerie, sa brutalité, son égoïsme, son
absence de sens moral. Nous n'avons à décrire que les troubles mentaux
dont d'ailleurs ces changements de caractère ne sont que les prodromes ou
les symptômes atténués. Les troubles mentaux de l'alcoolisme chronique
consistent en *démence* et en *délire*.

A) **Démence alcoolique.** — La démence alcoolique présente deux formes,
une *forme apathique*, une *forme excitée*.

Dans le premier cas, le malade devenu peu à peu malhabile dans son
métier, inexact dans sa profession, se montre insensiblement obnubilé,
indifférent; il ne s'occupe plus que d'une façon automatique. Un ouvrier
autrefois habile commet des malfaçons et n'est plus capable que de faire
travail de manœuvre; dans les professions libérales nombre de « ratés » sont
des alcooliques chroniques. Cet affaiblissement intellectuel permet une certaine activité mentale, mais toute machinale et d'un ordre tout à fait inférieur. Progressivement, l'incapacité de travail en arrive à être complète; les
alcooliques deviennent des piliers d'asile de nuit et d'hôpital, pour finir
dans les asiles d'aliénés. Là, privés d'alcool, les moins atteints sont susceptibles d'une amélioration partielle et peuvent se rendre utiles en se livrant
à quelques travaux d'intérieur; les autres montrent le type du dément apathique au faciès hébété, vivant au jour le jour, quoique parfois avec une
certaine conscience de leur situation. Cette démence est compatible avec
une longue survie.

On pourrait décrire une *forme amnésique* dans laquelle une amnésie
continue est le signe prédominant, reliquat probable d'une psychose polynévritique antérieure (v. c. m.) où la polynévrite a été bénigne et a passé
inaperçue.

Dans la *forme excitée*, qui est peut-être plus particulièrement consécutive
à l'usage des essences, les malades, parfois d'une jovialité quelque peu
euphorique au début, se montrent habituellement très irritables, deviennent
tracassiers, insupportables dans leur intérieur; ceux mêmes qui paraissent
bons compagnons n'acceptent pas la moindre contradiction, soulèvent des
disputes dans l'atelier, ont des querelles d'estaminet. Les enfants martyrs

sont la plupart du temps les victimes de ménages alcooliques chroniques. Chez ces malades, c'est par ailleurs le même affaiblissement mental que dans la forme précédente.

B) **Délire alcoolique chronique.** — Le délire de l'alcoolique chronique revêt la forme de *délire des persécutions*. Les idées délirantes de l'alcoolisme chronique diffèrent de celles de l'alcoolisme aigu qui ont une grande richesse, une grande précision, par leur vague, leur indétermination, même dans la période d'état; le malade devient vaguement soupçonneux, on lui en veut, on le regarde de travers; ses hallucinations auditives restent élémentaires, il ne détermine pas avec précision ses persécuteurs, il ne les dénomme pas. Cependant, cet état n'est pas sans donner lieu à des réactions violentes. Les hallucinations de la vue, si variées, si typiques de l'alcoolisme aigu, peuvent être absentes de l'alcoolisme chronique, ou ne s'y retrouver qu'ébauchées et vagues (il va sans dire que nous faisons abstraction ici des crises hallucinatoires subaiguës au cours d'un alcoolisme chronique), se réduire à un brouillard, à quelques fantômes nocturnes, sous forme parfois d'hallucinations hypnagogiques, ou bien ne sont même représentées que par les cauchemars habituels de l'éthylique. Le délire reste très monotone, quelque longue qu'en soit l'évolution et la durée; ces malades sont de la catégorie de ceux qui répètent journellement les mêmes récriminations. Un degré variable d'affaiblissement intellectuel accompagne le délire; et, en somme, démence et délire se combinent à des doses plus ou moins grandes chez l'aliéné alcoolique chronique.

Néanmoins, il est des cas nombreux où la systématisation est plus nette, et en particulier il est une forme du délire de persécution de l'alcoolisme qui est assez spéciale (et intéressante au point de vue social et judiciaire), c'est *le délire de jalousie*. Il est fréquent; sa dénomination suffit à le définir. Le diagnostic présente des difficultés pratiques très grandes, car le malade peut facilement le formuler sous une forme vraisemblable, les causes de jalousies étant toujours possibles, d'autant plus que la puissance génitale s'affaiblit souvent chez l'alcoolique. Cependant on arrive par une enquête attentive à y trouver des contradictions; parfois d'ailleurs il revêt véritablement soit la *forme hallucinatoire* et même fantastique et s'accompagne alors de descriptions tout à fait délirantes, soit la *forme d'interprétations* morbides portant particulièrement sur l'entourage du malade (frères, domestiques et même enfants). Les malades de ce genre sont des plus dangereux pour le conjoint, d'autant que leur internement est souvent difficile à obtenir en raison même de la vraisemblance des idées émises, de l'impossibilité habituelle d'en démontrer le néant. Les meurtres commis par des alcooliques jaloux sont des faits divers de tous les jours; fréquents aussi sont les procès pour séquestrations dites arbitraires à la suite d'internements parfaitement justifiés. Il n'est pas d'aliénés qui dissimulent mieux leurs idées délirantes que les alcooliques chroniques ayant conservé encore une activité mentale suffisante.

Le délire de l'alcoolique chronique revêt fréquemment la forme hybride qu'on a décrite sous le nom de *mélancolie avec idées de persécution* (v. c. m.). On serait tenté même de ramener à l'alcoolisme bien des faits de ce genre.

Le malade tantôt simplement déprimé, tantôt exprimant de véritables idées mélancoliques de culpabilité, de ruine, y ajoute des idées de persécution qui ont la nuance vague que nous avons signalée plus haut; ce délire toujours monotone manifeste une grande pauvreté de conception.

Nous n'avons pas à donner ici les signes physiques qui sont ceux de l'alcoolisme chronique (V. Alcoolisme); nous devons, par contre, indiquer que ces signes peuvent être très atténués, comme si certains malades réagissaient à l'alcool surtout cérébralement. Les attaques épileptiformes sont fréquentes au cours de l'alcoolisme chronique.

Diagnostic. — La démence alcoolique se confond surtout avec la *paralysie générale*; il faut avouer qu'il y a des cas limites où la distinction ne se fait que par la marche ultérieure de la maladie, progressive dans la paralysie, tandis que la démence alcoolique reste longtemps, des années, au même niveau; les signes physiques ne sont d'ailleurs qu'ébauchés dans cette dernière. La démence alcoolique est moins généralisée, moins globale que celle de la paralysie; sauf dans la forme purement amnésique qui est par elle-même assez caractéristique, les troubles de la mémoire sont moins profonds: ce qui surnage dans le naufrage intellectuel est moins dissocié, moins incohérent, moins contradictoire, a plus de tenue.

Parmi les formes systématisées, seul le délire de jalousie est presque caractéristique : les autres formes passent par des variétés de transition aux délires systématisés francs. Les cas communs se distinguent indépendamment des signes physiques éventuels d'éthylisme, par la monotonie du délire, son absence d'évolution, le vague des idées qui le composent. Dans d'autres cas, assez fréquents, on est en présence de vrais délires de persécution avec désignation des persécuteurs, hallucinations de l'ouïe et de la sensibilité générale (V. Délires systématisés), où la part de l'alcoolisme est souvent difficile à démêler.

Pronostic. — Il est dominé par l'ancienneté de l'intoxication. Les démences et délires de persécution alcooliques que nous avons décrits ici sont par définition incurables. Des améliorations relatives s'observent, grâce à l'abstinence, au moins dans les asiles où elle est forcée. Remis en liberté, les rechutes avec aggravation sont la règle chez des malades qui ont perdu tout pouvoir sur eux-mêmes. La survie est très longue, et dépend uniquement de l'intensité des signes physiques concomitants.

Traitement. — C'est l'abstinence des boissons alcooliques. L'internement est souvent nécessaire, particulièrement dans le délire de jalousie à réactions violentes, quelle que soit la classe de la société à laquelle appartient le malade. Nous n'avons pas à parler ici des cures dans les établissements spéciaux qui n'ont de valeur qu'au début de l'alcoolisme. Les alcooliques chroniques sont des membres inutiles, nuisibles, sinon dangereux, de la société. Ils forment le fond de la population des asiles où les moins fortunés et les plus dangereux finissent forcément par échouer.

                                                          M. TRÉNEL

ALEXIE. — V. Aphasie.

ALEXINE. — V. Anticorps.

ALGIES (TOPOALGIES). — Sous ce nom on désigne des phénomènes douloureux subjectifs que les malades décrivent comme tenaces et persistants, mais qui ne sont sous la dépendance ni d'une lésion locale, ni d'une affection organique, que l'on puisse dépister.

Les localisations des algies sont infiniment variables, et varient même d'un instant à l'autre au cours de l'interrogatoire. Ce sont de ces « douleurs » dont les malades se plaignent avec persistance, mais dont ils sont incapables d'indiquer le siège de façon précise. Si on leur demande de mettre un doigt, un seul, sur le point douloureux, ils hésitent et donnent des réponses contradictoires. Ils montrent toute une région, le front, le sommet de la tête, les reins, tel ou tel segment du tronc ou des membres, mais jamais un territoire nerveux ou viscéral anatomiquement défini.

Ces douleurs sont continues, ou intermittentes avec paroxymes, la pression ne les exagère généralement pas ; par contre certains mouvements spontanés les réveillent. Ainsi, dans les algies de la nuque, les malades sont presque immobilisés, leur cou prenant les attitudes les plus bizarres. Dans la coccygodynie, la station assise est souvent intolérable. Les fatigues, les chagrins les exaspèrent souvent. Paroxysmes et sédations surviennent aussi sans causes appréciables.

Il s'agit en somme de représentations corticales douloureuses, survenant parfois à la suite d'une réelle irritation périphérique, mais subissant une amplification psychique considérable, et pouvant même acquérir les caractères des idées fixes et des obsessions (v. c. m.).

Les *algies viscérales* sont des causes fréquentes d'erreurs de diagnostic. Les plus communes sont celles de l'appareil génital, mâle ou femelle, de l'estomac ou du côlon. Elles peuvent apparaître à la suite d'une maladie ou d'un trouble fonctionnel réels. Elles peuvent aussi avoir une origine toute psychique.

Douleurs d'habitude. — Brissaud a donné le nom de *douleurs d'habitude* à des paroxysmes douloureux qui ont pour caractère essentiel de se reproduire à date fixe, à jour fixe, à heure fixe, ou sous l'influence apparente d'une circonstance invariable et manifestement insignifiante. Ces phénomènes subjectifs n'obéissent qu'à une loi, celle de l'habitude. L'heure de leur apparition, comme la circonstance occasionnelle qui a le privilège de les provoquer, varient avec les sujets, mais sont invariables chez chaque sujet.

Les douleurs d'habitude ont un caractère angoissant et obsédant qui atteste bien leur origine mentale.

Ces troubles douloureux ne sont pas d'un pronostic grave ; celui-ci dépend de l'évolution de l'état psycho-névropathique dont l'algie n'est le plus souvent qu'une manifestation, épisodique ou durable (V. DOULEUR).

Au point de vue thérapeutique, on comprend que si l'on s'attaque directement à l'algie on n'arrive le plus souvent qu'à la rendre plus obsédante, plus tenace. Il importe donc de faire constater par le malade toute amélioration survenue dans son état général ou local ; il faut lui faire valoir les moindres progrès. C'est là le meilleur moyen de lui persuader que sa guérison est possible, prochaine, et cette persuasion même est un commencement de guérison. (V. PSYCHOTHÉRAPIE, NEURASTHÉNIE). *H. MEIGE et FEINDEL.*

ALIÉNÉ (EXAMEN CLINIQUE). — Il ne peut être donné ici que les éléments d'un examen clinique extemporané, sans entrer dans le détail analytique de l'étude psychologique de l'aliéné.

Avant d'entamer l'examen d'un aliéné, le médecin doit s'entourer des renseignements auprès de la famille ou de l'entourage; il doit s'enquérir du caractère, des habitudes, de la santé habituelle du malade, des prodromes de la maladie, du mode du début (aigu, rapide ou progressif), de l'époque de ce début, des actes qui ont pu être mis sous l'influence du délire (violences, tentatives de suicide, obscénités, refus de nourriture, actes inconscients ou inconsidérés), de l'état d'agitation ou de dépression, des accès antérieurs, le cas échéant (sont-ils identiques, analogues à l'accès actuel ou dissemblables), des phénomènes convulsifs, du sommeil, des antécédents personnels (alcoolisme, morphinisme, etc.) et héréditaires (question qu'il faut aborder avec quelque précaution, se rappelant toujours combien il est difficile d'obtenir des familles des renseignements véridiques).

Ces renseignements doivent, cela va de soi, être demandés hors de la présence du malade, mais encore il faut à tout prix dans bien des cas éviter toute question à un tiers devant le malade, et même s'arranger pour lui laisser croire qu'on n'attache d'importance qu'aux renseignements qu'il donne lui-même.

Comment aborder le malade? — Plusieurs cas peuvent se présenter. Si le malade est inconscient ou déprimé, ou si, lucide, il accepte et désire la visite médicale, les choses vont simplement. S'il refuse la visite du médecin, il faut cependant éviter tout subterfuge et malgré son opposition se présenter comme tel, — et non, ainsi que souvent le désire la famille, sous un prétexte plus ou moins plausible et sous une fausse personnalité, — quand bien même l'aliéné chercherait à fuir le médecin ou à le traiter en ennemi : il y a là une question et de dignité et de devoir professionnel.

D'ailleurs, la manière dont le malade accueille le médecin est déjà un élément de diagnostic; mais on devra prendre garde à un acte de brutalité possible de sa part.

Après un préambule banal qui varie avec chaque circonstance, l'examen doit être conduit systématiquement. Néanmoins, il est nombre de cas où il est impossible de diriger à volonté cet examen, et il n'y a qu'à « laisser aller » le malade, soit que, excité, il se livre à son délire, soit que, loquace, il expose complaisamment ses idées fausses. On doit chercher cependant à canaliser le discours, à orienter la conversation.

Quoi qu'il en soit, l'attention doit porter sur l'attitude, le geste, les jeux de physionomie en même temps que se fait l'interrogatoire (et pour cela il faut faire en sorte que le malade soit en pleine lumière). Paraît-il abattu, excité, méfiant, indifférent, confus, orgueilleux, béat, amical, agressif, etc? Son costume est-il correct, bizarre, malpropre?

Le malade est-il orienté dans les lieux et le temps? Reconnaît-il l'entourage, le médecin? Fait-il des erreurs sur sa propre personnalité? A-t-il conscience de ce qui se passe autour de lui, de son état morbide? Manifeste-t-il des sentiments affectifs? Est-il dans un état émotionnel particulier et quel est l'état de son humeur? Comprend-il les questions et y répond-il correctement? S'exprime-t-il avec lucidité ou incohérence? Se montre-t-il attentif, absorbé, absent?

Quelles idées délirantes ou fausses interprétations présente-t-il? A-t-il des hallucinations, des illusions sensorielles? De quels sens : vue, ouïe, goût, odorat, sensibilité tactile, génitale, anesthésique, viscérale, musculaire (hallucinations psycho-motrices)?

Il peut être nécessaire parfois d'abonder dans le sens du malade pour provoquer ses confidences. On peut être conduit, au contraire, sans paraître révoquer en doute ses dires, à présenter quelques objections, à manifester quelque étonnement sur tel ou tel fait énoncé, pour faire naître des explications, amener des détails.

Chemin faisant, on demande des précisions qui permettent d'apprécier l'état de la mémoire, par exemple par des allusions, des questions sur les dates, les événements actuels, récents ou anciens.

Le niveau intellectuel, le raisonnement sont appréciés par des questions sur les faits du jour, sur les connaissances acquises (historiques, géographiques), par quelques exercices de lecture, d'écriture, de récitation, de numération qu'au besoin il faut savoir amener d'une façon naturelle le malade à exécuter. Ces exercices permettent aussi de mieux apprécier les troubles du langage. Ici trouverait place l'emploi des *test*; mais ce serait sortir de la clinique pour entrer dans le domaine de la psycho-physiologie.

Les sentiments affectifs se montrent d'eux-mêmes au cours de l'examen et les manifestations émotionnelles sont faciles à susciter par des allusions à la famille, aux enfants, aux intérêts matériels ou moraux, aux croyances religieuses, aux idées délirantes même du malade.

L'examen peut être rendu très difficile par des symptômes d'inhibition psychique (stupeur, stéréotypies) ou motrice (négativisme), ou au contraire d'excitation, mais surtout par des réticences (aliénés dissimulateurs).

A moins que les circonstances n'y engagent (inconscients, hypocondriaques) ou qu'il faille trouver là un prétexte souvent commode à la visite médicale, ne jamais entamer la consultation par un examen physique qui tantôt effraie le malade, tantôt le met en défiance, de telle sorte qu'il se refusera ensuite à répondre à aucune question. Cet examen ne doit cependant jamais être négligé : il portera sur les stigmates de dégénérescence, les réflexes tendineux, l'état des pupilles, la sensibilité cutanée (rechercher à ce moment le dermographisme), la motilité (tremblements, paralysies, raideurs, en particulier phénomènes cataloniques, etc.), et cela va sans dire sur la température, la circulation (troubles vaso-moteurs), l'état du cœur, du tube digestif (vérifier à ce propos le tremblement de la langue), etc.

L'examen des fonctions génitales est parfois important (perversions sexuelles).

Il est souvent bien difficile de répondre d'une façon immédiate à la demande toujours pressante d'un diagnostic et d'un pronostic. Il sera, en général, prudent de réclamer un certain délai d'observation en faisant comprendre à la famille qu'un trouble psychique ne se juge pas comme une bronchite ou une fièvre typhoïde.

Éléments de pronostic. — En ce qui concerne les éléments du *pronostic immédiat*, ceux-ci en médecine mentale sont éminemment imparfaits et inconstants. La séméiologie, en fait de maladies mentales plus que dans toute autre partie de la médecine, ne permet guère de juger chaque cas que par comparaison.

Quelles sont donc les principales données de l'expérience utilisables d'une façon d'ailleurs toujours *aléatoire*? Nous tenterons de passer rapidement en revue sous une forme ultra-schématique les faits les plus saillants et les plus fréquents.

L'acuité du début d'un délire est plus souvent un élément de bénignité quant à la durée de la maladie et à l'intégrité future de l'intelligence. L'insidiosité, la lenteur, la progressivité sont des éléments de gravité.

La multiplicité, la simultanéité, l'enchevêtrement, le polymorphisme des idées délirantes et des hallucinations sont un élément de bénignité. La spécialisation sensorielle, la succession, la simplicité en sont un élément de gravité.

La confusion des idées, la perte de l'orientation ne sont pas par elles-mêmes un indice grave. La systématisation du délire avec lucidité apparente est au contraire d'un mauvais pronostic.

Les hallucinations de l'ouïe isolées ou prédominantes sont l'apanage des formes chroniques.

Les hallucinations de la vue isolées ou prédominantes se rencontrent surtout dans les intoxications et par conséquent ont par elles-mêmes une signification plutôt favorable, dans les cas aigus du moins, et où l'intoxication par elle-même ne se présente pas comme mortelle.

La signification des hallucinations des autres sens dépend de leur combinaison avec les précédentes et entre elles.

Les hallucinations psycho-motrices se rencontrent surtout dans les cas chroniques, mais non uniquement.

Les idées de persécution sont essentiellement chroniques, les réactions du malade contre lui-même (suicide) ou l'entourage (meurtre) qu'elles font surgir, les rendent particulièrement graves. Il en est de même des idées de jalousie.

Les idées de grandeur doivent toujours faire rechercher les signes de paralysie générale; elles constituent le délire terminal des formes systématisées. Elles coexistent avec d'autres idées délirantes dans les délires polymorphes, dans lesquels, malgré leur extravagance, elles ne comportent pas un pronostic particulièrement grave.

Les idées mystiques se rencontrent dans les délires systématisés et polymorphes mais doivent aussi faire songer à un délire épileptique.

Les idées hypocondriaques présentent toute une gamme d'intensité, du vague malaise neurasthénique à l'hypocondrie systématisée et aux idées de négation; elles sont de nature essentiellement chronique.

L'état dépressif doit toujours faire craindre les idées et les tentatives de suicide; c'est de celles-ci, et non de son intensité propre, que cet état tire sa gravité. Il est simple ou s'accompagne d'idées de culpabilité, de ruine.

En dehors du délire aigu, du delirium tremens et de certains cas de paralysie générale, l'agitation même considérable, sous ses apparences quelquefois effrayantes, n'est pas dangereuse immédiatement, sauf accidents matériels qu'elle peut provoquer (chutes, tours de force téméraires, etc.). Mais si elle est réellement incoercible, elle peut amener un épuisement rapide.

Les perversions morales sont essentiellement natives (instinctives), incurables et dangereuses (folie morale). Elles sont acquises dans les démences.

La perte des sentiments affectifs avec conservation relative de l'orientation et de la lucidité peut presque à elle seule caractériser une démence précoce au début. Elle se retrouve dans tous les états apathiques, tantôt apparente (mélancolie), tantôt réelle (démences, confusions); les sentiments affectifs peuvent être absents congénitalement (idiots, fous moraux).

Tout indice, si minime qu'il soit, d'une diminution effective des facultés intellectuelles a toujours de la gravité pour l'avenir; le délire préexistant disparaîtrait-il même complètement, l'individu est amoindri d'une façon définitive, ne fût-ce qu'à un faible degré.

Les troubles de la mémoire présentent une extrême variété allant de la simple diminution, à l'amnésie la plus complète; dans les cas les plus nets ils peuvent caractériser d'emblée une paralysie générale, une démence, un délire épileptique, une psychose polynévritique. Ils atteignent la connaissance des lieux, du temps, des personnes, des événements, des notions acquises (professionnelles, scientifiques, etc.).

Les troubles psychiques du langage n'ont pas par eux-mêmes de gravité quand ils consistent en une simple accélération (loquacité, lagorrhée); une confusion (incohérence); un ralentissement (lenteur, mutisme); les troubles syntactiques sont plus inquiétants (salade de mots des déments précoces, néologisme); les troubles moteurs, quand ils ne dépendent pas d'une simple lésion en foyer, de l'épilepsie ou du bégaiement congénital, sont, pour la plupart du temps, symptomatiques de la paralysie générale.

Les troubles du sommeil, si fréquents dans toutes les formes de délires, sont essentiellement variables; ils ne constituent pas un élément de pronostic sur lequel on puisse donner des notions générales. Ils sont d'habitude bien supportés. La disparition de l'insomnie est un signe favorable quand l'atténuation des troubles mentaux suit une marche parallèle.

La périodicité est le caractère dominant des folies dites périodiques, incurables par essence; elle est compatible avec une conservation intégrale de l'intelligence dans les périodes lucides. La périodicité à longues phases est la moins grave relativement — car elle permet des intervalles lucides et même quasiment normaux suffisamment prolongés. — La périodicité à courtes phases met forcément le malade hors de la vie commune.

Il faut distinguer les récidives de la périodicité. Les récidives sont particulièrement fréquentes dans les délires dits d'emblée et les délires polymorphes.

Le refus de nourriture autrefois considéré comme fatal ne fait, en général, courir aucun danger au malade, si l'on se décide rapidement, dans les 48 heures, à pratiquer le gavage par la sonde.

Un état fébrile, même très marqué au début d'une affection mentale, n'est pas particulièrement inquiétant; il n'est, en effet, souvent que l'indice d'une affection physique, accessible à une thérapeutique active, dont le délire n'est qu'un symptôme secondaire. Mais l'hyperthermie du délire aigu, du delirium tremens, de l'état de mal épileptique sont de la plus haute gravité, ainsi que les hyperthermies de la paralysie générale.

L'hypothermie fréquente dans les états dépressifs n'a pas de gravité par elle-même. Les hypothermies rapides de la paralysie générale sont des accidents en général terminaux.

Parmi les troubles moteurs, les raideurs cataloniques sont de la plus haute importance, mais ne suffisent pas pour faire porter d'emblée un diagnostic de démence précoce. Les troubles convulsifs et les tremblements (en dehors de l'épilepsie, des lésions en foyer et de la sénilité) doivent faire craindre une paralysie générale (athéromie cérébrale, etc.).

Les troubles pupillaires appartiennent exclusivement à la paralysie générale.   *M. TRÉNEL.*

ALIÉNÉS (PLACEMENTS). — Les aliénés sont placés sous le régime de la loi du 30 juin 1838, complétée par l'ordonnance du 18 décembre 1839 et le règlement du service intérieur du 20 mars 1857. Un projet de loi récemment voté par la Chambre des Députés réformera ce régime. La principale réforme consisterait à enlever à l'autorité administrative (en l'espèce au Préfet) le pouvoir de placer les aliénés dans les asiles et à l'attribuer à l'autorité judiciaire. Cette réforme, inspirée par une louable et généreuse intention, est à notre avis une erreur. Faire placer un malade par l'autorité judiciaire, c'est lui faire subir un jugement comme à un criminel : désormais, suivant l'expression vigoureuse d'un aliéniste, *les malades seraient condamnés à l'aliénation*. De plus, le recours au tribunal dont jouissent et usent actuellement les malades internés deviendrait dès lors illusoire. En réalité, la loi de 1838, qui a mérité de servir de modèle à toutes les législations étrangères, ne réclame que quelques retouches de détail.

La loi distingue les placements faits par les familles sans intervention de l'autorité administrative ou *placements volontaires* (ce qui ne veut pas dire que le malade se place de sa volonté propre : ce mode d'entrée à l'asile n'est pas admis en France, tandis qu'il est à bon droit admis par des législations étrangères), et les placements ordonnés par l'autorité publique ou *placements d'office*. Dans le premier cas, le praticien auquel la famille a recours pour constater et certifier l'aliénation mentale agit en *médecin traitant;* dans le second, il conclut pour ainsi dire en *expert*. Dans l'une et l'autre circonstance, sa responsabilité est engagée, et il est indispensable qu'il connaisse les articles de la loi concernant son intervention. Nous donnons ici la substance de cette loi en ses termes mêmes, et en ajoutant les règles de l'internement que le médecin doit bien posséder pour conseiller la famille, dont il est le seul guide.

A) **Placements volontaires.** — Il doit être fourni aux chefs d'établissements publics ou privés les documents suivants à l'entrée du malade :

1° Une demande d'admission.

2° Un certificat de médecin.

3° Une pièce prouvant l'identité de la personne à placer.

4° Une expédition de l'acte d'interdiction si le malade est interdit.

5° Pour les établissements publics seulement et en cas d'indigence : Un certificat de séjour de plus d'un an dans le département.

1° *Une demande d'admission* contenant : Les noms, profession, âge et domicile, tant de la personne qui la formera que de celle dont le placement sera réclamé; l'indication du degré de parenté, ou, à défaut, de la nature des relations qui existent entre elles.

Cette demande sera écrite et signée par celui qui la formera; s'il ne sait pas écrire, elle sera reçue par le maire ou le commissaire de police qui en donnera acte; si elle est formée par le tuteur d'un interdit, il devra fournir à l'appui un extrait du jugement d'interdiction.

Nous donnons, ici, le modèle courant de la demande d'admission. Il peut être écrit et signé à l'arrivée dans l'établissement, qui fournit en général la formule. Mais celle-ci doit être remplie et signée par la personne qui demande le placement. Si cette personne ne sait pas écrire, la demande est reçue par le maire ou le commissaire de police qui en donne acte.

DEMANDE DE PLACEMENT VOLONTAIRE

Je, soussigné ....

demeurant à .... *département d* ....

âgé de .... *ans, profession d* .... *déclare*

en ma qualité de (père, mère, etc., ou ami), que mon intention est de placer à l'asile

de .... *et prie en conséquence M. le Directeur*

dudit établissement d'y recevoir, pour l'y faire traiter de l'aliénation mentale dont il (ou elle)

est atteint(e), M ....

âgé(e) de .... *ans, demeurant à* ....

département d ...., *profession de* ....

Fait à .... *le* .... *191* .

(Certains établissements réclament l'adjonction de la phrase suivante : M..., dont je certifie l'identité).

2° *Le certificat du médecin* doit : constater l'état mental de la personne à placer; indiquer les particularités de la maladie et la nécessité de faire traiter la personne désignée dans un établissement d'aliénés et de l'y tenir renfermée.

Pour que le certificat soit valable, il faut : qu'il ait été délivré depuis moins de 15 jours; que le médecin signataire ne soit pas attaché à l'établissement où est placé le malade; que le médecin signataire ne soit pas parent ou allié au second degré inclusivement des chefs ou propriétaires de l'établissement ou de la personne qui fera effectuer le placement.

La loi ne spécifie pas que le médecin signataire ne doive pas être parent du malade; néanmoins un médecin évitera de signer un certificat pour un malade de sa propre famille.

La remise du certificat est obligatoire dans tous les cas, pour un internement dans un établissement privé.

En *cas d'urgence*, les chefs des établissements publics pourront se dispenser d'exiger le certificat du médecin.

5° *La pièce d'identité* indiquée dans la loi est le passe-port. On n'exige
plus guère actuellement que l'extrait d'acte de naissance ou le livret de
famille ou tout autre document officiel analogue.

Certificats pour l'internement des aliénés. — Nous insistons sur ce
point que, dans tous les cas, le certificat doit constater l'état mental et indiquer les particularités de la maladie, et la nécessité de faire traiter la personne désignée dans un établissement d'aliénés (il est préférable d'écrire
par euphémisme : établissement spécial).

Le certificat suivant, par exemple, est plus qu'insuffisant ; il est absolument illégal :

« Je soussigné... certifie que M. X... est atteint d'aliénation mentale ».

C'est pourtant la formule souvent employée. Il est indispensable d'énumérer les symptômes que présente le malade ; le praticien peut se borner à
cet exposé et se dispenser de formuler un diagnostic ; cette abstention sera
même prudente et lui évitera souvent une erreur de diagnostic toujours
possible dans un examen extemporané.

Mais il devra conclure à l'aliénation mentale. (Ici encore, par euphémisme
remplacer ce terme par : troubles intellectuels). Il énoncera les symptômes
qu'il a constaté personnellement, en ayant soin de n'indiquer que *sous une
forme conditionnelle* les faits qu'il ne connaît que par les rapports de
l'entourage. Cette dernière recommandation est de la plus haute importance,
et son observation stricte le mettra à l'abri d'accusations de légèreté, si ce
n'est de mauvaise foi, au cas où dans la suite le bien-fondé de l'internement
serait contesté.

Nous ne saurions trop insister sur la prudence avec laquelle devra s'exprimer le médecin s'il n'est pas rompu à la pratique de l'aliénation. Le mieux
est de donner, pour ainsi dire, au certificat, la forme d'un rapport qu'il est
loisible de faire court. Le praticien n'oubliera pas que ce certificat sera
souvent le seul document que recevra le médecin de l'asile, et il renseignera
utilement celui-ci par une description qui, si brève qu'elle soit, devra toujours être explicite.

Les certificats destinés à provoquer l'internement des aliénés doivent
être rédigés avec clarté et donner tous les détails nécessaires. Le schéma
en est le suivant : « Je, soussigné, docteur en médecine, certifie que M. X...
(nom et prénoms) âgé de... demeurant... est atteint de troubles mentaux
caractérisés par... (énumérer ici les symptômes : idées délirantes, hallucinations, illusions, interprétations délirantes, attitude, actes violents ou ob-
scènes, tentatives de suicide, trouble de la mémoire, de la parole, etc.). Il
est urgent de le placer dans un établissement spécial pour lui donner les
soins que réclament son état. »

Dans les cas où les actes du malade nécessitent l'intervention de l'autorité
publique, spécifier que : « il est dangereux de le laisser en liberté ».

Ne pas oublier qu'un certificat n'est valable que s'il a moins de quinze jours de date.

Nous donnerons ici un certain nombre de schémas de certificats concernant les principales affections mentales, et empruntés pour la plupart aux documents officiels.

Alcoolisme. — Alcoolisme subaigu avec hallucinations de tous les sens. Voit des assassins autour de lui, se croit entouré de serpents, de squelettes, entend des menaces terrifiantes, sent des odeurs de brûlé, de soufre, prétend qu'on veut l'empoisonner. Insomnies. Cauchemars nocturnes. Tremblement fibrillaire généralisé. A été arrêté au moment où il s'enfuyait devant ses persécuteurs imaginaires.

Délire systématisé simple. — Manifeste des idées de persécution avec hallucinations multiples de l'ouïe, de la sensibilité générale, de l'odorat et du goût. Néologismes. On l'électrise, des invisibles le volent, lui lancent des fluides, la dessèchent, empoisonnent ses aliments et lui envoient de mauvaises odeurs. Elle est le jouet d'une bande qui, sous prétexte de soigner les gens, les molestent de toutes façons : c'est la bande de la polytechnie et de la maçonnerie.

Démence précoce. — Affaiblissement intellectuel consécutif à un accès maniaque. Perte complète des sentiments affectifs. Indifférence absolue et hostilité à l'égard de l'entourage. Apathie. Onanisme continuel. Propos puérils, actes stéréotypés, attitudes catatoniques, violences impulsives.

Épilepsie. — Épilepsie avec attaques convulsives et troubles mentaux consécutifs aux attaques. Ces accès se caractérisent par une grande excitation avec violences envers l'entourage et des fugues inconscientes. Miction involontaire et morsure de la langue dans les attaques. Cicatrices multiples de la face et brûlure ancienne de la main.

Folie raisonnante (Persécutée-persécutrice). — Manifeste des idées de persécution, des troubles de la sensibilité générale, des interprétations délirantes et des obsessions-impulsions érotomaniaques. Sous l'influence d'un délire très actif, Mme X... s'imagine que le Dr P. qui l'a opérée autrefois (laparotomie) lui a laissé un ovaire dans le ventre afin de la river à lui à jamais, étant amoureux d'elle. Il lui a fait don de plusieurs maisons, mais une dame M. cherche à le détourner d'elle. Aujourd'hui le Dr P., d'accord avec sa maîtresse, lui fait un charivari au *Journal* de la rue Richelieu. Mme X... est une persécutée-persécutrice doublée d'une érotomane avec idées fixes et obsessions impulsives. Elle est dangereuse pour la sécurité des personnes; elle doit être internée et étroitement surveillée.

Folie périodique. — Excitation maniaque ayant fait suite à un accès de mélancolie. Activité désordonnée, versatilité; bouleverse tout dans son appartement, fait des dépenses excessives. Se livrerait à des excès génitaux. Loquacité extrême, fuite des idées. Tendances raisonnantes. Cherche querelle aux personnes de l'entourage pour des raisons futiles. Graphomanie. A porté une plainte qui serait immotivée au commissaire contre son propriétaire. Plusieurs accès antérieurs avec symptômes identiques.

Idiotie. — Faiblesse mentale congénitale avec arrêt de développement physique. Existence végétative; n'a aucune connaissance des personnes ni des lieux. Langage rudimentaire, tics multiples. Malformations crânio-faciales. Pied bot. Gâtisme.

Manie. — Excitation maniaque avec incohérence dans le langage et dans les actes. Fuite des idées, loquacité, chants, rires, gesticulations, attitudes érotiques, insomnie.

Mélancolie. — Mélancolie avec idées de culpabilité et d'indignité. Hallucinations de l'ouïe. Elle croit être la cause de la mort d'un de ses enfants et de la ruine de son mari. On lui dit qu'elle est condamnée à mort. Attitude anxieuse, tendance au suicide. Refus de nourriture, a dû être alimentée à la sonde. Mauvais état général.

Mélancolie d'involution. — Affaiblissement sénile des facultés avec dépression mélancolique et idées de suicide. Agitation anxieuse; cicatrices cervicales provenant de tentatives récentes de suicide.

Paralysie générale. — Paralysie générale avec profond affaiblissement intellectuel, propos déraisonnables, satisfaction niaise, idées de grandeurs et de richesses, préoccupations hypocondriaques. Inconscience. Aurait menacé de tuer son jeune enfant. Elle est reine de Hongrie et mariée au roi d'Angleterre; elle a un milliard à dépenser par jour. Refuse de s'alimenter parce que, dit-elle, elle a la gorge bouchée. Parole embarrassée. Inégalité pupillaire et perte des réactions à la lumière. Exagération des réflexes tendineux. Tremblements et secousses fibrillaires de la langue, de la face et des mains.

Il sera bon de spécifier, le cas échéant, si les symptômes sont continus ou intermittents, si la maladie actuelle est une récidive.

Il est certains termes dont le médecin évitera l'emploi pour épargner les susceptibilités des familles, comme « idiotie, imbécillité, alcoolisme, etc. », et emploiera des synonymes et des périphrases. Une récente et injuste condamnation d'un médecin nous engage à conseiller de ne pas énoncer dans le certificat les antécédents héréditaires — dont la divulgation, prétend le jugement en question, est illicite comme préjudiciable à des tiers.

Le certificat doit, sous peine d'amende, être écrit sur papier timbré à 0 fr. 60. Il peut être rédigé sur papier libre en cas d'indigence, et devra légalement porter dans ce cas la mention : *délivré gratuitement*.

Il n'est pas énoncé dans la loi que la signature du médecin doive être légalisée ; mais en fait c'est une obligation : il faut savoir que le Directeur d'asile use du droit de refuser un certificat non légalisé pour se mettre à l'abri d'une fraude.

B) **Placement d'office.** — Pour les placements d'office, le médecin, avons-nous dit, est presque un expert. En effet, le malade est arrêté sur la voie publique en état de flagrante insanité ou dénoncé à l'autorité par la rumeur publique. Dans ce cas le préfet, — à Paris, le préfet de police, — (le sous-préfet, le maire ou le commissaire de police, en cas d'urgence, et à charge d'en référer dans les 24 heures au préfet), fait constater l'état mental par un médecin, et conduire le malade à l'asile. Les certificats pour placements d'office se font suivant un mode identique à celui indiqué dans le chapitre précédent.

Les internements sont faits d'office beaucoup trop souvent, et dans maints départements l'arrêté d'office est pris par les préfets pour tous les indigents (ne payant pas pension). Il y a là un abus. A Paris, il n'est pas non plus besoin de recourir, dans tous les cas, aux commissaires de police qui, à juste raison, ne veulent intervenir que si le malade commet des actes nuisibles. Le placement direct à l'Asile clinique (Saint-Anne), ou dans un autre asile, évite aux malades le passage à l'Infirmerie spéciale de la Préfecture, qui leur est des plus pénibles, et qui est de règle pour les placements d'office.

Quand il s'agit de malades habitant dans des lieux éloignés de l'asile, il faut savoir que les hôpitaux et hospices locaux sont légalement tenus de les recevoir provisoirement ; que s'il n'existe aucun hôpital, le maire est légalement tenu de pourvoir au séjour du malade dans un local spécial ; et s'il n'en existe pas, il devra en louer un aux frais de la commune.

Dans aucune circonstance le malade ne peut être, ni conduit avec les condamnés ou les prévenus, ni déposé dans une prison. Dans la plupart des départements et à Paris, il est interdit aux asiles publics de mettre des infirmiers à la disposition des familles pour y conduire les aliénés.

L'internement des étrangers ne comporte aucune disposition légale spé-

ciale. Si le malade indigent est placé dans un asile public il est ultérieurement, d'après les conventions internationales faites avec quelques pays,
transporté dans son pays d'origine.

L'internement de Français à l'étranger ne comporte non plus aucune
autre disposition légale, ce qui est une grave lacune de la loi.

Nous serons plus bref sur les dispositions de la loi concernant le malade une
fois interné. Le médecin de l'asile doit envoyer au préfet, dans les 24 heures
de l'entrée, un certificat immédiat constatant l'aliénation mentale, et, dans
la quinzaine, un second certificat de même nature. Tous les mois, il note
l'état de chaque malade sur un registre spécial: tous les six mois, il transmet au préfet une liste des malades présents à l'asile, indiquant, pour chacun d'eux individuellement, si leur maintien à l'asile est nécessaire.

Les asiles publics sont visités par le Procureur de la République au moins
tous les 6 mois, les asiles privés tous les trimestres. Le préfet, ses délégués,
ceux du Ministre de l'Intérieur, le Président du Tribunal, le Procureur de
la République, le Maire de la commune, le Juge de paix, sont chargés de
visiter les établissements publics et privés. Un décret récent vient d'augmenter le nombre de ces visites.

Le praticien est parfois interrogé par la famille, ou les amis d'un malade,
sur la façon dont celui-ci peut être retiré d'un établissement d'aliénés. Tout
malade *placé d'office* est mis en liberté dès que le médecin de l'asile déclare
que son état le permet. La sortie est accordée par le préfet (le préfet de
police à Paris).

Tout malade *placé volontairement* peut et doit en sortir avant même que
les médecins aient déclaré la guérison, dès que sa sortie est requise par :

1° Le curateur (v. art. 58 de la loi);

2° L'époux ou l'épouse;

5° S'il n'y a pas d'époux ou d'épouse, les ascendants;

4° S'il n'y a pas d'ascendants, les descendants:

5° La personne qui aura signé la demande d'admission, à moins qu'un
parent n'ait déclaré s'opposer à ce qu'elle use de cette faculté sans l'assen-
timent du conseil de famille;

6° Toute personne à ce autorisée par le conseil de famille;

En cas de minorité ou d'interdiction, le tuteur pourra seul requérir la
sortie, l'interdit ne pourra être remis qu'à lui, le mineur qu'à ceux sous
l'autorité desquels il est placé par la loi;

Le préfet pourra toujours ordonner la sortie immédiate des personnes
placées volontairement dans les établissements d'aliénés.

L'article 29 reconnaît à tout parent ou ami (c'est-à-dire pratiquement
à qui que ce soit) le droit de se pourvoir devant le tribunal du lieu de situation de l'établissement qui, après les vérifications nécessaires, a le pouvoir
d'ordonner la sortie immédiate. Les frais de jugement sont inscrits *en
débet*.

Ce n'est donc pas seule la personne qui a demandé le placement qui ait le
droit de demander la sortie, comme beaucoup le croient. De plus, le préfet,
d'une part, a le droit d'ordonner la sortie immédiate: le Procureur, d'autre
part, peut se pourvoir d'office aux mêmes fins devant le tribunal.

Mais le préfet peut, par contre, décerner un ordre spécial à l'effet d'empêcher qu'un malade dangereux, placé volontairement, ne sorte de l'établissement sans son autorisation.

Les mineurs et les interdits, ceux-ci surtout, sont dans une situation d'infériorité par rapport aux autres malades, car le tuteur seul, d'après la lettre de la loi (art. 29), a le droit de se pourvoir devant le tribunal. Ce pouvoir du tuteur a quelque chose d'exorbitant.   *M. TRÉNEL.*

ALIÉNÉS (CAPACITÉ CIVILE). — I. — Les aliénés au point de vue de la capacité civile sont interdits ou non interdits. La *défense de leurs intérêts* est d'une grande importance.

En ce qui concerne l'aliéné non interdit, du fait qu'un malade est entré dans un établissement public, ses biens sont de droit sous la surveillance d'un *administrateur provisoire légal*, qui est un des membres de la commission de surveillance. Cet administrateur peut être remplacé dans diverses circonstances, sur la demande de la famille ou du Procureur de la République, par un *administrateur spécial judiciaire ou datif* nommé par le tribunal: cette mesure n'est pas obligatoire en cas d'internement dans un établissement privé : c'est là une grave lacune de la loi, d'autant que, si la famille peut demander la nomination d'un administrateur judiciaire (qui peut être un parent), le malade lui-même n'a pas le droit de demander la nomination d'un administrateur, mais seulement d'un *curateur*. En cas de procès intéressant l'aliéné interné, il est nommé un *mandataire spécial (ad litem)* par le tribunal, et cela sous peine de nullité, avec obligation, pour la partie adverse, de prendre, devant le tribunal, l'initiative de cette nomination; en cas d'inventaires, comptes, partages ou liquidations, il est commis un notaire par le Président du tribunal.

Il peut, en outre de l'administrateur provisoire, être nommé un curateur (art. 38).

La situation légale des aliénés interdits est réglée par le Code civil.

Les actes faits par un aliéné interné, non interdit, sont valables, en principe, mais pourront être attaqués pour cause de démence (en particulier les donations, les testaments à propos desquels surgissent des soupçons de captation). Des contestations peuvent surgir à propos d'*assurances sur la vie.* Un médecin peut être appelé à une expertise rétrospective en cas de suicide ou à propos de paralytiques généraux (cas le plus habituel) dont la maladie a pu être dissimulée.

II. — L'aliéné ne pourrait donner en connaissance de cause son consentement au mariage de son enfant ; celui-ci, au moment de son mariage, doit, par une lettre adressée au préfet du département, demander à l'administration de l'établissement où est interné son parent, ou se faire remettre par le médecin traitant si le malade est soigné à domicile, un certificat constatant cette incapacité.

Ce certificat sera libellé dans le mode suivant :

Je soussigné... certifie que M... âgé de... demeurant... n'est pas en état de donner son consentement valable au mariage de...
Ce certificat est délivré sur la demande de... (la personne qui fait la demande ou le préfet, si le malade est interné) pour servir à ce que de droit.

Certaines municipalités réclament l'énonciation de l'état civil de l'enfant. Le certificat doit être délivré sur papier timbré; en cas d'indigence il est délivré sur papier libre, mais le médecin doit mentionner : certificat délivré sur papier libre en vertu de la loi du 10 décembre 1850.

La signature du médecin doit être légalisée.

Si le médecin juge le malade capable de donner son consentement, le certificat indiquera au contraire qu'il est en état de donner un consentement valable. Mais dans ce cas il s'agit toujours d'un malade interné; celui-ci devra, accompagné d'infirmiers, donner son consentement devant le maire. On ne peut guère conseiller de donner un certificat de cette nature pour un malade même à intervalles lucides, ses dispositions d'esprit pouvant changer d'un moment à l'autre, et faire surgir de graves empêchements au dernier moment, comme j'en ai observé un cas.

III. — Un certificat analogue sera demandé dans les cas où il y aurait lieu pour le malade de faire acte de puissance maritale.

IV. — Aucun article de loi ne s'oppose au mariage d'un aliéné, même interné; mais les ayants droit y peuvent faire opposition en provoquant l'interdiction; ils peuvent aussi poursuivre l'annulation.

Ni le divorce, ni la séparation de corps ne peuvent être prononcés en France pour cause d'aliénation mentale. Il a été jugé que les excès, sévices ou injures graves, ne sont pas une cause de divorce s'ils ont été commis par une personne non saine d'esprit et moralement irresponsable de ses actes. En cas d'aliénation antérieure au mariage, un recours en nullité pour erreur dans la personne n'est pas admis; l'article 180 du Code civil n'admet la nullité que pour erreur portant sur l'identité de la personne.

V. — Il est d'autres circonstances dans lesquelles le médecin aura à libeller des certificats en vue de certifier, devant le conseil de revision : 1° l'état d'aliénation d'un conscrit pour la réforme; 2° l'état d'aliénation chronique du chef de famille pour la reconnaissance d'un conscrit comme soutien de famille. Le certificat sera fait dans le même mode.

VI. — Il arrive que le médecin soit sollicité de délivrer un certificat déclarant que le requérant est sain d'esprit. Il nous semble que la plus élémentaire prudence doit faire refuser un semblable certificat, qui n'est d'ailleurs guère demandé que par des aliénés avérés, des persécutés-persécuteurs en particulier. A plus forte raison le refusera-t-on, s'il est demandé par un tiers. Une telle demande ne peut avoir trait qu'à quelque recours en justice ou quelque affaire d'intérêt. Dans le premier cas, le médecin n'a pas à assumer bénévolement le rôle d'expert, que la justice peut en tel cas seule lui donner; dans le second, il risque de se compromettre à la légère, et sans aucun avantage pour son client. Dans les cas extrêmement rares où l'intervention médicale aura lieu dans cette direction, les examens devront être répétés et pratiqués par deux experts qualifiés (affaire de la princesse Louise de Cobourg, évadée d'une maison de santé et dont la réintégration était demandée par le gouvernement autrichien). *M. TRÉNEL.*

ALIÉNÉS DANS L'ARMÉE. — I. — La question de l'aliénation mentale dans l'armée, depuis longtemps étudiée en Allemagne (Nasse, Jolly, Schrœter,

Bennecke, Ilberg, Schultze, Stier), est depuis peu mise à l'ordre du jour
en France (Régis, Challan de Belleval, Granjux, Catrin, Pactet, Raynaud,
Simonin, Jude, Chavigny, Antheaume et Mignot). Elle a une considérable
importance. A l'heure actuelle où le contingent est entièrement incorporé,
nombre de conscrits qui auraient été éliminés autrefois passent par le régiment. Aussi, si de tout temps l'armée a été un exutoire pour bien des éléments déséquilibrés de la population, elle remplit plus que jamais ce rôle,
surtout depuis la loi de 1905. Cette loi dont la faillite était prévisible a eu
au moins ce résultat heureux de soulever l'opinion publique et d'éveiller
l'attention des pouvoirs publics sur les anormaux et les aliénés dans l'armée.

On peut se faire une idée de la fréquence relative des troubles mentaux
dans l'armée par les chiffres suivants de la statistique officielle. En 1906
ont été réformés 1066 malades :

Aliénés	175
Imbéciles	171
Neurasthéniques	86
Paralysie générale	6
Épileptiques	418
Hystériques	210

Notons le grand nombre de neurasthéniques, terme probablement
employé parfois par euphémisme, et l'absence du terme démence précoce
qu'il serait indispensable de rendre officiel. Granjux a établi que pour l'ef-
fectif il est réformé pour aliénation mentale en un an 0,04 pour 100 (déduction faite des prisons et des corps d'épreuves), pour les pénitenciers 4 fois
plus, pour les bataillons d'Afrique 2 fois plus, pour les compagnies de discipline 8 fois et demie plus.

Il est à noter que les *engagés volontaires* fournissent un pourcentage
énorme. Jude a constaté que près de la moitié des disciplinaires sont des
engagés volontaires : or, ceux-ci sont une infime minorité dans le contingent par rapport aux appelés. Dans un régiment on a constaté qu'au bout
d'un an la moitié des engagés est éliminée; ceux-ci sont en effet bien souvent des déséquilibrés, des déclassés engagés par coup de tête, ou sous la
pression des familles qui, à tort, espèrent voir leurs tarés se former ou être
matés sous la discipline.

Il en est de même des *bons absents*, c'est-à-dire conscrits incorporés obli-
gatoirement pour ne s'être pas présentés à la revision. Sur 246 « bons absents », Haury a trouvé 75 anormaux (30 pour 100) dont 54 à troubles mentaux déterminés (débiles et déséquilibrés).

Mention à part doit être faite de la légion étrangère (A. Marie), composée
des déséquilibrés des armées du monde entier, et où seuls les Alsaciens-
Lorrains représentent l'élément mentalement sain.

II. — Nous aurons à distinguer la pathologie mentale des hommes de
troupe et celle des officiers et rengagés.

Dans la troupe, de même que les maladies internes, les maladies mentales auront des points communs avec la pathologie infantile : elles seront
représentées surtout par la *démence précoce*, la *folie morale* et la *déséquilibration mentale*, les diverses formes d'*arriération mentale* (*imbécillité, débi-*

lité), l'*épilepsie*, puis par les *psychoses aiguës* . *manie* et *mélancolie* (souvent premier accès d'une *folie périodique* ou début de *démence précoce*), *délires d'emblée et polymorphes*, *confusions mentales aiguës;* enfin par les *psychoses toxiques : alcoolisme.*

Dans le corps des officiers la démence précoce n'existe guère : elle éclate de préférence pendant la préparation et le séjour aux écoles militaires. Antheaume et Mignot donnent cependant la proportion de 7 à 10 pour 100 des cas d'aliénation. La *paralysie générale* est l'affection la plus fréquente. L'*alcoolisme* sévit particulièrement dans les troupes coloniales. La *neurasthénie* est notée surabondamment, elle est apparemment souvent prémonitoire d'une paralysie générale.

Les autres affections mentales ne méritent pas une mention spéciale au point de vue de la fréquence. Mais, indépendamment de l'alcoolisme, une place à part doit être réservée à l'*intoxication par l'opium* dans la marine.

Ces diverses affections ne demandent évidemment pas une description particulière; mais par le fait du milieu spécial où elles éclatent, elles produisent des réactions d'une certaine nature, entraînant pour le malade et pour l'entourage des conséquences particulièrement graves.

L'*imbécile*, le *débile* devient rapidement le souffre-douleur de ses camarades. Dans les affaires de brimades ce sont toujours des malades de ce genre qui sont les victimes. D'un autre côté, leur incompréhension des ordres et des exercices les plus simples entraîne pour eux des punitions répétées qui finissent par les mener comme incorrigibles aux conseils de guerre et aux compagnies de discipline.

Le *dément précoce* commet des actes incompréhensibles, se livre à des violences, fait des *fugues*, et les punitions pleuvent avant que le trouble mental soit reconnu, en raison de la conservation apparente de la lucidité dans les cas frustes. Mais ce qui donne un intérêt particulier à la démence précoce, c'est que ces malades, par la singularité de leurs actes, leurs stéréotypies, leur paralogie, leurs plaintes hypocondriaques non motivées sont souvent pris pour des *simulateurs* et punis comme tels.

Les *fous moraux* sont nombreux. Leurs perversions instinctives les rendent d'autant plus dangereux que de tels malades conservent toute leur lucidité. Si leurs actes délictueux ou criminels entraînent souvent pour eux les conséquences logiques (prison, compagnies de discipline), cette lucidité leur permet souvent aussi d'échapper au châtiment et de perpétrer les actes les plus graves pour l'intérêt de la discipline et de la défense nationale. Nombre d'actes de trahison, par exemple, portent, pour l'aliéniste, la marque d'une absence de sens moral qui ne peut être que le symptôme de la folie morale. De même ne serait-ce pas à quelque malade de cette catégorie — à moins que ce ne soit à un obsédé pyromane — que seraient dus des sinistres tels que les incendies répétés qui ont récemment dévasté un grand port et causé la perte retentissante de vaisseaux de guerre?

Des cas d'*obsession*, d'*impulsion*, de *phobies* (crainte du cheval) ont été signalés.

Les *perversions sexuelles* sont fréquentes surtout dans les corps coloniaux et la marine, par suite de l'isolement des hommes et par imitation des

indigènes, la pédérastie étant quasiment normale chez les Arabes, par
exemple. Elle devient de règle dans les corps d'épreuves comme dans les
bagnes. Il y a de véritables ménages homosexuels, et Jude cite à ce sujet les
faits les plus curieux. Les pédérastes passifs portent aux bataillons d'Afrique
le nom pittoresque de *Djèges*, de l'arabe Djadjad, poule (Boigey). On a
observé la *bestialité*.

Pour l'*épilepsie* il ne peut s'agir que de l'*épilepsie larvée*, l'épilepsie vulgaire entraînant rapidement la réforme. Cette affection donne lieu à des
actes de violence, de fureur aveugle, qui s'accompagnent parfois de véritables massacres. L'histoire du soldat qui tient, le fusil en main, toute une
caserne en échec, concerne toujours un épileptique. Il en est de même des
violences immotivées envers les supérieurs. Les épileptiques partagent avec
les déséquilibrés et les déments précoces la spécialité des *fugues*, qualifiées
abandon de poste, absence illégale, désertion, etc. Notons ici la fréquence
relative de la *simulation* de l'épilepsie. Toute jeune recrue qui a des mictions
nocturnes doit être mis en observation.

L'*hystérie* présenterait une assez grande fréquence. Le chiffre élevé des
statistiques laisse à supposer que d'autres affections sont confondues sous
cette rubrique, la démence précoce en particulier avec ses symptômes cata-
leptoïdes.

Les *délires d'emblée* et les *délires polymorphes* sont des manifestations si
bruyantes qu'ils sont en général reconnus facilement. Cependant, nous
croyons pouvoir placer ici un trouble spécial qui, par sa soudaineté, se
rapproche des délires d'emblée à moins qu'on ne préfère le placer parmi
les manifestations de la simple déséquilibration mentale, ou de l'épilepsie.
C'est ce syndrome que les troupiers d'Afrique désignent sous le nom de
cafard. Ce trouble est caractéristique, à ce point que l'on vend couramment
dans les soukhs du sud tunisien et algérien un bijou symbolique représentant l'insecte en question et matérialisant le fait.

L'individu pris du cafard s'agite, devient violent, destructeur, sans
perdre conscience de ses actes, et généralement s'enfuit à l'aventure. Peut-
être est-ce là un simple équivalent épileptique (d'origine absinthique
parfois?), tantôt une fugue consciente (dromomanie). Ces fugues ont souvent lieu en commun.

Les *accès* qualifiés de *maniaques* ou de *mélancoliques* sont apparemment
souvent le premier symptôme d'une démence précoce ou bien d'une folie
périodique. Signalons cependant que la mélancolie prend assez fréquemment la forme de *nostalgie*.

« Le nostalgique est un inadaptable à la vie de caserne, un être auquel le
nouveau milieu devient bien vite odieux et intolérable, de telle sorte que,
dès son incorporation, il se concentre dans la douleur de sa nouvelle position et déploie toutes les ruses pour retourner chez lui. De là vient qu'on le
voit errer solitaire dans l'intérieur de la caserne et fuir jusqu'à la société
de ses compatriotes, parce que leurs conversations lui rappellent trop le
pays natal. Passant son temps à écrire des lettres interminables, ou à lire et
relire cent fois celles qu'il reçoit, il reste étendu sur son lit, dès qu'il a un
moment de libre, les yeux perdus dans le vague, haussant dédaigneu-

sement les épaules aux plaisanteries des anciens. » (Trombetta, cité d'après Raynaud). Il est bon de dire que le nostalgique est généralement un débile; l'affection devient plus rare par le service à court terme. Elle donne lieu à des fugues et des suicides.

En ce qui concerne le *suicide*, nous noterons les épidémies de suicides. Exemple classique : suicides successifs dans une même guérite, épidémie qui ne se termina que quand on eut brûlé celle-ci.

Les *mutilations volontaires* (v. c. m.) ont rarement une origine mélancolique. Elles ont pour cause habituelle la volonté d'échapper au service, parfois (corps d'épreuves) de changer de corps. Elles se produisent de temps à autre par séries.

Des mutilations, nous rapprocherons les *tatouages*. L'attention des chefs et des médecins devra être mise en éveil par la constatation des tatouages. On est autorisé à croire que maint tatoué, surtout en cas de tatouage apparent, est un anormal ou a dû passer par quelque crise psychique (Boigey).

Pour la *confusion mentale* primitive ou secondaire, véritable maladie aiguë, nous nous bornerons à la citer. Elle est symptomatique d'auto-intoxications ou d'infections (Paludisme, etc.). A l'*insolation* se rapportent sans doute certains cas encore mal définis, tant aigus que chroniques (v. c. m.).

Nous n'insisterons pas sur la *paralysie générale* au point de vue symptomatique, si ce n'est pour mettre le médecin militaire en défiance au sujet de la neurasthénie souvent prémonitoire de cette affection. Point n'est besoin d'appuyer sur les conséquences irréparables d'un début de paralysie générale dans certaines fonctions. Rappelons la possibilité de *fugues démentielles*.

La question de la *paralysie générale traumatique* a une importance particulière dans l'armée en raison des intérêts matériels en jeu. Nous ne faisons que la signaler ici (V. PSYCHOSES TRAUMATIQUES).

Les *psychoses traumatiques* proprement dites sont sans doute relativement fréquentes, mais l'indécision qui existe à l'heure actuelle sur leur description clinique explique le mutisme des statistiques à leur sujet. En temps de paix elles sont consécutives surtout aux chutes de cheval, cause presque spécifique dans l'armée.

Les *folies périodiques* doivent entraîner dans tous les cas la réforme, si longs que puissent être les intervalles lucides. Les formes frustes peuvent prêter à de graves erreurs en entraînant à des actes répréhensibles pendant les phases d'excitation.

Les divers *délires systématisés* peuvent prendre une couleur provenant du milieu, mais l'histoire clinique en est banale. On a observé des *dissimulations* prolongées du délire ayant donné lieu à des réactions inattendues après des années de maladie méconnue (meurtre, suicide).

La *forme raisonnante* (folie querulente, délire de préjudice, persécutés-persécuteurs, etc.) peut donner lieu à des incidents pénibles dont sont victimes les personnes désignées par le délirant méconnu (dénonciations calomnieuses).

Parmi les *intoxications*, il est oiseux de signaler les ravages de l'*alcoolisme* aigu et chronique. De plus, le passage de toute la population par l'armée a développé cette plaie nationale, particulièrement en répandant l'usage de l'absinthe dans les régions jusque-là indemnes.

L'*ivresse délirante* est plus fréquente peut-être relativement dans l'armée, dans l'armée de mer surtout, que dans la population civile, mais n'est vraisemblablement pas toujours exactement cataloguée. Les accidents qu'elle cause sont, peut-on dire, journaliers dans les ports. Nous rappellerons les trois formes qu'elle présente (Garnier) : ivresse excito-motrice ou convulsive, — hallucinatoire, — délirante ou psychique.

C'est sans doute à l'alcoolisme qu'il faut rapporter bien des cas d'alertes dues à des sentinelles qui croient voir des assaillants, dont en général le poste accouru ne trouve pas trace. Il est vrai de dire qu'il s'agit parfois simplement de débiles en attention expectante pour lesquels les objets environnants s'animent. A noter ici que le phénomène prend souvent la forme d'*hallucinations collectives* et se répète à plusieurs reprises de suite. En temps de guerre ces incidents peuvent entraîner des conséquences déplorables.

Nous insisterons sur l'*intoxication par l'opium*. Le fait est patent : ce fléau mène la marine à la ruine. On est en droit de se demander si les accidents formidables qui ont décimé la flotte depuis quelques années ne sont pas attribuables à cet empoisonnement d'un grand nombre des officiers de marine, beaucoup plus qu'à l'impéritie. La similitude des circonstances des naufrages, en plein jour, dans des parages connus, fait penser à une cause commune : l'opiomane devient rapidement apathique, indifférent, insouciant, avec une teinte d'euphorie qui, peut-on supposer, lui fera tenter les manœuvres les plus téméraires avec cette insouciance qui ressemble à celle du paralytique général ; l'affaiblissement de la mémoire lui fera oublier les précautions les plus élémentaires d'où dépend l'existence de plusieurs centaines d'hommes. Une récente circulaire ministérielle sur la répression de la vente de l'opium a laissé deviner à quel point le mal est grand. Il est improbable qu'on puisse à l'heure actuelle l'enrayer, d'autant plus que l'opiomane aime faire des prosélytes.

III. — Il y a lieu d'envisager à part la question des *aliénés en temps de guerre*. La guerre de 1870 a fourni quelques notions à cet égard, ainsi que la guerre hispano-américaine ; mais c'est la guerre russo-japonaise qui a été la plus riche en enseignement. Chose inattendue, il fallut organiser de véritables hôpitaux et un service d'évacuation. Plus de 2000 malades furent traités (Roubinovitch) : le plus grand nombre de cas se rapportent à l'*alcoolisme, aux confusions mentales aiguës, aux psychoses d'épuisement*. Signalons à ce sujet les troubles mentaux aigus observés à la suite de *déflagration* de masses considérables d'explosifs. Après une période de quelques heures à quelques jours d'hébétude, fait suite une phase de surexcitation avec loquacité, agitation motrice plus ou moins incoercible et plus ou moins consciente. Laurès et Régis en ont fait connaître un cas remarquable après l'explosion de l'*Iéna* ; Matignon, après l'explosion de *mines*.

Notons encore que l'esprit grégaire, dont l'influence en tout temps est importante, l'est plus encore en campagne. Certaines *terreurs paniques* rentrent dans le cadre de la folie des foules.

IV. — Jusqu'ici les soldats manifestement malades ont été, après observation dans les hôpitaux militaires, placés dans les asiles publics sans formalités spéciales. L'internement décidé par l'autorité militaire est pratiqué dans les formes ordinaires. C'est le général commandant la subdivision qui fait la demande d'internement. Les pièces à y joindre sont : 1° un certificat de visite et de contre-visite concluant à la nécessité du placement ; 2° un rapport du médecin traitant qui représente le certificat exigé par la loi de 1858 (V. ALIÉNÉS) ; 5° l'état signalétique fourni par le corps au médecin en chef de l'hôpital.

Mais pour les cas frustes il est habituel que les malheureux épuisent les rigueurs du code militaire. Des enquêtes récentes (Pactet) ont montré que les ateliers de travaux publics, les compagnies de discipline sont peuplés d'aliénés méconnus, fous moraux, imbéciles. Des mesures s'imposent.

L'attention des pouvoirs publics est enfin à l'heure présente vivement sollicitée par la question des aliénés dans l'armée. Il faut : 1° éviter l'entrée dans l'armée des aliénés ; 2° éliminer le plus rapidement possible ceux qui ne peuvent être reconnus qu'après l'incorporation.

Dans le premier cas, il est vrai que les maires devraient désigner aux conseils de revision les malades reconnus par notoriété publique (Famechon), mais cette mesure est insuffisante et prête aux abus. Les antécédents mentaux sont et seront toujours volontairement cachés. N'enrégimente-t-on pas les enfants sortant des maisons de correction, si souvent anormaux ?

Pour l'élimination des non-valeurs, on a proposé (Simon) un examen des douteux au moyen de *test*. Cette question est à l'étude, mais d'ores et déjà on doit considérer comme douteux tout illettré : à l'heure actuelle, presque seuls les débiles et imbéciles sont complètement illettrés. De tels individus devraient être versés dans des sections spéciales, sous la surveillance du médecin.

Le petit examen très élémentaire qu'on fait passer à tous les hommes à leur arrivée au régiment pourrait être quelque peu perfectionné dans ce but de sélection.

Les anormaux passeront nombreux à travers les « filtres dégrossisseurs » (Granjux) ; une fois incorporés, pour ceux dont l'inaptitude ne devient flagrante qu'après avoir encouru des peines disciplinaires, Simonin demande :

1° L'isolement des tarés moraux jusqu'à expiration intégrale de leur peine dans les sections d'amendement que la commission législative propose d'établir au lieu et place des compagnies de discipline et qui fonctionneront comme des corps d'isolement sur lesquels les régiments pourront écouler tous les hommes qui, par des fautes répétées contre la discipline ou par la dépravation de leur conduite, constituent un danger moral pour les corps de troupe dont ils font partie.

2° Conservation aux corps des caractères faibles, débiles, légers d'esprit ou puérils mentaux pourvus de bons antécédents.

5° Exclusion définitive par réforme numéro 2 de tous les indisciplinés inadaptables classés parmi les dégénérés à responsabilité nulle ou très limitée....

Une tentative est faite en ce moment pour créer une spécialisation de médecins militaires aliénistes.

L'examen médico-légal paraît aussi se faire jour dans les conseils de guerre. On pouvait dire il y a peu d'années que l'expertise psychiatrique n'existait pas. Il était presque sans exemple que le président du conseil de guerre usât de son pouvoir discrétionnaire pour y recourir.

Il n'en est plus de même aujourd'hui. La circulaire ministérielle du 16 novembre 1907 invite les rapporteurs et commissaires du Gouvernement à faire pratiquer cette expertise.

D'autre part, depuis 1905 les élèves de l'École de médecine militaire de Lyon font un stage obligatoire à l'asile des aliénés de Bron, et, pendant leur séjour à l'école d'application du Val-de-Grâce à Paris, fréquentent les services de l'Asile clinique. Enfin grâce à l'action de Régis, la circulaire du 25 décembre 1909, parue au *Bulletin officiel*, rend obligatoire un stage de trois mois pour les élèves du service de santé de la marine, dans le service clinique de psychiatrie de la Faculté de Bordeaux, un enseignement complémentaire à l'École d'application de Toulon et, aux épreuves de sortie, une rédaction de rapport médico-légal. Il est créé dans la marine des fonctions de médecins spécialistes en neuro-psychiatrie (au nombre de cinq) destinés à l'examen mental des officiers et marins en vue de la réforme, de celui des recrues, des engagés, des prévenus, des prisonniers.

Toutes les mesures médicales seraient insuffisantes sans la collaboration active des officiers et sous-officiers : un chef insulté par un épileptique larvé ne peut que punir ; il n'en sera plus de même quand il saura que tout acte d'indiscipline grave et répété peut provenir d'un trouble mental ou d'une inadaptabilité aux evoirs militaires [indiscipline morbide (Havry)]. Dans le but de donner les notions utiles aux futurs officiers, Régis a inauguré des conférences à l'École de Saint-Maixent. Cette heureuse mesure serait à généraliser.

Les officiers sauront ainsi que : « Lorsqu'un soldat manifeste dans sa façon de servir, dans ses rapports avec ses camarades ou ses supérieurs, une irritabilité, une impulsivité anormales, une mobilité de sentiments et une variabilité d'humeur insolite, il doit être l'objet d'une surveillance spéciale et déféré à l'expertise médicale. » (Simonin).

V. — L'altération grave des fonctions cérébrales (abolition de la mémoire, de la parole, imbécillité, démence, aliénation mentale, etc.), résultant de blessures de la tête, congestion, insolation, méningo-encéphalite, fatigues de service, etc., est considérée comme blessure ou infirmité ouvrant des droits à la pension (Lois des 11 et 18 avril 1831. Décision ministérielle du 25 juillet 1887, 4e classe).

Il est des cas où l'affirmation est facile, sinon possible, dans les psychoses traumatiques, les troubles mentaux consécutifs aux infections aiguës ou chroniques (fièvre typhoïde, impaludisme), à l'insolation, aux fatigues extrêmes en campagne.

Mais il n'en est pas toujours ainsi, en particulier pour la paralysie générale dite post-traumatique. Dans de tels cas l'accidenté profitera généralement du doute, et l'expert devra faire toujours la part des faits qu'il peut invoquer dans l'étiologie de semblables affections quand il aura à déclarer si l'intéressé a droit à la retraite ou à la réforme. La situation est dans ces cas absolument comparable aux accidents du travail (v. c. m.).

                                                                    M. TRÉNEL.

ALIMENTAIRES (CONSERVES). — Les conserves alimentaires sont des substances d'origine animale ou végétale que l'on tente de rendre inaltérables pour en permettre la consommation à plus ou moins longue échéance. Les unes sont des conserves dites *à court terme* ; ce sont les salaisons, les viandes fumées (jambons), desséchées, les pâtés fabriqués avec telle ou telle viande (viande de boucherie, volaille, foie gras, etc.), les boudins, les saucisses, saucissons, les andouillettes et autres préparations analogues. Les autres sont dites *à long terme* : ce sont habituellement des aliments cuits, inclus dans des récipients métalliques, qu'on a soin de clore hermétiquement une fois la fabrication effectuée ; ce sont des conserves de bœuf, de volaille, de gibier, de poissons (thon, sardine, hareng, etc.), de crustacés (homard, langouste), de légumes (haricots, pois, etc.), de fruits même. Enfin, le lait stérilisé peut-être considéré comme une conserve du même type.

Qu'elles appartiennent à l'une ou l'autre de ces variétés, la consommation des conserves alimentaires d'origine animale ou végétale peut entraîner des accidents, parfois graves, dont quelques-uns sont restés célèbres dans l'histoire de l'hygiène.

Tableau clinique des accidents provoqués par les conserves. — Le tableau clinique des accidents provoqués par les conserves alimentaires n'est pas univoque. On assiste toujours, du moins au début, à des phénomènes de gastro-entérite, mais parfois changeant de physionomie et laissant la place à des troubles nerveux de nature plus ou moins grave. C'est ce qui explique la division un peu schématique de l'étude symptomatologique en : syndrome *gastro-intestinal* et syndrome *nerveux*, suivant que le tube gastro-intestinal ou le système nerveux est particulièrement intéressé.

A) **Syndrome gastro-intestinal.** — Après une incubation dont la durée oscille entre 5 et 15 heures après le repas, les sujets sont pris de frissons, prémonitoires d'une fièvre qui, légère parfois, peut s'élever jusqu'à 38 et 39° et s'accompagne de sueurs profuses. Elle est bientôt suivie de nausées, puis de vomissements alimentaires et bilieux. En même temps ils éprouvent des vertiges, une rachialgie plus ou moins intense, avec douleurs thoraciques. L'abdomen est météorisé, douloureux surtout au niveau du creux épigastrique ; on note du gargouillement. Des coliques apparaissent bientôt, suivies de selles diarrhéiques liquides, fétides. La langue reflète le mauvais état du tube digestif : elle est sale, saburrale, la bouche est mauvaise, l'arrière-gorge est sèche, l'haleine est fétide. Le pouls est petit et rapide : 100 à 200 pulsations à la minute.

Dans les cas bénins, dès le lendemain, toute l'acuité de ce processus, survenu brusquement, s'atténue ou disparaît complètement : les malades se disent soulagés, il ne persiste plus que de la lassitude, de la fatigue générale, un peu d'inappétence, le tout disparaissant en deux ou trois jours. Il s'agit en somme en pareil cas d'atteintes légères qui peuvent mériter l'étiquette d' « indigestion ».

Parfois, cependant, le complexus symptomatique prend un masque grave et inquiétant ; au lieu de s'amender, les phénomènes persistent et s'aggravent ; la prostration, l'adynamie s'installent rapidement, avec un état vertigineux, de l'insomnie, du délire, la perte de connaissance peut survenir.

la température monte à 40° ; la langue se recouvre d'un enduit épais, adhérent, de couleur jaunâtre, elle est rouge sur les bords et devient sèche. La bouche et le pharynx se sèchent également ; les malades éprouvent une dysphagie marquée. Les muscles, les articulations sont douloureux. Les coliques abdominales sont violentes, accompagnées ou non de ténesme, enfin les évacuations alvines sont très fréquentes et peuvent même devenir incoercibles. Souvent elles s'accompagnent d'émissions sanglantes, avec mucosités mélangées aux matières, donnant ainsi lieu à un syndrome *dysentériforme*. Mais parfois aussi les déperditions aqueuses abondantes engendrent un état *cholériforme*, avec crampes dans les mollets, algidité, refroidissement des extrémités, faciès grippé, voix cassée, etc., qui peuvent en imposer pour une atteinte de choléra vrai. En même temps, l'urine est albumineuse, sa quantité diminue, certains malades restent même anuriques pendant plusieurs jours. Le pouls devient insensible, le collapsus s'installe et la mort apparaît dans un délai qui oscille entre 48 heures et cinq à six jours.

Ces cas ne sont pas toujours mortels ; sous l'influence du traitement les symptômes peuvent s'amender progressivement, et la guérison survenir, mais la convalescence est longue, traînante, pénible, et pendant plusieurs semaines le malade conserve de l'inappétence, des crampes musculaires et une débilité marquée.

B) **Syndrome nerveux.** — Tout d'abord les malades présentent des symptômes de gastro-entérite, tels que ceux qui ont été énumérés ci-dessus, mais sans atteindre leur acuité ni leur intensité. Puis bientôt ils disparaissent pour faire place à une série de troubles nerveux. La céphalée, la rachialgie, les myalgies, la sécheresse de la gorge et de la bouche s'accusent plus que dans le type précédent ; en même temps des troubles paralytiques apparaissent : la contractilité des muscles volontaires s'affaiblit ; la démarche est titubante ; certains sujets présentent une paraplégie ; les muscles de l'œil participent à cet état paralytique : on constate alors une ophtalmoplégie externe et interne plus ou moins complète, souvent dissociée. C'est tantôt du strabisme interne avec diplopie, tantôt du ptosis isolé, de la paralysie à l'accommodation, souvent accompagnée de mydriase, ce dernier symptôme étant habituellement la règle. Enfin ces troubles peuvent s'associer les uns aux autres, différemment suivant les cas. De plus, on constate de la rétention d'urine et de la constipation. La respiration est laborieuse, dyspnéique. Ajoutons que pendant toute cette période, qui peut durer 8 à 10 jours, la température est normale, l'intelligence est intacte, les troubles de la sensibilité sont absents. Mais des phénomènes circulatoires graves s'installent ; le cœur bat faiblement, irrégulièrement, la face est cyanosée, et le malade asphyxié s'achemine ainsi vers la terminaison fatale qui s'effectue le plus souvent dans le collapsus.

Ces faits sont graves ; la guérison, quoique lente, peut cependant s'effectuer, mais au prix d'une convalescence traînante, prolongée, où la lassitude, les douleurs musculaires sont persistantes et abandonnent difficilement la scène morbide.

De par ses symptômes, et de par sa nature, ce tableau clinique est calqué sur celle du botulisme (V. Ermengbem) qui semblait primitivement ne se manifester qu'après l'ingestion de boudins et saucisses, mais qui peut survenir à la suite de la consommation de toute conserve, même végétale (Landmann).

Diagnostic. — Le diagnostic ne souffre habituellement pas de difficulté : il s'agit, comme on l'a vu, de troubles gastro-intestinaux plus ou moins intenses dont la nature est facilement mise en évidence quand on détient le corps du délit, et surtout quand on peut soumettre la conserve avariée à l'expertise. Le diagnostic peut s'affirmer d'autant plus aisément si plusieurs convives du même repas où le produit alimentaire a été consommé sont atteints à peu près en même temps. Si le cas est et reste isolé, l'affirmation est plus délicate, surtout quand le malade présente un syndrome dysentériforme ou cholériforme, qui pourra de prime abord en imposer pour la dysenterie ou la cholérine. Dans ces cas, il importe de recourir à l'examen bactériologique qui, en l'espèce, restera le seul critérium (V. Dysenterie et Choléra).

Traitement. — Le traitement à employer sera celui de toutes les toxi-infections gastro-intestinales :

1. *Diète lactée* ou *diète hydrique*.

2. *Purgatifs* (calomel, sulfate de soude, huile de ricin) ou *lavements* purgatifs.

3. *Boissons abondantes* pour augmenter la pression sanguine et faciliter l'élimination par le rein. Employer encore les *diurétiques* connus en thérapeutique.

4. *Tonifier le malade*, et particulièrement à la période de convalescence où la débilité générale demande à être vigoureusement combattue.

5. En cas de troubles nerveux persistants, utiliser les *toniques* du système nerveux : strychnine, arsenic, etc.

Etiologie. Pathogénie. — Quelle substance, contenue dans les produits alimentaires conservés par un procédé ou un autre, est capable de donner lieu aux accidents précités ? Les recherches récentes suscitées par cette question ont abouti aux résultats suivants, rapidement énumérés. Leur connaissance présente la plus haute importance au point de vue des mesures à instituer pour éviter les troubles résultant de la consommation de ces produits.

Les substances incriminables sont de diverse nature ; ce sont des toxiques, ou des germes microbiens. Cette distinction est corroborée par ce fait que, dans le tableau clinique des accidents, certains d'entre eux surviennent immédiatement ou peu de temps après l'ingestion de la conserve, et d'autres ne prennent naissance qu'après quelques heures, comme s'ils avaient subi une incubation pendant laquelle des germes auraient pu se multiplier (Vaillard).

L'imprégnation de la viande par ces corps, animés ou non, peut tenir d'une altération de la denrée utilisée pour la conserve, ou d'un défaut de fabrication concernant la technique même du procédé de conservation, ou de l'intervalle que le consommateur met à ingérer le produit alimentaire après l'ouverture de la conserve.

Dans la première catégorie rentrent tous les cas où l'on a employé une viande putréfiée, une viande provenant d'un animal surmené, ou d'un animal malade avant l'abatage (septicémie, arthrites, etc.), ou d'animaux mort-nés (veau principalement) ; ces dernières sont dangereuses par les germes qui ont provoqué la maladie, ou par la putréfaction qu'elles subissent plus rapidement encore qu'une viande saine. Les altérations des légumes n'entrent que rarement en ligne de compte pour expliquer cette étiologie.

Dans la deuxième série, il convient de ranger l'insuffisance des moyens de conservation, ou l'insuffisance de leur exécution.

La salaison, le fumage, le boucanage, etc., peuvent n'avoir été pratiqués qu'incomplètement, et être par conséquent inefficaces ; ou bien la durée de leur action n'a pas été suffisamment longue pour avoir raison des germes préexistants. En admettant même que ces procédés soient arrivés à vaincre la pullulation microbienne, ils sont incapables de lutter contre les produits de sécrétion bactérienne dont le pouvoir nocif n'est en rien diminué.

Il en est de même de la stérilisation et des manœuvres qui la précèdent, quand il s'agit de confectionner les conserves en boîtes.

La viande utilisée peut être indemne d'altération, et cependant, au cours des manipulations exigées pour la mise en boîte, elle a pu se souiller, recueillir de l'extérieur toutes sortes de germes et particulièrement ceux de la putréfaction ; celle-ci est même presque la règle, quand la chair musculaire est transportée à longue distance, surtout dans les temps chauds, avant d'être soumise à la conservation.

La stérilisation par la chaleur peut être et est souvent insuffisante (température et durée), et les germes aérobies et anaérobies que la viande est capable de véhiculer ne sont pas arrêtés dans leur développement. Les ensemencements fertilisent en effet les milieux de culture. Dans ces conditions, il est vrai, le fabricant s'aperçoit de la faute de technique, à ce que le développement bactérien amène la production de gaz qui engendrent le bombement de la boîte. Ils complètent dès lors cette première stérilisation, jugée inefficace, en pratiquant un orifice qu'ils rebouchent immédiatement; mais qu'en résulte-t-il ?

Si cette deuxième opération a été bien conduite, les germes sont tués, mais la chaleur, même très élevée, est restée impuissante contre les produits toxiques sécrétés préalablement par les infiniment petits. On peut examiner et ensemencer des parcelles de cette conserve ainsi traitée : les frottis observés au microscope montreront une foule de microbes mais morts, puisque les cultures restent stériles ; la conserve n'en restera pas moins très dangereuse pour le consommateur, en raison des poisons qu'elle contient.

Enfin, des faits nombreux attestent que plus le consommateur attend pour ingérer le produit conservé après l'ouverture d'une boîte de conserves, ou le dessalage d'une viande quelconque, etc., plus il a de chances de s'exposer à des accidents. Le dessalage étant pratiqué, la boîte de conserve étant ouverte, le produit alimentaire est exposé à l'air et à toutes sortes de souillures qui peuvent causer et hâter sa putréfaction.

Prophylaxie. — Ces notions essentielles sur les altérations des conserves et leur production donnent la clef des mesures prophylactiques rigoureuses qu'il convient d'appliquer en pareil cas :

Choix du produit alimentaire. — Avant tout, n'employer comme produit alimentaire destiné à la conservation que des viandes (viandes de bouche-

rie, volaille, gibier, poissons, sardines, crustacés, etc.) indemnes d'altération et particulièrement de putréfaction. Par conséquent la surveillance des
abattoirs, des poissonneries, qui est mise en pratique pour la prophylaxie des
accidents par les viandes fraîches, s'applique aussi aux produits à mettre en
conserve.

Choix du procédé à employer. — Le salage, le fumage, le boucanage sont
des moyens insuffisants : leur pouvoir antiseptique est limité ; de plus ils
peuvent être dangereux en ce qu'ils masquent aux yeux du consommateur
la putréfaction ou l'altération.

Les divers antiseptiques utilisés, acide borique, borax, formaldéhyde,
salicylates, etc., outre que leur pouvoir microbicide est très restreint, exposent, en cas de consommation prolongée, à des accidents d'intoxication ; ils
doivent être éliminés de l'industrie des conserves.

Le meilleur procédé est incontestablement la stérilisation par la chaleur,
mais elle demande à être pratiquée suivant toutes les règles prescrites.

Surveillance de la fabrication. — La stérilisation doit donc être particulièrement surveillée : elle doit être effectuée à une température comprise
entre 118° et 120°, maintenue pendant deux heures à ce taux.

En ce qui concerne les volailles, le gibier, etc., cette température est trop
élevée ; la valeur de la conserve en serait diminuée au point de vue de l'aspect et du goût. Il convient dès lors de leur faire subir trois chauffages dis-
continus à 100° pendant deux heures pour chaque opération.

La surveillance doit s'exercer encore sur les détails de la fabrication ; la
propreté de l'outillage doit être rigoureuse pour éviter les contaminations
microbiennes ; il en est de même pour les locaux, et pour les ouvriers chargés du désossage, du parage et de l'emplissage des boîtes.

Contrôle de la stérilisation. — Dans l'industrie la stérilisation n'est jamais
contrôlée ; elle devrait l'être, comme elle l'est pour les conserves de l'armée :

« Pour contrôler la stérilisation on prélèvera un certain nombre de boîtes
au hasard sur un lot, on vérifiera soigneusement leur étanchéité, et on les
laissera ensuite séjourner pendant huit jours dans une étuve maintenue à la
température de 52°. Comme il y a intérêt à faire subir cette épreuve au plus
grand nombre de boîtes possible, on pourra examiner ainsi sur chaque lot
jusqu'à concurrence de 2 pour 100.... Aucune des boîtes d'un lot de conserves
parfaitement stérilisé ne bombera par suite d'un passage à l'étuve et quelle
que soit la durée de cette épreuve.

La commission de réception ne prolongera la mise à l'étuve que pendant
huit jours, et, si au bout de ce laps de temps aucune boîte n'a bombé, elle
considérera la stérilisation comme suffisamment contrôlée.... Dans le cas où
l'on constaterait l'existence de boîtes bombées, la présence d'une seule d'entre elles devra rendre le lot suspect, et si le nombre de boîtes bombées
atteignait 5 pour 100 du nombre de boîtes mises à l'étuve, le refus du lot
tout entier serait prononcé immédiatement. Si cette dernière proportion
n'est pas atteinte, le lot suspect devra faire l'objet d'un examen plus approfondi ; il ne pourrait être reçu que s'il était reconnu que d'autres échantillons ne bombent pas par le passage à l'étuve, et si, en outre, un examen

biologique démontrait la réelle stérilisation des boîtes retirées non bombées de l'étuve.... »

Telle est la technique exigée pour ce contrôle par le cahier des charges du Ministère de la Guerre ; elle mérite d'être étendue à l'examen de toutes les conserves industrielles (Vaillard).

Moyens pratiques de reconnaître extemporairement la qualité d'une conserve. — Le produit alimentaire conservé est sur le point d'être consommé ; comment peut-on reconnaître extemporairement qu'il est de bonne ou mauvaise qualité ?

En ce qui concerne les conserves à court terme, qui ont subi le salage, le fumage, celles qui sont constituées par des préparations de charcuterie, boudins, saucisses, etc., il est extrèmement difficile de s'en rendre compte, car les différents procédés employés masquent habituellement les altérations. Seule l'odeur de putréfaction peut mettre le consommateur sur la voie.

Quant aux conserves en boîte, l'expertise, même rapide, donne le plus souvent des résultats infiniment plus précis ; il faut examiner le contenant et le contenu :

Le récipient, en fer-blanc le plus souvent, doit être étanche, et ne doit présenter aucune fissure ; le couvercle ne doit pas être bombé ; le bombement est dû au développement des gaz ; ceux-ci sont produits par une fermentation microbienne survenue après une stérilisation insuffisante ou nulle. Les soudures de la boîte, effectuées à l'étain fin, ne doivent pas contenir de plomb ; un chimiste pourra en déceler la présence, en cas de suspicion de l'existence de ce métal.

Le contenu devra enfin présenter les caractères suivants :

La viande doit être rosée, et avoir bon goût ; la graisse doit être blanche et ferme ; la gelée doit être bien prise et transparente.

Par conséquent on devra rejeter toutes conserves dont le contenu aura pris une teinte grisâtre, ou saumon foncé, dont l'odeur sera anormale (odeur de putréfaction, odeur de relent, odeur aigrelette, odeur ammoniacale, odeur fade), dont la graisse sera saponifiée. dont la gelée sera trouble et liquéfiée (la liquéfaction de la gelée ne se produit normalement qu'à 15°).

Il est vrai d'ajouter que ces moyens sont parfois infidèles ; une conserve peut être étiquetée « de bonne qualité » parce qu'elle remplit toutes ces conditions d'aspect extérieur : son aspect, son odeur ne présentent rien que de très normal, et cependant elle peut engendrer des accidents. Il s'agit alors de boîtes ayant subi une deuxième stérilisation, une « préservation » nécessitée par la constatation de bombements ou de fissures après un premier chauffage insuffisant à l'autoclave.

En semblable occurrence, il sera utile de faire un frottis d'une parcelle de la conserve, qui, en cas d'altération primitive, montrera l'existence d'une foule de corps microbiens, mais à l'état de cadavres, puisque l'ensemencement en milieux ordinaires restera stérile. La mise en culture aura enfin son utilité, car elle pourra déceler des germes qui auront résisté aux pratiques de stérilisation utilisées.

Recommandation à faire pour la consommation. — Il sera de la plus haute importance de consommer la conserve le plus tôt possible après l'ouverture de la boîte, surtout à la saison chaude où les bactéries qui souillent le produit pullulent avec facilité et abondance ; il en est de même, si en hiver il attend la consommation dans une pièce où la température est élevée ; de tout temps d'ailleurs on a remarqué qu'une conserve de bonne qualité, consommée de suite sans danger, exposait à des accidents sérieux les personnes qui l'ingéraient, 24, 48 heures, plusieurs jours après ; les accidents sont d'autant plus graves que la date de la consommation est plus éloignée de celle de l'ouverture de la boîte. _CH. DOPTER._

ALIMENTAIRES (INTOXICATIONS). — Des causes fort diverses déterminent l'intoxication alimentaire, soit que la viande se trouve malade ou altérée, infectante ou toxique à proprement parler, soit qu'elle serve de véhicule occasionnel à un poison métallique, soit que l'individu, affaibli ce jour-là, se trouve sensibilisé de façon particulière vis-à-vis d'un élément éventuellement actif qu'il tolérait à l'état normal. L'empoisonnement est dû tantôt à des substances étrangères à l'aliment, tantôt, si ce dernier est plus directement en cause, à des toxines microbiennes ou à des leucomaïnes et ptomaïnes d'origine cadavérique. Ce dernier cas est en somme le plus habituel.

Syndromes cliniques. — Les symptômes varient sans doute selon les différents modes d'empoisonnement, mais se répètent dans leurs grandes lignes pour chaque accident. Afin d'éviter les redites [V. ALIMENTAIRES (CONSERVES)], nous donnerons ici quelques indications d'ensemble.

Dans les _formes légères_, on est appelé à soigner une simple indigestion ; celle-ci peut être plus ou moins forte ; mais, au bout d'un jour ou deux au plus, tout rentrera dans l'ordre. Souvent ce léger état gastro-intestinal s'accompagne d'un peu de céphalée, fréquemment de quelque éruption cutanée, urticarienne dans la majorité des observations.

Dans les _formes graves_, deux ordres de faits se différencient nettement ; tantôt, comme dans les cas légers, les accidents surviennent rapidement, au bout de quelques heures, et il semble bien s'agir d'une action toxique immédiate ; tantôt un délai de quelques jours s'écoule avant l'éclosion du trouble pathologique, et ces cas doivent ou peuvent s'expliquer par une pullulation microbienne secondaire dans l'organisme humain. On note spécialement, dans de telles conditions, le rôle nocif du _B. enteritidis_ de Gärtner (V. TYPHOÏDE, PARATYPHOÏDES). — Les accidents sont de deux ordres et peuvent prédominer sur l'appareil digestif ou sur le système nerveux. Dans la première éventualité s'observe le syndrome banal d'une gastro-entérite violente, parfois accompagnée d'ictère. La diarrhée est abominablement fétide, muqueuse ou muco-sanguinolente, les vomissements sont fréquemment incoercibles ; il peut y avoir des défaillances cardiaques. Le pouls petit, irrégulier, dépressible, parfois dicrote, accompagne une fièvre variable, quelquefois cyclique. Les sueurs, la mydriase sont à peu près constantes. Il existe une insupportable sécheresse de la gorge. On a parfois observé des hémoptysies. L'intelligence est en général intacte jusqu'aux derniers moments ; et si la mort doit survenir, elle se produit en général par adynamie et collapsus progressifs au bout de un à trois jours.

L'intoxication peut porter principalement sur le système nerveux, et l'on peut rencontrer des phénomènes de torpeur ou d'excitation, des paralysies des nerfs périphériques ou des nerfs craniens (dysplégie, dyspnée, amblyopie, diplopie, strabisme), des douleurs erratiques variées. Enfin, les manifestations cutanées peuvent être diverses : en dehors de l'urticaire on peut trouver de l'herpès, des exanthèmes polymorphes, bulleux, purpuriques. L'albuminurie est fréquente, mais certaines lésions viscérales, telles que pleurésie, endocardite, témoignent plus d'une infection que d'un empoisonnement *sensu stricto*.

Diagnostic. — Il est souvent facile, et le malade est le premier à mettre sur la voie. Il ne faut pas oublier cependant que tel organisme tolérant jusqu'à ce jour pour un mets faisandé ou un coquillage épicé peut avoir, sous une influence sporadique, une intolérance éventuelle pour ces comestibles : de même, autour d'une même table, certains sujets seront indemnes et les autres gravement atteints, sans que l'on puisse incriminer d'autre raison que les manières d'être personnelles. Dans certains cas presque monosymptomatiques, albuminurie, rashs, œdèmes plus ou moins circonscrits, le diagnostic pourrait être en défaut, si le malade ne connaissait depuis longtemps sa susceptibilité spéciale. Quelquefois cependant on ne peut échapper à l'erreur, et ces exanthèmes toxi-infectieux sont pris pour de la variole, de la rougeole, etc. Quant aux formes bien caractérisées, elles ne peuvent guère être confondues, soit isolées, soit généralisées sous l'apparence épidémique, qu'avec la typhoïde, le choléra ou la dysenterie : la réaction de Widal, la recherche des bacilles dans les selles permettraient la différenciation.

L'examen du cadavre ne fournit pas de renseignements concluants : on trouve de la congestion des centres nerveux, parfois de petits foyers hémorragiques dans le cerveau, le bulbe ou les nerfs, et surtout de la rougeur des surfaces digestives. Les ganglions et la rate sont hypertrophiés : il y a de l'infiltration des plaques de Peyer; on a été jusqu'à signaler leur ulcération, leur perforation même, mais de tels cas permettent de douter du diagnostic, et l'on est en droit de se demander s'il ne s'agit pas d'infections éberthiennes méconnues. Il ne saurait du reste y avoir de diagnostic rationnellement établi sans examen des aliments soupçonnés.

Étiologie. — Examinons rapidement dans quelles conditions un aliment peut être toxique. Nous ne pourrons nous étendre longuement sur les questions d'hygiène soumises aux règlements et aux surveillances sanitaires : d'un autre côté, certains sujets ont été traités dans d'autres articles, nous y renverrons le lecteur.

Conservation et Falsification des produits alimentaires. — Les récipients destinés à préserver les substances nutritives contiennent souvent du *plomb*, ce sel est encore facilement introduit par le plâtrage du vin, le broyage de la farine sous des meules plombifères, le chauffage des fours au moyen de bois de démolitions couverts de peinture à la céruse, l'usage de l'eau de seltz, etc. (V. SATURNISME.) Le *cuivre* a pu être entraîné par le chauffage des blés et le vitriolage des vignes : l'*arsenic*, le *zinc* ont pu être conduits par des sophistications des conserves et du lait (V. Cuivre, Arsenic, Zinc). Enfin, un grand nombre de *substances colorantes* (certains sels de plomb et notamment les chromates, les plus toxiques de tous, la fuchsine, etc.) ont déterminé des accidents, soit directement par leur usage dans la pâtisserie, la charcuterie ou l'industrie des sirops, soit indirectement par l'intermédiaire des papiers ayant servi à envelopper les produits alimentaires. Dans ce dernier cas, on doit soupçonner les sels de cuivre, de plomb, d'arsenic; les feuilles d'étain peuvent être également un danger. A ce propos, les ordonnances du 31 décembre 1900 et du 24 novembre 1898 concernent respectivement, la première « la coloration des substances alimentaires, les papiers et cartons servant à les envelopper et les vases destinés à les contenir », la seconde « le chauffage des fours de boulangerie et de pâtisserie ».

Animaux malades. — Les animaux peuvent avoir été empoisonnés volontairement ou accidentellement; dans ces différents cas, le phosphore, l'arsenic, la strychnine (v. c. m.) pourront déterminer des troubles en rapport avec la localisation du toxique et la quantité ingérée. D'autre part, un animal peut être nocif du fait d'une maladie antérieure à la mort, ou ayant pu la déterminer. Certaines de ces maladies sont dangereuses pour nous : tuberculose, charbon, métrite de la vache, phlébite ombilicale du veau, trichinoses, cysticercoses, etc.: d'autres ne déterminent pas d'accidents : clavelée, péripneumonie. Dans certains cas d'infection, on a pu isoler des colibacilles, des paratyphiques, le bacille du rouget de porc; la viande doit donc être soigneusement contrôlée. D'une façon générale, sera suspect le muscle de couleur grisâtre ou jaunâtre, ayant l'aspect de viande cuite, d'odeur ammoniacale, fiévreuse ou sanieuse, de consistance poisseuse ou crépitante.

Viandes fraîches et Viandes faisandées. — Les viandes provenant d'animaux sains peuvent être nocives dans différentes conditions. On connaît certaines idiosyncrasies étonnantes; il n'est pas rare de rencontrer des sujets pour lesquels le veau est un véritable poison plus ou moins violent. D'autres ne peuvent tolérer les viscères, foie, rein, cervelle. — Le gibier longtemps poursuivi, ou mort au piège après de longs efforts pour s'échapper, semble renfermer une quantité nouvelle de ptomaïnes. On se rappellera toutefois que la fatigue favorise le passage dans le sang des saprophytes de l'intestin, comme en témoigne la putréfaction rapide des animaux surmenés. Quant aux viandes faisandées, certains estomacs s'en arrangent ou semblent s'en arranger à merveille; il ne faudrait ni compter toujours sur cette innocuité, ni exagérer le degré d'altération de l'aliment (V. Alimentaires (Conserves)).

Produits animaux. Œufs. Laitages. Miel. — De nombreux micro-organismes peuvent se développer dans les œufs et surtout dans le lait, le beurre, le fromage. Ces produits peuvent, en outre, transmettre l'affection de l'animal producteur (tuberculose, aphtes, etc.). Les substances employées pour préserver le lait : borax, bicarbonate de soude, acide salicylique, formaline, sont capables de déterminer des troubles variables. On se rappellera que le lait peut renfermer les produits toxiques minéraux ou végétaux déglutis par l'animal. Certains individus enfin ne peuvent ingérer sans accident la pellicule du lait bouilli. — Des apiculteurs de l'Amérique du Sud ont signalé des empoisonnements graves causés après consommation de miel produit par des hyménoptères butinant sur des Datura (Solanées).

Pâtisseries. Empoisonnements par les gâteaux à la crème. — La fréquence et la gravité de ces empoisonnements méritent de nous retenir un instant. Ils surviennent à peu près toujours dans les mêmes conditions. Après ingestion du mets toxique, les individus sont pris, après une incubation de 12 à 56 heures en général, de violentes coliques, de vomissements, d'une diarrhée profuse et fétide. Le pouls est misérable, et la mort survient au milieu d'un état cholériforme. Il peut y avoir des prodromes : nausées, crampes, céphalée, frissons, insomnie. En cas de guérison, après une période de deux à dix jours, les symptômes s'amendent, assez lentement d'ailleurs. L'étiologie de cet ordre d'intoxication est très complexe. On a pu incriminer en effet le blanc d'œuf infecté ou toxique, le jaune altéré, la vanilline, l'essence d'amande (remplacée par des produits renfermant de l'amygdaline et de l'émulsine), la nitro-benzine (essence de mirbane), l'acide borique et l'acide salicylique; les essences de café renferment du furfur-alcool. Il convient de mettre en lumière le rôle des infections paratyphoïdes dans ces empoisonnements particulièrement redoutables par leur instauration tardive et par l'inefficacité habituelle des secours thérapeutiques.

Aliments végétaux. — Les conserves de végétaux déterminent occasionnellement des accidents graves ; mais les légumes frais peuvent en provoquer également. Les pommes de terre germées ou moisies agissent par la solanine qu'elles renferment et sont la cause d'un syndrome nerveux inquiétant ; elles serviront encore de terrain de culture pour divers microbes. La muscade absorbée à haute dose est toxique ; elle provoque de la torpeur dégénérant en coma, de la diplopie, parfois du délire. Certains fruits d'usage banal, les fraises notamment, provoquent des accidents, toujours les mêmes, sur certains organismes prédisposés. Enfin, le pain, fréquemment, est l'origine de graves accidents ; nous l'avons déjà vu renfermer du plomb (chauffage des fours) ou du cuivre (chaulage du blé) ; nombre de moisissures y rencontrent un terrain favorable, et l'on a vu des épidémies d'accidents graves survenir après mélange au blé de graines d'ivraie (*témen-tulisme*), de mélampyre (*mélampyrisme*), de nielle des blés (*githagisme*). Ces différentes adultérations déterminent les troubles gastro-intestinaux déjà vus ; en outre se rencontrent plus spécialement dans le premier cas de la somnolence, des convulsions dans le second, des hémorragies intestinales dans le troisième (V. Ergotisme, Pellagre, Lathyrisme, Champignons).

Poissons. Coquillages. — Certains poissons sont toxiques par eux-mêmes, d'autres ne le sont qu'au moment du frai, ou quand une usine a empoisonné l'eau habitée. On se rappellera tout spécialement la rapidité particulière de la putréfaction de ces animaux. Les intoxications par les huîtres, les moules (v. c. m.), avec une prédilection remarquable, provoquent des éruptions cutanées. Les escargots peuvent également déterminer des accidents toxiques, mais on doit incriminer ici la nourriture éventuelle de l'animal [Plantes vénéneuses par elles-mêmes ou par artifice (vignes arrosées d'arséniates)].

Alimentation et Suralimentation dans les maladies. — On ne saurait trop veiller à ce que, sous prétexte de suralimentation, l'organisme d'un tuberculeux, par exemple, ne soit pas appelé à éliminer plus de toxines que son foie n'en peut arrêter ou détruire. On sait, par exemple, ainsi que des recherches récentes l'ont montré (Loisel), que l'œuf est toxique si l'organisme l'absorbe trop massivement. Pratiquement, on en peut conclure que l'appareil digestif et le foie, en particulier, doivent être l'objet d'une surveillance spéciale dans toutes les affections chroniques. Il est utile de se rappeler combien de phénomènes paroxystiques (coliques hépatiques, attaques d'épilepsie, phénomènes maniaques, etc.) sont provoqués par une indigestion légère, un peu de stase fécale, un excès alcoolique.

Prophylaxie. — La surveillance des abattoirs et boucheries, des poissonneries, des fabriques de sirops, eaux gazeuses, etc., est d'utilité vitale. Il importera, d'autre part, de ne point consommer de mets trop faisandés, de filtrer et de faire bouillir tout liquide impur, de s'abstenir avec soin des aliments vis-à-vis desquels on réagit. Une intoxication grave peut, en effet, succéder à toute une série d'accidents légers.

Pronostic. — On ne peut établir au juste le pourcentage des décès, et cela parce que d'innombrables cas bénins échappent à nos investigations. Néanmoins des phénomènes même très légers demandent à être énergiquement traités; beaucoup de ces intoxications évoluent, en effet, en deux temps, et les accidents les plus redoutables peuvent être tardifs. La convalescence est souvent traînante, et peut se prolonger pendant plusieurs semaines. Ce pronostic dépend, en dehors de la quantité même des substances toxiques ingérées, de l'état général du sujet et tout particulièrement de sa perméabilité rénale.

Traitement. — Il se résume en deux mots : favoriser l'élimination des toxines, soutenir l'organisme pour gagner du temps. On ne possède malheureusement pas de médications spécifiques. S'il n'existait point de vomissements, on aurait recours à l'évacuation provoquée ou au lavage de l'estomac ; de même, si la diarrhée manquait, les lavages de l'intestin seraient de grande utilité. Au contraire, les selles peuvent être répétées et les vomissements incoercibles; la morphine, le laudanum espaceront celles-là, les boissons gazeuses et glacées calmeront ceux-ci. On fera bien encore d'administrer quelque purgatif, le calomel de préférence. Enfin, l'on facilitera la diurèse et la diaphorèse par l'abondance des boissons, le sérum au besoin et même la pilocarpine (1/2 à 1 milligr. 1/2). Le malade sera mis à la diète ou au régime lacté.

L'on aura quelques indications spéciales à remplir : médication stimulante (éther, caféine), en cas de collapsus ; bromure, en cas d'excitation. Puis, s'il paraît se révéler l'action d'un alcaloïde du groupe de la muscarine (myosis, arrêt du cœur en diastole), on pourra employer l'atropine (V. Champignons) à la dose de 1/2 milligr.; s'il y a de la mydriase, la morphine et la pilocarpine seraient indiquées.

Dans la suite se révélera l'utilité d'une hygiène sévère et prolongée avec désinfection de l'intestin; le calomel et le salicylate de soude satisfont excellemment à cette dernière indication. *FRANÇOIS MOUTIER.*

ALIMENTS. — Les aliments sont les matériaux de la diététique comme les
médicaments sont ceux de la pharmaceutique. De même que, pour formuler
une ordonnance, un médecin doit connaître les médicaments, leurs propriétés,
leur posologie, de même, pour édicter un régime, il a besoin de connaître
les aliments, leur composition, leur valeur alibile, leur puissance énergétique et leur posologie.

Sans entrer dans des considérations chimiques, j'indiquerai dans ce chapitre les notions sommaires sur les principaux aliments indispensables à un
praticien.

L'aliment peut être défini *une substance capable de réparer les tissus ou
de mettre en liberté de l'énergie par les dégradations qu'elle subit dans l'organisme.*

ALIMENTS SIMPLES. — Les aliments simples dont a besoin l'organisme
sont : les albumines, les graisses, les hydrates de carbone, l'eau et les
matières minérales.

Matières albuminoïdes. — Les *matières albuminoïdes* sont des substances comparables par leur constitution à l'albumine du blanc de l'œuf.
Ce sont des matières quaternaires, composées essentiellement de carbone,
d'hydrogène, d'oxygène et d'azote ; beaucoup renferment du soufre ; quelques-
unes du phosphore et du fer ; enfin toutes contiennent des matières minérales.

Les matières albuminoïdes n'ont pas toutes la même valeur alimentaire.
Les albuminoïdes proprement dites (albumines, globulines, alcali-albu-
mines, acidalbumines, albuminoses et peptones) sont complètement utilisables par le tube digestif de l'homme ; tandis que la gélatine ne l'est qu'incomplètement, et que la kératine et l'élastine ne sont pas capables de jouer
le rôle d'aliment.

La molécule albuminoïde a une constitution chimique complexe ; les
divers noyaux qui prennent part à sa constitution donnent, en se dégradant
à l'intérieur du corps, des produits différents : le noyau azoté produit de
l'urée ; le noyau purique, qui existe dans les nucléo-albumines, donne des
bases puriques ou xanthiques et de l'acide urique ; le noyau aromatique
donne naissance à des corps appartenant au groupe du phénol, au groupe
phénilique et au groupe de l'indol ; le soufre se retrouve à l'état de soufre
neutre, de sulfates et de soufre combiné au phénol et à l'indol ; enfin les
noyaux ternaires donnent du glycose ou de la graisse. La multiplicité de
ces composants de la matière albuminoïde nous fait comprendre la diversité
des dérivés que l'on peut rencontrer dans l'urine.

Graisses. — Les graisses sont des corps ternaires, composés seulement de
carbone, d'hydrogène et d'oxygène.

Les lécithines, que l'on rencontre dans le jaune d'œuf, les tissus nerveux,
les globules blancs, sont des graisses spéciales qui contiennent du phosphore dans leurs molécules.

Les graisses sont oxydées dans l'organisme et transformées presque complètement en eau et en acide carbonique.

Hydrates de carbone. — Les hydrates de carbone sont des corps ternaires parmi lesquels on distingue :

1° Les hexoses : glycose, lévulose, galactose.

2° Les bihexoses ou saccharides comprenant : saccharose, lactose, maltose.

5° Les amyloses ou matières amylacées, parmi lesquels l'amidon, la dextrine et le glycogène sont des aliments bien utilisés, tandis que la cellulose, qui forme les parois des cellules végétales, n'est pas digérée par l'intestin de l'homme.

Alcool. — A côté des matières hydrocarbonées, il faut ranger l'alcool, qui est un véritable aliment calorifique et énergétique mais un aliment inférieur aux autres et utilisable seulement à petite dose.

Matières minérales. — L'organisme réclame aussi des matières minérales que doit lui fournir l'alimentation. Parmi les plus importantes, je citerai le chlorure de sodium, les phosphates, les sels de chaux et de magnésie, le fer, l'arsenic, la magnésie et l'iode.

ALIMENTS COMPOSÉS. — Les aliments simples que je viens de citer sont apportés à l'organisme sous des formes très variées, tirées du règne animal et du règne végétal.

Le règne animal fournit : le lait, les œufs, les viandes et une partie des graisses. Le règne végétal apporte : les céréales et le pain, les légumes herbacés ou en grains, les racines et tubercules, les fruits, les liqueurs fermentées. A tous ces aliments composés il faut ajouter l'eau et ses dérivés. Nous passerons en revue tous ces aliments au point de vue pratique, et nous en donnerons sous forme de tableau l'analyse sommaire.

Lait. — **Composition du lait.** — Le lait est composé d'un plasma opalescent, tenant en suspension des globules de graisse et de fines granulations de phosphates et d'albumines, et tenant en dissolution de l'albumine, de la lactose et des sels.

La principale albumine du lait est la caséine ; c'est elle qui, sous l'influence de la présure ou ferment lab, donne un coagulum qui constitue le fromage ; à côté d'elle se trouve la lactalbumine. Il n'y a pas, dans le lait, de nucléo-albumine avec noyau purique.

La graisse du lait constitue le beurre ; elle est formée surtout d'oléine et de margarine.

Le sucre de lait, ou lactose, est, comme la graisse, en proportion variable dans les laits des diverses espèces animales.

Les sels minéraux sont représentés principalement par des chlorures et des phosphates. Les chlorures (de sodium et de potassium) s'y trouvent à la dose de 1 gr. 5 à 2 gr. par litre, ce qui fait du régime lacté un régime hypochloruré.

Le phosphore se trouve en grande partie à l'état de combinaison organique ; il y a environ 1 gr. de lécithine par litre de lait de femme et 0 gr. 50 par litre de lait de vache ; le reste du phosphore est à l'état de phosphates de chaux, de soude, de magnésie et de fer. La forte proportion de lécithine qu'il contient fait comprendre l'importance du lait comme aliment de développement pour les jeunes animaux ; d'autre part, comme l'ébullition détruit en partie les lécithines, on conçoit que le lait cru offre, au point de vue du développement, une supériorité sur le lait bouilli ou stérilisé.

Mais le lait ne contient que de faibles proportions de fer (3,5 à 7 milligr. par litre), quantité qui serait insuffisante pour le développement du sang, si le fœtus ne possédait une réserve martiale constituée par la mère.

En résumé, le lait est un aliment complet, de facile digestion, admirablement approprié aux besoins des nourrissons; mais il ne convient pas aussi bien à l'alimentation des grands enfants et des adultes, et c'est pourquoi son usage exclusif ne doit pas être continué indéfiniment.

La composition chimique du lait varie avec l'espèce animale qui le produit, avec la nourriture que reçoit la mère et avec la période de l'allaitement; c'est dire combien il faut apporter d'attention au choix du lait et à l'alimentation des nourrices.

Le lait de femme est, avec le lait d'ânesse, le plus sucré; il contient moins d'albumine et de graisse que le lait de vache. Les laits d'ânesse et de jument sont ceux qui se rapprochent le plus du lait de femme; ils sont de facile digestion; aussi les ordonne-t-on volontiers aux malades. Le lait de chèvre est plus gras que le lait de vache. Celui de bufflesse, utilisé en Égypte et en Turquie, contient une proportion excessive de beurre qui le rend lourd à digérer.

Laits modifiés. — On fait subir au lait des transformations qui modifient ses propriétés alimentaires.

Le *lait écrémé* par le repos est privé d'une grande partie de ses matières grasses, ce qui le rend plus facile à digérer.

Le *lait centrifugé* est privé presque entièrement de sa graisse et de sa caséine; sa valeur alimentaire est faible.

Le *lait de vache coupé* avec de l'eau sucrée dans la proportion d'un tiers ou d'un quart, pour le rendre plus semblable au lait de femme, est celui que l'on emploie le plus souvent pour l'allaitement artificiel des nouveau-nés.

Le *lait homogénéisé* est un lait dont la matière grasse est très finement émulsionnée, de sorte qu'il donne un caillot poreux, plus facilement attaquable par les sucs digestifs que celui du lait de vache ordinaire. Il est très recommandable aux dyspeptiques.

Le *lait humanisé* de Backhaus a subi diverses préparations chimiques destinées à rapprocher sa composition de celle du lait de femme. Sa caséine est en même temps peptonisée, ce qui le rend plus digestible. Il est bien supporté par les enfants débiles et par ceux qui relèvent de gastro-entérite.

Le *lait de Gärtner* a subi des remaniements analogues. Il est moins prisé des pédiatres.

Le *lait stérilisé* peut être obtenu par différents procédés. On peut simplement faire *bouillir* le lait durant quelques minutes; ou

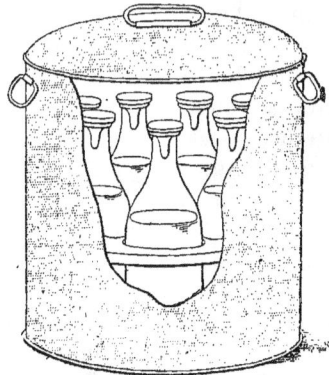

Fig. 55. — Appareil de Soxhlet.

bien le *pasteuriser*. Quand on veut le conserver quelque temps, et le priver plus sûrement des germes, le lait doit être *stérilisé* par chauffage durant quelques minutes à 105°-110°, ou mieux pendant une heure à 98°-100°. Cette opération se pratique dans l'industrie, ou bien à domicile, au moyen de l'appareil Soxhlet (fig. 55). Pour que le lait stérilisé soit dépourvu, non seulement de microbes, mais de toxines, il doit être chauffé aussi rapidement que possible après la traite.

Le *lait réfrigéré* dans une chambre frigorifique se conserve bien pendant plusieurs heures; mais il n'est point stérilisé.

Le *lait oxygéné*, qui a dissous de l'oxygène sous pression, est bien supporté par certains malades; mais il n'offre pas une garantie d'asepsie complète.

Le *lait condensé* a subi l'évaporation dans le vide, l'addition de sucre, et la stérilisation par la chaleur. Il se conserve bien. En y ajoutant de l'eau, on refait du lait ordinaire.

Le *lait en poudre* est simplement desséché et stérilisé à 120°. En boîtes scellées, il se conserve bien.

Les *farines lactées* sont fabriquées avec du lait concentré, du sucre et une farine de céréales dextrinisée. Elles servent à préparer des potages pour les nourrissons.

Le *petit-lait* ou lait de fromage est le liquide qui se sépare du lait coagulé par la présure. C'est un liquide opalescent, légèrement aigrelet, contenant la presque totalité de la lactose et des sels minéraux du lait, des lécithines, un peu de lacto-albumine et de lacto-globuline, un peu d'acide lactique.

A haute dose, il est diurétique et laxatif. En Suisse, en Allemagne et dans le Tyrol, on fait souvent des cures de petit-lait.

Le *lait caillé* est du lait coagulé sous l'influence du bacille lactique ou de la présure. Il ne diffère du lait ordinaire que par la présence d'un peu d'acide lactique.

Le lait additionné de ferment lab et agité dans une bouteille coagule en fins grumeaux qui le rendent plus facilement digestible et préférable pour certains dyspeptiques.

Le *yohourt* (v. c. m.) ou lait caillé bulgare est préparé avec du lait préalablement bouilli que l'on ensemence avec le *maya*, mélange de plusieurs levures et bactéries qui produisent de l'alcool et de l'acide lactique.

Aujourd'hui on prépare dans l'industrie du yohourt au moyen de ferments lactiques sélectionnés, sans levures; il ne se produit que de l'acide lactique sans alcool. Ce lait caillé contient une assez forte proportion d'acide lactique (10 gr. par litre) et sa caséine est en partie solubilisée. C'est un excellent aliment.

Le *babeurre* (v. c. m.) ou lait de beurre est le liquide qui reste dans le lait fermenté après le barattage de la crème. C'est un liquide acide contenant de la caséine finement divisée, un peu de lactose, très peu de beurre, des sels et de l'acide lactique. Il peut être absorbé pur; mais il est plus souvent employé pour préparer des potages pour les dyspeptiques et les nourrissons atteints de gastro-entérite.

Le *kéfir* (v. c. m.) est du lait de vache qui a fermenté sous l'influence du *grain de kéfir*, mélange de spores et de bacilles qui donnent naissance à de l'alcool et à de l'acide lactique et peptonifient la caséine. Dans l'industrie, pour avoir un kéfir toujours identique, on se sert de ferment pur et sélec-

tionné; suivant que la fermentation a duré deux, trois ou quatre jours, la
transformation est plus ou moins avancée, et l'on a le képhir n° 1, n° 2 ou
n° 5. On peut aussi fabriquer le kéfir à domicile au moyen des ferments que
l'on trouve dans l'industrie.

Le kéfir est un lait mousseux, contenant un peu d'alcool, d'acide lactique,
et d'acide carbonique. La caséine y est précipitée en grumeaux très fins et
partiellement peptonisée. Par suite, le kéfir est plus digestible que le lait;
il représente, pour certains dyspeptiques, un merveilleux aliment.

Les différents kéfirs n'ont pas les mêmes propriétés; le n° 1 est légèrement laxatif, le n° 5 légèrement constipant. Le plus communément employé
est le n° 2.

Le *koumis* est très analogue au kéfir. Il s'en distingue en général par une
proportion d'alcool un peu plus élevée.

Fromages. — Les fromages sont le résultat de la fermentation du lait
caillé. Suivant qu'ils sont préparés avec du lait pauvre ou du lait riche en
graisse, on a les fromages maigres ou les fromages gras, ces derniers plus
lourds à digérer.

On distingue diverses catégories de fromages :

1° Les *fromages frais non fermentés* sont faits avec du lait de vache.
Le fromage frais maigre, ou fromage blanc, ou fromage à la pie, ou petit
cœur de Paris, fait avec du lait écrémé, ne contient que 5 à 7 pour 100 de
graisse. Le fromage à la crème, le fromage frais double crème, dit petit-
Suisse ou Gervais, se préparent avec le lait complet additionné de crème;
ils contiennent jusqu'à 56 pour 100 de graisse.

2° Les *fromages crus non salés* (Brie, Coulommier, Pont-l'Évêque, Camem-
bert, Livarot) sont faits avec du lait de vache.

5° Les *fromages crus à pâte ferme salée* sont faits avec du lait de vache
(Hollande, Cantal, Chester), ou avec un mélange de lait de brebis et de lait
de chèvre (Roquefort). Ce dernier, préparé avec du lait très gras, est particulièrement indigeste.

4° Les *fromages cuits* (Gruyère, Parmesan) sont faits de lait de vache.

Les fromages, riches en albumine et en graisse, ont une grande valeur
nutritive; ils sont facilement transportables et conservables, et coûtent un
prix modique, ce qui en fait des aliments de choix pour la classe ouvrière.
Cependant un certain nombre doivent être exclus du menu des dyspeptiques.

Œufs. — L'*œuf de poule* comprend, au point de vue alimentaire, deux
parties : le blanc et le jaune.

Le blanc ou albumen est composé presque exclusivement de matières
albuminoïdes avec des substances minérales. Le jaune ou vitellus est formé
de matières grasses (margarine, oléine, lécithine, cholestérine) et de matières albuminoïdes phosphorées spéciales, ainsi que d'une substance riche
en fer, l'hématogène.

Les œufs de poule représentent un aliment de premier ordre, contenant
toutes les substances nécessaires au développement d'un jeune animal et se
digérant facilement.

Le degré de cuisson influe sur la digestibilité : l'œuf peu cuit, mollet,
est plus digestible que l'œuf cru et surtout que l'œuf dur.

Les *œufs de poissons* offrent une composition analogue à celle des œufs de gallinacés. On n'utilise guère pour l'alimentation que les œufs de hareng, les œufs de mulet dont les provençaux composent la boutargue, et les œufs salés d'esturgeon ou caviar, si prisés des Russes. Ces aliments, riches en lécithines phosphorées, mériteraient d'être plus souvent utilisés.

La *laitance de poisson* est encore plus riche en principes azotés et phosphorés que les œufs; la laitance de hareng contient 2,25 pour 100 d'acide phosphorique; son prix modique en fait un aliment reconstituant de premier ordre à recommander dans la classe pauvre. D'autre part, il ne faut pas oublier que la laitance contient des nucléines susceptibles de fournir de l'acide urique, et qu'elle ne convient pas aux goutteux.

Viandes. — La viande est la chair des animaux. On distingue : la viande de boucherie et de charcuterie; le gibier; le poisson; les crustacés et mollusques.

Viandes de boucherie et de charcuterie. — Ces viandes proviennent surtout du bœuf, du veau, du mouton et du cochon. On consomme principalement la chair musculaire de ces animaux; les viscères comestibles sont désignés sous le nom d'*abats*.

La chair musculaire est constituée principalement par des matières albuminoïdes. Les unes sont insolubles dans l'eau; ce sont : la myosine, substance albuminoïde sulfurée; la myostroïne, nucléoprotéide phosphorée; et l'osséine qui, par coction dans l'eau, donne de la gélatine. Les autres sont solubles dans l'eau; ce sont : la myo-albumine, qui forme les écumes du bouillon de viande, et une peptone. On trouve en outre dans le muscle : une variété d'hémoglobine, des lécithines, des leucomaïnes, de l'inosite, du glycogène, de l'acide lactique et des sels minéraux.

Le goût et la valeur nutritive des viandes varient avec l'espèce animale, avec la région anatomique, avec l'alimentation de l'animal, son âge, la castration qu'il a subie.

Ainsi les animaux jeunes, nourris de lait, ont un goût différent des adultes; la chair des grives, nourries de raisin et de baies de genièvre, a une saveur exquise, tandis que celle du gibier d'eau, qui se nourrit de poisson, a un goût de marée; les animaux châtrés fournissent une chair plus succulente et plus grasse.

On distingue, en diététique, les viandes blanches, les viandes rouges et les viandes noires. Sous le nom de *viandes blanches*, on désigne : 1° les viandes d'animaux jeunes (veau, agneau, chevreau); 2° les viandes de volailles; 3° la viande de lapin domestique. Les viandes blanches sont en général formées de fibres musculaires fines et pauvres en graisses, ce qui les rend plus digestibles.

Les *viandes rouges* sont celles des animaux de boucherie adultes (bœuf, mouton, cheval). Ce sont les plus succulentes.

Les *viandes noires* sont celles du gibier de plume ou de poil (faisan, perdrix, canard, lapin de garenne, lièvre, chevreuil, etc.). Elles ont souvent un goût plus fort, et sont plus dures, tellement que beaucoup ont besoin, pour être agréables, d'être marinées ou faisandées, ce qui les rend nuisibles.

Ce sont là d'ailleurs des distinctions artificielles et souvent fausses. Il n'y a pas, au point de vue chimique, la différence que l'on croyait autrefois entre les viandes blanches et les viandes rouges : les premières contiennent autant de nucléines et donnent autant d'acide urique que les secondes, et par suite,

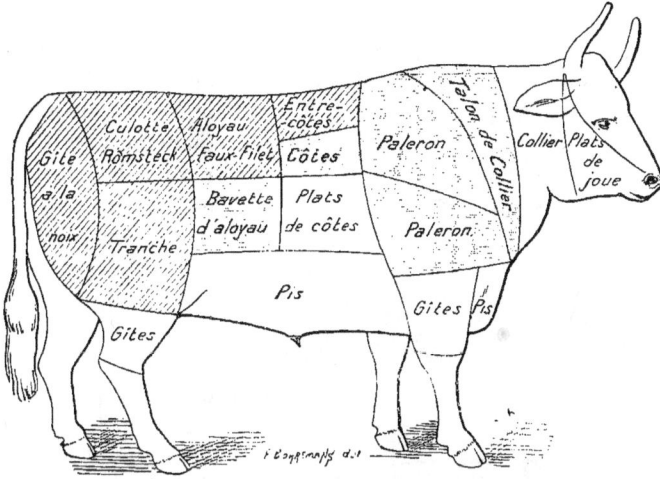

Fig. 54.

n'ont aucune raison d'être préférées des goutteux. Certaines viandes blanches sont moins digestibles que les viandes rouges; telle est la viande de veau que A. Gautier considère comme inférieure au bœuf à cause de la plus forte proportion de gélatine qu'elle fournit.

La viande de bœuf, demi-maigre, riche en albumine et en fer, est excellente; les meilleurs morceaux sont pris dans les régions fessière et lombaire (fig. 54).

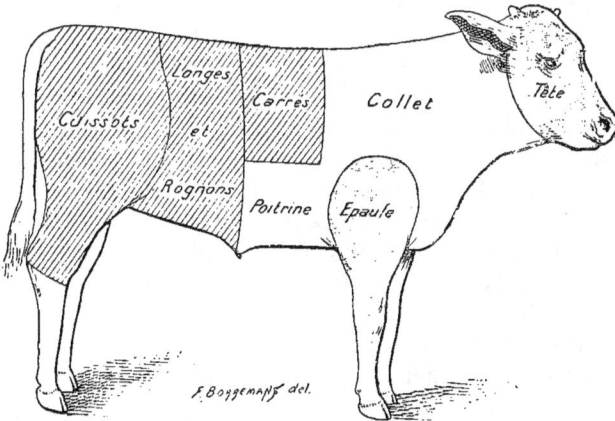

Fig. 55.

Dans le veau, les morceaux les plus digestibles sont l'épaule, la rouelle, la noix de côtelette (fig. 55).

Le mouton, dont la chair ne doit être ni trop grasse, ni odorante, fournit, comme morceaux préférés le gigot et le carré.

L'agneau, pour ne pas être dangereux, doit être âgé d'au moins six mois (fig. 36).

La chair de porc est plus compacte et plus grasse, par suite plus lourde à digérer; elle a l'avantage d'irriter au minimum les reins. Le meilleur morceau est le jambon maigre (fig. 37).

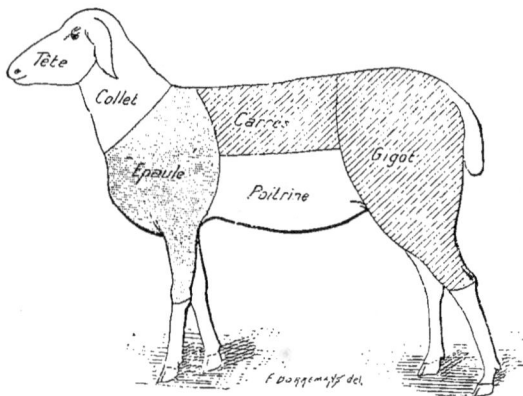

Fig. 36.

Le cheval fournit une chair excellente si l'animal n'est ni vieux, ni surmené et s'il est bien nourri. La chair de l'âne est analogue.

Préparations culinaires. — La viande peut être mangée crue, mais elle acquiert plus de goût par la cuisson et par les diverses préparations qu'on lui fait subir.

La *viande crue* paraît, d'après les expériences, être plus facilement digérée et assimilée que la viande cuite. Pour éviter les dangers de la transmission des parasites que peuvent contenir les viandes de bœuf et de porc, on emploie de préférence la viande de mouton et de cheval.

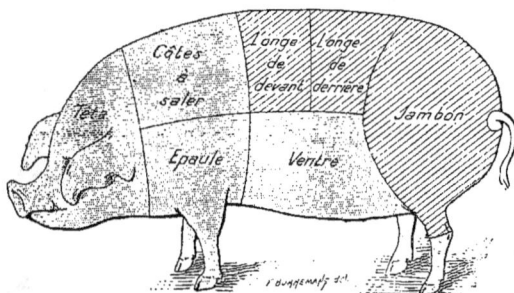

Fig. 37.

La *viande cuite* peut être rôtie, grillée, bouillie ou braisée. Il ne faut pas oublier dans les calculs alimentaires que toute viande cuite est, à poids égal, plus nourrissante qu'une viande crue, parce que la cuisson lui fait perdre une certaine quantité d'eau et la concentre en albumine.

Les viandes grillées et rôties sont les plus savoureuses et les plus digestibles. La viande bouillie a perdu un certain nombre de principes utiles et est moins assimilable; d'autre part elle est moins riche en purines, ce qui la fait préférer pour les goutteux.

Bouillon. — Le bouillon contient les sels minéraux de la viande, ainsi qu'un peu de peptone et de gélatine. Sa valeur nutritive est faible. Il contient en outre les produits puriques dérivés de la viande, de sorte qu'il est nuisible aux goutteux. Enfin il représente un excellent milieu de culture pour les microbes et devient facilement toxique et infectant.

Cependant on ne saurait considérer le bouillon frais, fait avec de la viande de bonne qualité, comme un mets nuisible; il possède des propriétés peptogènes et excitantes qui en font, à petite dose, un excellent aliment.

La *gelée de viande* que l'on obtient dans la « marmite américaine » a des propriétés analogues, et est, en même temps, plus nourrissante.

Extraits de viande. — Les extraits de viande, les jus de viande, les solutions de viande, etc.,représentent, au point de vue de leur composition, du bouillon concentré. Ils peuvent servir à préparer du bouillon, mais ne peuvent remplacer la viande. A faible dose, ils sont excitants ; à haute dose, toxiques.

Peptones et albumoses. — On a songé à utiliser les peptones et albumoses, produits résultant de la digestion incomplète des matières albuminoïdes, pour faciliter le travail de l'estomac et de l'intestin. Mais ces substances, même bien préparées, sont irritantes pour le tube digestif. Une dose de 20 à 50 gr. par jour, en plusieurs fois, ne doit pas être dépassée ; avec cette précaution, les peptones peuvent être employées comme adjuvant de l'alimentation, et pour préparer les lavements alimentaires.

Albumines pures. — Le tropon, le plasmon, la nutrose, l'eucasine, dérivés du lait ; la somatose provenant de la viande ; la maïsine, extraite du maïs, peuvent être utilisés pour la suralimentation albumineuse, mais toujours avec précaution.

Suc de viande. — La viande fraîche, soumise à l'action d'une forte presse, fournit un *myoserum* qui est peu nourrissant, mais qui, suivant le Pr Ch. Richet, exerce une action favorable chez les tuberculeux.

Poudres de viande. — Avec de la viande pulpée, séchée et pulvérisée au mortier, on fabrique de la poudre de viande qui, incorporée au bouillon, au lait, à l'eau sucrée ou au chocolat, peut servir à l'alimentation ; elle excite la sécrétion du suc gastrique et favorise la digestion.

Viandes conservées. — La *stérilisation par la chaleur* et la mise en boîte scellée est le meilleur procédé de conservation. La viande ainsi préparée a sensiblement la même valeur nutritive que la viande bouillie.

La *fumaison*, appliquée au bœuf et au jambon, donne des viandes très digestibles et d'un goût délicat.

La *dessiccation*, la *salaison* donnent aussi des viandes ou du poisson doués de propriétés alibiles.

La *réfrigération* permet de conserver assez longtemps, sans altérer leurs propriétés ni leur goût, des viandes fraîches.

L'addition d'*antiseptiques* est nuisible.

Abats. — Les viscères des animaux sont désignés sous le nom d'abats.

La *rate*, le *poumon* ou mou, le *cœur* sont peu estimés. Les *reins* ou rognons, le *foie* sont plus prisés ; mais ils ne sont pas d'une digestion facile et sont nuisibles aux goutteux par les purines qu'ils fournissent. Le *thymus* ou ris est facile à digérer, mais très riche en nucléines. La *cervelle* est un aliment riche en lécithines. La *peau*, la *tête*, les *oreilles* et les *pieds* fournissent beaucoup de gélatine et de purines. Le *sang* qui forme le boudin est très indigeste.

Gibier. — Le gibier de poil a une chair riche en purines. Le gibier faisandé est un aliment dangereux.

Volaille. — La chair du poulet et celle de la dinde sont excellentes. Mais celle du canard et de l'oie est souvent trop grasse ; celle du pigeon contient beaucoup de purines.

Poissons, reptiles, mollusques, crustacés. — La chair des poissons est une excellente nourriture, très bien supportée par beaucoup d'estomacs; les nucléines y sont moins abondantes que dans la viande de boucherie, ce qui est favorable aux goutteux; la proportion d'albumine y est aussi un peu moins forte.

Au point de vue de la digestibilité, il faut distinguer : 1° les *poissons maigres* (merlan, brochet, sole, morue, truite, carrelet, limande, dorade, turbot, barbue, perche, ombre, rouget, carpe) qui sont légers; et 2° les *poissons gras* (anguille, saumon, alose, tanche, mulet, maquereau, thon, lamproie, hareng) qui sont lourds à digérer.

Les cuisses de *grenouille* sont de facile digestion.

Les *huîtres* passent pour être faciles à digérer; mais leurs mauvaises conditions de culture les rendent trop souvent nuisibles pour qu'on puisse les recommander. Les *moules* sont très souvent nuisibles.

La *langouste*, le *homard*, le *crabe*, la *crevette* ont une chair riche en azote et en phosphore, très savoureuse, mais lourde à l'estomac.

Corps gras. — Le *beurre* est extrait du lait par écrémage et barattage. Il est formé essentiellement d'oléine, de palmitine et de stéarine. Son point de fusion très bas (26°,5) et sa constitution en font un aliment gras des plus digestibles, à condition qu'il soit ingéré cru.

La *crème* est la partie riche en matières grasses, qui, sous l'influence du repos, monte à la surface du lait. C'est un bon aliment calorifique.

La *margarine*, fabriquée aux dépens de diverses graisses animales, est un aliment sain, mais moins savoureux que le beurre.

Le *suif* et le *saindoux* provenant de graisses animales sont moins digestibles que le beurre.

Les *huiles végétales*, dont la plus prisée est l'huile d'*olives*, sont très employées dans la cuisine. On se sert aussi d'huiles de *colza*, de *navette*, d'*œillettes*, de *coton*, de *noix* et d'*amandes douces*.

Le beurre de *coco* est très prôné par les végétariens.

Céréales. — Les graines de céréales contiennent : 1° des albumines, dont la majeure partie est représentée par du gluten; 2° de l'amidon et du sucre en forte proportion; 3° un peu de graisse; 4° un peu de cellulose; 5° des sels minéraux.

Préparations alimentaires. — Les céréales sont employées en diététiques sous des formes diverses :

1° Le *grain complet* sert à préparer des *décoctions*, qui sont nutritives, laxatives ou constipantes, et surtout riches en lécithines utiles pour la croissance.

2° Le *grain décortiqué* constitue le *gruau*; c'est sous cette forme que l'on utilise le riz; le gruau d'avoine est le fameux « oat meal » des Anglais qui sert à préparer le « porridge ».

3° Le gruau aplati est dénommé *flocon*; les flocons d'avoine servent à préparer des potages.

4° Le *son* est l'enveloppe du grain que l'on sépare par le blutage; formé de cellulose, il n'est point un aliment pour l'homme.

5° La *semoule* est faite de gruau fragmenté, ou de petits grains de farine agglomérée. La semoule de blé sert à préparer le « couscous » des Arabes.

6° La *farine*, obtenue par mouture, est utilisée dans de nombreuses préparations alimentaires, telles que bouillies, pâtes, galettes, pains.

Principales espèces de céréales. — Les céréales les plus employées sont :

Le *blé* ou froment, qui est le plus riche en substances protéiques. C'est avec lui qu'on fait le meilleur pain.

Le *seigle*, qui ne fait que du pain grossier.

L'*orge*, mucilagineuse et légèrement laxative.

L'*avoine*, qui s'emploie surtout en bouillies; c'est la plus riche en matières grasses et en lécithines.

Le *maïs*, avec lequel on fait la polenta ; le *sorgho*.

Le *riz*, qui est le plus riche en amidon.

Le *sarrazin* ou blé noir, dont on fait des bouillies et des galettes.

Pain. — Le pain est l'aliment fondamental de l'Européen et surtout du Français. C'est un aliment à prédominance hydrocarbonée; suivant Pawlow, son albumine est difficile à digérer, tandis que son amidon se digère facilement.

Le pain rassis est moins lourd à l'estomac que le pain frais parce qu'il gonfle moins par absorption d'eau ; d'autre part, dans le pain frais l'amidon est à l'état d'amylo-dextrine plus digestible; le pain le plus léger est le pain rassis réchauffé au four. La croûte de pain est plus digestible et plus nutritive que la mie.

On fait des pains très différents. Le pain de luxe, fabriqué avec des farines très fortement blutées, est très blanc, mais moins riche en gluten et en phosphore que les pains ordinaires.

Le pain bis est fait avec de la farine qui contient encore un peu de son. Il en est de même pour le pain complet et pour le pain de son; ces pains sont plus riches en phosphore mais moins digestibles.

Dans le pain de méteil et le pain de munition, on ajoute un peu de farine de seigle à la farine de froment.

Le Pumpernickel des Allemands est fabriqué avec de la farine de seigle non blutée.

Pour les *diabétiques*, on fabrique des pains spéciaux qui contiennent moins d'amidon que le pain ordinaire.

Les *pains de gluten* se font avec des farines surazotées par addition de gluten. Ils contiennent des proportions très variables d'amidon, allant de 10 à 40 pour 100. Leur dureté, leur altération facile, leur mauvais goût, en limitent beaucoup l'emploi.

Le *pain de soja*, qui ne contient guère que 10 pour 100 d'amidon, est peu agréable au goût.

Le *pain d'aleurone* contient aussi une proportion faible d'amidon qui parfois ne dépasse pas 10 pour 100.

Les *pains d'amandes* sont les plus pauvres en amidon; mais ils sont très riches en graisse et très difficiles à digérer.

Biscottes. — Pour les dyspeptiques, on fabrique des pains bien cuits, desséchés, plus digestibles que le pain ordinaire. Les biscottes et les diverses variétés de pains spéciaux sont bonnes à condition que l'on n'introduise point d'œufs et de beurre dans leur pâte.

Les *biscuits* secs sont de bons aliments.

Pâtisseries. — Les pâtisseries sont d'excellents aliments à la condition qu'elles soient de bonne qualité.

Pâtes alimentaires. — Les diverses pâtes sont fabriquées avec de la farine de froment et des œufs, ou de la farine, du beurre et du lait. Elles tiennent aujourd'hui une place considérable dans l'alimentation des entéritiques.

Légumes. — Les légumes sont indispensables dans l'alimentation. Ils apportent des matières minérales et alcalinisent l'organisme.

Les *légumes secs* (pois, haricots, lentilles, fèves, etc.) ont une grande valeur nutritive. Ce sont les aliments les plus riches en matières albuminoïdes et en féculents; ils contiennent en outre du phosphore à l'état de lécithine et de nucléine.

Pour qu'ils se digèrent et s'assimilent, ils ont besoin de subir une bonne préparation culinaire: ils doivent être bien cuits et écrasés pour rompre leur enveloppe cellulosique. Lorsque les légumes secs doivent entrer dans le régime d'un malade, leur enveloppe doit être éliminée par passage à travers une passoire, ou par décortication préalable: les légumes secs décortiqués se trouvent aujourd'hui dans toutes les maisons d'alimentation. On peut utiliser aussi les farines de légumes secs pour faire des potages, des bouillies ou des purées. La digestibilité de ces farines est parfois augmentée par la torréfaction ou par la diastase.

Par suite de leur conservation facile et de leur valeur nutritive, les légumes secs sont très utiles dans les approvisionnements des armées.

Les *légumes verts* sont, au contraire, très pauvres en principes nutritifs. Ils apportent peu d'hydrates de carbone et très peu d'albumine. Leur rôle est surtout d'apporter des matières minérales.

On peut les conserver par dessiccation.

Tubercules, racines et bourgeons. — La *pomme de terre* est le type des tubercules. Riche en amidon, riche en sels de potasse, très digestible et se prêtant à de nombreuses préparations culinaires, enfin d'un prix très modique, la pomme de terre est un aliment de premier ordre.

Les racines charnues, comme le *navet*, la *rave*, le *salsifis*, la *scorsonère*, la *carotte*, le *panais*, la *betterave* sont aussi des aliments très utiles, à prédominance hydrocarbonée.

Certains bourgeons, comme l'*asperge*, l'*artichaut*, le *poireau*, les *choux*, le *chou-fleur* sont comestibles.

Fruits. — On distingue plusieurs espèces de fruits:

1º Les fruits acidulés, comme les poires, les pommes, les prunes, les raisins, les groseilles, les citrons, les fraises, les myrtilles.

Leurs matières sucrées sont surtout du glucose et du lévulose et un peu de saccharose. Ils contiennent des sels, des phosphates, et des acides organiques (malique, citrique, tartrique, fumarique).

2º Les fruits à pulpe douce, comme le melon et la pastèque, contiennent surtout du saccharose.

3º Les fruits sucrés sont: la figue, la datte, la banane. Desséchés, ces fruits contiennent une quantité de sucre qui peut dépasser 80 pour 100.

4° Les fruits amylacés ou huileux, tels que l'amande, la noix, la noisette, la châtaigne, le cacao, sont des aliments complets et riches.

Les fruits sont des aliments utiles. Ils fournissent du sucre sous une forme agréable. Ils alcalinisent l'organisme par leurs acides organiques dont la combustion produit des carbonates alcalins. Ils sont laxatifs, surtout lorsqu'on les consomme avant leur maturité complète.

Leur digestibilité varie : les oranges, les raisins, les pêches sont les plus digestibles; la fraise, le melon sont assez indigestes. Les fruits cuits en compote, en marmelade, ou en confitures sont en général mieux tolérés que les fruits crus. En tous cas, les fruits ne doivent jamais être mangés sans avoir été pelés ou soigneusement lavés.

Condiments. — Les condiments servent à rehausser la saveur des mets; à petite dose, ils excitent l'appétit et la sécrétion des sucs digestifs; à haute dose, ils irritent l'estomac et mènent à la dyspepsie.

On distingue : les condiments aromatiques (vanille, cannelle, anis, cumin, persil, laurier, etc.).

Les condiments poivrés (poivre, gingembre, piment, etc.).

Les condiments alliacés (ail, échalote, oignon, moutarde, raifort, etc.).

Les condiments acides (vinaigre, citron).

Le sel de cuisine est un des plus importants.

Le sucre n'est pas seulement un condiment, c'est un aliment énergétique de premier ordre et de première nécessité.

Enfin, il y a des condiments d'origine animale (extraits de viande, poissons fermentés, caviar, anchois, etc.).

Boissons. — **Eau.** — L'eau est la seule boisson indispensable. Aussi y a-t-il nécessité absolue à posséder de l'eau potable.

En dehors de ses qualités apparentes, celle-ci doit contenir les substances minérales nécessaires à l'organisme, et ne doit pas en contenir en excès sous peine de nuire à l'estomac et d'être impropre à la cuisson des légumes; elle ne doit pas contenir de matières organiques en décomposition; elle ne doit pas renfermer de substance toxique, comme le plomb; elle doit surtout ne pas contenir des microbes dangereux et des œufs ou larves de parasites capables de donner des maladies à l'homme.

C'est pourquoi les eaux stagnantes sont dangereuses; les eaux de montagne, les eaux de pluie et les eaux de fleuves sont de qualité inférieure; les eaux de source et les eaux de puits sont les meilleures, à condition que le captage de la source et le forage des puits soient convenables et que ceux-ci ne puissent pas être contaminés.

Le problème de l'eau potable est un des plus importants de l'hygiène. Il y a, pour les particuliers, bien des manières de le résoudre, quand ils ne sont point sûrs de la qualité de l'eau qui leur est fournie (V. EAU POTABLE).

Eaux minérales. — On peut boire des eaux minérales. Les unes, comme Evian, Thonon, Alet, ne sont autre chose que des eaux de source pures. Les autres, comme St-Galmier, Pougues, Vichy, etc., sont des eaux gazeuses et plus ou moins minéralisées, jouissant de propriétés thérapeutiques, et à la longue, irritantes pour l'estomac. Les eaux de Seltz, que l'on trouve partout, sont gazéifiées artificiellement et valent ce que vaut l'eau du pays qui a servi à les préparer.

Filtration. — L'eau peut être filtrée. Mais les filtres au charbon et ceux de pierre poreuse sont insuffisants; il n'y a de sécurité que dans les filtres de porcelaine, dits filtres Chamberland, et encore à condition que ceux-ci soient de temps en temps nettoyés et stérilisés.

Épuration chimique. — L'eau peut être stérilisée par l'ozone, par le permanganate de potasse, par le peroxyde de chlore, ou par l'iode. Un des procédés les plus pratiques consiste à traiter l'eau par de petites pastilles d'iodate de chaux qui tuent les micro-organismes et à faire disparaître ensuite l'excès d'iode par l'hyposulfite de soude. Ce sont là des moyens utiles pour les armées en campagne et pour les voyageurs.

Stérilisation par la chaleur. — L'*ébullition* est le moyen le plus simple et le plus sûr pour stériliser l'eau. L'opération est simplifiée pour l'usage domestique par des *appareils stérilisateurs* que l'on trouve dans l'industrie.

Glace. — La glace que l'on vend dans les villes offre aujourd'hui des garanties de pureté plus grandes qu'autrefois. Cependant elle ne représente jamais une matière stérile : il est prudent de n'en user, pour rafraîchir, qu'en la plaçant autour et non à l'intérieur des boissons.

Infusions. — Les infusions ou tisanes se préparent en versant sur une substance végétale de l'eau bouillante qui en dissout les matières aromatiques ou thérapeutiques. Par suite, les infusions sont à la fois des boissons stériles et des boissons médicamenteuses; chacune jouit de propriétés spéciales.

Parmi les plus connues sont : le café, le thé, l'orge diastasée, la camomille, le tilleul, la feuille d'oranger, etc.

Boissons fermentées. — **Vin.** — Le vin est le produit de la fermentation alcoolique du jus de raisin.

C'est un liquide très complexe, dont les éléments principaux sont : de l'alcool éthylique accompagné d'un peu d'alcools propylique, butylique et amylique; la proportion d'alcool dans le vin naturel varie de 45 gr. à 152 gr. pour 1000; une très petite quantité d'éther; quelques gouttes de glycérine; des matières sucrées; une trace d'aldéhydes; des matières pectiques, gommes et dextrines; quelques acides organiques et surtout de l'acide tartrique; des substances colorantes, astringentes et tanniques, des sels minéraux.

Les propriétés des vins varient avec le cru, l'année, et l'âge du produit.

Les vins de Bordeaux sont plus riches en tanin et plus pauvres en tartrate de potasse et en éther que les vins de Bourgogne; par suite ils sont plus toniques et moins excitants.

Les vins mousseux, comme le champagne, ont des propriétés antiémétiques.

Les vins blancs sont plus acides que les vins rouges.

Les vins vieux contiennent moins de tanin et d'acides, mais plus d'éthers que les vins jeunes.

Jus de raisin frais stérilisé. — Pour permettre d'utiliser en toutes saisons les propriétés hygiéniques et thérapeutiques du jus de raisin, on prépare aujourd'hui dans l'industrie du jus de raisin frais stérilisé; c'est une boisson sucrée, un peu acide et non alcoolique, jouissant de propriétés laxatives.

Composition des principaux aliments usuels

(d'après les tables publiées par M. J. ALQUIER).

Les nombres sont rapportés à 100 parties en poids.

ALIMENT.	EAU.	CENDRES.	MATIÈRES azotées.	MATIÈRES grasses.	MATIÈRES hydrocarbonées.	CALORIES par 100 gr.
Viande de boucherie.						
Bœuf. Aloyau (partie comestible). . .	62,73	1,02	18,82	17,43	»	256,00
Bœuf rôti au four, bifteck, filet et faux-filet grillés (p. c.).	52,20	1 22	22,96	23,62	»	308
— Bouilli (choix) (p. c.). . . .	54,35	1,10	52,26	12.29	»	247
— Corned beef américain	55,00	2,69	28.52	13,79	»	244
Veau. Carré (p. c.).	70,47	1,15	19,94	8,44	»	160
Mouton. Gigot de derrière.	62,87	1,01	17,13	18,99	»	242
Mouton cuit. Côtelettes grillées (p. c.).	42,20	1,24	26,64	29 92	»	380
Agneau. Gigot.	58,60	1,00	17,80	22,60	»	269
Bouillon de bœuf, par 100 gr.de bouillon	98,01	0,41	1,24	0,35	»	8
Extrait Liebig.	19,10	21,26	55,41	4,23	»	274
Peptone en poudre (somatose tropon, plasmon, etc.).	14,52	4,97	80,11	0,40	»	545
Charcuterie.						
Porc frais. Côtelettes, carrés	51,22	0,54	15,79	52,45	»	357
— Foie.	72,05	1,48	21,20	5,27	»	137
— Pied.	55,30	0,80	19,09	24,81	»	303
Porc fumé. Jambon fumé	39,51	5,31	17,41	37,77	»	411
Galantine (porc, veau, volaille)	48,50	2,50	42,58	6,42	»	239
Saucisses	50,38	3,80	17,13	39,69	»	427
Saucisson d'Arles	17,20	7,50	24,90	50,60	»	558
Volailles et gibiers.						
Canard (chair et parties comestibles).	70,51	1,21	23,28	5,20	»	145
Dindon (chair et p. c.).	54,50	1,00	21,60	22,90	»	296
Lapin (chair et p. c.)	71,51	1,13	23,29	4,27	»	137
Oie (chair et p. c.).	50,24	0,54	15,68	33,54	»	366
Poulet (chair et p. c.).	65,96	1,02	19,45	13,57	»	204
Poissons, mollusques, crustacés.						
Anguille de rivière	58,21	0,82	13,49	27,48	»	505
Brochet	79,91	1,05	18,50	0,54	»	85
Carpe	78,84	0,99	17,45	2.72	»	98
Colin	80,10	0,97	18,57	0,36	»	82
Eperlan	78,29	2,05	16,55	3.13	»	98
Grenouilles	77,56	2,90	19,29	0.45	»	86
Hareng fumé.	45,78	16,07 Sel 14,20	23,45	14,70	»	251
Hareng saur fumé, salé	63,89	2,82	21,55	11,74	»	196
Homard frais	79,10	2,19	16,61	2,10	»	89
Huîtres	86,63	2,16	10,01	1,20	»	55

ALIMENT.	EAU.	CENDRES.	MATIÈRES azotées.	MATIÈRES grasses.	MATIÈRES hydrocarbonées.	CALORIES par 100 gr.
Poissons, mollusques, crustacés (*Suite*).						
Maquereau.	70,88	1,56	19,01	8,75	»	159
Merlan.	81,29	1,66	16,43	0,62		75
Morue salée, fumée, brossée	51,64	20,20 Sel 18,90	27,73	0,43	»	122
Sardine à l'huile (sans arêtes).	52,01	6,06 Sel 5,56	25,76	15,27	»	246
Saumon	68,95	1,27	19,22	10,56	»	176
Lait et laitages.						
Lait d'ânesse	90,12	0,47	1,85	1,37	6,19	44
Lait de chèvre.	86,72	0,83	3,75	4,21	4,49	71
Lait de vache.	87,33	0,71	3,38	3,66	4,92	66
Lait de femme (colostrum)	86,67	0,35	3,59	5,78	5,61	71
Lait de femme	87,87	0,50	1,90	3,70	6,23	66
Farine alimentaire.	6,01	1,75	9,94	4,53	77,77	395
Kéfir.	88,86	0,65	3,39	2,76	40,84 Alcool 3,50	59
Beurre.	13,45	1,59	0,76	83,70	0,50	752
Fromage blanc (lait caillé).	56,85	3,81 Sel 3,05	32,32	5,28	1,73	192
Bondon	52,20	7,00	15,40	20,80	1,60	258
Emmenthal	33,87	4,92 Sel 2,45	29,76	29,99	1,46	400
Hollande.	36,98	5,91 Sel 3,02	29,22	24,65	3,24	357
Roquefort	34,94	5,67	23,24	23,17	2,98	518
OEufs de poule	72,17	1,06	14,37	12,40	»	171
Céréales, farines, pains.						
Farine d'avoine	8,91	1,85	14,73	6,70	67,81	580
Farine de froment.	12,05	0,57	11,29	1,11	74,98	352
Farine de lentilles.	10,96	2,58	25,71	1,86	58,89	344
Macaroni. . . . . :	11,09	1,10	12,43	0,78	74,58	349
Riz décortiqué.	13,46	1,19	8,56	1,95	74,84	345
Riz cuit	69,50	0,33	2,77	0,07	27,33	119
Fleur de farine de riz.	11,36	0,49	7,56	0,59	80,00	351
Pain blanc moyen.	55,31	1,05	8,26	1,06	54,32	255
Pain complet	56,53	1,44	9,15	1,52	51,36	251
Pâtisserie, confiserie, biscuits.						
Biscuits secs de toutes sortes	6,80	1,80	10,70	8,80	71,90	599
Pain d'épices	15,05	1,68	6,05	3,43	75,75	352
Tarte aux pommes.	42,50	1,80	2,60	9,80	42,80	264
Chocolat.	2,21	2,26	6,80	24,52	64,41	487
Sucre d'orge.	4,60	2,70	»	»	92,70	568

ALIMENT.	EAU.	CENDRES.	MATIÈRES azotées.	MATIÈRES grasses.	MATIÈRES hydrocarbonées.	CALORIES par 100 gr.
Légumes et salades.						
Artichaut	80,17	0.88	3,16	0,28	15,51	75
Betterave rouge cuite.	87,72	1,06	1,62	0,09	9,51	44
Carotte	87,28	0,97	1,13	0,28	10,34	47
Choux-fleurs	91,00	0,87	2,36	0,36	5,41	35
Choux verts.	87,05	1,11	4,42	0,52	6,90	48
Epinards frais.	90,13	1,90	3,15	0,40	4,42	32
Epinards cuits, assaisonnés.	89,80	1,40	2,10	4,10	2,60	52
Haricots frais avec cosses.	63,70	1,85	8,25	0,65	25,55	137
Haricots secs de France.	12,65	3,50	20,77	1,54	61,54	334
Haricots verts.	89,17	0,70	2,50	0,21	7,42	40
Lentilles sèches.	11,95	3,13	24,28	1,46	59,18	357
Navets.	90,12	0,86	1,31	0,18	7,53	36
Petits pois avec cosses.	76,56	0,90	6,49	0,48	15,57	90
Pois secs	12,97	2,80	23,03	1,71	59,49	356
Pommes de terre fraîches.	76,10	1,03	2,06	0,12	20,69	91
Pommes de terre frites	43,27	1,73	3,99	6,38	44,63	246
Salsifis blanc	81,50	0,70	4,09	1,18	12,53	75
Tomate fraîche	94,22	0,51	0,90	0,36	4,01	22
Fruits.						
Abricots.	84,16	0,58	0,97	0,12	14,17	61
Amandes fraîches sans coques. . . .	27,27	1,77	16,50	41,00	13,46	461
Amandes sèches.	5,23	2,13	20,97	54,28	17,39	606
Bananes.	74,60	0,86	1,44	0,55	22,55	99
Cerises	80,78	0,54	1,15	0,74	16,81	77
Citrons	88,98	0,54	0,50	0,37	9,91	44
Dattes.	21,74	1,64	1,91	0,89	73,82	308
Figues fraîches	79,18	0,57	1,33	0,27	18,65	81
Figues sèches.	29,00	2,79	3,44	1,35	63,42	276
Fraises	88,86	0,64	0,96	0,55	8,99	44
Gelée de fruits divers (confiture) . . .	34,88	1,92	0,20	»	63,00	251
Groseilles.	84,38	0,73	0,81	0,53	13,55	61
Marrons frais	52,64	1,03	4,10	2,59	39,64	194
Miel.	18,89	0.24	1,33	»	79,54	321
Noisettes sèches	6,50	2,54	16.09	62,32	12,55	636
Noix sèches.	7,18	1,65	16,74	58,47	15,96	620
Olives vertes	67,85	1,47	1,05	20,51	9,12	213
Oranges.	86,97	0,45	0,61	0,24	11,73	51
Pêches	85,41	0,57	0,92	0,48	14,62	65
Pommes.	84,41	0,39	0,30	0,29	14,61	61
Poires.	83,91	0,42	0,51	0,29	14,87	63
Raisin.	78,13	0,43	1,14	1,39	18,91	18
Sirop de cerises par 100 gr	55,59	0,21	»	»	66,90	266
Boissons aromatiques.						
Café grillé, partie soluble à l'eau chaude par 100 gr.	»	4,02	3,25	5,03	12,42	103
Thé, partie soluble à l'eau chaude par 100 gr.	»	3,79	2,37	»	21,66	94

Bière.—La bière est le résultat de la fermentation des graines de céréales. C'est un liquide qui contient : de l'alcool, de l'acide carbonique, de la dextrine, des sucres, des matières azotées, des acides organiques, des sels et surtout des phosphates, des produits amers et résineux.

Moins alcoolique que le vin, nourrissante par ses hydrates de carbone, eupeptique par ses substances amères, reconstituant par ses phosphates, la bière est une bonne boisson hygiénique.

Extrait de malt. — Sous ce nom, se vendent deux sortes de produits : les uns sont des bières riches en hydrates de carbone, peu alcooliques et pasteurisées. Les autres sont des produits semi liquides ou desséchés résultant de la concentration du malt avant fermentation alcoolique et formés surtout de dextrine et de maltose.

Cidre et poiré. — Le cidre et le poiré résultent de la fermentation alcoolique, le premier du jus de pomme, le second du jus de poire. Ce sont des boissons peu alcooliques, sucrées, légèrement laxatives, excellentes lorsqu'elles sont de bonne qualité.

Eaux-de-vie et liqueurs. — En distillant le vin, on obtient des eaux-de-vie.

En distillant une série de produits fermentés tels que marc de raisin, canne à sucre, merises, riz, orge, etc., on obtient diverses boissons alcooliques (eau-de vie de marc, rhum, kirsch, arack, wisky, etc.).

En distillant des infusions alcooliques d'anis, d'absinthe, etc., on produit diverses liqueurs.

Toutes ces boissons contiennent de l'alcool éthylique, mélangé à d'autres alcools et à des essences, qui leur donnent leur goût, leurs propriétés, leur caractère plus ou moins nuisible.

En diététique, les eaux-de-vie et liqueurs peuvent être utilisées pour aromatiser les boissons ou pour stimuler l'organisme ; leur usage est sans inconvénient à condition qu'on les emploie à petite dose, qu'on les choisisse de bonne qualité, et parmi celles qui ne contiennent point de produits toxiques.

MARCEL LABBÉ.

ALITEMENT. — Préconisé par Guislain, dès 1852, dans la mélancolie ; par Weir Mitchell, dans la neurasthénie et certaines formes d'hystérie ; employé plus récemment dans le traitement de la chlorose et des états anémiques, l'alitement a pris rang parmi les méthodes thérapeutiques (*clinothérapie*). Il fait partie de toutes les cures de repos, d'engraissement ou d'isolement.

Il réduit au minimum les dépenses de l'organisme, ralentit la respiration et les battements du cœur. Le pouls devient plus fort et plus régulier. Le cerveau, mieux irrigué, est soustrait aux influences extérieures, d'où repos plus complet et plus grande facilité du traitement moral dans les psychonévroses, diminution des hallucinations et de l'agitation dans les états maniaques, les délires aigus. L'alitement régularise la température ; son action est favorable aussi bien dans l'hyperthermie (tuberculose, délires fébriles) que dans l'hypothermie (dépression mélancolique).

On lui a reproché de diminuer le sommeil et l'appétit, de produire des troubles dyspeptiques, de l'atonie gastro-intestinale, de la constipation, de favoriser le gâtisme et l'onanisme, de faire maigrir, du moins au début, et d'anémier. Ces reproches montrent seulement qu'il faut user de l'alitement avec discernement : dangereux, par exemple, chez un vieillard avec stase pulmonaire, il ne servirait qu'à retarder l'amélioration chez un ataxique, chez un hémiplégique par hémorragie ou ramollissement cérébral. Même dans les affections où il paraît indiqué, son emploi ne doit pas toujours être systématique; il faut le surveiller et le doser comme n'importe quel moyen thérapeutique. Le repos absolu est rarement continué plus de deux mois, et encore lui adjoint-on souvent, à l'exemple de Weir Mitchell, un traitement (laxatifs; régime alimentaire surtout lacté; massage; électrisation faradique des muscles) qui réduit au minimum les inconvénients d'une immobilisation trop complète.

Nous passerons successivement en revue son emploi en médecine générale; dans les maladies nerveuses, et enfin dans les maladies mentales.

Alitement dans les états d'anémie, de dénutrition. — Nous n'avons pas à énumérer tous les cas de médecine générale qui, à un moment de leur évolution, dans les périodes fébriles notamment, nécessitent le séjour au lit : d'ailleurs, il ne s'agit pas là du véritable alitement. C'est surtout dans tous les états d'anémie, de dénutrition, d'asthénie (V. Chlorose, Anémie, Tuberculose, Maladie d'Addison), que son emploi méthodique est indiqué. Dans la chlorose, qui peut servir de type, il modère la diminution des globules, fait disparaître l'irritabilité nerveuse et la sensation de fatigue; associé à une alimentation appropriée et, dès que les fonctions digestives le permettent, aux ferrugineux, il donne les meilleurs résultats. L'alitement, avec immobilité complète au début, est prolongé pendant un mois à cinq semaines; on ne le cesse que progressivement. La constipation est facilement combattue par des laxatifs. Dans les formes légères; on pourra, dans la journée, remplacer le lit par la chaise longue. La chaise longue est utile, comme moyen de transition, à la fin d'un alitement rigoureux; enfin, elle permet de combiner facilement la cure de repos et la cure d'air (V. Phtisie).

Alitement dans les maladies nerveuses. — L'alitement joue maintenant un grand rôle dans le traitement des maladies nerveuses (V. Chorée, Tics, Goitre exophtalmique, Neurasthénie, Hystérie); on le complètera souvent par l'*isolement* ou tout au moins par la séparation du malade « de l'entourage moral et matériel qui est devenu partie intégrante de sa vie de valétudinaire » et qui rend vaine toute psychothérapie. En combinant d'une façon systématique le repos, l'isolement et une diététique spéciale, Weir Mitchell a créé une méthode de traitement, qui porte encore son nom, et qu'il destinait aux personnes maigres et souvent anémiques, tourmentées par la dyspepsie dans ses différentes formes ou par un défaut d'assimilation, ou surtout aux femmes neurasthéniques ou présentant, en plus de l'amaigrissement et de l'anémie, des symptômes d'hystérie. L'alitement dure de six semaines à deux mois. Au début, dans quelques cas pendant quatre ou cinq semaines, la malade ne peut s'asseoir dans son lit; parfois même il lui est interdit de se tourner sans aide. Elle ne peut ni coudre, ni lire, ni écrire, ni manger seule; le nettoyage des dents est la seule action tolérée. Au moment de faire le lit, on soulève la malade et on la transporte sur un canapé dans la position horizontale. Au bout d'une quinzaine de jours, on peut lui faire la lecture une à trois heures par jour. On lui permet d'abord de s'asseoir dans son lit, puis de prendre ses repas elle-même, enfin de rester assise quelques minutes hors du lit. Progressivement, au bout d'une semaine, elle peut se lever et rester assise pendant 15 minutes deux fois par jour. On diminue ainsi graduellement l'alitement; mais, même après la fin de la cure, il est bon encore pendant deux mois de conseiller le repos au moins deux ou trois heures par jour. Le massage (massage général, notamment de l'abdomen, mouvements des articulations, surtout des membres inférieurs) pratiqué tous les jours pendant six semaines, puis tous les deux jours et que l'on cesse dès que le malade se lève; l'électrisation avec courants interrompus à intermittence lente des masses musculaires; les laxatifs; un régime alimentaire, régime lacté pendant quatre à huit jours, puis suralimentation progressive, parfois des ferrugineux complètent ce traitement qui rend les plus grands services dans la neurasthénie, dans certaines formes d'hystérie, dans l'anorexie notamment.

Bien entendu, on ne l'applique pas systématiquement à tous les malades dans toute sa rigueur; Weir Mitchell ne le conseillait d'ailleurs que pour les formes graves de neurasthénie féminine. Souvent, au bout de quelques semaines ou même de quelques jours, on limitera l'alitement à quelques heures par jour, ou bien on permettra la chaise longue. Il restera le traitement de choix pour les nerveux épuisés à pression sanguine basse, à nutrition très ralentie et à état mental très déprimé.

Les injections de sérum ou de cacodylate de soude, les frictions sèches, les lotions, le drap mouillé utile le soir en cas d'insomnie et qui prépare à un traitement hydrothérapique ultérieur, sont une série de moyens qui ne doivent pas être négligés.

Dans une cure bien conduite, le sommeil et l'appétit se régularisent, le poids augmente progressivement, les forces reviennent; parfois les masses musculaires, surtout des membres inférieurs restent un peu molles, mais elles retrouvent rapidement leur vigueur dès que le malade commence à se lever.

Alitement dans les maladies mentales. — L'importance de l'alitement n'est pas moindre en pathologie mentale. Comme nous l'avons vu, il calme l'agitation, donne le repos au cerveau et à l'organisme tout entier, combat les troubles de dénutrition si fréquents dans les maladies mentales. Il facilite la surveillance et l'examen des malades, diminue les agressions et les violences. L'aliéné s'habitue à être considéré comme un malade ordinaire. L'alitement permet de diminuer les moyens de coercition et est, dans les asiles, un acheminement vers la disparition des quartiers cellulaires. Dans les maladies aiguës ou fébriles, la technique de l'alitement n'offre rien de particulier; il est rare qu'avec de la patience on n'arrive pas à faire rester au lit même les malades agités. L'alitement rigoureux est rarement continué au delà de deux mois; dans les traitements prolongés, on fait généralement lever le malade 2 ou 3 heures par jour et on lui fait faire une courte promenade. Beaucoup d'aliénistes préconisent l'emploi systématique de l'alitement pour toutes les psychoses aiguës et subaiguës. Il sera surtout utile dans les états maniaques, où il diminue l'agitation qui épuise le malade ; dans la mélancolie où il calme l'angoisse, régularise la pression artérielle et la température ; dans les délires fébriles, dans les délires toxiques, le délire alcoolique notamment ; dans la confusion mentale (v. c. m.).   *BRÉCY.*

ALLAITEMENT. — On désigne sous le nom d'*allaitement* l'acte de nourrir un enfant au sein. L'allaitement est qualifié d' « artificiel » quand il est fait avec un lait autre que le lait de femme. L'allaitement, dit « mixte », lorsqu'on adjoint du lait animal au lait de femme, ne mérite pas de faire une catégorie à part, il s'agit d'un mode d'allaitement au sein. Mais entre l'allaitement au sein et l'allaitement artificiel il est nécessaire de décrire une nouvelle méthode d'allaitement « par tétée artificielle ». En effet, au moyen de la succi-pompe de Rohan, on peut réaliser chez la femme une traite suffisante pour entretenir chez elle la lactation.

La période d'allaitement se termine au « sevrage », qui marque l'administration des premiers aliments autres que le lait.

Au point de vue pratique, on peut adopter les divisions suivantes : allaitement *maternel*, allaitement *par nourrice*, allaitement *par tétée artificielle*, allaitement *artificiel*.

A. — ALLAITEMENT MATERNEL. — L'allaitement maternel seul est naturel, physiologique, il doit servir de modèle à tous les autres modes d'allaitement.

I. **Contre-indications**. — Elles sont à considérer avant ou pendant l'allaitement.

1º **Avant l'allaitement.** — La mère pourra-t-elle nourrir ? C'est pendant la grossesse que cette question est posée. Avant d'y répondre, il faut se souvenir qu'il est impossible de juger à l'avance les qualités d'une nourrice. On peut voir des femmes, après une grossesse compliquée d'accidents d'auto-intoxication gravidique, d'albuminurie, de vomissements incoercibles, faire d'excellentes nourrices ; d'autres, quoique atteintes d'affection cardiaque, de chorée, ou présentant des manifestations hystériques et épileptiques, ont très bien pu allaiter leur enfant avec autant de succès pour elles que pour lui. Il convient donc, d'une façon générale, de ne poser son *veto* à l'avance qu'avec une grande réserve. La contre-indication à l'allaitement doit être pourtant formelle en cas de tuberculose pulmonaire avérée de la mère, aussi bien dans son propre intérêt que dans celui de son enfant.

La conformation des seins, dont les bouts sont ombiliqués, rentrés en dedans, difficiles à saisir, peut permettre de prévoir ou d'annoncer des difficultés, mais non de poser à l'avance une contre-indication à l'allaitement.

2º **Pendant l'allaitement.** — La suspension passagère de l'allaitement peut se trouver imposée dans les états infectieux comme la grippe, la pneumonie ou la fièvre typhoïde, etc. La suspension de l'allaitement devient nécessaire, moins par le danger non démontré du passage des microbes ou de leurs toxines dans le lait, que par l'insuffisance du lait sécrété dans ces circonstances, et la fatigue que l'allaitement peut entraîner chez une malade à la diète. On sait maintenant qu'il n'y a pas lieu de faire entrer en ligne de compte, comme contre-indication passagère à l'allaitement, le passage possible de certains médicaments dans le lait. Toutes les affections, nécessitant la diète plus ou moins absolue (appendicite par exemple), entraînent le plus souvent l'arrêt momentané de la lactation.

La suspension passagère de l'allaitement peut se trouver imposée par les affections aiguës du sein telles que lymphangites et abcès du sein (V. SEINS). Après la suspension plus ou moins longue de l'allaitement la fonction se rétablit progressivement, et arrive à retrouver ses qualités premières, mais parfois reste très inférieure à ce qu'elle était auparavant. On cite des exemples de retour de l'allaitement après des suspensions de 8, 10, 15 jours ou même de plus d'un mois. Toutefois il n'est pas rare de voir un retour très imparfait ou presque nul de la lactation.

II. **Sécrétion du lait chez la femme.** — Le premier lait sécrété est le *colostrum*, qu'on peut faire sourdre pendant la grossesse, souvent même dès les premiers mois.

On arrive à faire sourdre le colostrum, sans provoquer trop de douleur, en procédant de la façon suivante : on presse le mamelon à sa base, puis on ramène les doigts de la base vers la pointe. Si la manœuvre est maladroitement exécutée, on fait mal à la femme et rien ne sourd.

Le liquide qui paraît dans les orifices du mamelon est, suivant les moments, gris clair, quelquefois même transparent; ou épais, visqueux, jaunâtre. Au point de vue chimique, les substances qui composent le colostrum sont les mêmes que celles qu'on rencontre dans le lait, mais elles s'y montrent dans des proportions différentes et variables suivant le moment, suivant les sujets.

Au point de vue histologique on voit dans le colostrum des globules laiteux, des corpuscules décrits par Donné, et des leucocytes. La présence de ces différents éléments cellulaires caractérise le colostrum et indique une sécrétion ou une excrétion rudimentaire, ou ralentie, pouvant s'accompagner de phénomènes de résorption. Le colostrum s'observe pendant la grossesse, surtout à la fin, il devient plus abondant les premiers jours qui suivent l'accouchement, et il reparaît chaque fois qu'on ralentit ou qu'on supprime l'allaitement.

Le *lait* présente des caractères physiques, chimiques ou histologiques, qui le différencient nettement du colostrum. Mais l'étude de ces différents caractères ne conduit pas à beaucoup d'applications pratiques.

On est bien peu renseigné quand on a examiné du lait de femme dans la goutte qui sourd au bout du sein, ou qu'on l'a recueilli dans une cuillère, comme on ne manquait jamais de le faire autrefois. L'analyse chimique, révélant que la caséine, ou le beurre, ou le sucre se montrent en proportions plus ou moins considérables dans tel ou tel lait, nous éclaire bien peu, quoi qu'on en ait dit, sur la valeur nutritive de ce lait. L'examen histologique, en dehors de l'apparition des caractères colostraux qui expriment un ralentissement de la lactation, permet de constater la présence de globules laiteux dont le nombre et le volume n'ont pu jusqu'ici fournir d'éléments sérieux d'appréciation sur les qualités d'un lait.

Le « cytopronostic » de la lactation proposé par Weil et Thévenet, par Lévy mérite d'être vérifié, avant que l'on puisse affirmer que la mononucléose constatée dans un lait annonce une médiocre nourrice, ou que la polynucléose promet une bonne nourrice.

Au point de vue pratique, il ne reste que l'état de santé et de développement du nourrisson comme véritable réactif de la valeur nutritive d'un lait.

La sécrétion du lait chez la femme est soumise à des variations dépendant des aptitudes de chaque sujet, de son genre de vie, de son alimentation. La sécrétion est d'autant plus facile que la femme a déjà nourri, et que son enfant tette plus vigoureusement. On ne connaît à l'heure actuelle aucune substance, dont le pouvoir galactogène soit certain. Le régime seul paraît avoir une influence incontestable sur la production du lait. Aussi il convient de veiller à ce que l'alimentation soit suffisante, et surtout riche en farineux sous toutes leurs formes : farine, pain, pâtes alimentaires, pâtisserie, pommes de terre, pois, haricots, lentilles, etc. La viande n'est pas indispensable, mais elle ne doit pas être prise en excès. Quant aux boissons fermentées, aucune, bière comprise, ne possède de vertus galactogènes nettement démontrées. On a vu des femmes faire des nourrices parfaites tout en ne buvant que de l'eau.

Influence de la menstruation et de la grossesse sur la sécrétion lactée. — La menstruation est généralement supprimée chez la femme qui nourrit, mais il est commun de n'observer cette suppression complète qu'au bout de plusieurs allaitements, la menstruation persiste souvent au cours des premiers allaitements, et ne se montre que de plus en plus tard au cours des allaitements successifs. Pendant les règles, la sécrétion du lait se trouve souvent diminuée : l'enfant se montre alors un peu plus inquiet pendant quelques jours, son poids reste stationnaire et il rend souvent à ce moment quelques selles vertes, mais il n'y a pas là de quoi justifier les préjugés qui ont eu cours à ce sujet. Il n'y a dans ces faits *aucune indication à supprimer l'allaitement*. Les règles passées tout rentre dans l'ordre. Seules des règles trop rapprochées ou trop prolongées peuvent devenir une contre-indication à l'allaitement maternel (Pinard).

Une nouvelle gestation, survenant chez une femme qui nourrit, n'a pas non plus les graves conséquences qu'on a cru devoir lui attribuer. On voit la grossesse évoluer longtemps sans que le nourrisson paraisse avoir une alimentation insuffisante. La femme supporte le plus souvent très bien l'allaitement et la grossesse. Chez les animaux les mêmes faits se constatent d'une façon banale : les vaches pleines restent très bonnes laitières.

Durée de la sécrétion lactée. — Elle peut, si on cherche à l'entretenir, durer assez longtemps, aux environs de deux ans ou même plus, mais il est inutile de la pousser jusqu'à ces limites. L'enfant doit être sevré vers la fin de la première année. Lorsque l'ablation des ovaires a été nécessaire pendant la grossesse ou pendant l'accouchement, la durée de la sécrétion lactée est augmentée chez la femme comme chez la vache (Pinard).

III. **Direction de l'Allaitement.**

1° **L'Allaitement pendant les premiers jours.** — Le nouveau-né qui est nourri pour ainsi dire passivement pendant la grossesse, comme un tissu maternel, trouve d'abord dans le colostrum une alimentation légère, dilatant peu les voies digestives et avec cela, prétend-on, légèrement laxative, favorisant l'expulsion du méconium; il arrive ainsi par une douce transition à l'alimentation active, personnelle. Son appétit s'est développé à ce régime léger, il va téter avidement, et la sécrétion lactée se fera d'autant plus active que les succions seront plus énergiques, elles auront aussi pour effet d'assouplir et de conformer les bouts de seins, que l'enfant saisira de plus en plus facilement.

Si la montée laiteuse tarde à se produire, le nouveau-né proteste énergiquement par des cris contre la famine qui lui est imposée. Il faut savoir dans ces circonstances lui administrer quelques cuillerées de lait stérilisé, coupé de moitié d'eau bouillie légèrement sucrée, en ayant la préoccupation de ne pas le rassasier, et de lui laisser la sensation de faim qui le fera téter vigoureusement. A ce régime il n'est pas étonnant qu'il perde de son poids, et cela pour différentes raisons : il prend une alimentation très peu copieuse, il urine et perd du méconium. Cette *perte de poids* est d'autant plus accentuée que l'enfant naît d'un poids plus élevé. Il est fréquent de voir de gros enfants perdre ainsi 5 ou 400 gr., tandis que les moyens perdent environ 200 gr. Les enfants ayant perdu du méconium au cours du travail font des différences de poids moins accentuées. Il ne faut pas, dans cette période qui précède la montée laiteuse, se hâter de renoncer à l'allaitement maternel, et l'on doit se souvenir qu'il faut des jours, des semaines et quelquefois des mois pour qu'une nourrice puisse se montrer dans la plénitude de ses facultés.

Au moment de la montée laiteuse, les seins sont tendus, difficiles à prendre, et somme toute ne donnent pas de très grandes quantités de lait, néanmoins, chaque tétée apporte à la mère un véritable soulagement. Il faudra parfois, pour calmer de très vives douleurs, placer sur les seins des compresses humides et bien exprimées, aussi chaudes qu'elles peuvent être supportées.

C'est dans cette période qu'apparaissent souvent les crevasses si douloureuses du mamelon (V. SEINS). Certaines femmes dont les bouts de seins sont naturellement fissurés, comme framboisés, ou difficiles à saisir, y sont particulièrement prédisposées. Il faut dans ces cas soigneusement laver le mamelon avec de l'eau stérilisée pour éviter l'infection de ces petites plaies et la lymphangite consécutive. Dans ce but on a conseillé des applications de substances antiseptiques très diluées, ou de *simples attouchements* avec du cognac ou de l'eau oxygénée à douze volumes étendue de moitié d'eau bouillie, mais il faut soigneusement laver le sein, pour le débarrasser de toute trace de ces différentes substances, avant chaque tétée.

2° **L'Allaitement pendant les premiers mois.** — Le moment est venu de donner des conseils concernant : *A*, le *nombre des tétées*, — *B*, les *quantités de lait* que l'enfant doit prendre, — *C*, les *augmentations de poids* qu'il doit normalement présenter, — *D*, l'*accroissement de la taille*, — *E*, l'*hygiène de la femme qui allaite.*

A) *Le nombre des tétées.* — La réglementation naturelle des tétées serait de mettre au sein l'enfant, chaque fois qu'il se réveille et se met à crier. C'est ainsi, du reste, qu'il convient de procéder les premiers jours et pendant la montée laiteuse pour calmer dans la mesure du possible les douleurs provoquées par les phénomènes fluxionnaires. Lorsque ceux-ci sont dissipés, il y a avantage à réglementer le nombre et les heures des tétées, en tenant compte des occupations sociales et du temps de sommeil de la mère. Le nourrisson sent rapidement la discipline qui lui est imposée, et prend en peu de temps les habitudes qu'on lui indique. Il y trouve aussi son bénéfice, dans l'organisation de son temps de sommeil et de digestion. En tenant compte de toutes ces considérations, il faut laisser s'écouler au moins 2 heures et demie, entre chaque tétée, pour que le nourrisson ait eu le temps de digérer le lait et de vider son estomac. Si l'on tient compte du temps employé pour la tétée elle-même, on voit que celle-ci est renouvelée en réalité toutes les 3 heures, il est peu pratique d'instituer huit tétées, ou plus, pendant les 24 heures, comme le conseillent nombre d'auteurs. Il est de bonne politique, au point de vue de la réussite de l'allaitement maternel, de bien ordonner ces heures de tétées, afin de laisser à la mère la libre disposition de ses heures de repas, de repos et de sortie suivant son état social. La réglementation doit avoir surtout pour but d'espacer suffisamment les tétées, tout en laissant pendant la nuit un repos de 6 heures consécutives, et cela aussi bien pour la mère que pour l'enfant. En obéissant à cette règle on prescrira pour commencer sept tétées par 24 heures.

Il ne faut pas encourager la suspension de l'allaitement pendant 8 à 10 heures de nuit. La glande mammaire, qui reste aussi longtemps sans fonctionner, ne tarde pas à montrer une sécrétion ralentie. La production du lait diminue rapidement chez les femmes qui ne donnent pas le sein de toute une nuit.

Les tétées seront prises soit à un seul sein, soit aux deux seins suivant l'abondance de la lactation.

B) *Les quantités de lait pour chaque tétée.* — Elles sont très variables, suivant le volume et l'appétit des enfants. On constate que les enfants bien portants prennent par jour, dans le premier mois, des quantités de lait variant de 5 à 700 et 800 gr. environ. Ces chiffres s'atteignent progressivement; tel nourrisson se développe très bien au début en prenant aux environs de 500 gr. de lait par 24 heures ou même moins. Dès le deuxième mois la quantité de lait prise monte de 5 à 7, 8 ou 900 gr. pour atteindre ou dépasser quelquefois le litre les mois suivants. Ces quantités étant prises en 6 ou 7 tétées on peut se rendre compte de la valeur de chaque tétée en particulier. Elles sont variables, le lait se trouvant sécrété suivant les heures avec plus ou moins d'abondance. Les tétées de la fin de la journée sont ordinairement moins abondantes que la première tétée du matin. Le lait pris à chaque tétée peut varier de 50, 60 à 80, 100 gr. dans le premier mois, pour arriver plus tard entre 100 et 200 gr. et quelquefois au delà, à mesure que le nourrisson grandit et que la capacité de son estomac augmente. La balance permet de contrôler facilement la valeur de chaque tétée, il suffit de déposer le nourrisson tout habillé sur la balance avant et après son repas.

On peut très bien, sans recourir à la pesée, avec un peu d'habitude, apprécier l'état de satisfaction de l'enfant, lorsqu'il abandonne le sein, l'air satisfait, à moitié ou complètement endormi, la bouche ouverte encore humide de lait. Il faut alors le déposer avec précaution dans son berceau pour ne pas provoquer de régurgitation. Cette régurgitation immédiate, évacuation du trop-plein de l'estomac, est à distinguer des vomissements survenant un certain temps après la tétée, alors que la digestion du lait est commencée. Si l'enfant n'a pas trouvé au sein une tétée suffisante, il se met à crier quand on le retire du sein, et se calme quand on l'y remet, puis il l'abandonne lui-même pour crier, ou finit, fatigué, par s'endormir. Si l'insuffisance de la nourrice se prolonge, la voix de l'enfant se casse à force de crier, elle devient plus faible et voilée ; le sommeil est moins profond, mais l'enfant reste continuellement somnolent, son visage est fatigué, ses chairs deviennent moins fermes, puis flasques et flottantes ; il y a une véritable constipation, il se mouille moins fréquemment, ses urines sont plus foncées, *les selles deviennent plus rares*, d'abord de coloration normale, puis vertes; *enfin les pariétaux chevauchent l'un sur l'autre au niveau de la suture sagittale* (fig. 38). On peut donc par la physionomie de l'enfant juger la valeur de l'allaitement qu'il reçoit.

On a voulu résumer dans les formules les quantités de lait à accorder à chaque enfant suivant son âge et son poids.

En pratique, ces formules ne sauraient rendre de grands services, chaque enfant présente un appétit spécial, une façon personnelle de digérer, il subit à sa manière l'influence de l'alimentation qui lui est donnée, il faut enfin tenir compte de la valeur nutritive du lait de telle ou telle femme. C'est tout cela qui doit être apprécié pour indiquer l'augmentation ou la diminution du nombre et de l'abondance des repas.

PINARD indique les quantités suivantes (Puériculture du 1er Age) :
Le premier jour de 0 à 20 *cuillerées* à café au maximum ;
Le troisième jour de 20 cuillerées à café à *un quart de litre* au maximum ;
Le cinquième jour, d'un quart de litre à *un demi-litre* toujours au maximum ;
Du cinquième jour au trentième jour, d'un demi-litre à *un litre* au maximum.

Ces quantités ne sauraient être dépassées au cours de la première année sans tomber dans la suralimentation. D'autres auteurs ont proposé des rations peu considérables. C'est ainsi que Maurel n'accorde que 100 gr. par kilogramme de fœtus, ce qui est peu.

Variot a proposé récemment (1908-1909) d'établir la ration alimentaire du nourrisson non plus d'après son poids ni son âge, mais d'après sa taille. D'après l'étude très attentive et prolongée de deux nourrissons suivis quotidiennement, Variot établit que la ration peut être établie en grammes en multipliant par le coefficient 15 le chiffre de la taille d'un enfant.

C) *Augmentations de poids du nourrisson.* — Le nourrisson bien portant et suffisamment nourri s'accroît d'une façon régulière. En réunissant les chiffres traduisant l'augmentation d'un certain nombre d'enfants on a constitué des moyennes d'augmentation. Il est beaucoup plus important de noter la physionomie de cet accroissement que les chiffres moyens qui le traduisent. Il faut retenir qu'après la perte de poids des premiers jours, l'augmentation se maintient à un chiffre assez élevé pendant les deux ou trois premiers mois, puis les augmentations se font plus faibles les mois suivants. Les garçons, d'une façon générale, font des augmentations plus marquées que les filles. A combien se chiffrent ces augmentations non pas en moyenne, mais dans les cas particuliers? On voit des enfants augmenter quotidienne-

ment les premiers mois de 15 à 20 gr. par jour, d'autres de 25, 50 ou 55 gr. et même plus, cha-cun suivant ses aptitudes et son alimentation. Il n'est pas rare de noter un système de compensa-tion : les enfants qui aug-mentent beaucoup le pre-mier mois et le second, peuvent moins augmen-ter le troisième, et inver-sement des enfants, ayant eu un premier mois dif-ficile, font de plus belles augmentations les mois suivants. Certains enfants présentent plus que d'au-tres l'aptitude à engrais-ser, et sont plus ou moins poussés par la suralimen-tation à une véritable obésité, et à des troubles arthritiques précoces. En résumé, la balance doit servir à constater les per-tes de poids ou les défauts d'accroissement beau-

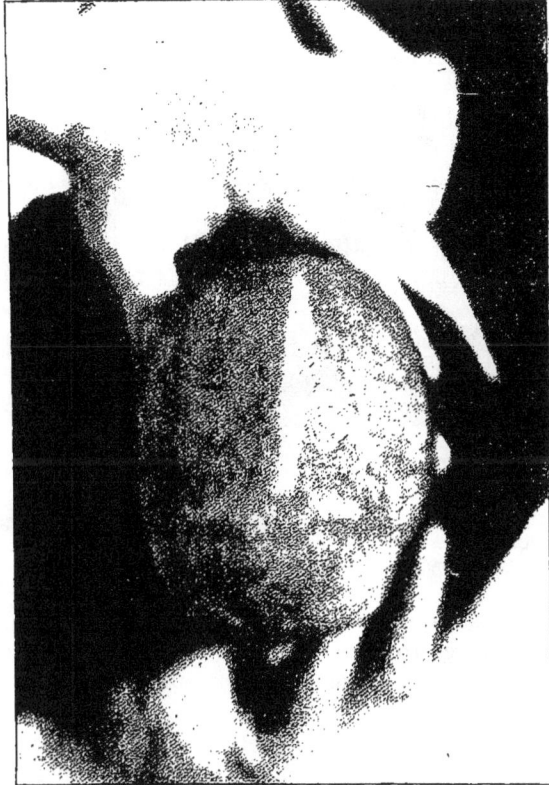

Fig. 38. — Chevauchement de la suture sagittale chez un enfant diminuant de poids.
(Extrait des *Éléments d'Obstétrique* de Wallich. Steinheil, édit.)

coup plus que le chiffre d'augmentation. Il est plus important de recourir à la balance quand l'enfant paraît ne pas bien se porter, que lorsqu'il présente tous les signes de la santé. L'augmentation ne se traduit pas toujours, loin de là, d'une façon quotidienne. Il ne faut pas l'oublier.

On a essayé de fixer en des formules les chiffres moyen d'augmentation du nouveau-né.

Ces chiffres ne peuvent être que très approximatifs et ne doivent être utili-sés que comme points de repère.

Pinard indique les chiffres suivants :

Le 1er mois	de 15 à 50 gr. par jour,	—	de 500 à 1000 gr. par mois.		
Le 2e	—	20 à 35	—	800 à 1200	—
Le 3e	—	20 à 40	—	800 à 1400	—
Le 4e	—	15 à 30	—	450 à 900	
Le 5e	—	10 à 20	—	300 à 600	—
Le 6e	—	10 à 15	—	300 à 450	—

Ces différentes pesées sont effectuées à l'aide de balances appelées pèse-bébés.

Des nombreux systèmes de balances ont été proposés pour cet usage. Les plus simples, en apparence, reposant sur l'élasticité de ressorts d'acier, ne

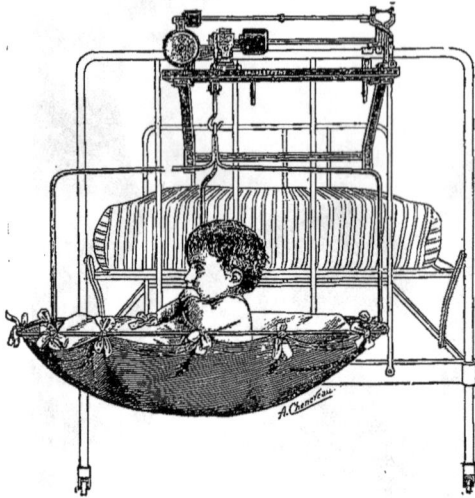

Fig. 59. — Pèse-bébés (système de la balance romaine) fixé à un lit.

sont pas utilisables pour l'évaluation des tétées, étant donné qu'on ne parvient pas à doter ces instruments d'une sensibilité suffisante. Les pèse-bébés à ressorts rendent néanmoins des services aux médecins inspecteurs des enfants assistés.

Les modèles courants sont les balances à deux plateaux, dans lesquelles on substitue à l'un des plateaux un panier ou un hamac destiné à recevoir l'enfant. Mais l'enfant est peu en équilibre sur son hamac et d'autre part les poids s'égarent facilement. Ces inconvénients peuvent être évités en adaptant au pèse-bébés,

comme dans le modèle que j'ai fait construire (fig. 59), les avantages de la balance romaine. L'enfant est alors très stable et les poids adhérents à des tiges, sur lesquelles ils glissent, ne peuvent être égarés.

D) *Accroissement de la taille*. — Jusqu'à ces dernières années, l'examen de la taille du nourrisson n'était pas pratiqué d'une façon courante. Variot et ses élèves, Lascoux et Lassablière, ont appelé (1908-1909) l'attention sur l'intérêt que présentait la surveillance de l'accroissement en taille : accroissement considérable, d'après ces auteurs, il est de 20 cm dans la première année, 10 cm dans les trois premiers mois, se répartissant ainsi :

1er mois	+ 4 centimètres.	4e mois	+ 3 centimètres.
2e —	+ 3 cm 5	5e —	+ 0 cm 5
3e —	+ 2 cm 5		

Cet accroissement de la première année est le plus élevé de toute l'existence.

A la suite de recherches sur le développement de l'adulte en rapport avec le mode d'allaitement suivi dans le premier âge, nous avons été conduit avec deux de mes élèves (Wallich et Roger Simon) à penser que l'exiguïté définitive de la taille paraissait souvent dépendre d'un défaut d'accroissement produit au cours de cette première année.

Il y a donc une nécessité absolue, en vue du développement présent et à venir, de surveiller, par la mensuration, l'accroissement de la taille au cours de la première année.

E) *Hygiène de la femme qui allaite.* — Pour Marfan, l'alimentation de la femme qui allaite sera tirée à peu près à parties égales du règne animal et du règne végétal. Mais à cette opinion, on peut opposer de nombreuses observations de femmes n'ayant pas les moyens d'adopter un régime carné quotidien, qui font néanmoins de parfaites nourrices. La viande n'est donc pas indispensable à la femme qui allaite, et il faudra de toutes façons interdire qu'elle soit prise en excès. Les aliments farineux sont nécessaires à la nourrice et montrent une véritable action galactogène. Néanmoins, il faudra éviter l'emploi quotidien des féculents très azotés, comme les différentes légumineuses, pois cassés, haricots blancs, fèves, lentilles, surtout quand ils viennent s'ajouter au régime carné. Les pommes de terre, les farines de céréales, l'orge, le maïs, l'avoine, le riz, les pâtes alimentaires doivent prendre une large place dans l'alimentation des nourrices. Les légumes frais devront entrer dans le régime de chaque jour, ainsi que les fruits crus ou cuits, sauf les exceptions indiquées plus loin.

Il faudra défendre les viandes faisandées, conservées, les mets épicés, les fromages fermentés. L'ail et l'oignon peuvent aromatiser le lait d'une façon désagréable pour l'enfant. Les choux, les choux-fleurs, les asperges et le cresson sont traditionnellement défendus ainsi que tous les acides. Les boissons fermentées doivent être rationnées, et ne sont pas nécessaires, elles ne doivent être prises que largement diluées. Le thé et le café ne peuvent être tolérés, chez les femmes habituées à leur usage, qu'en très petites quantités.

Certaines substances médicamenteuses ont eu jusqu'ici la réputation de passer dans le lait, et d'être dangereuses pour le nourrisson (opium, iode, mercure, arsenic). Plauchu (de Lyon) a administré de nombreuses substances médicamenteuses, sans noter le moindre effet fâcheux chez les enfants allaités par ces femmes. Couvelaire a vu une nourrice atteinte de crises douloureuses de cholécystite recevoir des doses quotidiennes de morphine pendant plusieurs mois, sans qu'on ait noté le moindre inconvénient chez son nourrisson. Divers médicaments passent pour diminuer l'activité de la sécrétion lactée, tels sont l'antipyrine, le chloral et le camphre. Enfin, il est bon de savoir qu'un purgatif, quand il est utile, peut être prescrit sans hésitation chez une nourrice.

Quant aux substances dites galactogènes, leur action est rien moins que démontrée. Plauchu vient encore de constater que ces diverses substances n'ont réussi à produire aucune modification une fois la sécrétion maxima obtenue. Celle-ci serait, d'après cet auteur, réalisée, après une période progressivement croissante, trois ou quatre semaines après l'accouchement. Jusqu'à ce moment il serait difficile de dire si l'augmentation de la sécrétion est physiologique ou sous la dépendance des médicaments administrés. Les recherches de Fieux sur l'opothérapie placentaire, recommandées par Bouchacourt, l'avaient conduit au même scepticisme.

En réalité, la succion seule agit d'une façon efficace pour augmenter le rendement de la sécrétion lactée, d'où la pratique ancienne de recourir aux tétées d'un nourrisson vigoureux pour exciter la sécrétion mammaire. On voit, dans les services où les nourrices ont beaucoup de lait à donner, cette sécrétion atteindre les chiffres de 1500 gr. et même deux litres de lait dans les 24 heures.

On pourra désormais recourir à l'excitation de la sécrétion lactée par succion au moyen de la succi-pompe de Rohan.

Les émotions pouvant avoir une action passagère sur la sécrétion lactée, il est naturel de recommander pendant l'allaitement une existence calme. Les rapports conjugaux peuvent être autorisés avec modération, et en prévenant qu'une grossesse peut survenir au cours de l'allaitement même quand la menstruation est supprimée.

3° **Durée de l'allaitement.** — La nature fournit certaines indications à ce sujet, et il convient d'en tenir compte. A la fin de la première année, l'enfant a le plus souvent un certain nombre de dents, d'autre part, le lait fourni par la mère peut commencer au bout de ce temps à être moins abondant. L'expérience a démontré que l'allaitement, prolongé au delà de la première année, s'accompagnait d'un certain arrêt dans les progrès du nourrisson : les dents sont plus lentes à paraître, l'enfant montre du retard à marcher, il se produit un véritable temps d'arrêt qu'on peut dissiper en sevrant. Il est donc inutile de prolonger l'allaitement au delà de 12 à 14 mois, si l'on ne se trouve pas dans les mois chauds. On aura pu, souvent avec avantage, le mitiger auparavant par l'allaitement mixte dont il va être question à propos du sevrage.

Sevrage. — Sevrage devrait signifier cessation de la nourriture au sein, cessation de l'allaitement proprement dit. Dans ces conditions, l'allaitement dit mixte serait une sorte de demi-sevrage.

1° **Allaitement mixte.** — C'est l'allaitement qui consiste soit à remplacer une, deux tétées ou plus par du lait animal, soit à compléter avec le lait des tétées insuffisantes. Il sera traité plus loin, à propos de l'allaitement artificiel, de la question du lait à choisir et de la façon de le préparer. Les résultats de l'allaitement mixte se rapprochent de ceux fournis par l'allaitement exclusivement maternel. Sous des influences encore mal déterminées, le lait maternel doit agir, même en petite quantité, pour favoriser la digestion et l'assimilation du lait animal. Toutefois, il est bon de ne pas oublier que l'allaitement mixte assure moins de sécurité, au point de vue des infections intestinales, que l'allaitement maternel, et il ne faut pas le prescrire sans motifs. *Il faut surtout ne pas oublier que la femme, qui supprime une ou deux tétées par jour, devient, à partir de ce moment, une moins bonne nourrice.* Cette réserve faite, il convient de dire que l'allaitement mixte trouve ses indications, chaque fois que la mère se trouve nourrice insuffisante. Cette insuffisance se manifeste suivant les femmes, et chez la même femme à des époques différentes, tantôt au bout de 5 mois, 6 mois, ou plus tard. C'est par la surveillance de l'état et du développement du nourrisson, qu'il faut déterminer l'époque à laquelle il convient d'augmenter la quantité de lait animal. Vers le 10ᵉ mois on peut avec avantage, de parti pris, faire entrer dans l'alimentation, comme aliment plus substantiel, le lait de vache, de façon à amener l'enfant par une douce transition vers le sevrage.

L'allaitement mixte peut être prescrit de deux façons différentes : une première manière consiste à remplacer une ou plusieurs tétées par des biberons de lait animal; dans une deuxième manière, on laisse le même nombre de tétées et on les complète au lait animal, de façon à les rendre suffisantes.

La première méthode convient surtout, quand l'allaitement au sein, bien que suffisant, devient pour la mère une source de fatigue, ou ne lui permet pas de remplir toutes ses occupations professionnelles; cette façon de faire présente comme conséquence rapide une diminution très marquée de la sécrétion lactée.

La deuxième méthode d'allaitement mixte, en maintenant le nombre normal des tétées qu'on complète, présente le grand avantage de conduire, au contraire de la précédente, à l'augmentation de la sécrétion mammaire. Elle doit être prescrite chaque fois qu'il y a insuffisance de la lactation.

2° **Sevrage proprement dit.** — Il aura été opéré soit d'une façon lente, progressive, insensible, soit, si cela est nécessité par une maladie ou un accident de la mère, d'une façon brusque. *Il faudra éviter de faire le sevrage pendant les grosses chaleurs*, c'est-à-dire pendant les mois de juin, juillet, août et septembre, et même octobre. C'est en effet le moment où le lait s'altère avec la plus grande facilité, et entraîne le plus souvent des infections gastro-intestinales très graves.

Le sevrage se fait progressivement en donnant à l'enfant une, puis deux, puis trois fois par jour et plus du lait animal, sans autre substance alimentaire. On éprouvera quelquefois de véritables difficultés à faire accepter par l'enfant ce nouveau lait. Il faudra persister en le lui offrant tiède, sucré, ou non sucré, et même en lui donnant les premières cuillerées de force, si cela est nécessaire. Pour cela, on lui pince le nez, et, au moment où il ouvre la bouche, on dépose sur sa langue une petite quantité de liquide, qu'il se trouve obligé de déglutir. Après quelques luttes de ce genre, l'enfant cède toujours, et accepte avec plaisir le lait qu'il repoussait avec persistance. Voilà pour le passage du lait maternel au lait animal.

Les premières substances alimentaires incorporées au lait animal sont généralement facilement acceptées; la bouillie à la farine de froment est le plus souvent la première administrée.

La préparation de cette bouillie est des plus simples, il suffit de délayer dans un peu d'eau une cuillerée à café de farine, de façon à bien mélanger la farine à l'eau, puis on verse ce mélange dans du lait bouillant, et on laisse bouillir le tout une dizaine de minutes en agitant le liquide avec une cuillère pendant tout ce temps; on ajoute enfin un peu de sucre, plus tard un peu de beurre. On pourra chez un enfant constipé faire des bouillies à la farine d'orge, ou, chez un enfant qui a des selles fréquentes, employer la farine de riz.

Il faudra établir de la variété dans le régime de l'enfant, et employer des farines différentes : arrow-root, tapioca, semoule et plus tard vermicelle. Le racahout, composé d'un mélange à parties égales de cacao, de fécule, pour deux parties de sucre en poudre, forme de très bons potages. Pinard conseille de s'en tenir à ces produits simples, sans recourir aux farines composées qu'on trouve dans le commerce sous différents noms, et dont on ne connaît pas la composition exacte. En somme, il s'agit d'une alimentation liquide ou semi-liquide, dont le lait, à la dose d'environ un litre par jour, restera la base fondamentale. C'est par l'examen de chaque enfant (fonctions intestinales, pesées, mensurations, aspect extérieur) que l'on saura quand il y a lieu de modifier son régime.

Pour augmenter la ration alimentaire, on donnera des œufs, le jaune seul d'abord délayé dans du lait ou dans la bouillie, puis des œufs à la coque peu cuits et des œufs brouillés, sans beurre, sur un feu très doux. Le pain, les biscottes, les biscuits, pourront être donnés en petite quantité, soit en nature, soit plutôt en les faisant entrer dans les potages sous forme de panades, longtemps cuites et passées au tamis.

Un bon régime pour toute la deuxième année se ramène à la formule de Pinard : *lait, pain, œufs*, auxquels on peut déjà, après dix-huit mois, adjoindre le jus de compotes ou de confitures, et quelques purées, surtout la purée de pomme de terre, finement passée.

B. — ALLAITEMENT PAR NOURRICE. — La nourrice allaite soit en emportant le nourrisson chez elle, soit en laissant son enfant pour aller vivre auprès du nourrisson, elle devient alors nourrice sur lieu. Dans les deux cas, un enfant est condamné à vivre éloigné de sa mère ; dans un cas c'est le nourrisson, dans l'autre c'est l'enfant de la nourrice. D'après les statistiques, l'enfant placé en nourrice au sein, loin de sa famille, meurt en plus grande proportion que l'enfant nourri artificiellement dans la famille. Quant aux enfants des nourrices, ils ont succombé jusque dans la proportion de 50 pour 100. Voilà ce qu'il convient d'avoir à l'esprit quand on est interrogé sur la question de savoir si une mère pourra nourrir son enfant.

La loi Roussel. — Cette loi, du 23 décembre 1874, a eu pour but la protection de l'enfant abandonné par la mère nourrice en prescrivant dans un de ses articles que :

« Toute personne qui vient se placer comme nourrice sur lieu est tenue de se munir d'un certificat du maire de sa résidence, indiquant si son dernier enfant est vivant et constatant qu'il est âgé de 7 mois révolus, ou, s'il n'a pas atteint cet âge, qu'il est allaité par une autre femme.... » (Extrait de l'article 8.)

L'enfant de nourrice abandonné par elle, avant qu'il ait atteint 7 mois, est donc, quand la loi est appliquée, placé chez une nourrice au sein. Cet enfant n'en succombe pas moins dans la proportion de un sur deux, la loi ne permettant pas d'empêcher l'éloignement prématuré de la mère et ses conséquences fatales.

Choix d'une nourrice. — Appelé à donner ses conseils sur le choix d'une nourrice, on doit se préoccuper non seulement du nourrisson, mais aussi de la nourrice elle-même et de son enfant. A ces différents points de vue, il importe de refuser comme nourrice les femmes trop récemment accouchées. Il faut d'abord prendre en considération que l'enfant de la nourrice est d'autant plus exposé qu'il est abandonné plus jeune par sa mère, même auprès d'une nourrice au sein. D'autre part, il convient de ne pas oublier que les manifestations contagieuses de la syphilis héréditaire peuvent encore se montrer d'une façon assez tardive dans le premier ou le

second mois après la naissance. Pour ces raisons capitales, il faut éliminer
d'emblée les nourrices accouchées depuis moins de trois mois; or, ce sont
celles qui sont le plus fréquemment présentées. Il est absolument exceptionnel de rencontrer une nourrice songeant à se placer, alors que son
enfant a sept mois révolus, ainsi que le demande la loi Roussel; cette
nourrice pourrait parfaitement fournir encore une carrière d'allaitement
suffisante pour un nouveau-né. C'est en somme la nourrice accouchée
depuis quatre mois environ qu'on peut encore rencontrer; c'est elle qu'on
en est réduit à choisir.

Quelles sont les qualités qu'on exigera d'elle? — Les auteurs se sont
étendus avec complaisance sur ces qualités, qu'il est du reste inutile de
trouver réunies. Il est beaucoup plus sage de chercher, dans l'examen d'une
nourrice, les défauts qui nécessiteront son élimination, que les qualités qui
pourraient la faire accepter. Sur ces qualités, en effet, portant sur la valeur
nutritive et l'abondance de son lait, rien ne peut nous renseigner que l'état
du nourrisson.

Examen du nourrisson. — C'est là, malgré toutes les supercheries possibles, qu'il convient de concentrer, tout d'abord et avant tout, l'examen le
plus soigneux. Il a été indiqué plus haut, à propos de l'allaitement maternel, quelle devait être la physionomie de l'enfant bien portant et bien
nourri, il faut retrouver ce tableau absolument au complet chez l'enfant de
la nourrice. Il faut refuser sans hésiter la nourrice qui présente un enfant
pâle, aux chairs flasques et d'un développement insuffisant; il sera d'une
bonne pratique de le peser, et de mesurer sa taille. Il convient enfin de
rechercher attentivement si cet enfant ne présente pas d'éruptions, ni de lésions au niveau des muqueuses buccales ou anales. En dehors de cet examen,
rien ne peut nous renseigner, ni l'analyse chimique ou histologique du
lait, ni sa peu ragoûtante dégustation, ni l'examen de son apparence claire
ou opaque dans une cuillère, *l'état du nourrisson est le seul réactif indiquant la valeur d'une nourrice.*

Recherche des défauts de la nourrice. — On doit avoir pour but de
dépister toute affection aiguë ou chronique qui pourrait exister chez elle.
Généralement la nourrice, qui cherche à se placer, ne présente aucune
affection aiguë, mais il faut, toujours et dans tous les cas, rechercher si elle
ne présente pas de trace de syphilis ou de tuberculose.

Au point de vue de la *syphilis*, on procédera avec méthode, on cherchera
au niveau du cou s'il n'y a pas de taches pigmentées, de l'adénite cervicale
ou sous-maxillaire, puis on recherchera avec soin à la partie interne des
joues, sur la luette, les amygdales, la langue, s'il n'y a pas de plaques
muqueuses; on aura soin aussi de regarder si les téguments ne présentent
rien de suspect. Au point de vue syphilis, là se borne généralement l'examen, et en procédant de la sorte on a des chances de déceler des manifestations secondaires, mais le gros danger c'est que la nourrice peut être
en période d'incubation, au moment de l'examen. On a pu du même coup
chercher s'il n'y a pas de traces d'*adénite* ou de *lésions cutanées tuberculeuses.* On pratiquera ensuite l'*auscultation* des poumons. Là se borne le
plus souvent l'examen médical de la nourrice, qu'il est inutile, et pour

cause, d'interroger sur sa santé ou ses maladies. Ce n'est qu'alors qu'on pourra rechercher quelles peuvent être ses qualités.

Recherche des qualités de la nourrice. — D'abord on pourra s'assurer qu'elle possède des *glandes mammaires bien développées*; c'est de la glande qu'il s'agit et non pas du tissu graisseux de la mamelle. Les seins n'ont pas besoin d'être volumineux : ils présentent avant la tétée une certaine consistance, mais peuvent être flasques après la tétée, et se montrent très souvent sillonnés de veines apparentes. Les *bouts des seins* doivent être souples et saillants, faciles à saisir par le nourrisson, laissant sourdre à la pression du mamelon quelques jets de lait, mais cela peut quelquefois ne pas se montrer après la tétée, même chez la meilleure nourrice. On peut enfin diriger ses préférences sur les *multipares* ayant déjà allaité, la sécrétion lactée étant plus facile quand elle a été répétée. Ceci fait, que la nourrice soit blonde ou brune, grande ou petite, du Limousin ou de la Nièvre, etc., tout cela n'a pas à être pris en considération.

La nourrice choisie, on a le devoir de la protéger contre les exigences parfois exagérées des parents, mais il convient aussi de lui faire comprendre qu'on n'encouragera de sa part aucune demande abusive, et qu'on ne redoute nullement, si cela devenait nécessaire, un changement de lait.

Direction de l'allaitement par nourrice. — **La sécrétion lactée chez la nourrice.** — Le nouveau-né mis au sein d'une nourrice accouchée depuis quatre mois environ trouve, dès les premières succions, du lait en abondance. Il faut veiller à le laisser peu de temps au sein, sinon il remplira rapidement son estomac et aura immédiatement des régurgitations. Toutefois, en prenant le lait en abondance et même en excès, il n'en prendra dans les premiers jours que de très petites quantités, en proportion de celles qui étaient prises par l'enfant plus âgé de la nourrice. Les seins de celle-ci sont d'abord le siège d'un gonflement douloureux, puis la sécrétion diminue, et il n'est point rare de voir cette diminution très accentuée. Il ne faut pas, dans ces circonstances, se hâter de conclure à l'insuffisance de la nourrice; le plus souvent le lait reviendra, et il se créera une sorte d'adaptation de la sécrétion lactée aux exigences du nouveau nourrisson. Pourtant il arrive que les enfants peu volumineux, ou nés prématurément, en tétant de très petites quantités de lait, *sèchent*, suivant une expression imagée, une ou plusieurs nourrices, et cela, jusqu'à ce qu'ils soient devenus assez vigoureux pour téter énergiquement et entretenir ainsi la lactation. Il faut savoir alors attendre le retour de la sécrétion, en s'aidant du lait stérilisé. On verra en quelques jours s'établir une sorte d'adaptation du fonctionnement de la glande mammaire aux besoins du nourrisson.

Il est facile d'obvier à ces inconvénients en ne séparant pas la nourrice de son enfant, avant que le nourrisson soit capable d'entretenir chez elle la sécrétion lactée. On pourra désormais, au moyen de la succi-pompe, suppléer par des traites régulières aux demandes insuffisantes du nourrisson, et l'on pourra par ce moyen entretenir la lactation.

Nombre et heures des tétées. — Il convient de les réglementer comme dans l'allaitement maternel: il faut interdire formellement les tétées sup-

plémentaires, surtout la nuit, et veiller à ce que la nourrice ne prenne pas
l'enfant avec elle dans son lit.

Régime de la nourrice. — C'est celui dont il a été question pour la
mère qui allaite. Le vin et la bière seront rationnés. L'alimentation, tout en
étant abondante et substantielle, devra être dirigée de façon à éviter les
excès, et il sera bon de tenir compte, dans une certaine mesure, des goûts
et des habitudes simples de la nourrice.

Durée de l'allaitement par nourrice. — Comme l'allaitement maternel,
il ne devra pas se prolonger au delà de 12 à 14 mois. Encore convient-il de
rendre l'allaitement mixte avant cette époque, en se conformant à la conduite indiquée à propos de l'allaitement maternel; il faudra savoir prescrire,
au moment voulu, quelques biberons de lait de vache.

Sans partager les préjugés qui courent le monde sur les prétendus
dangers d'un changement de nourrice et d'un changement de lait, il faut
conseiller l'allaitement mixte quand la nourrice a moins de lait, alors qu'elle
allaite depuis plusieurs mois d'une façon satisfaisante. C'est dans les premiers temps qu'il convient de se montrer exigeant sur les qualités de la
nourrice, et sur le développement du nourrisson qui lui est confié.

Certaines nourrices cherchent à se placer de nouveau lorsqu'elles quittent
un premier nourrisson — c'est ce qu'on appelle *la nourrice de retour*. Pinard
a appelé l'attention sur les dangers qu'elle présente au point de vue de la
syphilis. — Elle ne doit être acceptée, d'après lui, que munie d'un certificat médical attestant la santé du nourrisson qu'elle quitte, ou lorsqu'un
délai de deux mois s'est écoulé depuis cette première nourriture.

C. — ALLAITEMENT PAR TETÉE ARTIFICIELLE. — Il y a lieu de décrire sous
ce nom un nouveau mode d'allaitement, qui n'est pas l'allaitement au sein,
mais qui s'effectue au moyen de lait de femme recueilli par une véritable
traite.

Jusqu'ici, chez la femme il n'avait été possible de recueillir que de
petites quantités de lait, soit au moyen de la traite manuelle, soit à l'aide
des divers instruments appelés tire-lait. Au moyen de la traite, on ne réus-
sissait à recueillir que des quantités peu importantes de lait, chez une femme
dont la sécrétion était nécessairement entretenue, d'autre part, sous l'influence des succions d'un ou de plusieurs nourrissons. Mais en aucun cas la
lactation n'avait pu être entretenue, chez la femme comme chez les animaux, par simple traite, en l'absence d'un nourrisson. A l'aide des tire-lait
à aspiration buccale ou mécanique, on pouvait vider ou dégorger un sein,
mais non entretenir d'une façon durable la sécrétion lactée.

L'invention de la succi-pompe de Rohan a permis de réaliser artificiellement le phénomène physiologique de la succion. Si bien qu'on peut, à l'aide
de cet instrument, réussir, comme nous avons pu le faire, mon élève André
et moi, à traire des quantités quotidiennes de lait s'élevant jusqu'à 800 ou
900 gr., chez une femme qui ne fut jamais tétée par son nourrisson atteint
de bec-de-lièvre.

La succi-pompe de Rohan (présentée à la Société d'obstétrique, gynécologie et
pédiatrie par Couvelaire en décembre 1908) se compose d'une pompe aspirante munie

d'une soupape qui permet l'admission de l'air au moment où le piston se trouve à fin de course. Cette arrivée d'air permet le relâchement du mamelon aspiré, comme le fait le nouveau-né en pratiquant la succion.

Cette aspiration se fait dans un petit récipient en verre mis en communication, d'une part, avec la pompe, et s'adaptant d'autre part au mamelon par un orifice ayant la forme d'une cupule (fig. 40).

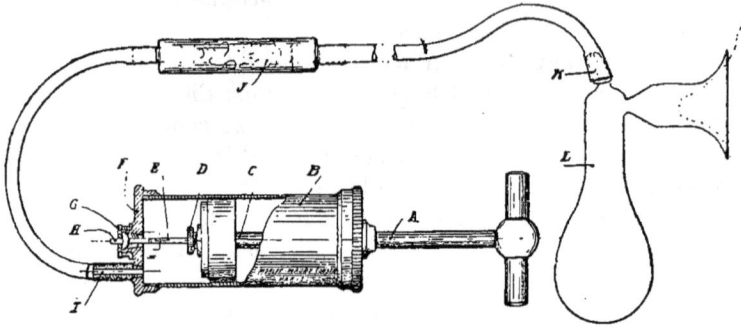

Fig. 40. — Succi-pompe de Rohan.

Pratique de la tétée artificielle. — Après avoir appliqué le récipient en verre sur le mamelon de façon qu'il soit bien au milieu de l'orifice, la femme peut le maintenir elle-même appliqué pendant que l'on commence à pomper.

On doit faire les premières aspirations avec douceur, jusqu'à ce que le lait jaillisse des canaux galactophores. Il faut faire l'aspiration très lentement, en ménageant de temps en temps un moment d'arrêt, comme le fait le nourrisson au cours de la tétée.

La tétée artificielle peut être faite par la femme elle-même, quand elle est levée, grâce à un dispositif particulier du modèle destiné aux Maternités. La pompe est fixée alors à une tige métallique terminée par un étrier. La femme, étant assise, met son pied dans l'étrier, fixe ainsi la pompe et peut d'une main actionner cette pompe, pendant qu'elle maintient, de son autre main, le récipient en verre contre son sein.

La tétée artificielle permet dans un temps variant entre 5 et 10 minutes d'obtenir des quantités de lait pouvant atteindre 80, 100 gr. ou plus, et des quantités quotidiennes de 400, 500, 800 et même 900 gr.

Le lait peut être immédiatement administré à l'enfant, au verre ou à la cuillère, soit à l'aide d'un biberon préalablement stérilisé.

Indications. — La tétée artificielle trouvera des indications : d'une part, dans les cas de mauvaise conformation ou de maladies du sein; d'autre part, dans des cas d'états anormaux du nouveau-né.

1° *Indications tirées de l'état du sein.* — Le sein peut être le siège de malformations ou de traumatismes avec ou sans infections aboutissant à la lymphangite, ou aux abcès.

Dans les cas de *malformation du mamelon*, la tétée naturelle peut être rendue impossible par le volume du mamelon, ou par sa forme ombiliquée. Dans les deux cas, le nouveau-né ne peut saisir le mamelon; on pourra, à l'aide de la pompe, recueillir du lait. Cette tétée artificielle présentera en outre l'avantage de modifier, si possible, d'une façon heureuse les bouts de sein vicieusement conformés.

La succion naturelle est extrêmement douloureuse quand la femme est atteinte de *crevasses du mamelon* ; on pourra, à l'aide de la tétée artificielle, traire le lait en quantité suffisante ; de la sorte, d'une part on évite les douleurs très violentes provoquées par le mâchonnement du nourrisson, et d'autre part on facilite la guérison de la crevasse, qui ne subit plus de traumatismes directs.

Dans les cas de *lymphangites du sein* très prononcées, si l'on se décide à prescrire une suspension temporaire de l'allaitement, cette suspension pourra ne pas être suivie d'arrêt de la sécrétion, si on continue à traire le sein malade.

C'est surtout en cas d'*abcès du sein* que cette indication se trouve établie. Quand, en effet, le pus s'échappe des canaux galactophores, il y a indication absolue à la cessation de l'allaitement. Cette suspension peut être plus ou moins prolongée, et la sécrétion mammaire se trouve définitivement tarie pour l'allaitement en cours, même après la guérison de l'abcès. On pourra, par des tétées artificielles réglées et régulières, entretenir la sécrétion lactée, pendant toute la maladie, sans toutefois administrer à l'enfant le lait recueilli dans de semblables conditions.

   2° *Indications tirées de l'état de l'enfant.* — Le nouveau-né peut se trouver dans l'impossibilité de téter, soit par suite de débilité, soit par suite de malformations buccales, soit par suite d'états maladifs.

Il est commun que *les prématurés* ou *les débiles* soient incapables de saisir le mamelon ; dans le cas où ils parviennent à vivre, le sein de leur mère n'ayant pas fonctionné, il est rare qu'ils arrivent à y provoquer tardivement une sécrétion active. On est obligé de les faire allaiter, soit par une autre femme, soit artificiellement. Il est possible, par la tétée artificielle, d'entretenir la sécrétion lactée chez la mère du prématuré, et de nourrir l'enfant avec le lait de sa mère. Il y a donc à cette façon de procéder double avantage.

On comprend que l'enfant atteint de malformation buccale, de *bec-de-lièvre*, puisse, au moyen de la tétée artificielle, recevoir le lait de sa mère.

En cas d'*affections aiguës* du nourrisson, on pourra, pendant les périodes de diète de l'enfant, entretenir la sécrétion lactée chez la mère.

C'est ainsi que la tétée artificielle peut être pratiquée à seule fin d'entretenir la lactation en cas de simples *troubles gastro-intestinaux* et aussi en cas d'*hémorragies du tube digestif* du nouveau-né, et cela jusqu'à ce que l'enfant soit de nouveau en état de reprendre le sein. De même dans les cas graves de *coryza*, quand l'enfant ne peut plus accomplir la succion.

On pourra aussi recueillir et administrer du lait de femme sans aucuns dangers, ni inconvénients, aux nourrissons syphilitiques ou suspects.

Il est enfin possible de réaliser un allaitement mixte en adjoignant, au lait d'une mère nourrice insuffisante, du lait de nourrices minutieusement choisies et surveillées, qui pourraient ainsi faire utiliser un supplément de lait, inutile à leur propre nourrisson.

D. — ALLAITEMENT ARTIFICIEL. — L'allaitement artificiel se fait à l'aide du lait d'un animal. Ce mode d'allaitement, s'il présente des avantages dans certains cas, offre toujours de nombreux dangers et inconvénients : il permet l'éloignement de la mère, il rend possible la contamination et l'altération du lait, enfin, ce lait, même pur, est un aliment plus difficilement digéré que le lait de femme ; on comprend que la mortalité et la morbidité des enfants allaités artificiellement soit beaucoup plus considérable que celle des enfants allaités au sein. Pourtant, les statistiques ont enseigné que les enfants allaités artificiellement *dans la famille*, succombent en moins grande proportion que les enfants élevés au sein mais *loin de la famille*.

I. **Indications.** — Au point de vue médical, on peut dire que l'allaitement artificiel ne doit être prescrit qu'en cas d'*impossibilité absolue d'allaitement au sein*. Cette circonstance se trouve surtout réalisée pour les enfants issus de parents syphilitiques, lorsque très exceptionnellement le lait maternel fait complètement défaut.

On sait que la morbidité et la mortalité dans la première année de la vie sont progressivement croissantes, à mesure que l'on s'éloigne des lois naturelles qui exigent l'allaitement au sein et la sollicitude maternelle. A cette notion des dangers immédiats de maladie et de mort, courus par l'enfant, il faut désormais ajouter des menaces pour l'avenir, en ce qui concerne le développement définitif insuffisant ou la mauvaise santé ultérieure des sujets défectueusement allaités.

J'ai démontré avec Roger Simon que les adultes d'une taille au-dessus de la moyenne ne se rencontrent que dans la proportion de 45 pour 100 parmi les femmes élevées au biberon, tandis qu'on en trouve près du double 86 pour 100 parmi celles qui ont été nourries au sein pendant un an.
Les femmes élevées au biberon présentent plus souvent une apparition tardive de la menstruation, et un tiers d'entre elles ont des troubles gastro-intestinaux, tandis que ces mêmes troubles ne se rencontrent que chez un vingtième des femmes allaitées au sein toute leur première année.

Il faut donc redouter les fautes d'allaitement, si fréquentes et si faciles à commettre dans l'allaitement artificiel, afin de sauvegarder non seulement le présent, mais aussi l'avenir des nourrissons.

II. **Choix du lait animal.** — D'après le tableau donné par Marfan, on voit que les éléments principaux des laits de vache, d'ânesse, de chèvre peuvent être présentés ainsi :

	CASÉINE	LACTOSE	BEURRE
Lait de femme.	15 gr.	65 gr.	58 gr.
— vache.	55 —	55 —	57 —
— chèvre.	40 —	45 —	47 —
— ânesse.	16 —	60 —	27 —

Au point de vue pratique, il suffit de retenir que le lait d'ânesse se rapproche le plus par sa composition du lait de femme, mais son prix élevé, conséquence de sa production restreinte, fait que son usage ne s'est pas répandu. Le lait de chèvre a l'avantage d'être fourni par un animal assez réfractaire à la tuberculose, mais son emploi exclusif n'a pas été adopté dans nos pays. Le *lait de vache* est le plus communément employé, bien que sa composition soit très différente de celle du lait de femme ; il contient notamment plus du double de sels, plus de caséine et moins de sucre. Il est préféré aux autres laits à cause de ses qualités nutritives, son rendement abondant, son prix de revient peu élevé (V. ALIMENTS, LAIT).

Enfin Bordet a découvert que le lait peut créer une sorte de spécificité : si un animal A reçoit un lait d'un animal B, le sérum de A précipite les albumines de B. On a signalé que le sérum des enfants nourris au sein serait plus bactéricide, et enfin que le lait de femme ne provoque pas comme le lait d'autres espèces animales de leucocytose chez les nourrissons, ces derniers laits agissant ainsi à la façon d'un agent toxique.

III. **Préparation du lait.** — Le but principal est de donner à l'enfant un lait ni altéré, ni contaminé.

Le meilleur moyen d'arriver à ce résultat serait de mettre *le nourrisson au pis* de l'animal, mais ce moyen est impraticable sur la vache, d'une exécution difficile sur l'ânesse, il reste seulement possible sur la chèvre, mais en réalité, incommode et peu pratique, en tout cas non employé. Il reste donc à recueillir le lait et à l'administrer d'une façon aseptique. Cela n'est réalisable qu'en stérilisant le lait.

Cette *stérilisation du lait* peut être obtenue, soit en le traitant par des substances antiseptiques, soit en détruisant les germes qu'il contient par la chaleur.

La *stérilisation par la chaleur* est le seul procédé usité, exempt de dangers: on s'est beaucoup préoccupé de savoir s'il ne présente pas d'*inconvénients*, et si le lait traité par la chaleur ne subit pas des modifications importantes. Jusqu'ici, les recherches entreprises dans cette direction n'ont abouti à aucune donnée précise au point de vue chimique. On a cliniquement enregistré des troubles digestifs chez des enfants longtemps nourris, d'une façon exclusive, de lait stérilisé à de fortes températures. D'autre part, on a remarqué la disparition de ces différents troubles par l'administration de lait cru, ou soumis à des températures moins élevées, c'est-à-dire simplement bouilli. Il semble se dégager de ces faits que le lait subit des modifications d'autant plus marquées qu'il est porté à des températures plus élevées. Ces températures auraient pour action de détruire des ferments solubles, et de modifier ainsi profondément la nature et les propriétés nutritives du lait.

Les principales de ces substances désignées aussi sous le nom de zymases sont: L'*amylase* qui n'existerait pas dans le lait de vache, et qui permettrait à l'enfant nourri au sein de digérer, plus facilement et d'une façon plus précoce, les bouillies et les farines. La *lipase*, ou ferment du dédoublement des graisses en acide gras et glycérine. Celle du lait de femme serait plus active que celle du lait de vache. L'*oxydase*, qui n'existerait pas dans le lait de femme.

Il faudra tenir compte de ces remarques dans le choix du procédé de préparation du lait.

Le lait étant stérilisé, comment doit-il être administré, en nature, ou après avoir subi certains coupages? Cette question des *coupages* a une certaine importance et mérite d'être examinée avec plus d'attention qu'on ne lui en consacre d'ordinaire.

L'étude de la préparation du lait comprendra l'examen des questions suivantes : 1° *Stérilisation du lait par la chaleur;* 2° *Coupages.*

1° **Stérilisation du lait par la chaleur.** — Cette stérilisation peut être obtenue par la simple ébullition, par l'ébullition prolongée au bain-marie, par l'action de la vapeur sous pression. On pourra donc employer du lait : *a) bouilli; b) stérilisé au bain-marie; c) stérilisé à l'autoclave.*

a) Le lait bouilli est à proprement parler le lait porté à 100 ou 110° centigrades, le lait qui, pendant un certain temps, bout à gros bouillons. Cet état est à distinguer de celui qu'on connaît vulgairement sous le nom de « lait qui monte », et qui précède la véritable ébullition. Le lait monte quand il atteint 75 à 80°. Cette température ne détruit pas tous les germes et surtout les spores. On considère que l'ébullition, pendant trois ou quatre minutes, détruit les microbes mais ne porte pas atteinte à la totalité des spores, de telle sorte que ces spores peuvent se développer lors du refroidissement. C'est dans ce but qu'on avait songé à les atteindre par le procédé dit de *tyndallisation* ou de *chauffage discontinu*, en portant le lait à l'ébullition plusieurs fois, après des intervalles de refroidissement successifs. Pendant les refroidissements, les spores épargnés se développent et sont tués à l'ébullition suivante. L'opération est longue et coûteuse, peu usitée. On peut en dire autant de la *pasteurisation*, ou chauffage du lait à 75 ou 80° pendant 20 ou 30 minutes suivi de refroidissement brusque. Il a été reconnu cliniquement que le lait bouilli se rapprochait plus par ses effets sur le nourrisson du lait cru et vivant, que le lait stérilisé à de hautes températures.

Il importe que cette ébullition soit pratiquée le plus tôt possible, et au plus tard, deux heures après la traite, afin que les microbes, introduits dans le lait par les manipulations de la traite même la plus soigneuse, n'aient pas eu le temps de produire leurs toxines. La même règle s'impose pour tous les procédés de stérilisation.

Il faut, pour obtenir la véritable ébullition, détruire, à l'aide d'une cuillère, l'écume qui monte lorsque le lait atteint 80°, et laisser cette ébullition se produire pendant un certain temps, cinq à dix minutes par exemple. Le lait doit être conservé dans un endroit frais et dans le récipient où il a bouilli, recouvert d'un couvercle préalablement ébouillanté.

Si ces précautions ont été minutieusement prises, on a un lait présentant certaines garanties d'asepsie, mais ces garanties ne sont pas absolues: ce lait ne peut être conservé au delà de 24 heures, et souvent moins longtemps pendant les grosses chaleurs; il peut être dangereux si des toxines ont eu le temps de s'y développer avant l'ébullition, et cela devient possible lorsqu'il est mis à bouillir longtemps après la traite.

b) Lait stérilisé au bain-marie. — Ce procédé consiste à placer le lait dans des flacons baignant dans une eau portée et maintenue à l'ébullition pendant environ trois quarts d'heure. Ces flacons sont ensuite hermétiquement bouchés. C'est le *procédé de Soxhlet*, qui représente en somme une ébullition prolongée; le lait reste en se refroidissant contenu dans des vases bien clos et automatiquement bouchés. Le lait ainsi préparé peut être conservé en lieu frais un temps variable, mais n'excédant pas quelques jours;

en tout cas, il est prudent de ne l'employer que dans les 24 heures qui suivent sa préparation.

L'appareil de Soxhlet et ses dérivés sont essentiellement composés d'un récipient métallique avec couvercle, dans lequel on introduit un support métallique où se placent un nombre variable de flacons, contenant du lait récemment trait. Ces flacons, dont le goulot est rodé, sont fermés par de petites plaques de caoutchouc mobiles, qui adhèrent au goulot du flacon automatiquement, lorsque après l'ébullition, sous l'influence du refroidissement, il se produit du vide. Ce bouchage automatique est une garantie d'ébullition, il ne saurait se produire en dehors de celle-ci (V. ALIMENTS).

Le fonctionnement de l'appareil est des plus simples. Le lait est réparti dans les flacons. On verse de l'eau froide dans l'appareil jusqu'à affleurer le niveau du lait contenu dans les flacons. Les bouchons en caoutchouc sont déposés sur chaque goulot. L'appareil est alors porté sur le feu, on ferme le couvercle et on le laisse jusqu'à ce que l'ébullition de l'eau ait eu lieu pendant trois quarts d'heure. Au bout de ce temps on retire le récipient du feu et on laisse le refroidissement se produire en enlevant le couvercle. Il faut se garder de sortir les flacons de l'eau avant le refroidissement complet, sous peine de les voir se briser par l'action du froid de l'air ambiant.

Lorsque l'eau du bain-marie est froide, on peut retirer les flacons et les conserver dans un endroit frais, le bouchon adhère assez solidement pour que, quand on voudra déboucher la bouteille en soulevant un des bords, il se produise un sifflement, résultant de l'entrée de l'air. On pourrait éliminer de l'usage tout flacon qui ne se trouverait pas hermétiquement bouché.

Un point essentiel de la manipulation est la préparation que doivent subir les flacons avant qu'on y verse le lait à stériliser. Ceci est capital. Il faut rincer les flacons à l'eau chaude, et les brosser à l'intérieur avec un écouvillon de crin. Après ce nettoyage, on les met dans de l'eau et on les porte à l'ébullition pendant dix minutes ou un quart d'heure. Les bouchons dans un récipient à part sont aussi mis à bouillir le même temps. On laisse refroidir le tout, et ce n'est qu'alors que les flacons égouttés peuvent recevoir le lait.

Ce lait ne présenterait pas les inconvénients du lait stérilisé à de plus hautes températures, il se rapprocherait, par ses effets nutritifs et par la façon dont il est digéré, du lait cru ou simplement bouilli. On peut même, dans les cas où l'on veut recourir à l'alimentation au lait bouilli, le faire bouillir en flacons au bain-marie, en faisant durer l'ébullition un temps plus court que les classiques trois quarts d'heure de la stérilisation. On aura ainsi l'avantage de conserver du lait bouilli en vases bien clos.

c) Lait stérilisé à l'autoclave. — Le lait est porté à 110° pendant un quart d'heure. Ce procédé n'est guère employé qu'industriellement; il présente certains avantages et un certain nombre d'inconvénients.

Au point de vue des avantages, le lait stérilisé à l'autoclave est celui qui offre les plus grandes garanties d'asepsie. Immédiatement après la traite, il est recueilli dans des vases aseptiques, qui, portés dans l'autoclave, y subissent une température de 110 à 120°. Tous les germes et spores sont de la sorte exterminés avant d'avoir pu produire des toxines. Cette opération est suivie d'un bouchage hermétique. Le lait ainsi préparé peut se conserver en bon état pendant des mois. On emploie généralement pour cet usage de très bons laits, très nutritifs. Voici pour les avantages.

Pour les inconvénients, il en est un capital, c'est la modification subie par le lait sous l'influence des hautes températures auxquelles il a été soumis. Cette modification n'est pas, à l'heure actuelle, traduite au point de vue chimique d'une façon précise. Mais on a constaté que le nourrisson qui prend exclusivement comme aliment le lait stérilisé à 110 ou 120° peut présenter exceptionnellement des troubles digestifs qui se dissipent immédiatement, quand on le remplace par du lait cru ou bouilli. Le lait ainsi stérilisé aurait donc le grave inconvénient d'être un aliment artificiel, de conserve, un produit mort ayant sur l'organisme une action différente de celle produite par le lait cru, vivant ou moins modifié par la chaleur.

Choix d'un procédé de préparation. — Étant donné que chaque méthode a ses avantages et ses inconvénients, il est sage de ne pas se montrer exclusif et d'adopter suivant la circonstance telle ou telle manière de faire.

Quand l'allaitement est mixte, les reproches faits au lait stérilisé à l'autoclave d'être un lait de conserve, un lait mort, sont compensés par l'administration simultanée de lait de femme, vivant; et de fait, les enfants soumis à l'allaitement mixte diffèrent très peu par leur physionomie et leur état de santé des enfants allaités exclusivement au sein. On peut donc, sans inconvénients, recourir, dans ces circonstances, au lait autoclavé.

Quand l'allaitement est complètement artificiel, si l'on est placé dans des conditions favorables, c'est-à-dire si l'on peut avoir du très bon lait, moins de deux heures après la traite, on peut le stériliser au bain-marie ou le faire simplement bouillir dans les conditions prescrites. — Il faut alors ne pas oublier qu'une faute commise dans la préparation du lait peut se traduire par une infection gastro-intestinale, parfois mortelle dans les mois chauds.

Il est enfin des cas exceptionnels où les troubles digestifs, que présente l'enfant, exigent l'emploi du lait cru. Mais c'est là, étant donné les dangers d'infection intestinale, une méthode de nécessité et non de choix, et il faudra dans ces circonstances surveiller aussi bien la source du lait que la façon de le recueillir. Il semble ressortir des discussions qui ont eu lieu à la *Société d'obstétrique, gynécologie et pédiatrie*, que la crainte de l'infection intestinale doit être la préoccupation prédominante, et que le lait autoclavé est celui qui met le plus à l'abri de ses menaces. Toutefois, il est bon de ne pas exagérer et prolonger l'emploi de ce lait artificiel chez des enfants, ayant dépassé la première année, prenant déjà d'autres aliments non asep-tisés, du pain, par exemple. Il ne faut pas oublier non plus que les troubles digestifs peuvent ne pas tous dépendre du mode de stérilisation du lait, mais aussi de sa composition, plus ou moins adaptée aux facultés diges-tives du nourrisson.

2° **Les coupages du lait.** — Le lait de vache fournit à l'enfant une nour-riture très substantielle, parfois trop substantielle dans les premiers mois de la vie. Aussi est-on obligé de lui administrer des doses de ce lait de vache moindres que celle qu'on lui permettrait avec le lait maternel. Il reçoit alors moins d'eau dans son alimentation. Il faut, pour remédier à cet incon-vénient, recourir aux coupages.

Coupage à l'eau. — C'est le moyen le plus simple de chercher à adapter la composition du lait de vache aux besoins du nourrisson. Ces coupages se font au moyen d'eau bouillie, légèrement sucrée ou non sucrée, suivant le goût de l'enfant. *Il faut que l'eau soit récemment bouillie, au moment où on l'emploie.* Il est bon même, si l'on stérilise le lait chez soi, de le couper avant de le stériliser. La proportion dans laquelle on devra effectuer ces cou-pages ne saurait obéir à des règles fixes : il y aura lieu d'observer la façon dont se comporte l'enfant, soumis à tel ou tel régime. On peut commencer, chez le nouveau-né, par des coupages au 1/3, et les maintenir tant que l'état physique et le développement du nourrisson paraissent satisfaisants. Dès que le développement se montre stationnaire, on peut diminuer le coupage, le porter au 1/4 et même au 1/5. Ces modifications sont imposées beaucoup plus par l'état du nourrisson que par son âge. Des nouveau-nés, par exemple, peuvent être insuffisamment nourris par le lait coupé au 1/3, alors que des nourrissons plus âgés peuvent se trouver très bien de ce coupage. Il y a lieu de tenir compte non seulement des quantités de lait administrées, mais naturellement aussi de la qualité du lait employé. Ces coupages demandent donc à être maniés avec un certain doigté et ne peuvent pas être déterminés à l'avance.

En somme, le gros fait à retenir est que le nourrisson au lait de vache prend une quantité moindre de ce lait, qu'il n'en accepterait de lait de femme. Il reçoit de ce fait une moindre quantité de liquide, et il est nécessaire d'élever la proportion d'eau de son alimentation. Ce résultat peut être obtenu d'une part au moyen du coupage préalable, ou si le nourrisson est un peu plus âgé, en lui offrant tout simplement après sa tétée une petite ration d'eau bouillie, qu'il acceptera le plus souvent avec des marques de satisfaction.

Sous l'influence de cette adjonction d'eau bouillie pure, ou parfois lactosée à 5 0/0, on pourra voir augmenter rapidement des enfants jusque-là très stationnaires, en même temps que leurs urines deviendront plus abondantes, leurs selles moins épaisses, moins grises, et plus jaunes, témoignant ainsi d'une meilleure assimilation.

Maternisation du lait. — On a cherché sous ce nom à mettre en œuvre différents moyens pour rapprocher de la composition du lait de femme le lait de différents animaux. On a pu de la sorte modifier chimiquement et physiquement certains laits, en les écrémant, en y ajoutant du sucre. Ces procédés ne peuvent que rendre encore plus artificiel l'allaitement ainsi qualifié, et doivent éveiller d'autant plus la méfiance. Les résultats cliniques ne sont pas jusqu'ici très encourageants, et l'on a signalé des cas de maladie de Barlow et des troubles digestifs chez les enfants exclusivement nourris avec les laits ainsi travaillés.

IV. **Direction de l'allaitement artificiel.** — Elle comprend les indications sur le mode d'administration du lait, et sur la distribution des repas.

Modes d'administration du lait. — Le lait peut être administré par différents moyens, à la cuiller, au verre ou à la tasse, au biberon. Quel que soit le moyen employé, il faut toujours se servir d'ustensiles stérilisés. Cela du reste est assez facile à obtenir. Si l'on se sert d'une cuiller ou d'une tasse, il faut l'ébouillanter et ne s'en servir qu'après refroidissement, et sans être essuyée ; les biberons doivent être bouillis avant de recevoir le lait.

Le lait doit être donné à la *cuiller* chez les nouveau-nés, quand on leur administre du lait avant la montée laiteuse, ou chez les enfants qui ne peuvent pratiquer la succion en cas de malformation de la bouche ou du palais. Delestre a eu l'heureuse idée de faire construire des petits pots portant latéralement un bec en forme de cuiller.

L'emploi du *biberon* est beaucoup plus simple, beaucoup plus commode, et pour l'enfant et pour la personne qui l'alimente. Le meilleur est le plus simple, une bouteille de verre et une tétine en caoutchouc, le tout sans aucune tubulure. La bouteille en verre sera de préférence celle dans laquelle le lait aura été stérilisé. On la débouche au moment de s'en servir, on lave le goulot avec de l'ouate et de l'eau bouillie, et on y adapte la tétine en caoutchouc qui vient de se refroidir après avoir bouilli. La tétine sera simplement en caoutchouc percée de deux ou trois orifices. Elle doit être lavée et remise à bouillir après la tétée, puis restera dans l'eau bouillie, en attendant l'ébullition qui précédera la tétée suivante. Toute bouteille entamée ne servira jamais à une autre tétée.

Distribution des repas. — Il faut avoir comme objectif de se rapprocher le plus possible de ce qui se passe dans l'allaitement maternel.

Au point de vue du *nombre* et de l'*heure des repas*, on pourra en prescrire sept pour commencer, puis six, comme cela a été indiqué à propos de l'allaitement maternel (V. ci-dessus ALLAITEMENT MATERNEL).

Quelles *quantités de lait* faudra-t-il prescrire? Ici encore, rien de précis à formuler. Il faut se souvenir que le lait de vache est pour l'enfant plus difficile à digérer que le lait de femme. On procédera par tâtonnements, en commençant par petites quantités. Le premier jour on prescrira, si l'enfant paraît réclamer, trois ou quatre cuillerées à café de lait, coupé au tiers dans les premières vingt-quatre heures. On peut, le deuxième et le troisième jour, donner trois ou quatre cuillerées à café chaque fois que l'enfant se réveille, soit environ 20 à 30 grammes, ce qui répété cinq ou six fois conduira à donner 100 ou 150 grammes dans la journée. Le troisième jour, les besoins de l'enfant seront plus impérieux. C'est l'époque où la nature se montre aussi plus prodigue, au moment de la montée laiteuse. On peut alors organiser sept repas, de 20, 30 puis de 40 grammes, quitte à augmenter la quantité, suivant l'appétit de l'enfant. On voit de la sorte des enfants se développant très bien et prenant vers la fin du premier mois des quantités de lait variant de 500 à 700 grammes, les uns plus, les autres moins. Les mois suivants ces quantités pourront être augmentées si l'enfant paraît réclamer davantage, ou si son poids reste stationnaire. Mais il faut avoir la préoccupation de ne pas suralimenter l'enfant et de ne pas lui préparer ainsi des troubles digestifs avec toutes leurs conséquences.

Durée de l'allaitement artificiel. — Elle doit être la même que celle de l'allaitement au sein, c'est-à-dire qu'on ne doit pas faire entrer dans l'alimentation d'autres aliments que le lait avant la fin de la première année (Pinard).

Quelque bien supporté qu'il soit, l'allaitement artificiel produit une physionomie spéciale qu'on retrouve sous les apparences de la santé la plus parfaite. Les enfants sont généralement plus pâles, ils ont souvent un embonpoint qui peut être exagéré. Ils sont la plupart du temps constipés, et leurs selles sont toujours différentes des garde-robes de l'enfant nourri au sein. Ce ne sont plus les selles jaune d'or, mais elles sont formées de matières jaunes blanchâtres, et toujours très odorantes. C'est là une preuve que les phénomènes de digestion et d'absorption s'accomplissent d'une façon particulière.

Il résulte de tout ceci que l'allaitement artificiel expose pour le présent à tous les dangers de l'infection intestinale, et pour l'avenir à tous les inconvénients résultant d'un surmenage subi par le tube digestif qui peut pendant de longues années encore rester fragile et délicat. Nous savons de plus aujourd'hui que l'allaitement défectueux peut avoir pour conséquence un défaut de développement qui peut être irréparable et définitif.

V. WALLICH.

ALLOCHIRIE. — Certains malades, quand on explore par les procédés ordinaires leur sensibilité dans ses différents modes (sensibilité douloureuse, tactile, thermique, électrique, vibratoire, musculaire), ne reconnaissent plus sur quelle moitié du corps a porté l'excitation, ou bien la localisent en un point plus ou moins symétrique du côté opposé. C'est ce qu'on appelle l'allochirie, qui se présente tantôt comme un phénomène fixe, tantôt comme un phénomène variable, diminuant ou disparaissant par des excitations répétées.

Sa pathogénie (trouble de conduction médullaire, trouble fonctionnel) et sa valeur séméiologique sont encore peu connues. Elle a été signalée dans l'hystérie et dans les maladies organiques du cerveau et de la moelle, dans l'hémiplégie, la sclérose en plaques, le tabes, les myélites, la myélite syphilitique.   *BRÉCY et TRÉNEL.*

ALLOCHIRIE AURICULAIRE. — Tous les troubles auriculaires réflexes, irradiations, phénomènes conscients ou inconscients, peuvent porter leur action sur le côté opposé à celui où ils prennent naissance et se manifester comme s'ils provenaient réellement de ce côté. C'est ainsi qu'un bouchon de cérumen du conduit droit peut donner lieu à une douleur vive du côté gauche, et même d'un point gauche autre que l'oreille, douleur qui disparaîtra immédiatement dès que le bouchon de cérumen à droite sera enlevé.

PIERRE BONNIER.

ALLONGEMENT HYPERTROPHIQUE DU COL DE L'UTÉRUS. — V. Utérus.

ALOÈS. — C'est un suc épaissi provenant des feuilles de diverses espèces d'*Aloe* (Liliacées). Il se présente sous la forme de masses d'un brun foncé avec reflets verdâtres, à cassure conchoïdale brillante; les lames minces sont transparentes, de couleur rougeâtre; la poudre est jaune verdâtre. L'aloès a une odeur forte, spéciale, peu agréable, et une saveur très amère.

A la dose de 5 à 10 centigr. l'aloès est stomachique et apéritif; aux doses de 10 à 15 centigr., il détermine, au bout de 12 à 24 heures, une ou deux évacuations accompagnées ou non de légères coliques; à de plus fortes doses, les coliques sont intenses et l'irritation intestinale est marquée, surtout dans la région inférieure du gros intestin. L'aloès provoque la congestion veineuse des organes pelviens; aussi est-il contre-indiqué dans les cas de grossesse, de tendance aux métrorragies, d'hémorroïdes.

L'aloès s'emploie sous forme de poudre (dose laxative, 5 à 15 centigr.;

dose purgative, 10 à 50 centigr.) de pilules, de teinture simple ou composée (dose laxative, 5 à 20 gr. V. Purgatifs).

Cachets stomachiques.

Aloès . . . . 0 gr. 05
Poudre de colombo. . . . . 0 gr. 50
Pour un cachet n° 20; 1 cachet au moment du repas.

Pilules d'Aloès et d'Extrait de Quinquina.
Pilules ante cibum (Codex).

Aloès pulvérisé . . . . . 1 gramme.
Extrait de quinquina
rouge. . . . . 0 gr. 50
Cannelle pulvérisée . . . 0 gr. 20
Miel blanc . . . . Q. S.
Pour dix pilules.

Pilules d'Aloès et de Gomme-gutte.
Pilules écossaises.
Pilules d'Anderson (Codex).

Aloès pulvérisé . . . . . 1 gramme.
Gomme-gutte pulvérisée . 1 —
Essence d'anis . . . . . . 0 gr. 10
Miel blanc . . . . Q. S.
Pour dix pilules.

Pilules d'Aloès et de Savon.
Pilules aloétiques savonneuses (Codex).

Aloès pulvérisé . . . . . 1 gramme.
Savon médicinal. . . . . 1 —
Pour dix pilules.

Teinture d'Aloès (Codex).

Aloès grossièrement
pulvérisé . . . . 100 grammes.
Alcool à 60°. . . . . . 500 —
Faites macérer en vase clos, pendant dix jours, en agitant de temps en temps. Filtrez.

Teinture d'Aloès composée.
Elixir de longue vie (Codex).

Aloès . . . . 50 grammes.
Racine de gentiane . 5 —
Racine de rhubarbe. 5 —
Rhizome de zédoaire. 5 —
Safran . . . . 5 —
Agaric blanc . . . . . 5 —
Alcool à 60° . . . . . 2000 —
Faites macérer en vase clos, pendant dix jours, dans l'alcool, les substances convenablement divisées. Passez avec expression, filtrez.

Suppositoires.

Aloès. . . . . 0 gr. 50
Beurre de cacao . . . . 5 grammes.
Pour un suppositoire.

E. FEINDEL.

ALOPÉCIES. — On appelle *alopécie* la chute, totale ou partielle, des cheveux ou des poils. Les causes en sont infiniment variées, traumatiques ou pathologiques, locales ou générales. Malheureusement, en l'état actuel de nos connaissances, elles sont encore, pour chaque cas particulier, l'objet de discussions qui rendent fragile toute classification étiologique. Nous nous placerons ici à un point de vue purement pratique. L'aspect objectif permet de distinguer, à première vue, des alopécies plus ou moins *diffuses*, et des alopécies circonscrites à une ou plusieurs *plaques*. D'où les deux grandes classes que nous séparerons tout d'abord. Nous laisserons de côté, non seulement les dépilations accessoires et peu marquées de l'eczéma, du psoriasis et de diverses dermatoses n'affectant pas spécialement le cuir chevelu, mais encore les *teignes* cryptogamiques (favus et tondantes); très importantes dans notre sujet, elles sont traitées ailleurs (V. Teignes, Favus).

A) **Alopécies diffuses.** — Les unes sont liées directement à des altérations de l'état général (*infections, intoxications*), les autres aux états *pityriasiques* et *séborrhéiques*. Nous ne ferons que signaler les *alopécies congénitales diffuses*, celle en particulier qui se rattache au *monilethrix* (V. Poils).

1. **Alopécies infectieuses et toxiques.** — A partir de 15 ans, la plupart des *maladies aiguës* (grippe, fièvres éruptives, typhus, oreillons, phlegmasies viscérales) entraînent une chute de cheveux d'intensité variable : la fièvre typhoïde est la plus nuisible à ce point de vue. « Une légère alopécie peut suivre ces états dès qu'ils sont passés, particulièrement ceux qui,

comme l'érysipèle, s'accompagnent d'une intense inflammation locale, mais
tous ont surtout une échéance fixe pour leur alopécie. Celle-ci suit sa cause
à 85 *jours d'intervalle.* D'un cas à l'autre, il y a 5 jours en plus ou en
moins. » (Sabouraud.) La chute, maxima vers les 2e et 5e semaines, dure
environ six semaines, les cheveux tombant entiers avec un bulbe plein ; elle
est diffuse, mais irrégulièrement. La repousse est constante ; toutefois elle
peut être incomplète et la maladie amorcer une alopécie pityrode de durée
indéfinie. Les grandes opérations, l'accouchement sont à mettre à côté des
maladies aiguës.

Dans les *maladies chroniques* (anémies, cancer, phtisie, diabète, etc.) la
chute est lente et successive ; elle persiste avec des oscillations diverses, et
malgré les traitements locaux, tant que dure sa cause. L'appauvrissement
de la chevelure, chez les enfants entachés de tuberculose, contraste avec la
pousse fréquente d'un duvet épais sur le corps. Parmi les alopécies infectieuses, une des plus importantes est sans contredit l'*alopécie syphilitique*,
avec ses clairières dans une chevelure diffusément appauvrie, avec ses sourcils comme hachés de coups de sabre : elle est décrite ailleurs (V. Syphilis).
La *lèpre* atteint peu les cheveux : elle ravage par contre les cils, les sourcils et la barbe (V. Lèpre).

Les *intoxications chroniques* (mercure, arsenic, etc.) se comportent
comme les infections chroniques. Parmi les *intoxications aiguës*, il en est
une qu'il faut connaître, bien que rare : c'est celle que l'acétate de thallium,
prescrit comme antisudorifique, a déterminé dans quelques cas : il s'est
produit, sans signes subjectifs, une chute brusque et massive des poils du
corps et en particulier de la chevelure.

Les grandes dermatoses exfoliantes entraînent souvent une alopécie complète, foudroyante, mais passagère.

2. **Alopécies séborrhéiques.** — **La calvitie vulgaire.** — La calvitie
masculine est assez banale pour qu'on y ait vu un simple effet de l'âge
(*calvitie sénile*). Survient-elle avant la vieillesse (*alopécie prématurée idiopathique*), on cherche à l'expliquer tantôt par des influences locales : absence
de soins ou au contraire lotions trop fréquentes, coiffures lourdes ou non
ventilées, certaines coupes de cheveux, etc., — tantôt par des influences
générales : hérédité, « arthritisme », travaux intellectuels, soirées, veilles,
excès vénériens, fautes de régime. On ne saurait dénier à certaines, éléments constituants d'une hygiène défectueuse (stabulation, alimentation trop
azotée), une influence réelle ; c'est elles que traduit en somme l'urologie
des chauves (hyperchlorurie, hyperphosphaturie, hyperacidité fréquente).

Sans doute agissent-elles par l'intermédiaire d'un état local : lequel? Le
pityriasis, souvent incriminé, existe en fait souvent ; il fait, nous le verrons,
tomber les cheveux ; il ne détermine jamais la calvitie. La cause réelle de
celle-ci, c'est la *séborrhée*, dont on constate facilement les signes : hyper-
stéatose si gênante pour les chauves qu'elle oblige à des nettoyages conti-
nuels, hyperidrose intense, etc. Pour Darier, l'alopécie ne serait pourtant
pas le résultat de la séborrhée, non plus que du pityriasis, mais leur serait
concomitante, et tous ces états dépendraient d'une même dystrophie qu'il
a dénommée *kérose* (V. Séborrhée).

Quoi qu'il en soit, c'est de la face que la séborrhée s'étend au cuir chevelu. Généralement, elle y supplante un pityriasis préexistant, qui parfois persiste (*séborrhée squameuse*). Elle exerce dès lors son influence dépilante habituelle, qui devient là son signe capital. Les cheveux tombent avec un bulbe plein ; ils repoussent, mais de plus en plus courts et grêles, jusqu'à ce qu'il n'y ait plus qu'un duvet perceptible à la loupe. Ainsi, lentement, progressivement, se produit la dénudation *complète* ; en même temps, la lésion *fait tache d'huile* autour d'elle, de moins en moins accentuée à mesure qu'on s'écarte de son centre.

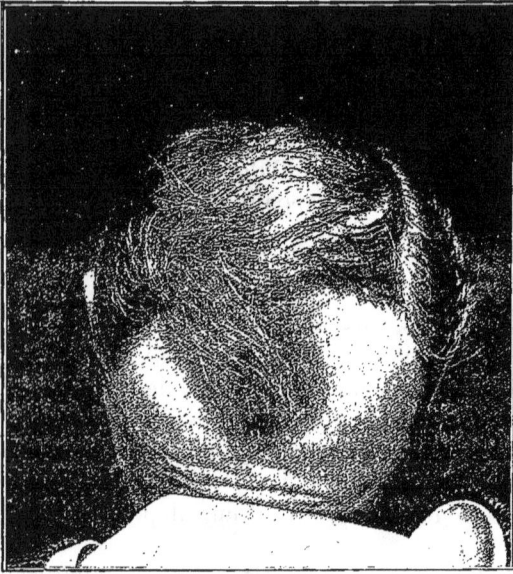

Fig. 41. — *Calvitie vulgaire en voie d'établissement* (malade de Sabouraud, photographie de Noiré). L'îlot frontal persiste ; les deux angles fronto-temporaux dénudés tendent à se rejoindre au-dessus de lui.

Les *points d'attaque* sont d'ailleurs *toujours les mêmes* : d'abord le *front*, qui s'élargit aux dépens du cuir chevelu, surtout par ses angles fronto-temporaux : ceux-ci marchent à la rencontre l'un de l'autre au-dessus d'un îlot frontal, d'un « toupet », d'ordinaire (non toujours) longtemps respecté (fig. 41) et qui finira par céder lui-même. Puis, presque en même temps, le *sommet de la tête*, au niveau du lambda ; les cheveux s'y éclaircissent et vont y constituer la *tonsure*. Dans sa marche envahissante, celle-ci rejoindra finalement l'alopécie frontale

(fig. 42). Il ne restera alors, autour de la coupole crânienne dénudée, qu'une couronne de cheveux, de plus en plus étroite, qui peut même disparaître.

Cette évolution, extrêmement lente, est de temps en temps accélérée par des *paroxysmes* plus aigus : le plus net correspond aux fortes chaleurs, d'autres aux mues normales de printemps et d'automne. Les maladies dépilantes, la syphilis notamment, ont une influence des plus fâcheuses. « En règle, *plus une séborrhée du cuir chevelu prend le sujet jeune, plus elle marche vite*. Commencée à 18 ans, elle fait des chauves accomplis à 25 ans, avec une chute de 200 à 400 cheveux par jour. Commencée à 25 ans, elle n'aboutit à la calvitie complète que vers 55 à 60 ans, avec une chute variable suivant les saisons, de 50 à 60 cheveux par jour. » (Sabouraud.)

Les *sourcils* sont presque toujours un peu intéressés, la *barbe* parfois et les *moustaches*, surtout sous les narines. Souvent, au contraire, la barbe est abondamment fournie.

A différents moments, la calvitie peut se compliquer de toutes les *éruptions surséborrhéiques* (pityriasis circiné, acné nécrotique, eczéma sec furfureux). A un stade avancé, les follicules pileux subissent une *atrophie scléreuse*, qui n'est plus un processus séborrhéique : la plupart disparaissent complètement, l'intervalle entre eux devient lisse et cicatriciel. Chez le vieillard, la séborrhée vraie s'est infiniment atténuée ; le cuir chevelu, où persistent des follets (qui parfois même subissent vers 70 ans une sorte de reviviscence), est sec, aminci, décoloré, lisse et brillant.

5. **Alopécies pityriasiques. — Les alopécies de la femme.** — Les pityriasis du cuir chevelu ont chez la femme la même importance que la séborrhée du scalp chez l'homme : « *A priori*, et quand une jeune femme vient consulter un médecin pour son cuir chevelu, c'est à l'alopécie pelliculaire que le médecin doit penser. » (Sabouraud.) La moitié des femmes en présentent : le pityriasis simplex a dé-

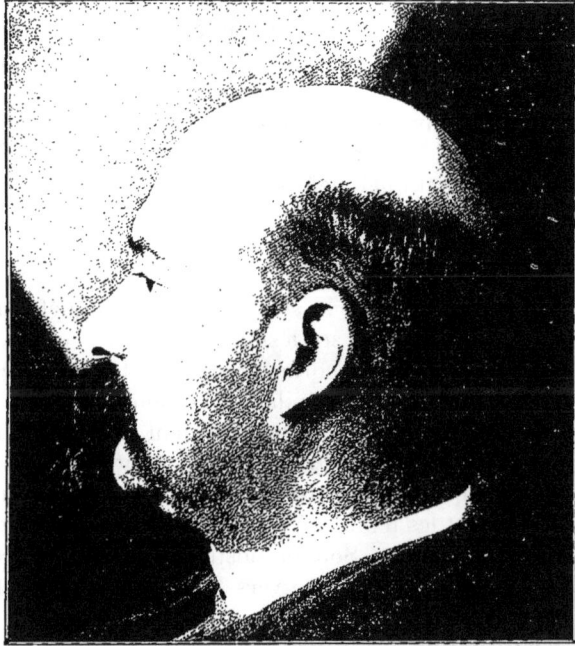

Fig. 12. — *Calvitie constituée.* On remarquera : 1° l'encoche occipitale que présente le bord supérieur de la couronne de cheveux ; 2° la ligne droite qui limite en avant cette couronne, à peine une ombre indique le triangle chevelu, à pointe dirigée vers le sourcil, qui existe normalement ; 3° l'alopécie incomplète, sus- et péri-auriculaire. Ces détails résultent de trois points d'attaque secondaires, que nous n'avons pas cru utile de mentionner dans la description générale. (D'après Sabouraud.)

buté vers 10 ans ; de 16 à 20, il prend le caractère graisseux avec lequel il persistera pendant tout l'âge sexuel, au lieu que chez l'homme il s'efface devant la séborrhée. Dès lors, les squames « ne tombent plus, mais ce sont les cheveux qui tombent ». Ils viennent entiers, avec leurs bulbes secs « en forme de navet », sont remplacés par d'autres qui tombent à leur tour, et la chevelure devient de plus en plus courte et pauvre ; mais l'*alopécie pityrode n'aboutit jamais à faire une région complètement chauve*. Elle est diffuse, frappe surtout le front et les tempes, respecte l'occiput. Sa marche est paroxystique : d'abord sensible seulement en août ou septembre, elle finit par durer toute l'année, et s'exacerbe sous les influences les plus variées, couches, maladies, ennuis, qui deviennent beaucoup plus actives que sur un cuir chevelu sain. « *La femme beaucoup plus que l'homme, présente la sensibilité alopécique aux moindres troubles généraux* », même passagers et minimes.

Les différences individuelles sont d'ailleurs extrêmes à ce point de vue :
« autour de la vingtième année, les femmes se divisent en deux catégories : celle des femmes qui ne perdent jamais leurs cheveux et celle des
femmes qui en perdent constamment trop. » (Sabouraud.)

A un certain âge, le pityriasis s'atténue, sans disparaître complètement.
La chevelure, courte et grêle, n'est plus guère fournie que sur l'occiput.
Au sommet de la tête, un peu plus avant que la tonsure masculine, s'est
formée à l'approche de la cinquantaine une plaque d'alopécie d'un caractère tout autre : sur un ovale à grand axe transversal, la dénudation est
complète et définitive. On en accuse le chignon, les peignes : en réalité sa
cause est inconnue. Cette *alopécie en tonsure* peut survenir sans pityriasis,
sans séborrhée. Son mécanisme est celui d'une sclérose folliculaire atro-
phiante ; on peut quelquefois saisir le processus folliculitique, sous forme
d'une élevure péripilaire minime, d'une rougeur imperceptible autour des
cheveux malades. Finalement ceux-ci sont détruits complètement, la peau
est devenue lisse et cicatricielle.

Chez les jeunes filles, la *séborrhée du front* détermine parfois une bande
alopécique durable, où ses lésions se mêlent à celles du pityriasis gras et à
des éléments acnéiques cornés, rappelant la kératose pilaire. — En dehors
de ces cas, la séborrhée dépilante est, nous l'avons vu, une maladie essentiellement masculine. Il existe pourtant chez la femme une *alopécie séborrhéique du type masculin*, débutant comme chez l'homme au sommet de la
tête, s'accompagnant d'éphidrose et d'un flux graisseux très accentué. Elle
frappe surtout les femmes à type quelque peu mâle, celles qui présentent une
ombre de moustache. Son pronostic est moins sévère que chez l'homme :
sa marche est lente, s'arrête vers 40 ans et est notablement influencée par
les traitements.

B) **Alopécies en plaques.** — 1º Parmi les alopécies circonscrites,
il en est un grand nombre où la chute du poil est à peu près tout ; *les follicules pileux sont conservés*. Le type en est fourni par les *pelades*, étudiées
à leur place (v. c. m.). A côté de celles-ci, ou de certaines d'entre elles, se
rangent des *alopécies nerveuses*, mal connues d'ailleurs, formant des plaques
ou des bandes glabres, avec ou sans troubles sensitifs ou trophiques (atrophie, vitiligo). Certaines *alopécies congénitales* ont la même forme : les
moins rares sont situées au bord du cuir chevelu, au-dessus de la tempe ;
elles persistent indéfiniment sans modifications.

Il faut encore connaître aujourd'hui les *alopécies causées par les rayons X*.
A petites doses, ces rayons dénudent des surfaces plus ou moins étendues,
lisses, entourées de poils qui s'arrachent facilement : les poils périphériques, faiblement atteints, peuvent avoir pendant quelque temps une forme
en massue très allongée, pseudo-peladique ; la repousse est lente. Avec une
dose plus forte, l'alopécie peut devenir définitive, presque sans qu'il y ait
eu de radiodermite appréciable. Celle-ci laisse des plaques déglabrées à peau
amincie, cicatricielle, de couleur lilas, parsemées de petites varicosités et
souvent prurigineuses.

Dans un autre ordre d'idées, il existe des *alopécies mécaniques* ou plutôt
de fausses alopécies, par lesquelles il ne faudrait pas se laisser tromper.

Les unes sont dues à l'arrachage direct des poils, comme celles que se créent eux-mêmes certains déséquilibrés (*trichotillomanie*). D'autres, à leur usure, soit par le grattage, — c'est ce qui s'observe dans certains prurits, surtout aux sourcils, — soit par le frottement de l'oreiller — telle est la cause de l'alopécie occipitale des enfants en bas âge.

Ces variétés éliminées, il en est d'autres beaucoup plus importantes, car on a journellement l'occasion de les observer, surtout chez les enfants, et on ne manque guère de les confondre avec les pelades. Ce sont les alopécies *post-impétigineuses*, *post-* ou *péri-furonculeuses, traumatiques*.

α) Lorsque tombent les croûtes de l'*impétigo*, elles entraînent avec elles les cheveux et déglabrent des zones grandes comme des pièces de 50 centimes ou de 1 franc : ainsi naissent la plupart des prétendues épidémies scolaires de pelade. On évitera pareille erreur en considérant la présence de plaques à peau fine, souvent rosée, sans poils peladiques, — plaques multiples, développées simultanément, repoussant de même et rapidement; il existe presque toujours des reliquats d'impétigo qui permettent de remonter à la cause, lorsqu'elle a passé inaperçue.

β) Les *furoncles* et toutes les suppurations péripilaires font tomber les poils autour d'eux, sur une aire ronde mesurant 3 ou 4 millim. autour d'une pustulette, jusqu'à 1 centimètre ou 1 et demi autour d'un furoncle. La durée de l'alopécie est plus longue que dans le cas précédent. Au milieu de l'aire déglabrée, on constate la cicatrice de la lésion causale. C'est ainsi qu'après un furoncle existe une zone dénudée assez large, avec une cicatrice au centre; après une poussée d'impétigo de Bockhart, une multitude de petites clairières criblant le cuir chevelu « en grains de plomb », chacune centrée par une cicatricule minime.

γ) C'est encore à un abcès furonculeux avorté et lentement résorbé qu'est due la lésion assez rare que Sabouraud appelle *alopécie peladoïde atrophodermique*, et qui est presque toujours prise pour une pelade : c'est un cercle glabre grand comme une pièce de 50 centimes, avec atrophie cutanée marquée; il persiste de 6 à 15 mois sans modification, et pendant longtemps la palpation permet de sentir au centre un nodule dur. La repousse commence après un an, mais longtemps les follets restent lanugineux, la surface un peu déprimée.

δ) Sans plaie, ni processus cicatriciel d'aucune sorte, un coup peut faire tomber les cheveux sur la surface contuse : ils se détachent en une fois et mettent six semaines à repousser.

2° Dans les affections ci-dessus, même dans la calvitie séborrhéique la plus irrémédiable (les complications mentionnées mises à part), le follicule pileux n'était pas détruit. Il en est autrement dans les maladies dont il va être question : ici *le follicule subit une atrophie scléreuse*, allant jusqu'à sa disparition complète et à la formation d'un tissu cicatriciel. C'est à quoi un examen clinique un peu attentif permettra toujours de reconnaître des plaques qui, à première vue, ressemblent beaucoup aux précédentes.

Tantôt, d'ailleurs, l'atrophie cicatricielle est l'aboutissant de phénomènes inflammatoires brutaux, allant jusqu'à la suppuration; tantôt elle se produit insidieusement, presque sans signes.

α) Toute *folliculite suppurée* suffisamment profonde détruit l'appareil pileux, comme on l'a vu plus haut, à propos de l'impétigo de Bockhart. C'est particulièrement à la barbe qu'on observe les folliculites profondes et agminées en placards (sycosis); dans leurs formes les plus alopéciantes, elles prennent déjà une allure plus insidieuse; après la formation de pustules péripilaires plus ou moins grosses, le processus se poursuit sourdement dans la profondeur. Tandis qu'avec une extrême lenteur, il s'étend excentriquement, le centre des placards se convertit en une cicatrice plane et glabre (*acnés* ou *sycosis lupoïdes* (V. Folliculites).

β) A l'opposé se trouvent les faits où la sclérose folliculaire évolue sans suppuration, sans phlegmasie appréciable. Nous en avons rencontré des exemples dans les complications ultimes des pityriasis et des séborrhées. La *kératose pilaire* en fournit un autre (v. c. m.). Bien qu'elle maltraite surtout les sourcils et la barbe, on la voit parfois frapper le cuir chevelu; elle détermine, surtout à la partie antérieure du vertex, des clairières punctiformes isolées ou confluant en plaques irrégulières : la peau y est d'un blanc mat, déprimée, cicatricielle; autour d'elles on peut trouver des élevures cornées et des poils atrophiés et frisottants. On connaît les rapports qui existent entre la kératose pilaire et l'aplasie moniliforme (V. Poils).

Le type des affections de cet ordre a été décrit par Brocq, sous le nom de *pseudo-pelade*. On l'observe surtout chez l'adulte (20 à 45 ans), plus chez l'homme. Ses causes sont absolument inconnues. Son début est insidieux; c'est accidentellement que le malade découvre des plaques alopéciques, pouvant siéger sur tout le scalp, mais principalement au vertex. Au début, elles sont rondes, grandes comme une tête d'épingle, une lentille; plus tard, elles confluent en placards moyens, d'un ou deux centimètres, ou grands, pouvant surpasser en superficie la paume de la main, polycycliques, serpigineux, géographiques, avec des réserves saines festonnées (fig. 45). Leur surface est lisse, d'un blanc nacré, atrophique, déprimée. Leur limite est nette : tout au plus est-elle marquée — et ce n'est pas la règle — par une zone légèrement érythémateuse, quelques saillies circumpilaires ou un peu de furfuration. Les cheveux en bordure, d'aspect normal, s'arrachent sans effort : nombre d'entre eux ont autour de leur racine une gaine blanchâtre, translucide et succulente. La marche de l'affection est extrêmement lente, entrecoupée pendant de longues années d'accalmies et de reprises. Elle finit par s'arrêter définitivement, après avoir dénudé des surfaces étendues, mais sans causer l'alopécie totale; les cheveux tombés ne repoussent jamais.

γ) Dans cette forme type, on ne constate jamais aucune folliculite en activité. Du reste, il ne s'agit probablement pas d'un processus intra-folliculaire, mais d'une inflammation dermique périfolliculaire (Brocq et Lenglet). Il n'en existe pas moins des affections folliculaires très analogues, et l'on rencontre tous les intermédiaires entre elles et les folliculites suppurées les plus évidentes. D'où une série continue, qui passe par les cas où les poils périphériques sont bordés d'un cercle rose, ceux où des follicules ont leur ouverture béante et rouge, ceux enfin où l'on peut saisir çà et là des pustules péripilaires précédant la chute du poil et l'atrophie cicatricielle (maladie de Quinquaud, *acnés décalvantes* de Lailler, *alopécies innominées* de Besnier, etc.).

5° Après les maladies qui atrophient pour ainsi dire un à un les follicules pileux, il ne nous reste qu'à signaler celles qui aboutissent à des *destructions plus massives* et finalement à de vraies *cicatrices*. Les cicatrices sont fréquentes au cuir chevelu : elles proviennent de traumatismes variés, de brûlures, d'affections ulcéreuses ou suppurées du derme ou des os du crâne (abcès froids, gommes, etc.). Mais des affections non ulcéreuses peuvent en être la cause. Nous ne ferons que mentionner, vu sa rareté, le *lichen plan corné* (plaques papuleuses rouge bistre, couvertes de squames adhérentes). La *sclérodermie* n'est pas moins rare au cuir chevelu; elle est d'ailleurs assez facile à reconnaître (plaque ou bande infiltrée, lardacée, — plus tard atrophiée, — parfois entourée du *lilac ring*). (V. LICHEN, SCLÉRODERMIE.)

Au contraire, le *lupus érythémateux* (v. c. m.) s'attaque souvent au cuir chevelu. Il y consti-

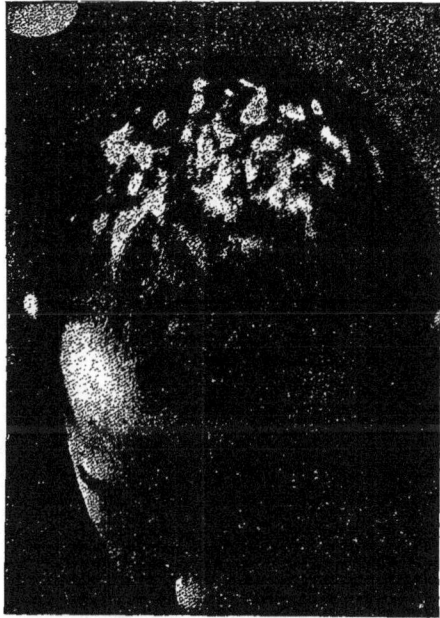

Fig. 45. — *Pseudo-pelade de Brocq* (maladie de Brocq, photographie de Sollas). (D'après Sabouraud.)

tue des plaques glabres, rondes ou irrégulières, dont le centre est atrophié ou déprimé, tandis que la périphérie est tuméfiée et couverte de squames adhérentes; la percussion en est douloureuse. Le diagnostic est facilité par la présence de lésions aux oreilles, à la face, aux mains.

Traitement des alopécies. — Les considérations étiologiques dans lesquelles nous sommes entrés, nous dispenseront de nous étendre sur le *traitement général* applicable aux alopécies. L'état général ayant une large part dans la genèse de certaines, même de celles dont apparaît la cause immédiate locale (séborrhée), il importe que l'on s'en préoccupe suivant les indications particulières à chaque cas, mais celles-ci ne sont pas dans un rapport constant avec l'alopécie.

C'est donc surtout le *traitement local* que nous aurons en vue. Afin d'éviter les redites, voyons d'abord les moyens dont il dispose.

En tête sont les *pommades*, où l'on incorpore tous les réducteurs employés en dermatologie. Le soufre (0,50 à 4 gr. p. 40) est d'autant plus utile, qu'est plus marqué l'état gras (squames stéatoïdes) ou séborrhéique. Sur son mode d'emploi, V. ACNÉ, SÉBORRHÉE. Aux états squameux on oppose les goudrons et particulièrement l'huile de cade (en toutes proportions); on obtient des pommades très fortes en les additionnant d'acide chrysophanique (0 gr. 10 à

0,30 p. 40) ou pyrogallique (1 ou 2 gr.). Les mercuriaux, l'acide salicylique se prescrivent seuls ou comme adjuvants. Les pommades sont parmi les topiques les plus actifs, seulement leur application est laborieuse. On les met le soir; une petite quantité suffit, mais il faut la faire pénétrer par une sorte de massage, sans crainte de détacher des cheveux. Les femmes les appliquent dans des raies faites au peigne. Le matin on savonne à l'éponge; les femmes qui craignent les savonnages fréquents peuvent nettoyer avec des boulettes d'ouate *à peine humectées* d'un liquide dégraissant (alcool-éther, avec ou sans 1/6 de benzine).

Les *lotions* médicamenteuses sont, en général, moins actives; certaines le sont pourtant extrêmement (sulfure de carbone saturé de soufre). Il ne faut pas oublier qu'elles ont à pénétrer un tégument gras, elles doivent donc être miscibles aux graisses (contrairement à l'eau simple, à moins qu'elle ne soit additionnée d'alcalins, de préparations de quillaya, de jaunes d'œuf, etc., ou employée chaude). On a composé, sous le nom d' « opalols », des préparations permettant de dissoudre dans un véhicule aqueux miscible à l'eau en toute proportion, les goudrons, l'huile de Cade, etc.

En général, on donne aux lotions pour véhicules l'alcool, l'éther ou leur mélange (liquide d'Hoffmann), l'éther de pétrole, l'acétone, le tétrachlorure de carbone, etc. Rien qu'à titre de *dégraissants*, ces corps sont utiles, les graisses pathologiques semblant nuire directement aux cheveux. On y ajoute des substances actives, réducteurs, antiseptiques (sublimé, formol, acide salicylique) ou simplement *excitantes*. Il est, en effet, avantageux, pour favoriser la repousse, d'irriter légèrement le cuir chevelu (on sait que le traitement des pelades repose en grande partie sur ce principe : on trouvera à son sujet des formules de lotions excitantes). A ce but répondent l'ammoniaque (2 à 4 pour 100), l'acide acétique (1 à 2 pour 100), les teintures de cantharides, de capsicum, d'arnica, de pyrèthre, etc. Parmi les médicaments capables d'accélérer la repousse, les meilleurs semblent être le nitrate de potasse (1/2 pour 100) et surtout la pilocarpine (1/2 pour 100). On peut composer des formules variées à l'infini; mais il importe de pouvoir les changer souvent, leur effet diminuant par l'accoutumance. On les applique à la brosse, *en frottant vigoureusement* et toujours sans crainte d'arracher les cheveux morts.

Ces données générales nous permettront d'être plus bref à propos de chaque maladie particulière.

A) Les **Alopécies des états généraux** doivent être soignées, même et surtout celles dont la guérison spontanée est la règle : après une maladie sérieuse, il n'est pas inutile de poursuivre le traitement pendant six mois. Ce traitement est celui des alopécies pityrodes. L'*alopécie syphilitique*, abstraction faite de la médication générale, est justifiable des mêmes moyens.

Traitement de la Calvitie masculine. — Il est extrêmement décevant : non seulement on ne rend pas aux chauves leur chevelure, mais encore on ne guérit pas la séborrhée, qui reparaît dès qu'on l'abandonne à elle-même. Néanmoins, des soins convenables et suffisamment prolongés en arrêtent la marche dans quelques cas heureux, la retardent dans les autres de 5, 10,

15 ans; et même lorsque sont constitués des dégâts irréparables, ces soins entretiennent le cuir chevelu dans un état supportable. Bien plus, Darier affirme que lorsque la calvitie est installée, il a vu, « par l'exemple de quelques malades qui ont tenu à se traiter énergiquement et très longuement, qu'on peut faire repousser quelques cheveux vigoureux sur la surface dégla brée ». Le résultat de la thérapeutique n'est donc pas à négliger.

D'une manière générale, elle comporte deux temps : d'abord un traitement d'attaque dirigé contre la cause du mal, ensuite un traitement d'entretien.

a) Il faut d'abord supprimer le pityriasis, s'il existe. On y arrive par les pommades fortes, appliquées tous les soirs comme il a été indiqué, avec savonnage matinal à l'éponge, suivi d'une lotion alcoolique :

Huile de cade vraie.	) āā 15 grammes.
Beurre de cacao	)
Axonge benzoïnée	10 —
Turbith minéral	2 —
Acide pyrogallique	1 —

(SABOURAUD.)

Il est possible ainsi de supprimer en quelques jours un pityriasis intense; il est bon de continuer quelques semaines.

La séborrhée indique l'emploi du soufre, soit incorporé à une pommade analogue à la précédente, soit en poudre, lotions, etc. (V. ACNÉ, SÉBORRHÉE) :

Acide salicylique.	5 grammes.
Acide pyrogallique.	5 —
Acide chrysophanique	50 centigrammes.
Soufre précipité	15 grammes.
Alcool à 90°	150 —

Le lendemain, savonnage à l'éponge.   (SABOURAUD.)

Le soufre colloïdal (soluble dans l'eau ou plutôt s'y émulsionnant) permet de préparer des lotions efficaces (10 pour 100).

Les applications colorantes (acide pyrogallique, suivi de savonnage) doivent être évitées sur les parties décalvées.

b) A un certain moment, il devient possible d'espacer les applications actives, puis de les supprimer. Il sera bon pourtant de les reprendre de temps en temps pendant une ou deux semaines; mais cette précaution devient de moins en moins urgente quand l'âge avance. Le traitement d'entretien consiste donc en savonnages plus ou moins fréquents, et en frictions dégraissantes et stimulantes bi-quotidiennes, que l'on changera suivant les indications :

Éther officinal.	200 grammes.
Alcool à 90°.	50 —
Teinture de jaborandi	) āā 25 —
Coaltar saponiné	)
Ammoniaque liquide	5 —

(SABOURAUD.)

Traitement des Alopécies pityroïdes de la femme. — Non seulement on en arrête la marche, mais on obtient des repousses notables.

a) La première indication est encore de détruire le pityriasis. Dans les cas légers, on y arrive au moyen de lotions sulfureuses (polysulfure de potassium, 5 gr. pour 250) ou mieux cadiques :

Huile de cade.	100 grammes.
Décoction de quillaya (à 1 kg par litre).	30 —
Jaune d'œuf.	n° 1
Eau distillée . . . . q. s. p.	500 —

(BALZER.)

Dans les cas intenses, les pommades sont plus actives, — composées, appliquées et enlevées comme il a été dit. Il suffit, en général, de trois applications par semaine.

b) Au bout de six semaines, on peut, en général, se contenter de lotions d'entretien; toutefois, il est bon de ne pas cesser brusquement le traitement actif, et de le reprendre, chaque année, en août ou septembre pour éviter les récidives. Le reste du temps, on pratique un grand nettoyage mensuel ou bi-mensuel et des frictions quotidiennes, modifiées de temps en temps :

Teinture de cantharides.	
— romarin	āā 20 grammes.
— jaborandi.	
Alcool de Fioravanti	āā 50 —
Alcool camphré.	
Rhum.	100 —

(BROCQ.)

L'*alopécie en tonsure* de la femme peut être traitée par le soufre, mais sans grand espoir. L'*alopécie frontale* des jeunes filles est justiciable du traitement des acnés, qui ne réparera pas les dégâts faits, mais empêchera leur extension. Quant à la *séborrhée féminine* du type masculin, son traitement est celui de la calvitie mâle et surtout de ses formes grasses, sans pityriasis (préparations soufrées). Les résultats en sont meilleurs que dans celle-ci.

B) Parmi les **alopécies en plaques**, il en est qui n'exigent guère de traitement : soit qu'elles ne puissent être modifiées (alopécies congénitales, etc.), soit au contraire que leur guérison se fasse spontanément, comme dans les chutes qui suivent les pyodermites. Si l'on tient à faire quelque chose dans l'*alopécie post-impétigineuse*, par exemple, on peut appliquer le soir un peu de pommade au tanin et au calomel (1 pour 100 de chaque), qu'on nettoie le matin avec de la liqueur d'Hoffmann résorcinée à 1 pour 100. La *peladoïde atrophodermique* doit être traitée comme une plaque de pelade (v. c. m.).

Dès qu'il y a *atrophie scléreuse* du follicule, la lésion est irrémédiable. Tout au plus peut-on tenter d'enrayer son extension en s'attaquant aux folliculites : ce sont encore les préparations soufrées qui donnent les meilleurs résultats (V. FOLLICULITES). La thérapeutique a peu de prise sur la *pseudo-pelade* de Brocq; cet auteur recommande surtout les mercuriaux (lotions bichlorurées à 1 pour 500, pommades au turbith ou à l'oxyde jaune à 1 pour 20) et les sulfureux (polysulfure de potassium, pommades soufrées au 1/10 avec ou sans camphre, résorcine, ichtyol, goudron), en alternant tous les mois.

Quant aux autres affections citées, leur traitement est étudié ailleurs. Les cicatrices faites sont indélébiles; la réimplantation des poils, conseillée par

Hodora, n'est pas pratique. Dans certains cas on est amené à scarifier des cicatrices irrégulières, à tatouer dans un but esthétique des plaques d'alopécie irréparable.   *M. SÉE.*

ALTITUDE (CURE). — V. SANATORIUM.

ALUN CALCINÉ (*Sulfate double d'Alumine et de Potasse*). — Astringent, légèrement caustique, l'alun calciné est employé comme hémostatique dans les hémorragies externes. Les solutions de 10 à 20 pour 100, astringentes, sont utiles dans la leucorrhée, la blennorragie (injections ou lavages); en gargarisme (pharyngite), on se sert de solutions de 1 à 10 pour 100. A l'intérieur, l'alun peut être employé comme hémostatique contre les gastrorragies, les entérorragies (v. c. m.).

Potion.

Alun	4 à 6 gr.
Extrait de ratanhia	2 grammes.
Elixir parégorique	20 —
Julep gommeux.	150 —

Par cuillerée à soupe d'heure en heure dans les hémorragies gastro-intestinales.
                                                                  E. FEINDEL.

AMANDES (*Amygdalus communis*, Rosacées-Prunées). — Les amandes de la variété *amère* renferment seules un glucoside cyanhydrique, l'amygdaline, qui se dédouble en dégageant l'odeur *d'essence d'amandes amères.* Amandes *douces* et amandes *amères* servent à la préparation du *sirop d'orgeat*, de *l'huile d'amandes douces*, du *looch blanc*, du *looch huileux*, du *lait* et de la *pâte d'amandes.*

Sirop d'amandes, Sirop d'orgeat
(*Codex*).

Amandes douces. . .	500	grammes.
Amandes amères. . .	150	—
Sucre blanc	5000	—
Eau distillée. . . .	1625	—
Eau de fleur d'oran-		
ger.	350	—

Mondez les amandes. Faites-en une pâte très fine dans un mortier de marbre, avec 750 parties de sucre, en ajoutant peu à peu 125 parties d'eau.

Délayez la pâte dans les 1500 parties d'eau restant et passez avec expression à travers une toile ; dissoudre au bain-marie le reste du sucre grossièrement concassé. Versez l'eau de fleur d'oranger à la surface sur le sirop refroidi.

Potion émulsive gommée, Looch blanc (Codex).

Amandes douces mon-		
dées.	30	grammes.
Amandes amères mon-		
dées.	2	—
Sucre blanc	30	—
Poudre de gomme		
adragante.	0 gr. 50	
Eau distillée de fleur		
d'oranger.	10	grammes.
Eau distillée	120	—

Lorsque le looch blanc est additionné de calomel il faut absolument supprimer les amandes amères, ou mieux le remplacer par le loch huileux.

Potion émulsive huileuse.
Looch huileux (Codex).

Huile d'amande. . . .	15	grammes.
Poudre de gomme . .	15	—
Sirop de gomme . . .	50	—
Eau distillée de fleur		
d'oranger.	15	—
Eau distillée	100	—

                                                                  E. FEINDEL.

AMBLYOPIE ET AMAUROSE (ἀμβλύς, obtus; ἀμαυρός, obscur). — On désignait autrefois par ces termes la perte partielle ou totale de la vision, sans que

l'œil présentât de lésion. Mais depuis la découverte de l'ophtalmoscope par Helmholtz en 1851, découverte qui réforma l'ophtalmologie, on put reconnaître les lésions du fond de l'œil, et les termes d'amblyopie et d'amaurose qui n'avaient aucune signification étiologique, cessèrent d'être employés. Toutefois, il subsiste actuellement encore certains cas où la cécité partielle ou complète n'est expliquée par aucune lésion visible à l'ophtalmoscope ; et où l'abaissement de la vision ne peut être relevée par les verres ; c'est pour ces cas que les termes d'amblyopie et d'amaurose sont réservés. On les appelait aussi « cataracte noire », terme d'autant plus impropre, qu'on confondait une variété de cataracte avec d'autres lésions différentes qui n'avaient de commun avec la cataracte que la perte de la vision.

Bon nombre d'amblyopies et d'amauroses sont dues à des affections de la choroïde, de la rétine et du nerf optique, mais ces lésions ne sont pas appréciables à l'ophtalmoscope. Si la lésion siège dans le cerveau ou la moelle, alors que l'œil paraît normal, l'amaurose est dite cérébrale et spinale.

Une variété d'amaurose a été décrite sous le nom de *cécité passagère, intermittente, périodique, récidivante, transitoire, temporaire, momentanée.*

Ces épithètes indiquent bien le caractère dominant de ce trouble visuel, qui est véritablement un syndrome, appartient à des causes variées ; aussi y a-t-il plusieurs espèces de cécités temporaires qui sont à classer et à distinguer. La cécité est monoculaire ou bien atteint les deux yeux. Il n'est pas question ici de la cécité passagère due à la fatigue du muscle ciliaire, à des obscurcissements passagers de la vision qui précèdent le glaucome, mais de cécités qu'on a constatées chez des rhumatisants, des goutteux, des artérioscléreux, des sujets atteints de rougeole, influenza, méningite, tumeurs cérébrales, des neurasthéniques, des comitiaux (état larvé). Ces étiologies variées dépendent, bien entendu, de pathogénies différentes. Dans les cas de tumeurs cérébrales on a pensé à l'ischémie des vaisseaux papillaires par spasme vasculaire ou à une augmentation momentanée de l'œdème du nerf qui comprime de façon exagérée les vaisseaux et les fibres, à une hydrocéphalie intermittente comprimant le chiasma. Et, lorsqu'aucune cause n'est apparente, on a cherché à expliquer ces troubles visuels par des troubles circulatoires dans le territoire de l'artère cérébrale postérieure, des lésions non définitives des vaisseaux chorio-rétiniens, des spasmes vasculaires simples, ou encore, par des troubles circulatoires d'origine vaso-motrice et dus à des réflexes partant d'une région quelconque et notamment des voies digestives.

Ainsi que l'indique le terme d'amaurose, il n'y a pas de lésions ophtalmoscopiques ; pourtant, si rares que puissent être les examens au moment des attaques de cécité, on en compte quelques-uns où l'on a constaté un nuage blanc couvrant une partie du fond de l'œil, cachant la choroïde et laissant apparaître les vaisseaux de la rétine, ou bien un rétrécissement des artères rétiniennes.

La durée des attaques de cécité est variable, de quelques instants à des heures, des jours même et parfois davantage.

On peut constater encore l'amaurose *après la résorption rapide des œdèmes.*

au cours d'une *décharge urinaire* riche en chlorures, en urée et avec *symptômes urémiques* (Hirtz); dans les affections hépatiques elle serait due à une intoxication de la cellule rétinienne par des toxines organiques, non élaborées par le foie (Jacqueau). L'*amaurose dans l'épilepsie essentielle* est bilatérale,·survient sous forme d'accès de cécité temporaire qui se manifestent dans la journée, en dehors des attaques d'épilepsie, et ne sont précédés ni suivis de trouble intellectuel. Cette amaurose transitoire paraît due à une ischémie spasmodique des artères rétiniennes; aussi s'explique-t-on que le trouble visuel puisse apparaître sous forme d'amaurose, de scotome ou d'hémiopie, suivant que le spasme atteindra l'artère centrale, une branche ou une ramification seulement. Cette amaurose transitoire, sans trouble intellectuel, survenant en dehors des crises épileptiques, est d'origine oculaire (épilepsie rétinienne) alors que l'*amaurose temporaire précédant immédiatement les crises* est d'origine centrale.

Chez les *saturnins*, les *femmes enceintes*, atteintes ou non d'éclampsie, les *urémiques*, l'amblyopie ou l'amaurose peuvent survenir soudainement. Ces troubles visuels ne sont accompagnés d'aucune lésion ophtalmoscopique, ils coïncident avec une hypertension artérielle qui en est la cause (Vaquez). Cette hypertension explique en outre les troubles aphasiques sensoriels et moteurs transitoires, les troubles maniaques, ainsi que les accidents d'encéphalopathie urémique ou de l'éclampsie convulsive. Ces troubles oculaires sont transitoires, fugaces, et le pronostic est favorable en général. Chez les femmes enceintes et les urémiques, le pronostic sera réservé si les urines renferment de l'albumine avec persistance, auquel cas surviennent parfois les lésions que l'on trouve dans la rétinite albuminurique. Chez les femmes enceintes, l'amaurose due à une simple hypertension pourra en outre se compliquer de lésions oculaires dépendant de l'hépato-toxémie gravidique.

L'*hémianopsie* est une forme spéciale d'amaurose (V. HÉMIANOPSIE).

Amaurose hystérique. — [V. HYSTÉRIE (TROUBLES OCULAIRES)].

Les *paludiques* peuvent être atteints d'amaurose intermittente ou persistante et ce n'est que plus tard que, chez certains, apparaissent des lésions chorio-rétiniennes. De ses examens histologiques, Poucet conclut qu'il existe toujours des lésions, mais celles-ci peuvent rester plus ou moins longtemps invisibles à l'ophtalmoscope.

L'amaurose dans la *rougeole*, comme dans l'*influenza* et d'autres infections, provient de lésions vasculaires ou nerveuses d'origine infectieuse, cérébrale ou périphérique, sans manifestations apparentes du côté du fond de l'œil. Tant qu'il en est ainsi il s'agit d'amblyopie ou d'amaurose jusqu'à ce que les lésions apparaissent, auquel cas les termes d'amblyopie et d'amaurose cessent d'être applicables et doivent être remplacés par le terme qui désigne la lésion.

AMBLYOPIE CONGÉNITALE. — Elle est caractérisée par une faiblesse de la vue qui date de la naissance. Il n'y a aucun vice de réfraction qu'on puisse corriger avec des verres; ni lésions ophtalmoscopiques.

Lorsque l'œil amblyope est en même temps strabique, on est tenté d'admettre que le strabisme est la cause de l'amblyopie. Mais alors il s'agirait d'amblyopie par défaut d'usage, ce qui n'est nullement démontré. En tout cas, le redressement de l'œil reste inefficace. L'usage du diploscope a paru parfois donner à un œil amblyope une vision utile ou normale ; en pareil cas, il convient de s'assurer qu'il s'agit bien d'une amblyopie dite congénitale, avec une acuité visuelle de 1/10ᵉ ou en dessous, qu'il n'y a aucun vice de réfraction corrigeable par les verres, ni de scotome central.

L'œil amblyope est souvent astigmate ou hypermétrope ; il s'agit d'une hypermétropie élevée, symptomatique d'un arrêt de développement. D'autres complications peuvent exister, telles le colobome de l'iris et des membranes profondes, la microphtalmie, le strabisme, le nystagmus, surtout si l'amblyopie est bilatérale.

La vision périphérique peut être aussi bonne dans l'œil amblyope que dans l'œil normal ; elle est parfois rétrécie. Le scotome central est fréquent. La persistance de l'image rétinienne est la même dans l'œil amblyope et l'œil normal.

AMBLYOPIE PAR ANOPSIE (ἀ ; ὤψ, vue). — Tout obstacle à la vision, dès la naissance, ou à peu près, par opacités congénitales cornéennes ou cristalliniennes, par membrane pupillaire, par strabisme ou toute autre cause capable d'exclure l'œil partiellement ou totalement de la vision, peut déterminer de l'amblyopie.

Pronostic. — Le pronostic doit toujours être réservé et l'on ne peut arguer de l'absence de symptômes concomitants ou même de céphalée pour s'autoriser à affirmer la bénignité du cas. Il est arrivé bien des fois que des troubles passagers de la vision, apparemment bénins, se sont compliqués plus ou moins tardivement d'accidents cérébraux graves et de perte de la vision par atrophie optique ou insuffisance de circulation chorio-rétinienne avec processus embolique ou thrombosique.

Traitement. — Malgré le peu de résultats satisfaisants obtenus en général, on doit opérer les yeux amblyopes et strabiques. Outre qu'on fera disparaître une difformité, on mettra l'œil en état de récupérer un peu d'acuité visuelle s'il en est susceptible. On doit se hâter d'intervenir, car la rétine n'est pas fatalement privée de ses fonctions et celles-ci peuvent se rétablir. On devra notamment opérer de bonne heure les enfants atteints de cataracte congénitale à l'âge de quelques mois.   *PÉCHIN.*

AMBULANCES DE GUERRE. — « Les ambulances, dit le Règlement, sont destinées à compléter l'action du service régimentaire en marche et en station, à recevoir les blessés relevés sur le champ de bataille et à leur donner les soins nécessaires pour qu'ils puissent être évacués promptement. »

Chaque corps d'armée possède :

Une ambulance par division d'infanterie (4 régiments),

Une ambulance de cavalerie,

Une ambulance de corps, destinée en principe aux troupes non endivisionnées et formant, en outre, la réserve du corps d'armée. Cette ambulance comprend une réserve de médicaments, d'objets de pansement et de matériel pour assurer le réapprovisionnement des corps de troupes.

Les ambulances font partie du train de combat des colonnes.

Sur le chemin parcouru par les blessés du champ de bataille, les ambulances sont les formations sanitaires les plus connues, les plus importantes, car c'est vers elles que tous les blessés se traînent instinctivement, quand ils peuvent marcher. Ce n'est donc pas sans raison que, dans l'esprit populaire, les ambulances personnifient le service de santé en campagne.

Installation. — L'ambulance doit être établie à proximité des réserves de la division, mais assez loin pour être défilée des feux de l'artillerie ennemie. Il faut qu'elle se trouve au moins à 4 ou 5 kilomètres de la ligne du feu, pour ne pas être troublée par les tirs de l'adversaire et ne pas subir les oscillations de la lutte.

L'ambulance est généralement installée dans un village, dans une grande ferme ou dans un château. Elle doit avoir de l'eau à proximité et en abondance. Elle doit enfin se trouver sur une route carrossable pour que les voitures, chargées de blessés, puissent y accéder facilement.

Composition. — L'ambulance divisionnaire compte comme personnel : 1 médecin-major de 1re classe, 2 médecins-majors de 2e classe, 1 médecin aide-major, 6 *médecins de réserve non montés*, 4 médecins auxiliaires non montés, 4 officiers d'administration

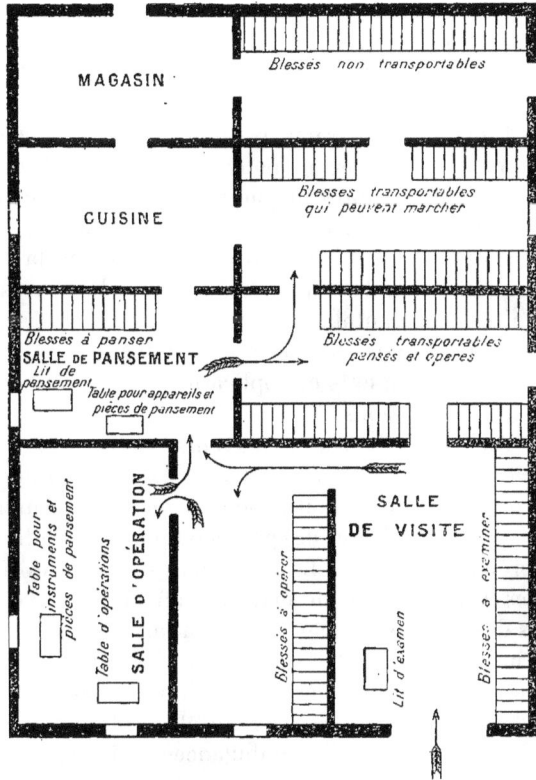

Fig. 44. — Installation théorique d'une ambulance

(1 d'approvisionnement monté), 1 officier du train, 1 vétérinaire, 247 hommes de troupe, 100 chevaux ou mulets, et *comme matériel* : 2 voitures de chirurgie à 4 chevaux, 2 voitures d'administration à 4 chevaux, 6 fourgons du service de santé à 2 chevaux (A, B, E et C, D, F), 2 fourgons ordinaires, 4 voitures à 4 roues pour blessés, 4 voitures à 2 roues pour blessés et enfin une voiture pour le personnel non monté.

L'ambulance divisionnaire peut se diviser en deux sections identiques : 1re *section*, fourgons A, B, C ; 2e *section*, fourgons C, D, E. En principe, l'une de ces deux sections doit rester disponible, pour faire face aux éventualités qui peuvent surgir dans la journée.

Entrée en action. — Quand l'action est bien engagée, que les postes de secours sont en plein fonctionnement, le Directeur du service de santé du corps d'armée envoie aux ambulances l'ordre de s'établir pour recevoir les blessés. Le médecin chef, au reçu de l'ordre, se rend en personne au village indiqué, fait la reconnaissance des lieux, choisit ses locaux et détache un médecin monté pour reconnaître l'emplacement des postes de secours et assurer ainsi leur liaison avec l'ambulance.

Le personnel des deux sections est réuni pour procéder à cette installation. Enfin les voitures sont rangées pour laisser la route libre.

Recommandations. — Le règlement recommande :

1° D'occuper, dans les groupes d'habitations, les maisons garanties par d'autres constructions ;

2° D'éviter les hangars susceptibles d'être facilement démolis ou incendiés ;

3° D'éviter les terrains rocailleux, les bouquets d'arbres et la proximité d'un mur, dont les éclats peuvent tomber sur les blessés.

Enfin, comme après une action un peu chaude l'affluence des blessés vers l'ambulance peut être très grande (entre 500 et 1000 blessés), le médecin chef doit s'appliquer à éviter le tumulte et la confusion, en faisant une juste répartition de son personnel et des locaux choisis.

On affectera, autant que possible, des locaux séparés (fig. 44) :

1° A la visite des blessés à leur arrivée ;

2° Aux pansements et applications d'appareils ;

3° Aux opérations ;

4° Aux services accessoires (cuisine, etc.).

Les infirmiers de visite (panseurs) seront soigneusement répartis, ainsi que les infirmiers d'exploitation, qui seront spécialement chargés de recueillir de la paille de couchage, des provisions d'eau et de bois, d'installer la cuisine et de préparer des boissons alimentaires ou réconfortantes.

Les instruments et le matériel, affectés à ces divers groupes, sont placés dans des paniers spéciaux, qui sont arrimés dans l'intérieur de la voiture de chirurgie.

Ainsi, avec la division du travail, avec l'utilisation des aptitudes spéciales de chacun, le désordre est évité et on obtient un meilleur rendement dans le fonctionnement des ambulances, qui, selon l'expression consacrée de Rapp, *ne doivent être que des ateliers d'emballage doublés de bureaux d'expédition.*

Fonctionnement. — Comme elles sont essentiellement mobiles et doivent suivre les évolutions des divisions, *les médecins ne pratiqueront à l'ambulance que les opérations d'une urgence absolue,* telles que :

1° Les hémorragies artérielles des membres ;

2° Les menaces d'asphyxie consécutives à des lésions du larynx ;

3° La régularisation des segments osseux pour redresser un membre. Quant aux autres opérations, elles seront faites le lendemain ou le surlendemain, quand les hôpitaux de campagne, plus stables, se seront substitués aux ambulances.

La salle d'opération, si le temps le permet, sera installée sous une des tentes Tortoises qui sont arrimées sur les fourgons E et F (fig. 45), ou dans

une chambre dont on aura enlevé tous les meubles, tapis, rideaux, lavé le
plancher et cloué des draps propres aux murs.

De l'eau bouillie sera préparée en abondance. Les solutions de cocaïne et
le chloroforme seront retirés des paniers, ainsi que la solution de morphine,
si utile pour calmer les plaintes et les cris des blessés. Cependant à
l'ambulance, comme le fait remarquer M. le médecin principal Quesnoy,
« les malheureux se consolent réciproquement, c'est à qui se plaindra le

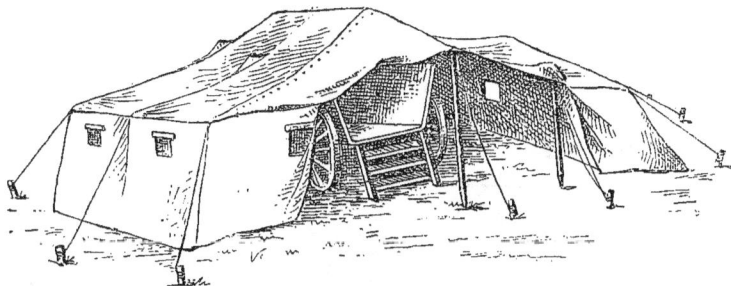

Fig. 45. — Installation d'une tente Tortoise.

moins ; on dirait qu'ils ont la coquetterie de souffrir sans se plaindre, comme
on a la coquetterie d'une belle action ».

Mouvement en avant ou en arrière. — Quand la division se porte
en avant, le médecin divisionnaire fait avancer la section disponible de
l'ambulance, qui s'installe à son tour. Mais, si la division recule, les brancar-
diers, les voitures se replient avec les troupes et emportent les blessés, en
commençant par les moins graves. Le médecin chef désigne le personnel
qui doit rester auprès des blessés intransportables, protégés qu'ils sont par
la convention de Genève, et brûle tous les documents, qui pourraient être
utiles à l'ennemi.

C'est durant ces retraites que l'on observe parfois de véritables paniques,
qui s'emparent des blessés, comme pendant la guerre d'Italie.

Pour éviter ces paniques, il est nécessaire que *les ambulances soient très
éloignées de la zone dangereuse* (environ 5 kilomètres), surtout en raison de
la longue portée de l'artillerie moderne et de la balle S. Sans cette précaution, les ambulances seront fréquemment troublées par les oscillations de la
lutte, comme elles le furent en 1870. Le résultat, pendant cette malheureuse
guerre, fut que, le 16 août, deux ambulances tombèrent entre les mains de
l'ennemi : dans l'une d'elles le médecin-major Beurdy, enveloppé dans une
charge de cavalerie, y perdit la vie. Le 18, les ambulances restées à Saint-
Privat furent incendiées ou prises par les Prussiens.

Ambulances volantes. — Sous le premier Empire, le baron Larrey,
profitant de la faible portée des armes de l'époque (200 mètres pour le fusil
de munition, 6 à 800 mètres pour le canon lançant des boulets ronds), créa
des ambulances *volantes*, destinées à suivre les mouvements de l'armée et
à panser les blessés sur le champ de bataille. Ces ambulances composées de
voitures légères firent bien souvent l'admiration de l'armée.

Triage des blessés pansés. — Il est bon de rappeler ici, d'après quels principes il convient d'opérer le triage des blessés (Nimier et Laval).

Parmi les blessés à *renvoyer au corps*, après l'affaire, on rangera ceux qui sont atteints de contusions ou de plaies superficielles, dont la guérison ne réclame que quelques jours.

On désignera, comme *pouvant marcher* ou devant être *transportés assis*, les porteurs de sétons simples de la tête et du cou, de blessures du membre supérieur, même avec fracture, pourvus d'un bon appareil.

Seront *transportés couchés*, la plupart des blessés atteints de lésions

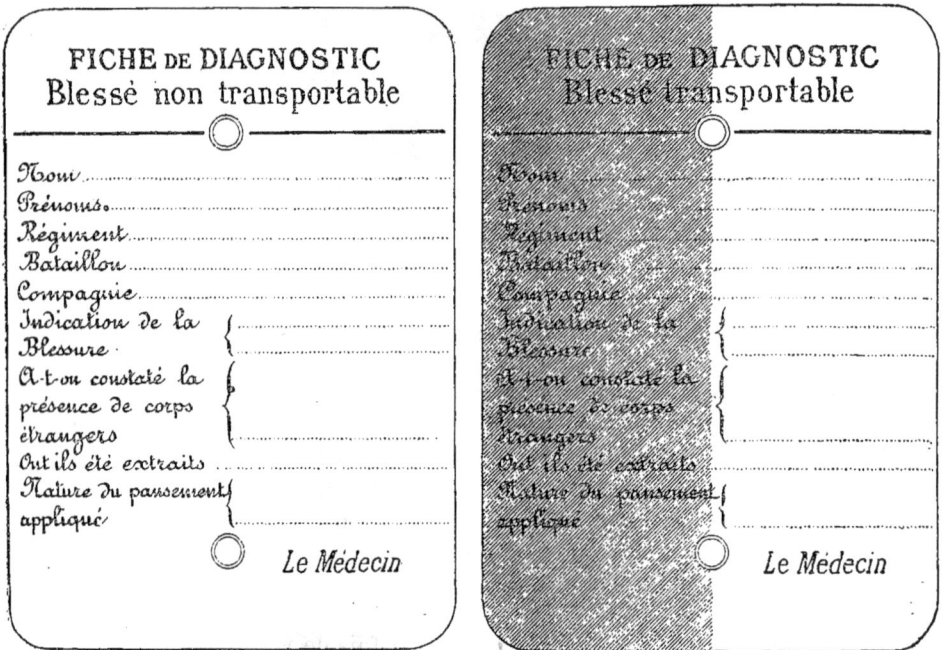

FICHE DE DIAGNOSTIC
Blessé non transportable

Nom
Prénoms
Régiment
Bataillon
Compagnie
Indication de la
Blessure
A-t-on constaté la
présence de corps
étrangers
Ont ils été extraits
Nature du pansement
appliqué

Le Médecin

FICHE DE DIAGNOSTIC
Blessé transportable

Nom
Prénoms
Régiment
Bataillon
Compagnie
Indication de la
Blessure
A-t-on constaté la
présence de corps
étrangers
Ont ils été extraits
Nature du pansement
appliqué

Le Médecin

Fig. 46 et 47. — Fiches de diagnostic.

osseuses du membre inférieur et tous les amputés (sauf, dans bon nombre de cas, les amputés de la main, de l'avant-bras et du bras).

Enfin, seront déclarés intransportables, tous les sujets atteints de plaies cavitaires (crâne, thorax, abdomen) ou de fractures de la cuisse, du bassin et de la colonne vertébrale.

Évacuation des blessés. — Les blessés, étant pansés, restaurés et pourvus de leur fiche de diagnostic (blanche, pour les non-évacuables, rouge et blanche pour les évacuables) (fig. 46 et 47), seront expédiés, le soir ou le lendemain matin, les uns sur leur corps, les autres sur les dépôts d'éclopés, les autres vers les hôpitaux d'évacuation dans des voitures *auxiliaires, réquisitionnées*, et les autres enfin seront traités sur place par le personnel des hôpitaux de campagne. Pour le transport des blessés [V. Blessés de guerre (transport)].

BONNETTE.

AMBULATOIRE. — V. Automatisme ambulatoire.

MÉLIE. — V. ECTROMÉLIE.

MÉNORRHÉE. — L'aménorrhée est l'absence de l'écoulement menstruel — en dehors, bien entendu, des conditions physiologiques qui le suppriment : grossesse, ménopause. C'est donc uniquement un symptôme commun à divers états morbides. On la rencontre dans certaines malformations génitales, infantilisme, atrophie des ovaires, castration opératoire, kystes de l'ovaire, parfois même inflammations annexielles, bien que celles-ci aient plutôt une tendance à exagérer les règles et à provoquer les pertes. On la rencontre également dans certaines affections nerveuses, hystérie, goitre exophtalmique, maladies mentales. Mais elle est alors habituellement transitoire. Enfin elle n'est pas rare dans certaines affections d'ordre général comme la chlorose.

« Chez certaines femmes bien portantes en apparence, on voit les règles retarder, diminuer, puis disparaître, en même temps que se montre chez elles un embonpoint plus ou moins prononcé, en imposant souvent pour le début d'une grossesse. Le régime lacté absolu se montre tout-puissant dans ces cas » (Pinard).

Il faut la distinguer de la suppression physiologique des règles au début de la grossesse et aussi de leur absence par obstacle mécanique, comme dans l'imperforation de l'hymen ou du col utérin.

Le meilleur moyen de la combattre est de s'attaquer à sa cause. Mais, lorsque celle-ci est inconnue ou qu'on n'a sur elle aucune prise, on en sera réduit à un *traitement* symptomatique. Les emménagogues ne jouissent plus de la confiance qu'on avait autrefois en eux. Mais l'exercice, l'électricité, le massage, les irrigations pelviennes, la thérapeutique hydrominérale donneront souvent de bons résultats.   *J.-L. FAURE.*

MERS. — V. APÉRITIVE (MÉDICATION).

MIBES. — V. DYSENTERIE, PARASITES.

MIDON. — S'emploie en lavements contre la diarrhée (V. LAVEMENT, DIARRHÉE).

Pour l'usage externe, l'amidon est un émollient que l'on utilise soit en nature, soit en bains ou sous forme de cataplasmes, de glycérolé, de pâtes couvrantes dans les dermatoses enflammées.

Lavement à l'Amidon (Codex).

Amidon de blé en poudre très fine. . . . . 15 grammes.
Eau. . . . . 500 —

Délayez l'amidon dans 100 grammes d'eau froide; portez le reste de l'eau à l'ébullition et versez-la peu à peu dans le mélange en agitant.

Bain.

500 grammes à 2 kg d'Amidon pour un bain.

Glycéré d'Amidon (Codex).

Amidon de blé pulvérisé. . . . . 10 grammes.
Eau distillée . . . . . 10 —
Glycérine officinale . . 150 —

Délayez l'amidon dans le mélange de glycérine et d'eau; faites chauffer dans une capsule en remuant continuellement jusqu'à ce que la masse commence à prendre en gelée.

Glycéré d'Oxyde de Zinc (Codex).

Oxyde de zinc . . . . . 10 grammes.
Glycéré d'amidon . . . 20 —

Pâte.

Amidon. . . . . } aa 15 grammes.
Oxyde de zinc . . . . }
Vaseline. . . . . . . 50 —

                                    E. FEINDEL.

AMMONIAQUE ET SELS AMMONIACAUX. — L'ammoniaque, appliquée sur la peau, produit une irritation qui peut aller de la simple rubéfaction jusqu'à la vésication et même, si le contact est quelque peu prolongé, jusqu'à l'escarrification.

A dose assez considérable, elle provoque sur le tube digestif des effets locaux analogues; ce sont eux qui dominent la scène dans l'empoisonnement aigu par l'ammoniaque; les phénomènes convulsifs représentent la phase extrême de l'intoxication (V. POISONS).

A faible dose et convenablement diluée, l'ammoniaque et ses sels ne produisent aucun trouble des organes digestifs; ils restent des stimulants du système nerveux.

L'ammoniaque liquide est surtout employée à l'extérieur à titre de révulsif.

Liniment ammoniacal.
Liniment volatil (Codex).

Huile d'olive	90	grammes.
Ammoniaque liquide.	10	—

Mélanger dans un flacon bouchant à l'émeri.

Lotion ammoniacale camphrée.
Eau sédative (Codex).

Ammoniaque liquide.	60	grammes.
Chlorure de sodium .	60	—
Alcool camphré . .	10	—
Eau distillée.	1000	—

Liniment ammoniacal camphré (Codex).

Huile camphrée	90	grammes.
Ammoniaque liquide. .	10	—

Mélangez dans un flacon bouchant à l'émeri.

Baume Opodeldoch (Codex).

Savon animal râpé et desséché	95	grammes.
Camphre pulvérisé . .	75	—
Ammoniaque ordinaire	50	—
Essence de Romarin .	25	—
Essence de Thym. . .	5	—
Alcool à 90°.	775	—

L'action caustique de l'ammoniaque est utilisée dans le but de neutraliser les effets produits par la piqûre de certains insectes (moustiques, fourmis, guêpes, etc.).

A l'intérieur, la solution ammoniacale est fréquemment employée pour combattre l'ivresse :

> X à XX gouttes d'ammoniaque dans un verre d'eau, à prendre en plusieurs fois à quelques minutes d'intervalle.

L'Acétate d'Ammoniaque (Esprit de Mindererus) est un stimulant qui s'administre toujours sous forme de potion :

Acétate d'ammoniaque liquide	10	grammes.
Teinture de cannelle	5	—
Sirop d'éther	50	—
Eau de tilleul.	100	—

Une cuillerée à soupe toutes les heures.

Le Chlorhydrate d'Ammoniaque en solution de 10 à 20 pour 100 s'emploie pour lotions et compresses.

Lotion résolutive.

Chlorhydrate d'ammoniaque	20	grammes.
Teinture d'Arnica.	60	—
Eau commune.	450	—

E. FEINDEL.

AMNÉSIE. — On désigne sous le nom d'*amnésie* (privation de la mémoire) la diminution ou la perte acquises de la mémoire. Ce terme n'est généralement pas appliqué à son affaiblissement congénital (idiotie), car dans ce cas il y a absence plutôt que perte de cette faculté. Enfin il est d'usage, bien qu'on puisse les considérer comme des amnésies, de décrire à part les différentes variétés d'aphasie (V. APHASIE).

La mémoire consiste essentiellement dans la conservation et la reproduction des souvenirs. Elle est complétée par certaines opérations intellectuelles, désignées sous le nom de « reconnaissance » ou de localisation consciente dans le passé, qui distinguent nettement les faits de mémoire des faits d'imagination : ce sont d'elles que dépendent les troubles décrits par Sollier sous le nom de *paramnésies de localisation et de certitude* (*illusions du déjà vu*, *délires oniriques*, *folie du doute*), qui sont des illusions de la mémoire ou des délires plutôt que de véritables amnésies. Enfin on se souviendra qu'il n'existe pas une mémoire, mais des *mémoires spéciales* (mémoire visuelle, auditive, etc., mémoire des noms, des chiffres, etc.), dont la prépondérance varie suivant les individus : d'où division des amnésies en *générales* et en *partielles*.

L'amnésie peut résulter de la destruction des images ou de leur oubli, autrement dit d'un trouble organique ou d'un trouble fonctionnel. Les *amnésies organiques* ou *dysmnésies* sont générales (démences) ou partielles (foyer de ramollissement); elles sont généralement permanentes et progressives. Souvent elles suivent assez régulièrement la *loi de régression de la mémoire* (Ribot) : les faits récents disparaissent avant les faits anciens; les acquisitions intellectuelles anciennes se perdent peu à peu, les plus complexes avant les plus simples, les plus abstraites avant les plus concrètes; après les idées, s'effacent les sentiments; les acquisitions qui résistent en dernier lieu sont celles qui sont presque entièrement organiques et qui ne se manifestent que par des actes presque automatiques. Dans l'oubli des signes, la régression atteint successivement les noms propres, les noms communs, les adjectifs et les verbes, les interjections et enfin les gestes.

L'*amnésie fonctionnelle* débute brusquement. Elle atteint d'emblée toute son intensité, reste plus ou moins longtemps stationnaire et tend à régresser plutôt qu'à progresser. Son évolution est d'ailleurs des plus variables. Quelquefois générale, elle est habituellement partielle, localisée tantôt à une certaine catégorie de souvenirs (*systématisée*), tantôt à une période de l'existence du malade (*temporaire*). Dans ce dernier cas elle peut porter uniquement sur un événement (*simple*) ou embrasser une période d'étendue variable antérieure (*rétrograde*) ou postérieure à cet événement (*antérograde de reproduction*); ces différentes modalités sont susceptibles de se combiner entre elles (*rétro-antérograde*). Quelquefois le malade est dans l'impossibilité, à partir d'un certain moment, de fixer des images nouvelles (*antérograde de conservation* de Sollier) : il s'agit d'un trouble de perception ou d'attention plutôt que d'une véritable amnésie. Des souvenirs qui paraissent perdus persistent parfois à l'état subconscient; tels sont les souvenirs emmagasinés pendant une crise de somnambulisme qui peuvent être rappelés par une nouvelle crise spontanée ou provoquée; les troubles de la mémoire prennent alors souvent, par leur répétition et par leur alternance, une allure toute spéciale (*amnésie périodique*).

L'amnésie peut être le phénomène principal présenté par le malade. Tantôt celui-ci sait qu'il perd la mémoire (neurasthéniques, mélancoliques, certains paralytiques généraux); tantôt le malade ne s'en rend pas compte, mais son entourage s'en est aperçu (paralytiques généraux, épileptiques, traumatisés, confus); tantôt l'amnésie n'est reconnue que par le médecin (hystérie). Enfin l'amnésie peut n'être qu'un phénomène accessoire, à rechercher pour le diagnostic et le pronostic. L'examen portera sur des souvenirs de différente catégorie : sur les souvenirs concernant les conditions personnelles du malade (état civil, famille, milieu domestique, milieu social); les souvenirs des faits récents ou anciens l'ayant intéressé personnellement; les souvenirs des notions générales ou spéciales antérieurement acquises par lui et variables suivant son sexe, son âge, sa condition sociale; la mémoire verbale; les souvenirs des habitudes manuelles et la mémoire organique (Séglas). Quatre points principaux seront à établir : 1° Dans quelles conditions l'amnésie s'est-elle développée? 2° A quelle variété appartient-elle? 3° Quel était l'état antérieur de la mémoire? 4° L'amnésie s'accompagne-t-elle d'autres phénomènes de même ordre ou d'ordre différent? (Sollier).

L'*amnésie progressive*, ou *dysmnésie*, se rencontre surtout dans la *paralysie générale* (amnésie générale et progressive, oubli de l'orthographe, de lettres, d'actes de la vie journalière), les démences, la *démence sénile* notamment (suit assez exactement la loi de la régression), les encéphalopathies organiques, dans des infections chroniques : syphilis cérébrale (*syphilitique* de Fournier; tantôt affaiblissement graduel et progressif, tantôt évolution par saccades, tantôt début brusque ou ictus amnésique), dans des intoxications chroniques : *alcoolisme chronique* (porte plus sur les mots que sur les idées, perte de souvenirs relativement anciens, paramnésie de localisation et de certitude; dans les cas graves, dysmnésie générale et progressive), intoxication chronique par la morphine (au début l'amnésie est diminuée par une nouvelle dose de morphine, plus tard évolution progressive), l'opium, le plomb, le mercure, l'arsenic, le sulfure de carbone, la nicotine (porterait sur les mots), etc., dans certaines auto-intoxications, le myxœdème.

L'*amnésie* dite *fonctionnelle*, à début brusque, a été surtout signalée dans l'*épilepsie* (amnésie simple, temporaire et permanente), l'*hystérie* et l'hypnotisme, la chorée, dans certains *traumatismes* (traumatismes crâniens avec ou sans lésions de l'encéphale, traumatismes atteignant une partie quelconque du corps : amnésie simple ou rétrograde ou antérograde), dans certains chocs moraux, la strangulation, la submersion, la syncope, les comas, l'apoplexie, dans les intoxications aiguës : alcoolisme aigu, intoxication par le chloroforme, l'éther, l'oxyde de carbone, dans des infections aiguës : typhus, peste, choléra, fièvre typhoïde, fièvres éruptives, rhumatisme, etc., dans des maladies de cœur, à la suite d'hémorragies, d'inanition, de surmenage, etc. Les amnésies puerpérales et post-éclamptiques sont souvent imputables à l'hystérie. On trouve encore des troubles de la mémoire dans la neurasthénie (troubles paramnésiques du langage, difficulté de trouver les mots, amnésie portant sur les faits récents), dans les états de dépression comme la mélancolie (le mutisme mélancolique tiendrait dans certains cas à des amnésies verbales transitoires. Séglas). La recherche de ces troubles est souvent difficile dans les vésanies; il s'agit dans la plupart des cas d'une perception défectueuse, l'attention du malade étant incapable de se fixer sur quoi que ce soit ou étant au contraire absorbée par une idée fixe ou une hallucination, plutôt que d'une véritable amnésie.

L'amnésie est, en somme, un syndrome qui peut se rencontrer dans les affections les plus diverses; son évolution et son pronostic dépendent de la maladie causale.   *BRÉCY.*

AMNIOTIQUE (LIQUIDE). — Le fœtus contenu dans la membrane amnios (V. MEMBRANES) baigne dans un liquide, dit liquide amniotique.

La quantité de liquide physiologique est variable. Elle oscille, dans l'œuf à terme, entre 500 et 1000 gr. Quand elle est assez considérable pour entraîner une tension permanente de la paroi utérine, on dit qu'il y a excès de liquide ou *hydramnios.* Lorsqu'elle est insuffisante et permet à la paroi utérine de se mouler étroitement sur le fœtus, en le comprimant, on dit qu'il y a *oligohydramnios.*

C'est un liquide *opalescent* (Pinard), contenant en suspension des fragments de *vernix caseosa,* enduit sébacé du fœtus.

Ce liquide amniotique, ou plus exactement la partie liquide de ce liquide, peut *transsuder* au travers de l'amnios et déterminer la production de poches amniochoriales. (V. HYDRORRHÉE.)

L'apparition d'éléments anormaux dans le liquide amniotique a une grande valeur séméiologique.

Tant que le liquide amniotique garde ses caractères physiologiques, on peut être certain que le fœtus ne souffre pas.

Dès que le fœtus souffre (compression du cordon, asphyxie, etc.), il fait des mouvements inspiratoires prématurés et rend son *méconium.* Le liquide amniotique se *teinte en vert.*

Cette modification symptomatique de la souffrance du fœtus peut se produire alors que l'œuf est intact et ne se déceler qu'au moment de la rupture des membranes, spontanée ou artificielle. Elle n'implique pas toujours alors que le fœtus souffre au moment de la rupture, mais elle implique qu'il a souffert.

Lorsque le fœtus meurt dans l'œuf intact, son tégument se couvre de phlyctènes d'abord transparentes, puis sanguinolentes, qui crèvent dans le liquide amniotique et lui donnent une *coloration sanguinolente sale.*

Lorsque le fœtus est mort depuis un certain temps et macéré, le liquide, en raison des modifications subies par les pigments sanguins, devient *brun chocolaté.* De plus, il se *résorbe* progressivement, sauf dans certains cas de grossesse ectopique. (V. GROSSESSE ECTOPIQUE.)

Enfin, lorsqu'une hémorragie se produit entre l'œuf et la paroi utérine (hémorragie rétro-placentaire), il arrive souvent que par transsudation le liquide amniotique se teinte et devienne sanguinolent (Pinard).

Le liquide amniotique, lorsque le fœtus est vivant et que l'œuf est intact, est stérile.

Lorsque l'œuf est ouvert, qu'il y ait eu ou non expulsion de méconium, le milieu amniotique peut être infecté par les germes aérobies ou anaérobies du vagin.

Lorsque le fœtus est mort et que l'œuf est intact, le milieu amniotique reste stérile, sauf dans les cas de kyste fœtal ectopique.

Lorsque le fœtus est mort et que l'œuf utérin est ouvert, très rapidement l'infection amniotique et fœtale éclate (putréfaction, physométrie).

A. COUVELAIRE.

AMPHISTOMA HOMINIS. — V. Parasites.

AMPUTATION CONGÉNITALE. — V. Nouveau-né (pathologie).

AMPUTATIONS. — V. Bras, Cuisse, etc.

AMPUTÉS (HALLUCINATIONS DITES DU MOIGNON). — « Les patients, longtemps après l'amputation faite, disent encore sentir douleur ès parties mortes et amputées, et de ce se plaignent fort; chose digne d'admiration et incrédibile à gens qui de ce n'ont expérience. » C'est ainsi qu'Ambroise Paré parle de ce qu'on a appelé depuis les hallucinations des amputés.

Ces hallucinations dites du moignon sont extrêmement fréquentes, elles se rencontrent neuf fois sur dix. Elles surviennent : ordinairement aussitôt après l'amputation, au réveil du sommeil chloroformique, parfois quelques jours ou quelques semaines plus tard. Elles sont continues ou intermittentes, spontanées ou provoquées par le traumatisme, les irritations du moignon, le froid, le courant électrique, les variations atmosphériques, etc. Tantôt vagues et indéfinissables, elles sont souvent précises et nettes.

Elles se présentent sous deux types principaux, à savoir :

1º *Les hallucinations sensitives* proprement dites, consistant en sensations douloureuses : fourmillements, engourdissements, cuissons, démangeaisons, douleurs plus ou moins vives, que le patient rapporte en un point du membre absent, surtout à l'extrémité (main, pied).

2º *Les hallucinations statiques et motrices* consistant en la sensation de la présence complète ou partielle du membre amputé, que ce membre paraisse avoir la forme, le volume, la température, les dimensions normales, en un mot, comme cela se voit surtout au début, ou qu'il paraisse plus petit, remonté, comme rentré en lui-même, ainsi que cela se voit parfois à un stade avancé. Généralement, la mobilité du « membre fantôme » est complète. Non seulement ce fantôme prend la position que demande l'attitude du corps ou du moignon, mais il obéit à la volonté, se fléchit, s'étend, etc. (le malade croit étendre les doigts, serrer la main, fléchir les orteils, etc.). Parfois cette mobilité fait défaut, ou bien n'apparaît qu'involontairement (secousses, crispations).

Ces hallucinations sont ou peuvent être, surtout à l'origine, la cause d'erreurs et d'accidents, le malade cherchant à se servir du membre absent.

On a vu des amputés de jambe descendre du lit pour se mettre debout, et tomber lourdement.

La durée de ces sensations illusoires n'est parfois que de quelques semaines; mais elles persistent souvent des mois et des années, quelquefois toute la vie. En général, elles s'atténuent, s'espacent et finissent à la longue par disparaître. Il n'est pas rare que l'électrisation faradique du moignon puisse faire reparaître momentanément des hallucinations disparues depuis plusieurs années.

On a parlé de la possibilité d'hallucinations visuelles; elles me semblent distinctes des véritables hallucinations du moignon.

On a discuté sur l'origine centrale ou périphérique de ces hallucinations. Je pense, avec Weir Mitchell et Pitres, que leur point de départ périphérique est incontestable. Elles sont liées à l'irritation des filets nerveux dans la cicatrice du moignon. Il suffit, en effet, d'exciter cette cicatrice pour les provoquer. Il suffit, surtout, ainsi que l'a fait Pitres, et ainsi que je l'ai répété avec Poisot, d'anesthésier la cicatrice par une injection de cocaïne pour les faire disparaître : tant que l'anesthésie persiste, aucune excitation, aucun acte de volonté ne peut les réveiller; dès qu'elle disparaît, elles reparaissent. Cette preuve de leur point de départ périphérique est tout à fait démonstrative.

Est-ce à dire que le cerveau n'entre pour rien dans leur pathogénie? Évidemment non. C'est dans le cerveau que restent emmagasinées les anciennes images tactiles, musculaires, articulaires, osseuses, etc., du membre amputé; c'est le cerveau qui les associe et les extériorise. Il est donc l'organe essentiel des hallucinations, mais encore faut-il que l'excitation des nerfs du moignon provoque la réviviscence de ces images.

D'autre part, dans le moignon cicatriciel se trouvent résumés tous les nerfs qui venaient du segment amputé. Que l'un ou l'autre de ces nerfs soit excité dans cette cicatrice, la sensation sera reportée à la périphérie, suivant l'usage, c'est-à-dire à une région du membre absent.

La thérapeutique idéale serait préventive et consisterait, si la chose était possible, à ne pas laisser de filets nerveux dans la cicatrice. Dans tous les cas, il est utile de protéger le moignon contre les contusions et les irritations de toute espèce, de calmer par des moyens appropriés l'éréthisme nerveux qui, chez certains sujets, exalte et entretient les hallucinations. On pourrait recourir à la névrotomie si les douleurs restaient intolérables, ce qui est tout à fait exceptionnel.   *A. SOUQUES.*

AMUSIE. — V. Aphasie.

AMYGDALES (**HYPERTROPHIE**). — L'hypertrophie des amygdales est une maladie de l'enfance, qui se développe de préférence chez les sujets lymphatiques ou scrofuleux, tantôt elle succède à des poussées répétées, plus ou moins violentes d'amygdalite aiguë, tantôt elle apparaît d'une façon lente et graduelle à la suite d'une amygdalite chronique. Chez les adultes au-dessus de 20 ans, l'hypertrophie des amygdales est très rare, on l'a observée quelquefois à la suite de plaques muqueuses syphilitiques. L'hypertrophie porte d'ordinaire sur les deux amygdales qui sont augmentées de volume, tantôt au même degré, tantôt inégalement. D'ordinaire cette hypertrophie se fait en masse, l'organe augmentant dans toutes dimensions en conservant sa forme normale, beaucoup plus rarement l'hypertrophie est circonscrite à la partie supérieure ou à la partie inférieure de l'amygdale.

Dans la grande majorité des cas, les autres organes lymphoïdes du pharynx, en particulier l'amygdale linguale et l'amygdale pharyngienne, sont augmentés de volume en même temps que l'amygdale palatine. A la coupe, l'amygdale hypertrophiée paraît formée par un tissu pâle, de coloration blanc jaunâtre ou grisâtre, de consistance plus ou moins molle, à peu près uniforme. A l'examen histologique on constate d'abord une simple hypertrophie des follicules lymphoïdes de l'amygdale ; plus tard les infections répétées déterminent une prolifération du tissu conjonctif péri-folliculaire aboutissant à une véritable sclérose de l'amygdale, le chorion est très épaissi, formé de tissu fibreux, les vaisseaux sont augmentés de calibre, leur paroi est rigide et sclérosée, de sorte qu'ils restent béants à la coupe.

Symptômes. — Les troubles fonctionnels sont extrêmement variables suivant le volume de l'hypertrophie et les accidents d'infection qui l'accompagnent : une hypertrophie volumineuse détermine presque toujours une sensation de gêne, des troubles de la voix et des troubles respiratoires.

Les troubles de la voix sont d'ordinaire les plus importants, la voix devient voilée, faible, et prend un nasillement tout à fait spécial : la prononciation de certaines lettres (surtout *l* et *r*) devient indistincte. Les altérations de la voix tiennent d'ordinaire à plusieurs causes : d'abord le pharynx est obstrué mécaniquement par l'amygdale hypertrophiée, et ses conditions de résonance se trouvent ainsi modifiées, de plus le jeu du voile du palais est entravé, enfin il y a presque toujours coïncidence de végétations adénoïdes (v. c. m.) dans l'arrière-cavité des fosses nasales.

Les troubles respiratoires se rencontrent surtout chez les jeunes enfants : la respiration est entravée par suite du rétrécissement de l'isthme du gosier, et par suite de l'obstruction des fosses nasales postérieures par le voile du palais repoussé par la tumeur amygdalienne ; aussi les petits malades respirent la bouche ouverte, ce qui leur donne un air d'hébétude toute spéciale, et soufflent bruyamment pendant leur sommeil. Dans certains cas, ces troubles respiratoires s'accompagnent d'une déformation caractéristique de la cage thoracique : la pression de l'air extérieur n'étant pas suffisamment contrebalancée par celle de l'air inspiré, les côtes s'affaissent, le thorax se déprime et se rétrécit transversalement en forme de carène. On observe souvent du coryza et de la bronchite. On observe parfois des troubles graves de l'ouïe, rarement par obstruction mécanique de la trompe, bien plus souvent par propagation à la muqueuse tubaire du catarrhe naso-pharyngien concomitant. Le sens du goût peut être diminué ou altéré par suite du coryza et de la sécheresse de la cavité buccale, qui provient de ce que les malades tiennent constamment la bouche ouverte pour faciliter la respiration.

Les amygdales volumineuses, surtout celles dont le lobe inférieur descend très bas, sont susceptibles de provoquer des quintes de toux.

La déglutition peut également être gênée par le rétrécissement de l'isthme du gosier, mais la dysphagie est toujours peu prononcée.

À côté de ces accidents purement mécaniques, l'hypertrophie des amygdales s'accompagne souvent de troubles dus à des phénomènes d'infection aiguë, en effet l'hypertrophie des follicules superficiels entraîne le rétrécissement des orifices des cryptes amygdaliennes, celles-ci se vident mal, s'emplissent de débris caséeux qui s'infectent facilement et peuvent aboutir à de véritables abcès : le malade accuse alors une sensation de gêne et de douleur constante dans la gorge ; l'haleine devient fétide ; sensible au moindre refroidissement le malade est sujet continuellement à des poussées d'angine ou même à des abcès à répétition.

Ces accidents infectieux ne sont nullement en rapport avec le volume de l'hypertrophie, ils sem-blent même atteindre plus fréquemment les amygdales enchatonnées ou cryptiques, re-lativement peu augmen-tées de volume.

Les signes physiques de l'hypertrophie des amygdales sont faciles à constater: il suffit de faire ouvrir largement la bouche au malade : on voit alors que les amygdales qui, chez les individus normaux, ne dépassent pas les pi-

Fig. 48. — Amygdales enchatonnées et pli triangulaire
(*in* Bourgeois, *Précis Path.
Chir.*, II).

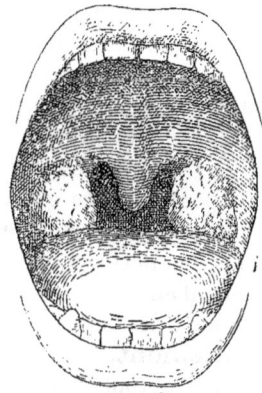

Fig. 49. — Amygdales pédiculées (*in* Bourgeois, *Précis
Path. Chir.*, II).

liers, font une saillie plus ou moins considérable, pouvant atteindre le volume d'un œuf de pigeon; lorsque l'hypertrophie est bilatérale, et c'est le cas habituel, les amygdales peuvent arriver presque à se toucher et réduisent l'isthme du gosier à une fente étroite. Souvent les deux tumeurs s'étendent assez bas sur les parois pharyngiennes. Lorsque l'hypertrophie est consi-dérable, le voile du palais est immobilisé et repoussé vers le haut. L'amyg-dale en augmentant de volume conserve habituellement sa forme ovoïde à grand axe vertical; sa surface lisse ou légèrement bosselée, plus rarement irrégulièrement déchiquetée, présente une coloration rose pâle, avec de nombreux points jaunâtres, constitués par des amas de matière caséeuse qui remplissent les cryptes amygdaliennes.

L'aspect sous lequel se présente l'amygdale hypertrophiée est d'ailleurs assez variable suivant ses rapports avec les piliers du voile du palais (fig. 48 et 49): tantôt l'amygdale arrondie tient à la paroi externe de sa loge par un pédicule bien net, et se voit facilement tout entière, libre d'adhérences avec les piliers; tantôt au contraire l'amygdale est enchatonnée, c'est-à-dire recouverte en partie par les piliers du voile et surtout par un repli muqueux (pli triangulaire de His) qui part du pilier antérieur du voile : dans ce cas

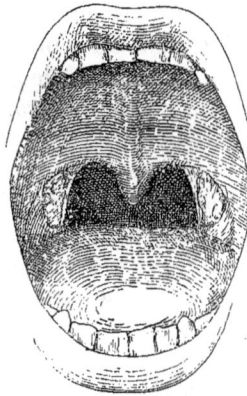

l'examen est beaucoup plus difficile, la partie antérieure de l'amygdale et son pédicule sont invisibles, seule sa face interne se présente à la vue : parfois une nausée provoquée par l'abaisse-langue facilite l'examen en montrant un pôle inférieur plus développé qu'on ne l'imaginait, ou en faisant sortir de leur loge des amygdales enchatonnées qui se cachaient.

Au toucher, on constate que la sensibilité de la muqueuse amygdalienne est amoindrie, ou même parfois a complètement disparu, de sorte qu'on peut promener le doigt sur l'amygdale sans déterminer aucun réflexe. La consistance de l'amygdale hypertrophiée est très variable; le plus souvent assez ferme, elle peut devenir très dure dans les hypertrophies anciennes.

L'examen devra toujours être complété par une exploration au stylet coudé qui renseignera sur les adhérences de l'amygdale avec les parois de sa loge et notamment avec le pilier antérieur, ainsi que sur la profondeur du sillon préamygdalien et sur l'étendue du repli triangulaire.

Pronostic. — L'hypertrophie des amygdales en elle-même paraît une affection extrêmement bénigne; mais il faut se rappeler qu'elle atteint surtout des enfants chétifs, lymphatiques et tuberculeux, qu'elle entraîne des troubles respiratoires, des troubles digestifs parfois très marqués, et surtout qu'elle peut entraver gravement le développement de l'enfant; aussi, malgré ses apparences extrêmement bénignes, le pronostic général doit être réservé. De plus, l'hypertrophie des amygdales expose fréquemment à des poussées répétées d'amygdalites et d'angines aiguës qui ne disparaissent qu'après enlèvement de l'organe.

Traitement. — L'hypertrophie des amygdales doit être traitée d'une façon active toutes les fois qu'elle entraîne des troubles fonctionnels tant soit peu marqués. On a vu assez souvent les amygdales hypertrophiées rétrocéder spontanément ou du moins diminuer considérablement de volume lorsque la croissance est terminée; mais, dans les cas d'hypertrophie un peu prononcée, il ne faut jamais attendre cette guérison spontanée, car, d'une part, elle peut ne pas se produire; d'autre part et surtout, le malade, en proie pendant toute sa période de croissance à des troubles respiratoires, demeure chétif et se développe mal.

Dans les cas d'hypertrophie très légère, les cautérisations à la teinture d'iode ou au nitrate d'argent peuvent donner de bons résultats: le plus souvent ils ne donnent que des améliorations temporaires. Au contraire, l'ignipuncture pratiquée avec la pointe fine du thermo ou mieux d'un galvano-cautère constitue une opération extrêmement simple, sans aucun danger. qui donne de très bons résultats, et doit être conseillée dans tous les cas où l'hypertrophie n'est pas très considérable [V. ADÉNOÏDES (VÉGÉTATIONS)].

Dans le cas d'hypertrophie volumineuse, il faut pratiquer l'enlèvement de l'organe, l'amygdalectomie (v. c. m.). Dans tous les autres cas, en même temps que le traitement local, il faudra prescrire un traitement général tonique et reconstituant : l'iodure de potassium, l'acide arsénieux, l'huile de foie de morue à hautes doses, la suralimentation, l'exercice au grand air, les cures au bord de la mer, donneront d'ordinaire de bons résultats chez ces malades toujours chétifs et souvent tuberculeux. *PIQUAND.*

AMYGDALES (POLYPES, TUMEURS). — V. Pharynx.

AMYGDALECTOMIE. — Sous ce nom, nous décrirons exclusivement l'ablation des amygdales atteintes d'hypertrophie simple, renvoyant à l'article
Pharyngotomie pour la description de l'enlèvement des tumeurs de l'amygdale. Dans ces cas d'hypertrophie simple, il n'est pas nécessaire de pratiquer l'extirpation complète de l'amygdale, l'enlèvement d'une partie de
l'organe suffisant d'ordinaire pour amener la guérison.

Avant l'opération, il est bon de faire gargariser la bouche pendant deux
ou trois jours, et cinq à six fois par jour, avec une solution de chloral ou
d'acide phénique à 1 pour 100.

Le manuel opératoire est variable suivant l'âge du sujet, et l'état des
amygdales : 1° Chez le jeune enfant, les amygdales pédiculées s'enlèvent
très facilement avec l'amygdalotome dont le grand avantage est de sectionner avec le minimum de douleurs et le maximum de rapidité; 2° à partir
de 12 ans, l'amygdalotome a le grave inconvénient d'exposer à des hémorragies, il vaudra mieux faire l'ablation avec l'anse galvanique ou avec la
pince à morcellement de Ruault; c'est également avec ces pinces à morcellement qu'il faudra avoir recours dans les cas d'amygdales enchatonnées.

1. — **Ablation au moyen de l'amygdalotome.** — L'instrument se
compose essentiellement d'un manche formé de trois tiges, la tige médiane
pouvant glisser entre les deux autres; les deux tiges extérieures portent à
leur extrémité un anneau dans lequel on engagera l'amygdale; la tige

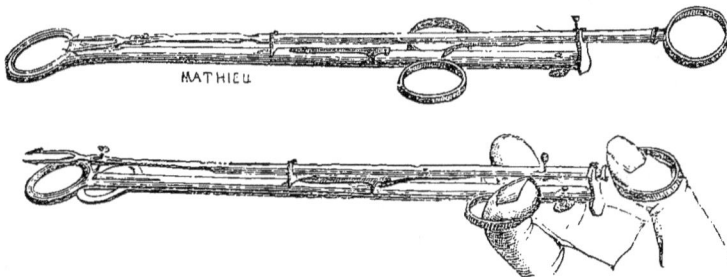

Fig. 50. — Amygdalotome.

centrale mobile porte également un anneau, celui-ci tranchant qui, attiré
par la tige, glisse entre les deux autres et fait l'office de guillotine destinée
à couper l'amygdale; l'autre extrémité de la tige mobile est munie de deux
anneaux dans lesquels on place l'index et le médius, et qui servent à la fois
à maintenir l'instrument et à faire glisser la tige portant l'anneau tranchant.
Le long de l'instrument glisse une autre tige munie d'un anneau dans
lequel on place le pouce: cette tige se termine du côté de la guillotine par
une fourchette destinée à embrocher l'amygdale, une vis mobile soulève
plus ou moins cette pince et par conséquent permet d'attirer plus ou moins
fortement l'amygdale (fig. 50).

L'anesthésie générale n'est pas nécessaire, l'amygdale hypertrophiée
étant d'ordinaire très peu sensible, mais il est bon d'appliquer quelques

minutes à l'avance sur l'amygdale malade un tampon imbibé d'une solution de cocaïne.

L'opéré doit être assis en face d'une fenêtre bien éclairée, solidement maintenu la tête inclinée en arrière, et la bouche largement ouverte, au besoin au moyen d'un ouvre-bouche.

Avant de pratiquer l'opération, il faut examiner avec soin l'amygdale malade et rechercher avec un stylet coudé si elle n'adhère pas aux piliers du voile; s'il y a quelques adhérences, il faut les détruire avec un crochet tranchant, ou avec un simple bistouri, et au besoin sectionner le pli triangulaire.

L'opération proprement dite peut se décomposer en 3 temps : 1° La bouche étant largement ouverte et la langue fortement abaissée à l'aide d'un abaisse-langue, on introduit l'amygdalotome jusqu'à l'isthme du gosier,

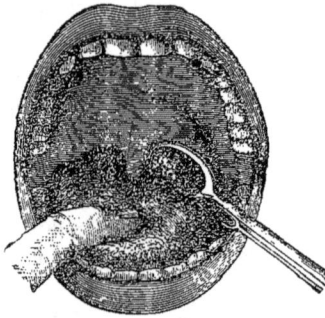

Fig. 51 — Amygdalectomie. 1er temps.
Engagement de l'amygdale dans la lunette.

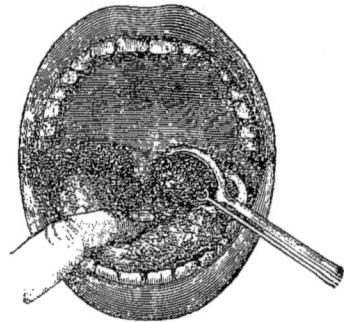

Fig. 52. — Amygdalectomie. 2e et 3e temps.
Embrochement et section de l'amygdale.

la fourche de l'instrument regardant la ligne médiane, puis on engage l'amygdale dans la lunette jusqu'au ras du pilier que l'on déprime fortement; 2° l'amygdale est piquée, embrochée et attirée hors de sa loge le plus possible; 3° on tire les deux anneaux de la tige mobile et l'anneau tranchant, revenant en arrière, sectionne toute la partie de l'amygdale engagée dans la lunette. Immédiatement l'amygdalotome est retiré avec le fragment détaché, et l'opéré incliné en avant expulse le sang qui s'écoule (fig. 51 et 52).

Si l'hypertrophie est bilatérale, on recommencera de suite l'opération. L'ablation des amygdales ne demande généralement pas plus de deux à trois minutes.

II. — **Ablation par morcellement au moyen de la pince de Ruault.** — C'est l'opération de choix, chez le sujet au-dessus de 12 ans, et dans tous les cas d'amygdales fortement encapuchonnées.

L'opération est plus longue et plus douloureuse que l'ablation à l'amygdalotome; néanmoins chez l'adulte il suffira d'ordinaire d'insensibiliser avec une solution de cocaïne; chez les jeunes sujets, il sera souvent nécessaire d'endormir; le bromure ou le chlorure d'éthyle donnent une anesthésie suffisante. La bouche du sujet étant largement ouverte et la langue

déprimée, on morcelle peu à peu l'amygdale en saisissant d'abord où l'on
peut et tout ce que l'on peut; plus l'opération avance, plus la prise devient
facile. Il y a avantage à s'attaquer tout d'abord à l'extrémité inférieure de
l'amygdale pour que le sang venant de la partie supérieure ne gène pas
pour son enlèvement. On s'efforcera de faire une ablation aussi complète
que possible, et pour cela on enfoncera la pince derrière le pilier antérieur
du voile qui souvent cache une partie de l'amygdale (fig. 55).

III. — Quel que soit le procédé d'ablation ou de destruction de l'amygdale,
les soins consécutifs, extrêmement simples, se
bornent à faire gargariser le malade avec de
l'eau froide et à faire fondre dans la bouche de
petits fragments de glace, puis, au bout de
24 heures, à badigeonner le moignon avec de
l'huile mentholée à 1 pour 30; la douleur, toujours assez vive immédiatement, se calme
bientôt; la gène de la déglutition et la réaction locale durent un peu plus longtemps,
mais restent habituellement modérées. L'hémorragie est le seul accident sérieux qui puisse
se produire.

D'ordinaire, on observe après l'amygdalectomie une hémorragie en nappe due à la section des petits vaisseaux de l'amygdale et qui
s'arrête facilement; cependant assez souvent
l'hémorragie est plus abondante, particulièrement chez les sujets âgés, et surtout chez les
sujets qui ont été atteints récemment d'une
poussée d'angine. Dans quelques cas, on a signalé des hémorragies très graves, voire des
hémorragies mortelles, attribuées à la blessure
de gros vaisseaux, en particulier de la carotide
externe. Ces faits sont absolument exceptionnels et, dans l'immense majorité des cas, l'hémorragie qui suit une amygdalectomie s'arrête
par simple compression, à l'aide d'un tampon

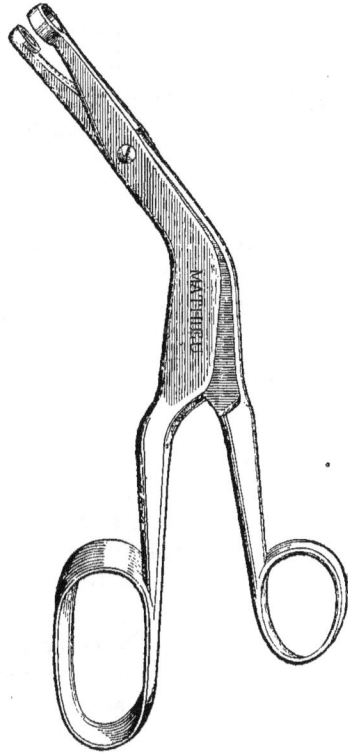

Fig. 55. — Pince de Ruault.

monté sur une pince, et imbibé d'une solution hémostatique (antipyrine,
cocaïne, eau oxygénée, gélatine, adrénaline, etc.); dans les cas rares où
ces petits moyens ne suffisent pas, la cautérisation du moignon avec le
thermo-cautère au rouge sombre arrête presque toujours l'écoulement du
sang; dans le cas où ce moyen serait insuffisant, on aurait recours à la
compression forte au moyen de tampons maintenus par une pince à mors
très longs, l'un des mors étant appliqué sur l'amygdale, l'autre dans la
région massétérine. La ligature de la carotide externe constitue une suprême ressource, mais heureusement on en trouve bien exceptionnellement
l'indication.

Quelquefois l'ablation des amygdales est suivie d'accidents inflammatoires qui cèdent rapidement à des gargarismes antiseptiques. Le meilleur

moyen de prévenir ces accidents est de faire une antisepsie buccale pré-
opératoire et d'opérer avec des instruments stérilisés.   *PIQUAND.*

AMYGDALITES. — Ce nom désigne les angines, aiguës ou chroniques, limitées
aux amygdales : les amygdales palatines étant atteintes beaucoup plus souvent que les autres, le terme *amygdalite*, employé seul, signifie toujours
amygdalite palatine ; mais on peut observer des amygdalites linguales ou
pharyngées.

Les amygdalites forment, parmi les angines, un groupe spécial, non seulement en raison de leur localisation, mais encore parce qu'elles déterminent,
dans les cas aigus, des symptômes généraux plus intenses : dans une angine
diffuse, l'inflammation demeure superficielle ; dans une amygdalite aiguë,
l'inflammation touche à peine la muqueuse pharyngée, pour frapper avec
élection les amas de tissu lymphoïde ; elle s'étend en profondeur, les
microbes envahissent les cryptes amygdaliennes, peuvent passer dans le
torrent circulatoire ou y déverser leurs toxines, et déterminent à distance
des complications toxiques ou infectieuses. Les accidents généraux post
angineux, aujourd'hui bien connus, sont surtout post-amygdaliens.

L'étude des amygdalites ne peut être séparée de l'étude plus générale des
angines (V. ANGINES).   *H. GRENET.*

AMYLE (NITRITE D') (Syn. : *Éther amylnitreux*). — En inhalations le nitrite
d'amyle détermine, par excitation des vaso-dilatateurs, une hyperémie de
la face (rougeur intense du visage, battements des temporales), du cou et
des parties supérieures du tronc, avec abaissement de la tension artérielle
et accélération cardiaque. L'effet produit est très passager.

Le nitrite d'amyle est employé contre la syncope, l'angine de poitrine,
l'asthme, la migraine blanche, les hémoptysies, la pneumonie.

La droguerie prépare des tubes scellés renfermant du nitrite d'amyle
parfaitement pur. On en brise la pointe et on laisse tomber le nombre de
gouttes nécessaires sur une compresse que l'on tient à quelques centimètres
des narines du malade. Au début V ou VI gouttes sont suffisantes, mais
l'accoutumance rapide oblige à porter les doses à X, XX gouttes ou davantage. Il est prudent de ne pas dépasser XXV gouttes, vu les accidents
possibles (perte de connaissance, convulsions).   *E. FEINDEL.*

AMYLÈNE (HYDRATE D') (Syn. : *Alcool amylique tertiaire, Diméthyl-éthyl-car-
binol*). — C'est un hypnotique agissant sur les centres nerveux sans troubler la respiration ni la circulation. Il agit surtout bien dans les insomnies
nerveuses ; il convient aux névropathes, aux aliénés excités, aux alcooliques, aux épileptiques. Il s'élimine principalement au niveau du rein ; il a
donc moins que la paraldéhyde l'inconvénient de communiquer à l'haleine
une odeur désagréable.

Des doses de 2 à 5 gr. d'hydrate d'amylène produisent au bout d'une
demi-heure un sommeil réparateur de plusieurs heures. Toutefois, l'organisme s'accoutume assez vite à ce médicament et il est nécessaire de porter
les doses à 6, 8 et même 10 grammes.

La saveur assez désagréable de l'hydrate d'amylène exige l'emploi d'un correctif; l'un des meilleurs est le vin (alcooliques). On peut associer l'hydrate d'amylène au bromure de potassium. L'hydrate d'amylène peut aussi s'administrer en lavements.

Potion à l'hydrate d'amylène.

Hydrate d'amylène . .   6 grammes.
Sirop simple   50   —
Vin rouge.   200   —
Un verre à bordeaux le soir.

Potion.

Hydrate d'amylène. . .   4 grammes.
Sirop de groseille . . . 20   —
Eau de laitue 50   —
Chaque cuillerée à soupe contient environ 1 gramme d'hydrate d'amylène.

Potion.

Hydrate d'amylène. . .   4 grammes.
Bromure de potassium.   2   —
Sirop simple. 20   —
Eau de tilleul 50   —

Lavement.

Hydrate d'amylène . .   2 grammes.
Jaune d'œuf. . . . . .   N° 1
Eau . . . . 100 grammes.

E. FEINDEL.

AMYLOÏDE (MALADIE). — Conséquence d'états pathologiques antérieurs, la maladie amyloïde résulte de la dégénération partielle ou généralisée de certains organes, due à leur infiltration par une substance spéciale; c'est la matière amyloïde de Virchow, substance quaternaire azotée, mise en évidence par ses réactions chimiques, tant macroscopiques qu'histologiques.

Si l'histoire de la dégénérescence amyloïde est actuellement surtout anatomo-pathologique et expérimentale, celle-ci n'en a pas moins, en clinique journalière, une très grande importance. A côté des cas où l'amylose vient se greffer comme lésion secondaire et accessoire à des lésions antérieures d'un organe, il en est d'autres où elle acquiert un degré suffisant pour modifier l'aspect objectif du foie et de la rate, troubler le fonctionnement des des reins, etc.; elle réalise ainsi le tableau clinique de la maladie amyloïde que l'on doit souvent savoir reconnaître.

Étiologie. — La maladie amyloïde peut survenir à tout âge, mais on l'observe plus particulièrement chez les jeunes sujets, soit chez les enfants, soit chez les adultes de 20 à 50 ans.

Elle est la conséquence d'affections variées, présentant ordinairement ce double caractère d'être des maladies cachectisantes et des maladies infectieuses. Au premier rang de celle-ci se placent la *tuberculose* et la *syphilis*. Ce sont surtout les formes lentes de la tuberculose et particulièrement ses formes suppuratives qui interviennent dans sa production. Si la tuberculose pulmonaire, surtout lorsqu'elle s'accompagne de bronchorrhée marquée, peut exposer à l'amylose, celle-ci est avant tout une complication des tuberculoses chirurgicales (coxalgie, mal de Pott, etc.), spécialement lorsqu'elles sont accompagnées d'abcès par congestion ouvert au dehors (Bartels).

Les syphilides tertiaires, amenant des lésions ulcéreuses destructives des téguments, des muqueuses, des os, sont souvent aussi en cause; l'hérédo-syphilis est fréquemment l'origine de l'amylose constatée chez l'enfant.

Le rôle des suppurations ouvertes, chez les tuberculeux et les syphilitiques, explique que la dégénérescence amyloïde puisse se voir au cours de suppurations prolongées non spécifiques, suppurations osseuses d'origine ostéo-myélitique, suppurations pulmonaires par dilatation des bronches, suppurations pleurales avec fistule pleurale longtemps persistante, suppurations périphériques diverses.

Le plus souvent, il s'agit de suppurations d'ancienne date, parfois pourtant (Conhein, Brault, Castaigne) il y a eu amylose à la suite d'affections remontant seulement à quelques semaines.

Plus rarement, d'autres circonstances étiologiques ont été relevées. L'impaludisme a été invoqué dans quelques cas (Cornil et Brault), la lèpre dans d'autres (Cornil). Certains cas de goutte grave (Litten, Ebstein), de rhumatisme chronique déformant (Brault), auraient également produit l'amylose des organes. Mais ce sont là des causes exceptionnelles en regard de celles que nous avons énumérées, et dont la présence seule chez un malade, porteur d'un gros foie ou d'une grosse rate, ou atteint de polyurie avec albuminurie, doit faire penser à la dégénérescence amyloïde.

D'ailleurs l'expérimentation entre les mains de Bouchard et Charrin, de Krawkoff, de Pétrone, etc., a prouvé, d'accord avec la clinique, que cette dégénérescence est surtout la conséquence de l'action de certaines toxines microbiennes (et spécialement de celles des agents pyogènes) sur les capillaires vasculaires, sans que d'ailleurs tout le détail du mécanisme de cette action soit actuellement élucidé. On sait toutefois que la substance amyloïde est de nature albumineuse et Monéry a pu y retrouver une nucléoprotéide bien caractérisée. Récemment, Castaigne a pu en tirer argument pour établir que l'amylose était le résultat de l'élimination d'albumines hétérogènes par l'intestin ou par les reins, de leur dépôt dans la rate et dans le foie; ces albumines d'origine purulente laisseraient un témoignage de leur passage, en encrassant pour ainsi dire les artères qui les ont charriées. Il va de soi qu'à ce dépôt de substance amyloïde s'associent des lésions des cellules épithéliales des organes aussi touchés, et c'est là un point capital qu'il ne faut pas perdre de vue dans l'appréciation des lésions d'amylose viscérale.

Symptômes. — Lorsque chez un malade atteint d'une affection viscérale, telle que la tuberculose ou la syphilis du foie ou du rein, la dégénérescence amyloïde vient se joindre aux lésions spécifiques de ces organes, elle peut ne se traduire par aucun signe clinique propre. Ce qui caractérise la maladie amyloïde que nous étudions ici, c'est la transformation amyloïde prononcée d'un ou de plusieurs organes, et telle que, du fait de son existence, il existe des troubles objectifs ou fonctionnels des organes frappés suffisants pour faire penser à la dégénérescence amyloïde.

Il s'agit alors de sujets, souvent à teint pâle ou terreux, porteurs de suppurations multiples ou atteints d'une des affections que nous avons énumérées, qui présentent un foie ou une rate notablement hypertrophiés, qui ont des urines abondantes, claires et fortement albumineuses, qui sont souvent en proie à une diarrhée séreuse accompagnée ou non de coliques et de vomissements, en un mot qui présentent, plus ou moins marqués, les symptômes dont l'ensemble réalise le tableau clinique de la maladie amyloïde. La prédominance de l'un ou de l'autre a permis la description isolée du *foie amyloïde*, du *rein amyloïde*, de la *rate amyloïde*. En pratique, il est rare qu'un de ces organes soit lésé à l'exclusion des autres, d'où l'utilité d'une étude d'ensemble.

L'*hypertrophie du foie et de la rate* est souvent le symptôme dominant de la maladie amyloïde. Il en est ainsi notamment chez certains enfants atteints d'hérédo-syphilis, chez d'autres atteints d'affections suppuratives de diverse nature. Le *foie* est alors gros, débordant largement les fausses côtes, son diamètre vertical sur la ligne mammaire pouvant atteindre et dépasser 20 centimètres. L'hypertrophie est régulière, la consistance assez ferme, le bord inférieur souvent mousse, l'indolence habituelle. Or, cette hypertrophie hépatique est fréquemment le seul symptôme qui traduise la lésion du foie. Il n'y a pas d'ascite, pas de circulation veineuse. Le chimisme hépatique recherché dans quelques cas a même été trouvé normal (Chauffard). La *rate* est souvent aussi hypertrophiée et cette hypertrophie parfois énorme peut rappeler celle des rates leucémiques, mais, à part son hypertrophie, accompagnée d'une fermeté plus grande de son parenchyme, la rate ne présente aucun symptôme spécial.

En revanche, le *rein* traduit sa souffrance par des symptômes plus nets qui s'établissent progressivement et sont, à l'état de plein développement, très caractéristiques. Il y a ordinairement *polyurie* marquée (2 à 3 litres dans 24 heures) et qui dans nombre de cas précède de plus ou moins longtemps l'albuminurie (Grainger Stewart). Les urines sont claires, transparentes, à reflets verdâtres. Leur abondance est toutefois moindre lors de diarrhée répétée. A cette polyurie se joint secondairement une *albuminurie* toujours abondante, souvent massive, atteignant 12, 20, 30 grammes par jour. Cette albuminurie est peu modifiée par les circonstances qui, habituellement, exercent une action sur l'albuminurie des néphrites ; elle persiste ordinairement assez abondante jusqu'à la mort du sujet. Contrairement à ce qui avait été dit, il ne semble pas que le rapport globuline-sérine soit ici modifié (Meillière et Lœper) et qu'on puisse trouver dans sa recherche un élément de diagnostic. L'urée et les matières salines restent en quantité à peu près normale, la perméabilité ou est normale ou même est augmentée (Achard et Lœper). Le dépôt des urines après centrifugation ne contient pas de cylindres dans les premières phases et plus tard on n'y trouve que quelques cylindres rares, cireux ou colloïdes. Enfin, le plus souvent, n'apparaissent secondairement ni hypertrophie cardiaque, ni hypertension artérielle. Les œdèmes ne sont pas exceptionnels, parfois d'ailleurs explicables par l'asthénie cardiaque secondaire. Ces symptômes ne doivent toutefois pas faire conclure à l'absence de signes de néphrite chronique. Comme l'a remarqué Castaigne, dans la néphrite chronique hydropigène, il y a de même grosse albuminurie, œdèmes, absence d'hypertension artérielle et d'hypertrophie cardiaque, absence de phénomènes d'urémie. « La dégénérescence amyloïde n'est jamais isolée d'une néphrite qui n'en a pas été la cause, mais qui est due au même facteur étiologique. »

La maladie amyloïde peut encore entraîner des *symptômes intestinaux*, caractérisés par une diarrhée séreuse, abondante, incolore, avec ou sans vomissements, diarrhée dont la cause a été successivement attribuée à la dégénérescence amyloïde même, à la tuberculose intestinale, à l'urémie.

Tels sont les principaux signes qui, isolément ou simultanément, peuvent être constatés au cours de la maladie amyloïde; alors même que la dégénérescence amyloïde frappe d'autres organes, elle ne paraît pas, dans ceux-ci, avoir de symptomatologie propre.

L'*évolution* est ordinairement progressive, le malade prenant un teint de plus en plus blême et terreux, la faiblesse s'accentuant et la mort survenant dans le marasme, mais sans grands accidents hépatiques ou rénaux, puisque souvent l'état fonctionnel du foie et du rein reste, malgré leur atteinte profonde, relativement satisfaisant. Si dans quelques cas la mort est survenue rapidement, en deux mois et même en six semaines, le plus souvent la maladie a une marche chronique, durant des mois et des années, quelquefois interrompue par une affection intercurrente. Parfois, si surtout la maladie causale peut être efficacement traitée, des rémissions surviennent, sans que toutefois on puisse parler de guérison, la lésion amyloïde des organes subsistant. Enfin on peut se demander si, dans les cas consécutifs à des états aigus, comme ceux auxquels nous avons fait allusion, la guérison n'est pas susceptible de survenir, lorsque l'on supprime la cause productrice de la lésion amyloïde, mais le fait probant à cet égard fait actuellement défaut.

Diagnostic. — Les conditions étiologiques dans lesquelles survient la dégénérescence amyloïde, les caractères cliniques qui la traduisent, surtout lorsqu'ils sont au complet, rendent facile le diagnostic.

Il ne peut y avoir de doute lorsque chez un suppurant chronique, coxalgique, pottique, ostéomyélitique, on constate, outre l'émission d'urines claires et fortement albumineuses, l'hypertrophie notable du foie et de la rate.

Mais, dans quelques cas, l'hypertrophie hépatique domine, les symptômes rénaux sont effacés et alors se pose le diagnostic avec les hépatomégalies de diverse nature, et notamment avec le foie graisseux des tuberculeux, diagnostic possible par la consistance différente du foie dans les deux cas (plus ferme lors du foie amyloïde) et par les modifications fonctionnelles souvent plus marquées en cas de foie tuberculeux, etc.

La rate hypertrophiée peut parfois en imposer pour une rate palustre ou une rate leucémique; mais l'erreur est vite évitée.

Enfin, lorsque surtout la tuberculose causale siège au poumon et ne s'accompagne que de bronchorrhée modérée, le diagnostic peut être délicat entre la néphrite parenchymateuse secondaire à la tuberculose pulmonaire, telle que la décrivent Landouzy et Bernard, et la dégénérescence amyloïde du rein, si bien même que pour Brault il s'agirait presque constamment de cette dernière affection. L'analyse du syndrome urinaire, la recherche des symptômes hépatiques ou spléniques simultanés, peuvent dans certains cas aider au diagnostic. Il faut au surplus se rappeler l'existence à peu près constante de lésions de néphrite dans les cas d'amylose.

Traitement. — Malgré la gravité du pronostic, à peine atténuée par la possibilité de rémissions, il y a lieu de suivre le conseil de Bartels et de lutter, en cherchant avant tout à enrayer, quand on le peut, la maladie causale, fût-ce par l'amputation, lorsqu'il s'agit d'un membre en état de suppuration profonde ; le traitement préventif est le plus utile que l'on puisse faire. C'est dans ce but qu'une thérapeutique active doit souvent être dirigée contre la tuberculose et la syphilis lorsqu'elles sont en cause. On a plus particulièrement conseillé contre la maladie amyloïde l'iodure de potassium ou même l'iode en nature (X à XXX gouttes par jour aux repas). Le traitement hydrominéral (eaux chlorurées sodiques fortes) a été recommandé. Enfin il convient de surveiller le régime, qui toutefois ne doit pas être aussi sévère que s'il s'agissait d'une néphrite curable, une alimentation reconstituante étant indiquée. A de tels malades, on ne doit pas supprimer l'alimentation azotée ; une nourriture riche en albuminoïdes, même sous forme de viande, est nécessaire pour compenser les pertes de l'organisme, à condition qu'on supprime le chlorure de sodium et les albumines difficiles à digérer, tels que le blanc d'œuf cru, en raison de leur influence nocive sur un rein adultéré. C'est avant tout à remonter les forces, à lutter contre la cachexie suppurative, qu'il faut s'appliquer, puisque c'est celle-ci qui a entraîné la production des lésions amyloïdes. C'est dans ce traitement, moins curateur des lésions déjà constituées que préventif des lésions à venir, que se résume la thérapeutique de la maladie amyloïde.

PIERRE LEREBOULLET.

MYOSTHÉNIE. — V. Asthénie.

AMYOTROPHIES EN GÉNÉRAL. — Lorsqu'un muscle perd tout ou partie de son pouvoir contractile, on dit qu'il y a *atrophie musculaire* ou *amyotrophie*. L'amyotrophie se traduit cliniquement par l'impotence fonctionnelle du muscle ou des muscles atteints, et généralement aussi par une diminution de volume de ces derniers.

Exceptionnellement, le volume apparent du muscle peut rester normal et parfois même être notablement augmenté : on dit alors qu'il y a *pseudo-hypertrophie musculaire*. Cette particularité, qui s'observe dans certaines formes de myopathie, tient à ce que les éléments contractiles du muscle, disparus en totalité ou en partie, sont remplacés par un tissu de néoformation, conjonctif ou adipeux, ne possédant d'ailleurs aucune propriété contractile. Abstraction faite de ces cas relativement rares de pseudo-hypertrophie musculaire, on peut dire que, d'une façon générale, l'amyotrophie coïncide avec une cirrhose atrophique interstitielle, dans laquelle le tissu musculaire se trouve remplacé par du tissu scléreux.

L'amyotrophie se révèle donc en général à la fois par *l'impotence fonctionnelle* et par la *diminution de volume des masses musculaires*. Son diagnostic est relativement facile. Il se fait souvent du premier coup d'œil, en examinant les mouvements ou la démarche, ou par le simple examen morphologique. Et c'est ici que l'étude du *nu* est très nécessaire au praticien : grâce à une bonne connaissance de la morphologie humaine, on arrive à dépister une amyotrophie demeurée jusqu'alors inaperçue, et qui peut être le prélude d'une affection envahissante.

Enfin, le diagnostic des amyotrophies se fait aussi par l'examen des *réactions électriques* (V. Électro-diagnostic).

Les amyotrophies peuvent affecter tous les muscles et tous les degrés. Leur étude séméiologique complète entraînerait à passer en revue presque toutes les affections médicales et chirurgicales. Cet article ne saurait avoir d'autre but que d'indiquer les principales causes de l'atrophie musculaire, en renvoyant aux maladies dont celle-ci n'est qu'une manifestation, transitoire ou définitive.

Divisions. — Il est d'usage de considérer deux groupes d'amyotrophies :

1° Les amyotrophies qui sont sous la dépendance d'une *lésion notoire du système nerveux* (encéphale, moelle ou nerfs);

2° Les amyotrophies dont la cause initiale n'est pas notoirement une altération du système nerveux, amyotrophies dites primitives, et qui ont été rattachées à une *altération exclusivement musculaire*. On les décrit généralement sous le nom de Myopathies (v. c. m.).

En somme, on a été amené à considérer des *amyotrophies d'origine nerveuse* et des *amyotrophies d'origine musculaire*. Mais cette distinction, vraiment trop schématique, est loin d'être aussi tranchée aujourd'hui qu'elle le paraissait autrefois. Sans doute, il existe cliniquement des différences incontestables entre les myopathies dites primitives et les amyotrophies d'origine nerveuse; mais il n'est nullement démontré que dans les premières les lésions soient exclusivement et primitivement musculaires; au contraire, des faits assez probants permettent de supposer que ces dystrophies musculaires sont en relation intime avec des altérations des centres trophiques nerveux. Les formes de transition entre les deux groupes d'amyotrophies qu'on s'était efforcé de distinguer se multiplient de jour en jour (V. Amyotrophie Charcot-Marie).

Ces réserves faites, on doit cependant, dans la pratique, chercher à reconnaître si une amyotrophie est liée à une affection déterminée du système nerveux, ou si, au contraire, l'amyotrophie constitue à elle seule toute la maladie. Il suffira de rappeler ici au praticien les principales affections nerveuses au cours desquelles peut survenir l'amyotrophie, en renvoyant pour plus de détails aux articles consacrés à chacune de ces affections.

Quant aux amyotrophies dites primitives, leur étude est faite à l'article Myopathies (v. c. m.). On se rappellera qu'il s'agit là d'affections du jeune âge et de l'adolescence, familiales, quelquefois héréditaires, à évolution très lente. La répartition de l'atrophie musculaire se fait souvent suivant un type segmentaire. On y observe plus rarement des secousses fibrillaires et la réaction de dégénérescence. Toutefois ces deux derniers signes sont loin d'avoir la valeur diagnostique qu'on leur avait attribuée autrefois.

A) Amyotrophies dans les affections de la moelle. — Les centres trophiques qui régissent la vitalité des muscles siègent dans la substance grise de la moelle, dans le territoire des cornes antérieures.

1° Ces centres peuvent être systématiquement lésés à l'exclusion des autres régions de la moelle. On a affaire alors aux affections décrites sous le nom de *poliomyélites antérieures* (v. c. m.). Les plus fréquentes sont la poliomyélite antérieure aiguë de l'enfance ou *paralysie infantile* (v. c. m.),

et les poliomyélites antérieures de l'adulte : *paralysies spinales aiguë,
subaiguë* ou *chronique* (v. c. m.).

Il s'agit ici d'une destruction plus ou moins rapide des cellules des cornes
antérieures de la moelle, généralement du fait d'une localisation infectieuse.
Cliniquement, l'affection débute brusquement avec fièvre ; l'impotence musculaire s'accuse d'emblée, et dès l'origine acquiert son maximum d'intensité ; la fièvre disparue, lentement on voit s'atténuer la faiblesse de certains
groupes musculaires ; mais celle-ci persiste indéfiniment dans certains
autres et leur diminution de volume s'accentue.

Les membres ou les segments de membres affectés cessent de se développer ; et non seulement les muscles, mais aussi les ligaments, les tendons,
le squelette ; de là des déformations irrémédiables surtout chez les jeunes
sujets.

Dans cette catégorie rentre aussi l'affection rendue célèbre par la description qu'en a donné Duchenne (de Boulogne), l'*atrophie musculaire progressive* (*type Aran-Duchenne*) (v. c. m.). Ici on a affaire à une destruction
lente, progressive, des cellules des cornes antérieures de la moelle. Un ou
plusieurs muscles d'un membre peuvent être très atrophiés, alors que les
muscles voisins sont normaux : le plus souvent l'atrophie débute par un des
membres supérieurs et *commence par la main* (éminence thénar). On
observe généralement des secousses fibrillaires et la conservation de la contractilité faradique, tant qu'il reste des fibres musculaires saines. Peu à peu
se développent des *déformations en griffes*. La maladie ne rétrocède jamais.

Lorsque la lésion porte sur les cellules motrices des noyaux bulbaires, on
a affaire à la *paralysie labio-glosso-laryngée*, dans laquelle l'amyotrophie
envahit successivement les muscles de la langue, du voile du palais, de
l'orbiculaire des lèvres : de là des troubles progressifs et fatals dans l'*articulation* des mots, dans la *déglutition* et la *respiration*.

Voilà pour les principales *amyotrophies d'origine spinale*, dites aussi *proto-
pathiques* ou *primitives*.

2° Il arrive aussi que, dans certaines affections médullaires où la substance blanche est intéressée primitivement, la substance grise des cornes
antérieures soit lésée secondairement. De là des *amyotrophies secondaires,
deutéropathiques*. C'est ainsi qu'on voit survenir des atrophies musculaires
au cours de la *sclérose latérale amyotrophique* (v. c. m.), par propagation
des lésions des cordons latéraux aux cornes antérieures de la moelle. On
explique par le même processus de propagation les amyotrophies qui surviennent dans le *tabes*, la *syringomyélie*, la *sclérose en plaques* et dans toutes
les *myélites* (v. c. m.).

B) **Amyotrophies dans les affections des nerfs périphériques.** — Ce
sont des atrophies musculaires, circonscrites, localisées à un territoire nerveux anatomiquement défini. Suivant qu'un seul ou plusieurs nerfs sont
atteints, suivant que la lésion porte sur les troncs nerveux ou sur les plexus,
on conçoit que la répartition de l'amyotrophie soit différente (V. Névrites,
Polynévrites et les différents Plexus). Ces amyotrophies relèvent de
causes multiples dont les principales sont les intoxications, en particulier le
saturnisme, l'*alcoolisme*, l'*arsenicisme*, l'*ergotisme* (v. c. m.). On les observe

aussi à la suite de maladies infectieuses (*lèpre, diphtérie, typhoïde, tuberculose, rhumatisme, anémie pernicieuse*, etc. (v. c. m.). On les a signalées dans la *goutte*, le *diabète* (v. c. m.).

C) Amyotrophies dans les affections encéphaliques. — Les maladies de l'encéphale peuvent aussi se compliquer d'atrophie musculaire. Celle-ci existe dans les *hémiplégies* consécutives aux *hémorragies* et aux *ramollissements cérébraux* (v. c. m.).

L'amyotrophie peut se développer chez les hémiplégiques, sans que les cornes antérieures de la moelle ni les nerfs soient lésés, du fait de l'inertie fonctionnelle; parfois, cependant, elle dépend d'une lésion des *cornes antérieures* consécutive à la *dégénération secondaire* du faisceau pyramidal.

D) Amyotrophies dites de cause réflexe. — Ce sont les atrophies musculaires consécutives aux traumatismes et aux infections des os (*fractures, ostéites*) et aux *arthropathies* (v. c. m.).

Les amyotrophies articulaires ou abarticulaires peuvent être la cause ou l'effet d'une lésion des cornes antérieures ou d'une névrite : elles prédominent dans les extenseurs de la jointure: ainsi, à la suite de lésions de l'articulation scapulo-humérale, on voit souvent le deltoïde s'atrophier; à la suite des lésions du genou, le triceps fémoral. Il y a parfois en même temps exagération des réflexes tendineux et tendance à la contracture.

E) Amyotrophies dans les névroses et les psychoses. — Enfin, il n'est pas jusqu'aux névroses et aux psychoses qui ne puissent s'accompagner d'atrophie musculaire.

L'amyotrophie dite hystérique n'atteint jamais le degré qu'on observe dans les amyotrophies spinales ou dans les myopathies. Elle se développe dans les membres paralysés et guérit avec la paralysie. Elle est en somme commandée par la perte passagère de la fonction d'un membre.

Ce qu'on peut dire, c'est que tout muscle qui, pour une cause quelconque, physique ou mentale, périphérique ou centrale, cesse de se contracter, tend également à s'atrophier proportionnellement à son degré d'inertie, voulue ou involontaire; inversement, il tend à se développer proportionnellement à son degré d'activité.

Traitement. — Le traitement des différentes formes d'amyotrophie est envisagé dans les articles auxquels il a été renvoyé ci-dessus [V. aussi Amyotrophie (traitement électrique)]. *HENRY MEIGE.*

AMYOTROPHIE CHARCOT-MARIE. — Cette forme d'amyotrophie a été décrite par Charcot et Pierre Marie (1886). La même année, Tooth décrivait le *type péronier de l'atrophie musculaire progressive*; Joffroy publiait un cas de *paralysie atrophique juvénile des extrémités*: ces affections tendent à se confondre. En 1889, Hoffmann a cherché à faire prévaloir l'appellation d'*atrophie musculaire neurotique*.

La place exacte en nosographie de l'amyotrophie Charcot-Marie est encore discutée. Les autopsies ont fait voir des lésions scléreuses des cordons de Goll et de Burdach, accompagnées d'une atrophie des cornes antérieures, et aussi des altérations névritiques variables. Si l'on s'en tient aux divisions classiques, on peut admettre qu'il s'agit d'une forme de transition entre les amyotrophies d'origine spinale, les amyotrophies névritiques, et les myopathies proprement dites.

Symptômes. — C'est une amyotrophie de l'enfance et de l'adolescence, héréditaire et familiale, atteignant surtout les sujets du sexe masculin, et d'une évolution très lente. *L'atrophie musculaire demeure localisée aux extrémités, la racine des membres étant épargnée.*

Le début est insidieux; il se fait ordinairement avant l'âge de la majorité (Sainton) par les muscles propres du pied, des deux côtés en même temps (péroniers, extenseurs communs des orteils, extenseurs propres); tantôt des crampes, des douleurs attirent l'attention du malade, tantôt c'est la position vicieuse des pieds (varus équin). Le début par les mains est beaucoup plus rare (éminences thénar et hypothénar).

Exceptionnellement, l'atrophie

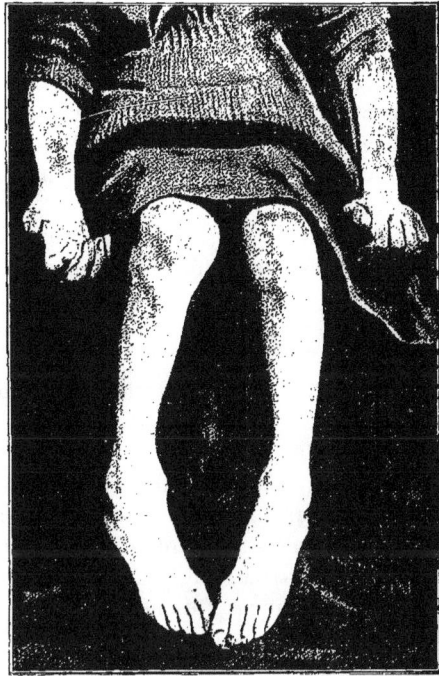

Fig. 54. — Amyotrophie Charcot-Marie.
Aspect des mains et des pieds.

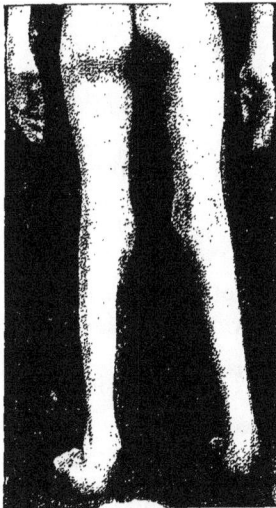

Fig. 55.
Amyotrophie Charcot-Marie.
Aspect des membres inférieurs.

commence à la fois par les quatre extrémités.

En général, la marche de la maladie est la suivante : atrophie des muscles du pied et de la jambe; puis, au bout de deux ans ou davantage, atrophie des muscles des mains, puis de l'avant-bras; en même temps, l'atrophie s'étend au tiers inférieur de la cuisse.

A la période d'état, on est frappé par le contraste qui existe entre le volume de la musculature de la racine des membres, qui est normal, et l'atrophie des extrémités. La jambe est mince et cylindrique, réduite « à la peau et aux os »; le pied pendant, en position équine; les orteils se recourbent en griffe.

Aux membres supérieurs, aspect analogue : mains en griffe, atrophie marquée de l'avant-bras, surtout dans ses deux tiers inférieurs (fig. 54 et 55). Et, par contraste avec ce qu'on observe dans la plupart des myopathies, *les muscles de la face et du tronc sont complètement respectés.*

Dans la marche, le *steppage* est très net; dans la station debout, les malades *écartent les pieds et piétinent* constamment sur place pour conserver leur équilibre.

En général, il existe des contractions fibrillaires. Les réflexes rotuliens sont souvent diminués. Par les courants électriques, on note la diminution de l'excitabilité galvanique et faradique dans les muscles en voie d'atrophie, et la réaction de dégénérescence. Ces troubles se constatent dans un territoire beaucoup plus étendu que le domaine de l'atrophie. L'excitabilité mécanique est diminuée pour les muscles atrophiés, conservée pour les muscles sains.

Les troubles de la sensibilité subjective (crampes, fourmillements), et objective (anesthésies localisées), sont variables et peu accentués; mais les *troubles vaso-moteurs et trophiques* sont constants (abaissement de la température des membres inférieurs, extrémités cyanosées, striation des ongles, engelures).

Cette affection a une marche très lente, et ne rétrocède jamais. Elle ne compromet pas la vie; l'état général demeure excellent, et les malades arrivent, par des suppléances fonctionnelles, à exécuter un grand nombre d'actes usuels; cependant ils ne vivent pas très vieux, et sont emportés le plus souvent par quelque maladie pulmonaire.

Diagnostic. — On doit distinguer l'amyotrophie Charcot-Marie de la Paralysie infantile, la Sclérose latérale amyotrophique, la Syringomyélie, la Maladie de Friedreich (v. c. m.).

Le diagnostic présente de plus grandes difficultés avec les Névrites et les Polynévrites chroniques, et avec certaines formes de Myopathies (v. c. m.).

AMYOTROPHIE WERDNING-HOFFMANN. — C'est une forme d'amyotrophie qui participe aussi à certains caractères des myopathies et des atrophies musculaires myélopathiques; c'est également une affection infantile, précoce, familiale. L'atrophie débute insidieusement par les muscles des membres inférieurs, mais elle atteint les muscles des gouttières vertébrales, du cou, des bras.

Comme dans certaines myopathies, on peut observer de la pseudo-hypertrophie; celle-ci est d'ailleurs passagère et laisse la place à une atrophie vraie qui s'accompagne d'une impotence si accentuée que le petit malade n'est plus capable d'exécuter aucun mouvement.

L'absence de contractions fibrillaires rapproche encore cette amyotrophie des myopathies. D'autre part, la réaction de dégénérescence a été constatée dans tous les cas.

Sa marche est rapide : la mort survient au bout de 3-4 ans (paralysie des muscles inspirateurs, broncho-pneumonie).

Traitement. — Contre ces formes d'amyotrophie, le traitement électrique est à peu près le seul usité; mais il n'a pas donné de résultats bien appréciables [V. Amyotrophie (traitement électrique)].

Les ténotomies, les chaussures orthopédiques, doivent être utilisées contre les déformations des pieds. *HENRY MEIGE et E. FEINDEL*

AMYOTROPHIES (TRAITEMENT ÉLECTRIQUE). — A) **Myopathies primitives progressives**. — Quelle que soit la forme de la myopathie, atrophique ou pseudo-hypertrophique, le traitement électrique de choix consiste en applications de *courant alternatif sinusoïdal*. Si l'affection est généralisée, le courant sera appliqué dans un grand bain, en disposant les plaques de façon que le courant parcoure toute la longueur des membres; si elle est localisée aux membres supérieurs ou inférieurs, on plongera les membres malades dans des bacs correspondants du bain de Schnée à 4 cellules. L'intensité sera telle que le sujet sente une légère tétanisation des muscles. Au début, la séance sera de 10 minutes, puis progressivement portée à 20 minutes et répétée 5 fois par semaine, pendant une période de 5 mois, suivie d'un mois de repos. Le traitement peut durer des années; le plus souvent la marche progressive peut être arrêtée, quelquefois il y a régression de la maladie.

A défaut d'une installation de courant sinusoïdal, on utilisera l'action des courants galvanique et faradique. Chaque séance doit comprendre :

1° *Galvanisation des membres*; électrode indifférente, positive de 150 à 200 cm², placée à la nuque ou à la région lombaire, le malade plonge les mains ou les pieds dans un bain réuni au pôle négatif I = 15 à 20 ma.; durée = 10 minutes. — Pour les muscles de la face, on emploie une plaque souple se moulant sur la face I = 5 à 8 ma.; durée = 10 minutes.

2° *Faradisation rythmée des masses musculaires*; bobine à gros fil, interruptions au métronome rythmées à raison de 40 à 60 par minute, durée = 5 minutes environ, sur chaque groupe musculaire. La séance est répétée 5 fois par semaine dans les mêmes conditions que l'application du courant sinusoïdal, mais avec moins de chances de succès.

B) **Amyotrophies circonscrites (traumatiques ou abarticulaires)**. — Le traitement électrique est sensiblement le même quelle que soit l'origine de l'atrophie musculaire : traumatisme d'un membre, rupture de fibres musculaires, myosite, fracture, luxation, lésion articulaire traumatique ou inflammatoire.

Il faut d'abord pratiquer l'examen électrique de la région pour s'assurer qu'il n'y a pas de lésions d'un nerf, et qu'on a bien affaire à une affection purement myopathique. Dans ce dernier cas, on ne constate jamais, en effet, le syndrome de la dégénérescence, mais seulement une diminution quantitative des excitabilités galvanique et faradique du muscle. — Cet examen permet de bien déterminer le nombre des muscles atteints, de renseigner suivant le degré de diminution de la contractilité sur le pronostic de durée et de donner des indications sur le choix du courant à appliquer dans un but thérapeutique. — Si la contractilité faradique du muscle atrophié est diminuée, on appliquera seulement le *courant galvanique* : plaque indifférente positive de 150 à 200 cm² à la nuque ou à la région lombaire, plaque négative d'au moins 50 cm² sur l'extrémité inférieure des muscles atteints; I = 8 à 12 ma.; durée = 15 minutes, 5 fois par semaine.

Quand par suite d'amélioration, ou quand, dès le début, on constatera une contractilité nette des muscles au courant faradique, on complétera la séance de courant galvanique par la *faradisation rythmée* : plaque indifférente positive dans le dos, tampon négatif placé sur les points moteurs des divers muscles atrophiés, intensité telle que la contraction soit nette avec des interruptions rythmées au métronome à raison de 40 à 60 par minute. Si l'atrophie est très prononcée, on faradisera chaque muscle pendant 2 à 5 minutes; si elle est peu prononcée, pendant 5 minutes, car il faut surtout éviter la fatigue. A ce point de vue, nous ne saurions trop mettre en garde contre l'usage des petits appareils transportables, qui ne sont munis que d'une bobine induite à fil fin et d'un trembleur qu'il n'est pas possible de régler.

Au lieu d'utiliser successivement le courant galvanique et le courant faradique, on peut, superposant les deux courants, appliquer la *galvano-faradisation rythmée* en laissant au muscle une période de repos égale au moins à la période de contraction. Suivant le degré de l'atrophie, le traitement durera de 15 jours à 2 ou 5 mois; mais, dans les atrophies abarticulaires, il faut, pour obtenir la guérison de l'atrophie, avoir obtenu au préalable la guérison de l'affection articulaire. *F. ALLARD.*

ANALEPTIQUE (MÉDICATION). — V. Stimulante (Médication).

ANALGÉSIE. — Sensibilité (troubles).

ANALGÉSINE. — Nom donné à l'antipyrine par le Codex français de 1884. V. Antipyrine.

ANALGÉSIQUE (MÉDICATION). — Pour l'*analgésie chirurgicale* ou *anesthésie* générale et locale (V. Chloroforme, Éther, Bromure d'éthyle, Scopolamine, Cocaïne et ses dérivés, Stovaïne).

Les méthodes de l'analgésie médicale étant des plus complexes, nous devons nous borner ici à une simple énumération. Les accidents à combattre sont les diverses névralgies, les douleurs viscérales (coliques hépatiques, néphrétiques, appendiculaires, saturnines : gastralgies, angine de poitrine, points de côté des affections pleuro-pulmonaires), les migraines, les céphalées, etc. Nous n'ouvrirons pas de chapitre spécial à chaque algie, renvoyant aux entités morbides pour le détail de leur thérapeutique propre, de même que nous renvoyons à chaque médicament particulier pour sa posologie et ses contre-indications.

Analgésie par voie externe. — Pour les névralgies, on peut employer les *pulvérisations* d'éther, de chlorure d'éthyle et surtout de chlorure de méthyle : ce dernier peut être projeté directement sous forme de jet frappant obliquement la peau, mais le stipage (v. c. m.) est préférable. Aux douleurs articulaires conviennent mieux les *enveloppements chauds*, les *badigeonnages* ou les *frictions* avec des liniments chloroformés, laudanisés, avec des préparations à base de jusquiame (baume Tranquille), avec des onguents belladonés ou gaïacolés. Sur les muqueuses, les *pulvérisations*, les *lotions* avec des solutions cocaïnées ou stovaïnées, les *irrigations chaudes* ont le plus heureux effet.

Lorsque l'action thérapeutique doit porter sur de larges surfaces, les emplâtres belladonés, certaines pommades complexes du type des suivantes :

```
a. — Extrait de ciguë . . . . . . . . . . . . . . . . . . . . . }
     Extrait de jusquiame. . . . . . . . . . . . . . . . . . . } āā  2 grammes.
     Salicylate de méthyle . . . . . . . . . . . . . . . . . . }
     Gaïacol. . . . . . . . . . . . . . . . . . . . . . . . . . } āā  5    —
     Onguent populeum. . . . . . . . . . . . . . . .      30    —
Pour onctions locales.
```

```
b. — Menthol . . . . . . . . . . . . . . . . . . . . . . . . . }
     Chloroforme . . . . . . . . . . . . . . . . . . . . . . . } āā  2 grammes.
     Salicylate de méthyle . . . . . . . . . . .           5    —
     Lanoline . . . . . . . . . . . . . . . . . . . . .    30    —
Même usage.
```

peuvent être utilisées. Mais, notamment sur l'abdomen, l'action sédative la plus efficace, la plus prompte, en même temps que la médication la plus maniable, nous est offerte par l'emploi tantôt des *applications chaudes* (compresses, cataplasmes, sacs d'eau chaude), tantôt des *applications froides* (vessie de glace). Au niveau du thorax, la *médication révulsive* (V. RÉVULSION, VENTOUSES, VÉSICATOIRE) amène souvent la détente recherchée ; enfin il peut être utile de combiner l'action révulsive à l'action analgésique directe, en formulant par exemple des badigeonnages avec

```
Chlorhydrate de morphine. . . . . . . . . . . .   Cinquante centigr.
Teinture d'iode. . . . . . . . . . . . . . . . .   20 grammes.
```
ou bien :
```
Gaïacol cristallisé . . . . . . . . . . . . . . .   10 grammes.
Teinture d'iode. . . . . . . . . . . . . . . . .   20    —
```

Le menthol, le gaïacol, la teinture d'iode, le chloroforme, le laudanum, la teinture de pyrèthre peuvent être employés sur les muqueuses ou sur la peau :

```
a. — Menthol . . . . . . . . . . . . . . . . . . . . . . .   0 gr. 50
     Gaïacol. . . . . . . . . . . . . . . . . . . . . . . .   2 grammes.
     Alcool absolu . . . . . . . . . . . . . . . . . . . .   30 c. c.
Pour badigeonnages cutanés dans les névralgies.
```

```
b. — Gaïacol. . . . . . . . . . . . . . . . . . . . . . . }
     Teinture de pyrèthre. . . . . . . . . . . . . . . . } āā  2 grammes.
     Laudanum . . . . . . . . . . . . . . . . . . . . . }
     Teinture de benjoin . . . . . . . . . . . . . . .    10    —
Mixture odontalgique.
```

```
c. — Teinture d'iode. . . . . . . . . . . . . . . . . . }
     —        d'aconit. . . . . . . . . . . . . . . . . } āā  2 grammes.
     —        de gelsemium. . . . . . . . . . . . . . . }
     —        de benjoin . . . . . . . . . . . . . . .    10    —
Mixture odontalgique.
```

```
d. — Chloroforme . . . . . . . . . . . . . . . . . . . }
     Créosote. . . . . . . . . . . . . . . . . . . . . . } āā  2 grammes.
     Laudanum . . . . . . . . . . . . . . . . . . . . }
     Teinture de benjoin . . . . . . . . . . . . . . .    10    —
Mixture odontalgique (MAGITOT).
```

Quand les phénomènes douloureux siègent au niveau de pertes de substances, gerçures du sein, fissures anales, ulcérations de la vulve, le pansement des plaies avec certaines *poudres* est indiqué. On emploiera de préférence l'orthoforme pur ou additionné de cocaïne, de morphine, de menthol d'une part, de sous-nitrate de bismuth, de dermatol, d'aristol, de lactose d'autre part. Joint à l'acide arsénieux, l'orthoforme calme les douleurs, parfois atroces, de la destruction des pulpes dentaires.

On peut, dans un grand nombre de névralgies, d'affections douloureuses de la moelle (tabes, paraplégies), chercher à agir non plus localement, mais à distance de la région malade. Les *injections sous-cutanées* de cocaïne ou de ses dérivés, notamment de novocaïne pure ou mieux additionnée d'adrénaline, de stovaïne, de sérum pur ou stovaïné, d'air filtré (V. Sciatique), les *injections d'alcool le long des nerfs*, les *injections intra-rachidiennes ou épidurales* [V. Injections, trijumeau (névralgie)] trouveront ici leurs indications. Enfin des douleurs particulièrement rebelles, désespérantes, pourront légitimer l'analgésie générale : les *injections de morphine* seront pratiquées en ce cas.

Signalons l'action analgésique des *courants sinusoïdaux* et du *bain statique*. Nous avons déjà mentionné la sédation provoquée par les applications chaudes ; il convient d'insister encore sur l'effet calmant de *l'hydrothérapie tiède* ou *modérément chaude*, douches locales, douches générales, douches baveuses, bains prolongés, bains de siège et bains de pieds.

Analgésie par inhalation. — Cette médication est rarement employée. C'est surtout une méthode d'urgence, que le médecin ne devra jamais abandonner au seul contrôle du malade ou de son entourage (sauf pour le nitrite d'amyle). L'inhalation prudente, modérée de faibles quantités de *chloroforme* ou d'*éther*, peut être du plus utile secours dans les diverses coliques viscérales, dans les crises d'asthme : on y a recours parfois pour modérer les douleurs de l'accouchement. — Les saturnins atteints de, coliques de plomb éprouvent un réel soulagement à respirer du *nitrite d'amyle* ; rappelons enfin, sans insister, la valeur spécifique de ce dernier produit dans le traitement des phénomènes angineux.

Analgésie par ingestion. — L'*éther* et le *chloroforme*, le premier sous forme de sirop, le second sous forme de solution saturée (que l'on administre diluée de moitié pour éviter l'impression assez fortement caustique), soulagent surtout la dyspnée, pour l'éther, les gastralgies, pour le chloroforme. Les *solutions de cocaïne*, de *stovaïne*, apaisent également les affections douloureuses de l'appareil digestif.

Les *opiacés* sont plus particulièrement indiqués contre les douleurs violentes ou entraînant de l'insomnie. Toutes les algies, du reste, sont justiciables de leur emploi, névralgies, coliques viscérales, accidents respiratoires. On administrera plus particulièrement l'opium dans les névralgies, pour lutter contre l'oppression des affections broncho-pulmonaires (la poudre de Dower agit souvent avec succès contre le point de côté des pleurétiques). Des préparations opiacées sont également efficaces contre les spasmes de l'appareil digestif, l'asthme, le priapisme. On les emploie pour immobiliser l'intestin irrité (hernie étranglée, appendicite). La *morphine* agit, surtout en injection hypodermique, avec rapidité. On la réservera pour les douleurs atroces, aiguës, pour les paroxysmes isolés, ou tout au contraire pour les affections chroniques, désespérées. Quant aux autres dérivés de l'opium, ils se singularisent, en dehors de leurs vertus analgésiques communes, la *codéine* et la *dionine*, par leur action sur la toux et sur les gastralgies (crises douloureuses du cancer et de l'iléus), la *narcéine* par son action sur l'insomnie, l'*héroïne* sur la dyspnée, la *stypticine* sur les affections utérines hémorragiques. (Pour la posologie de l'opium et de ses dérivés, V. Opium, Morphine, etc.).

Dans les maladies de l'appareil digestif le *chanvre indien*, la *solanine*, les *solanées* et par-dessus tout la *belladone* sont de remarquables sédatifs [V. Antispasmodique (médication)]. Mais on a beaucoup exagéré, semble-t-il, l'action de la solanine sur les crises gastriques tabétiques.

Il nous reste à signaler les analgésiques nervins par excellence (névralgies, céphalées, migraines). Ce sont l'*antipyrine* et les *corps voisins*, le pyramidon (excellent contre les névralgies dentaires, les névralgies et la courbature dites grippales, certaines douleurs rhumatismales), l'*acétanilide* et la *phénacétine* (vantés contre les douleurs fulgurantes du tabes), l'*exalgine*, le *citrophène*, le *salophène* (ce dernier contre les affections douloureuses de l'utérus en général, crises menstruelles, métrites, etc.). Les sels de *quinine* enfin sont d'assez bons antinévralgiques.

Voici quelques prescriptions modèles ; on en pourrait multiplier les combinaisons à l'infini.

```
a. — Antipyrine. . . . . . . . . . . . . . . . . . . . . . . . . }
     Bicarbonate de soude . . . . . . . . . . . . . . . . . . . }  āā 0 gr. 50
     Pour 1 cachet; 2 à 6 par jour et plus en cas de tolérance.

b. — Exalgine. . . . . . . . . . . . . . . . . . . . . . . . . . . 0 gr. 10
     Bichlorhydrate de quinine. . . . . . . . . . . . . . . . . . 0 gr. 20
     Antipyrine. . . . . . . . . . . . . . . . . . . . . . . . . 0 gr. 50
     Pour 1 cachet; 1 à 4 par 24 heures.

c. — I. Antipyrine . . . . . . . . . . . . . . . . 0 gr. 50 à 2 gr.
        Bicarbonate de soude . . . . . . . . . . . 5 gr. 50
        Sirop simple. . . . . . . . . . . . . . . . 30 grammes.
        Eau distillée. . . . . . . . . . . . . . . 100      —

     II. Acide citrique . . . . . . . . . . . . . . 4 grammes.
         Sirop de limon ou d'acide citrique. . . . . 50      —
         Eau distillée. . . . . . . . . . . . . . . 100      —
```
C'est la potion de Rivière (Codex 1908) additionnée d'antipyrine (G. Pouchet). Le médicament est ainsi parfaitement toléré, on administre successivement une cuillerée de I et de II.

```
d. — Exalgine. . . . . . . . . . . . . . . . . . . . . . . . . . . 0 gr. 10
     Phénacétine. . . . . . . . . . . . . . . . . . . . . . . . . 0 gr. 30
     Antipyrine. . . . . . . . . . . . . . . . . . . . . . . . . . 0 gr. 40
     Pour 1 cachet; 1 à 4.

e. — Pyramidon. . . . . . . . . . . . . . . . . . . . . . . . . . 0 gr. 50
     Phénacétine . . . . . . . . . . . . . . . . . . . . . . . . }
     Bromhydrate de quinine . . . . . . . . . . . . . . . . . . . }  āā 0 gr. 25
     Pour 1 cachet; 1 à 5 par 24 heures.

f. — Codéine. . . . . . . . . . . . . . . . . . . . . . .    0 gr. 01
     ou Chlorhydrate de morphine . . . . . . . . . . . . .    0 gr. 005
     ou Dionine . . . . . . . . . . . . . . . . . . . . . .    0 gr. 005
     Antipyrine . . . . . . . . . . . . . . . . . . . . . }
     Bicarbonate de soude . . . . . . . . . . . . . . . . }  āā 0 gr. 50
     Pour 1 cachet; 1 à 4 par 24 heures.
```

y. — Pyramidon. . . . . } āā 0 gr. 25
Phénacétine . . . . }
Salophène. . . . . 0 gr. 50
Pour 1 cachet; 1 à 4 par jour contre les troubles menstruels (céphalée, migraine, douleurs abdominales). Cette dernière formule nous a souvent donné d'heureux résultats.

Enfin, on connaît la valeur analgésique du *salicylate de soude* et de l'*aspirine* dans les affections articulaires aiguës et même chroniques (aspirine). (Pour la posologie de ces différents médicaments, voir les articles à part que leur importance a justifiée pour chacun d'eux) [V. également Névralgies, Insomnie, Hypnotique (médication)].

Médications spécifiques. — Il existe toute une série de spécifiques de la douleur. Signalons le *mercure* dans la syphilis, la *quinine* dans le paludisme, le *nitrite d'amyle* dans l'angine de poitrine, le *salicylate de soude* dans le rhumatisme articulaire aigu franc, les *injections d'alcool* dans la névralgie du trijumeau.

Inconvénients des analgésiques. — Le gros danger de toute thérapeutique analgésique médicamenteuse est l'accoutumance. Ce besoin habituel de la drogue peut survivre à la maladie qui en a justifié l'emploi, d'où l'instauration d'intoxications chroniques des plus dangereuses (V. Morphinomanie). *FRANÇOIS MOUTIER.*

ANALYSES MÉDICALES. — Les examens chimiques, bactériologiques, microscopiques, complémentaires de l'investigation clinique, sont maintenant de pratique courante. Ils sont même entrés, pour ainsi dire, dans les mœurs, au point que le public, instruit vaguement des progrès réalisés, non seulement conçoit l'utilité des recherches de laboratoire, mais en exagère plutôt la portée.

C'est pourquoi le médecin est souvent appelé à se mettre en rapport avec des laboratoires spéciaux, pour les déterminations qu'il ne peut faire lui-même faute de temps, faute de compétence ou faute d'outillage.

Rapports du Praticien avec les Laboratoires d'Analyses. — Le plus souvent, le médecin prélève ou fait prélever par le malade lui-même les produits qui sont ensuite adressés aux laboratoires d'analyses. La recherche une fois réalisée, c'est à lui d'en utiliser les résultats. La conduite qu'il doit tenir en pareille circonstance demande à être précisée.

1° **Comment faut-il prélever le produit à examiner?** — Il est essentiel de savoir que certaines analyses ne peuvent fournir un résultat rigoureux qu'à une condition : c'est que le prélèvement du produit aura été opéré d'après certaines règles. Suivant la nature du produit, suivant les termes du problème posé, suivant le genre d'analyse requis, la manière de faire sera différente. Nous insisterons tout à l'heure, longuement et avec détail, sur ce sujet, dont l'importance, répétons-le, est considérable et trop souvent méconnue.

2° **Quels sont les renseignements à fournir?** — On ne saurait trop recommander au médecin de fournir, à celui qu'il charge d'une analyse, les indications qu'il croit pouvoir lui être utiles pour guider les recherches.

S'agit-il d'une **analyse chimique?** Parfois le médecin peut trouver intérêt à être particulièrement renseigné sur la présence de telle ou telle substance, sur le degré de netteté de telle ou telle réaction.

S'agit-il d'une **analyse bactériologique?** Il est souvent très important que les recherches soient plus spécialement orientées dans un sens déterminé, que l'attention se porte principalement sur une espèce microbienne donnée; cela peut amener le bactériologiste à employer certains procédés plutôt que d'autres.

Même remarque est valable pour les **examens histologiques.** Certains médecins se figurent que le mieux est de laisser l'histologiste dans une ignorance complète du problème à résoudre. C'est là une erreur. Il sera parfois capital, pour le diagnostic histologique, de connaître, par exemple, l'organe, le tissu, auxquels sont empruntés les fragments suspects. En effet, tel tissu (tissu lymphatique, tissu épithélial, par exemple) pourra représenter soit l'état normal, soit une affection grave, suivant qu'on le rencontrera dans un organe où il existe normalement ou dans un organe qui ne devrait pas le contenir. L'appréciation formulée par l'histologiste s'inspire donc souvent, et doit logiquement s'inspirer de certains renseignements qu'il faut qu'on lui donne, sous peine de risquer des hésitations ou même des erreurs. La désignation du cas clinique, l'indication du problème à résoudre, seront donc toujours utiles, souvent nécessaires à cet histologiste, soit pour l'orientation de ses recherches, soit pour l'interprétation de ses constatations.

5º **Quel est le rôle précis du laboratoire?** — Le spécialiste chargé d'une analyse devra indiquer avec netteté ses constatations; il devra le plus souvent être sobre de déductions : d'ordinaire, en effet, le résultat d'une analyse ne saurait être interprété, en toute connaissance de cause, que par le médecin. Ce résultat fait partie intégrante d'un ensemble de symptômes et ne représente qu'un élément de l'information clinique. Souvent, à la vérité, c'est un élément de première valeur, et il arrive même que son importance soit absolument décisive; mais encore appartient-il au médecin d'utiliser en dernier ressort, avec tous les renseignements dont il dispose, les conclusions qui découlent strictement et directement de l'analyse pratiquée.

Soit un exemple : l'examen de l'urine décèle une quantité donnée d'albumine. Cette quantité pourra être un indice plus ou moins grave suivant le cas clinique dont il s'agit.

Autre exemple : le taux de l'acide urique est exagéré; ce fait peut être produit par plusieurs causes, que le médecin est à même de connaître et que le chimiste, le plus souvent, ignore. C'est pourquoi il serait téméraire, de la part du chimiste, de risquer une appréciation formelle en matière de diagnostic et de pronostic, surtout quand il n'y est pas autorisé soit par la valeur vraiment pathognomonique du résultat, soit par une connaissance suffisante des circonstances qui doivent intervenir dans la discussion.

4º **A qui les résultats obtenus doivent-ils être communiqués?** — Certaines analyses peuvent, sans inconvénient, être communiquées au malade directement, aussi bien qu'au médecin. Mais ce n'est pas toujours le cas. Si un produit renferme, par exemple, des bacilles de Koch, c'est au médecin, et au médecin seul, qu'il appartient de savoir jusqu'à quel point il est opportun de communiquer le résultat aux intéressés ; il peut seul le faire avec tous les ménagements désirables. D'autres exemples pourraient être cités. On a vu des malades se suicider à la suite d'une révélation intempestive ; bien plus, on a vu un névropathe se tuer pour avoir interprété à sa manière une analyse dont la conclusion légitime était sans aucune gravité. Ce sont surtout les analyses bactériologiques, et parfois aussi les analyses histologiques, qui comportent à cet égard soit des inconvénients, soit des dangers. Pour notre part, nous pensons qu'en général le résultat de ces analyses doit être remis, autant que possible, au médecin seul : il ne doit être transmis au client que sur l'invitation formelle du médecin, à moins que le client, comme c'est son droit, n'exige absolument un compte rendu pour lui-même.

Sera-t-il indifférent d'agir autrement quand le résultat d'une analyse bactériologique est nettement favorable et rassurant ? Non, car le malade, sachant que les résultats rassurants lui sont communiqués, tirerait une conclusion inquiétante d'une abstention éventuelle. On lui fait, au contraire, aisément comprendre l'utilité d'une règle générale à cet égard.

Ajoutons qu'en procédant autrement le bactériologiste s'exposerait à commettre de graves indiscrétions. Sait-il, le plus souvent, si la personne qui vient lui demander révélation du résultat est dûment autorisée à en recevoir la confidence ? Sait-il même entre quelles mains pourra passer une lettre qu'il envoie à une adresse donnée ?

Donc, en cette matière, beaucoup de circonspection s'impose. Le médecin doit dire, soit une fois pour toutes, soit dans chaque cas particulier, comment il entend que le laboratoire d'analyses se comporte vis-à-vis de son client.

Bien entendu, ce que nous avons dit ne s'applique pas à tous les cas ; rarement une analyse chimique d'urine, par exemple, nécessite une conduite aussi réservée. Cela est une affaire de bon sens.

Un point, encore, doit être examiné. Il faut quelquefois laisser absolument ignorer à un malade certaines particularités, qui seraient propres à l'effrayer. Ainsi le médecin peut-il être conduit à demander au laboratoire de rédiger une analyse « de fantaisie », volontairement inexacte. Ce subterfuge est légitime. Mais il faut alors que le médecin se contente, autant que possible, de faire lire une telle analyse par l'intéressé, sans la lui laisser entre les mains. Autrement, le résultat inexact, mis sous les yeux d'un médecin non averti, risquerait de le tromper au détriment du malade ; il pourrait se faire aussi qu'une analyse ultérieure, sincère ou même systématiquement faussée, se trouvât en contradiction avec la précédente ; de là, pour le laboratoire, ainsi que pour le praticien, un risque de méfiance ou de discrédit. *Scripta manent.*

Examens bactériologiques. — Formulons quelques remarques générales.

I. — **Degré d'asepsie nécessaire suivant les cas**. — Dans certains cas, il importe absolument que le produit prélevé ne soit souillé d'aucun microbe étranger. Voici un liquide aseptique (du sang, par exemple) dont nous ensemencerons largement des tubes de *bouillon* ; il suffit qu'un seul microbe se soit introduit dans le sang au cours du prélèvement pour qu'une culture s'ensuive : d'où une erreur possible.

D'autres fois, fait semblable aurait moins d'importance. Voici du pus contenant de nombreux streptocoques vivants ; nous en faisons une culture sur *agar*. Si un ou deux microbes se sont introduits par accident, il en résultera, au plus, une ou deux colonies aberrantes; nous pourrons soupçonner une simple faute de technique de nous les avoir fournies. Mais l'erreur serait moins soupçonnable si nous avions tardé à faire les ensemencements, et permis au microbe ajouté de se multiplier dans le pus prélevé.

Voici encore le même pus, que nous étalons *sur frottis*, peu après l'avoir recueilli. Qu'un ou deux microbes de l'air viennent se fixer à la préparation, tandis qu'elle sèche, cela importe assez peu, car ils ne pourront pulluler, et demeureront à l'état d'unités rarissimes.

Autre cas : nous nous proposons de rechercher la présence ou l'absence de tel ou tel microbe donné, qui présente, soit sur frottis, soit par cultures, soit par inoculations, des caractères très particuliers, et qu'on peut, dès lors, distinguer dans un mélange microbien banal. Le bacille de Koch, par exemple, se rapproche de ces conditions; la pullulation des autres microbes n'empêche pas de le déceler. Ainsi, quand il s'agira purement et simplement de rechercher le bacille de Koch dans les crachats, dans l'urine, par coloration ou par inoculation, la conservation strictement aseptique du produit n'est pas de rigueur. Toutefois, la fermentation ammoniacale de l'urine peut faire perdre au bacille de Koch sa colorabilité spéciale.

On voit donc que, dans certaines circonstances, l'asepsie la plus minutieuse est absolument indispensable : dans d'autres, elle peut n'être que relative ; dans d'autres, enfin, la simple propreté peut pratiquement suffire.

II. — **Règles générales à observer dans les prélèvements.** — Considérons maintenant, d'une façon générale, les divers temps d'un prélèvement aseptique.

1º *Asepsie des récipients.* — A défaut d'autoclave on stérilisera le ou les récipients nécessaires soit par flambage, soit par ébullition prolongée durant un quart d'heure. A défaut d'un récipient *ad hoc*, on utilisera, suivant les cas, une bouteille, une fiole, un pot à pommade, etc. Le bouchon ou couvercle sera stérilisé aussi par ébullition ou flambage. Un bouchon de liège peut être aseptisé d'une façon suffisante en général par une carbonisation superficielle légère de sa surface. Si l'on stérilise à la chaleur sèche (dans un four de cuisine, par exemple), un commencement de roussissement du coton ou du papier à filtrer, roussissement non seulement superficiel, mais pénétrant, indique une stérilisation suffisante. Inutile d'insister davantage, puisque l'asepsie chirurgicale est de pratique courante (V. Asepsie).

2º *Asepsie des instruments.* — Bistouri, lancette, seringue, etc., suivant les cas.

3º *Asepsie de la peau.* — Dans le point où celle-ci doit être incisée ou piquée : lavages au savon, à l'alcool, à l'éther, au sublimé, puis nouveaux lavages à l'alcool pour enlever le sublimé. Lorsque l'asepsie doit être absolue, on a recommandé le pansement préalable de la peau au sublimé, pendant plusieurs heures. On a recommandé aussi d'aseptiser par une pointe de thermocautère le lieu où s'enfoncera l'aiguille pour une ponction. Il suffit, en somme, de réaliser l'asepsie opératoire suivant la pratique des chirurgiens. Un simple badigeonnage de la peau à la teinture d'iode, 3 à 5 minutes avant la piqûre, donne d'excellents résultats quand il s'agit d'une ponction.

Lorsqu'on prélève du sang par piqûre cutanée, on peut, pour diminuer le contact de ce liquide avec la peau, badigeonner celle-ci de collodion et piquer la peau au travers du collodion.

4° *Préparations sèches extemporanées.* — C'est surtout pour l'examen du pus, et spécialement du pus urétral, que le médecin ou le malade lui-même peuvent être amenés à faire extemporanément des frottis sur lames de verre, qui seront transmis au laboratoire. Nous indiquerons plus loin les précautions à prendre avec le pus urétral; elles seraient les mêmes avec toute espèce de pus.

5° *Conservation des produits solides.* — Exemple : les fausses membranes. On peut, pour les envoyer au laboratoire d'analyse, les recueillir dans de l'ouate, de la gaze, du papier aseptique, ou bien les mettre dans un récipient aseptique. Il est bon de s'arranger de manière à éviter une dessiccation excessive du produit, et de l'envelopper en conséquence dans du taffetas.

6° *Récolte des produits liquides.* — Tout récipient aseptique, de dimensions convenables, peut servir. Pour recueillir et envoyer de petites quantités, une pipette de Pasteur (simple tube de verre de 5 à 8 millimètres de diamètre, effilé par un bout, et fermé à l'autre par un bouchon d'ouate) est préférable quand on l'a sous la main. On aspire du liquide dans cette pipette stérilisée; on en scelle la pointe par fusion sur une lampe à alcool; on peut, enfin, achever le scellement en chauffant, étranglant et fermant la pipette à l'extrémité opposée à la pointe, au-dessous du bouchon d'ouate. La pipette peut avoir été munie au préalable d'un étranglement qui facilite cette dernière manœuvre.

On peut se servir aussi d'une ampoule qui a contenu un liquide pour injection thérapeutique, ampoule qu'on aura lavée, séchée, puis stérilisée par flambage.

On envoie quelquefois au laboratoire une ou quelques gouttelettes d'un liquide épais, tel que du pus ou du mucus, recueilli sur une compresse, sur un tampon. Cette manière de faire ne convient que si on ne laisse pas au liquide le temps de s'altérer par macération, par prolifération des microbes qu'il renferme, ou par dessiccation. Nous insistons sur l'inconvénient de la dessiccation. La dessiccation sur lames de verre *ad hoc*, ou même sur des fragments de vitres, en couche mince (V. plus loin *Exsudat urétral*), permet un examen excellent; mais il en est tout autrement quand il s'agit d'une goutte desséchée imprégnant un tissu ou objet quelconque ; le bactériologiste doit alors humecter cette goutte avec précaution, lui restituer son humidité, et c'est souvent au grand détriment de la netteté des préparations que ces manipulations s'exécutent. Donc, si une gouttelette est prélevée, faute de mieux, comme il vient d'être dit, on recueillera en un petit vase clos le morceau d'ouate ou de linge qu'elle imprègne, afin d'empêcher le produit de sécher.

7° *Emploi d'antiseptiques comme conservateurs.* — Pour empêcher un

liquide de s'altérer, entre le moment du prélèvement et l'examen bactériologique, on peut employer, dans certains cas, certains antiseptiques.

Nous disons : *dans certains cas*. En effet, il ne faudrait point, par contact
prolongé avec des antiseptiques puissants, risquer de tuer des microbes que
l'on se propose d'étudier par cultures ou par inoculations ; cela n'est bon que
pour la recherche microscopique simple (cas le plus fréquent, il est vrai).

Nous disons : *certains* antiseptiques. Beaucoup d'antiseptiques produisent,
dans la plupart des liquides organiques, des précipités ; il faut les éviter. Le
mieux est d'employer des substances telles que le thymol, le camphre (en
petits morceaux qui surnagent), quelques gouttes de chloroforme (qui gagnent
le fond). Ces substances, ou autres analogues, sont peu microbicides ; mais
leur présence suffit pour enrayer beaucoup les proliférations microbiennes.
Et, comme elles paralysent la plupart des bactéries plutôt qu'elles ne les tuent,
le liquide qui les contient peut encore servir à des cultures ou inoculations,
au besoin.

Le froid (qu'on peut réaliser, en été, avec de la glace) est aussi un excellent moyen d'enrayer le développement des germes sans les tuer, entre le
moment du prélèvement et celui de l'examen.

Ces diverses remarques générales s'appliquent aux cas particuliers, dont
nous allons passer en revue les principaux.

III. — **Mode particulier de prélèvement des principaux produits
pathologiques.**

1º *Crachats*. — Pour les recherches microscopiques courantes, il suffit
de recueillir les crachats dans un flacon ou récipient bien propre.

Pour certaines recherches délicates et rigoureuses, on prendra plus de
précautions (rinçages préalables prolongés de la bouche et de la gorge,
crachat recueilli dans un récipient stérile qu'on referme aussitôt, examen
sans retard) [V. CRACHAT (EXAMEN)].

2º *Urine*. — Pour l'analyse bactériologique, il est parfois indispensable
et il est toujours fort utile, de recueillir l'urine aussi aseptiquement que
possible. Le méat urinaire est peuplé de microbes, qui polluent l'urine au
passage. Parmi ces microbes peut figurer un bacille présentant, au microscope, une grande ressemblance, parfois une parfaite similitude, avec le
bacille de Koch, sans parler des colibacilles, streptocoques, staphylocoques, etc. Il est donc bon d'empêcher dans la mesure possible (car il est bien
difficile de l'empêcher entièrement) que ces microbes ne passent dans
l'urine émise, d'autant plus que plusieurs d'entre eux y prolifèrent *in vitro*, et
peuvent dès lors fausser les résultats d'une analyse. Ainsi, de toute manière,
il sera bon d'aseptiser, tout au moins de nettoyer, le méat avant la miction.

Plusieurs cas peuvent se présenter.

A) Il s'agit d'un *examen bactériologique ordinaire, sur frottis*. — On se
contente de recueillir l'urine proprement, puis de s'opposer à la pullulation,
in vitro, des quelques microbes dont elle s'est polluée. Dans ce dernier but,
on conserve l'urine au frais, et on y ajoute quelques gouttes de chloroforme,
de la poudre de thymol, ou un morceau de camphre, qu'il est facile de se
procurer partout.

B) On désire un examen moins simple, comportant *des cultures*. — Alors il faut recueillir l'urine très aseptiquement sans lui ajouter des antiseptiques capables de diminuer la vitalité des germes qu'il s'agit d'ensemencer. On peut la prélever par cathétérisme; mais cela n'est pas toujours sans difficulté ou inconvénient. On peut se contenter, après asepsie du méat, de recevoir l'urine au cours d'une miction, dans un récipient stérilisé. On aura soin toutefois de ne point recueillir les premières portions d'urine émises; on les laissera se perdre dans un vase quelconque; elles serviront à laver l'urètre mécaniquement. Le prélèvement pour l'examen bactériologique portera donc seulement sur la fin de la miction. On ferait l'inverse s'il s'agissait d'examiner l'exsudat d'une urétrite, puisque cet exsudat est balayé par le premier jet [V. URINES (EXAMEN)].

C) On désire des *inoculations* (notamment à des cobayes pour rechercher le bacille de Koch). — En ce cas également, il vaut mieux éviter l'addition d'antiseptique, même faible. Il n'est pas indispensable, quand on doit rechercher par inoculation le bacille de Koch, de recueillir l'urine avec une asepsie rigoureuse. Même assez fortement polluée *in vitro* par des microbes saprophytes, l'urine peut, en général, servir à cette dernière recherche sans qu'il en résulte d'inconvénients notables.

3° *Sang*. — Il faut distinguer plusieurs cas.

A) Il s'agit de rechercher des microbes dans le sang sur *frottis*. — Cette recherche est bien chanceuse, quand elle s'adresse aux microbes proprement dits. Même quand il existe des microbes en circulation, il est rare qu'on les puisse déceler ainsi, sauf dans la septicémie charbonneuse. On opère comme pour faire toute préparation de sang sec (V. SANG). On procédera de même pour la recherche de certains parasites (paludisme, etc.) qui à l'inverse des microbes se décèlent bien dans le sang sec.

B) Il s'agit de rechercher des microbes par *cultures* (V. HÉMOCULTURE). — Le sang sera recueilli d'une façon très rigoureusement aseptique, par aspiration dans une veine, comme nous l'indiquerons plus loin. On emploiera un récipient rigoureusement stérilisé. Dans la plupart des cas, une petite quantité ne suffirait pas : il faut prélever 5 à 10 centimètres cubes. Le sang, après le prélèvement, se coagule; cela peut gêner pour les ensemencements, car les microbes ont toutes chances de rester englobés dans un fragment de caillot, et de prendre mal contact avec les milieux qu'on ensemencera ultérieurement. C'est pourquoi il sera utile de se procurer un récipient qu'on aura stérilisé après y avoir introduit des perles de verre, ou du verre pilé, ou de la limaille de fer; on y prélèvera le sang, et on agitera celui-ci pendant 10 minutes, pour le défibriner avant qu'il ne se soit coagulé spontanément.

C) Il s'agit d'une épreuve de *séro-diagnostic*. — Il n'est pas nécessaire que le prélèvement soit rigoureusement aseptique (V. SÉRO-DIAGNOSTIC). Sur la pulpe d'un doigt, préalablement aseptisée, on fait une piqûre assez profonde, à l'aide d'une lancette à vaccin (moins douloureuse qu'une simple aiguille), et on recueille quelques gouttes de sang (au moins un centimètre cube si possible) de préférence dans un petit tube ou récipient propre. Le prélèvement dans une pipette ou dans une ampoule de verre est moins commode, et d'ordinaire insuffisant.

Quelquefois, comme pour la séroréaction de Wassermann (v. c. m.), il faut une quantité de sang assez grande : 5 ou 10 centimètres cubes. On emploiera alors l'aspiration dans une veine, ou simplement la ventouse scarifiée.

4° *Exsudat pharyngé*. — S'il y a des fausses membranes, on s'efforce d'en détacher un ou plusieurs lambeaux, soit avec une pince à forcipressure, soit avec des pinceaux ou tampons d'ouate.

S'il n'y a pas de fausses membranes, on recueille du mucus avec les mêmes tampons.

On évitera autant que possible, surtout dans ce dernier cas, que le tampon, soit à l'aller, soit au retour, ne touche la langue ou la paroi buccale.

La fausse membrane ou le tampon seront placés dans un tube ou un récipient aseptique. De cette manière, on évitera, d'une part, la souillure du produit par des germes quelconques, et, d'autre part, sa dessiccation, qui gênerait pour l'examen.

On trouve, dans les laboratoires d'analyses, des tubes de sérum accompagnés d'une spatule métallique permettant au médecin de faire lui-même, séance tenante, l'ensemencement d'un produit soupçonné diphtérique: le tube ou les tubes ensemencés sont alors retournés au laboratoire, où ils sont mis à l'étuve, puis examinés en temps utile. On peut tout aussi bien laisser au bactériologiste le soin de pratiquer les ensemencements avec l'exsudat qu'on lui transmet.

5° *Exsudat urétral*. — Il s'agit le plus souvent d'une recherche de gonocoques sur frottis. On fera bien de nettoyer d'abord le méat, pour la raison que nous avons indiquée à propos de l'urine. Pour la même raison, il sera bon de ne pas frotter fortement le méat avec la lame de verre, dans l'opération que nous indiquerons plus loin : on détacherait ainsi des cellules épithéliales et des microbes qui n'auraient que faire avec l'objet de la recherche. Cela dit, voici comment on procédera.

Faisant sourdre au méat, par la manœuvre bien connue, une gouttelette du produit suspect, on la cueillera sur une lame de verre bien propre. Autant que possible, on prélèvera ainsi, successivement, plusieurs gouttelettes, soit sur la même lame en différents points, soit sur plusieurs lames différentes, ce qui est mieux.

Il faut ensuite *étaler chacune de ces gouttelettes*; car autrement il se formerait une couche trop épaisse, dont l'examen bactériologique pourrait présenter des difficultés; de plus la dessiccation s'opérerait trop lentement, ce qui pourrait altérer les leucocytes. L'étalement peut se faire avec le bord d'une feuille de papier, par exemple. On peut aussi le réaliser en appliquant, sur la lame à laquelle adhère la gouttelette, une autre lame que l'on fait glisser doucement sur la première. Nous avons dit : doucement, il convient de ne pas appuyer fortement les deux lames l'une contre l'autre; il ne faut pas écraser brutalement le produit interposé, ce qui morcellerait les leucocytes.

L'exsudat étant ainsi étalé en couche très mince, *on le laisse sécher à l'air libre*; on peut hâter cette dessiccation en agitant les lames dans l'air.

Nous insistons sur ces détails, parce qu'il nous est arrivé souvent de recevoir des préparations très défectueuses. Or, dans certains cas difficiles, il est extrêmement important d'avoir à sa disposition des préparations très correctes, et cela pour les raisons que voici. Dans le pus urétral, les leucocytes sont souvent très fragiles. Lorsque la dessiccation s'opère trop lentement, ils se désagrègent; de même quand on a trop fortement frotté l'une contre l'autre deux lames enduites d'exsudat. Or, il est important de pouvoir discerner les rapports qu'affectent les microbes avec les leucocytes, car un des caractères du gonocoque est d'être volontiers intra-cellulaire. De plus, des débris de noyau, épais, méconnaissables, peuvent simuler plus ou moins des bactéries, dont ils ont certaines réactions colorantes. Enfin, la manière dont s'agencent et se groupent les microbes peut entrer comme élément dans un diagnostic, et il convient dès lors de ne pas dissocier les groupements qu'ils affectent.

Il faut renoncer à une manière de faire qu'on emploie trop souvent, et qui est la suivante : on recueille une goutte du produit entre deux lames, et on l'envoie ainsi au laboratoire. Souvent alors les leucocytes se digèrent, des rétractions irrégulières s'opèrent par suite d'une dessiccation lente, et l'on obtient des préparations laissant fort à désirer, sinon inutilisables. Ajoutons que des proliférations microbiennes peuvent alors avoir lieu dans le produit resté humide, et troubler encore davantage l'examen.

Donc, en résumé : recueillir l'exsudat urétral à l'état de pureté, l'étaler avec quelque ménagement, et avoir soin de le faire sécher sur le verre séance tenante.

6° *Abcès.* — Ponction avec une seringue stérilisée. Employer une aiguille de gros calibre, car le pus peut être épais ou grumeleux. On peut envoyer la seringue telle qu'elle (incluse dans un tube de verre de préférence) au laboratoire d'analyse. Si le pus est trop épais, ponctionner au bistouri et recueillir dans une seringue, une pipette, une ampoule, un tube, etc., stérilisés, en évitant les contaminations surajoutées. Pour un simple examen sur lames de verre, procéder comme avec le pus urétral.

7° *Exsudats des plèvres. Liquide d'ascite. Liquide des kystes.* — Prélèvement, par ponction aseptique, dans un récipient stérilisé.

8° *Liquide céphalorachidien* (V. PONCTION LOMBAIRE, CYTODIAGNOSTIC).

Examens chimiques. — L'examen chimique des *urines* est le plus fréquent. Tantôt il est simplement qualitatif : on recherche la présence ou l'absence d'une substance, d'une réaction donnée; tantôt il est aussi quantitatif. Le médecin indiquera au chimiste l'objet spécial de l'analyse, à moins qu'il ne s'agisse de l'analyse d'urine du type habituel (V. URINE). L'examen microscopique du dépôt y est généralement compris.

Pour l'examen chimique du suc gastrique, du lait, des matières fécales, etc., voir les articles spéciaux qui leur sont consacrés (V. GASTRIQUE, FÈCES, LAIT).

Examens histologiques. — Nous avons dit plus haut à quel point il est utile que le médecin mette l'histologiste au courant des termes du problème à résoudre et lui indique quelques détails du cas clinique.

Le médecin ou le chirurgien détacheront, de la pièce qu'il s'agit d'examiner, un ou deux fragments, qu'ils prélèveront judicieusement dans un point où ils estiment que les altérations seront bien caractéristiques. Les fragments, d'un centimètre d'épaisseur environ, seront recueillis et envoyés aseptiquement, tels quels, ou bien immergés dans l'alcool à 90° (ou dans quelque autre des liquides conservateurs usuels des histologistes tel que le formol du commerce étendu de 9 ou 10 portions d'eau). Il est inutile d'envoyer des morceaux volumineux, car l'histologiste serait, de toute manière, obligé d'en sacrifier une partie.

Un examen histologique nécessite, en général, des manipulations successives qui réclament plusieurs jours. Si la solution du problème est urgente, le médecin en avisera l'histologiste, qui pourrait se contenter, dans certains cas, de méthodes relativement plus rapides.

Examens cytologiques. Hématologie. — Voir les articles Cyto-DIAGNOSTIC, SANG.

Nous insistons sur la nécessité absolue où l'on est, surtout dans le cas du sang, dont les globules rouges sont extrêmement altérables, d'employer pour les prélèvements et manipulations une technique très rigoureuse, en rapport avec l'objet précis de la recherche à faire. Il arrive que les médecins, à qui les exigences toutes spéciales de la technique hématologique ne sont point familières, adressent à un laboratoire du sang prélevé et conservé n'importe comment, et s'imaginent qu'un examen sommaire, voire un examen assez complet, est possible dans ces conditions. Il n'en est rien. Que faire d'une goutte de sang qu'on a laissée sécher sans précaution sur une lame de verre, parfois sur un morceau d'étoffe, ou que l'on a recueillie dans une pipette, ou conservée humide entre deux lames de verre? Que faire d'une quantité petite ou grande de sang coagulé, enfermée dans un récipient quelconque? Tout cela est à peu près inutilisable (sauf pour le séro-diagnostic et pour certaines recherches chimiques exceptionnelles). Sur de tels échantillons, un laboratoire sérieux a le devoir de ne pas accepter une soi-disant recherche hématologique; il préviendra consciencieusement, non le malade, mais le médecin, des causes de cette réserve. Tout au plus un état leucémique très accentué peut-il être reconnu dans ces conditions; mais prétendre apprécier ainsi la richesse en hémoglobine, le nombre des globules, serait un leurre blâmable.

Conclusion : une recherche hématologique, y compris le prélèvement, doit être faite, autant que possible, tout entière, *par une personne compétente*; tout au moins la personne chargée du prélèvement doit-elle se conformer strictement aux procédés requis, et employer les instruments spéciaux qui sont *nécessaires* pour certaines déterminations.

Toutefois, pour la numération des globules du sang, on peut se tirer d'affaire sans employer les pipettes graduées de l'hématimètre. S'agit-il d'une numération de leucocytes, on se procurera une solution d'acide acétique à 2 pour 100 environ; on en mettra dans un récipient 25 gouttes. A l'aide d'une pipette ou d'un compte-gouttes, on y fera tomber une goutte de sang (avec la *même* pipette, rincée et séchée) ou une pipette ayant même calibre d'effilure. Pour compter les globules rouges, on emploiera soit la solution de Hayem, soit toute autre solution conservatrice convenable (V. SANG), à raison d'une goutte de sang pour 250 gouttes de solution. Dans les deux cas, dès que la goutte de sang est tombée dans la solution, il faut agiter le mélange sans aucun retard, sans quoi il y aurait coagulation partielle et mauvaise répartition des globules. Telle est la pratique très simple que nous indiquons au médecin dépourvu des instruments hématimétriques. Les dilutions ainsi obtenues sont conservables. Elles seront envoyées à un laboratoire d'analyses, qui, averti du nombre des gouttes intervenant dans le mélange, fera les numérations avec une précision suffisante.

Heureusement, les difficultés que nous avons signalées sont particulières au sang; les autres liquides sont faciles à conserver et à expédier pour l'examen cytologique. Notons encore que, dans certaines sérosités, il se produit des caillots plus ou moins ténus; il faut avoir soin de recueillir et d'envoyer ces caillots avec le liquide, car ils englobent des éléments microscopiques importants et souvent la majorité de ces éléments.

HALLION et CARRION.

ANAPHRODISIAQUE (MÉDICATION). — Un régime assez sévère (suppression de tout excitant, viandes épicées, gibier, coquillages, condiments, truffes, boissons alcooliques), une hygiène rationnelle [exercice physique intense, au grand air, hydrothérapie tiède (douches ou bains prolongés)] constituent la base de toute médication anaphrodisiaque. Contre l'excitation génésique et ses manifestations immédiates, on pourra prescrire le bromure de potassium, le bromure de camphre, le lupulin, accessoirement le lactucarium, l'eau distillée de laitue, la belladone, les divers antispasmodiques (v. c. m.). Il conviendra de rechercher et de traiter, s'il en est, les causes *locales* éventuelles de l'aphrodisie (V. PRIAPISME). Enfin, il sera bon d'examiner de quelle façon le malade est couché (lits trop durs ou trop mous, lits trop chargés de couvertures); on conseillera également, s'il y a lieu, de fuir toutes circonstances propres à éveiller l'excitation génitale, les réunions mondaines, les bals, les lectures et les spectacles plus ou moins suggestifs.

FRANÇOIS MOUTIER.

ANAPHYLAXIE. — L'anaphylaxie (du grec ανα-φυλασσειν, le contraire de protéger : mot créé par Charles Richet en 1902) est juste l'inverse de l'immunité (V. SÉROTHÉRAPIE). A la suite de certaines infections ou intoxications, la résistance de l'animal à ces infections ou intoxications peut s'accroître, l'animal est alors immunisé; c'est le cas le plus fréquent. Mais l'inverse peut aussi se produire; l'animal devient alors *hypersensible* au lieu d'être immunisé. C'est là un fait que Ch. Richet a eu le mérite de mettre le premier en évidence, et qui a suscité, dans ces dernières années, beaucoup de recherches et diverses tentatives d'explication. Nous nous bornerons ici à montrer l'intérêt pratique de cette donnée; nous renvoyons, pour plus de détails, à une intéressante monographie d'Armand-Delille, dont l'auteur a bien voulu nous communiquer les bonnes feuilles.

Faits expérimentaux. — Il ressortit d'abord des expériences de Ch. Richet, dont les premières furent faites avec Portier, que toute une série de poisons, empruntés à des animaux marins, provoquaient un état anaphylactique : l'animal, qui avait supporté quelques jours auparavant une dose relativement forte, succombait à une dose incomparablement plus faible du même poison, injectée quelques jours plus tard.

Entre temps, Arthus signala des faits particulièrement intéressants pour le médecin. On sait que le lapin supporte, sans aucun dommage apparent, une injection de 5 c. c. de sérum de cheval. Or, si l'on répète cette injection chez un même lapin, il se produit une réaction locale du tégument, de plus en plus intense; en outre, chez l'animal ainsi traité, l'injection intraveineuse de 2 c. c. seulement de sérum de cheval peut entraîner une mort parfois foudroyante, tandis qu'elle serait inoffensive pour un sujet neuf. Cet état d'anaphylaxie apparaît vers le 10e jour (Weil-Hallé et Lemaire).

D'autre part, Théobald Schmidt avait noté que les cobayes utilisés pour le titrage du sérum anti-diphtérique à petites doses devenaient très sensibles à une injection ultérieure de ce sérum. Rosenau et Anderson montrèrent que ce n'était pas l'antitoxine diphtérique qui était ici en cause, mais bien les éléments mêmes du sérum, comme dans les expériences d'Arthus.

En définitive, dans les expériences de Ch. Richet, nous voyons un animal devenir de plus en plus sensible à un poison, et même, dans les expériences d'Arthus, nous voyons un sérum, à peu près dépourvu de toxicité apparente, se montrer violemment toxique quand on répète l'injection au bout d'un certain temps.

La séro-anaphylaxie et ses conséquences dans la sérothérapie. — Ces faits expérimentaux ont leurs pendants en pathologie humaine.

Le sérum anti-diphtérique, comme la plupart des sérums employés en thérapeutique (V. SÉROTHÉRAPIE), est du sérum de cheval. Une injection de ce sérum, ou plusieurs injections successives sont presque toujours admirablement supportées; mais, quelques jours plus tard, il s'établit souvent un état anaphylactique, mis en lumière par V. Pirquet et Schick, et qu'ont étudié particulièrement, en France, Marfan, Weil-Hallé et Lemaire. Cet état anaphylactique met 3 à 4 semaines à se développer entièrement; si, au bout de ce temps, le sujet est soumis à une nouvelle injection de sérum thérapeutique, on voit alors se produire chez lui des réactions plus ou moins vives; d'une part, une réaction locale (œdème, rougeur, etc.), que Marfan appelle avec raison le *phénomène d'Arthus*; d'autre part, une réaction générale (urticaire, œdèmes multiples, fièvre, troubles variés de la digestion, de la respiration, de la fonction rénale, de la circulation); c'est là ce que V. Pirquet et Schick ont appelé la *maladie du sérum*.

Ces accidents sont caractérisés à la fois par leur rapidité d'apparition et par leur grande intensité qui contrastent avec le caractère tardif et bénin des troubles qui peuvent, chez certains sujets, suivre à quelques jours de distance une première et unique injection. A la vérité, en clinique, ces accidents anaphylactiques ne sont pas constants, et surtout il est rare qu'ils revêtent une haute gravité; encore est-il nécessaire de savoir qu'ils ont la plus grande tendance à se produire, au moins sous une forme atténuée.

Combien de temps persiste l'état anaphylactique? Les données sur ce point sont insuffisantes; on sait toutefois que, dans certains cas, l'anaphylaxie, à l'égard du sérum, peut durer plusieurs années.

L'anaphylaxie chez les tuberculeux. Son utilisation pour le diagnos-

tic. **La cutiréaction**. — La réaction spéciale des tuberculeux aux injections de tuberculine est connue depuis longtemps (Koch); elle est aujourd'hui expliquée par un état d'anaphylaxie vis-à-vis de cette toxine. On sait que cette réaction est utilisée par les vétérinaires pour le diagnostic de la tuberculose chez les bovidés; elle se traduit par de la fièvre, qui fait défaut chez les animaux sains.

On utilise aujourd'hui, pour le diagnostic de la tuberculose chez l'homme, non plus cette réaction générale, mais une réaction anaphylactique locale. Tel est le principe de la *cutiréaction* de V. Pirquet, de l'*ophtalmoréaction* de Calmette. Mantoux a imaginé de remplacer la cutiréaction, consistant à déposer de la tuberculine sur la peau préalablement scarifiée, par l'*intradermoréaction*; il injecte dans le derme, à l'aide d'une seringue de Pravaz, une goutte de tuberculine convenablement diluée. D'une façon assez générale — sans qu'on puisse toutefois voir là des signes tout à fait pathognomoniques — ces méthodes peuvent fournir, pour ou contre un diagnostic de tuberculose qui demeure hésitant, une présomption nullement négligeable.

De la même manière, on a appliqué la malléine, toxine de la morve, au diagnostic de cette dernière maladie.

Ajoutons que certains faits, dont la raison d'être nous échappe, trouveront peut-être, comme on l'a pensé, une explication satisfaisante dans la notion de l'anaphylaxie. Tels sont, par exemple, les cas où l'on voit des sujets, normaux par ailleurs, manifester une intolérance pour le blanc d'œuf, pour le lait, pour la fraise, bref, pour certaines espèces d'aliments. On peut supposer que les aliments en question, ingérés dans des conditions particulières, d'ailleurs indéterminées, ont suscité un état durable d'anaphylaxie. Ainsi s'expliqueraient certaines « idiosyncrasies ». Ce n'est là, toutefois, qu'une hypothèse.

Mécanisme de l'anaphylaxie. — Quel est le mécanisme de l'anaphylaxie? Plusieurs théories ont été proposées.

Ch. Richet suppose que l'organisme, à la suite de l'injection de la substance étrangère, élabore lentement un produit nouveau, la *toxogénine*; celle-ci a la propriété de former, avec la substance étrangère génératrice, une combinaison d'où résulte un poison entièrement nouveau, très nocif. On comprend, dans cette hypothèse, qu'une nouvelle injection, pratiquée une quinzaine de jours après l'injection première, c'est-à-dire au moment où le sang de l'animal contient la toxogénine, détermine une intoxication toute spéciale et grave.

Dans d'autres théories, les manifestations anaphylactiques sont rattachées à la production des anticorps; telle est la théorie de V. Pirquet et Schick, telle est aussi celle de Nicolle.

Ce dernier auteur distingue deux catégories principales d'*anticorps* (v. c. m.) : les *coagulines*, qui condensent, et les *lysines*, qui dissocient, qui désagrègent.

On peut admettre deux sortes de lysines, correspondant les unes à des antigènes contenus dans des éléments figurés (globules rouges, microbes, etc.), les autres à des antigènes à l'état dissous et surtout pseudo-dissous (albumines du sérum, etc.). Les unes et les autres décomposent l'antigène; dans les premiers cas, l'antigène, qui est figuré, se désagrège; dans le second cas, l'antigène subit une action physico-chimique qui exagère sa dissolution; cette dernière action est inverse de celle que produisent les coagulines. Quand nous injectons à un animal un antigène quelconque, il se produit à la fois des coagulines et des lysines, dont les unes ou les autres prédominent suivant les cas, et même suivant les moments. A un excès de lysines correspondrait, dans l'hypothèse de Nicolle, l'état d'anaphylaxie. Supposons que nous ayons injecté l'albumine d'un sérum étranger, et que l'animal, dix à quinze jours plus tard, soit devenu très riche en lysines correspondantes. A ce moment, injectons-lui cette albumine à nouveau; celle-ci, sous l'influence des lysines, subira une décomposition très rapide, et donnera issue à des produits toxiques, virtuellement contenus en elle jusque-là; d'où phénomènes d'empoisonnement.

Citons encore la théorie de Besredka, en l'appliquant au cas du sérum. L'antigène du sérum, injecté, déterminerait la production d'un anticorps spécial : la *sensibilisine*. Celle-ci se fixe sur le système nerveux, qu'elle met dans un état tout particulier; le système nerveux devient hypersensible à l'action du sérum, c'est-à-dire qu'il devient bien plus sensible à l'action du sérum que celui de l'animal neuf; de là les accidents nerveux graves par lesquels se caractérise l'état d'anaphylaxie.

Telles sont, brièvement indiquées, les principales hypothèses.

Conditions qui atténuent l'état d'anaphylaxie. — Bien que les accidents anaphylactiques observés en clinique n'aient pas la haute gravité de ceux que montrent certaines expériences de laboratoire, il serait important de savoir les prévenir.

Besredka, sous l'inspiration de Roux, a montré que les réinjections du produit anaphylactisant, pratiquées pendant la narcose par l'éther, n'avaient plus leurs effets nocifs; mais on ne peut évidemment ériger en méthode usuelle cette manière d'obvier à l'anaphylaxie.

D'autres données expérimentales paraissent devoir trouver des applications plus pratiques (Besredka, Weil-Hallé et Lemaire, Méry). Chose curieuse, d'après ces données, quand on a injecté un sérum curatif, il semble utile de refaire une nouvelle injection 4 ou 5 jours plus tard : cela empêche, dans une certaine mesure, l'état anaphylactique de se réaliser; c'est un fait que les expérimentateurs ont noté et qui a été utilisé en clinique.

S'il arrive qu'on soit obligé de pratiquer la sérothérapie chez un sujet qui a déjà été injecté antérieurement, et chez lequel, par conséquent, il y a lieu de soupçonner un état anaphylactique, on pourrait être tenté, *a priori*, d'employer des doses faibles de sérum ; or, c'est plutôt le contraire qu'il convient de faire; une injection abondante sera mieux supportée qu'une injection timidement restreinte.

Enfin, il est bon de savoir aussi que, chez les animaux en état d'anaphylaxie, on peut faire cesser ou diminuer la sensibilité anaphylactique en pratiquant, avant l'injection d'épreuve, une ou plusieurs injections extrêmement minimes.

Ajoutons, enfin, que l'injection intraveineuse, chez un sujet anaphylactisé, est plus nocive que l'injection sous-cutanée.

Telles sont les données actuelles sur cette question, qui est encore à l'étude, et dont la solution présente un grand intérêt clinique, aujourd'hui que les sérums thérapeutiques sont très employés (V. Sérothérapie).

Heureusement, nous le répétons, les accidents d'anaphylaxie sérique n'offrent pas, chez l'homme, la gravité qu'ils revêtent dans certaines expériences de laboratoire; mais il est évidemment nécessaire de les connaître, pour les prévoir et pour chercher à les atténuer.   *HALLION et CARRION.*

ANARTHRIE. — V. Aphasie.

ANASARQUE. — V. Œdème.

ANÉMIE (EN GÉNÉRAL). — Le terme d'*anémie* signifie « privation de sang » et par suite ne correspond pas à la majorité des faits pathologiques. Aussi, suivant l'expression de Bezançon et Labbé, doit-il être compris dans le sens « d'*insuffisance hématique* », insuffisance difficile à apprécier dans tous ses détails mais qui se mesure grossièrement à la diminution apparente ou réelle du nombre des hématies (*hypoglobulie*) et à l'abaissement du taux de l'hémoglobine (*oligo-chromémie*).

Comme le point de vue clinique et séméiologique doit ici nous occuper avant tout autre, nous commencerons par envisager la question sous son aspect le plus général, pour exposer ensuite avec détails le syndrome connu sous le nom d'*anémie pernicieuse progressive* ou maladie de Biermer. Nous insisterons aussi sur les caractères spéciaux de l'*anémie infantile*, puis, dans un chapitre final, nous passerons en revue les principales méthodes thérapeutiques.

Symptômes. — Le facies des anémiques est caractéristique : les téguments prennent une teinte blafarde, cireuse, parfois jaune paille, qui attire immédiatement l'attention. La muqueuse des conjonctives, des lèvres, de la bouche est également décolorée; il en est de même des régions sous-unguéales. Mais l'amaigrissement n'accompagne pas nécessairement ces phénomènes morbides; l'embonpoint est au contraire souvent conservé, et même on constate parfois une légère bouffissure du visage.

La fatigue et l'asthénie sont accentuées, d'autres fois c'est l'irritabilité qui domine; le moindre effort provoque la dyspnée et les palpitations, il y a tendance à la lipothymie et à la syncope. L'auscultation permet de percevoir des souffles cardiaques et vasculaires; le pouls s'accélère facilement; la pression artérielle est souvent abaissée. Chez la femme, les troubles menstruels sont constants; il n'est pas rare aussi que les malades se plaignent de divers troubles auditifs et visuels, dont les plus fréquents sont les vertiges, les bourdonnements d'oreilles, les éblouissements.

Le *sang* présente des lésions très variables : anisocytose, polychromatophilie, poïkilocytose, présence d'hématies nucléées [V. Sang (Examen clinique) et Anémie pernicieuse]. D'après les résultats fournis par l'hématimétrie et la recherche de la valeur globulaire, Hayem distingue quatre catégories :

1ᵉʳ *degré*. Le nombre (N) et la richesse (R) des globules subissent une légère diminution. La valeur globulaire $G = \dfrac{R}{N}$ reste égale ou inférieure à la normale.

2ᵉ *degré*. Légère diminution de N qui varie de 5 à 5 000 000; R est très abaissé et varie de 5 000 000 à 2 000 000, G varie donc entre 0,80 et 0,50 limite extrême.

5ᵉ *degré*. N descend de 5 000 000 à 1 000 000; R varie de 2 000 000 à 800 000; G peut dépasser légèrement l'unité.

4ᵉ *degré*. N varie de 1 000 000 à 500 000; R de 800 000 à 500 000; G atteint 0,88 et 1,70.

Pronostic. — Si les formes légères et moyennes de l'anémie sont facilement curables, en revanche une anémie du quatrième degré entraîne souvent la mort : il en est de même de l'anémie qui succède à une hémorragie massive. On admet que chez l'homme une perte de sang atteignant 1/18ᵉ du poids du corps entraîne presque toujours la mort. Une diminution brusque du taux de l'hémoglobine, dépassant 50 pour 100, ne serait pas incompatible avec la vie. En ce cas, on voit rapidement survenir la pâleur, le refroidissement des extrémités, les sueurs profuses, la dyspnée, et la mort arrive en quelques minutes par syncope.

On devra tenir compte aussi des cas où l'hypoglobulie est primitive en apparence et de ceux où elle relève d'une cause plus générale, constituant tantôt un symptôme primordial et révélateur, tantôt un simple épiphénomène. Le pronostic variera donc, et suivant l'intensité de l'anémie, et suivant les circonstances où elle se produit.

Diagnostic et Séméiologie. — On ne doit pas se fonder sur la pâleur du visage pour porter le diagnostic d'anémie : certains sujets ont un teint anormalement décoloré, sans présenter rien de morbide (*ochrodermie* de Marcel Labbé). L'examen du sang, joint à l'étude complète du malade, permettra non seulement d'éviter facilement l'erreur, mais de rapporter l'anémie à sa véritable cause.

L'anémie, une fois reconnue, représente un symptôme banal, quand son intensité reste modérée; on pourrait à ce propos, passer toute la pathologie en revue, car il n'est guère de maladie qui, à un moment donné, ne puisse retentir sur les hématies : nous nous bornerons donc à certaines indications générales.

Les accidents peuvent se développer d'une manière en apparence spontanée; mais, en ce cas, bien des causes occasionnelles seront invoquées à juste titre. La prédisposition individuelle ou héréditaire, les fatigues, les chagrins, les privations, le surmenage, les excès, la misère physiologique en général jouent un rôle indéniable; il en est de même de la croissance et de la grossesse. Le séjour dans les pays chauds a été accusé de provoquer l'*anémie* dite *tropicale*, mais qui relève surtout du paludisme larvé.

D'autres fois, l'*anémie* est dite *symptomatique*, parce que la cause immédiate en est appréciable.

Les *hémorragies abondantes* ou *répétées*, traumatiques ou opératoires (sans parler des accidents aigus rapidement mortels), déterminent fréquemment une hypoglobulie permanente, due à la spoliation sanguine. Les épistaxis, les métrorragies, les hémoptysies, les hémorragies du tube digestif (ulcérations, hémorroïdes, etc., sont particulièrement à redouter. L'hémophilie, le purpura, le scorbut, l'hémoglobinurie paroxystique agissent par un mécanisme analogue.

Les *intoxications* amènent une destruction globulaire plus ou moins intense. Parmi les accidents aigus, les plus remarquables sont provoqués par l'arsenic et par la nitro-benzine; citons parmi les accidents chroniques *l'anémie des peintres* due à l'intoxication saturnine, *l'anémie des cuisinières* due au dégagement d'oxyde de carbone par le fourneau.

L'ictère, la *goutte*, le *brightisme*, le *cancer* exercent une influence analogue, les *infections aiguës* ou *chroniques* entraînent en général l'anémie; mais le *rhumatisme articulaire aigu*, la *fièvre typhoïde* ont une action particulière; il en est de même de la *tuberculose*, du *paludisme*, de la *syphilis*, des *suppurations à marche lente*.

Parmi les *helminthes*, le bothriocéphale, l'ankylostome, la bilharzia, et plus rarement le tænia et les ascarides, peuvent déterminer l'anémie; de même les *affections du tube digestif* (dyspepsies, *ulcère de l'estomac*, diarrhée chronique, dysenterie), et les *dystrophies diverses*, amènent le ralentissement de l'hématopoïèse.

Enfin les *lésions primitives du sang* et des *organes hématopoiétiques* s'accompagnent pour la plupart d'hypoglobulie. Ainsi se comportent les adénopathies multiples, la lymphadénie, les leucémies et les états qui s'en rapprochent, certaines splénomégalies (*anémie splénique*) (V. SPLÉNOMÉGALIE), les tumeurs des ganglions; nous réserverons un article spécial à la *chlorose*.

Pathogénie. — L'anémie, cliniquement, reconnaît des origines très diverses; mais si l'on veut demander à la physiologie pathologique une explication plus approfondie, il n'est guère possible de proposer qu'une classification d'attente et acceptable à la condition seule de ne pas considérer comme exclusive chacune des catégories que les auteurs ont cherché à établir.

Il existe des *anémies cryptogénétiques* et des *anémies symptomatiques* ou *secondaires*. La cause déterminante des premières reste mystérieuse, et leur groupement, tout artificiel, embrasse des faits très disparates, destinés à devenir de moins en moins nombreux.

Parmi les anémies secondaires, le plus grand nombre semble relever de la spoliation sanguine, de la destruction globulaire, sous l'influence de produits toxiques, ou de l'agénésie hématique.

En pratique, ces divers facteurs s'associent vraisemblablement au cours d'une même maladie; aussi, dans l'état de nos connaissances, une classification des anémies, fondée sur la clinique, a-t-elle comme avantage de répondre à la réalité des faits et à l'imprécision des théories pathogéniques.

Traitement. — V. plus loin ANÉMIES (TRAITEMENT). *A. CLERC.*

ANÉMIE CÉRÉBRALE. — Il ne sera pas question ici des *ischémies partielles* (V. CÉRÉBRAL [RAMOLLISSEMENT]), fonctionnelles ou organiques, mais exclusivement de l'*anémie cérébrale généralisée*.

Étiologie. — L'anémie cérébrale se voit à tout âge.

Chez les enfants, les troubles des organes digestifs (diarrhée aiguë ou chronique) et l'hydrocéphalie peuvent s'accompagner d'anémie cérébrale.

Chez les vieillards, l'altération des vaisseaux et particulièrement l'ossification des artères de la base du cerveau conduisent au même résultat.

Chez l'adulte, les causes sont plus nombreuses : tumeurs ou traumatismes des régions des artères temporale et vertébrale, plaque annulaire d'athérome sur ces vaisseaux. Les émotions, certains poisons comme la nicotine, certains médicaments comme l'ergotine, la belladone, les bromures, le tartre stibié, l'oxyde de carbone et l'intoxication plombique peuvent provoquer l'anémie du cerveau par un réflexe vaso-moteur. La commotion et le shock agissent de la même manière. Quelques maladies du cœur, surtout l'insuffisance aortique, amènent l'anémie cérébrale.

Il suffira de signaler, en outre, les hémorragies abondantes traumatiques, chirurgicales ou spontanées (nasales, pulmonaires, gastriques, intestinales, génitales), les flux hémorroïdaires, les hémorragies internes, l'évacuation trop rapide d'un épanchement péritonéal ou pleural.

Les anémies dyscrasiques (chlorose, tuberculose, convalescence des maladies fébriles, cancers, etc.) et l'anémie pernicieuse sont des causes à ranger dans une catégorie spéciale.

Symptômes. — *Forme aiguë*. — Au cours d'une hémorragie abondante, on voit survenir rapidement les accidents suivants : obnubilation de la vue, vertiges, bourdonnements d'oreilles, tremblement des membres, nausées, vomissements, parfois léger délire, puis abolition de la conscience et de la sensibilité générale et spéciale, convulsions partielles ou généralisées, enfin syncope ou état comateux qui aboutit à la mort.

Ces troubles ont une grande valeur quand il s'agit d'une hémorragie interne. Associés à la pâleur du visage et des téguments, à la petitesse et à l'accélération du pouls, aux frissons, ils permettent de faire un diagnostic précis.

Forme chronique. — On peut prendre la chlorose comme type. Ici les malades se plaignent de pesanteur de tête, parfois de céphalée circonscrite ou diffuse, d'insomnie, de défaut de mémoire, d'inaptitude au travail, de somnolence, de vertiges, d'éblouissements de la vue, de bourdonnements d'oreilles. Elles sont tantôt irritables ou impressionnables, tantôt déprimées et apathiques. On a même cité dans quelques cas de l'amaurose intermittente, de la diminution de l'acuité auditive, des accès épileptiformes, du délire.

A côté de ces formes, il faut signaler l'anémie des convalescents de pyrexie, par exemple, de fièvre typhoïde, survenant à la suite de dothiénentéries graves et longues, accompagnées de délire et de fièvre dits d'inanition et justiciable d'une alimentation tonique. Il faut aussi signaler l'anémie cérébrale des vieillards, caractérisée par de la confusion dans les idées, des troubles sensoriels, de la difficulté dans les mouvements. C'est ici l'effet de l'athérome, et il s'agit dans ce cas d'*anémie partielle disséminée*, comme dit Potain. La difficulté du diagnostic réside dans la question de savoir s'il existe déjà des petits foyers de ramollissement multiples.

Diagnostic. — Il est difficile de distinguer l'anémie de la *congestion cérébrale*. Le facies pléthorique ou congestif n'a, en effet, aucune valeur différentielle. Dans les cas de congestion, dit Potain, c'est au moment même où les malades penchent la tête que les vertiges et les éblouissements apparaissent ; chez les anémiques, c'est dans l'instant où ils se redressent après s'être inclinés.

Pour la plupart des cas, il est difficile de faire la part respective de l'anémie cérébrale proprement dite et de la maladie causale dans la genèse des troubles cérébraux [V. CÉRÉBRALE (CONGESTION)].

Le pronostic dépend surtout de la cause.

Traitement. — C'est à la cause aussi que le traitement doit d'abord s'adresser.

Dans la forme aiguë, il faut commencer par mettre la tête du sujet dans une position déclive ou du moins horizontale. Les stimulants (alcool) sont indiqués. La transfusion du sang reste parfois la suprême ressource.

Dans la forme chronique, chez les chlorotiques, par exemple, le repos au lit, le fer, l'hydrothérapie doivent constituer la base du traitement. Chez les artérioscléreux le nitrite d'amyle, la trinitrine (quelques gouttes d'une solution alcoolique au centième) donnent de bons résultats. Il en est de même de l'opium à petites doses, sous la forme de morphine ou d'extrait thébaïque.   *A. SOUQUES.*

ANÉMIES INFANTILES. — Chez l'enfant, la fragilité plus grande des tissus, les exigences d'un organisme en voie de développement expliquent la fréquence de l'anémie ; en revanche, les centres hématopoïétiques, au niveau desquels la prolifération embryonnaire vient à peine de s'éteindre, répondent à la dépense ou à la destruction des hématies par des réactions énergiques. Il en résultera d'abord que l'anémie du premier âge est très rarement mortelle, qu'elle s'accompagne fréquemment d'une augmentation appréciable du volume de la rate, et, enfin, que l'étude de la formule hémoleucocytaire révélera la présence, pour ainsi dire habituelle, de ces leucocytes primordiaux et surtout de ces hématies nucléées, reflet chez l'adulte d'une profonde atteinte. Ces particularités s'atténueront à mesure que le sujet s'approchera de l'adolescence.

1° Avant l'âge de 10 ans l'*anémie pernicieuse* représente une exception, et c'est à peine, si dans toute la littérature médicale on en relève quelques très rares observations.

2° En revanche, toutes les affections qui troublent le développement général de l'enfant retentiront profondément sur le sang. Le rachitisme, la maladie de Barlow, les affections cardiaques, l'hypertrophie adénoïdienne, les troubles digestifs exercent une influence remarquable. La syphilis, le paludisme, la tuberculose, la scrofulo-tuberculose, les infections chroniques, en général, les affections rénales mêmes sont encore plus anémiantes ici que chez l'adulte, au point que les symptômes de déglobulisation peuvent éclipser presque tous les autres. Outre les privations et la mauvaise nourriture, la croissance, le surmenage scolaire, l'onanisme doivent être spécialement incriminés.

A part les réactions sanguines, le tableau clinique reste très semblable à celui que nous avons exposé dans un autre chapitre (V. ANÉMIE EN GÉNÉRAL) et nous n'y insisterons pas ; la guérison est presque la règle, mais le pronostic dépend forcément de la cause provocatrice et de sa suppression.

5° Hayem et Luzet, en France, Von Jaksch à Prague, ont décrit chez le nourrisson (de 6 à 20 mois), un syndrome désigné sous le nom d'*anémie infantile pseudo-leucémique*, caractérisé essentiellement par des troubles digestifs chroniques, parfois des hémorragies à sièges multiples et surtout des symptômes d'anémie auxquels vient se joindre une hypertrophie considérable de la rate, habituellement accompagnée d'hépatomégalie, tandis que les ganglions lymphatiques restent normaux ou modérément hypertrophiés. Le rachitisme fait souvent partie du tableau clinique, sans qu'entre les deux affections on puisse établir nécessairement une relation de cause à effet.

Les recherches récentes ont précisé les notions acquises par les devanciers, si bien que l'*anémie infantile pseudo-leucémique* ou *anémie splénique infantile*, représente à l'heure actuelle un syndrome pouvant être dissocié de la manière suivante :

a) Il existe un groupe de splénomégalies, d'origine inconnue (peut-être toxi-infectieuse) et s'accompagnant d'anémie sans réaction hémoleucocytaire spéciale.

b) Il existe des splénomégalies avec anémie et myélémie : ce groupe correspond vraisemblablement à la maladie de Van Jacksch-Luzet. Il est hématologiquement constitué par une déglobulisation marquée, par la déformation et la polychromatophilie des hématies, par la présence d'hématies nucléées en nombre souvent considérable par l'existence d'une hyperleucocytose plus ou moins accentuée, allant jusqu'à 20 et 40 000 et par l'apparition constante de myélocytes en proportion modérée (2 à 10 pour 100).

c) Un troisième groupe est caractérisé par une splénomégalie accompagnée d'anémie et d'une lymphocytose atteignant le taux de 70 à 80 pour 100.

Si l'on cherche à classer nosographiquement les faits, on peut conclure que le groupe *c* et le groupe *b* se relèvent en grande partie de la lymphadénie et de leucémie myéloïde ou lymphoïde auxquelles ils se rattachent par une série de faits de transition (V. LYMPHADÉNIE).

D'autre part, la syphilis héréditaire, au premier rang, les gastroentérites chroniques, certaines infections mal classées, et plus rarement le paludisme ou la tuberculose, sont capables de déterminer le même syndrome. Les difficultés d'un diagnostic précis pourront donc devenir presque insurmontables. Seuls l'examen répété du sang, la marche de la maladie, l'efficacité du traitement permettront de soupçonner la pathogénie des accidents. A peu près impossible, en général, la guérison a été obtenue par un traitement anti-syphilitique (V. SPLÉNOMÉGALIES).

4° Certains nourrissons, surtout ceux qui sont nourris à l'allaitement artificiel, présentent une pâleur générale des téguments et des muqueuses, avec une apathie très spéciale. Il n'est pas rare de constater une légère augmentation de volume de la rate, et même l'apparition de souffles veineux. Hématologiquement, la maladie est caractérisée par la diminution considérable du taux de l'hémoglobine contrastant avec un nombre d'hématies à peu près normal ou légèrement abaissé. Le terme de *chlorose infantile*, est rejeté par les auteurs, pour qui les conditions très spéciales dans lesquelles survient la chlorose véritable, servent, aussi bien que les symptômes sanguins, à la caractériser. Le terme d'*oligo-sidérémie infantile* a l'avantage de mettre seulement en évidence le phénomène dominant et pathognomonique. Ce genre d'anémie est essentiellement curable par le traitement ferrugineux.

Traitement. — Le traitement des anémies infantiles ne diffère pas de celui indiqué pour les anémies de l'adulte (v. p. l.). La cure d'air, les bains salés, les frictions stimulantes, une hygiène alimentaire sévère formeront la base de la thérapeutique : on y joindra, selon les cas, l'usage de l'arsenic ; on a aussi préconisé l'opothérapie splénique et surtout médullaire (moelle osseuse de veau fraîche à la dose de 30 grammes par jour).

Le *fer* constitue un médicament dont l'importance est d'autant plus grande chez le nourrisson que le lait n'en contient que des traces ; aussi a-t-on conseillé, en certains cas, l'usage précoce des farines de lentilles, les purées de légumes secs, les jaunes d'œufs qui en renferment des quantités relativement considérables. Marfan préconise même l'usage de soupes à la viande dès le quinzième mois. Pourtant, la forme médicamenteuse reste la plus employée et, avec les doses de 2 à 15 centigrammes de protoxalate administrées deux fois par jour, on obtient des résultats satisfaisants, surtout en cas d'oligo-sidérémie. Le traitement doit être renouvelé, ou même prolongé pendant des mois.

L'iode et l'huile de foie de morue seraient également indiqués, enfin, la radiothérapie a été employée avec succès contre l'anémie splénomégalique.   *A. CLERC.*

ANÉMIE PERNICIEUSE. — L'anémie pernicieuse doit être considérée comme un syndrome où les troubles relevant de l'insuffisance hématique sont portés à leur maximum.

Étiologie. — Comme pour toutes les autres variétés d'anémie, on note, parmi les causes générales, les fatigues, les privations, le surmenage, les chagrins.

Quant à l'influence de la grossesse, V. GROSSESSE (PATHOLOGIE).

Si l'on envisage son étiologie immédiate, la maladie apparaît comme cryptogénétique ou comme secondaire.

L'*anémie pernicieuse cryptogénétique* correspond vraisemblablement à la véritable *anémie pernicieuse primitive et progressive* ou *maladie de Biermer*, dont l'isolement, tenté en clinique par les anciens auteurs, ne semble plus justifié à l'heure présente. Cette catégorie comprend les observations les plus intéressantes mais les plus obscures au point de vue de l'étiologie et de la pathogénie ; aussi représente-t-elle un groupement peut-être provisoire. L'origine digestive a été incriminée par bien des auteurs, mais il est difficile de décider si l'atrophie de la muqueuse gastro-intestinale, assez souvent supportée, doit être considérée comme cause ou comme effet.

L'*anémie pernicieuse secondaire* succède à des affections multiples. Parmi les maladies capables de la causer, on a signalé les altérations chroniques du tube digestif, les *infections chroniques* telles que la tuberculose, la

syphilis; on l'a vue plus rarement apparaître au cours d'*infections aiguës*
(fièvre typhoïde, septicémies diverses). Bien qu'elle soit liée aux *intoxications*
par le *plomb* et l'*oxyde de carbone* ; aux *helminthiases* (*Bothriocéphale, Ankylostome*), au *cancer* et particulièrement au *cancer gastrique*, on peut également incriminer les grandes *hémorragies* chirurgicales ou obstétricales
(V. GROSSESSE (PATHOLOGIE), et les hémorragies répétées, parfois latentes :
celle dues, par exemple, à un *ulcère de l'estomac*, au *flux hémorroïdaire*, ou aux *métrorragies rebelles*. La *néphrite chronique* a pu également être invoquée. Récemment, enfin, les relations de l'anémie
pernicieuse et de certains *ictères hémolytiques* ont été bien mises en évidence.

Si l'on songe aux incertitudes qui obscurcissent la pathogénie des anémies, même secondaires, on conçoit quelles difficultés rencontrera l'interprétation des faits, quand l'anémie sera cryptogénétique. On peut soupçonner, il est vrai, l'existence de deux facteurs principaux : d'une part, la destruction des globules rouges, et d'autre part, l'insuffisance de la réparation
sanguine même physiologique. Mais si le second de ces deux processus
paraît bien établi, il n'en est plus de même du premier, bien que son existence soit plus que probable ; la variabilité des lésions organiques, l'inconstance de l'infiltration des divers tissus par le pigment ferrique, produit de
la destruction globulaire, l'absence presque constante de tout résultat positif au cours de la recherche *in vitro* de l'hémolyse provoquée par le sérum
des anémiques, empêche le pathologiste de sortir du domaine des hypothèses ; l'influence même de l'intoxication, spécialement de l'auto-intoxication d'origine digestive, ou celle de l'infection génératrice d'hémolysines,
n'est pas toujours démontrée. Enfin (et c'est là une constatation des plus importantes), parmi les différentes affections, causes de l'anémie secondaire,
il n'en est aucune qui, nécessairement et constamment, provoque l'anémie
grave, à marche pernicieuse ; on doit donc admettre l'existence d'une fragilité spéciale des globules rouges, ou bien, plus généralement, d'une sorte de
méiopragie sanguine, créant chez les malades une prédisposition latente et,
pour ainsi dire, constitutionnelle.

Symptômes cliniques. — Après une période de *début insidieux*,
d'une durée très variable, la maladie se traduit par une pâleur, une asthénie
progressives, accompagnées parfois de quelques troubles digestifs, vomissement ou diarrhée.

A la *période d'état*, la peau, le visage, les conjonctives, les lèvres, la
muqueuse buccale, apparaissent complètement décolorés ; le panicule adipeux est relativement conservé ; à la face, on note souvent de la bouffissure
et aux malléoles, un léger œdème.

Les *hémorragies* peuvent être multiples. Le purpura, les épistaxis, les
gingivorragies sont parmi les plus fréquemment observées ; la menstruation est par contre, en général, supprimée. Les *hémorragies rétiniennes*
caractérisent l'anémie pernicieuse et siègent autour de la papille ; elles doivent être recherchées à l'ophtalmoscope, car elles troublent rarement la
vue.

Le processus hémorragique généralisé est pourtant loin d'être l'apanage de l'anémie pernicieuse ; nous verrons plus loin qu'il peut lui préexister. Il s'agit alors, non d'un seul syndrome, mais de plusieurs syndromes associés.

L'examen de *l'appareil cardio-vasculaire* permet de constater la danse des vaisseaux du cou, et de percevoir des souffles veineux, ou des souffles anorganiques au niveau du cœur. Le pouls est petit, rapide ; les palpitations, la dyspnée sont la règle et s'exagèrent au moindre effort.

Les *troubles digestifs* ne manquent presque jamais ; ils consistent en inappétence, soif vive, vomissements et diarrhée grave ; si l'intolérance gastro-intestinale devient continue, elle conduit rapidement à la mort. L'analyse du suc gastrique révèle souvent l'absence de toute sécrétion chlorhydrique.

Le *foie* et la *rate* peuvent ou non subir une augmentation de volume qui n'est jamais très considérable ; un léger subictère n'est pas exceptionnel ; les *ganglions* ne sont jamais hypertrophiés.

L'*urine* est abondante mais sa composition, très variable, ne présente rien de caractéristique : elle reflète l'état de nutrition du sujet. L'absence du sucre et de l'albumine est la règle ; on constate fréquemment la présence d'urohématine, d'indican, et, en certains cas, de peptones,

Les malades se plaignent de *céphalée*, de *vertiges*, d'*hyperesthésies* diverses ; tantôt l'anéantissement est marqué, tantôt l'irritabilité est extrême. Tous ces troubles nerveux apparaissent principalement à la période avancée de la maladie. On a également décrit une paraplégie plus ou moins complète avec perte ou exagération des réflexes.

Lésions. — Les lésions déterminées par l'anémie pernicieuse sont de deux ordres : les *lésions hématiques* reconnues pendant la vie, et les *lésions des organes* reconnues seulement à l'autopsie.

A) **Lésions hématiques.** — A première vue, le sang est fluide, quelquefois à peine rosé ; sa densité est diminuée ; il en est de même du poids de l'extrait sec. Le dosage de l'hémoglobine et la recherche de la formule hémoleucocytaire présentent pour le diagnostic une importance capitale ; nous y insisterons particulièrement, en renvoyant, pour la signification des termes employés, à l'article SANG (EXAMEN).

a) L'hématimètre révèle une *hypoglobulie* intense qui peut descendre aux chiffres de 800 000, 500 000 et même de 145 000, au lieu de 4 500 000, proportion normale.

Le taux de l'hémoglobine est en général très faible, mais il peut être en réalité plus élevé qu'il ne le paraissait à première vue. D'ailleurs, la valeur globulaire dépasse fréquemment l'unité et atteint même exceptionnellement 1,95 ; ce phénomène tient probablement à une réaction de défense amenant la surcharge hémoglobinique des hématies.

Le nombre des globules blancs est assez rarement augmenté, encore ne dépasse-t-il guère le chiffre de 10 000. Plus souvent la proportion reste normale, ou bien il existe une leucopénie accentuée, et le taux leucocytaire peut descendre à 5000 et au-dessous. Il n'est pas rare de voir l'hyperleucocytose précéder la mort, sous l'influence possible d'une infection secondaire.

b) L'étude de la formule hémoleucocytaire permet de grouper les faits en deux catégories entre lesquelles se placent quelques cas de transition.

Tantôt l'anémie est *plastique*, et la réparation sanguine se traduit dans le sang par l'apparition de cellules jeunes ou incomplètement développées, que la prolifération exagérée de la moelle osseuse lance dans la circulation générale. La valeur globulaire est augmentée ; l'hyperleucocytose est possible et porte sur les polynucléaires, ou sur les lymphocytes, mais toujours on rencontre, en faibles proportions, des éléments du type médullaire, et spécialement les myélocytes granuleux qui restent généralement dans les proportions de 1 à 5 pour 100 globules blancs. Les éosinophiles sont en nombre très variable et peuvent atteindre le taux de 6 pour 100.

Le sang contient des globules rouges nucléés en quantité plus ou moins forte, généralement de 1 à 2 pour 100 leucocytes et présentant tous les types

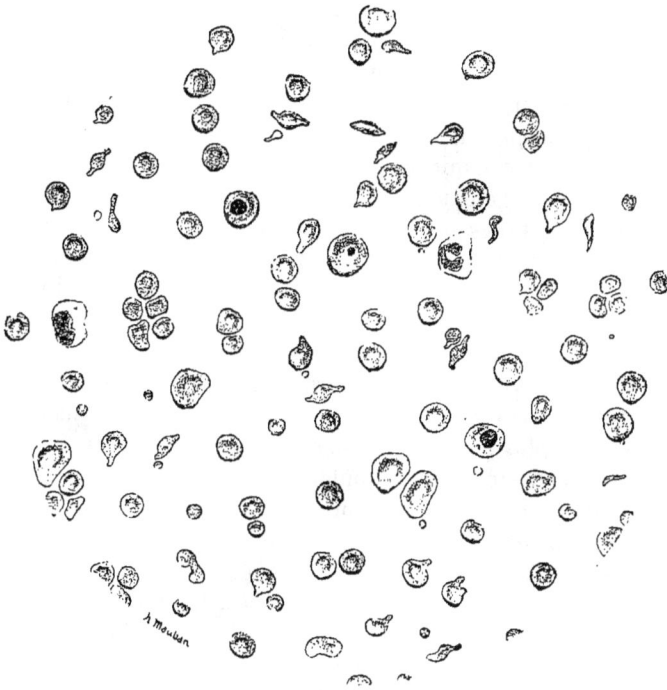

Fig. 56. — Sang d'anémie pernicieuse (d'après Gilbert).

(normaux, mégaloblastes) ; l'importance de cette dernière forme au point de vue du diagnostic semble avoir été très exagérée. D'autres érythroblastes présentent un noyau mitosique ; ailleurs ce noyau est en pycnose, de nombreuses hématies présentent des déformations frappantes. On observe une poïkilocytose notable, des globules rouges nains ou géants, de la polychromatophilie. La valeur globulaire est élevée ; les hématoblastes seraient abondants et le caillot rétractile.

Tantôt (et le fait est beaucoup plus rare) l'anémie est *aplastique*, et l'anhématopoïèse entraîne l'absence de réaction défensive au niveau de la moelle et, par suite, dans le sang. Il y a leucopénie avec mononucléose

dépassant le taux de 60 pour 100. On constate l'absence de la polychromatophilie, de la poïkilocytose, de l'anisocytose, des hématies nucléées et des
myélocytes ; les hématoblastes deviendraient rares et le caillot ne se rétrac-
terait pas (Aubertin).

La connaissance de ces deux formes, isolées en Allemagne par Ehrlich et
ses élèves, en France par Vaquez et Aubertin, est de la plus haute importance
au point de vue du pronostic. Chauffard a proposé avec raison de réunir, sous
le nom d'*anémie hypoplastique*, les cas assez nombreux où la réaction
sanguine existe, mais reste avortée ; si faible qu'elle soit, cette réaction
représente un fait positif qui s'oppose, malgré tout, à l'absence de toute
réparation sanguine qui caractérise l'anémie aplastique.

B) **Lésions organiques.** — Les lésions des organes hématopoiétiques
varient, comme celles du sang, suivant le type d'anémie.

Dans l'*anémie plastique*, la moelle osseuse diaphysaire est rouge et prend
l'aspect fœtal ; son examen microscopique révèle une prolifération cellulaire
intense. La rate est hyperplasiée et peut subir la transformation myéloïde.

Dans l'*anémie aplastique*, la moelle reste jaune et se réduit à une masse
graisseuse vide de cellules et qui ressemble, sous le microscope, à la moelle
de sureau. La rate peut également subir l'atrophie scléreuse.

Les ganglions, les plaques de Peyer restent indifférents. Le myocarde
subit la dégénérescence graisseuse, le foie peut être normal, mais souvent
il est graisseux ou cirrhotique ; parfois il est le siège d'une réaction macrophagique marquée.

En somme, si l'on excepte la réaction des organes hématopoiétiques,
l'anatomie pathologique de l'anémie pernicieuse essentielle, dégagée du
cancer et d'autres lésions primordiales, ne présente rien de constant ni de
spécial. L'infiltration plus ou moins généralisée des tissus par le pigment
ferrique dérivé de la destruction globulaire, comme aussi l'atrophie de la
muqueuse gastrique, signalées par nombre d'auteurs, sont des faits trop
inconstants pour servir de caractères différentiels.

Marche. Durée. Terminaison. — L'anémie pernicieuse présente,
comme règle, une *marche fatalement progressive*. La prostration, l'adynamie, la dyspnée s'accentuent, l'hydropisie se généralise ; la fièvre s'allume
par intermittences, ou survient seulement dans les derniers jours ; d'autres
fois on note l'hypothermie ; finalement le malade succombe dans le coma
ou bien est emporté par une infection secondaire.

La durée totale dépasse rarement quelques mois et peut se trouver inférieure à quelques semaines. Certains auteurs ont cependant signalé des
rémissions passagères, parfois même durables, mais qui ne doivent, malheureusement, pas influer sur le pronostic. Les cas exceptionnels où l'amélioration fut définitive, concernaient principalement des anémies secondaires
dont la cause put être supprimée (anémie dues au bothriocéphale, à des
hémorragies rebelles).

Pronostic. — Le pronostic est en général des plus graves, mais cette
gravité même présente des nuances. Nous avons signalé plus haut la possibilité de rémissions trompeuses, mais leur durée dépasse rarement trois mois.

Certaines anémies pernicieuses secondaires sont incurables du fait de la lésion initiale : telles sont les anémies cancéreuses ; d'autres au contraire, telles que l'anémie bothriocéphalique ou bien hémorroïdaire, peuvent guérir si l'on supprime la cause de la déglobulisation.

La recherche de la formule hémoleucocytaire donnera bien souvent la clef du pronostic en permettant d'apprécier la valeur fonctionnelle des organes hématopoïétiques.

Le plus beau type d'anémie grave curable est fourni par les anémies post-hémorragiques, où l'on peut suivre pas à pas les progrès de la réparation sanguine, telles que les saignées où les déglobulisations expérimentales ont permis de l'étudier chez les animaux. A la suite d'une hémorragie abondante, hématémèse par exemple, le chiffre des globules rouges peut tomber à 500 000 et au-dessous. Quand la mort rapide n'a pas été la suite d'une pareille spoliation, les phénomènes réparateurs se manifestent parfois dès le premier jour qui suit les accidents sous forme d'une leucocytose qui peut dépasser 20 000 ; en même temps se produit une véritable crise hématoblastique atteignant 500 000. Succédant à une lymphocytose et à une leucopénie passagères, la polynucléose accompagne la réaction leucocytaire, associée à une très légère myélocytose ; en même temps apparaissent l'anisocytose, la polychromatophilie, la poïkilocytose. La poussée des hématies nucléées est relativement considérable par rapport à celle des globules blancs ; on compte par millimètre cube jusqu'à 1270 de ces éléments (Jolly), qui disparaissent dès que le taux des hématies remonte à 2 000 000. Parallèlement la valeur globulaire, d'abord abaissée, remonte au-dessus de l'unité pour redevenir ensuite normale.

Dans l'anémie pernicieuse plastique, ces réactions de défense existent à un degré plus ou moins marqué. Sans doute, la mort peut survenir si la destruction globulaire l'emporte sur leur renouvellement ; mais l'existence même d'un processus réparateur rend la guérison possible, bien que problématique. A ce point de vue, l'influence de l'opothérapie médullaire a pu servir de pierre de touche. Si le traitement arrive à provoquer une leucocytose appréciable avec renforcement de la réaction myéloïde, on pourra en conclure au renforcement de la réparation sanguine et à la possibilité d'une amélioration, même temporaire. Si, par contre, la formule sanguine ne subit aucune modification, la situation devra être considérée comme des plus sombres.

Quant à l'anémie aplastique, elle est inéluctablement mortelle, car l'insuffisance des organes hématopoïétiques reste progressive et définitive ; même si l'hypoglobulie n'atteint pas, dès le début, une intensité particulière, l'absence précoce de toute réparation sanguine permettra de prévoir la marche fatale de la maladie, quelle que soit la thérapeutique instituée.

Diagnostic. — Pour arriver au diagnostic de l'anémie grave, trois questions devront être résolues. Il faut se demander : 1° s'il y a anémie ; 2° quelle en est la variété ; 3° quelle en est la cause.

I. — On ne confondra pas la pâleur de l'anémie avec la *pâleur naturelle* de certains sujets, avec la *teinte jaunâtre du subictère* ni avec l'*angiospasme émotif*. Néanmoins, l'*examen sanguin reste absolument nécessaire*, car seul il permettra d'affirmer la déglobulisation et d'en mesurer l'intensité ; il permettra également d'éliminer tout un groupe de maladies qui s'accompagnent d'*hypoglobulie* mais où la réaction sanguine est très différente.

L'*hémophilie*, le *purpura*, le *scorbut* ont un tout autre aspect clinique et retentissent moins profondément sur le sang ; mais ils peuvent mener à l'anémie pernicieuse.

La *leucémie*, quelle qu'en soit la variété, myéloïde ou lymphoïde, s'accompagne d'une hyperleucocytose qui fait défaut dans l'anémie pernicieuse. La *lymphadénie lymphatique aleucémique* détermine l'hyperplasie généralisée ou isolée des divers organes hématopoiétiques (ganglions, rate, foie) ou la production de tumeurs osseuses. L'hypoglobulie est moins marquée ou tardive (V. LYMPHADÉNIE).

D'une façon générale l'*anémie pernicieuse* représente une complication plutôt qu'un signe de la lymphadénie. Si les globules rouges diminuent de nombre, cette diminution peut rester relativement modérée, même peu de temps avant la mort, ou bien ne s'accentuer que très tardivement.

Pourtant, certaines observations sont d'une interprétation délicate. Certaines formes exceptionnelles de *lymphomatose médullaire primitive*, sans tumeurs, seront cliniquement difficilement différenciées d'avec l'anémie pernicieuse aplastique.

Il existe aussi un syndrome qui forme comme la transition entre la leucémie et l'anémie pernicieuse, et auquel on a donné le nom de *splénomégalie avec anémie et myélémie*. Cliniquement, il s'agit d'une splénomégalie souvent intense avec symptômes d'anémie grave : on pourrait croire à l'anémie pernicieuse, ou à la leucémie, mais la leucocytose reste modérée bien que l'hypoglobulie soit progressive, la myélocytose manifeste et les hématies nucléées spécialement nombreuses. D'autre part, il y a trop de globules rouges, l'hyperplasie de la rate est trop marquée, la myélémie est trop accentuée pour qu'il s'agisse d'anémie pernicieuse. Quand la splénomégalie fait défaut, la confusion est encore plus facile ; aussi les auteurs allemands ont-ils proposé, pour caractériser ces cas, le nom de *leukanémie*.

Ces syndromes reconnaissent une origine complexe. Si, dans certains cas, on peut invoquer une hyperplasie antagoniste d'une cause déglobulisante (cancer avec ou sans localisation médullaire), bien souvent la pathogénie reste obscure, et force est d'admettre une lymphadénie myélomateuse aleucémique. Nous signalerons le fait, sans insister sur ces distinctions théoriques (V. LYMPHADÉNIE).

Bien que l'ictère vrai, et non le subictère, ne fasse pas partie intégrante du tableau clinique de l'anémie pernicieuse, nous avons vu que certains ictères hémolytiques présentaient un rapport étroit avec cette affection.

Toutes ces constatations doivent amener à distinguer, dans l'anémie pernicieuse, les symptômes d'ordre clinique et les symptômes d'ordre hématologique. L'hématologie nous apprend que l'*anémie grave* est un syndrome susceptible de s'associer à d'autres (syndrome leucémique, syndrome hémorragique, syndrome ictérique) entre lesquels tous les termes de passage sont possibles suivant la prédominance de tel ou tel d'entre eux.

La clinique nous apprend, d'autre part, que l'*anémie grave* mérite l'épithète de *pernicieuse* quand le syndrome anémique reste primitif, isolé et tue par son intensité comme aussi par sa progressivité. Mais son origine est loin d'être univoque, et elle représente un chapitre de la pathologie qui reste exposé à des remaniements incessants, à mesure que se perfectionneront nos connaissances.

II. — Toute anémie grave, même mortelle, n'affecte pas nécessairement le type pernicieux.

1° L'*anémie consécutive à une spoliation sanguine* massive, qui tue en quelques heures ou se répare en quelques jours, est une anémie grave mais qui ne correspond nullement à notre définition clinique.

La *chlorose* a pour caractéristique l'époque de la vie à laquelle elle apparaît (puberté) et l'oligochromémie qu'elle entraîne, et qui vient s'opposer à l'abaissement relativement léger du nombre des hématies.

Il faut avouer pourtant, malgré certains auteurs, qu'à la limite la distinction devient difficile à établir et que le sang, au cours de certaines chloroses graves, peut revêtir les caractères analogues à ceux du sang d'anémie pernicieuse. Il en est de même, en général, de *toutes les anémies à marche lente*, et c'est souvent à la période tardive que le syndrome est confirmé.

Nous ferons remarquer aussi qu'anémie pernicieuse ne signifie plus (du moins à notre avis) *maladie de Biermer*. Sous le nom d'*anémie pernicieuse progressive* Biermer a décrit en 1868 une anémie essentielle à marche fatale mais progressive et ne présentant pas de rémission durable.

2° Tous les auteurs se sont efforcés d'en séparer, cliniquement et hématologiquement, les anémies graves secondaires. Or, à l'heure présente, il existe des observations d'anémies essentielles, pernicieuses par leur évolution, mais pouvant présenter des rémissions longues et parfois durables. D'autre part, sinon la recherche de l'agent direct ou celle de la lésion immédiate, rien ne permet de séparer hématologiquement les anémies graves secondaires de l'anémie grave dite essentielle et qui seule mériterait, suivant certains auteurs, l'épithète de *pernicieuse*. La forme plastique correspondrait cliniquement à la maladie de Biermer ; mais les observations en sont exceptionnelles dans la littérature médicale. Aussi l'anémie pernicieuse doit-elle être considérée comme un complexus symptomatique dont l'anémie progressive de Biermer ne constituerait que l'une des modalités cliniques.

a. — On devra donc rechercher attentivement toutes les causes générales d'anémie qui peuvent, par suite de prédispositions individuelles, amener une hypoglobulie intense et durable.

La *grossesse*, les *intoxications* (saturnisme), les *infections* (syphilis, paludisme, tuberculose), les *sources d'hémorragies répétées* (hémorroïdes, affections utérines, polypes nasaux, ulcérations gastriques, etc.), dont l'existence doit être soigneusement discutée, l'*hémophilie* entraîneront autant de formes cliniques différentes et peut-être curables.

L'*anémie des mineurs* sera étudiée à propos de l'ankylostomiase (v. c. m.) ; rappelons que la présence des œufs dans les selles est pathognomonique ; même remarque pour l'*anémie bilharzienne*.

L'*anémie bothriocéphalique* est extrêmement rare. Elle peut entraîner une hypoglobulie s'abaissant à 400 000 avec une formule sanguine, analogue à celle de l'anémie pernicieuse plastique. Comme elle est susceptible de guérir après l'expulsion du parasite, il est important d'établir un diagnostic précoce.

L'éosinophilie est trop inconstante et d'ailleurs peut exister dans l'anémie non parasitaire. En revanche, la recherche du pays habité par le malade, celle des œufs et des anneaux dans les selles, au besoin l'administration prudente d'un vermifuge, rendront les plus grands services.

Les mêmes considérations s'appliquent à l'*anémie vermineuse* quelle qu'en soit la variété.

L'*anémie cancéreuse*, surtout celle qui accompagne les formes dites anémiques du cancer gastrique, n'a pas de formule hématologique différente des autres classes d'anémie pernicieuse. L'anachlorhydrie n'a aucune valeur diagnostique ; la présence du sang en petite quantité dans les selles est un symptôme un peu plus sûr mais non décisif. Cliniquement le cancer se traduit par les mêmes symptômes : pâleur, œdème, hémorragies gingivales ou rétiniennes. La leucocytose est en général plus élevée et porte principalement sur les polynucléaires, mais ce symptôme est inconstant et révèle d'ailleurs beaucoup plus l'ulcération de la tumeur que son existence propre ; la leucopénie, la mononucléose, la myélocytose, la présence d'hématies nucléées de tout ordre, ont été observées ; d'autre part, nous savons que l'anémie non cancéreuse peut, elle aussi, s'accompagner de leucocytose, avec polynucléose : pourtant, une hypoglobulie intense jointe à une hyperleucocytose notable serait en faveur du néoplasme. Il ne faut donc pas trop compter sur l'examen du sang pour affirmer le cancer ; les signes locaux ou fonctionnels, l'envahissement ganglionnaire, pourront seuls permettre en certains cas de rapporter les troubles à leur véritable cause ; en leur absence, l'erreur est inévitable et l'autopsie donnera toute la clef du problème : on a même eu recours à la laparotomie exploratrice, dans les cas douteux.

b. — Si l'examen attentif du malade ne révèle aucune lésion capable d'expliquer la déglobulisation, force sera au médecin d'admettre l'existence d'une *anémie pernicieuse protopathique* ou *cryptogénétique* avec toutes les réserves qu'un tel diagnostic entraîne, au point de vue du pronostic des troubles observés comme aussi de leur pathogénie.   *A. CLERC.*

ANÉMIE SPLÉNIQUE. — V. Splénomégalie.

ANÉMIES (TRAITEMENT). — Le traitement des anémies doit varier suivant la cause, l'intensité des phénomènes cliniques, l'état des lésions sanguines, toutes notions que le clinicien doit chercher à préciser avant d'instituer la médication.

I. — C'est ainsi que certaines anémies symptomatiques disparaîtront rapidement, si l'on supprime la lésion initiale : l'ablation d'un polype nasal, ou d'un paquet hémorroïdaire, d'un fibrome utérin ou d'un débris placentaire, le traitement chirurgical ou médical de l'ulcère de l'estomac feront disparaître une source d'hémorragies graves ou répétées.

L'emploi de la quinine en cas de paludisme, du mercure en cas de syphilis, une hygiène rigoureuse en cas d'intoxication saturnine, l'administration d'un vermifuge donnent parfois des résultats inespérés. Il n'est pas jusqu'à la splénectomie, opération toujours sérieuse, qui n'aurait entraîné, en certaines circonstances, la guérison définitive de l'anémie dite splénique.

II. — Pas plus que le traitement de la maladie causale, la médication symptomatique de l'anémie ne devra être négligée : elle représentera, d'ailleurs, la seule intervention possible, dans les cas d'anémie cryptogénétique. Tous les efforts de la thérapeutique devront tendre à relever l'état général du malade et à solliciter la réparation sanguine, soit par une hygiène rigoureuse, soit par une médication appropriée.

a) Le *repos absolu, au lit,* pendant plusieurs semaines, donnera les meilleurs résultats, si les troubles sont graves; en cas d'anémie légère ou moyenne, le changement d'air, l'hydrothérapie, les frictions stimulantes, un massage léger sont des adjuvants sérieux, à condition qu'on y joigne l'absence de toute fatigue et de toute préoccupation. Les inhalations d'oxygène activeront l'hématose. Le séjour au bord de la mer ou dans les altitudes, les cures d'eaux minérales chlorurées, ferrugineuses, ou arsenicales, pourront être également conseillés.

L'alimentation, dont la viande crue, les œufs et le lait formeront la part la plus importante, devra viser à atténuer les troubles dyspeptiques autant qu'à les prévenir. L'usage des divers vins médicamenteux sera donc sévèrement réglementé.

b) Comme *stimulants* généraux, le quinquina, la strychnine, sous forme de teinture de noix vomique ou de gouttes amères, les glycérophosphates ou l'acide phosphorique rendront quelques services. Mais il est un certain nombre de médicaments, destinés à combattre plus spécialement l'anémie.

1) Le *fer*, spécifique de la chlorose, semble moins efficace dans les anémies graves. Nous en avons indiqué ailleurs les principales préparations (V. CHLOROSE); on peut l'associer à l'arsenic sous forme de cacodylate de fer en injections sous-cutanées, de 1 à 2 c. c., à la dose de 5 centigr. par c. c.

2) L'*arsenic* nous semble devoir être le médicament de choix. On peut l'employer sous la forme organique. Les injections sous-cutanées de cacodylate de soude de 5 centigr., répétées chaque jour pendant une période de quinze jours, représentent une méthode devenue classique.

La liqueur de Fowler, à la dose de X à XXXIV gouttes par jour (nouveau codex), a donné souvent les résultats les plus remarquables. En cas d'anémie grave ou d'intolérance gastrique, on peut, pour l'arsénite de potasse, comme pour le cacodylate, employer la voie sous-cutanée. Nous citerons la formule suivante recommandée par Chauffard et Lœderich, et préparée suivant la formule de Bouchard :

        Arsénite de potasse . . . . 20 centigrammes.
        Chlorure de sodium 27   —
        Eau distillée . . . . 20 centimètres cubes.

Injecter progressivement de VI à XX gouttes par jour avec intervalles de huit jours toutes les trois semaines.

3) Des considérations théoriques fondées sur le pouvoir antihémolytique de la *cholestérine* ont fait préconiser l'emploi de cette substance par voie digestive, à la dose de 1 à 2 gr. par jour sous forme d'émulsion. Les résul-

lats auraient été satisfaisants, et jamais on n'aurait observé le moindre signe d'intolérance.

4) L'*opothérapie médullaire* a rencontré des partisans convaincus: parfaitement inoffensive, elle peut amener une amélioration notable.

On s'adresse à la moelle osseuse fraîche de veau, qu'on donne à la dose de 40 à 100 gr. par jour, hachée dans du bouillon; il est bon de fractionner les prises pour éviter la possibilité d'un état nauséeux.

5) Plusieurs auteurs ont utilisé, avec des succès divers, l'*hémoglobine* en ingestion, les injections sous-cutanées de sérum artificiel, l'opothérapie, sous forme de sérum simple ou antidiphtéritique, de sang humain défibriné, en injections sous-cutanées ou intra-veineuses. Carnot et Deflandre préfèrent le sérum d'animaux ayant au préalable subi des saignées consécutives. La transfusion du sang, jadis tant vantée, jouit d'un crédit bien moindre aujourd'hui. Elle constituera un traitement héroïque, d'une technique extrêmement délicate, non exempt de dangers, et d'une efficacité, malgré tout, bien problématique.

6) Vaquez, se fondant sur les données expérimentales, a conseillé l'application, de courte durée, des *rayons X* sur les os longs (fémur principalement) dans l'espoir d'exciter ou de réveiller l'hématopoïèse; la méthode est encore trop récente pour qu'on puisse porter un jugement définitif; mais elle ne semble pas supérieure aux autres, bien qu'elle ait donné des résultats satisfaisants.

En résumé, les stimulants généraux, l'arsenic, le fer et l'opothérapie médullaire représentent la thérapeutique qu'il conviendra d'instituer en premier lieu. Mais quelle que soit la méthode employée, elle devra l'être avec persévérance; de plus, l'examen du sang devra être répété aussi fréquemment que possible; car, mieux que bien d'autres symptômes cliniques, la formule hémoleucocytaire reflétera les progrès ou l'amélioration de l'anémie. Nous ne saurions trop insister sur la réserve avec laquelle doivent être diagnostiquées, au cours de l'anémie pernicieuse cryptogénétique, les améliorations même durables, signe habituel d'une guérison apparente et non définitive (V. Sang).   *A. CLERC.*

ANESTHÉSIES. — V. Sensibilité (troubles).

ANESTHÉSIE CHIRURGICALE. — L'anesthésie chirurgicale a pour but de supprimer la douleur dans les opérations, et elle y arrive de deux façons très différentes: ou bien elle agit sur le système nerveux central et provoque l'abolition de toute sensibilité et de toute motilité consciente et volontaire, et c'est l'*anesthésie générale*; ou bien elle n'agit que sur une partie de l'organisme qu'elle isole momentanément des centres nerveux, au point de vue de la sensibilité, seule ou associée à la motricité, et opère ce que l'on est convenu d'appeler une section physiologique de cette partie, et c'est l'*anesthésie locale*. La première est l'*anesthésie inconsciente*, par opposition à cette dernière qui est l'*anesthésie consciente*, parce qu'elle laisse intactes les facultés intellectuelles. Nous envisageons le terme d'anesthésie locale dans son acception la plus vaste: tous les modes d'insensibilisation qui n'agissent pas sur l'organisme tout entier par l'intermédiaire des centres nerveux méritent cette appellation. L'anesthésie lombaire par injection sous-arachnoïdienne rentre donc dans le cadre de l'anesthésie locale, avec cette différence qu'il s'agit d'une anesthésie étendue à la moitié ou aux deux tiers du corps. C'est pour cette raison qu'elle constitue une méthode à part, placée entre les deux autres, tenant de l'une par ce fait que les facultés intellectuelles y sont intactes, de l'autre, par cet autre fait que l'anesthésie y est très étendue, voire même, dans certains cas, générale. Aussi, devons-nous adopter la division en *anesthésie générale, anesthésie locale* et *anesthésie rachidienne*.

I. — ANESTHÉSIE GÉNÉRALE. — Le nombre des agents d'anesthésie générale est considérable. Nous devons nous contenter de décrire le mode d'administration et les effets de quatre anesthésiques principaux qui sont : le bromure et le chlorure d'éthyle, l'éther et le chloroforme.

A) **Bromure d'éthyle.** — Comme toujours, lorsqu'il s'agit d'anesthésie générale, le malade doit être dans le décubitus horizontal. Cependant, plusieurs laryngologistes ont l'habitude d'endormir les enfants dans la position assise et ne s'en trouvent pas mal. On administre le bromure d'éthyle avec un masque garni de caoutchouc et recouvert d'une pièce de flanelle sur laquelle on verse d'abord quelques gouttes d'anesthésique. Quelques secondes après, lorsque le malade s'y est habitué, on verse toute la quantité prévue pour donner la narcose et le masque est rendu, autant que possible, imperméable à l'air.

L'anesthésie est obtenue très rapidement, en cinquante à soixante secondes, et dure d'une à trois minutes ; elle est suffisante lorsque le bras tombe inerte. La *dose moyenne* est de 5 à 10 grammes pour l'enfant, 10 à 15 grammes pour l'adulte. Au réveil, le malade n'éprouve aucun malaise ; il reprend ses sens avec une rapidité étonnante. Dans les opérations portant sur la bouche, il faut mettre un coin entre les mâchoires, car le tonus musculaire ne cesse pas pendant la narcose.

Il résulte de ce qui précède que le bromure d'éthyle n'est applicable que lorsqu'il s'agit d'interventions de courte durée telles qu'une incision d'abcès, une extirpation de végétations adénoïdes, etc. Il est l'apanage à peu près exclusif des oto-rhino-laryngologistes ; on l'a utilisé aussi comme adjuvant du chloroforme pour obtenir la résolution musculaire rapide et surtout éviter les réflexes dangereux de la période initiale de la chloroformisation.

Le **chlorure d'éthyle** doit être rapproché du bromure. On l'a utilisé tantôt seul, tantôt associé au chloroforme qu'il précède. L'anesthésie y est aussi rapide et les malades sont moins congestionnés. La période d'excitation est supprimée ou considérablement raccourcie.

Un des appareils les meilleurs pour l'administration du chlorure d'éthyle est celui de L. Camus (fig. 57). Voici les principes qui règlent cette administration : 1° donner le minimum d'anesthésique pour ne pas avoir d'accidents toxiques ; 2° éviter les doses massives pour prévenir les syncopes ; 3° se servir exclusivement d'*ampoules calibrées* que l'on choisira d'après la taille de l'individu ; 4° donner le chlorure d'éthyle *froid* et en déterminer l'évaporation progressive.

La *dose* doit être proportionnée au développement physique de l'individu : 1 c. c. jusqu'à l'âge de 8 ans, 2 c. c. de 8 à 15 ans et 3 c. c. à partir de 15 ans. Il est rarement besoin d'avoir recours à une deuxième ampoule pour pousser l'anesthésie jusqu'à la disparition du réflexe palpébral.

Les ampoules doivent être froides. Si la température extérieure est un peu élevée, on les refroidira auparavant. On introduit l'ampoule dans le tube de caoutchouc T, seulement au moment de faire l'anesthésie. La pointe de l'ampoule doit être complètement enfoncée et prise entre la paroi métallique et la goupille qui est dans l'axe du tube.

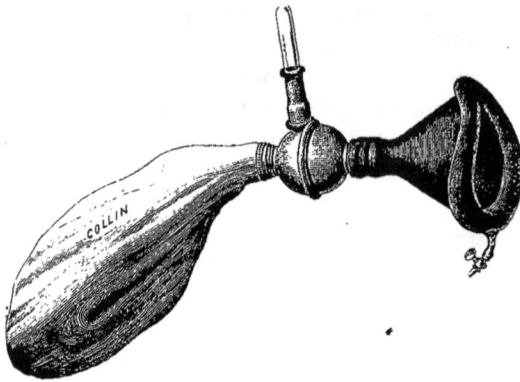
Fig. 57. — Masque de Camus pour le chlorure d'éthyle.

Mode opératoire. — Le masque, tenu de la main gauche, doit être *complètement* appliqué sur la bouche et le nez du patient. A cet effet, le bourrelet pneumatique doit être convenablement gonflé. Aussitôt que le masque est en place, l'ampoule est brisée par un léger mouvement latéral. Après quatre respirations, on commence à réchauffer, avec un tampon d'ouate imbibé d'eau chaude ou avec la main droite seulement, le fond de la chambre d'évaporation. Il faut habituellement une vingtaine de respirations d'amplitude moyenne pour voir disparaître le réflexe palpébral. Au bout de quelques minutes, le malade commence à remuer et même à se plaindre. Mais l'opération (par exemple l'ablation de végétations adénoïdes ou l'avulsion de quelques dents) peut être continuée, car il persiste une phase d'inconscience d'une durée appréciable.

Lorsque l'administration du chlorure d'éthyle doit simplement précéder celle du chloroforme, on pourra se servir d'un appareil plus simple encore.

Des essais viennent d'être faits récemment en vue d'obtenir une anesthésie de longue durée par le chlorure d'éthyle.

B) **Éther.** — Les appareils destinés à l'administration de l'éther sont variables à l'infini. Un des plus usités dans nos hôpitaux parisiens est le masque recouvert de toile imperméable et garni à l'intérieur d'une pièce de flanelle sur laquelle on verse l'éther. Le masque recouvre en entier la figure du malade, dont les yeux doivent être protégés au moyen d'une compresse imbibée d'eau et s'appliquant exactement sur le front, les yeux et la racine du nez. Dès les premières inhalations, le malade ressent des picotements dans la gorge et tousse ; au bout de trois à quatre minutes ces accidents cessent, le malade fait des signes ou bien ses yeux prennent un air d'étonnement. Puis viennent la pesanteur de tête, les étourdissements, les tintements d'oreilles ; la vue s'obscurcit les idées s'embarrassent, la sensibilité devient de plus en plus obtuse ; enfin le sommeil finit par être profond et s'accompagne de ronflement.

Le masque a plusieurs inconvénients : tout d'abord son application sur la figure du malade, en interceptant l'air, amène chez ce dernier une asphyxie extrêmement désagréable; ensuite les gouttes d'éther peuvent tomber dans les yeux et les irriter ; enfin, la figure du malade est cachée et échappe à l'observation. Or, la figure du malade est une sorte de baromètre de l'anesthésie sur lequel l'aide doit se baser, en même temps que sur la respiration et le pouls. C'est principalement pour cette raison qu'on a imaginé des appareils a éthérisation dont un des plus simples est le *sac* en caoutchouc muni d'un cornet qui s'adapte à peu près exactement sur le nez et la bouche, laissant les yeux à découvert. Quelques secousses, imprimées de temps en temps au sac, agitent l'éther et en facilitent l'évaporation.

L'éther comporte deux avantages principaux : 1° l'anesthésie y est plus rapide, le malade asphyxie, sa face devient vultueuse, l'excitation est plus violente, mais elle dure moins longtemps ; 2° et surtout, la mort sur la table de l'opération y est moins fréquente qu'avec le chloroforme. Et de fait, les statistiques n'accusent qu'une mort pour plus de 5000 éthérisations, tandis que le coefficient de la mortalité chloroformique est, toujours d'après les auteurs, de 1 pour 2500 à 5000. L'éther est en grand honneur aux États-Unis, en Suisse, à Lyon, pendant qu'à Paris, après avoir été en vogue, il a cédé le pas au chloroforme. Et cela principalement à cause de son action irritante sur les voies respiratoires. Les congestions pulmonaires et les broncho-pneumonies provoquées, ou tout au moins facilitées, par l'éther, sont assez fréquentes. La mortalité sur la table est plus petite, sans doute, mais la mortalité post-opératoire, du fait de l'éther, est certainement plus grande. On gagne d'un côté pour perdre autant ou davantage de l'autre et, somme toute, les avantages de l'éther ne sont pas tels qu'ils doivent le faire préférer au chloroforme.

Tout dernièrement, Nélaton et Ombrédanne ont fait subir à l'appareil de Ricard quelques modifications en vue de son adaptation à l'éther. Les résultats obtenus sont excellents : comme pour le chloroforme, l'administration de l'anesthésique devient plus régulière, les à-coups sont supprimés, les malades s'endorment plus régulièrement, et, en fin de compte, la quantité d'éther inhalée est moindre.

Voici quelques indications pour l'emploi de l'*appareil d'Ombrédanne* (fig. 58).

1° S'assurer que le sac de baudruche n'est pas percé ; 2° mettre l'index-aiguille au 0, ouvrir le bouchon à vis placé à la partie supérieure de la sphère, et y verser 150 grammes d'éther ; 5° incliner lentement l'appareil en tous sens pour imbiber les éponges, puis le renverser. Il ne doit presque plus s'écouler d'éther. Fermer la sphère avec le bouchon à vis ; 4° ajuster le masque garni de son bourrelet de caoutchouc, le tout stérilisé. (Le masque, entièrement métallique, peut être stérilisé comme n'importe quel instrument; la garniture de caoutchouc sera stérilisée comme les gants, par ébullition ou à l'autoclave.) Appliquer le masque franchement sur la face. *A partir de ce moment, il ne sera plus soulevé,* sauf le cas de

vomissements ou de salivation abondante ; 5° conseiller au malade de
souffler dans le masque. Laisser l'index-aiguille *deux minutes* à 0 ; puis le
faire avancer d'un degré par minute, ou mieux d'un demi-degré par demi-
minute. Monter ainsi jusqu'à 6 ou 7 pour les hommes, à 5 ou 6 pour les
femmes ; 6° quand aura commencé l'ivresse éthérique, attendre le temps
nécessaire, 4 à 5 minutes au besoin, pour que la résolution soit absolue, *sans
jamais laisser s'établir la cyanose.* A ce moment ramener l'index-aiguille
vers le bas et chercher le degré de régime convenable pour le malade. Ce

degré est, *pour
les femmes, en-
viron 5, et pour
les hommes, en-
viron 4.* Les al-
cooliques ont be-
soin de 5 ou 6.
Les degrés supé-
rieurs, 7 et 8, ne
doivent être uti-
lisés qu'excep-
tionnellement ;
7° cinq minutes
avant la fin de
l'acte opéra-
toire, ramener
l'index à 0.
Du jour au
lendemain, il est
bon de laisser
l'appareil ouvert
pour permettre
l'évaporation de

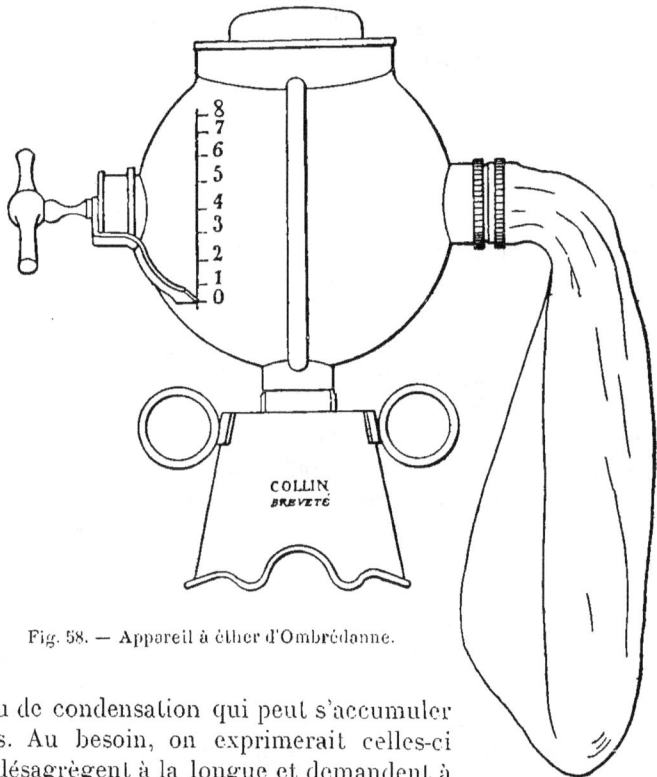

Fig. 58. — Appareil à éther d'Ombrédanne.

l'éther et de l'eau de condensation qui peut s'accumuler
dans les éponges. Au besoin, on exprimerait celles-ci
qui d'ailleurs se désagrègent à la longue et demandent à
être remplacées. La garniture de caoutchouc ne sera jamais laissée dans la
boîte contenant l'appareil : elle ne manquerait pas, en effet, de s'y abîmer
par les vapeurs d'éther qui s'en dégagent après son emploi. Enfin, si l'odeur
qui se dégage du sac de baudruche est par trop désagréable au malade, on
la masquera avantageusement en y versant quelques gouttes d'un parfum
violent qu'on y laissera sécher.

A l'appareil est annexé un *raccord* à angle obtus destiné à être interposé
entre la sphère et le masque lorsque les malades sont opérés en position
inclinée. Il empêche l'appareil de porter à faux et épargne à l'anesthésiste
une fatigue inutile.

Pour les *opérations sur la face*, après avoir endormi le malade comme il
vient d'être dit, et obtenu la résolution complète, on enlève le masque, on
le sépare de la sphère, puis on place celle-ci sur son trépied, non loin de la

tête du malade. On ajuste alors sur la sphère le tube portant l'obturateur intra-buccal qu'on glisse sous les lèvres de l'opéré, en même temps que l'on place une boulette de gaze dans chaque narine.

Pour continuer l'anesthésie dans ces conditions, qui permettent le libre accès de toute la face, il faut élever l'index de 2 degrés. Si cet index marquait 4 au moment où l'on a enlevé le masque, on le placera sur 6, ce qui n'empêchera pas, ultérieurement, de chercher à abaisser un peu le chiffre de régime.

En Amérique, pays par excellence de l'éther, un grand nombre de chirurgiens font administrer cette dernière substance *goutte à goutte* sur une compresse formée de plusieurs épaisseurs de gaze. En pareil cas, l'éther est tantôt employé seul, tantôt précédé de l'inhalation d'une certaine quantité de protoxyde d'azote.

Nous devons, pour terminer, mentionner la méthode *d'éthérisation intra-rectale* (Méthode de Pirogoff). Cette méthode n'a jamais eu un grand succès, parce qu'elle est irrégulière dans ses résultats, et non exempte de dangers (irritation de l'intestin, hémorragies, etc.) Elle compte néanmoins quelques partisans aux États-Unis.

C) **Chloroformisation.** — Le chloroforme, découvert en France par Soubeiran (1851) et en Allemagne par Liebig, n'est entré dans la pratique chirurgicale qu'après les travaux de Flourens et de Simpson en 1847. C'est un liquide incolore, d'une odeur *sui generis*, d'une saveur piquante et sucrée.

La première chose à envisager avant l'administration du chloroforme, c'est sa pureté. On ne doit pas se servir d'un flacon qui aurait été débouché ou dont le bouchon fermerait mal. Mais, à la vérité, il n'existe pas de moyen scientifique d'affirmer qu'un chloroforme est absolument pur et ne donnera lieu à aucun accident.

Le *mode d'administration* est variable : on a préconisé, tour à tour, la méthode des doses massives ; celle des intermittences régulièrement calculées ; la méthode mixte, combinaison des deux premières. Toutes sont dangereuses et donnent une anesthésie incomplète. La meilleure et celle sur laquelle tout le monde est d'accord, est la méthode des doses faibles et continues, sans intermittences. On la réalise soit avec la simple compresse, soit avec les appareils à chloroformisation.

Principes généraux d'anesthésie générale. — Mais avant d'exposer ces divers procédés, nous devons rappeler les principes généraux qui doivent présider à toute anesthésie générale. Tout d'abord le malade doit être à jeun. Comme l'avait très bien indiqué Gosselin, le trouble de la digestion et les vomissements peuvent contribuer à la suspension de la respiration et des mouvements cardiaques.

On passera en revue les principaux organes : cœur, poumons, etc. Cependant, les cardiopathies n'ont pas ici toute l'importance qu'on leur avait accordée et, il y a quelques années, Huchard a déclaré à l'Académie de médecine que les affections valvulaires ne rendaient pas la chloroformisation plus dangereuse pourvu que le sommeil fût complet. Le danger venait du sommeil incomplet, qui n'abolissait pas les réflexes, point de départ de la syncope. Bien entendu, si les malades sont en état de faillite cardiaque, d'asystolie, le danger devient, au contraire, très grand. Il en va de même dans les péricardites et surtout dans les symphyses cardiaques.

On n'oubliera pas de demander au malade s'il a de fausses dents, et, si la réponse est affirmative, on aura soin de les lui faire enlever: les appareils de prothèse pourraient, pendant l'anesthésie, tomber dans les voies aériennes et donner lieu à des accidents d'asphyxie.

La *position* de l'opéré sera le décubitus dorsal, la tête plus basse que le tronc et les jambes. Ses mains et ses pieds seront attachés pour qu'il n'ait pas à se débattre.

Ces principes étant posés, on peut procéder à l'anesthésie en se servant de la compresse ou d'un appareil.

Le *procédé de la compresse* ou du mouchoir est très simple. On commence par oindre le nez, les lèvres et le menton du malade avec de la vaseline pour éviter la brûlure de la peau par le chloroforme. On verse, ensuite, quelques gouttes du liquide anesthésique sur la compresse et on l'applique sur la figure de l'opéré, de telle façon que la tache de chloroforme soit à cheval entre le bout du nez et le menton, juste au niveau de la bouche, car — et c'est là une recommandation importante — le malade devra respirer par la bouche et non pas par le nez. On a remarqué, en effet, que les réflexes qui déterminaient la syncope au début partaient souvent de la muqueuse nasale. On peut laisser la compresse retomber de son propre poids ou bien en ramasser les bords de façon à en faire une sorte de cornet emprisonnant le nez et la bouche, et s'opposant, à peu près hermétiquement, à l'entrée de l'air. Point capital, la mâchoire devra *constamment* être maintenue relevée et cela, même au moment du retournement de la compresse. La mâchoire relevée applique la langue contre la voûte palatine et l'empêche de retomber en arrière sur l'épiglotte et d'asphyxier le malade. Celui-ci respirera donc par la bouche, tranquillement, sans à-coups; il présentera une période d'excitation de durée et d'intensité variables, puis il entrera en résolution. A ce moment, mais à ce moment seul, on commencera l'opération.

Pour se rendre compte de l'état d'anesthésie du malade, on a l'habitude fâcheuse d'explorer la sensibilité de la cornée. Ces attouchements ne sont pas sans inconvénients pour un organe aussi délicat; d'autre part, le réflexe cornéen est loin de constituer un critérium absolu d'anesthésie : il peut persister avec une insensibilité et une résolution musculaires complètes, de même que sa disparition n'empêche pas parfois le malade de réagir sous le premier coup de bistouri. Le mieux, c'est de soulever la main ou le bras du malade : si le membre retombe mollement et lourdement sur la table, il est à peu près certain que l'anesthésie complète est obtenue. Le chloroformisateur, qui doit être très attentif et silencieux, a à surveiller trois choses : 1° la *respiration*. C'est là l'élément de surveillance le plus important. Non seulement on doit constater *de visu* les mouvements respiratoires du thorax, mais on doit *entendre respirer* le malade ; car, dans certains états d'asphyxie au début, le malade continue à faire mouvoir son thorax, mais les mouvements sont vains : aucune bouffée d'air ne pénètre dans sa trachée ; 2° le *pouls*, soit dans la gouttière de l'artère radiale, soit sur la temporale plus à portée de sa main ; 3° la *pupille* : celle-ci, dilatée au début de l'anesthésie,

se rétracte progressivement pour rester finalement immobile ; si elle se dilate
brusquement, au cours de l'anesthésie, cela signifie ou bien que le malade
va se réveiller et faire des efforts de vomissements, ou bien que la chloroformisation est poussée trop loin et que la syncope est imminente. Il faut
alors cesser le chloroforme et surveiller encore plus attentivement son malade.

Accidents de la chloroformisation. — Les accidents de la chloroformisation sont la *syncope* et l'*arrêt de la respiration*.

La *syncope cardiaque, syncope blanche*, se produit surtout au début de la
chloroformisation. C'est l'accident le plus redoutable, contre lequel
échouent souvent tous les moyens mis en action et dont personne ne peut
être tenu responsable. L'émotion ressentie par les malades à l'approche du
moment de l'opération est pour beaucoup dans la production de ces accidents. Aussi un grand nombre de chirurgiens ont l'habitude de faire faire
aux malades, une heure avant la chloroformisation, une injection sous-
cutanée de 1 *centigr. de morphine* et de 1 *milligr. de scopolamine*. La dose
de scopolamine peut être abaissée à un demi ou à un quart de milligramme.
A la suite de cette injection les malades éprouvent une tendance au sommeil et perdent la notion exacte de ce qui les entoure, en même temps
que leur face se congestionne. Dès lors, avec une dose certainement moindre
de chloroforme, ils sont tout prêts à passer de cet état de somnolence et de
demi-inconscience à un état d'anesthésie complète, et chez eux toute
angoisse et tous mouvements désordonnés sont supprimés.

L'effet de la morpho-scopolamine persiste après la cessation du chloroforme pendant une ou deux heures. C'est autant de gagné pour l'opéré qui,
s'il doit éprouver quelques douleurs, ne les ressentira que plus tard ; mais
cela peut impressionner la famille du malade qui aime mieux, en général, le
voir se réveiller le plus vite possible. Quoi qu'il en soit, les malades soumis
à l'action de la morpho-scopolamine doivent être plus attentivement et plus
longuement surveillés, aussi bien avant qu'après l'opération.

Signalons pour mémoire que la scopolamine (identique à l'hyoscine et
venue d'Allemagne) avait été employée d'abord seule comme agent d'anesthésie générale. Outre les insuccès fréquents qui obligeaient à recourir au
chloroforme, outre des inconvénients tels que l'hémorragie et la contracture
des muscles de la paroi abdominale, l'injection de scopolamine a donné lieu
à des accidents tels que son emploi est aujourd'hui unanimement condamné,
en tant qu'agent unique d'anesthésie.

La *syncope bleue, syncope asphyxique*, survient, au contraire au cours de
l'anesthésie ; elle est généralement due à un défaut de surveillance ou à
l'administration de doses trop fortes de chloroforme. Dans l'un comme dans
l'autre cas, la personne préposée au chloroforme peut en être tenue complètement ou partiellement responsable. On a pratiqué également le massage
et la réanimation du cœur par divers moyens (injections de sérum, etc.),
soit à travers le diaphragme intact, soit après mise à nu de l'organe par
incision du diaphragme ou de la paroi thoracique.

Que faire lorsqu'on se trouve en présence de ces accidents ? Cesser le
chloroforme, mettre le malade la tête en bas, lui flageller la face soit avec
la main, soit avec une compresse trempée dans l'eau froide, enfin pratiquer

des tractions rythmées de la langue et la respiration artificielle combinée à des inhalations d'oxygène.

A côté de la *mortalité* du chloroforme, il y a sa *morbidité* : du côté de l'appareil respiratoire, les accidents sont moins fréquents qu'avec l'éther. L'appareil rénal ne sort pas toujours indemne de l'anesthésie. Enfin, du côté de l'estomac, on note souvent des vomissements qui se prolongent pendant un jour ou deux, parfois plus longtemps, et qui s'accompagnent d'un véritable embarras gastrique.

En regard des accidents immédiats du chloroforme, une place importante doit être réservée aux *accidents consécutifs* parmi lesquels nous devons noter les accidents du côté du foie. L'*ictère post-chloroformique*, qui serait d'ordre hémolytique, apparaît de moins en moins rare à mesure que les chirurgiens, prévenus, le recherchent avec plus d'attention. Cet ictère, véritable ictère grave, et s'accompagnant souvent d'élévation de la température, peut revêtir dans certains cas des allures inquiétantes et même entraîner la mort des opérés par altération de la cellule hépatique. Les sujets dont le foie ou les voies biliaires présentent déjà quelques lésions sont particulièrement vulnérables sous ce rapport, et, en pareil cas, il est prudent, croyons-nous, de recourir à l'anesthésie par l'éther, malgré le danger possible de complications broncho-pulmonaires.

Appareils à chloroformisation. — Ces appareils sont destinés, dans l'esprit de ceux qui les ont inventés, à réduire au minimum les accidents de l'anesthésie générale. Nous devons en mentionner deux qui se partagent aujourd'hui la faveur des chirurgiens des hôpitaux de Paris, et qui sont l'appareil de Roth-Drœger-Guglielminetti, et l'appareil plus récent de Ricard. Le premier sert à administrer le chloroforme mélangé à de l'oxygène. Kirmisson l'a rapporté d'Allemagne, et c'est sur son rapport très favorable que l'appareil a été adopté par un grand nombre de chirurgiens. Il est disposé de telle façon qu'à un moment donné, le malade peut respirer de l'oxygène pur. L'oxygène étant considéré comme un véritable antidote du chloroforme, son mélange avec ce dernier devait donner les meilleurs résultats. Et, de fait, d'une discussion récente qui a éclaté à la Société de chirurgie, il résulte que la morbidité chloroformique a beaucoup diminué : le sommeil est plus régulier, les vomissements sont rares, le réveil plus facile, et, en fin de compte, la quantité d'anesthésique inhalée réduite au minimum. On peut reprocher à l'appareil son prix assez élevé, son poids qui le rend non transportable, la nécessité d'avoir de l'oxygène, ce qui n'est pas réalisable partout. On ajoute aujourd'hui un quatrième reproche, le plus grave de tous : l'oxygène serait irritant pour la muqueuse respiratoire et provoquerait très facilement des bronchites.

Voici les indications essentielles concernant l'*appareil de Roth-Drœger-Guglielminetti*. L'appareil se compose de deux parties : 1º un tube métallique à oxygène comprimé muni d'un détendeur qui réduit la pression, et permet de doser en litres la quantité d'oxygène qui s'écoule par minute ; 2º un aspirateur et vaporisateur de chloroforme et un masque à inhalation.

On commence par visser solidement l'appareil par son détendeur au cylindre en acier. Puis on remplit le verre à chloroforme et, une fois rempli,

on le remet en place et l'on ouvre d'abord la soupape de fermeture du
cylindre à oxygène. On ouvre ensuite le volant qui se trouve en avant, au
moyen de la poignée, et l'on règle la dose d'oxygène à 3 ou 4 litres :
le gaz sort immédiatement. En faisant alors tourner le robinet de réglage
(qui est sur 25 au commencement de la narcose), on peut faire commencer la volatilisation du narcotique. Cette volatilisation peut être augmentée, diminuée ou arrê-
tée à volonté. Si l'on veut
donner de l'oxygène pur
après que le chloroforme
est complètement volati-
lisé, il faut presser la
poche économique avec
les deux mains, afin de
faire évacuer rapidement
le narcotique qui s'y
trouve encore. Pour arrê-
ter l'appareil en entier,
on fermera le petit vo-
lant.

L'*appareil de Ricard* est
beaucoup plus simple : il
administre le chloroforme
mélangé à l'air atmosphé-
rique. Il est construit de
telle façon que l'on com-
mence à ne faire respirer
au malade que de l'air pur,
puis de l'air de plus en plus
chargé de vapeurs chloro-
formiques, et, qu'à un moment donné, on peut faire
respirer du chloroforme
pur. Il est petit et transportable, d'un maniement
plus simple que le Roth-
Drœger, d'un prix moins

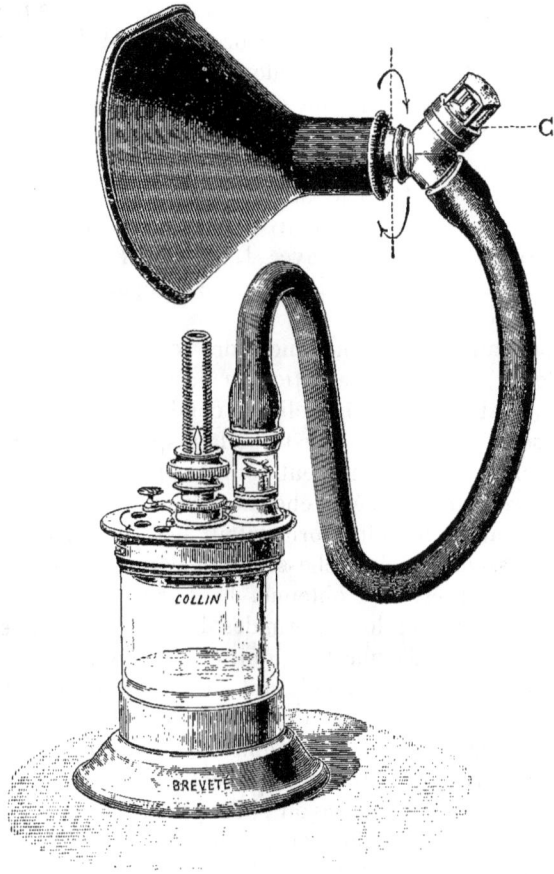

Fig. 59. — Chloroformisateur à soupape tournante de Ricard.

élevé et d'un emploi plus facile, parce qu'il ne nécessite pas la présence de
l'oxygène.

Voici la manière de se servir de cet appareil :

A) *Pour obtenir l'anesthésie :* 1° verser dans le récipient la quantité de
chloroforme nécessaire, 10, 20 ou 30 c. c. suivant les cas ; 2° les quatre orifices étant ouverts, le disque étant remonté au maximum, la flèche indi-
catrice en face de la partie plane de la tige filetée, le masque doit être
hermétiquement appliqué et rester ainsi jusqu'au bout. Le malade ne respire
alors que de l'air pur. *Constater à ce moment le bon fonctionnement des
soupapes ;* 3° alors seulement faire arriver les vapeurs de chloroforme en

tournant *lentement* l'écrou portant la flèche, jusqu'à ce que celle-ci, ayant exécuté un tour complet, soit revenue à son point de départ. La durée de ce temps doit être d'environ *une minute*. De sa lenteur ou de sa rapidité dépend la suppression de la période d'excitation. Par cette manœuvre, le disque intérieur se trouve abaissé d'un millimètre, pour la marche normale de l'appareil; 4° *progressivement*, sans à-coups, à l'aide de l'obturateur, oblitérer 1/2, 1, 2, 3, 4 orifices. Cette oblitération doit procéder par fractions d'orifices (une minute et demie à deux minutes pour chaque orifice). Il est toujours mauvais de fermer brusquement deux ou trois orifices d'un seul coup. Cette façon de procéder ramène la période d'excitation qu'une administration progressive du chloroforme supprime presque toujours. Au bout de 8 à 10 minutes, l'anesthésie est obtenue.

B) *Pour entretenir l'anesthésie*, le chloroformisateur doit avoir pour principe d'employer le minimum d'anesthésique. Pour cela, il doit découvrir lentement et progressivement les orifices qu'il avait oblitérés, et la *dose d'entretien* se continue avec 1, 2, 3 ou 4 orifices ouverts, pendant tout le cours de l'opération. Pendant ce temps, *les soupapes doivent fonctionner régulièrement*.

Le mauvais fonctionnement des soupapes peut tenir à deux causes principales : *a)* mauvaise adaptation du masque, qui n'est pas hermétiquement appliqué, c'est la cause habituelle ; *b)* coudure du tuyau en caoutchouc. Si ces deux causes n'existent pas, c'est que la respiration du malade est mauvaise. Surveiller les soupapes revient donc à surveiller la respiration même du malade.

Chez les *alcooliques* et chez certains sujets réfractaires, la dose normale est insuffisante ; le chloroformisateur peut, en abaissant le disque, augmenter progressivement la richesse du mélange chloroformique. Même alors, dès que l'anesthésie est obtenue, le disque doit être remonté à un millimètre pour revenir aux doses normales d'entretien de l'anesthésie régulière.

La soupape d'expiration, doit être toujours maintenue dans une direction ascendante, que le malade soit en décubitus dorsal ou latéral, ou en position de Trendelenburg. C'est dans ce but qu'on a rendu la monture en Y, qui renferme la soupape, mobile à sa base (ligne en pointillé), ce qui permet de la tourner dans toutes les directions.

La question est de savoir si l'oxygène a une action spécifique qui contrebalance celle du chloroforme. Or, à en croire les chirurgiens qui usent de l'appareil de Ricard, les résultats obtenus ne le cèdent en rien à ceux que donne l'appareil allemand à oxygène. L'avantage des appareils consisterait ainsi, non pas dans un mélange quelconque, mais dans ce fait que l'inhalation du chloroforme est rendue plus régulière, que les à-coups sont supprimés, que le chloroformisateur est tenu à une surveillance plus rigoureuse, etc. L'un et l'autre appareil sont munis de soupapes qui fonctionnent avec le jeu de la respiration, et qui permettent à l'opérateur de suivre le cours de l'anesthésie.

Quelque perfectionné que soit un appareil, il ne faut pas oublier que le chloroforme reste une substance toxique, non exempte de danger, et dont le maniement demande, de la part de celui qui en est chargé, la plus grande attention.

II. — ANESTHÉSIE LOCALE. — L'anesthésie locale est tout entière l'œuvre de Reclus. Il l'a créée, il a posé ses principes fondamentaux, il en a réglé les plus petits détails. L'agent de l'anesthésie a été pendant 18 ans la *cocaïne*. Ce fut ensuite la *stovaïne* (ou chlorydrate d'amyléine), produit synthétique français, découvert par Ernest Fourneau, et présenté au monde médical dès 1904 par Reclus. La stovaïne est moins toxique que la cocaïne dont elle possède cependant le pouvoir anesthésique. Elle a d'autres qualités : action neutre sur les vaisseaux (on connaît les propriétés vaso-constrictives de la cocaïne), propriétés toni-cardiaques, antithermiques et antiseptiques, composition toujours égale. Comme la cocaïne, la stovaïne se stérilise parfaitement à l'autoclave.

Enfin, la stovaïne a dû, à son tour et entre les mains de Reclus, céder la place à la *novocaïne*, substance également synthétique et venant d'Allemagne. La novocaïne serait moins toxique que la stovaïne, mais son pouvoir anesthésique serait, par contre, moindre. Aussi convient-il de l'employer mélangée à une certaine quantité d'*adrénaline* dans les proportions suivantes : eau distillée, 200 gr.; novocaïne, 1 gr.; solution d'adrénaline au millième : L gouttes. Cela fait une solution de novocaïne à 1 pour 200, avec un nombre de gouttes de la solution d'adrénaline égal à la moitié du nombre de centigrammes de novocaïne. De plus, au lieu de l'eau comme véhicule, Reclus a adopté le sérum physiologique (chlorure de sodium à 7 pour 1000), ayant remarqué que l'injection de la solution anesthésique cessait ainsi d'être douloureuse; la faible toxicité de la novocaïne permet d'en injecter des quantités considérables. Personnellement, nous avons pu, chez un malade atteint d'un énorme paquet variqueux de la cuisse, injecter 88 c. c. de la solution, soit 44 centigr. de novocaïne, sans observer d'autres phénomènes qu'une excitation légère et passagère.

Le mélange de novocaïne et d'adrénaline ne peut être stérilisé à l'autoclave. La novocaïne est stérilisée à part. Quant à l'adrénaline, on se contente d'en faire tomber le nombre voulu de gouttes dans du sérum préalablement stérilisé. Le mélange doit être fait extemporanément, au moment même de l'acte opératoire. Abandonné à lui-même, le mélange ne tarderait pas à s'altérer. D'ailleurs, l'adrénaline est une substance qui n'est pas extrêmement stable, et l'on aura soin de veiller à ce que la solution en soit la plus fraîche possible.

On a accusé le mélange de novocaïne-adrénaline de donner lieu à des accidents de gangrène, et l'on a publié à ce sujet quelques observations. On s'expliquerait ces accidents par le pouvoir vaso-constricteur extrêmement puissant de l'adrénaline. Mais les observations publiées ne sont pas très probantes, et il convient d'attendre, avant de se prononcer, que de nouveaux faits nous soient apportés.

D'autres substances ont été préconisées pour l'anesthésie locale : alypine, tropococaïne, eucaïne, etc. Toutes sont passibles de reproches plus ou moins graves et, en définitive, deux substances se trouvent aujourd'hui en présence et se disputent le champ aussi bien de l'anesthésie locale que de l'anesthésie rachidienne : ce sont la *stovaïne* (à 1 pour 100 ou 200, avec ou sans adrénaline) et la *novocaïne*. Mais, que ce soit la novocaïne ou la stovaïne, les grandes lignes de la technique restent les mêmes, et ce que nous dirons pour l'une s'appliquera, à peu de choses près, à l'autre.

Les notions principales de technique générale ont trait au titre de la solution, à la dose, à la position du malade, à l'instrumentation et à l'injection proprement dite.

L'*instrumentation* comprend une *seringue* et des *aiguilles* (fig. 60 et 61). La seringue doit cuber 2 c. c., ce qui fait autant de centigrammes de cocaïne, de stovaïne ou de novocaïne que de seringues injectées. Elle doit être facilement stérilisable. Les *aiguilles* sont de deux sortes : les unes *droites*, les autres *courbes*, celles-ci plus commodes, lorsqu'il s'agit, par exemple, d'aller au fond d'une cavité. Elles seront bien acérées, de manière à pénétrer dans la peau sans aucune difficulté. Le malade sera couché, non seulement pendant l'injection, mais encore une ou deux heures après. On évitera ainsi tout danger de syncope.

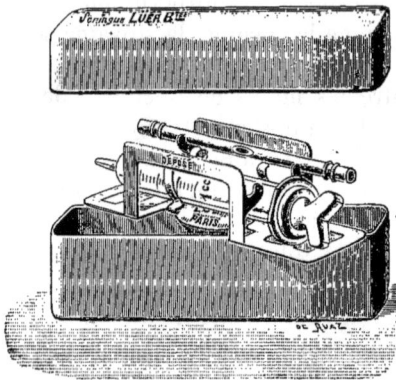

Fig. 60. — Seringue Lüer en boîte métal.

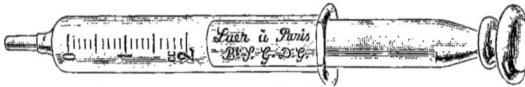

Fig. 61. — Seringue Lüer 2 c. c., nue.

L'*injection* doit se faire *dans l'épaisseur du derme* et non pas dans le tissu cellulaire sous-cutané. Lorsque la solution anesthésique a pénétré dans le derme, il se forme un bourrelet blanc au niveau duquel toute sensibilité est perdue. La deuxième piqûre sera faite dans l'aire même du bourrelet, près de sa limite, de façon à ne pas être sentie. On procédera de même pour toutes les autres piqûres, suivant la future ligne d'incision. En d'autres mots, l'injection de stovaïne sera *traçante* et *continue*.

Après la peau, il faut anesthésier le tissu cellulaire et les divers plans anatomiques que l'on a à traverser : on le fait au cours même de l'opération, chaque fois que le plan à diviser est mis à nu. Dans une appendicite à froid, par exemple, il y aura un premier plan de cocaïnisation pour la peau et le tissu cellulaire, un deuxième pour l'aponévrose du grand oblique, un troisième pour la masse charnue du petit oblique et du transverse, y compris le péritoine pariétal. Le bistouri doit épouser la ligne d'injection, dans son axe, de façon que, sur chacune des lèvres de la plaie, il y ait un liséré d'anesthésie permettant, à la fin, une suture non douloureuse. L'aiguille sera enfoncée dans ce liséré, et non pas à 1 centimètre plus loin, ce qui arracherait des cris au patient.

III. — ANESTHÉSIE RÉGIONALE. — Ce que nous venons de dire se rapporte à l'anesthésie locale proprement dite : l'injection est faite là où se trouve le mal, là où doit porter l'instrument tranchant. Dans l'anesthésie régionale, l'injection est faite à distance du siège du mal, autour des troncs nerveux qui vont s'y distribuer et sur lesquels elle opère ce que François-Franck a appelé une *section physiologique*. Pour la circoncision, ce sera à la base de la verge ; pour un panaris, à la base du doigt ; pour un ongle incarné, à la base de l'orteil, etc. L'injection se fera non plus dans le derme, mais dans le tissu cellulaire, là où passent les nerfs qu'elle doit atteindre. En amont de l'injection, la sensibilité est intacte : en aval, elle est abolie et permet toutes les interventions.

Le principal avantage de l'anesthésie locale, c'est son *innocuité*, une innocuité absolue, qu'une pratique de plusieurs années n'est pas venue démentir. Cette innocuité est aujourd'hui tellement bien établie que si un accident arrivait, il faudrait en rendre responsable celui qui a pratiqué l'injection et qui a dû transgresser l'un de ses principes fondamentaux. Par contre, elle a l'inconvénient de laisser au malade sa conscience, de ne pas être applicable à toutes les régions et à toutes les opérations, de nécessiter une médecine opératoire spéciale. Ces inconvénients expliquent qu'un grand nombre de chirurgiens se soient, jusqu'ici, refusés à recourir à une méthode qui demande, pour être bien apprise et bien appliquée, beaucoup de bonne volonté et d'attention.

A côté de l'anesthésie régionale qu'on réalise par des injections faites dans le tissu cellulaire de façon à aller porter l'anesthésique au contact même des troncs nerveux, il faut mentionner deux méthodes récentes qui consistent en injections faites soit dans l'épaisseur d'un tronc nerveux, soit dans l'intérieur d'une veine ou d'une artère, dans le but d'obtenir la diffusion de l'anesthésique dans un territoire donné et l'anesthésie de ce territoire.

L'*anesthésie intra-veineuse*, imaginée par Bier, consiste à ischémier au moyen de la bande élastique, un territoire donné et à injecter dans l'intérieur d'une des grosses veines de la région une certaine quantité d'anesthésique dans le sens centrifuge. Soit, par exemple, un coude à réséquer. On commence, par réaliser l'ischémie de tout le membre supérieur jusqu'au milieu environ du bras, point où s'arrête la bande élastique. Une autre bande est appliquée au-dessous du coude, un peu au-dessus du milieu de l'avant-bras. Cela fait, on introduit dans la veine médiane basilique une aiguille dont la pointe est dirigée vers la main, et par cette aiguille on injecte quelques centimètres cubes d'une solution anesthésique au centième. Au bout de quelques minutes, la région est insensible et l'on peut procéder à la résection. L'opération terminée et afin d'empêcher que la quantité d'anesthésique injectée et emprisonnée par les bandes élastiques, passe dans le torrent circulatoire et donne lieu à des accidents, on replonge l'aiguille dans la veine préalablement piquée, ce qui permet le reflux de l'anesthésique. On peut même par cette aiguille, introduire dans les veines une certaine quantité de sérum qui chassera le liquide chargé de la substance analgésiante.

L'*anesthésie artérielle*, imaginée également par Bier, serait moins dangereuse que la précédente.

Ces différentes méthodes d'anesthésie, assez en vogue à l'étranger, principalement en Allemagne, n'ont guère d'adeptes en France. Elles sont compliquées, incertaines dans leurs résultats et non exemptes de danger.

IV. — ANESTHÉSIE RACHIDIENNE. — La rachi-anesthésie ou anesthésie lombaire par injection sous-arachnoïdienne de cocaïne, de stovaïne ou de novocaïne est de date récente. L'idée première en appartient à l'Américain Leonard Corning (1885), mais, en fait, elle a été découverte de toutes pièces par l'Allemand Bier. Importée en France par Tuffier, la rachi-cocaïnisation eut son heure de succès et de célébrité; bientôt cependant, on s'aperçut que la méthode n'était pas dépourvue de gravité, qu'elle comportait des accidents et des morts, et, qu'en définitive, elle ne présentait, sur l'anesthésie générale qu'elle avait voulu supplanter en partie, aucune supériorité. Dès lors, elle fut condamnée.

Les accidents de la rachi-cocaïnisation étaient de deux sortes : les uns, *immédiats* et dus à l'intoxication de l'organisme, et principalement des centres nerveux, par l'alcaloïde injecté; les autres, *consécutifs* ou *post-anesthésiques*, symtomatiques d'une méningite médullaire ou encéphalo-médullaire, elle-même provoquée par l'eau qui servait de véhicule à la cocaïne. La solution aqueuse de cocaïne n'ayant pas le même point de *congélation* (point cryoscopique) que le liquide céphalo-rachidien, devait, en se mélangeant avec ce dernier, provoquer une perturbation de l'équilibre sous-arachnoïdien, et amener une diapédèse abondante de lymphocytes et de polynucléaires, en d'autres mots une véritable *méningite* aseptique. Ce fait, mis en évidence par Guinard et ses élèves Ravaut et Aubourg, domine l'histoire de la rachi-anesthésie, et constitue la modification la plus heureuse parmi celles que l'on avait imaginées en vue de supprimer les accidents de l'injection.

Ensuite, la *stovaïne* est venue, qui a changé la face des choses. Par sa toxicité trois fois moindre que celle de la cocaïne, elle permet de supprimer les accidents immédiats de l'injection lombaire. D'autre part, grâce à l'isotonie de la solution, obtenue par l'adjonction de chlorure de sodium, l'on supprime ou réduit à un minimum négligeable les accidents consécutifs.

Nous ne pouvons entrer ici dans les détails de la *rachi-stovaïnisation*. Depuis le 1er septembre 1904, date à laquelle nous avons commencé nos essais dans le service de notre maître Humbert, à l'hôpital Cochin, nous n'avons eu qu'à nous louer d'avoir adopté cette méthode à la suite de notre maître Chaput. Nous possédons aujourd'hui une statistique de près de 400 cas, dont 325 sont déjà connus (¹). Voici, très brièvement résumées, les quelques données qu'il est indispensable de connaître.

Nous nous sommes toujours servi d'ampoules de « stovaïne Billon », titrées à 10 pour 100 de stovaïne et de chlorure de sodium. Notre seringue est une seringue en verre gradué, dont le centimètre cube est partagé en vingt divisions; deux divisions correspondent à 1 centigr. de stovaïne; *c'est sur le nombre de divisions qu'il faut se baser pour évaluer avec précision la*

---

1. Nous renvoyons le lecteur à nos trois articles de la *Presse médicale* (octobre 1904, mai 1905 et 1907), et surtout au livre que nous avons publié chez Masson et Cⁱᵉ, intitulé : l'*Anesthésie chirurgicale par la stovaïne*, comprenant l'anesthésie locale (méthode de Reclus), et l'anesthésie rachidienne.

dose à injecter. Quant à l'aiguille, elle est en platine irridié, longue de 8 centimètres et à biseau très court et très acéré.

Le malade est assis au bord de la table. Après avoir chargé notre seringue de la quantité voulue de stovaïne, nous ponctionnons dans le deuxième espace lombaire, à droite de la ligne médiane. Bientôt nous percevons la résistance du ligament jaune, et, immédiatement après, apparaît le liquide céphalo-rachidien. Nous adaptons alors la seringue à l'aiguille, nous laissons ce liquide se mélanger à la stovaïne, et nous réinjectons le mélange, qui est devenu *opalescent*, dans l'étui dure-mérien.

Le malade est recouché. Il accuse souvent des fourmillements dans les jambes, et, au bout de 4 ou 5 minutes, il est *anesthésié* et *paralysé*. L'anesthésie remonte en moyenne jusqu'à l'ombilic, et les membres inférieurs sont en état de *paraplégie flasque*, avec *abolition des réflexes*.

La *dose* moyenne est de 4 ou 5 *centigr.* Nous conseillons de ne jamais dépasser 6 centigr. : la chose est au moins inutile.

Les *accidents immédiats* sont nuls. Les *accidents post-opératoires* se réduisent à peu de chose : ce qu'on observe le plus souvent, c'est la *céphalée*, mais celle-ci n'est ni aussi fréquente, ni aussi intense et prolongée qu'avec la cocaïne. La *rétention d'urine* est rare ; elle n'est d'ailleurs pas spéciale à ce mode d'anesthésie. Quant à l'*hyperthermie*, elle n'existe pas.

L'innocuité de la méthode est prouvée par des centaines d'observations et proclamée par tous les chirurgiens français et allemands qui l'ont essayée depuis plusieurs années. Il en résulte que la rachi-stovaïnisation doit entrer dans la pratique et occuper une place honorable entre l'anesthésie générale et l'anesthésie locale. Les trois méthodes peuvent et doivent marcher de pair et ont chacune leurs indications : l'anesthésie locale est la *méthode de choix* toutes les fois qu'elle est possible, et nous entendons par là toutes les fois que l'opération et le sujet s'y prêtent et que l'opérateur en possède convenablement la technique. Lorsqu'elle n'est pas possible, on aura le choix entre l'anesthésie générale et l'anesthésie lombaire, celle-ci pour la moitié sous-ombilicale du corps seulement et à condition que le sujet s'y prête. Nous la considérons comme moins grave que l'anesthésie chloroformique, malgré le grand nombre des appareils à anesthésie inventés jusqu'à ce jour.

A côté de l'anesthésie rachidienne classique, si l'on peut dire, se place la *rachi-anesthésie générale* préconisée et pratiquée par Jonnesco qui en est, à l'heure qu'il est, un chaud, mais à peu près unique, partisan. Cet auteur pratique la ponction et l'injection consécutive en deux régions : la région dorso-lombaire (entre la 12e dorsale et la 1re lombaire, ou entre les 2 premières lombaires) et la région dorsale supérieure ou dorso-cervicale, selon qu'il veut obtenir l'anesthésie du segment inférieur ou supérieur du corps. A l'en croire, les accidents seraient insignifiants et la méthode remplacerait avantageusement toutes les autres. Nous ne connaissons en France aucun chirurgien qui l'ait essayée ; nous pensons même que, de longtemps, elle ne sera admise dans la technique chirurgicale courante. Aussi croyons-nous devoir, jusqu'à plus ample informé, réserver notre appréciation.

KENDIRDJY.

ANESTHÉSIE EN ART DENTAIRE. — D'une façon générale, à de très rares exceptions près, on ne doit employer en art dentaire que l'anesthésie locale, dont les avantages considérables dans cette spécialité, et l'innocuité absolue doivent être bien connus. L'anesthésie générale nécessite, dans son application, une série d'opérations qui ne peuvent être pratiquées couramment par le praticien, et fait courir des risques au malade hors de proportion avec la bénignité de l'intervention qu'il va subir. Elle doit être précédée de l'examen du cœur, des poumons et des reins, exige la présence d'aides plus ou moins nombreux, la préparation d'un grand nombre d'instruments (pince à langue, tampons montés, seringue hypodermique, ouvre-bouche, masques, machine électrique, canule à trachéotomie), par mesure de précaution, en cas d'alerte ou d'accident. Ces préparatifs, justifiés lorsqu'il s'agit de faire une opération chirurgicale importante, sont tout à fait inutiles quand il est question d'extraire une racine ou une dent. En outre, l'anesthésie générale, quel que soit l'anesthésique employé, fait toujours courir des dangers au malade; toute narcose complète expose le patient à la mort, par paralysie des centres bulbaires, lorsque l'anesthésique dépasse les limites que l'on a cru se fixer. On compte un cas de mort par chloroforme sur 2000 anesthésies, un cas sur 4000 par l'éther, un cas pour 16 000 narcoses lorsque l'on emploie le chlorure d'éthyle, et enfin, on connaît 13 cas de mort par le protoxyde d'azote, l'anesthésique le plus bénin cependant, puisqu'on a cité plus de 100 000 cas consécutifs sans accident. N'insistons pas sur la fréquence des alertes, sur leur gravité, sur les syncopes. En outre, les inconvénients que l'on peut reprocher à l'anesthésie générale, comme obstacles apportés par elle à l'opération elle-même, sont nombreux : autant l'immobilité et l'inconscience absolues du malade sont nécessaires au cours d'une laparotomie, autant elles sont nuisibles au cours des interventions dentaires; il est utile pour la bonne marche de l'opération, que le sujet puisse suivre nos conseils, se prête à nos mouvements, nous offre la résistance nécessaire, débarrasse sa cavité buccale des mucosités et du sang qu'elle peut contenir. Ajoutons que le plus souvent le malade a peur du sommeil anesthésique, et nous savons le rôle prépondérant joué dans les syncopes par la crainte pré-anesthésique. Le dentiste scrupuleux et consciencieux doit en avoir peur également. Bien que l'anesthésie générale ait été découverte par un dentiste (Horace Wells), le dentiste qui résulte de la loi de 1892 n'est pas suffisamment préparé par son stage de quelques semaines dans les hôpitaux, quand il l'a fait, pour pouvoir ausculter un cœur et un poumon, examiner en un mot un malade d'une façon suffisante pour éviter des accidents d'anesthésie qui ne surviennent que trop fréquemment, même aux mains des médecins les plus instruits. Enfin, nous considérons que le dentiste assume inutilement une responsabilité considérable en endormant un sujet dans son cabinet, les dangers de l'anesthésique et la gravité de l'opération étant tout à fait hors de proportion. Au contraire, l'anesthésie locale n'offre aucun danger et ne fait courir aucun risque de mort au malade. Jamais elle ne provoque de désordres graves post-opératoires. Elle se prête à toutes les circonstances; elle permet d'agir doucement, sans précipiter l'opération que l'on fait presque à coup sûr. Nous résumant, nous dirons :

1° L'*anesthésie locale doit seule être employée couramment en art dentaire*; elle suffit dans tous les cas et est exempte de troubles et de dangers.

2° On n'emploiera l'anesthésie générale que dans trois cas : *a*) pour l'extraction d'une dent de sagesse ayant amené du trismus, si ce trismus est intense, si les désordres sont très accusés, et s'il y a impossibilité d'arrêter la marche des accidents; *b*) lorsqu'il s'agit d'une intervention compliquée, devant durer au delà de dix minutes; *c*) quand le danger inhérent à l'anesthésie générale est insignifiant, comparé au danger de septicémie que le retard dans l'intervention ferait courir au malade. Il est bien entendu que l'anesthésie générale ne doit être pratiquée qu'après entente préalable avec le médecin de la famille qui fournira au praticien les indications utiles; il est entendu également que le dentiste ne devra pas refuser de parti pris l'anesthésie générale si le médecin traitant l'exige pour des raisons spéciales et sous sa responsabilité. Et, dans ces cas, on emploiera suivant les circonstances des anesthésiques généraux de courte durée ou de longue durée. Nous préconisons particulièrement l'anesthésie commencée au protoxyde d'azote et continuée, si besoin est, à l'éther.

Technique. — Nous ne retiendrons que l'anesthésie locale par l'injection hypodermique d'une solution de cocaïne, de stovaïne, ou de novocaïne-adrénaline, qui jouit actuellement d'une grande vogue méritée, et la réfrigération.

A) **Injections de Cocaïne.** — Si on emploie la cocaïne, il faut employer le chlorhydrate de cocaïne, en solution dans l'eau distillée. La cocaïne étant toxique, on utilisera la solution la plus faible possible, soit une solution à 1/100e; les solutions à 0 gr. 20 pour 100, employées par Schleich, ne produisent qu'une anesthésie illusoire, nullement due à l'alcaloïde; la solution doit être fraîche et stérile. On peut cependant employer une solution ancienne, pourvu qu'elle soit restée stérile, et qu'on l'utilise dès l'ouverture du flacon ou de l'ampoule qui la contient. « Un centimètre cube de la solution fraîche et stérile de chlorhydrate de cocaïne au 100e dans l'eau distillée nous paraît nécessaire et suffisant pour la pratique dans l'immense majorité des cas, et ne peut amener ni accidents, ni incidents. » Au-dessous de 12 ans et chez les vieillards âgés de plus de 60 ans, on n'injectera qu'un demi-centigr. Mais, d'autre part, lorsque l'opération l'exigera, on pourra injecter 2 et même 5 centigr., sans danger pour l'adulte, en prenant toutefois certaines précautions indispensables.

Le malade ne sera pas opéré à jeun; il ne sera gêné par aucun lien, aucun vêtement serré. Il doit être opéré couché ou dans une position se rapprochant autant que possible de l'horizontale; il sera absolument couché lorsque l'on croira devoir injecter plus de 1 centigr. de cocaïne; il est bon de lui faire absorber une tasse de café ou de thé, et il est nécessaire de le laisser reposer un temps appréciable après l'intervention. Dans ces conditions aucun accident n'est à redouter. Nous redoublons de précaution lorsqu'il s'agit d'opérer des aortiques et artério-scléreux ou des névropathes plus ou moins débilités; dans ce cas même, il est recommandable de diminuer la dose de cocaïne employée.

L'injection doit être faite de façon à anesthésier le ligament alvéolo-dentaire, dont la déchirure provoque presque seule la douleur au cours de l'extraction ; la rupture du filet vasculo-nerveux qui pénètre dans le canal radiculaire pour se rendre à la pulpe, n'entre en effet pour rien dans la douleur de l'extraction, ainsi que nous l'avons démontré en 1895. Cette injection, pratiquée à l'aide d'une seringue de Pravaz, est souvent difficile à faire pénétrer dans les tissus, car les gencives lui offrent une résistance assez considérable ; on emploie une seringue à aiguille vissée ; cette aiguille sera en acier, par suite à la fois rigide et fine, qualités que le platine ne peut réunir. Après stérilisation de l'aiguille et de la seringue, rinçage de la bouche à l'eau boriquée et lavage de la gencive à l'alcool, nous pratiquerons l'injection ; la piqûre est souvent douloureuse et sera avantageusement précédée d'un badigeonnage de la gencive à la cocaïne en solution à 10 pour 100 ou d'une pulvérisation chloréthylée. La seringue est tenue comme une plume à écrire et l'aiguille enfoncée dans la muqueuse, peu profondément, en plein derme, à égale distance entre le bord libre de la gencive et le point où doit se trouver le sommet de la racine. Nous ne parlons ici que de l'injection destinée à l'extraction des dents, et nous recommandons même, dans ce cas, de pratiquer l'injection plus près du collet ; nous verrons plus loin, au sujet de la novocaïne, comment on doit opérer pour anesthésier la pulpe ou la dentine. On doit avoir soin de stériliser à nouveau l'aiguille entre les deux piqûres, ou tout au moins de faire la 1ʳᵉ piqûre dans du tissu sain. pour ne pas risquer d'infecter la gencive par la 2ᵉ piqûre. On a de la peine à pousser l'injection et, si la résistance est sérieuse, on peut affirmer que l'on aura une bonne anesthésie. Les tissus blanchissent au fur et à mesure que la solution pénètre dans la muqueuse ; il faut éviter de pousser l'injection dans le tissu cellulaire, ce que l'on découvre en constatant la formation d'une boule d'œdème. La dent doit être cernée dans une zone anesthésique ; par suite plusieurs piqûres sont nécessaires, au moins deux, l'une sur la face vestibulaire, l'autre sur la face buccale de la gencive. Il faut éviter d'en faire un trop grand nombre. L'analgésie est complète deux ou trois minutes après l'injection ; il faut employer ce temps à causer avec le malade, à tenir son esprit en éveil, etc.

Quelques cas difficiles peuvent se rencontrer : si la gencive est décollée ou fongueuse, il faudra utiliser une aiguille très fine et faire l'injection très lentement, un peu loin du collet, dans la direction des nerfs arrivant à la dent. On agira également très doucement quand on se trouvera en présence d'une périostite plus ou moins intense en ayant bien soin d'aller de la gencive saine à la gencive enflammée. En cas d'abcès, il ne faut pas pénétrer dans la poche purulente, mais bien dans sa paroi. où l'on arrive progressivement, la piqûre ayant été faite en tissu sain. On surmonte ces difficultés avec beaucoup d'attention et d'habitude. Mais « les plus grandes difficultés que l'on rencontre sont celles qui surgissent quand il faut faire la piqûre au niveau du bord alvéolaire externe correspondant à la deuxième et à la troisième grosse molaire supérieure, et pour analgésier la région de la deuxième et de la troisième grosse molaire inférieure » (Sauvez). Dans le premier cas (molaires supérieures), on ne fera ouvrir la bouche au malade que modérément, ce qui permet d'introduire un miroir entre la joue et la gencive et d'écarter la joue en éclairant la région; on peut utiliser une aiguille courbe que l'on guide par réflexion dans le miroir, et l'on voit ainsi la muqueuse blanchir ou la boule d'œdème se former, suivant que l'on est, ou non, dans la bonne voie.

Pour les molaires inférieures, la difficulté vient : en dehors, du voisinage de la ligne oblique externe sur laquelle vient buter l'aiguille; en dedans, de la dépression existant au-dessous de la ligne mylo-hyoïdienne. En dehors, l'injection sera faite parallèlement à la muqueuse; en dedans, l'aiguille ne sera poussée que de un centimètre au plus.

Un cordial doit, après l'opération, être donné au malade, qui restera au repos un quart d'heure au minimum, et toujours 2 ou 3 heures si l'on a employé plus d'un centigramme de cocaïne.

B) **Injections de Stovaïne.** — La stovaïne a semblé pendant quelque temps devoir remplacer avec avantage la cocaïne; en effet, la toxicité de la stovaïne est deux fois moins grande que celle de la cocaïne; la stovaïne a une action vaso-dilatatrice, ce qui permet d'opérer les malades assis, ce qui ne constitue pas un petit avantage; son action anesthésique est parfaite, toutefois un peu moindre que celle obtenue par la cocaïne, et la douleur à l'injection n'est pas absolument supprimée comme avec la cocaïne. Nous l'avons employée pendant 5 ans d'une façon courante, sans jamais avoir un incident à déplorer et en obtenant une anesthésie courante très suffisante pour les besoins de notre pratique.

La technique des injections de stovaïne est évidemment la même que celle que nous avons exposée ci-dessus pour la cocaïne, avec cette différence que le malade peut être opéré assis, même en employant des doses importantes.

C) **Injections de novocaïne-adrénaline.** — Depuis environ 18 mois, un nouvel anesthésique local donne des résultats merveilleux, non seulement pour l'anesthésie pour l'extraction, mais aussi pour l'anesthésie de la pulpe et de la dentine; c'est la novocaïne associée à l'adrénaline, qui est employée couramment à l'heure actuelle en chirurgie générale. La novocaïne est un alcaloïde de synthèse, soluble dans l'eau à 100 pour 100 et stérilisable par l'ébullition, sans décomposition. Son équivalent toxique est de 0 gr. 40 par kilo d'animal, tandis qu'il est de 0 gr. 15 pour la stovaïne et de 0 gr. 05 pour la cocaïne. Nous recommandons l'emploi des comprimés mis dans le commerce par la maison Meister Lucius et Bruning, dont chacune contient 0 gr. 05 de novocaïne et 0 gr. 00018 de suprarénine. Le patient peut être à jeun ou non, la grossesse n'est pas une contre-indication, le décubitus dorsal est inutile; même pour des doses importantes, les suites générales ou locales sont absolument nulles.

Si on emploie l'anesthésie locale pour l'extraction, même technique que celle indiquée précédemment; si on cherche à obtenir l'anesthésie de la pulpe ou de la dentine, on fait la ou les injections sous-périostées en cherchant à se rapprocher de l'apex de la ou des racines. On peut donc, actuellement, fraiser la dentine, enlever la pulpe et les rameaux nerveux radiculaires sans aucune douleur; c'est un progrès considérable qui est très apprécié des patients et permet au praticien de travailler beaucoup plus rapidement.

D) **Anesthésie par Réfrigération.** — Nous n'insisterons pas sur les divers produits utilisés pour obtenir l'anesthésie par réfrigération ; on emploie en art dentaire des pulvérisations de dérivés éthylés ou méthylés et souvent des mélanges de ces deux ordres de produits (chlorure de méthyle, chlorure d'éthyle, anestile, coryl, etc.). On dirige la pulvérisation sur la gencive de la dent à extraire au niveau de la pointe de la racine, en la dirigeant vers l'origine des nerfs qui se rendent à la dent ; l'anesthésie est obtenue en 15 ou 20 secondes ; elle est d'autant plus complète que la pulvérisation a été plus prolongée (4 à 5 gr. de coryl doivent suffire) ; elle se maintient de 20 à 40 secondes. Parmi les inconvénients de ce mode d'anesthésie, il faut noter la sensibilité au froid de certaines dents, qui en rendent l'application pénible au début ; des précautions spéciales devront être prises pour ne pas diriger la pulvérisation sur une pulpe à découvert, ce qui provoquerait des douleurs intolérables. L'application de ce procédé est difficile pour certaines dents : il faut éviter que le malade respire les vapeurs d'un produit qui n'est pas préparé pour l'anesthésie générale. L'emploi du chlorure d'éthyle, du coryl est contre-indiqué d'une façon absolue quand on doit utiliser le thermo-cautère, car ces corps sont inflammables, et par suite peuvent donner naissance à des accidents plus ou moins graves. La pulvérisation ne doit pas être suspendue dès que la gencive devient blanche, car alors il n'y a que les couches superficielles de la muqueuse qui sont anesthésiées, il faut la prolonger, comme nous l'avons dit, 15 à 20 secondes.

E) **Méthode mixte : Injection anesthésique et Réfrigération.** — Les deux méthodes que nous avons indiquées, injections de cocaïne, de stovaïne ou de novocaïne-adrénaline et réfrigération se complètent et se suppléent l'une l'autre. La novocaïne remplacera le froid dans le cas où celui-ci ne pourra donner le résultat espéré : sujet ne respirant pas par le nez, sujet nerveux et timoré, dent sensible au froid, pulpe à découvert, périostite, deuxième ou troisième grosses molaires ; le froid remplacera la novocaïne chez les cardiaques, les névropathes, les débilités, pendant la grossesse, la lactation, dans le cas où la gencive sera fongueuse, décollée et accessible à la pulvérisation s'il existe un abcès.

Mais, en outre, ces deux méthodes peuvent se superposer et constituer une méthode mixte : il y a addition des effets anesthésiques. Les résultats obtenus sont très satisfaisants : on peut, par exemple, anesthésier par la novocaïne la face interne, buccale de la gencive et par la réfrigération sa face vestibulaire. La réfrigération est indiquée pour éviter la douleur de la piqûre, surtout au voisinage d'un abcès. L'usage simultané de la novocaïne et du coryl permettent d'obtenir une insensibilité absolue. Pour nous, cette méthode mixte, injection de novocaïne et réfrigération, est la meilleure méthode d'anesthésie locale pour l'extraction des dents. »   *E. SAUVEZ.*

ANESTHÉSIE OBSTÉTRICALE. — **Analgésie obstétricale.** — Au point de vue pratique, l'*anesthésie obstétricale*, proprement dite, n'a pas pour but principal — contrairement à l'*anesthésie chirurgicale* — de faire disparaître la sensibilité et la motilité. L'anesthésie mise en œuvre pour pratiquer une opération césarienne, une symphyséotomie, par exemple, n'est point obstétricale, mais bien chirurgicale. C'est simplement l'anesthésie ayant pour but de rendre une opération non douloureuse. La seule remarque à faire c'est que l'anesthésie pratiquée chez une parturiente prédispose aux hémorragies.

L'*anesthésie obstétricale proprement dite* est celle qui est pratiquée dans le but de modifier l'acte de l'accouchement à une période quelconque. Elle est employée dans deux conditions bien différentes. Tantôt on a comme but la disparition d'un état pathologique : contraction ou rétraction tétanique de l'utérus ; tantôt on veut simplement atténuer ou faire disparaître l'élément douleur dans l'accouchement physiologique, ce qui constituerait l'*analgésie obstétricale*.

L'emploi de l'anesthésie obstétricale dans les cas pathologiques est admis par tous les accoucheurs ; on trouvera les indications précises aux articles : Accouchement, Dystocie, Délivrance, etc., etc.

Je me borne à dire ici que l'anesthésie obstétricale est indiquée chaque fois qu'il y a lieu de modifier la contraction utérine ou d'amoindrir la rétraction. Quant à l'*analgésie obstétricale*, ou mieux l'*hypoalgésie* (C. Richet), c'est-à-dire celle qui consisterait à obtenir, chez une femme en travail, l'insensibilité à la douleur, avec la conservation de la conscience et des autres sensibilités (tactile et excito-motrice) — ce qui n'est en réalité qu'une période de l'anesthésie — étudiée par les physiologistes, elle n'est recherchée que par quelques praticiens. Expérimentalement, on observe très bien l'hypoalgésie chez les animaux qui ont reçu une forte dose de morphine (Richet). Je ne sache pas, qu'avec ce médicament, on l'ait aussi bien observée chez la femme. Chez cette dernière, on s'est surtout efforcé de l'obtenir à l'aide du chloroforme, et l'on offre à la parturiente comme l'on dit dans le monde : le *chloroforme à la reine*, dénomination qui rappelle le début de son application royale. Dans ces conditions, le problème à réaliser est le suivant : à l'aide d'un agent *toxique*, obtenir une anesthésie *inoffensive* et incomplète, pour d'aucuns, pendant la période de dilatation ; pour d'autres, pendant la période d'expulsion ; pour quelques-uns, pendant les deux périodes.

L'indication de cette manière de faire serait fournie par l'exagération de l'élément *douleur*. Mais l'instrument propre à mesurer l'intensité de la douleur n'est pas encore connu. Il en résulte qu'en pratique la solution du problème est particulièrement difficile à obtenir. Aussi ne voit-on, dans aucune maternité, l'application régulière de l'analgésie obstétricale. Il est probable que les accoucheurs partisans du chloroforme à la reine trouvent des indications suffisantes dans les conditions du milieu où ils évoluent ; quant à moi, je ne les ai jamais rencontrées dans ma clientèle de l'hôpital ou de la ville.

Quoi qu'il en soit, tout praticien doit savoir que quand on fait respirer du chloroforme à une parturiente, on atteint et on diminue la contractilité et la rétractilité de l'utérus, d'où la prédisposition aux hémorragies.   A. *PINARD*.

ANÉVRISMES ARTÉRIELS. — Les anévrismes artériels sont des dilatations circonscrites siégeant sur le trajet des artères, développées aux dépens de leurs parois et renfermant du sang liquide ou partiellement concrété.

Suivant le mode de distension de la paroi artérielle, on distingue deux sortes d'anévrismes : l'*anévrisme fusiforme* (fig. 62) dans lequel un segment de l'artère, distendu plus ou moins régulièrement sur toute sa circonférence, prend la forme d'un fuseau dont les deux extrémités communiquent à plein canal avec les deux bouts de l'artère, et l'*anévrisme sacciforme* (fig. 63), de beaucoup le plus fréquent, formé par la dilatation d'un point limité de la paroi et se présentant sous la forme d'une poche diverticulaire, le *sac*, reliée à l'artère par une partie rétrécie, le *collet*.

Nous ne ferons que signaler l'*anévrisme disséquant*, spécial à l'aorte, sorte d'hématome infiltré dans l'épaisseur même des parois du vaisseau et ne présentant aucun intérêt chirurgical.

La dilatation artérielle nécessite une altération des tuniques vasculaires, qui se laissent alors distendre par l'impulsion sanguine. On constate toujours en effet la disparition totale ou partielle de la tunique moyenne, élastique, de l'artère avec hypertrophie des tuniques interne et externe, chroniquement enflammées et distendues.

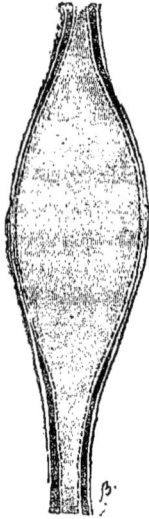

Fig. 62.
Anévrisme fusiforme

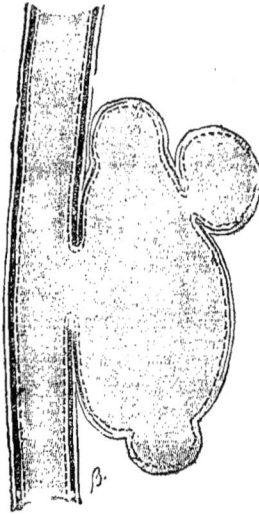

Fig. 63.
Anévrisme sacciforme.

Unique en général, l'anévrisme a pour sièges les plus fréquents la poplitée, la fémorale, l'iliaque externe, l'axillaire.

De volume et de forme essentiellement variables, la poche anévrismale, souvent bosselée, se moule sur les organes qui l'entourent; de sa surface naissent, outre les branches collatérales normales de l'artère, des ramuscules innominés très développés.

L'épaisseur de la paroi est variable, mais en général elle diminue du collet vers la région la plus dilatée.

Dans le sac on trouve du *sang liquide et des caillots*, les uns mous, cruoriques, de formation récente, peu adhérents, et occupant avec le sang liquide le centre de la cavité; les autres étalés à la périphérie en couches stratifiées, adhérents, constitués par des lames de fibrine, élastiques, grisâtres, entre lesquelles existent parfois de véritables lacunes. Les premiers sont les *caillots passifs*, les seconds les *caillots actifs* de Broca.

Le développement progressif du sac anévrismal fait subir aux organes voisins des modifications importantes.

L'artère qui porte l'anévrisme est flexueuse, dilatée, plus ou moins athéromateuse.

Les veines sont comprimées mais habituellement perméables. L'inflammation chronique dont le sac est le siège, l'irritation engendrée par les mouvements systoliques, déterminent de la sclérose dans le tissu cellulaire

environnant, et c'est ainsi que les troncs nerveux englobés dans ce tissu
scléreux contractent des adhérences avec la poche.

Les muscles, les aponévroses, les ligaments articulaires s'amincissent
sous la pression de l'anévrisme; les os eux-mêmes atteints d'ostéite raré
fiante sont usés et érodés.

L'anévrisme a une tendance naturelle à s'accroître sans cesse; ce développement est plus ou moins rapide suivant que la coagulation est moins
ou plus facile dans l'intérieur du sac (forme du sac, largeur de son orifice
de communication, présence de branches collatérales à son niveau).

La guérison spontanée est possible par la coagulation, mais elle est rare.

Fréquemment la poche, augmentant de volume, voit sa résistance diminuer et, sous une influence quelconque (traumatisme, augmentation de la
tension sanguine), elle peut se rompre, déterminant ainsi la formation d'un
hématome simple et pulsatile.

Enfin l'anévrisme peut s'enflammer et suppurer par suite d'une infection
sanguine ou lymphatique, plus rarement par pénétration directe de micro-
organismes.

C'est surtout chez l'*homme*, entre 30 et 50 ans, que se rencontrent les
anévrismes.

La cause première est une lésion de la paroi artérielle, traumatique quelquefois, spontanée le plus souvent.

L'artérite chronique est donc le facteur le plus important de cette étiologie, par la disparition de la tunique moyenne qu'elle détermine constamment. Aussi toutes les causes d'artérite chronique (syphilis, alcoolisme,
arthritisme, maladies infectieuses) pourront-elles provoquer l'apparition
d'un anévrisme.

Souvent des traumatismes légers et répétés localiseront l'anévrisme sur
des artères altérées antérieurement.

Symptômes. — Un anévrisme accessible à la palpation se présente
sous la forme d'une *tumeur* ovoïde ou arrondie, de forme régulière, siégeant sur le trajet d'une artère. Nettement distincte des tissus environnants,
cette tumeur présente une certaine mobilité dans le sens transversal; elle
est en revanche immobile dans le sens de la longueur de l'artère. A la *palpation* on constate que la tumeur est molle et dépressible; cette mollesse
est d'ailleurs variable suivant la quantité plus ou moins grande de caillots
actifs que contient la poche. La tumeur est animée de battements, syn-
chrones au pouls et dus à la systole ventriculaire; ces battements, simples
soulèvements rythmiques de la tumeur, retardent légèrement sur la contraction du ventricule, et cela d'autant plus que l'anévrisme est plus
éloigné du cœur. Les battements sont parfois visibles à la simple inspection, lorsque l'anévrisme fait saillie sous la peau.

De plus, et c'est là un symptôme pathognomonique, la tumeur est douée
d'*expansion*; lorsqu'on l'embrasse à pleine main ou lorsqu'on applique un
doigt de chaque côté, on sent qu'elle grossit à chaque pulsation; cette sensation montre qu'il y a une poche se dilatant et se rétractant alternativement. La pression sur l'anévrisme fait voir que la tumeur est partiellement
réductible.

Enfin si l'on comprime l'artère entre la poche et le cœur, on constate la disparition des battements et de l'expansion; au contraire la compression de l'artère au-dessous de l'anévrisme augmente les battements dans ce dernier.

Vient-on à ausculter la tumeur, avec ou sans stéthoscope, on perçoit un *bruit de souffle* intermittent coïncidant avec la pulsation artérielle, et par conséquent avec le battement et l'expansion; ce souffle, variable de ton et d'intensité, tantôt doux, tantôt dur et râpeux, est en général très *localisé* et résulte, comme l'ont montré Chauveau et Marey, de la vibration de l'onde liquide qui se forme au moment où le sang passe de l'artère où la pression est plus forte dans la poche où elle l'est moins.

Dans les anévrismes des gros troncs on entend parfois un double souffle systolique et diastolique, mais jamais de souffle continu comme dans les anévrismes artério-veineux.

La présence d'un anévrisme sur une artère amène sur le segment périphérique de cette artère des modifications circulatoires se manifestant par un *affaiblissement* et surtout *un retard de la pulsation*, symptôme d'une importance capitale, mais souvent difficile à percevoir sans appareil enregistreur.

Évolution. — D'ordinaire les anévrismes ont une marche lente. Indolents au début, ils n'attirent l'attention du malade que quelque temps après leur apparition : tantôt c'est la tumeur qui les frappe en premier lieu; tantôt ce sont d'autres symptômes : lourdeur du membre, gêne dans les mouvements, engourdissement ou douleurs, ou œdème dus à des compressions nerveuses ou veineuses. L'anévrisme une fois formé s'accroît constamment, d'où augmentation des différents symptômes par lesquels il s'est révélé. L'*œdème* par compression des veines s'observe fréquemment; il est en général dur et peu accentué.

Les *troubles nerveux* ne sont pas constants, mais présentent une toute autre gravité : ce sont des paralysies partielles ou complètes, s'accompagnant parfois de névrites; ces phénomènes sont dus, comme l'a montré Pierre Delbet, non pas à la simple compression des troncs nerveux, mais à leur englobement dans les tissus périsacculaires chroniquement enflammés.

Les anévrismes, en grossissant, voient parfois leur constitution anatomique profondément modifiée, ce qui entraîne également des changements dans les symptômes physiques : c'est ainsi que certains anévrismes, par suite de l'inflammation chronique développée autour d'eux, contractent avec les tissus voisins des adhérences intimes, perdant leur mobilité et leur délimitation précise; de plus, se remplissant de caillots, ils deviennent durs, irréductibles, perdant complètement ou incomplètement battements, expansion et souffle.

Le plus souvent l'anévrisme tend sans cesse à grossir jusqu'à sa rupture; cette augmentation de volume peut être très rapide; d'autres fois elle est d'une lenteur extrême; quelquefois elle se fait par poussées successives.

La *guérison* spontanée est exceptionnelle; elle est due à la formation successive de caillots qui envahissent non seulement la poche, mais l'artère elle-même; d'ailleurs cette guérison ne met pas toujours à l'abri des troubles nerveux dus à l'englobement des nerfs dans le tissu conjonctif enflammé périanévrismatique.

La *terminaison fatale* est la règle, soit par *compression* d'un organe de prime importance dans le cas d'une *vigueur* intense (œsophage, trachée, . bronches, nerfs récurrents, etc.), soit, et le plus souvent, par *rupture*.

La rupture peut se faire dans des cavités séreuses (plèvre, péricarde, péritoine, arachnoïde, synoviales articulaires); dans des cavités muqueuses (trachée, œsophage, estomac, intestin); elle est alors rapidement mortelle, sauf dans les ouvertures intra-articulaires qui donnent lieu à des *hémasthioses* pulsatiles.

La rupture dans le tissu cellulaire peut être étroite ou large : *étroite*, c'est une simple fissure du sac par laquelle s'écoule une petite quantité de sang qui refoule les tissus voisins et s'enkyste, formant un diverticule de la poche anévrismale : c'est là un des modes d'accroissement des anévrismes; au contraire, lorsque la déchirure est *large*, il se forme un vaste *hématome anévrismal* entraînant la *gangrène* du membre dans l'immense majorité des cas.

Quant à la *rupture à l'extérieur*, elle est ou non précédée de phénomènes inflammatoires. Dans le premier cas, l'anévrisme, augmentant de plus en plus de volume, soulève la peau qui lui devient adhérente et prend une coloration violacée; parfois il s'y forme une plaque de sphacèle qui finit par tomber; il se produit alors une hémorragie, immédiatement, ou peu de temps après, si quelques caillots empêchent l'écoulement immédiat. Lors qu'il n'y a pas de sphacèle cutané, la peau s'ulcère ou s'amincit et la rupture se produit avec une hémorragie effrayante et rapidement mortelle sous l'influence d'un effort ou d'un choc.

Quand il y a des phénomènes inflammatoires périsacculaires, le plus souvent ils sont aigus et l'on croit à un abcès si l'on ne connaît pas l'existence de l'anévrisme; la collection s'ouvre et avec le pus il y a issue de sang; dans certains cas cependant ce n'est que secondairement, mais assez rapidement, quelques heures, quelques jours au plus, que s'effectue la rupture du sac ramolli par l'inflammation périanévrismale.

Nous avons déjà parlé de la *gangrène* du membre par rupture de l'anévrisme dans le tissu cellulaire; signalons encore la gangrène due à l'oblitération de l'artère au moment où l'anévrisme guérit spontanément, éventualité exceptionnelle, nous l'avons vu, et la gangrène par embolie due à un caillot détaché du sac qui va s'arrêter dans une artère de moindre calibre.

Diagnostic. — Lorsqu'un anévrisme artériel circonscrit se présente avec ses symptômes classiques sur lesquels nous ne reviendrons pas, le diagnostic est des plus faciles et on ne le confondra pas avec un *anévrisme artério-veineux* (v. c. m.) ni avec un *anévrisme cirsoïde* (v. c. m.), qui ont chacun leurs symptômes bien différenciés.

Mais en revanche, il est parfois fort difficile de reconnaître qu'on est en présence d'un anévrisme. Certaines tumeurs, les *angiomes* et les *sarcomes pulsatiles* ont des battements propres; mais dans les angiomes, outre que la présence de battements et de souffle est fort rare, il y a presque toujours envahissement de la peau; de plus ils sont congénitaux et n'occupent pas en général le même siège que les anévrismes.

Les *sarcomes pulsatiles* ont des *battements* et des mouvements d'expansion d'une certaine intensité, mais pas de souffle; de plus ils sont énormes et on apprend qu'au début ils ne présentaient pas de battements.

Dans certains cas, les *dilatations flexueuses des artères* ont pu en imposer pour un anévrisme; elles sont plus réductibles et présentent peu d'expansion.

Certaines tumeurs ont des battements transmis par un tronc artériel voisin; ces tumeurs se distinguent des anévrismes en ce qu'elles n'ont pas d'expansion; mais ce symptôme étant parfois difficile à percevoir, on est quelquefois obligé de rester dans le doute.

Enfin, et c'est là l'erreur de diagnostic la plus fâcheuse qu'on puisse commettre, on peut prendre un anévrisme enflammé pour un *abcès* simple; cela est arrivé aux plus grands cliniciens; aussi doit-on toujours se méfier des abcès qui siègent sur le trajet des artères, faire une étude minutieuse des commémoratifs, et si l'on a le moindre doute, n'ouvrir l'abcès qu'en étant préparé à faire ce qui convient s'il y a un anévrisme dessous.

Traitement. — Le **traitement médical** doit être réservé aux anévrismes inaccessibles chirurgicalement; or, aujourd'hui, il n'y a guère dans ce cas que les anévrismes de l'aorte. Aussi ne ferons-nous que signaler le traitement par l'iodure de potassium et par les injections sous-cutanées de sérum gélatiné à 2 pour 100.

Le **traitement chirurgical** — nous ne parlerons que des méthodes aujourd'hui employées — comprend : la compression, méthode non sanglante, — la ligature, — l'extirpation du sac, méthodes sanglantes.

1° *La compression limitée indirecte,* pratiquée sur l'artère au-dessus de la poche anévrismale, doit être faite avec les doigts et interrompre complètement le courant sanguin. De plus il est utile de ne pas comprimer constamment le même point de l'artère, si l'on ne veut pas s'exposer à la production d'un anévrisme au niveau du point comprimé; enfin il est nécessaire que la compression soit continue et non pas faite d'une manière intermittente, à courtes séances répétées. Aussi, pour faire cette compression continue et alternative cependant, faut-il commencer à comprimer au deuxième point avant de cesser la compression au premier. La durée de cette compression ne doit pas être inférieure à quatre heures; ordinairement elle est de dix, douze heures. Il est important, lorsqu'on finit la séance, d'éviter le rétablissement brusque de la circulation qui aurait pour effet de détacher les caillots déjà formés dans le sac et de déterminer ainsi la gangrène.

On peut obtenir la guérison par la compression, mais les insuccès sont fréquents (50 pour 100). Cette méthode n'est pas applicable à tous les anévrismes : il faut pouvoir aborder facilement l'artère et la comprimer sur un plan osseux; ce qui sera impossible pour les anévrismes de l'aisselle, du cou, de la fosse iliaque, de la région inguinale. De plus, quand elle est possible, la compression est douloureuse, difficile à bien faire, exigeant plusieurs séances de plusieurs heures consécutives, avec plusieurs aides se succédant.

Dans certains cas l'anévrisme augmente de volume au lieu de diminuer; enfin, même en cessant progressivement la compression à la fin de la séance, des embolies peuvent se produire avec gangrène.

On n'emploiera donc cette méthode que si la méthode sanglante, pour une cause quelconque, est absolument inapplicable, et encore ne devra-t-on la tenter qu'en présence de petits anévrismes traumatiques, non enflammés, avec intégrité du système artériel; on l'abandonnera si au bout de trois séances de douze heures chacune il n'y a pas guérison (Pierre Delbet).

2° *Ligature.* — La ligature est pratiquée dans le but d'arrêter ou tout au moins de ralentir la circulation dans l'anévrisme et par là d'amener sa guérison, en oblitérant l'artère sur laquelle est développée la poche.

La ligature peut être placée entre le cœur et la tumeur ou la tumeur et les capillaires. Nous ne parlerons pas de cette dernière (ligature au-dessous du sac, méthodes de Brasdor et Wardrop) qui n'est qu'un pis aller lorsqu'on ne peut faire la ligature au-dessus du sac (anévrismes des gros troncs de la base du cou).

La ligature au-dessus du sac, entre celui-ci et le cœur, se fait au ras du sac (méthode d'Anel) ou à une certaine distance du sac (méthode de Hunter), laissant entre celui-ci et la ligature une ou plusieurs collatérales.

La ligature près du sac par la méthode d'Anel est la plus satisfaisante pour le rétablissement de la circulation collatérale puisque le segment d'artère oblitéré est réduit au minimum.

La ligature ne donne que 5 pour 100 d'échecs ou de récidives. Mais la mortalité opératoire est relativement élevée (8,55 pour 100, P. Delbet, 1895, 7 pour 100 seulement dans les cas relevés en 1909 par Monod et Vanverts depuis 1895) et surtout elle expose à la gangrène (8,25 pour 100, P. Delbet). Cette gangrène n'est pas due seulement à l'insuffisance de la circulation collatérale, mais principalement à des embolies ayant pour origine les caillots encore mous et peu adhérents qui se détachent de la paroi du sac.

Enfin après la ligature, on peut voir continuer, s'aggraver ou même débuter des accidents nerveux (troubles trophiques, sensitifs, moteurs) dus à l'englobement des nerfs dans le tissu scléreux périsacculaire ou dans la paroi du sac elle-même en voie de rétraction.

3° *Extirpation.* — Aussi l'extirpation du sac anévrismal est-elle considérée aujourd'hui comme la méthode de choix. Elle a une mortalité presque nulle (86 cas d'extirpation sans une seule mort dans la statistique de P. Delbet, 1895), expose beaucoup moins à la gangrène (2,77 pour 100); enfin la guérison est complète sans troubles nerveux dus à la rétraction de la poche, sans crainte de récidive.

Cependant il est des cas dans lesquels l'extirpation n'est pas possible (anévrismes enflammés ou rompus avec anévrismes diffus secondaires) par suite des adhérences périphériques de la poche, de la friabilité de la paroi; il faudra alors se contenter parfois de la ligature double au-dessus et au-dessous du sac, avec incision de la poche, évacuation des caillots et ligature des branches collatérales, après quoi on remplira la cavité de gaze aseptique légèrement tassée. Cette méthode n'est qu'un pis aller.

Enfin, en présence d'une gangrène étendue ou d'accidents septiques

graves, on n'aura qu'une seule ressource : l'*amputation*, à laquelle on est
d'ailleurs aujourd'hui bien exceptionnellement réduit.   *G. LABEY.*

ANÉVRISMES ARTÉRIO-VEINEUX. — On appelle anévrisme artério-veineux
une communication entre un tronc artériel et un tronc veineux.

Cette communication peut être directe, véritable fistule artério-veineuse :
c'est la *phlébartérie* de Broca. Ou bien la communication se fait par l'intermédiaire d'un sac placé sur l'artère, sur la veine ou entre les deux ; ce sac
peut être dû à la dilatation des parois vasculaires : c'est l'*anévrisme variqueux par dilatation* ; il peut être dû à l'enkystement d'un épanchement
sanguin : c'est l'*anévrisme variqueux enkysté*. Cette lésion amène des conséquences anatomiques dans les vaisseaux correspondants. Les artères dans
lesquelles la pression a baissé se dilatent et s'amincissent ; c'est une atrophie
par diminution de leur fonction ; les veines au contraire s'épaississent, s'artérialisent.

L'anévrisme artério-veineux peut être spontané ; par exemple, un anévrisme artériel s'ouvre dans une veine ; cette variété est rare ; le plus souvent, l'anévrisme est d'origine traumatique ; il y a eu à la fois blessure de
l'artère et de la veine correspondante. Aussi a-t-on constaté cette lésion
surtout au niveau du pli du coude où elle a succédé à une saignée mal
faite.

Symptômes. — Lorsqu'il existe une tumeur, elle présente les caractères suivants : plus ou moins volumineuse, elle donne à l'inspection des battements isochrones au pouls, et de l'expansion. La palpation montre qu'elle
est molle, fluctuante, réductible. Si l'on comprime l'artère au-dessus, la
tumeur disparaît ; si l'on comprime au-dessous elle augmente ; si l'on comprime
enfin au niveau de la communication artério-veineuse, tous les symptômes sont supprimés. Au-dessous de l'anévrisme, le pouls est affaibli dans
les artères ; les veines au contraire présentent le phénomènes du pouls
veineux. Au-dessus, les artères sont flexueuses et dilatées. Qu'il existe
ou non un sac, il y a deux symptômes essentiels : un souffle continu
avec renforcement systolique et un bruit particulier que l'on perçoit
au palper et que l'on entend ; bruit comparé au bruissement que détermine
le fer rouge plongé dans l'eau, au roulement de la lettre R, et qu'on appelle
le « thrill murmur ». Ce bruit est entendu par le malade dont il peut gêner
le sommeil ; il se propage avec l'artère à la périphérie, avec la veine vers le
cœur. Il existe enfin des troubles dans le membre correspondant : troubles
sensitifs (fourmillement, élancements, etc.), troubles moteurs, troubles trophiques, troubles calorifiques.

Évolution. — La guérison spontanée est exceptionnelle, elle n'est possible que par une transformation de l'anévrisme artério-veineux en anévrisme
artériel ; or, dans l'anévrisme artério-veineux il n'y a point de caillots, la
circulation y étant trop active. L'anévrisme évolue au contraire vers des
complications dont les plus graves sont la rupture et la gangrène.

Diagnostic. — Le souffle continu et le « thrill murmur » permettent
facilement de distinguer l'anévrisme artério-veineux de l'anévrisme artériel.
L'anévrisme cirsoïde présente les mêmes symptômes, mais son siège est

différent (cuir chevelu), et surtout sa forme, avec les dilatations artérielles serpentines autour d'une tumeur centrale.

Traitement. — Il n'existe que deux véritables traitements de l'anévrisme artério-veineux : la *quadruple ligature* et l'*extirpation*. Les cas dans lesquels il n'y a pas de tumeur, ou une petite tumeur, on fera la quadruple ligature. Au contraire s'il y a une tumeur volumineuse, on fera l'extirpation de l'anévrisme.

Grâce au progrès de la chirurgie vasculaire il est permis de penser que peut-être dans un avenir prochain l'opération idéale sera la résection de l'anévrisme et le rétablissement de la circulation artérielle et veineuse par une greffe vasculaire ou par la simple anastomose des bouts sectionnés.

ANSELME SCHWARTZ.

ANÉVRISMES CIRSOÏDES. — On appelle anévrisme cirsoïde une tumeur caractérisée par la dilatation des troncs, des rameaux et des ramuscules d'un ou de plusieurs départements artériels et par une communication large et facile existant au niveau des capillaires.

L'anévrisme cirsoïde peut être spontané ou traumatique. Spontané, il fait suite le plus souvent à un angiome, et c'est ainsi qu'il faut expliquer les anévrismes cirsoïdes congénitaux. Traumatique, il fait suite à un traumatisme violent, dont le mécanisme est loin d'être élucidé ; il n'existe, à ce sujet, que des hypothèses sur lesquelles nous ne pouvons nous étendre.

Il y a, dans l'anévrisme cirsoïde, deux choses : la tumeur et les vaisseaux qui y aboutissent. La tumeur est constituée par un ensemble de cavités, d'aréoles variables comme volume, et l'étude histologique de ces cavités a montré qu'elles sont dues à la dilatation des ramuscules vasculaires (artériels et veineux) et des capillaires. Cette dilatation permet une communication facile entre les artères et les veines, et cette modification physiologique entraîne des altérations dans tout le système vasculaire avoisinant. Dans les artères, la pression a baissé ; aussi, comme tout organe qui fonctionne mal ou ne fonctionne plus, les éléments élastiques et contractiles disparaissent, l'artère se laisse dilater et devient flexueuse, quelquefois très loin de la tumeur. Dans les veines se passe un phénomène inverse ; la pression s'y est élevée ; aussi leur paroi s'épaissit ; les veines *s'artérialisent*. La tumeur et les vaisseaux qui en partent peuvent soit ulcérer les téguments et donner des hémorragies graves, soit éroder l'os sous-jacent, et l'on a vu un anévrisme cirsoïde du cuir chevelu détruire et perforer la paroi crânienne.

Son siège de prédilection est, en effet, le cuir chevelu ou la main.

Symptômes. — L'affection se présente en général avec les caractères physiques suivants : une tumeur, plus ou moins volumineuse, irrégulière et bosselée comme surface, et dont se détachent, sur toute la périphérie, des vaisseaux tortueux et irréguliers, qui eux aussi soulèvent les téguments. Cette tumeur centrale, avec les vaisseaux qui s'en détachent, présente des battements et une expansion isochrones au pouls. Si l'on vient à examiner la tumeur par la palpation on la trouve molle, fluctuante et réductible ; mais cette réductibilité est partielle, car, la pression ayant chassé tout le sang, il reste sous la main une masse irrégulière que l'on a comparée à une masse de vers de terre; si on supprime la pression, la tumeur se reproduit progressivement et complètement. La compression des artères principales qui aboutissent à la tumeur amène également sa suppression; la compression des veines augmente son volume; il en est de même de la toux, des efforts, de la position déclive.

A côté de ces signes purement physiques, il en existe deux autres d'une très grande importance : c'est un souffle, perçu à l'auscultation, souffle généralement continu, avec renforcement systolique; c'est ensuite un bruit particulier, perçu au palper, entendu par le malade lui-même et que l'on retrouve dans l'anévrisme artério-veineux, bruit que l'on a comparé au ronflement de la lettre R, au bruissement que produit le fer rouge plongé dans l'eau; ce bruit s'appelle le « thrill murmur ».

Les symptômes fonctionnels sont peu marqués : c'est de la gêne, de la lourdeur dans le membre correspondant, de la céphalalgie, s'il s'agit du cuir chevelu; ce qui est pénible surtout pour le malade ce sont les battements dont la tumeur et les vaisseaux qui l'entourent sont le siège; le thrill peut gêner le sommeil du malade.

La *marche* de l'anévrisme cirsoïde est lente et l'affection peut durer plusieurs années; un effort, un traumatisme, chez la femme, la grossesse, l'accouchement peuvent exercer sur cette évolution une mauvaise influence. Nous avons déjà vu que la tumeur refoule peu à peu les téguments, les distend, leur adhère; une inflammation en amène le sphacèle et la rupture, d'où des hémorragies rebelles qui peuvent conduire à une anémie rapide. La perforation de la boîte crânienne est une autre complication grave.

Diagnostic. — Le diagnostic est en général très facile. La confusion n'est possible qu'avec les autres tumeurs vasculaires. La *simple dilatation serpentine* des gros troncs artériels ne ressemble en rien à la tumeur cirsoïde. L'*anévrisme artério-veineux* (v. c. m.), n'est point entouré par ces vaisseaux tortueux et surtout son siège est tout différent. L'*angiome* enfin ne présente des analogies avec l'anévrisme cirsoïde que lorsqu'il est lui-même en voie de transformation cirsoïde. L'angiome, en effet, peut se transformer en anévrisme cirsoïde; il présente alors les symptômes de ce dernier et le diagnostic différentiel n'est plus à faire, puisque c'est d'un anévrisme cirsoïde qu'il s'agit.

Mais il y a une tumeur congénitale qui peut simuler la tumeur cirsoïde, c'est l'*encéphalocèle* (v. c. m.) faisant saillie dans le grand angle de l'œil. Cette tumeur peut présenter des battements, de l'expansion, de la réductibilité. Mais elle est plus circonscrite, la pression ne donne pas la sensation de cordons enroulés, et la compression des deux carotides ne modifie en rien la tumeur, qui reste irriguée par les vertébrales; au contraire, la compression d'une seule carotide modifie considérablement les symptômes de l'anévrisme cirsoïde.

Traitement. — Il existe trois méthodes de traitement de ces anévrismes :

1° Les *ligatures*, qui ont pour but la suppression de l'afflux artériel; elles sont mauvaises, car la circulation se rétablit par les voies collatérales;

2° Les procédés ayant pour but la *coagulation* du sang dans l'intérieur de la tumeur : électro-puncture, injections coagulantes (perchlorure de fer, liqueur de Piazza). Ces injections présentent deux graves dangers, la formation de caillots et d'embolies, l'inflammation ;

3° Procédés de *destruction*, par le *fer rouge* ou le *bistouri*.

Le procédé de choix est l'*extirpation au bistouri*; mais cela n'est pas toujours possible, quand l'anévrisme occupe une étendue trop considérable, ou une région difficilement accessible ou dangereuse. Dans ce cas ou aura recours soit à l'électrolyse, soit à un procédé mixte : injections coagulantes, en particulier la liqueur de Piazza, après avoir, par des ligatures appropriées, arrêté la circulation dans la tumeur. Le gros danger de tous ces traitements réside dans les hémorragies qui se produisent même après les simples piqûres et qui peuvent mettre la vie du malade en danger.

Aux membres peut se poser la question de l'amputation, dans les cas graves. Ce sera là, toujours, une opération d'exception, et l'on commencera par l'extirpation de la tumeur, par des ligatures.

                                              ANSELME SCHWARTZ.

ANGÉLIQUE (*Angelica archangelica*. Ombellifères). — Emploi : Feuille fraîche : *Alcoolat vulnéraire. Alcoolature vulnéraire.* — Racine : *Alcoolat de mélisse composé. Teinture balsamique (baume du Commandeur). Vin de Scille composé.*

ANGINES. — **Généralités.** — Les angines sont les inflammations de l'isthme du gosier. Aiguë ou chronique, l'angine varie dans son siège ; tantôt elle frappe dans toute son étendue la muqueuse du voile du palais, des piliers, des amygdales, mais l'inflammation reste superficielle (angine diffuse, angine staphylo-pharyngée); tantôt elle se localise aux amygdales, mais l'inflammation, plus profonde, envahit les cryptes, et peut être l'origine d'une infection ou d'une intoxication générale : c'est l'angine tonsillaire ou *amygdalite*, qui frappe presque toujours les amygdales palatines, quelquefois les amygdales linguale ou pharyngée.

Atteignant d'emblée la gorge ou causant d'abord une maladie générale, les infections les plus diverses peuvent déterminer des angines, à la condition que la muqueuse ou les amygdales se trouvent en état de moindre résistance; à réaliser cette condition, concourent des facteurs multiples : action du froid, de l'humidité, insuffisance de la sécrétion salivaire (l'épithélium mal lubréfié devenant plus fragile), inflammations antérieures, traumatismes, etc. Lorsque l'épithélium est altéré, la muqueuse se laisse pénétrer par les microbes, que ceux-ci viennent de l'extérieur, ou que, habitant normalement la gorge à l'état de saprophytes, ils deviennent alors pathogènes. Mais ces microbes sont arrêtés par les amas lymphoïdes, organes producteurs de phagocytes, disséminés dans la région : amygdales palatines, linguales, tubaires, pharyngée, formant le cercle amygdalien de Waldeyer. Les amygdales opposent-elles une barrière insuffisante à des agents trop virulents, l'infection s'étend aux ganglions lymphatiques, et si elle franchit ce second obstacle, elle peut, de là, se généraliser. Les amygdales luttent de même contre l'intoxication microbienne : ainsi s'opposent-elles, avec un succès variable, à la diffusion de la toxine diphtérique élaborée à leur niveau par les bacilles.

Exposée à toutes les infections extérieures, la gorge est donc défendue contre elles par sa muqueuse et ses amygdales, dont la lutte se traduit par l'angine, et la défaite par les accidents généraux post-angineux.

Mais si l'infection sanguine préexiste à l'angine (c'est parfois le cas, dans la fièvre typhoïde, par exemple), le processus suit une marche inverse : c'est, non de l'extérieur, mais par la circulation, que les agents morbides arrivent à l'amygdale, dont l'inflammation n'est qu'une des réactions particulières dont l'ensemble représente la résistance de l'organisme aux infections.

Tous les microbes, atteignant une gorge vulnérable, peuvent causer une angine. Mais ceux qui, chez un premier sujet, ont déterminé une amygdalite, acquièrent de ce fait une véritable affinité pour l'amygdale, s'adaptent à elle, et profitent, chez les sujets suivants, d'altérations insignifiantes pour se fixer sur cet organe de préférence à tout autre. Ce cas particulier de la loi de l'adaptation parasitaire explique la contagiosité et l'épidémicité des amygdalites en général, et fait comprendre comment le streptocoque, par exemple, qui a causé une première angine, déterminera par contagion une épidémie d'angines à streptocoques plutôt que d'érysipèle ou de toute autre manifestation de la streptococcie.

Ces considérations s'appliquent aux angines aiguës. En se répétant, les infections, même légères, de la gorge, déterminent des modifications persistantes de la muqueuse ou des amygdales, modifications qui constituent les angines chroniques.

Examen de la gorge. — I. **Examen clinique de la gorge.** — L'examen clinique de la gorge peut être fait très vite. Le malade étant bien éclairé de face (le placer en face d'une fenêtre, ou bien employer l'éclairage artificiel, facilement réalisé à l'aide d'une bougie et d'une cuiller à soupe faisant réflecteur), on introduit dans sa bouche l'abaisse-langue ou le manche d'une cuiller; on déprime fortement la base de la langue, et l'on inspecte rapidement les piliers antérieurs et postérieurs du voile, et les amygdales. On constate toujours de la *rougeur* de la muqueuse, de l'hypertrophie des amygdales, qui sont très souvent, même dans les cas les plus simples, recouvertes partiellement d'un *exsudat pultacé* (angines catarrhales). Au lieu de cet enduit pultacé, facile à dissocier, on peut voir les amygdales, et parfois en même temps la luette et les piliers du voile du palais, recouverts de *fausses membranes* fibrineuses, plus ou moins adhérentes, plus ou moins fermes, et s'enlevant sous forme de lambeaux; bien que la fausse membrane puisse se rencontrer dans des angines de natures très diverses, elle doit toujours faire songer à la diphtérie ou à l'herpès de la gorge. Les fausses membranes de l'angine herpétique et des diphtéries malignes laissent au-dessous d'elles une muqueuse *ulcérée*; mais des *érosions* très superficielles accompagnent presque toujours les angines catarrhales les plus bénignes; si l'on constate, d'un seul côté de la gorge, une *ulcération unique*, recouverte ou non d'un exsudat ordinairement grisâtre et mollasse, c'est à l'angine de Vincent ou au chancre de l'amygdale qu'il faut penser.

Quand une amygdale est très rouge, très grosse et très douloureuse, quand un pilier antérieur paraît élargi et œdémateux, que le voile du palais semble abaissé du même côté, et qu'il existe un trismus marqué, on peut porter le diagnostic d'*angine phlegmoneuse* (suppuration amygdalienne ou péri-amygdalienne).

L'examen de la gorge doit toujours être complété par l'examen des *ganglions sous-maxillaires* : toutes les angines s'accompagnent d'un certain degré d'adénopathie; mais un engorgement ganglionnaire *bilatéral* très accentué, avec empâtement diffus de la région, est un symptôme important et qui peut éveiller l'idée de diphtérie, même si l'aspect de la gorge n'est pas à lui seul très caractéristique.

A la vérité, les symptômes locaux peuvent être semblables dans des cas dépendant de microbes différents; et c'est pourquoi les angines se classent beaucoup plus d'après leur aspect objectif que d'après leur nature bactérienne. Presque toutes débutent par une phase catarrhale (rougeur de la muqueuse, hypertrophie des amygdales, formation d'un exsudat pultacé); toutes peuvent s'accompagner d'érosions légères ou d'ulcérations véritables, se recouvrir d'un enduit pseudo-membraneux; toutes peuvent se terminer par une amygdalite phlegmoneuse; et tous les cas mal soignés peuvent aboutir à la gangrène du pharynx, par développement d'un processus de putréfaction. Mais l'une ou l'autre d'entre ces lésions peut être prédominante, se développer rapidement, et justifier la description isolée d'angines catarrhales, ulcéreuses, etc.

Il faut toutefois déclarer hautement que, si la plupart des microbes peuvent déterminer toutes les lésions précédentes, certains d'entre eux déterminent de préférence des lésions spéciales; ainsi le bacille diphtérique, qui provoque exceptionnellement une angine ulcéreuse ou phlegmoneuse, est l'agent par excellence des angines pseudo-membraneuses; de même, dans une angine ulcéreuse, on constate presque toujours la symbiose fuso-spirillaire, et l'angine phlegmoneuse est le plus souvent streptococcique.

En outre, certains symptômes généraux appartiennent plus spécialement à des toxi-infections déterminées, telles sont les paralysies dans la diphtérie. En sorte que, si le seul examen objectif ne permet pas d'affirmer d'une manière absolue la nature d'une angine, il permet du moins de la soupçonner, et, complété par l'examen général du malade, de poser un diagnostic clinique dont la probabilité, souvent voisine de la certitude, suffit pour imposer le traitement, avant même la confirmation bactériologique; et cela est particulièrement important dans le cas de diphtérie.

II. **Examen bactériologique de la gorge.** — Nous voulons indiquer ici, sans entrer dans aucune considération théorique, la manière de conduire les recherches bactériologiques indispensables en cas d'angine suspecte, et montrer comment on peut poser ou éliminer le diagnostic de diphtérie. Nous ne donnerons que des notions *pratiques*, et passerons complètement sous silence la question des inoculations, auxquelles on ne saurait recourir en clinique courante, mais qui sont parfois nécessaires si l'on veut avoir la certitude scientifique que l'on se trouve en présence d'un bacille diphtérique virulent, et non d'un bacille pseudo-diphtérique : cette étude est abordée à l'article DIPHTÉRIE.

On trouvera indiqué : 1° à l'article ANALYSES MÉDICALES, le mode de prélèvement des produits pharyngés en vue d'une analyse; 2° à l'article BACTÉRIOLOGIE ET MICROSCOPIE PRATIQUES, la manière de faire et de colorer un frottis (bleu de méthylène, méthode de Gram, etc.). Ces points de technique seront donc ici passés sous silence.

En présence d'une angine qui ressemble objectivement à la diphtérie, ou qui, sans caractères cliniques spéciaux, survient au cours d'une épidémie de diphtérie, on doit pratiquer un examen bactériologique immédiat et faire des cultures. L'examen immédiat ne donne en général que des *éléments de présomption* : s'il est négatif, il ne saurait faire éliminer complètement la diphtérie; s'il semble positif, il faut tenir compte des causes d'erreur qui peuvent le fausser. La méthode des cultures est beaucoup plus fidèle; mais elle ne renseigne qu'au bout de 15 heures *au minimum*; nous rappelons que, si l'on a des raisons sérieuses de penser à la diphtérie, il ne faut pas attendre ce temps pour injecter le sérum.

A) *Examen immédiat.* — Prélever dans la gorge un fragment d'exsudat. Faire un frottis sur une lame de verre; laisser sécher et fixer à la flamme. — Faire deux sortes de coloration : coloration simple (bleu de méthylène, violet de gentiane, krystal violet, bleu de Roux); coloration par la méthode de Gram. Sur la première préparation (coloration simple), on voit d'ordinaire des formes microbiennes nombreuses : bacilles et cocci. Si la fausse membrane est récente, elle peut contenir presque en culture pure les bacilles diphtériques (longs, moyens ou courts), disposés en paquets d'aiguilles ou en accents circonflexes, selon les comparaisons classiques. Mais si la fausse membrane est déjà formée depuis plusieurs jours, elle est envahie par une flore microbienne abondante, où l'on a peine à reconnaître les formes caractéristiques; c'est alors qu'il importe d'examiner la préparation faite selon la méthode de Gram : le bacille diphtérique reste coloré; la plupart des autres bacilles sont décolorés; les cocci (streptocoques, staphylocoques, pneumocoques, etc.) restent colorés.

Il arrive assez souvent qu'aucun bacille diphtérique ne soit visible sur ces préparations extemporanées, alors qu'il s'agit pourtant de diphtérie; aussi ne faut-il jamais se fier d'une manière absolue à cette méthode et doit-on toujours la contrôler par les cultures. Rappelons que le *spirille et le bacille fusiforme* de Vincent ne peuvent être mis en évidence que *par l'examen direct* de l'exsudat (ils ne poussent pas sur les milieux de culture usuels), et qu'ils se décolorent par la méthode de Gram; aussi ne les recherchera-t-on que sur les préparations faites avec la coloration simple.

B) *Cultures.* — Faire les ensemencements sur sérum de bœuf coagulé : ensemencer en stries trois tubes; le premier sera très riche en colonies, et l'on y trouvera presque à coup sûr l'agent pathogène; dans le troisième, plus pauvre, et qui peut même rester stérile si les microbes sont peu abondants dans la gorge, l'isolement des colonies est plus facile.

Le sérum est un milieu d'élection pour le bacille diphtérique; il y pousse en 15 à 18 heures : si, au bout de ce temps, des colonies sont apparues, on a de grandes chances d'avoir affaire à la diphtérie; toutefois, quelques autres microbes tels que le coccus Brisou s'y développent avec la même rapidité.

L'examen des cultures à l'œil nu fournit déjà quelques indications : le *bacille diphtérique* donne des colonies régulièrement arrondies, d'un blanc grisâtre, légèrement saillantes, plus opaques au centre qu'à la périphérie. Les colonies du *coccus Brisou* sont presque identiques (un peu plus jaunes, un peu plus humides, moins saillantes). Quant au *streptocoque*, avec ses colonies arrondies, blanchâtres, et comparées à des grains de semoule, — au *pneumocoque*, avec ses colonies grosses comme une tête d'épingle, translucides et ressemblant à des gouttes de rosée, — au *staphylocoque*, avec ses colonies arrondies et épaisses, se réunissant en une large nappe, de couleur blanche (*staph. albus*), jaune pâle (*staph. aureus*), ou jaune citron foncé (*staph. citreus*), — au *coli-bacille*, avec ses colonies opaques, blanches et d'aspect crémeux : ce sont là des microbes que d'ordinaire on peut assez facilement différencier du bacille diphtérique, d'après le simple aspect macroscopique de la culture sur sérum. Il en est de même du *pneumobacille de Friedlander* dont les colonies sur sérum sont grisâtres et confluentes : c'est sur la gélatine, ensemencée par piqûre, qu'elles prennent un aspect caractéristique (culture en clou).

A la vérité, les renseignements donnés par l'examen des colonies à l'œil nu n'a qu'une valeur secondaire, il n'en est pas de même de l'examen microscopique.

Voici, en résumé, l'aspect sous lequel se présentent les principaux microbes (V. MICROBES) :

Bacille diphtérique (fig. 64). — Bacilles pouvant revêtir trois types : long, moyen et court. Les bacilles longs et moyens sont souvent renflés à leurs extrémités. Le bacille court, beaucoup plus trapu, a une forme en navette. Les bacilles longs et moyens s'enchevêtrent et se disposent en amas comparés à des paquets d'aiguilles, des accents circonflexes ; les bacilles courts restent parallèles. Les bacilles diphtériques ne se décolorent pas par la méthode de Gram ; mais les bacilles longs peuvent alors prendre un aspect granuleux, la matière colorante se fixant avec élection sur certains points ; les bacilles courts restent

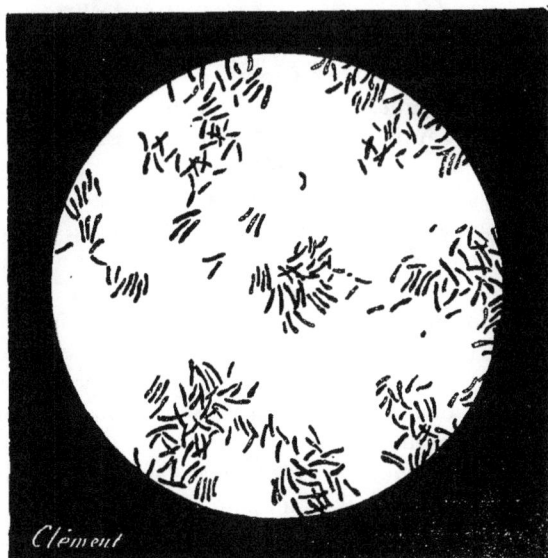

Fig. 64. — Bacille diphtérique long (d'après Bezançon).

uniformément colorés après l'emploi de la méthode de Gram. Les bacilles longs et moyens sont fréquemment associés sur une même préparation ; le bacille court ne s'associe pas très souvent au bacille moyen, et presque jamais au bacille long. Les bacilles longs et moyens sont presque toujours virulents; leur constatation impose *de manière absolue* l'injection de sérum. Quant au bacille court, son action a été plus discutée : il est certain que les bacilles pseudo-diphtériques, non virulents, revêtent souvent la forme du bacille court; mais il est non moins certain que le bacille court peut être virulent et engendrer une diphtérie grave; or, il est à peu près impossible de savoir par l'examen des cultures s'il s'agit de bacille court diphtérique ou pseudo-diphtérique; on n'est bien renseigné que par les inoculations, procédé long et qui n'est pas du domaine de la pratique : aussi est-il prudent de faire, en présence du bacille court, une injection de sérum; celle-ci ne peut être différée que si l'angine n'est pas cliniquement diphtérique, si l'état général reste bon, si les colonies ne sont pas nombreuses au bout de 24 heures, et si le malade est soumis à une surveillance continuelle (pour plus de détails sur les bacilles pseudo-diphtériques, V. Diphtérie).

Coccus Brisou. — Il n'est important que parce que les caractères macroscopiques des cultures peuvent faire croire à la diphtérie. Il se groupe en diplocoques ou en petits amas irréguliers; il reste coloré par la méthode de Gram.

Streptocoque. — Cocci groupés en chaînettes de longueur variable, et ne se décolorant pas par la méthode de Gram. La disposition en chaînettes est manifeste surtout dans les produits organiques et dans les cultures en milieu liquide; elle est souvent moins nette dans les cultures en milieu solide; on la verra donc bien à l'examen immédiat de la fausse membrane; mais elle ne sera pas toujours évidente à l'examen des cultures sur sérum.

Staphylocoque. — Cocci disposés en grappes ou en amas, ne se décolorant pas par la méthode de Gram.

Pneumocoque. — Cocci ovoïdes, arrondis à l'une de leurs extrémités, effilés à l'autre (flamme de bougie), groupés deux à deux en s'opposant d'ordinaire par leur extrémité effilée, entourés d'une capsule (diplocoque encapsulé), ne se décolorant pas par la méthode de Gram.

Tel est l'aspect typique du pneumocoque, aspect que l'on observe surtout dans les produits organiques, et qui est net à l'examen immédiat des fausses membranes. Dans les cultures sur sérum, cet aspect peut manquer, les pneumocoques perdant leur capsule et pouvant se disposer en courtes chaînettes (d'où confusion possible avec le streptocoque). L'inoculation à la souris, réactif de choix pour le pneumocoque, et la recherche directe du microbe dans le sang et la rate de l'animal, sont souvent nécessaires pour trancher le diagnostic.

Pneumobacille de Friedlander. — Se décolore par la méthode de Gram. Dans les cultures il prend un aspect polymorphe, apparaissant sous la forme de grains, de courts bâtonnets, de bacilles, de filaments. Dans les produits pathologiques (examen immédiat des fausses membranes), il se présente sous l'aspect de cocco-bacilles (moins arrondis que les cocci, moins allongés que les bacilles) ordinairement groupés par 2 ou par 3, entourés d'une capsule volumineuse. Après inoculation à la souris (réactif de choix), on trouve dans le sang de l'animal les microbes avec leur aspect typique.

Coli-bacille. — Bacilles allongés, de longueurs diverses, se décolorant par la méthode de Gram.

Tels sont les principaux microbes que l'on peut trouver dans l'exsudat des angines; et tels sont les caractères qui permettent de les différencier rapidement. Il importe, lorsque l'on fait l'examen des cultures, de rechercher les *associations microbiennes*, en examinant plusieurs colonies de chaque tube; on sait en effet que l'association du bacille diphtérique et du streptocoque comporte un pronostic particulièrement grave.

On ne doit pas oublier que, si un examen bactériologique positif permet d'affirmer la diphtérie, un examen négatif ne saurait la faire nier d'une manière absolue : l'ensemencement a pu être mal fait; on a pu, avec la spatule, passer à côté de l'exsudat et ne prélever que de la salive, ou bien le fil de platine n'était pas assez refroidi au moment du prélèvement, ou encore, le sérum employé pour la culture était trop sec. Aussi lorsque la diphtérie paraît certaine au point de vue clinique, il faut pratiquer l'injection de sérum, quel que soit le résultat des recherches bactériologiques; ce n'est que lorsque celles-ci, répétées à plusieurs reprises, seront toujours restées négatives, que l'on sera en droit de conclure, d'une manière ferme, à l'absence de diphtérie. On ne saurait trop dire que l'examen bactériologique est l'auxiliaire de l'examen clinique, mais ne doit pas le supplanter; c'est là une vérité qu'il importe d'avoir bien présente à l'esprit, surtout lorsque l'on a affaire à une angine pseudo-membraneuse. Si l'on se fiait d'une façon trop absolue aux recherches microscopiques et si l'on ne tenait pas un compte suffisant des données de la clinique, une erreur bactériologique pourrait conduire à une abstention thérapeutique funeste.

Indications thérapeutiques générales. — Dans aucun cas, même lorsqu'une médication spécifique s'impose (comme dans la diphtérie), le traitement local ne doit être négligé : au niveau même de la gorge, point faible par lequel les microbes ou leurs toxines peuvent passer dans la circulation, il faut détruire, par une médication topique, les germes pathogènes. D'où l'utilité des gargarismes souvent répétés, et mieux, des grands lavages de la gorge (seuls possibles chez les enfants) pratiqués sous faible pression à l'aide du bock, une canule en caoutchouc durci étant introduite dans la bouche (éviter les canules en verre, facilement stérilisables, mais trop fragiles). Pour le lavage ou le gargarisme, on emploiera une solution antiseptique (eau boriquée, solution phéniquée à 2 pour 100, solution de résorcine à 1 pour 100, eau oxygénée neutre à 10 volumes diluée au quart, etc.). En outre, plusieurs fois par jour, on fera des attouchements sur les points malades, soit avec de l'eau oxygénée pure, soit avec un collutoire au chlorate de potasse ou au borax, soit simplement avec du jus de citron. Dans certains cas (angines ulcéreuses), les attouchements à la teinture d'iode, au bleu de méthylène ou au chlorure de chaux en poudre, ont des indications spéciales.

Au point de vue *prophylactique*, il convient de prescrire, à titre préventif, des gargarismes aux personnes qui approchent les malades; l'isolement rigoureux de ceux-ci n'est guère nécessaire qu'en cas de diphtérie.

Ces règles s'appliquent aux angines aiguës. Dans les angines chroniques, il faut surtout s'efforcer de modifier les tissus malades par des topiques portés directement à leur contact (teinture d'iode, etc.).   *H. GRENET.*

ANGINES AIGUËS. — Les angines aiguës peuvent se diviser en : 1° *angines catarrhales, érythémateuses, ou pultacées*; — 2° *angines pseudo-membraneuses*, celles qui font ici l'objet d'un chapitre spécial comprennent aussi l'angine diphtérique (V. Diphtérie) et l'angine herpétique (V. plus loin); — 3° *angines ulcéreuses*: — 4° *angines phlegmoneuses*; — et 5° *angines gangréneuses*.

I. — ANGINES CATARRHALES, ÉRYTHÉMATEUSES, OU PULTACÉES. — Les angines catarrhales sont caractérisées par la rougeur et les troubles secrétoires de la muqueuse pharyngée : ces phénomènes constituent le mode de réaction le plus simple de la muqueuse aux infections ou aux irritations diverses, et toute angine débute par une phase catarrhale ; mais seule mérite le nom d'angine catarrhale celle qui n'aboutit ni à la suppuration ni à la formation de fausses membranes.

L'angine catarrhale n'est l'apanage d'aucune infection spéciale, et tous les microbes peuvent la causer. Elle est soit diffuse (angine diffuse, angine staphylo-pharyngée), soit localisée aux diverses amygdales (amygdalite palatine, linguale, pharyngée).

A) **Angine catarrhale diffuse.** — Ici, l'inflammation est étendue, mais reste superficielle, ne dépassant pas la muqueuse.

Symptômes. — Le *début* est brusque et se marque par de la courbature et de la fièvre (39° au plus). La *dysphagie* ne consiste d'abord qu'en une sensation de chaleur et de sécheresse de la gorge, puis c'est une douleur très vive, exaspérée par chaque mouvement de déglutition, surtout s'il s'agit de liquides froids ou d'aliments solides : bientôt, d'ailleurs, les liquides seuls peuvent être avalés.

A l'examen de la gorge, on constate une rougeur vive de toute la muqueuse pharyngée, rougeur marquée surtout au niveau de la luette et des piliers antérieurs du voile du palais. Les amygdales ont leur surface rouge, mais ne sont pas ou sont à peine augmentées de volume. Il n'y a qu'une légère adénopathie sous-maxillaire. Toujours il existe quelques troubles digestifs : langue sale, perte d'appétit, constipation.

Parfois, au bout d'un ou deux jours, un *exsudat pultacé*, se détachant facilement avec un pinceau et se désagrégeant dans l'eau, apparaît, sous la forme de points blancs, sur la muqueuse enflammée. Cet enduit, produit par la desquamation de la muqueuse, est parfois assez abondant ; il se développe surtout à la surface des amygdales ou des piliers du voile du palais. Il constitue un symptôme banal et sans aucune importance diagnostique ou pronostique.

Au bout d'une semaine environ, quelquefois de trois ou quatre jours seulement, la dysphagie diminue, la fièvre tombe et la guérison survient rapidement.

Les complications sont rares dans l'angine diffuse : les accidents généraux, qui pourtant surviennent parfois, sont plus fréquents au cours des amygdalites, à propos desquelles nous les étudierons. Le pronostic est donc presque toujours bénin.

Diagnostic. — La dysphagie, la rougeur diffuse du pharynx permettent de reconnaître facilement l'existence d'une inflammation aiguë. Mais, quand l'exsudat pultacé est étendu, il faut se garder de les confondre avec les *fausses membranes* ou, chez les sujets cachectiques, avec le *muguet*. Il se distingue des fausses membranes par sa non-adhérence à la muqueuse, et surtout par sa facile dissociation dans l'eau. Le muguet est formé de grains blanchâtres abondants surtout sur le voile du palais, tandis que l'exsudat pultacé s'étale en nappe sur les amygdales et les piliers; en outre, le muguet du pharynx s'accompagne presque toujours de muguet buccal.

Le diagnostic d'inflammation aiguë du pharynx étant posé, il importe de s'assurer qu'il ne s'agit pas d'*une angine symptomatique d'une maladie générale.*

La rougeur uniforme et foncée, l'adénopathie considérable et précoce, le début par un grand frisson et une fièvre atteignant ou dépassant 40°, permettent d'ordinaire le diagnostic immédiat de l'*érysipèle* du pharynx; le doute, en tout cas, ne saurait persister longtemps.

A la période secondaire de la *syphilis*, des angines peuvent survenir d'une façon précoce et être fébriles : la gorge est d'un rouge vernissé, mais, en général, il existe en même temps des plaques muqueuses et, sur la peau, de la roséole.

Il faut se défier des angines de certaines fièvres éruptives : penser à la *rougeole* s'il s'agit d'un enfant ayant du catarrhe oculo-nasal, et si la rougeur, marquée surtout au voile du palais, au pilier postérieur et à la paroi postérieure du pharynx, se présente sous l'aspect d'un fin pointillé. Quant à l'*angine scarlatineuse*, elle se distingue par la teinte pourpre de la gorge, et surtout par la grande brusquerie du début, l'intensité de la fièvre, la chaleur sèche de la peau. Lorsqu'on a des raisons de songer à la scarlatine ou à la rougeole, il importe d'isoler de suite le malade suspect, sans attendre l'éruption caractéristique.

L'*angine rhumatismale* doit-elle être distinguée de l'angine catarrhale? On a décrit sous ce nom une angine survenant sous l'influence du froid, s'accompagnant d'une douleur très vive de la déglutition et non suivie d'accidents articulaires : cette forme n'est pas différente de l'angine catarrhale vulgaire. Mais dans certains cas apparaît, deux ou trois jours après le début de l'angine, un rhumatisme articulaire typique; il semble qu'il s'agisse vraiment alors d'une affection de nature rhumatismale, mais qui ne se distingue des autres formes d'angine que par une dysphagie plus intense.

Il existe une angine *goutteuse* (Lermoyez et Gasne), qui pourrait se reconnaître à son début brusque, à son évolution rapide, à la fièvre vive qui l'accompagne, à la douleur très intense qu'elle provoque, à l'absence d'adénopathie sous-maxillaire, et surtout à l'apparition d'un accès de goutte, coïncidant avec la décroissance des accidents angineux.

Il faut enfin bien connaître certaines *angines toxiques*, qui sont purement érythémateuses, et ne s'accompagnent de la formation d'aucun enduit pultacé ou pseudo-membraneux. Ce sont :

1° L'*angine de l'urticaire*, consécutive d'ordinaire à une intoxication alimentaire : elle débute brusquement, se caractérise par une rougeur diffuse et foncée de la gorge, s'accompagne d'une douleur vive, et parfois d'accidents dyspnéiques graves dus à l'œdème des replis aryténo-épiglottiques; l'urticaire cutanée coexiste en général avec l'urticaire du pharynx (V. URTICAIRE);

2° L'*angine due à l'intoxication par les solanées*, et surtout par la *belladone* : alors il y a de la rougeur diffuse et de la *sécheresse de la gorge*, sécheresse qui est un des phénomènes dont se plaint le plus le malade. Les autres signes d'intoxication, et en particulier la dilatation des pupilles, permettent le diagnostic (V. POISONS MÉDICAMENTEUX);

3° L'*angine due à l'intoxication par les iodures*; outre la rougeur diffuse du pharynx, il existe, au contraire du cas précédent, de l'*hypersécrétion et des phénomènes de catarrhe*; des éruptions cutanées, telles que l'acné iodique, et le catarrhe de toutes les muqueuses (coryza, larmoiement), mettent sur la voie du diagnostic.

A la vérité, dans tous ces cas, il s'agit surtout de modifications vasomotrices et sécrétoires de la muqueuse pharyngée, et non de manifestations inflammatoires, d'angines proprement dites.

Chez les *sujets cachectiques*, un exsudat pultacé se forme souvent sur les amygdales; cette angine, due à une infection secondaire banale, n'a en elle-même aucune gravité; mais elle est d'ordinaire l'indice d'un état général profondément altéré.

S'il est facile de reconnaître l'existence d'une amygdalite catarrhale, il est impossible d'en déterminer, par le seul examen clinique, *la nature bactériologique*, mais on pourra se rappeler que le streptocoque en est très souvent la cause ; quant à *la diphtérie*, elle peut quelquefois prendre le masque de l'angine catarrhale : ce fait ne s'observe guère qu'en temps d'épidémie, mais alors il importe de pratiquer systématiquement l'examen bactériologique de toutes les angines.

Traitement. — Il consiste en grands lavages de la gorge, ainsi que nous l'avons indiqué à l'article traitant des angines en général. Il convient en outre, en raison des troubles digestifs, de donner au début une purgation. Certains médicaments, tels que le salol à la dose de 5 gr. par jour (Gougenheim), ou le benzoate de soude en potion à la dose de 6 gr. par jour (Ruault), ont été indiqués comme capables d'abréger la durée de la maladie.

B) **Amygdalite palatine (Angine tonsillaire, angine lacunaire, cryptique).** — Outre les causes favorisant le développement des angines en général, et exposées dans un précédent article, il faut signaler, dans l'étiologie des amygdalites, l'influence de l'âge (elles sont fréquentes surtout chez les enfants et les adolescents) et du tempérament, les sujets dits lymphatiques, à tissu lymphoïde très développé, étant prédisposés aux inflammations des amygdales qui ne sont que des amas de tissu lymphoïde. Comme toutes les angines, les amygdalites vulgaires peuvent être épidémiques.

Symptômes. — Le frisson, la fièvre, la courbature, les troubles gastriques (vomissements, constipation, langue sale), annoncent l'invasion de l'infection. Chez les jeunes enfants des convulsions peuvent se produire. En même temps que ces phénomènes généraux ou, plus souvent, un peu après eux, apparaît la dysphagie, très vive et pouvant même empêcher le malade d'avaler sa salive. La douleur est d'ordinaire prédominante d'un côté, car l'amygdalite est rarement double d'emblée. Si, en effet, on examine la gorge dans les premières heures, on voit une seule amygdale tuméfiée, rouge et recouverte déjà, au niveau des cryptes, d'un exsudat pultacé se présentant sous la forme de points séparés. La seconde amygdale se prend bientôt, la paroi postérieure du pharynx devient rouge, et sur la muqueuse du voile on peut voir souvent de petites saillies translucides constituées par les glandes mucipares et le mucus qu'elles sécrètent. Alors la dysphagie est à son maximum, toute déglutition est presque impossible, les mouvements du cou sont douloureux et le malade évite de tourner la tête, la voix est nasonnée (voix amygdalienne). A ce moment il existe toujours de l'*adénopathie sous-maxillaire*; assez souvent on note en même temps des douleurs d'oreille et une légère surdité due à l'inflammation de la trompe d'Eustache. La fièvre oscille autour de 39° ou 40°, l'état général est d'ordinaire assez profondément atteint. Les urines, rares, sont souvent albumineuses.

Si, à cette période d'état on regarde la gorge, on voit les deux amygdales très grosses et parfois arrivant presque à se toucher sur la ligne médiane; elles sont rouges et recouvertes d'un enduit pultacé plus ou moins étendu; la luette, les piliers, le voile du palais sont rouges et tuméfiés.

Vers le cinquième ou sixième jour en moyenne, les accidents commencent à s'amender, et, en même temps, décroissent les symptômes généraux et les symptômes locaux. La convalescence est presque toujours assez longue; le malade reste pâle et déprimé pendant une quinzaine de jours; les récidives sont très fréquentes.

Complications. — Nous venons d'étudier la forme bénigne de l'amygdalite; cette forme est la plus commune, mais des complications peuvent survenir, locales ou générales.

Localement, il faut signaler la suppuration (l'amygdalite catarrhale n'étant alors que la première phase d'une angine phlegmoneuse) et la gangrène : celle-ci ne s'observe guère que chez les sujets cachectiques, diabétiques ou brightiques : en pareil cas d'ailleurs, il s'agit le plus souvent, non pas d'une gangrène étendue, mais d'un sphacèle limité, retardant, mais n'empêchant pas la guérison.

On peut encore ranger parmi les accidents locaux : la suppuration des ganglions sous-maxillaires, l'*adéno-phlegmon* du cou n'étant pas exceptionnel à la suite des angines un peu intenses, — et l'*otite moyenne* par propagation de l'inflammation le long de la trompe d'Eustache; l'otite peut suppurer et aboutir à la perforation de la membrane du tympan.

L'amygdalite se présente quelquefois comme une véritable *maladie générale* (fièvre amygdalienne). Le malade souffre d'une céphalée violente, de rachialgie, de douleurs dans les membres; il peut avoir de la diarrhée: la langue est sèche et rôtie, la rate grosse, et le malade, plongé dans la stupeur ou délirant, a véritablement l'aspect d'un typhique et peut mourir dans cet état par le seul fait de l'intensité de l'infection ou de l'intoxication générale, sans que les symptômes angineux soient modifiés de ce fait.

Mais certains organes en particulier peuvent être lésés par les toxines ou les microbes en circulation. Les *accidents rénaux* sont surtout à craindre :

l'albuminurie se produit souvent dès la période d'état; alors l'albumine est en général peu abondante et disparaît au moment de la convalescence (albuminurie fébrile). Mais elle peut persister plus ou moins longtemps, et même être définitive; ou bien elle n'apparaît qu'au moment de la convalescence : l'albumine qui persiste ou apparaît après la défervescence est symptomatique d'une néphrite véritable; celle-ci, curable le plus souvent, aboutit quelquefois à l'urémie. Il faut bien savoir que l'albuminurie est souvent le seul indice de la lésion rénale, les autres troubles tels que la céphalée et les œdèmes pouvant manquer; aussi est-il très important d'examiner systématiquement les urines, non seulement pendant la période aiguë, mais encore pendant la convalescence de toutes les angines. La néphrite ne se traduit pas toujours que par de l'albuminurie : des hématuries se produisent parfois, ainsi que nous en avons publié deux cas avec Moizard; elles ne comportent pas forcément un pronostic grave.

Parmi les autres complications, il faut signaler : les *arthrites*, frappant surtout les genoux et les poignets, persistant longtemps, résistant au salicylate de soude (car il s'agit de pseudo-rhumatisme infectieux, et non de rhumatisme vrai), suppurant exceptionnellement; — les *érythèmes*, érythème polymorphe, érythème noueux, érythème scarlatiniforme, purpura; ils peuvent s'observer même dans les cas bénins; — les péricardites et endocardites, accidents rares, mais très redoutables; — les pneumonies et les méningites suppurées qui sont surtout l'apanage des angines à pneumocoque. Il faut encore faire mention des orchites, des ovarites, des péritonites, des pleurésies, accidents beaucoup moins fréquents.

Quant aux paralysies, on admet généralement, contrairement à l'opinion ancienne de Gubler, qu'elles ne se produisent qu'en cas d'angine diphtérique. Pourtant quelques observations, avec examen bactériologique complet, semblent prouver la possibilité de paralysies (paralysies de voile, paralysies oculaires) consécutives à des angines non diphtériques : mais ce sont là des cas exceptionnels avec lesquels il ne faut pas compter.

Pronostic. — Malgré la possibilité de toutes les complications énumérées ci-dessus, le pronostic est d'ordinaire bénin; lorsque l'évolution doit être grave, l'état général est d'emblée profondément altéré : toutefois, même dans les cas favorables en apparence, il faut surveiller avec soin les urines, la néphrite étant une complication fréquente des angines, même légères.

Diagnostic. — Reconnaître l'existence d'une amygdalite est chose aisée. On distinguera aussi l'amygdalite catarrhale de l'ANGINE HERPÉTIQUE (v. c. m.), dont le début violent, la céphalée intense et l'éruption sont d'ordinaire caractéristiques. Une angine lacunaire avec exsudat pultacé abondant peut ressembler dans quelques cas à une angine pseudo-membraneuse : cette question de diagnostic est étudiée plus complètement à l'article ANGINES PSEUDO-MEMBRANEUSES; rappelons seulement ici que l'exsudat pultacé se dissocie dans l'eau, et se distingue par là de la fausse membrane.

Il est plus délicat parfois de distinguer l'amygdalite catarrhale de l'*amygdalite phlegmoneuse*, d'autant plus que celle-ci débute toujours par une phase catarrhale : dans l'amygdalite phlegmoneuse, les lésions prédominent sur une seule amygdale, très augmentée de volume, très douloureuse au toucher.

Quant à la *nature bactériologique* de l'amygdalite, seul l'examen microscopique peut la faire reconnaître ; le streptocoque et le pneumocoque en sont très souvent les agents responsables. Quant au bacille diphtérique, il peut déterminer des amygdalites catarrhales ; ce fait, rare en temps ordinaire, devient assez fréquent en temps d'épidémie pour qu'il soit nécessaire alors d'isoler tout sujet atteint d'amygdalite, de pratiquer l'examen bactériologique de sa gorge, et de lui faire une injection préventive de sérum s'il se trouve en contact avec des diphtériques.

Traitement. — Le traitement consiste essentiellement en grands lavages de la gorge, ainsi que nous l'avons exposé à propos des angines en général ; les attouchements des amygdales malades avec de l'eau oxygénée, du bleu de méthylène ou simplement du jus de citron ont une action favorable ; le régime lacté s'impose en cas d'albuminurie.

C) **Amygdalite linguale.** — L'amygdalite linguale a été bien décrite par Ruault ; pour lui, elle s'observe surtout chez la femme adulte ; elle est exceptionnelle chez l'enfant. Bien qu'assez fréquente, elle est, dit-il, presque toujours méconnue ; elle a parfois une marche aiguë avec fièvre et embarras gastrique, et plus souvent une forme subaiguë avec phénomènes généraux peu marqués ou même nuls. Les symptômes fonctionnels sont : une douleur très vive au moment de la déglutition, douleur irradiant vers les oreilles et vers le médiastin ; une sensation de corps étranger au fond de la gorge : cette sensation, dit Ruault, porte les malades à avaler à vide, ce qui exaspère les douleurs, ou encore à râcler ou à tousser ; la voix est normale, mais parler fatigue bientôt le sujet ; souvent existe aussi un point douloureux au-devant du cou ou au niveau de la fourchette sternale.

Si l'on examine la gorge avec l'abaisse-langue, on ne voit qu'un peu de rougeur de la gorge ; mais, au miroir laryngoscopique, on constate aisément la rougeur et la tuméfaction de l'amygdale linguale qui se recouvre par places d'un exsudat pultacé.

La guérison est constante en 5 ou 6 jours ; les récidives sont fréquentes.

D) **Amygdalite pharyngée.** — L'amygdalite pharyngée est fréquente surtout de 5 à 7 ans et s'accompagne à cet âge de phénomènes généraux nets ; mal de tête, frisson, fièvre parfois intense, vomissements, diarrhée. L'enfant n'attire pas lui-même l'attention du côté de sa gorge où la douleur est nulle ou très peu marquée, mais le nez est obstrué, le malade respire la bouche ouverte : « La mère s'obstine à le faire moucher, sans succès d'ailleurs, dit Ruault, et bientôt cet acte provoque une douleur plus ou moins vive, soit dans le nez, soit dans les oreilles ; il y a souvent un peu d'otalgie et de surdité. » La muqueuse nasale est rouge et tuméfiée ; au niveau de la gorge, il faut une certaine attention pour voir une *trainée rouge* de chaque côté de la paroi postérieure du pharynx, qui est tapissée de mucosités verdâtres. Mais ce n'est guère qu'en pratiquant la rhinoscopie postérieure que l'on voit l'amygdale pharyngée rouge d'abord, et plus tard recouverte de mucosités. La maladie se termine par la guérison en 3 ou 4 jours ; à ce moment, l'enfant mouche abondamment.

Il n'y a pas de complications graves à craindre, mais, pendant la période fébrile, peuvent se produire des accès de laryngite striduleuse et des épistaxis, ceux-ci coïncidant parfois avec une amélioration rapide. Les récidives sont fréquentes, et finissent par être suivies d'une inflammation chronique, entraînant le développement de végétations adénoïdes.

Chez l'adulte, il n'existe guère de symptômes généraux : de la céphalée, une sensation de gêne rétro-nasale, de la difficulté à se moucher, tels sont les principaux troubles fonctionnels. Ajoutons que, les fosses nasales étant obstruées, le malade dort la bouche ouverte, et se réveille la gorge sèche. Vers le 2e jour il commence à moucher des mucosités épaisses; le muco-pus s'écoulant aussi le long de la paroi pharyngée, des nausées se produisent. Les symptômes diminuent progressivement, la guérison est obtenue en 8 jours environ. Pendant la maladie, une surdité et une otalgie légères sont fréquentes; l'otite moyenne suppurée est la seule complication grave que l'on puisse craindre.

Il est nécessaire de pratiquer la rhinoscopie postérieure pour pouvoir porter un *diagnostic* ferme.

A côté de l'amygdalite pharyngée, il faut citer l'*angine pharyngée*, dans laquelle l'inflammation frappe la paroi postérieure du pharynx buccal, en respectant le reste de la gorge, mais sans se localiser spécialement à l'amygdale pharyngée. Cette angine pharyngée ou pharyngite catarrhale est spéciale à l'adulte, et surtout à l'homme; elle est causée par des irritations locales (abus du tabac à fumer, des boissons alcooliques, etc.). La déglutition est douloureuse, la fièvre est nulle ou à peine marquée; à l'examen de la gorge, on constate de la rougeur à la paroi postérieure du pharynx, le voile du palais conservant son aspect normal, puis les parties malades se recouvrent de mucosités, et la guérison survient en 2 ou 5 jours.

Traitement. — Il consiste en inhalations de vapeur d'eau additionnée de teinture d'eucalyptus ou de benjoin, en insufflations de poudre antiseptique (aristol). Chez les enfants, lorsqu'il y a de la fièvre, on peut donner une préparation de quinine.

Il faut se méfier des complications auriculaires, et, si une otite se produit, la soigner aussitôt.

Enfin, on doit supprimer les causes d'irritation de la gorge (tabac, alcool), sinon l'on s'expose à voir la pharyngite devenir chronique.

II. — ANGINES PSEUDO-MEMBRANEUSES. — Sous ce titre, on réunit des angines qui, très différentes par leur nature et leur gravité, possèdent en commun un caractère clinique de la plus haute importance, la présence de fausses membranes dans la gorge.

Les angines pseudo-membraneuses sont primitives ou secondaires. Les *primitives* sont représentées surtout par l'angine diphtérique et l'angine herpétique; mais des angines dues au streptocoque, au staphylocoque, au pneumocoque, au pneumo-bacille de Friedlander, au coli-bacille, à divers cocci (coccus Brisou), etc., peuvent être à fausses membranes et simuler la diphtérie; elles sont dites alors *pseudo-diphtériques*. Les angines pseudo-membraneuses *secondaires*, le plus souvent de nature diphtérique ou streptococcique, apparaissent au cours de la scarlatine, de la rougeole, de la fièvre typhoïde, de la syphilis, etc.; ou bien la fausse membrane se

développe au cours d'une angine phlegmoneuse ou sur une amygdale trauma-
tisée (plaie de l'amygdalotomie) ou cautérisée (galvano-cautère, caustiques
chimiques).

Nous n'étudierons pas en détail les diverses angines pseudo-membraneuses, dont on trouvera la description aux articles ANGINE HERPÉTIQUE,
DIPHTÉRIE, SCARLATINE, etc. Nous voulons seulement en donner les caractères
généraux, et indiquer les éléments qui permettent d'en établir le diagnostic
clinique. Un article spécial a été réservé à l'importante question du
diagnostic bactériologique (V. ANGINES). L'étude des angines pseudo-membraneuses a été traitée d'une manière remarquable par Boulloche : nous
nous sommes souvent inspiré de cet auteur.

Symptômes des angines pseudo-membraneuses. — Le seul
symptôme commun à toutes ces angines est la *fausse membrane*.

Les fausses membranes siègent surtout sur les amygdales, les piliers
postérieurs, la paroi postérieure du pharynx, la luette. Leur couleur varie
d'ordinaire du blanc opalin au blanc grisâtre ; elles peuvent être jaunâtres
ou verdâtres, ou même noirâtres lorsqu'elles sont infiltrées de sang. Parfois
elles ne sont pas plus grandes qu'une vésicule d'herpès ; plus souvent elles
atteignent 1 ou 2 centimètres de longueur : « Sur les amygdales, dit
Boulloche, elles sont tantôt petites, déchiquetées, pénétrant dans les cryptes
qu'elles remplissent ; tantôt lisses, étendues, les recouvrant entièrement.
Dans les cas graves, elles se propagent aux parties voisines, à la partie
supérieure du voile du palais, à la trompe d'Eustache dont elles peuvent
quelquefois reproduire le moule. Il est très rare de n'observer, pendant tout
le cours d'une angine pseudo-membraneuse, qu'une seule plaque ; presque
toujours il y en a plusieurs qui ont tendance à se joindre les unes aux
autres. »

Lorsqu'elles ont pris un développement considérable, ainsi qu'il arrive
dans la diphtérie maligne, elles se réunissent et forment comme un voile
épais tendu au fond de la gorge.

Les fausses membranes reposent sur une muqueuse rouge et congestionnée, mais dont on peut en général les détacher facilement, sans déterminer aucune érosion : la muqueuse paraît donc presque saine à l'examen
macroscopique ; c'est en effet le cas le plus fréquent dans l'*angine diphtérique commune*. Mais, dans la *diphtérie maligne*, la muqueuse est altérée et
présente des ulcérations souvent profondes. L'adhérence de la fausse membrane à la muqueuse, dont on ne peut la détacher sans provoquer une ulcération, est un des caractères de l'*angine herpétique*.

La fausse membrane a ordinairement une forme arrondie au début ; plus
tard, elle est déchiquetée sur ses bords. Elle a des contours polycycliques
dans le cas d'*angine herpétique* : alors en effet elle résulte de la fusion des
petites fausses membranes qui se sont développées au niveau de chaque
vésicule.

L'épaisseur des fausses membranes est des plus variables ; il en existe qui
ne sont constituées que par une mince pellicule ; d'autres atteignent 2 ou
3 millimètres ; la consistance est en rapport avec l'épaisseur.

Lorsque la fausse membrane a été détachée de la gorge, on voit que, sur

sa face correspondant à la muqueuse, elle est inégale et parfois sanguinolente. Fait très important, et que l'on constate alors, *elle ne se dissocie pas
dans l'eau*; c'est là un moyen de distinguer à coup sûr les fausses membranes des exsudats pultacés. Voici, d'après Sanné, l'effet des principaux
réactifs chimiques sur les fausses membranes : elles sont ramollies par
l'acide sulfurique, gonflées et ramollies par l'acide chlorhydrique, jaunies
et racornies par l'acide azotique, rendues transparentes par la glycérine ;
l'eau de chaux et l'hypobromite de soude dissolvent complètement la fausse
membrane en quelques heures.

Au point de vue de leur *structure* les fausses membranes sont constituées
par de la fibrine, dont le réseau fibrillaire apparaît nettement après traitement par l'acide acétique, et qui englobe des cellules épithéliales et des
leucocytes. La fausse membrane repose sur le derme de la muqueuse dont
l'épithélium est desquamé. Elle renferme des microbes pathogènes, abondants surtout dans sa partie superficielle.

La structure de la fausse membrane est toujours la même, quelle que soit
son origine : « L'anatomie pathologique est impuissante à faire distinguer
les formes que la clinique et l'expérimentation nous ont fait connaître ; la
fausse membrane n'a rien de spécifique : ce n'est qu'une variété particulière
d'inflammation, accompagnée de la production d'un exsudat qui se dépose
sur la muqueuse ou dans la muqueuse, en produisant alors sa nécrose. Elle
peut être déterminée par n'importe quel agent susceptible de nécroser l'épithélium et de provoquer une inflammation violente de la muqueuse : l'ammoniaque, le jequirity, le tartre stibié, produisent les mêmes effets que la
diphtérie ou toute autre variété d'angine. » (Boulloche).

D'une façon générale, les diverses angines pseudo-membraneuses s'accompagnent toutes d'*engorgement des ganglions sous-maxillaires* : mais l'intensité
de cet engorgement est essentiellement variable selon les cas : toujours très
marqué dans la diphtérie, il l'est beaucoup moins dans l'angine herpétique,
et peut être presque nul quand la fausse membrane se développe à la surface de la plaie de l'amygdalotomie.

L'*évolution et la gravité* diffèrent avec chaque variété d'angine ; elles ne
sont en rapport qu'avec la nature et la virulence des germes pathogènes, et
ne dépendent nullement de l'existence même de la fausse membrane. L'é-
tude en est faite aux articles traitant des angines en particulier (V. Angine
herpétique, Diphtérie, etc.).

Diagnostic clinique. — Il importe tout d'abord de distinguer les
angines pseudo-membraneuses des *angines avec exsudat pultacé* et des
amygdalites folliculaires.

Lorsque l'exsudat ne siège qu'au niveau des cryptes et se présente nettement par points séparés (amygdalites folliculaires), le diagnostic est d'ordinaire aisé ; il n'en est pas toujours de même lorsque l'exsudat pultacé
recouvre toute la surface des amygdales ; mais alors on peut, avec un pinceau, enlever l'exsudat qui se dissocie dans l'eau, tandis que la fausse
membrane s'enlève tout d'une pièce et ne se dissocie pas. Dans l'angine du
muguet, les plaques se désagrègent facilement.

La question la plus importante est de reconnaître *la nature* de l'angine pseudo-membraneuse, et en particulier de savoir s'il s'agit de diphtérie. Pour cela il faut plus tenir compte des symptômes généraux que des renseignements donnés par l'examen même de la gorge : une fausse membrane d'un blanc nacré, à contours polycycliques, se développant chez un sujet qui a présenté une fièvre vive, une dysphagie et une céphalée violentes, appartient presque toujours à l'*angine herpétique*, et ce diagnostic est affermi si l'on constate de l'herpès labial. Toutefois le bacille diphtérique peut être trouvé dans la fausse membrane de l'angine herpétique, que celle-ci soit de nature diphtérique (Dieulafoy), ou qu'il y ait association d'herpès et de diphtérie (Marfan). D'autre part, comme l'avait vu Cadet de Gassicourt et comme le remarque Marfan, « la coexistence de vésicules d'herpès sur les lèvres, le nez, la face ou les oreilles, a été invoquée à tort en faveur de la nature herpétique de l'angine, car l'herpès labial ou cutané est loin d'être rare dans l'angine diphtérique ».

On voit donc que, à moins de cas très nets, il importe de trancher la question par l'examen bactériologique.

Parfois, la fausse membrane se développe à la surface d'un *phlegmon amygdalien ou périamygdalien* : l'unilatéralité des lésions, la tuméfaction ou le refoulement latéral de l'amygdale, la douleur très vive, le trismus, permettent presque toujours le diagnostic. Mais on n'oubliera pas que L. Martin a vu la diphtérie simuler l'angine phlegmoneuse, de telle sorte qu'il est prudent de pratiquer l'examen bactériologique, surtout en temps d'épidémie.

Dans l'*angine ulcéreuse de Vincent*, l'ulcération est quelquefois recouverte par un exsudat pseudo-membraneux épais et résistant, semblable à l'exsudat diphtérique, et qu'il faut détacher pour voir la lésion caractéristique; l'angine de Vincent est presque toujours unilatérale, et s'accompagne d'ordinaire d'une fétidité spéciale de l'haleine. Quelquefois la diphtérie se développe sur une angine ulcéreuse, d'où nécessité de l'examen bactériologique.

Certaines angines pseudo-membraneuses primitives, avec fausses membranes envahissant progressivement le pharynx, avec gros engorgement ganglionnaire, et souvent avec fièvre élevée, ne sont pas diphtériques, mais relèvent d'un autre microbe, en particulier du streptocoque; elles ne sont pas très fréquentes, et le diagnostic de la véritable nature de ces *angines pseudo-diphtériques* ne peut guère être fait que par l'examen bactériologique. Un élément doit toutefois être pris en considération : la diphtérie commune est peu fébrile; la diphtérie maligne, qui s'accompagne d'une fièvre élevée, détermine d'emblée une altération profonde de l'état général; une angine pseudo-membraneuse très fébrile, avec état général satisfaisant, n'est ordinairement pas diphtérique : mais la plus grande réserve s'impose dans l'appréciation de ces cas, et il est prudent de considérer comme diphtérique, et de traiter comme telle, toute angine pseudo-membraneuse primitive ne présentant pas nettement les caractères de l'angine herpétique, quitte à réformer ultérieurement ce diagnostic par l'examen bactériologique.

Le *pneumo-bacille de Friedländer* est parfois l'agent d'une angine pseudo-membraneuse primitive : ici les fausses membranes sont nacrées et jaunâtres, peu étendues, adhérentes à la muqueuse sous-jacente, se reproduisent rapidement après l'enlèvement; les symptômes fonctionnels et généraux sont à peu près nuls; elles ont une marche subaiguë ou chronique (Nicolle et Hébert).

Des angines pseudo-membraneuses secondaires, les plus importantes sont celles qui surviennent au cours de la *scarlatine*, soit au début, avant l'éruption ou en même temps qu'elle, soit tardivement, après le huitième jour. On sait que, d'une manière générale, les angines précoces ne sont pas diphtériques, que les angines tardives le sont. Cette distinction fut établie au nom de la clinique par Trousseau, qui s'appuya sur ceci que, contrairement aux angines tardives, les angines précoces guérissent presque toujours, ne transmettent pas la diphtérie, mais propagent au contraire la scarlatine, ne se compliquent pas de croup; les recherches bactériologiques de Bourges et Wurtz ont confirmé l'opinion de Trousseau, qui était restée discutée. Toutefois, la règle est loin d'être absolue. Marfan et Apert ont observé en effet plusieurs cas d'angines tardives non diphtériques, et Variot et Roy (faisant leurs recherches au moment d'une épidémie de diphtérie) ont vu plusieurs cas d'angines précoces diphtériques. Marfan pense que, sauf en temps d'épidémie de diphtérie, les angines de la scarlatine sont très rarement diphtériques; cette opinion est peut-être un peu absolue pour ce qui concerne les angines tardives. D'autre part, si le moment où survient l'angine est un élément de présomption pour ou contre la diphtérie, il n'est aucun signe clinique qui permette d'établir le diagnostic : l'aspect de la gorge est le même dans les deux cas; dans les deux cas, la fièvre est élevée (car la diphtérie est toujours ici une diphtérie maligne, une strepto-diphtérie), et l'état général profondément atteint : l'examen bactériologique peut donc seul trancher complètement la question.

Dans la *rougeole*, les angines pseudo-membraneuses sont presque toujours diphtériques. Dans la *fièvre typhoïde*, ou bien l'angine est surtout ulcéreuse, et alors elle ne relève pas de la diphtérie; ou bien elle est franchement pseudo-membraneuse, et de nature diphtérique.

Des fausses membranes peuvent se développer dans la gorge au cours de la *syphilis*, soit à la période primaire, soit à la période secondaire. Dans le cas de chancre, l'ulcération amygdalienne se recouvre quelquefois d'un enduit pseudo-membraneux, la fièvre peut être assez vive; mais l'unilatéralité de l'adénopathie et de la fausse membrane qui, une fois détachée, laisse voir une ulcération, l'induration de l'amygdale, permettent en général de distinguer de la diphtérie cette forme diphtéroïde du chancre de l'amygdale; c'est surtout avec l'angine de Vincent qu'on peut la confondre.

A la période secondaire les fausses membranes se développent sur des plaques muqueuses; elles sont bilatérales, siègent sur les amygdales ou empiètent sur les piliers antérieurs; elles n'envahissent que très exceptionnellement la partie postérieure du pharynx; elles adhèrent à la muqueuse qui est toujours ulcérée au-dessous d'elles; l'amygdale est indurée presque autant que s'il s'agissait d'un chancre. L'adénopathie, qui manque d'ordinaire dans les manifestations secondaires de la syphilis, est constante ici. Les ganglions péri-pharyngiens sont toujours pris, et les ganglions sous-maxillaires souvent tuméfiés, soit isolément, soit en même temps que les ganglions parotidiens. Il existe presque toujours de la douleur amygdalienne irradiant vers les oreilles, et de la dysphagie.

Ces angines de la période secondaire de la syphilis ne sont pas de nature diphtérique, comme l'ont montré les examens bactériologiques négatifs de Bourges, Boulloche, Bourges et Hudelo, Teissier ; mais parfois elles simulent complètement la diphtérie, et ne s'en distinguent guère que par la conservation d'un bon état général, par la moindre tendance des fausses membranes à l'extension, et par la constatation d'autres stigmates de syphilis sur le corps ; ici encore, l'examen bactériologique est quelquefois nécessaire.

Les fausses membranes qui recouvrent l'amygdale à la suite de l'*amygdalotomie* ou des *cautérisations* par des caustiques chimiques peuvent, elles aussi, faire croire à la diphtérie : « A défaut de l'anamnèse, dit Marfan, il y a un aspect spécial de la gorge qui doit faire penser à l'amygdalotomie : la fausse membrane est régulièrement et strictement limitée à la surface amygdalienne aplanie par la section. »

Telles sont les principales variétés d'angines pseudo-membraneuses que l'on peut observer. On voit que la grande question qui se pose à propos de chacun de ces cas est de savoir *s'il s'agit de diphtérie.*

L'exposé précédent a montré en résumé que, si l'on peut d'ordinaire diagnostiquer, par l'examen clinique seul, l'angine herpétique, les ulcérations amygdaliennes recouvertes de fausses membranes (chancre de l'amygdale, angine de Vincent), et parfois les angines syphilitiques secondaires, il n'est guère possible dans les autres cas d'affirmer qu'on ne se trouve pas en présence de diphtérie, si l'on ne recourt à l'examen bactériologique.

Traitement. — Il ne saurait exister un traitement univoque des angines pseudo-membraneuses. On administrera le sérum contre la diphtérie, le mercure contre la syphilis, et, dans les autres cas, on se contentera d'un traitement local ; mais, comme nous venons de le voir, il est souvent difficile d'éliminer d'emblée la diphtérie avant l'examen bactériologique ; or, celui-ci demande au moins 15 heures, et au bout de ce temps une diphtérie qui, la veille, aurait cédé au sérum, peut s'être aggravée et résister au traitement. Aussi doit-on poser en règle absolue *que toute angine suspecte nécessite l'injection immédiate de sérum antidiphtérique*, sans attendre les résultats de l'examen bactériologique. Sans doute, si l'angine a nettement le type herpétique, ou s'il s'agit d'une angine du début de la scarlatine, survenant en dehors de toute période d'épidémie diphtérique, si la fausse membrane est unilatérale et recouvre une ulcération amygdalienne, si l'état général est bien conservé, on peut différer l'injection. Il n'en saurait être ainsi dans les autres cas ; et, à plus forte raison, le traitement sera appliqué de suite s'il existe de l'enchifrènement, de la raucité de la voix ou de la toux, ou si la respiration est un peu gênée, signes de coryza ou de laryngite fréquents surtout dans la diphtérie.

On voit en somme que, le plus souvent, les angines pseudo-membraneuses doivent être *a priori* considérées comme pouvant être diphtériques, et qu'elles doivent être traitées comme telles si l'on veut éviter de graves mécomptes. Bien entendu, le traitement pourra être modifié, si l'examen bactériologique vient lui-même modifier le diagnostic.

III. — ANGINES ULCÉREUSES. — L'ulcération est un processus banal, qui peut se produire secondairement sur toute muqueuse enflammée, quelle que soit la nature de l'inflammation. Mais il convient d'appeler ulcéreuses, non pas toutes les angines qui se compliquent *secondairement* d'ulcérations, mais seulement celles dont l'ulcération, étant *primitive*, constitue le symptôme essentiel et caractéristique. Nous formulons les mêmes remarques à propos des stomatites.

Ainsi comprises, les angines ulcéreuses peuvent apparaître au cours d'une maladie générale (*angines ulcéreuses symptomatiques*), ou bien constituer la localisation initiale d'une infection, qui se fait d'emblée au niveau de la gorge : il s'agit, dans ce dernier cas, de l'*angine ulcéreuse de Vincent*.

A) **Angines ulcéreuses symptomatiques.** — Nous n'en dirons que quelques mots, renvoyant, pour plus de détails, aux chapitres traitant des maladies où elles s'observent.

Dans la *lymphadénie* et les *leucémies*, les ulcérations amygdaliennes observées parfois résultent soit de lésions lymphadéniques de l'amygdale elle-même (lymphadénie amygdalienne déjà signalée par Broca père), soit de foyers de nécrose déterminés par des embolies leucocytaires. En pareil cas, les ulcérations sont facilement le siège d'hémorragies abondantes.

Des ulcérations de la *syphilis* (chancre, plaques muqueuses, gommes) et de la *tuberculose*, nous ne parlerons pas ici, syphilis et tuberculose pharyngées devant être étudiées à part.

C'est surtout au cours de certaines maladies infectieuses, fièvres typhoïde et scarlatine en particulier, que les angines ulcéreuses sont intéressantes.

Dans la *fièvre typhoïde*, les ulcérations (observées environ 1 fois sur 6 cas) siègent sur les piliers antérieurs du voile du palais (Bouveret, Duguet). Elles peuvent apparaître dès le premier septénaire. Ordinairement symétriques, elles sont peu profondes, à bords nets et à fond gris rosé, et ne déterminent pas de symptômes fonctionnels ; elles demandent à être recherchées, mais, lorsqu'on les constate, elles constituent un élément de diagnostic en faveur de la fièvre typhoïde. Elles paraissent dues à des lésions de l'appareil lymphoïde, lésions analogues à celles de l'intestin : et si elles siègent aux piliers antérieurs, qui ne sont que des organes lymphoïdes rudimentaires, c'est sans doute que ceux-ci, comprimés par la base de la langue, desséchés par suite de la diminution de la sécrétion salivaire, sont mis en état de moindre résistance. Toutefois, d'après Schœfer, on ne trouve au niveau des ulcérations que des staphylocoques ou des cocci, et non le bacille d'Eberth.

Dans la *scarlatine*, l'angine ulcéreuse est précoce (précédant parfois l'éruption cutanée) ou, plus rarement, tardive (pouvant apparaître en pleine convalescence). Les ulcérations frappent l'amygdale ; ou bien elles apparaissent sur les piliers antérieurs, la luette ou le voile membraneux, après la chute d'une zone nécrosée, blanc grisâtre. Elles ont une forme ovalaire et

des bords taillés à pic ; elles n'ont pas de tendance à s'étendre en surface,
mais peuvent aboutir à la perforation du voile du palais. L'intensité de ces
angines est très variable ; la forme perforante (angine nécrotique de Henoch)
appartient surtout aux scarlatines graves ; elle est plus fréquente au cours
de certaines épidémies. Le pronostic en est souvent très grave (Méry et
Hallé): on en peut observer cependant des formes légères et guérissant
rapidement.

Des cas semblables ont été relevés, plus rarement, dans la *rougeole*. Dans
la *diphtérie*, les ulcérations sont exceptionnellement la manifestation initiale de l'angine, dont elles ne représentent guère qu'une complication
secondaire; de même, dans la variole, la varicelle, les aphtes, elles sont
consécutives à la rupture des pustules ou des vésicules.

Diagnostic. — Le diagnostic de ces angines ulcéreuses est, en général,
assez facile si, d'une part, on a déjà reconnu la maladie générale dont elles
sont symptomatiques, et si, d'autre part, on songe à examiner la gorge (les
signes fonctionnels faisant souvent défaut). Toutefois, les ulcérations des
piliers dans la fièvre typhoïde ont pu être prises pour des ulcérations tuberculeuses; dans la scarlatine, le diagnostic avec la diphtérie est parfois difficile, et l'examen bactériologique nécessaire.

Traitement. — C'est celui des angines en général; dans la scarlatine
les attouchements au chlorure de zinc (solution à 1 p. 30), joints aux grands
lavages de la gorge, ont donné de bons résultats. L'angine ulcéreuse de la
scarlatine étant contagieuse, il faut isoler, même des autres scarlatineux,
les malades qui en sont atteints.

B) **Angine ulcéreuse de Vincent** — (**Angine ulcéro-membraneuse**;
Angine chancriforme). — Cette angine, indiquée par les anciens auteurs,
a été bien décrite par Vincent qui en a montré la fréquence et étudié la bactériologie et les formes cliniques.

L'angine ulcéreuse s'observe surtout chez les enfants et les jeunes gens,
chez les sujets malpropres, chez les surmenés, et aussi, d'après Vincent,
chez les étudiants qui travaillent dans les amphithéâtres d'anatomie.

Sa fréquence dans l'enfance et vers la vingtième année montre qu'elle est
sans doute en rapport avec l'évolution dentaire (deuxième dentition et dent
de sagesse): le mauvais entretien de la bouche et des dents est encore un
facteur étiologique important de l'angine ulcéreuse.

Elle est contagieuse, la contagion se faisant directement ou par l'intermédiaire des fourchettes, cuillers, etc.; elle peut résulter du contact avec
un malade atteint de stomatite ulcéreuse, de même qu'un sujet atteint d'angine ulcéreuse peut communiquer à un autre une stomatite, aussi bien
qu'une angine (Moizard et Grenet).

Bactériologie pratique. — Au niveau des ulcérations on trouve presque constamment les bacilles fusiformes et les spirilles (fig. 65) dont la
première étude complète est bien l'œuvre de Vincent, malgré les réclama-
tions de priorité de certains auteurs allemands (Plaut). Voici, d'après Vincent, les principaux caractères de ces microbes.

Le *bacille fusiforme* a l'aspect d'un fuseau, renflé en son centre, aminci
à ses extrémités, long de 6 à 8 μ pour les formes courtes ou moyennes, de

Angines aiguës.

10 à 12 μ. pour les formes longues, rectiligne pendant la vie, parfois incurvé sur les préparations fixées et colorées. Il se colore bien par les couleurs d'aniline, mais il se décolore par la méthode de Gram.

Il se multiplie par segmentation. Il se cultive très difficilement, poussant dans le bouillon ou la gélose additionnés d'un tiers de liquide organique (sérum humain). On l'isole en délayant un peu d'exsudat pathologique dans de l'eau stérilisée et en ensemençant une goutte de cette dilution dans la gélose ascite que l'on aspire en tube de Vignal ; il est préférable, pour Vincent, d'ensemencer directement l'exsudat dans le séro-bouillon, pour l'habituer à vivre en milieu artificiel, puis d'isoler le bacille de la culture impure ainsi obtenue, en le reportant dans la gélose additionnée de sérum humain ou de liquide d'ascite.

La culture échoue parfois et se développe toujours lentement. Le bacille garde sa forme normale sur les milieux au sérum ; il devient filamenteux en bouillon Martin. En poussant, il dégage une odeur fétide particulière. Il est immobile dans les cultures, et est tantôt immobile, tantôt mobile, dans les exsudats de l'angine.

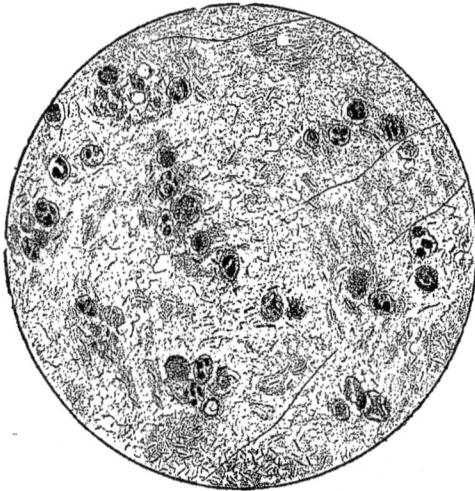

Fig. 65. — Frottis de l'exsudat d'une angine ulcéreuse de Vincent (d'après Marfan). — *Bacilles fusiformes* bien colorés; *spirilles* plus pâles. On voit en outre, dans la préparation, de grands filaments de leptothrix.

Le *spirille*, très fin, pourvu de spires à tours nombreux, se déplace très rapidement dans la salive. Il est beaucoup plus long et plus mince que le bacille fusiforme ; se colore bien par les couleurs d'aniline, mais reste toujours plus pâle que le bacille ; il se décolore par la méthode de Gram. Il n'a pu être cultivé.

Le bacille fusiforme et le spirille sont toujours associés, en une véritable *symbiose*. Cette symbiose existe, dans l'angine ulcéreuse, à l'état de pureté au début de la maladie ; plus tard, les ulcérations sont envahies par des microbes divers (fig. 65).

La constance avec laquelle on trouve la symbiose fuso-spirillaire est un des principaux arguments invoqués en faveur de son rôle pathogène. Dans le même sens, plaident des inoculations positives, bien que celles-ci n'aient pas été pratiquées avec des cultures pures, et que, par suite, leurs résultats ne soient pas absolument démonstratifs [inoculations du produit de raclage d'une angine sur d'autres points de la muqueuse buccale (Vincent) ou à la surface de la muqueuse du gland (Queyrat)]. Pour Vincent, le bacille fusiforme a une action nécrosante et destructive, que complète le spirille, dont l'abondance est en rapport avec la marche rapide des lésions.

Ce n'est pas seulement dans l'angine ulcéreuse que l'on rencontre la *symbiose fuso-spirillaire* ; elle existe aussi dans la stomatite ulcéreuse (Moizard et Grenet), dans la pourriture d'hôpital, dans le noma, et au niveau de toutes les ulcérations. Elle semble tenir sous sa dépendance la plupart des processus ulcéreux, qu'ils surviennent d'emblée, ou qu'ils soient secondaires à des lésions banales ; peut-être même est-ce au bacille fusiforme et au spirille qu'est dû le phagédénisme de certains chancres syphilitiques (Launois et Lœderich).

La symbiose fuso-spirillaire existe à l'état normal dans le tartre dentaire et dans la salive des individus malpropres, fait en rapport avec la fréquence relative de l'angine ulcéreuse chez les sujets dont la bouche est mal tenue.

D'après Richardière, certaines angines ulcéreuses, constituant un type clinique un peu spécial, seraient indépendantes de la symbiose fuso-spirillaire ; en pareil cas, cet auteur a toujours noté la présence du streptocoque, qui, inoculé une fois, s'est montré virulent ; il se demande « si cette variété d'angine ulcéreuse primitive n'est pas une forme de l'angine ulcéro-membraneuse, dont une autre forme serait constituée par l'angine de Vincent, individualisée par la présence constante des organismes qu'on y décèle. Ces organismes, hôtes habituels de la bouche, sans être les agents pathogènes des ulcérations, mais en pullulant avec une extrême abondance à leur niveau, donneraient seulement lieu à une variété anatomique et bactériologique particulière ; mais l'agent même des ulcérations resterait à trouver ; peut-être le streptocoque suffit-il. » (Richardière, thèse de Pivert, Paris, 1905.)

Symptômes. — Après quelques jours d'incubation, se produit une légère élévation de température et la déglutition devient quelque peu douloureuse, mais les symptômes objectifs sont seuls importants : toute la gorge est rouge, mais au niveau d'une seule amygdale se développe une ulcération ; la bilatéralité de l'angine de Vincent est en effet l'exception. Cette ulcération est au début recouverte d'une plaque blanchâtre ou grisâtre, peu épaisse, d'une consistance molle et pouvant être détachée par raclage. Au bout de trois ou quatre jours, dit Vincent, la fausse membrane est plus épaisse, elle reste molle et communique à l'haleine une *fétidité* spéciale. Une *salivation* excessive se produit toujours. L'adénopathie sous-maxillaire est constante, mais très variable dans son développement, et peu accentuée dans les cas légers.

Si l'on se reporte à la description que nous donnons ailleurs de la stomatite ulcéreuse, on voit quelle ressemblance clinique réunit les deux affections : dans les deux cas, les caractères essentiels sont l'unilatéralité des lésions, la salivation et l'odeur spéciale de l'haleine. De plus, la coexistence d'ulcérations amygdaliennes et d'ulcérations buccales n'est pas rare, et il est probable que la stomatite ulcéreuse (type Bergeron) et l'angine de Vincent ne sont que deux localisations différentes d'une même maladie (pour plus de détails sur cette question se reporter à l'article Stomatite ulcéreuse). La fièvre est d'ordinaire modérée ; l'état général est peu atteint. Toutefois, les malades sont un peu abattus ; des troubles digestifs, tantôt légers, tantôt intenses, existent dans tous les cas (langue saburrale, vomissements, diarrhée).

Formes cliniques. — Comme Vincent l'a bien montré, l'angine ulcéreuse peut revêtir deux types principaux : *pseudo-membraneux* ou diphté-roïde, et *ulcéro-membraneux*. Dans le premier cas, l'ulcération est recou-verte d'une fausse membrane assez épaisse et assez résistante ; pour peu que l'adénopathie soit marquée, on conçoit la difficulté de diagnostic qui peut se présenter ; cependant il existe toujours deux caractères importants ; la fausse membrane, une fois détachée, laisse au-dessous d'elle une ulcération souvent profonde, et l'haleine est fétide.

Dans le type ulcéro-membraneux, qui est beaucoup le plus fréquent, c'est un exsudat grisâtre et très friable qui recouvre l'ulcération, et celle-ci est facilement visible.

Les *angines ulcéreuses, non fuso-spirillaires*, mentionnées par Richar-dière, auraient des symptômes assez spéciaux : début insidieux, fièvre mi-nime, apparition sur la luette et le voile de fausses membranes persistant deux ou trois jours pour faire place à des ulcérations qui peuvent envahir presque tout le voile ; après quelques jours d'une sécrétion muco-purulente, les ulcérations se déssèchent et se cicatrisent ; elles se développent parfois aussi sur les lèvres. Il peut exister du jetage nasal et de la conjonctivite. L'adénopathie sous-maxillaire, constante, n'aboutit jamais à la suppuration. La guérison est la règle en huit à quinze jours.

Évolution. — L'angine ulcéreuse a une durée indéfinie, se prolongeant plusieurs semaines en l'absence d'un traitement convenable, guérissant en une dizaine de jours dans le cas contraire.

Les complications sont exceptionnelles ; il faut toutefois mentionner le développement possible de la diphtérie sur une angine ulcéreuse. En outre, des complications générales (néphrite, purpura, etc.), quoique exception-nelles, ont été signalées dans quelques cas. Jamais l'angine ulcéreuse ne se termine par gangrène. Le pronostic est, en somme, toujours bénin ; mais les récidives sont fréquentes, se produisant soit sous la forme d'angine, soit sous la forme de stomatite ulcéreuse, et avec d'autant plus de fréquence que la bouche et les dents, plus mal entretenues, facilitent la repullulation des germes pathogènes qui y séjournent.

Diagnostic clinique. — Les principaux éléments sur lesquels on doit s'appuyer pour poser le diagnostic sont : l'*existence d'une ulcération unilaté-rale*, la *fétidité de l'haleine* et la *salivation*.

Deux erreurs surtout peuvent être commises :

Dans sa forme *pseudo-membraneuse*, l'angine de Vincent ressemble à l'an-gine diphtérique, mais l'ulcération sous-jacente à la fausse membrane et la fétidité de l'haleine, signes joints à la conservation habituelle d'un bon état général, lui sont assez particulières. L'examen bactériologique est parfois nécessaire pour trancher la question.

Dans sa forme *ulcéro-membraneuse*, l'angine de Vincent peut être confon-due avec le chancre de l'amygdale ; et la ressemblance est assez grande par-fois pour qu'on l'ait appelée angine chancriforme. Mais, dans le chancre, l'induration est toujours très marquée, l'adénopathie s'étend aux ganglions cervicaux et ne reste pas limitée, comme dans l'angine, aux ganglions sous-maxillaires. Il est nécessaire parfois d'attendre les délais de l'apparition de la roséole pour avoir un diagnostic ferme, que viennent encore appuyer les résultats positifs ou négatifs du traitement mercuriel et l'examen bactériologique.

Sous le nom d'*ulcère simple de l'amygdale*, Moure et Mendel ont décrit une ulcération unilatérale qui peut ressembler objectivement à l'angine de Vincent ; elle est due à la rupture d'un kyste amygdalien. Elle se distingue de l'angine par sa marche, essentiellement chronique ; elle guérit par l'excision.

Diagnostic bactériologique. — L'examen doit être conduit de la manière suivante :

1º Avec une pipette recueillir, au niveau de l'ulcération, un peu de salive et l'examiner immédiatement, sans coloration, sous l'objectif à immersion : on peut voir alors les bacille fusiformes, et surtout les spirilles, qui, très mobiles, se déplacent rapidement, entre des globules de pus ;

2º Étendre sur une lame le produit de raclage de l'ulcération, fixer à la chaleur, colorer avec du violet de gentiane, du bleu de méthylène, de la thionine, ou de la fuchsine de Ziehl ; *ne pas faire le Gram* qui décolorerait les microbes. Sur les préparations colorées, examinées à l'objectif à immersion, on voit les bacilles fusiformes et les spirilles avec leur forme caractéristique ; en outre, on constate, s'il y a lieu, leur association à d'autres bactéries.

Sur les cultures en milieux ordinaires, le bacille fusiforme et le spirille ne poussent pas : il est toutefois utile de pratiquer l'ensemencement au sérum gélatinisé, afin de s'assurer de l'absence du bacille diphtérique au niveau des ulcérations.

Traitement. — Il est nécessaire de pratiquer des lavages de la gorge ; en outre, on doit toucher tous les jours les ulcérations avec de la teinture d'iode, sous l'influence de laquelle les lésions rétrocèdent d'ordinaire très vite. Dans les cas rebelles, on fera les attouchements avec du bleu de méthylène ou du chlorure de chaux en poudre. Nous croyons en outre que, ici comme dans la stomatite ulcéreuse, le chlorate de potasse ou de soude, donné en gargarisme et prescrit à l'intérieur en potion, agit bien et doit toujours être employé.

IV. — ANGINES PHLEGMONEUSES. — Les angines phlegmoneuses comportent deux variétés, selon que le pus se collecte dans l'amygdale même (*amygdalite phlegmoneuse*) ou dans le tissu cellulaire périamygdalien (*périamygdalite phlegmoneuse*). Quant à la suppuration du tissu cellulaire péripharyngien, en arrière ou sur les côtés du pharynx, en dehors de la loge amygdalienne elle constitue les *phlegmons rétro ou latéro-pharyngiens* [V. PHARYNX (ABCÈS LATÉRO-PHARYNGIENS, ABCÈS RÉTRO-PHARYNGIENS)].

Les angines phlegmoneuses sont surtout des *amygdalites* et des *périamygdalites palatines*. Il existe pourtant aussi une périamygdalite *linguale* phlegmoneuse, beaucoup plus rare.

Exceptionnelles dans la première enfance, assez fréquentes à partir de 10 ans, et surtout entre 18 et 20 ans, les angines phlegmoneuses peuvent, chez certains sujets spécialement prédisposés, se reproduire plusieurs fois, et même reparaître à intervalles presque réguliers, tous les ans ou tous les deux ans, jusqu'à un âge assez avancé. A partir de 40 ans, elles deviennent beaucoup plus rares.

Elles sont dues le plus souvent au streptocoque ou au staphylocoque, parfois au pneumocoque ou à d'autres microbes. L'infection de l'amygdale ou du tissu cellulaire périamygdalien peut se faire par la voie sanguine (Ruault).

Symptômes des angines phlegmoneuses. — A) **Amygdalite phlegmoneuse.** — Au début, les symptômes sont exactement ceux d'une amygdalite catarrhale; au bout de deux ou trois jours, alors que la fièvre diminue, on constate que l'une des deux amygdales reste grosse; puis la céphalalgie, la courbature disparaissent; mais, assez brusquement, la température s'élève de nouveau, la dysphagie devient vive, l'amygdale augmente de volume, le fond de la gorge est rouge, la luette et le voile du palais paraissent œdémateux.

La pression du doigt est très douloureuse au niveau de l'amygdale même, tandis qu'elle est complètement indolore sur les parties voisines; c'est là un signe qui indiquerait d'une façon certaine qu'il ne s'agit pas d'une amygdalite simple.

La maladie peut tourner court, et l'abcès ne pas se produire; la guérison survient alors rapidement, vers le 5e jour. Dans le cas contraire, l'intensité des symptômes généraux augmente : le malade est très déprimé, la fièvre présente de grandes oscillations; et l'on voit l'amygdale, de forme globuleuse, de couleur rouge sombre, et souvent recouverte d'un exsudat pultacé, faire une forte saillie vers la ligne médiane sans qu'il y ait aucune déformation du voile du palais ni des piliers. Les douleurs sont des plus vives, la déglutition est presque impossible, il y a parfois un certain degré de trismus. Les ganglions sous-maxillaires sont augmentés de volume.

L'évolution est variable selon les cas; il peut arriver que la suppuration se localise à quelques follicules qui font saillie sous forme de points jaunâtres, se ramollissent et laissent échapper quelques gouttes de pus : c'est l'*amygdalite folliculeuse* de Lasègue. Plus souvent, le pus s'est formé dans la profondeur; les douleurs et la fièvre persistent pendant plus de 15 jours; puis la température s'abaisse, et brusquement l'abcès s'ouvre; le soulagement est immédiat et la guérison complète et rapide.

Dans certains cas, les abcès sont multiples; alors la guérison est plus lente, car elle ne survient que lorsque tous les abcès sont évacués. Enfin, une plaque de sphacèle peut se produire à la surface de l'amygdale, et laisser à sa suite une cavité béante qui persiste longtemps en l'absence de soins hygiéniques.

Les abcès de l'amygdale, tels que nous venons de les décrire, ont une marche aiguë. Mais, au cours de maladies générales (grippe, pneumonie), ils peuvent évoluer lentement, ne donnant lieu qu'à une légère dysphagie.

B) **Périamygdalite phlegmoneuse.** — Beaucoup plus fréquente que la forme précédente, la périamygdalite phlegmoneuse est toujours consécutive à une angine catarrhale; mais celle-ci peut être insignifiante et passer inaperçue : alors la périamygdalite paraît survenir d'emblée. Dans ce cas, les prodromes, consistant en malaise général, sont presque nuls, et le début de

la maladie est brusque; la température s'élève rapidement à 40°; de grands
frissons, une courbature violente, des vomissements se produisent. Mais
surtout, en quelques heures, se développe une *dysphagie* d'une intensité
inconnue dans toutes les autres formes; le malade ne peut plus même avaler
sa salive, et la laisse couler, en bavant, le long de sa joue; les muscles du
cou sont contracturés; le *trismus*, très accentué, ne permet qu'un léger
écartement des mâchoires, et le malade ouvre à peine la bouche, parle péniblement, d'une voix nasonnée et présentant au plus haut point les caractères de la voie dite amygdalienne; les *g* et les *r* en particulier sont mal
prononcés, l'articulation des mots en général est très défectueuse. Le malade
a un facies vultueux, délire souvent; les troubles digestifs sont constants
(vomissements, constipation).

Les *signes physiques* sont les suivants : engorgement ganglionnaire précoce dans les régions sous-maxillaire et parotidienne; et, à l'examen de la
gorge (examen très difficile en raison du trismus), amygdale fortement
repoussée vers la ligne médiane, pilier antérieur très élargi, rouge et œdémateux, luette grosse et déviée du côté sain, face inférieure du voile abaissée
du côté malade. Ces déformations sont d'ordinaire assez nettes pour permettre un diagnostic immédiat. La muqueuse enflammée est souvent recouverte d'un exsudat pultacé ou même pseudo-membraneux. Lorsque le pus
est collecté, on peut percevoir la fluctuation en déprimant avec l'index la
face interne du pilier antérieur, à l'union de son tiers supérieur avec ses
deux tiers inférieurs (Lemaistre). Cette manœuvre douloureuse est rarement
utile.

Presque toujours, le phlegmon s'ouvre spontanément, vers le 10ᵉ jour, le
pus faisant issue soit par la fossette sus-amygdalienne, soit à la jonction des
piliers antérieur et postérieur (Lasègue), soit entre l'amygdale et le pilier
antérieur, ou à travers l'amygdale elle-même : en ce cas, il existe souvent
plusieurs orifices de sortie, que l'on voit en faisant sourdre le pus par la
pression. La rupture de l'abcès peut se produire la nuit, et alors le malade
ne s'en aperçoit pas, déglutit le pus, et se réveille guéri; ou bien elle survient le jour, et le malade en est averti par une saveur fétide, et crache le
pus pendant quelques minutes d'ordinaire, parfois pendant quelques heures.
Le soulagement est immédiat; la convalescence est très rapide.

Il peut arriver qu'au cours des maladies générales la périamygdalite ait
une évolution silencieuse, ne déterminant qu'une dysphagie légère, et doive
être recherchée de parti pris pour être reconnue et traitée. Ce fait, signalé
déjà à propos de l'amygdalite phlegmoneuse, a été observé par Ruault dans
la grippe. Chez les enfants atteints de rougeole ou de scarlatine maligne,
ces périamygdalites subaiguës peuvent, dans des cas exceptionnels d'ailleurs, être le point de départ de fusées purulentes étendues ou aboutir à la
gangrène du pharynx.

Lorsque la périamygdalite phlegmoneuse ne se déclare pas d'emblée, mais
survient au cours d'une amygdalite catarrhale, elle a un début moins
brusque; de plus, les deux amygdales sont touchées, quoique à un degré
inégal, et parfois la suppuration se produit successivement des deux côtés.

Complications. — Les complications graves ne sont pas fréquentes, les moins rares sont les accidents généraux infectieux (néphrites, arthrites, endocardites, etc.), dont on trouvera la description à l'article Angine catar-rhale.

Il faut signaler encore : l'*œdème sus-glottique* déterminant une dyspnée assez intense pour imposer la trachéotomie ; les *hémorragies* par ulcération de la carotide ou d'une de ses branches ; la *thrombose des jugulaires*.

Parfois le phlegmon paraît guéri, mais il persiste une fistule qui peut être l'origine d'abcès amygdaliens ou périamygdaliens chroniques.

L'*hypertrophie des amygdales* est une conséquence fréquente de la maladie.

Pronostic. — Le pronostic est bénin d'ordinaire ; il faut toutefois tenir compte de la fréquence relative des récidives.

Diagnostic. — Les angines phlegmoneuses sont presque toujours uni-latérales, et c'est là un caractère qui suffit à les distinguer des autres varié-tés d'angines.

Dans la périamygdalite phlegmoneuse, l'intensité du trismus, la tuméfac-tion du pilier et l'abaissement du voile du palais sont des symptômes qui ne permettent guère l'erreur. Il faut toutefois penser à la possibilité d'un phlegmon latéro-pharyngien [V. Pharynx (abcès latéro-pharyngiens)] dans lequel la sensation du flot pourrait être perçue au niveau du cou.

L'amygdalite phlegmoneuse ne se distingue pas, au début, de l'angine catarrhale, mais lorsque la lésion est nettement unilatérale, lorsque l'amyg-dale rouge et tendue fait une forte saillie vers la ligne médiane, l'existence d'un phlegmon est presque certaine, et l'on reconnaît qu'il ne s'agit pas d'une suppuration périamygdalienne, parce qu'il n'existe pas de déformation des piliers ni du voile. Dans des cas exceptionnels, L. Martin a observé la coexistence de *diphtérie* et de phlegmon amygdalien ; il faut songer à cette éventualité en cas d'épidémie de diphtérie. On se rappellera que, en dehors de toute diphtérie, la gorge se recouvre souvent d'un exsudat pultacé et quelquefois d'un exsudat pseudo-membraneux dans l'angine phlegmoneuse (amygdalite ou périamygdalite) : mais cet exsudat reste unilatéral.

Ruault signale la confusion possible entre l'abcès amygdalien à marche subaiguë et à ouverture spontanée tardive, et la gomme syphilitique de l'amygdale : « Les éléments d'appréciation que possède en pareil cas le médecin pour s'éclairer sur la vraie nature de la lésion sont de divers ordres, écrit cet auteur : tout d'abord l'extrême rareté de la gomme circonscrite à cette région, où l'on ne voit guère d'ulcérations gommeuses sans que celles-ci s'étendent aux parties voisines, et particulièrement au pilier postérieur ; ensuite l'absence de manifestations ganglionnaires, qui est la règle dans la syphilis gutturale tertiaire, alors que, dans les cas qui nous occupent, le ganglion sous-maxillaire, dit *ganglion amygdalien de Chassaignac*, est presque constamment un peu tuméfié et douloureux à la pression : enfin l'anamnèse, la marche de la maladie, l'atténuation de la douleur à la dégluti-tion, survenue brusquement quelques jours auparavant, contribueront aussi à faciliter le diagnostic. »

Traitement. — Les gargarismes et les lavages de la gorge s'imposent ici comme dans toutes les angines. Le trismus est calmé par l'application

de cataplasmes très chauds et renouvelés souvent sur les parties latérales
du cou. Les vomitifs ont une heureuse action dans les angines phlegmoneuses, qu'ils soient donnés au début (et alors ils atténuent la céphalée), ou
bien lorsque le pus est collecté, et alors les efforts de vomissement favorisent la rupture de l'abcès. Dans l'amygdalite, on pourra inciser si l'on sent
la fluctuation, mais le plus souvent celle-ci est mal perçue, et l'incision, qui
risque de tomber à côté de l'abcès, est inutile. En cas de périamygdalite,
l'ouverture de l'abcès sera faite quand le pus sera collecté, à travers le pilier
antérieur, à l'union de son tiers supérieur avec ses deux tiers inférieurs.

C. **Périamygdalite linguale phlegmoneuse.** — L'inflammation aiguë
de l'amygdale linguale, étudiée par Luc, Cartaz, Ruault, est une affection
rare, observée chez l'adulte et paraissant provoquée par le froid. La maladie
débute brusquement par de la courbature, de la céphalée, des nausées, des
frissons; la fièvre s'élève, le malade ressent une douleur de gorge unilatérale d'ordinaire, et la dysphagie s'accompagne d'une otalgie vive. Il n'existe
ni trismus, ni modification de la voix, ni adénopathie sous-maxillaire; on
note parfois une très légère dyspnée. Le pharynx peut être le siège d'une
rougeur diffuse; mais ce n'est qu'au miroir laryngoscopique que l'on voit
l'amygdale soulevée dans une de ses moitiés latérales par une tuméfaction
diffuse, faisant disparaître le relief des replis pharyngo-épiglottique et
glosso-épiglottique latéral. Quelquefois elle est prise tout entière, atteignant le volume d'une demi-noix et refoulant l'épiglotte.

Le pus se collecte vers le 6e jour, et l'abcès s'ouvre spontanément du 8e au
14e jour. La fièvre diminue dès que l'abcès est formé, elle cesse après son
évacuation, et la guérison est complète 2 ou 3 jours après. La suppuration
peut d'ailleurs ne pas se produire, et la maladie guérir en 8 jours environ.

Le *pronostic* paraît être toujours bénin.

Le *diagnostic* se fait facilement à l'aide du miroir laryngoscopique; l'absence d'œdème et de douleur de la langue distingue la périamygdalite
linguale de la glossite basique intra-musculaire; quant au phlegmon pré-
laryngien et à l'angine de Ludwig, ils s'accompagnent de trismus, d'empâtement du plancher de la bouche et d'impossibilité, pour le malade, de tirer
la langue sans douleur.

Le *traitement* consiste dans l'emploi des gargarismes et des lavages de la
gorge. Après l'évacuation du pus, peut persister une fistule favorisant les
récidives; l'incision s'impose alors.

V. — ANGINE GANGRENEUSE. — **Gangrène du pharynx.** — Sous ce nom,
on décrit l'infection putride du pharynx. Elle est d'ordinaire consécutive à
une angine aiguë grave, le plus souvent à une angine strepto-diphtérique,
quelquefois à une angine scarlatineuse, très rarement à une angine de la rougeole, de la fièvre typhoïde, et même de la dysenterie. Dans des cas exceptionnels, elle paraît primitive, n'ayant été précédée d'aucune inflammation
de la gorge. Elle frappe surtout les enfants de 5 à 6 ans. Elle est favorisée
par toutes les causes de débilitation de l'organisme : chagrins prolongés,
privations, mauvaises conditions hygiéniques, cachexies. On l'observe
surtout dans les pays froids et humides (Hollande, Suède, Poméranie).

La gangrène peut être diffuse ou circonscrite. Dans les deux cas, l'examen histologique montre, au niveau des zones atteintes, la destruction de la muqueuse et des parties profondes, et des ulcérations artérielles qui peuvent être l'origine d'hémorragies graves si le vaisseau n'est pas oblitéré par un caillot.

La bactériologie des angines gangreneuses n'a pas été bien étudiée. Il est probable que, comme tous les processus gangreneux, elles sont surtout fonction d'anaérobies.

Symptômes. — Lorsque la gangrène du pharynx est secondaire à une angine, en particulier à une angine diphtérique maligne, le début en est assez insidieux, car il n'est marqué que par l'exagération de l'abattement où se trouve déjà plongé le malade. Très rapidement la prostration devient intense, le pouls rapide et misérable, les traits se tirent; quelquefois il y a du délire et une agitation excessive; des frissons répétés se produisent, et, si la température n'était pas déjà élevée, elle monte à 39° ou 40°, décrivant de grandes oscillations.

La salivation est abondante et fétide; l'haleine exhale une odeur de putréfaction rappelant l'odeur des matières fécales. Les ganglions sous-maxillaires et parotidiens prennent un développement plus considérable encore que celui qu'ils avaient du fait de l'angine primitive; ils sont douloureux au toucher.

La parole est presque impossible, le malade souffre d'une dysphagie intense et d'une soif vive; il vomit, et a une diarrhée fétide et incoercible. La respiration est accélérée (dyspnée toxique); le visage plombé ou cyanosé se recouvre de sueurs abondantes, les extrémités se refroidissent, et, en quelques jours, le malade succombe avec une température périphérique souvent abaissée, la température centrale restant élevée. Dans les dernières heures, on note parfois un ralentissement considérable du pouls. La mort peut survenir par syncope.

Vient-on à examiner la gorge, on constate des lésions diffuses ou circonscrites. Dans la *forme circonscrite*, on voit des plaques noirâtres, arrondies ou ovalaires, à bords irréguliers, recouvrant une ulcération profonde de la largeur d'une pièce d'un franc, et siégeant soit à l'amygdale (c'est le cas le plus habituel), soit à la luette ou au voile du palais. Dans la *forme diffuse*, la gangrène envahit le pharynx, les amygdales, toute la bouche, la langue et même l'épiglotte et le larynx.

Lorsque la gangrène paraît primitive, le début, ordinairement brusque, est marqué soit par un grand frisson, soit par plusieurs frissons répétés; la température s'élève, l'état général s'altère rapidement et les symptômes ne diffèrent plus alors de ceux que nous venons de décrire pour les formes secondaires. Il faut noter seulement que, dans des cas d'ailleurs exceptionnels, l'engorgement ganglionnaire peut faire défaut.

Évolution. — Dans la forme diffuse, la mort est constante et survient en 3 à 5 jours. Dans la forme circonscrite, la guérison, quoique très rare, est possible : les escarres tombent et sont remplacées par des ulcérations qui se cicatrisent lentement, en même temps que l'état général s'améliore. La durée de la forme circonscrite peut être assez longue, même lorsque la mort est la conséquence de la maladie; elle dépasse un mois dans une observation de Millard rapportée par Trousseau.

Complications. — Des plaques de sphacèle peuvent se montrer dans d'autres régions, à la bouche et aux lèvres en particulier. Parfois se produisent des localisations gangreneuses à distance (intestins, poumons, etc.).

Les hémorragies dues aux ulcérations artérielles sont une cause fréquente de mort rapide: il faut signaler encore l'œdème laryngé. Trousseau a observé la phlébite des veines superficielles des membres et la diplopie. Enfin, aux approches de la mort, apparaissent souvent des éruptions purpuriques qui, par elles-mêmes, n'ont pas de gravité, mais qui sont le signe d'une infection profonde.

Pronostic. — Il est inutile d'insister sur l'extrême gravité du pronostic. Bien que la guérison ne soit pas impossible, on ne doit jamais compter avec elle.

Diagnostic. — Il ne faut pas confondre l'angine gangreneuse avec les angines pseudo-membraneuses, l'angine diphtérique en particulier : l'aspect noirâtre des lésions et la fétidité de l'haleine suffisent à éviter toute erreur.

Traitement. — On tâchera de soutenir l'état général du malade par des préparations alcooliques, et l'on s'efforcera de l'alimenter dans la mesure du possible avec du lait.

Localement, on fera plusieurs fois par jour de grandes irrigations de la gorge avec une solution phéniquée faible, ou mieux avec de l'eau oxygénée à 12 volumes, étendue de 2 fois son poids d'eau bouillie, et surtout on tentera de limiter les escarres par la cautérisation au thermo ou au galvano-cautère; lorsque la cautérisation ignée est impossible, on peut toucher les bords de l'escarre avec de l'acide chlorhydrique.   *H. GRENET.*

ANGINES CHRONIQUES. — Sous ce titre, nous décrivons les inflammations chroniques, non spécifiques, de l'isthme du gosier. La tuberculose et la syphilis de l'amygdale et du pharynx doivent être étudiées à part. Les angines chroniques, très fréquentes chez les enfants et chez les adultes, plus rares chez le vieillard, frappent surtout les sujets à tempérament lymphatique, ou les arthritiques, goutteux et rhumatisants. Elles sont presque constantes chez les individus qu'une malformation nasale ou une affection chronique de la muqueuse pituitaire oblige à respirer la bouche ouverte. Enfin, toutes les personnes exposées, par leur profession, aux irritations fréquentes de la gorge, les orateurs, comédiens, chanteurs, les sujets séjournant dans des locaux à atmosphère chargée de fumée, de vapeurs, ou de poussières, sont habituellement atteints.

Ce sont là des causes prédisposantes. D'ordinaire, l'angine chronique succède à une angine, ou mieux à une série d'angines aiguës; elle est due à une infection; mais, lorsque celle-ci est éteinte, le processus peut continuer par le seul fait des altérations des tissus; il s'agit alors, comme le remarque Ruault, des conséquences, plutôt que des stades, de l'inflammation.

Comme pour les angines aiguës, nous avons à étudier ici les angines diffuses et les amygdalites.

I. — ANGINES CHRONIQUES DIFFUSES. — Les angines chroniques diffuses n'existent guère que chez l'adulte. Elles sont inconnues chez les enfants. Ruault en distingue deux formes : *catarrhale* (lésions portant surtout sur les glandes mucipares, troubles sécrétoires très marqués) et *interstitielle* (lésions frappant les éléments conjonctifs de la muqueuse, de la couche sous-muqueuse et des vaisseaux).

A) **Angine catarrhale chronique diffuse.** — A l'examen de la gorge, on voit que la paroi postérieure du pharynx est d'un rouge uniforme, et hérissée de saillies plus ou moins grosses, dues les unes au tissu adénoïde hypertrophié, et les autres, très nombreuses, aux glandes mucipares hyper-trophiées dont le canal excréteur distendu laisse déborder le mucus. Le voile du palais et les piliers sont rouges et granuleux. La luette est souvent déformée, épaissie ou allongée. Les amygdales sont tantôt atrophiées, tantôt légèrement augmentées de volume. La rhinoscopie postérieure montre l'amygdale pharyngée rouge et tomenteuse : le pharynx nasal est recouvert de mucosités ; les cornets sont hypertrophiés. A l'examen laryngoscopique, on note presque toujours un peu de catarrhe chronique du larynx, ou même des lésions de laryngite granuleuse.

Les troubles fonctionnels sont peu marqués : les malades se plaignent de sécheresse de la gorge, d'enchifrènement (ils sont obligés de respirer, la bouche ouverte), ou plus souvent de troubles auditifs (bourdonnements d'oreille, vertiges, surdité) ou d'altérations de la voix, qui est enrouée.

La marche est progressive ; des poussées subaiguës se produisent de temps à autre ; la guérison est assez rare lorsque l'affection est ancienne ; la fré-quence des lésions auriculaires donne une certaine gravité au pronostic ; les troubles laryngés sont plus accessibles à la thérapeutique.

B) **Angine interstitielle chronique diffuse.** — La gorge, rouge sombre, est lisse et polie, sauf sur la paroi postérieure du pharynx, où peuvent siéger quelques granulations adénoïdes. Les piliers et le voile sont épaissis, la luette grosse et allongée est souvent renflée en massue à son extrémité. La rhinoscopie montre l'amygdale pharyngée atrophiée et la muqueuse pitui-taire congestionnée. Il n'y a presque pas de symptômes fonctionnels ; les malades se plaignent seulement d'un léger enchifrènement, ou d'un ronfle-ment provoqué par l'obstruction nasale, ou de diminution de l'acuité audi-tive, l'inflammation s'étant propagée à la trompe d'Eustache. Il se produit assez souvent des poussées subaiguës, caractérisées soit par du coryza, soit par de la dysphagie.

La maladie, qui s'établit progressivement, a une durée indéfinie.

Elle est fréquente chez les rhumatisants, les goutteux, les diabétiques, les dyspeptiques, les hémorroïdaires, et, d'une façon générale, les arthritiques. Il est à noter que, chez les goutteux, il peut exister une alternance entre les crises articulaires et les manifestations angineuses, celles-ci s'atténuant dès qu'apparaît l'accès de goutte ; mais il ne faut pas considérer pour cela l'angine interstitielle chronique comme de nature arthritique, car elle est fréquente aussi et affecte les mêmes caractères chez les fumeurs, les buveurs, etc., même lorsqu'ils ne présentent aucune diathèse.

Pronostic. — Le pronostic des deux formes d'angine chronique diffuse est bénin au point de vue de la santé générale ; mais elles guérissent difficilement et peuvent déterminer des troubles auriculaires ou laryngés rebelles.

Traitement. — Avant de s'adresser aux lésions mêmes de l'angine, il faut rétablir la perméabilité nasale, en agissant avec prudence chez les goutteux, sous peine de provoquer une poussée aiguë.

Ce résultat une fois obtenu, on doit soigner les amygdales si elles sont atteintes, exciser au besoin une partie de la luette.

Dans l'angine catarrhale, Ruault recommande d'appliquer sur les régions malades, à l'aide d'une brosse à poils durs et coupés courts, une solution iodo-iodurée forte :

```
Iode. . . . . . . . . . . . . . . . . . . . . . . . . 1 gramme.
Iodure de potassium . . . . . . . . . . . . . . . . 1    —
Eau. . . . . . . . . . . . . . . . . . . . . . . . . 5 grammes.
```

« Après anesthésie cocaïnique de la muqueuse, préalablement nettoyée et débarrassée du mucus qui la couvre à l'aide d'un tampon de ouate imbibé d'une solution de bicarbonate de soude, on frotte énergiquement les parties malades avec la brosse imbibée d'une solution iodée, de façon à enlever l'épithélium et à faire pénétrer le topique jusqu'aux acini glandulaires. On prend soin de commencer par la paroi postérieure du pharynx à la première séance, et de ne toucher au voile et aux piliers qu'après une semaine; ces dernières parties doivent être moins énergiquement frottées que le pharynx. » Quelques minutes après l'opération, lorsque l'anesthésie cocaïnique est dissipée, la douleur devient assez vive; le malade doit alors se gargariser avec une solution phéniquée faible. Le lendemain, une fausse membrane blanchâtre, qui tombe vers le sixième jour, recouvre les parties frottées. L'opération ne doit être répétée que tous les huit ou dix jours. Lorsque les lésions ne sont pas trop anciennes, on peut espérer voir le pharynx reprendre peu à peu son apparence normale.

Dans l'angine interstitielle diffuse, on fera de simples badigeonnages avec une solution iodo-iodurée plus étendue :

```
Iode . . . . . . . . . . . . . . . . . . . . . . . . 1 gramme.
Iodure de potassium. . . . . . . . . . . . . . . . . 1    —
Eau distillée . . . . . . . . . . . . . . . . . . . 25 grammes.
```

Ces badigeonnages seront répétés tous les trois ou quatre jours.

Au moment des poussées subaiguës, on prescrira des inhalations de vapeur d'eau, des gargarismes et des insufflations de poudres antiseptiques, additionnées d'une petite quantité de cocaïne, s'il s'agit de catarrhe naso-pharyngien.

II. — AMYGDALITES PALATINES CHRONIQUES. — Il convient d'étudier ici, d'une part, l'inflammation chronique de la muqueuse des cryptes amygdaliens, inflammation qui aboutit tantôt à l'hypertrophie, tantôt à l'atrophie des amygdales (amygdalite lacunaire caséeuse, ou angine folliculeuse chronique), et, d'autre part, l'hypertrophie proprement dite des amygdales qui peut exister en dehors de tout état pathologique appréciable.

A) **Amygdalite lacunaire caséeuse.** — Elle est consécutive le plus souvent à une série d'amygdalites catarrhales aiguës, et est fréquente surtout de 15 à 40 ans. Les lésions consistent essentiellement en un rétrécissement

des orifices des cryptes, qui, dans la profondeur, sont dilatés; ce rétrécissement est dû à l'hypertrophie des follicules lymphatiques.

A l'examen de la gorge, on voit sur les amygdales, ordinairement grosses,
les orifices cryptiques faire saillie; lorsqu'on les comprime avec l'abaisse-
langue, il s'en échappe un magma pâteux et caséeux constitué par des cellules épithéliales desquamées, de la graisse, des acides gras, quelques leucocytes et des microbes soit pathogènes (staphylocoques, etc.), soit saprophytes (leptothrix). Un stylet mousse introduit dans les cryptes y pénètre
profondément, et, si on le recourbe, on arrive quelquefois à le faire ressortir
par un crypte voisin, les cavités anfractueuses de l'amygdale pouvant communiquer entre elles.

Quelquefois les amygdales sont atrophiées; les lésions siègent alors
surtout à l'union du tiers supérieur et du tiers moyen du bord antérieur de
l'amygdale recouverte à ce niveau par le pilier antérieur, et à l'extrémité
supérieure de l'amygdale, au voisinage de la fossette sus-amygdalienne.

Les troubles fonctionnels sont légers, les malades ne ressentent qu'un peu
de gêne de la déglutition; plus tard, ils se plaignent d'un goût fétide dû aux
concrétions amygdaliennes. D'autres troubles, tels que les modifications de
la voix, peuvent être causés par l'hypertrophie des amygdales. Nous les
étudierons dans le chapitre suivant.

Souvent, à l'occasion de l'exposition au froid, quelquefois au moment des
ègles chez la femme, se produisent des poussées subaïguës avec douleur
plus vive, et augmentation légère du volume de l'amygdale. On peut voir
sur celle-ci des points jaunâtres surélevés, représentant une cavité cryptique distendue, dont on aperçoit par transparence le contenu caséeux; la
paroi finit par se rompre et s'évacuer à la faveur d'une petite ulcération; ces
poussées subaiguës ne durent pas plus de 4 à 6 jours.

Cette affection, gênante, mais sans aucune gravité, a une durée indéfinie
en l'absence de traitement.

Diagnostic. — Il est d'ordinaire très facile. On signale comme cause
d'erreur possible : la mycose leptothrixique des amygdales (les saillies
blanchâtres qui la caractérisent siègent entre les orifices cryptiques et
adhèrent fortement à la muqueuse), — la tuberculose caséeuse de l'amygdale
qui débute par des plaques jaunes, aboutissant à des ulcérations plus profondes, et siégeant, non seulement sur l'amygdale, mais encore sur les
piliers et sur le voile, — la gomme de l'amygdale (la gomme, rare à ce
niveau, est ordinairement unique et détermine une ulcération plus large et
plus profonde), — l'abcès chronique intra-amygdalien (celui-ci renferme un
pus fluide).

Traitement. — C'est la *discission* des amygdales : on introduit un crochet mousse dans les orifices des cryptes, et l'on rompt, par traction, la
paroi derrière laquelle se trouve l'instrument. On peut ensuite frotter la
région avec une solution iodée. Lorsque tous les cryptes ont été ainsi
ouverts, la guérison est rapide.

B) **Hypertrophie des amygdales.** — L'hypertrophie des amygdales n'est,
très souvent, qu'une des localisations de l'hypertrophie en masse du tissu
lymphoïde : c'est l'*hypertrophie adénoïde, hypertrophie molle* de Ruault,

qui ne s'observe guère que chez les enfants lymphatiques et strumeux, avant la puberté, et qui coexiste presque toujours avec des végétations adénoïdes (v. c. m.). En d'autres cas, l'hypertrophie est la conséquence d'une série d'amygdalites chroniques, c'est l'*hypertrophie dure*; celle-ci s'observe à tous les âges.

Symptômes. — L'hypertrophie est caractérisée par un développement des amygdales assez considérable pour gèner la déglutition et rétrécir l'isthme du gosier.

A l'examen de la gorge, on voit les deux amygdales faire saillie hors des piliers; elles se présentent sous trois types principaux :

1° Type *pédiculé*; l'amygdale est fixée à sa loge par une base étroite et peut être *pendante* dans le pharynx; il y a alors surtout rétrécissement de l'isthme pharyngien;

2° Type *sessile*; les amygdales s'implantant sur leur loge par une large base, sont *enchatonnées* par les piliers qu'elles écartent fortement; alors elles ne sont pas toujours visibles à l'inspection; il faut provoquer le réflexe pharyngien pour les voir faire saillie; en ce cas le rétrécissement de l'isthme du gosier est minime et les troubles fonctionnels sont dus surtout à la gêne des mouvements du voile et même du larynx;

3° Type *pseudo-hypertrophique*; les amygdales sont ici distendues par les produits caséeux contenus dans les cryptes, et ne sont pas vraiment hypertrophiées : il s'agit de l'amygdalite lacunaire caséeuse, décrite ci-dessus, et sur laquelle nous ne reviendrons pas.

L'examen de la gorge permet de constater ces déformations amygdaliennes; il fait voir aussi que, dans l'hypertrophie molle des enfants, les amygdales sont pâles, et parfois presque translucides; dans l'hypertrophie dure consécutive à des séries d'amygdalites aiguës, elles sont rouge foncé. Le toucher permet d'apprécier la différence de consistance dans ces deux cas.

Le développement même des amygdales détermine un certain nombre de troubles fonctionnels, et surtout des troubles respiratoires et des modifications de la voix.

Les *troubles respiratoires mécaniques* consistent en ceci, que les deux amygdales, arrivant au contact l'une de l'autre, forment un obstacle à l'air circulant des fosses nasales au larynx, et que le malade est obligé de respirer la bouche ouverte, ronflant la nuit. Ces phénomènes sont accentués surtout chez les enfants atteints en même temps de végétations adénoïdes. Des troubles respiratoires *réflexes* peuvent aussi se produire : toux quinteuse fréquente surtout la nuit et le matin au réveil, revenant parfois périodiquement, accès d'asthme.

Les *troubles de la voix* sont d'ordinaire peu marqués chez les adultes, à moins que l'hypertrophie ne soit considérable : il n'en est pas de même chez les enfants, qui apprennent difficilement à parler, et dont le langage reste longtemps peu intelligible : la voix est nasonnée, sourde, mal articulée; ce sont surtout les *g*, les *l* et les *r* qui sont mal prononcés.

Comme troubles digestifs, on note une gêne de la déglutition, ordinairement peu accentuée; cependant il arrive souvent que les enfants avalent de travers; des vomituritions sont facilement provoquées par le simple lavage de la gorge.

Souvent on observe de la diminution de l'acuité auditive, due soit à un catarrhe naso-pharyngien, ou aux végétations adénoïdes coïncidant avec l'hypertrophie amygdalienne, soit à la parésie du voile, gêné dans son fonctionnement par les amygdales enchatonnées qui compriment et distendent les piliers.

Les poussées aiguës sont fréquentes chez ces malades.

L'*évolution* est différente suivant qu'on a affaire à l'hypertrophie molle ou à l'hypertrophie dure. Dans le premier cas, il s'agit d'enfants qui présentent d'ordinaire un ensemble de troubles de l'état général, dépendant de la coexistence de végétations adénoïdes, et non pas vraiment de l'hypertrophie amygdalienne [V. ADÉNOÏDES (VÉGÉTATIONS)]; mais ici, il y a souvent, au moment de la puberté, une tendance spontanée à la guérison.

Dans l'hypertrophie dure, inflammatoire, l'état général n'est pas altéré, mais les amygdales, qui sont le plus souvent pédiculées, restent grosses indéfiniment; ce n'est que vers 50 ans qu'elles tendent à se rétracter.

Pronostic. — Chez les enfants, le pronostic est assez sérieux, en raison de la coexistence des végétations adénoïdes (v. c. m.) qui entraînent des modifications parfois graves dans l'état général, et qui déterminent surtout un retard du développement physique et intellectuel, et créent une porte d'entrée à la tuberculose. Quant à l'hypertrophie amygdalienne dure, elle est gênante, mais n'a aucune gravité.

Diagnostic. — Celui-ci n'offre jamais de difficultés chez l'enfant. Chez l'adulte, les causes d'erreur sont rares : l'épithélioma non ulcéré provoque une hypertrophie unilatérale d'une dureté ligneuse et s'accompagne de douleurs vives, et bientôt, d'engorgement ganglionnaire. Dans la syphilis secondaire, les amygdales peuvent s'hypertrophier avant l'apparition des plaques muqueuses; il faut songer à cette éventualité; l'évolution de la maladie lève bientôt tous les doutes. Le lymphadénome de l'amygdale, exceptionnel, s'accompagne de tumeurs ganglionnaires multiples.

Traitement. — On doit recourir, en cas d'amygdales enchatonnées, à l'ignipuncture qui consiste à fendre les orifices cryptiques au galvano-cautère après anesthésie cocaïnique. Dans les autres cas, les amygdales étant saillantes, on doit pratiquer l'amygdalotomie: avoir soin de ne faire cette opération que lorsqu'il n'y a aucune poussée aiguë, sinon l'on s'expose à provoquer, malgré toutes les précautions antiseptiques, *des accidents infectieux graves*, parfois mortels. De plus, l'amygdalotomie a, dans quelques cas, été suivie d'hémorragies secondaires, aussi faut-il l'employer surtout lorsque les amygdales sont pâles et peu vascularisées: malgré leur rareté, il importe de connaître la possibilité de ces accidents graves, afin d'agir avec prudence.

III. — AMYGDALITES PHARYNGÉES CHRONIQUES. — Les plus intéressantes des amygdalites pharyngées sont représentées par l'*hypertrophie de l'amygdale pharyngée*, plus communément désignée sous le nom de *végétations adénoïdes* : en raison de leur importance, celles-ci sont décrites dans un article spécial [V. ADÉNOÏDES (VÉGÉTATIONS)]. Nous ne nous occupons ici que du catarrhe chronique de l'amygdale pharyngée, ou *catarrhe naso-pharyngien*.

Ce catarrhe accompagne toujours les végétations adénoïdes; mais il peut exister seul, sans hypertrophie de l'amygdale pharyngée, chez les adolescents et les adultes. L'examen anatomique montre l'existence de saillies formées de tissu conjonctif et séparées par des sillons de profondeurs diverses. Les follicules lymphatiques sont rares et petits; la sécrétion, muco-purulente, se forme dans une cavité dilatée, correspondant à l'un des sillons normaux qui est transformé en canal par la soudure de ses deux lèvres.

Le catarrhe naso-pharyngien est assez fréquent à partir de 18 ans; il est souvent consécutif à une maladie générale, telle que la coqueluche, la rougeole, la scarlatine, la syphilis, etc.; ou bien il succède à une suppuration prolongée des sinus des fosses nasales; ou bien encore frappe des sujets exposés d'une manière habituelle aux irritations de la gorge (orateurs, fumeurs, buveurs, etc.).

Les *signes physiques* sont constatés par la rhinoscopie postérieure. Suivant l'ancienneté des lésions, on voit l'amygdale pharyngée soit un peu augmentée de volume et de couleur rouge vif, soit atrophiée et présentant des brides qui circonscrivent des clapiers remplis de muco-pus. Au niveau de l'amygdale et sur ses côtés, apparaît une sécrétion muco-purulente, verdâtre, pouvant se concréter en croûte, et existant souvent aussi au niveau des fossettes de Rosenmüller.

Les parties antérieures de la voûte palatine, les bords supérieurs des orifices des fosses nasales postérieures, l'origine de la cloison sont respectés : ce fait a une grande valeur diagnostique.

Le pharynx buccal est, au début, enduit d'une couche de muco-pus, qui s'écoule par l'amygdale malade; il est sec plus tard, lorsque le mucus est plus épais. La muqueuse pituitaire est d'ordinaire sèche; il existe souvent des lésions de laryngite.

Les troubles fonctionnels sont très légers tant que les sécrétions sont fluides, les malades n'accusant qu'une sensation vague de corps étranger. Mais plus tard, lorsque le muco-pus est devenu plus épais, les symptômes s'accentuent : le matin, dit Ruault, « les malades toussent, reniflent et raclent jusqu'à ce qu'ils aient, souvent au prix des nausées très pénibles, craché les masses compactes accumulées pendant la nuit.... Les sensations incommodes atteignent leur maximum lorsque le muco-pus se concrète en forme de croûte dure, elles peuvent même alors devenir presque permanentes, car souvent les malades ne peuvent se débarrasser de ces concrétions que tous les quatre ou cinq jours, et ils n'éprouvent alors de soulagement que pendant quelques heures ». Les autres troubles fonctionnels sont : la sécheresse de la gorge, gênant la déglutition de la salive, la céphalée siégeant au niveau des sinus frontaux et à la racine du nez, ou encore à la nuque ou à la région occipitale. La voix est souvent enrouée, la toux est fréquente; et parfois même, surtout chez les femmes, peuvent survenir des accès de spasme glottique. La coexistence d'une otite chronique n'est pas rare, et détermine de la diminution de l'acuité auditive. Des poussées subaiguës se produisent quand le sujet s'expose à des irritations nasales ou pharyngées (poussières, fumée, etc.).

Diagnostic. — Il se fait surtout grâce à la rhinoscopie postérieure, qui montre les lésions de l'amygdale pharyngée. Mais la rhinoscopie antérieure peut être utile pour éliminer la rhinite atrophique ou ozène ; les deux affections peuvent d'ailleurs coexister.

Lorsqu'il n'y a que peu de signes de catarrhe, mais que le trouble prédominant est la sécheresse de la muqueuse naso-pharyngienne, il faut se méfier, et savoir que de tels phénomènes peuvent être sous la dépendance du diabète ou du brightisme (Ruault, Joal).

Traitement. — Il est surtout chirurgical ; on fera l'ablation de l'amygdale si celle-ci est hypertrophiée ; sinon, on en pratiquera la discission, puis on curettera le naso-pharynx.

Chez les diabétiques, les troubles sécrétoires cèdent facilement, d'ordinaire, aux gargarismes alcalins ; ils sont plus rebelles chez les brightiques. Dans ces deux cas, d'ailleurs, le traitement de la maladie causale s'impose avant tout.

IV. — **AMYGDALITES CHRONIQUES LINGUALES.** — Nous n'avons à décrire ici que l'hypertrophie de l'amygdale linguale. Elle ne s'observe guère avant 18 ans, est fréquente surtout chez la femme, pouvant se développer au moment de la ménopause. Les diverses causes d'irritation de la gorge, les angines antérieures prédisposent à cette affection.

Les lésions consistent en une hypertrophie portant sur tous les éléments des follicules linguaux.

L'hypertrophie peut être constatée par l'examen laryngoscopique : l'amygdale hypertrophiée présente un aspect variable : tantôt il s'agit d'un épaississement uniforme, dépassant le bord libre de l'épiglotte ; tantôt la masse présente un aspect mûriforme, ou bien quelques follicules seulement sont atteints. Les troubles fonctionnels sont parfois très intenses : le plus souvent le malade éprouve, d'une façon continue, une sensation de corps étranger qu'il localise au fond de la gorge. Il se produit quelquefois une toux quinteuse ; plus rarement éclatent des accès d'asthme réflexe ou de spasme glottique. Constamment, il existe de l'enrouement. Joal a signalé le spasme œsophagien, qui est d'ailleurs exceptionnel.

Le *diagnostic* se fait facilement par l'examen laryngoscopique.

Le *traitement* est surtout chirurgical et consiste à enlever l'amygdale hypertrophiée au galvano-cautère. On a préconisé les gargarismes alcalins ; mais ils n'ont aucune action.

V. — **PHARYNGITE FOLLICULAIRE HYPERTROPHIQUE.** — (**Angine granuleuse, pharyngite granuleuse chronique**). — Il s'agit ici d'une hypertrophie inflammatoire des follicules clos disséminés du pharynx. Elle coexiste presque toujours au moins chez l'enfant, avec l'hypertrophie de l'une des autres amygdales (palatine, pharyngée, linguale) ; elle est souvent la conséquence d'une irritation chronique de la gorge (tabac, alcool, abus de la parole ou du chant), ou d'une série d'amygdalites aiguës.

Les *symptômes objectifs* varient suivant qu'il s'agit d'un adulte ou d'un enfant.

Chez l'*enfant*, la paroi postérieure du pharynx est tapissée de saillies qui

lui donnent un aspect framboisé et tomenteux. « En arrière de la luette, dit
Ruault, qui a bien étudié cette affection, les granulations confondues
forment souvent une saillie allongée qui s'efface progressivement au-
dessous. Sur les régions latérales, les granulations sont surtout abondantes,
et elles forment souvent des saillies en forme de bourrelets mamelonnés,
mal limités »; ceux-ci descendent en arrière des piliers postérieurs du voile,
parallèlement à eux; ils sont ordinairement pâles et d'apparence gélatiniforme. Dans cette forme, qui est fréquente surtout chez les sujets strumeux
et lymphatiques, il y a toujours coexistence de végétations adénoïdes.

Des lésions analogues se développent quelquefois, non accompagnées de
végétations adénoïdes, à la suite de l'angine diphtérique.

Chez l'adulte, les granulations isolées, rouges, se distinguent bien d'ordinaire des parties voisines, pâles et lisses. Souvent il n'y a pas de bourrelet
médian en arrière de la luette; mais les bourrelets latéraux sont en général
très saillants, pouvant dépasser le volume d'un crayon et constituant des
faux piliers; parfois ils adhèrent aux piliers postérieurs. Souvent il existe
en même temps de l'obstruction nasale.

Les troubles fonctionnels liés à la pharyngite folliculaire sont presque
nuls, toutefois les faux piliers provoquent une toux quinteuse, et, adhérant
aux piliers postérieurs, ou les repoussant, ils gênent les mouvements du
staphylo-pharyngien qui, par son faisceau thyroïdien, joue un rôle dans la
phonation. Il en résulte que l'usage prolongé de la parole est fatigant, et
parfois même douloureux. Des phénomènes pénibles surviennent, surtout
quand se produit une poussée subaiguë de pharyngite catarrhale : le malade
se plaint alors de dysphagie, de douleurs d'oreilles, de surdité, de troubles
laryngés.

Chez l'adulte, la maladie procède parfois par poussées subaiguës, survenant à l'occasion de causes minimes; elle finit par s'accompagner d'une
pharyngite catarrhale diffuse qui persiste à l'état chronique, sans aucune
rémission. Dans d'autres cas, les lésions restent indéfiniment stationnaires,
et le malade n'en est gêné sérieusement que s'il exerce une profession
nécessitant l'usage de la parole.

La pharyngite folliculaire finit par disparaître spontanément vers l'âge
de 60 ans.

Le *diagnostic* est facile, mais il faut ne considérer comme pathologiques
que les granulations volumineuses et nettement enflammées.

Traitement. — On pourra, soit toucher successivement toutes les granulations au galvano-cautère, soit faire tous les trois ou quatre jours un
badigeonnage de la région malade, avec une solution iodo-iodurée à
1 pour 25.   *H. GRENET.*

ANGINE DE LUDWIG. — V. BOUCHE (PHLEGMON DU PLANCHER).

ANGINE DE POITRINE. — V. ANGOR PECTORIS.

ANGINE DIPHTÉRIQUE. — V. DIPHTÉRIE.

ANGINE HERPÉTIQUE. (Angine couenneuse commune. Angine aphteuse.
Herpès du pharynx.) — Affection essentiellement pyrétique, caractérisée

localement par l'apparition, sur les divers points de la muqueuse pharyngée, de vésicules d'abord transparentes, vite transformées en petites
fausses membranes opaques, circulaires, discrètes ou confluentes. Isolée et
décrite par Gübler, elle a été magistralement étudiée par Lasègue.

Surtout fréquente de 4 à 40 ans, elle naît ordinairement d'un coup de
froid, le plus souvent au printemps. C'est un type de maladie *a frigore*.
Elle peut être contagieuse et épidémique, par petits groupes de famille ou
d'hôpital. Elle n'est nullement spécifique : tous les microbes ont été retirés
des vésicules : pneumocoques, staphylocoques, streptocoques, bacilles de
Lœffler. Elle n'est qu'un mode de réaction de la gorge contre divers microbes
(Lermoyez). Mais si elle n'est pas spécifique bactériologiquement, elle l'est
cliniquement de la façon la plus formelle.

Sans discuter ici la question de la nature de l'angine herpétique et de ses
rapports avec l'herpès en général et le zona, il faut rappeler, d'une part, la
contagiosité de l'angine herpétique qui peut aller jusqu'à prendre une allure
épidémique ; d'autre part, la possibilité de contagion des diverses affections
herpétiques sous leurs diverses formes, un zona pouvant engendrer une
angine herpétique ou un herpès labial, et réciproquement. Les exemples ne
manquent pas. C'est dire l'étroite parenté de ces diverses manifestations,
l'unicité de l'herpès en général.

En effet, on retrouve presque toujours, plus ou moins longtemps avant la
première angine herpétique, quelque infection locale ou générale : pneumonie, coqueluche, abcès dentaires, angine phlegmoneuse, suppuration
quelconque. De même pour l'herpès récidivant des organes génitaux, toujours précédé d'une infection génitale antérieure plus ou moins lointaine :
blennorragie, chancre mou, bartholinite, abcès de la lèvre, etc. L'herpès
n'est jamais une infection *personnelle*, primitive, mais un résidu, une queue
d'infection.

Symptômes. — L'angine herpétique *débute*, dans ses formes aiguës,
comme une maladie grave, avec un appareil fébrile considérable et tout à
fait disproportionné avec la lésion à laquelle il doit aboutir. « Le malade,
dit Lasègue, est saisi presque subitement d'un malaise énorme. Le frisson
initial, pour n'avoir pas la solennité de celui de la pneumonie, n'en est pas
moins inquiétant. La sensation de courbature est extrême, la langue se salit
vite, la bouche se sèche, le pouls est plein, fréquent, résistant, la face est
ardente, les yeux sont injectés. Ces premiers phénomènes se produisent
dans un court espace de temps : quelques heures, une demi-journée, une
nuit.

« La *céphalalgie* est, de tous les symptômes, le plus incommode, et je ne
sache, y compris la méningite aiguë, aucune autre maladie où le mal de tête
prenne une égale intensité ; les douleurs sont gravatives : elles occupent de
préférence la région frontale, mais s'étendent à tout le crâne. D'autres fois,
elles sont surtout occipitales et d'une intolérable violence. La tête est
pesante, difficile à mouvoir. Il existe des signes, non seulement de souffrance,
mais de congestion encéphalique. La lumière est mal supportée, le bruit
redouble la douleur, le mouvement la réveille.... »

La *température* est en général fort élevée. Les chiffres de 39°,5 et même

40° ne sont pas rares, surtout chez les enfants, et l'on peut craindre l'invasion d'une pneumonie, d'une méningite.

L'herpès guttural aigu est très précoce et apparaît presque en même temps que les premières manifestations fébriles. Bientôt le malade se plaindra de sa gorge devenue douloureuse même au repos, à plus forte raison quand il déglutit ne fût-ce que sa salive, et l'inspection montrera dans toute sa netteté l'éruption caractéristique.

Cette *éruption* peut se présenter de deux façons, sur le fond rouge sombre de l'amygdale gonflée, tendue, inégale.

Tantôt ce sont de petites élevures transparentes, arrondies, plus ou moins agminées, semblables à des gouttelettes d'eau sucrée et bordées par un cercle opalin; c'est comme une cornée en miniature qu'enchâsse un cercle sénile complet. Elles conservent pendant deux ou trois jours leur aspect et leur limpidité, et se rompent, en laissant une ulcération qui ne dure pas au delà de vingt-quatre à quarante-huit heures. Cette forme est rare.

Dans l'immense majorité des cas, la vésicule se présente dès le début comme un point blanc opaque, plus ou moins nacré. Elle n'est pas sphérique, mais déchiquetée sur les bords ou à contours irréguliers. Le deuxième et le troisième jour elle augmente visiblement de volume, sans atteindre les dimensions moyennes de l'herpès vésiculeux cutané.

Les vésicules ne sont pas toujours isolées; souvent, comme dans toute éruption herpétique, elles se groupent en bouquet, en corymbes et, confluentes, donnent surtout, lorsqu'elles sont opaques, l'aspect d'une *fausse membrane* plus ou moins étendue; mais cette fausse membrane n'est pas uniforme, elle est comme gaufrée à la surface et, caractère tout à fait spécial, offre un contour polycyclique des plus nets. D'ailleurs il existe presque toujours des vésicules aberrantes, isolées, avec leur physionomie propre, permettant d'assurer le diagnostic.

Aux amygdales, « les vésicules herpétiques ne se développent qu'à l'orifice ou sur les bords des cryptes muqueuses et jamais sur les saillies globuleuses de la glande…. La vésicule, dès le premier jour, se moule sur la cavité anguleuse à l'orifice de laquelle elle a pris naissance et acquiert ainsi des contours irréguliers. En passant le doigt à la surface, on ne sent ni dépression ni élevures, et on ne change rien à l'aspect de l'amygdale ». Le plus souvent on voit bien les vésicules sur le bord des cryptes. Mais il est difficile de se rendre compte de leurs points d'implantation lorsque l'amygdale est gonflée et l'orifice des cryptes à peu près effacé, ou lorsqu'il y a confluence des vésicules herpétiques.

Une fois les vésicules rompues, le second ou le troisième jour, la pellicule très blanche, grisâtre, plus ou moins sale, s'aplatit encore davantage; puis, du quatrième au cinquième jour, ou même plus tôt si on pratique des lavages, disparaît sans laisser de traces. S'il existe réellement une petite ulcération ou une surface dénudée sous une fausse membrane résultant des vésicules confluentes, cette ulcération n'est jamais manifeste; la muqueuse ne saigne pas quand on l'essuie avec quelque précaution. Il ne reste plus qu'une rougeur diffuse, uniforme.

A l'éruption herpétique proprement dite peut s'ajouter un enduit pultacé, qui constitue une fausse membrane continue, enveloppant la totalité de l'amygdale, débordant même sur les piliers. Mais cette fausse membrane — sauf complication possible mais rare de streptococcie ou de diphtérie surajoutée — n'adhère pas aux surfaces non occupées par les vésicules; les lavages de la gorge en ont vite raison et, cette couche une fois enlevée, on retrouvera au moins les traces des vésicules qui caractérisent la maladie.

Discrète ou confluente, l'éruption se fait surtout sur les amygdales, lieu de prédilection à ce point que, comme le dit Lasègue, il y a lieu de douter de la nature herpétique des éruptions qui épargnent les amygdales et se rassemblent sur le voile du palais et les piliers.

Très souvent, l'herpès est uniquement tonsillaire; il se montre aussi sur les piliers, le voile et la luette. On voit quelquefois la luette, couverte de vésicules, pendre tuméfiée, simulant soit une grappe de raisin en miniature, soit une mûre blanche. Sauf la luette, la confluence ne se produit pas en dehors des amygdales.

Quant au pharynx, il est plus communément préservé. « L'herpès ne se disperse pas et n'excède pas les limites du triangle formé par les piliers antérieur et postérieur. » (Lasègue.)

Évolution. — L'éruption, qui se fait d'habitude en une seule poussée, peut éclore en deux et parfois même trois poussées successives, séparées par un jour ou deux d'intervalle. Chaque poussée s'accompagne d'un regain de l'élévation thermique.

Si l'éruption se fait en un seul temps, la courbe thermométrique commence à baisser dès le second jour, en même temps que diminuent d'intensité les phénomènes généraux : courbature, céphalalgie, etc.; du cinquième au sixième jour la maladie peut être considérée comme terminée.

Et pourtant l'économie reste sous le coup de cette attaque brève; le malade ne retrouve l'état normal qu'après une *convalescence* souvent plus durable que la maladie. « L'appétit reste languissant. La soif persiste, la bouche est pâteuse et désagréable, les aliments semblent n'avoir pas de saveur. Le convalescent, pâle, fatigué, incapable du moindre exercice, garde une sorte d'alanguissement exempt de douleur et auque il se laisse aller volontiers. C'est dans certains cas après dix à douze jours de repos qu'il est en mesure de reprendre ses occupations ou sa libre activité. » (Lasègue.)

Il n'est pas rare d'observer, en même temps que l'herpès guttural, une poussée d'*herpès labial*, se produisant soit simultanément, soit un jour avant ou après l'autre.

Il faut signaler aussi la fréquence de l'engorgement des *ganglions sous maxillaires*. On peut voir de véritables abcès ganglionnaires succéder à une angine herpétique, et on assiste quelquefois à l'évolution d'une angine phlegmoneuse comme suite d'un simple herpès tonsillaire.

Formes. — Telle est la *forme aiguë* habituelle de l'angine herpétique. L'ensemble des phénomènes peut être moins prononcé et constituer une *forme subaiguë*, quelquefois presque apyrétique.

On voit aussi des *formes à rechutes* : après la défervescence, la gorge reste rouge, la faiblesse persiste, puis, après quelques jours, nouvelle élévation thermique et nouvelle poussée d'herpès sur les amygdales. Quatre ou cinq éruptions peuvent se succéder ainsi et prolonger la maladie pendant près de trois semaines.

Enfin, certaines femmes présentent, aux périodes cataméniales, une petite angine herpétique à symptômes généraux très atténués, tandis que d'autres ont, à ces mêmes moments, une poussée d'herpès labial. Cette *forme récidivante périodique* peut durer pendant des années, puis disparaître à l'occasion d'une grossesse ou à la ménopause.

Diagnostic. — On le basera sur les trois points suivants :

1° Ne qualifier d'*angine herpétique* que celle qui montre manifestement *la vésicule* ou *ses dérivés* (Gübler), et non pas toute amygdalite aiguë à points blancs et même certaines angines pseudo-membraneuses dont la nature diphtérique ne s'affirme pas nettement ;

2° Ne rien attendre de l'examen bactériologique qui n'a pas encore prévalu contre l'objectivité clinique, surtout pour l'herpès de la gorge. Dans les cas tout à fait douteux seulement, avoir recours à l'ensemencement pour être certain qu'il ne s'agit pas de diphtérie ; il peut y avoir des cas mixtes.

3° Penser à l'angine herpétique, et à elle seulement, en présence d'un mal de gorge à début brusque, avec fièvre et phénomènes généraux très intenses d'emblée, au maximum le premier jour, puis décroissant.

Pronostic. — Malgré la gravité apparente des premiers jours, malgré la convalescence quelquefois traînante, le pronostic est presque toujours bénin. Mais il n'en va pas de même si l'angine herpétique se déclare avec quelque intensité chez un sujet atteint d'une affection chronique (tuberculose, diabète, maladie du foie, mal de Bright, infection lente quelconque). Elle peut prendre dès le début un caractère exceptionnel de gravité et porter le dernier coup à un organisme déjà miné par la maladie préexistante.

D'autre part, la fréquente répétition d'angines herpétiques chez un même sujet constitue une sorte d'infection chronique à paroxysmes qui peut devenir le point de départ d'une localisation organique définitive (hépatite, néphrite, myélopathie, etc.).

Traitement. — 1° *Général.* — L'antisepsie générale, l'analgésie et l'antipyrèse pourront être réalisées par les cachets suivants :

Acide salicylique	0 gr. 10
Chlorhydrate de quinine	0 gr. 25
Phénacétine	0 gr. 40

Pour un cachet. Deux à trois cachets par jour.

Chez les enfants, donner le benzoate de soude (1 à 2 gr. par jour dans un julep), ou l'aspirine (0 gr. 50 à 1 gr. dans la journée) sous forme granulée (en nature ou dissoute dans un peu d'eau : une cuillerée à café contient 0 gr. 50).

Les malades pourront boire, pour atténuer la sécheresse de la bouche et de la gorge, de la limonade fraîche dite « à la main ». Une eau minérale très légère (Évian, La Preste, Pougues) aidera à la diurèse.

On pourra reprendre l'alimentation dès que l'appétit se réveillera ; mais pendant la période fébrile, maintenir le régime lacté.

2° *Local.* — Proscrire la glace à sucer ; ne donner les boissons qu'à la température de la chambre.

Le lavage à l'eau bouillie simple ou additionnée de quelques gouttes de vinaigre de Pennès, répété toutes les deux heures, de préférence sous forme de grandes irrigations, l'eau étant *aussi chaude* que peut la supporter le malade, aura l'avantage de déterger la gorge, et celui d'apaiser la douleur et de décongestionner les amygdales.

La gorge une fois lavée, on fera, immédiatement après, un badigeonnage avec un pinceau ouaté imbibé du collutoire suivant, qui laisse pour quelques instants une sensation de fraîcheur très appréciée des malades.

Salol camphré	4 grammes
Menthol	0 gr. 40
Chlorhydrate de cocaïne.	0 gr. 02
Glycérine neutre.	20 grammes

F. s. a. Collutoire.
Pour l'enfant, supprimer la cocaïne.

Aux heures intercalaires, lavage et badigeonnage étant faits toutes les deux heures, on pourra faire gargariser avec un demi-verre environ de la préparation suivante qu'on fera chauffer un instant avant au bain-marie :

Phénol absolu	1 gramme
Alun calciné	4 à 6 grammes
Sirop de mûres.	50 —
Décoction de { feuilles de coca } { feuilles de ronces }	200 —

F. s. a. Gargarisme.
Pour l'enfant réduire le phénol à 0 gr. 50 ou 0 gr. 25.

A partir du troisième jour, on espacera les badigeonnages et les gargarismes, tout en laissant les lavages chauds chaque deux heures. On ne les diminuera de fréquence que lorsque la fièvre sera tombée tout à fait.

La convalescence sera soutenue par les moyens ordinaires.

ÉMILE BOIX.

ANGIOCHOLITES. — L'inflammation des voies biliaires que désigne le mot d'angiocholite atteint souvent simultanément la vésicule biliaire et les voies biliaires proprement dites, il s'agit donc en réalité d'*angiocholécystites*. Toutefois les cholécystites peuvent présenter un aspect clinique spécial, qui justifie leur description séparée (cholécystites calculeuses. cholécystites suppurées); et de même les angiocholites ont des symptômes cliniques qui priment ceux de l'inflammation vésiculaire associée. Aussi, tout en faisant ici l'étude des angiocholécystites, laisserons-nous complètement de côté celle des cholécystites isolées (V. CHOLÉCYSTITES).

L'inflammation des voies biliaires peut avoir des conséquences très variables suivant la virulence des germes qui la causent. et suivant les réactions opposées par les canaux ainsi envahis. Selon les cas, l'angiocholite est aiguë ou chronique; elle peut rester catarrhale, être pyogène, lithogène ou cirrhogène. La lithiase biliaire et les cirrhoses biliaires, conséquences possibles des angiocholécystites, ne nous occuperont pas ici, faisant l'objet d'autres articles [V. BILIAIRE (LITHIASE) et CIRRHOSES]. Nous allons toutefois envisager dans leur ensemble les conditions de développement des infections biliaires, cause habituelle des angiocholécystites.

Étiologie. — Les angiocholécystites ont pu être divisées au point de vue de leur origine en angiocholites descendantes et angiocholites ascendantes, au point de vue de leur nature en angiocholites toxiques et angiocholites infectieuses.

L'intoxication ne joue qu'un rôle relativement accessoire, quoiqu'il existe certainement des angiocholites toxiques.

L'infection, plus importante, peut arriver aux voies biliaires par voie ascendante, canaliculaire, ou par voie descendante, sanguine.

Les angiocholites descendantes sont actuellement encore peu étudiées. L'inflammation des fins canaux biliaires a toutefois été notée au cours de certaines maladies infectieuses, fièvre jaune, typhus, érysipèle, dans certaines intoxications comme l'intoxication phosphorée. Bactériologiquement, on a pu noter l'élimination des microbes pathogènes par la bile, et spécialement des germes du groupe coli-typhique, ce sont ceux qui ont été regardés comme susceptibles de produire des angiocholites et des cholécystites hématogènes. Les recherches initiales de Gilbert et Girode ont été poursuivies par une série d'auteurs et notamment par Lemierre et Abrami. Il serait toutefois prématuré d'attribuer à la voie sanguine un rôle prédominant dans la production des angiocholites.

Les angiocholites ascendantes sont au contraire fréquentes et indiscutables.

Ce sont les travaux de ces dernières années qui, en montrant l'état du microbisme biliaire normal et pathologique ont mis hors de contestation cette notion (Gilbert et Girode, Dupré). S'il est établi depuis longtemps que normalement le tiers inférieur du cholédoque est habité par des germes aérobies (Duclaux, Netter, etc.) il est reconnu actuellement que les anaérobies non seulement existent également dans le tiers inférieur, mais prédominent nettement dans le tiers moyen, encore habité par quelques aérobies, le tiers supérieur et la vésicule étant exclusivement habités par des anaérobies (Gilbert et Lippmann). Les anaérobies diminuent de nombre dans la portion inférieure des canaux hépatiques, et la stérilité devient absolue dans leur portion supérieure et dans les canaux intra-hépatiques. Il existe donc un *microbisme biliaire cavitaire physiologique, aérobie et surtout anaérobie* qui rend plus facile l'ascension de ces germes autochtones biliaires sous l'influence de causes variées, germes auxquels peuvent s'adjoindre des germes étrangers, aérobies ou anaérobies. L'infection pariétale peut alors être réalisée, et les lésions de l'angiocholécystite à leurs divers degrés s'établissent.

Les causes qui peuvent ainsi intervenir, sont locales ou générales, et agissent soit en renforçant la virulence des germes contenus dans les voies biliaires, soit en amenant l'ascension de nouveaux germes, soit enfin en diminuant la résistance opposée par les voies biliaires à l'envahissement microbien.

Mais ces causes ne se retrouvent pas toujours, ou restent à elles seules insuffisantes à expliquer l'apparition des angiocholécystites. C'est que d'autres conditions sont souvent nécessaires à leur développement, conditions de terrain mises en relief surtout dans les angiocholites chroniques, moins

apparentes dans les angiocholites aiguës; dans celles-ci la virulence même
des agents microbiens fait comprendre la moindre nécessité d'une prédisposition. Ce *terrain biliaire* explique la facilité avec laquelle, dans certaines
familles, plusieurs sujets ont des accidents relevant d'une infection biliaire,
et la possibilité pour un même sujet d'avoir, à divers époques de sa vie, des
affections passagères ou chroniques des voies biliaires. Il y a alors une prédisposition spéciale héréditairement transmissible à l'infection biliaire
(*diathèse biliaire*) prédisposition qui n'est qu'un cas particulier d'une prédisposition plus générale à l'auto-infection du tube digestif et de ses annexes
(*diathèse d'auto-infection*. Gilbert et Lereboullet).

Chez les sujets ainsi préparés, l'infection pathologique des voies biliaires
se fait d'autant plus facilement qu'interviennent d'autres causes qu'avec
Gilbert et Girode on peut diviser en deux classes : états morbides locaux
entraînant la stase biliaire, maladies générales.

Parmi les *conditions locales*, les plus importantes sont celles qui amènent
l'obstruction des voies biliaires et permettent l'ascension soit des germes
normaux contenus dans les voies biliaires (germes dont la virulence est
exaltée par le fait de l'obstruction), soit de germes intestinaux. La lithiase
biliaire est la cause la plus fréquente d'obstruction; viennent ensuite le
cancer des voies biliaires, celui de l'ampoule de Vater, le cancer de la tête
du pancréas qui tous peuvent se compliquer secondairement d'angiocholite. Plus rarement l'obstruction résulte d'une sténose cicatricielle du cholédoque, de la présence dans les voies biliaires de corps étrangers et notamment de parasites bactérifères (E. Dupré) (ascarides ou hydatides), d'une
compression extrinsèque que, outre le cancer du pancréas, certains kystes,
certaines adénopathies sous-hépatiques peuvent réaliser.

Très importantes également sont les *maladies générales*, qu'il y ait ascension de germes intestinaux normaux, ou ascension d'un germe spécifique.
Dans le premier cas, l'ascension se fait à la faveur de l'hypocholie, de la
parésie de l'appareil biliaire ou d'autres conditions diminuant la résistance
des voies biliaires à l'infection. Il en est ainsi dans la pneumonie, la grippe,
le paludisme, où les agents intestinaux, le colibacille en particulier, jouent
ordinairement le rôle principal dans la production des angiocholites. Dans
d'autres cas, lorsqu'il s'agit d'une maladie à localisation intestinale prédominante, le germe causal de celle-ci peut déterminer l'angiocholite secondaire. Il en est ainsi dans le choléra, dans la fièvre typhoïde, où a été
signalée la possibilité d'angiocholites à bacille virgule ou à bacille d'Eberth
(Gilbert et Girode, Dominici, E. Dupré). On a de même signalé la fréquence des complications biliaires au cours des infections paratyphiques. Si
donc le colibacille est le grand envahisseur des voies biliaires (Gilbert) et le
plus fréquemment en cause dans les angiocholites, le streptocoque, le pneumocoque, les agents anaérobies peuvent intervenir également, de même
que certains agents plus spécifiques (bacille virgule, bacille d'Eberth, bacille
tuberculeux). On peut toutefois se demander dans tous ces cas, et spécialement ceux de fièvre typhoïde, de choléra, si l'inflammation est toujours
d'origine ascendante ou s'il ne s'agit pas souvent d'inflammation descendante
comme la preuve expérimentale a pu en être donnée pour la fièvre typhoïde.

Sans nous étendre davantage, nous en avons dit assez pour montrer que, dans l'étiologie des angiocholites, il faut faire appel à la fois à la notion de prédisposition et à celle de virulence bactérienne qui expliquent, en s'associant en proportions variables, l'apparition et les caractères des angiocholécystites. Auto-infection et hétéro-infection biliaire interviennent de multiples façons pour provoquer des lésions inflammatoires des voies biliaires dont le terrain règle en grande partie l'évolution.

Symptomatologie. — Les angiocholécystites se traduisent par tout un ensemble de symptômes dont l'intensité varie avec celle de l'infection biliaire, plus graves lors d'angiocholites simplement catarrhales. Elles présentent un aspect assez différent suivant leur caractère aigu, subaigu ou chronique. Nous les étudierons successivement ne donnant d'ailleurs qu'une place restreinte aux angiocholites chroniques, qui seront ailleurs décrites.

A) **Angiocholites aiguës et subaiguës.** — Qu'elles soient catarrhales ou suppuratives, les angiocholites se traduisent par deux ordres de symptômes, les uns liés directement à l'altération du foie et aux troubles secondaires de son fonctionnement, les autres sous la dépendance de l'infection générale.

Parfois pourtant ces symptômes font défaut ou passent inaperçus, et l'angiocholite est alors une simple trouvaille d'autopsie.

Plus souvent, il est des signes révélateurs au premier rang desquels se place la *fièvre*, fièvre biliaire dont Monneret et Charcot ont fixé les caractères. Tantôt il ne s'agit que d'un accès de fièvre passager, accompagnant une crise de colique hépatique, se terminant rapidement après elle, *fièvre hépatalgique* qui, malgré son nom, malgré son caractère souvent bénin, est un signe d'infection. Tantôt il y a *fièvre intermittente hépatique* (fièvre bilio-

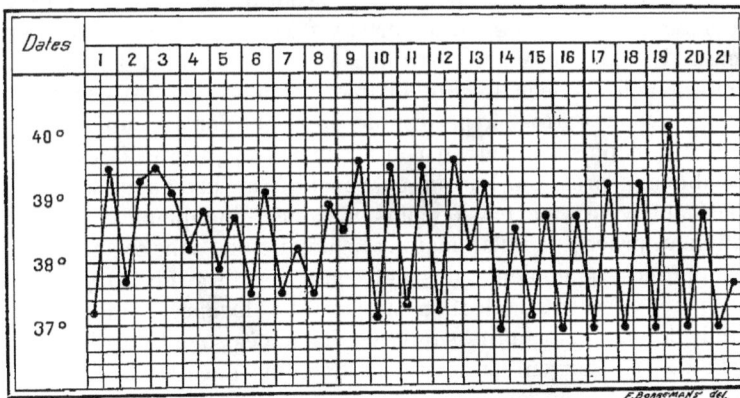

Fig. 66. — Angiocholite suppurée. Fièvre intermittente hépatique.

septique) débutant ordinairement le soir avec des frissons, s'accompagnant de chaleur, puis de sueurs, reproduisant le tableau de la fièvre intermittente palustre et pouvant comme elle avoir son maximum matinal, réalisant un type de *fièvre inverse* (Gilbert et Lereboullet) (fig. 66). Tantôt enfin les accès ne sont pas séparés par des intervalles apyrétiques, la fièvre est rémittente, parfois même continue, on peut d'ailleurs observer le passage de l'une à l'autre forme de fièvre.

Les accès de fièvre ne sont pas toujours proportionnels à l'intensité de l'angiocholite, et on les a vus manquer dans certaines angiocholites suppurées, exister au contraire dans certaines angiocholites catarrhales, ou dans certaines angiocholites chroniques; on a même pu voir l'angiocholite entraîner l'*hypothermie* expliquée suivant les auteurs par la nature de l'agent causal, par le degré de l'intoxication, par l'altération de l'état général.

La fièvre attire seulement l'attention sur l'existence d'une infection, et, si elle fait soupçonner son origine hépatique, ce sont les symptômes associés qui permettent de préciser cette origine.

L'*ictère* toutefois n'est pas constant, qu'il existe initialement, puis disparaisse, ou qu'il soit complètement absent (*angiocholites anictériques*). Au surplus tout ictère accompagné de symptômes infectieux n'est pas nécessairement lié à l'angiocholite. Si, dans certains cas d'ictère dit infectieux, il semble que l'angiocholite ramusculaire soit en cause; si dans d'autres, et, notamment dans l'ictère dit catarrhal, ce sont au contraire les grosses voies qui paraissent obstruées, il serait téméraire d'affirmer, lors d'ictère catarrhal, l'oblitération constante par un bouchon muqueux et même la participation certaine des voies biliaires au processus; sa cause est peut-être uniquement cellulaire, ainsi que semblent le prouver certaines observations récentes. L'ictère lié à l'angiocholite se greffe fréquemment sur un teint cholémique antérieur; celui-ci est, dans d'autres cas, la seule manifestation extérieure de la cholémie. L'absence d'ictère dans certaines angiocholites, et notamment dans les angiocholites suppurées, doit faire penser à l'acholie pigmentaire, mais il peut faire défaut en dehors de toute acholie.

Les *symptômes hépatiques* et *spléniques* peuvent manquer, mais, plus souvent, l'interrogatoire et l'examen apportent à ce point de vue d'utiles renseignements. Le malade accuse parfois de la pesanteur ou de la gêne, ou même une véritable douleur du côté du foie. En même temps, l'exploration révèle que le *foie* est gros, hypertrophie ordinairement régulière, que sa consistance est le plus souvent un peu augmentée, qu'enfin il est plus ou moins sensible à la pression. Parfois on constate, au niveau de la vésicule, une douleur plus vive, une tension plus marquée, indiquant nettement sa participation au processus inflammatoire. Quelquefois, dans certaines angiocholites suppurées, la douleur, plus nettement localisée en un point, peut être en rapport avec une collection suppurative localisée, encore que le plus souvent, lors d'angiocholite suppurée, les abcès soient multiples et disséminés. La *rate* est souvent augmentée de volume dans les angiocholites; son hypertrophie, plus ou moins considérable, constatable à la percussion et à la palpation, est ordinairement secondaire, survenant après les premiers troubles hépatiques, augmentant avec les progrès de l'affection hépatique, et relevant à la fois de l'infection et de la congestion passive. L'hypertrophie s'accompagne quelquefois de douleur, ou tout au moins de tension dans l'hypocondre gauche. Il peut arriver toutefois que la splénomégalie fasse défaut, et, très variable, elle ne permet souvent pas de juger de l'intensité de l'infection biliaire causale. C'est ainsi que l'hypertrophie du foie et de la rate est loin d'être exceptionnelle dans l'ictère catarrhal, sans commander pour cela un pronostic plus sombre, ces organes revenant à l'état normal après disparition de l'ictère.

L'état *du fonctionnement hépatique* varie avec la gravité de l'affection. L'examen des urines, outre la présence de pigments biliaires ou d'urobiline, qui révèlent la cholémie, peut montrer une légère glycosurie digestive, souvent mieux mise en évidence par la glycosurie alimentaire expérimentale, et surtout un abaissement du taux de l'urée parfois considérable, et pouvant coïncider avec l'accès de fièvre intermittente hépatique, comme dans l'observation de Regnard, et dans celle plus récente de Pick. Les urines contiennent en outre souvent de l'indican, de l'albumine, parfois de la leucine et de la tyrosine.

Des troubles digestifs variables, une altération plus ou moins marquée de l'état général avec disparition progressive des forces, complètent le tableau clinique. Les angiocholites suppurées s'accompagnent plus particulièrement d'un état général grave, avec forte réaction thermique, mais les angiocholites catarrhales, tout en étant communément moins intenses, peuvent aussi, chez le vieillard notamment, avoir une allure sévère. L'examen du sang révèle, dans certains cas, une leucocytose marquée (Pick).

Les *formes étiologiques* des angiocholites aiguës ou subaiguës ne sont pas encore précisées, tout au plus peut-on, dans certains cas, soupçonner la nature éberthienne des angiocholites consécutives à la fièvre typhoïde, encore qu'il y ait des angiocholites éberthiennes sans fièvre typhoïde antérieure, ou du moins fièvre typhoïde cliniquement reconnue. Le séro-diagnostic peut à cet égard avoir une certaine importance, car il n'est pas exact que, ainsi qu'on l'a soutenu, l'agglutination puisse s'observer du fait seul de l'ictère; elle serait, selon Gilbert et Lippmann, bien due à l'existence passée ou actuelle d'une infection éberthienne.

Lorsque les angiocholites sont purement catarrhales, elles peuvent avoir une *évolution* rapide et se terminer par la guérison, mais elles ne disparaissent en général pas complètement; le malade reste atteint d'angiocholite chronique et sujet à des poussées nouvelles. Fréquemment aussi, elles affectent une allure subaiguë, le malade ne revenant que lentement à la santé, et la guérison n'étant souvent qu'apparente. Il est des cas où l'ictère réapparaît par rechutes successives (maladie de Weil-Mathieu); dans de tels faits toutefois, le rôle de l'angiocholite est encore mal défini.

Les angiocholites suppurées ont ordinairement une marche rapide, encore qu'on ait signalé des cas ayant duré des mois. La rapidité de leur évolution tient souvent moins au germe causal qu'au terrain et à ses moindres facultés de résistance. Et le pronostic devient grave, soit du fait de l'atteinte profonde et rapide de la cellule hépatique (la mort étant alors la conséquence d'un ictère grave terminal), soit du fait de complications diverses dues à l'infection.

Ces *complications* peuvent résulter de la propagation directe des lésions infectieuses; parmi elles, il faut citer la péritonite partielle ou généralisée, la pyléphlébite, enfin la pleurésie parfois observée et siégeant surtout à droite. L'angiocholite peut s'accompagner d'infection simultanée des voies pancréatiques, réalisant une pancréatite suppurée. Elle peut enfin, et surtout dans les cas s'accompagnant de fièvre bilio-septique, entraîner des complications à distance par métastase microbienne : endocardite, et notamment endocardite mitrale (Netter et Martha), méningite suppurée (Josias, Legendre et Raoult, Gilbert), néphrite (Gilbert et Lereboullet), etc.

Aussi, dans les angiocholites aiguës, un diagnostic précoce est-il particulièrement important; l'affection, lorsque le traitement médical ne l'amende pas rapidement, peut devenir justiciable d'un traitement chirurgical, d'autant plus efficace qu'il est fait de manière précoce.

B) **Angiocholites chroniques.** — Comme nous venons de le montrer, les angiocholites aiguës ne se greffent souvent que sur une angiocholite chronique, évidente ou latente; souvent aussi, alors que la guérison de l'angiocholite aiguë paraît réalisée, des lésions d'angiocholite chronique subsistent qui évoluent et sont susceptibles de s'aggraver progressivement.

Sans parler ici des angiocholites chroniques lithogènes ou cirrhogènes. dont la description sera faite ailleurs [V. Biliaire (Lithiase) et Cirrhoses], nous devons dire un mot rapide des angiocholites qui restent catarrhales ou faiblement scléreuses, et qui sont reliées par une série de transitions à la cirrhose biliaire et à la lithiase biliaire, formant avec elles un groupe naturel de faits (Gilbert et Lereboullet).

A la base de leur connaissance se base la *cholémie simple familiale* (v. c. m.), que celle-ci corresponde à des lésions anatomiques déjà réalisées, qu'elle ne soit qu'un état préalable à l'infection; elle représente le terrain sur lequel se développent les affections biliaires plus marquées et notamment l'*ictère chronique simple* (Gilbert et Lereboullet). Celui-ci peut affecter plusieurs formes cliniques (pure, hépato-splénomégalique) suivant l'intensité des réactions hépatiques et spléniques. Dans les ictères chroniques simples, l'ictère, les modifications du foie et de la rate, l'état des urines, urobilinuriques ou choluriques, constituent des symptômes fondamentaux auxquels se joignent d'autres signes relevant de la cholémie, de l'infection, de l'hypertension portale qui donnent à l'affection un aspect clinique variable. Bien que certains signes et notamment l'existence de poussées fébriles, l'association à diverses auto-infections soient en faveur de la nature infectieuse de ces faits, leur évolution souvent indéfinie, leurs caractères hématologiques et cliniques permettent de les superposer à certains cas d'ictères hémolytiques récemment décrits et de se demander s'ils sont sous la dépendance de lésions biliaires constituées. Ils représentent en tout cas un état sur lequel l'angiocholite est susceptible de se greffer secondairement.

A côté de ces cas où l'ictère existe à l'état permanent, il en est d'autres dans lesquels l'ictère, après avoir existé au début, disparaît, ou même il peut faire défaut complètement. Néanmoins, la présence de l'hypertrophie du foie jointe ou non à celle de la rate, parfois même l'existence d'une splénomégalie isolée, l'association aux signes abdominaux de symptômes divers, tels que fièvre et parfois fièvre inverse, hémorragies, prurit, etc., permettent de porter le diagnostic d'angiocholite anictérique que nous avons parfois pu anatomiquement vérifier. Cette notion des *angiocholites chroniques anictériques* (dans lesquelles on retrouve d'ailleurs souvent le teint jaune et les pigmentations propres à la cholémie familiale) aide à préciser l'étiologie de certaines splénomégalies (*splénomégalies méta-ictériques ou anictériques*) et à rattacher à leur vraie cause des symptômes souvent à tort regardés comme primitifs (V. Splénomégalie).

Sans insister ici sur les symptômes de ces divers états, nous rappellerons seulement que ces symptômes ont une origine variable (cholémie, trouble fonctionnel du foie, toxi-infection, hypertension portale) et que leur ensemble constitue un tableau clinique qui, au degré près, se retrouve dans toutes les affections que nous venons d'énumérer. En les recherchant non seulement chez le malade que l'on examine, mais chez les membres de sa famille, on peut facilement mettre en lumière l'importance de la prédisposition familiale et son rôle dans le développement des angiocholites aiguës et chroniques.

Diagnostic. — Le diagnostic des angiocholites aiguës peut présenter certaines difficultés en raison de leur latence fréquente. Nombre d'angiocholites catarrhales passent inaperçues, lorsque surtout l'on n'a pas l'attention attirée par leur fréquence. Dans d'autres cas, on porte à tort ce diagnostic en raison de l'ictère ; nous avons dit plus haut comment l'ictère était loin d'être toujours révélateur d'une affection biliaire. L'association de la fièvre à l'ictère, les caractères de cette fièvre peuvent aider au diagnostic.

Les angiocholites suppurées sont plus aisément reconnues, encore qu'elles aussi puissent rester latentes. Lorsqu'elles surviennent à la suite de la lithiase biliaire, le diagnostic est ordinairement possible. L'apparition de la fièvre au décours d'une crise lithiasique, avec ou sans obstruction persistante, la répétition des accès fébriles, la douleur au niveau du foie, l'altération de l'état général aident au diagnostic d'angiocholite suppurée. Mais la suppuration biliaire peut être moins évidente lorsqu'elle survient par exemple au cours d'une maladie infectieuse (pneumonie, fièvre typhoïde, choléra, etc.) et que les signes d'angiocholite sont masqués par ceux de la maladie causale, lorsque aussi l'angiocholite pyogène n'amène pas de réaction thermique, ou même entraîne l'hypothermie. Toutefois, la fièvre, elle aussi, peut induire en erreur. Le diagnostic de fièvre palustre peut être porté, et, comme l'a fait justement remarquer Charcot, nombre de fièvres qualifiées de paludéennes ne sont autres que des fièvres intermittentes symptomatiques de l'infection biliaire. D'autres suppurations (pyélonéphrites, suppurations bronchiques, etc.), certaines endocardites sont susceptibles d'entraîner une fièvre analogue, d'où l'importance de la constatation des symptômes hépatiques. Ceux-ci peuvent eux-mêmes causer des erreurs et il nous suffira de citer les kystes hydatiques suppurés, les abcès dysentériques du foie, dont la symptomatologie est quelquefois assez voisine de certaines angiocholites suppurées.

Néanmoins, souvent le diagnostic d'angiocholite suppurée peut être fait. Il reste toutefois difficile de dire exactement son degré, d'apprécier la multiplicité et le volume des collections purulentes secondaires, de fixer exactement sa cause. Les conditions d'apparition peuvent dans certains cas renseigner à ce dernier point de vue, notamment lors d'angiocholite dothiénentérique, dont le séro-diagnostic permet d'ailleurs de préciser la nature.

Le diagnostic des affections biliaires chroniques qui prédisposent à l'angiocholite ou sont sous sa dépendance se base à la fois sur les symptômes constatés et sur les données de l'interrogatoire. L'examen complet du malade, guidé par la notion de la cholémie familiale et des symptômes qui s'y rattachent, permet souvent de reconnaître et de rattacher à leur vraie cause ces faits d'angiocholite chronique pouvant ou non se compliquer d'angiocholite aiguë.

Pronostic. — Très variable suivant les cas, il se tire, dans les angiocholites aiguës, de l'intensité de l'infection, de sa nature, des troubles du fonctionnement hépatique qu'elle entraîne, des déterminations lointaines qui peuvent la compliquer. Plus grave dans les angiocholites pyogènes que dans les angiocholites catarrhales, il doit de toute façon être réservé, en raison des séquelles que laisse le plus souvent une angiocholite aiguë. Il s'atténue, dans une certaine mesure, lorsqu'un traitement chirurgical précoce peut être opposé au développement de l'infection biliaire.

Dans les affections biliaires chroniques, le pronostic varie naturellement suivant leur intensité, bénin lorsque l'angiocholite reste catarrhale ou faiblement scléreuse, plus sévère lors d'angiocholites cirrhogène ou lithogène.

Traitement. — En présence d'une angiocholite aiguë, à moins que l'intensité des accidents et la netteté du diagnostic ne commandent l'intervention chirurgicale immédiate, il convient de recourir d'abord au traitement médical qui donne souvent des résultats vraiment efficaces.

Le malade doit être mis au *régime lacté*, régime capable d'assurer l'asepsie intestinale et qui, même à ce titre, peut être considéré, dans nombre de maladies aiguës, comme un traitement préventif de l'infection biliaire. Dans l'angiocholite aiguë, comme dans la plupart des affections biliaires, le lait doit de préférence être donné écrémé, et selon des règles que nous avons ailleurs exposées [V. COLIQUE HÉPATIQUE et BILIAIRE (LITHIASE)].

A ce régime on peut joindre divers agents médicamenteux susceptibles d'agir contre l'infection biliaire. Au premier rang se place le *salicylate de soude*, qui, à maintes reprises, s'est montré très efficace contre la fièvre des angiocholites aiguës. On peut l'administrer par la bouche à la dose de 2 à 6 grammes par jour, mais il sera souvent préférable, par crainte de son action sur l'estomac, de le donner par la voie rectale sous formes de petits lavements aqueux, additionnés ou non de quelques gouttes de laudanum, que le malade gardera et qui seront renouvelés deux et trois fois par jour. Le salicylate, sans être continué très longtemps, doit être administré quelques jours à dose relativement élevée, si l'on veut en obtenir un résultat vraiment utile. Au salicylate, on peut joindre des applications externes de salicylate d'amyle sur la région du foie, parfois employées seules. Le benzoate de soude est également un utile adjuvant, et qu'on fera bien d'associer au salicylate de soude, lorsque celui-ci sera pris par voie buccale. Le salol, la térébenthine, la terpine ont été également conseillés sans que leur action soit bien nettement démontrée.

Le *calomel* peut dans quelques cas être employé avec avantage soit à doses minimes et quotidiennes, soit à doses faiblement purgatives espacées.

Les pilules bleues sont souvent conseillées également, prises le soir et suivies le lendemain d'une légère purgation saline.

L'opothérapie biliaire peut ici, comme lors de coliques hépatiques, être utilement prescrite.

Dans quelques cas, les *applications révulsives* sur la région du foie ont eu de bons résultats et ont lutté notamment avec succès contre la douleur hépatique.

Enfin, il peut être utile d'aider à la diurèse soit par de grands lavements quotidiens. soit en joignant au lait l'action de l'eau d'Évian ou de l'eau de Vittel.

Si ces divers moyens, joints à ceux destinés à remonter l'état général du malade, n'ont pas l'efficacité souhaitée, il peut être utile de recourir à l'intervention chirurgicale (cholécystotomie ou drainage des voies biliaires) dont les indications sont discutées plus loin et qui est souvent susceptible de donner des résultats immédiats [V. BILIAIRES (TRAITEMENT CHIRURGICAL DES ANGIOCHOLITES)].

Quant aux affections biliaires chroniques, leur traitement, basé sur les mêmes règles générales, est le même que celui que nous exposons ailleurs [V. BILIAIRE (LITHIASE)]. Il permet, sinon de guérir complètement les lésions souvent trop profondes pour être accessibles à une thérapeutique quelconque, du moins d'en diminuer les conséquences et d'en atténuer considérablement le pronostic.   *PIERRE LEREBOULLET.*

NGIOLEUCITE. — V. LYMPHANGITE.

NGIOME. — V. TUMEURS EN GÉNÉRAL.

NGIONÉVROSE. — V. ACROCYANOSE.

NGOISSE. — L'angoisse est un syndrome d'origine bulbaire dont la manifestation principale est une sensation de constriction thoracique et d'étouffement. Souvent cette constriction douloureuse prédomine dans la région précordiale; elle peut être rétrosternale ou laryngée; elle peut enfin être autant épigastrique que thoracique. L'asthénie musculaire, la pâleur du visage, les sueurs, le refroidissement des extrémités, la tachycardie ou la bradycardie, la dyspnée et l'orthopnée, les nausées et les vomissements, la polyurie surtout comme phénomène final, complètent fréquemment la crise d'angoisse.

Il s'y adjoint presque toujours de l'*anxiété* (v. c. m.), sentiment de tristesse et d'inquiétude, appréhension de la syncope et de la mort. Ces deux phénomènes, angoisse et anxiété, que l'on confond souvent à tort, doivent être absolument dissociés, le premier étant un trouble physique d'origine bulbaire, le deuxième un trouble psychique d'origine corticale (Brissaud). Généralement, ainsi que le fait remarquer Londe, l'angoisse ne va pas sans un certain degré d'anxiété et réciproquement; mais il n'y a pas toujours concordance entre ces deux états : il existe des angoisses sans anxiété et des anxiétés sans angoisse. On peut donner comme type de l'angoisse la crise d'*Angor pectoris* (v. c. m.). Le malade, pris subitement d'une douleur poignante le long du bord gauche du sternum avec irradiations dans le bras gauche, se sent, pendant quelques secondes ou quelques minutes, comme serré dans un étau ou écrasé par un poids énorme; il reste immobile, le visage pâle, les extrémités froides, en proie à une anxiété terrible; il a, au plus haut degré, le sentiment de la mort imminente. L'angoisse n'est pas toujours aussi dramatique et on peut trouver tous les degrés jusqu'à des formes frustes constituées par un peu d'épigastralgie, de malaise et de tristesse. Enfin il existe des formes larvées (états larvés d'angoisse d'Hecker) qui ne se manifestent que par des troubles cardiaques (palpitations, arythmie, tachycardie), des troubles respiratoires (spasme laryngé, dyspnée, asthme), par des attaques vaso-motrices, par des attaques de sueurs profuses souvent nocturnes, de secousses et de tremblements, de boulimie associées à du vertige, de polyurie ou de diarrhée, de paresthésies, de frayeur nocturne avec réveil en sursaut, de vertige locomoteur ou de coordination que peuvent remplacer des pertes de connaissance. Dans toutes ces formes, l'anxiété est variable; son intensité n'est pas nécessairement en rapport avec l'importance des phénomènes somatiques.

Il s'agit essentiellement d'un phénomène bulbaire qui fait partie du syndrome décrit par Bonnier. Toute maladie frappant le bulbe, maladie organique (paral. labio-glosso-laryngée, par ex.), infection (rage, par ex.), intoxication, ou auto-intoxication (urémie, par ex.), est susceptible de s'accompagner d'angoisse. Mais elle peut également survenir, secondairement à l'anxiété, à la suite d'une représentation mentale pénible; elle peut, plus fréquemment encore, n'être que la manifestation d'un trouble quelconque dans le domaine du pneumogastrique ou du sympathique qui, par leurs anastomoses thoraciques et abdominales, tiennent sous leur dépendance les principales fonctions de la vie organique. Les perturbations du nerf vestibulaire, toutes les douleurs vives sont également angoissantes. Il s'agit donc d'un syndrome se rencontrant dans les maladies les plus diverses, mais ayant un point commun : leur répercussion dans le bulbe, au nœud vital.

L'angoisse sera surtout fréquente :

1° Dans les psychoses et dans les névroses : dans la Mélancolie, la Mélancolie anxieuse, la Manie surtout au début, les Obsessions et les Impulsions, les Psychoses périodiques, chez les Persécutés mélancoliques, dans les Psychoses d'intoxication, le délire alcoolique notamment, dans la Névrose d'angoisse (v. plus loin) et l'Anxiété paroxystique, la Neurasthénie, l'Hystérie, l'Épilepsie, soit dans l'Aura, soit comme phénomène de petit mal, dans le Goitre exophtalmique (v. c. m.). Sauf pour cette dernière maladie, où le bulbe paraît directement intéressé, on rapportera l'angoisse tantôt à l'anxiété causée par une représentation corticale terrifiante, tantôt, surtout dans les premières périodes de la maladie, à des sensations cénesthétiques pénibles recueillies principalement par le trijumeau. On rapprochera de ce groupe l'angoisse physiologique qui accompagne toutes les émotions intenses.

2° Dans toutes les maladies du bulbe, surtout avec lésions dans le voisinage des noyaux de la X° paire; dans toutes les maladies des méninges, du cerveau, du cervelet, de la moelle cervicale pouvant retentir sur le bulbe :

dans la Paralysie labio-glosso-laryngée, la Sclérose latérale amyotrophique, le Tabes supérieur, les Poliencéphalites aiguës et subaiguës, la Paralysie bulbaire asthénique, le Pouls lent permanent et l'Athérome cérébral — dans les lésions méningo-encéphaliques de la base, la Méningite tuberculeuse — dans la Paralysie générale, la Syphilis cérébrale — dans le Mal de Pott, les fractures de la colonne cervicale, les Myélites et Poliomyélites, etc., — dans les maladies de l'oreille interne [Vertige, Vertige de Ménière (v. c. m.)].

5° Dans toutes les infections, intoxications, auto-intoxications pouvant agir sur le bulbe : dans les états fébriles, la Rage, le Typhus, le Choléra, la Fièvre jaune, la Lèpre, la Diphtérie ; — dans l'Intoxication par la Cocaïne, le Chloroforme, le Tabac, l'Opium, l'Oxyde de carbone, le Venin des Serpents, — dans l'Urémie, etc. (v. c. m.).

4° Dans toutes les affections du domaine des pneumogastriques et du sympathique thoracique et abdominal : dans les compressions ou inflammations de la Xᵉ paire [Anévrisme de l'aorte, Tumeurs du médiastin, Cancer de l'œsophage (v. c. m.)]; dans les maladies de l'appareil respiratoire, surtout dans le cas de dyspnée avec orthopnée, ou de névralgie phrénique [Coqueluche, Asthme, Œdème de la glotte, Laryngite striduleuse, Bronchite capillaire, Œdème aigu du poumon, Embolie pulmonaire, Pleurésie sèche, Pleurésie diaphragmatique, Pneumothorax (v. c. m.)]; dans les maladies du péricarde, du cœur et de l'aorte (V. ANGOR PECTORIS); dans les maladies du péritoine (Péritonites), de l'estomac (Crises tabétiques, Ulcère, Dyspepsie), de l'intestin (Entérite muco-membraneuse), du foie (Coliques hépatiques), du rein (Coliques néphrétiques), du testicule (Orchites), etc.

5° Dans toutes les affections douloureuses, surtout siégeant au niveau des extrémités et présentant des exacerbations (Traumatismes, accès de Goutte, Acroparesthésie, Maladie de Raynaud, etc.).

L'angoisse est une réaction bulbaire traduisant une souffrance de l'organisme que, seul, l'examen du malade permet de déterminer exactement, car la façon dont elle se manifeste n'offre pas nécessairement de rapports comme localisation avec l'affection causale, une lésion aortique pouvant produire une angoisse laryngée, une lésion de l'estomac ou de l'intestin, une angoisse précordiale. Elle se présente habituellement comme un syndrome paroxystique, plus rarement comme un état d'une certaine durée, entrecoupé d'accidents aigus, le malade conservant, par exemple, pendant plusieurs semaines, une sensation d'oppression légère dans la région précordiale. Le pronostic et le traitement sont des plus variables; quand l'angoisse est sous la dépendance d'une lésion organique, elle annonce parfois la mort subite (Londe).   *BRECY et BAUER.*

ANGOISSE (NÉVROSE). — État morbide décrit par Freud, en 1895, comme une névrose spéciale (névrose du sympathique, Hartenberg) et caractérisé essentiellement par une surexcitation nerveuse générale, par un état d'anxiété chronique (attente anxieuse) entrecoupé d'accès aigus avec angoisse ou équivalent de la crise d'angoisse, par des vertiges, des obsessions et des phobies (V. OBSESSION). D'après l'opinion beaucoup trop exclusive de Freud, la névrose d'angoisse aurait toujours une origine sexuelle (non-satisfaction du sens sexuel éveillé).

On admet généralement que cet état, très comparable à celui décrit par Brissaud en 1890, sous le nom d'*Anxiété paroxystique*, n'est pas une entité morbide, mais un syndrome pouvant se rencontrer dans diverses maladies, notamment dans la Neurasthénie et la Mélancolie (V. Obsession).

BRÉCY,

ANGOR PECTORIS. — La dénomination *angine de poitrine* est une mauvaise traduction du terme *angor pectoris* créé par Héberden en 1768. Il serait préférable de dire *angoisse de poitrine*. La dénomination angine de poitrine, consacrée par le temps, ne peut cependant pas être délaissée.

L'angine de poitrine n'est qu'un syndrome et non une maladie. On la rencontre en effet dans une série de circonstances les plus diverses : tantôt elle est la traduction clinique d'une lésion mortelle à brève échéance, tantôt au contraire, malgré la douleur toujours angoissante qui la constitue, elle ne comporte pas un pronostic plus grave qu'une névralgie quelconque. Ces deux formes extrêmes firent distinguer une angine de poitrine vraie et une angine de poitrine fausse. Sans discuter sur ces dénominations, cependant défectueuses, puisqu'une angoisse ne peut être ni vraie ni fausse, elle est ou elle n'est pas, il est permis de faire observer que ces deux divisions ne correspondent nullement à deux uniques maladies ; on a enseigné pendant longtemps que l'angine de poitrine vraie traduit la coronarite, mais cette théorie, trop absolue, perd de sa vogue ; nombreux sont maintenant les cas d'angine de poitrine ayant causé la mort, où cependant les coronaires furent trouvées saines ; si donc la coronarite joue un rôle dans la pathogénie de certaines angines de poitrine, ce n'est certes pas à l'exclusion d'autres lésions cardiaques. De même et à plus forte raison, les angines de poitrine, dites fausses, sont nombreuses et de causes diverses. Et cependant, dans tous les cas, les symptômes sont identiques ou peu s'en faut. C'est à peine si l'on peut encore distinguer, comme on le faisait jadis, des modes de début différents : les uns, dans les angines dites vraies, survenant brusquement *après un effort*, les autres, dans les angines dites fausses, se produisant sans causes connues, *même au repos*.

Pour toutes ces raisons il est rationnel de considérer l'angine de poitrine non comme une maladie mais comme un *syndrome*, syndrome relevant d'affections très diverses.

Description clinique. — L'angine de poitrine n'est qu'un accès douloureux. Le malade est pris brusquement d'une douleur poignante, en arrière du sternum et un peu à gauche, au niveau du cœur. C'est une griffe, c'est un étau qui serre la poitrine, qui comprime le cœur, « c'est un étau formidable qui écrase la vie » (Parrot) ; d'où une angoisse terrible, une sensation de mort imminente.

La douleur s'irradie dans les membres supérieurs, parfois dans la région cervicale jusqu'à la mâchoire inférieure, l'oreille, l'occiput. L'irradiation dans le membre supérieur gauche est la plus commune ; elle peut ne pas dépasser l'épaule ; souvent elle se continue jusqu'au coude, au poignet, en suivant la face interne du membre, et même jusqu'aux deux derniers doigts de la main.

L'irradiation limitée dans le bras droit est rare ; mais quelquefois cette irradiation se propage dans les deux bras. C'est un engourdissement douloureux et pénible, avec fourmillements, parfois parésie transitoire, ou encore pâleur et véritable syncope locale. Quelquefois la douleur n'est plus rétrosternale, mais épigastrique ; elle peut alors, mais non toujours, s'accompagner de flatulence, rarement de nausées et de vomissements.

Dans la majorité des cas, ces sensations douloureuses débutent brusquement et c'est d'une manière brusque qu'elles disparaissent ; mais il n'en est pas toujours ainsi, et peu intenses au début, elles atteignent progressivement leur apogée pour s'éteindre ensuite d'une manière insensible.

Ces douleurs constituent le seul point commun de toutes les variétés d'angine de poitrine. Les autres symptômes que l'on peut observer pendant les crises douloureuses sont tous variables, probablement suivant la cause de l'angine. Parmi ces symptômes il faut mentionner spécialement ceux relevant des troubles circulatoires et des troubles respiratoires.

Si, dans la plupart des auteurs, on trouve sur les caractères du pouls des appréciations diverses et contradictoires, c'est qu'ils n'ont pas tenu un compte suffisant des altérations, qui, dans certains cas, existent du côté du cœur ou de l'aorte. Dans les cas où il n'y a pas de lésion cardiaque ou vasculaire, le pouls conserve son rythme et sa régularité. Dans les autres cas, il conserve, pendant la crise angineuse, les caractères qu'il avait précédemment, dus à la lésion cardiaque ou vasculaire ; mais il peut aussi en acquérir d'autres. Dans une remarquable observation de Rist et Krantz, pendant des crises d'angine par aortite, le pouls s'accélérait modérément et la tension artérielle augmentait d'une façon notable, de 15 à 25 au maximum (sphygmomanomètre de Potain). Dans ce cas, comme dans plusieurs autres, les accès d'angine de poitrine coïncidaient avec des accès paroxystiques d'hypertension ; leur résolution coïncidait avec le retour à la tension normale. Mais ce fait n'est pas constant ; dans certains cas, on ne put déceler d'augmentation de la pression artérielle pendant l'accès, il est vrai que peut-être alors la cause de l'accès angineux ne siégeait ni dans le cœur, ni dans l'aorte.

De même, les troubles respiratoires sont variables. On s'est plu jadis à signaler l'intégrité des fonctions respiratoires. Les malades, il est vrai, accusent un étouffement des plus cruels, mais c'est là une sensation qui souvent se produit en dehors de toute lésion des organes respiratoires. Et ce qui le prouve, c'est que durant cette dyspnée, si l'on pratique l'auscultation, on constate que l'air pénètre librement dans ses voies naturelles. Mais, par contre, dans certaines observations, se trouvent signalés des troubles respiratoires graves, caractérisés objectivement par une accélération notable des mouvements respiratoires (40 à 50 par minute), quelquefois par une expectoration sanglante, et par la présence de râles de congestion. Tout ceci indique, à n'en pas douter, l'existence, pendant la crise angineuse, de troubles circulatoires manifestes dans les poumons.

Enfin, les troubles gastriques, dont l'importance étiologique peut être grande, sont insignifiants au moment de l'attaque ; d abondantes éructations annoncent simplement son déclin. Rarement les malades vomissent des aliments ou des matières glaireuses.

Les urines sont, en général, claires et limpides ; elles sont souvent émises en grande quantité à la fin de la crise.

Rien ne peut être dit sur l'attitude des malades ; quelques-uns restent immobiles, dans la crainte de tout mouvement, plus souvent assis que couchés, se penchant en avant, comprimant parfois la région douloureuse ; d'autres, au contraire, sont agités, changent de place volontiers, espérant ainsi calmer leur douleur.

L'accès dure peu, quelques minutes en général ; il se termine souvent par divers troubles nerveux : miction irrésistible avec abondante évacuation d'urines claires ; éructations ou évacuations gazeuses, tympanisme. Des douleurs vagues dans les membres persistent parfois, et même si l'accès a été violent, le bras gauche et le thorax restent comme engourdis.

La mort subite, par syncope, pendant l'accès, survient quelquefois dès le premier accès, plus souvent au bout de plusieurs mois ou même de nombreuses années, après des accès multiples. Cette mort subite n'est pas cependant la conséquence obligée de l'angine de poitrine, même grave. Après un traitement bien dirigé, le malade peut guérir et mourir ensuite d'une des complications de l'artério-sclérose. Parfois enfin, il est enlevé par une affection, qui a avec l'angine de poitrine des rapports de parenté, l'*œdème aigu du poumon*. [V. POUMON (OEdème)].

Mais toutes les angines de poitrine sont loin de comporter ce pronostic sévère. On ne saurait trop répéter que l'angine de poitrine n'étant qu'un syndrome, n'a pas d'évolution propre ; elle dure ce que dure la maladie causale, et son pronostic varie en conséquence. Pour se rendre compte de cette diversité d'aspect il faut de toute nécessité comprendre la pathogénie de l'accès angineux.

Étiologie et Pathogénie. — Cette question est encore des plus discutées. Ainsi que le fait remarquer J.-P. Tessier, il n'y a qu'un point sur lequel les avis concordent et qui peut s'énoncer ainsi : *le syndrome angineux par lui-même n'est que l'expression de la souffrance du plexus cardiaque, irrité soit dans ses origines, soit dans son trajet, soit dans les centres nerveux mêmes*. Mais où commencent les divergences, c'est lorsqu'il s'agit de déterminer le siège exact de l'irritation primitive. Donner d'ailleurs une seule solution à ce problème serait irrationnel. La nature de l'irritation primitive peut être variable à l'infini ; attribuer à l'une des causes invoquées une valeur exclusive au détriment des autres est commettre une erreur nosologique. La souffrance du plexus cardiaque n'est qu'un des signes d'une affection, sans constituer une affection par elle-même.

Pour mettre de l'ordre dans l'énumération des causes du syndrome angineux, il est nécessaire de maintenir trois divisions : irritation des origines du plexus cardiaque, irritation du plexus lui-même, irritation des centres nerveux.

1° **Syndrome angineux par irritation des origines du plexus cardiaque. — Angine de poitrine d'origine cardiaque. —** La cause de souffrance du plexus cardiaque la plus grave agit sur les extrémités du plexus, dans le cœur même. Depuis Kreysig en 1816, jusqu'à Potain et Huchard, plusieurs auteurs placèrent dans l'*athérome et le rétrécissement des artères coronaires* la cause anatomique des accès angineux. Potain, dès 1870, assimilant l'angine de poitrine à la claudication intermittente par artérite, montrait que le cœur s'épuisait vite quand ses artères ne pouvaient plus lui donner le supplément de sang nécessaire pour un surcroît d'activité et devenait le siège de désordres douloureux, exactement comme fait le muscle d'un membre inférieur. Après les travaux de Potain, puis de Huchard, cette manière de voir fut acceptée par presque tous, et l'on considéra que l'angine de poitrine vraie, organique, celle dont on meurt, est due à l'ischémie du myocarde, conséquence elle-même du rétrécissement ou de l'oblitération d'une ou des deux artères coronaires. Il serait plus juste de dire que le syndrome angineux peut être le seul symptôme d'une coronarite, affection mortelle, et qu'il lui emprunte, en cette circonstance seule, son pronostic terrible.

Cette première cause d'irritation des origines du plexus cardiaque n'est peut-être pas unique. A vrai dire elle se confond probablement avec une seconde, entrevue jadis par Beau, décrite depuis par plusieurs auteurs et particulièrement par Lander Brunton, reprise dernièrement par P. Merklen et son élève J.-P. Tessier, à savoir la *distension cardiaque*.

« Il ne faut pas confondre la distension cardiaque avec la dilatation, qui n'en est que l'expression, du reste inconstante, et peut exister sans distension. La distension est l'état du myocarde tiraillé par une force tendant à écarter ses parois, force contre laquelle le cœur résiste sans pouvoir cependant s'en rendre maître ; en un mot, c'est une tendance à la dilatation d'un cœur qui réagit encore. Ainsi, la dilatation peut être un symptôme de la distension, mais elle peut aussi ne pas être appréciable ; elle peut enfin exister sans distension, et on le comprend en comparant la dilatation du cœur des asystoliques, par exemple, à celle de la vessie chroniquement dilatée, sans résistance, tandis que la distension se comparerait à la rétention aiguë dans une vessie qui se crispe contre l'obstacle et, quoique impuissante à le surmonter, lutte contre lui. Or, la distension, aussi bien de la vessie, de l'estomac, de l'intestin que du cœur, est douloureuse, très douloureuse, et l'on comprend que la distension cardiaque puisse être une cause de souffrance du plexus cardiaque. »

J.-P. Tessier, qui décrit ainsi minutieusement la distension du cœur, examine ensuite toutes les circonstances, aussi bien étiologiques, cliniques, qu'anatomiques dans lesquelles se produit l'angine de poitrine dite vraie, c'est-à-dire mortelle, et conclut que toutes sont des causes de distension cardiaque. Si l'on recherche, inversement, toutes les causes qui peuvent favoriser ou produire la distension cardiaque, on voit que toutes sont des causes d'angine de poitrine. Bien plus, on voit que l'angine de poitrine ne se produit pas quand existent des circonstances qui empêchent matériellement la distension du myocarde ou qu'elle disparaît si, à un moment quelconque de son évolution, se montrent ces circonstances ; par exemple, lorsque le cœur faiblit sans réagir, comme dans l'asystolie.

Peut-être, n'est-ce pas le cœur seul qui, supportant les effets d'une tension exagérée, se distend ; l'aorte, dans sa partie initiale, subissant également cette élévation de tension, lutte contre elle, mais n'évite pas une distension transitoire. Vaquez pense même que ce n'est pas à la distension cardiaque, comme le voulait Merklen, qu'il faut attribuer le rôle le plus important dans la pathogénie de l'angor pectoris, mais à la dilatation aortique à l'origine même du vaisseau ; le retentissement immédiat de cette dilatation sur le plexus cardiaque répondrait mieux aux conditions anatomiques et à la symptomatologie. L'anatomie nous apprend, en effet, que la région initiale de l'aorte est particulièrement riche en filets nerveux qui se rendent au plexus cardiaque. La sensibilité toute spéciale de cette région s'oppose ainsi à l'insensibilité bien connue du muscle cardiaque, insensibilité qui expliquerait mal un syndrome angineux en rapport avec une simple distension du ventricule. Ces arguments de Vaquez ont certainement une grande valeur, mais Vaquez ne confond-il pas précisément distension et dilatation. Certes, la dilatation du cœur n'est pas douloureuse, mais on ne pourrait être aussi affirmatif sur la distension.

Les origines de l'angine de poitrine cardiaque sont ainsi plus largement envisagées que lorsqu'était attribuée à la seule coronarite la cause exclusive de l'angine mortelle. Certes l'action de la coronarite est réelle, mais elle ne vaut que par la prédisposition certaine qu'elle fournit au myocarde à se laisser distendre sous l'influence d'un effort lui demandant un surcroît de travail. La coronarite n'a donc qu'une influence prédisposante à l'égal, soit des affections augmentant le travail du cœur telles que : l'aortite, les lésions de l'orifice aortique, l'artério-sclérose, la néphrite interstitielle ; soit des affections diminuant la force du myocarde, telles que : les intoxications nicotinique, urémique, biliaire peut-être, les toxi-infections, grippe surtout.

2° **Syndrome angineux par irritation du plexus cardiaque même. — Angine de poitrine nerveuse.** — Dans ce groupement figurent, du moins en partie, les angines de poitrine dites *fausses*, savoir :

Angine de poitrine névritique. — Elle se rencontre dans l'aortite, dans la péricardite aiguë grave, dans la péricardite chronique avec symphyse, bref dans toutes les lésions hyperémiques et inflammatoires du médiastin capables de déterminer une névrite locale et peut-être même ascendante.

Angine de poitrine névralgique. — Elle est fréquente dans divers états névropathiques, en particulier dans l'hystérie et la neurasthénie. Il est probable qu'il s'agit également de névralgie dans diverses auto-intoxications telles que la goutte, le diabète, l'arthritisme en général.

Angine de poitrine réflexe. — Cette variété a de nombreux points communs avec la précédente, car elle ne se produit guère que chez des sujets à prédisposition névropathique. Le point de départ du réflexe peut être soit une névralgie intercostale, phrénique, cervico-brachiale, soit un trouble fonctionnel gastrique ou gastro-hépatique.

3° **Syndrome angineux par irritation des centres nerveux.** — Le syndrome angineux n'apparaît que très rarement dans le cours de certaines maladies nerveuses ; on l'a cependant observé dans le tabes ; dans les divers cas signalés, tantôt l'angine de poitrine relevait d'une cause cardiaque concomitante, tantôt le syndrome douloureux n'était qu'un équivalent des douleurs fulgurantes. Enfin le syndrome angineux accompagne quelquefois la maladie de Basedow. Mais cette dernière a elle-même une pathogénie trop discutée pour qu'il soit possible d'expliquer la production du syndrome angineux apparaissant comme complication.

Diagnostic. — Reconnaître un syndrome angineux est en général facile ; les caractères de la douleur, ses irradiations, et l'angoisse qui l'accompagne ne permettent pas la confusion. Rattacher ce syndrome à sa véritable cause est autrement difficile ; ce point du diagnostic est cependant de la plus haute importance, puisque de cette étiologie découlent le pronostic et le traitement.

Il est un point qu'il faut tout d'abord mettre en relief. L'*accès d'angine de poitrine d'origine cardiaque est produit par un effort*. Toutes les causes qui augmentent momentanément la pression artérielle et le travail du cœur sont provocatrices d'un accès angineux dit vrai, mortel souvent. Ce sont : une marche rapide, une marche contre le vent, l'ascension d'une côte ou d'un escalier, etc., bref un effort quelconque, ou un repas, une émotion. Ce caractère étiologique est le seul vraiment fondamental qui permette de distinguer les cas graves des cas bénins. Tous les autres tirés de l'analyse clinique sont inconstants. Le siège de la douleur, l'intensité de la douleur, les irradiations plus ou moins généralisées, la durée de l'accès, tous ces caractères cliniques, minutieusement étudiés par Potain, peuvent évidemment être légèrement différents dans les cas graves ou dans les cas bénins, mais les différences sont minimes et ne sauraient conduire à une certitude. Peut-être cependant pourrait-on accorder une certaine importance à l'hyperesthésie cutanée précordiale qui n'accompagne guère que la névrite ou la névralgie.

Hormis la recherche du mode du début, il faut donc pratiquer d'autres investigations. Elles porteront surtout sur les phénomènes concomitants.

Chez tout angineux il faut tout d'abord rechercher s'il n'existe pas des causes de faiblesse relative du myocarde : les unes dépendant d'une élévation de la tension artérielle, les autres relevant d'une altération du myocarde. Toutes ces causes, énumérées dans la discussion pathogénique, ont des symptômes propres. Seule n'en possède aucun la coronarite ; elle passe inaperçue et sa première manifestation est précisément le syndrome angineux. On peut cependant la craindre quand le sujet est porteur d'aortite ou plus vaguement d'artério-sclérose.

Lorsque tout soupçon de faiblesse relative du myocarde est écarté, il est dès lors urgent de s'assurer si le plexus cardiaque ne peut subir une irritation quelconque. L'état névropathique du sujet guide dans ces nouvelles recherches ; un sujet hystérique, neurasthénique ou simplement neuroarthritique, est plus qu'un autre prédisposé aux névralgies ou même aux névrites du plexus cardiaque. Si cette tare névropathique existe, une cause minime, locale ou réflexe, peut expliquer l'angine de poitrine.

Enfin les symptômes plus accentués d'une affection nerveuse, tabes ou goitre exophtalmique, facilitent singulièrement le diagnostic d'un syndrome angineux d'origine centrale.

Tout ceci est vrai, mais souvent trop simple. Les cas complexes sont en effet relativement fréquents. Un sujet porteur d'une affection rendant le myocarde relativement insuffisant peut n'avoir qu'une névralgie du plexus cardiaque; par contre un neurasthénique athéromateux, à tension élevée, peut mourir subitement pendant un accès d'angor.

Pronostic. — Le syndrome angineux n'a pas de pronostic en soi. Il serait téméraire de conclure de son peu d'intensité à une gravité moindre; souvent au contraire la mort subite survient au moment d'un accès à peine indiqué, tandis que des accès d'une violence inouïe se terminent favorablement. Le seul pronostic rationnel repose donc uniquement sur la connaissance de la maladie causale. Il est grave lorsque le syndrome angineux est produit par une cause cardiaque, il est bénin dans les autres cas; mais cette bénignité n'est que relative, si la mort n'est pas à craindre, il n'en est pas moins vrai que le syndrome est très pénible et se reproduit avec une ténacité souvent désespérante.

Traitement. — Il n'existe à proprement parler qu'un traitement du syndrome angineux, c'est l'emploi des analgésiques et particulièrement de la morphine; dans les accès très douloureux et très prolongés, on est parfaitement autorisé à faire des injections sous-cutanées de morphine, mais à petites doses, un demi-centigramme par exemple. Le repos, qui suit cette injection de morphine, est particulièrement favorable quelle que soit la cause de l'accès d'angine de poitrine. Mais lorsque l'on connaît la maladie causale, d'autres indications thérapeutiques surgissent.

1° L'accès d'angine de poitrine d'origine cardiaque comporte deux indications principales : *diminuer le travail du cœur, tonifier le myocarde.*

Pour diminuer le travail du cœur, l'immobilité absolue est nécessaire : puis il faut abaisser rapidement la tension artérielle; le moyen le plus sûr est de produire une vaso-dilatation périphérique notable par le *nitrite d'amyle.* Ce médicament, très volatil, est pris en inhalations à la dose de trois à six gouttes; il est préférable de briser immédiatement une ampoule exactement dosée, et dont l'angineux doit toujours avoir une provision sur lui.

Les premières minutes de l'accès étant ainsi passées, il est bon de prolonger l'effet transitoire du nitrite d'amyle par l'emploi de la *trinitrine.* On donnera une, deux, ou même cinq à six gouttes, dans un peu d'eau, de la solution alcoolique au centième de cette trinitrine; ou même on pratiquera une injection sous-cutanée de deux gouttes de cette solution alcoolique dans dix gouttes d'eau distillée.

Pour tonifier le myocarde, dont la faiblesse constitue le grand danger de l'accès angineux, en favorisant la syncope, les injections sous-cutanées de *caféine,* d'*éther,* d'*huile camphrée,* de *spartéine* deviennent nécessaires. Les *révulsifs cutanés* (sinapismes, flagellation, pointes de feu), appliqués dans la région précordiale, concourent au même résultat.

Dans l'intervalle des accès il faudra surveiller l'hygiène du malade qui doit être considéré comme un cardiaque véritable : alimentation très choisie, très réglée, exercice physique modéré en évitant tout effort, tout excès, toute émotion ; suppression absolue des toxiques et particulièrement du tabac, suppression des boissons alcooliques. Pour diminuer l'excès de tension artérielle, si fréquent chez cette variété d'artério-scléreux, il faudra faire un usage prolongé des *iodures alcalins* à petites doses ; cinquante centigrammes à un gramme d'iodure de sodium ou de potassium seront administrés quotidiennement pendant des mois. Peut-être pourra-t-on avoir les mêmes résultats en employant les préparations plus récentes d'*iode en combinaison organique*. De temps en temps enfin il sera bon d'intercaler entre quelques semaines de cures iodurées quelques jours d'administration de *trinitrine* ou de *nitrite de soude*. Ce dernier médicament, hypotenseur remarquable, s'emploie à la dose de dix à trente centigrammes, soit seul, soit associé au *bicarbonate de potasse* et à l'*azotate de potasse*. Une des formules les plus usitées est la suivante :

> Nitrite de soude . . . .   2 grammes.
> Bicarbonate de potasse.   18   —
> Azotate de potasse.   12   —
> Eau distillée . . . .   600 c. c.
> Deux à quatre cuillerées à bouche dans la matinée, pendant 10 jours.

2° L'accès d'angine de poitrine d'origine nerveuse, moins grave, mais très pénible, doit être calmé par des révulsifs cutanés et par des analgésiques tels que l'*antipyrine* ou la *phénacétine*. Dans l'intervalle des accès, il faut traiter l'état névropathique par les différentes préparations de *valériane*, quelquefois par les *bromures alcalins*, souvent par l'*hydrothérapie chaude*. Il est toujours nécessaire d'accompagner ce traitement médicamenteux par la *psychothérapie*, d'autant plus utile que la répétition de crises douloureuses et angoissantes déprime singulièrement l'état psychique du malade.

Enfin il est de toute évidence que le véritable traitement de l'angine de poitrine réflexe consiste uniquement en la disparition de la cause initiale ; toute affection gastrique, gastro-intestinale ou hépatique sera donc surveillée.

3° Quant aux accès angineux survenant dans le cours d'une affection nerveuse nettement caractérisée tels que le tabes ou la maladie de Basedow, ils seront traités comme les précédents en y adjoignant le traitement de la maladie causale.   *E. DE MASSARY.*

ANHYDROTIQUE (MÉDICATION). — Les *anhydrotiques* ou *antisudorifiques* sont les médicaments qui diminuent la sécrétion de la sueur. Les sueurs que le médecin est amené à combattre peuvent être *généralisées* ou *localisées*.

Sueurs généralisées. — Les principales sont les sueurs *nocturnes* des tuberculeux, des convalescents, des cachectiques, les sueurs *diurnes* de ces mêmes malades, des inanitiés, des arthritiques, des obèses. Le traitement est hygiénique, diététique ou médicamenteux. Le grand air, un certain degré d'exercice, des régimes appropriés, des frictions sèches ou alcooliques agissent dans certains cas ; les lotions d'eau vinaigrée froide, tombées actuellement dans l'oubli, méritent d'être utilisées parfois : Hérard et Cornil, Peter étaient loin de les dédaigner. Dans d'autres, notamment chez les tuberculeux, il convient d'employer un certain nombre de médicaments. Nous les énumérerons selon leur importance et leur efficacité.

Les plus actifs, les plus sûrs de tous les anhydrotiques sont la *belladone* et mieux l'*atropine*. On administrera celle-ci environ une heure et demie avant le début éventuel de la sudation. On commencera par des doses faibles, un ou deux granules de 1/4 de milligramme de sulfate d'atropine ou même moins encore, 1 ou 2 granules titrés au 1/10 de milligramme. Un des granules sera pris vers 5 heures du soir, l'autre vers dix heures (Rénon). Ces produits sont toxiques et l'accoutumance est des plus rapides. On pourra augmenter la dose; il sera indiqué de suspendre le traitement de temps à autre.

On pourra également associer la belladone à l'hydrastis et à la jusquiame.

> Teinture d'hydrastis canadensis. . . . .)
>   — de jusquiame au 1/10ᵉ . . . . (āā 5 grammes.
>   — de belladone au 1/10ᵉ . . . .)
> X à XXX gouttes par jour contre les sueurs des tuberculeux (Rénon).

Le *tellurate de soude* peut être administré en pilules ou en cachets. On le fera prendre de préférence sous cette dernière forme, à la dose de 5 centigr. par jour. Il communique, plus ou moins rapidement, une certaine odeur alliacée à l'haleine.

L'*acide camphorique* est administré le soir en potion, à la dose de 2 grammes. Il agit en détruisant les produits septiques solubles, causes de la sueur des tuberculeux (Combemale).

L'*agaric* se prend deux à trois heures avant le moment où l'on désire utiliser son action. Les doses quotidiennes de 50 centigr. suffisent. Ce médicament détermine souvent chez les tuberculeux affaiblis des troubles intestinaux. Le *camphre* peut être employé concurremment aux médicaments précédents (0 gr. 50 à 1 gr. par 24 heures). Le *tanin* (0 gr. 50 à 1 gr.) réussit assez fréquemment.

L'infusion ou la teinture de *sauge* ont été parfois préconisées. En tant que modificateur de la nutrition, le *phosphate de chaux* est fréquemment associé chez les tuberculeux aux médications précédentes.

> On peut prescrire :
> Phosphate tricalcique. . . . . 1 gramme.
> Pour un cachet: trois de ceux-ci, le premier le soir vers 5 heures, le second vers 9 heures du soir, le troisième vers minuit si le malade ne dort pas (contre la sueur des tuberculeux. Rénon).

L'*opothérapie ovarienne* nous a donné quelques succès dans les fluxions vaso-motrices de la ménopause accompagnées de sueurs profuses.

Transpirations localisées. — On emploie le poudrage au sous-nitrate de bismuth, au sous-gallate de bismuth ou dermatol, ou tannoforme, les badigeonnages à l'acide chromique (solution à 5 pour 100), à l'acide picrique (10 pour 1000), au formol (2 à 10 pour 100), au tanin (10 pour 1000).

FRANÇOIS MOUTIER.

ANIDROSE. — V. Sudoraux (troubles).

ANILINE. — L'aniline se trouve dans les produits de distillation de la houille, mais l'industrie l'obtient aujourd'hui par un procédé synthétique.

L'aniline est un poison du sang; son action sur le système nerveux se traduit d'abord par une phase d'excitation violente à laquelle succède une
phase de dépression. L'aniline fait baisser la température du corps, ce qui
tient, d'une part à la diminution de la capacité respiratoire du sang, et
d'autre part à l'action directe de cette substance sur les centres nerveux.

L'aniline est donc un antithermique-analgésique; mais, vu sa toxicité, elle
ne saurait être employée en thérapeutique; celle-ci ne connaît que ses
dérivés, les anilides. (V. ACÉTANILIDE, EXALGINE, PHÉNACÉTINE, LACTOPHÉNINE.
ATOXYL).   *E. FEINDEL.*

ANILINE (**INTOXICATION**). — L'aniline est un hydrocarbure, liquide huileux
d'odeur aromatique particulière ; c'est un poison méthémoglobinisant et nervin.

Les ouvriers des usines de fabrication, certains teinturiers, sont particulièrement exposés; mais l'intoxication peut se produire par ingestion aussi
bien que par inhalation de vapeurs. Des applications externes (traitement
du psoriasis), et chez l'enfant le port de chaussures jaunes teintes en noir
avec des couleurs à base d'aniline ou l'absorption d'encre violette ont également déterminé des accidents.

Symptômes. — La dose toxique par voie gastrique commence à 0 gr. 50.
La mort survient au-dessus de 4 à 6 gr. Les symptômes de l'intoxication
aiguë dépendent de la quantité de poison. Faible, celle-ci entraîne seulement
de la pâleur, de la dépression nerveuse, de l'essoufflement, des vertiges, de
la céphalée, du refroidissement; — forte, elle provoque de la cyanose, une
somnolence invincible, des irrégularités du pouls; — très forte, elle amène
des sueurs et de la salivation, une cyanose très marquée, de la dyspnée,
quelquefois même de l'œdème pulmonaire, des crampes et le coma. La mort
survient au bout de quelques heures, parfois de plusieurs jours. Il peut y avoir
de la méthémoglobinurie tardive (4e au 7e jour). Le coma peut être immédiat. Dans tous ces cas, le retour de la sensibilité est un bon signe. Les
vomissements ne sont pas constants, les convulsions sont exceptionnelles et
ne surviennent qu'en cas d'absorption massive. — Les ouvriers des usines
peuvent présenter des accidents aigus et des accidents chroniques. Ces derniers consistant en essoufflements, en somnolence, mais surtout en anémie
avec nuance lilas des lèvres et subictère parfois prononcé. Il y a en outre
du myosis et de l'analgésie des membres supérieurs. On peut observer une
couleur rouge violacé de la sueur.

Traitement. — Les ouvriers devraient porter devant la bouche un linge
imbibé d'une solution alcaline faible. En cas d'intoxication aiguë, faire
vomir le malade, combattre le refroidissement par des frictions, des boules
chaudes; faire respirer des vapeurs ammoniacales, de l'oxygène; et surtout
faire prendre de l'acétate d'ammoniaque, du café, de l'alcool à petites doses
répétées. Une saignée pourra parfois être utile. On luttera par tous les
moyens possibles contre le sommeil menaçant, les symptômes reprenant
une intensité nouvelle dès que le malade vient à s'endormir.

Les qualités hémotoxiques de l'aniline se retrouvent dans un certain nombre de ses dérivés employés en thérapeutique; on les a notamment observées
avec la phénacétine et surtout la marétine.   *FRANÇOIS MOUTIER.*

ANIS ÉTOILÉ. — V. Badiane.

ANIS VERT (*Pimpinella anisum*, Ombellifères). — Les fruits d'anis vert sont utilisés à titre de stimulant et de carminatif dans l'atonie gastrique et la dyspepsie intestinale.

L'anis vert s'administre en infusion, en poudre, en teinture. Il sert à masquer la saveur des purgatifs ; il entre dans la composition du sirop de salsepareille composé.

Infusion théiforme. 10 à 30 gr. p. 1000.
Poudre . . . . 1 à 4 grammes.
Essence. . . . . . . IV à X gouttes.

Cachets.

Anis pulvérisé . . . . āā 20 centigr.
Coriandre pulvérisé . .
Magnésie anglaise . . 10 —
Un cachet immédiatement et 1 heure après chaque repas.

E. FEINDEL.

ANKYLOBLÉPHARON. — V. Paupières (Anomalies).

ANKYLOGLOSSE. — V. Langue (Malformation congénitale).

ANKYLOSE. — On entend par là la diminution permanente (*ankylose partielle*) ou l'abolition (*ankylose totale*) des mouvements normaux d'une jointure. Le terme d'ankylose indique la position vicieuse des deux segments du membre, angulairement uni : ce caractère n'est d'ailleurs pas général, car l'ankylose peut être rectiligne.

L'ankylose est *vraie*, lorsque les lésions portent sur les os en présence ou les ligaments qui les unissent. Elle est *fausse*, quand la gène fonctionnelle est due uniquement à des lésions périarticulaires : rétraction musculaire, sclérose tendineuse, cicatrice cutanée rétractile. Nous n'étudierons que l'ankylose vraie.

Variétés anatomo-pathologiques. — L'ankylose peut être fibreuse ou osseuse, périphérique ou centrale.

1° *Fibreuse* et *périphérique*, l'ankylose est due à l'épaississement de la synoviale, de la capsule, des ligaments et du tissu fibreux péri-articulaire : au degré maximum, il existe une gangue fibreuse épaisse ne permettant aucun jeu aux os en présence ; au degré minimum, c'est un simple dépôt pseudo-membraneux synovial ; localisé aux culs-de-sac synoviaux, il en gêne beaucoup les glissements, si léger soit-il.

2° *Fibreuse* et *centrale*, elle est caractérisée par l'altération des surfaces cartilagineuses unies par des adhérences habituellement plus faciles à rompre que les adhérences périphériques. Il est cependant des ankyloses fibreuses centrales très serrées, qu'on prendrait presque pour des ankyloses osseuses, si la macération ne permettait à la longue de faire le départ des deux variétés.

3° *Osseuse* et *périphérique*, elle constitue l'ankylose par invagination, de Cruveilhier, ou par jetée osseuse. Des ostéophytes infiltrent la capsule, tantôt localisés en un point, tantôt formant une couronne plus ou moins complète à la tête articulaire. Ces ankyloses « cerclées » sont surtout abondantes chez les animaux. On les trouve cependant à la colonne vertébrale, à la hanche (fig. 67 et 68).

4° *Osseuse* et *centrale*, c'est l'ankylose par fusion. Les deux os se mettent
au contact et se fusion-
nent complètement, le
cartilage disparaît com-
plètement, les travées osseuses se continuent d'un
os à l'autre : parfois
même, la cavité médul-
laire se prolongerait dans
les épiphyses et pourrait
passer d'un os à l'autre ;
le fait est exceptionnel.
On observe cette variété
dans les articulations qui
présentent un ménisque
intra-articulaire (fig. 69
et 70).

Dans tous les cas, l'iné-
galité de répartition des
pressions, constante en
un point, nulle à d'autres, détermine
l'altération des surfaces en présence ;

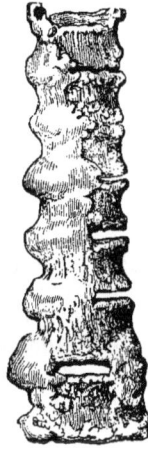

Fig. 67. — Ankylose osseuse
périphérique de la colonne
vertébrale (Lagrange *in*
Duplay et Reclus).

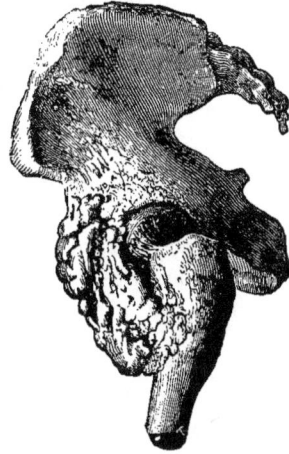

Fig. 68. — Ankyloses par jetées
osseuses de l'articulation coxo-
fémorale (Lagrange *in* Duplay
et Reclus).

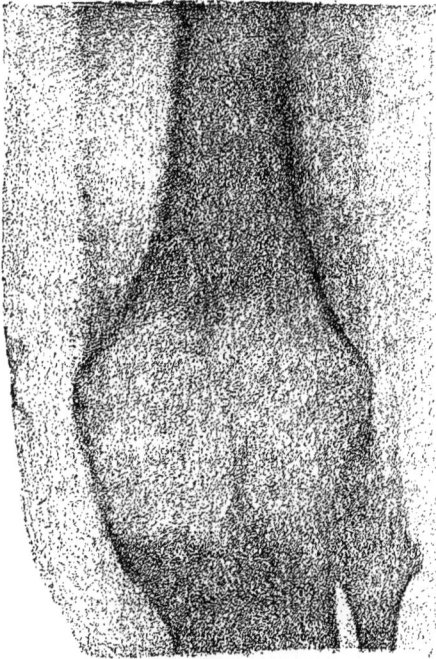

Fig. 69. — Ankylose osseuse centrale du genou.
(*Précis de Pathol. chir.*)

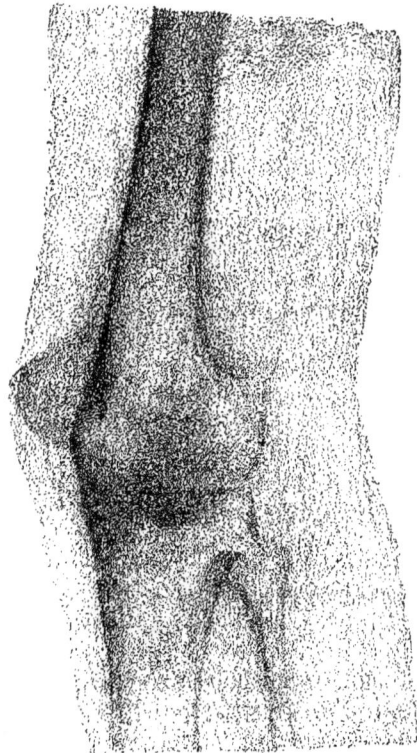

Fig. 70. — Ankylose osseuse centrale du genou.
(*Précis de Pathol. chir.*)

Volkmann a aussi montré qu'au genou les condyles s'écrasaient pour ainsi dire et augmentaient leur diamètre antéro-postérieur, ce qui donne une apparence de luxation postérieure.

Il existe aussi quelques lésions de voisinage, ossification des insertions tendineuses, rétraction des tendons, raccourcissement des muscles, des vaisseaux, des nerfs; formation du côté de la flexion d'un gros noyau fibreux rétractile, véritable cal fibreux.

Quand l'ankylose paraît avant la fin de la croissance, le membre où elle siège, troublé dans son développement, est souvent plus court que l'autre, et plus grêle.

Étiologie. — Signalons l'ankylose congénitale mono- ou pluri-articulaire. Dans l'ankylose acquise, les causes peuvent être locales ou générales. Localement, on a incriminé l'immobilisation, mais il est bien démontré maintenant que, lorsqu'elle agit réellement seule, elle peut produire une fausse ankylose, par rétraction musculaire, mais jamais une ankylose véritable. L'inflammation à tous ses degrés produit facilement l'ankylose, traumatique, de voisinage, septique (V. ARTHRITES) : c'est là le grand et à peu près l'unique facteur des ankyloses.

Les causes générales sont l'arthritisme, la diathèse rhumatismale (rhumatisme ankylosant et tuberculeux).

Je ne fais que signaler l'ankylose chirurgicale voulue, dite arthrodèse.

Symptomatologie. — Dans l'*ankylose complète*, tout mouvement est impossible. L'articulation est parfois fixée en bonne position, c'est-à-dire permet encore un certain fonctionnement du membre (extension au membre inférieur, flexion à angle aigu au coude). Le plus souvent la position est vicieuse, tantôt rectiligne (membre supérieur), tantôt en flexion (genou), combinée à de l'adduction (hanche).

Dans la recherche négative de la mobilité articulaire, il ne faut pas se laisser abuser par la suppléance fonctionnelle des articulations voisines

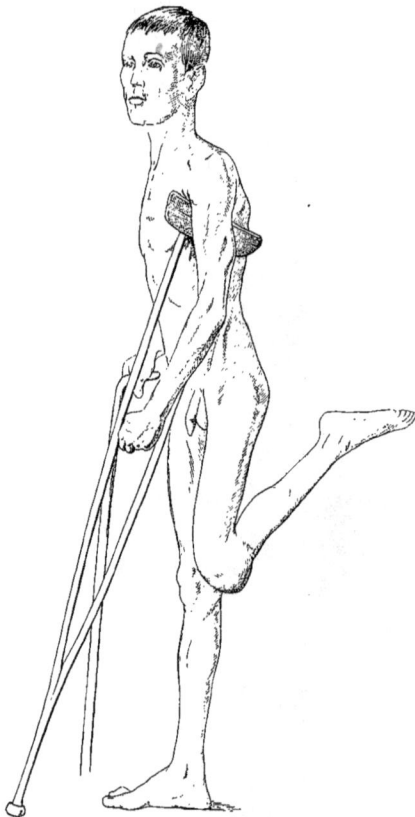

Fig. 71. — Ankylose du genou en flexion extrême. (*Précis de Pathol. chir.*)

(articulations de l'omoplate pour l'épaule, articulations du bassin et des vertèbres pour la hanche). Il importe donc ou de bien fixer les os voisins, ou du moins de constater leur déplacement en les suivant (fig. 72).

L'exploration locale, de même que la mobilisation, ne détermine aucune douleur.

Dans l'*ankylose incomplète serrée*, la mobilisation est possible mais très limitée; si on essaye d'en franchir les limites on provoque de la douleur : c'est une entorse expérimentale qu'on détermine et que détermine souvent un traumatisme accidentel. Dans l'*ankylose incomplète lâche*, les symptômes sont les mêmes mais les mouvements sont plus étendus.

Diagnostic. — La difficulté est de reconnaître une vraie d'une fausse ankylose : l'examen attentif, l'histoire clinique, au besoin l'anesthésie chloroformique (contracture) faciliteront la distinction.

Traitement. — A) **Préventif**. — Il est très important de savoir prévoir les ankyloses, pour les prévenir dans la plupart des maladies articulaires.

Dans la plupart de ces maladies, l'immobilisation est indiquée et, s'il est vrai que l'immobilisation ne saurait ankyloser une jointure saine, on ne

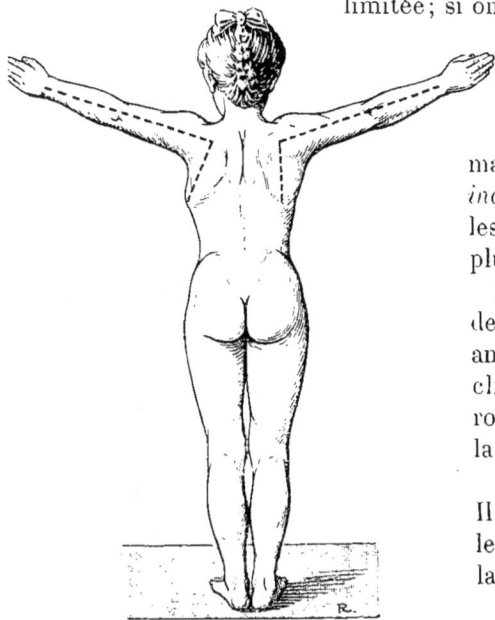

Fig. 72.
Ankylose scapulo-humérale gauche.

saurait la prolonger sans risques sur une jointure malade. Il y a lieu de distinguer entre les arthrites aseptiques ou septiques.

Dans les *arthrites aseptiques traumatiques*, l'immobilisation ne doit pas être prolongée très longtemps, car elle n'est pas nécessaire, et il est certain qu'autrefois on immobilisait beaucoup trop longtemps les fractures articulaires, les entorses. On devra avoir recours assez précocement au massage, qu'on peut faire sur l'article et sur les muscles, et à la mobilisation passive. Celle-ci doit être rapide et progressive. La mobilisation active doit être beaucoup plus tardive : commencée trop tôt, elle serait nocive pour certains auteurs. Il semble que dans tous ces cas la compression avec les coussinets de caoutchouc d'Heitz Boyer, avec dispositif

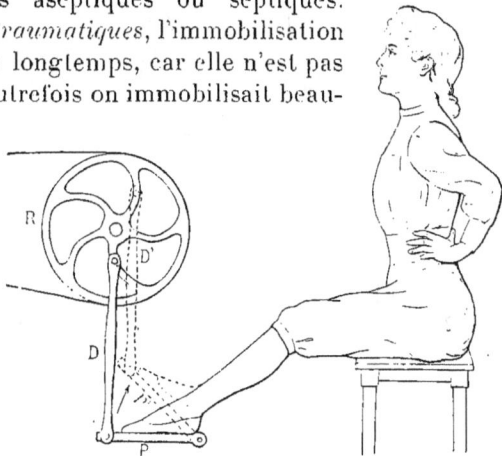

Fig. 73. — Appareil mécanothérapique pour les mouvements du pied. Machine à coudre (Ducrocquet).

permettant la flexion (V. HÉMARTHROSE), doive prévenir beaucoup d'ankyloses.

Dans les *inflammations septiques*, l'immobilisation ne saurait être levée si tôt, car elle est le meilleur des antiphlogistiques : c'est elle qui modère l'inflammation, et l'ankylose relève surtout de celle-ci : c'est donc traiter

préventivement l'ankylose que d'immobiliser une arthrite chirurgicalement
et sérieusement traitée, et non pas seulement par une expectative paresseuse et coupable. On peut d'ailleurs, tout en immobilisant,
masser très légèrement le foyer inflammatoire (V. AR-
THRITE); la méthode de Bier (congestion veineuse par compression élastique temporaire) aurait, d'après les Allemands,
une action préventive très nette sur l'ankylose. Les douches
d'air chaud, les bains locaux d'eau très chaude (45 à 50°)
devront être em-
ployés. Les injec-
tions de sels inso-
lubles de radium
(sulfate) pourront
donner des résul-
tats; la dose devra
être en moyenne
de 40 millièmes de
milligramme et
pourra être répé-
tée à une semaine

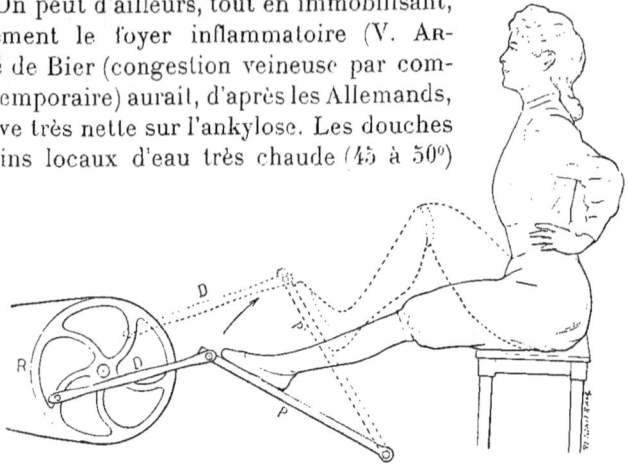

Fig. 74. — Appareil mécanothérapique pour les mouvements du genou
(Ducrocquet).

d'intervalle (solution Jaboin). L'injection sera faite dans la synoviale s'il y a
une quantité appréciable de liquide, autour de l'articulation, à la façon des

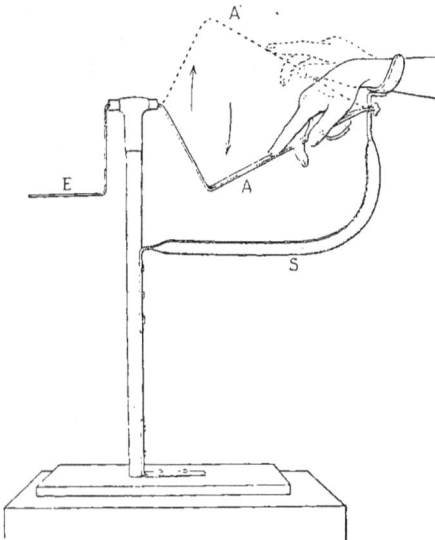

Fig. 75. — Appareil mécanothérapique
pour les mouvements du poignet (Ducrocquet).

injections sclérosantes de chlorure de zinc, si l'inflammation
est plutôt péri-articulaire (Chevrier). Quand la période inflammatoire est complètement passée, quand, après la levée de
l'appareil, l'article n'est plus
douloureux à la pression, on
commencera la mobilisation et
le massage.

B) **Curatif.** — Les méthodes
sont différentes et leur choix dépend du degré de l'ankylose et
du degré de la position vicieuse.

Et d'abord il importe de spécifier que certaines ankyloses ne
doivent point être traitées : certaines ankyloses sont produites
chirurgicalement (V. ARTHRO-
DÈSE), d'autres sont l'évolution
naturelle espérée et souvent fa-

vorisée de lésions plus graves (tumeurs blanches); essayer de traiter l'ankylose serait s'exposer à réveiller la lésion causale heureusement endormie.

Des ankyloses qui se traitent, les unes sont incomplètes, lâches ou serrées, et complètes.

1º *Incomplète* et *lâche*, elle se traitera par les moyens manuels simples. Le massage, fait avec beaucoup de soin, modifiera la circulation dans la région articulaire : l'eau chaude pourra être un utile adjuvant. Des mouvements passifs seront imprimés au membre avec prudence, surtout au début. Quand les premières séances de mobilisation prudente auront prouvé que le processus inflammatoire est bien complètement éteint, on pourra forcer un peu les mouvements, s'appliquant à gagner chaque jour un peu. Nous serions assez portés à croire que la méthode de Bier, en œdématiant, en ramollissant les tissus, pourrait aider beaucoup l'action du massage : on pourrait faire la séance de compression avant la séance de massage et de mobilisation. Les eaux de Néris, Uriage, Aix, Barèges, pourront rendre aussi des services. Quand l'ankylose aura été suffisamment assouplie, la mécanothérapie passive et active achèvera la guérison. Les figures voisines montrent des appareils élémentaires de mécanothérapie, qu'il est facile d'improviser (fig. 75 à 76).

2º *Incomplète* et *serrée* les méthodes manuelles de douceur ne lui suffisent plus. Il faut avoir recours aux appareils ou au redressement forcé (fig. 77).

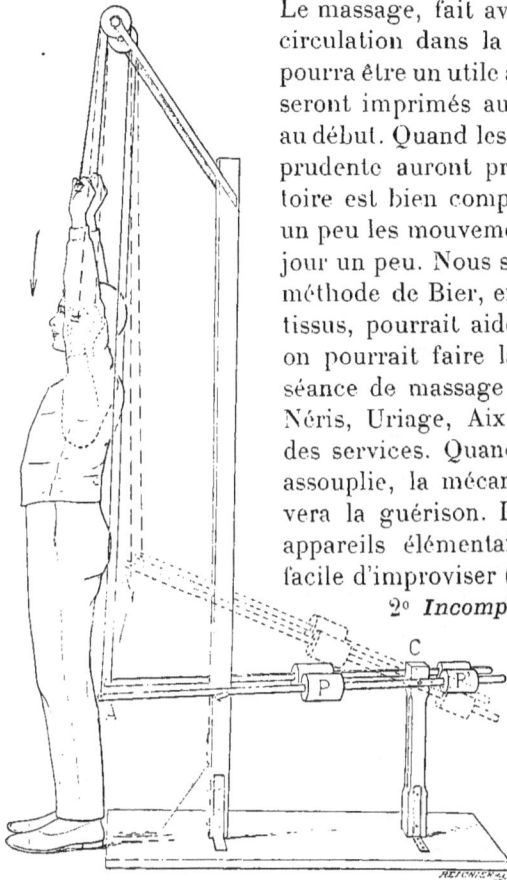

Fig. 76. — Appareil mécanothérapique
pour les mouvements du membre supérieur (Ducrocquet).

Les appareils se composent de deux parties prenant point d'appui sur les deux segments de membres voisins, et articulés au niveau de l'ankylose. La force qui agit sur l'ankylose est continue dans les appareils de Mathieu, de Lefort : la force n'est d'ailleurs pas fixe, mais progressive. Dans l'appareil de Bonnet, la force agit par intermittence et est d'ailleurs beaucoup plus facile à graduer ; mais, comme c'est le malade qui le gradue, il ne faut pas que celui-ci soit d'esprit un peu obtus ou pusillanime. C'est donc un peu du malade qu'on s'occupera dans le choix de l'appareil. On peut d'ailleurs fort bien en improviser avec des objets très simples, en s'aidant des figures ci-contre (fig. 78 et 79).

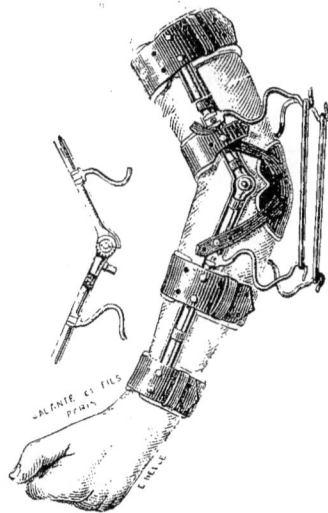

Fig. 77. — Appareil à levier
pour traction élastique.

Pour forcer la flexion d'un coude, il suffit d'unir par un lien élastique un bracelet de cuir entourant le bras et fixé du côté de l'épaule à un autre bracelet fixé au poignet. Pour forcer l'extension du coude, couchez le malade à plat ventre sur une table, la région olécranienne reposant sur le plan résistant; mettez des sacs de plomb dans sa main, pour forcer l'avant-bras à reposer sur la table. Pour forcer la flexion d'un genou, le malade étant à cloche-pied, passez une boucle autour de la partie inférieure de sa jambe, amenez la ficelle par derrière et par-dessus l'épaule correspondante et tirez sur elle; ou encore, le malade étant couché, faites soulever la cuisse par une sangle

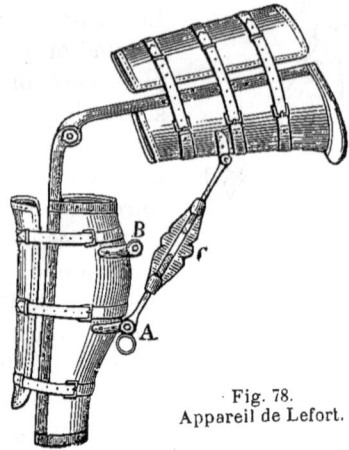

Fig. 78.
Appareil de Lefort.

ou un coussin, l'ankylose cédera peu à peu sous le poids de la jambe et du pied soulevés pour permettre au talon de reposer sur le plan du lit (méthode du porte à faux). Le redressement forcé s'effectue sous chloroforme et dans la résolution complète. Souvent il peut rester simple, c'est-à-dire se borner à rupturer les adhérences en faisant exécuter à l'articulation malade tous ses mouvements physiologiques; il importe d'imprimer des mouvements très étendus, poussés loin dans les deux sens opposés (flexion et extension, etc.). Ce redressement forcé a quelques inconvénients, car il peut produire des luxations ou des ruptures vasculaires.

Parfois le redressement forcé n'est possible qu'avec quelque opération sanglante adjuvante : ténotomie des tendons trop rétractés; cette ténotomie, dont on a beaucoup abusé, n'est destinée qu'à faciliter le redressement, ce n'est pas un traitement direct de l'ankylose.

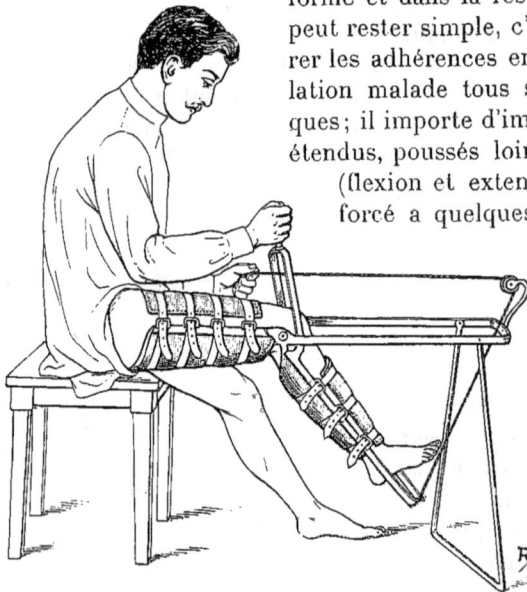

Fig. 79. — Appareil pour l'extension forcée et graduée du genou.

Qu'il ait été simple ou combiné, le redressement produit une rupture des adhérences, véritable entorse grave de l'ankylose. La poussée aiguë qu'il détermine est traitée ordinairement par l'immobilisation : il nous semble qu'on devrait la traiter avec les mêmes soins et de la même façon qu'une entorse accidentelle (compression, immobilisation, eau chaude, massage) (V. Entorse, Hémarthrose).

5° *Complète*, l'ankylose relèvera des méthodes sanglantes, ostéoclasie, ostéotomie, résection.

L'ostéoclasie, ou rupture de l'os au-dessus ou au-dessous de l'ankylose, peut être manuelle ou instrumentale : les premiers cas ont même été accidentels. Il n'est pas toujours facile de produire ni de localiser la rupture osseuse ; aussi, depuis l'antisepsie, l'ostéoclasie cède le pas à l'ostéotomie (fig. 80).

Celle-ci se fait à ciel ouvert, ou par la voie sous-cutanée à une petite distance de l'articulation.

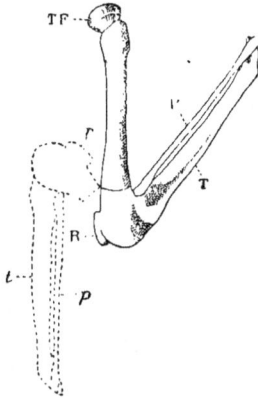 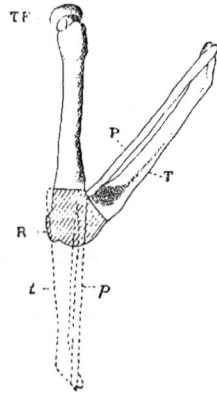

Fig. 80.   Fig. 81.

Fig. 80. — Redressement par ostéoclasie ou ostéotomie de l'ankylose du genou à angle aigu.

Fig. 81. — Redressement de l'ankylose du genou à angle aigu par la résection trapézoïdale comprenant toute la masse condylo-rotulienne (Forgue et Reclus).

La résection orthopédique ne sera pas toujours égale, son étendue et sa forme varieront avec le degré de la déformation ; elle sera angulaire (les deux sections osseuses étant perpendiculaires l'une à l'autre) dans les ankyloses à angle droit, elle sera trapézoïdale à grande base du côté du sommet de l'angle, dans les ankyloses à angle aigu (fig. 81).

Pour éviter l'ankylose secondaire après résection, il sera bon de faire une interposition musculaire ou tendineuse.

C'est le degré de déformation qui fixe le choix entre l'ostéotomie et la résection : la première n'est bonne que dans les ankyloses à angle obtus ; dans les ankyloses à angle droit ou aigu, c'est la résection qui doit être préférée.

CHEVRIER.

ANKYLOSTOMIASE. — Maladie parasitaire, due à la présence dans l'intestin humain d'un ver, l'*ankylostome duodénal*. Appelée encore « anémie des mineurs », « anémie des tunnels », l'ankylostomiase est étendue à une grande partie du globe. En Afrique, on la rencontre partout, surtout en Égypte (chlorose d'Égypte) ; en Asie, surtout aux Indes ; en Amérique, elle est très fréquente au Brésil et aux Antilles ; en Europe, c'est en Italie qu'on la trouve au maximum particulièrement dans le nord (épidémie historique du Saint-Gothard) ; en Hongrie, en Allemagne, en Belgique, elle prend en certaines régions des proportions inquiétantes ; enfin, en France, elle est loin d'être inconnue ; elle sévit dans le bassin houiller du Nord (Manouvriez), le bassin de Saint-Étienne, de la Loire (Breton) ; des enquêtes récentes ont montré que son domaine tend à s'accroître dans notre pays.

Ankylostomiase.

Tableau clinique. — Les phénomènes initiaux, dont la durée peut être fort longue, consistent dans une sensation de gêne ou de douleur au creux épigastrique, irradiée dans tout l'abdomen. L'anorexie est la règle presque absolue; cependant les malades présentent parfois une voracité inaccoutumée. En pareil cas, le goût est perverti, et on les voit manger avec avidité de la terre, de la boue, de la chaux, etc. La constipation est constante chez certains; chez d'autres, elle alterne avec de la diarrhée; la diarrhée permanente est assez fréquente; les selles présentent une coloration brune ou brun rougeâtre; parfois elles prennent le masque dysentériforme.

Si l'organisme est suffisamment résistant, les phénomènes précédents peuvent rester tels de longs mois et même de longues années; leur ensemble constitue la *forme dyspeptique* de l'ankylostomiase.

Mais, dans les cas sévères, l'affection progresse rapidement, et, au bout d'un temps variable suivant les cas, les symptômes généraux s'installent, et parmi eux le plus important, celui qui domine la scène morbide, c'est l'*anémie*.

Cette anémie ne présente rien de bien spécial : on constate la pâleur progressive des téguments, des muqueuses; le teint est livide et blafard. Mais, une fois installée, elle est rapidement profonde et s'accompagne de cachexie; les œdèmes apparaissent, envahissant successivement les pieds, les chevilles, les membres inférieurs; la face est bouffie. Les troubles fonctionnels sont marqués : le malade s'essouffle facilement au moindre effort; il présente des bourdonnements d'oreille, des vertiges, des palpitations, des lipothymies; au niveau du cœur et des vaisseaux du cou, on perçoit des souffles. Le pouls est inégal, petit, mou, rapide; autant de symptômes habituellement observés dans toute anémie un peu intense, de quelque nature qu'elle soit.

Dans le sang le chiffre des hématies est diminué, le nombre des leucocytes au contraire est augmenté; enfin on note l'éosinophilie.

Les phénomènes digestifs précédemment signalés s'accusent. Le malade ne tarde pas à tomber dans un état de torpeur non seulement physique, mais encore intellectuelle; il est indifférent à tout ce qui l'entoure. L'œdème peut se généraliser, envahir les séreuses, péritonéale et pleurale. La mort survient le plus souvent à l'occasion d'une syncope, ou bien à la suite de maladies intercurrentes, soit généralisées, soit localisées à certains viscères (foie, reins, poumons, etc.).

Pendant toute la maladie, la température est rarement élevée, elle ne dépasse pas 38 degrés.

Que trouve-t-on à l'autopsie?

Les lésions les plus intéressantes et pathognomoniques siègent au niveau du tube digestif, et particulièrement de l'intestin grêle.

La muqueuse de l'intestin grêle est en état de catarrhe avéré; elle est recouverte de mucus, le plus souvent sanguinolent; parfois le contenu intestinal est constitué par du sang pur, soit fluide, soit coagulé. Si l'autopsie est faite une à deux heures au plus tard après la mort, on perçoit, fixés après la muqueuse par une armature buccale, des parasites au nombre de plusieurs douzaines à quelques centaines : ce sont des ankylostomes duodénaux ; ils siègent surtout à la partie inférieure du duodénum ou au niveau du jéjunum.

Étiologie. — Les causes étiologiques sont les unes déterminantes (cause spécifique), les autres favorisantes.

Causes spécifiques — La cause spécifique est un ver nématode, *l'ankylostome duodénal*, qui élit domicile dans l'intestin grêle. Là, mâle et femelle s'accouplent, la femelle pond des œufs, qui, expulsés avec les matières fécales, continuent, suivant certaines conditions, à se développer, à donner des embryons, puis des larves. Pour passer à l'état adulte, ces larves doivent être introduites dans l'organisme humain, où elles deviendront des ankylostomes, mâles ou femelles, et le cycle recommence.

Pour vivre et poursuivre leur évolution, l'œuf et la larve ont besoin d'*air*, de *chaleur*, d'*humidité* et d'*obscurité*. C'est d'ailleurs dans les puits miniers, dans les briqueteries, sous les tunnels, qu'on rencontre le plus d'ankylostomiasés ; c'est là que les formes embryonnaires du ver adulte trouvent les conditions les plus favorables à leur développement ; la dessiccation les tue ; l'eau simple ne leur convient pas, mais la vase, la boue constitue pour eux le milieu de choix.

Causes favorisantes. — L'ankylostome est indispensable pour faire de l'ankylostomiase ; mais certaines conditions l'aident dans l'accomplissement de cette œuvre.

Les conditions hygiéniques défectueuses influent puissamment pour favoriser le pouvoir pathogène du parasite ; le confinement de l'air dans lequel vit le mineur, l'insuffisance de la ventilation, le surmenage sont autant de facteurs qui affaiblissent l'organisme et atténuent sa résistance. Mais c'est l'état de santé antérieur qui constitue le fait capital : tel individu, présentant des troubles dyspeptiques ou des affections diminuant notablement sa résistance (alcoolisme, tuberculose, syphilis, etc.), sera plus prédisposé que tout autre à souffrir des troubles habituels provoqués par l'ankylostome. Tel autre, bien portant antérieurement, pourra héberger des ankylostomes sans en éprouver le moindre trouble. C'est une notion importante à retenir au point de vue prophylactique, car tout individu porteur du ver, malade ou non, est dangereux pour la transmission du parasite pathogène.

La profession doit entrer en ligne de compte dans l'étiologie, non par elle-même, mais par ce fait qu'elle est de nature à mettre l'ouvrier en contact plus ou moins intime avec les milieux qui véhiculent l'ankylostome. C'est ainsi que les mineurs, les ouvriers travaillant aux tunnels, aux solfatares, les briquetiers, les tuiliers sont le plus souvent atteints.

La notion qui domine dans l'étiologie de l'ankylostomiase, c'est la *transmissibilité*, dont les conditions se résument dans celles qui assurent la résistance déjà envisagée de l'œuf et de la larve.

On conçoit aisément comment elle peut s'opérer :

Le mineur, qui est employé au fond de la mine infectée, est en contact constant avec les produits ankylostomifères. En travaillant, il va, il vient sur le sol, véhiculant les œufs et les larves du parasite ; ses chaussures, ses vêtements, ses mains se souillent aisément ; il prend ses repas dans la mine, dépose ses aliments au besoin sur la terre humide contaminée, et, en les portant à la bouche, il y introduit aisément des embryons qui, dans son tube digestif, évolueront vers la forme adulte. Les objets usuels, la lampe prise souvent par les dents, la pipe notamment, le bidon auquel il boit, joueront le même rôle. L'ingestion d'eau saumâtre donnera le même résultat, il en sera de même des légumes mal lavés ou lavés avec une eau contenant des larves. Ce dernier mode d'infection se rencontrerait chez les agriculteurs qui fument la terre avec des excréments humains. L'ankylostomiase des géophages s'explique ainsi naturellement.

De ces faits une notion se dégage, c'est que la pénétration de l'agent pathogène par les voies digestives doit être considérée comme la règle.

Ce n'est pas la seule, car depuis quelque temps on tend à admettre la pénétration de la larve par la voie cutanée (expériences de Loos). Les lésions cutanées fréquentes (éruptions, urticaire, etc.) chez les mineurs et les briquetiers, précédant toujours l'anémie confirmée, sont en faveur de cette manière de voir.

Diagnostic. — Un diagnostic rigoureux est d'une importance capitale, pour permettre de dépister non seulement les malades, mais aussi les individus sains porteurs du ver, qui sont plus dangereux au point de vue de la contagion, car ils passent facilement inaperçus.

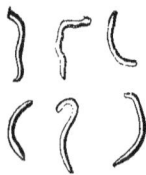

Fig. 82. — Ankylostome duodénal (d'après R. Blanchard).

Ce diagnostic demandera à être fait non seulement par la clinique, mais aussi et surtout par l'examen des matières fécales, qui révèle au praticien le corps du délit, le parasite sous sa forme adulte ou embryonnaire.

Il est rare de rencontrer l'adulte dans les selles, à moins qu'on ne donne à ingérer préalablement au sujet un anthelminthique qui le détache de la paroi intestinale et l'expulse au dehors. L'ankylostome adulte est un petit ver cylindrique blanc, ou brun rougeâtre quand il est gorgé de sang, long de 6 à 11 mm., large de 0 mm. 4 à 0 mm. 5 (fig. 82).

Il est plus fréquent de constater des œufs, parfois en grand nombre dans les matières :

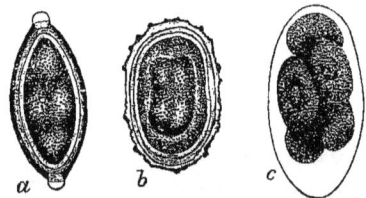

Fig. 83. — OEufs de : a, Tricocéphale ; b, Ascaride ; c, Ankylostome duodénal (Sousino).

L'œuf est clair et transparent, mesurant 55 à 65 μ sur 52 à 45 μ ; il a une forme ovale, régulière, un peu allongée, entourée d'une enveloppe délicate, unie, à travers laquelle se perçoivent distinctement deux à quatre segments granuleux, chacun étant pourvu d'un noyau. Ces caractères se différencient nettement des œufs des autres parasites intestinaux (fig. 83).

Il convient de rechercher ces œufs peu de temps après l'émission des selles; si l'on attend trop, l'embryon peut s'être formé, avoir abandonné son enveloppe, et l'œuf devient invisible.

Traitement. — Tous les anthelminthiques conviennent pour arriver à l'expulsion du parasite (fougère mâle, etc.), mais le médicament de choix est le thymol, administré dans les conditions suivantes :

1° Diète pendant un ou deux jours;

2° Purgatif avant le traitement;

5° Prendre à une heure d'intervalle 5 à 4 doses de 0 gr. 60 à 1 gr. 80 de thymol en cachet, en capsules ou en émulsion;

4° Cinq heures après la dernière dose, nouveau purgatif.

Si, après ce traitement, des œufs sont retrouvés plusieurs jours après dans les selles, le recommencer.

Éviter, en même temps que l'administration du thymol, l'ingestion d'alcool, d'éther, de chloroforme, de glycérine, d'huile de térébenthine, qui dissolvent le thymol et contribuent ainsi à provoquer des accidents graves.

Prophylaxie. — La prophylaxie s'exercera vis-à-vis de la cause parasitaire spécifique et aussi vis-à-vis des causes favorisantes.

A) Prophylaxie parasitaire. — Le danger, en matière de transmission de l'ankylostome duodénal, c'est l'*homme porteur du parasite, malade ou non*; il constitue à lui seul le foyer qui disséminera le contage. C'est donc contre lui que devra s'exercer la lutte prophylactique; elle sera mise en œuvre par les mesures suivantes :

1° *Déclaration obligatoire* à l'autorité compétente, cette mesure ayant pour but de signaler le foyer. Mais, pour être faite à bon escient, il importe d'établir un diagnostic exact; le tableau clinique peut renseigner le praticien, mais l'examen des selles aidera à ce diagnostic surtout dans les cas anormaux et les cas frustes; il conviendra de déclarer non seulement les malades, mais les sujets sains porteurs de ver. Un laboratoire de micrographie est donc de toute nécessité dans chaque industrie où sévit l'ankylostomiase.

2° *Isoler le porteur du ver malade ou non.* Pour assurer cet isolement il faudra :

a) Refuser l'admission au travail de tout sujet se présentant pour s'embaucher s'il est reconnu porteur du ver, après examen microscopique de ses matières fécales;

b) Exercer une surveillance active et constante, à la faveur d'examens microscopiques périodiques et répétés, sur tous les ouvriers d'une exploitation minière, briquetière, etc.; ankylostomisés et ankylostomiasiques ainsi reconnus seront déclarés à l'autorité compétente;

c) Diriger sur un dispensaire où ils seront traités les porteurs du ver, soit désirant s'embaucher, soit déjà embauchés. Ils y séjourneront jusqu'à guérison complète, contrôlée par le microscope; après quoi et seulement ils pourront reprendre leur travail, mais en étant soumis plus que tout autre à la surveillance réclamée plus haut.

5° *Isoler les produits ankylostomifères* (spécialement les matières fécales) *et les rendre inoffensifs.* — Dans ce but :

a) Installer des latrines à la surface, où les ouvriers se présenteront à chaque prise de travail;

b) Installer des latrines souterraines, dont l'usage, par le fait de la mesure précédente, ne sera qu'exceptionnel;

c) Tenter la désinfection des produits organiques ankylostomifères;

d) Conseiller aux ouvriers de ne pas laisser traîner à terre des objets comme le bidon, la pipe, etc., de garantir leurs victuailles du contact avec le sol par un linge propre; de pratiquer avec des eaux propres, non souillées, le lavage des mains avant chaque repas;

e) Installer à la surface des mines un vestiaire, une buanderie, des bains par aspersion, pour obtenir l'isolement des vêtements pollués, leur désinfection, et la propreté corporelle de chaque individu.

B) **Prophylaxie des causes favorisantes.** — Elle sera constituée par des mesures qui viseront l'amélioration des conditions hygiéniques de l'ouvrier et de l'exploitation où il travaille.

Hygiène de l'ouvrier. — L'étude des causes inhérentes à l'individu montre l'influence néfaste de la mauvaise santé antérieure : troubles digestifs, misère physiologique, etc. Par conséquent, améliorer les conditions d'existence de l'ouvrier, son bien-être, pour favoriser l'hygiène de son habitation, de son alimentation, surveiller sa santé à un point de vue général, le fonctionnement de ses viscères, traiter rationnellement les différentes affections, aiguës ou chroniques, qu'il peut présenter, tels sont les moyens qui contribueront à lui assurer une plus grande résistance à l'infection par l'ankylostome duodénal. Il importera surtout de mettre en vigueur toutes les mesures connues concernant la lutte contre la tuberculose, la syphilis et l'alcoolisme, les trois fléaux actuels qui dépriment l'organisme au plus haut point, et lui enlèvent les moyens de défense dont il pourrait disposer pour lutter contre les autres atteintes.

L'ouvrier des industries où sévit de préférence l'ankylostomiase doit être de plus édifié sur les dangers qu'elle fait courir: il est bon de l'en avertir; aussi, à cet égard, est-il indispensable de lui donner une éducation spéciale. Conférences, brochures, conseils particuliers des hygiénistes, patrons, chefs ouvriers, doivent être mis en œuvre non seulement pour lui faire comprendre le danger de la maladie qu'il est exposé à contracter, mais encore pour lui apprendre comment on la prend, et comment on peut s'en préserver. Cette éducation peut être entreprise dans les dispensaires. Pendant leur période de traitement, les malades pourront être instruits sur l'ankylostome, ses mœurs, les conditions qui favorisent son développement, sur le mode de contagion; on les renseignera sur les mesures individuelles de propreté nécessaires, indispensables pour éviter la contamination.

Dans les régions où l'ankylostomiase est la maladie du pays, les notions précédentes devraient être inculquées, dès le jeune âge, aux enfants encore à l'école. Comme on l'a conseillé pour l'alcoolisme, la tuberculose, les devoirs, les leçons devraient souvent porter sur ce sujet, ils seraient ainsi élevés dans la crainte du fléau qui les attend plus tard dès qu'ils seront en âge de travailler, et dans la connaissance sommaire, mais suffisante, des moyens nécessaires à leur préservation.

Hygiène de l'industrie ankylostomigène. — La prophylaxie devra lutter surtout contre l'humidité et la température qui sont si favorables au développement larvaire de l'ankylostome.

Le problème concernant l'humidité paraît insoluble, car l'enlèvement des boues, complété par l'assèchement des galeries de mines, n'est guère praticable; il sera difficile aussi d'assurer l'écoulement des eaux stagnantes par des fentes et des rigoles, qui seront rapidement détruites par les mouvements de terrain et le gonflement fréquent du sol.

En ce qui concerne la température, il importerait de l'abaisser à 20°(l'œuf ne se développe pas dans ces conditions); on pourrait y arriver par l'aération et la ventilation; on est d'accord cependant à penser que ces deux moyens ne sauraient être suffisants pour obtenir la baisse de température exigée.

Les améliorations hygiéniques du milieu sont donc renfermées dans des limites assez étroites; leur valeur est assurément moindre que celles qui visent l'ouvrier lui-même et surtout l'individu malade. C'est vis-à-vis de ce dernier que doit se concentrer tout l'effort des hygiénistes.

CH. DOPTER.

ANOREXIE. — La perte de l'appétit est un symptôme dont la valeur est très variable.

Banale et d'intérêt secondaire dans les maladies aiguës fébriles et dans un grand nombre de maladies chroniques, l'anorexie prend une haute importance, tant au point de vue diagnostique que thérapeutique, dans un certain nombre d'affections du tube digestif, et devient un symptôme si prépondérant chez quelques nerveux que, sous le nom d'anorexie mentale ou anorexie hystérique, pithiatique, elle mérite une place spéciale dans les cadres nosographiques.

L'anorexie se manifeste de façons diverses, suivant les maladies et suivant les malades. Sans qu'il y ait corrélation bien déterminée entre les caractères de l'anorexie et la nature de la maladie en cause, certaines modalités de l'anorexie peuvent servir à l'orientation d'un diagnostic. Tantôt il s'agit d'une simple perte de l'appétit facilement surmontée, irrégulière dans son apparition et son intensité, ou régulière et constante, et prenant alors une plus grande valeur clinique; — tantôt il s'agit d'une inappétence compliquée de dégoût souvent associé à un état nauséeux plus ou moins accentué provoquant le refus d'alimentation; ce dégoût est général ou électif (pour les viandes dans certains cancers de l'estomac, pour les graisses dans certains kystes hydatiques, etc.) (V. Maigreur).

Dans quelques *états physiologiques*, l'anorexie est très fréquente : beaucoup de femmes perdent l'appétit au moment de leurs règles, même normales, pendant une période quelconque de la grossesse, au moment de la ménopause.

Dans le cours de la plupart des *maladies aiguës* qui s'accompagnent d'un état fébrile, l'anorexie apparaît avec les premiers symptômes de la maladie et disparaît en général lorsque débute la convalescence.

Bien qu'il soit moins constant d'observer l'anorexie dans les *maladies fébriles chroniques*, il est, par exemple, bien des *tuberculeux* chez qui l'inappétence, parfois transitoire et variable, souvent persistante, vient compliquer un état déjà fort grave. Cette anorexie est justiciable des traitements employés contre elle dans la plupart des dyspepsies; mais il faut la distinguer : 1° du dégoût souvent nauséeux observé chez certains tuberculeux qui, essayant de satisfaire un appétit parfois assez vif, éprouvent tout de

suite une sensation désagréable de plénitude stomacale; 2° du dégoût causé
par les vomissements, si fréquents après les repas chez un grand nombre
de bacillaires. Dans le premier cas, c'est la sensation de plénitude rapide
qu'il faut tout d'abord combattre à l'aide de l'acide chlorhydrique à petites
doses et des compresses chaudes appliquées sur la région épigastrique
après les repas; dans le second cas, ce sont les vomissements qu'il faut
traiter avant tout. Nous rappellerons, en passant, que la *méningite tuberculeuse* compte l'anorexie parmi ses prodromes, fait important chez l'enfant surtout.

L'anorexie est fréquente dans un grand nombre d'autres *maladies chroniques* : maladies des divers organes annexes du tube digestif, maladies du
système nerveux, des reins, *intoxications* de toute nature (auto-intoxication d'origine *gastro-intestinale*, intoxication par *insuffisance rénale*, *tabagisme*, etc.). Le symptôme est généralement amélioré par le traitement
institué contre la maladie causale et parfois la médication apéritive rend
quelques services.

L'anorexie, dans les *maladies de l'appareil digestif*, consiste tantôt en
une perte simple de l'appétit, tantôt en un défaut d'appétit compliqué de
dégoût et parfois d'état nauséeux. Il est nécessaire ici de distinguer tout de
suite l'anorexie causée directement par une lésion stomacale étendue (*cancer*,
atrophie de la muqueuse, certaines *gastrites chroniques*, etc.) de l'anorexie
d'ordre psychique, fréquente chez les dyspeptiques de toute nature : celle-ci
est le résultat d'une suite de raisonnements plus ou moins subconscients
dont l'enchaînement doit être reconnu par le médecin.

L'anorexie qui a pour cause une vaste modification de la muqueuse
entraînant la disparition de la sensation du besoin fonctionnel, l'anorexie
du cancéreux, par exemple, est parfois élective (dégoût pour la viande);
souvent elle est complète et totale. Elle peut faire partie d'un ensemble
symptomatique tel que son importance est secondaire; mais il n'est pas
rare de voir, chez les sujets en âge de cancer, s'établir une anorexie variable,
puis persistante, qui reste pendant longtemps le seul symptôme d'un *cancer
latent*. Ici l'anorexie a donc une haute valeur diagnostique. Mais le diagnostic
n'en est pas moins délicat, car on observe souvent, chez les gens de cet âge,
une anorexie qui tient à une diminution générale de tous les phénomènes
de nutrition; ailleurs elle est le *prélude d'accidents cérébraux*, tels qu'une
hémorragie *cérébrale*. Nous rapprocherons de ces cas les observations de
démence précoce, de *paralysie générale* dont le premier symptôme, ou le
symptôme momentanément prédominant, est l'anorexie avec refus systématique de l'alimentation.

Chez nombre de dyspeptiques, de *dyspeptiques neurasthéniques* en particulier, l'inappétence, parfois accompagnée de dégoût, n'est qu'une mauvaise habitude qui s'est constituée de la façon suivante : les malades,
ressentant des douleurs ou une gêne plus ou moins vives après les repas,
restreignent progressivement leur alimentation; de ce fait leur appétit
diminue peu à peu, disparaît et une anorexie véritable s'établit. Ces malades,
en état d'inanition relative, ne voient renaître leur faim qu'après avoir,
pendant quelque temps, forcé leur appétit; ils reprennent bientôt quelque

vigueur physique et psychique et perdent peu à peu leur mauvaise
habitude.

Cette variété d'anorexie des dyspeptiques névropathes, sur laquelle la
psychothérapie a souvent, sinon toujours, une grande influence, est voisine
de l'anorexie mentale que nous verrons ci-dessous, mais s'en distingue cliniquement.

Traitement. — On doit tout d'abord instituer, s'il est possible, le *traitement régulier de l'état pathologique* dont l'anorexie est un symptôme,
combattre les diverses intoxications, donner un régime approprié à chaque
malade et *faire cesser la constipation* lorsqu'elle existe. Chez les dyspeptiques, en particulier, la diminution de l'appétit bénéficie souvent du traitement général et local que l'on a institué.

Les malades se trouvent bien d'ordinaire de l'*exercice physique* bien
réglé, de l'*hydrothérapie*, des *frictions sèches*, du *massage*, de la *climatothé-
rapie*; en outre la *psychothérapie* a souvent une action très heureuse, lorsqu'il ne s'agit pas d'anorexie causée exclusivement par un trouble organique; même dans ces cas, lorsqu'elle est bien maniée, elle constitue un
adjuvant qu'il ne faut pas négliger.

A côté de ces procédés nécessaires et souvent suffisants, la *médication
apéritive* peut rendre de réels services, à condition de l'utiliser sous une
forme appropriée et à un moment favorable. Le *quassia* en macération
semble pouvoir être pris à jeun sans inconvénient, mais d'une façon passagère. Quelques vins et teintures sont prescrits d'habitude avant les repas;
pratique nuisible, si elle est répétée; il est préférable de faire prendre ces
médicaments après le repas, dans le cours même de la digestion (Mathieu).
Ainsi on s'expose moins à provoquer une *gastrite médicamenteuse*, résultat
trop fréquent de l'abus des apéritifs de toutes sortes. Donc, peu de temps
ou même une heure *après les repas*, on prescrira les vins de *gentiane*, de
colombo ou les teintures correspondantes que l'on peut unir aux teintures
de *noix vomique*, d'*ipéca*, de *badiane*, de *quinquina*, de *condurango*, les
gouttes amères de Baumé, etc. On peut employer, d'autre part, une solution
faible de bicarbonate de soude ou de citrate de soude (50 centigr. à 1 gr.)
une demi-heure avant le repas et pendant quelques jours seulement, ou l'*acide
chlorhydrique* à petites doses (V gouttes d'HCl officinal prises dans un
verre d'eau, seules ou associées aux teintures sus-indiquées, une heure et
deux heures après le repas) et, chez les tuberculeux surtout, l'*orexine*, la
persodine, les sels de *vanadium*.

Les *infusions chaudes* (camomille, centaurée, anis étoilé, etc.), la *bière
légère* pendant les repas excitent parfois l'appétit.

ANOREXIE MENTALE (*Anorexie pithiatique*). — Avec Lasègue, qui a
donné de cette manifestation, sous le nom d'anorexie hystérique, une description magistrale, mais un peu schématique, on admet que la maladie
évolue en trois périodes.

Période de début. — La malade, — il s'agit presque toujours d'une jeune
fille de quinze à vingt ans, — à la suite d'une émotion ou parfois de quelques troubles dyspeptiques, a des digestions pénibles; elle éprouve après

les repas une sensation de lourdeur, de plénitude stomacale qui peut s'accompagner d'angoisse. Pour éviter ce trouble, la malade diminue son alimentation, puis elle perd l'appétit et, en véritable hystérique qui tient à intéresser son monde, se nourrit d'autant moins qu'on lui recommande plus de s'alimenter et de ne pas se laisser dépérir.

Période d'état. — Forte de sa résistance aux conseils de son entourage, la malade, malgré son inappétence et son amaigrissement, supporte bien cette inanition et continue à vaquer à ses occupations. Elle ne se nourrit pas, ou guère, aux heures des repas, mais souvent en cachette elle grapille de-ci

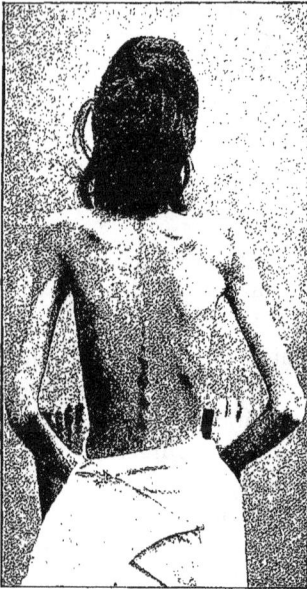

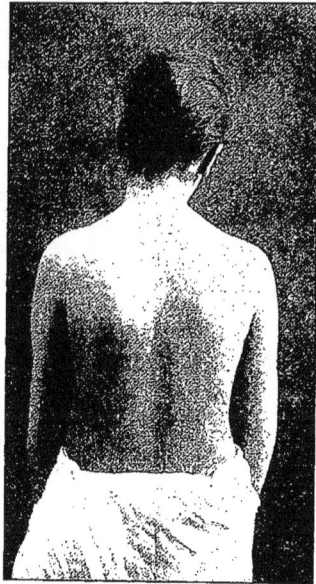

Fig. 84 et 85. — Anorexie mentale (cas de Souques).
Pendant la crise.   Après guérison.

de-là, prenant au gré du hasard et de sa fantaisie quelque menu morceau. Par contre, si on la force à absorber une quantité d'aliments supérieure à celle qu'elle veut bien se permettre, des vomissements pourront se produire, vomissements incoercibles qui se répéteront à chaque occasion et constitueront parfois une véritable complication. Son état devient alors inquiétant, car, sans tenir compte de son affaiblissement progressif, elle continue à refuser à peu près toute alimentation. L'espèce de fierté qu'elle éprouve à pouvoir vivre avec un minimum d'aliments, à traiter dédaigneusement les conseils de ses parents, et parfois même la satisfaction malicieuse qu'elle ressent à jeter le trouble parmi les siens rendent vains les efforts que l'on tente pour trouver enfin le mets libérateur qui éveillera son appétit.

Période de terminaison. — Ce n'est pas sans préjudice que pareille inanition se prolonge pendant quelques mois et la malade, qui jusqu'ici a bien supporté son jeûne, ressent de temps à autre des malaises qu'elle ne peut dissimuler; la langue tend à devenir sèche et une soif difficile à apaiser survient. Les règles, jusque-là irrégulières, disparaissent; une constipation opiniâtre s'établit, et bientôt la gravité de la maladie se manifeste : l'amaigrissement progresse rapidement, la peau devient sèche et rugueuse, le pouls est fréquent et la faiblesse oblige la malade à garder le lit. Alors seulement la malade semble sortir de cet état particulier de perversion mentale qui l'attachait à son mal. Il [est tout à fait exceptionnel que ce réveil spontané se produise trop tard pour que la guérison puisse être obtenue.

Toutefois divers observateurs disent avoir vu la *mort* résulter directement de cette inanition progressive, cachectisante; les malades tombées dans le marasme, réduites à l'état de squelette, ne pouvaient plus réparer les pertes excessives. Ces faits, il est vrai, sont survenus dans des milieux défavorables, où les parents aggravaient inconsciemment la maladie de leur enfant, soit par des révoltes ou des attendrissements exagérés et déplacés, soit même quelquefois par une lutte plus ou moins sourde contre le médecin traitant. On conçoit d'autre part que, dans l'état de déchéance où les conduit un jeûne si prolongé, ces malades soient à la merci de toute affection intercurrente.

Mais la guérison est de règle. Les malades commencent à s'inquiéter de leur santé au moment où elles pressentent qu'elles vont dépasser la limite des fantaisies que peut leur permettre leur organisme affaibli. Elles se laissent alors nourrir soit d'une façon banale et régulière, soit encore d'une manière en apparence originale. Peu à peu, elles réparent leurs forces perdues, reprennent leur activité antérieure et sortent enfin de cette longue maladie de 18 mois à 2 ans (Lasègue).

Ainsi évolue trop souvent l'anorexie mentale lorsque le médecin n'institue pas, dès que le diagnostic est établi, un traitement psychothérapique efficace.

Diagnostic. — En général le diagnostic de l'anorexie mentale pithiatique n'offre que peu de difficultés; mais il ne faut pas compter observer chez ces malades les signes que l'on groupait, il y a peu de temps encore, sous le nom de stigmates hystériques; il est vrai, par contre, que tel ou tel d'entre eux peut en général être facilement créé par suggestion à l'insu de la malade. L'âge de la malade, sa façon d'être, sa suggestibilité, le mode de début et les caractères de cette anorexie bien supportée, qui généralement ne s'accompagne ni de vrai dégoût, ni de refus systématique des aliments analogue à celui que l'on observe chez nombre de *mélancoliques*, donnent au tableau clinique son aspect particulier. Dans certains cas le diagnostic avec le début d'une démence précoce (v. c. m.) peut être fort embarrassant.

Traitement. — Il se peut que, dans quelques cas fort rares, la maladie cède à l'occasion d'un incident fortuit, d'un accident, d'une suggestion impérieuse, ou devant un mode de traitement quelconque; mais le traitement, à la fois le plus sûr et le plus rapidement actif, consiste à éloigner la malade de son milieu habituel. Cet *isolement* (v. c. m.) doit être ordonné de suite et doit être très sévère; les demi-mesures sont rarement efficaces, le plus souvent elles sont nuisibles. A l'isolement, il faut associer d'autres modes d'action *psychothérapique*, qui varient avec chaque malade. En outre, le *gavage à la sonde* est parfois indiqué ; mais il ne doit être utilisé qu'en connaissance de cause, car il faut éviter à tout prix de courir à un échec. Le *régime alimentaire* est en quelque sorte indifférent ; le lait et les œufs, en quantité progressivement croissante et bientôt accompagnés d'une alimentation solide, donnent d'excellents résultats.   *A. BAUER.*

ANORMAUX. — V. Arriérés.

ANOSMIE. — Perte du sens de l'odorat. Elle peut être unilatérale ou bilatérale, complète ou incomplète. Elle peut être la conséquence de causes mécaniques (atrésie de la narine, impossibilité de la dilater comme dans la paralysie faciale, obstruction des fosses nasales, par un polype par exemple).

Les tuméfactions inflammatoires ou congestives de la pituitaire ne produisent pas une obstruction complète (coryza aigu, rhinite catarrhale). Dans ces cas l'anosmie, quand elle existe, dépend d'altérations locales de la muqueuse, comme c'est le cas pour la rhinite atrophique (V. Ozène).

A la suite des fractures du crâne (lésions des nerfs olfactifs), de la sclérose des bulbes olfactifs (tabes, paralysie générale), de l'atrophie sénile de ces parties, de lésions cérébrales, l'anosmie peut aussi apparaître.

Il existe enfin une anosmie congénitale.   *H. MEIGE et E. FEINDEL.*

ANTÉFLEXION, ANTÉVERSION. — V. Utérus.

ANTHRACOSE. — V. Pneumonie chronique.

ANTHRAX. — On disait jadis anthrax malin et anthrax bénin : l'anthrax malin n'est que le charbon (v. c. m.). L'anthrax bénin nous occupe seul ici ; d'ailleurs il est loin d'être toujours bénin, et chez les diabétiques il a souvent été cause de mort.

L'anthrax n'est point un furoncle très étendu comme le croyait Jamin : c'est une *multiplicité de furoncles* (v. c. m.), disait Follin, et Gosselin lui donne comme caractéristique la *phlegmasie concomitante du tissu cellulaire*, et la *gravité des phénomènes généraux* qui l'accompagnent.

Étant une agglomération de furoncles, son étiologie est la même ; la multiplicité des foyers bourbillonneux et les inoculations multiples des staphylocoques expliquent suffisamment que la réaction tant locale que générale soit si intense. Mais, plus que pour le furoncle, l'influence de l'*état général* sur son apparition est importante : les fatigues, les excès y prédisposent ; presque toujours il révèle une glycosurie latente. L'absence de sucre dans les urines au moment de l'apparition de l'anthrax n'est point une preuve contre cette cause ; en effet, la glycosurie est souvent intermittente, et en particulier peut momentanément disparaître quand l'anthrax se développe. La fréquence du *diabète* que révèle l'anthrax est si importante qu'en certains pays, comme au Brésil, l'un ne va pas sans l'autre.

Symptômes. — Des symptômes *généraux* peuvent précéder l'apparition de l'anthrax ; malaise général, courbature, fièvre intense, céphalalgie... puis survient une chaleur âcre et mordicante des téguments où l'anthrax doit apparaître. La peau rougit, devient *vineuse*, violacée ; la douleur y est très vive ; la pression l'exaspère. C'est à la *nuque*, à la partie supérieure du

dos, aux fesses, qu'il est le plus fréquent; cependant on l'a vu siéger à la
paroi abdominale, au thorax, aux membres. Il faut aussi noter l'anthrax
de la lèvre supérieure, dont les complications de phlébites sont aussi
graves que pour le furoncle.

La rougeur est violacée, livide au centre, plus vive à la périphérie;
elle repose sur un œdème inflammatoire; à la
palpation on sent sa base indurée qui peut
couvrir de larges surfaces, envahir les régions
voisines, et s'étendre de la nuque au dos.
d'une épaule à l'autre (fig. 86).

Bientôt apparaissent des phlyctènes que
remplit une sérosité rougeâtre sanguinolente.
L'épiderme qui les recouvre se rompt, et laisse
à nu un derme nécrosé. Le pus fragmente les
multiples bourbillons; chacun d'eux apparaît
au fond d'un cratère, dont l'ensemble a fait
donner à l'anthrax le nom de *furoncle gué-*
pier. La chaleur souvent intolérable à la pre-

Fig. 86. — Anthrax du cou.
(D'après Lexer.)

mière période tend à diminuer et va s'éteindre complètement, quand il n'y
aura plus de furoncles en voie d'évolution.

Ceux-ci s'ouvrent d'abord au centre de l'anthrax, puis à la périphérie; le
dernier s'élimine par lambeaux; les îlots de tissu intact peuvent se gan-
grener secondairement, et mettre à nu de vastes espaces de tissu cellulaire
sous-cutané. La cicatrisation en est fort longue si même le malade peut en
faire les frais; il meurt parfois avant qu'elle ne soit achevée.

D'intenses phénomènes généraux accompagnent l'évolution de l'anthrax.
La fièvre est atroce, la soif est vive, les troubles digestifs accentués. Chez
quelques malades, le délire, des symptômes ataxo-adynamiques peuvent
apparaître et sont de fâcheux augure.

Certains anthrax sont *circonscrits,* suppurent franchement; la réaction de
l'organisme est vive, et la guérison peut se faire en un mois; mais d'autres
sont *diffus,* le sphacèle s'étend rapidement, l'inflammation couvre de vastes
surfaces de peau, et le pronostic en est des plus sévères, d'autant que des
complications peuvent survenir : lymphangites, phlébites, phlegmon diffus
sous-cutané, gangrènes étendues, infection purulente, abcès à distance, etc....

En certaines régions, l'anthrax a pu *ouvrir une cavité* articulaire au
splanchnique. A la poitrine il rend la respiration difficile et la mort peut
survenir par asphyxie; à la paroi abdominale il gêne la défécation, la miction.
On cite des anthrax qui ont mis à nu la cavité péritonéale, et d'autres qui
ont ouvert le canal rachidien.

Diagnostic. — Le diagnostic est facile. L'aspect de l'anthrax est caractéristique, et seulement au début pourrait-on le confondre avec un *phlegmon;*
mais tandis que ce dernier donne de la mollesse et de la fluctuation, l'anthrax
au contraire est dur et ferme et la peau participe à sa tuméfaction. Une fois
ouvert, le diagnostic est facile, l'unique fistule du phlegmon qui conduit
dans une vaste et unique cavité est facile à distinguer des multiples cratères
de l'anthrax.

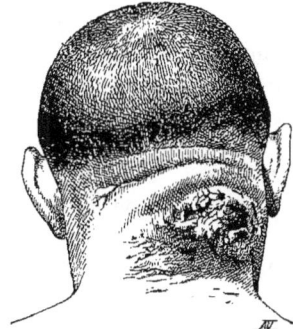

Traitement. — Quand l'anthrax est limité, quand la douleur n'est point trop vive, quand il n'y a pas tendance à la diffusion, on traitera l'anthrax par les *pulvérisations antiseptiques*, comme s'il s'agissait d'un furoncle (v. c. m.). Mais dans le cas contraire, c'est aux *multiples incisions* qu'il faut avoir recours; incisions cruciales au thermo-cautère, au centre de la tumeur, et série de pointes de feu profondes à la périphérie, là où de nouveaux furoncles apparaissent. L'anesthésie générale est indispensable, d'ailleurs l'intervention est toujours *grave* en raison des complications générales qui peuvent en résulter, en particulier de l'apparition d'un *coma diabétique*. Les larges pansements humides compléteront ce traitement, dont la durée est fort longue, en raison de la suppuration, de la mortification étendue, et de la cicatrisation qui leur fait suite. Quant au *traitement général*, il sera tôt institué contre la diathèse dont l'anthrax n'a été peut-être qu'un des premiers accidents.   *AMÉDÉE BAUMGARTNER.*

ANTICORPS (LEURS APPLICATIONS A LA PRATIQUE MÉDICALE). — Les notions principales relatives aux anticorps auraient semblé, naguère encore, ressortir à la biologie et à la pathologie générale plutôt qu'à la pratique de la médecine. Mais il est désormais indispensable au médecin de les connaître, pour comprendre les applications de plus en plus importantes dont l'étude des anticorps est la source pour le diagnostic et le traitement des maladies. Si l'article, bien que limité aux données essentielles, paraît un peu long, nous ferons observer qu'il ne supporterait pas de morcellement; présentés isolément, les chapitres qui le composent réclameraient des redites sans nombre. — D'abord quelques exemples.

Quand un homme ou un animal est soumis à une infection par le bacille d'Eberth, son sérum sanguin acquiert la propriété d'*agglutiner* le bacille d'Eberth, et cette propriété est utilisable pour le diagnostic de la fièvre typhoïde : c'est le séroréaction de Widal. Quand, chez un animal, on injecte une albumine déterminée, son sérum acquiert la propriété de *précipiter* cette albumine de manière élective. Quand, chez un lapin, on injecte des globules rouges de mouton ou de bœuf, le sérum de ce lapin acquiert la propriété d'*hémolyser*, c'est-à-dire de dissoudre les globules rouges du mouton ou du bœuf. On exprime ces faits en disant que, dans ces diverses circonstances, il apparaît dans le sang des produits nouveaux désignés, d'après la nature de leurs effets, sous le nom d'*agglutinines*, de *précipitines*, de *lysines* (hémolysines dans l'exemple cité), etc.

Ces produits, dont on pourrait étendre indéfiniment la liste, sont des *anticorps*. Quant aux substances qui, introduites dans l'organisme entraînent la procréation d'anticorps, elles sont dénommées *antigènes*. Un anticorps quelconque ne peut être produit que par une seule espèce d'antigène. Il y a donc autant d'espèces d'anticorps que d'espèces d'antigènes. Il y en a même davantage, car un même antigène, irréductible à l'analyse (au moins actuellement), peut engendrer, par l'intermédiaire de l'organisme, plusieurs sortes d'anticorps, dont l'un sera une précipitine, l'autre une lysine, etc., ayant ce caractère commun de s'attaquer au même antigène, leur commun procréateur, mais différenciés par la nature apparente des effets exercés : précipitation, dissolution, etc.

Dans les exemples cités plus haut, les anticorps résultent d'infections ou d'intoxications expérimentales ou accidentelles ; on les appelle, pour cette raison, anticorps *artificiels*. Ils sont des agents de l'immunité *acquise*. Mais certains anticorps, tout semblables aux précédents, peuvent exister dans le sérum de certaines espèces animales, normalement ; ce sont des anticorps *naturels*. Ils sont des agents de l'immunité *naturelle*.

Eu égard au mécanisme de leurs effets, les anticorps se rangent en deux classes qu'il est essentiel de bien distinguer. Les uns produisent tout leur effet en se fixant sur l'antigène qui leur correspond. Les autres exigent, pour produire leur effet, l'intervention d'une troisième substance, qui est l'alexine ou complément (Bordet). Ces deux classes demandent à être considérées séparément.

Différentes sortes d'anticorps. — Anticorps altérant leur antigène sans le concours de l'alexine ou complément. — Parmi les anticorps, avons-nous dit, il en est de relativement simples ; il suffit de les mettre en contact avec la substance vis-à-vis de laquelle ils sont doués de réactivité spécifique pour que s'opère une réaction. L'agglutinine spécifique pour bacille d'Eberth, contenue dans le sérum des typhiques, agglutine les bacilles d'Eberth, tel est le principe du sérodiagnostic de Widal (v. c. m.). Toxine diphtérique et antitoxine diphtérique se neutralisent mutuellement : telle est la base de la sérothérapie antidiphtérique (V. Sérothérapie). Albumine du sang humain et précipitine spécifique vis-à-vis de cette albumine déterminent une précipitation caractéristique : ainsi peut-on déceler en médecine légale la provenance humaine d'une tache de sang (Uhlenhut). Ces anticorps sont d'une seule pièce ; ils sont pourvus à la fois de deux propriétés : 1o ils ont une affinité toute spéciale pour leur antigène ; 2o ils exercent sur celui-ci certains effets définis (précipitation, coagulation, agglutination, etc.). Ces deux sortes de propriétés ont un seul et unique support matériel.

Rien de plus facile à comprendre que l'utilisation de ces anticorps à certains diagnostics (V. Précipitodiagnostic, Sérodiagnostic). Étant donné, en effet, un corps antigène quelconque, il pourra être révélé par la réaction que produit sur lui l'anticorps correspondant. Inversement, étant donné un anticorps quelconque, il pourra être révélé par cette même réaction en présence du corps antigène correspondant.

Nous ne nous arrêterons pas davantage aux anticorps de cette sorte ; car la façon dont ils interviennent dans les problèmes expérimentaux est aisée à concevoir.

Anticorps n'altérant leur antigène que moyennant l'intervention de l'alexine ou complément. — Les anticorps de cette classe ont été appelés *sensibilisatrices* par Bordet, parce qu'ils n'ont d'autre action que de rendre l'antigène sensible à l'action d'une certaine substance, sorte de ferment, qui existe dans tous les sérums, et qui est l'*alexine*.

D'autres désignations ont été proposées. Ces anticorps servent de trait d'union *nécessaire* entre l'alexine et l'antigène ; ils se saisissent de l'antigène d'un côté, de l'alexine de l'autre, et il en résulte une *combinaison à trois termes* ; de là le nom d'*amboccepteurs* qu'Ehrlich leur a donné. L'ambocepteur, s'emparant de l'antigène, commence la réaction ; l'alexine, intervenant à son tour, la complète : de là le nom de *complément* qu'Ehrlich a attribué à l'alexine.

Il est absolument indispensable de retenir cette synonymie : *sensibilisatrice équivaut à ambocepteur*; *alexine équivaut à complément*. D'autres désignations encore ont été imposées à ces mêmes choses; heureusement, elles tombent en désuétude. Retenons du moins celles-là, car elles sont d'un usage également courant, et parfois on les voit se remplacer dans une même page, dans une même phrase. Tout en regrettant cet abus, nous y sacrifierons dans cet article, dans le seul but d'habituer le lecteur à ne s'y point méprendre.

Cela dit, prenons d'abord un exemple concret, et considérons, *comme type d'un ambocepteur ou sensibilisatrice*, une hémolysine.

L'hémolyse et les hémolysines. — Mettons des globules rouges quelconques dans une solution saline à un certain titre (solution de chlorure de sodium à 7 ou 9 pour 1000, par exemple) : ces globules resteront intacts. Par centrifugation, ou simplement par le repos, nous les verrons se déposer, et le liquide surnageant sera limpide et incolore. Mettons ces mêmes globules dans de l'eau pure; ils seront rapidement détruits, presque totalement dissous, et leur hémoglobine entrera en solution dans l'eau. On dit alors que le sang est *laqué*. Ce phénomène de destruction des globules rouges, c'est l'*hémolyse*. L'hémolyse est ici *de cause purement physique*, elle est d'ordre *osmotique*.

Mettons des globules rouges de bœuf dans du sérum de chien. Cette fois encore, les globules subiront l'hémolyse; mais ici la nature des phénomènes est bien différente, elle est d'*ordre chimique*.

Les remarquables travaux de Bordet ont montré que trois substances intervenaient dans cette dernière réaction, savoir : 1° le globule rouge de bœuf, qui est l'antigène; 2° une sensibilisatrice ou ambocepteur pour globule rouge de bœuf, qu'on appelle dans ce cas particulier une hémolysine, et que le sérum de chien se trouve contenir naturellement; 5° l'alexine ou complément, que contient le sérum de chien comme d'ailleurs tous les sérums.

Pour que l'hémolyse ait lieu, la présence simultanée de ces trois substances est absolument nécessaire : l'hémolysine, à elle seule, ne dissout pas le globule; l'alexine, à elle seule, non plus.

Ainsi, mettons des globules rouges de bœuf dans du sérum non plus de chien, mais de lapin; les globules, cette fois, demeurent inaltérés. Il y a pourtant de l'alexine dans le sérum du lapin. Mais il ne s'y trouve pas d'hémolysine capable de servir de trait d'union. Faute de cela, l'alexine reste inactive, impuissante.

Le sérum de lapin est donc dépourvu, à l'état naturel, d'hémolysine douée d'affinité pour le globule rouge de bœuf. Mais nous pouvons, expérimentalement, susciter l'apparition de cette hémolysine dans le sang d'un lapin quelconque; pour cela, nous soumettrons cet animal à des injections de globules rouges du bœuf; au bout d'un certain temps, le sérum de ce *lapin préparé* contiendra, à l'inverse du *lapin neuf*, l'hémolysine dont il s'agit. Et comme tous les sérums de tous les animaux contiennent naturellement, normalement, de l'alexine, nous voyons que les trois termes nécessaires de la réaction seront présents quand nous utiliserons, au lieu du sérum de lapin neuf, le sérum de lapin préparé. Ces trois termes sont : globules rouges de bœuf, hémolysine (artificielle dans ce cas) contre globules rouges de bœuf, alexine. C'est pourquoi la réaction a lieu.

On remarquera qu'en parlant de l'hémolysine, nous avons toujours eu soin de spécifier : hémolysine pour globules rouges de bœuf (tandis que nous disions : alexine, tout court). Si nous avions omis cette indication de l'espèce globulaire (et c'est ce qu'on fait généralement), il eût fallu la sous-entendre. En effet, un sérum qui ne contiendrait que de l'hémolysine pour globules de mouton ou de lapin ne pourrait agir que sur les globules du mouton ou du lapin, et nullement sur les globules du bœuf. Retenons bien ce fait, c'est qu'il existe autant d'espèces d'hémolysines qu'il y a d'espèces de globules rouges, tandis qu'il n'existe qu'une seule espèce d'alexine (du moins au point de vue qui nous intéresse ici). Considérons même, un peu schématiquement, ce fait comme absolu : les hémolysines sont spécifiques ; elles ne peuvent s'unir chacune qu'à une seule espèce de globules rouges. L'alexine au contraire n'est pas spécifique : c'est la même alexine qui s'unit à toutes les hémolysines.

Nous verrons plus loin, soit dit en passant, que ce fait de spécificité demande à être généralisé plus encore. Les hémolysines représentent une catégorie de sensibilisatrices ou ambocepteurs, correspondant à une catégorie particulière d'antigènes : les globules rouges. Or il existe une foule d'autres sensibilisatrices ou ambocepteurs, correspondant à une foule d'autres espèces d'antigènes, et toutes ces sensibilisatrices ou ambocepteurs sont spécifiques également. Revenons aux hémolysines.

Dans certains cas, il peut exister ou se produire chez un animal, d'espèce donnée, non seulement des hémolysines qui s'attaquent à des globules rouges d'une autre espèce et qu'on appelle *hétérolysines*, mais aussi des hémolysines qui s'attaquent à des globules rouges d'un autre animal de même espèce (*homolysines*) et même aux globules rouges de l'animal considéré lui-même (*isolysines*). Nous ne signalons ici ces faits que pour apprendre au praticien la signification des termes qu'il aura l'occasion de rencontrer au cours de ses lectures.

Dans ce même but, uniquement, nous rappelons qu'on a admis aussi l'existence d'*antihémolysines*, qui sont pour ainsi dire, à un certain point de vue, des anticorps d'anticorps.

Enfin, avant d'aller plus loin, signalons une expression abrégée que l'on emploie souvent par commodité et qu'il faut connaître. Le sérum d'un lapin « préparé » par des injections de globules rouges de mouton, de bœuf, d'homme, est appelé sérum de lapin antimouton, antibœuf, antihomme.

Ayons soin de remarquer en passant que ces termes barbares ne s'appliquent pas exclusivement aux hémolysines ; ils servent à signaler aussi d'autres sortes d'anticorps : agglutinines, précipitines, cytolysines, etc. Ainsi, sérum de lapin antihomme voudra dire, suivant les cas, que ce sérum contient des agglutinines, des hémolysines contre le globule rouge d'homme, ou bien des précipitines contre le sérum d'homme, etc. Le sens précis qu'il faut attribuer à des expressions comme lapin antihomme, cobaye antimouton, etc., n'est donc déterminé que par le contexte.

Multiplicité des espèces de sensibilisatrices ou ambocepteurs. — Le nombre des espèces de globules rouges est énorme, puisqu'il est égal à celui de toutes les espèces animales; et chaque espèce de globule rouge a son hémolysine, c'est-à-dire sa sensibilisatrice particulière. Mais il existe, nous l'avons déjà dit, une infinité d'antigènes autres que les globules rouges, et à chacun d'eux correspond une sensibilisatrice différente.

Il y a, notamment, une sensibilisatrice spéciale pour chaque espèce de cellule animale. Et de même que le globule rouge succombe à sa manière, c'est-à-dire par hémolyse, à l'assaut combiné de sa sensibilisatrice propre (hémolysine) et de l'alexine, de même tout élément anatomique, toute cellule, sous l'action combinée de sa sensibilisatrice propre et de l'alexine, s'altère à sa façon.

Il y a des sensibilisatrices spéciales pour les globules blancs et qu'on appelle *leucotoxines* ou *leucolysines*; il y en a de spéciales pour les cellules hépatiques, ou les cellules rénales, etc., et qu'on appelle *hépatotoxines*, ou *néphrotoxines*, etc. Et chacune de ces catégories se subdivise en espèces distinctes, suivant que les globules blancs, les cellules hépatiques et les cellules rénales, etc., appartiennent à telle espèce animale ou à telle autre. Sous ces désignations multiples, dont la nomenclature n'a malheureusement pas été uniformisée, il faut savoir reconnaître des substances sensibilisatrices qui sont absolument comparables entre elles dans leur mécanisme d'action.

Bien plus, il existe des sensibilisatrices qui fixent l'alexine non plus sur des éléments figurés, comme dans les exemples précédents, mais sur des antigènes constitués par des substances dissoutes telles que des albumines, des toxines.

Cas où la réaction de la sensibilisatrice et de l'alexine sur l'antigène est latente. — Il s'en faut de beaucoup que la fixation de l'alexine ou complément sur l'antigène, par l'intermédiaire de la sensibilisatrice ou ambocepteur, se traduise toujours par un phénomène aussi facile à apprécier que l'est une hémolyse dans le cas d'une hémolysine et d'un globule rouge.

Les autres éléments anatomiques morts, *in vitro*, peuvent fixer leur sensibilisatrice (cytolysine, cytoxine) et l'alexine, sans qu'aucun phénomène appréciable aux yeux, en résulte. Il en est de même, *en général*, quand l'antigène est non pas une cellule, mais un corps dissous ou pseudo-dissous.

Retenons ce fait. Nous verrons plus tard comment, par un moyen détourné, on arrive pourtant à reconnaître que la réaction, pour latente qu'elle demeure, a cependant eu lieu.

Les sensibilisatrices ou ambocepteurs et leurs réactions.
— **Mécanisme de l'action des ambocepteurs ou sensibilisatrices.** — Comment peut-on se représenter le processus de la réaction entre ces trois éléments : antigène, sensibilisatrice et alexine?

Dans certains phénomènes de teinture, utilisés par les histologistes aussi bien que par les industriels, la substance tinctoriale ne se fixe sur un tissu qu'après que ce tissu a été impressionné, mordancé, sensibilisé par un certain produit défini, qu'on appelle le mordant. On peut admettre que la sensibilisatrice est un mordant, qui, se fixant sur l'antigène, permet sa pénétration par l'alexine (Bordet).

Étant donné que la sensibilisatrice est spécifique dans ses rapports avec l'antigène, on peut symboliser, par une figuration pittoresque, un peu puérile, à vrai dire, mais utile peut-être, l'action à laquelle elle coopère.

Chaque molécule d'antigène est comme un coffret fermé par une serrure, et à chaque espèce d'antigène correspond une seule sorte de serrure. Chaque molécule d'ambocepteur est un individu porteur d'une clef qui, ne pouvant pénétrer que dans une seule sorte de serrure, ne peut ouvrir qu'une seule espèce d'antigène. D'une main, avec sa clef, l'ambocepteur ouvre l'antigène ; de l'autre, il s'empare de l'alexine et la fait pénétrer dans cet antigène. Cette représentation concrète des faits n'est pas éloignée de celle qu'Ehrlich a proposée et traduite par des schémas (fig. 87). L'ambocepteur y est figuré sous forme d'une tige dont chaque pôle est muni d'une sorte de pince. L'un des pôles est antigénophile (on dit cytophile quand l'antigène est une cellule) ; l'autre est complémentophile. L'un s'empare de l'antigène, l'autre s'empare du complément ou alexine. Ainsi se conjuguent l'antigène et le complément qui, sans

Antigènes divers | Sensibilisatrices correspondantes | **Alexine**

Fig. 87. — Schéma d'après Ehrlich.

l'ambocepteur, n'auraient l'un pour l'autre aucune affinité. Pour rentrer dans les concepts ordinaires de la chimie, on considère la molécule d'ambocepteur comme pourvue de deux chaînes latérales, de deux groupes d'atomes. De ces groupes, l'un est spécifique, et n'a d'affinité que pour le groupe spécifique de l'antigène correspondant ; l'autre n'est pas spécifique, car il est le même dans les ambocepteurs de toute espèce : il possède l'affinité pour l'alexine.

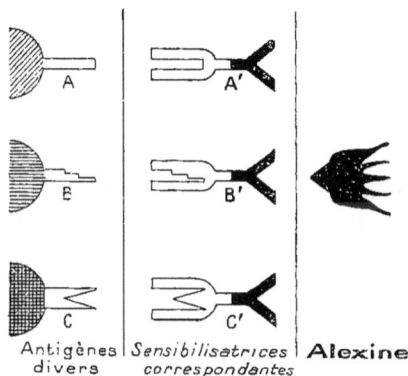

Conditions principales des réactions réciproques entre l'antigène, la sensibilisatrice ou ambocepteur, et l'alexine ou complément. — On peut résumer d'une façon assez raccourcie les faits capitaux relatifs aux réactions réciproques de l'antigène, de l'ambocepteur (sensibilisatrice) et du complément (alexine).

Proposition I. — Mises en présence *deux à deux, ces substances ne réagissent pas* l'une sur l'autre, sauf toutefois dans le cas où c'est *l'antigène et l'ambocepteur* qui sont en présence.

Dans ce dernier cas, l'ambocepteur se fixe sur l'antigène. Il se produit une combinaison binaire, que nous appellerons un *comple*.

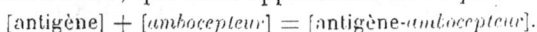

[antigène] + [*ambocepteur*] = [antigène-*ambocepteur*].

Il n'en résulte aucune modification de l'antigène, si ce n'est que celui-ci est devenu sensible à l'action du complément.

C'est le cas pour le tube A de la planche : l'antigène globule rouge, en présence de l'ambocepteur hémolysine, ne subit pas d'hémolyse, il n'est que « sensibilisé ».

Proposition II. — Il faut se rappeler que *l'antigène et l'ambocepteur sont spécifiques* dans leurs rapports réciproques. Si l'antigène est, par exemple, le globule rouge de bœuf, de lapin, il faudra, pour qu'il y ait combinaison avec l'ambocepteur, que nous fassions intervenir l'ambocepteur pour globule de bœuf, de lapin. De même l'ambocepteur pour une espèce donnée de streptocoque n'aurait aucune action sur un streptocoque quelconque d'une autre espèce. Ainsi l'on peut écrire la réaction comme suit :

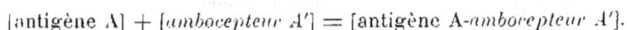

[antigène A] + [ambocepteur A'] = [antigène A-*ambocepteur A'*].

Mais aucun phénomène ne se produirait dans des mélanges comme ceux-ci :

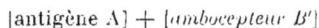

[antigène A] + [ambocepteur B']

ou :

[antigène B] + [ambocepteur A'].

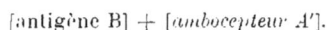

Autrement dit, pour qu'il se forme un couple, il faut que l'antigène et l'ambocepteur soient d'*espèces correspondantes*.

Proposition III. — *Quand les substances sont mises en présence toutes les trois, elles se fixent les unes sur les autres* : c'est d'abord, en général, l'ambocepteur qui se fixe sur l'antigène comme dans le cas précédent, puis le complément qui se fixe sur l'ambocepteur. Les trois substances finalement n'en font qu'une :

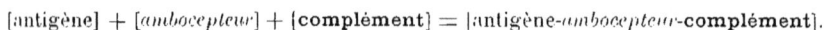

[antigène] + [ambocepteur] + [**complément**] = [antigène-*ambocepteur*-**complément**].

Dans ce cas donc, *et dans ce cas seulement*, il y a fixation, absorption du complément.

Insistons sur ce point : la fixation du complément ne peut avoir lieu (d'après la proposition 1) même dans un liquide où se trouveraient des antigènes nombreux et divers, en l'absence de leurs ambocepteurs *spéciaux*; elle ne peut avoir lieu dans un liquide où se trouveraient des ambocepteurs nombreux et divers, en l'absence des antigènes *qui leur correspondent*. Elle aura lieu pourvu que, parmi les antigènes et les ambocepteurs, il y ait un antigène quelconque escorté de l'ambocepteur *de son espèce*.

Ce cas est réalisé dans les tubes B et C de la planche.

Traduisons cette loi par cette formule : la fixation du complément ne peut être réalisée que par un couple. Dans cette opération, ce dernier peut être dénommé : *couple fixateur*.

Proposition IV. — Dans le trio formé par la combinaison antigène-ambocepteur-complément, les trois constituants n'entrent pas en des proportions indéfinies.

Considérons, par exemple, le complément : s'il est en excès dans le mélange, une partie restera libre; si, au contraire, ce sont l'antigène et l'ambocepteur qui sont en excès, tout le complément entrera en combinaison, tout le complément sera fixé, tout le complément libre aura été « dévié », comme on dit, par l'association antigène-*ambocepteur*.

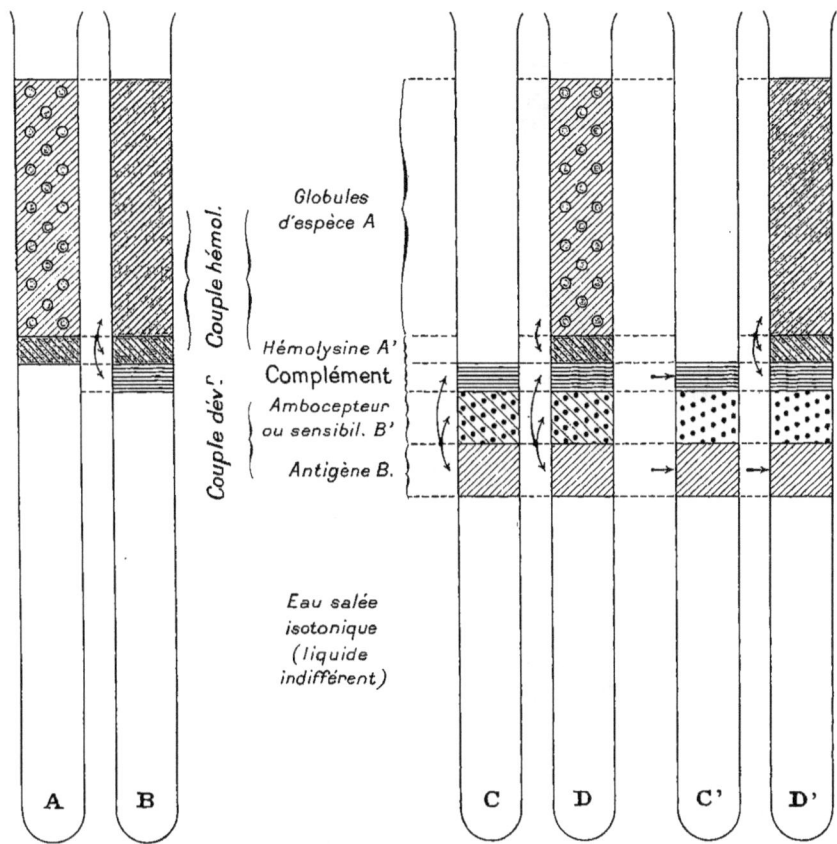

Couple dév^r. | Couple hémol.

Globules
d'espèce A

Hémolysine A'
Complément
Ambocepteur
ou sensibil. B'

Antigène B.

Eau salée
isotonique
(liquide
indifférent)

A   B   C   D   C'   D'

A. Couple hémolytique. L'hémolysine se fixe sur les globules rouges, mais, en l'absence d'alexine, le globule rouge reste intact. *Pas d'hémolyse.*

B. Ce cas diffère du cas A par la présence d'alexine. Celle-ci se fixe sur le couple hémolytique. *Hémolyse.*

Épreuve de déviation à résultat positif. L'hémolyse est empêchée.	1er Temps	**C.** Couple déviateur mis en présence de l'alexine. Il fixe l'alexine. Pas de résultat apparent ; mais l'alexine, étant fixée, est comme supprimée. *Déviation de l'alexine.*
	2e Temps	**D.** Le couple hémolytique est mis en présence des produits de l'opération C. L'alexine étant déviée par l'opération C, elle ne peut plus former avec le couple hémolytique le trio hémolysant. *Pas d'hémolyse.*
Épreuve de déviation à résultat négatif. L'hémolyse n'est pas empêchée.	1er Temps	**C'.** Même opération que dans le tube C. Seulement le sérum (figuré par un pointillé) étant dépourvu de sensibilisatrice (figurée en C par les traits obliques) ne peut former avec l'antigène. un couple déviateur. *L'alexine n'est pas déviée.*
	2e Temps	**D'.** Même opération que dans le tube D. Seulement, l'alexine étant restée libre après l'opération C' forme avec le couple hémolytique le trio hémolysant. *Hémolyse.*

Les divers éléments des mélanges opérés dans ces cinq tubes sont figurés comme s'ils se juxtaposaient de bas en haut ; en réalité, on les mêle par agitation. On remarquera que *l'antigène* et la *sensibilisatrice* qui lui correspond sont figurés respectivement par des traits obliques dont la direction est différente.

L'alexine ou *complément* est représentée par des *hachures horizontales.* Le sérum où l'on recherche la présence ou l'absence de la *sensibilisatrice* ou *ambocepteur* est représenté par un *pointillé.* Suivant qu'il renferme ou non cette sensibilisatrice, on a figuré, ou non, des *stries obliques* qui représentent cette dernière. Les *globules rouges* en suspension, non hémolysés, sont figurés par de *petits cercles.* Les *hachures obliques* qui les entourent figurent *l'antigène* contenu *dans* ces globules ; c'est pour la commodité du dessin que les hachures sont tracées hors des globules.

Les *harpons* figurés à gauche des tubes, indiquent, quand ils sont liés deux à deux ou trois à trois, les combinaisons qui s'établissent entre les divers éléments.

Déviation (ou fixation) de l'alexine ou complément.

Proposition V. — Rappelons enfin les *influences de la température*, influences que l'on utilise dans les expériences.

Au voisinage de zéro, la combinaison antigène-ambocepteur se produit, mais non la combinaison antigène-ambocepteur-complément. A cette température, on a donc une exception à la proposition III, et il faut écrire :

$$[\text{antigène}] + [\textit{ambocepteur}] + [\textbf{complément}] \text{ à } 0^{\circ}$$
$$= [\text{antigène-}\textit{ambocepteur}] + [\textbf{complément}].$$

Le complément, dès lors, restera inactif.

Vers 37 à 40°, en général, l'activité du complément, pareille en ceci à l'activité de la plupart des ferments, est au maximum. Il est bon de se placer dans ces conditions.

Vers 56°, en général, le complément se détruit sans retour; les sensibilisatrices, au contraire, supportent cette température parfaitement. Le sérum qui a été porté à 56° s'appelle, par abréviation, simplement « sérum chauffé ». Il a gardé ses sensibilisatrices et perdu son complément.

Problèmes à résoudre à l'aide des sensibilisatrices. — Mode d'obtention d'un antigène, d'une sensibilisatrice et de l'alexine. — Les

réactions que nous venons de schématiser caractérisent la présence simultanée des trois éléments qui y interviennent. Il est évident, par suite, qu'on peut les utiliser, comme on fait en chimie, pour déceler l'un des éléments quand on dispose des deux autres. Les trois termes d'une réaction pourront donc être employés, autrement dit, comme de véritables réactifs.

Voyons sommairement d'abord comment on peut se procurer ces réactifs quand il en est besoin.

Pour nous procurer un antigène déterminé, nous saurons toujours où le prendre, mais il conviendra souvent de l'obtenir à un certain état de pureté. On y parviendra par des manipulations mécaniques, ou physiques, ou chimiques, dans le détail desquelles nous ne pouvons entrer. Quand l'antigène est un élément figuré (microbe, cellule, globule rouge), on le purifie en général par des lavages à l'eau salée physiologique et des centrifugations.

Pour nous procurer une sensibilisatrice d'espèce déterminée, nous nous adresserons en général à la méthode d'immunisation active. Pour obtenir, par exemple, la sensibilisatrice correspondant aux globules rouges du chien, nous injecterons à un lapin des globules rouges de chien; le sérum de ce lapin se chargera de la sensibilisatrice voulue. Ce sérum contiendra, il est vrai, d'autres sensibilisatrices diverses, qui s'y trouvaient déjà avant toute injection, car un sérum normal contient des sensibilisatrices naturelles; mais nous n'avons pas à en tenir compte, car ces sensibilisatrices, en l'absence de l'antigène correspondant, sont inopérantes (proposition I). Quant à l'alexine, que contient aussi le sérum préparé (comme tout autre sérum), il est facile de s'en débarrasser par chauffage (proposition V).

Pour nous procurer de l'alexine, nous aurons recours à du sérum non chauffé. Tout sérum en contient, mais nous devrons choisir le sérum d'une espèce animale où n'existent pas, à l'état naturel, des sensibilisatrices capables d'intervenir sur les antigènes que nous aurons à employer. Le sérum de cobaye convient à cet effet dans la majorité des cas.

Types des problèmes pratiques à résoudre par le moyen des anticorps. — Il est facile d'après les données qui précèdent, de comprendre que l'on puisse reconnaître, dans un milieu quelconque, la présence d'un antigène donné B, ou la présence d'une sensibilisatrice donnée N', ou la présence d'alexine. On se basera sur la production ou la non-production de la combinaison antigène-ambocepteur-complément. Examinons chacun de ces problèmes.

I. *Reconnaître la présence d'un antigène donné B*. — Soit le cas où l'antigène B est présent. Ajoutons de la sensibilisatrice B': celle-ci se fixera sur l'antigène B (proposition I). Ajoutons en outre de l'alexine; celle-ci se fixera à son tour (proposition III). Nous formerons donc la combinaison :

antigène B-*sensibilisatrice B'*-alexine.

Rien de pareil ne se produirait en l'absence de l'antigène B. La combinaison ci-dessus caractérise donc l'antigène B.

II. *Reconnaître la présence d'une sensibilisatrice donnée N'*. — Ajoutons de l'antigène N, c'est-à-dire l'antigène correspondant à la sensibilisatrice cherchée; cet antigène fixera la sensibilisatrice N'.

Ajoutons en outre de l'alexine; l'alexine se fixera à son tour. Nous formerons donc la combinaison :

antigène N-*sensibilisatrice N'*-alexine.

Rien de pareil ne se produirait en l'absence de la sensibilisatrice N'.

III. *Reconnaître la présence d'alexine*. — Ajoutons un antigène donné quelconque P et la sensibilisatrice *correspondante* P'. Nous obtiendrons la combinaison :

antigène P-*sensibilisatrice P'*-alexine.

Cette combinaison n'est possible que s'il y a de l'alexine.

En définitive, la solution de ces trois problèmes consiste à introduire, dans le milieu où l'on soupçonne la présence d'un des trois constituants, *les deux autres constituants* de la combinaison complète. Si la combinaison alors se réalise, c'est qu'évidemment le premier constituant était présent.

Reste à savoir comment la combinaison en question traduit son existence lorsqu'elle se réalise. C'est ce que nous examinerons tout à l'heure. Dès maintenant nous voyons que les réactions comportent l'intervention de trois substances, qui sont : un antigène, la sensibilisatrice correspondante ou ambocepteur, enfin l'alexine ou complément.

Effets de la fixation de l'alexine sur l'antigène. Déviation ou fixation de l'alexine ou complément. — Quand les trois termes nécessaires de la combinaison seront mis en présence, la combinaison, avons-nous dit, se produira.

Inversement, quand la combinaison s'est produite, c'est que les trois termes nécessaires se sont trouvés en présence. Retenons ces deux propositions, qui n'en font qu'une; elles sont à la base de tous les raisonnements auxquels donnent lieu les problèmes dont nous nous occupons.

Mais par quels témoignages saurons-nous que la combinaison s'est produite? C'est ce qu'il nous faut examiner avant d'aller plus loin.

Deux cas peuvent se présenter : ou bien les effets sont facilement, parfois même grossièrement appréciables d'emblée, ou bien ils sont peu ou point apparents.

1er Cas : Effets d'emblée constatables. — Avec certains antigènes, les effets sont immédiatement visibles ; l'alexine agit sur eux comme une sorte de ferment digestif, les altère profondément et même les détruit. Ces conditions éminemment favorables sont réalisées surtout (comme nous l'avons vu en parlant des hémolysines) quand l'antigène est une espèce quelconque de globules rouges. Ces derniers éléments, tant qu'ils sont purement et simplement sensibilisés par leur sensibilisatrice spécifique, ne subissent aucune modification apparente, mais, dès qu'on leur ajoute de l'alexine, ils sont rapidement lésés, se dissolvent comme sucre en eau et abandonnent au mélange leur hémoglobine : c'est l'hémolyse. Aucune réaction n'est plus nette.

Tel est le cas que représente le tube B de la planche.

2e Cas : Effets non apparents. Utilisation de la déviation de l'alexine. — Avec certains antigènes, les effets de la combinaison antigène-sensibilisatrice-alexine sont peu ou pas apparents. Tel est le cas pour les antigènes qui sont des matières albuminoïdes à l'état dissous. Tel est le cas pour la plupart des microbes : certains microbes, il est vrai, dans ces conditions, subissent la bactériolyse ; mais les autres, par contre, ne manifestent à l'observation aucun changement immédiatement appréciable. Nous supposons cette éventualité réalisée dans le tube C de la planche.

On fait alors intervenir, pour savoir si la combinaison a eu lieu, c'est-à-dire pour savoir si la réaction, qui n'est pas apparente, s'est pourtant en réalité produite, une méthode indirecte très ingénieuse, basée sur la *déviation de l'alexine* ou *déviation du complément*. Notons que *déviation* est ici synonyme de *fixation*, et la méthode s'appelle aussi *réaction de fixation*.

Dans un premier temps, on opère comme dans le cas précédent ; puis, dans un deuxième temps, on démontre que l'alexine fixée a été déviée dans le premier temps. Entrons dans quelques détails :

1er Temps. — On met en présence, d'après ce que nous avons indiqué tout à l'heure, une certaine quantité d'antigène, une certaine quantité de la sensibilisatrice de cet antigène et une certaine quantité d'alexine ; seulement, on a soin de n'employer que *relativement peu d'alexine*. Dans ces conditions, comme nous l'avons dit précédemment (proposition IV), toute l'alexine entre en combinaison, toute l'alexine est déviée. C'est ce qui a lieu dans le tube C de la planche. La déviation de l'alexine est donc, à elle seule, un fait qui atteste l'existence de cette combinaison, dont les autres effets nous avaient échappé, mais ce fait lui-même, ce fait de la déviation, du moment qu'il ne se traduit actuellement par rien de visible, comment le décèlerons-nous ?

Le problème se ramène à ceci : démontrer que, dans le mélange que nous avons opéré, l'alexine, ayant été déviée, a dès lors cessé d'être libre.

Mais, *si l'alexine a cessé d'être libre, c'est comme si elle n'existait plus.* Il s'agit donc à présent du problème III que nous avons indiqué tout à l'heure : *reconnaître la présence ou l'absence de l'alexine.* Ce sera le *deuxième temps* ; passons-y maintenant.

2e *Temps*. — Nous préparons un couple antigène-sensibilisatrice, où l'antigène est une espèce donnée de globules rouges, et la sensibilisatrice est l'hémolysine spéciale de ces globules rouges. Nous l'appellerons *couple hémolytique*.

Nous savons que ce couple subira l'hémolyse à une condition, c'est de trouver de l'alexine libre, c'est-à-dire disponible, de manière à constituer le trio voulu. Pour savoir si notre mélange du premier temps contient encore de l'alexine libre, ajoutons-y le couple hémolytique. S'il y avait de l'alexine restée libre, nous assisterions à une hémolyse. Ce cas est celui du tube B de la planche. Si au contraire l'alexine a été préalablement fixée, déviée, elle ne peut plus se porter sur le couple hémolytique et l'hémolyse fait défaut. Ce cas est celui du tube D de la planche.

Ainsi, en fin de compte, dans un premier temps, l'alexine s'est trouvée en présence d'un couple antigène-sensibilisatrice et s'y est fixée. Ce couple, nous pouvons l'appeler *couple fixateur*. Nous avons mis ensuite le mélange au contact d'un deuxième couple, *couple hémolytique*. Le couple fixateur, ayant dévié vers lui, ayant fixé sur lui l'alexine, a rendu celle-ci incapable de se porter sur le couple hémolytique et, par conséquent, de produire l'hémolyse.

Tel est le principe de la méthode dite de *déviation* (ou *fixation*) de *l'alexine* (ou *complément*).

Application de la fixation d'alexine ou déviation du complément. — Méthodes de résolution des problèmes dans la pratique. — Donnons maintenant aux problèmes que nous avons posés et résolus théoriquement une forme plus concrète. Commençons cette fois par celui qui se rapporte à la présence de l'alexine ou complément.

I. *Existe-t-il dans un liquide donné de l'alexine libre?* — Nous avons indiqué plus haut comment le problème se résout. Il s'agit, nous l'avons vu, d'ajouter à ce liquide un antigène quelconque et sa sensibilisatrice, pour voir si la combinaison antigène-sensibilisatrice-alexine aura lieu ou non. Dès lors que nous avons le choix de l'*antigène*, nous choisirons comme tel un globule rouge, de manière à obtenir, si le résultat est positif, un effet immédiatement apparent; nous pourrons choisir, entre autres, le globule de bœuf. La *sensibilisatrice* nous sera fournie par le sérum chauffé d'un lapin ayant reçu des injections de globules rouges de bœuf, — ce qu'on appelle, en argot de laboratoire, sérum lapin-bœuf. Nous ajouterons, au liquide à examiner, un mélange de ce sérum (sensibilisatrice) et de globules de bœuf (antigène), c'est-à-dire un *couple hémolytique*.

S'il y a hémolyse, c'est que le liquide contenait de l'alexine *libre* (tube B, tube D'); sinon, c'est qu'il ne contenait pas d'alexine du tout (tube A) ou qu'il contenait de l'alexine entièrement fixée, déviée (tube D), ce qui est tout un.

II. *Existe-t-il dans un liquide donné une sensibilisatrice donnée?* — Ce problème présente souvent un intérêt nosologique. Voici, je suppose, un malade que nous soupçonnons d'être atteint d'une infection causée par un certain streptocoque que j'appellerai streptocoque B, et dont nous possédons des cultures. Si l'hypothèse est juste, il y a lieu de penser que l'organisme a réagi à l'infection en produisant la sensibilisatrice B', qui est l'anticorps spécifique du streptocoque B. Et si nous décelons dans le sang du malade la sensibilisatrice B', notre supposition se trouvera vérifiée.

Considérons deux cas, et appelons cas *positif* celui dans lequel notre sérum contient effectivement de la sensibilisatrice B', cas *négatif* celui où il n'en contient point.

Ces opérations comprennent deux temps successifs.

1er TEMPS. — A. *Cas positif.* — Ce cas est schématisé par le tube C.

1° Chauffons le sérum à 56°: l'alexine sera détruite; la *sensibilisatrice* B' sera conservée;

2° Ajoutons à ce sérum une certaine quantité de streptocoque B, qui est l'*antigène* correspondant à cette sensibilisatrice;

3° Enfin ajoutons une petite quantité d'un sérum normal non chauffé (sérum de cobaye) qui apportera de l'*alexine*.

Nous aurons ainsi mis en présence les trois termes de la réaction complète : l'antigène B, la sensibilisatrice B' et l'alexine.

La réaction sera. d'après la proposition III :

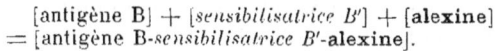

$$[\text{antigène B}] + [\textit{sensibilisatrice } B'] + [\textbf{alexine}]$$
$$= [\text{antigène B-}\textit{sensibilisatrice } B'\text{-}\textbf{alexine}].$$

Deux faits en résultent : d'une part, la combinaison à trois se produira; d'autre part, en conséquence, l'alexine sera fixée, et si nous l'avons employée, par rapport aux deux autres substances, en quantité limitée, elle sera *totalement fixée*, *totalement déviée* (proposition IV).

B. *Cas négatif.* — Considérons maintenant le cas (schématisé par le tube C') où le sérum de notre malade ne contiendrait pas de sensibilisatrice pour le streptocoque B. Dans le mélange précédent, nous ne trouverions plus que deux des trois facteurs nécessaires, à savoir :

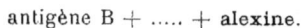

$$\text{antigène B} + \ldots + \textbf{alexine}.$$

D'une part, la combinaison n'aurait pas lieu. D'autre part, et par le fait même, l'alexine demeurerait libre, elle *ne serait pas déviée*.

Ainsi, nous conclurons à la présence de la sensibilisatrice cherchée, s'il y a déviation de l'alexine; nous conclurons au contraire à son absence, si l'alexine est restée libre. Comment saurons-nous si l'alexine est fixée ou libre? Là est maintenant la question.

Nous avons dit que certains antigènes, une fois entrés en combinaison avec l'alexine, se modifiaient visiblement, que d'autres au contraire (tout en étant modifiés en fait) ne manifestaient pas sensiblement leur état de combinaison. Avec le streptocoque B, que nous sommes censés étudier, ces deux éventualités sont possibles *a priori*.

Admettons que la combinaison streptocoque-sensibilisatrice-alexine se soit réellement produite. De deux choses l'une : ou bien l'imprégnation du streptocoque par l'alexine se traduit par une modification appréciable, par un certain degré de bactériolyse, et alors nous aurons là un critérium *direct*; le problème sera d'emblée résolu; ou bien rien ne se manifeste, et nous sommes obligés de chercher, par une expérience nouvelle, si notre mélange contient, ou non, de l'alexine libre. Or, nous retombons ici, tout simplement, sur le problème I, que nous avons envisagé d'abord. En voici la solution dans les deux cas considérés plus haut :

2e TEMPS. — Pendant le premier temps, l'alexine se trouve avoir été déviée dans le cas positif, et être restée libre dans le cas négatif. C'est en cela que nos mélanges, résultant du premier temps, diffèrent suivant le cas. Reprenons les mélanges tels que nous les avons obtenus.

.1. *Cas positif.* — *Dans le mélange l'alexine a été déviée.* — Au mélange, nous ajoutons des globules de bœuf et du sérum (chauffé) de lapin préparé contre les globules de bœuf, c'est-à-dire un couple hémolytique (tube D). Le mélange total résulte de l'addition des deux mélanges partiels et peut s'écrire :

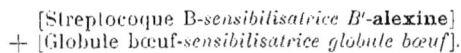

[Streptocoque B-*sensibilisatrice B'*-**alexine**]
+ [Globule bœuf-*sensibilisatrice globule bœuf*].

Pas d'alexine libre; donc les globules de bœuf, quoique sensibilisés, ne subiront aucune hémolyse.

B. Cas négatif. — *Dans le mélange l'alexine n'a pas été déviée.* — La sensibilisatrice B' faisait défaut, d'où absence de combinaison de l'alexine (tube D'). Notre mélange total peut s'écrire :

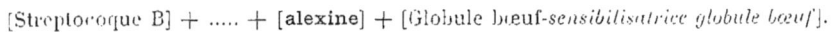

[Streptocoque B] + ... + [**alexine**] + [Globule bœuf-*sensibilisatrice globule bœuf*].

Le streptocoque B, en l'absence de sa sensibilisatrice, n'a pu et ne peut contracter d'union avec l'alexine. Par contre, les globules de bœuf, en présence de leur sensibilisatrice, attirent à eux cette même alexine, et il se produit la combinaison :

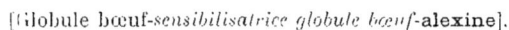

[Globule bœuf-*sensibilisatrice globule bœuf*-**alexine**].

D'où hémolyse.

En somme, la méthode basée sur la déviation du complément consiste à pratiquer successivement deux réactions : la première avec l'antigène correspondant à la sensibilisatrice que l'on recherche, et la suivante avec un autre antigène (globule rouge) sensibilisé. Si la deuxième réaction est négative, on en conclut que la première réaction, la réaction de fixation, a été positive. Et inversement.

III. *Reconnaître la nature d'un antigène donné.* — Le problème se traite comme le précédent. On soupçonne, je suppose, un streptocoque donné x d'être de la même espèce que tel streptocoque A, dont on possède des cultures. Par injection de streptocoques A à un animal, on cherche à produire une sensibilisatrice spécifique A' : si le sérum de cet animal fixe l'alexine sur le streptocoque A, c'est qu'on y a réussi. On fait agir la sensibilisatrice A' ainsi obtenue sur le streptocoque x : si cette sensibilisatrice A' fixe aussi l'alexine sur le streptocoque x, c'est que le streptocoque x a la même sensibilisatrice que le streptocoque A; c'est donc que le streptocoque x est de la même espèce que le streptocoque A.

Applications pratiques de la fixation d'alexine. —
Gengou a rappelé dans un article de la *Revue d'hygiène* (sept. et oct. 1909).

les applications qu'a reçues la méthode qu'il a inaugurée avec Bordet ; nous renvoyons à son article pour les détails qui ne trouveront pas de place ici.

Syphilis — V. WASSERMANN (RÉACTION DE).

Lèpre. — Le sérum de lépreux fixe l'alexine sur l'extrait de léprome. Malheureusement, il le fixe aussi sur les antigènes qui servent à la séroréaction de Wassermann, ce qui rend un peu aléatoire le diagnostic de la syphilis dans les pays où la lèpre est fréquente.

Échinococcose. — Ghedini montra que le sérum des sujets atteints d'échinococcose fixe l'alexine sur l'extrait de parasites et sur le liquide des kystes hydatiques. Weinberg et Parvu ont repris cette question et montré qu'en employant comme antigène le liquide kystique ou l'extrait d'hydatide, on pouvait par ce procédé, mieux que par tout autre, dépister l'échinococcose latente.

Fleig et Lisbonne ont constaté que souvent le sérum des sujets infectés contient une précipitine spécifique, et fournit un précipité en présence du liquide de kyste hydatique ; de là un procédé de diagnostic plus simple que le précédent, mais, par contre, moins fidèle.

Autres applications au diagnostic. — Plusieurs faits montrent que la fixation d'alexine paraît destinée à devenir, quand elle aura été suffisamment étudiée, le point de départ de diverses applications pratiques, au diagnostic de la morve, de la tuberculose, de la méningite cérébro-spinale épidémique, pour ne parler que des principales maladies étudiées à ce point de vue.

D'après Marmorek, le sang et l'urine des tuberculeux renferment un poison, distinct de la tuberculine, qui dévie l'alexine en présence du sérum antituberculeux. De là, suivant lui, notamment par l'examen de l'urine, un procédé de diagnostic de la tuberculose.

Applications à la pathologie générale. — Nous avons indiqué plus haut comment la fixation d'alexine peut démontrer le rôle étiologique d'un microbe récemment isolé.

La méthode a été appliquée pour la première fois par Bordet et Gengou à l'étude de la coqueluche. Citons encore les recherches de divers auteurs sur la méningite cérébro-spinale, le hog choléra, etc. Mais ce sujet n'a pas à être traité ici.

Diagnostic médico-légal des taches de sang. — Soit une tache de sang humain, le liquide de cette tache (antigène) dévie l'alexine en présence d'un sérum de lapin-antihomme (sensibilisatrice de l'antigène sérum humain). Cette méthode est tellement sensible qu'elle permet de déceler jusqu'à un cent millième de c. c. de sérum humain (Neisser et Sachs).

Malheureusement, ce procédé donne aussi une réaction avec les autres humeurs humaines, telles la sueur (même diluée à 1/10 000) et, par suite, sa sensibilité même exposerait à des méprises ; c'est pourquoi il ne paraît pas apte à remplacer la méthode d'Uhlenhut dans la pratique médico-légale.

Cette dernière méthode est basée sur la propriété que possède le sérum humain d'être précipité par le sérum d'un animal auquel on a injecté du sérum humain, de manière à lui faire produire des précipitines spécifiques.

HALLION et CARRION.

ANTIMOINE. — Métal d'un blanc d'argent à cassure grenue; il brûle à l'air en donnant des fumées blanches d'anhydride antimonieux. L'acide chlorhydrique ne l'attaque pas; l'acide azotique l'oxyde en le transformant en oxyde antimonique, insoluble et blanc; l'eau régale le transforme facilement en chlorure.

L'antimoine métallique n'est plus utilisé en thérapeutique. Ses composés se répartissent en deux groupes : antimoniaux minéraux (Trichlorure d'antimoine, Oxyde blanc d'antimoine, Kermès minéral), antimoniaux organiques (Émétique ou Tartre stibié).

Trichlorure d'antimoine (*Beurre d'antimoine*). — Il se présente sous forme de masse cristalline, incolore, demi transparente, onctueuse au toucher. C'est une substance caustique, employée à ce titre en médecine vétérinaire.

Caustique au chlorure d'antimoine, caustique de Vivier.

Trichlorure d'antimoine.	10 grammes.
Acide chlorhydrique du commerce	100 —

Oxyde blanc d'antimoine. — Dénomination inexacte et dangereuse par les confusions qu'elle peut occasionner. Le nouveau Codex ne l'admet pas et ne connaît que l'*Antimoine diaphorétique lavé* (Antimoniate acide de Potassium).

C'est une poudre blanche, amorphe, sans odeur ni saveur, insoluble dans l'eau, très peu soluble dans les acides et dans les alcalis. S'emploie comme expectorant et contre-stimulant à la dose de 1 à 6 gr. par jour, en potion ou en looch; chez les enfants, 0,20 centigr. par année d'âge.

Potion expectorante.		*Looch.*	
Oxyde blanc d'anti-		Antimoine diaphoré-	
moine.	4 grammes.	tique lavé	1 gramme.
Sirop de polygala. . .	30 —	Looch blanc	90 grammes.
Julep gommeux. . . .	120 —	A prendre par cuillerée à dessert de deux	
A prendre par cuillerée à soupe toutes les		heures en deux heures.	
deux heures.			

Kermès minéral. — Préparé suivant les indications du Codex, c'est un mélange de 70 parties de sulfure d'antimoine avec 18 parties de pyro-antimoniate de sodium et 12 parties d'eau.

Le kermès constitue une poudre d'un rouge brun velouté, sans odeur ni saveur, insoluble dans l'eau, soluble dans l'acide chlorhydrique en laissant un dépôt de soufre, soluble dans les alcalis caustiques, mais non dans l'ammoniaque.

Le kermès, comme l'oxyde blanc d'antimoine, est employé comme expectorant, mais sa solubilité totale ou partielle dans les acides de l'estomac commande de ne l'employer qu'à des doses bien inférieures à celles de l'oxyde blanc d'antimoine. Chez l'adulte, la dose journalière est de 0 gr. 10 à 0 gr. 30. Chez l'enfant, la dose est de 0 gr. 01 centigr. par année d'âge. Le kermès peut s'administrer sous forme de pastilles, mais le plus souvent on le prescrit dans une potion ou dans un looch.

Potion au Kermès.

Kermès officinal . . . 0 gr. 30
Sucre . . . . 5 grammes.
Sirop de polygala . . . 30 —
Julep gommeux . . . . 120 —

A prendre, par cuillerées à soupe toutes
les deux heures.

Looch kermétisé.

Kermès . . . . 0 gr. 10
Sucre blanc . . . . . . 3 grammes.
Looch blanc . . . . . 90 —

A prendre par cuillerée à dessert de deux
en deux heures (enfant de 8 à 10 ans).

Tablettes de Kermès (Codex).

Kermès minéral . . . . 5 grammes.
Sucre blanc pulvérisé . 450 —
Poudre de gomme . . 40 —
Eau de fleurs d'oranger . 40 —

Triturez très exactement le kermès avec
quatre fois son poids de sucre. D'autre
part, préparez le mucilage avec la poudre
de gomme, parties égales de sucre et l'eau
de fleur d'oranger. Incorporez d'abord le
reste du sucre, puis le mélange de sucre
et de kermès. — Faites des tablettes du
poids de 1 gramme. — Chaque tablette
contient un centigramme de kermès.

Émétique (*Tartre stibié. Tartrate d'antimoine et de potasse. Antimonio-
tartrate acide de potassium*). — C'est un corps blanc pulvérulent ou cristallisé ; il est soluble dans l'eau, insoluble dans l'alcool.

L'émétique légèrement humecté et appliqué sur la peau détermine une
vésication intense ; les muqueuses sont très sensibles à l'action irritante de
l'émétique ; aussi ne faut-il administrer ce médicament qu'en solution fort
étendue.

L'émétique jouit d'une propriété pharmacodynamique fondamentale, en
quelque sorte spécifique, qu'il partage d'ailleurs avec tous les composés
antimoniaux solubles : c'est un vomitif. Ingéré à la dose de 1 ou 2 centigr.,
il produit des nausées, un malaise général, de la salivation, une exagération
des sécrétions gastro-intestinales, en même temps que des sueurs et une
exagération des sécrétions bronchiques.

A doses plus élevées, 5 à 10 centigr., il détermine de véritables vomissements séro-muqueux et souvent bilieux, accompagnés d'évacuations alvines
avec coliques (V. Poisons minéraux). Ces doses de 5 à 10 centigr., lorsqu'elles sont dissoutes dans une grande quantité d'eau, un litre par exemple,
peuvent faire vomir, mais elles déterminent plutôt des effets purgatifs, effets
qu'on attribue à une action directe de l'émétique sur la muqueuse intestinale.

Ce n'est que comme vomitif que l'émétique peut être rationnellement
prescrit, et encore, dans le plus grand nombre des cas, l'ipéca, qui produit
la plupart des effets utiles de l'émétique sans en avoir les inconvénients,
est-il préférable. La véritable indication de l'émétique est de faire vomir
dans les empoisonnements, parce que son action est énergique et prolongée.

Dans la pratique on associe ordinairement l'émétique à l'ipéca, de manière
à donner à l'action vomitive produite par ce dernier un caractère de précocité, de durée et d'intensité suffisantes. Toutefois, étant donnée l'action
dépressive que l'émétique exerce sur le cœur et sur le système nerveux et
musculaire, il est important de ne l'administrer qu'à des individus robustes,
sains et doués d'un cœur vigoureux.

Potion expectorante.

Tartre stibié . . . . . 0 gr. 05
Sirop d'ipéca . . . . . 30 grammes.
Eau de fleurs d'oranger . 30 —
Julep gommeux . . . . 120 —

A prendre par cuillerées à soupe toutes les
deux heures.

Vomitif.

Ipéca . . . . 1 gr. 50
Émétique . . . . 0 gr. 05

A diviser en 2 paquets. Un paquet toutes
les 10 minutes dans un demi-verre d'eau
tiède.

Antipyrine.

Solution éméto-cathartique.

Tartre stibié.	0 gr. 05
Sulfate de soude.	20 grammes.
Eau.	500 —

A prendre, par verre, tous les quarts d'heure.

E. FEINDEL.

ANTIPYRINE (*Phényl-diméthyl-pyrrazolone. Diméthyloxyquinizine. Analgésine*). — L'antipyrine se présente sous la forme d'une poudre blanche, cristallisée, inodore, de saveur légèrement amère, très soluble dans l'eau et dans l'alcool, moins soluble dans l'éther. En solution aqueuse, elle donne avec le perchlorure de fer une coloration rouge sang.

Pharmacodynamie. — L'action fondamentale de l'antipyrine, celle qui lui a valu sa popularité, est son *action analgésique*. Aux doses thérapeutiques, l'action dépressive du médicament s'exerce sur toutes les modalités fonctionnelles du système nerveux. L'action analgésique résulte au moins en partie d'une action centrale, d'une diminution de l'irritabilité des cellules nerveuses; cette action centrale est mise en évidence par divers autres phénomènes (moteurs, trophiques, vaso-moteurs); mais l'action analgésique exercée par l'antipyrine sur le système nerveux périphérique n'est pas négligeable. D'ailleurs l'action analgésique de l'antipyrine, toute spéciale, ne se produit que sur les organismes préalablement excités, souffrants, névralgisants.

L'antipyrine agit d'une façon élective sur *l'élément douleur*; alors que sous l'influence des doses thérapeutiques faibles la sensibilité à la douleur est plus ou moins émoussée, les *sensibilités spéciales* au tact, au bruit, à la lumière, sont exaltées: cette *hyperesthésie sensorielle* joue un rôle important dans la symptomatologie de cette ivresse antipyrinique que l'on constate parfois chez des sujets particulièrement sensibles à ce médicament (V. POISONS MÉDICAMENTEUX).

Comme l'exagération de la sensibilité, l'*excito-motricité* est atteinte sous l'influence de doses faibles ou moyennes d'antipyrine: dans ces conditions, l'exaltation pathologique du pouvoir réflexe de la moelle est plus ou moins supprimée.

L'action de l'antipyrine sur la fonction trophique est mise en évidence par les modifications de la *nutrition*: l'antipyrine abaisse le taux des oxydations et ralentit les processus de désassimilation et en particulier exerce sur la fonction glycogénique une action inhibitrice bien marquée.

L'*action vaso-motrice* de l'antipyrine est notable: à l'intérieur, le médicament détermine une vaso-dilatation périphérique; appliqué localement, il provoque une vaso-constriction intense.

L'*action antipyrétique* de l'antipyrine lui a fait donner son nom. L'abaissement thermique obtenu chez le fébricitant adulte est rapide, d'autant plus considérable que la température est plus éloignée de la normale. Mais cet abaissement est peu durable, et l'on observe après un temps plus ou moins long une réascension thermique avec sueurs et frissons. L'antipyrine est donc chez l'homme un antipyrétique puissant, mais défectueux.

Par contre, chez les enfants, l'antipyrine est un bon antipyrétique; ses effets sont durables et ne sont pas suivis de phénomènes secondaires défavorables.

Indications. — Elles découlent de ce qui vient d'être dit. Analgésique de premier ordre, l'antipyrine sera indiquée dans les *névralgies* (v. c. m.); toutes peuvent être soulagées par une dose suffisante d'antipyrine : ce sont surtout les douleurs occupant un territoire tributaire de l'innervation bulbo-protubérantielle qui seront facilement impressionnées. Même efficacité dans la migraine (v. c. m.) et la plupart des céphalées. Dans la fausse angine de poitrine, où la névralgie est l'élément capital de la maladie, l'effet de l'antipyrine serait remarquable. — L'antipyrine a été employée avec des succès divers dans la plupart des *affections douloureuses* (douleurs fulgurantes du tabes, coliques hépatiques et néphrétiques, etc.) (v. c. m.). — En *obstétrique* l'antipyrine peut être utile pendant la période de dilatation ; elle calme les douleurs de l'accouchement, sans arrêter les contractions de l'utérus. L'*action analgésique locale* de l'antipyrine, déterminée par le contact de sa solution avec une muqueuse, peut être employée pour rendre indolore le passage de sondes métalliques et certaines explorations de la vessie.

L'action dépressive de l'antipyrine sur la fonction motrice réflexe en fait un *antispasmodique* particulièrement recommandable chez les enfants. Dans la *chorée*, l'antipyrine agit d'une façon rapide et détermine une atténuation marquée des mouvements et des grimaces. Elle serait également utile dans les *convulsions* de l'enfance. Le caractère spasmodique de la *coqueluche* a fait essayer contre elle l'antipyrine (v. c. m.).

Associée ou non au bromure, elle a été essayée dans toutes les *affections spasmodiques* (épilepsie, accès épileptiformes, contractures, athétose, tétanie); enfin l'antipyrine diminue les envies fréquentes d'uriner qui fatiguent les *prostatiques*, et elle a donné des résultats dans l'*incontinence nocturne d'urine* chez les enfants (v. c. m.).

L'action trophique frénatrice de l'antipyrine sur les processus de nutrition et en particulier de la glycogenèse l'indique comme *antidiabétique* ; elle pourrait être administrée assez largement et assez longtemps dans le diabète (v. c. m.), réserve étant faite pour ces cas où l'acétonurie met les malades obliguriques en continuelle imminence de coma.

L'action vaso-constrictive locale de l'antipyrine jointe à ses propriétés analgésiques en fait un *hémostatique local* précieux. Une solution concentrée (1/4 à 1/10) est à recommander contre les épistaxis rebelles. L'application d'un tampon imbibé d'antipyrine sur les coupures des lèvres est très efficace. L'antipyrine a aussi été employée avec succès dans les métrorragies (v. c. m.).

L'action antipyrétique médiocre de l'antipyrine fait qu'elle ne doit être administrée dans les *fièvres* qu'avec discernement. Dans la tuberculose elle serait plutôt contre-indiquée. Dans la pneumonie, dans les fièvres éruptives, elle serait généralement inutile.

Dans le *rhumatisme articulaire aigu*, et surtout dans les formes *subaiguës* et *traînantes* du rhumatisme, son action serait remarquable (v. c. m.).

Administration. — De tous les modes d'administration de l'antipyrine, le plus défectueux est le *cachet*, vu l'irritation exercée par l'antipyrine mise au contact immédiat de la muqueuse stomacale. Si donc on prescrit l'antipyrine pure en cachets, on la fera prendre avec un verre d'eau de Vichy, le bicarbonate de soude neutralisant d'une façon manifeste l'action irritative de l'antipyrine. Le bicarbonate de soude peut être aussi mélangé à l'antipyrine dans le cachet.

Cachets.

Bicarbonate de soude	0 gr. 50
Antipyrine	0 gr. 50

Pour un cachet.

Lorsque l'antipyrine est associée dans le cachet à des substances de saveur désagréable, il sera recommandé, pour cette raison, de prendre après le cachet une quantité suffisante de liquide.

Dans les céphalalgies grippales.

Exalgine	0 gr. 10
Phénacétine	0 gr. 20
Bichlorhydrate de quinine	0 gr. 30
Antipyrine	0 gr. 40

Pour un cachet. A prendre avec une boisson chaude.

La forme de choix d'administration de l'antipyrine est la *solution* ou la *potion* (Martinet).

<table>
<tr><td colspan="2"> Solution. </td><td colspan="2"> Potion. </td></tr>
<tr><td>Antipyrine . . . .</td><td>2 grammes.</td><td>Antipyrine . . . .</td><td>2 grammes.</td></tr>
<tr><td>Bicarbonate de soude .</td><td>1 gramme.</td><td>Elixir de Garus . . . .</td><td>50 —</td></tr>
<tr><td>Eau distillée . . . . . .</td><td>60 grammes.</td><td>Julep gommeux . . . .</td><td>50 —</td></tr>
<tr><td>ou :</td><td></td><td>ou :</td><td></td></tr>
<tr><td>Antipyrine . . . .</td><td>2 grammes.</td><td>Antipyrine . . . .</td><td>2 grammes.</td></tr>
<tr><td>Eau de Vichy . . . . .</td><td>60 —</td><td>Bicarbonate de soude .</td><td>1 gramme.</td></tr>
<tr><td></td><td></td><td>Cognac . . . .</td><td>10 grammes.</td></tr>
<tr><td></td><td></td><td>Eau distillée . . . . . .</td><td>50 —</td></tr>
<tr><td></td><td></td><td>Sirop d'écorces d'oranges amères . . . . .</td><td>40 —</td></tr>
</table>

Une cuiller à soupe de chacune de ces potions ou solutions renferme environ 0 gr. 50 d'antipyrine.

Chez les enfants on pourrait formuler :

Antipyrine	2 grammes.
Glycyrrhizine	1 gramme.
Looch blanc	80 grammes.

Un excellent mode d'administration consiste dans l'adjonction de l'antipyrine à l'une des deux potions de Rivière :

<table>
<tr><td colspan="2"> Potion n° 1. </td><td colspan="2"> Potion n° 2. </td></tr>
<tr><td>Antipyrine suivant l'âge . . . 0 gr. 50 à</td><td>2 grammes.</td><td>Acide citrique . . . . .</td><td>2 grammes.</td></tr>
<tr><td>Bicarbonate de soude . .</td><td>2 —</td><td>Eau distillée . . . . . .</td><td>50 —</td></tr>
<tr><td>Sirop de sucre . . . . .</td><td>15 —</td><td>Sirop de limons . . . .</td><td>15 —</td></tr>
<tr><td>Eau distillée . . . . . .</td><td>45 —</td><td></td><td></td></tr>
</table>

On fait prendre successivement et immédiatement l'une après l'autre une cuillerée à soupe de la potion n° 1 et une cuillerée de la potion n° 2.

On peut, dans des cas exceptionnels d'intolérance stomacale, administrer l'antipyrine par *voie rectale* :

<table>
<tr><td colspan="2"> Lavement. </td><td colspan="2"> Lavement. </td></tr>
<tr><td>Antipyrine . . . .</td><td>1 gramme.</td><td>Antipyrine . . . .</td><td>1 gramme.</td></tr>
<tr><td>Jaune d'œuf . . . . . .</td><td>N° 1</td><td>Laudanum de Sydenham</td><td>1 goutte.</td></tr>
<tr><td>Eau de guimauve . . .</td><td>120 c. c.</td><td>Eau bouillie . . . . . .</td><td>60 grammes.</td></tr>
<tr><td colspan="2">F. S. A. A administrer tiède.</td><td colspan="2">F. S. A. A administrer tiède.</td></tr>
</table>

Les *injections hypodermiques* d'antipyrine ont donné de nombreux déboires (douleurs, escarres).

L'antipyrine employée en *applications externes* sous forme de solution plus ou moins concentrée contre les hémorragies, les plaies accessibles des muqueuses, plaies des lèvres, épistaxis, hémorroïdes saignantes, est très recommandable. (Solutions de 2 à 5 pour 10.)

Incorporée à une pommade, elle est aussi utilisable comme analgésique local et hémostatique. Dans le cas d'excoriations, de fissures de la muqueuse anale, Martinet formule :

Pommade.

Chlorhydrate de cocaïne	5 centigr.
Antipyrine . . . .) āā 2 gr.	
Oxyde de zinc . . . . }	
Lanoline . . . . } āā 10 gr.	
Vaseline . . . .)	
Usage externe.	

Il existe aussi des ovules glycérinés à l'antipyrine, titrés à 0,50, qui peuvent rendre service dans les ulcérations saignantes et douloureuses du col.

Posologie. — *Chez l'adulte*, les doses à prescrire sont de 50 centigr., 1 gr. et exceptionnellement 2 gr. pour une prise. La dose moyenne pour la journée est de 2 à 4 gr.; on peut aller jusqu'à 6 gr. A des doses plus élevées, il faut craindre des accidents d'intoxication; les plus fréquents sont les éruptions cutanées et les œdèmes des muqueuses; d'ailleurs il faut toujours compter avec les idiosyncrasies, et des accidents graves ont été provoqués chez certaines personnes par l'ingestion de doses de 0 gr. 40 à 0 gr. 50.

L'antipyrine est très bien supportée par les *enfants*. La dose moyenne pour un enfant jusqu'à 5 ans est de 25 centigr. par jour et par année d'âge.

Associations. — L'antipyrine se prête à des associations médicamenteuses très nombreuses, très variées, soit qu'on veuille en corriger l'action secondaire défavorable, soit qu'on veuille en renforcer l'action utile par l'adjonction d'une drogue synergique, soit qu'on veuille remplir par ladite association les diverses indications imposées par un syndrome donné.

L'*association corrective* la plus importante est l'association de l'antipyrine au bicarbonate de soude; elle a été mentionnée ci-dessus.

Les *associations synergiques* avec l'exalgine, la phénacétine, l'antipyrine, la morphine, etc., réussissent souvent là où l'antipyrine a échoué :

Cachets.

Exalgine	0 gr. 10
Phénacétine	0 gr. 20
Antipyrine	0 gr. 40
Pour un cachet.	

Cachets contre la migraine.

Antipyrine	0 gr. 90
Caféine	0 gr. 10
Acide citrique	0 gr. 01
Pour un cachet. Un cachet toutes les heures jusqu'à quatre.	

Paquets effervescents.
(*Dans les névralgies dentaires violentes avec insomnie*).

Chlorhydrate de morphine	1 centigr.
Antipyrine . . . . . .)	
Bicarbonate de soude } āā 1 gr.	
Acide tartrique . . .)	
Lactose	2 gr.
Pour un paquet. Un à trois dans les vingt-quatre heures suivant l'intensité et la persistance de la douleur.	

L'association de l'*antipyrine* et du *salicylate* de soude est très efficace dans les rhumatismes aigus, traînants. Les deux poudres actives ne peuvent être associées en cachets; on les donnera en potion avec adjonction de bicarbonate de soude.

Potion.

Antipyrine.	5 grammes.
Bicarbonate de soude.	6 —
Salicylate de soude.	10 —
Eau distillée	10 —
Rhum.	30 —
Sirop d'écorces d'oranges amères	150 —

Une cuiller à soupe contient 1 gramme de salicylate de soude et 0 gr. 50 d'antipyrine.

L'association *quinine-antipyrine* combine de façon heureuse l'action analgésique de l'antipyrine à l'action antithermique de la quinine.

Cachet.

Antipyrine.	0 gr. 60
Bichlorhydrate de quinine. .	0 gr. 40

Pour un cachet à prendre avec une infusion chaude.

Suppositoire.

Antipyrine . . . . . }	
Bromhydrate de qui- } āā 0 gr. 30.	
nine. . . . .)	
Beurre de cacao . .	5 grammes.

Pour un suppositoire.

Lavement.

Bromhydrate de quinine.	0 gr. 40
Antipyrine.	1 gramme.
Eau de tilleul tiède	150 grammes.

Pour un lavement à donner tiède.

L'*injection hypodermique* d'antipyrine, comme il a été dit, donne souvent lieu à des accidents locaux; cela se produit surtout chez des paludéens et chez les cachectiques. Cependant, en cas de nécessité on pourra formuler :

Chlorhydrate de qui-	
nine	5 grammes.
Antipyrine	2 —
Eau distillée stérilisée	
Q. S. pour	10 c. c.

Pour injections hypodermiques, 1 à 5 c. c. dans les 24 heures.

Antipyrine . . .)	
Lactate de qui- } āā 2 ou 5 grammes.	
nine . . . . .)	
Véhicule asepti-	
que Q. S. pour	10 c. c.

1 à 5 c. c. dans les 24 heures.

Les associations synergiques peuvent enfin viser à réaliser les diverses indications imposées par un syndrome donné. On réalisera l'*association antidiabétique*, alcalins, opiacés, antipyrine, de la façon suivante :

Paquet.

Codéine	1 centigr.
Antipyrine	
Bicarbonate de soude . . . . } āā 1 gr.	
Acide tartrique.	
Saccharine	50 centigr.
	1 —

Pour un paquet; en prendre trois par jour, en dehors des repas, dans un demi-verre à Bordeaux d'eau d'Evian.

Dérivés de l'antipyrine. — Ils sont très nombreux.

Ferropyrine. — C'est une combinaison d'antipyrine et de perchlorure de fer. La ferropyrine a surtout été employée comme hémostatique local, en solution saturée.

Le **Salicylate d'Antipyrine** (*Salipyrine*) a été préconisé dans le rhumatisme articulaire (1 à 4 gr.).

Quinopyrine. — Composé très soluble, valable surtout par la quinine qu'il renferme.

Amygdalate d'Antipyrine (*Tussol*). — Sédatif de la toux; a été préconisé contre la coqueluche. S'administre à la dose de 0 gr. 50 à 2 gr. par prises fractionnées de 0 gr. 15 à 0 gr. 20 chez les enfants.

> Tussol . . . . 2 gr. 50
> Sirop d'écorces d'oranges amères . . . . 20 grammes.
> Eau de tilleul 80   —
> A prendre par cuillerées à dessert.

Pyramidon (*Phényl-diméthyl-amido-diméthyl-isopyrazolone*). — Le pyramidon se présente sous la forme d'une poudre jaunâtre, sans saveur, soluble dans 19 parties d'eau.

Ce produit, qui n'est autre chose qu'une antipyrine amidée et méthylée, a les mêmes propriétés et répond aux mêmes applications que l'antipyrine; seulement son action analgésique et antipyrétique serait deux ou trois fois plus intense que celle de l'antipyrine.

Cachets.	*Potion.*
Pyramidon . . . . 0 gr. 50	Pyramidon . . . . 1 gramme.
Pour un cachet; 1 à 2 dans les 24 heures.	Sirop d'écorces d'oran-
Cachets.	ges amères . . . . . 40 grammes.
Bromhydrate de quinine. } āā 0 gr. 15	Eau distillée . . . . . . 60 —
Pyramidon . . . . }	2 à 3 cuillers à soupe dans les 24 heures.
Pour un cachet; 2 à 4 dans les 24 heures.	

Il est à noter que le pyramidon, exagérant les oxydations, est contre-indiqué chez les diabétiques. — Provoquant une diaphorèse parfois excessive, le pyramidon est, encore plus que l'antipyrine, contre-indiqué chez les débilités et les fébricitants, les tuberculeux en particulier.

E. FEINDEL.

ANTISEPSIE. — V. ASEPSIE.

ANTISPASMODIQUE (MÉDICATION). — Les médicaments dits antispasmodiques sont des sédatifs du système nerveux. En réalité, si un certain nombre sont à proprement parler des modérateurs nervins, les autres sont en réalité des toniques et agissent en tant que névrosthéniques pour combattre l'excitabilité nerveuse liée à l'épuisement (Pouchet).

Médicaments toniques. — En première ligne se place le *camphre*, dont les propriétés excitantes dépassent souvent de beaucoup les qualités sédatives. On l'emploie généralement ici sous forme de bromure de camphre. L'*asa fœtida* et la *gomme ammoniaque* s'emploient isolées ou associées au camphre et à la belladone; elles sont assez actives, surtout l'asa fœtida. Elles excitent l'une et l'autre l'appétit, remédient à la constipation spasmodique; de plus, la première modère le cœur et s'emploie de ce chef contre les tachycardies, la seconde facilite l'expectoration.

Le *musc* est peu employé aujourd'hui; on l'associe volontiers à la *valériane*. Celle-ci tend à perdre de sa vogue ancienne; on a mis en doute ses vertus antispasmodiques. On l'emploie cependant encore dans les états névropathiques avec anxiété. Le valérianate d'amyle (capsules de 0,50 gr.) est également recommandable. Les sels de *zinc*, l'oxyde principalement, ont été

vantés dans le traitement de l'épilepsie, de la chorée, des prurits. L'*eau distillée de laurier-cerise* est un bon sédatif de la toux; l'eau *chloroformée*,
l'*eau bromoformée*, excellentes également dans le traitement des toux spasmodiques, notamment de la coqueluche, réussissent assez bien contre les
troubles nerveux de l'appareil digestif.

Médicaments modérateurs. — Les plus importants sont les bromures
et les principes actifs des solanées. Les indications du *bromure de potassium*
sont extrêmement étendues. Ce sel jouit de propriétés à peu près spécifiques
vis-à-vis de l'épilepsie. C'est aussi le « sédatif mental » par excellence, et son
emploi donne les résultats les meilleurs dans les états d'anxiété, d'excitation sexuelle des neurasthéniques. Il est également indiqué dans l'insomnie,
les troubles nerveux de l'enfance et de l'adolescence, le prurit, l'asthme,
à titre adjuvant dans le traitement des névralgies et algies diverses. Au bromure de potassium s'adjoignent le chanvre indien, l'extrait de jusquiame, le
chloral dans la préparation connue sous le nom de *bromidia*. Cette association médicamenteuse est très active, réussit fort bien contre l'insomnie, les
états d'angoisse, etc.

Nous employons volontiers la formule suivante contre les états douloureux en
général, contre l'insomnie avec angoisse, contre les pesanteurs et la tension si pénibles
qui accompagnent le ballonnement abdominal, notamment dans les crises de petite occlusion du cancer de l'intestin, dans tous ces cas, en un mot, où le soin que l'on doit apporter à éviter la constipation contre-indique formellement les opiacés. Nous prescrivons
une solution moitié moins active que la bromidia classique, soit :

Extrait de chanvre indien.	} $\overline{aa}$	0 gr. 05
— jusquiame		
Hydrate de chloral	} $\overline{aa}$	5 grammes.
Bromure de potassium		
Eau distillée		150 —

6 à 10 cuillerées à café. Nous administrons, dans une demi-tasse environ d'infusion chaude (camomille, oranger, etc.), une ou deux cuillerées à café de
10 en 10 minutes jusqu'à sédation et sommeil.

Bien que les effets et les indications de ces médicaments soient précisés
ailleurs [V. Cardio-vasculaire (Médication)], il convient de ranger encore,
parmi les antispasmodiques, des substances telles que le *nitrite d'amyle* et
l'*iodure d'éthyle*, dont l'effet est si remarquable contre les phénomènes an-
goissants des angiospasmes.

Parmi les solanées, la plus active est à coup sûr la *belladone*. Cette plante
fournit un médicament réellement antispasmodique. Son efficacité est
incontestable contre les spasmes du pylore, de l'intestin, de la vessie, dans
les diverses algies de l'appareil digestif, dans la colique de plomb, le ténesme
rectal lié aux fissures de l'anus, le vaginisme, l'énurésie, l'asthme, la coqueluche, la laryngite striduleuse. On pourra prescrire la belladone isolément,
ou l'associer soit à d'autres solanées, à la *jusquiame*, au *datura*, ou soit à
l'*aconit*, à la *grindelia*, la *lobélie*, l'*euphorbia pilulifera*, la *valériane*,
l'*opium*, l'*eau de laurier-cerise*, etc. Dans tous ces cas, on surveillera très
attentivement l'apparition des signes de saturation (mydriase, sécheresse
de la bouche, congestion du visage, amblyopie). On peut également employer l'*atropine*, soit en injection hypodermique, soit en solution. Voici
quelques prescriptions dont le praticien pourra s'inspirer.

a. — Teinture de belladone au 1/10ᵉ (Codex 1908) . . . . O. S.
XXX à C gouttes par jour en 2 ou 3 prises, dans un peu d'eau ou une tasse d'infusion chaude. On dépassera difficilement LX gouttes par 24 heures.

b. — Extrait de belladone (Codex 1908) . . . . } āā 0 gr. 01
Poudre de feuilles de belladone. . . . . }
1 à 5 pilules par 24 heures : l'extrait de belladone du Codex 1908 est d'un tiers plus actif que l'extrait ancien.

c. — Poudre de feuilles de belladone. . . . . 0 gr. 03
Camphre porphyrisé . . . . 0 gr. 05
Lupulin . . . . 0 gr. 50
Pour 1 cachet : 4 à 6 par jour. (Excitation et insomnie d'origines génitales).

d. — Teinture de belladone au 1/10ᵉ. . . . .)
—   de drosera . . . .)
—   de grindelia . . . . } āā 2 grammes.
—   de racines d'aconit au 1/10ᵉ. . . . .)
Elixir parégorique.)
Eau de laurier-cerise au 1/1000ᵉ. . . . .)
Donner V à X gouttes trois ou quatre fois par jour ; augmenter d'une goutte par prise tous les jours jusqu'à effet (COMBY) ; dans la coqueluche et les toux spasmodiques.

e. — Teinture de belladone au 1/10ᵉ. . . . .)
—   de jusquiame au 1/10 . . . . } āā 5 grammes.
—   de cannelle . . . .)
Contre les algies de l'estomac ou de l'intestin : XXX à LX gouttes avant les repas dans une tasse d'infusion chaude.

f. — Teinture de belladone au 1/10ᵉ. . . . .)
—   de digitale au 1/10ᵉ. . . . . } āā 5 grammes.
—   de valériane . . . .)
X à LXXX gouttes par jour dans la coqueluche et les toux spasmodiques s'il y a faiblesse cardiaque ; à doses très progressives. (H. ROGER).

g. — Teinture de jusquiame au 1/10ᵉ. . . . . } āā 10 grammes.
—   de belladone au 1/10ᵉ. . . . . }
—   de datura stramonium   5   —
XX à L gouttes par jour en 3 ou 4 prises largement espacées (contre la toux, etc.).

h. — Teinture de belladone . . . . 10 grammes.
—   d'euphorbia pilulifera   5   —
XXX à L gouttes par prises espacées de XV gouttes (dyspnées angoissantes des cardiaques, des tuberculeux ; asthme cardiaque).

i. — Extrait de belladone . . . . 0 gr. 01
Extrait aqueux de jusquiame . . . . } āā 0 gr. 05
Ergotine . . . . }
Pour 1 pilule : 4 à 6 par jour, contre les phénomènes nerveux de la ménopause, particulièrement contre les troubles vaso-moteurs.

j. — Teinture de belladone. . . . . 2 grammes.
—   de lobélie. . . . . 1 gramme.
Sirop de codéine . . . . 50 grammes.
Eau distillée de laurier-cerise. 15   —
Eau distillée . . . . O. S. pour 500 c. c.
6 à 8 cuillerées à soupe par 24 heures, contre la toux et la dyspnée dans les affections pulmonaires chez l'adulte.

C'est là un type de formule banale contre le « rhume » ; on peut en modifier la tessiture par introduction de teinture de drosera, de jusquiame ou d'aconit, de sirop de Tolu ou de Desessartz, etc. [V. BRONCHITE, TOUX, EXPECTORANTE (MÉDICATION)].

Antisudorifique.

Pour l'*atropine*, on pourra prescrire, à défaut des injections hypodermiques :

Sulfate neutre d'atropine. . . . . 0 gr. 01
Eau stérilisée. . . . . 20 c. c.
1 centimètre cube renferme un demi-milligramme d'atropine, de 1/2 à 2 milligrammes par jour.

l'une des formules suivantes :

Sulfate d'atropine. . . . . Un centigr.
Eau distillée . . . . 500 grammes
1/2 milligramme d'atropine par cuiller à soupe; de une à trois par jour (commencer par 1 à 3 cuillers à café).

Sulfate d'atropine. . . . . Un centigr.
Glycérine à 28° . . . . 3 c. c. 5
Eau distillée . . . . 1 c. c. 5
Alcool à 95°. . . . . O. S. pour 10 c. c.
L gouttes renferment 1 milligramme d'atropine (POUCHET).

Un médicament nouveau, l'*orthoformiate d'éthyle* (œthone) présente souvent de très réels avantages, à la dose de C à CL gouttes dans la journée, par prises de X à XXX gouttes dans un peu d'eau sucrée (coqueluche, toux spasmodiques). — Les *infusions chaudes* de boldo ou d'espèces antispasmodiques (fleurs de camomille, de tilleul, feuilles de mélisse, d'oranger, P. E.) à 10 gr. p. 1000 sont légèrement sédatives, prises le soir au moment du coucher.

Analgésiques. Hypnotiques. — Ces médications (v. c. m.) peuvent être accessoirement antispasmodiques.

Médication par les agents physiques. — Toutes fois qu'il sera possible d'agir ainsi, on substituera les médications physiques aux absorptions médicamenteuses. L'*hydrothérapie* sédative comprend les bains froids ou progressivement refroidis (contre l'excitation des fébricitants surtout), les bains tièdes (32°-36°) ou chauds (36°-38°) prolongés, aromatiques ou non, les bains de piscine (insomnie), les enveloppements froids prolongés (il faut que le malade se réchauffe dans le drap mouillé), les demi-bains à température progressivement refroidie, les douches chaudes, tièdes ou progressives à période chaude prolongée. Parmi ces différents procédés, les plus recommandables sont : la douche tiède ou chaude le matin, le drap mouillé le soir chez les nerveux peu impressionnables réagissant bien, le bain tiède prolongé avant le dîner chez les autres malades.

L'*électrothérapie* nous offre les ressources du bain statique, de la d'Arsonvalisation, de l'effluve. Une *alimentation* rationnelle, de l'*exercice*, la *vie au grand air* sont également du plus grand secours.

Psychothérapie (v. c. m.). — Un certain nombre de produits n'agissent vraisemblablement que par la valeur accordée au médicament par le malade lui-même. Le médecin, par ses conseils, ses remontrances, ses encouragements peut également beaucoup sur l'énervement, l'anxiété du malade. En tous cas, l'on doit toujours minutieusement expliquer à celui-ci l'effet attendu d'un médicament, sous peine de voir celui-ci ne point donner son plein effet.

FRANÇOIS MOUTIER.

ANTISUDORIFIQUE. — V. ANHYDROTIQUE.

ANTITHERMIQUE (MÉDICATION). — Un exposé des médications antithermiques eût été autrefois fort compréhensif et des plus étendus. Les tendances médicales actuelles restreignent considérablement le développement de cet article. On ne s'attache plus en effet, comme jadis, à combattre la fièvre à tout prix. Certes, l'hyperthermie en soi est défavorable au malade, mais le traitement du symptôme a fait place au traitement de la maladie causale. Nous signalerons en temps et lieu les exceptions.

Les *antipyrétiques proprement dits* sont rares : — nous entendons par antipyrétiques les médicaments agissant directement sur la fièvre, soit par ralentissement des oxydations (antipyrine, quinine peut-être), soit par régulation des centres thermiques eux-mêmes. On note d'ailleurs que les antipyrétiques sont souvent aussi des nervins. Les autres substances ou méthodes employées contre la fièvre agissent soit spécifiquement sur la maladie causale (salicylate et rhumatisme, quinine et paludisme), soit par une action générale antiseptique (quinine, collargol), soit en favorisant le jeu des émonctoires, notamment en provoquant une diurèse utile (balnéation).

Balnéation. Hydrothérapie. — Les *bains* (v. c. m.) froids ou progressivement refroidis représentent à l'heure actuelle le traitement de l'hyperthermie le plus efficace et le plus sûr, celui qui pour le malade est évidemment le moins dangereux. Ce traitement est également recommandable dans la fièvre typhoïde, la pneumonie à température excessive, les bronchopneumonies, les maladies éruptives, l'érysipèle grave, les septicémies et notamment la fièvre puerpérale, le delirium tremens, le rhumatisme cérébral. Il est contre-indiqué chez les tuberculeux, chez les cardiaques, chez tous ceux qui présentent un état congestif du poumon ou des centres nerveux avec tendance aux hémorragies. Les *lavements* froids ou tièdes peuvent être de précieux auxiliaires à la méthode précédente. Les *affusions* froides pourront suppléer les bains chez les malades que l'on ne saurait transporter de leur lit; enfin les *enveloppements* totaux ou partiels remplaceront encore les bains ou seront, dans les maladies pulmonaires aiguës d'intensité moyenne, un traitement suffisant à lui seul de l'infection fébrile.

Les *vessies de glace* sur l'abdomen, le thorax, la tête, sont indiquées dans l'appendicite, les endo ou péricardites, la méningite aiguë.

Hygiène générale. — Tout fébricitant doit, en thèse générale, garder un repos absolu, demeurer au lit, s'alimenter de mets très légers (surtout au repas du soir), toutes fois même que le régime lacté strict n'est pas de rigueur. On respectera le sommeil des fébricitants, et on ne réveillera jamais un malade pour lui administrer un bain ou une lotion.

Thérapeutique médicamenteuse interne. — Nous l'avons déjà dit, l'avènement de la balnéation a considérablement réduit les indications des substances dites fébrifuges. On a reproché justement à celles-ci de déterminer parfois un abaissement insignifiant de la température, parfois une chute considérable (5-4°) avec tendance au collapsus. Ce dernier danger est en effet banal avec l'emploi délibéré des antithermiques comme la quinine et l'antipyrine à doses suffisantes. De fait, *les antithermiques sont formellement contre-indiqués chez tous les asthéniques, chez tous ceux dont le cœur est atteint.* Dans la pratique courante, ces substances ont d'ailleurs de multiples inconvénients : sueurs profuses, sensations pénibles de froid avec frissons au moment de la réascension de la température, symptômes divers d'intolérance (l'intoxication par le médicament s'ajoute à l'intoxication par la maladie). Des phénomènes anaphylactiques peuvent s'observer à ce propos. Enfin, on a fait observer que, notamment dans la fièvre typhoïde, l'emploi d'antithermiques à grand effet, de la cryogénine par exemple, déterminait de telles perturbations dans la courbe de la température, qu'il devenait fort difficile de suivre l'évolution de la maladie, les dépressions thermiques pouvant dépendre aussi bien de la thérapeutique instituée que des complications de l'infection. Certains médicaments sont ainsi rapidement tombés en désuétude, ou tout au moins les accidents souvent terribles qu'ils ont déterminés (poisons méthémoglobinisants) en ont de beaucoup restreint l'emploi. C'est ainsi qu'il n'y a point grande utilité à prescrire actuellement l'acétanilide, la marétine, la salipyrine, et surtout la kairine et la thalline.

La *quinine* (v. c. m.) est un médicament spécifique du *paludisme* (v. c. m.); elle est recommandable dans la *grippe*, seule ou associée à l'antipyrine. En dehors de ces deux maladies où sa valeur spécifique est évidemment inégale d'ailleurs, on n'est aucunement d'accord sur ses indications antithermiques (nous laissons de côté, bien entendu, ses qualités toniques, analgésiques, et antiseptiques qui peuvent avoir leurs indications particulières). Dans la *fièvre typhoïde*, par exemple, la balnéation lui est incomparablement supérieure. Erb l'emploie cependant dans cette maladie (1 à 2 grammes tous les deux jours au moment du maximum vespéral), Bouchard également [2 grammes dans les deux premiers septénaires (formes hyperthermiques), 1 gr. 50 dans la troisième semaine, 1 gramme au delà], tout en l'associant aux bains froids. H. Marfan n'a pas renoncé à son emploi chez l'enfant; il l'institue avant d'en venir à la balnéation froide. Si la température rectale prise entre 4 et 5 heures dépasse 39°, il fait prendre à l'enfant (s'il a plus de cinq ans) 0 gr. 75 de chlorhydrate neutre de quinine, en trois fois par prises espacées d'une demi-heure. Si l'abaissement thermique est évident, s'il y a le lendemain amendement des autres symptômes, la prescription est ainsi formulée : prendre la température entre 4 et 5 heures, si elle dépasse 39°, donner 0 gr. 75 de quinine en trois prises à une demi-heure d'intervalle. Si, au contraire, l'amendement est nul ou douteux, Marfan institue la médication balnéaire par bains tièdes à 32°, progressivement refroidis à 25°. » (Martinet). Dans les formes hyperthermiques de la dothiénentérie, Comby associe la médication quinique et la balnéation :

Aristochine (carbonate neutre de quinine). . . . . 0 gr. 20
Sucre de lait . . . . 0 gr. 50
Pour un paquet; en prendre un matin et soir dans une cuillerée d'eau (COMBY).

On pourra, d'une façon générale, recommander la quinine seule ou associée à l'antipyrine chez les fébricitants avec insomnie, associée à la phénacétine chez les fébricitants avec névralgies. En tout cas, on commencera par de très petites doses.

L'*antipyrine* est de moins en moins employée comme antithermique; ses vertus analgésiques (v. c. m.) l'indiquent cependant dans la grippe, les névralgies fébriles, contre les céphalées. La dépression, les sueurs qu'elle provoque en ont bien restreint l'emploi chez les tuberculeux : Sabourin la prescrit encore pour retarder les accès fébriles survenant au moment des repas, pour vaincre les accès migraineux ou névralgiques.

On emploiera, si l'on veut utiliser le *pyramidon*, le *camphorate* qui ne provoque point de sueurs. Il peut être utile comme oxydant à la période terminale de la tuberculose (A. Robin). La *phénacétine* apaise parfois heureusement la fièvre des infections légères, bronchite, angine, etc., seule ou associée à l'antipyrine et mieux au pyramidon. On peut également lui joindre la caféine pour éviter le collapsus :

> Phénacétine . . . . 0 gr. 25
> Caféine. . . . . 0 gr. 025
> Pour 1 cachet ; 1 à 5 par jour (G. Pouchet).

L'acide salicylique et spécialement son dérivé, le *salicylate de soude*, sont indiqués surtout dans le *rhumatisme articulaire aigu*. Ils semblent présenter ici une valeur quasi spécifique. On a également utilisé dans la *tuberculose* et surtout dans les *infections biliaires* leurs propriétés antiseptiques et cholagogues. Le *salophène*, la *salipyrine*, leur sont bien inférieurs.

L'aspirine est souvent mieux tolérée que le salicylate ; elle se décompose en effet dans l'intestin (milieu alcalin) et non dans l'estomac (milieu acide). Elle est excellente contre l'infection rhumatismale ; l'abaissement de température qu'elle détermine est plus précoce et plus prononcé, mais plus transitoire aussi que l'abaissement dû au salicylate. L'aspirine et le salicylate de soude s'éliminent rapidement, on les donnera toujours par doses fractionnées. L'aspirine a été essayée récemment dans à peu près toutes les affections fébriles. Elle amène souvent un soulagement heureux, mais toute menace de collapsus, toute asthénie cardiaque la contre-indiquent formellement. Elle détermine en effet trop souvent des sueurs d'une exceptionnelle intensité ; elle peut également provoquer de la diarrhée. Aussi est-elle peu recommandable chez les tuberculeux.

La *cryogénine* est un bon antithermique, utile surtout chez les *tuberculeux*. Il est avantageux d'en sérier l'emploi, son élimination étant lente et son action prolongée. On administrera 1 gr. de ce produit le premier jour, 0 gr. 75 le lendemain, 0 gr. 50 le troisième jour ; le malade sera laissé au repos pendant plusieurs jours.

L'acide benzoïque et les *benzoates* sont surtout des antiseptiques ; ils favorisent l'élimination rénale des déchets organiques. L'*aconit* serait utile dans les affections pulmonaires ; on l'a même donné dans les septicémies, dans l'infection puerpérale. Son action, complexe, semble encore mal définie.

La fièvre des tuberculeux. — La fièvre des tuberculeux est une des rares hyperthermies dont l'évolution commande une intervention thérapeutique répétée, variée, mais par la nature même de la maladie causale malheureusement non spécifique. On prescrira le repos au lit ; l'on pourra faire usage de doses minima de camphorate, de pyramidon (0 gr. 50 à 0 gr. 80), de chlorhydrate ou de carbonate neutres de quinine (0 gr. 20 à

0 gr. 50), d'aspirine (0 gr. 50 à 0 gr. 50), de marétine (0 gr. 10 à 0 gr. 15) ou
de doses sériées de cryogénine (V. plus haut). Les badigeonnages de gaïacol
rendront quelques services, surtout s'il y a coïncidence de fièvre et de
pleurite.

Gaïacol	2-4 grammes.
Huile camphrée ou huile de vaseline	50 c. c.

Gaïacol	2-4 grammes.
Alcool à 80°	30 c. c.

Gaïacol	2-4 grammes.
Lanoline . . . . } āā 25 —
Axonge . . . . }

Pour badigeonnages; ne pas étendre sur une trop grande surface pour éviter
l'hypothermie ou le collapsus.

Il est extrèmement important d'administrer ces différents médicaments à
heure convenable, soit en prises espacées à 10 heures du matin, 3 et 5 heures
de l'après-midi, soit uniquement le matin. Des tuberculeux non congestifs
peuvent être soulagés par des lotions froides, vinaigrées ou alcooliques;
enfin, il convient de surveiller de près le régime de ces malades.

Thérapeutique médicamenteuse externe. — Nous venons d'étudier les
applications externes de *gaïacol*; signalons rapidement les onctions de *salicylate de méthyle* (avec enveloppement de l'articulation dans le taffetas
imperméable) ou d'*ulmarène* dans le rhumatisme articulaire aigu, les frictions ou les injections de *collargol* (V. ARGENT) dans les septicémies.

FRANÇOIS MOUTIER.

ANURIE. — On dit qu'il y a *anurie* lorsque la sonde introduite dans la vessie
ne ramène pas d'urine. Nous devons distinguer deux grandes classes étiologiques d'anurie : *Anuries excrétoires* et *Anurie sécrétoire*.

A) **Anuries excrétoires.** — La sécrétion urinaire se fait encore, au moins
au début, mais il existe un obstacle urétéral empêchant sa libre excrétion.

Il peut s'agir encore :

a) *D'une simple compression urétérale.* — Dans la grande majorité des
cas, on se trouve en présence d'une tumeur du petit bassin et surtout d'un
cancer de l'utérus. On signale également l'anurie, mais plus rarement, dans
les cancers de la vessie, de la prostate, du rectum, de l'aponévrose de
Denonvilliers. Le néoplasme utérin agit soit par simple tiraillement des
parois vésicales, soit par propagation au trigone vésical ou aux uretères sur
les côtés du col. La néphroptose peut également causer mécaniquement
l'anurie et obturer temporairement ou définitivement l'uretère.

b) *De l'occlusion du canal urétéral.* — En dehors des faits de corps étrangers, de parasites, ou de tumeur de la paroi du conduit, tous assez rares, il
n'existe guère qu'une seule cause : *le calcul*.

La lithiase rénale peut provoquer l'anurie :

1° Par occlusion des deux uretères : la pathogénie du syndrome s'explique
d'elle-même ;

2° Par occlusion d'un seul uretère (lésion unilatérale). Le mécanisme de l'anurie est ici plus difficile à interpréter. Nous distinguerons deux ordres de cas :

α) *L'état de l'autre rein explique la production du trouble urinaire.* — On peut alors noter soit l'absence congénitale d'un rein, soit l'altération pathologique de l'autre rein (tuberculose, cancer, suppuration, néphrite).

β) *Le rein opéré n'était pas atteint antérieurement.* — Guyon et ses élèves ont montré qu'il existait un véritable réflexe réno-rénal expliquant les anuries brusques au cours de la colique néphrétique, par exemple. Ils ont démontré que l'élévation de la tension intra-rénale d'un côté pouvait occasionner une cessation complète de la sécrétion urinaire de l'autre côté. Un traumatisme rénal unilatéral, l'irritation produite *in situ* par un drain agissent de façon identique. Dans ces cas l'incision du rein malade ramène la sécrétion dans le rein opposé. Mais tous les cas d'anurie lithiasique, particulièrement ceux d'anurie lente, ne peuvent s'expliquer par ce réflexe réno-rénal. Pousson décrit une néphrite sympathique par action du plexus solaire; on a fait jouer un rôle important à la résorption au niveau du rein des microbes ou de leurs toxines. Castaigne et Rathery ont démontré que dans certains cas il y avait une véritable production de néphrotoxines au niveau du rein atteint allant léser le rein de l'autre côté.

Dans tous les cas d'anurie de causes mécaniques, on peut retrouver à l'autopsie *deux ordres de lésions* suivant que l'obstruction a été lente ou brusque. Dans le premier cas (cancer de l'utérus), les reins atteints sont hydronéphrosés avec ou sans pyélonéphrite. Cette hydronéphrose serait rarement double pour Uteau, elle pourrait même faire tout à fait défaut, la production de l'anurie relevant également dans ces cas de la pathogénie réflexe. Dans le deuxième cas (calcul), l'hydronéphrose est inconstante.

On peut rattacher, aux anuries excrétoires, celles résultant d'une oblitération des tubes excréteurs, des deux reins par des cylindres, des infarctus uratiques, etc.

B) **Anuries par suppression de la sécrétion urinaire.** — Nous décrirons deux ordres de causes :

a) *Anuries par lésion de la cellule sécrétoire du rein (tube contourné).* — Le parenchyme rénal est profondément lésé, et particulièrement les tubes contournés. Les altérations sont généralisées et diffuses, on constate dans les tubuli contorti une accumulation de détritus épithéliaux, de masses pigmentaires, de cristaux d'acide urique; la lumière des conduits peut être complètement obstruée.

Ces lésions peuvent survenir :

1º Au cours des néphrites aiguës *infectieuses* (scarlatine, de beaucoup la plus fréquente, diphtérie, fièvre typhoïde, pneumonie, syphilis secondaire, paludisme, hémoglobinurie paroxystique essentielle) ou *toxiques* (sublimé, cantharide, opium, strychnine, acides minéraux). On peut y faire rentrer les intoxications dans les brûlures étendues et certaines anuries post-anesthésiques (chloroforme, éther);

2º Comme phénomène ultime dans les néphrites chroniques (urémie), chez les goutteux, les saturnins, dans les pyélonéphrites chirurgicales.

b) *Anuries par diminution ou suppression d'apport.* — 1º Le *cas le plus simple* est la compression ou l'oblitération des vaisseaux du rein, l'infarctus rénal, la thrombose des artères ou des veines rénales ;

2° L'*abaissement de la pression sanguine artérielle*. D'où stase au niveau du rein, œdème comprimant les vaisseaux ; *asystolie* ;

5° L'*élévation de la pression veineuse*. — Elle peut être le corollaire de la précédente ou se manifester comme un des signes de l'hypertension portale. Anurie d'origine hépatique ;

4° La *vaso-constriction des vaisseaux rénaux* réduisant l'apport de sang au rein, c'est le mécanisme des *anuries d'origine nerveuse*. A cette vaso-constriction rénale se joint souvent un abaissement de la pression artérielle.

Ces formes d'anurie peuvent survenir :

a) *A la suite d'une lésion périphérique*. — Anuries réflexes : soit qu'il s'agisse du réflexe vésico-urétéral (instillation de nitrate d'argent dans la vessie), soit qu'il s'agisse de réflexe réno-intestinal ou stomacal ou autre (cancer de l'estomac, étranglement herniaire, péritonite aiguë, anurie post-opératoire après laparotomie, traumatisme rénal unilatéral) ;

b) *A la suite d'une lésion centrale*. — Traumatisme crânien, fracture ou bien anurie d'origine bulbaire du début de la scarlatine ;

c) *A la suite de l'hystérie*. — Quant à l'anurie hystérique, on discute encore sur la possibilité d'une influence bulbaire ou médullaire.

5° L'*altération du liquide d'apport : lésion du sang*. — Il peut s'agir :

a) Suppression d'O, asphyxie (anurie dans le croup, la trachéotomie) ;

b) Déshydratation : choléra, diarrhée infantile, dysenterie grave.

Le mécanisme dans ces cas devient plus complexe.

Physiologie pathologique. — En étudiant les causes de l'anurie, nous avons indiqué dans ses grandes lignes le mécanisme schématique du syndrome. Il est en réalité beaucoup plus complexe.

Très souvent les deux mécanismes interviennent. Anurie excrétoire et sécrétoire. D'autre part le rein peut être suppléé en partie par d'autres glandes, d'autres émonctoires peuvent fonctionner plus activement (rôle du foie, du poumon, des œdèmes, de la sueur). Si ces émonctoires sont normaux, les accidents seront tardifs ; sinon ils surviendront rapidement ; ainsi s'expliquera l'inégale durée de la période de compensation suivant les sujets.

Enfin le rein, dont la sécrétion externe est annihilée, peut sécréter également des néphrotoxines qui, lancées dans la circulation, vont aggraver les accidents.

Symptomatologie. — Nous décrirons deux grandes classes d'anuries au point de vue clinique : anuries brusques et anuries lentes.

I. — ANURIES BRUSQUES. — Le type de ces anuries est l'*anurie calculeuse*. Il existe souvent toute une période prodromique constituée par des douleurs sourdes au niveau des lombes, parfois une crise de colique néphrétique. Puis, pendant quelques jours, l'anurie alterne avec la polyurie, pour s'installer enfin définitive et complète.

L'*anurie calculeuse* parvenue à sa période d'état évolue en trois périodes. La première, *relativement longue*, 5 à 6 jours, est remarquable par la grande tolérance de l'organisme. Il n'existe en réalité qu'un seul symptôme, la suppression des urines. Celle-ci est souvent entrecoupée par l'émission de quelques gouttes d'urine claire, peu dense, pauvre en urée. Lorsqu'il existe des crises polyuriques ou une hydronéphrose considérable, cette période peut durer encore plus longtemps. Bazy signale la douleur sur le trajet de l'uretère.

La *deuxième période* ou *période intermédiaire* est caractérisée par de la lassitude générale, de l'agitation avec insomnie, quelques troubles digestifs (inappétence, constipation); cette période est très importante à connaître, *car elle pose l'indication de l'intervention immédiate.*

La *troisième période* est très *courte*, elle débute par des *tressaillements musculaires*, un peu de *dyspnée*, du *rétrécissement pupillaire*. Très rapidement le malade prend un facies anxieux, ses extrémités sont agitées de soubresauts et de convulsions, une soif vive le tourmente. Puis surviennent des vomissements, de l'hyposthénie ; le pouls devient irrégulier, l'algidité manifeste; on a signalé des sueurs d'urée. La mort survient vers le 10e ou 11e jour, le malade conservant toute son intelligence.

La *marche* de l'anurie calculeuse n'est pas toujours ainsi progressive vers la mort. La *mort brusque* peut survenir à la période de tolérance ou à la période intermédiaire, sans cause provocatrice ou à l'occasion d'un mouvement.

La guérison spontanée est exceptionnelle, une fois la période intermédiaire passée. Elle est annoncée par de la polyurie, des sueurs, de la diarrhée. Parfois ce sont des fausses guérisons, après la polyurie, l'anurie survient à nouveau. Enfin il existe des formes bénignes de l'anurie calculeuse; après une crise de colique l'anurie survient pendant 12 à 24 minutes, puis la polyurie se produit avec expulsion de graviers.

Variétés d'anurie brusque. — Dans ce type des anuries brusques rentrent différentes variétés étiologiques.

1º *Anurie dans les infections.* — Les urines se suppriment d'emblée ou diminuent peu à peu. La période de tolérance est de 2 à 4 jours, rarement plus. Surviennent alors le coma, les troubles respiratoires et les convulsions.

On peut distinguer deux formes d'anurie dans les néphrites infectieuses : les anuries *initiales*, telles qu'on les rencontre dans la scarlatine, surtout chez les enfants; elles durent deux ou trois jours, puis font place à l'oligurie simple; elles sont ordinairement peu graves. Roger a signalé des cas d'anurie précoce au début de la scarlatine et relevant non pas d'une néphrite, mais de troubles nerveux.

Les *anuries tardives* survenant à la période terminale des néphrites ont un pronostic différent des précédentes. On voit survenir de l'anasarque, des signes urémiques. Cependant l'anurie peut durer plusieurs jours sans être fatale.

2º *Anurie dans les intoxications.* — Le type de ces anuries se retrouve dans l'intoxication hydrargyrique. On note une longue période de tolérance, puis surviennent des hémorragies intestinales précédant de peu la mort. Chauffard a montré l'intensité de la rétention chlorurée et urique chez ces malades. Lorsque la guérison survient, le malade émet des urines extrêmement épaisses et troubles, dans lesquelles on retrouve des cylindres en abondance; il s'agit là d'une véritable exfoliation épithéliale, la crise uréique se produit plus tôt que la crise chlorurique.

3° *Anurie dans la néphrite chronique.* — L'anurie survient lors d'une poussée congestive ou d'une maladie intercurrente (pneumonie); son pronostic est très réservé.

4° *Anurie hystérique.* — Son tableau clinique est facilement reconnaissable. Elle débute par des accès convulsifs, puis surviennent des vomissements incoercibles; elle est rarement complète, le malade émettant quelques grammes d'urine très pauvre en matériaux solides et en urée. Mais ce qui lui donne son cachet spécial, c'est l'existence de *vomissements incoercibles* renfermant beaucoup d'urée. Laubry admet que ces derniers constituent une voie d'élimination supplémentaire des chlorures. L'abondance de ces vomissements est en raison inverse de la quantité d'urine émise. Le vomissement peut être remplacé par de la diarrhée ou des sueurs profuses.

En dehors de ces vomissements, il n'existe aucun autre signe urémique, et la tolérance absolue de l'organisme est ici tout à fait remarquable et entraîne le diagnostic. Cette anurie se termine par une crise polyurique et azoturique coïncidant avec la cessation des vomissements. Beaucoup d'auteurs mettent en doute actuellement la réalité d'une anurie vraiment hystérique.

II. — ANURIES LENTES. — Le type de ces anuries lentes est celle que l'on rencontre dans le cancer de l'utérus.

Elle évolue sourdement, lentement; les malades sont depuis longtemps des urinaires, il existe des troubles gastriques, parfois des phénomènes de pyélonéphrite. L'anurie est annoncée par des vomissements, de la fétidité de l'haleine, de la sédation des phénomènes douloureux, des tressaillements musculaires, de la céphalée. Souvent elle passe inaperçue à l'entourage et, ce qui domine, c'est une sensation de lassitude générale, d'indifférence absolue et de torpeur. L'excrétion urinaire est rarement complètement tarie. La mort survient dans l'hypothermie et le coma. Exceptionnellement on a signalé des cas d'anurie rémittente ou d'anurie brusque d'emblée à type d'anurie calculeuse.

Diagnostic. — Le diagnostic de l'anurie est souvent délicat. Le médecin doit en effet reconnaître la cause de l'anurie, car le traitement dépend de la connaissance de cette cause et il est de toute importance de poser rapidement les indications thérapeutiques.

L'anurie une fois différenciée de la rétention d'urine, comment le clinicien arrivera-t-il à reconnaître la cause de l'anurie?

1° *Il se renseignera sur l'existence des circonstances étiologiques antérieures* : traumatisme lombaire, opérations sur l'abdomen et les organes urinaires, maladies infectieuses et interventions, affections cardiaques, coliques néphrétiques antérieures, vésicatoires.

2° Il n'existe aucun renseignement étiologique :

a) Il interrogera le malade sur l'existence des crises de coliques frustes antérieures, d'une intoxication criminelle non avouée (sublimé);

b) Il recherchera l'existence d'une scarlatine fruste ;

c) Il pratiquera le toucher rectal et vaginal. L'anurie peut être le premier symptôme d'un cancer de l'utérus méconnu. De plus, ces touchers permettront parfois de reconnaître l'existence d'un calcul urétéral (juxta ou intra-vésical); ils feront reconnaître l'existence des points douloureux spéciaux ;

d) Il palpera la région lombaire, recherchera les pouls douloureux urétéraux.

Si aucun des examens précédents n'a rien donné il devra pratiquer la *cystoscopie*, le *cathétérisme urétéral*, et enfin la *radioscopie*.

Ces différents procédés permettent également de reconnaître le *côté qui est atteint*. Legueu insiste sur deux signes cliniques indiquant au niveau de quel rein siège le calcul : la *contracture* et la *défense de la paroi*; la localisation des phénomènes douloureux peut induire en erreur sur le siège exact du calcul, étant donnée l'existence de phénomènes douloureux réflexes du côté opposé au calcul.

Traitement. — Nous distinguerons séparément les deux types d'anurie.

Anurie excrétoire. — Le traitement est ici tout chirurgical. La nature calculeuse de l'obstacle étant reconnue, son siège étant précisé, que doit faire le médecin? Le cathétérisme urétéral peut amener l'expulsion du calcul (parfois quelques heures après le cathétérisme). D'une façon générale, on ne devra pas attendre trop longtemps pour intervenir. Legueu pose en principe que l'opération ne doit pas être différée au delà du 5ᵉ jour. On pratiquera la néphrotomie et on enlèvera les calculs; les chirurgiens ne sont pas d'accord sur la nécessité de la recherche de ces derniers; ils varient également sur l'antériorité de l'intervention sur le rein primitivement lésé ou sur l'autre rein; on admet en général que le cathétérisme doit être pratiqué sur le rein qui vient de s'obstruer en dernier lieu.

La néphrotomie a été conseillée également en cas d'anurie par cancer utérin. Quant à la néphrectomie, son opportunité peut être discutée. Nous renvoyons pour cette étude aux diverses affections chirurgicales pouvant entraîner l'anurie.

Anurie sécrétoire. — Nous distinguerons le traitement médical et le traitement chirurgical.

Traitement médical. — Ce traitement aura pour objet la stimulation des éléments sécréteurs, l'accroissement du débit circulatoire rénal, la diminution de l'intoxication générale.

a) *Stimulation de la sécrétion rénale* : les diurétiques n'ont malheureusement que peu d'action; théobromine, scille, sels de potasse.

b) *Accroissement du débit circulatoire* : le résultat peut être obtenu :

1º En diminuant la stase rénale : émission sanguine locale (ventouses scarifiées à la région lombaire); relèvement du muscle cardiaque (tonicardiaques);

2º En augmentant la masse du sang et en élevant la tension. Ce résultat peut être obtenu par l'ingestion de boissons abondantes, des lavements d'eau pure. Mais il faudra surveiller cette ingestion, car parfois elle amène non pas la cessation de l'anurie, mais l'augmentation des œdèmes. C'est pour cette raison du reste que les injections d'eau salée sous-cutanées ou intraveineuses peuvent être dangereuses chez ces malades en état de rétention chlorurée. On a conseillé le régime lacté et même le régime déchloruré. On pourrait pratiquer des injections intraveineuses de solutions sucrées (Jeanbrau); injection intraveineuse de 500 c. c. de solution de glucose à 25 pour 100 ou bien injections sous-cutanées ou intramusculaires isotoniques de glucose (47 gr. pour 1000), de saccharose et lactose (90 pour 1000).

c) Pour lutter contre l'intoxication générale on a préconisé l'opothérapie, soit suivant la méthode du professeur Renaut : macération de rein de porc dans l'eau salée physiologique, le liquide obtenu est donné par la bouche à la dose de 400 c. c. environ pour un rein de porc et cette dose est plusieurs fois répétée; soit suivant la méthode du professeur Teissier : 20 centigr. en injection sous-cutanée de sérum de la veine rénale provenant de la chèvre. L'absorption de rein de porc aurait amené parfois des accidents graves, d'autres fois la guérison de l'anurie.

Traitement chirurgical. — Deux opérations ont été préconisées : la *décapsulation* et la *néphrotomie*. Elles ont donné parfois des succès, mais malheureusement ces derniers sont loin d'être constants (V. Néphrites chroniques). *RATHERY.*

ANUS (AFFECTIONS PRURIGINEUSES). — Le prurit anal peut être symptomatique d'une affection de la région, telle que : intertrigo, herpès, eczéma, lichen, constipation, hémorroïdes, vers intestinaux, oxyures en particulier; fistules, écoulements irritants venus du rectum ou du vagin; maladies des organes voisins (prostate, urètre), tumeur gênant la circulation abdominale et pelvienne.

Mais le prurit peut apparaître également sans cause locale appréciable; il est à lui seul une maladie. On l'observe ainsi chez les arthritiques, les rhumatisants, les goutteux; il n'est pas rare chez les nerveux et il peut être un des troubles de l'âge de la ménopause.

C'est une affection bénigne, mais qui peut être fort pénible, quand les démangeaisons sont vives; c'est à peine si dans certains cas le malade peut résister au besoin de se gratter.

Cette sensation s'exaspère à certains moments sous l'influence de la constipation, d'un écart de régime, le soir à la chaleur du lit; chez certaines femmes elle revient périodiquement au moment des époques ou pendant la grossesse.

L'examen de la région anale peut montrer des téguments irrités, enflammés, portant des traces des lésions de grattage. L'anus est comme fissuré, craquelé; à la face, les plis, épaissis, se fendillent et l'irritation s'étend à la rainure interfessière et à la face interne des cuisses. Mais cet examen peut être aussi purement négatif, quand le prurit est en rapport avec une affection de la vessie, de l'urètre, des organes génitaux et surtout quand il est sous la dépendance de l'état général.

Traitement. — Il découle de ces considérations : si le prurit est symptomatique, c'est avant tout le traitement de la cause qu'il faut instituer, constipation, rectite, vers intestinaux, etc. La région anale devra toujours être maintenue dans un état de propreté absolue et l'on aura recours fréquemment aux bains partiels et aux lavages à l'eau chaude ou a l'eau phéniquée.

Comme calmants, on peut essayer les suppositoires à la cocaïne (0 gr. 5), la vaseline phéniquée ou mentholée, les caustiques, badigeonnages avec une solution faible de nitrate d'argent. Enfin, comme dernière ressource, on n'oubliera pas que l'électricité sous forme de courant galvanique ou de haute fréquence a donné de très beaux résultats.

HERBET et PIQUAND.

ANUS (BLENNORRAGIE ANO-RECTALE). — C'est une affection relativement rare que l'on rencontre particulièrement chez la femme. L'inoculation se fait de deux façons : soit par contage direct : pédérastie passive, introduction dans l'anus d'une canule, d'un thermomètre ou d'un doigt infecté.

Chez la femme, elle peut se faire indirectement par les écoulements venus de la vulve et du vagin.

Les lésions sont en effet presque exclusivement limitées à l'anus et au canal anal; la rectite gonococcique est exceptionnelle.

A la période aiguë de la maladie, la muqueuse est rouge, épaissie, parfois ulcérée, plus tard le travail d'inflammation chronique amène soit la production de proliférations papillomateuses, soit la sclérose et le rétrécissement qui en est la conséquence.

Symptômes. — *Phase aiguë.* — Au début, le malade n'éprouve qu'une sensation de chaleur, de picotement, de démangeaison; mais bientôt la douleur apparaît, douleur vive, cuisante, atroce au moment de la défécation, retentissant sur toute la région périnéale, avec irradiations vers les lombes, les membres inférieurs, les organes génitaux.

Vers le 2e ou 5e jour l'écoulement se produit; d'abord opalin, assez liquide, il devient vite épais, jaune, visqueux. La région périnéale irritée se desquame, des érosions se forment qui, par leur couleur, leur fond, leurs bords irrégulièrement arrondis, rappellent l'aspect de cartes géographiques.

La muqueuse anale, épaissie, congestionnée, est au toucher molle, œdémateuse. Au moindre contact le sphincter en éveil se contracte, exprimant pour ainsi dire une goutte de pus qui vient sourdre au centre de l'orifice anal. C'est dire que l'examen est douloureux et doit être pratiqué avec une grande douceur. On arrive ainsi à écarter les uns des autres les plis radiés et dans l'intervalle qui les sépare on peut voir des ulcérations longitudinales plus ou moins étendues. Si l'infection envahit le rectum, le pus est plus abondant et peut s'accumuler au-dessus du sphincter pour n'être expulsé qu'au moment de la défécation. Lorsqu'on appuie sur un des côtés du sphincter de façon à entr'ouvrir l'orifice anal, on voit alors le pus s'écouler le long du doigt. Cette phase aiguë dure une quinzaine de jours; avec quelques soins, la guérison s'obtient vite d'ordinaire; mais si l'affection est négligée, elle a, comme la blennorragie urétrale, bien des chances de passer à l'état chronique.

Phase chronique. — Le seul symptôme est l'écoulement, écoulement séreux, gommeux, adhérent aux plis radiés. Ce liquide est irritant et amène

la production d'érythème, d'intertrigo. Peu à peu la muqueuse anale se
transforme, parfois elle se sclérose, c'est la rectite fibreuse avec sa tendance
au rétrécissement; parfois, au contraire, elle se couvre de végétations, de
petits condylomes, c'est la rectite proliférante.

Arrivée à cette phase de son évolution, la maladie a peu de tendance à
guérir; elle s'aggrave progressivement au contraire et c'est ce qui fait la
gravité du pronostic.

Diagnostic. — En pratique, il faut songer à la blennorragie quand chez
un jeune sujet on se trouve en présence d'une ano-rectite aiguë avec un
écoulement assez abondant.

A défaut de renseignements que la malade ne pourra ou ne voudra pas
donner, on s'attachera à rechercher s'il n'existe pas, surtout chez la femme,
d'autres localisations de la blennorragie au niveau de l'urètre, du vagin, des
glandes de Bartholin. L'examen histologique du pus peut déceler la présence de gonocoques, mais il sera négatif le plus souvent dans les formes
chroniques de l'affection.

Traitement. — Dans les cas simples, limités à la région anale, le traitement est facile : bains de siège si la douleur est vive, lavages aux perman-
ganates à 1 pour 2000 répétés 2 ou 3 fois dans les 24 heures, pansements
humides à l'eau boriquée tiède. Si la peau macérée tend à s'ulcérer, les
pansements humides seront remplacés par des applications de poudres
inertes (oxyde de zinc, dermatol, bismuth).

Nous n'insisterons pas sur le traitement de la rectite (rectites); les lavages,
s'ils sont possibles, seront faits avec une solution faible de permanganate
de potasse (1 pour 4000).

La rectite blennorragique chronique doit être traitée comme une urétrite,
par les lavages d'abord, puis par les cautérisations, s'il y a des parties
ulcérées qu'il faut amener à cicatrisation. Les végétations, les condylomes,
pour peu qu'ils soient volumineux, doivent être excisés, car ils entretiennent
la suppuration.   *HERBET.*

<u>ANUS</u> (**CONDYLOMES**). — Ce sont des tumeurs fibreuses de petit volume
développées autour de l'anus.

Étiologie. — Autrefois le mot condylome était appliqué à des affections
très diverses et en particulier à des lésions d'origine syphilitique. Actuellement il est réservé à des tumeurs fibreuses, développées sous l'influence
d'irritations chroniques.

La rectite en est une cause fréquente, et Gosselin a signalé le condylome
comme signe prémonitoire du rétrécissement rectal inflammatoire.

Ils ont la structure des fibromes ou molluscums développés aux dépens
du derme.

Symptômes. — 1o **Physiques**. — Les condylomes sont généralement
peu nombreux. Ils siègent sur le pourtour de l'anus, le plus souvent en avant
ou en arrière. Leur base est légèrement pédiculée; leur extrémité renflée en
massue, de forme ovoïde, atteint le volume d'un pois à une noisette ou une
noix.

Leur consistance est ferme. Il est impossible de les réduire. A leur surface, la peau, de coloration normale ou brunâtre, ne se laisse pas plisser.

2° **Signes fonctionnels**. — Les condylomes, normalement indolents, peuvent s'enflammer, s'ulcérer et devenir le siège d'un suintement irritant pour la peau avoisinante. Ils provoquent alors des sensations pénibles de démangeaisons, de cuissons.

Évolution. — Ils évoluent lentement et n'ont pas de tendance à la régression spontanée. Une fois enlevés, ils récidivent rarement.

Diagnostic. — Les condylomes se différencient facilement des *végétations* qui sont ramifiées, en chou-fleur, multiples et pressées les unes contre les autres.

Les *hémorroïdes* sont réductibles.

Les *marisques* sont plus molles et il est possible de plisser la peau à leur surface.

Les *syphilides secondaires* papulo-hypertrophiques se présentent sous forme de plaques, à bords épaissis, à surface chagrinée et recouverte souvent d'une pellicule blanche, porcelainique. On les désignait à tort autrefois sous le nom de condylomes plats. On constate en même temps qu'elles d'autres accidents syphilitiques.

Il est rare de confondre un condylome enflammé avec un *cancer anal*, qui a une base indurée, est beaucoup plus bourgeonnant, plus saignant, d'évolution plus rapide.

Traitement. — Il consistera dans l'ablation de la tumeur au bistouri. Quelques gouttes d'un liquide anesthésiant seront injectées à la base du pédicule; et celui-ci circonscrit par l'incision. Au besoin un point de suture fermera la petite plaie. S'il existe des phénomènes inflammatoires, il sera bon, au préalable, de les faire disparaître à l'aide de pansements humides pendant quelques jours.   *HERBET et GUIMBELLOT.*

ANUS CONTRE NATURE ET FISTULES STERCORALES. — Ces différentes infirmités sont produites par la communication plus ou moins large et plus ou moins directe de la cavité intestinale avec l'extérieur. On dit qu'il y a *anus* lorsque l'orifice anormal laisse passer la totalité ou du moins la plus grande partie des matières fécales.

On dit qu'il y a *fistule stercorale simple* lorsque cet orifice ne donne issue qu'à des gaz et à une petite quantité de matières.

Il y a *fistule pyo-stercorale* lorsque avec des matières et des gaz il s'écoule une quantité plus ou moins considérable de pus et que le trajet de la fistule aboutit à une poche suppurante.

Étiologie. — L'anus contre nature reconnaît pour cause, dans la grande majorité des cas, la gangrène qui succède à l'étranglement herniaire. Tantôt l'anus s'établit spontanément, par le seul effort de la nature, tantôt il est pratiqué par le chirurgien.

Cet anus d'origine herniaire a beaucoup diminué de fréquence depuis qu'on pratique la kélotomie précoce et que l'asepsie a permis d'exécuter séance tenante une résection suivie d'entéro-synthèse. Néanmoins, on en voit toujours de temps en temps, principalement à la région crurale, parfois dans les régions inguinale ou ombilicale.

Si l'anus a diminué de fréquence avec les progrès de la chirurgie, il n'en est pas de même des fistules stercorales, dont bon nombre sont d'*origine opératoire*. Quelques-unes succèdent aux opérations sur l'intestin, mais le plus grand nombre reconnaît pour cause l'extirpation des salpingites adhérentes au rectum et surtout à l'S iliaque. Parmi ces fistules, les unes sont simples, les autres laissent écouler du pus et des matières.

Parmi les causes de fistules stercorales et surtout pyo-stercorales, il faut signaler les abcès appendiculaires ouverts à la fois à la peau et dans l'intestin, et, d'une façon générale, tous les foyers de péritonite qui présentent cette double ouverture. C'est ainsi que la fistule pyo-stercorale consécutive à une perforation de l'intestin est l'aboutissant d'un grand nombre de maladies graves, telles que le cancer et surtout la tuberculose, qu'il s'agisse de tuberculose intestinale ou, plus souvent encore, de péritonite tuberculeuse à forme ulcéro-caséeuse. Il se forme d'abord une induration, un gâteau, puis des phénomènes phlegmoneux et péritonitiques. Quand la collection s'ouvre, ou est ouverte par le chirurgien, il s'écoule du pus infect, mêlé parfois de matières et de gaz, mais ce n'est souvent qu'au bout de deux ou trois jours qu'on trouve le pansement plus ou moins inondé de matières. Dès lors la fistule pyo-stercorale est constituée.

Symptômes. — Quand on examine un anus contre nature siégeant au niveau d'une région herniaire, on voit que son orifice, en général assez étroit et souvent dissimulé dans un repli des téguments, est entouré d'une peau excoriée, rouge, saignante, qui se trouve attirée vers la profondeur par la rétraction cicatricielle. Les bords de l'orifice cutané sont bordés d'une muqueuse exubérante et saignante qui est celle de l'intestin. Quand le doigt s'enfonce dans cet orifice, il traverse un *trajet pariétal* plus ou moins direct ou oblique suivant la région herniaire, puis, ayant franchi l'anneau aponévrotique, il tombe dans la cavité intestinale.

A ce moment de l'exploration, le doigt peut éprouver deux sensations bien différentes, tantôt il se meut dans une cavité spacieuse qui communique de part et d'autre avec les deux bouts de l'intestin, tantôt il se heurte à une cloison verticale qui arrive presque au niveau de l'orifice cutané et qui est disposée de telle sorte qu'elle efface le bout efférent de l'intestin et dirige tout le contenu du bout afférent vers l'extérieur. Dans le premier cas l'anus possède un *infundibulum* sans éperon. Dans le second il n'a pas d'infundibulum et possède un *éperon* très développé qui s'opposera à la cure spontanée. Dans le premier cas une bonne partie des matières passe par l'anus naturel, dans le second cas il n'en passe pas une parcelle (fig. 88).

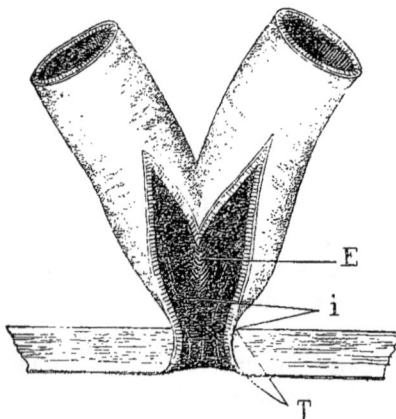

Fig. 88. — Anus contre nature (schématique).; E. éperon; i. infundibulum; T. trajet pariétal. (Chaput.)

Entre ces deux types d'anus avec ou sans éperon on peut trouver tous les intermédiaires. La distinction entre ces deux variétés est capitale, l'anus sans éperon guérissant souvent tout seul, l'anus avec éperon exigeant des opérations multiples et compliquées.

D'après ce qui précède, il est facile de comprendre que, dans les anus sans éperon (anse intestinale disposée parallèlement à la paroi), les deux bouts de l'intestin sont sensiblement de même calibre. Dans la seconde variété (anses intestinales adossées en canon de fusil), le bout inférieur peut être réduit *par inaction* au volume d'un porte-plume. Dans bon nombre de cas, l'intestin ayant été sectionné complètement au niveau du collet, l'orifice du bout inférieur *s'oblitère par rétraction cicatricielle*. Néanmoins, il faut savoir que, bien que rétracté, le bout inférieur est capable de *reprendre son calibre*.

Il faut savoir également que l'éperon, cloison mince et saillante formée par deux parois contiguës de l'intestin, peut diminuer à la longue sous l'influence de la *rétraction du mésentère*. Savoir aussi que, dans le sinus formé par les deux bouts de l'intestin, il peut se faire une hernie intestinale.

Pronostic. — L'anus contre nature est une infirmité repoussante. Lorsqu'il siège haut sur l'intestin grêle, il s'accompagne d'une véritable *lientérie*, les aliments sortant à peine digérés, presque aussitôt après leur absorption. L'écoulement continuel du suc gastrique, pancréatique et de bile qui se fait dans ces cas-là, a vite fait de réduire le malade au dernier degré de la cachexie. Quand l'anus siège plus bas, l'absorption intestinale peut se faire en partie, surtout quand on a soin d'injecter dans le bout inférieur des substances alimentaires.

De plus, il faut savoir que les anus sont sujets à des complications : les unes, d'ordre chimique, comme l'*érythème*, qui est dû à l'action des sucs digestifs; les autres, d'ordre infectieux, comme les *érysipèles* et les *phlegmons*; d'autres sont d'ordre mécanique et sont dues soit à l'étroitesse trop considérable de l'orifice intestinal (rare), soit au contraire à ses trop grandes dimensions. Dans ce dernier cas l'anus artificiel peut se compliquer de *prolapsus partiel* ou *total*, ce dernier contenant toujours une hernie par derrière.

Enfin, il faut bien l'avouer, les opérations qui sont dirigées contre l'anus sont les unes sujettes à des échecs multiples, les autres, qui sont fréquemment seules possibles, entraînent encore à l'heure actuelle une mortalité considérable.

Traitement des Anus contre nature. — Le traitement médical a bien peu de chose à faire. Je répète qu'en cas d'anus haut situé, il faut injecter des matières alimentaires dans le bout inférieur, ce qui a le double avantage de parer à l'inanition et au rétrécissement du bout inférieur. On tiendra la région aussi propre que possible, en renouvelant les pansements : il est indispensable de graisser la peau de vaseline ou de pommade à l'oxyde de zinc et d'absorber les liquides intestinaux avec des gazes et des ouates très hydrophiles.

Avant d'intervenir on attendra que la réaction du mésentère ait donné tout ce dont elle est capable, à moins toutefois que l'anus siégeant haut sur le grêle on n'ait la main forcée par la dénutrition rapide.

Lorsque l'anus est constitué et qu'on n'a plus à espérer qu'il évoluera comme une fistule ce qui arrive lorsqu'il manque d'éperon), on a le choix entre deux méthodes, l'une un peu longue, mais à peu près dépourvue de danger, c'est la méthode extra-péritonéale; l'autre plus brillante et plus rapide, mais aussi plus délicate et plus dangereuse, c'est la méthode intra-péritonéale.

I. — **Méthode ancienne ou extra-péritonéale.** — La méthode ancienne se propose d'amener la cure de l'anus sans ouvrir le péritoine, d'où son nom de méthode *extra-péritonéale.* Elle était seule applicable avant l'antisepsie, elle constitue encore à l'heure qu'il est une ressource précieuse, quand on n'est pas suffisamment aidé, ou qu'on ne possède pas soi-même une habitude suffisante de la chirurgie intestinale. Cette méthode comprend deux temps :

Dans le *premier temps*, on supprime l'éperon de façon à ramener l'anus aux conditions d'une fistule un peu large.

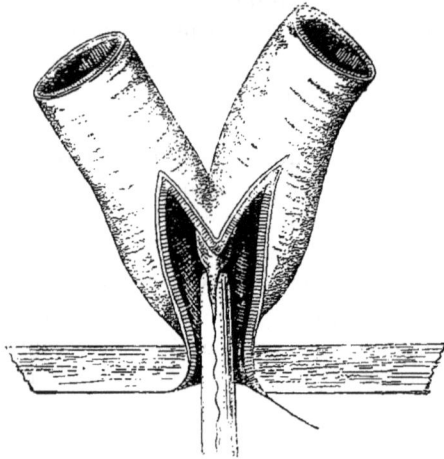

Fig. 89. — Application de la pince entérotome. Chaput.

La section de l'éperon entre deux pinces, suivie de la suture des parois sectionnées, inspire la crainte légitime d'ouvrir le péritoine et de provoquer ainsi une péritonite. Aussi préfère-t-on à cette méthode rapide la section lente avec l'écraseur ou *pince entérotome* qu'on laisse à demeure jusqu'à ce qu'elle tombe d'elle-même (fig. 89).

Le malade aura été purgé, on se sera assuré à l'avance que les deux bouts intestinaux sont perméables, qu'il n'y a pas de hernie derrière l'éperon; au besoin le malade est placé en *position déclive*. L'éperon est pincé entre deux doigts, puis l'entérotome de modèle quelconque est placé. A défaut d'instrument spécial, un clamp à mors élastiques, une pince à ligament large par exemple pourraient suffire. Il sera bon de serrer en deux fois, à

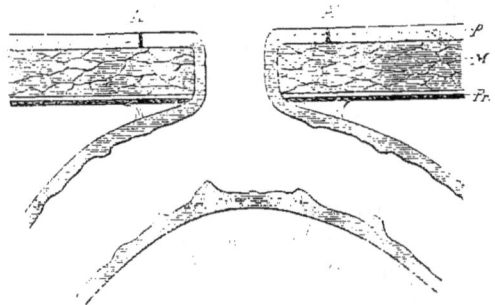

Fig. 90. — P. peau; M. muscle de la paroi abdominale Pr. péritoine; A, A'. l'incision cutanée autour de l'orifice de l'anus contre nature.

un jour d'intervalle. Naturellement pour cette opération l'anesthésie n'est pas nécessaire. Les douleurs ressenties sont des plus modérées, elles se réduisent à quelques coliques vite calmées par la morphine ou l'opium. Comme

complication, quelquefois des nausées, des vomissements, quelques phénomènes de péritonite ordinairement sans importance. Au bout de quatre ou cinq
jours, la pince tombe d'elle-
même. Dès lors les matières
intestinales peuvent passer
dans le bout inférieur. On ne
laissera pas cette plaie angulaire se cicatriser et chaque
jour on travaillera à en écarter les lèvres, pour empêcher
l'éperon de se reproduire.

Comme accident on a noté
l'ouverture d'une seconde
anse intestinale herniaire
dans la concavité de l'éperon, d'où aggravation de
l'infirmité première. Aussi
devra-t-on toujours pincer avec les doigts la cloison avant d'appliquer le

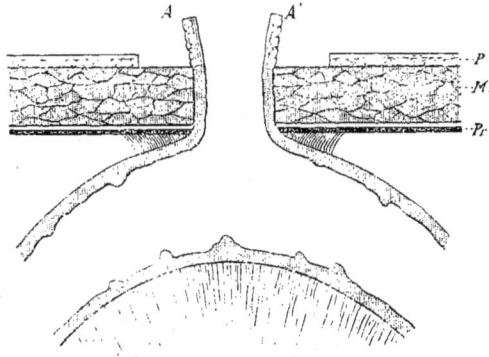

Fig. 91. — La collerette de peau est disséquée.
(*Clinica chirurgica*, 1908.)

clamp. On comprend toutefois que si l'anse
herniée est adhérente aucune précaution
ne soit suffisante.

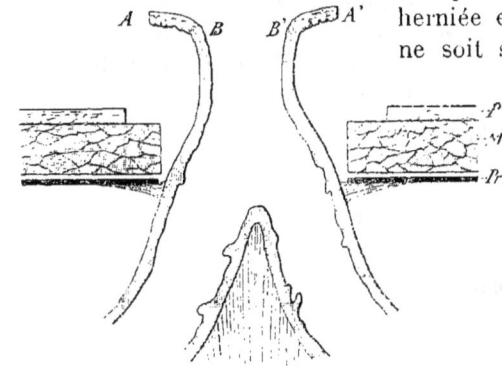

Fig. 92. — L'anse intestinale fistuleuse est libérée au maximum en dehors du péritoine qui n'est pas ouvert. (*Clinica
chirurgica*, 1908.)

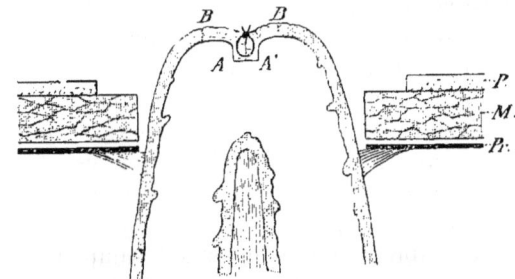

Fig. 93. — On rabat vers l'intestin et on fixe, par des points
à la Lembert, la collerette cutanée disséquée.

Le second temps de la méthode ancienne consiste à
oblitérer l'orifice. Il ne peut
être pratiqué que lorsque
l'éperon est bien détruit et
que les matières ont repris
leur route naturelle. Les
procédés de suture intestinale sont très nombreux,
mais ne sont pas tous bons,
au contraire. Voici celui que
je conseille (fig. 90, 91, 92,
93, 94).

Inciser circulairement la
peau à quelques millimètres
de l'orifice intestinal. Se
donner du jour en débri-
dant les deux extrémités de
la plaie, ce qui produit une
incision en forme de ra-
quette à deux manches. Disséquer les deux lèvres externes jusqu'au voisinage du
péritoine, mais sans l'ou-

vrir, en repérant soigneusement les aponévroses : ceci terminé, l'intestin se
trouve isolé avec la collerette de peau qui borde l'orifice de l'anus. Oblitérer

l'orifice intestinal par des points séparés qui passent dans la collerette de peau, de façon à éverser en dedans sa surface épidermique, qui se continuera dès lors avec la muqueuse. Par-dessus on fait un plan de Lembert musculo-musculeux, et par-dessus l'intestin on réunit les différents plans de la paroi en laissant un petit drain au contact de la suture.

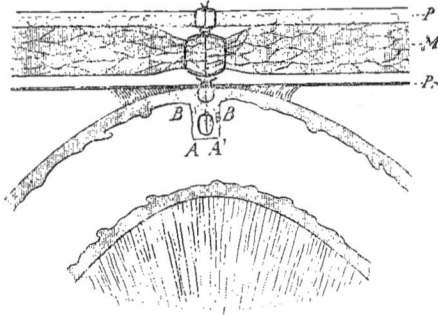

Fig. 9?. — L'anse intestinale suturée est réduite et la paroi abdominale reconstituée en plusieurs plans. (*Clinica chirurgica*, 1908.)

Cette façon de procéder, qui est à peu de chose près celle de Jeannel et de Biondi, a le grand avantage de ne pas sacrifier d'étoffe intestinale et surtout d'utiliser, pour implanter des points de suture, la collerette cutanée. infiniment plus résistante et plus plastique que la muqueuse intestinale.

Si l'opération échoue, il est rare que l'échec soit complet, presque toujours la situation du malade est améliorée et la fistule qui reste guérit souvent toute seule ou à l'aide de quelques cautérisations. *Le grand avantage de cette méthode, c'est d'avoir une mortalité presque nulle.*

II. — **Méthode moderne ou intra-péritonéale.** — Le principe de la chirurgie moderne est d'agir à ciel ouvert. Les progrès de l'asepsie et de la technique opératoire ont permis d'appliquer avec succès et avec une sécurité suffisante ces données générales à la cure opératoire des anus contre nature.

Cette méthode comprend un premier temps d'*exploration*, après lequel on opte pour une des opérations suivantes : 1° détachement de l'anse fistuleuse et oblitération de la perte de substance (*entérorraphie latérale*) ; 2° détachement de la même anse, *résection du segment fistuleux* et rétablissement de la continuité de l'intestin ; 5° on ne touche pas aux adhérences et on se contente d'établir une *anastomose* entre les deux bouts afférent et efférent. Cette anastomose peut être faite plus ou moins loin de l'anus contre nature ; 4° pour éviter le reflux des matières par l'orifice anormal après l'opération précédente, on oblitère le bout afférent de l'anus, voire même le bout efférent, afin de transformer la fistule fécale en fistule muqueuse (*exclusion intestinale*).

Je ne puis dans cet article entrer dans le détail de ces opérations qui portent le nom d'*entérorraphie latérale, circulaire*, par *anastomose*, par *implantation*, et d'*exclusion intestinale* [V. INTESTIN, INTESTINALE (OCCLUSION)].

Ce que je dois dire ici, c'est qu'elles ont leurs indications respectives. Il va sans dire que l'opération la plus simple est la suture latérale de la perte de substance. Ce procédé est parfaitement indiqué si cette perte de substance n'est pas trop considérable, si le calibre de l'intestin est suffisamment large, lorsqu'il s'agit du gros intestin, par exemple. Dans les conditions inverses, cette opération risque de *couder* ou de *rétrécir* l'intestin. On lui reproche aussi avec raison de faire porter les sutures sur des parties altérées. Pour toutes ces raisons, elle me paraît devoir céder le pas dans bien des cas à la résection intestinale. Celle-ci n'allonge pas beaucoup l'opération et donne des garanties plus considérables. Après la résection on réunira les deux bouts par un des procédés habituels (bout à bout, par anastomose, par implantation). Les trois procédés se valent à mon avis et le choix qu'on en fera dépendra des circonstances. Je dois reconnaître toutefois que l'anastomose latérale jouit de la faveur actuelle des chirurgiens et qu'elle la justifie par ce qu'elle se plie à toutes les exigences et peut être pratiquée sur des anses de calibre très différent.

L'entéro-anastomose et l'exclusion ne sont que des pis aller. Toutes deux laissent persister des fistules; il ne faudra donc y avoir recours que si on ne peut faire autrement, par exemple si la multiplicité des adhérences rend l'extirpation trop périlleuse. Il faut de plus savoir que l'exclusion bilatérale, la seule admissible, celle qui comporte la section des deux bouts et l'oblitération des quatre sections intestinales ainsi obtenues, est une opération très compliquée pour une simple opération palliative, raison de plus pour lui préférer, toutes les fois que cela est possible, la résection intestinale.

Comparaison des deux méthodes. — La méthode moderne a donné de brillants succès, que la pratique de jour en jour plus courante de la chirurgie intestinale rend plus nombreux. Mais a-t-on consciencieusement compté toutes les morts? Les statistiques intégrales sont rares et, bien que les préférences actuelles aillent à cette méthode qui a l'avantage d'être clairvoyante, je ne puis trop engager les opérateurs peu exercés à employer la méthode ancienne, plus lente, mais aussi plus sûrement inoffensive; malheureusement elle ne convient qu'aux cas simples et par conséquent n'est pas toujours appréciable.

Cure opératoire des anus chirurgicaux. — L'anus artificiel est établi par le chirurgien tantôt en cas de gangrène herniaire, tantôt pour parer à l'occlusion intestinale, notamment lorsqu'il s'agit d'une occlusion cancéreuse. Bien entendu, dans ce cas, il ne peut être question de le fermer que si la tumeur a été enlevée ou si le cours des matières a été rétabli par l'*entéro-anastomose*. Quelle que soit la cause pour laquelle on les ait faits, ces anus sont de deux sortes, les uns avec éperon, les autres sans. Les anus sans éperon tendent à se fermer d'eux-mêmes, quand bien même l'obstacle n'a point disparu, que cet anus siège sur le côlon ou même sur le cæcum. Il faut donc bien plutôt s'occuper de les maintenir béants que de chercher à les fermer tant que la tumeur n'est pas enlevée ou le cours des matières rétabli. Quant aux autres anus, ceux avec éperon, ils sont justiciables des deux méthodes que nous avons décrites tout à l'heure, et particulièrement ils conviennent très bien à la méthode extrapéritonéale.

FISTULES STERCORALES SIMPLES. — Les fistules succèdent assez fréquemment à de véritables anus. Telle brèche intestinale, qui dans les premiers jours laissait écouler tout le contenu de l'intestin, se rétrécit en quelques semaines, au point de ne laisser plus passer que des matières liquides et des gaz.

Tant que la plaie extérieure se rétrécit, on peut espérer ainsi la guérison spontanée de la fistule et, de fait, les trois quarts de celles qu'on observe guérissent de cette façon, sans qu'on fasse autre chose que de les panser proprement. Tant que l'écoulement est abondant, tant qu'il y a de la suppuration et surtout de la fièvre, le drainage s'impose. Dans les conditions opposées, le séjour d'un drain ne fait qu'entretenir la fistule. Le meilleur traitement consiste à cautériser fréquemment le trajet avec de la teinture d'iode ou avec le crayon de nitrate, dont on porte une gouttelette, fondue à la lampe, à l'extrémité d'un stylet.

Ces cautérisations ont pour but de faire bourgeonner la fistule et de déterminer ensuite la formation d'un tissu cicatriciel rétractile. Elles sont d'autant plus nécessaires que le trajet est plus court, que la peau et l'intestin sont pour ainsi dire accolés, ce qui est le cas de certaines fistules cæcales, ou que le trajet intra-pariétal est garni de muqueuse. Dans ce dernier cas (*fistules labiées*) la guérison est presque impossible sans opération.

Une question qui préoccupe beaucoup de malades et de médecins est celle du régime alimentaire et des garde-robes. Doit-on constiper les malades, doit-on leur donner des laxatifs, quelle nourriture leur est permise ? Certaines fistules ont guéri, grâce à la constipation, je le veux bien, mais est-ce une raison pour donner pendant des mois et des mois de l'opium aux malades? Je ne le crois guère. Pour ma part, je veille, au contraire, à la régularité des selles, je tâche qu'elles soient pâteuses et j'évite les alternatives de constipation et de diarrhée, celle-ci passant toujours par les fistules. Quant au régime, je pense qu'il faut éviter les légumes, qui forment de gros résidus, tout ce qui peut donner des corps étrangers, comme les pépins de fruits, les peaux de légumes, mais qu'à part cela les malades doivent recevoir une nourriture abondante et assez variée. Grâce à ces moyens, la plupart des fistules stercorales simples finissent par guérir à la longue, seulement il faut savoir que cette guérison demande souvent des mois et même des années. De plus, elle est parfois plus apparente que réelle, l'orifice punctiforme étant recouvert d'une croûte qui tombe de temps en temps, en permettant l'évacuation d'un peu de muco-pus et de matières.

Il est donc rare, en somme, qu'on soit obligé d'intervenir; à moins d'avoir affaire à des malades dont le moral s'affecte de cette infirmité et qui en perdent l'appétit et le sommeil. Le meilleur traitement de cette neurasthénie consiste à leur répéter et à leur faire affirmer par des personnes autorisées que ces fistules guérissent généralement toutes seules, ce qui est la vérité.

L'opération ne devra être entreprise qu'au bout de plusieurs mois d'attente et de cautérisations. On n'interviendra que si la fistule est large et n'a pas de tendance à se fermer. L'existence d'une *éventration*, qui est la règle dans les fistules consécutives à l'appendicite, est une raison d'opérer qui vient s'ajouter aux autres. Il faut savoir, toutefois, que l'opération est loin d'être facile. Si on se contente de la méthode extra-péritonéale, l'opération est vouée à un échec presque certain. Si on fait l'opération intra-péritonéale, qui seule peut guérir du même coup la fistule, les adhérences et l'éventration, on fait une opération ordinairement très délicate. Dans les *fistules consécutives aux ablations de salpingites* notamment, l'opérateur se perd au milieu de ses anses intestinales, adhérentes à la paroi, à l'épiploon, aux organes du petit bassin, rectum, vessie. Le trajet est très long, très tortueux, sans autre paroi que celle des anses voisines. En le disséquant on risque fort de faire de nouvelles perforations. Si à cela on ajoute que l'anse perforée se trouve presque toujours au fond du bassin, on se rend compte de toute la difficulté que rencontre l'opérateur. Quant au bénéfice, il est trop fréquemment nul et on n'a dans bien des cas comme résultat que d'avoir substitué une fistule large à une fistule étroite. Au bout de quelques mois, d'ailleurs, les choses en sont arrivées au point où elles étaient avant. Aussi, l'abstention opératoire me paraît devoir être la règle dans ces sortes de fistules.

Dans les fistules à court trajet, l'opération est bien plus facile. L'orifice étant désinfecté et tamponné, on incise à quelque distance, de façon à ouvrir le péritoine dans une zone dépourvue d'adhérences. On attaque celles-ci de l'intérieur du ventre et on les sectionne entre ligatures. On circonscrit ainsi le trajet fistuleux et on excise la partie de la paroi cicatricielle adhérente à l'intestin. Il ne reste plus qu'à sectionner le trajet au ras de l'intestin et à oblitérer celui-ci par une double rangée de sutures. On termine en réparant l'éventration, c'est-à-dire en repérant et en suturant les unes aux autres les différentes couches musculo-aponévrotiques.

Les fistules *consécutives au pincement latéral* de l'intestin me paraissent justiciables de la même méthode. On incisera à quelque distance de l'orifice herniaire, on détruira les adhérences, on excisera l'intestin et on le suturera de façon qu'il ne soit ni rétréci, ni coudé. On terminera par une réfection soignée de la paroi, de façon à éviter la récidive de la hernie. Il ne faudra pas hésiter toutefois à drainer le péritoine, si on a le moindre doute sur l'asepsie. La méthode *extra-péritonéale* leur est également applicable.

FISTULES PYOSTERCORALES. — Le diagnostic de l'origine des fistules pyostercorales *spontanées* est souvent très délicat. S'agit-il d'une collection périappendiculaire ouverte à la peau et dans le cæcum, s'agit-il de tuberculose ou de cancer? Telles sont les principales hypothèses à discuter et à résoudre. Je laisse de côté les causes rares, perforation de l'intestin par la fièvre typhoïde, par des corps étrangers, par des lombrics. La réponse est souvent impossible à donner d'une façon catégorique ; cela fort heureusement n'a pas grande importance, parce que, dans presque tous les cas, le traitement est le même.

La première chose à faire, semble-t-il, est de tâcher de désinfecter ces clapiers putrides qui laissent écouler par un ou plusieurs orifices du pus fétide mêlé de substances alimentaires et stercorales; mais le peut-on réellement? Sans doute, on peut dilater les fistules, réunir les orifices en pomme d'arrosoir, unifier les clapiers, mais peut-on aller bien loin dans cette voie, et en incisant, grattant la poche profonde formée d'anses intestinales agglutinées, ne risque-t-on pas de produire de nouvelles perforations? D'ailleurs, quand on a reconnu, au fond de ces cloaques, le ou les orifices de l'intestin, est-on bien plus avancé, pourra-t-on en faire la suture? Non certes; quelle suture pourra réussir dans de pareils tissus ! Si l'incision large et la mise au jour des clapiers purulents a pu donner quelques succès, on peut donc dire que c'est une méthode d'exception, qui ne convient qu'à des cas

rares, où il y a tout lieu de supposer que l'intestin perforé ne présente pas
d'altérations très sérieuses. Dans ce cas, en incisant largement, on transforme la fistule stercoro-purulente en fistule stercorale simple.

Dans l'immense majorité des cas, un pareil traitement ne fait qu'aggraver la situation des malades, en substituant une vaste plaie à une simple
fistule. Ce qu'il faut, ce n'est pas s'attaquer à ce foyer intestino-purulent,
infiltré de cancer ou de tuberculose, en tout cas inextirpable, ce qu'il faut
c'est le contourner pour ainsi dire, en dérivant le cours des matières fécales. Une fois le clapier soustrait à ce contact septique et toujours renouvelé, la suppuration cesse d'être fétide, elle diminue jusqu'à disparaître, et
bientôt, grâce aux lavages antiseptiques désormais efficaces, la suppuration
cesse complètement et il ne reste enfin qu'une simple fistule muqueuse. —
Ce résultat, presque merveilleux, s'obtient grâce à l'exclusion intestinale.

Laissant donc de côté ce gâteau d'adhérences infiltré de collections septiques, l'opérateur incisera sur la ligne médiane ou dans son voisinage ; il
ira reconnaître les deux bouts afférent et efférent de la fistule, et, après les
avoir sectionnés et oblitérés en cul-de-sac, il ira anastomoser le bout supérieur avec une portion de l'intestin bas située. Cette exclusion bilatérale est
nécessaire pour obtenir une déviation complète des matières.

L'amélioration de l'état général est presque toujours rapide et très complète à la suite de cette opération. La persistance de l'écoulement des matières ne se voit que si on a fait une exclusion unilatérale. Quant aux modifications de l'état local, elles sont telles que souvent la tumeur originelle
(cancer ou tuberculose) devient assez mobile, pour être secondairement
enlevée. On peut donc conclure en disant que l'exclusion bilatérale est le
traitement de choix des fistules pyostercorales et surtout de celles qui sont
symptomatiques d'une lésion intestinale grave.   *SAVARIAUD.*

ANUS (FISSURE ANALE). — Sous le nom de fissure anale on désigne une
ulcération petite, superficielle, siégeant au niveau de la région anale, provoquant des douleurs vives et s'accompagnant d'une contracture spasmodique
du sphincter.

Causes. — L'ulcération, cause de la maladie est, comme son nom
l'indique, de dimensions restreintes et hors de proportion avec les phénomènes douloureux qu'elle va provoquer. Elle est le plus souvent liée à
l'existence d'hémorroïdes, et produite par le passage de matières fécales
durcies sur une muqueuse déjà altérée, mais ce qu'il faut bien dire, c'est
que cette complication n'est pas spéciale à l'ulcère hémorroïdaire : toutes
les ulcérations de l'anus peuvent prendre le caractère de la fissure, chancre,
plaques muqueuses, ulcérations tuberculeuses, etc.

Toutes, cependant, n'évoluent pas ainsi : c'est ici qu'intervient sans doute
le rôle du terrain névropathique qui, dans une certaine mesure, prépare
l'éclosion de la douleur et en exagère les manifestations.

Il nous faut avouer pourtant qu'il n'en est pas toujours ainsi, et qu'à l'heure
actuelle la pathogénie de la fissure reste encore bien obscure. Pourquoi une
si petite ulcération provoque-t-elle de tels troubles chez certains sujets, dont

l'état de santé par ailleurs est absolument parfait et qu'aucune tare ne semble prédisposer à cette complication ?

Allingham a cru trouver de ce phénomène une explication anatomique, en prétendant qu'une ulcération superficielle met à nu de nombreux filets nerveux qui peuvent s'enflammer. Les recherches de Quénu ont fait justice de cette assertion inexacte.

Plus fréquente chez l'adulte, cette affection se rencontre également chez l'enfant et chez le vieillard. La femme est un peu plus atteinte que l'homme ; chez elle, certains écoulements vaginaux suspects peuvent irriter la région anale et aller jusqu'à produire de véritables ulcérations qui prennent le caractère fissuraire.

Symptômes. — Une fissure anale se traduit d'ordinaire par trois symptômes essentiels :

1º Douleur ;

2º Contracture du sphincter ;

3º Ulcération anale.

La douleur se montre sous forme de crises extrêmement violentes, survenant à l'occasion de la défécation ; au moment où le bol fécal franchit l'anus en dilatant le sphincter, le malade éprouve une douleur extrêmement vive qui se calme presque aussitôt : au bout de quelques minutes une nouvelle douleur plus cruelle que la précédente apparaît spontanément, cette douleur s'accroît peu à peu au point de devenir atroce, puis au bout d'un temps assez long, parfois plus d'une heure, elle diminue et finit par disparaître. L'intensité de la douleur est d'ailleurs variable, et à ce point de vue Gosselin divisait les fissures en fissures tolérables et fissures intolérables. Dans les fissures tolérables, la défécation est suivie d'une douleur vive mais supportable durant seulement quelques minutes, permettant au malade de vaquer à ses occupations dans l'intervalle des crises. Dans la fissure intolérable, la douleur est vraiment atroce, absolument insupportable, le malade compare la sensation qu'il éprouve à celle que produirait un fer rouge introduit dans l'anus, parfois cette douleur s'irradie du côté de la vessie, du testicule, dans les reins, dans les cuisses, le long du sciatique.

Parfois, elle peut provoquer des crises de rétention d'urine. Quelquefois, elle est provoquée par le moindre mouvement, par un simple accès de toux ; plus souvent, dans l'intervalle des défécations, le malade garde un calme relatif, aussi arrive-t-il à redouter le moment des défécations et à les retarder en restreignant son alimentation, et en se constipant pendant plusieurs jours ; d'autres fois, au contraire, il cherche à provoquer une diarrhée perpétuelle pour éviter le passage des matières dures qui excitent tout particulièrement la douleur.

L'ulcération peut passer inaperçue si on n'examine pas soigneusement le malade ; en effet, elle est presque toujours cachée au fond d'un des plis de l'anus qu'il faut déplisser pour l'apercevoir ; elle siège presque constamment en haut et en arrière à la partie supérieure de la région sphinctérienne, exceptionnellement sur les côtés. L'ulcération est toujours très petite, très superficielle, entamant à peine la muqueuse, et présente une forme elliptique. Reclus la compare à un grain d'orge ; au début le fond est rosé, granuleux, les bords à peine marqués, plus tard le fond devient grisâtre, limité par des bords taillés à pic reposant sur une base légèrement indurée ; souvent elle donne insertion à une petite végétation d'apparence polypiforme.

Cette ulcération est extrêmement douloureuse au toucher et à la pression, souvent le simple contact du doigt suffit à provoquer une crise douloureuse.

La contracture spasmodique du sphincter ne manque jamais en dépit de l'opinion contraire de Gosselin ; en palpant le pourtour de l'anus on sent l'anneau sphinctérien plus dur qu'à l'état normal ; l'introduction du doigt dans l'anus, très douloureuse, permet de sentir le sphincter qui comprime le doigt à la façon d'une bague.

Diagnostic. — Le diagnostic de fissure est en général facile. La coccygiodynie est une douleur spéciale limitée au coccyx et au raphé ano-coccygien. Elle est symptomatique d'une lésion traumatique ou inflammatoire du coccyx, ou encore d'une lésion du voisinage, pelvi-péritonite ou néoplasme pelvien.

Le jeune âge du sujet ne doit pas faire *a priori* rejeter l'idée d'une fissure. Il faut penser en effet à ce diagnostic en présence d'un enfant qui crie, se débat et semble souffrir après chaque garde-robe. L'examen de l'anus s'impose, surtout si l'on a constaté la présence du sang dans les selles.

La fissure anale, dans sa variété tolérante, peut guérir spontanément, mais le plus ordinairement elle s'aggrave, et les vraies fissures anales ne guérissent guère que par le traitement chirurgical.

Traitement. — Les petits moyens ne sont de mise que pour les fissures tolérantes, ils consistent en lotions. bains de siège, lavements émollients, pansements à la vaseline iodoformée et cautérisations légères au nitrate d'argent.

La douleur est momentanément calmée par l'application de suppositoires contenant 5 centigr. de cocaïne et 2 centigr. d'extrait de belladone. Malheureusement, non seulement ces moyens sont souvent infidèles, mais parfois ils ne servent qu'à exaspérer la douleur. Le vrai traitement de la fissure c'est la dilatation.

En raison des dangers tout spéciaux du chloroforme, cette dilatation devra toujours être faite sous anesthésie locale à la stovaïne ou à la novocaïne-adrénaline à 1 pour 200. On obtiendra facilement une indolence complète en procédant de la façon suivante :

Dans un premier temps on *anesthésie la muqueuse* du trajet anal. Pour cela, le malade étant dans la position de la taille, préférable au décubitus latéral, on introduit, à travers l'anus déplissé par un aide, un tampon minuscule imbibé de la solution de stovaïne et monté sur une pince. La traversée du canal n'est pas toujours chose facile, et, dans certaines fissures très douloureuses, la contracture du sphincter est telle qu'il faudrait pousser le tampon avec quelque violence et faire souffrir le malade. Le mieux est de commander au sujet de pousser comme s'il devait aller à la selle : il déplisse ainsi son anus qui vient coiffer pour ainsi dire le tampon. On pourrait avoir l'idée d'enduire la région de vaseline, ce qui faciliterait beaucoup le glissement, mais la vaseline est un corps isolant qui empêcherait l'anesthésie de mordre sur la muqueuse.

Le premier tampon étant introduit jusqu'au niveau de l'ampoule rectale, on en introduit un second un peu plus gros ; la traversée anale est déjà

moins pénible. Un troisième, puis un quatrième tampon, de volume croissant, sont introduits à leur tour, tous maintenus par des fils (fig. 95 et 96).

Chez certains individus
particulièrement sensi-
bles, on peut, avant l'introduction des tampons,
appliquer et maintenir,
pendant une ou deux
minutes, sur l'anus, un
tampon d'ouate imbibé
de novocaïne.

Le deuxième temps
comprend *l'anesthésie
du pourtour de l'anus*.
Pour cela la seringue
de Pravaz, chargée de
stovaïne, est armée
d'une aiguille courbe,
et l'on pique en un
point de la circonfé-
rence anale la muqueuse
déjà anesthésiée (fig.
97). On détermine ainsi,

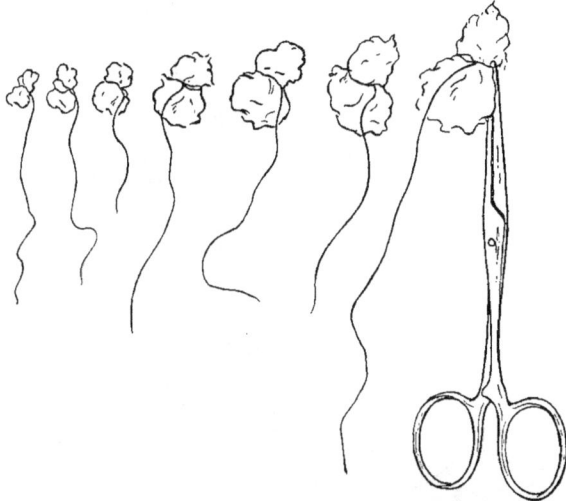

Fig. 95. — Série de tampons de dimensions croissantes que l'on
imbibera de solution de novocaïne avant de les introduire dans
l'anus, en commençant par le plus petit. Le dernier tampon est
monté sur la pince qui servira à l'enfoncer dans l'anus, le fil qui
l'étreint servira à le retirer lorsque l'analgésie sera obtenue.
(Reclus.)

par l'injection, une bulle blanchâtre que l'on voit, et, à partir de ce moment, le malade ne doit plus rien sentir, puisque chacune des piqûres suivantes sera faite en ter-
ritoire préalablement
anesthésié. On anes-
thésie de la sorte toute
la marge de l'anus pour
aboutir au point de
départ, et l'on se trouve
alors en présence d'une
bande d'anesthésie cir-
culaire, véritable bour-
relet anesthésique, qu'il
est facile de ne pas per-
dre de vue ; c'est la
région de pénétration
pour *l'anesthésie du
sphincter* qui constitue
le troisième temps, le
temps capital de l'opé-
ration.

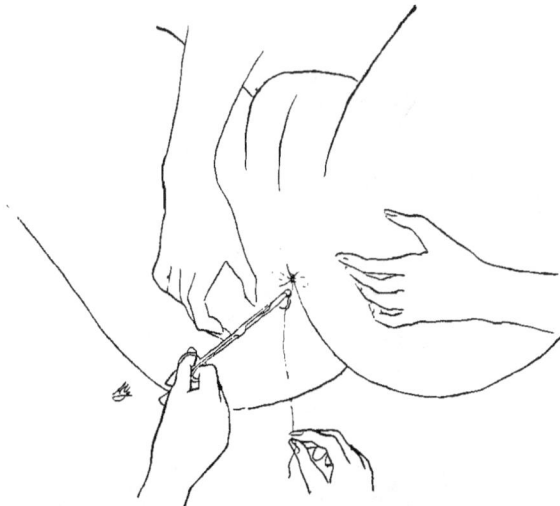

Fig. 96. — Introduction dans l'anus du premier tampon
imbibé de novocaïne. (Reclus.)

L'aiguille courbe est
remplacée par une aiguille droite : l'index gauche, enduit de vaseline, est
introduit dans l'anus, après extraction des tampons, et cette introduction,

très facile, montre déjà que, la sensibilité de la muqueuse anale étant abolie, le sphincter ne se tient plus sur la défensive. La main droite enfonce alors l'aiguille à travers la région des bulles anesthésiques, jusque dans l'épaisseur du sphincter que l'on sent dur et résistant. L'aiguille est enfoncée jusqu'à ce qu'elle ait atteint le bord supérieur du sphincter. En même temps on a soin de pousser progressivement le piston de la seringue de façon à déverser, durant cette traversée, le contenu d'une seringue entière (fig. 98). On répète six ou sept fois la même manœuvre dans les quatre points cardinaux et les quatre points in-

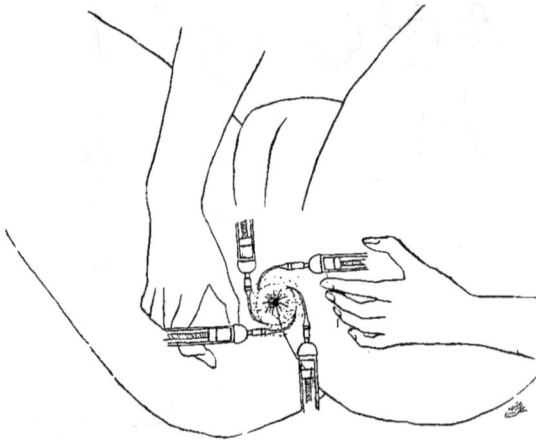

Fig. 97. — Anesthésie de la marge de l'anus. (Reclus.)

termédiaires. L'aiguille doit se maintenir dans l'épaisseur même du muscle et le doigt intra-anal protège la muqueuse.

L'anesthésie du sphincter étant terminée, on peut commencer la *dilatation*.

Qu'on la fasse à l'aide des doigts s'écartant jusqu'à toucher les ischions, ou au moyen du dilatateur de Trélat, la dilatation doit être faite lentement, progressivement et complètement (fig. 99).

Le soulagement est alors rapide; dès le réveil, les douleurs de contracture ont complètement disparu. Il ne persiste qu'un peu d'endolorissement de la région occasionné par la dilatation.

Il est inutile de toucher à l'ulcération, de l'exciser ou de la cau-

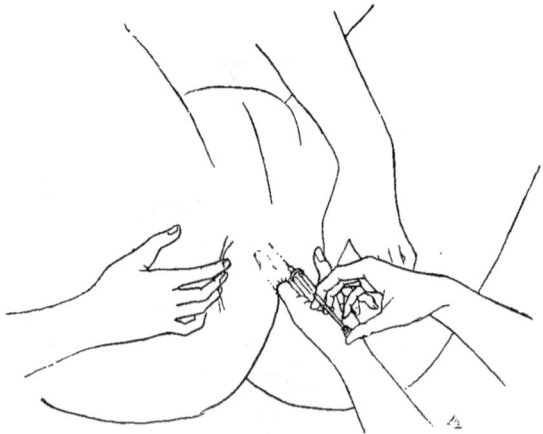

Fig. 98. — Anesthésie du sphincter. (Reclus.)

tériser. On se contentera d'appliquer pendant quelques jours des compresses imbibées d'eau boriquée. La cicatrisation se fait d'elle-même.

Les récidives sont rares; elles se produisent surtout chez les femmes atteintes de déviations utérines. On peut, si la récidive s'est produite à

longue échéance, essayer d'une seconde dilatation. Dans les cas particulièrement rebelles, on aura recours à l'incision du sphincter, actuellement

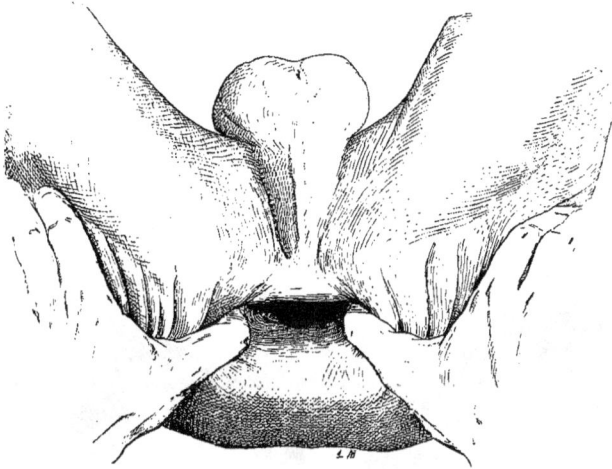

Fig. 99. — Dilatation digitale. (V. Veau.)

encore très pratiquée en Angleterre, mais ce traitement exceptionnel est
bien rarement nécessaire.   *HERBET et PIQUAND.*

<u>ANUS</u> (FISTULES). — Il faut comprendre sous ce nom les trajets fistuleux
développés au voisinage de l'anus, mais sans rapport avec des lésions
des organes génito-urinaires ou du squelette du bassin.

Ainsi entendues, les fistules constituent une affection extrêmement fréquente que tout médecin rencontre journellement dans sa pratique. On les
observe surtout à l'âge adulte et particulièrement chez l'homme.

Elles succèdent toujours à l'ouverture d'un abcès de la région anale, et
sont souvent dues à une incision insuffisante. Le fait le plus important de
leur étiologie est leur fréquence chez les tuberculeux ; leur présence doit
toujours faire suspecter et rechercher les signes de tuberculose chez le
malade.

Lésions. — Les fistules à l'anus doivent être divisées, d'après leur
situation par rapport au sphincter strié, en deux grandes variétés anatomiques : 1° fistules sous-cutanéo-muqueuses; 2° fistules de la fosse ischio-
rectale.

I. **Les fistules sous-cutanéo-muqueuses** sont caractérisées par ce fait
essentiel qu'elles sont situées en dedans du sphincter anal dans le tissu
celluleux qui double la peau et la muqueuse anale. Elles peuvent présenter
les trois variétés de : fistules complètes ; fistules borgnes internes ; fistules
borgnes externes (fig. 100).

Fistules complètes. — L'orifice cutané est toujours très près de l'anus
dans les plis rayonnés qui en partent, souvent caché au fond d'un de ces
plis, presque toujours sur les parties latérales, exceptionnellement en avant
ou en arrière. Tantôt cet orifice est placé au sommet d'un tubercule rou-

geâtre et charnu, tantôt au contraire au fond d'une dépression à contour cicatriciel.

L'orifice interne est toujours très bas situé, il siège habituellement au niveau du bord supérieur du sphincter, dans la zone des valvules de Morgagni ; mais on peut le trouver beaucoup plus bas, à la jonction de la muqueuse et de la peau.

Le trajet qui réunit les deux orifices est quelquefois rectiligne ; beaucoup plus souvent c'est un trajet ampullaire avec de nombreux diverticules et de nombreux décollements qui s'étendent dans toutes les directions, et qui, sui-

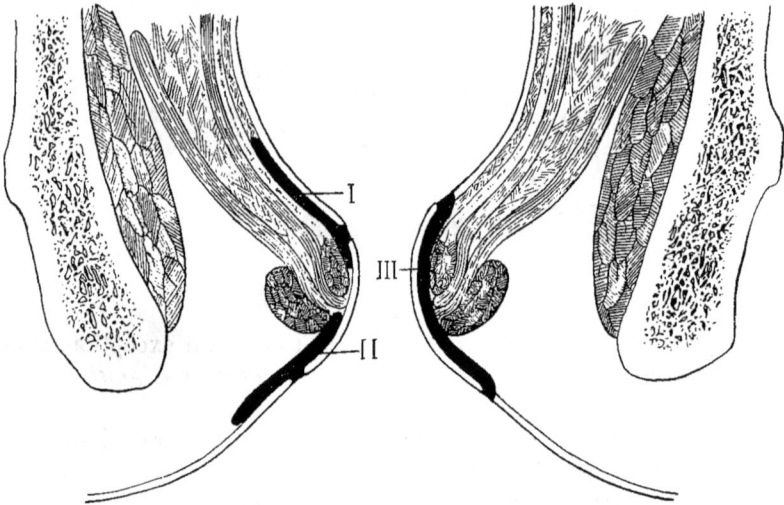

Fig. 100. — Fistules sous-tégumentaires.
I, fistule borgne interne ; II, fistule borgne externe ; III, fistule complète.
(*Traité de chirurgie*, J.-L. Faure et H. Riffel.)

vant la comparaison d'Allingham, ressemblent aux galeries d'un terrier de lapin.

A côté de cette forme habituelle de fistule sous-cutanéo-muqueuse, on peut avoir des fistules bi-muqueuses avec deux orifices : l'un à la partie supérieure, l'autre à la partie inférieure du canal anal. Enfin on peut observer des fistules à trajet complexe, qui par exemple traversent le raphé médian et passent d'un côté à l'autre (fistules commissurales ou en fer à cheval).

Les fistules borgnes externes ou internes diffèrent des fistules complètes en ce qu'elles n'ont qu'un orifice placé soit à la marge de l'anus, soit dans l'intérieur du canal anal ; de cet orifice part un trajet simple ou complexe qui se termine en cul-de-sac.

II. **Les fistules de la fosse ischio-rectale** sont caractérisées par ce fait essentiel qu'elles sont situées en dehors du sphincter anal, dans le tissu celluleux de la fosse ischio-rectale ; elles sont beaucoup plus rares que les fistules sous-cutanéo-muqueuses (environ 1 fistule de la fosse ischio-rectale pour 25 fistules sous-cutanéo-muqueuses) (fig. 101).

Les fistules de la fosse ischio-rectale sont presque toujours complètes ou borgnes externes ; leur orifice cutané est toujours situé assez loin de

l'anus, en moyenne à 5 ou 6 centimètres ; leur trajet présente une direction
et des dimensions très variables qui permettent de les diviser en *fistules
du creux ischio-rectal* proprement dites, et *fistules de l'espace pelvi-rectal
supérieur* :

a) **Les fistules du creux ischio-rectal** sont tantôt des fistules borgnes
externes qui s'enfoncent dans la graisse du creux ischio-rectal sans dépasser
le muscle releveur ; tantôt des fistules complètes dont le trajet vient s'ouvrir
dans le canal ano-rectal soit en passant au-dessus du sphincter (fistules sus-
sphinctériennes), soit en traversant le sphincter (fistules intra-sphinctériennes
qu'il ne faut pas confondre avec les fistules sous-cutanéo-muqueuses qu'on
désigne aussi parfois sous le nom de fistules intra-sphinctériennes).

b) **Les fistules de l'espace pelvi-rectal** supérieur sont toujours des fistules
borgnes externes dont le trajet très long (8 à 15 centimètres) perfore le

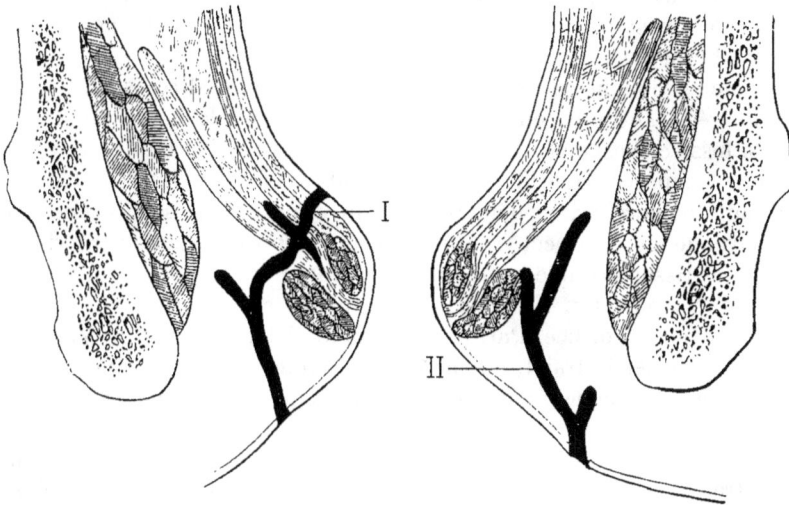

Fig. 101. — Fistules extra-sphinctériennes. I fistule complète ; II. fistule borgne externe.
(*Traité de chirurgie*, J.-L. Faure et H. Rieffel.)

muscle releveur et vient se terminer dans le tissu cellulo-graisseux de
l'espace pelvi-rectal supérieur.

Nous serons très brefs sur l'histologie : certaines fistules présentent dans
leurs parois des follicules tuberculeux avec cellules géantes ; d'autres, et ce
sont les plus nombreuses, ne présentent que des lésions d'inflammation
chronique.

Symptômes. — Les symptômes des fistules à l'anus sont souvent peu
marqués, tout se bornant à un léger écoulement de pus sans gravité, mais
qui finit par devenir insupportable pour le malade obligé de porter sans
cesse des pansements incommodes. Quelques démangeaisons, un peu de
prurit, un peu de ténesme anal, parfois de l'intertrigo, de l'érythème, des
furoncles causés par le contact incessant du liquide purulent sont les seuls
troubles habituels; mais de temps en temps on peut observer une sorte de
crise succédant à une suppression de l'écoulement purulent. Alors la région
fistuleuse devient douloureuse et s'enflamme, la station assise et la déféca-

tion sont pénibles ; cette exagération des troubles est due à l'oblitération de l'orifice externe, et à la rétention du pus dans le trajet fistuleux : tout rentre dans l'ordre dès que l'orifice se rouvre et que le pus amassé peut s'écouler au dehors.

Ces divers symptômes se montrent surtout dans les fistules complètes ; ils sont beaucoup moins accusés dans les fistules borgnes externes ; quant aux fistules borgnes internes, elles se traduisent par des symptômes très obscurs, l'écoulement purulent ne se produisant d'ordinaire qu'au moment des selles, et pouvant facilement passer inaperçu ; mais, par contre, la douleur, la sensation de gêne et de pesanteur, les difficultés de défécation sont d'ordinaire plus prononcées que dans les fistules complètes ; parfois aussi les symptômes s'exagèrent sous forme de crises dues à la pénétration de matières fécales dans le cul-de-sac fistuleux.

L'ensemble des troubles fonctionnels que nous venons d'indiquer permet de penser à l'existence d'une fistule, l'examen direct seul permet de l'affirmer. Il faut savoir bien faire cet examen.

Le malade est couché sur le côté, la jambe qui repose directement sur le lit est allongée, l'autre est en demi-flexion. Un aide ou le malade lui-même soulève la fesse correspondant à la jambe fléchie, et ainsi la région se trouve parfaitement exposée. L'orifice externe peut apparaître immédiatement, sinon il faut le chercher, en déplissant l'orifice anal. Il ne se présente pas toujours avec le même aspect. Tantôt c'est un petit orifice facilement visible au milieu des tissus presque sains. Plus souvent, c'est une petite ulcération à bords amincis, décollés, recouverts d'une petite croûtelle qu'il faut faire sauter pour trouver l'orifice. Parfois, c'est au fond d'un entonnoir cicatriciel que vient déboucher le trajet, ou encore au sommet d'un petit tubercule en cul-de-poule qu'un examen superficiel ferait prendre pour une hémorroïde externe flétrie.

Un stylet boutonné, malléable, introduit par cet orifice, permet de cathétériser le trajet : il s'engage profondément et parvient parfois jusqu'à l'orifice interne. Il faut savoir cependant que cet orifice profond n'est pas toujours à l'extrémité du trajet ; il siégerait même beaucoup plus fréquemment à sa partie moyenne près de l'orifice anal.

En même temps que le stylet s'engage, le doigt introduit dans l'anus le suit dans cette exploration et juge de l'épaisseur et de la consistance des tissus interposés. Il se rend compte ainsi du siège de la fistule par rapport au sphincter, ce qui, nous l'avons dit, est le point principal. S'il existe plusieurs orifices, il faut les explorer successivement, au besoin avec plusieurs stylets de façon à se rendre compte de leurs connexions respectives.

La fistule borgne interne est d'un diagnostic plus délicat. L'écoulement du pus, quand il existe, ne se fait qu'au moment de la défécation et, comme il est peu abondant, il passe inaperçu.

L'attention est attirée par les douleurs dont se plaint le malade, car la rétention se fait facilement dans ces sortes de fistules. Le toucher seul permet le diagnostic : s'il y a rétention, on sent une petite tuméfaction douloureuse, superficielle sous la muqueuse, et Trélat aimait à insister sur l'importance symptomatique de cette boule révélatrice. En l'absence de cette tuméfaction, le doigt rencontre un petit mamelon au centre duquel doit se trouver l'orifice. Guidé sur le doigt, le stylet recourbé en crochet cherche à pénétrer dans cet orifice et s'engage plus ou moins difficilement dans le trajet fistuleux.

Le diagnostic des fistules qui siègent au pourtour de l'anus est facile ; il est plus délicat quand l'orifice externe est à grande distance, quand il s'ouvre par exemple au niveau du scrotum, du périnée. Le cathétérisme montre alors que le trajet se dirige du côté du conduit ano-rectal. C'est dans ces cas qu'une injection de liquide coloré peut être utile pour démontrer l'existence d'un orifice profond. Ces fistules éloignées ne sont pas fatalement des fistules profondes. De même, une fistule profonde peut s'accompagner de trajets secondaires superficiels. Voilà pourquoi l'examen des différents trajets s'impose absolument dans tous les cas.

Le stylet, au lieu de se diriger vers le rectum, s'éloigne-t-il au contraire de cet organe, la fistule peut avoir une origine osseuse et venir de l'os iliaque, du sacrum. du coccyx, ou même de la colonne lombaire. D'autres ont une origine prostatique sur laquelle les symptômes de l'infection causale attirent l'attention.

Pronostic. — Par elle-même la fistule anale n'est pas une affection qui présente une grande gravité, et nombreux sont les sujets qui vivent fort bien pendant des années avec leur fistule sans songer à venir demander les secours de la chirurgie ; le plus souvent pourtant l'affection est gênante, sa marche est traversée de poussées douloureuses qui fatiguent les malades dont l'état général est médiocre. Ces poussées douloureuses s'accompagnent d'ailleurs de formation de trajets nouveaux, et la fistule d'abord simple finit tôt ou tard par devenir complète.

Toutes ces raisons font qu'à moins d'avoir affaire à des sujets par trop cachectiques, on se trouve amené à proposer l'intervention.

Traitement. — L'intervention chirurgicale est à peu près à l'heure actuelle le seul traitement admis de la fistule anale. Rien ne sert de chercher la guérison par la dilatation, les cautérisations répétées, les pansements antiseptiques. On va au-devant d'un échec à peu près certain. Pour guérir la fistule, il faut la découvrir largement dans tout son trajet, de manière à pouvoir panser à plat. Une asepsie doit cependant être faite par les injections de pâte bismuthée suivant la méthode de Beck (V. BISMUTH) qui, dans un certain nombre de cas, peuvent amener la guérison ; aussi, en présence d'une fistule, nous conseillons d'avoir recours d'abord à cette méthode, puis, au bout de quatre à cinq injections, si la formation n'est pas obtenue, d'employer le traitement chirurgical.

L'incision constitue alors le mode de traitement le plus simple, la ligature pourtant peut encore se défendre si on veut bien la réserver pour des petites fistules chez des sujets cachectiques ou pusillanimes. La pratique en est simple : à l'aide d'un stylet on passe dans le trajet soit un gros fil de soie qu'on lie, soit un tube élastique dont on noue les extrémités. Sous l'influence de cette striction, la section des tissus se fait lentement en 3 ou 4 jours en occasionnant seulement une légère douleur.

L'*incision* est bien préférable ; l'anesthésie locale suffit pour les fistules, petites, bien accessibles; sinon, mieux vaut donner du chloroforme.

Après avoir fait la dilatation, le trajet est cathétérisé avec une sonde cannelée. Que la fistule soit borgne externe ou complète, il faut pousser la sonde jusqu'à l'extrémité du décollement. Un doigt introduit dans le rectum suit la sonde et la sent sous la muqueuse. Poussée sur le doigt, la sonde perfore la muqueuse et, son extrémité étant ramenée en dehors de l'anus, il ne reste qu'à sectionner les tissus ainsi chargés. Deux pinces repèrent les bords de l'incision, étalent le trajet qu'on examine soigneusement. Existe-t-il quelque trajet secondaire, il faut le cathétériser et l'ouvrir; si les parois de ce trajet sont épaissies, fongueuses, il est bon de les curetter ou de les toucher au thermocautère (fig. 102 et 103).

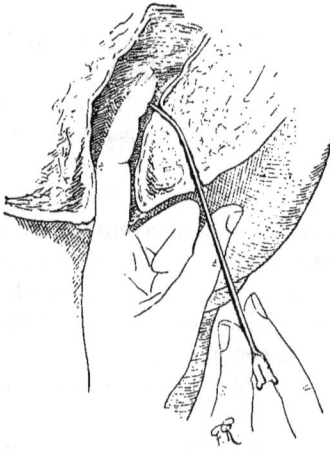

Opération de la fistule anale (Monod et Vanverts, *Technique opératoire*).

Fig. 102. — La sonde cannelée, introduite dans le trajet fistuleux, est reçue par le doigt de l'opérateur, qui l'accroche pour l'attirer au dehors.

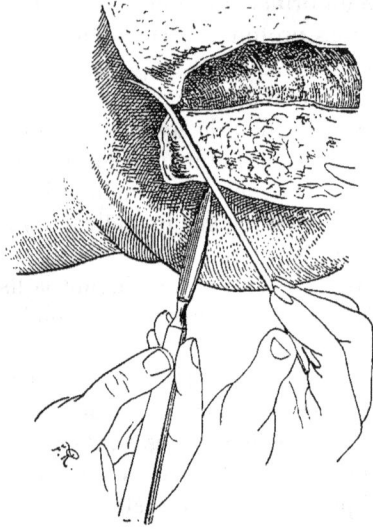

Fig. 103. — Le bec de la sonde a été ramené hors de l'anus. Le bistouri, engagé dans la cannelure, va couper le pont des parties molles.

La fistule borgne interne se traite de même, la seule difficulté étant ici de charger le trajet fistuleux.

L'incision faite, on bourre la plaie de gaze et on maintient le malade constipé pendant 4 ou 5 jours. Il faut ensuite panser à plat pour éviter de laisser se reformer un nouveau trajet fistuleux. La cicatrisation se fait au bout d'un temps variable de 5 à 6 semaines suivant l'importance de la fistule.

Au lieu d'inciser simplement, certains ont proposé d'*exciser* complètement la fistule et de chercher la réunion par première intention. La chose est facile pour les petites fistules : après cathétérisme, on circonscrit les tissus soulevés par la sonde et on enlève d'un bloc sonde et fistule. Quelques points de suture assez profonds ferment la perte de substance, et, si la réunion primitive s'obtient, le malade est guéri en une dizaine de jours. Cette méthode est séduisante, mais nous ne conseillons pas d'y recourir en présence d'une fistule tant soit peu complexe.

Qu'on emploie l'incision ou l'excision, l'intervention est simple quand il s'agit de fistules sous-cutanéo-muqueuses. La guérison est de règle : il n'y a pas à craindre l'incontinence, puisque le sphincter n'a pu être intéressé.

Le traitement des fistules de la fosse ischio-rectale est bien plus délicat. L'incision comporte en effet la section du sphincter. L'incontinence en est la conséquence. A vrai dire, cet accident n'est pas fatal, ni surtout définitif. Peu à peu, à mesure que la cicatrisation s'opère, le sphincter reprend graduellement ses fonctions.

Malgré tout, la possibilité d'une incontinence plus ou moins complète doit faire réserver la section du sphincter à certains cas particuliers : aux fistules complètes, à celles qui s'accompagnent d'une ulcération de la face postérieure du rectum, aux fistules compliquées, fistules à trajets secondaires, fistules en fer à cheval. Dans ces derniers cas, il faut inciser le sphincter sur la ligne médiane postérieure, et, sur cette incision principale, brancher les incisions secondaires.

Quand au contraire il s'agit d'une fistule borgne externe, on peut sans réunir au rectum ouvrir largement, par une incision antéro-postérieure, la fosse ischio-rectale ; si le trajet se poursuit au-dessus du releveur, il faut inciser les fibres de ce muscle pour faire disparaître l'étranglement qui d'ordinaire existe à ce niveau. Suivant l'état des tissus on tamponnera après curettage des parois ou on en tentera la réunion primitive. Ce procédé permet d'obtenir la guérison sans toucher au sphincter ; il demande certaines précautions d'asepsie pour éviter les infections secondaires.

En cas d'échec, il sera toujours temps d'en venir à la section du rectum, soit avec le bistouri, soit, si la fistule était très profonde, au moyen de l'entérotome comme le faisaient autrefois Gerdy et Richet.

Les fistules de l'espace pelvi-rectal supérieur, d'origine osseuse le plus souvent, réclament évidemment un tout autre traitement. Il faudra ici non pas ouvrir le rectum, mais au contraire se frayer, si possible, une voie vers le point osseux malade et le traiter par le grattage ou même par l'ablation s'il s'agit du coccyx.   *HERBET et PIQUAND.*

ANUS (MALFORMATIONS DE L'ANUS ET DU RECTUM). — Il y a intérêt à conserver la division proposée par Trélat. Nous distinguerons donc : 1° les rétrécissements; 2° les imperforations; 3° les absences; 4° les abouchements anormaux (v. planche).

1° **Rétrécissements.** — Ils siègent le plus souvent à l'union du canal anal et du rectum, c'est-à-dire à quelques centimètres au-dessus de l'anus. C'est d'ordinaire une bride transversale, en croissant, à concavité tournée vers la lumière rectale : rétrécissement en éperon de Tillaux. Plus rarement c'est un véritable diaphragme avec un orifice central. Enfin on a signalé des rétrécissements congénitaux cylindriques, s'étendant sur une certaine longueur.

Au-dessus du point rétréci le rectum est généralement dilaté.

2° **Imperforation.** — Elle est constituée par une membrane complète, interrompant la lumière du conduit intestinal, et dont l'épaisseur est variable : tantôt mince, laissant voir par transparence le méconium accumulé au-dessus, tantôt dense, fibreuse. Cette cloison siège en des points divers.

Elle peut siéger au niveau de l'orifice anal, lui-même (pl., fig. 1). Celui-ci est marqué par des plis radiaires, souvent moins nets qu'autour d'un anus normal, ou même par un simple bourrelet irrégulier.

Ou bien la cloison est plus haute; l'anus est bien conformé, mais le canal anal se termine à quelques centimètres en un cul-de-sac (pl., fig. 5).

5° **Absence.** — Dans ce cas, il ne s'agit plus d'une simple membrane, mais d'une interruption de plusieurs centimètres. Au niveau de cette interruption le conduit intestinal peut être représenté par un cordon fibreux net; d'autres fois ce cordon lui-même peut manquer.

Ici aussi l'absence peut porter sur la portion anale du conduit. Et extérieurement la peau ne présente aucune trace d'orifice anal, ou montre simplement une petite dépression, un bourrelet. Le cul-de-sac rectal reste à une certaine distance de la peau : entre les deux, on a discuté sur l'existence d'un sphincter; il semblait au moins exister dans certains cas où l'anus, créé chirurgicalement en bonne place, s'est montré continent.

Lorsque l'absence porte sur le rectum proprement dit, orifice et canal anal sont normaux. La portion absente du rectum est de longueur variable, le cul-de-sac intestinal s'arrêtant parfois à la symphyse sacro-iliaque gauche. Cette absence peut même s'étendre à une portion plus élevée du gros intestin et même du grêle.

Enfin il peut y avoir simultanément absence du canal anal et du rectum (pl., fig. 2).

Dans les malformations graves, le bassin est généralement déformé, par défaut de développement de son segment inférieur, et rapprochement des ischions.

4° **Abouchements anormaux.** — Ils existent rarement seuls et sont presque toujours associés à une des malformations précédentes. Ils ont été divisés par Stieda en deux groupes :

Les *abouchements externes* où le trajet fistuleux parti du rectum vient s'ouvrir à la peau, en un point autre que l'anus normal : périnée, scrotum, face inférieure du pénis;

Les *abouchements internes*, qui seraient seuls dus à la persistance d'une disposition normale de la période embryonnaire. Le rectum s'ouvre dans ce cas, soit par un simple orifice, soit par un trajet plus ou moins long et tortueux dans la vessie ou l'urètre chez l'homme (pl., fig. 4), le vagin ou la vulve chez la femme.

Pathogénie. — Les malformations anorectales sont expliquées par l'étude du développement. Primitivement il existe une cavité commune ou cloaque interne, où débouchent : l'allantoïde, recevant les conduits génitaux de Wolff ou de Müller (sinus uro-génital), l'intestin, un cul-de-sac de celui-ci destiné à disparaître (intestin caudal). Ce cloaque est séparé de l'extérieur par une membrane dite anale, qui s'épaissit et prend le nom de bouchon cloacal. Extérieurement ce bouchon est situé au fond d'une dépression ou cloaque externe, qui a été constituée par le soulèvement de bourrelets cutanés.

Bientôt le cloaque interne se divise par la jonction sur la ligne médiane de deux replis latéraux, dits de Ratke; la soudure de ces deux replis débute par leur partie supérieure. La portion du cloaque postérieure aux replis

ANUS (MALFORMATIONS)

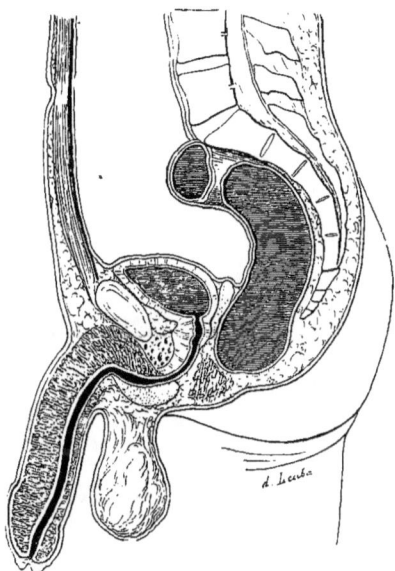

Fig. 1.
Imperforation anale.

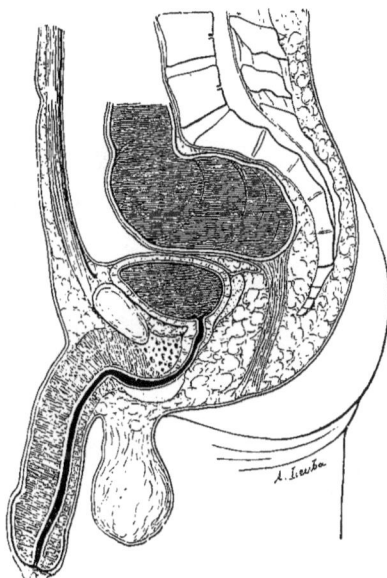

Fig. 2. — Absence du canal anal et d'une
partie du rectum.

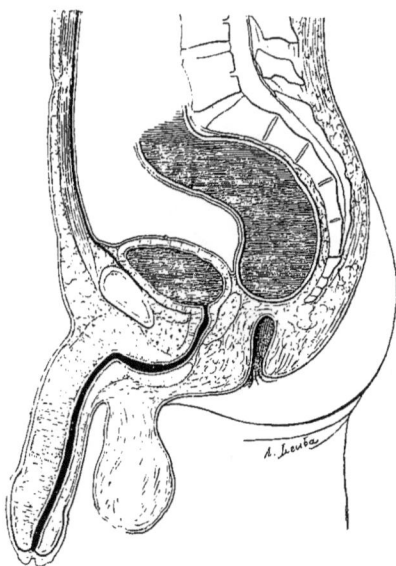

Fig 3. — Imperforation ano-rectale avec persistance du canal anal.

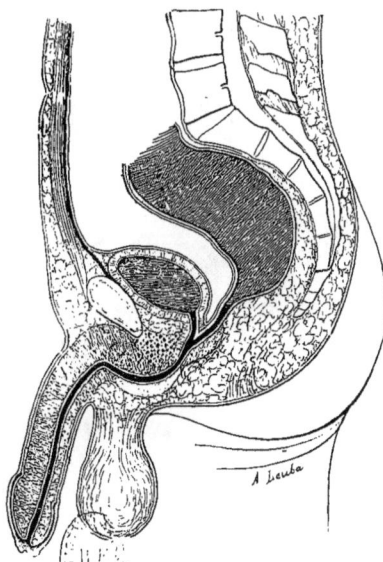

Fig. 4. — Absence du canal anal avec abouchement du rectum dans l'urètre.

sera le rectum; l'absence de soudure des deux replis en un point permettra l'abouchement anormal du rectum avec les organes formés par la partie antérieure du cloaque interne : vessie, urètre, utérus, vagin.

Le cloaque externe se divise aussi par fusion sur la ligne médiane des bourrelets latéraux qui le limitent. Sa portion postérieure formera le canal anal, qui se développe donc indépendamment du rectum proprement dit : on conçoit ainsi que l'absence de l'un ne coïncide pas toujours avec l'absence de l'autre.

Enfin canal anal et canal rectal seront mis en communication par la désagrégation du bouchon cloacal et sa disparition. La persistance de ce bouchon donne l'imperforation, sa disparition incomplète constitue le rétrécissement.

L'absence de l'anus et du rectum s'explique, soit par un arrêt de développement, le conduit restant à l'état d'un simple fil épithélial, qui passe inaperçu au milieu du tissu fibreux; soit même par une extension du processus d'atrophie, qui frappe normalement chez les vertébrés supérieurs l'intestin caudal.

Symptômes. — Les symptômes fonctionnels résultent essentiellement de l'obstacle apporté au cours des matières. On peut donc distinguer deux cas, suivant que la communication avec l'extérieur est complètement supprimée ou seulement anormale.

1º **L'intestin ne communique pas avec l'extérieur.** — Dans ce cas, le tableau clinique de l'occlusion aiguë se montre rapidement. Le nouveau-né n'évacue pas son méconium. Quelques heures après la naissance il crie, s'agite, refuse de prendre le sein. Bientôt surviennent des vomissements d'abord constitués par les liquides avalés, puis bilieux, puis teintés en vert par le méconium. — Le ventre se ballonne, les anses intestinales se dessinent sous la paroi. L'état général s'altère rapidement : traits tirés, pouls petit, rapide, dyspnée, hypothermie, cyanose; la mort survient en 2 à 6 jours.

L'examen de la région périnéale montre parfois un anus normal : mais le toucher rectal, pratiqué avec le petit doigt enduit de vaseline, permet d'arriver sur une cloison. Ou bien on constate directement au niveau de l'anus une cloison peu épaisse. D'autres fois, l'anus n'existe pas, mais le périnée bombe au moment des cris et des efforts, indiquant que l'ampoule rectale n'est pas éloignée. Enfin, dans des cas plus rares, ce soulèvement n'existe même pas, le périnée est peu développé, parfois rétracté, le coccyx atrophié, les ischions rapprochés : il est probable que le rectum est absent sur une certaine longueur. On a proposé d'explorer avec une sonde la vessie ou le vagin, pour sentir si l'ampoule rectale est interposée entre le bec de la sonde et le sacrum : mais c'est une méthode peu précise.

2º **L'intestin communique avec l'extérieur d'une manière anormale.** — Dans ce cas, les symptômes d'occlusion sont moins immédiats; ils sont généralement absents tant que les matières restent liquides. Ils seront d'autant plus précoces et à marche d'autant plus aiguë, que l'orifice de communication avec l'extérieur sera moins large.

Dans le cas de *fistule interne*, les matières sont évacuées par un viscère voisin. L'anus n'existe pas, ou, s'il existe, ne leur livre pas passage.

L'abouchement dans le vagin peut être compatible avec la vie, et on connaît le cas de la Juive centenaire de Morgagni, qui présentait cette malformation.

L'abouchement dans les voies urinaires est beaucoup plus grave, car il se complique rapidement d'infection : cystite, urétéro-pyélo-néphrite. Il se traduit par la coloration foncée des urines; portant sur la totalité de la miction, dans l'ouverture vésicale, sur les premières gouttes seulement dans le cas de fistule urétrale.

Dans les *fistules externes*, on voit sourdre des matières au niveau d'un orifice distant de l'emplacement normal de l'anus. Dans ce cas, comme dans le précédent, l'orifice étant généralement insuffisant, des accidents d'occlusion subaiguë emporteront le malade dans le courant des premières semaines.

S'il y a simplement un *rétrécissement congénital*, il ne se révèle souvent qu'à l'âge adulte ou même plus tard; à ce moment la valvule devenant moins souple, les muscles moins puissants, on voit survenir de la constipation, puis des accidents d'occlusion chronique. Les matières seraient, d'après Tillaux, de forme prismatique triangulaire. — Des complications infectieuses surviennent souvent, qui consistent en phénomènes de rectite, ulcération au-dessus des rétrécissements, abcès périanorectaux, et fistules consécutives.

— Le doigt introduit dans le rectum apprécie le siège, la forme et le degré de l'obstacle; s'il y a eu des phénomènes inflammatoires, la valvule a perdu sa souplesse et sa mobilité, est devenue dense, fibreuse, résistante.

Le prolapsus a été cité comme complication mécanique des efforts répétés, nécessités par le rétrécissement.

Diagnostic. — Il convient d'examiner de parti pris les orifices naturels chez tout nouveau-né. A un âge plus avancé le rétrécissement inflammatoire diffère du rétrécissement congénital par son étendue en surface, ses parois épaisses, irrégulières.

Traitement. — Il faut considérer plusieurs cas.

1° **L'intestin ne communique pas avec l'extérieur.** — On est en réalité en présence d'une occlusion intestinale. Il faut intervenir d'urgence, le premier jour après la naissance.

La *ponction* est une méthode insuffisante et dangereuse, car le trocart peut perforer et infecter le péritoine.

L'*incision* n'est de mise que s'il s'agit d'une membrane mince, à travers laquelle on aperçoit le méconium. Elle sera cruciale et les lambeaux seront excisés. Ultérieurement l'enfant sera surveillé, et le trajet dilaté de temps en temps avec le doigt pour éviter le rétrécissement consécutif.

Dans tous les autres cas, la *proctoplastie* ou opération d'Amussat, c'est-à-dire la création d'un anus en bonne place, devra être pratiquée. Que l'anus existe ou qu'il n'existe pas, on fera une incision antéro-postérieure sur la ligne médiane du périnée. On traverse les tissus en restant au contact du sacrum, afin d'éviter en avant la vessie; on peut d'ailleurs, pour la mieux reconnaître, placer une sonde dans celle-ci. Le coccyx sera réséqué s'il est nécessaire. Deux cas peuvent se présenter :

On arrive sur l'ampoule avant d'atteindre le péritoine. On la reconnaît à sa tension, au moment des efforts, si l'anesthésie n'est pas parfaite, à la coloration brunâtre du méconium vu par transparence. On la libère avec prudence des adhérences voisines, et on cherche à l'abaisser jusqu'à la peau. On la fixe par des points non perforants. Puis elle est incisée et on fait une suture soignée de la muqueuse à la peau sur tout le pourtour de l'orifice créé.

On peut arriver sur le cul-de-sac péritonéal, avant d'avoir trouvé l'ampoule qui est trop haut située. Dans ce cas on peut inciser le péritoine et chercher l'ampoule dans la cavité péritonéale, au devant de la symphyse sacro-iliaque ; on pourra parfois réussir à l'abaisser, tout en évitant de l'ouvrir. — Cependant, dans la majorité des cas, il est préférable de pratiquer une laparotomie dans la fosse iliaque gauche ; l'ampoule est repérée, décollée, abaissée dans la plaie périnéale où elle est fixée. Si l'abaissement est difficile ou si les manœuvres ont été déjà de trop longue durée, il vaut mieux pratiquer un anus iliaque temporaire, suivant la méthode ordinaire ; il faut avoir soin alors de le placer assez haut sur le côlon, afin de n'être pas gêné, pour pratiquer un abaissement ultérieur de l'ampoule rectale quand le sujet sera plus résistant.

La colotomie sera pratiquée d'emblée, quand on ne verra l'enfant qu'à une période tardive avec un état général grave. Il y a intérêt en effet à réduire au minimum la durée de l'intervention. Plus tard, le rectum sera recherché par le périnée, et on pourra s'aider alors, pour le reconnaître, de l'introduction par l'anus iliaque d'une sonde venant déprimer le fond de l'ampoule rectale.

2° **Il y a abouchement anormal.** — Dans ce cas l'urgence est moins considérable. Si l'orifice est assez large, on peut attendre les premiers mois ou même la première année avant de pratiquer l'intervention. Une exception doit être faite pour l'abouchement dans les voies urinaires, qui doit être opéré rapidement, en raison de l'infection probable.

L'opération consistera dans la transplantation de l'anus (Kirmisson) ; le périnée sera incisé sur la ligne médiane, et l'ampoule rectale recherchée comme dans le cas d'imperforation. Cette manœuvre est plus aisée, quand on peut introduire une sonde par l'orifice anormal. L'ampoule est décollée des tissus voisins, et en dernier lieu le trajet fistuleux est sectionné. L'orifice de section est élargi et ce sont ses bords que l'on vient fixer à la peau dans la région de l'anus normal.

Lorsque l'abouchement siège haut sur l'utérus ou la vessie, il sera souvent nécessaire de combiner la laparotomie à l'incision périnéale.

3° **Il y a seulement rétrécissement.** — C'est en général à l'adolescence ou à l'âge adulte que l'on a l'occasion d'intervenir. Dans le cas de rétrécissement valvulaire, en croissant, on l'incisera verticalement et on fera une suture transversale des deux lèvres de la plaie. Si le rétrécissement est annulaire, on fera la même opération en deux ou trois points ; ou encore on excisera complètement le diaphragme, mais la suture devra alors être très soignée pour éviter le rétrécissement cicatriciel.

HERBET et GUIMBELLOT.

ANUS (SYPHILIS ANO RECTALE). — On peut observer dans la région des accidents à toutes les périodes de la syphilis.

1° **Accident primitif.** — Le chancre siège presque exclusivement au niveau de l'anus. L'inoculation se fait le plus souvent par des rapports contre nature, et l'on conçoit pourquoi le chancre, presque exceptionnel chez l'homme, est moins rare chez la femme.

Quand il siège dans la région marginale, il a les caractères d'un chancre cutané : ulcération peu profonde, à bords épaissis, à fond rouge lisse recouvert d'une croûte et reposant sur une base indurée. Il peut acquérir des dimensions considérables et ressembler à une ulcération cancéreuse ; l'erreur, si l'on n'y prenait garde, serait d'autant plus facile qu'il existe, dans la région inguinale, parfois des deux côtés, quelques ganglions indurés.

Le chancre intra-anal se cache entre les plis radiés; il a la forme d'une ulcération fissuraire, peu profonde, à bords bien taillés, à base indurée. S'il siège sur un bourrelet hémorroïdaire, il peut acquérir un développement considérable.

Le chancre peut se trouver siéger dans la région intermédiaire à la peau et à la muqueuse. Sa partie externe est alors composée de deux segments adossés, qui, lorsqu'on dilate l'anus, s'écartent comme les deux feuillets d'un livre entr'ouvert. C'est le chancre en feuillet de livre de Fournier.

A part les cas où il est intra-anal, le chancre est peu douloureux ; souvent même il passe inaperçu. La cicatrisation se fait en trois ou quatre semaines ; l'adénopathie diminue ensuite, mais plus lentement. Bien rarement le chancre s'enflamme, mais lorsque le pus chancrelleux l'infecte, il s'étend rapidement et prend des allures phagédéniques. C'est le chancre mixte.

C'est exceptionnellement qu'on découvre l'existence d'un chancre du rectum; parfois il arrive qu'à l'occasion d'écoulements muco-purulents, on pratique le toucher rectal qui révèle la présence d'une ulcération suspecte faisant songer à la syphilis; mais c'est l'apparition de phénomènes secondaires qui fait faire le diagnostic.

Le traitement consiste en soins de propreté, lavages à l'eau bouillie et applications de poudres absorbantes (calomel, oxyde de zinc). Rarement il est indiqué de cautériser au nitrate d'argent.

2° **Accidents secondaires.** — Les plaques muqueuses sont plus communes à l'anus que dans toute autre région chez l'homme. Chez la femme, elles se montrent après les plaques vulvaires. Ce sont des ulcérations superficielles irrégulières, se correspondant souvent d'un côté à l'autre; elles sont recouvertes d'un enduit jaunâtre et laissent suinter un liquide d'odeur infecte, pénétrante, très caractéristique. Elles peuvent siéger au niveau des plis radiés et prendre le caractère fissuraire; elles existent également dans le rectum, mais elles passent alors inaperçues.

Il faut se contenter d'un traitement simple, ne faire que des cautérisations très légères, car elles sont très douloureuses. Ordinairement, il suffit de pratiquer quelques lotions suivies d'applications de traumatol ou de dermatol ; elles disparaissent rapidement, mais leur évolution se fait fréquemment en plusieurs poussées successives. Ajoutons qu'elles sont très contagieuses.

3° **Accidents tertiaires.** — A part le rétrécissement que nous étudierons plus loin, ces accidents sont rares. On cite quelques exemples de gommes de l'anus ou du rectum; mais ce qu'on a surtout observé, ce sont des ulcérations

anales ou rectales, à bords taillés à pic, plus ou moins décollés, à fond induré ;
et encore la nature syphilitique de ces lésions n'est-elle pas absolument
démontrée.

Le traitement spécifique est indiqué, mais il ne donne pas ici les résultats
qu'on en pourrait attendre.

4° **Syphilis héréditaire.** — Elle peut provoquer chez les tout jeunes enfants l'apparition d'un érythème cuivré avec fissures sèches, pouvant se transformer en ulcérations superficielles, à bords taillés à l'emporte-pièce, à fond
rouge saumon ou gris jaunâtre. Elles coïncident d'ordinaire avec d'autres
manifestations de la syphilis.   *HERBET.*

ANUS (TUBERCULOSE ANO-RECTALE). — 1° **Lupus de l'anus.** — Sous ce
nom on a décrit récemment des lésions caractérisées par des ulcérations
irrégulières serpigineuses à bords minces, à fond granuleux, atone. Ces
ulcérations peuvent guérir laissant à leur place des cicatrices blanchâtres et
déprimées.

Tantôt le lupus envahit les organes génitaux et la région ano-rectale, tantôt il est limité à l'anus et se développe en particulier autour de l'orifice
d'une fistule.

Le traitement par la cautérisation ignée donne de bons résultats : peut-
être la radiographie donnerait-elle ici des succès comme elle en donne pour
le lupus de la face.

2° **Ulcérations tuberculeuses.** — Chez les sujets tuberculeux, en particulier chez les hommes, on rencontre parfois des ulcérations présentant les
caractères suivants : situées à l'entrée du canal anal, elles ont une partie
extérieure s'étendant plus ou moins vers la fesse tandis que la partie supérieure se perd dans le canal anal. Les bords irrégulièrement découpés sont
amincis et décollés en certains points, épaissis et nettement limités par un
liséré rosé en d'autres. Le fond est grisâtre, atone, formé de bourgeons mol-
lasses, peu vasculaires, parsemés de petits points jaunâtres. A la périphérie,
la peau pigmentée, noirâtre, présente souvent des nodules tuberculeux ou
de légères ulcérations superficielles qui finiront par se confondre un jour
avec l'ulcération principale. Le toucher rectal permet de suivre dans le canal anal les bords de l'ulcération et de se rendre compte que la base n'est
pas indurée et que la muqueuse voisine est souple. C'est un caractère
important qui différencie la tuberculose de la syphilis et du cancer. L'examen au spéculum permet de bien apprécier les caractères des ulcérations
rectales.

L'adénopathie, quand elle existe, est peu volumineuse et souvent bilatérale.

Dans la forme verruqueuse on trouve au niveau de l'anus une plaque plus
ou moins étendue à bords festonnés et dont le fond est en partie recouvert
de croûtes. Ces croûtes tombées, on voit apparaître une série de petits mamelons rougeâtres, assez fermes, à peu près tous de même hauteur et séparés par des sillons ulcérés d'où la pression fait sourdre un peu de pus. La
base est indurée, mais sans avoir la consistance spéciale que présente le
cancer.

Ces ulcérations sont peu douloureuses, sauf au moment de la défécation ; parfois pourtant elles peuvent prendre le caractère fissuraire.

Elles s'accompagnent de suintement, de démangeaisons et, quand elles sont circulaires, elles peuvent amener l'incontinence. Si on les abandonne à elles-mêmes, elles ont une évolution progressive.

Traitement.—Le traitement de choix d'une ulcération tuberculeuse anale, lorsqu'elle n'est pas trop considérable, est certainement l'excision suivie de réunion par première intention ; si les lésions sont multiples ou très étendues, si l'état général est mauvais, on aura recours aux cautérisations, aux grattages qui parfois suffisent à amener la cicatrisation, à condition, bien entendu, qu'on ne néglige pas de traiter parallèlement l'état général.

PIQUAND.

ANUS (VÉGÉTATIONS). — Les végétations, ici comme dans les régions génitales, sont des papillomes, ou tumeurs bénignes développées aux dépens des papilles du derme et siégeant au pourtour de l'anus.

Étiologie. — On a accusé longtemps la syphilis et la blennorragie de leur donner naissance. On sait aujourd'hui, par les inoculations négatives, qu'il n'en est rien. Cependant la blennorragie joue un rôle comme toute autre cause d'irritation banale. Les écoulements dus à la rectite ou, chez la femme, à la métrite ou la vaginite viennent enflammer la région anale et favoriser la production des végétations. La pédérastie aurait le même rôle.

Les végétations se rencontrent plus souvent chez la femme que chez l'homme, en raison des écoulements vaginaux venant souiller l'anus. Pendant la grossesse, il arrive souvent que les végétations s'accroissent rapidement et sont rebelles à tout traitement ; puis, après l'accouchement, elles disparaissent spontanément.

Diday, ayant remarqué leur coïncidence avec les verrues des mains, qui sont également des papillomes, a pensé qu'il y avait contagiosité, et certaines observations sembleraient le prouver.

Ce sont des tumeurs constituées par du tissu conjonctif, contenant des vaisseaux assez développés, avec des anses faisant communiquer les artères et les veines. La surface de la tumeur est recouverte d'un épithélium malpighien.

Symptômes. — 1° **Physiques.** — Ces tumeurs se présentent sous la forme de petites masses pédiculées, du volume d'un grain de mil à un petit pois, de coloration rosée. Au début, ou plus tard à distance de la masse principale, chaque tumeur se développe librement et prend un aspect ramifié, en chou-fleur. Mais bientôt les végétations, en raison de leur nombre, sont pressées les unes contre les autres et prennent, de ce fait, une forme irrégulière.

Les végétations entourent ainsi l'anus sur une zone de 2 à 5 centimètres, et il faut parfois chercher l'orifice anal pour le voir au milieu d'elles. Elles peuvent se propager du côté des grandes lèvres, sur tout le pourtour de l'orifice vulvaire ; par contre, on en voit rarement dans le canal anal.

2° **Signes fonctionnels.** — Les végétations ne causent au début qu'une sensation de gêne et quelques démangeaisons. Plus tard, elles s'enflamment, deviennent douloureuses et sont le siège d'un écoulement fétide. La peau qui sépare les pédicules est ulcérée, donnant lieu à tout le cortège douloureux des fissures anales. La marche, le contact des vêtements deviennent insupportables.

Évolution. — Les papillomes tendent à s'étendre de plus en plus. Leur ablation est souvent suivie d'une repullulation dans la même région. Cependant, il n'est pas rare de voir des végétations disparaître spontanément et complètement.

Diagnostic. — Est extrêmement facile. Cependant, on a confondu assez souvent la masse bourgeonnante et suintante des végétations avec un *cancer*. Mais, en écartant les végétations les unes des autres, on arrive toujours à voir des intervalles de peau saine.

La *tuberculose verruqueuse* de l'anus est rare ; c'est une plaque à bords festonnés dont le fond présente une série de petits mamelons rougeâtres.

Les *condylomes* sont moins nombreux, isolés et leur extrémité libre renflée en massue.

Traitement. — Deux procédés sont en présence :

1° Les *cautérisations* pratiquées soit au thermocautère, soit par des attouchements avec l'acide phénique pur, l'acide chromique au 1/5, etc.

2° L'*abblation chirurgicale* est préférable. Elle sera faite sous anesthésie locale, à la novocaïne, par exemple, l'aiguille ayant été enfoncée à la limite de la zone envahie, et le liquide ayant bien pénétré le derme de toute cette zone. On sectionne aux ciseaux la base des végétations et on complète l'ablation à la curette. On est alors en présence, non d'une vaste plaie, mais d'une série de points saignants, correspondant chacun au pédicule d'une tumeur. L'hémorragie s'arrête rapidement par la compression et au besoin par le thermocautère.

La région devra être surveillée ultérieurement pour cautériser ou enlever toute nouvelle végétation.   *HERBET et GUIMBELLOT.*

ANXIÉTÉ. — L'anxiété est un trouble psychique qui se traduit par un sentiment d'insécurité indéfinissable. L'*anxiété, phénomène cortical*, ne doit pas être confondue avec l'*angoisse* (v. c. m.), *trouble physique d'origine bulbaire*, caractérisé par une sensation de constriction thoracique et d'étouffement. « Quant au mot anxiété, il s'applique évidemment, moins à la sensation physique de constriction thoracique ou d'étouffement qu'à l'état mental qui accompagne cette sensation. Il traduit le trouble, l'inquiétude, a terreur qu'inspirent les conséquences immédiates de cette oppression : c'est l'appréhension subite de l'asphyxie ou de la syncope ; c'est la claire vision du danger suprême ; c'est la méditation de·la mort, suivant la formule tragique » (Brissaud).

Ces deux phénomènes peuvent exister séparément ; mais généralement une angoisse un peu forte ne va pas sans un certain degré d'anxiété et inversement : aussi les trouvera-t-on dans les mêmes maladies (V. ANGOISSE). Le sentiment de la mort imminente qui accompagne la crise d'angine de poitrine peut être donné comme le type de l'anxiété.

Elle joue un rôle particulièrement important dans la symptomatologie des états morbides à base émotive (V. MÉLANCOLIE, OBSESSION, ANGOISSE, ANXIÉTÉ PAROXYSTIQUE). Tantôt elle se présente comme un état vague, mais permanent, entrecoupé de paroxysmes ; le malade a peur de tout et de rien et semble dans l'attente continuelle d'un malheur (attente anxieuse, panophobie) ; tantôt elle survient par crises, provoquées par une sensation ou un souvenir, par une crainte ou par la lutte contre une idée obsédante ou une impulsion. La pathogénie de ces états anxieux est parfois difficile à déterminer ; les troubles de la cénesthésie paraissent souvent jouer un rôle important dans leur production (V. ANESTHÉSIE).

L'anxiété peut être la cause d'impulsions soudaines, ayant presque les caractères d'actes réflexes, comme les raptus mélancoliques. Ces décharges motrices sont suivies d'un sentiment de détente. Le sujet, tout en ayant conscience de l'acte accompli (ce qui le différencie du comitial) est le premier surpris de ce subit déchaînement de violence.

Le pronostic et le traitement varient avec l'affection causale. D'une façon générale, à côté des cas dans lesquels toute thérapeutique reste sans effet, il en est nombre d'autres où une psychothérapie appropriée à l'état mental du malade, s'ajoutant à l'action bienfaisante d'un traitement général habituellement nécessaire et de l'usage momentané de sédatifs et d'hypnotiques, est suivie d'une amélioration durable, parfois de guérison.

BRÉCY et BAUER.

ANXIÉTÉ PAROXYSTIQUE. — L'anxiété paroxystique est un syndrome caractérisé par de l'anxiété survenant par crises, le plus souvent par paroxysmes nocturnes. Le malade se réveille brusquement en proie à une agitation indéfinissable. Les crises deviennent de plus en plus fréquentes et la prédisposition à l'anxiété devient une disposition permanente (Brissaud).

Ce serait une névrose du pneumogastrique, dont les manifestations extérieures (symptômes d'angoisse, palpitations, dyspnée, etc.) feraient complètement défaut ou n'auraient existé qu'au début.

Il est fréquent de voir la mélancolie anxieuse commencer par des crises d'anxiété paroxystique (V. MÉLANCOLIE, OBSESSION). *BRÉCY.*

AORTE (ANÉVRISMES). — Le siège de prédilection des anévrismes de l'aorte se trouve sur la portion thoracique ascendante et sur la crosse ; plus rares sont les anévrismes de l'aorte descendante, thoracique ou abdominale.

Les poches anévrismales sont de volume et de forme variables ; elles sont petites dans les anévrismes *cupuliformes* ; elles ont l'apparence d'un sac suspendu au vaisseau dans les anévrismes *sacciformes*, où un point plus ou moins limité de la circonférence de l'artère a seul cédé, enfin elles sont cylindroïdes dans les anévrismes *fusiformes*, où la dilatation porte sur toute la circonférence de l'aorte.

La surface de la poche est tantôt lisse, tantôt bosselée, bridée par des aponévroses ou des organes voisins.

Dans l'intérieur de la poche existent le plus souvent des caillots, les uns rouges, mous (*caillots passifs* de Broca) ; les autres jaunâtres (*caillots actifs*).

Les premiers sont simplement du sang coagulé, les seconds sont formés de stratifications fibrineuses.

La paroi de la poche est formée par un tissu composé de cellules plates et de fibrilles ; les trois tuniques ont donc disparu ; mais l'anévrisme ne se forme vraiment que lorsque a cédé la tunique moyenne, la seule véritablement résistante.

Il existe cependant une variété, rare il est vrai, d'anévrisme de l'aorte dans laquelle les trois tuniques ne sont pas également modifiées ; cette variété constitue l'anévrisme *disséquant* ; ici le sang a pénétré par une déchirure de la tunique interne et fuse entre les lames de la tunique moyenne.

Au contact de l'anévrisme, les tissus et les organes voisins éprouvent des modifications importantes : les os (sternum, côtes, vertèbres, clavicule) présentent des lésions particulières, véritables foyers d'ostéite raréfiante, qui amènent la résorption du tissu osseux. D'autres fois, la poche anévrismale adhère aux organes voisins, les perfore et s'ouvre elle-même dans leurs cavités (plèvre, péricarde, œsophage, trachée). Quelquefois, enfin, la poche aortique communique avec une veine, donnant ainsi naissance à un anévrisme *artérioso-veineux*.

Les anévrismes de l'*aorte ascendante* font saillie en avant, usent le sternum, brisent la clavicule, compriment la veine cave supérieure ; ils s'ouvrent dans le péricarde, à l'extérieur, dans la plèvre gauche, plus rarement dans la veine cave, dans la trachée, dans les bronches.

Les anévrismes de la *crosse de l'aorte* se développent surtout en haut, compriment la trachée ; latéralement, ils englobent les pneumogastriques et le récurrent ; ils s'ouvrent dans les organes du médiastin, surtout dans la trachée, les bronches et l'œsophage.

Les anévrismes de la *portion descendante* de l'aorte thoracique compriment l'œsophage ; en arrière, ils détruisent les corps vertébraux, les racines rachidiennes ; ils s'ouvrent dans l'œsophage, dans les plèvres.

Les anévrismes de l'*aorte abdominale* détruisent, en arrière, le rachis et déplacent en avant les viscères abdominaux, dans lesquels ils s'ouvrent souvent.

Ces différentes variétés n'ont aucune tendance à la guérison ; toutes évoluent vers l'ouverture spontanée ; cependant, leurs parois peuvent s'incruster de sels calcaires, ce qui, jusqu'à un certain point, peut être dangereux, car l'incrustation n'est pas uniforme ; le mode de consolidation le plus à souhaiter est le dépôt dans l'intérieur du sac de couches solides et épaisses de fibrine. Quand la cavité est ainsi remplie, tout danger de rupture est écarté, seuls persistent les troubles dus à la compression,

Étiologie. — De tous les anévrismes, c'est l'anévrisme de l'aorte le moins rare. Il s'observe surtout chez l'homme âgé de cinquante à soixante ans, ce qui ne veut pas dire qu'il soit impossible de l'observer à un autre âge ou chez la femme. Il est probable que le métier joue un certain rôle dans la genèse de l'anévrisme aortique, et d'une façon générale on peut dire que les efforts multipliés, qui augmentent fréquemment la tension artérielle, sont nocifs.

Quant aux causes réelles, on les retrouve encore dans les infections. Toute la pathologie artérielle est d'ailleurs commandée par l'infection; dans le cas particulier de l'anévrisme de l'aorte, il est facile de comprendre qu'une localisation sur une partie de la paroi artérielle, détruisant la force de résistance des tuniques et particulièrement de la tunique moyenne, favorise la production de la dilatation anévrismale. C'est ainsi qu'agissent le *paludisme* et surtout la *syphilis*, qui représentent tous les deux les facteurs étiologiques principaux de l'anévrisme aortique. Le rôle des intoxications, exogènes ou endogènes, est plus problématique. L'alcoolisme, le saturnisme, la goutte, la vieillesse, qui produisent l'athérome, peuvent cependant, d'une façon détournée, aboutir à l'anévrisme.

Enfin les traumatismes, forçant la rupture de la tunique moyenne, ont une influence incontestable.

Symptômes. — Dans quelques cas très rares, l'anévrisme de l'aorte reste latent jusqu'à sa rupture. Le sujet meurt subitement, et l'autopsie révèle l'existence d'une poche anévrismale ouverte soit dans une séreuse, soit dans un organe du médiastin.

Symptômes fonctionnels. — Beaucoup plus souvent, l'anévrisme de l'aorte cause des symptômes fonctionnels qui attirent l'attention.

Par les compressions nerveuses qu'il détermine, il produit des *douleurs* multiples (névralgies intercostales, névralgies brachiales, angine de poitrine, névralgie diaphragmatique).

Les *troubles respiratoires* sont fréquents et tiennent à des causes différentes. Le *cornage*, ou inspiration rude, bruyante, accompagnée de dyspnée, est dû à la compression directe de la trachée ou d'une grosse bronche; dans ce dernier cas, l'auscultation fait percevoir une diminution de murmure vésiculaire dans le poumon correspondant. Des *accès de suffocation* résultent de *spasmes de la glotte* par irritation du récurrent. Enfin, le *hoquet* traduit la compression du nerf phrénique.

Les *troubles de la voix* sont fréquents; ils résultent soit de l'irritation, soit de la paralysie du nerf récurrent. Tantôt la voix est simplement rauque, tantôt elle a un caractère particulier, elle est *bitonale* (Jaccoud) par inégalité de tension de deux cordes vocales.

Les *troubles de la déglutition* résultent soit de compression directe, soit de lésions nerveuses; la *dysphagie* est observée dans les deux cas.

Ces troubles de la déglutition s'accompagnent quelquefois de sécrétion très abondante de salive par suite du réflexe œsophago-salivaire.

Enfin, la compression de filets du sympathique d'un côté détermine de l'inégalité pupillaire; mais une cause d'erreur est fournie par la possibilité de troubles pupillaires consistant en inégalité des pupilles et signe d'Argyll Robertson, dus à une syphilis nerveuse concomitante.

Signes physiques. — Ceux-ci sont en rapport avec le volume de la tumeur et son siège. Une poche anévrismale petite et profonde ne se révèle que par des troubles fonctionnels; au contraire une poche volumineuse et superficielle se dessine souvent à la vue par une voussure spéciale, se limite par la percussion et même se perçoit par la palpation. Suivant le mot de Stokes, on dirait qu'il y a deux cœurs dans la poitrine. La poche anévrismale est,

en effet, animée de *battements* : un battement simple, qui s'observe quelquefois, est dû à l'expansion de la poche par pénétration du sang ; un battement double est également fréquent, mais assez difficile à expliquer : à
l'expansion de la poche fait suite un second battement qui n'est peut-être
que la traduction d'une distension du sac en deux temps (François
Franck).

Le premier battement est, ou non, accompagné d'un frémissement vibratoire ou *thrill* perceptible à la palpation.

Par l'auscultation, on peut entendre au niveau de l'anévrisme deux sortes
de bruits : des *bruits normaux* et des *souffles* (Stokes).

Les *bruits normaux* sont des battements simples ou doubles ; le premier
battement correspond à la diastole du sac anévrismal, le deuxième, qui manque dans les anévrismes siégeant loin du cœur, n'est que la propagation du
claquement des valvules aortiques.

Chacun de ces deux battements peut être remplacé par un *souffle*, le premier est dû au passage du sang dans le sac, le second à une insuffisance
aortique concomitante.

Le volume du cœur est variable dans les différents cas observés ; tantôt il
fut trouvé hypertrophié, tantôt, et ceci semble plus fréquent, il parut conserver son volume normal.

La poche élastique, que représente un anévrisme, placée sur le trajet du
courant sanguin, *affaiblit le pouls* sur les artères qui naissent au-dessous
d'elle ; en même temps qu'elle *retarde* la pulsation. Ceci constitue un signe
excellent, permettant de localiser la dilatation anévrismale. Le pouls faible
et retardé existe dans toutes les artères quand l'anévrisme siège sur l'aorte
ascendante, dans la radiale gauche si l'anévrisme siège sur la crosse, dans
les crurales, s'il est situé sur l'aorte descendante, thoracique ou abdominale.

Évolution. — Quelquefois latent, l'anévrisme ne se manifeste que par
une hémorragie mortelle, interne ou externe.

Mais ce cas est rare, le plus souvent l'anévrisme a une marche lente, progressive, avec des phases d'amélioration puis de rechute. L'amélioration est
due au dépôt, dans la poche anévrismale, de stratifications abondantes de
fibrine ; elle peut être de durée assez longue et simuler la guérison. Les
rechutes apparaissent, soit après un effort, soit sans cause, quand les caillots fibrineux sont décollés de la paroi et perdent ainsi leur utilité.

La mort est en somme la terminaison habituelle.

Une complication quelconque peut la causer ; syncope, asphyxie par compression de la trachée et des bronches, ou par compression nerveuse : inanition par dysphagie. Enfin, des complications pulmonaires sont fréquentes,
et la tuberculose pulmonaire a été souvent notée ; elle semble favorisée
d'ailleurs par la compression, exercée dans certains cas, sur l'artère pulmonaire par le sac anévrismal.

Mais la véritable terminaison de l'anévrisme est la rupture : à l'extérieur,
par amincissement progressif de la peau, production d'une petite escarre,
chute de cette escarre et hémorragie foudroyante ; à l'intérieur, soit dans
une séreuse, soit dans un organe creux du médiastin. Dans ces derniers cas,

la mort est souvent subite; quelquefois cependant elle n'arrive qu'après quelques heures ou quelques jours d'angoisse; ainsi se fait-il dans certains cas d'ouverture péricardique ou pleurale.

Variétés. — Les différentes localisations de l'anévrisme constituent autant de variétés distinctes les unes des autres par quelques symptômes et par leur évolution.

1° Les *anévrismes de la portion ascendante et de la partie convexe de la crosse de l'aorte* se portent en avant et en haut vers le sternum et les côtes, qui disparaissent au contact de la tumeur par ostéite raréfiante. Il est en général facile de les limiter par la percussion et même de les sentir par la palpation. Ces anévrismes peuvent atteindre de grandes dimensions avant de compromettre la vie du malade ; si aucune complication ne précipite les accidents, la rupture se fait tardivement à l'extérieur.

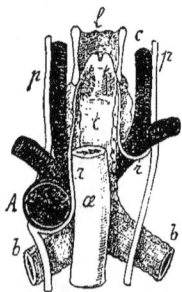

Fig. 104. — Anévrisme de l'aorte, type récurrent (Dieulafoy) : *a*, coupe de l'anévrisme de l'aorte ; *b*, bronches; *r*, nerf récurrent; *œ*, œsophage; *t*, trachée; *l*, larynx; *p*, nerf pneumogastrique; *c*, carotide primitive. (Dieulafoy, *Manuel de Pathologie interne.*)

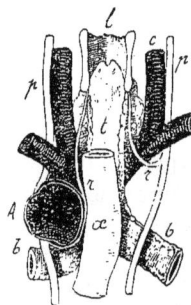

Fig. 105. — Nerfs récurrents. Vue postérieure (Dieulafoy) : *a*, crosse de l'aorte ; *œ*, œsophage ; *c*, carotide primitive ; *l*, larynx ; *t*, trachée; *b*, bronches; *p*, nerf pneumogastrique; *r*, nerfs récurrents dont l'un, le gauche, contourne la crosse de l'aorte pour remonter le long de l'œsophage et de la trachée vers le larynx, et dont l'autre contourne de même à droite le tronc brachio-céphalique. (Dieulafoy. *Manuel de Pathologie interne.*)

2° Les *anévrismes de la concavité de la crosse aortique* acquièrent par leurs rapports une gravité plus grande. Dieulafoy les a spécialement étudiés sous la désignation d'*anévrisme à type récurrent* (fig. 104, 105).

Cet anévrisme a des symptômes propres : « la dysphagie douloureuse, les accès d'*œsophagisme* (spasmes de l'œsophage), les accès de *suffocation*, de *strangulation* (spasmes de la glotte), les troubles de la *voix* (défaut de synergie des cordes vocales), les accès de *douleurs précordiales*, sont autant de symptômes qui, par leur apparition combinée, successive ou isolée, permettent d'affirmer le *diagnostic topographique* de cet *anévrisme aortique, type récurrent*. Ces symptômes sont dus, presque tous du moins, *au voisinage de l'anse du nerf récurrent gauche*, qui sert de guide, par les troubles qu'il occasionne » (Dieulafoy).

Au point de vue du *pronostic*, ces anévrismes à type récurrent sont redoutables, même lorsqu'ils sont de petites dimensions, parce que ce sont eux qui perforent les conduits aériens, trachée ou bronches, avec hémorragies mortelles.

3° Les *anévrismes de la portion descendante de l'aorte thoracique* sont ceux qui restent le plus souvent latents ; ils ne se manifestent que par des douleurs attribuées à de simples névralgies, à du rhumatisme, etc. Huchard pense que l'on peut soupçonner la présence d'un anévrisme comprimant les racines rachidiennes en s'appuyant sur l'opiniâtreté et la longue durée des accidents douloureux, sur leur fixité et surtout sur la possibilité de leur diminution ou de leur exagération par certains changements d'attitude des malades. Quant au diagnostic exact, il ne peut être fait que par la radioscopie ou la radiographie. Ces anévrismes ont une durée très longue, et n'ont que peu de tendance à la rupture.

4° Les *anévrismes de l'aorte abdominale* déterminent des douleurs lombaires, avec irradiations dans les cuisses, les jambes, le testicule, douleurs qui simulent les névralgies diverses. Dans cette variété, la tumeur est en général assez facile à constater, elle est animée de battements expansifs, qu'il ne faut pas confondre avec les battements simples, épigastriques, des neurasthéniques.

Diagnostic. — Reconnaître un anévrisme de l'aorte au début est pour ainsi dire impossible. On est toujours tenté, et avec juste raison d'ailleurs, de rechercher la cause des phénomènes douloureux, ressentis par le malade, dans de simples névralgies, beaucoup plus fréquentes que l'anévrisme. Ce n'est que la persistance de ces phénomènes douloureux qui peut éveiller la crainte d'une compression nerveuse permanente. Dès lors, il faut rechercher les signes de compression sur les autres organes : sur les veines, sur la trachée ou les bronches, sur l'œsophage. Une tumeur du médiastin étant ainsi reconnue, il reste à en préciser la nature ; ceci ne peut être fait que par la constatation des signes cardio-vasculaires énoncés : signes physiques indiquant la présence d'une poche pulsatile située sur le long de l'aorte ; signes à distance sur le système artériel, c'est-à-dire retard et affaiblissement de la pulsation artérielle.

Mais il ne faut pas attendre la complète apparition de tous ces symptômes, et, dès que l'attention est éveillée, il est nécessaire de vérifier le diagnostic par un moyen physique, de date encore récente, mais d'une infaillibilité absolue, c'est-à-dire par la radioscopie, puis par la radiographie. De cette façon, on peut reconnaître le début d'un anévrisme de l'aorte, porter immédiatement le pronostic et parer aux premières indications thérapeutiques.

Traitement. — L'anévrisme de l'aorte s'accroît presque fatalement ; mais par le refoulement et la condensation des parties environnantes, les parois du sac se consolident ; de plus, des caillots fibrineux se déposent contre la face interne de ses parois et des stratifications toujours plus nombreuses les protègent.

Favoriser ces deux processus, tel est le but que tend à atteindre tout effort thérapeutique.

En diminuant l'activité de la circulation générale et, par conséquent, celle de l'anévrisme, on diminue par cela même la tension dans l'intérieur du sac ; le refoulement des parois est moins rapide, la condensation des parties environnantes a le temps de s'organiser. Ainsi se trouve remplie la première indication.

La seconde se rapporte à la modification de la plasticité du sang, à l'augmentation relative de la quantité de fibrine qui favorise la formation des
caillots actifs.

Pour obtenir ces résultats cherchés, il faut modifier l'hygiène du malade,
donner des médicaments qui agissent sur la circulation générale, sur les
parois artérielles, sur la composition chimique du sang; enfin, si possible,
agir directement sur le sac anévrismal.

Hygiène du malade atteint d'anévrisme aortique. — Jadis, diète, saignées répétées, repos absolu, constituaient les trois moyens qui, sous le nom
de méthode de Valsalva, avaient été préconisés. On obtenait ainsi très certainement une diminution de la tension artérielle, mais on exposait le malade
à des syncopes. Il est plus rationnel de maintenir la tension assez basse, par
le repos d'abord, puis par un régime, non pas exclusivement lacté, mais
lacté mitigé; deux litres de lait, légumes, fruits et surtout raisin, peu ou
pas de viande. Le thé, le café, les liqueurs, les bières fortes, le tabac, sont
naturellement défendus. Ce régime diminue l'introduction dans l'organisme
de toxines alimentaires qui sont éminemment vaso-constrictives (Huchard),
il favorise la diurèse, diminue la tension artérielle, modère l'activité du
cœur et agit ainsi favorablement sur la paroi anévrismale; de plus, il a
l'avantage de ne pas affaiblir considérablement les malades.

Traitement médicamenteux. — Plusieurs médicaments ont été successivement prônés. Ils sont pour le moins inutiles.

Seuls, quelques-uns ont fait leurs preuves. La *trinitrine* abaisse rapidement la tension et permet d'agir à une médication plus lente, mais plus
sûre : la *médication iodurée*. L'*iodure de potassium* est le médicament le plus
employé. Sans partager la confiance de Duroziez, que disait que l'iodure
est pour les anévrismes ce que la digitale est au cœur, il est permis de dire
que ce médicament est le seul qui ait donné de bons résultats. L'iodure
paraît augmenter la résistance des parois du sac en influant sur sa vitalité
et sur sa rétractilité : il dilate de plus les artérioles périphériques et abaisse
ainsi la tension intra-aortique.

L'iodure de potassium doit être employé à des doses variant de 50 centigr.
à 5 ou 6 gr. par jour; en général, les faibles doses suffisent, mais à la condition d'être prises avec persévérance pendant plusieurs mois.

Si l'iodure de potassium donne des accidents d'iodisme, on peut essayer
les médicaments plus récents à base d'iode en combinaisons organiques.
Enfin, si la syphilis est nettement en cause, l'iodure de potassium doit être
donné à hautes doses, associé à différentes préparations mercurielles.

Plus récemment, en 1897, Lancereaux et Paulesco préconisèrent une
méthode nouvelle, basée sur la propriété coagulante de la *gélatine*. La gélatine posséderait une action remarquable sur la coagulation du sang; injectée
sous la peau, elle favoriserait par conséquent le dépôt des stratifications
fibrineuses dans le sac anévrismal. S'appuyant sur ces données physiologiques, Lancereaux conseilla d'injecter une, ou plusieurs fois, à quelques
jours d'intervalle, 200 c. c. d'une solution de gélatine à 2 pour 100 dans du
sérum artificiel (solution de Nacl à 7 pour 1000). Cette injection sous-cutanée
doit être faite à la température de 37°, à peu près.

Dans quelques cas, on constata une diminution de volume de la tumeur, avec durcissement des parois. Ces phénomènes coïncidèrent avec une atténuation des troubles fonctionnels dus à la compression.

Mais, à côté de ces cas favorables, plusieurs insuccès furent enregistrés. Et même une complication inattendue surgit. La stérilisation de la gélatine est difficile à obtenir, car à une température trop élevée cette gélatine perd ses propriétés physiologiques; quelques injections sous-cutanées furent donc suivies de tétanos mortel. Gros risque pour obtenir des résultats problématiques! De plus Gley, en 1905, montra que la gélatine pure ne possède aucune propriété coagulante, que seule la gélatine du commerce tient cette propriété d'une quantité notable de chlorure de calcium qu'elle renferme (de 2 à 5 pour 100). Il est permis de se demander dès lors, s'il n'est pas plus rationnel d'abandonner les injections sous-cutanées de gélatine, procédé dangereux, pour administrer simplement par ingestion de 1 à 5 gr. de *chlorure de calcium?*

D'ailleurs il faut être très réservé sur l'application des traitements ayant pour effet de favoriser la production et l'organisation de coagulations fibrineuses à l'intérieur de la poche anévrismale. Une intéressante observation de Lamy montre qu'un volumineux anévrisme de la région ascendante de l'aorte chez un syphilitique mort de pneumonie fut guéri par l'oblitération progressive de la poche, sans qu'aucun autre traitement soit intervenu qu'un repos prolongé et l'administration d'iodure de potassium à petites doses (1 à 2 gr. par jour) par périodes de 15 à 20 jours avec des intervalles de un à deux mois. Le malade n'avait pas été soumis aux injections de sérum gélatiné, ni au traitement spécifique. Il suivait le régime alimentaire commun de l'hôpital.

Traitement local. — Les révulsifs cutanés furent employés : ils peuvent être dangereux quand l'anévrisme pointe vers l'extérieur. Des pratiques plus hardies furent entreprises : *injections coagulantes* dans le sac anévrismal; *introduction de l'anévrisme de fil de fer, de ressorts de montre* (méthodes de Moore, de Bacelli).

Enfin, diverses applications de l'électricité furent tentées : *galvanopuncture négative, monopuncture positive*, etc.

Tous ces essais thérapeutiques ont donné des résultats qui sont loin d'être encourageants. Ils sont, en somme, plus dangereux qu'utiles. Dans la majorité des cas, il faut donc se contenter, par un traitement palliatif simple, d'adoucir les souffrances du malade. Lutter contre les différents symptômes, sans s'attaquer directement à l'anévrisme, telle est la ligne de conduite, malheureusement unique encore, qui est à suivre.   *E. DE MASSARY.*

AORTIQUE (AFFECTIONS DE L'ORIFICE). — Placé entre le ventricule gauche et l'aorte qu'il fait communiquer, l'appareil valvulaire aortique n'est jamais lésé isolément, sauf dans les cas très rares de rupture d'une valve par effort ou par traumatisme. Presque toujours cet appareil n'est déformé que consécutivement à une inflammation de l'une ou l'autre séreuse dont le point de jonction est précisément sur lui-même; ces séreuses sont l'endocarde qui tapisse la cavité ventriculaire gauche et l'endartère qui revêt la face interne de l'aorte. De cette double source résultent des modifications valvulaires, macroscopiquement presque identiques, mais à qui la diversité d'origine et plus encore les lésions concomitantes impriment un cachet particulier. Le rétrécissement aortique et surtout l'insuffisance aortique se manifestent donc d'une façon tout autre suivant qu'ils sont d'origine endocarditique ou d'origine endartéritique ; il est vrai d'ajouter que ce sont surtout les conditions étiologiques, les signes fonctionnels et l'évolution qui diffèrent, tandis que les signes physiques restent à peu près les mêmes.

Les lésions d'origine endartéritique ont comme conditions étiologiques générales les infections parmi lesquelles il faut faire une place à part à la syphilis, les intoxications lentes telles que le tabagisme, le saturnisme, les auto-intoxications comme la goutte, la sénilité (V. Aortite, Artério-sclérose). Quant aux lésions d'origine endocarditique, si la plupart des infections peuvent également les créer, dans les cas aigus tout au moins, c'est surtout le rhumatisme articulaire franc qui en est la cause principale (V. Endocardite).

Enfin, les symptômes fonctionnels, la durée et l'évolution de ces modifications artérielles ou endocarditiques sont dissemblables par le fait seul qu'ils tiennent non à la lésion valvulaire elle-même, mais aux phénomènes connexes ayant leur siège soit dans l'aorte, soit dans le myocarde (V. Aortite et Endocardite).   *E. DE MASSARY.*

AORTIQUE (INSUFFISANCE). — Les lésions qui modifient les valvules sigmoïdes et empêchent leur fonctionnement normal sont multiples : tantôt ce sont des propagations d'une endocardite sous-jacente, aiguë ou chronique, ayant donné naissance soit à des bourgeonnements, des végétations sur la face ventriculaire des valves, à des ulcérations ou perforations des replis, soit à des épaississements, des indurations, des rétractions, des adhérences valvulaires ; tantôt les lésions ne sont que l'aboutissant d'une aortite sus-jacente, également aiguë ou chronique, et se présentent alors soit sous forme de proliférations bourgeonnantes, parties de l'endartère, soit plus souvent de plaques indurées athéromateuses avec incrustations calcaires. A côté de ces deux grandes variétés il faut en signaler une troisième, rare et peut-être même discutable : l'insuffisance aortique fonctionnelle par dilatation simple de l'anneau, sans lésion des valvules sigmoïdes.

Toutes ces variétés ont d'ailleurs pour conséquence commune l'occlusion incomplète de l'orifice aortique pendant la diastole avec reflux du sang de l'aorte dans le ventricule gauche ; ayant ainsi un surcroît de travail ce ventricule s'hypertrophie ; l'oreillette gauche fait bientôt de même, le cœur devient alors énorme, c'est un cœur de bœuf, suivant la comparaison classique.

Telles sont les caractéristiques anatomiques de l'insuffisance aortique proprement dite ; les autres lésions que l'on trouve fréquemment ne sont que des lésions connexes, accessoires pourrait-on dire ; dans certains cas ce sont les localisations autres de l'endocardite : déformations de l'orifice mitral, plaques scléreuses sur la paroi ventriculaire avec myocardite concomitante ; dans d'autres cas au contraire, plus fréquents, ce sont les différentes variétés de l'aortite.

Symptômes. — Artérielle ou cardiaque, l'insuffisance aortique se
constitue peu à peu; les progrès de la lésion se manifestent par des modifications de timbre du second bruit, mais, dès que la valvule est insuffisante,
dès que le reflux peut se faire, un souffle apparaît qui remplace le second
bruit. Ce n'est que dans l'insuffisance aortique, traumatique par rupture
valvulaire, que l'insuffisance est d'emblée constituée avec ses caractères
propres.

Les **signes physiques** de l'insuffisance aortique sont complexes; ils relèvent de l'*état du cœur* et des modifications de la *circulation artérielle périphérique*.

Le cœur est si volumineux que parfois il existe une voussure de la région
précordiale, la pointe bat dans le 6e et même dans le 7e espace intercostal,
très peu en dehors de la ligne mamelonnaire; la force de ce battement est
telle que le choc donne la sensation d'une boule se durcissant sous la main
(*choc en dôme* de Bard); la zone de matité du cœur est augmentée dans les
mêmes limites. Mais tout ceci n'indique qu'un phénomène accessoire :
l'hypertrophie ventriculaire; seule, l'auscultation permet de saisir le fait
capital, c'est-à-dire le reflux du sang dans le ventricule pendant la diastole,
par insuffisance valvulaire; ce reflux se traduit par un *souffle diastolique de
la base du cœur*; ce souffle débute brusquement, dans la diastole, puis
s'éteint progressivement pendant le grand silence; il est moelleux,
humé, aspiratif, d'une tonalité élevée; il siège dans le 3e espace intercostal
droit, le long du bord du sternum et se prolonge vers l'apophyse xiphoïde.
Tel est le signe caractéristique de l'insuffisance aortique; il est seul dans
l'insuffisance pure; il n'est associé à un souffle systolique de la base que
quand à l'insuffisance s'ajoute soit un rétrécissement aortique, soit simplement des rugosités valvulaires [V. AORTIQUE (RÉTRÉCISSEMENT)].

Mais il est bon d'ajouter un caractère qui trompe quelquefois : dans les
petites insuffisances, le souffle diastolique peut être inconstant et n'apparaître que lorsque la tension artérielle, très variable d'un moment à l'autre,
a acquis un certain degré. Ce fait n'est pas assez connu et la disparition
d'un souffle, que l'on croit devoir être constant puisqu'il est dû à une lésion
fixe, expose à des erreurs de diagnostic en faisant croire, à tort, à un souffle
extra-cardiaque.

Les signes artériels ont une importance au moins égale à celle des signes
cardiaques; ils dépendent, pour la plupart, de l'abaissement considérable
de la pression dans l'intervalle des pulsations et de sa brusque élévation au
moment de la diastole des artères; ces oscillations de pression se retrouvent
dans tout le système artériel : au cou, les ondulations dues au flux et au
reflux du sang dans les carotides donnent l'impression d'une sorte de *danse
des artères*: à la radiale le pouls est brusque, bondissant, dépressible, c'est
le pouls dit de Corrigan; le sphygmographe enregistre ces caractères par
une ligne ascensionnelle verticale très élevée traduisant la soudaineté et
l'énergie de l'expansion artérielle; puis un crochet et une chute brusque
indiquent le rapide abaissement de la tension; enfin, dans les artères de
moyen calibre, telles que les temporales, les collatérales des doigts, les
pédieuses, se retrouvent ces oscillations de pression; les capillaires même

n'en sont pas exempts, et l'on voit, sous les ongles, sur la peau du front préalablement rubéfiée, sur la luette, des alternatives de rougeur et de pâleur dues à la distension et au retrait de ces vaisseaux : ce phénomène est décrit sous le nom de *pouls capillaire*.

Bref, tout le système artériel traduit par ses oscillations les variations de pression auquel il est soumis.

Ce sont encore ces variations de pression qui rendent compte d'un phénomène étudié par Duroziez et décrit sous le nom de *double souffle intermittent crural*; il peut s'entendre partout mais plus facilement sur l'artère fémorale; il suffit de comprimer cette artère avec un stéthoscope pour entendre le souffle normal de la diastole artérielle, suivi immédiatement d'un deuxième souffle plus faible, plus doux.

Ces signes physiques sont à peu près les mêmes dans toutes les insuffisances aortiques, cardiaque ou artérielle; seuls les **signes fonctionnels** diffèrent totalement.

Dans l'insuffisance aortique par endocardite, les signes fonctionnels sont souvent nuls; la lésion constitue toute la maladie; c'est à peine si l'on note des palpitations faciles, de la pâleur de la face; si d'autres lésions, valvulaires ou myocardiques, n'étaient fréquemment associées, cette variété d'insuffisance aortique serait très longtemps tolérée; mais ces associations assombrissent le pronostic et hâtent la marche des accidents vers l'asystolie.

Beaucoup plus riche au contraire est la symptomatologie de l'insuffisance aortique artérielle. Elle débute tardivement, le plus souvent chez l'homme, elle s'installe lentement; des vertiges, des bourdonnements d'oreille, des sensations de battements sont souvent les premiers symptômes; dès cette époque existe déjà une augmentation notable de la tension artérielle; ensuite apparaissent, isolés ou associés : des troubles dyspeptiques consistant en digestions laborieuses avec pyrosis, en crises gastralgiques; des douleurs rétro-sternales, constantes ou paroxystiques, tels que les crises d'angine de poitrine; des accès dyspnéiques, pseudo-asthme cardiaque.

Ces différents symptômes comportent en eux-mêmes une gravité excessive; la mort subite est une complication relativement fréquente de cette forme d'insuffisance aortique : mort par syncope, par angine de poitrine; mais la mort rapide est possible, dépendant alors de lésions concomitantes de l'aorte, du système artériel et du myocarde; elle peut être la conséquence d'une crise d'œdème aigu du poumon, d'un accident relevant de l'artério-sclérose cérébrale, ou de l'artério-sclérose rénale (urémie). Enfin, la mort lente survient soit par asystolie, soit par urémie traduisant l'insuffisance cardiaque ou l'insuffisance rénale.

Quant à l'évolution de l'insuffisance aortique par rupture valvulaire, elle est subordonnée à l'étendue de la déchirure; si le malade ne succombe pas dès les premières heures par dyspnée, il conserve une insuffisance aortique dont le pronostic dépend de l'importance de la lésion et de sa plus ou moins grande compensation.

Diagnostic. — Grâce à la netteté et à la multiplicité des signes physiques, le diagnostic est généralement facile. Seule l'insuffisance pulmonaire, très rare d'ailleurs, peut être une cause d'erreur; mais le siège du souffle n'est pas le même, il occupe le deuxième espace intercostal gauche; de plus, les signes artériels font défaut. Les souffles cardio-pulmonaires peuvent également tromper; ce sont des bruits doux, humés, se modifiant suivant les différentes attitudes du malade; ils occupent la zone préaortique, les régions sternale et xiphoïdienne; ils sont mésodiastoliques; tous ces caractères les différencient du souffle de l'insuffisance aortique.

Traitement. — L'insuffisance aortique non compliquée ne comporte pas d'indication thérapeutique spéciale; lorsque la lésion est constituée, la médication iodurée suivie pendant des années avec des périodes de rémission a une action favorable et résolutive. Quand surviennent des accidents, chacun demande une thérapeutique spéciale (V. AORTITE, ENDOCARDITE, ANGOR PECTORIS, POUMON, ARTÉRIO-SCLÉROSE).   *E. DE MASSARY*

AORTIQUE (RÉTRÉCISSEMENT). — Le rétrécissement aortique pur est une rareté; le plus souvent il s'associe à l'insuffisance; sa description peut donc être brève. Le canal aortique peut être rétréci en trois endroits : 1° à l'orifice proprement dit, soit par coarctation simple de l'anneau qui soutient les valvules, soit par végétations de la face ventriculaire des sigmoïdes avec soudures de leurs bords; 2° dans la région sous-aortique, la grande valve de la mitrale et la paroi ventriculaire formant alors un étroit canal terminé en haut par l'appareil valvulaire sain ; 3° sur l'aorte, au niveau de l'abouchement du canal artériel, c'est alors un rétrécissement congénital. Les deux premières variétés doivent seules nous occuper, la dernière relevant exclusivement de la pathologie de l'aorte.

La conséquence immédiate du rétrécissement aortique est une hypertrophie du ventricule gauche obligé à une énergie plus grande pour faire pénétrer le sang dans le système artériel; ensuite se dilatent l'oreillette et enfin très tardivement les cavités droites. Quant aux lésions aortiques, elles ne sont que contingentes et n'existent que dans le rétrécissement d'origine endartéritique.

Symptômes. — Le phénomène capital qui résulte du rétrécissement aortique est la difficulté avec laquelle le sang poussé par une contraction ventriculaire énergique pénètre dans l'aorte; il en résulte une vibration plus ou moins forte dans la colonne sanguine au sortir de l'orifice rétréci. Cette vibration se fait sentir dans le deuxième espace intercostal droit, le long du bord du sternum; à cet endroit, la main perçoit nettement un *frémissement cataire systolique*, et l'oreille entend un *souffle* également *systolique*, qui, suivant l'induration ou les rugosités de l'orifice, suivant aussi l'étroitesse du rétrécissement, est rude, râpeux, strident ou grave, sonore, piaulant; ce souffle se propage suivant le trajet de l'aorte, vers la clavicule droite et jusque dans les carotides. Le deuxième bruit est normal; enfin, le ventricule gauche étant hypertrophié, la pointe bat dans le 5° ou 6° espace intercostal, sans déviation notable vers l'aisselle.

Le pouls est régulier et petit, car l'aorte reçoit à chaque systole une ondée régulière mais réduite; il est petit, sans donner l'impression d'un pouls faible; la tension artérielle est plutôt diminuée, ce qui est en rapport avec le faible volume de l'ondée artérielle.

Aortites.

Évolution. — Ce rétrécissement aortique n'entraîne pas de grands désordres par lui-même et se compense facilement; s'il résulte d'une endocardite, il peut être longtemps toléré; cependant le cœur faiblit peu à peu, la déplétion des veines pulmonaires est entravée, le cœur droit se laisse dilater, l'asystolie est alors le terme ultime. Si, au contraire, le rétrécissement aortique coïncide avec une aortite, c'est surtout cette dernière affection qui se manifestera par des troubles fonctionnels, plus ou moins intenses, et qui commandera l'évolution (V. AORTITE).

Diagnostic. — Le diagnostic du rétrécissement aortique est en général facile ; le *frémissement cataire* et le *souffle systolique de la base*, accompagnés d'une augmentation de volume du ventricule gauche, d'un pouls radial petit mais dur, ne prêtent guère à confusion. Les souffles anorganiques de la base se distinguent par leur variabilité et par l'absence de toute modification du cœur et du pouls; le souffle systolique de l'anémie siège au niveau de l'infundibulum pulmonaire. La constatation du souffle avec ses caractères nettement spécifiés ne peut donc induire en erreur, et cependant il faut savoir que, chez un assez grand nombre de vieillards, ce souffle existe souvent en l'absence de rétrécissement aortique vrai; il est dû alors vraisemblablement à des rugosités des sigmoïdes ou des parois du vaisseau.

Traitement. — Le traitement ne peut s'adresser qu'à la maladie causale (endocardite ou aortite); une fois constitué, le rétrécissement aortique ne demande que des règles hygiéniques, jusqu'à ce que surviennent des accidents tenant soit à l'ASYSTOLIE, soit à l'AORTITE (v. c. m.).

E. DE MASSARY.

AORTITES. — Sous ce nom, on désigne toutes les altérations inflammatoires ou dégénératives des parois de l'aorte, exception faite de l'anévrisme qui, bien que n'étant qu'un cas particulier de l'aortite, s'en distingue par une cavité tapissée de caillots, indépendante du circuit circulatoire dans une certaine mesure, par une sclérose envahissante et destructive, une évolution extensive, et, cliniquement, par des phénomènes de compression médiastinale et par l'intégrité habituelle du cœur.

L'aortite n'est constituée cliniquement que lorsque la lésion de l'artère est assez importante pour que le fonctionnement en soit troublé, soit par dilatation avec rigidité des parois, soit par thrombose. Celle-ci, possible dans l'aortite abdominale, ne se rencontre pas dans l'aortite thoracique, ni au niveau de la crosse de l'aorte (sauf un ou deux cas). Ces deux formes topographiques demandent à être étudiées séparément. L'aortite abdominale n'est qu'une artérite ordinaire; l'aortite de la crosse appartient à la pathologie cardiaque; entre les deux, l'aortite thoracique proprement dite n'est guère différenciée.

A) **AORTITE DE LA CROSSE**. — **Étiologie**. — Toutes les causes d'artérites peuvent atteindre l'aorte, qu'il s'agisse d'infection, d'intoxication ou d'auto-intoxication. La *syphilis* produit toutes les formes d'aortites étudiées ci-après, y compris l'aortite aiguë ou subaiguë de la crosse, aussi bien que l'anévrisme; c'est là la notion étiologique principale qu'il ne faut jamais oublier. En seconde ligne, vient le *rhumatisme articulaire aigu*, et, avec lui, mais bien loin derrière, la fièvre typhoïde, la variole, l'érysipèle, la scarlatine, la grippe, la diphtérie, la rougeole. La tuberculose ne donne guère lieu qu'à une forme anatomique spécifique de l'aortite, forme négligeable en clinique. L'*impaludisme*, au contraire, est fort important dans certains pays (v. c. m.) (fig. 106).

Les intoxications et auto-intoxications, surtout le *saturnisme* et la *goutte* ou le *diabète*, ne produisent par elles-mêmes que des lésions presque exclusivement chroniques. Le tabac, l'alcool jouent surtout un rôle prédisposant.

Sauf quelques cas assez rares, signalés chez l'enfant ou chez l'adulte jeune, l'aortite se révèle généralement après 40 ans, à l'âge de l'hypertension, chez l'homme surtout, ou à la ménopause. Il y a une hérédité aortique.

Il est donc bien rare que l'aortite prenne une évolution aiguë d'emblée. Le plus souvent, c'est chez des sujets dont l'aorte a déjà subi plusieurs atteintes sourdes que l'on assiste à des poussées aiguës. Il est également fréquent de trouver à l'autopsie des vieillards des

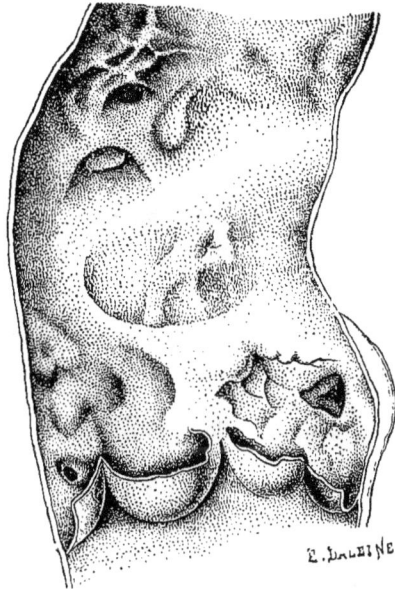

Fig. 106. — Aortite en plaques dans l'impaludisme (d'après Lancereaux).

aortes tout à fait dégénérées, sans qu'il y ait jamais eu d'accidents aortiques appréciables. L'aortite abdominale, plus fréquente, est encore plus souvent latente que l'aortite de la crosse, ce qui tient sans doute à son éloignement du cœur.

Variétés anatomo-pathologiques. — *Aortite chronique.* — L'athérome ne suffit pas à créer le syndrome clinique d'aortite. Dans les cas où l'évolution clinique est appréciable, il y a, d'une part, augmentation de volume du cœur, et, d'autre part, dilatation aortique. Le vaisseau est dilaté, bosselé, plus ou moins rigide, de consistance inégale; à l'intérieur se voient les plaques d'athérome, d'où s'échappe à la section une bouillie jaunâtre, et les plaques calcaires. Entre les plaques, des fissures expliquent la possibilité de ruptures ou d'anévrismes disséquants. Les orifices de collatérales, compris dans la zone des lésions, s'oblitéreront peu à peu (V. ATHÉROME). A ces lésions pariétales s'ajoutent, ou non, des lésions valvulaires : insuffisance et rétrécissement aortiques (v. c. m.).

Aortite aiguë. — On conçoit facilement la possibilité de l'infection surajoutée au niveau de ces lésions. Le caractère aigu de la maladie peut être anatomiquement révélé par quelques légers dépôts fibrineux, toujours très discrets au niveau de la crosse, par des foyers purulents, par des végétations, ou par des plaques gélatineuses; celles-ci, saillantes, arrondies, molles, transparentes et rosées, sont isolées, miliaires ou en îlots et dues à la prolifération des cellules plates de l'endartère. Les embolies sont pos-

sibles. L'endo-péricardite peut être associée à l'aortite aiguë. L'examen histologique révèle une infiltration embryonnaire ou nucléaire plus ou moins
diffuse. (V. ARTÉRITES).

Aortite syphilitique. — Ou bien on trouve des lésions gommeuses de
l'aorte, cela est rare ; ou bien elle ne diffère en rien de l'aortite aiguë,
subaiguë ou chronique vulgaire : il y a une simple infiltration embryonnaire
des parois. Autrement dit, il y a une aortite de nature syphilitique ; il y en a
une autre qui n'est que d'origine syphilitique. La distinction est facile à
faire aujourd'hui, grâce à la recherche du tréponème pâle, dont la présence
a été constatée dans l'épaisseur de la paroi artérielle où il produirait des
foyers de névrose cellulaire.

Physiologie pathologique. — L'aortite chronique n'est vraiment
constituée que lorsque, aux foyers dégénératifs athéromateux, situés à la
partie profonde de l'endartère, s'est ajoutée une infiltration embryonnaire,
diffusée à toute l'épaisseur de la paroi. Alors la tunique élastique cède, d'où
la dilatation ; l'aorte ne peut plus avec la même élasticité recueillir le flot de
sang qui lui vient du ventricule gauche, pour le renvoyer à la périphérie
avec une nouvelle impulsion, d'où l'hypertrophie du cœur compensatrice. Il
s'ensuit une méiopragie de tout l'organisme, accompagnée de troubles de la
circulation générale et même de la circulation pulmonaire ; par l'obstacle
que l'aorte rigide apporte à la contraction du ventricule elle tend à élever
la tension dans l'artère pulmonaire. Il faut, pour que la maladie reste
stationnaire, que le patient s'adapte à cette méiopragie ; sinon, s'il continue
une vie trop active, ou si la maladie causale (syphilis, rhumatisme) réitère
ses attaques, l'aortite évolue.

Dans l'aortite aiguë des microbes divers ont été trouvés : streptocoques,
pneumocoques, gonocoques.

La pathogénie de l'aortite chronique est la même que celle de l'athérome.
C'est une lésion rarement isolée à partir d'un certain âge. Il est fréquent de
la trouver associée à l'artério-sclérose, à la sclérose rénale et à la sclérose
cardiaque.

Symptomatologie. — On doit considérer l'aortite *chronique*, l'aortite
aiguë et l'aortite *subaiguë*.

1° **Aortite chronique. —** *Signes fonctionnels.* — Il n'y a guère d'aortite
chronique sans *dyspnée* : c'est à la fois un symptôme indicateur et presque
nécessaire. Tantôt il ne s'agit que de dyspnée d'effort, tantôt il survient des
accès nocturnes ou matinaux d'oppression qu'on a qualifiés du nom de
pseudo-asthme aortique, et qui consistent dans une orthopnée paroxystique
avec inspiration longue et difficile (V. DYSPNÉE). Il s'agit généralement de
malades pâles, quelquefois saturnins, souvent alcooliques, plus souvent
syphilitiques.

L'attention sera plus particulièrement encore attirée du côté de l'aorte s'il
y a de la *douleur* ; mais ce signe n'est pas nécessaire. Toutes les causes
d'hypertension artérielle tendent à la provoquer. C'est une douleur rétrosternale (ou le long du bord gauche du sternum dans le 2° espace intercostal
gauche), ou une barre épigastrique, ou une barre occupant toute la largeur
du thorax, ou bien encore une sensation pénible de constriction du cou à sa

base. Elle peut s'irradier dans le dos, vers l'épigastre ou l'hypocondre droit, dans les aisselles, vers les bras, le cou ou les épaules. Cette douleur, parfois fruste, ou localisée à l'une de ces irradiations, est souvent angoissante, consécutive ou non à l'effort, absolument comme la dyspnée. Surtout paroxystique, elle revêt dans sa forme la plus intense l'aspect de la crise d'angine de poitrine du type dit névritique, avec hyperesthésie cutanée précordiale consécutive.

Les signes de second plan sont plutôt trompeurs, car ils n'éveillent pas tout d'abord l'idée de cardiopathie. Ce sont : 1° la *toux* rauque, sèche et quinteuse, accompagnée parfois d'une sensation de strangulation, l'expectoration muco-spumeuse, visqueuse et striée de sang, ou rouillée, ou franchement sanglante (*hémoptysie*); 2° la flatulence avec épigastralgie, les vomissements glaireux, le ballonnement du ventre ; 3° les vertiges, les bourdonnements d'oreille, la syncope ; 4° les palpitations.

En somme, il y a retentissement pulmonaire, cérébral et abdominal; ce dernier s'explique par un réflexe pneumogastrique.

Signes physiques. – Le plus constant des signes physiques est indirect ou extra-aortique, c'est l'*abaissement de la pointe du cœur* (voy. fig. 107) dont le choc est senti dans le sixième, septième ou huitième espace intercostal (au lieu du cinquième); souvent il y a aussi légère déviation en dehors. Ce signe correspond à une hypertrophie, puis à une dilatation hypertrophique du cœur, portant particulièrement sur le ventricule gauche.

Pour affirmer l'aortite, il faut constater la dilatation de l'aorte, soit par la percussion, soit par la palpation ou l'inspection. Les *battements* de l'aorte dilatée, même sans anévrisme, peuvent être appréciables à la vue ou au toucher, soit dans la fosse susclaviculaire droite, soit dans la fossette sus-sternale. Chez le vieillard, une légère dilatation qui élève un peu la convexité est fréquente en dehors de tout accident. On peut constater en même temps *la surélévation des sous-clavières*, surtout de la droite au-dessus de la clavicule. Les artères du cou battent avec violence.

En dehors de tout battement, la constatation d'une *augmenta-*

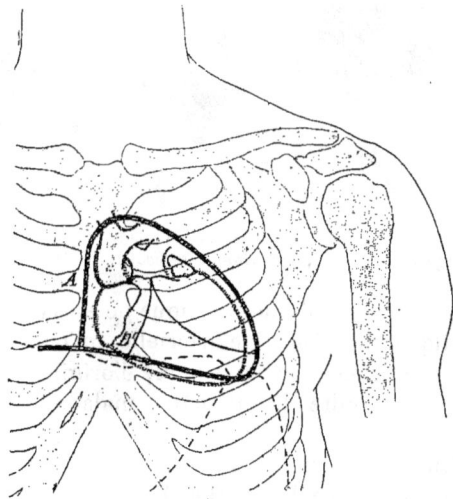

Fig. 107. — Projection du cœur et de l'aorte sur la paroi à l'état normal. Limites de la submatité (A) et de la matité absolue (B) à l'état normal (d'après Potain).

tion notable de la matité aortique dans la partie interne du deuxième espace intercostal droit suffira à affirmer la lésion si l'hypertrophie du cœur existe, sans être expliquée par une lésion valvulaire ou rénale. On admet que l'aorte est dilatée quand la submatité dépasse le bord droit du sternum (voy. fig. 107).

A l'auscultation de la pointe, on trouve un *redoublement du premier bruit*
du cœur qui constitue un galop systolique. Le premier bruit intense coïncide, comme à l'état normal, avec la chute des valvules auriculo-ventricu-
laires, c'est-à-dire avec la systole ventriculaire. Un second bruit surajouté,
moins intense, lui succède immédiatement dans le petit silence : il serait dû
à la distension brusque de la paroi rigide de l'aorte. Ce second bruit n'existerait pas chez l'individu sain ou coïnciderait avec le premier. Il semble que
le dédoublement ou redoublement du premier bruit existe chez certains
athéromateux ou artério-scléreux sans dilatation aortique notable. Quand on
le constate, on doit ausculter la base avec une attention particulière. Il est
facile à distinguer du bruit de galop
diastolique de la néphrite interstitielle,
dont le bruit-choc surajouté présysto-
lique est situé dans le grand silence.

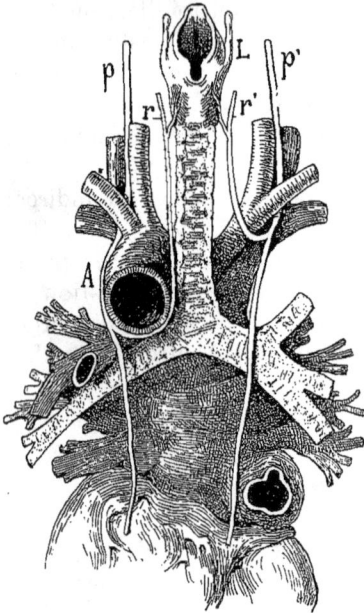

Fig. 108. — Rapports de l'aorte avec le pneumogastrique (Dieulafoy, *Clinique médicale*).

L'auscultation à la base révèle, suivant les cas, deux choses; soit l'altération du deuxième bruit du cœur, soit
un souffle diastolique. Dans le premier
cas, le deuxième bruit est musical,
clangoreux (et non pas seulement retentissant), simulant le *bruit de tôle ou de*
tambour (bruit de tabourka) et, de plus,
il se diffuse loin de son foyer, qui est la
partie interne du deuxième espace intercostal droit, jusque dans l'angle que forment la clavicule et la paroi antérieure
de l'aisselle, c'est-à-dire dans la partie
externe de la fosse sous-claviculaire.
Dans le second cas, on entend un *souffle*
diastolique, offrant les caractères du
souffle de l'insuffisance aortique, à distinguer d'ailleurs du souffle extra-cardiaque possible; c'est qu'avec l'aortite
existe une insuffisance aortique : c'est la maladie de Hodgson ou insuffisance
aortique, dite d'origine artérielle, qu'on a opposée à la maladie de Corrigan
ou insuffisance aortique pure, d'origine rhumatismale. Il n'est pas impossible d'entendre chez le même malade le souffle diastolique et le bruit de
tambour.

On peut entendre enfin un *souffle systolique*, soit avec le bruit de tambour, soit avec le souffle diastolique. Ce souffle s'explique, soit par un
rétrécissement aortique valvulaire vrai, soit par un simple rétrécissement
relatif, étant donnée la dilatation qui surmonte l'orifice. En somme, lésion
valvulaire et aortite, tout en étant très souvent associées, ne sont pas
nécessairement liées l'une à l'autre.

Les signes artériels sont importants : le *pouls* est brusque, dur et cordé,
ou dépressible; il est souvent inégal des deux côtés par rétrécissement de la
sous-clavière ou du tronc brachiocéphalique (fig. 108).

Les carotides battent aussi violemment. L'athérome atteint en général d'autres artères. La pression est généralement forte, soit de 20 à 50, en moyenne 24. La pression est donc plus élevée dans l'aortite que dans l'athérome simple. Les variations de l'hypertension jouent un grand rôle dans le retour des accidents morbides ; les accès d'angine de poitrine ou de dyspnée avec ou sans œdème coïncident avec des crises d'hypertension qui en sont la cause. Entre les crises, on constate de l'hypotension absolue ou relative. Le paroxysme morbide, ou la rechute, se compose de plusieurs crises successives. Comme dans la maladie de Stokes-Adams l'oligurie annonce l'imminence des crises.

Au point de vue de l'auscultation il y a une *variété fruste*, silencieuse, ou aphone en quelque sorte ; on n'entend au repos ni deuxième bruit, ni souffle. Il faut faire marcher le malade pour entendre un souffle diastolique faible. Il y a généralement dans ce cas un commencement de défaillance cardiaque.

Évolution. — Complications. — L'aortite absolument chronique permet au malade de vaquer à ses occupations dans une certaine mesure, pendant des années, en ne se manifestant que par un peu de dyspnée d'effort.

Elle peut même être presque latente, jusqu'au jour où elle se révèle tout à coup par une complication, la *mort subite* par coronarite avec ou sans angor préalable ; l'*œdème aigu du poumon*, surtout dans les cas où l'aortite se complique d'albuminurie et de sclérose rénale ; l'*apoplexie pulmonaire*, la *congestion pulmonaire* ; la *rupture* de l'aorte accompagnée d'une vive douleur, et suivie d'hémoptysie ou d'hématémèse foudroyante, ou d'hémothorax avec lipothymie ; l'embolie de l'aorte abdominale avec paraplégie ; les *embolies* d'une artère d'un membre avec gangrène sèche, de l'artère mésentérique avec hémorragie intestinale, de l'artère rénale avec hématurie douloureuse, de l'artère splénique avec douleur subite de l'hypocondre gauche, de l'artère centrale de la rétine avec cécité subite unilatérale ; enfin l'embolie cérébrale. Ces complications indiquent sans doute qu'il y a eu poussée aiguë limitée.

Parmi les autres complications il faut signaler l'hémiplégie passagère par ischémie, la thrombose de l'artère sous-clavière, l'épilepsie symptomatique ; l'urémie et l'asystolie. La dilatation aortique peut être associée à la paralysie générale, au tabes, à la sclérose pulmonaire avec ou sans tuberculose, au rhumatisme chronique, à la myocardite chronique, à la sclérose mitrale, à la néphrite interstitielle et à diverses manifestations, soit de la syphilis, soit de l'artério-sclérose (V. Artério-sclérose). On surveillera donc toujours chez ces malades l'état des reins, du cœur, des poumons, du foie, dont l'augmentation de volume permet de constater la défaillance cardiaque, etc. Quelques-uns deviennent, s'ils ne l'étaient antérieurement, d'une nervosité extrême, à cause de l'angoisse qu'ils éprouvent sous des formes multiples : ce sont des anxieux très souvent, surtout si la lésion subit des poussées aiguës.

2° **Aortite aiguë.** — C'est qu'en effet, entre l'aortite aiguë typique et l'aortite chronique, il y a place pour l'aortite subaiguë à poussées successives. Mais tandis que l'aortite subaiguë s'annonce peu à peu, l'aortite aiguë fait explosion et met immédiatement le malade dans une situation atroce. L'aortite aiguë survient rarement d'emblée, mais non pas de préférence sur les aortes les plus altérées. Qu'elle soit primitive ou secondaire à une aortite chronique avérée, elle présente les mêmes symptômes fonctionnels que celle-ci, mais avec beaucoup plus d'acuité.

Signes fonctionnels. — L'orthopnée est permanente, l'insomnie absolue; l'angoisse est extrême, accompagnée d'une sensation de défaillance; le malaise est indicible, la vaso-constriction périphérique intense; la parole est entrecoupée, la voix faible, les yeux sont égarés, le teint pâle ou plombé; le visage se couvre de sueurs; la douleur précordiale est fréquente, parfois horrible, avec sensation de déchirure rétrosternale et recrudescences angineuses. Il existe aussi une douleur provoquée qu'il faut chercher, non pas au foyer aortique à droite, mais vis-à-vis de l'aorte elle-même, c'est-à-dire sur le bord *gauche* du sternum dans le deuxième espace intercostal. Le facies, le pouls, le mode respiratoire, la toux, l'expectoration, les signes abdominaux sont les mêmes ici que dans l'aortite chronique.

Signes physiques. — Les signes physiques peuvent être analogues aussi, ou beaucoup plus atténués, et se réduire à une augmentation de matité préaortique, d'ailleurs variable d'un moment à l'autre; le deuxième bruit est parfois sourd, contrairement à ce qu'il est dans la forme chronique. Les souffles cardio-pulmonaires sont possibles. On percutera et on auscultera de préférence le malade assis.

Enfin on constate parfois des frottements péricardiques localisés à la base.

La constatation d'un piaulement passager, la variabilité des résultats de l'auscultation seront aussi des arguments en faveur de l'hypothèse d'une poussée aiguë.

Signes négatifs. — Certains signes négatifs prennent, dans ce tableau clinique, à la fois dramatique et banal, une importance de premier ordre. Le pouls est peu accéléré ou plutôt lent; il n'y a pas d'albumine dans l'urine; il n'y a pas d'asystolie; il n'y a souvent pas de signes physiques pulmonaires; il n'y a pas de fièvre ou elle est insignifiante. La fièvre pourtant est possible; et l'on constate parfois quelques foyers de râles fins, ou même, à l'une des bases ou aux deux bases, de la congestion pulmonaire avec submatité et diminution des vibrations.

En somme, l'orthopnée, dont l'explication échappe, des accès répétés d'angine de poitrine, ou simplement d'angoisse, doivent faire penser à l'aortite aiguë, diagnostic auquel on arrivera par élimination.

Complications. — Les complications sont à peu près celles de l'aortite chronique, auxquelles il faut ajouter les suivantes : l'endocardite aiguë ou végétante, la pleurésie, la péricardite. L'angoisse peut se compliquer de délire. L'albuminurie est rare dans l'aortite aiguë, tandis qu'elle est fréquemment associée à l'aortite chronique avec artério-sclérose.

Terminaison. — L'aortite aiguë peut guérir si, au bout de peu de jours, il y a rétrocession; ou plus souvent la mort survient en quelques jours, quatre à six, par syncope ou asphyxie, c'est-à-dire avec ou sans agonie; ou bien une complication, telle que l'apoplexie pulmonaire ou une embolie, vient encore aggraver la situation du malade et l'emporte.

5° **Aortite subaiguë**. — Exception faite de l'athérome aortique sénile, latent grâce à une adaptation insensible de la vie à la lésion, il n'est pour ainsi dire pas d'aortite chronique qui n'ait été plus ou moins subaiguë au commencement ou à la fin de son évolution. L'aortite est une maladie à poussées successives, susceptible de traverser des phases subaiguës, des phases chroniques, quelle que soit la variété étiologique à laquelle on ait affaire. L'aortite subaiguë proprement dite dure quelques semaines, de deux à quatre mois. Dans l'aortite chronique, les paroxysmes de dyspnée et de douleur, les hémoptysies, les embolies sont autant d'accidents à mettre sur le compte d'une poussée subaiguë, contre laquelle l'hypertension est une réaction défensive, mais nuisible elle-même par le nouveau danger qu'elle crée.

Pronostic. — Il sera basé surtout sur l'intensité des troubles fonctionnels (dyspnée et douleurs surtout), sur l'état général, plutôt que sur les signes physiques. Tel malade qui a eu une hémoptysie d'origine aortique vers 50 ans vit encore à 60 ans passés. L'aortite aiguë est extrêmement grave, mais non fatale.

Diagnostic. — Le diagnostic est basé surtout sur les signes physiques, mais non pas exclusivement, car on est amené parfois au diagnostic d'aortite en leur absence.

Chez un syphilitique, par exemple, une angine de poitrine ou un accès de suffocation inexpliqué fera supposer une aortite.

Dans les cas où la dilatation est accentuée, il suffira d'y penser pour établir le diagnostic. La question qui se pose alors est de savoir, si on a affaire à une dilatation simple ou à une dilatation anévrismale. A l'*anévrisme* seul appartient la formation derrière le gril costal d'un foyer de battements, en dehors de ceux du cœur, le retard de l'un des pouls radiaux ou des deux pouls radiaux; à l'aortite seule, pour ainsi dire, appartient l'hypertrophie du cœur, le pouls ample, brusque, dur et dépressible. Mais l'anévrisme peut emprunter à l'aortite la plupart de ses signes physiques ou fonctionnels, et l'aortite peut s'accompagner d'un frémissement (par rétrécissement aortique), qui simulera le thrill, ou de légers signes de compression : de dysphagie, d'enrouement, de sueurs ou rougeurs localisées à gauche, de myosis ou mydriase gauche surtout; on a signalé des troubles sensitifs subjectifs (fourmillements) ou objectifs (anesthésie) au niveau de la main. C'est qu'en somme, entre les deux types classiques, il y a des intermédiaires; l'anévrisme n'est qu'une variété d'aortite, et l'aortite chronique se complique parfois d'anévrisme. L'anévrisme se rencontre surtout de 50 à 55 ans.

Le diagnostic est encore délicat entre les lésions aortiques exclusivement *valvulaires* et l'aortite. Il arrive qu'après avoir diagnostiqué chez un rhumatisant une lésion valvulaire pure, on voit se développer une aortite, voire un anévrisme.

Le diagnostic d'aortite aiguë et subaiguë est à faire avec la *péricardite*. En présence d'un accès d'angine de poitrine ou de dyspnée, il faut éliminer la péricardite et l'urémie avant de penser à l'aortite. Le paroxysme douloureux est dans tous les cas l'indice de la défaillance du cœur, qui cède parce qu'il est malade devant une pression artérielle normale, ou qui succombe, quoique, sain, sous le travail que lui impose une pression trop forte. Il faut encore voir s'il n'existe pas chez le malade des signes ou des traces de la maladie causale, notamment du rhumatisme ou de la syphilis. Le *rhumatisme* passera rarement inaperçu; mais la syphilis, il faut la dépister dans ses manifestations antérieures ou actuelles ou ses conséquences les plus lointaines, comme le *tabes*. On devra toujours rechercher le signe d'Argyll, le signe de Westphal, etc. Réciproquement, en présence d'un tabétique, on ne négligera pas l'examen de l'aorte : dans le tabes, l'aortite est souvent latente. La question de la syphilis héréditaire sera discutée chez un jeune sujet.

Le diagnostic de *syphilis* est relativement facile quand il existe des manifestations cutanées tertiaires ou des exostoses crâniennes, des stigmates tels qu'une perforation de la voûte palatine, etc.

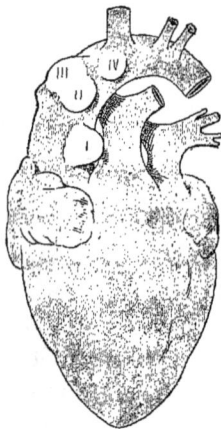

Fig. 109. -- Anévrismes cupuliformes (Dieulafoy).

Il s'agit plus souvent d'une manifestation tertiaire, mais non pas toujours; on l'a vue au cours d'accidents secondaires. Elle est parfois fruste, sans signe physique appréciable, ce qui tient à ce que la lésion peut être localisée, par exemple, à la portion sus-sigmoïdienne, ou disséminée sous forme de petits anévrismes cupuliformes (fig. 109). Elle affecte aussi parfois l'allure d'une simple insuffisance aortique ou d'une coronarite (V. ANGOR PECTORIS), et beaucoup plus souvent elle est anévrismale (V. AORTE, ANÉVRISME).

Enfin, habituellement subaiguë et douloureuse, elle peut être aiguë ou chronique; et, dans ce dernier cas même, on sera autorisé à essayer le traitement à moins de néphrite interstitielle concomitante. En résumé, ici comme dans tant d'autres circonstances, il faut toujours penser à la syphilis.

Dans l'*aortite ulcéreuse*, la maladie prend l'allure d'une infection générale fébrile.

A peine est-il besoin de signaler l'erreur qui consiste à mettre certaines manifestations de l'aortite, comme l'hémoptysie ou la congestion pulmonaire, la dyspnée, les vomissements, la dysphagie, sur le compte de la tuberculose, de l'urémie, de la dyspepsie, d'une affection de l'œsophage.

La radioscopie sera souvent utile et parfois nécessaire.

Traitement. — 1° **Aortite chronique.** — Le traitement de l'aortite chronique est surtout destiné à prévenir les complications, y compris les poussées aiguës. *L'aortique devra s'abstenir ou se garder de tout ce qui augmente la tension artérielle.* Les efforts répétés ou prolongés, la constipation, les repas copieux, les mets lourds, les boissons alcooliques, les émotions, les excès de coït sont à éviter. Le régime ovo-lacto-végétarien conviendra à un grand nombre de malades. Les jeunes sujets pourront manger de la viande une fois par jour, au moins par périodes. Au contraire, les malades albuminuriques seront fréquemment mis au lait ou au régime déchloruré (V. Néphrites chroniques). On n'oubliera pas que c'est chez les aortiques rénaux que l'œdème aigu du poumon survient de préférence. Chez une jeune fille, le mariage sera déconseillé.

Toute affection pulmonaire, toute infection, toute poussée rhumatismale, sera soignée le plus tôt et le plus sévèrement possible.

Le traitement médicamenteux ordinaire de l'hypertension chronique consiste dans l'administration de l'*iodure de potassium* à la dose de 0,25 centigr. à 1 gr. par jour chez l'adulte. Il faut s'en abstenir quand il existe une lésion rénale, dans la crainte de favoriser une poussée d'œdème aiguë du poumon. Les laxatifs sont utiles de temps en temps.

Les *calmants*, valériane et bromures alcalins, sont fréquemment indiqués chez ces malades. Contre l'angoisse on donnera l'extrait thébaïque en pilules à la dose de 1 ou 2 centigr., contre l'insomnie les lavements au chloral et aux bromures. L'ipéca à très petites doses, non nauséeuses, peut être utilisé contre les hémoptysies des aortiques. Les pointes de feu sont justifiées contre la douleur. A la moindre poussée aiguë c'est la *révulsion* qui est la plus utile, avec les purgatifs, le repos et la diète.

2° **Aortite aiguë.** — La révulsion sera faite avec des *ventouses sèches* (30 à 40) et *scarifiées* (4 à 6); elle sera répétée une ou plusieurs fois par jour. Les vaso-dilatateurs, tels que le nitrite d'amyle en inhalations (V à X gouttes chaque fois), le tétranitrol (tétranitrate d'érythrol), la trinitrine sont souvent inutiles et parfois dangereux. On peut essayer l'extrait de gui (pil. d'extr. éthéré de 0,02 : 4 à 8). Il vaut mieux recourir à la médication sédative et antispasmodique : c'est la vaso-constriction périphérique inhérente à l'angoisse qui augmente la tension artérielle. Il ne faut pas hésiter à employer les *injections sous-cutanées de chlorhydrate de morphine*, à la dose de 1/2 à 1 centigr. suivant les cas, pour calmer l'angoisse, la douleur et la dyspnée. On assurera le calme auprès du malade pendant la période initiale. C'est en effet à combattre la souffrance et la tendance lipothymique qu'il faut s'attacher : l'opium répond à ces deux indications. On peut y adjoindre le bromure, la valériane et l'éther dans la potion suivante :

Chlorhydrate de morphine.	2 centigr.
Bromure de potassium	2 grammes.
Sirop d'éther	40 —
Infusion de valériane q. s. pour.	180 c. c.

Une cuillerée à soupe toutes les heures.

Des boissons aqueuses faciliteront la diurèse. Ce n'est que plus tard que l'on aura à employer les toniques cardiaques tels que les injections d'huile camphrée stérilisée à 1/10, de spartéine à la dose de 0,10 par jour en deux fois. En cas de défaillance cardiaque plus accentuée, on aurait recours au strophantus à la dose quotidienne de 4 milligr. d'extrait (en pilules ou granules), ou de V à X gouttes de teinture au cinquième en deux fois, soit X à XX gouttes par jour de la teinture au dixième du nouveau Codex. La digitale elle-même, ou la digitaline, peut être indiquée dans le cas d'asystolie. On évitera la constipation.

3° **Aortite subaiguë.** — *Traitement causal.* — S'il s'agit d'aortite rhumatismale sans albuminurie, on sera autorisé à employer les vésicatoires larges comme une pièce de 40 sous, plusieurs fois répétés, ou le cautère permanent. L'aspirine ou le salicylate de soude feront les frais du traitement du rhumatisme.

C'est surtout en présence d'une aortite subaiguë qu'il faudra penser à l'intervention possible de la syphilis dans la genèse de la maladie. *Le traitement mercuriel par injections sous-cutanées* quotidiennes de 2 à 4 centigr. de biiodure ou de benzoate de mercure sera prescrit et surveillé de près. Les frictions mercurielles sont aussi parfaitement utilisables. Quant à l'iodure de potassium, il sera prescrit au bout de quelques jours simultanément, quand l'efficacité du traitement mercuriel aura fait la preuve thérapeutique de la nature syphilitique de la lésion. Le traitement spécifique sera prolongé un temps suffisant avec intervalle de repos.

B) AORTITE ABDOMINALE. — Elle est oblitérante ou pariétale.

1° L'*aortite abdominale oblitérante* se produit par embolie ou thrombose. Dans les deux cas elle se traduit par une *paraplégie*; mais tandis que dans le premier cas la paraplégie est complète et subite, suivie de gangrène des deux membres inférieurs, dans le second il y a paraplégie incomplète, variable, avec douleurs et atrophie, permettant une survie grâce à l'établissement d'une circulation collatérale; la claudication intermittente peut exister plusieurs mois avant l'oblitération complète; puis se montrent la cyanose et le refroidissement des extrémités, quand les artères des membres inférieurs participent à la thrombose (V. ATHÉROME). La paraplégie s'accompagne de *douleurs lombaires* paroxystiques; pendant les crises, les douleurs s'irradient aux flancs, il y a des lipothymies, des nausées.

Des embolies sont possibles dans les collatérales ou les terminales.

2° Il existe une *aortite abdominale*, simplement *pariétale* (V. ARTÉRITES). Elle est moins fréquemment reconnue que l'aortite de la crosse, soit qu'elle soit méconnue, soit qu'elle soit mieux tolérée.

Il faut y penser quand on se trouve en présence de douleurs lombaires très vives irradiées aux flancs avec *tendance lipothymique, vomissements* et *diarrhée* glaireuse et sanguinolente. Il y a de l'angoisse, quelquefois même de la dyspnée. A l'examen du ventre on trouve quelquefois de la contracture de la paroi. Les signes objectifs sont : la *douleur* à la pression de l'aorte, la *déviation* et la mobilité du vaisseau, l'hypertension relative de la pédieuse, dont la pression est normalement de 2 cm de mercure plus basse que celle de la radiale; on trouverait 20 à 26 au lieu de 15 à 18. Il est évident que le diagnostic est très délicat avec la crise de *colite muco-membraneuse simple*, d'autant plus que les femmes qui en sont atteintes sont souvent à la fois athéromateuses et nerveuses à l'excès. On trouve souvent dans cette affection du clapotage au niveau de la fosse iliaque droite.

Le diagnostic est à faire avec presque toutes les affections douloureuses de l'abdomen et des reins.

Le traitement consiste dans le repos absolu au lit, dans la révulsion ou les émissions sanguines locales (sangsues) et dans la médication calmante.

P. LONDE.

APÉRITIVE (MÉDICATION). — Les viciations de l'appétit dépendent de causes nombreuses fort différentes parfois (V. Anorexie). La diététique, l'hygiène et les agents physiques, la thérapeutique médicamenteuse s'efforcent d'y porter remède.

Diététique. — Le défaut d'appétit, en dehors de toute maladie grave de l'estomac, est chose banale. Il s'observe de façon presque habituelle chez les malades soumis à un régime quelconque, surtout si ce régime comporte la suppression du pain, de la viande, du sel. La responsabilité du médecin est généralement en cause dans ce dernier cas : il doit savoir, en effet, varier suffisamment les éléments du régime le plus sévère, le plus monotone pour que le dégoût ne compromette pas rapidement les heureux résultats de la cure entreprise. Un malade qui perd du poids au début ou au cours d'un régime, mais surtout au début, maigrit en grande partie par la faute de son médecin. Celui-ci doit entrer dans les plus minutieux détails sur la réglementation des repas, sur leur nombre, leur horaire, la quantité et la qualité des mets, et tout particulièrement sur leur mode de préparation. Il doit être en état de lutter contre la satiété, et pour ce faire, il n'est aucun ridicule pour lui à se montrer un peu cuisinier quand il le faut, et il le faut très souvent. On devra donc s'ingénier à varier l'alimentation des malades, à découvrir les condiments compatibles avec le type de la dyspepsie, à sérier les plats, chauds et froids, de façon à éveiller l'appétit. En thèse générale, on retiendra cependant que l'usage des assaisonnements forts, des épices est dangereux à la longue, et l'on sera toujours très réservé dans leur emploi.

Certaines préparations culinaires sont de véritables *apéritifs* ; ce sont même les seuls que nous puissions recommander. Les *peptones* possèdent au plus haut degré cette propriété excitante. L'ingestion d'un bol de bouillon chaud, d'une certaine quantité de thé, de bœuf américain, de jus ou de gelée de viande, ou même de peptones commerciales soit en poudre, soit liquides, immédiatement avant le repas ou de préférence de 15 à 30 minutes auparavant, est, à ce point de vue, tout particulièrement recommandable chez les convalescents, les neurasthéniques, les dyspeptiques, les hypochlorydriques sans dilatation.

On peut également, notamment contre l'anorexie des tuberculeux (Debove), introduire directement dans l'estomac, le matin, à la sonde, de 60 à 100 grammes de poudre de viande en suspension dans le lait. Dans certains cas enfin, chez les hypochlorhydriques, les phtisiques, les cancéreux parfois, le képhir donné à la dose de 1 à 3 bouteilles par jour se montre un assez bon excitant. Son emploi sera surveillé de près, car ce produit est souvent mal toléré (A. Mathieu).

Hygiène et agents physiques. — Dans tous les cas où les phénomènes de dépression sont marqués, où il existe de l'atonie du muscle gastrique, où l'insuffisance sécrétoire n'est pas au premier plan du syndrome morbide, les ressources de l'*hygiène* et des *agents physiques* seront des plus précieuses. L'appétit est excité par l'exercice, la vie à la campagne, à la mer, en montagne, par une existence régulière, sans séjour prolongé dans les atmosphères citadines pauvres en oxygène, sans nuits écourtées par des veilles exagérées, sans préoccupations enfin. En dehors de toute affection gastrique en effet, on peut perdre l'appétit pour trois raisons, parce que l'on a cessé de s'alimenter suffisamment, parce que l'on ne dort pas assez, ou parce que l'esprit est perpétuellement hanté de soucis absorbants (A. Mathieu) L'hygiène générale peut donc beaucoup sur l'appétit.

L'*hydrothérapie* sera utilisée sous forme de bains tièdes assez courts, alcalins ou sulfureux, de douches locales chaudes ou froides, et surtout de douches toniques, froides le matin ou progressivement refroidies, tièdes le soir avant le dîner.

Le *massage* (v. c. m.) peut porter sur l'organisme entier ou sur l'abdomen seul. Dans le premier cas il agit comme tonique général; son action est due dans le second soit à son effet sthénique direct sur l'estomac, soit à son action favorable sur la constipation, cause banale d'anorexie.

Le *lavage de l'estomac*, lorsqu'il existe un certain degré de stase, le simple *tubage à sec* (A. Mathieu) dans les dyspepsies avec atonie gastrique ne devront jamais être négligés. Enfin les *applications froides au creux épigastrique* avant les repas, soit sous forme de simples compresses imbibées d'eau fraîche ou glacée, soit sous forme de CO_2 solide que l'on laisse évaporer (*crymothérapie* de Letulle et Ribaud), donnent parfois des résultats favorables.

Médicaments. — Parmi les médicaments prônés pour leurs vertus apéritives, les uns agissent comme excitants de la sécrétion et de la motilité gastriques (les amers, les alcalins à faible dose), les autres comme excitants de la nutrition, comme toniques généraux (arsenic, vanadium, phosphore). La vertu des premiers est souvent aléatoire, l'efficacité éventuelle des seconds est malheureusement compensée par l'activation parfois exagérée des échanges organiques qu'ils provoquent, aboutissant secondairement à la dénutrition. Tous ces médicaments seront administrés avant les repas, en général. Leur action s'épuise extrêmement vite : le mieux est d'en suspendre l'emploi au bout de très peu de jours, quatre à dix en général, et d'alterner les diverses préparations. Certaines médications seront utilement associées (arsenic et amers par exemple). La revue rapide qui va suivre n'a pas la prétention d'épuiser les formules, les combinaisons et même les médicaments. Les modèles indiqués serviront à édifier des ordonnances variables selon les besoins du malade et les tendances du thérapeute. Ajoutons qu'*il est tenu compte dans la posologie suivante des modifications inscrites au Codex de* 1908.

Les amers. — Les principaux se divisent classiquement en *amers simples* (colombo, gentiane, quassia amara, centaurée, chardon bénit, chicorée), *amers aromatiques* (absinthe, cascarille, angusture vraie, houblon), *amers astringents* (quinquina, condurango), *amers hypercinétiques* [strychnées, noix vomique, fausse angusture (écorce de strychnos nux vomica), coque du Levant (menispermum cocculus) et son alcaloïde, la picrotoxine]. On associe fréquemment à ces substances des *purgatifs* comme la rhubarbe, des *aromatiques simples* comme la badiane, l'écorce d'oranges amères, des *émétisants* comme l'ipéca.

Il existe une *contre-indication* formelle à l'emploi des substances énumérées dans le paragraphe précédent, c'est l'hyperchlorhydrie gastrique. En dehors de cette exception, et avec les restrictions exposées plus haut, les amers sont indiqués chez les dyspeptiques sensitivo-moteurs, chez les hypochlorhydriques, chez les nerveux. Leur emploi sera surveillé de très près chez les tuberculeux, surtout s'il existe de l'entérite concomitante. Les astringents (quinquina, condurango) seront évités chez les constipés. Certaines préparations (quassia, centaurée) sont au contraire légèrement laxatives. On pourra également utiliser contre la constipation les propriétés complexes de la rhubarbe, à condition de ne jamais prolonger son emploi. On se souviendra enfin que le quinquina est un excellent tonique général chez les tuberculeux. Quant au condurango, on ne saurait l'employer qu'à titre d'excito-secrétoire ; on ne croit plus aujourd'hui à son efficacité spécifique dans le traitement du cancer gastrique. — Les strychnées conviennent particulièrement chez les convalescents, chez les surmenés et déprimés de tout ordre, chez les dyspeptiques hypochlorhydriques et même chez les hyperchlorhydriques (faibles) avec atonie du muscle gastrique sans obstacle organique à l'évacuation du pylore. On devra toujours commencer par des doses minimes.

Les amers seront pris de vingt à trente minutes avant les repas, dans un peu d'eau. A. Mathieu les emploie volontiers au cours de la digestion (une heure après le repas), pour régulariser et activer les sécrétions et l'évacuation de l'estomac. Ces préparations étant très irritantes, on ne devra jamais absorber d'amers ni de boissons dites apéritives en dehors du moment des repas. On pourra quelquefois associer au médicament une certaine quantité d'alcalins pour en atténuer l'action. L'alcalin peut être introduit dans la formule médicamenteuse elle-même, comme dans les gouttes amères de Baumé, l'élixir de Gendrin ou l'élixir de Peyrilhe ; on peut également, au moment de l'usage, verser le médicament dans un peu d'eau alcaline naturelle ou artificielle.

La plupart des substances dites « amères » s'emploient sous les formes les plus diverses : poudres, infusions, teintures, vins, sirops ou pilules. Nous proscrirons de parti pris tous les vins médicamenteux, et nous contenterons d'indiquer un certain nombre de préparations usuelles.

Les amers dont la liste suit, se prennent sous forme d'infusion chaude à la dose banale d'un grand verre avant le repas.

> Chicorée, feuilles 10 grammes, racines 20 pour 1000.
> Centaurée (sommités), 10 pour 1000.
> Houblon (fleurs), 10 pour 1000.
> Camomille (sommités), 5 pour 1000, 3 à 5 têtes pour une tasse.
> Chardon bénit (sommités), 20 pour 1000.
> Oranges amères (écorces), 10 pour 1000.
> Espèces amères du Codex (centaurée, houblon, absinthe, chicorée P.
>   E.), 10 pour 1000.

On emploiera, surtout sous forme de teintures, la badiane, la gentiane, le colombo, le quassia amara, l'écorce d'oranges amères. Ces préparations pourront être absorbées dans une tasse des infusions précédentes ; c'est même là une excellente médication.

> a. — Teinture d'ipéca . . . . 5 grammes.
>   —   de noix vomique . . . . ⎫
>   —   de colombo. . . . . ⎬ āā 10   —
>   —   de gentiane. . . . . ⎭
> XX à XL gouttes avant les repas (A. MATHIEU).

b. — Teinture de colombo. . . . .⎫

— de gentiane. . . . . ⎬ āā 10 grammes.

— d'ipéca . . . . ⎭

XX à XXX gouttes 1 heure après le repas (A. Mathieu).

c. — Teinture de quassia . . . .⎫

— d'écorces d'oranges amères. . . . . ⎬ āā 10 grammes.

Gouttes amères de Baumé. . . . . ⎭

X à XX gouttes avant chaque repas.

d. — Teinture de rhubarbe. . . . .   5 grammes.

— de fèves de Saint-Ignace . . . . . . ·· . . ⎱ āā 10 —

— de badiane . . . . ⎰

X à XX gouttes avant les repas.

e. — On peut également prescrire en cachets :

Poudre de colombo . . . . ⎱ āā 0 gr. 50

Bicarbonate de soude . . . . ⎰

Pour 1 cachet avant les deux principaux repas.

f. — Poudre de noix vomique . . . .   0 gr. 05

Poudre de gentiane . . . . ⎱ āā 0 gr. 25

Glycéro-phosphate de chaux . . . . ⎰

Pour 1 cachet; deux par jour.

g. — Poudre de rhubarbe. . . . .   0 gr. 15

Poudre de gingembre . . . .   0 gr. 05

Magnésie hydratée . . . .   0 gr. 25

Pour 1 cachet; deux à trois par jour (Pouchet).

On peut, au lieu de quassia même, prescrire son alcaloïde, la *quassine*, amorphe ou cristallisée. — Le *condurango* s'administre en cachets, en potion sous forme d'extrait fluide, ou en teinture à la dose de XXX à LX gouttes par jour. On pourra prescrire :

Quassine amorphe. . . . .   0 gr. 05

Poudre de condurango . . . .   0 gr. 30

Bicarbonate de soude . . . .   0 gr. 75

Pour 1 cachet : un avant chaque repas (Gourin).

Extrait fluide de condurango . . . .   XXX gouttes.

Acide chlorhydrique . . . .   XV —

Sirop d'écorces d'oranges amères . . . .   150 c. c.

1 cuillerée à soupe avant les repas (Krauss).

Quant au quinquina, faisant un choix parmi ses très nombreuses et très différentes formes pharmaceutiques, on prescrira de préférence l'extrait fluide, soit isolé dans une potion diversement aromatisée, soit associé à la glycérine et à l'arsenic.

Extrait fluide de quinquina . . . .   6 grammes.

Arséniate de soude . . . .   0 gr. 10

Glycérine neutre . . . .   50 grammes.

Sirop d'écorces d'oranges amères . . . . . Q. S. pour 500 c. c.

2 verres à liqueur par jour (Lyon et Loiseau).

Des préparations à base de strychnées, nous retiendrons seulement la noix vomique en poudre ou en teinture, la teinture de fèves de Saint-Ignace (gouttes amères de Baumé), les solutions de sulfate de strychnine. L'emploi de la coque du Levant et de la picrotoxine est dangereux et des plus illusoires, les doses thérapeutiques étant d'efficacité douteuse. On pourra utiliser les formules suivantes ou des formules analogues :

Teinture de noix vomique au 1/10ᵉ (Codex 1908), deux fois moins active que l'ancienne ; de XV à XXX gouttes avant chaque repas. Il est inutile de dépasser ces doses.

Teinture de fèves de Saint-Ignace composée (gouttes amères de Baumé) — (Codex 1908), VI à XII gouttes avant les repas. Il est également inutile de dépasser ces chiffres.

a. — Teinture de noix vomique . . . .)
     —   de chardon bénit . . . . } āā 10 grammes.
     —   de gentiane. . . . .)
  XX à XXX gouttes avant chaque repas.

b. — Teinture d'ipéca . . . . 5 grammes.
     —   de noix vomique . . . . } āā 10 —
     —   de rhubarbe . . . .)
  XV à XXX gouttes avant les repas ou 1 heure après.

c. — Poudre de quassia. 0 gr. 05
     —   de noix vomique . . . . 0 gr. 10
     —   d'écorces d'oranges amères. . . . . āā 0 gr. 50
  Pour 1 cachet ; deux par jour.

d. — Sulfate de strychnine. . . . . Cinq centigr.
    Eau distillée . . . . 150 grammes.
  1 à 5 cuillerées à café avant chaque repas. On peut ajouter quantité égale d'arséniate de soude (cinq centigrammes pour 150).

e. — Teinture de noix vomique . . . . } āā 2 grammes.
     —   de gentiane. . . . .)
    Extrait fluide de cascara. . . . . 5 —
    Teinture d'écorces d'oranges amères . . . . 40 —
    Sirop d'écorces d'oranges . . . . 60 —
  1 cuillerée à café avant chaque repas (BARIÉ).

Orexine. — L'orexine est très irritante pour l'estomac ; son action, peu recommandable et d'ailleurs aléatoire, est donc à surveiller de près. On emploie le chlorhydrate ou tannate d'orexine, à la dose de 10 centigr. en cachets. Des doses plus fortes peuvent déterminer des vomissements (A. Mathieu). L'albuminurie et les hématémèses contre-indiquent formellement l'emploi de ce dérivé de la quinoléine.

Alcool. Glycérine. — L'*alcool*, à faibles doses, est un excitant gastrique son emploi ne saurait être conseillé. On pourrait prescrire cependant :

  Liqueur d'Hoffmann (alcool-éther P. E.) . . . . . .)
  Teinture de colombo. . . . . } āā 10 grammes.
     —   de noix vomique . . . .)
  XX gouttes avant les repas.

La *glycérine* n'est guère employée aujourd'hui. Nous l'avons déjà rencontrée dans quelqu'une des formules précédentes ; on pourrait également prescrire :

  Teinture de badiane . . . . 5 grammes.
  Glycérine officinale (à 28⁰). . . . . 100 —
  Sirop de quinquina . . . . 200 —
  1 cuillerée à soupe avant les repas, dans un peu d'eau (LEMOINE).

Vanadium. Arsenic. Phosphore. — Ces trois corps, de la même famille, stimulent l'appétit, mais activent parfois à un degré trop élevé les combustions de l'organisme.

Le *métavanadate de soude* est, comme l'orexine, des plus irritants pour l'estomac. Les spécialités commerciales sont fréquemment tout à fait mal tolérées. On pourra prescrire :

> Métavanadate de soude. . . . . 0 gr. 01
> Eau distillée. . . . . 150 grammes.
> 1 cuillerée à soupe (un milligramme) avant les repas.

Les préparations *arsénicales* [cacodylate, méthylarsinate de soude (arrhénal), arséniate, etc.] stimulent l'appétit de façon manifeste. Leur effet favorable s'épuise malheureusement assez vite. La *lécithine*, les *glycérophosphates* peuvent être d'utiles adjuvants aux médications précédentes. On prescrira :

> Arséniate de soude. . . . . 0 gr. 10
> Gouttes amères de Baumé. . . . . 10 grammes.
> X gouttes deux fois par jour; cette dose renferme deux milligrammes d'arséniate.

> Poudre de noix vomique. . . . . 0 gr. 03
> Arséniate de soude . . . . Un milligr.
> Poudre de quinquina . . . . } ãā 0 gr. 25
> Glycérophosphate de chaux . . . . }
> Pour un cachet; 2 à 3 par jour.

Fer. — Les *ferrugineux* ne sont apéritifs qu'indirectement, par leur vertu spécifique dans le traitement des anémies chlorotiques.

Alcalins. — L'usage des alcalins et des alcalino-terreux est tout à fait recommandable chez les hypochlorhydriques avec atonie du muscle gastrique, digestion ralentie, évacuation retardée. On prescrira :

> Sulfate de soude . . . . /
> Phosphate de soude. . . . . ãā 5 grammes.
> Bicarbonate de soude. . . . . \
> Pour un paquet à dissoudre dans une bouteille d'eau d'Évian. Absorber un grand
> verre tiède une demi-heure avant les repas. (A. MATHIEU).

Cette formule est une formule étalon, on peut la modifier à l'infini, augmenter le sulfate de soude pour obtenir un effet laxatif par exemple. Si l'on veut traiter non plus des hypochlorhydriques, mais des hyperchlorhydriques, on pourra donner :

> Sulfate de soude. 20 grammes.
> Phosphate de soude . . . . 10 —
> Bicarbonate de soude . . . . 5 —
> Pour 1 paquet à dissoudre comme précédemment; 1 à 2 verres chauffés à 38° le
> matin à jeun, à 20 minutes d'intervalle.

Les *persulfates alcalins* donnent souvent d'heureux résultats. Leur effet est malheureusement des plus fugaces. On pourra prescrire :

> Persulfate de soude. . . . . 1 gramme.
> Eau distillée . . . . 150 grammes.
> 1 cuillerée à soupe avant les repas.

La *persodine* est une solution au centième de persulfate de soude et de persulfate d'ammoniaque : même posologie que ci-dessus.

On a également associé les *sels de potasse* aux amers comme dans la formule suivante :

> Sulfate de potasse . . . . } ãā 0 gr. 05 à 0 gr. 06
> Azotate de potasse . . . . }
> Poudre d'ipéca . . . . 0 gr. 01
> Quassine amorphe . . . . 0 gr. 04
> Poudre de noix vomique . . . . 0 gr. 03
> Pour 1 cachet avant les repas. (A. ROBIN).

Conclusions. — De cette longue revue des différents médicaments préconisés pour relever l'appétit, nous retiendrons avant tout l'efficacité des solutions alcalines, l'utilité des amers proprement dits et des strychnées, le succès aléatoire des persulfates, l'action accessoire mais souvent favorable des arséniates. L'usage des sels de vanadium et d'orexine est plutôt à déconseiller. Mais, nous ne saurions trop le répéter, les prescriptions d'hygiène et de diététique générales sont indispensables au succès de toute médication apéritive. Le rôle des médicaments, *si nous en exceptons toutefois les alcalins*, demeure au second plan ; il peut être plus nuisible qu'utile en plus d'une circonstance.

Opothérapie. — L'appétit fait défaut parfois par suite d'insuffisance chimique de l'estomac. On se trouvera bien dans ces cas de l'emploi des divers ferments, papaïne, pepsine, pancréatine, maltine, et surtout du suc gastrique naturel de chien (*gastérine*). On pourra prescrire également la chloridia, dont voici la formule, ou toute autre préparation analogue :

> Pepsine extractive titre 100 (Codex 1908) . . . .   5 grammes.
> Acide chlorhydrique   2   —
> Cocaïne. . . . .   0 gr. 20
> Eau chloroformée saturée . . . .   160 grammes.
> 1 cuillerée à café très diluée après les repas.

Psychothérapie. — L'importance de la *psychothérapie* se déduit aisément des considérations sur l'efficacité secondaire des médicaments, la valeur d'une hygiène et d'une diététique rationnelles. Les prescriptions agissent souvent par la seule vertu que leur prête le malade, et les affirmations convaincues du médecin peuvent beaucoup pour relever les fonctions digestives et l'appétit. Chez certains névropathes d'ailleurs, une médication exclusivement suggestive (pilules de bleu de méthylène, etc.) pourra se trouver de mise. — Il est enfin certains psychasthéniques, chez lesquels le séjour au lit et l'isolement seront nécessaires. Le repos absolu peut être également indiqué pour les convalescents, pour tous les surmenés.

Médication apéritive chez l'enfant. — On sera toujours ici sobre de médicaments. La perte de l'appétit chez l'enfant est due ordinairement à des écarts de régime, à des repas mal réglés ou des collations hors de saison : l'enfant boit d'ailleurs trop souvent entre les repas, il boit trop abondamment dès le début du repas. La constipation est également une cause fréquente d'anorexie chez lui. Les citadins verront leur appétit renaître à la campagne. Les toniques généraux (hydrothérapie, frictions sèches), sont très recommandables. On pourra prescrire parfois :

> Teinture de noix vomique. . . . . ⎞
>   — de gentiane . . . . ⎟
>   — de quinquina. . . . . ⎬ āā 2 grammes.
>   — de quassia. . . . . ⎟
>   — de rhubarbe . . . . ⎟
>   — de cascarille . . . . ⎠
> V à X gouttes avant les repas, au-dessus de six ans (COMBY).

> Glycérophosphate de chaux . . . . ⎱ āā 0 gr. 25
> Craie préparée . . . . ⎰
> Poudre de noix vomique . . . .   0 gr. 02
> Pour un cachet; 1 à 2 par jour au-dessus de six ans.

Arrhénal . . . . 0 gr. 10
Sirop de quinquina . . . . 50 grammes
Eau distillée. . . . . 100 —

Deux cuillerées à café de 18 mois à 2 ans; une cuillerée à soupe de 2 à 4 ans; deux cuillerées à dessert de 6 à 8 ans (VARIOT).

Les *ferrugineux* ont sur l'appétit des enfants anémiques, et cela dès le plus jeune âge, une action élective d'une rapidité et d'une sûreté parfois étonnantes.

L'enfant supporte facilement des doses relativement élevées de sels solubles dans le suc gastrique. On formulera :

Protoxalate de fer. . . . . 5 centigr.
Lactose. . . . . 0 gr. 20

Pour 1 paquet : un enfant de 10 à 12 mois peut prendre un de ces paquets dans un peu de lait, dans une cuillerée de bouillie. Continuer le traitement pendant 10 jours, suspendre. (GUINON).

FRANÇOIS MOUTIER.

APHASIE. — Il y a cent ans, on n'avait aucune idée sur le siège de la fonction du langage. C'est Gall, l'homme aux bosses craniennes, qui, en 1810, se flattant de reconnaître les dispositions intellectuelles des hommes et des animaux par la configuration de leur tête, situa empiriquement le « sens du langage de la parole » dans *la région sous-orbitaire des lobes frontaux*. Le seul mérite de Gall — et il est grand — fut d'être un précurseur et d'attirer l'attention des médecins sur les localisations cérébrales. Bouillaud, trente ans plus tard, publia une série de faits « à l'appui de l'opinion qui localise dans les lobules antérieurs du cerveau le principe législateur de la parole », et se fit le défenseur éloquent de son siège dans les *lobes frontaux*.

De 1861 à 1865, Broca localisa le langage dans *l'hémisphère gauche, au pied de la troisième circonvolution frontale*. L'autopsie princeps sur laquelle s'appuya Broca est devenue célèbre : c'est celle de l'aphasique Leborgne, dont le cerveau présentait un foyer de ramollissement dans l'hémisphère gauche. Ce cerveau est conservé au musée Dupuytren où on peut constater, d'abord, qu'il n'a pas été coupé, et ensuite que la lésion, dépassant la région de la troisième frontale, se prolonge dans la zone pariéto-temporale. Broca, pensant, comme les auteurs de son temps, que le ramollissement était progressif et faisait tache d'huile, admit que le foyer avait primitivement atteint la troisième frontale, et s'était propagé secondairement en arrière. On eut l'occasion, les années suivantes, de pratiquer de nouvelles autopsies d'aphasiques, et Broca ne tarda pas, non sans quelques hésitations du reste, à localiser le langage, autrement dit le centre de l'aphasie, dans le tiers postérieur de la troisième circonvolution frontale gauche, qui est devenue la *circonvolution du langage ou de Broca*. Il y eut bien, déjà à cette époque, quelques nécropsies contradictoires, mais on n'en tint pas compte, et cette localisation dans le *pied de la troisième frontale gauche* devint rapidement classique.

Wernicke, en 1874, ayant trouvé, à l'autopsie d'aphasiques, la troisième frontale intacte et la *première temporale gauche* détruite, fut amené à placer dans cette circonvolution le centre d'une nouvelle forme d'aphasie, à laquelle il donna le nom *d'aphasie sensorielle*, et qu'il opposa à l'*aphasie motrice* due à la lésion de la troisième frontale. Pour lui, il existe dans la première temporale gauche un centre d'images auditives, qui joue dans le langage un rôle capital, et dont la destruction entraîne l'aphasie sensorielle. Wernicke introduit ainsi dans la psycho-physiologie la notion des *images* et d'un *centre sensoriel* (auditif verbal), lequel régularise le centre des images motrices verbales situé dans la troisième frontale. Il admet donc deux centres corticaux : l'un sensoriel (temporal) et l'autre moteur (frontal), et par suite deux grandes formes d'aphasie. Il admet, en outre, trois autres variétés d'*aphasie dite de conduction*, dues à l'interruption de la voie qui relie le centre sensoriel au centre moteur, ou des voies qui les relient l'un et l'autre à la périphérie.

La découverte d'un centre du langage dans la région temporale constituait une découverte de premier ordre. Et le rôle supposé du centre auditif verbal et l'aphasie de conduction renfermaient en germe tout ce qui a été écrit depuis sur les *centres d'images et sur les aphasies de conductibilité*.

Kussmaul ne tarda pas à démembrer l'œuvre de Wernicke, en admettant deux variétés d'aphasie sensorielle : la *surdité verbale* et la *cécité verbale*, localisées l'une dans la première temporale et l'autre dans le pli courbe.

En France, Charcot accepta quatre types d'*aphasie corticale* : l'*aphasie motrice*, la *surdité verbale*, la *cécité verbale* et l'*agraphie*, qu'il situa respectivement dans la troisième frontale, la première temporale, le pli courbe et la deuxième frontale.

En même temps, à côté de ces quatre formes d'*aphasie corticale*, on décrivit un peu de tous les côtés des *aphasies sous-corticales* et des *aphasies transcorticales ou de conductibilité*, moins en se basant sur la méthode anatomo-clinique qu'en dessinant des schémas hypothétiques. Il y eut, pendant quelques années, un abus prodigieux de schémas, chacun voulant avoir le sien. A l'aide de circonférences et de lignes droites, le nombre des variétés d'aphasie oscilla entre cinq et dix-huit !

Les choses en étaient là, lorsque Pierre Marie, en 1906, demanda la revision de l'aphasie et proposa une doctrine nouvelle que j'envisagerai au triple point de vue *anatomique, clinique et psychologique*.

Au point de vue anatomique, le fait primordial de cette doctrine est que la troisième circonvolution frontale ne joue aucun rôle dans la fonction du langage, c'est-à-dire que sa lésion ne produit pas l'aphasie.

Les observations de destruction de la troisième frontale sans production d'aphasie motrice, d'une part, ne sont pas exceptionnelles. Elles sont consignées dans la thèse très documentée de F. Moutier. Et, d'autre part, les cas d'aphasie sans destruction de la troisième frontale ne se comptent plus. P. Marie déclare que, dans la moitié des nombreuses nécropsies d'aphasiques qu'il a faites depuis dix ans, la troisième frontale n'était pas altérée.

A cette opinion formelle on a fait des objections. Les cas de destruction de la troisième frontale gauche sans aphasie, a-t-on dit, ont dû être mal observées : ou bien il s'agissait de gauchers, ou bien d'aphasiques guéris dont l'aphasie avait passé inaperçue. L'objection ne vaut pas pour tous les cas, parce qu'il existe des faits bien observés et à l'abri de toute critique.

Si le centre de l'aphasie n'occupe plus la circonvolution ou zone de Broca, où donc siège-t-il? Il siège dans la partie de la région pariéto-temporale qui correspond à la moitié postérieure de la première et de la deuxième circonvolution temporale, au pli courbe et au gyrus supra-marginalis, c'est-à-dire dans *la zone proprement dite de Wernicke*. Toute lésion de cette zone se traduit cliniquement par de *l'aphasie vraie*. S'agit-il de lésion corticale ou de lésion sous-corticale? Il est impossible de se prononcer sur ce point, parce que les lésions atteignent généralement à la fois l'écorce et la sous-écorce.

Ceci étant dit, il convient d'ajouter qu'on trouve souvent deux foyers, à l'autopsie : l'un dans la région de Broca, l'autre dans celle de Wernicke.

L'anatomie en donne la raison naturelle. L'artère sylvienne se divise, au niveau de l'insula, en plusieurs branches, dont la plus antérieure irrigue la troisième frontale. Que l'on suppose une oblitération du tronc principal de la sylvienne, avant l'origine de cette branche antérieure, le ramollissement frappera à la fois la troisième frontale ou zone de Broca, et la zone pariéto-temporale de Wernicke. Si l'oblitération porte, non plus sur le tronc de la sylvienne, mais sur la branche antérieure elle-même, la troisième frontale sera seule atteinte. De même, une oblitération du tronc de l'artère sylvienne, après la naissance de la branche antérieure, frappera isolément la région temporo-pariétale et respectera celle de Broca. Cette disposition artérielle explique l'indépendance des lésions antérieure et postérieure, non moins que leur coexistence. La lésion constante dans l'aphasie est celle de la zone de Wernicke ; la lésion de la zone de Broca est inconstante, accidentelle, surajoutée en quelque sorte. La première est la cause déterminante de l'aphasie, la seconde n'a rien à voir avec le syndrome aphasique.

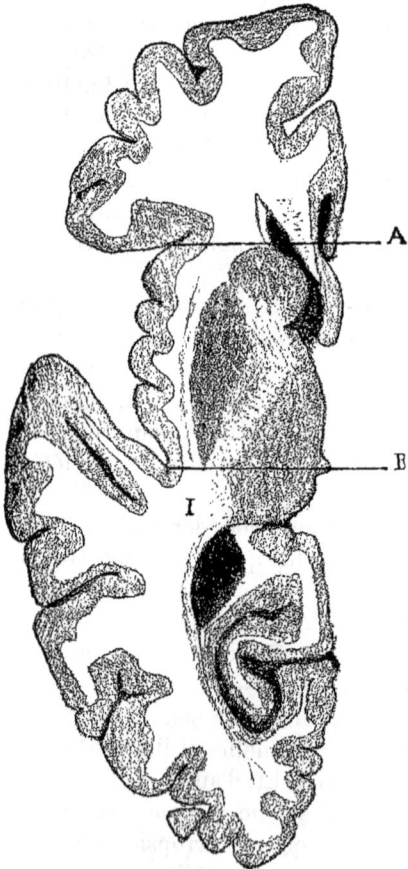

Fig. 110. — Quadrilatère de Pierre Marie. (Th. Moutier. Steinheil, édit.).

Il y a, dans la doctrine de Pierre Marie, un autre point nouveau qui concerne l'articulation verbale. L'articulation verbale serait localisée dans la *région du noyau lenticulaire* (fig. 110). Cette région est incluse dans un *quadrilatère* qu'on peut figurer en traçant deux plans frontaux parallèles, passant, l'un par la partie antérieure, l'autre par la partie postérieure de l'insula, et deux plans sagittaux tangents l'un à l'écorce de l'insula et l'autre à la paroi du ventricule latéral.

Chaque fois qu'il y a *anarthrie*, c'est-à-dire abolition plus ou moins complète de l'articulation verbale, la lésion siège dans la zone du noyau lenticulaire, dans le quadrilatère en question.

Les conclusions qui découlent de ces données anatomiques sont les suivantes : une lésion qui se limite à la zone de Wernicke produit l'*aphasie vraie*, c'est-à-dire un syndrome constitué par de la surdité verbale, de la cécité verbale, de l'agraphie, de la paraphasie et de la jargonaphasie, sans troubles de l'articulation verbale proprement dite. C'est l'ancienne *aphasie sensorielle* des classiques, qu'il faut appeler tout court *aphasie de Wernicke* pour rendre hommage aux belles recherches du savant allemand.

Lorsqu'une lésion cérébrale atteint la zone du noyau lenticulaire, l'*anarthrie* apparaît. Le malade est incapable d'articuler, ou il articule très mal, mais il n'a aucun trouble du langage intérieur, aucune aphasie : il comprend les questions et exécute les ordres oraux ou écrits, il écrit régulièrement. C'est l'*aphasie motrice pure* ou *sous-corticale* de Dejerine, laquelle, pour Pierre Marie, n'est autre chose que l'anarthrie.

Si, ce qui est fréquent, le foyer morbide atteint à la fois la zone de Wernicke et la zone du noyau lenticulaire, on se trouve alors en présence de l'*aphasie de Broca*. Pour P. Marie, aphasie de Broca = aphasie de Wernicke + anarthrie. Il s'agit donc là d'aphasie vraie, additionnée de la perte de l'articulation verbale.

Suivant la nouvelle doctrine, l'*aphasie vraie* est donc *une*, et chez tout aphasique tous les modes du langage sont plus ou moins touchés. Mais il existe deux types cliniques d'aphasie : l'aphasie de Wernicke et l'aphasie de Broca, qui ne diffèrent que par l'absence ou la présence du syndrome anarthrique, le syndrome aphasique étant identique dans les deux types.

Dans ces deux types, les troubles de la compréhension (surdité verbale) sont plus ou moins accusés : très marqués chez les uns, très légers chez les autres. Il faut, à cet égard, examiner les aphasiques avec soin, à différentes reprises, en leur posant des questions variées et nouvelles. Il existe, en effet, des cas frustes où, pour mettre en évidence les troubles de la compréhension, il importe de ne pas se borner aux questions et ordres familiers (fermez les yeux, tirez la langue, donnez-moi la main), mais de recourir à des ordres plus compliqués. Dejerine, qui défend la doctrine classique des deux espèces d'aphasie : l'aphasie motrice (ou de Broca) et l'aphasie sensorielle, n'admet la surdité verbale que chez les aphasiques sensoriels.

Les aphasiques présentent-ils tous de la *cécité verbale*? Oui, et sur ce point tout le monde est à peu près d'accord. Il en est de même pour l'*agraphie*, mais Dejerine déclare que l'agraphie des aphasiques moteurs diffère de celle des aphasiques sensoriels, et que cette différence porte sur le *mode de copier*. Tandis que tous les sensoriels copieraient en dessinant, c'est-à-dire servilement, le manuscrit en manuscrit, et l'imprimé en imprimé, les moteurs seuls transcriraient l'imprimé en manuscrit. Je ne partage pas cette manière de voir : tantôt les aphasiques copient servilement et tantôt ils transcrivent l'imprimé en manuscrit; il n'y a, à mon avis, dans leur écriture aucune différence qui permette de les diviser en moteurs et en sensoriels.

Il reste à aborder le côté psychologique. Et d'abord, que faut-il penser des images du langage? Pierre Marie en nie formellement l'existence. Il nie non seulement l'existence des images motrices, mais encore celle des images sensorielles; non seulement l'existence des centres moteurs, mais encore celle des centres sensoriels (pli courbe pour le centre des images visuelles, première temporale pour les images auditives verbales). « Pourquoi passer, dit-il, à propos de ces dernières, par l'intermédiaire du centre auditif verbal, dont rien ne prouve l'existence, tandis que nous voyons constamment toutes les modalités du langage se trouver simultanément atteintes, pour peu que la zone de Wernicke, *centre intellectuel*, soit lésée en un point quelconque de son territoire? Cette doctrine du centre et des images verbales n'est qu'hypothèse et pur schéma. » La lésion de la zone de Wernicke amène non un *déficit sensoriel* mais un *déficit intellectuel*. Il s'ensuit un *défaut de compréhension* et non une *surdité verbale*.

A l'existence des images visuelles verbales et du centre visuel verbal, localisé par les classiques dans le pli courbe, P. Marie oppose un raisonnement analogue.

Je ne parlerai pas du centre des images motrices, ni du centre graphique qui n'est, pour ainsi dire, plus admis par personne.

Au nom de la psychologie, on avait admis jadis des images verbales, auditives, visuelles, motrices d'articulation et graphiques, qu'on avait localisées dans quatre centres corticaux de l'hémisphère gauche : partie postérieure de la première temporale, pli courbe, pied de la troisième frontale, pied de la deuxième frontale, c'est-à-dire dans les quatre centres supposés du langage. En réalité, que savons-nous des images verbales et de leur jeu dans le langage antérieur? Nous savons que, quand nous écrivons, que, quand nous parlons et lisons mentalement, nous entendons les mots résonner à nos oreilles, mais nous ignorons le mécanisme intime de ce *langage intérieur*, c'est-à-dire si ce langage est fait d'images. Nous ignorons sous quelle forme se présentent ces images, dans quelle partie de la cellule elles s'emmagasinent. Les images ont été considérées à tort par certains auteurs comme quelque chose de concret et de purement sensoriel, alors qu'il aurait fallu y voir un phénomène de mémoire, un phénomène de reviviscence essentiellement transitoire et intellectuel. Le sourd verbal entend les mots parlés, l'aveugle verbal voit les mots écrits : il les voit même si bien qu'il est souvent capable de copier l'imprimé en manuscrit. Ni l'un ni l'autre n'ont donc ni surdité ni cécité verbales. Seulement, ils ne comprennent pas la signification des mots parlés ou lus, et c'est là un trouble d'ordre intellectuel. Ils ne comprennent pas parce que leurs facultés (attention, mémoire, associations d'idées, etc.) sont diminuées ou supprimées pour les choses du langage. Il est impossible de pénétrer plus avant : le mécanisme intime des actes intellectuels, de la pensée, du langage intérieur, nous échappe entièrement.

Ces réserves étant faites, les termes d'images, de surdité et de cécité verbales peuvent être conservés, en raison de leur commodité descriptive.

On peut poser en principe qu'il existe une *diminution de l'intelligence* chez tout aphasique. Cette diminution varie suivant les cas : très légère ici,

elle est là plus ou moins marquée. Évidente chez les uns, elle veut être
recherchée chez les autres. Il serait bien difficile de nier l'existence d'un
déficit intellectuel chez un malade donné. Il faudrait, pour cela, avoir
connu la formule intellectuelle de ce malade avant l'aphasie, et encore
serait-il impossible d'affirmer qu'une diminution légère n'a pu passer
inaperçue.

Ce déficit intellectuel des aphasiques, déclare Pierre Marie, est un déficit
spécialisé pour les choses du langage et certaines notions acquises didac-
tiquement. Ce n'est pas, en effet, toute l'intelligence qui sombre avec le
manque de compréhension du langage. Cette diminution de l'intelligence
demande, en effet souvent, à être recherchée méthodiquement; elle ne
se montre pas à première vue. Elle n'est nullement comparable au déficit
brut et *global* des déments. Les aphasiques, malgré cette diminution intellectuelle sont en état de vivre de la vie commune. S'ils ne comprennent
pas le sens des paroles qu'on leur adresse, c'est donc par suite d'un défaut
de compréhension, la zone de Wernicke étant un centre intellectuel spécial,
et toute lésion de ce centre amenant, non un déficit sensoriel, mais un
déficit intellectuel.

Ce déficit n'a d'ailleurs rien à voir avec la démence. Mais démence et
aphasie ont-elles quelques rapports?

Tout d'abord, il peut y avoir coexistence des deux syndromes. On a fait,
je suppose, et avec de bonnes raisons, le diagnostic de démence, et, à l'autopsie, on trouve un foyer qui détruit la zone de Wernicke. Plusieurs cas
de cet ordre ont été rapportés et ont fait admettre à tort, par Liepmann
et Max Edel, que l'aphasie sensorielle était une forme clinique de la démence
sénile. Il faut se garder d'une pareille confusion : l'aphasie et la démence
sont et doivent rester deux syndromes distincts. D'autre part, un aphasique
peut être pris pour un dément. On comprend que, dans certains cas rares
d'aphasie où le déficit intellectuel est très prononcé, le diagnostic soit
malaisé, mais il reste possible.

Les troubles intellectuels des aphasiques dépendent de conditions multiples : de l'étendue en surface et en profondeur de la lésion, de l'état des
artères cérébrales, du degré d'instruction et de l'âge du sujet. Les aphasiques jeunes, dont les artères du cerveau sont normales, offrent des troubles
intellectuels minimes, tandis que les vieillards à artères athéromateuses ont
des troubles marqués. C'est chez ces derniers que la production inopinée
d'un foyer, cause d'aphasie, peut révéler un état démentiel jusque-là plus
ou moins latent : l'association de l'aphasie avec la démence se rencontrera alors, que celle-ci soit postérieure ou antérieure à celle-là.

Bref, l'aphasique offre un déficit intellectuel spécialisé pour les choses
du langage, mais ne présente pas d'état démentiel.

Il comprend suffisamment le langage des gestes; il a une mimique plus
ou moins expressive. Il est poli, aimable, correct, propre, affectueux ou
haineux, triste ou gai selon les circonstances. Il ne diffère pas sensiblement, sous le rapport des sentiments et de l'affectivité, des autres hommes.

**Méthode d'examen du langage et de l'intelligence chez un apha-
sique.** — L'examen d'un aphasique est œuvre de patience et de temps

Pour aller aussi vite que possible et éviter de gros oublis, une méthode est nécessaire. Je conseille la suivante, qui n'est ni trop ni pas assez détaillée, et que j'ai mise à l'épreuve.

I. Parole articulée.

A) ÉTUDE DE L'APHÉMIE. . . .
- 1° Dans la *parole spontanée*.
- 2° Dans la *parole répétée*.
- 3° *Parole dans la lecture à haute voix*.

Pour cela, il faut interroger le malade, lui faire raconter sa maladie ; lui faire répéter des mots et des phrases, le faire lire, etc. Noter le degré et les caractères des troubles.

B) ÉTUDE DE LA PARAPHASIE ET DE LA JARGONAPHASIE.

Même procédé.

II. Compréhension de la Parole parlée.

A) ÉTUDE DE LA SURDITÉ VERBALE . . . . .
- 1° *Poser des questions orales simples et compliquées*.
- 2° *Donner des ordres oraux simples et compliqués*.

S'assurer que le malade, en comprenant un mot, ne devine pas le sens de toute la phrase. Pour cela il faut changer le sens en changeant le verbe.

B) RECHERCHE DES TROUBLES LATENTS. . . . .

De plusieurs syllabes prononcées, le malade doit reconnaître celle qui appartient à un objet montré.

III. Lecture mentale.

A) ÉTUDE DE LA CÉCITÉ VERBALE.
- 1° *Faire lire un imprimé et un manuscrit*.
- 2° *Poser des questions et donner des ordres simples et complexes, par écrit*.

Noter si la cécité est *littérale, syllabique, verbale, phrasale*. Changer le sens en changeant le verbe pour s'assurer que le sujet ne devine pas.

B) RECHERCHE DES TROUBLES LATENTS. . . . .

Écrire les mots en syllabes séparées (horizontales ou verticales).

IV. Écriture.

A) ÉTUDE DE L'AGRAPHIE . . .
- 1° *Dans l'écriture spontanée*.

Demander une réponse écrite à une question, le récit écrit de la maladie actuelle, etc. Faire écrire le nom, le prénom, l'âge, l'adresse, etc., du malade. Noter le degré et les caractères de l'agraphie, de la paragraphie, de la jargonagraphie.

- 2° *Dans l'écriture sous dictée*.

Dicter quelques mots, quelques phrases.

- 5° *Dans la copie*.

Demander la copie d'une phrase imprimée et manuscrite, d'un dessin.

B) ÉTAT DE L'ÉCRITURE AVEC DES CUBES ALPHABÉTIQUES . . . . .

A employer lorsque l'écriture usuelle est impossible. Mêmes procédés que ci-dessus.

V. Étude de l'Aphasie chez les Polyglottes.

Employer pour chaque langue les mêmes méthodes que précédemment.

VI. Étude du Calcul.

A) *Examen de la compréhension et de la lecture mentale des chiffres et des nombres.*

B) *Faire prononcer et écrire des chiffres et des nombres. Faire faire des opérations simples d'arithmétique.*

VII. Étude de l'Heure.

Rechercher si le sujet connaît l'heure, s'il sait mettre une montre à l'heure, etc.

VIII. Étude de la Musique.

1º Étude de l'*Amusie* dans l'énonciation, la compréhension, la lecture et l'écriture de la notation musicale.

2º   —   —   la composition.

3º   —   —   le chant avec ou sans paroles.

IX. Étude de la Mimique naturelle, conventionnelle, descriptive et imitative.

1º Examen de la physionomie et des gestes expressifs pendant que le malade parle, écoute, lit, écrit; pendant les états émotionnels, etc.

2º Lui faire faire un geste de menace, de dégoût, etc.

3º Lui demander la mimique d'actes conventionnels (salut militaire, pied-de-nez, etc.), ou professionnels.

4º Lui faire répéter un ou plusieurs actes successifs exécutés en sa présence.

X. Étude du Caractère et de l'Intelligence.

A) État du Langage naturel. . } (*Mimique*). Déjà étudié ci-dessus.

B) État de la Mémoire . . . . {
1º Faire réciter : jours de la semaine, mois, chiffres, table de multiplication, prières, fables, un fait connu, etc.
2º Reconnaissance des personnes, lieux, objets et usage de ceux-ci. Rechercher les *cécités optique et psychique.*

C) État de l'Attention, du Jugement, du Raisonnement, de la Volonté, de l'Imagination.

D) État Affectif et Moral : joie, douleur, amour, haine, etc., politesse, amabilité, etc.

E) État de la Vie matérielle : actes de s'habiller, de circuler, de manger; ordre, propreté, etc.

F) Rééducation du Langage, du Métier ancien, etc.

I. — APHASIE DE WERNICKE. — Le début en est tantôt brusque, à la suite d'un ictus accompagné ou non de perte de connaissance, tantôt progressif. Une hémianopsie et une hémiplégie droites l'accompagnent assez souvent. Quel que soit le mode de début, une fois que les phénomènes concomitants initiaux se sont effacés, l'aphasie se détache avec netteté.

Tous les modes du langage sont atteints : il y a surdité verbale, cécité verbale ou alexie, agraphie; il y a paraphasie, jargonaphasie, sans troubles de l'articulation proprement dite. Je conserverai ces expressions (sous les réserves psycho-physiologiques faites plus haut) parce qu'elles sont commodes et concises.

Une seule lésion est nécessaire pour réaliser cette aphasie. Il suffit qu'elle siège dans la zone de Wernicke ou sur les fibres qui en partent. Ordinairement il s'agit d'un foyer de ramollissement à la fois cortical et sous-cortical.

Aphasie.

A) **Surdité verbale**. — Kussmaul a donné ce nom à la perte de la signification des mots entendus. Il résulte de là que la surdité verbale n'a rien de commun avec la surdité proprement dite, puisque l'ouïe n'est pas altérée.

Un sujet atteint de surdité verbale entend la voix et les paroles comme un son différencié, mais incompris. Il reconnaît les bruits et leur attribue leur signification réelle; seul le langage humain ne lui dit plus rien.

La surdité verbale est rarement complète. La plupart des malades reconnaissent leur nom prononcé devant eux. D'autres reconnaissent encore quelques mots usuels et familiers. Souvent un mot essentiel leur fait deviner le sens de toute une phrase. Qu'on change le sens de la phrase en y laissant le mot essentiel, et ils font toujours la même réponse. Du reste, ils font souvent une même réponse à deux ou trois questions successives, quelles qu'elles soient. Il y a là soit un degré d'incompréhension plus accusé en réalité qu'en apparence, soit peut-être aussi une simple difficulté d'attention.

La meilleure manière de mettre la surdité verbale en évidence est de donner au malade des ordres oraux, simples ou compliqués. On voit aisément s'il les exécute et de quelle manière.

Il faut ajouter que la surdité verbale est quelquefois partielle et systématiquement limitée à la mémoire auditive d'un idiome. Un malade d'Oré, dit Bernard, « ne répondait que lorsque la demande qu'on lui adressait était faite en patois. Il ne comprenait pas quand on lui parlait en français. De même un Russe, vu par Charcot, n'entendait plus que difficilement l'allemand, tandis qu'il comprenait encore le français et le russe ».

Tout ce qui vient d'être exposé relativement à la surdité proprement dite peut s'appliquer à la surdité musicale ou *amusie réceptive* (impossibilité de reconnaître un chant ou un air jadis connu, par exemple), et à toute variété de surdité où l'organe de l'ouïe fonctionne, tandis que l'adaptation du son conventionnel à l'idée que ce son exprime est devenue impossible. On conçoit donc qu'il doit exister, théoriquement, autant de surdités spéciales qu'il y a de variétés de symboles auditifs.

Les plus communes et les mieux connues sont la surdité des sons musicaux et celle des noms de nombre.

La surdité verbale peut être définitive, mais elle s'amende souvent dans une certaine mesure.

B) **Cécité verbale ou alexie**. — Dans son acception la plus générale, la cécité verbale est la perte totale ou partielle de la mémoire des signes écrits, quels qu'ils soient, reconnus conventionnellement comme autant de *représentations* d'idées, chez un sujet dont l'acuité visuelle est intacte.

Rien n'est plus variable que les manifestations cliniques de la cécité verbale. Souvent cette cécité est totale ou à peu près totale : le malade est capable de reconnaître son nom, quelquefois son prénom, mais c'est à peu près tout. Il est incapable de déchiffrer sa propre écriture. Cette alexie porte aussi bien sur l'imprimé que sur le manuscrit. Il est facile de s'en assurer et de juger de son étendue, en posant des questions ou en donnant au malade des ordres, par écrit, en le faisant lire et en lui demandant le sens de cette lecture.

On a scindé l'étude de la cécité verbale en deux variétés : *cécité littérale* et *cécité verbale proprement dite.*

Dans la cécité littérale, il s'agit de la perte de la mémoire des *lettres écrites.* Le malade voit des lettres, il sait que ce sont des lettres, mais il ne sait plus qu'elles signifient un son ou une consonne.

En règle générale, la cécité verbale est la conséquence de la cécité littérale.

Mais il peut exister de la cécité verbale sans cécité littérale, la faculté de combiner les lettres pour en faire des mots étant le résultat d'une éducation toute particulière, où la lecture des lettres n'est pas seule à intervenir. Si les mots se prononçaient rigoureusement comme ils s'écrivent, la conservation de la lecture des lettres impliquerait la conservation de la lecture des mots, ou très peu s'en faut. Mais la lecture des mots ou des syllabes est une *science* de convention.

Il a été question jusqu'ici de la cécité verbale à peu près totale. Il va sans dire que dans les formes partielles il y a tous les degrés, jusqu'aux cas absolument frustes sur lesquels Dejerine et Mirallié ont appelé l'attention. Au premier examen, on eût pu conclure ici à l'absence de cécité verbale, mais si on modifie les conditions de l'examen, si on change le sens d'une phrase en gardant le mot principal, ce sens n'est plus compris. Le sujet devinait ou interprétait, au lieu de lire.

Quant à la lecture des chiffres, elle peut être relativement conservée. Cette conservation explique que certains malades puissent encore reconnaître les nombres et exécuter quelques opérations d'arithmétique. Il en est qui lisent l'heure aux horloges, qui distinguent les cartes et jouent aux dominos, ainsi que l'avait remarqué Trousseau, sans commettre de fautes graves, qui calculent avec les monnaies sans se tromper, qui reconnaissent certaines notations conventionnelles personnelles employées dans le commerce (Charcot, Dejerine). Mais cette intégrité de la mémoire des chiffres est loin d'être constante. Souvent avec la cécité verbale coexiste la cécité des chiffres et des formules algébriques, mais toujours moins accusée que l'alexie.

La lecture de la musique peut être abolie, et la signification et la valeur des notes complètement perdue.

De la cécité verbale il est naturel de rapprocher l'*aphasie optique* de Freund. Un malade qui en est atteint est incapable de désigner par son nom un objet qu'on lui montre et qu'il reconnaît parfaitement. Vient-il à s'aider du tact, de l'odorat, du goût, il dit aussitôt le nom de l'objet en question. C'est un fait de suppléance de la mémoire visuelle par les mémoires tactile, gustative, etc.

Généralement avec l'aphasie optique coexiste la *cécité psychique.* Dans ces cas, le malade ne reconnaît ni les gens ni les choses, se perd dans la rue et même dans sa maison, ignore l'usage des objets qu'on lui présente, etc. C'est là une variété d'*agnosie* (v. c. m.), sur laquelle il est impossible d'insister ici plus longuement.

La cécité verbale est parfois susceptible d'amélioration. Grâce à de grands efforts, la patience du médecin y aidant, quelques malades récupèrent une partie de leurs premiers moyens. Il ne faut pas considérer comme des résultats de la rééducation certaines améliorations qui surviennent quelquefois à la longue et qui sont le fait d'un retour progressif de la circulation dans des centres où il n'existait qu'un retard circulatoire passager.

Il ne faut pas confondre la cécité verbale avec la *dyslexie*, c'est-à-dire avec un phénomène spécial, décrit par Bruns, et caractérisé par ce fait que la lecture, normale et facile tout d'abord, devient vite impossible. Que le sujet se repose, et il peut recommencer à lire, mais au bout d'une demi-ligne l'impossibilité de la lecture reparaît et ainsi de suite. Dans ces cas il y a ischémie fonctionnelle et non lésion organique.

C) **Agraphie**. — *L'agraphie* est rarement totale. Le sujet peut généralement écrire son nom, quelquefois son prénom ou certains mots familiers. Il est à remarquer qu'il écrit alors son nom d'un seul jet, automatiquement, sans oublier le paraphe. L'écriture sous *dictée* est impossible pareillement. Quant à la *copie*, elle se fait tantôt comme un dessin, de façon servile, tantôt de façon intelligente, en transposant l'imprimé en manuscrit, par exemple.

Les formes cliniques de l'agraphie sont variables : l'agraphie est complète ou incomplète, littérale ou verbale, compliquée parfois de *paragraphie* ou de *jargonagraphie*. Tantôt le malade reste inerte, la plume à la main, incapable de tracer le moindre mot, soit spontanément, soit en réponse à une question orale ou écrite ; et il est de toute évidence que la paralysie de la main n'est pour rien dans cette impuissance, attendu qu'il peut se servir de ses doigts avec assez d'habileté et qu'il est même capable de dessiner, de copier une image géométrique. Tantôt il reste en état d'écrire quelques mots ou quelques lettres, toujours les mêmes (son nom, son prénom, quelques noms familiers), quelle que soit la pensée qu'il veuille exprimer ou la réponse qu'il veuille faire. Les caractères sont parfois suffisamment corrects ; le plus souvent, ils sont irréguliers, embrouillés. S'il s'agit d'un mot complet ou d'un membre de phrase, ce mot et ce membre de phrase écrits ne répondent pas à l'idée qu'il veut exprimer.

Tel agraphique peut copier, ai-je dit, en transposant l'imprimé en manuscrit ; tel autre copie le manuscrit comme une figure géométrique. Tel malade peut écrire des chiffres, dessiner. Sous tous ces rapports, on peut dire vraiment que les variétés cliniques sont aussi nombreuses que les cas eux-mêmes.

Certains agraphiques, au lieu d'écrire les lettres de gauche à droite, écrivent de droite à gauche. Cette écriture, dite *écriture en miroir* (v. c. m.), et sur laquelle Buchwald a appelé l'attention, n'appartient pas seulement aux agraphiques. Ce n'est pas un phénomène pathologique. L'expérience a démontré que, chez des sujets jeunes et non prévenus à qui l'on demande d'écrire de la main gauche, le mouvement graphique se fait spontanément de droite à gauche. « Dans la race indo-germanique, la seule où l'écriture soit centrifuge, l'écriture *spéculaire* est l'écriture normale de la main gauche. » (Bernard.)

D'après Dejerine l'agraphie qui accompagne l'aphasie motrice ou de Broca posséderait des caractères particuliers qui la distingueraient de l'agra-

phie des sensoriels. Dans les deux cas, dit-il, l'écriture spontanée est plus
ou moins impossible : généralement les malades écrivent leurs noms d'un
seul jet, sans hésiter. Dans les cas moins accusés, ils écrivent quelques
mots et s'arrêtent vite. L'aphasique de Broca écrirait aussi mal qu'il parle ;
il y aurait une sorte de parallélisme entre les troubles de la parole parlée
et ceux de l'écriture. Dans l'aphasie sensorielle, l'agraphie serait ordinairement plus marquée. Dans les deux cas, les troubles de l'écriture sous
dictée sont à peu près identiques à ceux de l'écriture spontanée. Mais ce
qui distinguerait l'agraphie de Broca de celle des sensoriels, c'est ce fait
que, chez les premiers, le sujet copierait l'imprimé en manuscrit, tandis
que chez l'agraphique sensoriel, la copie serait purement servile, le sujet
copiant les lettres comme un dessin.

J'ai dit plus haut les raisons qui ne me permettent pas d'accepter cette
distinction. L'agraphie est une.

D) Paraphasie et Jargonaphasie. — Aux questions qu'on leur pose, les
malades font les réponses les plus variées, motivées quelquefois par l'intonation de la question posée, mais souvent sans aucun rapport avec la question elle-même. Les troubles de la parole sont généralement très accusés,
et d'autant plus faciles à constater que le sourd verbal est souvent verbeux
et prolixe (*logorrhée*). Tantôt il emploie les mots les uns pour les autres
(*paraphasie*), tantôt et plus fréquemment il parle un langage incompréhensible, un jargon (*jargonaphasie*). On le prendrait volontiers pour un sourd,
ou pour un dément, ou pour un étranger parlant une langue inconnue de
ses auditeurs.

L'articulation proprement dite n'est pas troublée. Le malade articule bien,
soit qu'il dise des mots à la place les uns des autres, comme dans la paraphasie, soit qu'il forge de toutes pièces des termes baroques et sans signification, comme dans la jargonaphasie.

Il est à remarquer que le sujet qui parle ainsi ne s'en rend aucunement
compte et ne s'aperçoit même pas que ses auditeurs ne le comprennent
pas, ne peuvent pas le comprendre.

Il en est ainsi pour la parole *spontanée*. Quant à la parole *répétée*, ou à
la *lecture à haute voix*, si on peut se faire comprendre du sujet, on constate
que le trouble est le même que pour la parole spontanée.

II. — APHASIE DE BROCA. — Elle débute généralement d'une façon
brusque et s'accompagne d'hémiplégie droite.

Suivant la théorie nouvelle de Pierre Marie, aphasie de Broca = aphasie
de Wernicke + anarthrie. Elle se compose donc de deux éléments distincts,
dont il reste à étudier ici le second, c'est-à-dire l'*anarthrie*, autrement dit
l'*aphémie*, pour employer un mot qui ne prête pas à la critique. Jusqu'ici
le terme d'anarthrie ou de dysarthrie s'appliquait, en effet, à la difficulté
mécanique d'articuler, en raison de la paralysie des organes moteurs de la
parole. Or, l'anarthrie, au sens de P. Marie, n'a rien à voir avec la paralysie de ces organes. Pour éviter toute amphibologie, le terme d'*aphémie*
sera employé dans le même sens.

Pour réaliser l'aphasie de Broca, la lésion doit atteindre d'une part la zone de Wernicke, tenant sous sa dépendance le syndrome aphasique proprement dit, et d'autre part la région du quadrilatère ou de l'anarthrie. Ici, comme pour l'aphasie de Wernicke, la lésion est généralement un foyer de ramollissement plus ou moins étendu. Le foyer peut être unique, et alors assez étendu, ou double (l'un dans la zone de Wernicke et l'autre dans la région du quadrilatère).

Aphémie (*Anarthrie de Pierre Marie*). — Le vocabulaire du malade, dans l'aphasie de Broca, est ordinairement très restreint.

Il est exceptionnel qu'il ne puisse émettre aucun son vocal, articuler aucun mot. Mais bien souvent l'aphémique ne dispose que d'un mot ou de quelques mots, de quelques syllabes qu'il répète à tout propos : oui, sékélé, cousisi, etc. Parfois il a gardé quelques lambeaux de phrases, quelques jurons malsonnants. Enfin, dans certains cas, le vocabulaire est assez riche et l'aphémie se limite à l'articulation des substantifs. Tel était le cas du jurisconsulte de Trousseau qui disait : « Donnez-moi mon pa, mon para, para, sacré mâtin ! — Votre parapluie ? — Eh ! oui, mon parapluie. »

On conçoit aisément que les variétés d'aphémie soient innombrables. Chez les polyglottes la langue maternelle, qui est la plus familière, disparaît la dernière. Il y a des exceptions : une malade de Charcot avait une aphémie complète pour l'italien et l'espagnol, qu'elle parlait jadis très couramment, et avait conservé le français, qui n'était pourtant pas sa langue maternelle.

Il est à noter que souvent un aphémique est capable de chanter des paroles qu'il ne peut réciter. La musique entraîne les paroles, les mots étant comme agglutinés aux sons.

Avec l'aphémie des mots coexiste l'aphémie des chiffres, des nombres, des notes musicales (*amusie*), etc....

Parfois les malades se rendent compte de leur impuissance à parler et de l'absurdité de leurs réponses, et s'en irritent très vivement. Ils peuvent quelquefois répéter en écho les mots qu'ils ne peuvent dire spontanément (*écholalie*) (v. c. m.).

L'aphémie est souvent incurable et reste irréductible du commencement à la fin. Mais parfois elle s'atténue peu à peu et les mots reviennent progressivement, sinon complètement.

Telle est l'aphasie de Broca, d'après Pierre Marie. Tous les modes du langage sont atteints. La cécité verbale y est plus ou moins marquée. Si elle est peu accusée, elle demande à être dépistée au moyen des procédés ingénieux de Dejerine et de ses élèves. Les troubles de la compréhension des mots (surdité verbale) y sont plus ou moins marqués. L'agraphie y est manifeste. Ces troubles de l'écriture, de la vision et de l'audition verbales sont d'autant plus accusés qu'on est plus près du début. Lorsque l'aphasie s'est améliorée, certains de ces troubles sont latents et veulent être cherchés.

Bref, l'aphasie de Broca ne diffère de celle de Wernicke que par l'addition d'aphémie.

Dejerine n'admet pas cette conception de l'aphasie de Broca. Pour lui, d'une part, les troubles sensoriels ne sont pas constants chez l'aphasique

moteur (ou de Broca) et, quand ils existent, ils diffèrent de ceux de
l'aphasie de Wernicke. Ainsi la cécité verbale, assez prononcée au début,
n'est pas permanente; au bout d'un certain temps, la lecture redevient normale, ou bien tout se réduit à un simple trouble dans l'épellation mentale.
Dans tous les cas, la cécité verbale de l'aphasique moteur serait distincte
de celle de l'aphasique sensoriel et beaucoup moins accusée. Quant à la surdité verbale proprement dite, elle n'existerait pas chez l'aphasique moteur;
il s'agirait purement et simplement d'un défaut d'évocation spontanée des
images auditives verbales. Le malade aurait parfois une certaine difficulté
à bien comprendre les phrases longues, et c'est tout. Encore serait-ce là un
phénomène inconstant. Bref, les troubles sensoriels de l'aphasique de Broca,
quand il y en a, seraient incomparablement plus faibles que ceux de l'aphasique de Wernicke, et il serait très facile de distinguer en clinique ces deux
variétés d'aphasie qui sont et doivent rester distinctes par la localisation
anatomique et par la clinique.

D'autre part, dans l'aphasie de Broca, les troubles de la parole n'auraient
aucune espèce de rapport avec l'anarthrie par paralysie des muscles de la parole; une anarthrie marquée et persistante ne peut du reste être la conséquence
de la lésion de la zone d'un seul noyau lenticulaire. L'anarthrique prononce
tous les mots, mais mal, très mal; l'aphasique moteur ne peut pas parler, parce
qu'il a perdu la mémoire des mouvements nécessaires à l'articulation des mots.

Il importe de déclarer ici que Pierre Marie n'a pas donné au mot anarthrie
le sens qu'on lui attache ordinairement de trouble d'origine mécanique. Il a,
au contraire, soutenu qu'un malade peut, en tant qu'anarthrique, présenter
une incapacité absolue de parler sans être ni un aphasique vrai, ni un paralytique
des organes musculaires de la phonation; c'est la fonction elle-même de la
phonation qui est entravée chez lui. Une fonction motrice est la résultante de
mouvements coordonnés; si les centres nerveux sont incapables d'assurer la
coordination de ce mouvement, la fonction cesse. Point n'est besoin de faire
intervenir une paralysie directe des muscles qui servent à cette fonction.

III. — APHASIES DITES PURES. — L'existence de ces aphasies n'est pas
établie sur des preuves suffisantes et reste sujette à revision. Il s'agit, le
plus souvent, ou d'observations incomplètes ou du reliquat d'une aphasie
vraie dans laquelle prédomine un groupe de symptômes.

1° **Aphémie pure** (*aphasie motrice sous-corticale de Dejerine*). — Elle
consiste en troubles de l'articulation, plus ou moins marqués selon les cas
et semblables à ceux de l'aphasie de Broca. Le plus souvent le malade n'a
à sa disposition que quelques syllabes ou quelques mots. La lecture à haute
voix est aussi défectueuse que la parole répétée ou que la parole spontanée.
L'écriture, la lecture mentale, la compréhension de la parole parlée sont
intactes; bref, tout se borne aux troubles de l'articulation.

Pour Dejerine, cette aphasie est déterminée par une lésion sous-jacente à
la circonvolution de Broca. Freund, Pitres ont nié l'existence d'une aphasie
de ce genre. Pour Pierre Marie, ce n'est autre chose que de l'anarthrie,
syndrome indépendant de l'aphasie. Pour lui, cette aphasie motrice pure
est due non pas à une lésion de la substance blanche de la troisième

frontale, mais à une lésion dans le quadrilatère de la zone lenticulaire.

2° **Agraphie pure.** — Y a-t-il une agraphie pure, indépendante de tout autre trouble du langage, due à la destruction du centre de l'écriture? Et d'abord y a-t-il un centre de l'écriture? La question a été fort discutée. L'existence du centre graphique compte des partisans (Charcot, Pitres, Bastian, etc.) et des adversaires (Wernicke, Kussmaul, Lichtheim, Gowers, Bianchi, von Monakow, Dejerine, etc.).

Les partisans du centre graphique le localisent, avec Exner, au niveau du pied de la 2e circonvolution frontale gauche. Ils se basent sur une série d'arguments psycho-physiologiques, cliniques et anatomo-pathologiques.

L'argument psychologique est le suivant : quand l'enfant apprend à écrire, il copie d'abord le modèle placé devant lui, et pendant longtemps il est incapable d'écrire sans le secours des images visuelles des lettres. Mais, par l'exercice, un centre graphique se forme peu à peu qui devient indépendant du centre visuel verbal. Il est des gens peu éduqués, tels la plupart des malades des hôpitaux, qui restent à la période infantile de l'éducation, c'est-à-dire incapables d'écrire sans le secours de l'image visuelle des lettres et des mots. Mais il peut exister des adultes habitués à écrire, chez lesquels s'est constitué un centre graphique automatique et autonome.

Les adversaires du centre graphique déclarent que l'écriture n'est jamais automatique et que nous copions toujours les images visuelles des lettres.

Les preuves cliniques consistent en quelques observations sans autopsie (Charcot, Pitres), qui ne sont pas absolument pures, du reste, outre qu'elles manquent du contrôle anatomo-pathologique.

Quant aux arguments anatomo-pathologiques, ils sont tirés des cas de Henschen, Nothnagel, Tamburini et Marchi, Dutil et J.-B. Charcot, Bar, Kostenich, Banti, Gordinier. Ces observations anatomo-chimiques ne sont pas démonstratives, soit que l'agraphie n'y fût pas notée, soit que la lésion ne fût pas étroitement localisée au pied de la deuxième frontale. Dejerine rappelle que, dans le cas de Mac Burney et d'Allen-Starr (1893), il n'y avait aucun trouble de l'écriture malgré la destruction de la deuxième frontale, et que, dans un des deux cas de Byron-Bramwell (1899), la tumeur avait détruit le centre de l'écriture sans amener aucun trouble du langage.

Contre l'existence du centre graphique on a, en outre, fait valoir une série de raisonnements. Selon P. Marie, le langage parlé et le langage écrit sont l'un et l'autre conventionnels, mais le langage parlé procède d'un centre cortical *préformé*, tandis que le langage écrit n'en procède pas. Si le langage parlé a un centre cortical, pense-t-il, c'est parce que, depuis des milliers d'années, ce centre se serait développé par formation progressive, au lieu que le langage écrit ne remonte pas au delà de quatre ou cinq générations. Dans un si court espace, le langage écrit n'a pu se créer un centre à lui spécial, par adaptation fonctionnelle; pour cet auteur, il ne saurait y avoir que des centres *adaptés*.

Mais cette hypothèse, dit Brissaud, est passible d'objections. L'enfant qui apprend à parler, en imitant la parole, se constitue à lui-même et par ses propres efforts ce centre du langage que P. Marie considère comme procédant de centres préformés.

« Un fait domine toute cette question, dit P. Marie. Ce fait consiste dans le caractère essentiellement *phonétique* de notre écriture actuelle, chaque signe alphabétique étant la reproduction d'un son ou d'un fragment de son. Pour qu'il y ait à proprement parler écriture, il est nécessaire qu'intervienne une traduction graphique du langage parlé. » Mais chaque signe alphabétique, déclare Brissaud, envisagé en soi, n'est que le *graphique d'un geste*. Il est une catégorie de sujets, les sourds-muets, qui ne parlent pas, mais qui *écrivent dans l'espace* la langue des signes. Leur écriture n'est pas graphique, elle est *cinématique*. Si le langage parlé provenait d'un centre préformé, un enfant qui devient sourd en bas âge ne devrait pas devenir muet.

Les adversaires du centre graphique ont fait encore valoir d'autres arguments. On a dit que, puisqu'on pouvait écrire avec le coude, avec le pied, le centre graphique devait occuper toute la zone rolandique. Mais Pitres objecte que, dans l'acte d'écrire avec le pied ou le coude, il y a attention soutenue qui fait défaut dans l'écriture courante. On a dit que, si le centre graphique existait, un aphasique avec agraphie pour l'écriture spontanée ne devrait pas pouvoir copier en transformant l'imprimé en manuscrit, les images graphiques ayant disparu. Mais Ballet admet que le malade traduit au moyen de son centre visuel la lettre imprimée et reproduit celle que ce centre lui montre.

Contre l'existence du centre graphique, Dejerine a invoqué ce fait que, chez les gauchers, les images motrices d'articulation, visuelles, auditives, siègent dans l'hémisphère droit. Or, ces sujets écrivent de la main droite, par conséquent avec leur hémisphère gauche. Si ces gauchers deviennent hémiplégiques du côté gauche et aphasiques, ils deviennent en même temps agraphiques (Dejerine, Bernheim, Parrot, Magnan). Ce sont là des observations (purement cliniques) qui ont une grosse valeur, mais auxquelles il manque le contrôle de l'autopsie. Un autre argument invoqué, et qui est également très important, consiste en ce que, dans l'aphasie avec agraphie, le malade devrait pouvoir écrire avec des cubes alphabétiques, si l'agraphie relevait d'une lésion du centre graphique. Or, il n'en est rien.

En résumé, l'existence d'un centre graphique et de l'agraphie pure reste à démontrer. Il est infiniment probable que ni l'un ni l'autre n'existent.

Cécité verbale pure ou alexie. — Esquissée au point de vue clinique par Westphal et Charcot, l'étude de la cécité verbale pure a été reprise par Dejerine (1892), qui en a indiqué la localisation dans le lobe occipital. Wyllie, Redlich, Brissaud (1900) ont cité des observations semblables avec lésions occupant le lobe occipital et respectant le pli courbe.

Dans cette variété de cécité verbale, la parole spontanée et répétée, l'écriture spontanée et sous dictée sont normales; l'audition verbale est intacte, seule la lecture est impossible. Le malade voit les mots et les lettres comme des silhouettes et des dessins, et il les copie servilement ou en transcrivant l'imprimé en manuscrit.

La cécité verbale pure est généralement très accentuée et permanente. Elle s'accompagne souvent de cécité musicale et toujours d'hémianopsie.

Dejerine déclare qu'elle est la conséquence d'une lésion qui détruit les fibres d'association reliant le centre de la vision commune au pli

courbe gauche. Pour comprendre la raison psycho-physiologique de cette
cécité verbale pure, il faut se rappeler que Dejerine considère le pli
courbe comme le centre des images visuelles du langage. La cécité verbale pure résulterait de ce fait que le pli courbe, centre visuel verbal, se
trouve séparé du centre de la vision commune.

Pierre Marie, niant l'existence d'un centre des images visuelles du langage, propose une autre interprétation de l'alexie dite pure. Pour lui,
d'abord l'alexie n'est jamais absolument pure; elle est presque pure, plus
ou moins prédominante suivant les cas. Presque toujours il y a des troubles
plus ou moins accentués des autres modes du langage. Cette alexie est due,
non à une lésion de la sylvienne comme dans l'aphasie de Broca ou de Wernicke, mais avant tout à une lésion située dans le *territoire de l'artère cérébrale postérieure*. Cette lésion doit intéresser à la fois les fibres visuelles
(radiations optiques de Gratiolet) et la substance blanche de la zone du
langage, et pour cela siéger au niveau du lobule lingual et du lobule fusiforme. Une lésion ainsi placée « intéresse plus ou moins la portion profonde de la substance blanche contiguë à la zone de Wernicke qui, pour sa
partie inféro-interne, est adjacente à la région où, sur la base de l'hémisphère, siège le ramollissement ». Suivant qu'elle « égratigne » plus ou
moins cette substance, il y a, associé à l'alexie, un degré plus ou moins
léger du syndrome aphasique.

Surdité verbale pure. — Elle a été décrite pour la première fois par
Lichtheim; les observations publiées jusqu'ici sont rares (Pick, Sérieux et
Dejerine, Ziehl, Liepmann). Elle serait due à une lésion bilatérale des lobes
temporaux.

Ici, les troubles du langage se borneraient exclusivement à la non-com-
préhension des mots entendus. En effet, la parole spontanée, la lecture
à haute voix, la lecture mentale, l'écriture seraient conservées. Cette surdité verbale serait totale. Le malade ne comprendrait rien de ce qu'on lui
dit à haute voix, serait par conséquent incapable de répéter les mots et
d'écrire sous dictée.

Dans les deux observations de Pick, comme dans celle de Sérieux, étudiées
anatomiquement et histologiquement par Dejerine, il s'agissait d'une lésion
corticale, occupant les deux lobes temporaux. Par contre, dans le cas de
Liepmann, l'écorce était intacte et la lésion, une hémorragie étendue, siégeait dans la substance blanche et séparait l'écorce des ganglions centraux.

Pierre Marie nie l'existence de la surdité verbale pure, c'est-à-dire avec
conservation absolue de l'intelligence, de la lecture et de l'écriture, et acuité
auditive intacte. Les lésions auxquelles on l'attribue sont loin d'être précises et concordantes, d'une part. D'autre part, les rares observations de surdité verbale pure publiées jusqu'ici se trouvent entachées de quelque
erreur. La plus fréquente est celle qui consiste à ne pas tenir compte de
certains troubles légers de la transmission auriculaire et particulièrement
de la surdité labyrinthique de Freund. D'après cet auteur, on aurait pris, en
effet, plusieurs fois cette surdité labyrinthique pour de la surdité verbale
pure. Une autre cause d'erreur est l'existence, admise par les classiques,
d'un soi-disant centre auditif commun dans la première circonvolution tem-

porale, en faveur duquel aucun fait ne plaide, et l'existence d'un centre auditif verbal, au même niveau, où s'emmagasineraient les images auditives des mots. Pierre Marie n'admet pas l'existence des centres sensoriels, particulièrement du centre auditif verbal. « Lorsqu'un aphasique ne se rend pas compte de la signification des paroles qui lui sont adressées, ce n'est pas par suite d'une *surdité verbale*, mais par suite d'un *défaut de compréhension* dû à ce que le centre de Wernicke est, d'une façon globale, un *centre intellectuel* et non pas seulement un *centre sensoriel*. Toute lésion du centre de Wernicke aura pour résultat, en altérant le fonctionnement de celui-ci, d'amener par cela même, non pas un déficit *sensoriel*, mais un déficit *intellectuel*. »

IV. — AUTRES FORMES D'APHASIES. — Ces formes manquent jusqu'ici de base anatomo-pathologique; elles reposent soit sur la théorie, soit sur la clinique seule.

1° **Aphasies transcorticales et de conduction.** — Pour les concevoir, il faut admettre l'existence de quatre centres corticaux pour la surdité verbale, l'alexie, l'agraphie, l'aphémie, associés par des faisceaux de communication; l'interruption de ces faisceaux aurait pour effet de produire une aphasie transcorticale. Il est inutile d'insister davantage sur le caractère purement théorique de ces aphasies, dont l'existence n'est démontrée ni par l'anatomie pathologique ni même par la clinique.

2° **Aphasie d'intonation** (Brissaud). — Le *langage* ne consiste pas seulement en sons *articulés*, dit Brissaud, mais encore en *intonations* rythmées. Il n'est pas seulement parlé, il est chanté. Une phrase articulée a toujours sa mélodie caractéristique, suivant qu'elle exprime la colère, la joie, l'indignation, le doute, etc. Cette musique spéciale exprime, tout comme l'autre, les mêmes sentiments dans toutes les langues. Le langage est une *chanson articulée*. L'articulation est, en effet, un complément de l'intonation.

Il importerait donc de disjoindre de l'articulation des mots les intonations et les modulations de la voix. Cette dissociation s'impose en clinique. Il y a, en effet, à côté des *aphasies d'articulation*, des *aphasies d'intonation*. L'exemple suivant, cité par Brissaud, pourra servir de description : une femme, sans cécité ni surdité verbales, sans agraphie, est totalement aphémique, incapable d'articuler un seul mot. Par contre, quand on lui pose une question, elle y répond non seulement par un jeu de physionomie et des gestes très expressifs, mais encore par une sorte de gloussement avec des intonations qui varient suivant des nuances infiniment délicates, modulées comme une sorte de chant où les accélérations et les ralentissements du rythme s'appliquent, sans qu'il soit permis d'en douter, à l'idée qui voudrait sortir. Cette malade n'avait pas oublié la musique du langage spontané; elle n'en avait oublié que les paroles.

Considérée à la lumière des données actuelles, cette aphasie d'intonation apparaît comme un type clinique d'aphémie.

3° **Aphasie amnésique ou d'évocation.** — L'étude de cette variété, qu'on retrouve esquissée dans les anciens auteurs, a été reprise par Pitres. « Les malades qui en sont atteints, dit-il, ne sont pas absolument privés de la parole; souvent même ils parlent beaucoup. Ils peuvent lire mentalement et à haute voix. Ils comprennent ce qu'on leur dit. Ils répondent justement aux questions qu'on leur pose. Mais, de temps en temps, les mots qu'ils voudraient employer pour exprimer leurs pensées leur échappent et ils sont obligés de s'arrêter ou d'avoir recours à des périphrases. »

Il s'agit là d'une forme d'aphasie sur l'interprétation de laquelle les avis diffèrent. « Il est tout naturel, dit Pitres, que les lésions provocatrices de l'aphasie amnésique siègent au voisinage immédiat des centres sensoriels verbaux, mais qu'elles n'y aient pas une topographie absolument fixe. Elles n'agissent pas, en effet, en détruisant un centre spécialisé exclusivement affecté à l'évocation, mais en rompant une partie des voies commissurales qui réunissent les centres différenciés des images verbales aux parties de l'écorce dans lesquelles s'opèrent les actes psychiques supérieurs. » Ballet pense qu'on peut rapporter l'aphasie d'évocation à l'insuffisance fonctionnelle des centres qui sont prédisposés à la conservation et à la reproduction des images verbales. Pour Dejerine, ce n'est pas là une forme spéciale d'aphasie, mais une variété d'aphasie ordinaire.

4° **Aphasie hystérique.** — V. Hystérie.

Traitement. — L'évolution des aphasies est essentiellement variable. Il est des aphasies éphémères qui guérissent vite et complètement. Il en est d'autres qui sont permanentes et indélébiles. Mais, assez souvent, l'aphasie se modifie : elle tend spontanément vers la guérison qu'elle atteint du reste rarement.

Pour faciliter et accentuer cette tendance, on a, dans ces dernières années, tenté la rééducation des aphasiques. Féré, Danjou, Thomas et Roux, Gutzmann, ont apporté une série de procédés et de résultats encourageants. Le procédé de Gutzmann consiste à faire fixer par le maître qui parle, et à faire reproduire par l'élève les mouvements d'articulation, en regardant dans un miroir si ses propres mouvements d'articulation sont identiques à ceux du maître. Féré et Danjou recommandent que l'élève palpe avec sa main la face et le cou de l'éducateur pour sentir les changements et les vibrations des muscles dans l'articulation des mots.

Ce sont là des méthodes en quelque sorte pédagogiques qui font partie de la *discipline psychomotrice* (Brissaud et H. Meige) (v. c. m.).

A. SOUQUES.

APHONIE. — V. Larynx.

APHTES. — Sous le nom d'aphtes, dont le sens étymologique est des plus vagues (ἅπτειν, brûler), on désigne d'ordinaire une lésion vésiculo-ulcéreuse des muqueuses, et surtout des muqueuses buccale et pharyngée, parfois de la muqueuse vulvaire. La *vulvite aphteuse* s'observe surtout chez les enfants atteints de rougeole.

Les aphtes de la bouche et du pharynx peuvent résulter d'une infection locale et banale, ou bien être symptomatiques d'une maladie générale et spécifique (*fièvre aphteuse*); dans les deux cas, les lésions de la muqueuse sont les mêmes. En raison de leur localisation toujours prédominante sur la bouche, les aphtes (stomatite banale et fièvre aphteuse spécifique) seront étudiés à l'article Stomatites.

Le nom d'aphtes est encore appliqué à d'autres lésions de la muqueuse buccale. C'est ainsi que certaines ulcérations buccales observées chez les enfants
gravement infectés sont appelées parfois *aphtes confluents de la bouche*.

Le muguet était appelé autrefois *aphta lactantium*.

Enfin, par le nom d'**aphtes de Bednar**, on désigne des lésions ulcéreuses
du voile du palais, ordinairement symétriques, et qui sont spéciales aux
nouveau-nés athrepsiques (V. ATHREPSIE).

Toutes ces lésions n'ont en réalité aucun rapport avec les aphtes vrais
(V. STOMATITES).   *H. GRENET.*

APIOL (*Éther méthylénique de l'Allylapionol. Camphre de Persil*). — Il constitue la portion principale de l'essence de persil; cristallisable, il se présente
ordinairement sous la forme d'un liquide huileux, jaunâtre.

L'apiol est doué de propriétés excito-motrices. Il est vanté comme emménagogue : 0 gr. 15 à 0 gr. 50, en capsules.   *E. F.*

APLASIE ARTÉRIELLE. — V. ARTÉRIO-SCLÉROSE, INFANTILISME.

APLASIE LAMINEUSE PROGRESSIVE. — V. FACIALE (HÉMIATROPHIE).

APOMORPHINE. — Émétique agissant par voie hypodermique, précieux en cas
d'empoisonnement : 5 à 15 milligr. V. OPIUM, POISONS.

APOPLEXIE CÉRÉBRALE. — On désigne sous ce nom la *perte subite de la*
conscience, de la sensibilité et de la motilité, sans modification essentielle des
fonctions respiratoire et circulatoire.

Assurément, l'hémorragie cérébrale spontanée est la cause la plus fréquente de l'apoplexie (Rochoux), mais elle n'est pas la seule. Le ramollissement cérébral, les hémorragies méningées, les tumeurs, les méningites, la
méningo-encéphalite diffuse, la sclérose en plaques, l'urémie, etc., l'hystérie
elle-même peuvent la produire.

Description de l'attaque d'apoplexie. — L'attaque est tantôt soudaine et inopinée, tantôt précédée de prodromes : vertiges, éblouissements,
tintements d'oreilles, fourmillements ou faiblesse dans un membre ou dans
un côté du corps, maux de tête, nausées ou vomissements, troubles du langage ou de l'intelligence. C'est cette attaque, annoncée par des signes prémonitoires, que les auteurs anglais appellent *ingravescent apoplexy*.

La perte de connaissance, qui est le phénomène capital de l'attaque, présente des degrés variables : souvent profonde et absolue, elle est parfois
légère et incomplète. Le visage est habituellement chaud, violacé, vultueux,
les paupières à moitié fermées, les pupilles larges, les traits déviés d'un
côté, la joue du côté paralysé — car il y a ordinairement une hémiplégie —
soulevée à chaque expiration, les lèvres entr'ouvertes laissant échapper la
salive, les yeux et la tête en *déviation conjuguée*, c'est-à-dire tournés du côté
opposé à la paralysie. La déviation des yeux entraîne un phénomène peu
connu, le *nystagmus*, que j'ai très souvent rencontré et qui est caractérisé par
des oscillations horizontales, lentes, régulières, homonymes, c'est-à-dire se
faisant, soit dans les moitiés latérales droites, soit dans les gauches du champ
visuel, suivant que les yeux sont déviés vers la droite ou vers la gauche.

Le mouvement volontaire est aboli, les muscles en complète résolution. Pour déceler quel est le côté paralysé, il suffit de soulever successivement les membres et de les abandonner à leur propre poids. Ceux du côté paralysé, dans lesquels la résolution est plus accentuée, retombent lourdement sur le lit où la jambe garde la rectitude; ceux du côté sain retombent moins lourdement, et la jambe prend souvent l'attitude de demi-flexion et d'abduction.

La sensibilité de la peau et des muqueuses est abolie. Quand la conscience est revenue, il n'est pas très rare de constater une hémianesthésie transitoire ou durable.

Ordinairement les réflexes cutanés sont supprimés, à l'exception du phénomène des orteils qui se fait en extension (signe de Babinski). Les réflexes tendineux sont variables : tantôt normaux, tantôt affaiblis, tantôt exagérés.

Par définition, la respiration ne présente pas de modifications essentielles. Il y a cependant quelques troubles respiratoires; elle est gênée, fréquente, stertoreuse (*respiratio difficilis, magna, stertens*, comme disait Boerhaave). Le type de Cheyne-Stokes a été signalé. De même, la circulation est troublée, ainsi que l'indiquent les stases-veineuses et les congestions passives des téguments et des organes.

Il importe de souligner les troubles vésico-rectaux, sous la forme de rétention d'urine nécessitant parfois le cathétérisme, d'incontinence de l'urine et des matières fécales, avec ou sans albuminurie ou glycosurie; les troubles digestifs sous la forme de dysphagie, de vomissements, etc. ; enfin, les troubles thermiques et trophiques sur l'importance desquels je vais revenir.

L'ictus apoplectique évolue vers la guérison ou vers la mort. Dans le premier cas, c'est la sensibilité qui reparaît d'abord, puis la motilité, et enfin la conscience : une hémiplégie reste généralement le seul vestige de l'attaque. Dans le second, la température s'élève, montant à 40°, 41°, le pouls s'accélère, la respiration s'embarrasse et la mort survient en quelques jours, rarement avant vingt-quatre heures. Charcot et Bourneville ont montré que, dans les premières heures qui suivent l'ictus, la température centrale s'abaisse s'il s'agit d'hémorragie, puis remonte à la normale, la dépasse même et reste autour de 58° pendant quelques jours. Alors, ou bien elle redescend, et c'est de bon augure, ou bien elle continue à monter, atteignant 40°, 41°, et c'est d'un fâcheux présage, que cette hyperthermie relève de la lésion cérébrale proprement dite ou d'une complication infectieuse, viscérale ou cutanée (broncho-pneumonie, escarre, etc.).

L'escarre du *decubitus acutus* occupe généralement le milieu de la fesse, du côté hémiplégique vers lequel versent les apoplectiques, et peut envahir rapidement les plans profonds jusqu'à la cavité rachidienne. Il s'agit là d'une infection microbienne de la peau, favorisée par la compression, par la mauvaise trophicité et par l'action irritante de l'urine et des matières qui souillent les téguments. L'escarre du décubitus est souvent un signe de mort prochaine.

Diagnostic. — Le problème est le suivant : Y a-t-il réellement apoplexie cérébrale, et, si oui, quelle en est la cause?

On reconnaîtra aisément la *syncope* à l'absence des mouvements respiratoires et circulatoires; l'*asphyxie*, au refroidissement et à la cyanose des extrémités. L'*ictus laryngé* est précédé de chatouillements au larynx, de secousses de toux, et suivi d'un retour rapide de la connaissance. Il est plus malaisé de distinguer de l'apoplexie cérébrale l'*épilepsie* et les *comas* alcoolique, opiacé, chloroformique, etc. Il faut se baser sur les antécédents du malade, sur les commémoratifs, sur l'odeur de l'haleine, et, dans certains cas, savoir rester dans l'expectative.

Quand on est arrivé à établir positivement le diagnostic d'apoplexie, il reste à remonter à la cause. Dans la majorité des cas, cela revient à savoir s'il s'agit d'une *hémorragie* ou *d'un ramollissement* (embolie, thrombose). Or, la certitude est impossible. En faveur de l'hémorragie, on peut invoquer l'absence de prodromes, l'abaissement thermique initial, l'âge relativement avancé du malade, etc. L'autopsie donnera souvent tort aux conclusions les mieux déduites.

Dans quelques cas, il ne s'agit ni d'hémorragie, ni de ramollissement cérébral. On peut se trouver en présence d'*hémorragie méningée* qui a pour elle la fréquence des convulsions, le défaut de symptômes en foyer, la rapidité du dénouement. On peut aussi se trouver en présence de l'*apoplexie dite séreuse*, de la *paralysie générale*, de la *sclérose en plaques*, du *tabes*, des *méningites*, des *tumeurs cérébrales*, du *pouls lent permanent*, de l'*urémie*. Dans tous ces faits, les antécédents, les phénomènes concomitants et le cyto-diagnostic prennent une importance capitale. Il en est de même pour les *ictus apoplectiques* des *maladies infectieuses* : paludisme, rhumatisme articulaire aigu, fièvre typhoïde, pneumonie des vieillards, etc. Enfin, il faut songer à la possibilité de l'*apoplexie hystérique* et rechercher soigneusement les conditions ordinaires de la névrose et les principaux signes différentiels signalés par Babinski, spécialement l'extension des orteils qui fait défaut dans l'apoplexie hystérique et existe dans l'apoplexie organique.

Traitement. — Il est d'usage soit de faire une saignée générale, soit d'appliquer quelques sangsues derrière l'oreille (du côté opposé à l'hémiplégie), encore que l'opportunité et l'utilité de la saignée soient fort discutables. Bonne dans les cas d'apoplexie dite séreuse, admissible dans certains cas d'hémorragie cérébrale, elle est pour le moins inutile dans les faits de ramollissement.

Il est plus logique de prescrire un purgatif sous la forme de lavement et de recourir aux révulsifs cutanés.

Il est extrêmement important de s'occuper de l'hygiène du malade et des soins corporels, en le plaçant dans une pièce spacieuse, aérée, modérément chauffée, en changeant de temps en temps son décubitus afin d'éviter la congestion et l'hypostase des poumons, en surveillant ses réservoirs, c'est-à-dire en vidant sa vessie matin et soir, si besoin est, et en faisant des régions anale et périanale une toilette minutieuse, capable d'éviter les escarres et les infections d'origine cutanée.   *A. SOUQUES.*

APOZÈME. — Ce nom désigne une décoction ou une infusion aqueuse de substances médicamenteuses, additionnée de divers autres médicaments, simples ou composés. L'apozème se distingue de la décoction simple en ce

qu'il est toujours très composé ou très chargé de principes végétaux; aussi
ne sert-il jamais de boisson habituelle.

Sont inscrits au Codex :

> L'*Apozème blanc* (décoction blanche de Sydenham);
>
> L'*Apozème de Cousso*;
>
> L'*Apozème d'Écorce de Racine de Grenadier*;
>
> L'*Apozème purgatif* (médecine noire).   E. F.

**APPAREILS PLÂTRÉS. — Les divers appareils d'immobilisation; les appa-
reils plâtrés.** — Pour immobiliser, et spécialement pour maintenir en
position favorable les fractures réduites, on a, dès la plus haute antiquité,
employé des appareils spéciaux. Ces appareils sont constitués par une
armature centrale, plus ou moins résistante, susceptible de s'imprégner de
substances molles, malléables, celles-ci s'adaptant par conséquent aux
contours des régions sur lesquelles on les applique, puis durcissant au bout
d'un certain temps et par conséquent constituant des appareils rigides,
inamovibles. La tradition de ces appareils s'est toujours justement maintenue; mais actuellement ce sont les appareils plâtrés à armature de tarlatane qui sont à peu près uniquement employés. L'étoupe, le papier, le car-
ton, l'ouate, la toile, la laine, la gutta, le feutre plastique, autrefois utilisés
pour la fabrication des gouttières, attelles, bandes, sont à peu près abandonnés sauf extrême urgence. De même, parmi les substances plastiques,
la chaux, l'albumine, la farine, la gélatine, les résines, la gomme, l'amidon,
la dextrine, le plâtre mélangé à la dextrine, à la gélatine ou à l'amidon, le silicate de potasse, sont, sauf exception, très rarement employés.
L'appareil plâtré à armature de tarlatane présente des avantages multiples.
Le plâtre est universellement répandu, son prix de revient est très modique,
son application est facile, il fournit un appareil solide tout en permettant le
déplacement et la remise en place si elle est nécessaire; pour ces mêmes
raisons, l'appareil peut être répété aussi souvent que de besoin.

Indications des appareils plâtrés. — Il y a deux indications fondamentales à l'emploi de ces appareils plâtrés : l'immobilisation des articulations
dans certains traumatismes et surtout dans les ostéo-arthrites chroniques,
d'autre part l'immobilisation des os fracturés dont le déplacement a
tendance à se reproduire et dont par conséquent la réduction doit être
maintenue. Ces appareils varient donc selon la région, selon la lésion, selon
l'indication spéciale à remplir. Pour le détail de chaque appareil, on trouvera des indications aux divers chapitres. Nous nous bornerons à indiquer
ici la technique générale de leur préparation.

Matériel pour « faire un plâtre ». — Il faut réunir les objets suivants :
1° de la tarlatane apprêtée; 2° des ciseaux, du gros fil, de grosses aiguilles;
3° du plâtre à mouler frais, fin, bien tamisé; 4° des bandes de toile roulées;
5° de la vaseline; 6° du diachylon; 7° un bassin et de l'eau.

Précautions préalables. — Quelques précautions sont utiles à prendre
pour éviter de répandre la bouillie plâtrée. Le lit ou la table sur lesquels on
va opérer seront recouverts d'une large alèze. De même la table sur laquelle
on va préparer le plâtre et l'appareil. Il faut aussi protéger le parquet.

Enfin on prendra les précautions nécessaires pour que le malade soit lui-même couvert et protégé. La plus vulgaire propreté commande de prendre ces précautions élémentaires.

Taille de la tarlatane. — Il faut s'occuper d'abord de la taille de l'appareil de tarlatane : gouttière, attelles, bandes, suivant les cas. On prendra les mesures utiles avec un ruban métrique ou un ruban quelconque; une feuille de tarlatane servira de « patron »; celui-ci, après dessin de ses contours, sera découpé aux ciseaux. Lorsqu'il s'agit d'un membre, il est facile de prendre les mesures sur le côté sain, pour éviter au côté malade toute manœuvre douloureuse. Sur ce modèle, on taille en bloc le nombre d'épaisseurs de tarlatane convenable : dix, douze, quinze, selon la solidité qu'on veut donner à l'appareil. A grands points on coud, près des bords, toutes les lames de tarlatane pour les solidariser et éviter leur déplacement. Quand on taille une gouttière ou des attelles, il faut tenir compte de la rétraction que subit l'appareil au moment de l'immersion dans la bouillie plâtrée. Si l'appareil doit être fait avec des bandes, il faut rouler la tarlatane sur une grande largeur autour d'une baguette et aussi serrée que possible; on taille ensuite les bandes à la largeur voulue, les découpant en masse, avec un couteau bien aiguisé ou un bistouri, pour avoir une surface de section régulière et nette. On n'aura qu'à plonger ces bandes dans la bouillie plâtrée au moment de les employer. On peut encore saupoudrer les bandes de plâtre sec, sur leur face d'enroulement; au moment de l'application, il suffit alors de les plonger dans l'eau.

Préparation de la région. — Avant de mettre en place l'appareil, il faut préparer la région. Il est bon de raser les régions couvertes de poils, tout au moins de les enduire de vaseline. On peut encore, immédiatement avant de poser l'appareil, enduire la région d'une certaine quantité de bouillie plâtrée que l'on répand avec la main régulièrement. On doit en effet éviter autant que possible l'adhérence du plâtre après dessiccation et les ennuis que cette adhérence entraîne au moment où on enlève l'appareil. Il est mieux, après avoir mis de la vaseline, d'entourer la région d'un linge fin ou d'une feuille de lint.

La bouillie plâtrée. — La bouillie plâtrée doit être préparée rapidement et au dernier moment. Dans un bassin de dimensions convenables et toujours assez grand pour qu'on puisse d'un seul coup préparer toute la bouillie nécessaire, on verse d'abord l'eau, puis on ajoute le plâtre. En général, on met parties égales d'eau et de plâtre; quelquefois, pour avoir des appareils plus résistants, on mélange deux tiers de plâtre à un tiers d'eau. Il est préférable d'employer de l'eau tiède si on veut que l'appareil sèche rapidement. Dans ce cas, il faut qu'il s'agisse d'un petit appareil de fabrication rapide. Dans les autres cas, il vaut mieux employer l'eau froide. On a proposé d'ajouter du sel marin; il semble que le sel rende les appareils plus cassants. Le plâtre sera ajouté peu à peu et non en masse; pour cela on l'éparpille entre les doigts en une fine poussière de façon à éviter la formation de grumeaux. Lorsque tout le plâtre est projeté dans l'eau, on brasse le mélange avec soin, à deux mains; ce brassage sera continué pendant quelques minutes, jusqu'à ce que la bouillie plâtrée forme une crème bien homogène, sans grumeaux et sans dépôt de fond. On reconnaît qu'une bouillie plâtrée a été bien préparée, lorsque rapidement, en quelques minutes, pendant qu'on place l'appareil, l'excès de bouillie, qui a été abandonné et laissé au repos se prend au fond du vase en une masse compacte, sans grumeaux et sans excès d'eau surnageant.

Préparation de l'appareil. — Au moment de placer l'appareil, on plonge l'armature de tarlatane préparée dans la bouillie et on l'imprègne avec soin en la malaxant dans tous les sens. On la retire et aussitôt on enlève l'excès de plâtre. Pour cela, un aide maintenant l'appareil par une de ses extrémités, on fait de haut en bas, entre les deux mains étalées, une expression régulière modérée. Cette manœuvre a encore pour effet favorable d'assurer une coaptation plus parfaite des couches de tarlatane. Il faut cependant éviter de trop dessécher l'appareil; en lui enlevant trop de plâtre on diminuerait sa solidité. A ce moment on peut mettre l'appareil en place. Il est quelquefois utile, si on veut régulariser les faces de l'appareil, de l'étendre sur la table, de le saupoudrer d'une petite quantité de plâtre pulvérulent qu'on étale régulièrement avec la main enduite de bouillie plâtrée. C'est le moment de placer l'appareil, sans le moindre retard et avant que la dessiccation commence. Lorsqu'on emploie des bandes préalablement garnies de plâtre sec, on les plonge dans l'eau au moment de les appliquer; à mesure qu'on les enroule, un aide les humecte et, du plat de la main, modèle l'appareil, ajoutant au besoin du plâtre en poudre humecté d'eau pour assurer la cohésion parfaite, couche par couche. Si on n'a pas préparé les bandes à l'avance, on n'a qu'à préparer une bouillie plâtrée dans laquelle on les plonge immédiatement avant de les mettre en place.

Mise en place. — Dès que l'appareil est en place, on le fixe en enroulant de suite et régulièrement des bandes de toile sur plusieurs épaisseurs; ces bandes exercent une compression douce et uniforme. C'est sous ces bandes que l'appareil va sécher et se solidifier. Par conséquent, tant qu'il n'est pas complètement sec, il faut éviter tout déplacement de l'appareil ou des parties maintenues, si celles-ci ont tendance à se déplacer. On peut, à cet effet, demander le concours d'un aide, mais c'est un moment où la surveillance ne doit pas se relâcher si on veut éviter des déplacements qui rendent quelquefois, quand on ne prend pas les précautions nécessaires, l'appareil de contention tout à fait illusoire et même dangereux. Nous devons rappeler que, s'il s'agit d'une correction de déplacement de fracture, on devra, le plus rapidement possible, s'assurer de la bonne position des fragments par la radiographie. On peut encore, au moment de la dessiccation, placer une ou deux attelles de bois ou de métal que l'on inclut dans les couches de bandes de toile; elles forment des tuteurs rigides qui permettent une bonne dessiccation sans déplacements. En général, en quinze minutes, l'appareil plâtré est sec; il est cependant prudent de ne pas enlever les bandes avant une demi-heure. A ce moment, on peut enlever les bandes de toile sans courir aucun risque.

Soins consécutifs. — Reste à faire la toilette de l'appareil, puis celle du malade. Pour régulariser la surface de l'appareil, on peut l'enduire de plâtre légèrement humecté d'eau; si on ajoute un peu d'amidon pulvérulent

ou de talc, l'appareil prend une belle coloration blanc nacré, et sa surface
apparaît parfaitement lisse et polie. Il faut vérifier les bords de l'appareil,
enlever les débris de plâtre, ébarber les arêtes vives tranchantes, les éverser,
pour éviter toute action offensante sur les téguments voisins. C'est aussi
à ce moment qu'on peut faire dans l'appareil sec, avec des cisailles ou bien
avec une lame de couteau ou de bistouri bien tranchante, les retouches
complémentaires nécessaires, émondant les parties inutiles ou gênantes, dégageant les points qui ont besoin d'être mis à l'abri des contacts et des compressions, pratiquant les fenêtres nécessaires à la surveillance des parties
profondes. Nous n'insisterons pas sur la toilette nécessaire du malade.
Pour maintenir l'appareil, on place, si c'est nécessaire, des lanières étroites
de diachylon, enroulé très serré, qui empêchent les déplacements en masse.

Ablation de l'appareil. — Lorsqu'on veut enlever l'appareil, on n'a qu'à
écarter les deux lèvres d'une gouttière. Mais, s'il s'agit d'un appareil circulaire complet, par exemple d'un corset plâtré, on doit pour la coupe se
servir de cisailles. Il est quelquefois nécessaire de le plonger d'abord quelques minutes dans de l'eau chaude. Dès que l'appareil est enlevé, on songera
à faire la toilette soigneuse des téguments à la glycérine, à la vaseline et à
l'alcool.   *PIERRE DESCOMPS.*

APPAREILS A BANDELETTES, APPAREILS DE SCULTET. — V. Jambes (Fractures).

APPAREILS A EXTENSION CONTINUE. — V. Cuisse, Jambe (Fractures), Coxalgie, Mal de Pott, etc.

APPENDICITE. — L'appendicite tient une grande place dans la pathologie
de l'abdomen. Les troubles d'origine appendiculaire sont de deux ordres :
les accidents aigus, souvent très graves, généralement faciles à diagnostiquer; les accidents chroniques tenaces, rebelles à tout traitement médical
jusqu'à ce qu'on ait enlevé l'appendice. Ce sont ces formes qui sont les plus
difficiles à reconnaître; le médecin non prévenu les laisse s'éterniser;
l'appendicite chronique est plus souvent méconnue.

Étiologie. — L'appendicite est de tous les *âges*, mais elle s'observe de
préférence entre 5 et 15 ans. Elle serait plus fréquente chez l'homme. Tous
les *régimes alimentaires* qui surmènent l'intestin prédisposent à l'appendicite, comme une alimentation carnée trop abondante (États-Unis), ou
exclusivement végétale (Sibérie, Écosse).

L'*hérédité* jouerait un rôle. On en a cherché la raison dans l'alimentation
ou dans un *état anatomique* spécial (appendice très long, flexueux, ou
coudé).

Le *traumatisme* est incriminé dans certains cas, mais il ne peut engendrer
une appendicite franche aiguë chez un sujet sain.

Les *corps étrangers* semblent provoquer l'appendicite. Il en existe de
deux espèces : — les vrais corps étrangers (pépins, arêtes de poissons,
épingles...); — les concrétions stercorales qui rappellent par leur forme les
noyaux de fruits et sont formés par des matières fécales entourées de strati-
fication de mucus.

Les *vers intestinaux* agissent comme les corps étrangers en transportant l'infection et en traumatisant les parois de l'appendice.

Toutes les *infections intestinales aiguës* prédisposent à l'appendicite : entérites aiguës, fièvre typhoïde, dysenterie, entérite chronique, entérite muco-membraneuse.

Les relations anatomiques entre l'appendice et les organes génitaux de la femme expliquent comment toutes les affections de l'utérus et des annexes peuvent être des causes d'appendicite. L'association de l'appendicite avec la *salpingite* est fréquente. Le plus souvent la lésion commence dans l'appendice. Les *règles* réveillent souvent l'affection endormie; mais l'influence de la *grossesse*, de l'*accouchement*, est des plus importantes.

On peut observer l'appendicite au cours de toutes les *infections* : grippe, fièvres éruptives, oreillons, pneumonie, pyohémie, etc.

M. Talamon a invoqué comme cause de l'appendicite la pénétration brusque dans le canal de l'appendice d'une concrétion stercorale. M. Dieulafoy en fait la conséquence du vase clos où les microbes exagèrent leur virulence. Reclus ramène tout à la stagnation : *l'infection est la seule cause de l'appendicite.*

Lésions. — Les désordres anatomiques varient beaucoup d'étendue et de gravité. Dans les formes légères, les lésions sont limitées aux parois (appendicite pariétale). Dans les formes plus graves, elles s'étendent au péritoine et au tissu cellulaire avoisinant. Dans les formes malignes et surtout dans les cas à évolution prolongée, des altérations viscérales à distance compliquent l'appendicite. Les lésions les plus étendues ne correspondent pas aux formes les plus graves, mais aux formes les plus anciennes, ce qui prouve que les altérations de l'appendice sont peu importantes, la virulence de l'infection est tout.

A) **Appendicite aiguë légère.** — L'appendice a conservé ses rapports normaux, mais il est rouge, dur et turgescent. Ses parois et son méso sont épaissis, infiltrés. Le péritoine est le siège d'une vascularisation plus ou moins intense; la muqueuse est tomenteuse, grenue, ecchymotique, quelquefois ulcérée.

B) **Appendicite gangreneuse, ulcérée.** — A une période plus avancée il existe toujours des lésions péritonéales.

a) Lésions de l'appendice. — La *gangrène* est généralement partielle; sur un appendice violacé, turgescent, existe une plaque jaunâtre ou verdâtre, de consistance molle, véritable escarre à contours irréguliers. C'est là qu'est la *perforation*.

b) Lésions péritonéales. — Les lésions se sont étendues; à l'appendicite s'ajoute la péri-appendicite. On les localisait autrefois dans le tissu cellulaire (phlegmon iliaque de Grisolle), il est certain qu'il faut les rapporter d'une façon presque exclusive à l'inflammation du péritoine.

Les lésions péritonéales varient, suivant les cas, d'intensité et d'étendue, et leur gravité est vraisemblablement en rapport avec la malignité plus ou moins grande des microbes pathogènes. On peut schématiquement décrire une péritonite enkystée (abcès péri-appendiculaire), une péritonite suppurée généralisée, une péritonite septique.

α) **Abcès.** — La péritonite enkystée est caractérisée par la localisation des lésions autour du cæcum et de la fin de l'iléon.

Dans ce foyer péri-appendiculaire, si la maladie remonte seulement à quelques jours, on trouve du pus roussâtre, mal lié, dont l'odeur spéciale trahit l'origine. Son abondance n'est jamais en rapport avec le volume apparent de la tuméfaction qui tient surtout à la présence d'exsudats membraneux, d'épaisseur parfois considérable, englobant le cæcum et surtout l'appendice au point de le masquer presque complètement.

Lorsque la péritonite appendiculaire aboutit à la suppuration, l'abcès auquel elle donne lieu occupe, par rapport au cæcum, une situation variable, toujours en rapport avec la situation et la direction également variables de l'appendice. J'ai représenté ces abcès que le praticien doit connaître pour savoir les drainer; on peut les diviser en : abcès iliaques, abcès pelviens, abcès hypogastriques, abcès rétro-cæcaux, abcès de l'hypocondre (fig. 111).

S'il est assez fréquent de voir l'une ou l'autre de ces ocalisations de l'abcès appendiculaire exister isolément, il n'est pas rare non plus de constater simultanément plusieurs d'entre elles.

Ces abcès, au contact de l'appendice, méritent d'être nettement séparés des foyers

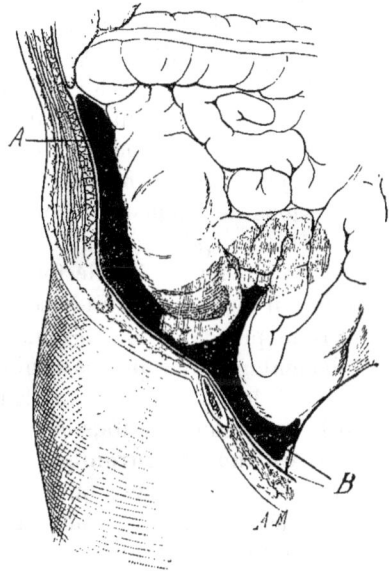

Fig. 111.

de péritonite enkystée à distance au milieu des anses intestinales, consécutifs à une péritonite généralisée qui a régressé.

β) *Péritonite généralisée.* — Contrairement à ce que nous avons vu dans les formes précédentes, la cavité péritonéale tout entière est atteinte dans la péritonite suppurée diffuse, c'est là son caractère distinctif. Le liquide contenu dans la cavité péritonéale peut atteindre plusieurs litres.

Mais il faut se garder de prendre pour une péritonite généralisée un très volumineux abcès iliaque.

Ce qu'il importe de remarquer, c'est que le liquide est purulent, quoique son aspect varie souvent suivant les points. Il s'accumule surtout dans les fosses iliaques et lombaires, dans le bassin où il prend un aspect blanchâtre, lactescent, bien décrit par Routier qui, à juste titre, considère cet aspect spécial comme l'indice d'un pronostic relativement favorable. Il convient d'autant plus d'insister sur les caractères du liquide épanché que ce sont eux qui, au point de vue anatomique, constituent les meilleurs signes différentiels avec la forme suivante.

γ) *Péritonite septique.* — Dans cette forme, à l'ouverture du péritoine, on voit s'écouler une quantité parfois considérable d'un liquide louche, sanieux, mal lié, ressemblant à du bouillon sale (Jalaguier) mélangé de gaz extrêmement fétides et pouvant contenir une proportion variable de matières intestinales semi-liquides. Ce liquide se rencontre en grande abondance dans les fosses iliaques et lombaires, dans le bassin, surtout au voisinage du cæcum, parfois jusqu'au-dessous du foie et du diaphragme. Sa production est extrêmement rapide et, quelques heures seulement après le début des accidents, il peut déjà remplir l'abdomen; les fausses membranes, les adhérences manquent à peu près complètement. Les anses intestinales sont souvent à peine distendues dans cette forme d'infection péritonéale; le météorisme est toujours moins accentué que dans la péritonite suppurée diffuse. Quelques flocons de fibrine à peine organisés, une injection sous-péritonéale légère, telles sont les seules lésions que l'on observe du côté de l'intestin, indices d'une septicémie péritonéale (Mickulicz) bien plus que d'une péritonite véritable.

δ) *Septicémie appendiculaire.* — Cette forme fut longtemps méconnue, car les lésions de l'appendice sont très minimes. A l'opération ou à l'autopsie on ne trouve qu'un appendice turgide renfermant généralement une gouttelette de pus fétide. Les lésions du péritoine sont à peu près nulles. A peine existe-t-il un peu de liquide séro-purulent, les anses sont vides. Mais le foie, les reins présentent des lésions manifestes. Les lésions appendiculaires sont tellement minimes que les cliniciens non prévenus ne font pas le diagnostic. Souvent, les pièces en main, ils n'osent affirmer l'appendicite qui cependant est la seule cause de tous les accidents.

C) **Appendicite chronique.** — L'appendice enlevé « à froid » est épaissi, hypertrophié, incurvé; on y voit souvent des arborisations vasculaires. Il est généralement déformé, étranglé par places, dilaté à son extrémité; dans cette portion dilatée, on trouve soit une concrétion fécale, soit une quantité plus ou moins considérable de liquide puriforme.

L'appendice altéré est souvent entouré de néoformations qui le rendent difficile à trouver. Quelquefois ces adhérences sont très intimes et on a de grosses difficultés à libérer le vermis. Il lui arrive quelquefois d'être accolé au cæcum comme faisant partie de ses tuniques. D'autres fois, il descend du côté du détroit supérieur et adhère aux vaisseaux iliaques, à l'uretère.

Le méso est épaissi, graisseux, et renferme très souvent des ganglions hypertrophiés; il peut être rétracté, on éprouve alors de grandes difficultés pour placer une ligature.

Les reliquats d'un abcès s'observent souvent au voisinage de l'appendice : petits grumeaux jaune ocreux, formant un foyer mal circonscrit au milieu d'une gangue graisseuse (Jalaguier). Au contact de ce foyer ancien, l'intestin est quelquefois aminci, ulcéré; on doit y faire des sutures.

Des masses épiploïques s'observent souvent non loin de l'appendice. M. Walther en a montré l'importance pathologique.

Tout ce que nous venons de dire au point de vue anatomique ne s'applique nullement à la clinique. On peut mourir d'appendicite avec des lésions appendiculaires tellement minimes qu'elles passent inaperçues. Inversement, on peut avoir des lésions étendues de l'appendice avec des symptômes très atténués.

Jusqu'à un certain point la réaction du péritoine crée le tableau clinique, aigu ou chronique, de l'appendicite. Dans la crise aiguë il y a toujours péritonite. Dans les formes chroniques les lésions péritonéales sont accessoires ou même nulles.

Symptômes. — Au point de vue clinique, il importe de distinguer très nettement ces deux formes. Nous décrirons donc :
A) La crise d'appendicite.
B) Les symptômes de l'appendicite chronique.
Chacune de ces deux formes se présente avec des modalités variables.

A) **La crise d'appendicite**. — C'est là le tableau clinique de l'appendicite, celui qu'il est facile de reconnaître, et le médecin le plus ignorant évite rarement de faire le diagnostic.

Cette crise d'appendicite se présente avec des modalités diverses variables, depuis la crise légère qui cède en quelques jours jusqu'à la crise grave, cause de mort plus ou moins rapide. Aussi devrons-nous décrire des formes schématiques correspondant à ces différents cas.

a) Appendicite simple.
b) Abcès appendiculaire.
c) Péritonite généralisée.
d) Septicémie appendiculaire.

Malheureusement, toutes ces formes débutent d'une façon presque identique. « A part certains cas vraiment très légers, la plupart des appendicites débutent sensiblement de la même manière; il n'est pas possible de savoir, dès les premiers instants, si la maladie sera grave ou bénigne » (Jalaguier). Ces faits ont une grosse importance pratique : *on ne peut tirer une indication opératoire de la gravité des symptômes de la première heure.*

Les accidents éclatent brusquement quelquefois au milieu de la nuit, après un repas copieux, après un refroidissement, presque toujours au milieu d'une santé parfaite en apparence.

Douleurs, vomissements sont les caractères essentiels.

La *douleur* est brusque comme un coup de pistolet, et les malades la rapportent souvent au niveau ou autour de l'ombilic. En leur demandant de préciser davantage, il est rare qu'ils ne la localisent pas à la moitié droite du ventre. Les enfants accusent des douleurs à l'ombilic, mais, en les observant avec soin, on remarque toujours qu'ils se servent de la main droite pour montrer le point douloureux abdominal.

Les *vomissements* sont presque la règle. A deux ou trois reprises, le malade rejette, quelquefois sans difficulté, des matières alimentaires, mêlées à un liquide muqueux ou verdâtre. Quelquefois il n'existe qu'un simple état nauséeux.

La *constipation* est très fréquente, mais non absolument constante. L'arrêt des gaz est presque la règle.

L'*abdomen* est d'abord rétracté sous l'influence de la contraction des muscles abdominaux, puis il se ballonne légèrement.

Souvent, dès la première heure, le *facies* s'altère, le nez se pince, les yeux s'excavent; le visage, pâle, exprime l'angoisse.

Le médecin, appelé aussitôt après le début des accidents, doit s'attacher à rechercher le maximum de la douleur qui correspond généralement au point de Mac Burney. Ce *point de Mac Burney* siège au milieu d'une ligne étendue de l'ombilic à l'épine iliaque antéro-supérieure. Pour le rechercher, il ne faut pas d'emblée aller à lui, surtout chez les enfants; il faut habituer l'abdomen à la palpation. Commencez par presser dans l'hypocondre gauche, puis dans la fosse iliaque gauche, puis dans l'hypocondre droit, et seulement à la fin touchez le point pathognomonique. — Ce point a une très grosse importance pratique; il est le seul symptôme propre de l'appendicite. Tous les autres sont dus à la réaction péritonéale. Il n'est pas toujours situé exactement à l'endroit indiqué. Quand l'appendice est haut, rétro-cæcal, il peut être remonté. De même il peut être abaissé dans les cas d'appendice descendant. — Nous sommes mal fixés sur sa signification pathogénique.

L'*hyperesthésie cutanée* est un symptôme fréquent.

La *contracture* des muscles abdominaux est un symptôme de premier ordre; elle peut être généralisée au début de la crise, même alors elle est plus marquée à droite qu'à gauche. Quand elle est localisée, elle siège toujours dans la fosse iliaque droite.

1° **Appendicite simple**. — Talamon l'a décrite dans sa forme la plus simple, sous le nom de colique appendiculaire; et ce terme eût, en fait, mérité d'être conservé si son auteur n'y avait attaché une idée pathogénique très discutable.

Dans cette forme d'appendicite, les accidents du début tournent court. La *douleur* disparaît rapidement, et souvent aussi brusquement qu'elle s'est montrée. Les *vomissements* ne se reproduisent pas, mais ils peuvent persister, même dans ces formes légères, plusieurs jours de suite, le matin au réveil.

Après 12, 24, 56 heures, la crise peut être terminée, et c'est tout au plus si, dans ces cas, une pression un peu forte dans la fosse iliaque

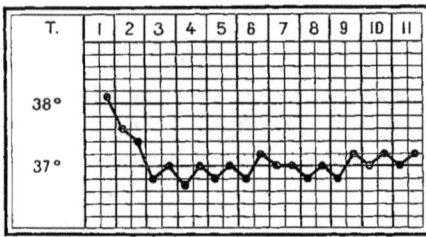

Fig. 112. — Courbe d'une crise d'appendicite simple. La température a atteint 38°,1 le premier jour. Sous l'influence de la glace et de la diète, elle est rapidement descendue au-dessous de 37°. Le 6e jour elle s'est relevée de 2 dixièmes sous l'influence d'un potage trop abondant. Le 9e jour la glace a été enlevée, ce qui fait remonter la température de quelques dixièmes.

droite y détermine encore une légère sensibilité.

La *fièvre* peut manquer complètement; quand elle se montre, elle est peu accentuée, et le thermomètre monte rarement au-dessus de 58°, 58°,5.

Ce qui caractérise cette forme, c'est la rapide disparition des symptômes. Quand un traitement énergique (diète absolue, glace, repos) a été appliqué dès la première heure, il est certain que cette régression est la règle.

Le *pouls* peut rester normal, mais souvent il se précipite tout en restant plein et bien frappé. Quand il est rapide, faible et irrégulier, on doit redouter une forme grave.

Chez certains sujets très nerveux, pour ne pas dire hystériques, les

symptômes d'irritation péritonéale peuvent prendre une importance inquiétante et simuler la péritonite vraie.

2° **Abcès appendiculaire.** — Presque toujours cette forme est la conséquence d'un mauvais traitement. Souvent c'est parce qu'il a été purgé vers
le 4ᵉ jour. D'autres fois, on lui a permis une alimentation même légère.
Généralement le médecin est responsable de la gravité de cette forme. S'il
avait eu la sagesse d'indiquer le bon traitement et la force de le faire
accepter, la crise eût cédé comme précédemment.

Aussi cette forme était la plus fréquente. Autrefois on la décrivait sous le
nom de TYPHLITE. Les troubles réflexes du début s'amendent, le facies
devient meilleur, mais les symptômes locaux persistent et s'accentuent.

La *douleur* se localise dans la fosse iliaque; elle est vive, continue, exaspérée par le moindre mouvement, par les contractions intestinales, elle
irradie quelquefois vers la cuisse ou le testicule.

Le *ballonnement de l'abdomen* est léger chez l'enfant; mais chez l'adulte

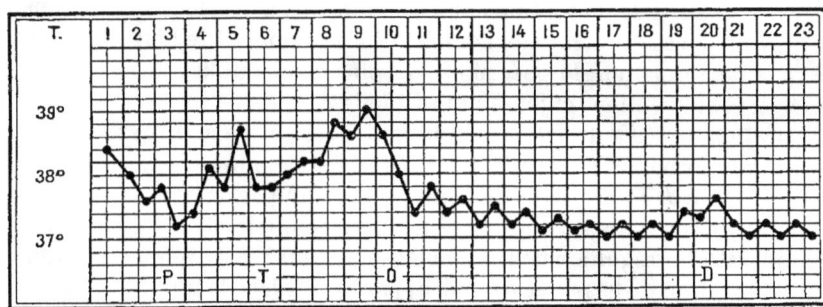

Fig. 113. — Abcès appendiculaire. La crise a débuté comme précédemment, mais le malade n'a pas été
traité (diète, glace, repos); la descente est moins rapide et moins complète. Le 3ᵉ jour on lui a donné
un purgatif, aussitôt la température est montée. Le 5ᵉ jour le traitement rationnel a été institué, la
température s'est moins élevée, mais il était trop tard et le pus s'est collecté. Le 10ᵉ jour il a été
ouvert par une incision iliaque : aussitôt la température est montée, car le drainage était insuffisant. Un meilleur drainage a rétabli la courbe normale.

il peut acquérir des proportions considérables qui simulent l'occlusion
intestinale.

La *contracture* est localisée dans la fosse iliaque « à condition de procéder
doucement, sans brusquerie et par pression soutenue » (Jalaguier). Elle est
un des signes qui méritent le plus d'attirer l'attention.

La palpation du ventre fait reconnaître, 24 ou 36 heures après le début
des accidents, l'existence d'une *tuméfaction de la fosse iliaque droite* d'un
volume variable. Généralement collée contre la fosse iliaque interne et la
face profonde de la paroi abdominale antérieure, elle donne à la main la
sensation d'un plastron induré.

Tandis que, dans l'appendicite simple, les *fonctions digestives* n'étaient
que peu ou pas troublées, l'appendicite avec péritonite enkystée s'accompagne presque toujours d'un état gastrique assez accentué. Les vomissements manquent rarement, et généralement ils se répètent plusieurs fois
pendant les premiers jours. La langue est blanche, l'appétit nul, la soif

vive, la constipation presque constante; quelquefois, cependant, il y a de la diarrhée, et ces troubles persistent souvent quelque temps après la guérison de la maladie.

La fièvre atteint 39° ou 40°. Le pouls, fort et plein, est augmenté de fréquence, mais dépasse rarement 110 à 120 pulsations.

Résolution. — Au bout de six ou huit jours, sous l'influence d'un traitement convenable, on voit successivement tous les symptômes s'amender. La fièvre tombe, les douleurs diminuent et la palpation, rendue plus facile, fait assister à la diminution progressive de la tuméfaction. Cette diminution peut ainsi aboutir à la résolution complète, mais c'est toujours après un temps fort long que la fosse iliaque redevient absolument souple. Le plus souvent, alors que toute douleur a disparu et que la santé est absolument rétablie, on sent persister un noyau induré, d'ailleurs indolent, qui témoigne pendant longtemps encore du travail inflammatoire péri-appendiculaire.

Il existe quelquefois de petites poussées fébriles passagères. Pendant 2 ou 3 jours, la température monte à 38°, 38°,5, mais retombe rapidement à la normale. Ces accidents sont presque toujours dus à des écarts de régime.

La gravité de ces cas tient aux complications toujours à redouter pendant la période de formation du pus. Mais, de plus, l'opération à froid est très retardée et l'intervention toujours plus difficile.

Suppuration. — D'autres fois le pus qui s'est formé ne se résorbe pas. L'appendicite forme un abcès qui va se manifester cliniquement.

La *persistance de la fièvre* est un caractère très important.

Quand il y a un abcès, le *toucher rectal* permet quelquefois de découvrir « une induration irrégulièrement globuleuse ou bombée et rénitente; adhérente au côté droit du bassin et s'étendant parfois au delà de la ligne médiane, elle se continue avec celle que l'on perçoit par le palper abdominal » (Jalaguier).

Pour dépister cette suppuration, la recherche de la *leucocytose* est un signe de laboratoire qui eut dans un temps une certaine vogue.

Abandonné à lui-même, cet abcès va s'ouvrir spontanément, soit à la peau, ce qui est exceptionnel et toujours trop tardif, soit dans un des organes qui avoisinent la poche (cæcum, plus rarement rectum, vagin, vessie).

L'ouverture spontanée, souvent favorable, est quelquefois suivie d'accidents dus à une évacuation incomplète de l'abcès. D'autres fois l'abcès se rompt dans l'abdomen et produit une péritonite généralisée suraiguë.

Dans la description qui précède, nous avons eu surtout en vue la forme la plus habituelle de l'appendicite enkystée. Il est des cas où les *accidents évoluent sourdement* jusqu'à ce que des complications urinaires, hépatiques, thoraciques, changent brusquement le tableau clinique et le pronostic de l'affection (V. COMPLICATIONS).

Par contre, les accidents du début peuvent présenter les caractères de la péritonite généralisée avec sensibilité extrême du ventre, facies grippé, collapsus, constipation opiniâtre; puis, après 24 ou 48 heures, l'orage général se calme et les symptômes se localisent, soit à la fosse iliaque droite, soit à la partie inférieure de l'abdomen, aboutissant à la formation d'une ou de plusieurs collections purulentes enkystées isolées les unes des autres.

C'est la forme clinique qui correspond à la description anatomique de la *péritonite suppurée à foyers multiples*. Elle est grave et se rapproche ainsi de la péritonite généralisée, mais elle est susceptible de guérison, si tous les foyers sont reconnus et ouverts, et c'est pour cette raison qu'il nous a paru préférable d'en parler à cette place.

3° **Péritonite suppurée généralisée.** — Cette forme s'observe souvent à l'occasion d'une première attaque d'appendicite. Mais on peut l'observer après plusieurs crises même graves. Ces faits ont une grande importance pratique. Ils montrent qu'on n'est pas en droit de compter sur la destruction de l'appendice après une première crise grave.

Il est des cas où la péritonite généralisée est due à la rupture dans le péritoine d'un abcès péri-appendiculaire. Cet accident redoutable est généralement provoqué par une palpation trop brusque et trop profonde. La possibilité de pareille complication montre qu'il faut être très prudent en recherchant le point de Mac Burney.

Ces cas sont exceptionnels. L'appendicite qui va produire d'emblée une péritonite généralisée débute comme nous l'avons indiqué au commencement de ce chapitre, et dès les premières heures il est impossible de dire ce que sera la maladie. Mais rapidement les symptômes prennent un caractère de gravité qu'il faut bien savoir reconnaître, si l'on veut lutter contre la maladie d'une manière efficace par une intervention précoce.

La *douleur* se diffuse mais son maximum reste à droite. Les *vomissements* sont incoercibles, bilieux, puis fécaloïdes. La *constipation* est absolue. La *langue* est généralement saburrale, la *température* s'élève rapidement à 39° ou au-dessus, et le *pouls* bat de 120 à 140 fois par minute et perd bientôt sa force. Le ventre est légèrement tendu au début, et surtout rigide, d'une dureté de bois qui rend impossible toute exploration profonde. Cette rigidité est générale et ce caractère la distingue quelquefois nettement de la rigidité défensive localisée de l'appendicite enkystée. — Il est bien rare que la percussion indique la présence d'un épanchement. Quelquefois le toucher rectal fait percevoir une tuméfaction liquide dans le cul-de-sac de Douglas.

Le facies s'altère, devient franchement péritonique, avec les yeux excavés et cerclés de noir, le nez effilé, les narines pincées. La respiration devient anxieuse et dyspnéique. — On note une agitation extrême et souvent du subdélire.

L'évolution de cette forme de péritonite appendiculaire est rapide, et la terminaison est fatale si le chirurgien n'intervient pas; l'intervention elle-même n'est que très rarement suivie d'un résultat heureux. La mort survient rarement après le 6° jour; elle a lieu parfois après 48 heures, plus souvent après 4 ou 5 jours.

4° **Septicémie appendiculaire.** — C'est moins une péritonite qu'une toxémie; il semble que l'organisme entier est empoisonné, alors que les signes d'inflammation locale sont réduits au minimum. C'est la forme la plus maligne de la maladie, celle dont la marche est la plus rapide et qu'il y aurait intérêt à reconnaître le plus tôt; c'est malheureusement aussi celle qui à son début est le plus fréquemment méconnue. Elle prend, en effet, le

plus souvent le masque d'une simple indigestion et se manifeste par l'apparition de vomissements peu abondants et d'une *diarrhée* souvent fétide.

La *douleur abdominale* n'est ordinairement pas très vive ; elle siège souvent à l'épigastre, et il faut une exploration attentive de la fosse iliaque pour
réveiller au point de Mac Burney la douleur caractéristique.

Le *météorisme manque* et il est des cas où, jusqu'à la fin, le ventre reste
plat, comme excavé.

L'*état général* est profondément altéré. — La langue est saburrale, rouge
à la pointe et sur les bords ; le facies est terreux, plombé, les yeux profondément excavés, entourés d'un cercle de
bistre, la sclérotique jaunâtre ; la soif est
vive, la respiration accélérée, courte, l'agitation extrême ; la température, qui au début
a pu atteindre 39°, est le plus souvent dès le
2e jour à 37° ou au-dessous, tandis que le
pouls petit, filiforme, augmente considérablement de fréquence et bat 150, 160 fois à
la minute. Il y a, dans cette *discordance du
pouls et de la température*, un élément de
diagnostic et de pronostic dont il importe
d'autant plus de tenir compte que le peu d'intensité des phénomènes abdominaux trompe
souvent un observateur non prévenu.

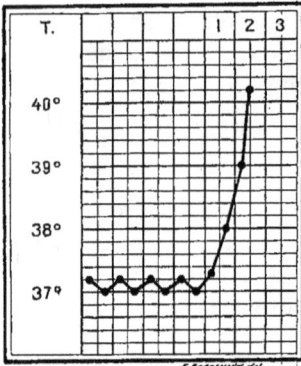

Fig. 114. — Appendicite septique.
Courbe d'un enfant de 14 ans en
traitement à l'hôpital pour une
tumeur blanche du genou. Le premier jour à 7 heures du matin, il
est pris de vomissement avec douleur généralisée dans l'abdomen.
La température n'est que de 37°,3,
le pouls à 100. Le diagnostic d'appendicite n'est pas nettement
posé, néanmoins on le met au
traitement. La température monte
régulièrement. Dans la nuit, vomito-negro. Le lendemain matin,
le facies est des plus mauvais,
l'abdomen rétracté non douloureux mais contracturé. La température est à 39° à midi ; elle était à
40°,1 à 3 heures. Le malade est
mort. A l'autopsie, le péritoine est
absolument libre, pas de liquide.
L'appendice renferme quelques
gouttes de pus très fétide.

La rapidité d'évolution de la septicémie
appendiculaire est excessive et sa terminaison absolument fatale ; il est des cas où, en
56 heures, la mort survient au milieu des
signes habituels des intoxications suraiguës ;
rarement la vie se prolonge au delà du 4e ou
du 5e jour. Au fur et à mesure que les accidents s'aggravent, la température s'abaisse,
le malade éprouve une sensation de bien-être :
c'est l'accalmie traîtresse de Dieulafoy. Mais
le pouls augmente de fréquence et devient de
plus en plus faible ; bientôt il disparaît
aux radiales, les extrémités se refroidissent
et la mort survient par collapsus cardiaque,
sans que souvent l'intelligence ait perdu
un seul instant de sa lucidité et sans qu'aucun autre symptôme (douleur,
ballonnement du ventre) ait pu faire soupçonner une terminaison aussi
rapide.

Il existe une *forme hémorragique* de ces appendicites toxiques : Hématémèse et épistaxis, mælena, purpura... (vomito-negro de Dieulafoy).

Le pronostic de cette forme est des plus sombres.

B) **Appendicite chronique.** — On est trop porté à croire que l'appendicite
ne se manifeste que par des crises. C'est une grave erreur. Les altérations

de l'appendicite occasionnent très souvent des troubles chroniques qui ne peuvent être guéris que par l'ablation de l'organe malade.

Au point de vue pathogénique, on peut concevoir que les lésions de l'appendicite provoquent des accidents chroniques de deux manières. — Par action directe du pus sécrété : il y a de l'entérocolite. — Par action réflexe sur les plexus nerveux intestinaux. Quelle que soit la théorie vraie, il est un fait indiscutable, c'est que l'ablation de l'appendice guérit le malade en quelques mois.

L'appendicite chronique se présente sous différentes modalités :

    a) Récidive ;
    b) Symptômes succédant à la crise ;
    c) Appendicite chronique d'emblée.

a) **Récidive.** — Je range sous ce titre la répétition des accidents aigus. Tout le monde sait que l'appendicite récidive presque toujours.

On peut dire avec Roux que tout appendice enflammé, cliniquement guéri, reste anatomiquement taré et porte en ses parois la menace permanente d'accidents nouveaux que fera naître un jour une cause occasionnelle quelconque, impossible à prévoir et par conséquent à éviter.

Au sens absolu du mot, ce n'est pas une récidive, puisqu'il reste dans l'appendice des microbes qui peuvent exagérer leur virulence. Au sens clinique, c'est bien une récidive, puisque le malade était guéri.

Après une crise plus ou moins violente, la guérison a paru complète, pendant une ou plusieurs années, puis une crise nouvelle éclate avec les caractères habituels : c'est une *récidive* dont l'évolution, comme celle de la crise initiale, pourra être absolument variable.

A chaque *rechute*, les symptômes peuvent être les mêmes, à peine menaçants ; mais il peut arriver aussi que, dès la deuxième attaque, plus souvent au début de la troisième, la mort survienne par péritonite généralisée. Ces faits ont une très grande importance pratique ; ils montrent qu'il ne faut pas conclure de la bénignité d'une première crise à l'innocuité des crises ultérieures.

b) **Symptômes chroniques succédant à une appendicite aiguë.** — Une crise d'appendicite aiguë franche se termine par résolution ; mais le malade conserve des tiraillements localisés à la fosse iliaque droite, des douleurs vagues qui s'exagèrent à la moindre fatigue.

La marche est gênée, les troubles digestifs sont fréquents, et rappellent ceux du 5e type. Du côté de l'abdomen, on trouve simplement de la douleur au point de Mac Burney. Ces douleurs spéciales sont souvent sous la dépendance d'adhérences épiploïques qui exercent des tractions sur la grande courbure de l'estomac, ou sur le côlon. Elles peuvent aussi être provoquées par la persistance de l'infection dans les ganglions lymphatiques ou dans l'épiploon.

c) **Appendicite chronique d'emblée.** — La connaissance de ces formes larvées de l'appendicite a une très grosse importance clinique et n'a pas encore en pratique la place qu'elle devrait avoir. Trop de médecins ne veulent reconnaître comme appendicite que la crise, ou du moins ils ne croient à

l'appendicite que s'ils trouvent dans les antécédents du malade la crise
nette et franche d'appendicite. C'est une très grave erreur. Il y a beaucoup
d'appendices malades qui n'ont jamais créé de crises. Ils entretiennent un
ensemble de symptômes chroniques que les médecins ignorants rattachent
à l'intestin, au foie, à l'estomac, au rein. L'affection s'éternise tant qu'un
médecin expérimenté n'aura pas reconnu la cause de tout le mal et posé
par là même les indications thérapeutiques.

Dans ces cas, on devra rechercher avec le plus grand soin si le malade
n'a pas eu dans son enfance, dans son adolescence, des crises abdominales
douloureuses dont le diagnostic n'a pas été fait, mais qu'on est en droit
rétrospectivement de rattacher à l'appendicite. Si ces crises ont existé, c'est
un argument en faveur de l'appendicite, mais si elles manquent, on ne doit
pas en conclure que l'appendice n'est pas en cause.

Douleurs et *troubles dyspeptiques* sont les signes essentiels de l'appendice
chronique.

La douleur spontanée est très variable; chez quelques sujets, c'est une
douleur presque constante, sourde, qui s'exagère au moindre effort; chez
d'autres malades, elle n'est guère ressentie qu'à l'occasion des refroidissements, des fatigues, des marches, des promenades en voiture, au moment
des règles. Elle a son heure de prédilection ; elle réveille assez souvent le
malade la nuit vers 5 heures du matin. Elle se traduit sous forme d'élancements, de sensations de tension, de gêne.

La douleur appendiculaire est quelquefois parfaitement localisée dans la
fosse iliaque droite, d'autres fois elle est diffuse dans tout l'abdomen. Même
dans ce dernier cas, le malade fait souvent remarquer que la douleur part
de la fosse iliaque droite ou qu'elle disparaît en dernier lieu dans cette région.

Ces douleurs spontanées peuvent offrir des irradiations sous-hépatiques,
rénales; elles peuvent se prolonger le long de la cuisse droite ou vers le
testicule. Elles s'associent souvent à une sensation de barre dans la région
épigastrique.

La douleur provoquée siège toujours au point de Mac Burney.

La *dyspepsie* est variable mais constante : simples phénomènes d'atonie
gastro-intestinale; sensations de pesanteur à l'épigastre aussitôt après l'ingestion des aliments; distension de l'estomac avec météorisme très appréciable à la palpation et à la percussion; distension de l'intestin; borborygmes
bruyants; constipation opiniâtre, ou alternatives de constipation et de diarrhée. D'autres fois elle donne lieu à des phénomènes d'irritation gastrique :
faim douloureuse, sensation de brûlure à l'épigastre, momentanément calmée
par l'ingestion des aliments, mais reparaissant avec plus d'intensité vers la
fin de la digestion (Siredey). — Deux symptômes donnent à cette dyspepsie
une physionomie spéciale : le caractère capricieux des troubles digestifs, la
facilité avec laquelle se produisent les vomissements.

L'*anorexie* est constante ; elle est quelquefois élective pour les viandes
rouges, les aliments gras. La constipation est la règle, mais on note souvent
des alternatives de diarrhée et de constipation avec pyrosis, flatulence,
ténesme rectal. — Ces troubles ne tardent pas à retentir sur l'*état général*;
la fatigue est constante, elle existe même le matin au lever. Le facies est

terreux, les yeux cernés, la langue sale. Le malade sent ses forces diminuer, il devient d'un nervosisme extrême ou profondément neurasthénique.

Complications. Formes anormales. — L'appendicite franche que nous venons de décrire est celle dans laquelle les lésions sont cliniquement localisées à l'appendice et au péritoine, puisque la péritonite est le symptôme de l'appendicite. Mais souvent les dégâts sont prépondérants en un point rapproché ou éloigné. L'appendicite est plus ou moins masquée par ces localisations anormales ou ces complications ; il s'ensuit des tableaux cliniques différents.

I. **Appendicite pelvienne**. — On peut donner ce nom aux formes dans lesquelles il existe un abcès pelvien. — Elle semble plus fréquente chez la femme (Barnsby).

La douleur siège plus bas que dans l'appendicite type ; elle est plus médiane. Les irradiations douloureuses sont fréquentes vers la face interne de la cuisse ; les troubles vésicaux sont presque constants, la constipation est presque la règle et le ténesme rectal est habituel. Le ballonnement est souvent considérable, la palpation au point de Mac Burney est quelquefois indolore. Le toucher rectal permet de reconnaître une tuméfaction, un abcès, quelquefois bas situé, au-dessus de la prostate, quelquefois haut, au bout du doigt.

Le pronostic est grave, car l'abcès est souvent méconnu en raison de son allure torpide. Quand il est ouvert, il se draine mal. Les complications de l'appendicite s'observent souvent dans cette forme.

La question de l'intervention est loin d'être tranchée. On peut ouvrir et drainer ces appendicites pelviennes par l'incision iliaque, mais, comme la poche est très déclive, le drainage se fait mal. Aussi on a suivi la voie para-sacrée, la voie périnéale, la voie vaginale, la voie rectale. — En pratique, on interviendra par la voie où le pus semble le plus accessible.

II. **Appendicite péri-hépatique**. — Les abcès péri-hépatiques sont plus rares de nos jours qu'à la période où l'on ne savait pas traiter l'appendicite. Ils s'observent de préférence dans les appendicites qui évoluent depuis plusieurs semaines dont on a laissé le pus s'accumuler.

Autour du foie le pus peut être sous-hépatique ou sus-hépatique.

L'abcès sous-hépatique n'est souvent que le prolongement d'un abcès iliaque. Les signes cliniques se confondent alors avec les symptômes des gros abcès appendiculaires. D'autre fois la collection reste localisée à la région sous-hépatique : alors le siège de la douleur maxima est au-dessus d'une ligne passant par l'ombilic. Il est rare d'observer de la vraie matité, car l'intestin est interposé entre le foyer et la paroi. Il n'y a pas de tuméfaction lombaire, car l'abcès siège en avant du rein et a plutôt tendance à fuser dans la gaine du psoas ; l'ictère est fréquent.

L'abcès sous-phrénique a une autonomie plus grande. Contrairement aux abcès sous-phrénique, d'origine gastrique, l'abcès sous-phrénique appendiculaire ne renferme jamais de gaz. Souvent les signes d'appendicite sont peu marqués, l'abcès sous-phrénique semble primitif. Le tableau clinique est dominé par les phénomènes respiratoires : dyspnée, immobilisation du thorax, névralgie du phrénique, la peau est quelquefois tendue et luisante au niveau de la région épigastrique, où il existe souvent de la circulation collatérale. Dans l'hypochondre droit, on perçoit une tuméfaction dure, pâteuse. Le foie est abaissé; il y a de la matité à la partie inférieure du thorax; presque toujours l'auscultation indique un degré plus ou moins marqué d'infection bronchique. — Quand le malade n'est pas opéré, il se produit le plus souvent une pleurésie purulente ; il est rare que la collection s'ouvre dans l'intestin ou le péritoine. — Il faut intervenir quand on sait qu'il y a une collection. Quant à la voie à suivre, on se laissera guider par le siège du pus.

III. **Abcès de la paroi abdominale.** — Quand un abcès péri-appendiculaire n'est pas drainé, il s'étend souvent dans la paroi abdominale où il peut fuser très loin. Cette complication s'observait quelquefois dans un temps où l'on ne savait pas reconnaître et traiter l'appendicite.

Indépendamment de ces abcès qui n'ont pas d'individualité propre, on observe dans l'appendicite des abcès qui semblent isolés.

Les *abcès de la cavité de Retzius* sont les moins exceptionnels. Quelquefois ils compliquent une appendicite chronique qui passerait inaperçue pour un observateur non prévenu. D'autres fois, il existe un foyer enkysté dans la fosse iliaque et un abcès péri-vésical.

Le *psoritis* est rare; il est facile à reconnaître par l'attitude de la cuisse. Les *abcès péri-néphrétiques* sont exceptionnels.

IV. **Complications urinaires.** — Les *lésions du rein* sont peu décrites, comme complication de l'appendicite. Contrairement au foie, dont les infections sont si fréquentes, on n'observe pas d'abcès du rein.

L'albuminurie peut s'observer dans les appendicites en apparence bénignes ; elle est généralement peu abondante et passagère ; elle n'a pas de manifestations cliniques, mais cette première atteinte du rein peut être le point de départ de néphrite chronique qui passera pour primitive (Tuffier).

Dans les formes toxiques, il existe une véritable *néphrite appendiculaire* (Dieulafoy, Routier). Le rein n'est pas modifié en apparence, mais les cellules sécrétantes sont gravement atteintes. Les symptômes habituels des néphrites manquent, l'albuminurie est quelquefois peu abondante, mais, dès les premiers jours, on trouve dans l'urine des cylindres granuleux.

Les pyélonéphrites ne sont pas exceptionnelles, mais les abcès péri-néphrétiques sont très rares.

Les *complications vésicales* de l'appendicite sont les plus fréquentes des complications urinaires. La rétention d'urine est un fait banal, mais elle peut acquérir une grande importance. — La pollakyurie s'observe généralement lorsque le foyer appendiculaire est à une faible distance de la vessie ; c'est un symptôme qui doit être pris en considération et faire craindre une complication plus grave. — La péricystite est souvent engendrée par la progression de l'abcès appendiculaire ; peut-être existe-t-elle d'emblée par lymphangite sous-péritonéale. La cystite vraie est généralement produite par perforation d'un abcès appendiculaire, mais il peut y avoir cystite sans perforation. — La cystite peut revêtir un caractère hémorragique.

V. **Complications hépatiques.** — L'infection hépatique est avec la péritonite le facteur principal de la gravité des appendicites.

La *cholécystite* peut compliquer l'appendicite. Les deux lésions sont sous la dépendance de la même cause : l'infection intestinale. Le diagnostic peut être affirmé dans des cas rares : quand les deux types de colique se sont montrés l'un après l'autre, les crises hépatiques s'accompagnant d'ictère ; quand les patients accusent nettement deux foyers douloureux ; quand le palper retrouve et distingue deux tumeurs indépendantes. Le danger est à l'appendice, mais le chirurgien doit s'attaquer aux deux lésions et les traiter dans la même séance.

Les *abcès du foie* constituent une des complications les plus graves de l'appendicite. Ce sont généralement des abcès petits et multiples. Ils s'observent souvent au cours d'une appendicite, en apparence bénigne, à évolution lente. Cliniquement, cette complication est souvent difficile à reconnaître (V. ABCÈS DU FOIE). Le pronostic est des plus graves.

Les *complications toxi-hépatiques* tiennent le premier rôle, dans les formes toxiques, mais on peut les observer au cours d'appendicites en apparence bénignes. C'est quelquefois au cours du refroidissement d'une appendicite aiguë légère qu'éclatent brusquement les symptômes toxi-hépatiques. C'est souvent à la suite d'une intervention à froid qu'on les voit apparaître.

Dans un certain nombre de cas, il y a lieu de se demander si l'anesthésie chloroformique n'est pas un facteur de cette complication.

Cette insuffisance hépatique est une véritable toxémie hépatique (Dieulafoy), avec dégénérescence graisseuse généralisée qui indique que c'est la cellule même qui est frappée dans son intégrité.

Dans les formes graves, on a le syndrome aigu de l'insuffisance hépatique (V. ICTÈRE GRAVE). Malheureusement, il n'existe aucun signe clinique qui permette de prévoir de telles complications.

Il existe probablement des formes hépato-toxiques bénignes, qui peuvent être le point de départ de *cirrhoses* dont l'étiologie reste ignorée.

VI. Complications pulmonaires. — *Pleurésie purulente.* — Il faut distinguer deux formes dans la pleurésie purulente au cours de l'appendicite :

a) Une variété qui n'est que le résultat d'une infection pyohémique à point de départ appendiculaire : les microbes cheminant par les vaisseaux ont atteint le poumon, les lésions pulmonaires sont généralement insignifiantes, elles sont masquées par la pleurésie. Dans ces cas-là, l'épanchement siège aussi bien à droite qu'à gauche.

b) La véritable pleurésie appendiculaire est celle qui se manifeste comme une complication locale de l'infection et n'est qu'un abcès par propagation continue ou à distance ; et, en effet, elle est toujours précédée d'un abcès sous-phrénique. Elle siège toujours à droite.

Le pus peut faire irruption dans la cavité pleurale après avoir perforé le diaphragme ; mais l'infection peut se faire sans perforation, les microbes cheminant à travers les orifices si nombreux de la coupole diaphragmatique.

Le liquide est quelquefois localisé à la base du poumon et prend les caractères d'une véritable pleurésie diaphragmatique.

Au cours d'une appendicite franche avec abcès, quand les phénomènes locaux ont déjà rétrocédé, apparaît une phase hépato-phrénique avec douleurs à l'hypocondre droit, irradiées à l'épaule droite. La dyspnée est intense,

le point de côté et la toux sont constants, puis se montrent les véritables
phénomènes pleuraux, qui sont ceux de toute pleurésie purulente ; le pronostic en est très grave, la terminaison est fatale du 13e au 15e jour, sauf dans
les cas très rares d'intervention heureuse.

La *pleurésie séreuse* est une complication exceptionnelle de l'appendicite.

La broncho-pneumonie, la pleuro-pneumonie, l'abcès du poumon sont des
complications rares.

VI. **Complications pyohémiques, phlébite, abcès, mort subite.** — La
phlébite est un accident fréquent de l'appendicite. Elle siège quelquefois
dans les veines iliaques droites, plus souvent dans la veine fémorale gauche.
— Elle s'observe moins souvent dans les formes graves que dans les formes
bénignes ; elle survient le plus souvent après qu'on a opéré, mais on la voit
aussi au déclin d'une appendicite légère qui n'a pas nécessité une intervention. Ces thromboses veineuses peuvent passer inaperçues. Elles sont une
des causes de la mort subite dans l'appendicite.

Les *abcès métastatiques* (muscles, rate, parotide, cerveau) ne s'observent
guère que dans les formes graves. L'*endocardite*, la *névrite* ont été signalées.

La *mort subite* peut se produire pendant la période de déclin d'une appendicite grave opérée ou non ; on l'observe plus souvent après l'ouverture d'un
phlegmon iliaque, mais les observations ne sont pas rares où la mort subite
arriva après l'extirpation à froid de l'appendice ; on peut même l'observer
sans qu'il y ait eu d'opération, quand une appendicite souvent très légère
est en voie de résolution.

VII. **Appendicite et salpingite.** — Au point de vue anatomique, plusieurs
cas se présentent : — *a*) il n'existe que de simples adhérences entre l'appendice
et la trompe droite ; souvent le vermis n'est fixé que par sa pointe, l'organe
est à peine congestionné et cependant à l'examen microscopique il présente
des lésions accentuées de folliculite ; — *b*) il y a infiltration inflammatoire
unissant les deux organes (péri-appendicite) ; l'appendice étant serré dans
une gangue plastique, il y a tendance à la sclérose avec oblitération totale
ou partielle de la lumière appendiculaire ; — *c*) il existe une collection appendiculaire et une collection salpingienne qui peuvent s'ouvrir dans une
cavité purulente intermédiaire.

L'appendicite ne complique pas seulement les salpingites, on l'observe au
voisinage des kystes de l'ovaire avec suppuration ou torsion du pédicule ;
elle existe quelquefois à côté des fibromes de l'utérus ou même avec le cancer. L'appendice peut adhérer à un moignon de fibrome ou de kyste de
l'ovaire ; il se produira une appendicite par vice de position de l'organe.

Généralement l'infection commence par l'appendice mais elle y est atténuée ;
elle s'étend aux annexes et la malade est soignée pour une salpingite ; peu
à peu tout s'est amendé, les symptômes se sont atténués ; seule a persisté
une douleur à peine accusée entre les règles, localisée soit à droite, soit à
gauche. Puis, pendant les périodes menstruelles devenues irrégulières,
l'écoulement du sang s'est accompagné de douleur beaucoup plus vive et a
été suivi de leucorrhée abondante et même d'écoulement muco-purulent.
Les troubles gastriques et intestinaux qui avaient disparu à peu près se
sont de nouveau accentués ; la maladie continue ainsi son cours entrecoupé

de temps en temps de crises aiguës ou subaiguës jusqu'à une crise plus intense qui a commencé au début des règles, alors que les autres avaient coïncidé plutôt avec la fin de la période menstruelle. L'appendicite domine.

Depuis ce temps, la douleur, qui était intermittente et disparaissait entre les époques menstruelles, est devenue continue, sourde, et s'est localisée surtout à droite; les troubles gastro-intestinaux se sont accentués. L'inappétence est grande, la digestion difficile, la constipation opiniâtre.

Au palper abdominal, la malade accuse une douleur plus marquée au point de Mac Burney ou un peu au-dessous. Le plastron abdominal existe rarement, mais par le toucher vaginal on reconnaît une tuméfaction annexielle se prolongeant vers le détroit supérieur, quelquefois jusque dans la fosse iliaque droite. Le toucher rectal peut rendre des services. Mais, quand l'appendicite est purement pelvienne, le diagnostic est presque impossible.

D'autres fois, l'appendicite a précédé cliniquement la salpingite; on trouve alors dans les antécédents l'histoire plus ou moins nette de crises appendiculaires qui laisseraient derrière elles une douleur plus ou moins sourde du côté droit, puis à un certain moment (accouchement, avortement, blennorragie), la dysménorrhée et la leucorrhée sont apparues. Les douleurs se sont étendues à gauche et un examen superficiel fait croire à une simple salpingite. Généralement, cependant, on note une tumeur haute se prolongeant vers la fosse illiaque; le point de Mac Burney est toujours sensible.

Les difficultés de diagnostic sont grandes entre appendicite et salpingite, et dans les cas de doute le chirurgien devra faire toujours une laparotomie médiane pour enlever facilement la trompe et l'appendice.

Appendicite et grossesse. — V. plus loin APPENDICITE ET PUERPÉRALITÉ.

VIII. Appendicite à forme néoplasique. — Il existe une variété d'appendicite dans laquelle la tumeur inflammatoire est volumineuse. Cette forme mérite le nom de néoplasique, car on prend toujours l'affection pour une tumeur maligne.

Il semble que l'affection soit beaucoup plus fréquente chez la femme (8 sur 11), et cependant l'influence des organes génitaux paraît absolument nulle. — Cette forme s'observe presque exclusivement chez l'adulte.

La masse néoplasique, dure, infiltrée, occupe la fosse illiaque, la région lombaire; c'est là qu'on intervint dans notre observation. Souvent l'appendicite est rétro-cæcale et la séreuse est peu atteinte ou même intacte. D'autres fois, la néoplasie est constituée principalement par les masses épiploïques. Levrey a insisté sur ces formes. L'appendice au centre d'une masse lardacée présente les lésions de l'appendicite chronique avec ou sans perforation. Il n'y a quelquefois pas d'accès; il est toujours petit.

Au point de vue clinique, l'appendicite néoplasique évolue chroniquement. Tuméfaction, troubles digestifs, douleurs, sont les symptômes essentiels. La tuméfaction a les caractères de la tumeur cancéreuse. On pense toujours à un ostéo-sarcome de l'os iliaque, à un cancer du cæcum, à de la tuberculose cæcale.

IX. Appendicite tuberculeuse. Sous le nom d'appendicite tuberculeuse, on ne doit pas comprendre actuellement les cas dans lesquels les lésions sont plus étendues sur le cæcum que sur l'appendice, ceux dans lesquels l'appendice est resté sourd ; la tuberculose iléo-cæcale n'est pas l'appendicite tuberculeuse, et c'est ainsi que dans ce chapitre nous ne décrirons pas la forme hypertrophique de la tuberculose iléo-cæcale, car, dans ce tuberculome, l'appendice, relativement sain, ne réagit pas, ne donne pas le syndrome de l'appendicite.

M. Dieulafoy a dit que l'appendicite tuberculeuse est « exceptionnellement rare », et, lorsqu'on voit le nombre si restreint d'observations publiées, on est contraint d'accepter cette opinion. Cependant Letulle, étudiant au microscope les appendices, déclare (1897) que « l'appendicite tuberculeuse est une variété excessivement commune ». Il est très probable qu'un grand nombre d'appendicites aiguës ou chroniques sont de nature tuberculeuse, mais le microscope seul peut le démontrer.

Le bacille de Koch arrive le plus souvent dans l'appendice par l'intestin. — Mais l'infection peut aussi se faire par la voie sanguine, les expériences de Charrin et Roger l'ont prouvé. — Il est possible aussi que le bacille de Koch disséminé dans la cavité péritonéale atteigne l'appendice.

Il est possible que le bacille de Koch ne suffise pas à lui seul pour produire l'appendicite, car un certain nombre de tuberculoses appendiculaires sont latentes et sont des trouvailles d'autopsie ; il faudrait une infection surajoutée d'allure rapide pour provoquer, autour de l'appendice, la réaction péritonéale qui donne le syndrome appendiculaire, et dans ces cas la tuberculose ne fournirait que le terrain, la cause prédisposante à une appendicite banale. Quoi qu'il en soit, l'appendicite tuberculeuse doit être distinguée de l'appendicite ordinaire, car les lésions anatomiques, les symptômes et l'évolution en sont souvent différents.

L'appendice tuberculeux se présente sous un aspect variable : tantôt il conserve sa forme et son volume normal ; il serait impossible par un simple examen macroscopique d'en reconnaître la nature ; tantôt il est modifié d'aspect, soit petit, scléreux, rétracté, soit au contraire volumineux, lardé, très épaissi.

Les ulcérations existent en un point quelconque ; souvent elles sont incomplètes. Il existe sous la séreuse un ou plusieurs points ramollis, foyers caséeux résultant de la désagrégation des tubercules. Le méso-appendice est le plus souvent épaissi, infiltré, et il n'est pas rare de noter du côté du cæcum et de l'iléon des plaques blanchâtres opalines, traces d'une inflammation chronique.

Souvent l'ulcération appendiculaire s'étend sur le cæcum à la base de l'appendice.

Les abcès froids péri-cæcaux sont caractérisés par leurs dimensions considérables ; la péritonite purulente peut s'observer dans la tuberculose appendiculaire quand une infection surajoutée s'est répandue dans la grande cavité séreuse.

La tuberculose appendiculaire peut évoluer comme une appendicite vulgaire ; témoin les faits nombreux où Letulle a trouvé des lésions tuberculeuses dans les appendices enlevés ; il est toutefois exceptionnel d'observer la forme suraiguë rapidement mortelle.

La forme la plus fréquente est une forme atténuée : la température monte peu, la réaction péritonéale est moins vive, la crise s'éteint plus rapidement, mais la résolution n'est pas aussi complète et les récidives sont fréquentes.

La présence de ganglions inguinaux et cruraux n'a pas grande valeur et il est bien difficile de reconnaître des ganglions iliaques. Les signes les plus importants sont tirés de l'état général, et, si l'appendicite tuberculeuse est la première manifestation de l'infection, le diagnostic est impossible.

La forme chronique de l'appendicite tuberculeuse rappelle l'appendicite banale; le principal symptôme est la douleur sous forme de tiraillements dans la fosse iliaque, avec irradiation vers la cuisse, les lombes et l'épigastre; la constipation est la règle, et quelquefois il survient de véritables accidents d'obstruction.

« En résumé, si l'appendicite évolue chez un sujet lymphatique au teint pâle, chargé d'antécédents bacillaires et ayant lui-même d'autres manifestations tuberculeuses ou de ces troubles et lésions para-tuberculeux qui font craindre la tuberculose confirmée dans un délai variable, si surtout on a affaire à la forme subaiguë, à crises atténuées, ou à la forme chronique, à peu près apyrétique et douloureuse de l'appendicite, on devra faire toutes réserves sur la possibilité de l'infection tuberculeuse » (Bouglé).

Le *diagnostic* de l'appendicite tuberculeuse présente donc de grandes difficultés. Presque toujours on a pensé à l'appendicite vulgaire.

Quand il existe un abcès froid péri-cæcal, on croit généralement à une lésion osseuse du voisinage ou de la colonne lombaire; l'actinomycose se présente souvent avec les caractères de la tuberculose. L'observation de Letulle en est un exemple.

Le pronostic de l'appendicite tuberculeuse est plus grave que celui de l'appendicite banale, cependant l'intervention radicale peut enrayer définitivement la marche de l'affection. L'opération donnerait quelquefois un « coup de fouet à la tuberculose pulmonaire » (Bouglé).

X. **Appendicite herniaire.** — Cette forme est relativement fréquente; elle s'observe de préférence chez l'homme et chez l'enfant; même les appendicites du tout jeune âge sont presque toujours des appendicites herniaires.

Les accidents dans les hernies de l'appendice sont dus à deux causes, et il est souvent difficile de faire la part de chacune dans la pathogénie de l'infection. — a) Un appendice peut être atteint d'appendicite dans une hernie, comme un appendice normalement situé. — b) L'étranglement dans les hernies appendiculaires crée sur l'appendice des lésions comparables à celles de l'appendicite.

Les appendicites herniaires sont moins graves que les appendicites ordinaires, elles entraînent très rarement une péritonite généralisée; quand on les laisse évoluer librement, il se produit un phlegmon gangreneux qui laisse une fistule stercorale.

Les *signes* de l'appendicite herniaire sont assez peu nets pour que le diagnostic précis ait été rarement posé; les symptômes locaux sont ceux d'une hernie étranglée, la douleur au point de Mac Burney s'observe quelquefois.

Les symptômes fonctionnels seuls permettent de reconnaître la lésion; dans la moitié des cas (Rivet), on a le tableau classique et complet de l'occlusion intestinale ; d'autres fois, le tableau est incomplet, la constipation est à peu près constante, mais l'arrêt des gaz est un signe qui manque souvent, les vomissements fécaloïdes peuvent faire défaut, ils ne surviennent que très tard.

On doit insister sur la lenteur relative de l'évolution d'une appendicite herniaire. Certains malades ont pour ainsi dire une sorte d'étranglement chronique, l'intervention n'étant nécessaire que 5, 6 et même 9 jours après le début des accidents.

Le *diagnostic* de l'appendicite herniaire est généralement difficile. Dans le cas où il existe une anse intestinale avec l'appendice, le diagnostic d'étranglement est celui que l'on doit porter, mais, quand l'appendice seul est dans le sac, on peut avoir tous les signes cliniques de cet étranglement, l'erreur est constante.

On pense toujours à une épiplocèle étranglée quand les signes d'occlusion sont au complet (Quénu, Potherat) ; habituellement cependant la masse est plus empâtée, lobulée.

L'intervention s'impose dès que l'infection est soupçonnée. L'extirpation de l'appendice est généralement très facile.

Diagnostic. — Il est en général facile de reconnaître une appendicite qui se présente avec ses caractères habituels et classiques ; mais la fréquence de l'appendicite est telle que bien souvent on dit appendicite, alors qu'on a affaire à une tout autre lésion.

Début. — Quand la douleur est le symptôme capital dans la colique appendiculaire, le diagnostic peut souvent être posé avec certitude. Cependant on ne la confondra pas avec la simple indigestion, la congestion hépatique, l'entéro-colite, la crise d'entéralgie, la colique hépatique, la colique néphrétique, la colique de plomb, la fièvre typhoïde, la péritonite tuberculeuse, l'occlusion intestinale, l'hystérie, la pelvi-péritonite, l'ovarite, les crises de tabes, la torsion d'un kyste de l'ovaire (v. c. m.).

En pratique, chez l'enfant surtout, toute affection douloureuse de l'abdomen doit faire penser à l'appendicite. Pour permettre d'affirmer ce diagnostic, il suffit que la douleur soit maxima dans la fosse iliaque ou que cette région soit le siège d'une défense musculaire plus marquée.

Sans doute, il est bien des cas où le doute est permis, mais le médecin devrait savoir qu'*en cas de doute il faut faire le traitement de l'appendicite* ; de la sorte, il ne fera pas courir à son malade le gros danger d'un mauvais traitement, et il n'est pas une affection qui soit aggravée par le traitement médical de l'appendicite.

Tuméfaction iliaque. — L'appendicite enkystée avec tuméfaction est facile à reconnaître si l'on tient compte, comme il convient, de l'évolution des accidents. La situation de la tuméfaction en un point assez éloigné de la fosse iliaque droite peut cependant quelquefois prêter à confusion.

La typhlite n'existe plus comme on l'entendait autrefois, capable de provoquer des péritonites localisées (pérityphlite) avec ou sans perforations. Cette affection a fait place à l'appendicite. Mais on observe chez l'adulte constipé une accumulation de matières stercorales dans le cæcum avec crises d'obstruction rappelant l'appendicite avec abcès iliaque. — Le début de cette typhlite est généralement moins brusque ; le malade a ressenti d'abord quelques coliques sourdes, puis des douleurs vagues qui occupent toute l'étendue du gros intestin et se localisent secondairement au cæcum. Le ballonnement est quelquefois considérable, la constipation complète, la fièvre est peu élevée ou nulle, et la palpation indique une dilatation cæcale avec sonorité hydro-aérique ou un empâtement profond avec submatité. Ce n'est pas le vrai plastron pariétal. Quelquefois on sent des masses multi-lobées, et jamais le point de Mac Burney n'a la netteté que l'on trouve dans l'appendicite.

Le cancer du cæcum, l'invagination iléo-cæcale, l'abcès musculaire de la paroi, la cholécystite, le phlegmon iliaque, la pyélite, l'abcès péri-néphré-tique, le psoïtis, l'ostéomyélite de la crête iliaque peuvent simuler l'abcès appendiculaire (v. c. m.).

La localisation de la douleur permettra, dans quelques cas, de reconnaître la péritonite par perforation de l'estomac, du duodénum, des voies bi-liaires, etc.

La *péritonite purulente généralisée* d'origine appendiculaire est souvent difficile à distinguer des autres péritonites (v. c. m.).

Appendicite chronique. — Le diagnostic de l'appendicite chronique est facile si l'on trouve dans les antécédents des crises nettes d'appendicite, mais dans les formes chroniques d'emblée l'hésitation est longue. Les malades sont souvent pris pour de simples dyspeptiques ou pour des névropathes. D'autres fois, on pense à la néphroptose ou à la péritonite tuberculeuse. L'erreur de diagnostic est fatale dans le cas très rare de cancer de l'appen-dice.

Pronostic. — Il y a des appendicites graves d'emblée et, quoi qu'on fasse, mortelles. Cette gravité est due à la virulence de l'infection qui d'emblée produit la péritonite, la septicémie. Mais, dans ces cas, il faut tenir compte de la résistance du sujet, et bien souvent la gravité primitive de l'appendi-cite tient à une altération du foie, du rein. Ces cas sont rares. On peut les évaluer bien approximativement à 3 pour 100 de la totalité des crises d'ap-pendicite. Ils sont suffisants néanmoins pour protester contre l'affirmation de Dieulafoy : « On ne doit pas mourir d'appendicite ». Malheureusement, il est impossible d'affirmer, dès les premières heures, quelle sera la gra-vité de la maladie. Le *pronostic d'une crise d'appendicite à son début doit toujours être réservé*.

Il y a des appendicites graves par l'insuffisance du traitement, soit que le médecin n'ait pas su proscrire tout purgatif, imposer le repos, soit que les parents n'aient pas voulu se plier à ses exigences. La réticence des parents est heureusement de plus en plus rare, mais l'ignorance des médecins est encore bien grande. Dans ces cas, la mort n'est pas rapide comme précé-demment, mais la crise s'éternise, le pus se forme, s'étend, les complica-tions de tout ordre apparaissent et le malade meurt des semaines et des mois après la crise, malgré des interventions souvent multiples.

Voilà pour le pronostic immédiat pour la vie du malade qui a une crise d'appendicite. Mais l'avenir de l'appendiculaire mérite d'être envisagé.

Chaque fois que l'appendice a été touché, il reste un danger permanent.

Tant qu'il n'aura pas été enlevé, il y a danger de crise grave avec mort, il y a danger d'accidents chroniques. Ces accidents sont quelquefois très tardifs. De semblables menaces ne plaident guère en faveur de la bénignité de l'appendicite ; elles constituent l'argument le plus puissant en faveur de la résection appendiculaire.

Indications thérapeutiques. — Je vais exposer ici en dehors de toute discussion théorique (et elles furent nombreuses) quelle doit être, à mon avis, la conduite du médecin praticien en présence d'une appendicite.

I. Au début d'une crise de moyenne intensité. — La responsabilité du médecin est formidable au début de la crise. Nous avons vu que la plupart des appendicites graves sont le fait du mauvais traitement.

Dès que le médecin a des raisons de penser à l'appendicite, il doit prescrire un traitement médical énergique. Il serait criminel de sa part d'attendre que son diagnostic soit bien établi pour imposer le traitement. Dès qu'il y a doute, il faut traiter comme une appendicite.

Nous verrons plus loin en quoi consiste ce traitement (p. 597), mais je dois insister dès maintenant sur la très grande gravité des purgatifs, sur la nécessité de la diète absolue.

La question des purgatifs est actuellement absolument tranchée : il est criminel pour un praticien de purger au début de la crise d'appendicite. Cependant la purgation jouit d'une certaine faveur auprès de certains chirurgiens allemands qui tiennent le raisonnement suivant : en purgeant nous éprouvons la gravité de la crise. Si la débâcle intestinale crée l'aggravation des symptômes, nous opérons immédiatement. Si la crise n'est pas aggravée, elle cède plus rapidement que par le repos, la diète. Ce raisonnement est juste, mais il est singulièrement dangereux. En aggravant la crise, on peut provoquer une péritonite généralisée qui est bien souvent au-dessus des ressources chirurgicales. Que dirait-on d'un homme qui soufflerait sur le feu pour voir s'il est bien éteint au risque de provoquer un incendie ?

Des chirurgiens éminents ont proposé d'intervenir toujours d'emblée au début de la crise d'appendicite. Pour défendre leur manière d'agir, ils donnent plusieurs arguments : 1° l'incertitude du pronostic d'une crise qui commence ; il est certain que la crise qui commence sera peut-être demain une péritonite généralisée ; 2° la facilité de l'intervention. Quand on opère dans les premières heures, on ne trouve qu'un péritoine injecté, l'appendice est toujours libre d'adhérence, l'opération se fait comme une opération à froid, pas de drainage, pas de possibilité de hernie ; 3° l'opération abrège beaucoup la durée de la maladie. Les expectants imposent à leurs malades 6 semaines de traitement au moins (3 semaines pour refroidir, 3 semaines pour opérer à froid). Pour les interventionnistes, le malade est définitivement guéri 3 semaines après.

Ces arguments ne sont pas sans valeur, et j'admets que dans certains cas l'intervention immédiate puisse rendre des services, mais je crois ces cas tout à fait exceptionnels en pratique. D'abord il est bien rare que le chirurgien soit appelé dès les premières heures de la crise. Or, pour que l'intervention immédiate se fasse dans de bonnes conditions, il faut que la crise ne remonte pas à plus de 15 ou 20 heures ; passé cette période, il y a déjà du liquide dans le péritoine, les anses sont déjà agglutinées, on peut éprouver de grosses difficultés à trouver l'appendice. Puis il est fréquent que le diagnostic ne soit pas évident. Souvent le médecin attend, pour le confirmer, l'évolution du mal. Enfin, il n'est pas certain que l'opération pratiquée dans ces conditions soit aussi bénigne que chez un malade bien refroidi. Pour toutes ces raisons, je rejette le principe de l'intervention immédiate au début de la crise d'appendicite. Je l'admettrais à titre exceptionnel pour un malade dont le diagnostic serait évident, qui se ferait transporter immédiatement dans une maison de santé, et qui pourrait être opéré dans les 15 premières heures de sa crise.

II. **Au début d'une crise grave.** — Une grave responsabilité attend le médecin qui reconnaît chez son malade les signes de la péritonite, de la septicémie. Les indications thérapeutiques varient suivant les cas : tout au début, — le malade n'a pas été traité, — les accidents s'aggravent d'heure en heure.

α) Si la crise ne date que de quelques heures, le médecin ne doit pas s'affoler devant les accidents d'apparence très grave, car il est bien des cas qui tournent court : cette gravité passagère tient soit à la poussée éphémère de l'infection, soit plutôt à l'état nerveux du sujet. Mais le médecin serait bien coupable de se tranquilliser, il doit être prêt à prendre la grave décision d'une intervention si les accidents ne se calment pas. Il faut prescrire le traitement médical avec toute sa rigueur, prendre soigneusement la température, le pouls, noter le facies. Le médecin quittera son malade pour revenir 2 heures après. Sous l'influence du repos, de la glace, de l'immobilité, les accidents doivent céder. Si au contraire le facies est plus tiré, si le pouls est plus rapide, la température plus élevée, s'il y a discordance entre le pouls et la température (pouls plus rapide, température plus basse), l'indication est formelle, il faut intervenir.

β) Si le malade a été mal soigné, le médecin ne doit encore pas intervenir d'urgence. J'entends par appendicite mal soignée celle qui a été purgée, celle qu'on a alimentée même légèrement, celle qui n'a pas été immobilisée. Dans cette classe, je range les appendicites qui arrivent à l'hôpital après un voyage toujours fatigant.

Beaucoup de ces cas peuvent encore refroidir. Pour le savoir, il faut commencer par imposer un traitement médical intensif. On surveillera attentivement l'influence de ce traitement, le médecin reviendra voir son malade : si les accidents s'aggravent, l'opération immédiate s'impose.

γ) Si le médecin a pu suivre son malade dès le début, s'il voit que malgré le traitement les accidents s'aggravent, il faut intervenir. Les signes qui le pousseront dans cette voie sont les suivants :

Le pouls. — Si le pouls s'accélère, devient plus petit, l'indication est formelle.

La température. — Si la température descend en même temps que le pouls monte, le danger est très grand. Si la température monte en même temps que le pouls, le danger est moins grand, on peut encore patienter quelques heures, à la condition que les autres signes soient favorables.

Le facies. — Si les traits se tirent, les yeux se creusent, tout en conser vant leur mobilité, c'est mauvais signe. S'il s'ajoute une teinte subictérique, le danger est plus grand.

L'abdomen. — Sous l'influence de la glace largement appliquée, le ventre doit se détendre. Si au contraire le ballonnement augmente, si la douleur se diffuse au lieu de se localiser, l'intervention est urgente.

L'urine. — Si le malade n'urine pas malgré l'injection de sérum, ou s'il rend quelques gouttes d'urine chargée d'albumine, l'état est très grave.

C'est par l'examen attentif de l'évolution de tous ces signes que le médecin pourra se faire une idée de la gravité du cas. Mais, je le répète, avant de poser définitivement l'indication opératoire, il devra pendant quelques heures suivre l'évolution.

III. **La crise évolue après quelques jours.** — Dans ces cas, le danger est beaucoup moins pressant. Si les accidents persistent, il est possible qu'il se forme un abcès péri-appendiculaire, il faut savoir intervenir à temps. Quels sont les signes qui vont armer la main du chirurgien?

La température est le symptôme capital. Au lieu d'être stationnaire à 37° ou un peu au-dessous (V. courbe, p. 579), elle atteint 58°, 59°, elle oscille sans jamais descendre. On peut alors être certain qu'il y a une collection purulente.

L'état de l'abdomen doit être soigneusement examiné; il doit l'être avec précaution, car une palpation brutale peut provoquer une péritonite généralisée. Presque toujours on trouve dans la fosse iliaque un empâtement d'autant plus facilement perceptible que la contracture abdominale a cédé sous l'influence de la glace. Cet empâtement est constitué par la collection, l'épiploïte, l'agglutination d'anses plus ou moins remplies de matières fécales. Ne pas manquer alors de faire le toucher rectal, qui montre souvent une masse pelvienne.

Dans ces cas, il ne faut encore pas se hâter d'intervenir, car beaucoup de ces cas peuvent encore refroidir. Mais il ne faut pas non plus s'endormir dans une quiétude dangereuse, car à cette période le malade est exposé à de graves complications d'abcès à distance.

L'indication opératoire est formelle si en quelques jours les accidents ne cèdent pas franchement, si la tuméfaction augmente, si l'on peut y reconnaître une vraie fluctuation.

Il arrive souvent à cette période que les accidents cessent à la suite de l'ouverture de l'abcès dans l'intestin, dans le vagin. C'est là une évolution heureuse, mais il faut désinfecter soigneusement le rectum, le vagin et surveiller l'évolution, car l'abcès peut se reformer.

IV. **Indications de l'ablation à froid de l'appendice.** — Tout malade qui a eu une crise d'appendicite doit être opéré à froid.

Opportunité de l'intervention. — Le médecin doit savoir faire comprendre au malade que tout appendice qui a été touché restera la source d'accidents. Ces accidents sont de deux sortes.

Des accidents aigus sous forme de nouvelles crises, et ces crises sont souvent de gravité croissante; la péritonite généralisée survient souvent après une ou deux crises d'intensité moyenne.

Des accidents chroniques. On peut dire que les accidents aigus sont probables, mais les accidents chroniques sont certains; ils surviennent à une époque plus ou moins éloignée, quelquefois très tard après la crise. Si le malade refuse l'intervention, il faut qu'il sache bien à quoi il s'expose; le médecin doit dégager sa responsabilité.

Époque de l'intervention. — On doit opérer le plus tôt possible, pour éviter les chances de récidive. Mais il faut n'opérer que les appendicites complètement refroidies.

Après une crise légère, fièvre éphémère, pas d'empâtement iliaque, on peut n'attendre que 3 semaines.

Si la température s'est élevée pendant quelques jours, s'il y a eu un léger empâtement vite dissipé, il faut retarder l'intervention au moins 4 ou 5 semaines après la chute définitive de la fièvre.

S'il y a eu un empâtement persistant, à plus forte raison s'il y a eu un abcès dans le rectum, le vagin, il faut attendre plusieurs mois.

Il est des cas où le chirurgien peut être amené à opérer avant le refroidissement complet. Heureusement ces cas sont très rares; l'intervention s'impose si le malade a de petites crises subintrantes, si l'amaigrissement fait des progrès rapides parce qu'on ne peut alimenter le malade. Il faut savoir que l'opération dans ces conditions est toujours difficile et souvent très dangereuse.

V. **Indication de l'intervention dans l'appendicite chronique.** — L'indication est formelle, il faut intervenir dès que le diagnostic est posé. Mais le médecin ne devra pas promettre une guérison radicale et immédiate des accidents, car si l'intervention supprime rapidement les symptômes réflexes, elle ne modifie que lentement l'état de l'intestin atteint d'entéro-colite. Il faut plus de 6 mois pour que les bienfaits de l'intervention soient obtenus.

Traitement. — I. **Traitement médical.** — Le traitement médical de l'appendicite doit être d'une rigueur extrême pour donner des résultats. Il doit être prolongé longtemps sous peine d'observer des rechutes quelquefois plus graves que la crise primitive.

1° L'*immobilité* doit être la plus complète possible sur un lit dur; le malade à plat. Le malade doit être soustrait à toute influence de sa famille.

2° La *glace* sur le ventre aide à l'immobilité du malade. Elle calme la douleur. Elle favorise peut-être la production des adhérences en paralysant l'intestin. Il faut appliquer une large vessie de glace qui couvre tout l'abdomen. Il faut interposer une épaisseur de flanelle pour éviter la production d'une escarre. Il est bon de saupoudrer de talc la peau du malade. Il est indispensable que la flanelle soit très sèche; c'est l'humidité de la flanelle qui produit les ions cutanés. La cicatrisation des escarres produites par la glace est d'une lenteur désespérante. Plusieurs mois ne suffisent pas pour guérir une escarre large comme une pièce de un franc.

3° La *diète* est la prescription essentielle. Elle doit être absolue. Dès la première atteinte du mal, il ne faut permettre aucun aliment, pas une cuiller de lait, pas même une cuiller d'eau pendant au moins 48 heures. La soif peut être trompée par la succion d'une compresse glacée.

Après deux jours de cette diète absolue, si l'amélioration est certaine, on peut tolérer quelques cuillers d'eau de Vichy ou d'Évian.

Quand l'amélioration persiste après 4 ou 5 jours, on peut permettre quelques cuillers de lait dédoublé.

4° L'*opium* est un adjuvant utile employé par certains médecins, bien que certains chirurgiens se soient élevés contre son emploi. On peut l'administrer par pilules ou par injection. Il a l'avantage d'immobiliser l'intestin, mais il a l'inconvénient de masquer les symptômes alarmants. Si la péritonite est à craindre, la morphine la rend moins évidente et peut retarder l'intervention.

On peut prescrire des pilules d'extrait thébaïque de 1 centigr. toutes les deux ou trois heures. Pour un enfant de 4 ou 5 ans, ne pas dépasser 5 centigr. en 24 heures. S'il a 10 ou 12 ans, la dose est de 1 centigr. par année en 24 heures (à 5 ans, 5 centigr.; à 4 ans, 4 centigr.). Pour un adulte, on peut aller jusqu'à 15 centigr. Quand le malade vomit beaucoup, on donnera plus volontiers la morphine en injection (1/2 centigr. chez un enfant de 5 ans, 1 centigr. chez un enfant de 10 ans).

5° *Surtout ne pas prescrire de purgatif* qui diffuse les lésions par la contraction de l'intestin. Le purgatif est le principal facteur de la gravité des appendicites : 9/10 des péritonites appendiculaires sont dues à ce mode de traitement. Il faut au contraire chercher par tous les moyens possibles à immobiliser l'intestin. Le repos et la glace suffisent, l'opium peut aider.

6° *Injections de sérum.* Si la crise ne semble pas d'emblée bénigne, 200 à 800 c. c. seront injectés sous la peau de la cuisse.

On évitera de palper trop souvent l'abdomen. On évitera surtout d'appliquer sur la fosse iliaque des sangsues ou même de la teinture d'iode, car si l'intervention est nécessaire, cette pratique pourra être une source d'accidents.

L'*alimentation* sera permise très tardivement, jamais avant que la fièvre ne soit tombée. C'est le point le plus difficile à faire accepter des malades ou des parents; il a cependant une très grosse importance. On tolérera d'abord une petite tasse de bouillon de légumes. Il est possible que le thermomètre monte de quelques dixièmes de degré, on ne s'en inquiétera pas si la fosse iliaque n'est pas plus douloureuse. L'alimentation sera toujours légère.

II. **Traitement chirurgical.** — Je décrirai la conduite du chirurgien dans les trois cas typiques que j'ai envisagés :

    A) La péritonite généralisée;
    B) L'abcès appendiculaire;
    C) Appendicite chronique.

A) *Péritonite généralisée.* — Le chirurgien se propose d'ouvrir largement le péritoine, et d'évacuer le plus complètement possible le liquide qu'il renferme.

L'anesthésie générale est indispensable; elle sera toujours faite à l'éther en raison de l'action nocive du chloroforme sur le foie.

III. **Intervention pour péritonite généralisée.** — Quand le diagnostic de péritonite appendiculaire est certain, comme il arrive presque toujours chez l'enfant, il faut commencer par faire l'incision iliaque comme il est

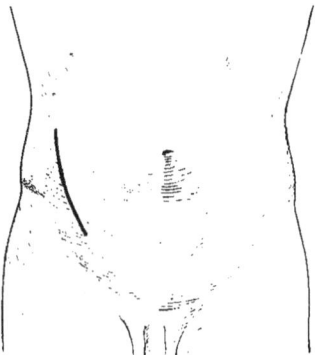

Fig. 1. — *Incision des téguments longue de 4 travers de doigt, parallèle à l'arcade crurale, le milieu répondant à l'épine iliaque.*

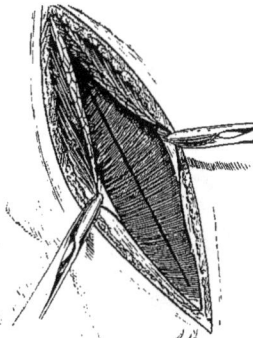

Fig. 2. — *Grand oblique incisé et récliné par 2 pinces. Le petit oblique apparaît dans la profondeur.*

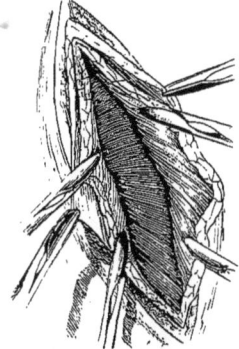

Fig. 3. — *Le petit oblique a été sectionné et repéré par 2 pinces. Le transverse apparaît.*

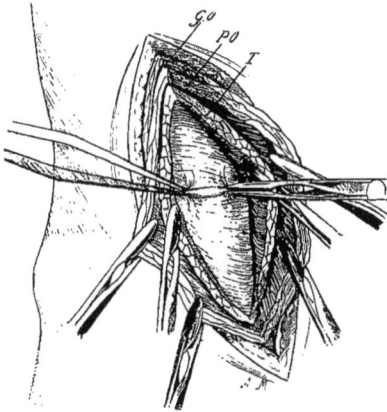

Fig. 4. — *Ouverture du péritoine. — Tous les muscles ont été sectionnés, le facial transversal a été effondré — le péritoine est pincé, le bistouri va l'ouvrir.*

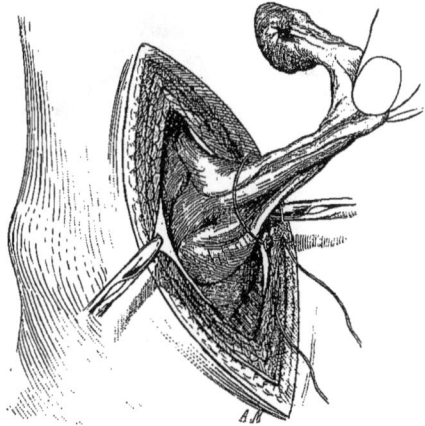

Fig. 5. — *Ablation de l'appendice dans la péritonite. — L'appendice a été amené au dehors en décollant des adhérences lâches, l'appendice est lié en masse à sa base avec son méso.*

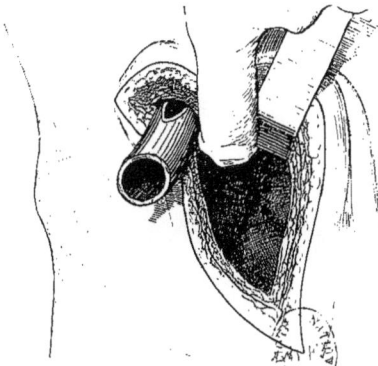

Fig. 6. — *Drainage. — Le moignon appendiculaire a été refoulé dans l'abdomen; l'index gauche soulève la paroi, le drain est poussé dans la région sous-hépatique.*

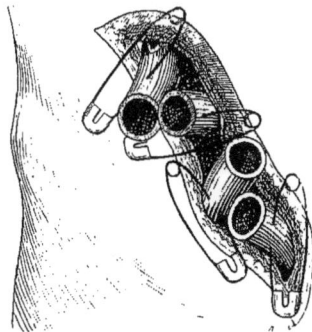

Fig. 7. — *Drainage définitif. — Le 1er tube (en haut) est sous-hépatique. — Le 2e rétropariétal. Le 3e iliaque au contact du moignon appendiculaire, le 4e pelvien.*

dit plus haut. Mais, pour peu que le diagnostic soit hésitant, il faut faire d'emblée une large laparotomie médiane sous-ombilicale.

Presque toujours l'incision iliaque est insuffisante et, quand nous avons constaté qu'il n'y a pas de collection, mais une péritonite généralisée, nous faisons une contre-ouverture médiane, et même une ouverture dans la fosse iliaque gauche. La recherche de l'appendice est sans danger dans ces grands épanchements. Il se trouve généralement sans difficulté. Après avoir évacué le mieux possible le liquide péritonéal, on peut faire un lavage à l'eau bouillante ou mieux à l'eau oxygénée dédoublée. Le drainage doit être établi avec le plus grand soin; il faut placer de gros tubes dans toutes les directions. On ne manquera pas, par les deux incisions, de bien drainer le cul-de-sac de Douglas.

Les injections de sérum à haute dose ont une très grande importance dans le traitement consécutif.

B) *Abcès appendiculaire*. — L'intervention ressemble à celle que nous venons d'étudier. Elle est généralement plus délicate. On incisera au ni-

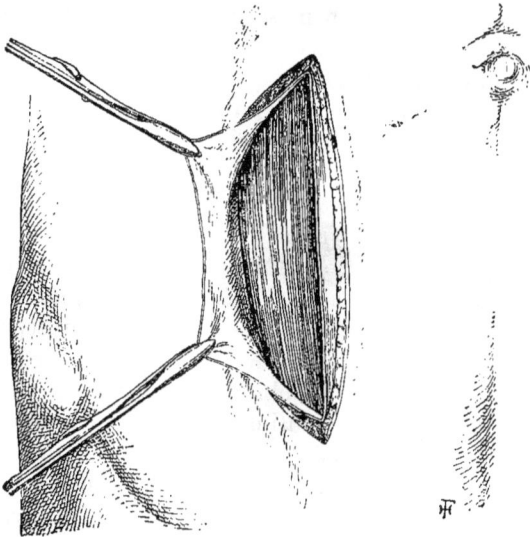

Fig. 115. — Incision de Jalaguier. Le feuillet antérieur de la gaine des droits a été incisé, le muscle apparaît libre. Le bord externe va être libéré à la sonde cannelée (Guibé).

veau du point où la fluctuation est la plus manifeste en se rapprochant autant que possible de l'incision iliaque.

Presque toujours la paroi est œdématiée, épaissie. Mais avec un peu d'attention on peut facilement repérer les plans.

L'ouverture de l'abcès peut être très facile si le pus est superficiel derrière le péritoine pariétal. D'autres fois elle est très délicate : c'est quand la collection est profonde, quand elle a refoulé les anses en avant. Dans ces cas, on est en présence d'une paroi tendue, on se demande si on a devant soi l'intestin ou l'abcès; il faut aller avec grandes précautions.

Quand l'abcès est ouvert, il faut regarder si l'on peut distinguer l'appendice. Mais il ne faut pas le rechercher avec trop d'insistance. Le pronostic éloigné est meilleur, si l'on peut enlever l'appendice, mais la gravité immédiate de l'opération est très grande s'il faut faire des manœuvres pour arriver à sa découverte, car on risque d'ouvrir et d'infecter la grande cavité péritonéale.

L'abcès sera drainé comme la péritonite.

Les soins consécutifs sont les mêmes.

Quand on a ouvert un abcès, le malade a presque fatalement une hernie qu'il faudra opérer plus tard.

Si l'on a laissé l'appendice il faudra l'enlever, car il reste malade, il est à peu près certain qu'il va déterminer des accidents. Il faut opérer très tard après que l'abcès est fermé. Plus on attend, plus les adhérences se relâchent, moins l'intervention est pénible.

C) *Ablation à froid de l'appendice.* — L'ablation à froid de l'appendice est une opération facile, bien réglée. Cependant elle est dangereuse et incertaine entre des mains inexpérimentées. Comme elle n'est pas une opération urgente, un médecin n'a pas le droit de la pratiquer s'il n'est pas rompu aux pratiques aseptiques. L'opération n'est facile et sans dangers qu'à la condition de la pratiquer longtemps après la crise, quand la fosse iliaque est absolument libre de tout empâtement.

Pour enlever l'appendice, on a le choix entre deux espèces d'ouverture de la paroi : le procédé de Jalaguier à travers les droits, celui de Mac Burney qui dissocie les muscles. Nous préférons la première méthode quand on est sûr de trouver un appendice libre.

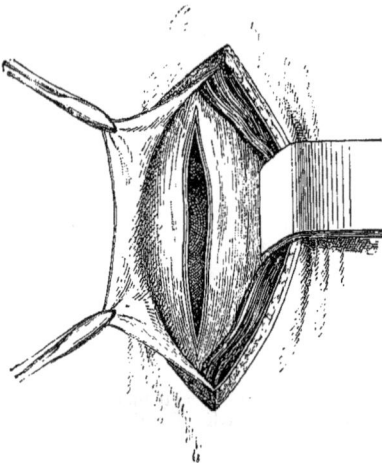

Fig. 116. — Le bord externe du muscle droit a été récliné en dedans, le péritoine est ouvert sur toute la longueur de l'incision. Les vaisseaux épigastriques obliques en haut et en dehors n'ont pas été représentés, ils ont été abaissés au niveau de l'angle inférieur de la plaie (Guibé).

1° *Incision de Jalaguier.* — « Sur le milieu de l'espace qui sépare l'épine iliaque antérieure et supérieure de l'ombilic, je fais une incision de 8 à 10 centimètres, parallèle au bord externe du muscle droit. Le tiers supérieur est au-dessus de la ligne ilio-abdominale » (Jalaguier). On arrive sur la paroi antérieure de la gaine du grand droit, large de trois travers de doigt chez l'adulte. On reconnaît son bord externe; on peut se guider sur les petits vaisseaux et nerfs qui traversent la paroi au niveau de ce bord. On incise franchement l'aponévrose d'un bout à l'autre de la plaie, on décolle la lèvre externe de l'incision jusqu'au niveau du bord externe du muscle, on libère ce bord et on le récline en dedans à l'aide d'un écarteur. On voit le feuillet postérieur de la gaine, sur lequel rampent horizontalement les vaisseaux et nerfs qui abordent le grand droit. Il est bon de réséquer ces nerfs, on évite ainsi des douleurs dans la

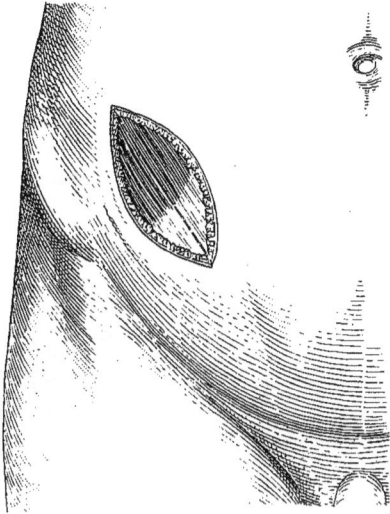

Fig. 1. — Incision de Mac Burney. — À un ou deux travers de doigt en dedans de l'épine iliaque, parallèlement à l'arcade crurale. Le milieu de l'incision répondant à l'épine. Les fibres du grand oblique sont incisées parallèlement à leur direction.

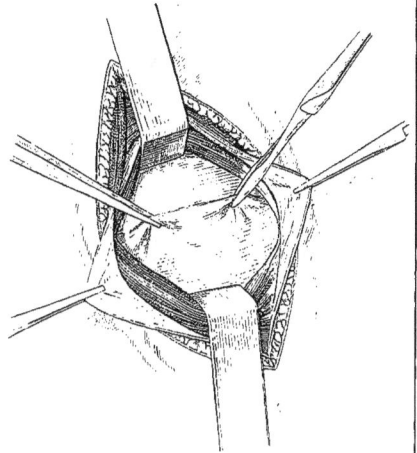

Fig. 2. — Ouverture du péritoine. — Les bords du grand oblique sectionnés ont été réclinés avec 2 pinces. Les fibres du petit oblique et transverse perpendiculaires à l'incision ont été dissociées et réclinées par 2 écarteurs, le péritoine est pincé.

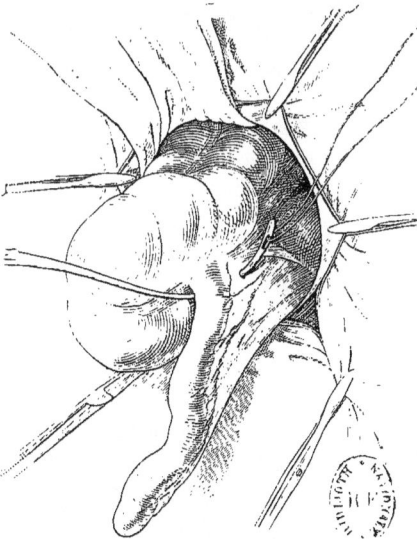

Fig. 3. — Ligature du méso et de l'appendice. — En haut une compresse protège les anses intestinales. Le cæcum a été extériorisé. Une aiguille de Reverdin mousse est passée au ras de l'appendice le plus près possible de son insertion. Elle se charge d'un double fil de catgut n° 1.

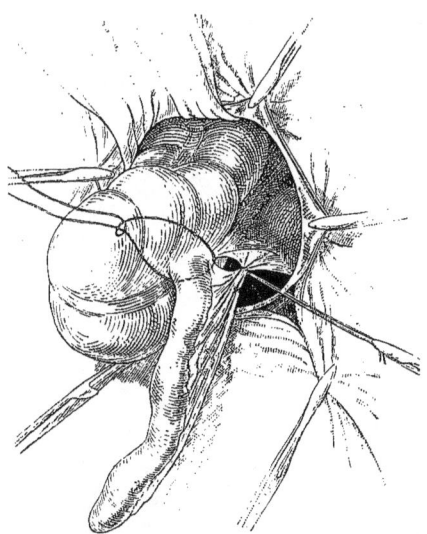

Fig. 4. — Les 2 fils ont été coupés. Une des clefs a lié le méso, lentement, progressivement, sans à-coup. L'autre clef s'apprête à lier l'appendice. Cette ligature doit porter exactement au niveau de la base de l'appendice sans quoi on laisserait un moignon d'appendice qui pourrait être la cause d'accident.

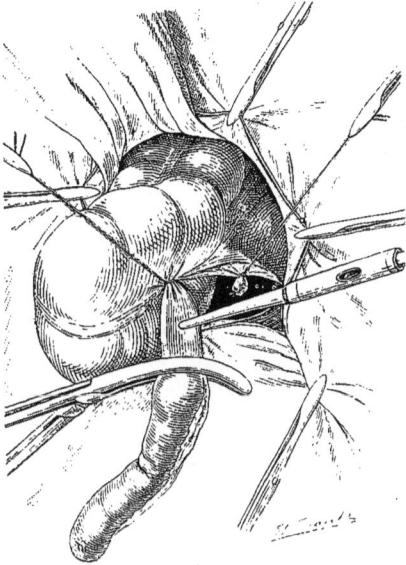

Fig. 5. — Section de l'appendice. —
*Un clamp courbe a exprimé tout le contenu
de l'appendice sur une hauteur de 2 cm.; le
cæcum est soigneusement protégé. Alors seulement le thermo-cautère au rouge sombre sectionne lentement l'appendice.*

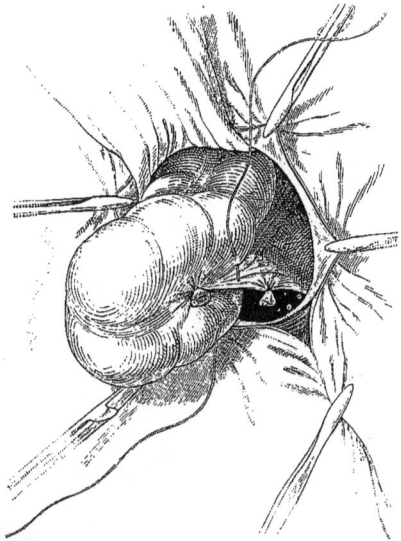

Fig. 6. — Enfouissement du moignon
appendiculaire. — *Un catgut (l) est passé
à mi-chemin entre l'appendice et son méso,
puis lié à son milieu; une des clefs servira
à enfouir l'appendice, l'autre à enfouir le
méso.*

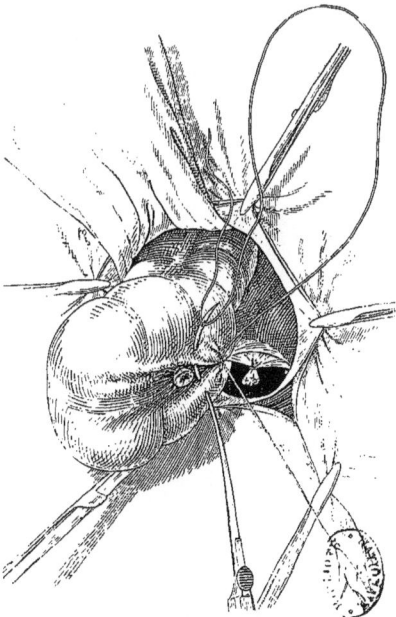

Fig. 7. — *On enfouit l'appendice sous un
surjet, dont les points doivent être rapproches
de 2 à 3 mm. et distants de 1 cm. à peine
du moignon appendiculaire.*

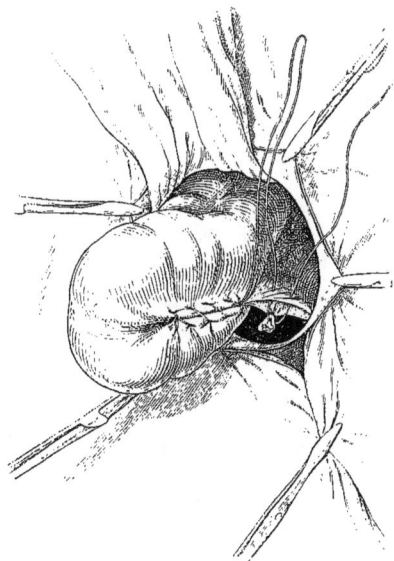

Fig. 8. — *Le moignon du pédicule va être
enfoui sous le repli iléo-cæcal. Les fils sont
passés en U. La ligature du fil libre avec
l'anse va coller le moignon sous le repli.*

cicatrice. Le péritoine collé à la face profonde de la gaine est généralement ouvert avec celle-ci.

2° *Incision de Mac Burney.* — A 5 cm. en dedans de l'épine iliaque antéro-supérieure faites une incision de 5 à 8 cm. parallèle à la direction des fibres du grand oblique à une hauteur telle que la ligne ilio-ombilicale coupe l'incision par le milieu (pl. II).

D'un coup de sonde cannelée on excise ce grand oblique dans toute la longueur de l'incision cutanée. Avec deux pinces de Kocher écartez la fente musculaire : vous tombez sur une lame musculaire (petit oblique et transverse) que vous dissociez de même à la sonde cannelée. Placez 2 écarteurs sur les bords. Ouvrez le péritoine (pl. II).

Les différents temps de l'opération ont été représentés planches I et III.

Si l'on trouvait une masse épiploïque œdématiée, il faudrait en faire la résection.

Si tout se passe bien, on enlève les fils du 6e au 8e jour. On laisse lever le malade vers le 10e.

Il ne faut pas croire que l'amélioration fonctionnelle (suppression des douleurs, régularisation des selles, appétit) survienne aussitôt après l'opération. Il faut souvent des mois pour obtenir l'équilibre.   *VEAU.*

PENDICITE ET PUERPÉRALITÉ. — L'appendicite peut compliquer la puerpéralité, pendant la grossesse, pendant le travail et pendant les suites de couches.

Son pronostic est particulièrement grave, quelle que soit la bénignité apparente de l'allure des accidents au début.

Elle entraîne, dans les cas graves, l'interruption de la grossesse et peut tuer le fœtus *in utero.*

La conduite à tenir se résume dans la formule de Pinard : « L'appendicite, pendant la grossesse, doit être traitée chirurgicalement plus rapidement que dans n'importe quel autre cas ».

Au point de vue de la technique opératoire, la présence de l'utérus gravide réclame certaines précautions particulières, utiles à connaître : « Pour peu que la grossesse soit avancée, l'incision doit être un peu plus haute que d'habitude et conduire immédiatement au point d'ascension actuel du bord du ligament large. Quand l'épanchement séreux ou purulent remplit l'abdomen, il est indispensable d'inciser les deux fosses iliaques, car si grande que soit l'incision faite au niveau de la région appendiculaire, la masse utérine s'oppose toujours à l'écoulement du pus ou de la sérosité accumulée à sa gauche. Enfin, pour assurer la perfection du lavage péritonéal, on soignera particulièrement la toilette de la cavité pelvienne et du cul-de-sac de Douglas » (P. Segond).   *A. COUVELAIRE.*

RAXIE. — Étymologiquement, le mot *apraxie* (ά, privatif, πράττειν, faire) pourrait s'appliquer à l'ensemble des troubles de la grande fonction de l'activité, à toute perte du pouvoir d'agir. Mais sa signification nosographique est plus restreinte. Ce mot désigne l'incapacité d'exécuter volontairement des actes adéquats à un but. Le sujet sait ce qu'il veut faire; il n'a pas d'agnosie. Il ne présente aucune espèce d'akinésie, ni paralysie, ni ataxie, ni tremblement, ni aucun autre trouble moteur. Libre de ses mouvements, il ne peut cependant pas exécuter le geste qu'il a conçu, l'acte commandé et consenti. L'apraxie s'interpose donc, dans la série des temps successifs de l'action, entre les troubles purement idéatifs et les troubles purement moteurs.

On a pû comparer l'apraxique à l'aphémique. Ce dernier aurait perdu les images verbales motrices, l'apraxie dépendrait de la perte des images-souvenirs des mouvements nécessaires à l'exécution des gestes, des actes; la formule kinétique de ceux-ci serait effacée ou brouillée.

On reconnaît deux formes d'apraxie : 1° *l'apraxie motrice* (type Liepmann), habituellement partielle, localisée à un côté du corps ou inégalement répartie. Elle se manifeste jusque dans les actes simples, élémentaires, et dans les actes imités; elle donne lieu surtout à des mouvements amorphes, sans signification, remplaçant les mouvements utiles, plus rarement, à des mouvements à côté, substitués. Cette forme d'apraxie, qui constitue, tantôt un symptôme transitoire, tantôt un phénomène résiduel, s'observe surtout chez des sujets atteints de lésions cérébrales en foyer, à la suite d'ictus. Le siège des souvenirs moteurs kinesthésiques serait plus ou moins compromis ou séparé des autres territoires corticaux.

A côté se place *l'apraxie motrice segmentaire* (Liepmann) ou *innervatoire* (Kleist) due à la perte ou à la difficulté d'évocation des souvenirs moteurs kinesthésiques pour tel ou tel mouvement segmentaire appris.

2° Dans *l'apraxie idéatoire* (type Pick), les mouvements élémentaires sont réguliers; mais des incorrections viennent altérer et interrompre la suite des actes partiels nécessaires, et le but n'est pas atteint. Elle se produit de préférence dans les actes compliqués, les gestes simples et imités restant possibles. Elle se traduit par des mouvements précis, significatifs, mais inachevés, approximatifs, substitués (parectropies de Dupré), réitérés ou persistants à l'excès (persévération), ou, comme dit Dromard, par des omissions, des interversions, des substitutions, des suspensions. L'apraxie idéatoire est généralisée et intéresse également tous les segments du corps. Elle semble liée à des lésions diffuses du cerveau.

La différence entre les deux variétés d'apraxie peut schématiquement s'exprimer de la façon suivante : alors que dans l'apraxie motrice les termes mêmes de la formule kinétique sont effacés, dans l'apraxie idéatoire chacun des termes est lisible, mais plusieurs sont lus faussement, et leur ordre de succession se trouve également faussé.

Un fait sur lequel il convient d'insister avec Régis, c'est que l'apraxie est un trouble de l'activité essentiellement volontaire, qui intéresse à un moindre degré et peut même respecter l'activité automatique. Tel sujet, incapable d'exécuter de sa propre volonté et surtout sur un ordre un acte donné, l'exécutera facilement et correctement s'il agit de façon machinale, inconsciente. *H. MEIGE et FEINDEL.*

ARACHIDE (*Arachis hypogœa*). — Son huile est quelquefois employée en phar-

macie en raison de son pouvoir dissolvant supérieur à celui de l'huile
d'olive.   *E. F.*

ARAN-DUCHENNE (MALADIE D'). — V. Atrophie musculaire.

AREC (NOIX D') (*Areca Catechu*, Palmiers). — Masticatoire; anthelmintique.
L'arécoline est très toxique.   *E. F.*

ARGAS. — V. Dermatozoaires.

ARGENT ET SES COMPOSÉS. — L'argent est infiniment toxique pour les êtres
inférieurs et notamment pour les moisissures : des traces infinitésimales
d'argent arrêtent d'une manière absolue le développement de l'*Aspergillus
niger* dans le liquide de Raulin. Cette action antimicrobienne de l'argent a
conduit à faire rechercher une forme de ce métal susceptible d'être maintenue en suspension sous un état aussi voisin que possible des véritables
solutions, et utilisable dans le traitement des maladies infectieuses. Ces
tentatives ont abouti à la préparation du collargol.

Argent colloïdal (Collargol). — Introduit dans la thérapeutique par
Crédé, d'abord étudié en France par Netter, le collargol s'obtient en faisant
agir le nitrate d'argent sur une solution formée par un mélange de citrate
d'ammoniaque et de sulfate ferreux. Il se présente constitué par de petites
écailles noires à reflet métallique; il peut être suspendu en particules très
fines dans 25 parties d'eau.

On a cru tout d'abord que le collargol était identique à la solution colloï-
dale d'argent qui résulte du passage à travers l'eau, entre deux pôles d'argent, des étincelles d'un courant d'induction (*électrargol*); en réalité le collargol est le sel alcalin d'un acide particulier, l'acide collargolique; mais les
propriétés de ses pseudo-solutions font qu'il demeure, au point de vue pharmacodynamique, le type des métaux colloïdaux.

Ces agents thérapeutiques réalisent mieux que la simple destruction des
germes pathogènes; ils déterminent, *chez le sujet infecté*, une réaction
caractérisée par une leucocytose intense et accompagnée d'une décharge
urinaire. La température s'élève plus ou moins dans les heures qui suivent
l'injection; elle redescend ensuite habituellement au-dessous de son niveau
initial.

La crise *artificielle*, provoquée par le collargol, ressemble beaucoup à la
crise *naturelle* et spontanée marquant la fin des maladies infectieuses; elle
est comparable également à celle qui suit l'administration des sérums thérapeutiques. Les indications des métaux colloïdaux découlent de cette
double assimilation : hors les cas d'infection où il existe un sérum spécifique ayant fait ses preuves, ce sont de puissants agents anti-infectieux. Il
conviendra de les employer systématiquement dans toute infection, quelle
qu'en soit la nature et quel qu'en soit le siège, pour peu qu'elle soit grave,
rebelle ou compliquée.

Mode d'emploi. — Les métaux colloïdaux s'emploient le plus couramment en frictions, en injections intra-veineuses, en injections intra-muscu-

laires; ils ont aussi été donnés par voie buccale. — Pour les *frictions*, on formule :

<table>
<tr><td>

Frictions (Onguent Crédé).

Collargol . . . . 10 grammes.
Cire blanche 10   —
Axonge benzoïnée . . . 80   —
2 ou 3 grammes pour une friction chez un adulte; 2 ou 3 frictions par jour.

</td><td>

ou :

Collargol . . . . 10 grammes.
Lanoline 15   —
Axonge 35   —

</td></tr>
</table>

ou plus simplement :

Onguent au collargol à 15 pour 100.

3 grammes pour une cartouche, en faire 10 semblables, une cartouche pour une friction (1 à 3 par jour suivant indications).

Pour que la friction produise tout son effet, il est nécessaire qu'elle soit faite sur une région à peau fine (saignée, aisselle, jarret, aine) préparée comme un champ opératoire (savonnée, brossée, lavée à l'éther). La friction sera assez énergique; elle sera prolongée 20 ou 30 minutes, de façon à réaliser l'absorption maxima. Après la friction, la pommade est laissée appliquée; on recouvrira d'ouate, de toile imperméable fixée par une bande; le pansement est laissé en place 6 à 12 heures, après quoi on enlève la pommade par savonnage.

Les *injections intra-veineuses* se pratiquent de préférence au pli du coude. Cette région ayant été préparée et une seringue (par exemple la seringue à sérum) ayant été stérilisée et chargée de 5 à 10 c. c. de la solution à injecter, une ligature élastique est placée sur le membre de façon à faire saillir la veine comme dans la saignée. L'aiguille est alors introduite de biais dans la veine, et on laisse écouler un peu de sang afin de s'assurer que l'aiguille est bien dans le vaisseau; la seringue est alors ajustée et l'injection poussée avec lenteur.

On injectera quotidiennement 5 à 10 c. c. d'une solution de collargol à 1 ou 2 pour 100; ces solutions peuvent et doivent être stérilisées : les solutions de métaux colloïdaux préparées par voie électrique perdent leur propriété sous l'influence du chauffage, même à 75°; l'asepsie de ces produits ne peut être obtenue que par les soins apportés à leur préparation.

Solution pour injections intra-veineuses.

Collargol . . . . 1 gramme.
Eau distillée bouillie . . . . 100 grammes.

Les *injections sous-cutanées et intra-musculaires* ne nécessitent aucune technique particulière; suivant les cas, on se servira soit de collargol, soit d'argent colloïdal obtenu par l'arc électrique; si l'on cherche une action bactéricide, il sera souvent nécessaire d'employer des solutions fortes (4 pour 100 de collargol).

L'administration de collargol par *voie buccale* est une pratique d'utilité discutable.

Pilules de Crédé.

Collargol . . . . 0 gr. 01
Sucre de lait . . . . 0 gr. 05
Eau distillée . . . . } Q. S.
Glycérine . . . . }

Pour une pilule n° 20; 3 à 5 par jour.

Solution.

Collargol . . . . 1 gramme.
Solution glycéro-albumineuse. . . . . 100 grammes.
La solution glycéro-albumineuse se prépare en battant dans 150 gr. d'eau additionnée de 2 gr. de glycérine 10 gr. de blanc d'œuf frais, puis filtrant. De
cette solution on donne, par jour, 2, 3 ou 4 cuillerées à café une demi-heure
avant les repas.

Le collargol a trouvé encore son emploi en lavages urétraux (solution à
1 pour 100), en collyres, en suppositoires.

Caséinate d'argent (*Argonine*). — Poudre blanche soluble dans l'eau
froide, davantage dans l'eau chaude (solution jaunâtre opalescente), soluble
dans l'albumine et le sérum sanguin. Antiblennorragique employé en injections urétrales en solution de 1 ou 2 pour 100.

Glutinate d'argent (*Argyrol*). — Paillettes brun foncé, très solubles dans
l'eau.

Mêmes propriétés que le protargol. L'argyrol est employé en injections
(solution 2 à 5 pour 100) et en instillations (solution 20 pour 100) dans la
blennorragie chronique; en collyre contre la conjonctivite gonococcique
(solution au 1/4).

Lactate d'argent (*Actol*). — Poudre blanche soluble dans 15 parties
d'eau, moins caustique que le nitrate d'argent et aussi antiseptique. On
utilise la solution à 1 pour 1000 en badigeonnages et en lavages.

Nitrate d'argent. — Ce corps cristallise en prismes rhomboïdaux incolores. Il se dissout dans son poids d'eau froide et dans la moitié de son
poids d'eau bouillante. L'azotate d'argent fondu (218°) et coulé dans une
lingotière cylindrique se solidifie par refroidissement et donne les crayons
de *pierre infernale*.

Les muqueuses sont très sensibles à l'action du nitrate d'argent qui détermine à leur niveau une vaso-constriction et une cautérisation dont la profondeur varie avec le titre de la solution employée. C'est en vertu d'un
mécanisme analogue que le nitrate d'argent est susceptible de cautériser
des ulcérations de toute nature; il transforme leur surface en une sorte de
couche protectrice. En outre, en raison de son affinité très grande pour les
matières albuminoïdes, le nitrate d'argent détruit, en les fixant, les microbes
qui pullulent au niveau des surfaces ulcérées.

Le crayon et la solution concentrée cautérisent en formant une escarre
locale superficielle, blanche sur les muqueuses et les ulcérations, et grise
sur la peau; les taches cutanées de nitrate d'argent noircissent à l'air; elles
peuvent être enlevées par l'hyposulfite de soude. Le crayon de pierre infernale, pur ou mitigé, employé comme caustique, hâte la réparation des
ulcères fongueux et torpides et la guérison des plaques muqueuses.

En solutions de titre variable, l'azotate d'argent est employé dans la conjonctivite purulente, la balano-posthite, la blennorragie chronique (instillations), la cystite, la dysenterie (lavements), certains eczémas rebelles (badigeonnages), etc. (v. c. m.). Les titres sont les suivants : solutions au 1/5
pour cautérisations, au 1/20 ou au 1/40 contre la conjonctivite purulente
(neutraliser l'excès avec de l'eau salée), au 1/25 ou au 1/50 en instillations
urétrales; à 1 pour 1000 pour lavages urétraux ou vésicaux; à 10 ou

25 centigr. pour 1000 grammes pour lavements (diarrhées chroniques).

Lavement.		Collyre.	
Nitrate d'argent . . .	0 gr. 25	Nitrate d'argent	0 gr. 20
Eau distillée.	1000 grammes.	Eau distillée.	10 grammes.

Le nitrate d'argent a été utilisé en *pilules* dans le tabes et dans l'ulcère gastrique; cet usage, inutile et dangereux, a été abandonné.

Protéinate d'argent (*Protargol*). — Poudre d'un jaune clair, facilement soluble dans l'eau.

Antiseptique et caustique non irritant, préconisé contre la blennorragie aiguë et chronique, contre la cystite, les conjonctivites, dans le traitement des ulcères rebelles; plus rarement à l'intérieur, contre les entérites infantiles (v. c. m.).

Usage interne. — 5 à 10 centigr. en solution.

Usage externe. — En injections urétrales, solution 1 à 2 pour 100; en instillations urétrales et vésicales, solution 8 à 10 pour 100 (XX à L gouttes); en instillations oculaires, solution 5 à 10 pour 100; en grands lavages urétraux, 50 centigr. à 2 gr. pour 1000; en pommade contre la conjonctivite, au 1/5; contre la blépharite ciliaire, au 1/10).

Thiohydrocarbosulfate d'argent (*Ichtargan*). — Poudre amorphe, brune, incolore, inodore, soluble dans l'eau, la glycérine, l'alcool.

Employé contre l'urétrite et la conjonctivite blennorragique, en solutions à 5 pour 100 (instillations) ou de 25 centigr. à 2 gr. pour 1000 (injections, lavages).

Argentamine. — Solution de phosphate, de nitrate ou de chlorure d'argent dans l'éthylène-diamine, ne coagulant pas les albuminoïdes, ce qui porte au maximum les qualités bactéricides de l'argent. Employé en injections antiblennorragiques (solution 1 pour 1000) et en collyre (solution 3 à 5 pour 100) contre l'ophtalmie blennorragique.   *E. FEINDEL.*

ARGYLL-ROBERTSON (SIGNE DE). — V. TABES, PUPILLE, OCULAIRE (SYPHILIS).

ARISTOL (*Diiodothymol. Thymol biiodé*). — Poudre amorphe, rouge-brun clair, insoluble dans l'eau, pâlissant à l'air par suite du dégagement lent de l'iode qui y est contenu dans la proportion de 46 pour 100.

C'est un succédané de l'iodoforme, inodore et d'une moindre toxicité que ce dernier; mais l'aristol, contenant moins d'iode, lui est inférieur comme antiseptique.

L'aristol est employé dans le pansement des plaies et des ulcérations contre la vaginite et la métrite du col, contre les hémorroïdes (v. c. m.).

Poudre.		Emplâtre.	
Aristol	⎱ P. E.	Aristol	4 grammes.
Quinquina gris	⎰	Emplâtre simple. . . .	50 —
Pommade.		Suppositoire.	
Aristol.	10 grammes.	Aristol	1 gramme.
Huile d'olives	20 —	Beurre de cacao	4 grammes.
Lanoline.	70 —		
Pour les brûlures.			

E. F.

ARITHMOMANIE. — Manie obsédante de compter, obsession du nombre (V. Obsessions).

L'arithmomane éprouve un besoin impérieux de compter, sans que rien ne justifie cette opération mentale. Il compte les carreaux d'une fenêtre, les planches d'un parquet, les boutons d'un gilet, etc. Ou bien il additionne les chiffres du numéro d'une voiture, d'un wagon, les multiplie, les divise, etc.

D'autres fois, l'arithmomanie se manifeste par la recherche obsédante d'un chiffre, d'une date, qui échappent à la mémoire; d'autres fois enfin, c'est une impulsion irrésistible à répéter un même chiffre ou une série de chiffres.

C'est aussi une variété d'arithmomanie que la crainte superstitieuse de certains nombres, tels que le nombre *treize*; une véritable anxiété se produit chaque fois que ce chiffre intervient dans l'un quelconque des actes de la vie. Enfin, inversement, certains nombres semblent préservateurs, et l'arithmomane s'ingénie à les réaliser dans ses différentes occupations.

Obsédante ou impulsive, l'arithmomanie est justiciable des mêmes procédés de traitement psychothérapique qui conviennent aux obsessions et aux impulsions (v. c. m.).   *HENRY MEIGE et FEINDEL.*

ARMOISE (*Artemisia vulgaris*, Synanthérées). — Passe pour emménagogue (infusion, poudre, sirop); l'extrait est employé comme excipient pilulaire.
                                                            E. F.

ARNICA (*Arnica montana*, Synanthérées). — Ses fleurs sont utilisées en infusion comme stimulant, sudorifique; la teinture étendue d'eau est employée comme topique et résolutif sur le tégument intact dans les cas de contusions, entorses, etc.   *E. F.*

ARRACHEMENT. — V. Plaies, Tête (Traumatismes).

ARRHÉNAL. — V. Arsenic.

ARRIÉRÉS. — I. — Sous les vocables d'*arriérés* ou d'*anormaux*, on englobe l'ensemble des individus présentant une insuffisance de développement intellectuel ou des anomalies morales. Les uns sont des *inéducables*, les autres des *insociables*. En d'autres termes, c'est la dénomination commune des débiles, imbéciles, idiots, dégénérés (déséquilibrés, instables), fous moraux, aliénés criminels envisagés uniquement au point de vue social et non plus au point de vue clinique. Donc, en ce qui concerne la description clinique, nous renvoyons aux articles correspondants. Nous rappellerons seulement que l'arriération intellectuelle s'accompagne habituellement (non toujours) d'arriération physique et de stigmates somatiques (V. Imbécillité, Idiotie, Infantilisme, Dégénérescence).

On peut réserver le nom d'*arriérés* aux individus chez qui le déficit est surtout intellectuel, et d'*anormaux* à ceux dont le déficit porte surtout sur le caractère et le sens moral.

II. — Si les cas extrêmes d'arriération sont faciles à caractériser, confinant à l'idiotie, les cas moyens sont moins bien déterminés. Simon a tenté récemment d'en établir le barème. Les idiots et les imbéciles les plus inférieurs constituent la catégorie des inéducables ou peu éducables; les débiles forment la grande masse des *arriérés d'écoles* (Régis). Les premiers ressortissent aux établissements d'assistance (arriérés d'asile) et aux instituts pédagogiques; les seconds, aux écoles de perfectionnement. Ceux-ci, capables d'arriver à un certain degré d'instruction; ceux-là, aptes à une éducation surtout manuelle.

La détermination exacte de l'état de l'arriéré a une grande importance pour l'application judicieuse d'un programme d'éducation. La fiche établie par Beauvisage et Chazal pour les classes de perfectionnement de Lyon peut servir de barème (d'après Audemard) (V. p. 609).

Les tests de Binet et Simon, déterminant les réponses que sont capables de donner les normaux à chaque âge, permettent d'apprécier le niveau mental d'une façon assez précise. Un enfant de 10 ans, par exemple, qui ne serait capable d'exécuter que les exercices de 5 ans, doit être considéré comme arriéré. Nous croyons utile de reproduire ici ces tests.

3 ans.
Montrer nez, yeux, bouche.
Énumérer une gravure.
Répéter 2 chiffres.
Répéter une phrase de 6 syllabes.
Donner son nom de famille.

4 ans.
Donner son sexe.
Nommer clef, couteau, sou.
Répéter 3 chiffres.
Comparer 2 lignes.

5 ans.
Comparer 2 boîtes de poids différents.
Copier un carré.
Répéter une phrase de 10 syllabes.
Compter 4 sous simples.
Recomposer un jeu de patience en deux morceaux.

6 ans.
Répéter une phrase de 16 mots.
Comparer deux figures au point de vue esthétique.
Définir par l'usage seul des objets familiers.
Exécuter 3 commissions simultanées.
Donner son âge.
Distinguer matin et soir.

7 ans.
Indiquer des lacunes des figures.
Donner le compte de ses 10 doigts.
Copier une phrase écrite.
Copier un triangle et un losange.
Répéter 5 chiffres.
Décrire une gravure.
Compter 13 sous simples.
Nommer 4 pièces de monnaie.

8 ans.
Lire un fait divers avec conservation de 2 souvenirs.
Compter 9 sous (3 simples et 3 doubles).
Nommer 4 couleurs.
Compter à rebours de 20 à 0.
Comparer 2 objets par le souvenir.
Écrire sous dictée.

9 ans.
Donner la date du jour complète (jour, mois, quantième, année).
Énumérer les jours de la semaine.
Faire des définitions supérieures à l'usage.
Conserver 6 souvenirs après lecture d'un fait divers.
Rendre 4 sous sur 20 sous.
Ordonner 5 poids.

10 ans.
Énumérer les mois.
Nommer 9 pièces de monnaie.
Loger 3 mots en 2 phrases.
Répondre à 3 questions d'intelligence.
Répondre à 5 questions d'intelligence.

11 ans.
Critiquer des phrases contenant des absurdités.
Loger 3 mots en 1 phrase.
Trouver plus de 60 mots en 3 minutes.
Faire des définitions abstraites.
Mettre des mots en ordre.

12 ans.
Répéter 7 chiffres.
Trouver 3 rimes.
Répéter une phrase de 26 syllabes.
Interpréter des gravures.
Répondre à des questions nouvelles.

13 ans.
Découpage.
Triangle à compléter.

FICHE POUR ARRIÉRÉ
(d'après Audemard. Dispensaire médico-pédagogique de Lyon.)

Nom et prénoms de l'enfant : ....

Né le .... à ....

Profession des parents { Père : ....
{ Mère : ....

Adresse des parents : ....

École fréquentée : ....

Classe : ....

Arriéré . . . . {
  Profond . . . . . { Idiot.
               { Imbécile.
  Moyen ou léger. {
       Perverti . . . . { Agité.
                   { Calme.
       Non perverti . . . . { Agité.
                   { Calme.

Non arriéré . . . . . . { Instable.
{ Perverti.

Associations morbides présentées par l'enfant et justiciables d'un traitement médical immédiat . . . .

{ Troubles organiques. {
  vue : ....
  ouïe : ....
  végétations adénoïdes : ....
  myxœdème : ....

{ Névroses . . . . {
  neurasthénie : ....
  hystérie : ....
  épilepsie : ....

Renseignements fournis par le directeur ou la directrice de l'école.

Conditions économiques de la famille : { Aisée,
{ Médiocre.
{ Malheureuse.

Conditions morales : ....

Habitudes : ....

Examen de l'enfant.

État physique . . . . . | Particularités saillantes . {
....
....
....
....

État intellectuel . . . . {
Fréquentation scolaire : ....
Parole : ....
Lecture : ....
Écriture : ....
Calcul : ....
Attention : ....
Mémoire : ....
Dispositions spéciales : ....
Travaux manuels : ....
Connaissances usuelles : ....
Troubles de l'intelligence : ....

État moral . . . . {
Impulsif.
Méchant.
Voleur.
Menteur.
Onaniste.

Observations . . . . . {
....
....
....

LE MÉDECIN,

Ces tests s'appliquent aux arriérés scolaires. Pour les arriérés adultes qui possèdent des notions que n'ont pas encore les enfants, Binet et Simon proposent comme moyen d'apprécier leur niveau mental « six épreuves fondamentales exprimant uniquement l'intelligence : ces épreuves sont :

1° L'ordination des poids ;
2° La réponse aux questions de compréhension difficile ;
3° La construction d'une phrase contenant trois mots donnés ;
4° La définition de termes abstraits ;
5° L'interprétation de gravure ;
6° La recherche des rimes.

« Ces épreuves pourront être considérées comme formant, pour la population ouvrière de Paris et des environs, la frontière du normal et du débile. »

Le programme médico-pédagogique pour l'éducation des enfants arriérés et idiots est entièrement l'œuvre de Séguin et de Bourneville.

Elle repose en principe sur l'éducation des sens et du sens musculaire (V. Idiotie). La fameuse méthode de Frœbel qui a pris une si grande extension dans les pays allemands, la complète utilement.

Si l'on envisage les idiots les plus inférieurs, l'enseignement consiste par ordre en :

L'éducation de la marche.
    —   de la préhension.
    —   de la propreté.
La reconnaissance des personnes.
    —   des objets usuels.
L'enseignement de la parole.
    —   de la lecture.
    —   de l'écriture.
L'enseignement des idées abstraites simples.
L'enseignement moral.

Les organisations post-scolaires, d'une extrême importance pour les individus normaux, le sont plus encore pour les arriérés ; nous ne pouvons ici qu'indiquer la chose, elle dépasse le côté médical de la question.

III. — Les anormaux peuvent se diviser en inoffensifs et dangereux. Les inoffensifs, qui présentent tous les passages aux simples arriérés, sont représentés surtout par les instables. Ceux-ci, susceptibles d'acquérir une certaine instruction, sont incapables d'arriver à aucune situation. A la fois abouliques et impulsifs, ils se montrent dès l'apprentissage inaptes à un travail soutenu, changeant sans raison — ou plutôt sans autre raison que leur incapacité constitutionnelle — de métier, de carrière ou de profession : ils finissent soit par tomber dans la masse des dévoyés, des ratés, soit par grossir la foule des vagabonds, et souvent par échouer dans les prisons à la suite de récidives multiples de petits délits. Par tous les intermédiaires, on arrive ainsi aux amoraux dangereux, depuis les simples mystificateurs, aux escrocs, chevaliers d'industrie, souteneurs, criminels d'habitude, capables souvent de juger de la portée de leurs actes, mais incapables de résister à leurs mauvais instincts (V. Folie morale).

C'est dès le jeune âge qu'il faut diagnostiquer ces tendances : ces anormaux se caractérisent suffisamment dès cette époque par leur caractère indomptable, leur mépris de toute discipline, leur paresse, leur violence, souvent leur génitalité précoce, parfois pervertie. De tels enfants ne peuvent sans danger être laissés au milieu des autres. D'autre part, leur réunion en nombre est néfaste, par suite de la promiscuité. L'idéal est leur éloignement à la campagne sous un précepteur pour ceux auxquels cette mesure est applicable. Pour les autres, on en est réduit à les placer dans les établissements de réforme et souvent dans les maisons de correction, où malheureusement le médecin ne joue qu'un rôle effacé, quand il n'est pas absolument éliminé.

IV. — La question des anormaux a une considérable importance quand on pense, que d'après une statistique récente, le nombre des délinquants mineurs — en majeure partie des anormaux — a passé en 50 ans, en France, de 16 000 par an à 56 000. Régis a proposé l'établissement de *maisons de réforme* « qui pourraient être créées dans les régions les plus populeuses pour recevoir les dégénérés vicieux ou délinquants éliminés des hôpitaux et hospices ». (Charon.) Les colonies agricoles compléteraient cette organisation pour les anormaux utilisables.

Charon résume dans un tableau très parlant toute la gamme des mesures à prendre, d'après les principes de Régis, pour le traitement et l'éducation de tous les anormaux :

Enfants de 6 à 16 ans (période médico-pédagogique).	Imbéciles et idiots au 1er degré perfectibles.	Hôpitaux spéciaux ou quartiers d'hôpitaux d'aliénés.	Organisation départementale.
	Idiots au 2e degré imperfectibles.	Hospices spéciaux ou quartiers d'hospices d'aliénés.	Organisation départementale.
	Vicieux délinquants.	Maison de réforme.	Organisation régionale.
Au-dessus de 16 ans (période de surveillance ou d'utilisation).	Inutilisables.	Hospices spéciaux ou quartiers d'hospices (section spéciale).	Organisation départementale.
	Utilisables passifs, actifs.	Colonies familiales. Colonies périhospitalières.	Organisation départementale.
	Devenus sociables.	Vie commune sous la surveillance des sociétés de patronage.	Organisation départementale.

A l'heure actuelle, il n'existe que quelques quartiers d'hospice et d'asile (Bicêtre, Salpêtrière, plusieurs asiles publics ou privés) pour l'hospitalisation et l'éducation des arriérés simples.

Les anormaux difficiles ou dangereux tombent sous la main de la justice et sont la proie des maisons de correction où il est à craindre que bien peu s'amendent en l'absence de toute direction médicale.

Les États-Unis d'Amérique, en établissant les *tribunaux d'enfants*, avec toutes les œuvres corrélatives de cette institution, ont donné l'exemple à suivre.

M. TRÉNEL.

ARSENIC ET COMPOSÉS ARSENICAUX. — Par l'importance de ses propriétés pharmaceutiques, l'arsenic se classe parmi les plus puissants agents de l'arsenal thérapeutique. L'action cytogène de l'arsenic, tant pour les globules blancs que pour les globules rouges, est en effet bien démontrée; l'amélioration de la nutrition cellulaire des tissus sous l'influence de l'arsenic est évidente; le médicament exerce sur l'organisme une action stimulatrice générale et il en résulte que les fonctions vitales s'accomplissent mieux, que le poids du corps tend à augmenter. Ce n'est pas tout, l'arsenic exerce une action parasiticide marquée à l'endroit de l'hématozoaire (paludisme), du trypanosome (maladie du sommeil) et du tréponème (syphilis).

L'arsenic est donc surtout indiqué en cas de ralentissement des échanges nutritifs et d'affaiblissement de l'état général; dans certaines infections, l'intervention de l'arsenic est utile, à la fois pour rendre l'organisme plus résistant et pour détruire la vitalité du parasite.

Il y a lieu d'envisager successivement les composés arsenicaux minéraux, les associations médicamenteuses auxquelles l'arsenic se prête et les composés arsenicaux organiques.

I. — COMPOSÉS ARSENICAUX MINÉRAUX. — Le peu de toxicité des composés organiques permet l'administration de fortes doses d'arsenic; cet avantage énorme ne doit cependant pas faire négliger l'emploi des préparations arsenicales anciennes; leur action est positive et elles peuvent réussir quelquefois où le cacodylate a échoué.

Anhydride arsénieux et arsénites. — L'anhydride arsénieux, improprement appelé acide arsénieux ou arsenic blanc, se présente sous la forme d'une poudre blanche; il est soluble dans 80 fois son poids d'eau froide, dans 9 parties d'eau bouillante, dans 140 parties d'alcool.

L'acide arsénieux est d'une haute toxicité; à doses thérapeutiques (prise maxima 0 gr. 005; dose maxima pour 24 heures 0 gr. 015), c'est un puissant stimulant de la nutrition et de l'hématopoïèse; il excite l'appétit, relève les forces. Il est bien supporté par les enfants (1 milligr. par jour et par année d'âge), mal par les vieillards.

L'anhydride arsénieux est employé surtout dans la tuberculose pulmonaire au début, la lymphadénie, les anémies secondaires, le diabète, certaines dermatoses, la chorée, l'asthme (v. c. m.). Il se prescrit en granules.

Granules d'acide arsénieux
(Granules de Dioscoride) (*Codex*).

Acide arsénieux porphyrisé	0 gr. 10
Sucre de lait pulvérisé .	4 grammes.
Poudre de gomme . . .	1 gramme.
Mellite simple	Q. S.

Pour 100 granules; chaque granule renferme un milligramme d'acide arsénieux.

Soluté d'arsénite de potasse
(Liqueur de Fowler) (*Codex*).

Anhydride arsénieux .	1 gramme.
Carbonate neutre de potassium	1 —
Alcool à 90°	12 grammes.
Alcoolat de mélisse composé	5 —
Eau distillée Q. S. pour	100 —

La *liqueur de Fowler*, à base d'arsénite de potasse, contient 1 centigr. d'acide arsénieux par gramme (XXXIV gouttes, Codex 1908). La liqueur de Fowler ancienne (Codex 1884) avait la même teneur en poids 1/100°, mais ne donnait que XXIII gouttes au gramme. Il faut actuellement VI à VII gouttes pour représenter 0 gr. 002 d'acide arsénieux. La posologie en

gouttes peut être fixée ainsi qu'il suit : V à XV gouttes par dose et jusqu'à
L gouttes par 24 heures.

Comby a proposé la formule suivante pour *injection sous-cutanée* :

Acide arsénieux . . . .)
Carbonate de potasse . . . . } āā 0 gr. 10
Eau de laurier-cerise . . . .   0 gr. 50
Eau distillée . . . .   10 c. c.

Titre : un centigramme d'acide arsénieux par centimètre cube; dose quotidienne
1/4 à 1 c. c.

On pourrait aussi prescrire cette préparation en *lavement* en associant
la dose journalière à II gouttes de laudanum.

Enfin la *liqueur de Boudin*, solution à 1/000ᵉ d'acide arsénieux, est dix
fois plus faible que la liqueur de Fowler.

Anhydride arsénique et arséniates. — Les arséniates sont les sels
dérivés de l'acide orthoarsénique; le plus important est l'arséniate disodique.

La *liqueur de Pearson*, titrée à 1 pour 600, s'emploiera à dose six fois
plus forte que la liqueur de Fowler. Elle est assez peu usitée en France;
d'ailleurs, il semble beaucoup plus simple de formuler directement une
solution d'arséniate de soude à 1/200ᵉ, 1/500ᵐ, 1/1000ᵉ, 1/2000ᵉ, suivant le
cas, et de la prescrire de façon que la dose quotidienne d'arséniate reste
dans les limites maniables, 0 gr. 002 à 0 gr. 02, 2 milligr. à 2 centigr.

A noter que l'eau de la Bourboule contient, par litre, 18 milligr. d'arséniate de soude (V. Eaux minérales).

Il paraît intéressant de rappeler, d'après Martinet, les doses des composés arsenicaux les plus usités correspondant en arsenic à 5 centigr. de
cacodylate de soude.

COMPOSÉS ARSENICAUX	ARSENIC pour 100.	Correspondances en arsenic rapportées à gr. 05 de cacodylate de soude.	DOSES quotidiennes habituelles.
Acide arsénieux	74	0,025	1 à 20 milligr.
Arséniate de soude.	24	0,079	1 à 20 milligr.
Arséniate de fer	58	0,043	1 à 20 milligr.
Méthylarsinate de soude	27	0,061	0 gr. 05 à 0 gr. 10
Cacodylate de fer	33	0,050	0 gr. 05 à 0 gr. 10
Anilarsinate de soude	24	0,079	0 gr. 05 à 0 gr. 50 ?
Liqueur de Fowler.	0,75	2 gr. 50 ou L gouttes.	XX à L gouttes.

Peut-être convient-il, lorsqu'on prescrit les composés minéraux de l'arsenic, de ne pas exagérer la crainte de la toxicité de ces médicaments. Il
est certain qu'en donnant l'arsenic à doses fractionnées de quart d'heure en
quart d'heure ou de demi-heure en demi-heure, on peut arriver en général
et sans accidents à des doses fort élevées; mais il faut toujours compter
avec les idiosyncrasies. A ce point de vue, il faut bien savoir reconnaître
les premiers signes d'intolérance : pression douloureuse à l'épigastre,
constriction à la gorge, aux tempes, congestion de la face et des yeux,
irritation et sensibilité de la conjonctive.

II. — ASSOCIATIONS ARSENICALES. — Si l'on se rappelle que l'action globale de l'arsenic est une stimulation générale de l'organisme et de ses différentes fonctions (digestion, circulation, respiration, nutrition), une excitation plus particulière de l'assimilation et de l'hématose, on concevra que l'arsenic peut être la base d'associations très heureuses avec des médicaments divers, les iodures vasodilatateurs en particulier, qui en multiplieront en quelque sorte l'action.

Association arsenico-iodurée. — Elle est d'un emploi relativement fréquent et semble recommandable chez les artério-scléreux avec troubles circulatoires, œdème malléolaire, dyspnée, etc., ou même après un ictus apoplectique. On pourra la prescrire, sous forme intermittente et progressive, par exemple de la façon suivante :

> Arséniate de soude. 5 centigr.
> Iodure de sodium. 10 grammes.
> Eau distillée . . . . 300 —

Une cuillerée à soupe (2 milligrammes et demi d'arséniate de soude, 0 gr. 50 d'iodure de sodium) à chacun des principaux repas, pendant dix jours, 2 cuillerées à soupe les dix jours suivants ; repos la troisième période de dix jours.

On obtient souvent ainsi une amélioration manifeste du régime circulatoire, un soulagement du cœur, une diminution de la dyspnée et des œdèmes.

Association arsenico-ferrugineuse. — L'arsenic cytogène, le fer hémoglobinogène réalisent par leur association la médication hématogène (V. Fer).

Association arsenico-tonique. — L'arsenic peut être associé aux médicaments dits toniques (phosphates, kola, quinquina, etc.). Dans les cas de dépression nerveuse manifeste avec artério-sclérose au début, on pourrait associer à l'arsenic et à l'iodure le glycéro-phosphate de soude, par exemple :

> Arséniate de soude . . . . 0 gr. 05
> Glycéro-phosphate de soude . . . . }
> Iodure de sodium. . . . . } āā 5 grammes.
> Eau distillée . . . . 300 —

Une cuillerée à soupe, le matin, midi et soir au moment du repas (chaque cuillerée à soupe renferme : arséniate de soude, 2 milligrammes et demi, glycérophosphate de soude et iodure de sodium, de chaque 0 gr. 25).

Cette association est d'autant meilleure que l'association à l'iodure du glycéro-phosphate semble augmenter considérablement la tolérance et diminuer singulièrement la fréquence et l'acuité des accidents iodiques.

Si l'on vise simplement l'action tonique générale, on pourra associer l'arsenic, le quinquina et la kola auxquels le sirop d'écorce d'oranges amères pourra fournir un excellent véhicule :

> Arséniate de soude . . . . 10 centigr.
> Teinture de kola . . . . 15 grammes.
> Sirop de quinquina . . . . }
> Sirop d'écorces d'oranges amères. . . . . } āā 150 —

Une cuiller à soupe au commencement du repas de midi et du soir.

Dans les formules précédentes on pourrait remplacer l'arséniate de soude par une dose appropriée de méthylarsinate de soude.

On pourrait encore, dans un but tonique, au décours de la grippe, par exemple, réaliser l'association arsenic-strychnine, soit qu'on prescrive du cacodylate de strychnine, qui contient 70 pour 100 de strychnine, en injections sous-cutanées aux doses régulièrement progressives de 2 à 20 milligr., soit qu'on formule comme suit :

Sulfate de strychnine. . . . .   5 centigr.
Arséniate de soude.   10   —
Extrait fluide de quinquina. . . . .   20 grammes.
Cognac vieux.   30   —
Glycérine neutre . . . . Q. S. pour 100 c. c.

Une cuillerée à café le matin et à midi dans un peu de vin, de bière ou de café au commencement du repas (potion pour 10 jours).

Association arsenico-phosphorée. — La synergie des deux médicaments étant évidente, leur association pourra être essayée ; elle ne doit cependant être réalisée qu'avec prudence ; il semble que cette association prédispose aux accidents toxiques, aux polynévrites notamment.

III. — COMPOSÉS ARSENICAUX ORGANIQUES. — **Cacodylate de soude.** — Il se présente sous la forme de cristaux blancs inodores très solubles dans l'eau et dans l'alcool, insolubles dans l'éther. La grande déliquescence du produit oblige à le garder dans des flacons bouchés à l'émeri et paraffinés, et à avoir recours à des formules particulières pour l'obtention de pilules dont la conservation soit facile.

Au point de vue chimique, l'acide cacodylique représente de l'acide arsénique dans lequel deux oxhydriles ont été remplacés par deux radicaux méthyle.

Il renferme 54 pour 100 de son poids d'arsenic ; 1 gr. d'acide cacodylique correspond à 0 gr. 715 d'acide arsénieux ; mais les propriétés générales, tant chimiques que biologiques de l'arsenic, sont complètement modifiées dans l'acide cacodylique, en sorte que les réactifs généraux de l'arsenic ne peuvent plus le déceler ; de même, il a presque complètement perdu sa toxicité.

En ce qui concerne l'administration du médicament, la méthode hypodermique est la méthode de choix ; les voies buccale et rectale doivent être considérées comme méthodes d'exception et réservées aux cas où la première est d'une application impossible (situation éloignée du médecin, pusillanimité du malade, etc.).

A. Gautier a proposé la formule suivante pour les *injections hypodermiques* :

Cacodylate de soude pur. . . . .   6 gr. 40
Alcool phéniqué au 10°. . . . .   X gouttes.
Eau distillée . . . .   100 c. c.

Chaque seringue de 1 c. c. correspond à 5 centigr. de cacodylate de soude anhydre. On débute par une demi-seringue et on peut aller graduellement jusqu'à deux seringues.

Dans la pratique, pour la commodité et pour n'avoir pas à se préoccuper de la fraîcheur des solutions, le mieux sera de s'adresser à une préparation titrée de bonne marque, livrée en ampoules contenant la dose nécessaire à une injection, et qui donnera toutes garanties quant au titrage, quant à la pureté, quant à la conservation, et quant à la stérilisation.

Les injections, peu douloureuses, seront pratiquées selon la téchnique générale des injections hypodermiques, basée sur la triade aseptique (stérilisation de la peau, de la solution, de la seringue). On pourra les faire soit dans le muscle, soit dans le tissu cellulaire sous-cutané.

Bien que la toxicité de l'acide cacodylique soit à peu près nulle, il sera prudent de débuter par des doses faibles, soit 25 milligr. à 5 centigr. et de s'élever graduellement jusqu'à 10 centigr., dose qu'on doit considérer comme une bonne moyenne à ne dépasser qu'exceptionnellement. Chez les enfants de 6 à 12 ans on commence à 2 centigr. pour s'arrêter à 6 ou 8.

Gautier déclare que le cacodylate de soude peut être employé plusieurs années sur les mêmes personnes sans que l'accoutumance s'établisse; néanmoins la plupart des cliniciens ont adopté la méthode intermittente, séries de 8 à 10 injections séparées par des repos de huit jours, sans attendre l'apparition des phénomènes de saturation.

L'action du cacodylate semble être renforcée par l'administration des iodures ou du sirop iodotannique.

Dans les cas où l'on sera obligé de s'adresser à l'administration par *voie buccale*, on pourra l'administrer en *solution aqueuse* à prendre au milieu des repas. On prescrira, par exemple :

Solution aqueuse.	*Autre formule* (Danlos).
Cacodylate de soude. . 50 centigr.	Cacodylate de soude 1 gramme.
Essence de menthe . . 10 grammes.	Essence de menthe. 10 grammes.
Eau distillée. . . . . 90 —	Rhum . . . . } āā 40 —
Une cuiller à café renferme 0 gr. 025 de cacodylate de soude; une ou deux dans un verre de boisson au milieu de chacun des principaux repas.	Sirop simple. . . . } āā 40 —
	Eau distillée . . . . 60 —

La déliquescence du produit rend difficile sans enrobage la fabrication des *pilules*; cependant on aura un produit d'une suffisante conservation en associant à la dose désirée de cacodylate de soude un poids égal de mélange composé à parties égales de matière résineuse (colophane ou benjoin) et de poudre inerte. On formulera par exemple :

Pilules.

Cacodylate de soude. . . . . 0 gr. 02
Benjoin . . . . } āā 0 gr. 01
Poudre de réglisse. . . . . } āā 0 gr. 01
Alcool à 90⁰ . . . . I goutte.
En prendre 1 ou 2 au milieu des repas de midi et du soir.
F. s. a. pour une pilule, n⁰ 20.

L'*administration rectale* est des plus simples. On injectera 8 à 10 jours de suite, avec des intervalles de repos d'une semaine, une ou deux cuillers à café d'une solution aqueuse à 0,50 ou 1 pour 1000 (soit 25 milligr. à 10 centigr. de substance active) dans une ou deux cuillers à soupe d'eau bouillie; on ajoutera, si besoin est, deux ou trois gouttes de laudanum.

L'administration par les voies digestives de cacodylate de soude donne lieu fréquemment, surtout chez les enfants, à une odeur alliacée de l'haleine. C'est là, quelquefois, un notable inconvénient.

Monométhylarsinate de soude (*Arrhénal*). — Un peu plus toxique que le cacodylate, il présente sur celui-ci l'avantage de pouvoir être administré par voie buccale; il ne provoque pas l'odeur alliacée de l'haleine que l'on observe souvent avec le cacodylate.

L'arrhénal contient 54 pour 100 de son poids d'arsenic, ce qui répond à 45 pour 100 d'acide arsénieux. Ses propriétés thérapeutiques sont identiques à celles du cacodylate. On le prescrira donc comme le cacodylate en se rappelant que l'administration hypodermique est le mode de choix. Les observations cliniques publiées jusqu'ici semblent devoir convaincre de l'opportunité des faibles doses, de 4 à 10 centigr. (surtout chez les tuberculeux) et de l'administration intermittente.

Il est encore à remarquer que l'arrhénal est souvent toléré, quand le cacodylate ne l'est pas, et que les réfractaires à l'arsenic latent pris sous forme d'acide cacodylique ne le sont généralement pas si le même agent est présenté sous la forme méthylarsinique; enfin le méthylarsinate réussit souvent à donner un nouveau coup de fouet à l'économie quand les cacodylates paraissent avoir épuisé leurs effets par accoutumance ou pour toute autre cause.

Anilarsinate de soude (*Atoxyl*). — Contrairement à ce que ferait croire son nom, ce produit est toxique, et la cure de certaines affections (syphilis) (v. c. m.) nécessite précisément des doses franchement dangereuses. Si les doses biquotidiennes de 0 gr. 20 se sont montrées inopérantes, par contre l'atoxyl a donné des résultats tout à fait remarquables, dans des cas de syphilis rebelle, aux doses quotidiennes ou biquotidiennes de 0 gr. 50; l'action énergique de l'atoxyl a même fait concevoir la réalisation d'un traitement abortif de la syphilis (Hallopeau). Mais les doses élevées provoquent très fréquemment des accidents sérieux d'intolérance qui nécessitent la suppression immédiate de la médication. L'intoxication médicamenteuse par l'atoxyl a déterminé des cas de cécité permanente, rarement la mort.

Dans la maladie du sommeil (v. c. m.) l'atoxyl semble agir à la façon d'un spécifique à la dose, parfois répétée 10 ou 15 jours plus tard, de 0 gr. 50. L'atoxyl a donné également de forts beaux résultats dans une autre trypanosomiase, la dourine des chevaux.   *E. FEINDEL.*

ARSENIC (INTOXICATION). — L'*acide arsénieux* est le produit de beaucoup le plus toxique : 0 gr. 12 centigr. peuvent suffire à tuer un adulte de 70 kilos. Il est employé dans la fabrication du verre, dans les préparations destinées à tuer les rats, les mouches, ou à préserver les dépouilles d'animaux. C'est un sel cristallisé, presque insipide à faible dose. Le *réalgar* et l'*orpiment* n'agissent que par l'acide arsénieux qu'ils renferment. L'*acide arsénique* donne des sels employés dans la teinturerie et l'industrie des papiers peints. Quant aux *préparations médicales*, elles ont surtout causé des empoisonnements accidentels ou servi au suicide.

L'*empoisonnement professionnel* se voit ou s'est vu dans les verreries, les fabriques d'aniline, de papiers peints, etc. Quant aux grandes intoxications en série, elles se sont rencontrées principalement à la suite de falsifications du pain, de la bière, du vin, des pâtisseries.

L'empoisonnement chronique peut suivre une absorption médicamenteuse trop longtemps prolongée (traitement arsenical de la chorée chez l'enfant, emploi prolongé de la liqueur de Fowler), ou l'ingestion volontaire, dans un but de coquetterie ou de stimulation neuro-musculaire (montagnards du Tyrol). Il y a d'ailleurs à un haut degré mithridatisme.

Symptômes. — Ils sont très variables, différant selon l'acuité ou la chronicité de l'intoxication.

Forme suraiguë. — Les premiers symptômes se révèlent environ une demi-heure après l'absorption. La bouche est envahie par une âcreté désagréable, et l'épigastre est douloureux; une soif ardente se déclare. Il survient des vomissements alimentaires, puis blanchâtres, quelquefois noirs, verdâtres ou sanguinolents. Des évacuations alvines, involontaires, extrêmement violentes, donnent issue à des matières fluides renfermant des grains riziformes. Le pouls est petit, irrégulier, fréquent; l'anurie est absolue. Bientôt la peau se cyanose, le cœur faiblit et s'arrête. Dans d'autres cas les vomissements peuvent manquer. La mort survient au milieu de convulsions, ou bien le malade accuse un peu de somnolence, de la dyspnée, se couche et meurt. L'évolution peut se faire en cinq ou six heures, quelquefois moins.

Formes subaiguës. — Dans ces formes, tantôt le système nerveux, tantôt l'appareil digestif réagissent, donnant des syndromes assez différents [V. POISONS MÉDICAMENTEUX (*Atoxyl*)].

Forme gastro-intestinale. — Les vomissements sont précoces ou tardifs (1 à 18 heures); ils précèdent la diarrhée, et peuvent se prolonger plusieurs jours. Associés aux selles riziformes, ils donnent un ensemble clinique rappelant beaucoup le choléra asiatique. Il survient quelquefois de l'ictère, et le rein est atteint dans son épithélium; sa sécrétion est tarie. Enfin, comme dans les cas les plus aigus, il y a une soif intense, une dyspnée atroce, une céphalée violente, des crampes des membres inférieurs; la mort survient comme précédemment dans le collapsus. La durée seule diffère donc. Mais, souvent, il se produit une rémission vers le 2ᵉ ou le 5ᵉ jour, rémission suivie d'une réaction violente, avec fièvre à 40° et météorisme douloureux. (On a, dans certains cas, porté le diagnostic d'épidémies de fièvre typhoïde ou d'endocardite infectieuse.) Il peut survenir ensuite de la laryngite, de la bronchite, des éruptions cutanées diverses, de la bouffissure des paupières. Peu à peu, le malade se cachectise et meurt dans le coma; ou bien commence une convalescence longue, compliquée de défaillances cardiaques quelquefois mortelles et de paralysies longtemps persistantes. Il n'est pas exceptionnel d'observer de la constipation et non de la diarrhée.

Forme cérébro-spinale. — La mort survient presque toujours et rapidement; il n'y a ni diarrhée, ni vomissements, mais des vertiges, de la céphalée, quelquefois de la mydriase et des paralysies. Bientôt s'accuse une prostration qui en quelques heures aboutit à la mort, après une période comateuse entrecoupée souvent de convulsions.

Forme chronique. — Elle est primitive ou consécutive. Quand il se fait des réintoxications successives, chaque absorption nouvelle du toxique est généralement marquée par des crises de vomissements. Mais dans la forme lente, ces symptômes digestifs sont atténués ou peuvent même manquer. Ils sont en tout cas les premiers en date : perte de l'appétit, épigastralgie, soif intense, nausées, vomissements, diarrhée sanguinolente ou constipation. Puis surviennent du coryza chronique avec sécrétion muco-purulente, des épistaxis et très rarement des ulcérations nasales ; les laryngites et bronchites sont fréquentes encore. Mais surtout se rencontrent les phénomènes cutanés et les paralysies. Les éruptions sont polymorphes : pustules ecthymateuses — érythèmes maculaire ou généralisé — exanthèmes bulleux ou pustuleux — purpura, etc. Enfin, l'œdème est très fréquent, se manifestant surtout par de la bouffissure de la face.

Plus spéciaux encore sont l'hyperkératose palmo-plantaire, la mélanodermie surtout prononcée aux aisselles et aux mains, et ce syndrome particulier, l'*acrodynie*, que caractérise un œdème douloureux des extrémités avec érythème rouge foncé. On a même décrit un cancroïde spécifique, mais quelle est ici l'influence de l'arsenicisme ?

Enfin, les troubles nerveux sont toujours tardifs ; les paralysies sont précédées de troubles dysesthésiques variés : fourmillements, sensations d'aiguilles dans la plante des pieds, crampes, engourdissements, hyperesthésies. Elles peuvent survenir après suppression du toxique. Elles sont du type névritique, frappent symétriquement le groupe antéro-externe de la jambe, puis peuvent se généraliser : cuisses, poignets, bras. Il y a steppage, disparition des réflexes tendineux, atrophie et rétractions tendineuses, mais rarement réaction de dégénérescence. Les muscles sont mous, douloureux au toucher. La guérison est de règle, elle peut être très tardive. La mort peut survenir par cachexie. On a signalé encore au cours de l'intoxication chronique l'anaphrodisie. — Il faut insister aussi sur la fréquence des *formes monosymptomatiques* : éruptions, œdème, paralysie, céphalée, ainsi que sur les *formes professionnelles localisées* : pigeonneau (v. c. m.). Aussi le diagnostic est-il souvent très difficile, et les hypothèses les plus diverses ont cours même dans les cas où il y a un très grand nombre d'individus atteints.

En résumé, on devra toujours, en présence d'accidents bizarres, de céphalée, torpeur intellectuelle, vomissements, etc., qui ne se montrent point sous la dépendance d'une maladie évidente, songer à une intoxication arsenicale et examiner les tentures, les meubles, les aliments, les vêtements, de l'individu atteint, sans négliger bien entendu l'hypothèse d'un attentat criminel, moins commun qu'autrefois depuis la facilité et la sûreté des recherches avec l'appareil de Marsh. On sait qu'avec cet appareil des traces d'arsenic peuvent être décelées des années après la mort. On en effectuera la recherche dans les différents viscères à l'exclusion du corps thyroïde qui renferme normalement une notable quantité d'arsenic. (Armand Gautier.)

A l'autopsie, on trouve de la rougeur et de la tuméfaction de la muqueuse digestive ; il y a de petits points hémorragiques ; en leur centre se sentent souvent de faibles particules d'acide arsénieux, mais l'escarrification est exceptionnelle. Un mucus épais et sanguinolent recouvre la muqueuse. — Il y a stéatose de tous les viscères dans l'intoxication chronique.

Traitement. — Avant tout, rechercher et supprimer la cause, criminelle, accidentelle ou médicamenteuse; en plus, dans les *cas chroniques*, on dirigera un traitement symptomatique (électricité, massage, etc.) contre les divers accidents. On favorisera l'élimination du poison absorbé par des boissons diurétiques et par l'ingestion d'azotate de potasse (Orfila), l'arsenic s'éliminant par les urines en notable quantité.

Dans l'*intoxication aiguë*, on évacuera l'estomac par des vomitifs ou mieux encore par des lavages à l'eau albumineuse ou à la solution de magnésie calcinée au centième. On fera prendre en outre, dans de l'eau sucrée, 2 à 5 cuillerées à bouche de cette solution toutes les 10 minutes; et surtout, l'on administrera, si l'on peut, de l'hydrate de peroxyde de fer dont 100 gr. neutralisent 1 gr. d'acide arsénieux. On fera prendre 1 ou 2 cuillerées à café de cet hydrate tous les quarts d'heure.

> Pour le préparer, on verse dans du perchlorure de fer très étendu d'eau de l'ammoniaque jusqu'à ce que le mélange devienne légèrement alcalin. Un précipité gélatineux couleur de rouille gagne peu à peu le fond du vase; on le décante, on le lave, et on renouvelle ce lavage à 2 ou 5 reprises (pour enlever le chlorhydrate d'ammoniaque et l'ammoniaque libre). Il faut environ une demi-heure pour que le précipité soit en état d'être administré au malade.   (VIBERT.)

Des lavements et des diurétiques pourront être administrés plus tard.

Hydrogène arsénié. — L'intoxication par ce gaz diffère notablement des troubles précédents. La mort est parfois foudroyante. Plus ordinairement, elle survient en quelques heures ou quelques jours : il y a des vomissements, de l'angoisse précordiale, une dyspnée violente, et surtout de l'hémoglobinurie et de l'ictère. On pourrait tenter une saignée suivie de grandes injections de sérum artificiel. Il s'est presque toujours agi d'accidents de laboratoire.   *FRANÇOIS MOUTIER.*

ARTÈRES (CONTUSIONS). — On appelle contusion des artères une lésion de ces vaisseaux avec intégrité des parties molles qui les recouvrent.

Généralement, c'est un corps contondant qui détermine la contusion; mais les balles peuvent produire la même lésion.

Suivant la profondeur des désordres anatomiques, on peut décrire trois types de contusion artérielle : 1° l'artère est rompue dans sa totalité; le sang s'épanche dans les tissus et détermine une poche sanguine, un hématome anévrismal diffus; 2° les deux tuniques internes sont seules rompues et se recroquevillent dans l'intérieur du vaisseau; un caillot oblitère rapidement l'artère; 3° seule la tunique interne est rompue ou simplement éraillée; la thrombose est alors tardive.

Ces différentes lésions se produisent soit par le mécanisme de l'arrachement, soit par écrasement, soit par éclatement.

Symptômes. — On peut décrire deux variétés cliniques.

A. Il y a *oblitération immédiate* de l'artère.

Les symptômes observés sont les suivants :

1° Il y a disparition du pouls dans le segment artériel sous-jacent à la contusion; aussi dans tout *traumatisme grave des membres faut-il explorer l'artère au-dessous du traumatisme*; cette disparition du pouls peut n'être que passagère si la circulation collatérale s'établit;

2° Le membre devient pâle avec quelquefois des tâches bleuâtres ou violacées ; même lorsque la coloration normale s'est peu modifiée, on détermine par la pression une tache blanche qui est lente à disparaître ; en même temps la température locale s'abaisse de plusieurs degrés ;

3° La sensibilité superficielle et profonde disparaît. Cependant ce symptôme est moins constant et moins net que les précédents.

A côté de ces phénomènes qui sont dus à la suppression de l'ondée sanguine, il peut exister des symptômes locaux ; soit un simple gonflement sur le trajet de l'artère, soit une véritable poche molle, fluctuante, présentant des battements et de l'expansion, un véritable anévrisme diffus ; c'est en effet un hématome anévrismal diffus.

B. Il y a *oblitération retardée*. Pendant quelques jours rien ne se passe, puis surviennent les phénomènes d'oblitération artérielle précédemment étudiés.

Évolution. — La contusion peut se terminer par la guérison, même s'il y a thrombose artérielle. La véritable complication est la gangrène. Cette dernière se présente sous deux formes : 1° la gangrène est précoce, massive, envahissant tout le membre ; elle est humide, septique ; cette forme est due à l'oblitération d'une grosse artère ; mais souvent il s'y ajoute un hématome anévrismal ou une rupture de la veine voisine ; 2° la gangrène est tardive, partielle, sèche et peu envahissante ; cette deuxième forme est due le plus souvent à des embolies parties du caillot.

Le diagnostic est le plus souvent facile, les signes d'oblitération artérielle ne laissent aucun doute.

Traitement. — Deux cas se présentent : 1° on est appelé au moment de l'accident : s'il y a rupture totale il faut inciser, chercher les deux bouts de l'artère dans la plaie et les lier ; s'il y a rupture incomplète, il faut désinfecter la région et appliquer sur le membre un enveloppement ouaté ; si l'on est bien outillé, on est autorisé à ouvrir le foyer et à lier l'artère, ce qui supprime une des causes de gangrène, l'embolie ; 2° on est appelé plus tard ; c'est alors la complication, à savoir la gangrène, qui dicte la conduite. La gangrène est-elle massive, il faut savoir faire le sacrifice du membre et amputer haut si l'on ne veut pas voir la gangrène envahir le moignon ; au contraire, s'agit-il de gangrène sèche, peu envahissante, il faut laisser faire la nature et n'intervenir que pour régulariser l'élimination.

ANSELME SCHWARTZ.

ARTÈRES (PLAIES). — On a divisé les plaies des artères en plaies pénétrantes et non pénétrantes ; ces dernières ne présentent point d'histoire clinique ; elles guérissent le plus souvent sans laisser aucune trace et il est exceptionnel de voir une escarre se former et déterminer une hémorragie secondaire ; ce chapitre n'aura donc en vue que les plaies pénétrantes.

Les plaies des artères peuvent être faites par des instruments piquants, des instruments tranchants, par des armes à feu, enfin on voit des plaies se produire par arrachement.

Les *Piqûres* passent complètement inaperçues quand elles sont petites ; plus volumineuses, elles peuvent pourtant donner lieu à une hémorragie plus ou moins grave ; mais en général le sang s'épanche entre les parois et arrête l'hémorragie.

Les *Coupures* peuvent être complètes ou incomplètes. Complètes, les deux bouts sectionnés, en vertu de leur élasticité, se rétractent, s'écartent l'un de l'autre ; d'autre part les fibres musculaires circulaires se contractent et les bout sectionnés se rétrécissent. Donc, *rétraction et rétrécissement des deux bouts*, tels sont les deux faits qui favorisent l'arrêt de l'hémorragie. Un caillot se forme dont la partie large se trouve en dehors de la plaie artérielle et qui se prolonge dans l'artère jusqu'à la première collatérale, *il a la forme d'un clou*; c'est là *l'hémostase provisoire*. Si aucune circonstance, traumatique ou inflammatoire, ne vient gêner le processus anatomique, la paroi artérielle bourgeonne et tranforme le conduit vasculaire en un cordon fibreux imperméable ; *c'est là l'hémostase définitive*.

Quand la section est incomplète, la lésion est plus grave parce que la rétraction et le rétrécissement des deux bouts n'existent pas. Les plaies transversales sont plus graves que les plaies longitudinales parce que la contraction des fibres lisses fait bâiller la plaie et la tranforme en une plaie ovalaire. L'hémostase provisoire et définitive se fait par le même processus que précédemment.

Les *Plaies par armes à feu* sont complètes ou incomplètes ; la différence capitale c'est que l'existence de corps étrangers, la fréquence des phénomènes inflammatoires sont autant de difficultés à l'établissement de l'hémostase spontanée et favorisent la production d'hémorragies secondaires.

Les *Plaies par arrachement* présentent cette particularité que les deux tuniques internes se recroquevillent dans la lumière du vaisseau, la tunique externe s'effile, s'étire et l'hémorragie souvent ne se produit pas.

Symptômes. — Le signe essentiel d'une plaie artérielle, c'est l'hémorragie ; mais deux cas se présentent : ou bien les parties molles qui recouvrent l'artère sont largement ouvertes et permettent l'écoulement du sang à l'extérieur ; ou bien la plaie des parties molles est petite ou ne correspond pas exactement à la plaie artérielle, le sang ne pouvant s'écouler à l'extérieur s'accumule dans les tissus.

Dans le premier cas on assiste à l'hémorragie extérieure ; le sang s'écoule sous forme d'un jet plus ou moins fort ; ce jet est saccadé, isochrone à la systole cardiaque ; ce sang est rouge, rutilant, il a les caractères du sang artériel ; si l'on comprime l'artère entre la plaie et le cœur, l'hémorragie s'arrête. Si la plaie est complète, on ne perçoit plus le pouls au-dessous.

Dans le deuxième cas, l'hémorragie se faisant dans les tissus, on assiste à la formation d'une poche fluctuante, présentant, comme les anévrismes, des battements, de l'expansion et, à l'auscultation, un bruit de souffle ; ce sont là des signes d'anévrisme ; c'est qu'il s'agit en effet d'une véritable poche anévrismale, d'un anévrisme diffus ou plutôt d'un *hématome anévrismal diffus* ; audessous de la poche on ne perçoit plus le pouls.

Si l'hémorragie est grave elle s'accompagne d'un état général particulier, caractéristique des grandes hémorragies ; le malade est pâle, la peau et les muqueuses sont décolorées, les extrémités sont refroidies, la soif est vive, il y a tendance aux syncopes ; le pouls est petit, fuyant, incomptable, la mort peut s'ensuivre si l'hémorragie n'est point arrêtée. Quelquefois une syncope se produit ; l'abaissement de la pression favorise la formation d'un caillot, d'où arrêt de l'hémorragie ; mais un mouvement peut faire céder ce caillot et l'hémorragie se reproduit.

A côté de la terminaison mortelle par hémorragie, il faut signaler d'autres complications graves d'une plaie artérielle. C'est d'abord la gangrène du membre que l'on voit surtout dans le cas d'hématome anévrismal diffus. C'est ensuite l'hémorragie secondaire, due toujours à l'infection et généralement plus grave que l'hémorragie primitive. Enfin, il peut se produire tardivement au niveau d'une ancienne plaie artérielle un anévrisme artériel ou artério-veineux. Quand l'artère blessée est profonde, le sang s'écoule soit dans une cavité viscérale (estomac, intestin), soit dans une séreuse (plèvre, péritoine) ; ces hémorragies sont étudiées ailleurs.

Diagnostic. — Il est d'habitude très facile : les caractères du jet saccadé, la couleur du sang, l'arrêt ou la diminution de l'hémorragie par compression de l'artère au-dessus permettent de distinguer la plaie artérielle d'une plaie veineuse. Le siège de la plaie superficielle, l'examen de l'instrument, la profondeur à laquelle il a pénétré, la direction qu'il a suivie permettent de diagnostiquer l'artère lésée d'après les connaissances anatomiques. Si l'hémorragie est profonde, l'hématome présente les caractères nets que nous avons vus.

Traitement. — Nous ne parlerons pas des astringents qui ne sont point de mise quand une artère saigne ; il faut arrêter l'hémorragie. Trois méthodes peuvent être employées :

1° La *Compression directe* de la plaie est une méthode excellente pour les petites artères ; une petite pelote faite de gaze aseptique est appliquée sur la plaie et assujettie par quelques tours de bande. Appliquée *provisoirement*, cette compression peut même servir pour de grandes plaies artérielles et il est facile d'improviser un appareil compressif en se servant comme pelote d'un objet dur quelconque. Cette compression peut se faire aussi à une certaine distance de la plaie, sur le bout central de l'artère.

2° La *Forcipressure* n'est guère indiquée que dans les cas où il est impossible de faire mieux : par exemple, on est dans une plaie profonde, irrégulière, anfractueuse, dans laquelle on ne trouve pas le vaisseau lésé ; dans ces cas, la pince à demeure rend de signalés services. N'est-ce point la forcipressure qui sert journellement dans les opérations chirurgicales où l'on pince les artères en attendant qu'un fil vienne les étreindre ! La torsion de l'artère pincée faite jusqu'à ce que la pince se détache spontanément rend également des services ; mais il vaut mieux lui préférer la méthode suivante.

3° La *Ligature* des deux bouts sectionnés dans la plaie est la méthode de choix ; aussi, d'une façon générale il faut, après avoir désinfecté le foyer, débrider, chercher dans la plaie les deux bouts de l'artère et les lier séparément. Disons que dans ces derniers temps on a fait avec succès la suture des artères (suture latérale et circulaire), mais cette pratique n'est guère recommandable que lorsqu'une grosse artère et sa veine satellite sont coupées simultanément, ce qui aggrave en effet le pronostic de la lésion.

ANSELME SCHWARTZ.

ARTÈRES PULMONAIRES. — V. Pulmonaire (Maladies de l'orifice).

ARTÉRIOSCLÉROSE. — On entend aujourd'hui par artériosclérose la sclérose des artères et surtout des artérioles. Artériosclérose équivaut à *artériolite chronique*, de même qu'athérome à *artérite* chronique. L'artériolite peut être localisée comme l'artérite, surtout quand elle a débuté par une phase aiguë; mais on ne dira d'un malade qu'il était artérioscléreux, ou athéromateux, que lorsqu'on trouve une lésion plus ou moins généralisée, soit des petites, soit des grosses ou moyennes artères. Cette distinction est surtout importante en clinique, où il est le plus souvent impossible de faire le diagnostic de l'une quelconque de ces deux lésions en l'absence d'une généralisation plus ou moins étendue. Il est vrai de dire qu'on a cherché à reconnaître l'artériosclérose localisée, grâce à l'hypertension partielle de la pédieuse, de la temporale, de la radiale.

L'artériosclérose ainsi comprise est fréquemment associée à l'athérome, mais non point nécessairement. Elle est également distincte des scléroses viscérales, en ce sens que, dans le rein par exemple, les lésions glandulaires ne sont pas subordonnées à l'artériolite ou réciproquement; mais il n'y a guère d'artérioscléreux sans quelque sclérose viscérale, non plus que de sclérose viscérale diffuse sans un certain degré d'artériosclérose.

On ne peut, pour le moment, se passer du mot, si mauvais soit-il, d'artériosclérose. Pour prendre encore comme exemple la sclérose rénale, le néphritique supportera mieux la sclérose de son rein tant qu'il n'aura pas d'artériosclérose généralisée, et l'artérioscléreux vivra plus longtemps s'il ne devient pas brightique.

C'est que l'artériolite disséminée, ou artériosclérose généralisée capillaire, a pour effet de diminuer la capacité fonctionnelle des différents viscères, rein, cœur, poumon, etc. La sclérose viscérale qui l'accompagne prédominera sur l'un ou l'autre de ces viscères, et donnera à chaque cas particulier son allure spéciale, en compromettant d'une façon irrémédiable la fonction correspondante.

Il importe peu, au point de vue pratique, de discuter, avec les données actuelles, la pathogénie des scléroses viscérales. Il suffira de faire remarquer qu'elles ne sont pas absolument comparables, puisque l'infection joue pour le poumon un rôle autrement important que pour le cœur, puisque la sclérose du cœur pourrait n'être que le résultat de petits infarctus multiples. Il n'en est pas moins vrai que la prédisposition à la sclérose viscérale, quelle que soit sa cause provocatrice, est le privilège commun des artérioscléreux.

Étiologie. Pathogénie. — L'artériosclérose dérive du neuro-arthritisme, tempérament apte à la défense contre l'infection, grâce à un système nerveux capable de réactions vives, mais sujet à l'auto-intoxication précisément à cause d'une suractivité native. L'ennemi de l'artérioscléreux est en lui-même, exception faite du *saturnisme*; les *diabétiques*, les *obèses* et surtout les *goutteux* en sont les types les plus achevés. L'auto-intoxication par insuffisance rénale mène à l'artériosclérose, de même l'auto-intoxication digestive. Toutes les causes d'hypertension artérielle aboutissent à l'auto-intoxication et mènent aussi à l'artériosclérose. Car, si l'hypertension facilite

d'abord l'élimination urinaire, elle entrave les échanges entre les tissus et
le sang, du moins en ce qui concerne la désassimilation. Pour la même
raison, tous les agents de vaso-constriction périphérique préparent l'artériosclérose en élevant la tension : il en est ainsi du froid, de l'émotivité
(angoisse), de la sédentarité, du *tabac*, etc. L'*alcool* agit directement par
intoxication, indirectement en favorisant l'auto-intoxication et l'anxiété, ou
en élevant la tension; mais son action est contestée. La sclérose artérielle
est fréquemment associée au rhumatisme chronique, aux lithiases biliaire
et urinaire, à la gravelle, etc.

L'infection n'est pas non plus négligeable, quand elle est répétée sous des
formes diverses, ou prolongée à petite dose. La *scarlatine* est à citer particulièrement à cause de son action élective sur le rein, ainsi que la *syphilis*
dont les effets se prolongent presque indéfiniment.

L'âge de prédilection de l'artériosclérose n'est pas le même que celui de
l'athérome. Chez le vieux goutteux, on trouve de l'athérome; le goutteux
plus jeune est sujet aux accidents de l'artériosclérose. La *ménopause* expose
au développement de l'artériosclérose : la suppression d'une élimination
périodique favorise l'auto-intoxication.

Anatomie et physiologie pathologiques. — L'artériolite se pré
sente sous les trois aspects suivants : 1° artériolite simple non oblitérante;
2° artériolite oblitérante (sclérose hypertrophique de l'endartère); 3° artériolite anévrismale ou anévrisme miliaire. Les anévrismes miliaires des
artères bronchiques, des artères cérébrales, etc., appartiennent à l'artériosclérose [V. CÉRÉBRALE (HÉMORRAGIE)]. Les anévrismes des moyennes et
grosses artères ne sont pas sans rapport avec l'artériosclérose; mais ici, dans
la pathogénie de la sclérose artérielle l'infection joue le principal rôle.

Tandis que l'athérome s'installe peu à peu sans grande réaction dans un
organisme qui se soumet à sa lésion, l'artériosclérose offre des réactions
beaucoup plus vives et consiste autant dans un mode de réaction vaso-
motrice que dans la lésion des artérioles. Celle-ci peut précéder l'hypertension artérielle; mais très souvent l'augmentation de pression, avec spasme
généralisé capillaire, est le premier acte morbide apparent, consécutif lui-
même à l'auto-intoxication. De là l'hyperplasie des éléments musculaires et
élastiques, qui précède la sclérose ou s'y associe. On a opposé l'artériosclérose, lésion inflammatoire et hyperplasique, à l'athérome, lésion dégénérative, bien que les deux modes d'altération soient fréquemment associés.

Il semble que l'artérioscléreux, par une suractivité native du système
nerveux de relation, demande à son système nerveux organique un travail
excessif. Dépensant beaucoup, il a besoin d'une alimentation réparatrice,
mais les viscères ne sont pas à la hauteur du travail demandé, peut-être à
cause d'une *aplasie* artérielle toute relative. Il s'ensuit une viciation des
fonctions viscérales, contre laquelle il lutte par l'hypertension, symptôme
salutaire dans une certaine mesure, et qu'on s'explique aujourd'hui par une
sécrétion surrénale exagérée. Sans doute, il se passe quelque chose d'analogue chez l'athéromateux; mais chez l'artérioscléreux l'usure de la vie est
beaucoup plus rapide, ou plutôt l'équilibre entre la vie organique et la vie de
relation est rompu. La machine est forcée par suite d'un fonctionnement

exagéré et vicié, plutôt que par usure proprement dite. Aussi l'artérioclé-
rose des jeunes est-elle plus grave que celle des vieillards, chez lesquels la
capacité vitale est restreinte. Chez les premiers, l'intensité de la vie les
mène rapidement, qu'on passe le mot, à l'encrassement des organes par une
sorte d'état de mal d'hypertension. Il y a une élimination insuffisante des
matières organiques, d'abord relative, puis absolue, tandis que les matières
minérales sont encore en quantité exagérée ou normale dans l'urine. La
rétention chlorurée (v. c. m.) ne vient qu'ensuite quand le rein devient
insuffisant.

Symptômes. — *Troubles vasculaires.* — L'*hypertension* est, en effet,
le symptôme sinon nécessaire, du moins habituel de l'artériosclérose. Elle
atteint ici un chiffre beaucoup plus élevé que dans l'athérome. La moyenne
est au-dessus de 20; 25 est un chiffre fréquent. Mais quand on le trouve, on
peut supposer qu'il existe déjà une complication telle que le diabète, ou
surtout la néphrite interstitielle. Lorsqu'apparaîtront les grands accidents
viscéraux, la tension artérielle perdra sa stabilité; entre des paroxysmes
d'hypertension on observera une hypotension relative ou absolue. Ces
paroxysmes sont en rapport avec des crises de vaso-constriction.

La *polyurie* résulte directement de l'hypertension. Elle s'accompagne
fréquemment de pollakiurie, soit diurne purement nerveuse, soit nocturne
dès qu'il existe de l'insuffisance rénale.

Le pouls, dur et résistant, parfois tendu comme un fil de fer sous la peau,
offre des caractères variables de rapidité et d'amplitude suivant l'état du
cœur, des reins et de l'aorte. La temporale est saillante et sinueuse.

Le deuxième bruit du cœur est plus retentissant qu'à l'état normal au
foyer aortique; mais, bien que son intensité soit exagérée, son timbre n'est
pas modifié. Enfin, on pourra rechercher chez les hypertendus la dilatation
aortique en dehors de toute aortite, ainsi que la stabilité du pouls ou son
type inverse, tandis qu'à l'état normal, les pulsations diminuent de six à
huit quand on passe de la station verticale à la station horizontale, dans
l'hypertension cet écart tend à disparaître ou à être renversé.

Certaines *palpitations* ou *intermittences* sont aussi à mettre sur le compte
de l'hypertension ainsi que la dyspnée d'effort, à peine accusée à cette
période.

Ces malades sont souvent *anxieux*, irritables et susceptibles au physique
comme au moral. L'anxiété augmente l'hypertension et l'hypertension
l'anxiété; ce cercle vicieux explique la tendance progressive du syndrome.

La *dyspepsie hypersthénique*, ou avec hyperchlorhydrie, est fréquente chez
les artérioscléreux. Elle s'explique peut-être par une utilisation insuffisante
des aliments ingérés. Le refroidissement et les fourmillements, la sensibilité au froid et la sensation du froid spontanée aux genoux, aux cuisses et
aux lombes, le phénomène du doigt mort (un doigt ou plusieurs doigts
deviennent pâles et insensibles quelques instants), certaines crampes du
mollet ou du cou, certains vertiges, certains bourdonnements d'oreilles, les
mouches volantes, peuvent être mis sur le compte du spasme des artérioles,
ainsi que la pâleur, le prurit.

Car l'hypertension provoque la vaso-constriction périphérique, et cette vaso-constriction augmente l'hypertension, dont les oscillations sont parallèles aux recrudescences symptomatiques.

Tels sont les phénomènes purement nerveux ou dynamiques qui annoncent l'artériosclérose, jusqu'au jour où des troubles viscéraux apparaissent, peu à peu et lentement chez le vieillard, quelquefois très rapidement, en l'espace de quelques semaines chez l'adulte.

A cette série on pourrait ajouter certaines céphalées migraineuses, c'est-à-dire passagères, variables, indices d'un excès de fatigue ou de régime : mais toute céphalée persistante éveille l'idée de néphrite, d'urémie et non plus seulement d'artériosclérose.

Insuffisance rénale relative; phénomènes compensateurs. — Le cœur s'est hypertrophié et la pointe bat dans le 5ᵉ ou le 6ᵉ espace intercostal. Le pouls est brusque et ample. C'est alors que se manifestent les hémorragies multiples auxquelles sont exposés les artérioscléreux, même avant l'entrée en scène de la néphrite : épistaxis à répétition, purpura chronique sur la face interne des jambes, ecchymoses sous-conjonctivales passagères ou simples, hypérémie habituelle de la conjonctive bulbaire, ecchymoses du dos de la main chez les vieillards; il faut y ajouter certaines hémorragies gastriques ou intestinales, des métrorragies, notamment à la ménopause.

Ces *hémorragies* sont déjà l'indice d'une insuffisance rénale au moins intermittente, même si l'albumine fait défaut dans l'urine. L'albuminurie peut être en effet tout à fait éphémère, ou minime et inaperçue. Elle peut même ne pas exister encore.

De même que l'hypertrophie cardiaque est compensatrice de l'hypertension, de même les hémorragies sont salutaires, dans une certaine mesure, et destinées à retarder l'auto-intoxication. Il n'y a pas d'ailleurs de rapport nécessaire entre l'hypertension d'une part, l'hypertrophie cardiaque ou les hémorragies d'autre part.

Grands accidents viscéraux. — Enfin apparaissent les grands accidents viscéraux; hémorragie cérébrale, néphrite confirmée, dilatation cardiaque avec ou sans bruit de galop, accidents pulmonaires divers.

Le *rein* est l'organe dont la lésion aggrave le plus souvent l'artériosclérose. Cela se conçoit, puisque l'insuffisance rénale a pour premier effet d'augmenter l'hypertension (V. Néphrite chronique scléreuse). Si le rein se prend de bonne heure, à l'âge adulte, l'urémie est rapidement progressive, pour peu que le cœur faiblisse en même temps : la défaillance cardiaque est indiquée par le bruit de galop. Si le rein se prend tardivement, chez le vieillard, l'albuminurie peut durer des années, jusqu'au jour où surviendra une hémorragie cérébrale ou bien une crise d'asystolie ou d'urémie, provoquée par une maladie intercurrente.

Le retentissement de l'artériosclérose sur le *cœur* est le plus important à considérer après les troubles rénaux. En effet, une néphrite chronique amène toujours au bout d'un certain temps des troubles cardiaques, et l'insuffisance cardiaque augmente l'insuffisance rénale. Si le cœur se prend le premier chez l'artérioscléreux adulte, on voit, en dehors de toute autre lésion, et sous l'influence de la seule hypertension, survenir soit des crises de tachycardie avec palpitations angoissantes, soit des accès d'angine de poitrine (ou simplement d'angoisse), soit des accès d'orthopnée, avec ou sans œdème pulmonaire, après quoi le cœur subit une dilatation aiguë ou progressive avec gonflement du foie. Si l'on a affaire à un sujet plus âgé, si le cœur faiblit progressivement, on voit la pointe du cœur qui était seulement abaissée se déplacer peu à peu en dehors de la ligne mamelonnaire, et, aux bases des poumons, s'installent des râles crépitants prédominants d'un côté, souvent à gauche.

La *sclérose cardiaque* vient encore ajouter ses effets à la simple hypertrophie et à la dilatation hypertrophique. Elle peut porter sur les valvules et produire non seulement des lésions aortiques (V. Aortites), mais aussi des lésions mitrales, rétrécissement ou insuffisance; elle peut porter sur l'endocarde pariétal et sur le muscle (V. Myocarde). Cette sclérose myocardique peu se manifester simplement par de l'arythmie ou de la bradycardie.

Parmi les *accidents pulmonaires*, il y a aussi à distinguer deux ordres de faits : 1° le poumon subit le contre-coup de l'hypertension, des lésions cardiaques et rénales; d'où les différents types de dyspnée cardiaque et brightique avec ou sans lésions pulmonaires appréciables, la congestion œdémateuse active et passive, l'emphysème secondaire, les infarctus avec ou sans athérome pulmonaire, etc.; 2° le poumon est atteint pour son compte; il se sclérose sous l'influence de l'infection banale ou même tuberculeuse; ou bien, sans sclérose très accentuée, il existe une bronchite chronique avec emphysème avec ou sans catarrhe; enfin, même en l'absence de bronchite ou de dilatations bronchiques, on voit se produire, sous la seule influence de l'hypertension, des hémoptysies attribuées à la rupture d'anévrismes miliaires des artères bronchiques.

C'est encore à l'*anévrisme miliaire* qu'il faudrait rapporter certaines hémorragies gastro-intestinales, et peut-être des voies urinaires. L'athérome et l'artériosclérose interviennent dans la pathogénie des *ulcérations de l'estomac* et de l'*intestin*, au moins chez le vieillard.

La *congestion du foie* chez l'adulte, la glycosurie d'origine digestive ou par insuffisance hépatique à un âge plus avancé, sont des manifestations fréquentes de l'artériosclérose. L'*insuffisance hépatique* relative paraît jouer un rôle important dans les manifestations congestives de l'arthritisme, puis de l'artériosclérose; exemple : les hémorroïdes; l'hypertension portale est le résultat chez eux du surmenage des organes digestifs et en particulier du foie. A l'état normal, il existe une pression proportionnelle dans la veine porte, la veine sus-hépatique, l'artère et la veine pulmonaires, le système aortique et le système veineux général (varices). Une augmentation ou une diminution de tension dans l'un quelconque de ces territoires vasculaires retentit en sens inverse sur les deux autres.

Évolution. Formes. — On serait tenté d'assigner à l'artériosclérose trois phases : la période d'hypertension simple, la période de réaction à l'hypertension (hypertrophie du ventricule gauche, polyurie, petits accidents viscéraux), la période des grands accidents viscéraux. Cette division ne pourrait être que schématique; elle l'est moins cependant que la division classique en quatre périodes : artérielle (présclérose), cardio-artérielle mitro-artérielle, cardiœtasique. Rien n'est plus varié que les modalités de l'artériosclérose.

Aussi est-il impossible de faire une étude d'ensemble des caractères de l'urine chez les artérioscléreux. Car suivant les troubles de la nutrition associés, suivant l'état du cœur, suivant l'état du rein, suivant telle ou telle prédominance symptomatique, ces caractères varient.

L'évolution et l'enchaînement des phénomènes sont subordonnés à une foule de facteurs héréditaires ou acquis, physiques et moraux. Il y a les artérioscléreux adultes sans athérome, et les artérioscléreux adultes ou vieux avec athérome.

Parmi les premiers, il y en a qui, maigres et pâles, de souche neuro-arthritique, se maintiennent longtemps sans accidents graves; ils se défendent mieux, parce qu'ils sont nerveux et mieux avertis du danger par des malaises disproportionnés avec la cause qui les a produits; il y a ceux qui arrivent presque sans souffrance et sans avertissement aux grands accidents viscéraux, à l'asystolie ou au mal de Bright : ce sont souvent des alcooliques ou des syphilitiques.

Chez ceux-là, le cœur, l'aorte et le rein restent sains, du moins, s'ils sont dégénérés par place, leurs fonctions ne sont pas notablement compromises; la tension artérielle n'est guère plus forte qu'à l'état normal; les oscillations de cette tension sont moins grandes; ils réagissent vivement à la moindre atteinte viscérale, en tant que sensitifs ou névropathes, et restreignent leur vie : ils peuvent devenir athéromateux, mais cette lésion n'évolue que très lentement; ils se sont adaptés à leur méiopragie; ils sont souvent dyspeptiques et entéritiques, ou neurasthéniques, ou simplement asthéniques; un certain nombre deviennent tuberculeux. Ceux-ci, chez lesquels la vie fut plus intense, sont de bonne heure brightiques, cardiaques et aortiques, souvent simultanément, à moins qu'ils ne finissent prématurément, frappés soit par une hémorragie cérébrale soit par la paralysie générale.

Les associations de l'artériosclérose avec la goutte, le diabète, l'obésité, forment autant de variétés morbides. Quand l'athérome s'associe à l'artériosclérose, ce qui est fréquent à partir de 50 ans et surtout de 60 ans, les grands accidents viscéraux sont souvent mieux tolérés, moins rapidement progressifs, probablement parce qu'un sujet plus âgé se résigne mieux à une certaine méiopragie, surtout si le cerveau a été le premier touché. Ainsi l'atrophie rénale est beaucoup mieux supportée chez le vieillard. Souvent alors les accidents sont successifs, et l'on voit survenir, par exemple, des infarctus viscéraux multiples.

Ainsi, c'est toujours l'hypertension qui, au point de vue de la physiologie pathologique, est le symptôme important, bien qu'elle varie suivant les sujets, et que pour toute une catégorie d'artérioscléreux elle semble n'être que relative ou nulle. Toutes les habitudes de travail, de régime ou de vie qui favorisent les paroxysmes d'hypertension aggravent l'état du malade; et les effets de l'*état de mal d'hypertension* seront d'autant plus néfastes qu'une lésion viscérale, si minime soit-elle, aura diminué la résistance vitale. Mais l'hypertension, ne l'oublions pas, conséquence de l'auto-intoxication, n'est que le résultat d'un surmenage digestif ou nerveux.

**Tableau des maladies groupées suivant l'état de pression artérielle
(d'après Potain).**

Pression	Très basse 7 à 11.	Basse 12 à 14.	Moyenne 15 à 17.	Forte 18 à 21.	Très forte 21 à 31.
Maladies	Cancer de l'estomac, du foie, etc. Gastrite chronique. Dysenterie chronique. Diarrhée cholériforme. Maladie d'Addison. Purpura hémorragique.	Tuberculisation pulmonaire. Fièvre typhoïde. Rhumatisme articulaire aigu.	Pneumonie. Bronchite. Pleurésie. Colite chronique. *Néphrite catarrhale.* Rhumatisme chronique. Intoxic. saturnine. Intoxication mercurielle. Intoxic. alcoolique. Chlorose. Hystérie. Insuffisance mitrale. Rétrécissement mitral.	*Sclérose artérielle.* Artérite rhumatismale. *Aortite.* Insuffisance aortique. Hypertrophie du cœur. Néphrite mixte. Colique saturnine.	*Néphrite interstitielle.* Diabète.

Outre le type cardio-rénal, les auteurs décrivent à l'artériosclérose un
type *nerveux* et un type *abdominal*, en y comprenant des accidents qui
dérivent plutôt de l'oblitération des artères athéromateuses. Si l'on fait
abstraction de l'artérite oblitérante qui relève de l'athérome, le type
nerveux est surtout caractérisé par les hémorragies des centres nerveux,
et principalement par l'hémorragie cérébrale, à laquelle on peut joindre
certaines hémorragies méningées ou plexiques, et quelques rares héma-
tomyélies.

De même l'artériosclérose abdominale se manifeste surtout par des
hémorragies gastriques ou intestinales (duodénales ou coliques) résultant
de l'artériolite anévrismale ou oblitérante, et indépendantes du cancer, de
l'urémie, de la cirrhose, chez les sujets âgés. Chez les jeunes sujets on
observe des crises douloureuses épigastriques, ombilicales ou sous-ombili-
cales, en rapport avec un spasme du pylore, de l'intestin et peut-être des
artérioles; ces douleurs ressemblent à celles que provoque l'artérite mésentérique oblitérante, mais elles sont passagères et moins intenses. A ces phénomènes peut s'adjoindre, suivant les cas, le cortège de l'entéro-névrose ou
de la pléthore abdominale.

Pronostic. — Il dépend beaucoup plus des conditions d'existence, de
l'état viscéral et de l'âge que de l'état habituel de la pression artérielle;
ainsi une pression de 20 à 25, qui n'aura pas lieu d'étonner chez le vieillard,
impliquera une réserve chez l'adulte. Cependant la constatation chez un
malade d'une augmentation de pression fera craindre l'apparition prochaine
d'accidents fâcheux.

Diagnostic. — L'artériosclérose mène à la néphrite interstitielle.

A quel moment devra-t-on dire que la néphrite est constituée? C'est là une question qui sera traitée ailleurs (V. Néphrites chroniques).

Comme l'artériosclérose, *l'aplasie artérielle* (étroitesse congénitale ou rétrécissement généralisé des artères) mène à la néphrite, mais à un âge différent, dès l'adolescence. Elle peut se terminer par asystolie sans néphrite avérée, ou le plus souvent par urémie. L'analogie que présentent dans leur évolution l'aplasie artérielle et l'artériosclérose, tendrait à faire considérer celle-ci comme une aplasie artérielle relative. D'une façon générale, le passage à la néphrite se fait ici d'une façon beaucoup plus apparente que chez l'adulte, à la faveur d'une poussée aiguë qui s'accompagne d'œdème.

A la *période initiale*, il faut savoir reconnaître l'artériosclérose derrière un symptôme isolé, tel que le prurit, les vertiges, derrière un symptôme neurasthénique ou dyspeptique. Il faut chercher à faire la part de l'hypertension et de l'insuffisance rénale commençante.

Quand on se trouve en présence *d'urémie* ou *d'asystolie confirmée* chez l'adulte ou le vieillard, on aura toujours à se demander si l'artériosclérose a préparé de longue date ces accidents. En l'absence d'antécédents avérés de néphrite ou de cardiopathie, en l'absence de lésions valvulaires ou de poussées aiguës de néphrite avec oligurie, œdème et albuminurie abondante, on aura les plus grandes chances d'avoir affaire à un scléreux. Les lésions viscérales ne sont pas la conséquence de l'artériosclérose, mais les viciations nutritives que celle-ci entraîne prédisposent les organes à la sclérose. Au cours de l'asystolie la persistance d'une diurèse assez abondante (1 litre à 1 litre 1/2), le maintien de la pression à un taux élevé, par exemple 20, ou davantage, la constatation de l'abaissement de la pointe en même temps que sa déviation en dehors (sans que l'hypertrophie du ventricule gauche trouve son explication dans une lésion aortique), et souvent, mais non toujours, une simple tachycardie sans arythmie, sont autant de signes qui feront supposer que l'artériosclérose, et partant l'hypertension, a joué un rôle primordial dans la genèse des accidents.

Les types classiques d'asystolie, cardio-aortique, cardio-rénale, cardio-pulmonaire (avec emphysème et bronchite chronique), cardio-valvulaire et cardio-hépatique (avec cirrhose cardiaque) se rencontrent tous chez les artérioscléreux. Mais ces types ne sont que des schémas, relatifs en somme à des associations morbides. Ce qu'il faut considérer, en vue du traitement, c'est l'enchaînement des phénomènes dans un cas simple sans lésion viscérale importante surajoutée. L'hypertension étant considérée comme la clé de la physiologie pathologique, de l'aveu même de Potain, malgré quelques faits contradictoires, que va-t-il se passer, lorsque le fonctionnement d'un organe important faiblira, sous la poussée du trop plein circulatoire?

Le ventricule gauche ayant à supporter le maximum de pression, l'état d'imminence morbide se révélera d'abord par l'angoisse. La mort peut être subite; ou bien, soudainement, se déclare l'œdème aigu du poumon ou l'attaque d'urémie. Si les accidents sont surtout mécaniques et moins brusques, la valvule mitrale peut céder et donner lieu à des accidents de rétrostase pulmonaire puis hépatique: ou bien d'emblée le cœur droit se laisse dilater, sans lésions pulmonaires, et le foie se gonfle, avec ou sans lésion tricuspidienne, comme par une sorte d'adaptation providentielle qui évite l'atteinte du poumon. Certes, il peut survenir des œdèmes périphériques, mais ils sont rarement très accentués dès le début, ou se bornent aux pieds et à la face interne des jambes.

Ainsi à l'état même d'asystolique, ce que l'artérioscléreux doit redouter surtout, c'est encore l'état de mal d'hypertension, différant par conséquent de l'asystolique purement valvulaire, type morbide moins fréquent. Il est à remarquer d'ailleurs que les conditions de la circulation périphérique et viscérale interviennent presque toujours pour déterminer la défaillance cardiaque. Cela est si vrai, que l'on voit des lésions valvulaires admirablement supportées pendant un temps indéfini, même chez des scléreux qui se soignent. Au contraire, l'asystolie peut apparaître, d'emblée très grave, chez de jeunes alcooliques en état permanent d'hypertension, à la suite d'une simple dépression morale; et, à l'autopsie, on ne trouve qu'une dilatation aiguë du cœur sans lésions rénales accentuées. Le cœur cède alors bien plus parce qu'on lui impose un travail excessif, que parce qu'il est lui-même très malade. C'est encore ce qui se passe dans l'asystolie par aplasie artérielle. En sorte que la notion, qui va dominer le traitement, est ici, chez l'artérioscléreux, comme en bien d'autres cas : adaptation de la vie de relation aux conditions de la vie organique, adaptation du travail de la machine à sa capacité motrice.

Traitement. — Le traitement de l'artériosclérose comporte des indications diverses suivant qu'on est en présence de la période de début, dite de présclérose, ou des complications viscérales, cardio-rénales surtout, qui s'ébauchent à la période d'état, et se confirment ensuite avec prédominance sur l'organe le plus vulnérable ou le plus surmené.

A la première période, alors que l'artériosclérose consiste plutôt dans le spasme généralisé capillaire que dans une lésion constituée des artérioles, le fait dominant est l'hypertension. Celle-ci paraît se développer sous l'influence de deux facteurs : 1° une viciation nutritive; 2° une perturbation nerveuse. Le traitement de l'artériosclérose consiste donc à lutter d'une part contre l'auto-intoxication menaçante, et, d'autre part, contre cette irritabilité spéciale des centres vaso-constricteurs qui produit le spasme périphérique.

Il va sans dire qu'il faut supprimer d'emblée et d'une façon absolue toute cause d'intoxication surajoutée, telle que l'alcoolisme et le saturnisme (v. c. m.).

Régime. — Le *régime* constitue la base du traitement. D'une façon générale, il sera de digestion facile, privé d'excitants, composé d'aliments et de boissons aussi peu toxiques que possible, favorable à la régularité des garde-robes comme à l'abondance de la diurèse. Il existe une échelle de régimes remplissant les conditions précédentes avec plus ou moins de sévérité.

Ainsi des cures de régime lacté intégral sont excellentes pour les artérioscléreux; il offre le maximum de garantie.

En second lieu vient le régime lacté partiel, composé de lait et de pâtes.

purées de légumes ou potages farineux; on peut y adjoindre des légumes
verts tels que la laitue, la chicorée et le pissenlit cuits; puis les haricots
verts, les artichauts, etc., les compotes, le fromage blanc.

En troisième lieu, on permettra les œufs.

Enfin le quatrième échelon du régime comprendra les poissons, les
viandes bouillies, rôties ou grillées de préférence, en commençant par le
poulet, auquel on adjoindra l'agneau, puis le mouton, le bœuf, le pigeon, le
dindon et même le veau en hiver; l'artérioscléreux ne mangera de viande
que tous les 2 jours, ou au plus 1 fois par jour, pour peu que sa santé soit
quelque peu compromise.

Il ne nous paraît pas utile d'interdire d'une façon absolue les viandes
gélatineuses, les aliments riches en acide oxalique (oseille qui sera permise
en potage), les épinards, les mets riches en nucléine (cervelles, œufs, ris de
veau), le bouillon. On usera modérément du sucre, des aliments gras, des
champignons, du chocolat et même du cacao, du bœuf bouilli (à cause de
leur digestion difficile).

En revanche, le citron, l'oignon cuit ou cru, et même la tomate sont
recommandés. Les crudités ainsi que le fromage, ne sont salutaires que si
l'estomac fonctionne bien.

Le sel ne sera permis qu'en petite quantité, surtout si l'hypertension est
forte. Au lieu de 15 gr., dose moyenne quotidienne, tout compte fait, on
accordera 5 gr. au plus (V. Urémie).

Deux litres de lait contiennent un peu plus de deux grammes de sel : une
livre de pain ordinaire 1 gr. 20 : au total environ 5 gr. 50. En sorte que,
avec une ration de viande et de légumes non salés, la dose de 5 gr. ne sera
pas dépassée.

La meilleure boisson est l'eau; on permettra cependant le cidre, les petits
vins non alcooliques, la bière légère, un peu de thé ou de café extrêmement légers. On s'abstiendra des autres boissons fermentées, des liqueurs,
du café fort, etc.

Les aliments solides dont l'usage sera proscrit sont les suivants : la charcuterie, les salaisons, les conserves de viande, de poisson, et même de
légumes, les aliments cuits dans la graisse, la friture, les épices, les truffes,
les fromages trop forts, les choux, le gibier faisandé, l'oie, le canard, etc.

Lorsqu'un artérioscléreux aura éprouvé un accident quelconque : hémorragie, asystolie ou urémie passagères, œdème aigu du poumon, etc., on le
fera passer successivement par cette gradation de régimes. A la moindre
alerte, au lieu de passer au régime suivant, on revient en arrière, en commençant par un régime très restreint, liquide ou demi liquide ; la réduction
des liquides est indiquée au début pendant 48 heures; en cas d'accident
grave il est parfois bon de prescrire la diète absolue.

Hygiène. — En ce qui concerne l'*hygiène*, on s'attachera à démontrer au
malade qu'il doit s'adapter à sa vie organique. Le défaut d'élasticité et de
souplesse de son système circulatoire lui interdit le surmenage, du moins
prolongé. La susceptibilité de son système nerveux l'engage à se mettre à
l'abri des grandes secousses morales. Pendant la période prémonitoire de
présclérose, l'*hydrothérapie* chaude, tiède (ou même froide chez quelques-

uns seulement), sous la forme de bains, de lotions, de douches, a l'avantage
de calmer la tendance qu'il a à la suractivité cérébrale, à l'anxiété, à l'insomnie, de faire fonctionner la peau et de rendre plus active la circulation
cutanée, de stimuler les fonctions végétatives. Les bains de mer et de
rivière sont contre-indiqués.

Il est à remarquer que, parmi les artérioscléreux qui sont atteints de
grands accidents viscéraux, il y en a beaucoup qui ont eu des préoccupations
ou qui ont été entraînés dans de mauvaises affaires par un désir excessif
d'aller toujours plus loin. Ils ne se sont pas astreints à rester dans les limites
de leurs capacités.

A la suite ou à défaut de l'hydrothérapie, les frictions et le massage périphérique ou abdominal, ou cardiaque, sont une excellente chose. D'une
façon très générale, le massage superficiel (effleurage) et léger est calmant;
il est excitant s'il est plus profond et plus fort. Une vie bien réglée, de
laquelle seront exclus les excès de toutes sortes, aussi bien les excès de
travail que les excès de table, sera la condition d'une existence à la fois
utile et prolongée. C'est en assurant l'exercice normal de toutes les fonctions, tout en ménageant l'organe particulièrement atteint, que l'artérioscléreux évitera d'aggraver son état. Il va sans dire que le grand air, le
séjour à la campagne, au calme, sera conseillé au citadin, quelle que soit sa
condition sociale, dans la limite du possible. L'exercice modéré devra être
exigé du sédentaire; le manœuvrier sera soumis à un repos relatif. C'est le
cas de rappeler ici que l'homme sait bien assez de choses pour éviter le
mal: qu'il fasse d'abord ce qui est bien, avant de chercher à faire mieux.

Médications. — Faire mieux, c'est recourir aux médications. Parmi
celles-ci on doit distinguer : 1° celles qui diminuent l'hypertension en
activant le fonctionnement de l'intestin (purgatifs et laxatifs), du foie (cholagogues, alcalins), et du rein (diurétiques) ; 2° celles qui visent au même
effet en s'opposant au spasme capillaire ou en favorisant la vaso-dilatation
dans la circulation périphérique.

Or, il n'est pas douteux que les premières seules tendent à lutter contre
la cause de l'hypertension : pléthore réelle ou relative seulement aux substances toxiques. Elles seules ont un effet durable persistant après la suppression du médicament.

On conseillera donc, à la période vasculaire d'hypertension, le traitement
suivant, modifiable d'ailleurs suivant les cas, suivant les tolérances individuelles :

1° 10 jours par mois, prendre tous les matins, au réveil, une heure avant le premier
déjeuner, un cachet de benzoate de soude de 0ᵍʳ,50 à 1 gramme, avec une infusion de
feuilles de frêne ou de pensées sauvages;

2° Les 10 jours suivants, au même moment, on prendra, dans une infusion de pariétaire, un paquet de 0ᵍʳ,50 à 1 gramme de nitrate de potasse et de bicarbonate de
potasse;

3° Les 10 derniers jours du mois, prendre, à la même heure, mais seulement tous
les deux jours, une à deux des pilules suivantes :

Calomel. . . . . Cinq *milligrammes*.
Savon médicinal . . . . q. s.
Pour une pilule n° 10.

Il vaut mieux s'abstenir de calomel s'il y a de l'albumine dans l'urine à la période de néphrite confirmée. En tous cas, il ne faut jamais le prescrire à doses supérieures à 5 centigr. sous peine de voir éclater, chez certains malades, une terrible stomatite.

On emploiera alors les laxatifs salins tels que l'eau de Carabaña ou de Montmirail (S. Vaqueyras), etc. On peut faire prendre un ou deux verres à liqueur d'eau de Carabaña dans un verre d'eau de Vichy tiédie, pour obtenir une action analogue à celle de Carlsbad. On prescrira :

> Sulfate de soude. . . . . 3 à 5 grammes.
> Bicarbonate de soude . . . . 0,50 à 1 gramme.
> Pour un paquet n° 10. (A prendre le matin dans un verre d'eau chauffée à 40°).

On ordonnera l'un ou l'autre de ces différents remèdes suivant leur opportunité respective, la prescription ci-dessus n'étant qu'un schéma.

Les *médicaments purement vasculaires* tels que la trinitrine, le tétranitrol ou tétranitrate d'érythrol et le nitrite d'amyle ne rendent vraiment service que dans les crises angineuses des hypertendus, et surtout dans l'angine de poitrine caractérisée. L'extrait de gui a été préconisé récemment comme hypotenseur (4 à 8 pil. d'extrait éthéré de 2 centigr.).

L'organothérapie trouve rarement son indication sous forme d'extraits d'ovaire, de testicules, de thymus, et surtout de thyroïde ; car l'effet de cette médication supposée utile, ne persiste pas après la cessation de son emploi.

Quant à l'iodure de potassium, à l'iodure de sodium, à l'iodure de strontium, aux huiles iodées, qui restent les meilleurs vaso-dilatateurs, et qu'on dit résolutifs parce qu'ils activent les circulations locales, il faut les réserver aux artérioscléreux athéromateux, aux artérioscléreux âgés, à la cardiosclérose ; pour peu que le cœur, le rein ou le foie soient insuffisants, ils réussissent mal. Les fortes doses sont inutiles. On prescrira donc :

> Iodure de potassium. . . . . 5 à 10 grammes.
> Eau distillée. 500 grammes.
> Une cuillerée à soupe par jour aux repas.

Il n'en est pas de même des *médicaments nervins*, tels que les bromures de potassium, de sodium ou de strontium, le chloral, la valériane, voire même le tilleul, etc. Ils seront d'un précieux secours contre la surexcitation habituelle à ces malades ; ils calment le spasme vasculaire, mais il ne faut les employer qu'incidemment.

Signalons enfin les effets bienfaisants, mais passagers, des courants de haute fréquence, des courants sinusoïdaux et de la franklinisation sur l'hypertension ou certaines autres manifestations de l'artériosclérose.

Il ne faut pas perdre de vue que l'hypertension est, chez l'artérioscléreux, une réaction à une perversion humorale préexistante, réaction salutaire dans une certaine mesure ; et, lorsqu'à la suite d'une affection intercurrente comme la grippe, le malade se trouve en hypotension relative, il peut être indiqué de relever la pression artérielle modérément, à l'aide du fer, de l'arsenic, des phosphates. On prescrit souvent chez l'artérioscléreux athéromateux :

> Iodure de sodium . . . . 5 grammes.
> Arséniate de soude . . . . 5 centigrammes.
> Eau distillée. 500 grammes.
> Une à deux cuillerées à soupe par jour, au repas.

Dans cet ordre d'idées, on a été jusqu'à conseiller la digitale chez les artérioscléreux brightiques (le bruit de galop disparaît sous l'influence de ce médicament). Mais, en réalité, elle n'est vraiment indiquée chez ces malades que dans l'asystolie. On pourra donner 1/2 milligr. de digitaline en une fois, puis, les jours suivants, la théobromine qui, dans l'asystolie des artérioscléreux avec œdème. provoque souvent une diurèse abondante : soit trois jours de suite, trois cachets de 0 gr. 50 de théobromine, dans la matinée, à une heure d'intervalle.

Le traitement des accidents cardiaques et pulmonaires ne peut être développé ici. Toujours, d'ailleurs, il faudra commencer par exercer une action déplétive, en agissant d'abord sur l'intestin, puis sur le rein.

Les *indications thermales* sont en réalité fréquentes chez les artérioscléreux. Elles s'adressent plutôt à la goutte, au diabète, à l'obésité, associés à l'artériosclérose qu'à l'artériosclérose elle-même. Contre-indiquées par les lésions viscérales graves, elles agissent souvent par la détente, le calme et le repos, la distraction qu'elles procurent.

Saint-Nectaire (eaux bicarbonatées chlorurées) passe pour favoriser les décharges uratiques, et serait salutaire dans la présclérose.

Royat (eaux bicarbonatées chlorurées) voit aussi un bon nombre d'artérioscléreux uricémiques, même avec albuminurie légère, améliorés, soit par l'eau prise en boisson. soit par les bains d'eau gazeuse courante bien dosés

Bourbon-Lancy (eaux chlorurées) reçoit chaque année beaucoup de scléreux cardiaques ; elles sont laxatives (S. Descure).

Plombières, Néris (peu minéralisées) sont utilisables grâce à leur action sédative.

Certaines sources de Bagnères-de-Bigorre (Salut), sont également sédatives en même temps que laxatives et diurétiques (eaux sulfatées).

Contrexéville, Vittel, Martigny, Saint-Colomban, Évian, agissent favorablement en tant que diurétiques.

Enfin Vichy (eaux bicarbonatées), pour diverses raisons (goutte, diabète, etc.), sera souvent indiqué. Brides (eaux chlorurées sulfatées), ainsi que Marienbad, s'adressent à l'obésité, Châtelguyon (eaux bicarbonatées sulfatées chlorurées), à la constipation, chez les affaiblis. car elles contiennent du fer.

Ce qu'il faut retenir surtout de ces quelques indications résumées parmi les plus communes, c'est que la *sclérose viscérale avancée et la vieillesse sont des contre-indications aux cures thermales.* Ainsi, il faut n'envoyer à Saint-Nectaire aucun brightique avéré.   *P. LONDE.*

ARTÉRITES. — Laissant de côté les altérations des artères développées sous l'influence des processus d'origine externe, nous n'étudierons ici que l'artérite d'origine interne. Les parois artérielles sont en contact avec les poisons d'origine exogène ou endogène, avec les agents infectieux que charrie le courant sanguin dans les maladies : l'état de santé même n'exclut pas la présence de substances toxiques au contact de l'endartère. Aussi, les lésions artérielles deviennent-elles de plus en plus fréquentes avec l'âge. L'artérite chronique, celle qui résulte d'atteintes successives, lentes et silencieuses, est presque l'apanage de l'âge mûr et de la vieillesse; elle est plus ou moins généralisée. Mais l'artérite peut être aiguë d'emblée et plus ou moins localisée, ou bien une artérite chronique latente ne devient appréciable qu'à la suite d'une poussée d'artérite aiguë. Aussi, malgré leurs points de contact, l'artérite aiguë et l'artérite chronique seront-elles décrites séparément. L'une est une affection régionale presque toujours; l'autre est surtout intéressante au point de vue de la clinique interne, quand elle devient une affection plus ou moins généralisée à tout l'arbre artériel (V. ATHÉROME).

Le domaine de la pathologie artérielle est immense. La plupart des maladies générales intéressent le système artériel. Beaucoup de maladies locales (de tissus, de régions, de viscères ou des centres nerveux) ne sont que la conséquence de la lésion que l'infection ou l'intoxication a imprimée sur les artères correspondantes. Les artérites encéphaliques, dont l'étude a servi à édifier la doctrine des localisations cérébrales, sont parmi les plus communes et les mieux connues : et pourtant elles n'ont pas encore livré tous leurs secrets.   *P. LONDE.*

ARTÉRITES AIGUËS. — **Étiologie.** — Contrairement à l'artérite chronique, l'artérite aiguë est toujours d'origine infectieuse ou toxi-infectieuse. Celle-ci se rencontre au cours, au décours, ou pendant la convalescence des infections les plus communes, la *fièvre typhoïde*, la *grippe*, la *pneumonie*, le *rhumatisme articulaire aigu*, les fièvres éruptives (scarlatine, variole, rougeole), l'érysipèle, la diphtérie, la fièvre puerpérale, le choléra, le paludisme, la dysenterie, etc. Dans ces maladies, l'artérite est due tantôt à l'infection primitive éberthienne ou pneumococcique, tantôt à une infection secondaire (à streptocoques, à colibacilles, à staphylocoques, etc.), tantôt à la seule toxine (diphtérie).

Certaines de ces affections ont des localisations de prédilection aux membres dans la grippe (poplité), dans la fièvre typhoïde (tibiale postérieure, etc.), à l'aorte dans le rhumatisme articulaire aigu ou la pneumonie. Mais il n'est pour ainsi dire pas d'artère qui ne puisse être touchée. L'artère pulmonaire, la carotide externe, l'artère centrale de la rétine peuvent être atteintes comme les coronaires, les artères encéphaliques ou médullaires, les artères mésentériques, rénales ou spléniques, etc.

La *tuberculose* lèse les artères de plusieurs façons : de dehors en dedans dans un foyer tuberculeux suppuré ou cavitaire (anévrismes de Rassmussen), de dedans en dehors dans la tuberculose aiguë ou chronique. Il y a une artérite aiguë, viscérale ou cérébrale, de la granulie.

La *syphilis* est la maladie la plus nocive pour le système artériel. Il n'est pas de lésion syphilitique qui ne s'accompagne d'artérite ou d'artériolite accentuée, il n'est pas de période de la syphilis qui soit à l'abri de l'artérite, depuis la période du chancre jusqu'à la syphilis héréditaire tardive. L'artérite syphilitique est susceptible de revêtir, surtout à la période secondaire ou secondo-tertiaire, toutes les formes connues des lésions artérielles; elle intervient dans l'étiologie de l'athérome (qui serait souvent parasyphilitique); elle produit une artérite gommeuse spécifique; elle revêt le type de l'artérite aiguë ou subaiguë pariétale, oblitérante, anévrismale ou térébrante ; elle se localise aussi bien aux membres qu'à l'aorte ou aux coronaires, ou aux artères spinales ; mais les artères encéphaliques, surtout les sylviennes, le tronc basilaire ou leurs branches (artères striées), sont particulièrement touchées, d'où le ramollissement cérébral, l'hémorragie méningée et l'anévrisme intra-cranien d'origine syphilitique.

Ce qu'on ne sait pas, c'est la part qui revient aux affections secondaires dans le mécanisme de l'endartérite syphilitique, le succès du traitement ne suffisant pas à les mettre hors de cause.

Anatomie, histologie et physiologie pathologiques. — L'altération initiale de l'endartère caractérise l'artérite aiguë. Il y a d'abord prolifération des cellules plates fusiformes ou étoilées avec épaississement de la membrane interne. Une thrombose se forme, purement pariétale d'abord, oblitérante ensuite. La tunique adventice réagit très rapidement à l'attaque de l'endartère par infiltration embryonnaire qui pénètre peu à peu la tunique moyenne elle-même. Les vasa-vasorum tendent à se multiplier jusqu'à la tunique interne. Aussi l'endartérite se complique très vite de périartérite et devient ensuite panartérite. Si la tunique musculaire ou élastique est fortement atteinte et dissociée, l'artérite tend à l'anévrisme ou à la rupture. Avec quelques variantes cette description schématique s'applique aux lésions artérielles en général, quel que soit leur siège.

L'inflammation a une prédilection pour les coudes et les bifurcations.

La question de siège est de première importance dans la détermination du tableau clinique. L'artérite *oblitérante* pulmonaire, rénale ou myocardique, fait l'infarctus, comme l'artérite cérébrale fait le ramollissement ; l'artérite oblitérante des membres fait la gangrène. Il y a donc à distinguer, d'une part, l'artérite *viscérale* et *encéphalique*, et d'autre part, l'artérite *périphérique* ou *externe*. La première ne produit souvent qu'une nécrose aseptique, — exception faite de l'artérite mésentérique, qui amène presque nécessairement un sphacèle intestinal, — la seconde a pour conséquence nécessaire la *gangrène sèche ou humide*. C'est qu'à l'infection, cause de l'artérite, se surajoute facilement, une fois que la circulation est interrompue, une seconde infection, par microbes aérobies ou anaérobies.

L'artérite *pariétale* ou purement sténosante a une action toute autre ; la fonction correspondant à l'artère atteinte est seulement diminuée, et ce qui domine ce sont les troubles circulatoires.

On s'est demandé si l'artérite aiguë pariétale n'avait pas, surtout dans les viscères, des conséquences lointaines sur la nutrition des organes ; on a admis qu'il fallait invoquer l'infection pour expliquer l'artérite chronique elle-même, et jusqu'à l'artériosclérose ; on a subordonné la plupart des scléroses viscérales aux artériolites disséminées. Mais, il y a entre les artérites aiguës et les artérites chroniques, la même différence qu'entre les néphrites aiguës et les néphrites chroniques. Dans l'un et l'autre cas, le processus aigu et le processus chronique sont complètement distincts, et non pas deux phases successives de la même évolution. La maladie aiguë résulte de l'intensité et de la rapidité du poison ou du microbe ; la maladie chronique est le résultat de l'action lente et prolongée des mêmes agents toxiques ou infectieux.

Artérite noueuse. — L'artérite aiguë peut être à foyers multiples. On a décrit sous le nom d'*artérite noueuse* une artérite aiguë à foyers innombrables, surtout dans les viscères, avec des dilatations anévrismales ou végétations de l'endartère échelonnées.

Artérite oblitérante progressive. — On désigne sous le nom d'*endartérite oblitérante progressive*, une artérite également végétante, mais subaiguë et localisée. Partie d'une artère ou d'une artériole, la thrombose tend à envahir de proche en proche le tronc artériel, en suivant une marche centripète. Elle atteint les membres. Elle serait primitive ou spontanée, c'est-à-dire indépendante de l'athérome, et évoluerait en plusieurs mois ou même en plusieurs années.

L'artérite aiguë se *complique* fréquemment par contiguïté, d'inflammation du voisinage, soit des veines (phlébite), soit des nerfs (névrite), soit des lymphatiques (lymphangite), soit des méninges quand il s'agit des centres nerveux. L'association de la méningite avec l'artérite cérébrale est la règle dans la syphilis. Si la méningite n'est pas toujours cliniquement caractérisée, elle est toujours facile à dépister, grâce à la lymphocytose du liquide céphalo-rachidien. Dans l'aortite syphilitique même, cette lymphocytose serait fréquente.

Symptomatologie. — Les symptômes sont différents suivant que l'artérite est pariétale ou oblitérante, avec phénomènes locaux prédominants, ou infectante avec septicémie.

1º **Artérite pariétale.** — On la rencontre surtout, bien qu'en somme assez rarement, après ou pendant la fièvre typhoïde, la grippe ou le rhumatisme articulaire aigu. C'est, en général, la *douleur* qui est le signe indicateur, mais elle n'est pas toujours très vive ; il faut alors être prévenu de sa valeur séméiologique pour y attacher de l'importance. Elle peut ne consister que dans une sensation de tension profonde, et, étant donné l'état général d'un typhique, elle passerait volontiers chez lui inaperçue. Elle augmente dans le mouvement et s'accompagne d'une sensation de lourdeur du membre qui reste, pour ces deux raisons, dans l'immobilité. Le siège en est variable. Étendue dans certains cas d'un bout à l'autre du membre inférieur, le plus fréquemment atteint, elle se localise dans d'autres à la face postérieure de la jambe, ou bien encore à la face interne de la cuisse ou au creux poplité, c'est-à-dire au segment artériel enflammé. Pour s'assurer du siège exact de la douleur, on palpera avec précaution l'artère supposée malade en cherchant à la provoquer là où le vaisseau est le plus superficiel.

La palpation révèle, au niveau et au-dessous du foyer d'artérite, une *augmentation d'intensité et d'amplitude des battements artériels*, suivie à bref délai d'un changement en sens inverse : ces battements deviennent difficiles à percevoir, puis *imperceptibles* ; cette dernière modification est seule signalée dans un grand nombre d'observations, la première passant inaperçue, sans doute parce que le premier examen a été postérieur à sa disparition. Dans l'artérite pariétale, on ne sent pas de cordon dur sur le trajet du vaisseau comme dans l'artérite oblitérante.

Un autre signe de première valeur, parce que c'est un signe de simple inspection, c'est le *gonflement en masse* du membre malade, gonflement qui ne s'accompagne d'aucune modification de couleur de la peau, et ne donne pas lieu au godet de l'œdème.

Les *modifications de la température locale* sont encore assez précoces. Il y a plus souvent abaissement, constatable à la main, quelquefois élévation de la température.

Au cours de l'infection générale où elle se produit, l'artérite produit une recrudescence fébrile ou un retour de fièvre en général modérée.

La température générale ou locale peut être modifiée par l'existence d'une complication concomitante, phlébite ou lymphangite, dans la même gaine vasculaire. Tel est le tableau de l'artérite pariétale, survenant chez un malade maintenu au repos pour une infection générale. Si l'artérite aiguë débute en pleine santé apparente, faisant usage de ses membres, aux symptômes précédents s'ajoute le syndrome de la claudication intermittente : cela se voit dans la syphilis ou en cas de poussée aiguë au cours d'une artérite chronique (V. Athérome).

Ainsi caractérisée, l'affection dure en moyenne une quinzaine de jours et se termine habituellement par la guérison, à moins qu'elle ne soit le premier degré de la forme suivante.

2º **Artérite oblitérante.** — L'artérite peut être oblitérante d'emblée ou bien passer par la phase précédente. Quel que soit le mode de début, on y retrouve les mêmes symptômes que dans l'artérite pariétale, mais plus accusés : la douleur est plus vive, les résultats de la palpation sont plus nets, les troubles circulatoires plus menaçants.

La *douleur* profonde, lancinante, est parfois assez pénible pour arracher des cris au malade. Elle peut être précédée de fourmillements ou de sensations d'onglée. Elle peut s'étendre des orteils à la fosse iliaque, ou être localisée au mollet, au creux poplité, au triangle de Scarpa pour le membre inférieur. Si la circulation collatérale n'est pas possible, et si la gangrène commence, elle devient intolérable, correspondant à la névrite partie du foyer gangreneux ; elle est alors paroxystique, les crises pouvant être provoquées par le moindre contact. On assiste alors au phénomène de l'*anesthésie douloureuse*. On trouve de l'anesthésie au toucher dans la région où la circulation est abolie, et le malade souffre terriblement de cette partie même qui est insensible. La douleur peut précéder les signes physiques d'un assez long temps.

Il y a quelquefois des palpitations, de l'oppression, ou des lypothymies. A moins qu'un gonflement trop marqué ne gêne l'examen, la palpation montre que l'artère est devenue un *cordon dur*, douloureux, immobile, au niveau et au-dessous duquel on ne peut plus percevoir aucun pouls. Dans toute la région menacée de gangrène, il y a *hypothermie avec troubles vaso-moteurs* ; le malade accuse une sensation de froid, quelquefois des crampes. Sur la peau apparaît la *cyanose* diffuse, puis se montrent des marbrures, des plaques violacées, voire du purpura ; il y a parfois exagération passagère de la sécrétion sudorale. Enfin le *sphacèle* apparaît sur le pied ou le gros orteil tout à fait refroidis, sous la forme d'une tache fleur de pêcher, ou couleur lilas, puis brune, puis noire. Les téguments se ternissent, se dessèchent, se racornissent en restant adhérents aux couches sous-jacentes, et donnent à la percussion le son du bois. La persistance d'une certaine mobilité des orteils est parfaitement compatible passagèrement avec la gangrène sèche confirmée. Puis il y a rétraction tendineuse, *modification* avec diminution de volume de toute la partie qui sera éliminée.

Un *sillon d'élimination* sépare peu à peu la zone vive de la zone morte, d'abord sous la forme d'une ligne rouge vermeil sinueuse qui se hérisse de bourgeons charnus sur le bord central. Ce sillon se creuse peu à peu, mettant à nu les tendons, puis l'os. Il faut des mois pour que le processus aboutisse spontanément à la séparation du mort et du vif. Ce sont pourtant les cas favorables : la limite des tissus qui seront sacrifiés s'est dessinée en quelques jours. Mais il arrive que le processus de mortification s'étend progressivement de la périphérie vers le centre, ou bien que la gangrène humide apparaisse.

La première éventualité n'est pas nécessaire du fait que l'oblitération artérielle siège beaucoup plus haut que le sillon d'élimination : il en est toujours ainsi. En tout cas, l'extension est lente et peut durer même des années. La seconde éventualité s'annonce par une recrudescence des phénomènes généraux et un changement d'aspect local. La gangrène sèche peut évoluer avec des phénomènes généraux nuls ou très modérés ; elle ne s'accompagne d'adynamie que chez les vieillards ; la *gangrène humide* s'accompagne toujours de fièvre et d'un état typhoïde qui va s'accentuant. La langue devient sèche, le teint terreux ; la diarrhée s'installe ; la température centrale monte chaque jour davantage ; le pouls s'accélère ; il y a parfois de la dyspnée, et le malade meurt dans le collapsus ou le coma, au bout de peu de jours si la gangrène s'étend, au bout de plusieurs semaines si la suppuration s'établit.

Au point de vue local, la gangrène humide se reconnaît à son odeur fétide, à l'œdème qui boursoufle le membre atteint, aux bulles remplies d'un liquide trouble, disséminées sur une peau livide ou grise dont l'épiderme se détache. On constate parfois de l'emphysème sous-cutané. Les douleurs sont plus vives.

Chez les diabétiques, notamment, la gangrène par artérite prend volontiers la forme humide. Mais l'artérite par elle-même, sans infection ou sans phlébite surajoutée, ne donne que la forme sèche.

La gangrène par artérite, dite encore spontanée, est sujette, surtout chez les vieillards où elle a été décrite sous le nom de *gangrène sénile*, à des récidives, à des poussées extensives sur place ou à des poussées successives, symétriques, aux pieds, aux oreilles ; le nez peut être frappé. A cet âge, l'artérite aiguë n'est venue que parachever ce que l'artérite chronique avait préparé. Il en est ainsi assez souvent chez l'adulte syphilitique ou diabétique. Alors, la période d'état, gangreneuse, est précédée d'une phase prodromique, appartenant en propre à l'artérite chronique, ou au moins subaiguë, et caractérisée par la claudication intermittente (V. Athérome). Par extension, on a appliqué l'expression de *claudication intermittente* à toute fonction devenue insuffisante du fait de l'artérite : on a décrit la claudication intermittente du bras, du cœur, de la moelle, du cerveau, etc. Ce syndrome appartient à la période préoblitérante dont il est un prodrome immédiat ou éloigné, suivant la rapidité d'évolution du processus artéritique.

Il est une variété d'artérite oblitérante qu'on peut qualifier de *superficielle* ; elle est cutanée ou muqueuse. Ce sont les petites artères qui sont prises.

Artérites aiguës.

Elle s'annonce par des douleurs, suivies de l'apparition de plaques érythémateuses auxquelles succèdent des escarres noires sur la peau, blanches sur les muqueuses (gland). Ou bien sur ces plaques apparaîtront une papule rouge, puis une pustule. En tout cas, l'ulcération consécutive peut se cicatriser ou persister. Cette variété se rencontre soit chez le vieillard, soit chez le diabétique (fig. 117, 118).

5° **Artérite infectante**. — Elle n'est autre que l'artérite noueuse. C'est une maladie fébrile avec une température très irrégulière, tachycardie, cachexie progressive, le tout s'expliquant par la multiplicité du foyer d'artérite infectieuse avec phénomènes viscéraux et périphériques y correspondant.

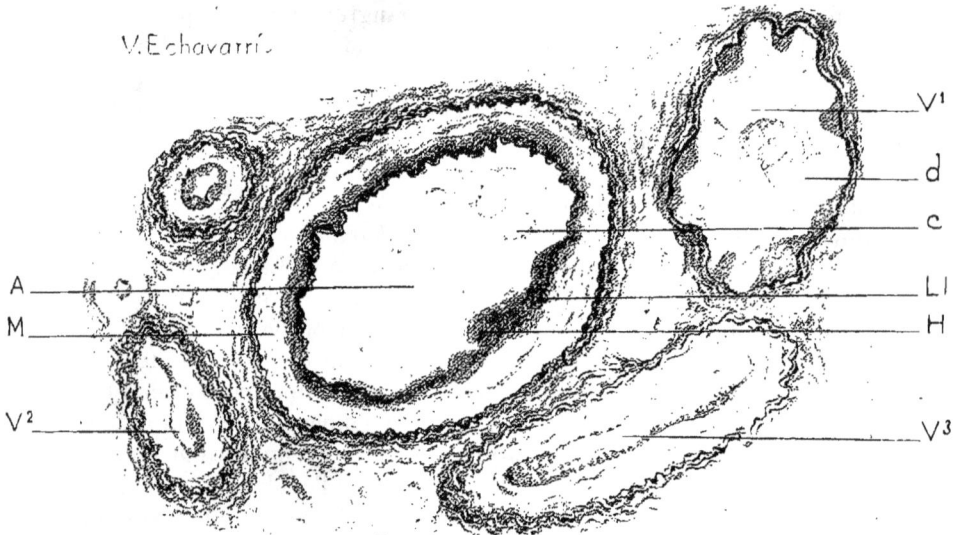

Fig. 117. — Artérite oblitérante de l'artère poplitée. Gangrène diabétique sans infection. — Au centre, l'artère. A, caillot en voie d'organisation avec vaisseaux de néoformation (c) ; LI, Tunique limitante élastique interne ; M, mésartère envahi par la dégénérescence hyaline, surtout marquée en H V₁, veine satellite, avec caillot organisé oblitérant partiellement la lumière : (d), capillaires néoformés au sein du caillot ; V₂, V₃, autres veines satellites avec endophlébite. Remarquons l'absence de lymphangite et l'absence d'infiltration embryonnaire, tant dans les éléments que dans la gaine conjonctive du paquet vasculaire.

Ces embolies disséminent l'infection, créant par places des anévrismes emboliques. Cette variété qui équivaut à l'endocardite infectieuse dure de quelques semaines à plusieurs mois. Elle est à distinguer des grandes pyrexies.

4° **Artérite syphilitique**. — L'artérite syphilitique des membres est aiguë ou subaiguë ; le début peut être brusque, rapide ou progressif et lent ; dans ce dernier cas, on l'a vue annoncée par la claudication intermittente. Cette *claudication intermittente vraie* est à distinguer de ce qu'on a dénommé claudication intermittente de la moelle, syndrome attribué à l'artérite syphilitique de la moelle (v. c. m.). Elle est souvent symétrique, parfois multiple, atteignant par exemple un bras et les jambes. On l'a rencontrée sur la branche frontale antérieure de la temporale superficielle. Elle est souvent

segmentaire. Il faut y penser à tout âge, même chez le vieillard, et particulièrement chez l'adulte. Le traitement intensif mixte sera constitué le plus
tôt possible ; mais il ne réussit pas toujours, soit que la gangrène soit effectuée, soit que la lésion soit seulement parasyphilitique. Or, il n'y a guère
moyen de distinguer ici la parasyphilis de la syphilis en activité. Le redoublement des douleurs la nuit se rencontre aussi dans l'artérite banale.

5° **Artérite des Diabétiques et des Albuminuriques.** — Il faut toujours penser aussi à examiner les urines en cas d'artérite. La constatation
d'albuminurie ou de glycosurie aggrave le pronostic. L'albuminurie peut
n'être qu'une complication transitoire de l'infection causale ; ou bien on a

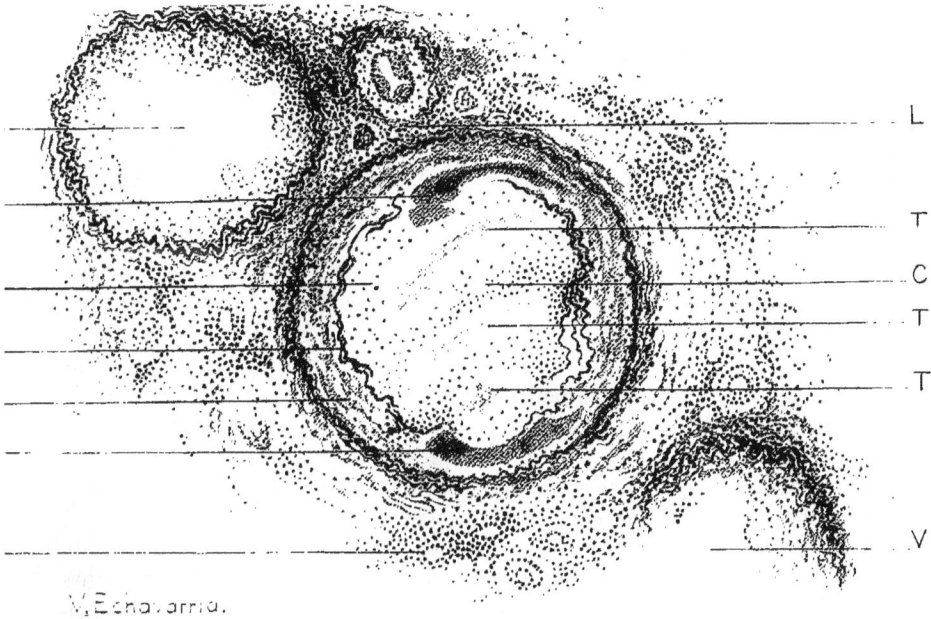

Fig. 118. — Artérite oblitérante de la tibiale postérieure. Gangrène diabétique avec infection. — L'artère occupe le milieu de la figure. A son centre, est un caillot organisé (A), traversé par trois
travées fibreuses ; C, capillaires néoformés au sein du caillot ; LI, limitante élastique interne dissociée en certains points, presque détruite en d'autres ; H, foyers de dégénérescence hyaline ;
M, mésartère infiltré de cellules embryonnaires ; V, veine satellite, dont les parois sont également
envahies par les cellules embryonnaires. L'infiltration embryonnaire a envahi le tissu conjonctif
périvasculaire. Cette infiltration prédomine autour des foyers lymphangitiques (L). Figures em-
pruntées à Dieulafoy (prépar. de Nathan).

affaire à un brightique. La constatation du diabète est également de première
utilité tant au point de vue du traitement que du pronostic. Les douleurs
chez les diabétiques sont généralement peu intenses. Dans les deux cas, le
régime adapté au terrain est de toute nécessité.

Diagnostic. — A la phase préoblitérante, l'artérite est à distinguer de
la myalgie, de la myosite, de la névrite et de la névralgie, de la pseudo-névral-
gie, des ostéopathies, de la synovite, de la lymphangite et de la phlébite, du
rhumatisme ou de l'accès de goutte, toutes causes de douleur dans les membres.

Le diagnostic de l'*embolie* et de la thrombose artérielle repose surtout
sur les renseignements fournis par l'examen complet des malades. Pour

admettre l'embolie, il faut en trouver le point de départ au cœur, à l'aorte ou sur une artère sus-jacente au foyer. Le début peut être aussi brusque dans la thrombose que dans l'embolie, mais les phénomènes gangreneux se développent plus rapidement dans l'embolie.

La gangrène humide peut être le résultat d'un phlegmon gazeux, d'une lymphangite, d'une phlébite, d'un furoncle, d'un anthrax, d'une simple écorchure chez un diabétique.

La gangrène sèche par artérite est à distinguer de l'asphyxie symétrique des extrémités avec ou sans sclérodactylie; mais ici tout le syndrome précurseur de la gangrène, mis en branle par des troubles vaso-moteurs, avorte ou n'aboutit qu'à un sphacèle parcellaire et non segmentaire.

Traitement. — 1º **Gangrène sèche**. — En dehors de ces cas spéciaux, le traitement de l'artérite aiguë avec *gangrène sèche* comporte les indications suivantes : calmer la douleur, immobiliser le membre malade dans un pansement aseptique et chaud, s'opposer, si possible, à l'extension de la gangrène.

La piqûre de morphine de 1 à 2 centigrammes est tout à fait justifiée pour calmer les douleurs atroces que certains malades ont à supporter. L'aspirine à la dose de 2 ou 4 cachets par jour, de 50 centigrammes, le citrophène, à la dose de 1 gramme en deux fois par jour, pourront être utilisés. Le chlorhydrate d'héroïne est un excellent antinévralgique à l'intérieur, à la dose quotidienne de 1/2 centigramme à 1 centigramme. Il existe des tablettes ou comprimés de 5 milligrammes d'un emploi commode. Les bromures pourront être utilisés. Le pansement sera le suivant : après lavage faiblement antiseptique au sublimé ou au permanganate de potasse, au dix-millième, la peau sera séchée à l'ouate hydrophile et le membre enveloppé dans une couche épaisse d'ouate aseptique. Il est bon d'employer la gouttière en fil de fer; elle permet d'éviter le bandage appliqué directement sur le membre et, par conséquent, toute constriction. Il faut se garder du pansement humide.

La gangrène sèche contre-indique d'une façon absolue toute intervention chirurgicale immédiate. L'amputation ne sera justifiée que si des douleurs intolérables persistent, impossibles à calmer, ou quand le sillon d'élimination aura atteint l'os. Il ne faut pas, dans cette intervention portant presque exclusivement sur l'os, remonter plus haut qu'il n'est nécessaire pour éviter la convexité du moignon, même si les artères oblitérées ne donnent pas de sang à la section. Le chirurgien ne fait ici que compléter l'œuvre de la nature.

Les médications sont bien incertaines : tout au plus peut-on recommander l'usage des iodures à la dose de 0,25 à 0,50 par jour. On peut se trouver amené à employer quelque tonique cardiaque, comme le strophantus ou quelque diurétique comme la théobromine.

Le régime sera léger et tonique, suivant qu'il y aura ou non de la fièvre.

On a essayé, non sans succès, paraît-il, le cathétérisme des artères. Le massage, applicable à l'embolie artérielle, est contre-indiqué jusqu'ici.

2º **Gangrène humide**. — Quant à la *gangrène humide*, elle réclame l'emploi des pansements humides oxydants, fréquemment renouvelés, des pulvérisations antiseptiques, et au besoin des injections interstitielles antiseptiques. L'amputation immédiate ne sera tentée que si l'envahissement du sphacèle est rapide, si l'infection générale menace la vie. Car la transformation de la gangrène humide en gangrène sèche, possible, facilite l'amputation ultérieure.

Aujourd'hui nous sommes en possession d'une méthode thérapeutique qui permet d'obtenir la transformation humide en gangrène sèche : l'*assèche-ment* se fait au moyen de l'air chaud de préférence à la trompe à eau qui l'obtient par le vide. L'air chaud s'emploie sous forme de bains d'étuve ou mieux de douche. La *douche d'air chaud* ou *surchauffé* a l'avantage non seulement de sécher la gangrène, mais aussi de la stériliser, en même temps qu'elle stimule la vitalité des parties non mortifiées. Elle s'emploie en effet à la température de 150 à 300°, et même plus sur les parties spha-célées. Celles-ci sont désodorisées rapidement, sous l'influence d'un véritable rôtissage qui détruit les germes. Sur les parties encore vivantes, elle produit une hyperémie salutaire, et même une cautérisation stimulante allant jusqu'à la brûlure. L'anesthésie générale n'est pas nécessaire pour prati-quer cette opération sur des lésions même quelque peu étendues. Certain dispositif permet de varier au gré de l'opérateur la pression et la tempéra-ture de la douche qui sera donnée à la distance de 5 à 15 centimètres. Cette méthode a été appliquée avec succès, notamment dans la gangrène diabé-tique. En cas de douleur consécutive, on a recommandé le pansement humide très chaud à l'eau bouillie. La guérison s'obtient, sans compter le temps nécessaire à la cicatrisation, en quelques jours, l'application durant chaque fois de 5 à 25 minutes, par jets intermittents surtout si le sujet n'est pas endormi. Une fois la gangrène momifiée, le chirurgien peut intervenir dans de meilleures conditions, puisque l'air surchauffé désinfecte le foyer.

                                                            P. LONDE.

ARTÉRITES CHRONIQUES. — V. Artériosclérose, Athérome.

ARTHRECTOMIE. — C'est la destruction intégrale de toutes les parties molles d'une articulation à l'exclusion des os. Elle est indiquée dans les tubercu-loses synoviales. On enlève ligaments, capsule, synoviale (synovectomie). Comme il y a presque toujours des lésions osseuses et cartilagineuses, on doit les curetter et les abraser aussi (ostéo-arthrectomie).

Les temps sont les suivants :

1° Hémostase préventive à la bande d'Esmarch : elle est facultative, elle a l'inconvénient de produire, quand elle est supprimée, une grosse hémor-ragie en nappe ;

2° Ouverture large de l'articulation par les incisions de résection et non d'arthrotomie (v. c. m.) ;

3° A l'aide de la curette, on gratte soigneusement les fongosités en les pour-suivant partout, surtout au niveau des culs-de-sac. Beaucoup de chirurgiens et des meilleurs en restent là. Pour être complet, il faut cependant réséquer aux ciseaux capsule, ménisques, ligaments : ces excisions saignent et de-mandent une hémostase soignée, tandis que l'hémostase devient inutile si on se contente d'un curettage très soigneux ;

4° Désinfection de l'articulation, surtout avec du chlorure de zinc au 1/10. Beaucoup de chirurgiens suppriment ce temps :

5° Sutures des plans fibreux traversés et des muscles péri-articulaires. Drainage pour éviter l'hématome.

Pansement absorbant et immobilisation en bonne position.

CHEVRIER.

ARTHRITES AIGUËS. — On ne devrait décrire sous ce nom que les arthrites reconnaissant pour cause l'infection. Si on désigne couramment sous le nom d'arthropathies les lésions articulaires chroniques trophiques d'origine nerveuse, tout terme usuel manque pour qualifier les lésions nerveuses aiguës et les lésions articulaires aseptiques et non nerveuses (lésions traumatiques, transsudatives, etc.). Si bien que nous sommes réduits, suivant la classification nominale qui nous est imposée, à placer, sous le vocable d'arthrite, une foule d'affections bien différentes, et que nous voudrions en distraire.

Étiologie. Pathogénie. — Les *arthrites microbiennes* peuvent être classées suivant le mécanisme de l'infection. Celle-ci est *directe* dans les *arthrites traumatiques*; l'agent infectieux est apporté jusqu'à la synoviale par un agent vulnérant accidentel (plaies articulaires de tout ordre et surtout les plaies avec corps étrangers, balle) ou chirurgical (ponction ou arthrotomie septique). L'infection est secondaire, *indirecte* dans les autres variétés. Les *arthrites par propagation* succèdent à un foyer inflammatoire local voisin, hygroma, foyer d'ostéomyélite, phlébite, lymphangite isolée, ou associée à une autre lésion, furoncle, anthrax, etc.... Peut-être pourrait-on distinguer une *propagation directe* à même les tissus n'agissant qu'à très faible distance, et une *propagation lymphatique* à une action un peu plus étendue : mais cette distinction est, dans la plupart des cas, superflue, la propagation pouvant être mixte. Enfin l'arthrite peut succéder à une infection générale ou à une infection locale très éloignée : c'est l'*arthrite infectieuse* proprement dite, dans laquelle l'infection articulaire à distance se fait par la voie sanguine. On en trouve dans les pyohémies, la blennorragie, l'infection puerpérale, les fièvres éruptives (scarlatine, rougeole, variole), la fièvre typhoïde, les oreillons, l'érysipèle, la diphtérie, les angines, même bénignes, la dysenterie, la pneumonie et certains états pathologiques mal définis qu'on a qualifiés de pseudo-rhumatismes infectieux.

L'agent direct de l'arthrite est variable, gonocoque, streptocoque, staphylocoque, pneumocoque, coli-bacille. Parfois une seule espèce microbienne produit l'arthrite : *infections mono-microbiennes*; d'autres fois, plusieurs espèces coexistent : *infections polymicrobiennes* ou *associées* : ces dernières sont beaucoup plus tenaces et plus graves, les associations exaltant presque toujours la virulence des microbes pathogènes. Parfois, l'arthrite est due non à l'action directe du bacille, mais de ses toxines.

Les *arthrites amicrobiennes* ou fausses arthrites peuvent être divisées en *mécaniques* et *nerveuses*.

Les *arthrites mécaniques* microbiennes se voient à la suite des traumatismes articulaires (entorses, luxations) ; elles sont *directes* et *exsudatives*. Elles peuvent être *indirectes* et succéder aux fractures des os voisins. Berger, Gosselin, les croient alors *transsudatives* et pensent que le liquide intra-articulaire est du sérum et de la lymphe du foyer de fracture, qui a traversé la synoviale. Cette théorie est parfaitement applicable aux fractures pathologiques, ou spontanées. Mais Broca a montré qu'elle est difficilement défendable dans les fractures traumatiques sous-jacentes à l'articulation atteinte et surtout dans les fractures éloignées. Aussi invoque-t-il, avec Verneuil, un traumatisme articulaire léger, contemporain de la fracture ; il y aurait donc entorse minime et réaction articulaire directe.

L'arthrite fonctionnelle de Hennequin, qui suit les premiers essais de marche après la levée d'un appareil d'immobilisation, reconnaît les mêmes causes.

Les *pseudo-arthrites* aiguës d'*origine nerveuse* ont été observées dans les lésions des nerfs (contusion, section, compression), dans les lésions de la moelle (myélites circonscrites ou diffuses, lésions traumatiques de la moelle, compressions lentes du mal de Pott), dans les lésions du cerveau (hémorragie et ramollissement); elles siègent du côté paralysé (arthrites des hémiplégiques de Charcot). (V. Arthropathies nerveuses.)

Lésions. — Les lésions sont presque uniquement synoviales comme le prétendait Richet. Cependant, l'os peut être fortement lésé quand il est le siège de l'inflammation primitive (ostéomyélite). Les cartilages, quoique avasculaires, sont atteints par l'inflammation (Ranvier), ils peuvent être détruits, érodés d'une façon particulière (état velvétique de Redfern).

Les lésions peuvent être classées en trois formes principales. Dans l'arthrite *séreuse*, le contenu est clair, parfois légèrement floconneux. La synoviale gonflée, faisant comme chémosis autour du cartilage, est vascularisée : c'est l'arthrite congestive de Bonnet, forme de début de la plupart des arthrites.

Dans la forme *séro-fibrineuse* ou *pseudo-membraneuse*, l'exsudat intrasynovial est parfois réduit au minimum : il est plus épais. La synoviale est tapissée de fausses membranes fibrino-leucocytiques qui remplissent les culs-de-sac, et unissent directement les os en présence. Ces fausses membranes se vascularisent par formation de néo-vaisseaux embryonnaires aux dépens des cellules endothéliales de la synoviale, elles s'organisent en tissu fibreux et créent l'ankylose.

Dans la forme *purulente*, le contenu est du pus : l'état de la synoviale est variable suivant l'évolution : si l'arthrite est purulente d'emblée et rapide, la synoviale est relativement peu épaissie, elle est très vascularisée. Si la purulence est secondaire et tardive, des fausses membranes tapissent la synoviale et réduisent la cavité articulaire comme dans la forme pseudo-membraneuse.

Clinique. — *Début.* — Quand l'arthrite n'est pas secondaire à une affection locale ou générale qui en masque le début, elle commence par une douleur vive au niveau de l'articulation. Elle est continue, spontanée, très exagérée par la pression et encore plus par le moindre mouvement imprimé à l'article. Il existe toujours une élévation de température assez marquée. Le gonflement commence à se produire.

Période exsudative. — L'aspect physique est un peu différent suivant la quantité de l'exsudat, considérable dans la forme séreuse, moins considérable dans la forme pseudo-membraneuse ou fibrino-plastique. Le gonflement et la déformation sont donc un peu variables, il y a disparition des méplats normaux. La peau est presque toujours rouge et chaude, luisante et tendue. La palpation de cette tuméfaction ne donne pas habituellement de résultats bien précis, à cause de la douleur qu'elle réveille : elle révèle cependant, dans la forme séreuse, de la fluctuation vraie et une tension élevée du liquide ; dans la forme pseudo-membraneuse, on trouve plutôt un empâtement œdémateux, surtout marqué au niveau du repli de la synoviale.

Le membre est immobilisé en position vicieuse : demi-flexion pour le coude, flexion un peu moins marquée pour le genou, légère extension au cou-de-pied, abduction pour l'épaule, flexion et abduction pour la hanche. Les expériences de Bonnet ont montré que ces positions répondent à la capacité maxima de la synoviale, mais celle-ci n'est pas toujours distendue au maximum ; ce sont des positions de relâchement ligamenteux, dans lesquelles les malades souffrent moins. Elles sont entretenues et accentuées par la contracture et au bout d'un certain temps la rétraction des muscles qui en même temps s'atrophient : cette atrophie est souvent élective, localisée à certains groupes, ce qui ne fait qu'accentuer la position vicieuse, par prédominance d'action des antagonistes. Contracturés ou rétractés, les muscles forment des cordes dures perceptibles sous le doigt.

La mobilisation est très douloureuse et ne doit pas être tentée. A cette période, les phénomènes généraux ne sont en général pas menaçants ; la fièvre est modérée.

Période suppurative. — Elle manque toujours dans certaines variétés d'arthrites. Elle peut succéder à la précédente, mais peut aussi se constituer d'emblée.

Les signes de phlegmasie locale sont beaucoup plus accentués. La rougeur, la douleur locale, sont beaucoup plus marquées. La tuméfaction est beaucoup moins déterminée par un épanchement intra-synovial que par un œdème inflammatoire péri-articulaire qui garderait l'empreinte du doigt, s'il n'était pas barbare de chercher ce signe, à cause de la douleur qu'il réveille.

Non seulement du pus ou du séro-pus peut se former dans la synoviale, mais le phlegmon péri-articulaire lui-même peut suppurer, évoluer vers la fluctuation et parfois vers l'ouverture spontanée par ulcération de la peau. Cette évolution exceptionnelle n'est d'ailleurs pas le plus souvent un processus de guérison, car le foyer péri-articulaire abcédé communique rarement et en tout cas d'une manière toujours insuffisante avec l'abcès articulaire. D'ailleurs l'infection générale emporte presque toujours le malade avant l'ouverture spontanée.

Cette infection générale est très fréquente dans les pyarthrites des grandes articulations. Elle se traduit par la gravité considérable des phénomènes généraux. La fièvre est très élevée, monte jusqu'à 40° et présente tantôt des oscillations petites avec tendance au plateau, tantôt de grandes oscillations septicémiques.

L'état général est profondément atteint, il y a souvent du subictère, de l'albumine dans les urines avec oligurie (adultération secondaire du foie et des reins). Les phlébites parfois étendues se développent, des foyers de suppuration éloignés, par pyohémie, peuvent se former. Et la mort est trop souvent la conséquence de ces pyarthrites, malgré un traitement radical un peu tardif.

Période de guérison. — La guérison qui suit les arthrites bénignes ou de gravité moyenne revêt un mode variable suivant le degré de l'inflammation. Dans les inflammations très atténuées, la guérison est rapide par un traitement approprié, et malgré l'atrophie musculaire, la *restitutio ad integrum* est complète, sans raideur ; il persiste cependant une laxité articulaire qui peut prédisposer aux entorses et aux luxations.

Quand l'inflammation est un peu plus accentuée, la guérison est plus lente et surtout il existe dans la période de convalescence des raideurs très tenaces. Celles-ci tiennent tant aux exsudats intra-synoviaux et aux brides organisées, qui tantôt gênent le jeu de la synoviale ou même fixent l'une à l'autre les deux extrémités osseuses, qu'à la rétraction des muscles contre laquelle l'atrophie des antagonistes rend plus difficile de lutter.

Quand l'inflammation a été notable (forme fibrino-plastique ou suppurée) ce n'est plus une simple raideur, mais une véritable ankylose incomplète qu'on observe. Cette *ankylose* (v. c. m.) parfois très serrée est douloureuse parce qu'incomplète. Parfois le traitement peut l'assouplir, mais parfois elle est irréductible.

Elle se fait toujours en position vicieuse, c'est-à-dire qu'elle ne permet pas l'usage utile du membre.

Complications. — Outre l'ankylose que nous avons placée dans l'évolution de l'arthrite, parce qu'à un certain degré elle ne manque jamais, signalons les luxations pathologiques (V. Luxations), les infections progressives lymphangites et phlébites, la pyohémie enfin (fig. 119).

Diagnostic. — Quand il n'y pas eu traumatisme (V. Fractures, Entorse, Hémarthrose), le diagnostic se pose surtout avec le rhumatisme articulaire aigu, qui a pour lui les fluxions multiples et les localisations viscérales ; les difficultés de le distinguer des pseudo-rhumatismes infectieux sont parfois extrêmes.

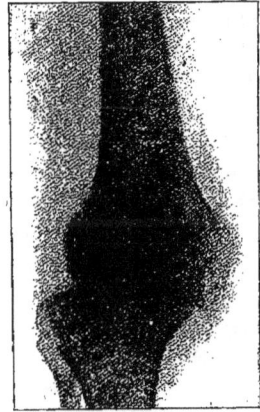

Fig. 119. — Subluxation pathologique au cours d'une arthrite puerpérale du genou (Chevrier).

Chaque variété d'arthrite aiguë (V. plus bas) pourra donner lieu d'ailleurs à des erreurs particulières.

Traitement. — La distinction entre les arthrites suppurées et non suppurées s'impose ici. Comme la clinique ne permet pas toujours de faire cette distinction d'une manière précoce, que parfois elle ne le permet pas du

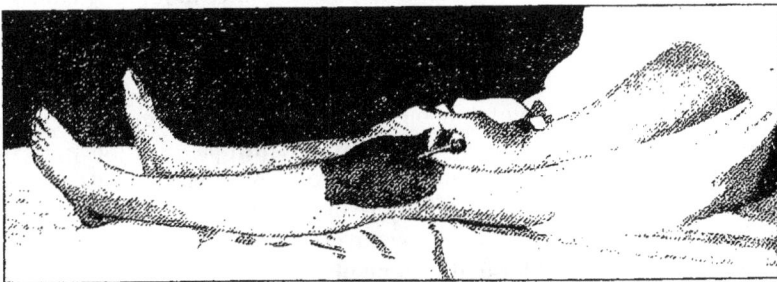

Fig. 120. — Ponction exploratrice du genou après désinfection large de la peau à la teinture d'iode (personnelle).

tout, — certaines suppurations articulaires n'étant pas cliniquement des arthrites suppurées, — nous demanderons à la *ponction exploratrice*, après asepsie rigoureuse de la région, de faire *dans tous les cas* le diagnostic anatomique (fig. 120). La meilleure façon d'obtenir une asepsie extemporanée est la suivante. Laver largement la région avec de l'*éther* (il est capital de ne pas employer de savon ni d'eau), puis badigeonner la peau avec de la teinture d'iode ou une solution chloroformique d'iode (iode 1, chloroforme 15); quand la première couche est sèche, en passer une seconde et attendre 5 minutes avant de pratiquer la ponction. Le nettoyage et le badigeonnage doivent être faits très largement sur toute la région articulaire et non pas seulement au point de la ponction. Cette ponction à seringue de Pravaz sera pratiquée en un point variable avec l'articulation, choisi de façon qu'il y ait le moins de tissus possible à traverser et qu'on soit loin de tout organe dangereux : on la fera en avant et en dehors pour le genou et le cou-de-pied, en arrière et en dehors pour le coude, en arrière et en dedans (au côté cubital) pour le poignet. Chaque fois que le liquide retiré sera louche, nous admettrons que l'arthrite est suppurée, et nous la traiterons comme telle : sans doute, cette formule est un peu excessive, et certaines arthrites, à liquide rendu louche par diapédèse abondante, peuvent ne pas devenir vraiment purulentes et pourraient guérir par un autre traitement que celui des arthrites purulentes ; notre formule peut donc conduire à quelques opérations inutiles, qui ne seront nuisibles dans aucun cas si l'asepsie est soignée. Mais comme, d'autre part, elle aura l'heureux effet de faire opérer tôt toutes les arthrites purulentes, nous croyons qu'elle réussira à épargner des vies, et à limiter beaucoup le nombre des ankyloses.

1° **Le liquide n'est pas purulent.** — La base du traitement est l'*immobilisation* ; on l'a accusée à tort de produire l'ankylose : c'est la phlegmasie qui en est responsable ; l'immobilisation n'y est pour rien, surtout si on sait employer le massage à temps.

Dans tous les cas, nous conseillerons volontiers de faire, après nettoyage, la *ponction évacuatrice* qui soulage le malade en faisant cesser la distension articulaire et rend plus tolérable l'immobilisation en bonne position. Pour faire cette ponction évacuatrice, il suffit d'adapter sur l'aiguille de la ponction exploratrice une seringue de Roux de 10 c. c. et d'aspirer aussi souvent qu'il le faut pour vider l'articulation. Il est parfaitement inutile de faire la ponction au trocart : le trocart est absolument contre-indiqué quand on veut faire une injection modificatrice après ponction.

Si l'attitude est vicieuse et un peu accentuée, il vaut mieux faire sous chloroforme le *redressement* qui doit précéder l'immobilisation. L'*immobilisation* peut être faite de différentes façons. Il faut qu'elle soit rigoureuse, et la simple gouttière de fil de fer tapissée d'ouate ne suffit pas. La gouttière de Boeckel, ou l'attelle de Championnière, bien fixées, peuvent être suffisantes : nous croyons préférable encore la gouttière plâtrée (fig. 121). Celle-ci ne doit pas être très large, elle doit laisser à découvert une partie de l'articulation malade, et une bande assez large du segment du membre sous-jacent : cette disposition de l'appareil permet l'emploi simultané d'autres moyens thérapeutiques. Si on n'a pas de plâtre, on pourra faire une gouttière en tarlatane trempée dans de l'eau amidonnée assez épaisse, maintenue et moulée par des bandes trempées dans l'eau amidonnée ; l'appareil terminé, on le frottera de poudre d'amidon sec, et, le lendemain, on enlèvera, si l'on veut, toute la partie des bandes qui recouvrent la face antérieure du membre, en les sectionnant au bistouri. C'est là un appareil de fortune, mais qui peut être suffisant. Sur l'articulation libre et ponctionnée, on peut faire de la *compression ouatée*, qui est un utile adjuvant : il est bon de la faire prudente et douce quand la douleur locale est considérable. Nous rejetons absolument les révulsifs locaux, teinture d'iode, pointes de feu, vésicatoires, qui altèrent et lèsent la peau, ce qui gênerait beaucoup pour le traitement ultérieur, si l'évolution devenait purulente.

A côté de ce traitement classique, j'en indiquerai un autre qui m'a donné de fort bons résultats dans les quelques cas

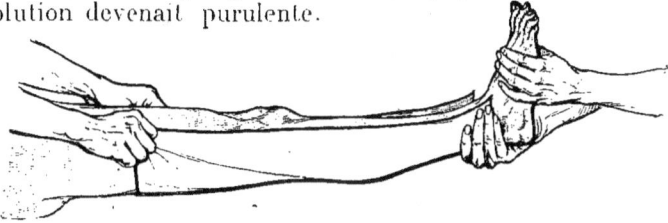

Fig. 121. — Après réduction de l'attitude vicieuse, une gouttière plâtrée immobilise le genou en extension (Tuffier et Desfosses).

dans lesquels je l'ai employé. Après ponction évacuatrice, j'ai injecté dans l'articulation une solution de sel de radium insoluble (sulfate) à la dose de 20 à 40 millièmes de milligramme (solutions Jaboin), j'ai laissé l'articulation libre, sans compression et sans immobilisation, et la guérison a été rapide et parfaite.

Dès cette époque, le *massage* devra être employé, non sur l'article, mais sur les muscles sous-jacents ; l'atrophie sera ainsi moins considérable et le rétablissement des mouvements plus rapide. D'ailleurs, dès que les phénomènes phlegmasiques locaux se seront calmés par l'immobilisation rigoureuse et quelques jours de compression, il sera bon de lever cette dernière, au moins momentanément, et de faire des *effleurages* très légers sur l'articulation malade : à la condition d'être très prudent, ils faciliteront la résolution.

Quand l'articulation est devenue insensible aux pressions fortes, on peut retirer l'appareil. On commencera alors le massage véritable articulaire et musculaire, en le conduisant très prudemment. On ne fera d'abord aucune mobilisation, déposant simplement le membre dans une gouttière de fil de fer ouatée mal ajustée : il s'y fera de très légers petits mouvements à l'insu du malade. Au bout de quelques jours, on commencera la mobilisation. Elle devra être très douce et très progressive. On s'arrêtera dès qu'elle deviendra douloureuse et au besoin, à la moindre reprise de l'inflammation, on immobiliserait de nouveau.

Le massage, la mobilisation douce, l'usage très large de l'eau chaude rendront peu à peu à l'article les mouvements qu'il peut récupérer : le rétablissement fonctionnel sera ordinairement très satisfaisant.

Nous déconseillons la mobilisation brusque sous chloroforme au début; peut-être pourra-t-on l'employer, après une longue période de massage et de mobilisation douce, quand celle-ci ne réussit pas à vaincre une semi-ankylose rebelle (V. ANKYLOSE).

2° **Le liquide est purulent.** — Il faut alors laisser de côté toute demi-mesure, ne pas essayer de l'immobilisation et de la compression, ne pas se contenter de la ponction évacuatrice, qui serait cependant suffisante pour

certaines affections atténuées : il faut faire de suite et toujours l'ARTHRO-
TOMIE (v. c. m.) avec drainage très large de l'articulation. On immobilisera le
membre sur une gouttière de Boeckel ou une attelle de Championnière (la
gouttière plâtrée ne per-
met pas de faire facilement
les pansements; elle est
vite souillée et demande à
être remplacée trop sou-
vent). Ces attelles seront
fixées à la cuisse et à la
jambe (s'il s'agit du genou)
d'une façon indépendante
du pansement.

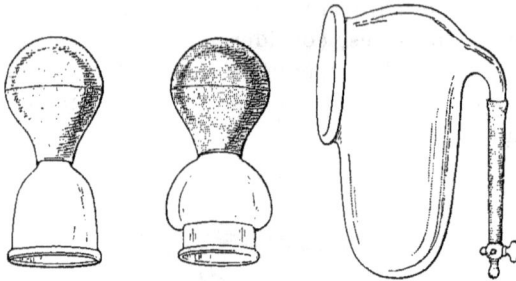

Fig. 122. — Divers types de ventouses de Bier
(Tuffier et Desfosses).

Les Allemands préten-
dent tirer de grands avantages de la méthode de
Bier, c'est-à-dire de la compression veineuse, faite quelques heures par jour,
à la racine du membre au moyen d'une bande élastique. Comme cette méthode ne semble pas être
nocive, on fera bien de l'essayer. Si on est outillé, on
préférera à cette stase passive l'hyperémie active avec
aspiration pratiquée soit
avec des ventouses appli-
quées sur les incisions d'arthrotomie, soit avec des appareils régionaux. Cette aspiration facilite grandement
le drainage (fig. 122, 123, 124).

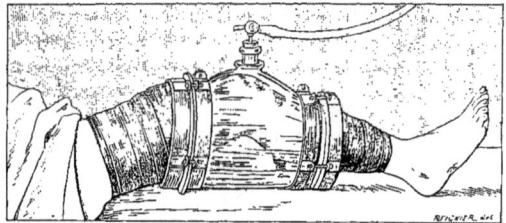

Fig. 123. — Appareil d'hyperémie active pour le genou
(Tuffier et Desfosses).

Tant que dure la suppuration, on ne fait pas de mobilisation, mais on doit
masser les muscles; quand la suppuration est tarie, on fait de la mobilisation prudente et du massage
quand la cicatrisation est terminée. La méthode de Bier serait
compatible, au dire des promo-
teurs, avec une mobilisation beaucoup plus précoce et, grâce à elle,
l'ankylose serait moins fréquente.
A l'essai, on pourra voir si cette
méthode tient ses promesses.

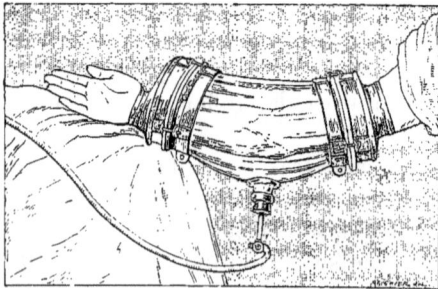

Fig. 124. — Appareil d'hyperémie active pour le coude
(Tuffier et Desfosses).

Dans les arthrites graves, on
pourra, après arthrotomie, amener
dans l'articulation, par un drain
non perforé, de l'oxygène pur qui
s'échappera par les incisions et les autres drains. Cette méthode améliora
très vite des arthrites très sérieuses que nous pûmes suivre.

Nous croyons que l'arthrotomie précoce, bien faite, au début de toute arthrite qui menace suppuration, est capable de la guérir et les indications de la *résection de drainage*, préconisée par Poncet, nous semblent très restreintes. On pourra cependant la faire dans les cas graves, un peu anciens, au début desquels on n'aura pas assisté : on réséquera les extrémités osseuses, on extirpera la synoviale et on drainera largement, sans chercher le rapprochement osseux, luttant au contraire contre lui par des compresses ou des drains interposés.

C'est aux cas avec septicémie ou pyohémie que conviendra l'*amputation* : cette suppression du foyer local ne donnera d'ailleurs pas de brillants succès, l'intoxication est déjà générale, et rien ne saurait plus la faire rétrocéder, pas même le *collargol*. Ce sera cependant un devoir de tenter la chance en amputant et en essayant de lutter contre l'intoxication par le collargol et le sérum artificiel, fait sous la peau ou même dans les veines.

Mais, nous le répétons, si on arthrotomisait au début toutes les arthrites, dans lesquelles la ponction exploratrice révèle un liquide louche, il n'y aurait probablement plus d'indications de résection ni d'amputation.

Arthrites aiguës. Microbiennes.

a) **Traumatiques.** — Elles suivent les plaies *articulaires* infectées. Le plus souvent ce sont des pyarthrites très graves, parfois mortelles. C'est dans ces cas surtout que les Lyonnais préconisent les résections de drainage d'emblée. Veiller préventivement à l'asepsie rigoureuse de la plaie, et faire, au premier symptôme d'arthrite, une très large arthrotomie.

b) **Par propagation.** — Les arthrites de voisinage dans l'*ostéomyélite*, les *hygromas suppurés*, sont au début simplement séreuses, mais deviennent souvent suppurées. Elles se terminent parfois par ankylose. Les arthrites dans les *lymphangites* et les *phlébites* sont presque toujours simplement séreuses.

c) **Infectieuses.** — I. *Pyohémie.* — L'arthrite est purulente d'emblée. L'état général est très grave et plus en rapport avec la pyohémie qu'avec l'arthrite. Il est à peu près inutile, dans ces cas, d'amputer à cause de la multiplicité des foyers, l'arthrotomie large suffit : c'est là qu'on devra user de l'oxygène pur dans l'articulation (et même en injection intra-veineuse d'après certains auteurs), du collargol, du sérum physiologique.

II. *Blennorragie.* — L'arthrite, quoiqu'on ait longtemps discuté sur ce point, est sous la dépendance immédiate du gonocoque ou de ses toxines. Le microbe, pour atteindre les articulations, passe par la voie sanguine : cette phase de septicémie, de connaissance récente parce qu'elle est très passagère, précède toutes les complications à distance de la blennorragie ; dans les articulations, on l'a trouvé associé au streptocoque ou au staphylocoque. La localisation, de beaucoup la plus fréquente, est le genou, puis le coude, le poignet, l'articulation sterno-claviculaire, la hanche, le cou-de-pied, l'épaule. Elle se développe au cours d'une blennorragie, rarement avant la fin de la première semaine ; le traumatisme, le froid, les fatigues peuvent favoriser cette métastase qui s'accompagne souvent d'une diminution de l'écoulement. On en décrit plusieurs formes.

1º *Arthralgie.* — Douleur sourde avec gonflement d'une articulation, ou d'une bourse séreuse, ou du périoste (talalgie); la douleur diminue dans la journée par l'exercice.

2° *Arthrite séreuse* ou *hydarthrose*. — Le liquide se développe par poussées aiguës ou assez lentement; cette forme est assez indolente, monoarticulaire, très tenace, souvent récidivante, entraînant des raideurs rebelles. Le traitement de choix est la ponction évacuatrice et l'injection de sel insoluble de radium dans la synoviale (Chevrier). L'injection donne des résultats supérieurs au traitement par les appareils radifères ou par les boues actinifères, qu'on a préconisées aussi.

3° *Arthrite plastique*. — Parfois *polyarticulaire*, rappelant le rhumatisme articulaire aigu; douleur vive s'étendant aux bourses séreuses et aux gaines; la tuméfaction est surtout constituée par un œdème para-articulaire qui garde l'empreinte du doigt: la cavité articulaire renferme très peu de liquide. Dans la forme *monoarticulaire*, la plus fréquente, les phénomènes plastiques locaux sont plus accentués encore, et l'ankylose complète est la terminaison la plus fréquente. Dans des cas de ce genre, l'injection périarticulaire de sels insolubles de radium, pratiquée par piqûres multiples comme l'injection sclérosante de chlorure de zinc, m'a donné de très belles guérisons, sans ankylose.

4° *Arthrite suppurée*. — Elle est beaucoup moins fréquente que la précédente, et on discute pour savoir si la suppuration relève bien du gonocoque ou plutôt d'un microbe associé.

Toutes ces formes de rhumatismes blennorragiques, même les plus graves, ne s'accompagnent pas habituellement d'infection générale intense. Mais, localement, elles sont graves par leur tendance à l'ankylose. Il importe de les traiter tôt et rigoureusement : l'arthrotomie précoce avec lavage, accompagnée d'immobilisation et de massage, permet assez souvent d'éviter l'ankylose; l'injection de radium semble donner le même résultat.

III. *Fièvres éruptives*. — Dans la *variole*, existent deux variétés d'arthrites : les unes séreuses, souvent polyarticulaires, ne laissant après elles aucune trace; elles ressemblent beaucoup au rhumatisme articulaire aigu; les autres, survenant à la période de suppuration, sont des pyarthrites; elles ont un pronostic local et général très grave.

Dans la *scarlatine*, les accidents articulaires ont le même double aspect, ils sont, de plus, beaucoup plus fréquents que dans la variole. La forme séreuse est moins bénigne, elle peut évoluer secondairement vers la suppuration.

Dans la *rougeole*, on trouve de nouveau les deux variétés, elles sont en général plus bénignes que celles des autres fièvres éruptives.

IV. *Dysenterie*. — L'arthrite, frappant surtout le genou, monoarticulaire, débute insidieusement au déclin de l'infection, très rarement à la période d'état. Elle revêt toujours la forme d'hydarthrose à marche subaiguë, jamais de suppuration. C'est d'ailleurs un accident rare.

V. *Fièvre typhoïde*. — L'arthrite, rarement suppurée, presque toujours séreuse, atteint surtout la hanche et aboutit très fréquemment à la luxation pathologique. La réduction en est difficile, parfois impossible, et la contention rare. Dans un cas seulement la déformation a pu être définitivement corrigée.

VI. *Diphtérie*. — Les déterminations articulaires sont rares. Suppurées, elles sont causées par des infections secondaires. Non suppurées, elles revêtent des formes arthralgique, séreuse, périarticulaire (avec épaississement considérable des tissus voisins de la synoviale). Un petit nombre d'articulations sont prises à la fois.

Arthrites aiguës amicrobiennes. — *a*) **Mécaniques.** — Qu'elles soient *directes* (*entorse*, *luxation*, *levée d'un appareil*), ou *indirectes* (*fracture des os du membre correspondant*), qu'elles soient exsudatives ou transsudatives, ce sont toujours des arthrites séreuses, sans réaction considérable. Elles guérissent par les moyens simples, sans laisser d'autre trace qu'un peu de laxité articulaire.

b) **Nerveuses.** — Situées toujours du côté paralysé, dans les cas de lésion médullaire ou cérébrale, elles ont une allure aiguë ou subaiguë, atteignent plusieurs articulations et peuvent être prises pour du rhumatisme : elles ont les symptômes locaux et généraux des arthrites séreuses. Dans le cas de lésion d'un tronc nerveux, surtout incomplète ou compressive, les phénomènes locaux (rougeur, gonflement) sont très marqués. Dans toutes les arthrites trophiques aiguës, l'infection peut intervenir secondairement (introduite souvent par des lésions trophiques cutanées) et transformer toutes ces arthrites séreuses en pyarthrites, d'autant plus graves localement que les tissus se défendent plus mal : l'ankylose est alors l'évolution la plus favorable. Peut-être, dans ces pyarthrites avec troubles trophiques d'un membre, conviendrait-il de ne pas se contenter de l'arthrotomie précoce habituelle, mais de recourir très tôt à l'amputation, pour éviter des fusées redoutables et une pyohémie mortelle (V. Arthropathies nerveuses).   *CHEVRIER.*

ARTHRITES CHRONIQUES. — Pour la description générale, V. Hydarthrose. On peut les diviser comme les arthrites aiguës; les arthrites *microbiennes par infection chronique* sont décrites à Arthrite tuberculeuse, Arthrite syphilitique. On ne connaît pas d'arthrite chronique, traumatique, microbienne ou amicrobienne.

Les *arthrites chroniques amicrobiennes* sont toutes *nerveuses* (V. Arthrite sèche, Arthropathies nerveuses, tabétiques, Arthropathie hystérique).

CHEVRIER.

ARTHRITE SÈCHE OU DÉFORMANTE. — L'arthrite sèche, ou, mieux, déformante, ou *mal sénile des articulations*, n'est pas un type nosographique défini.

Étiologie. Pathogénie. — Elle peut atteindre toutes les articulations, même les petites articulations des doigts, la colonne vertébrale. Elle frappe de préférence la hanche, le genou. Elle est assez souvent symétrique. Monoarticulaire, on trouve à son origine un traumatisme ou une inflammation articulaire; polyarticulaire, son étiologie devient très indécise. Les uns soutiennent son origine nerveuse et trophique (et de fait les arthropathies trophiques ont été tirées de l'arthrite sèche); les autres en font une détermination rhumatismale chronique, et récemment on en a fait un rhumatisme tuberculeux; d'autres enfin admettent un ralentissement général de

la nutrition : ce serait un trouble de déchéance, parfois général et mul
tiple, parfois localisé par une cause seconde.

Ce groupe semble devoir être démembré plus tard et il vaut mieux s'en
tenir à la conception de Quénu, qui la considère comme « un mode de terminaison de toute arthrite chronique, rhumatismale, traumatique ou nerveuse..., sa physionomie résulterait moins de la nature primitive de l'arthrite que de l'état de nutrition générale du sujet et local du membre
atteint... (fréquence de l'artériosclérose, des varices).... »

Lésions. — Les lésions ressortissent à deux phénomènes presque toujours juxtaposés : atrophie et hypertrophie.

Les têtes articulaires sont habituellement diminuées de volume, parfois
presque totalement disparues, les cavités articulaires ont perdu leur relief
circulaire ; les cartilages sont exfoliés et
l'os est souvent éburné. En revanche, tout
autour de l'articulation, existent des ostéophytes nombreux, faisant saillie dans la
cavité synoviale ou en dehors d'elle, parfois pédiculés, quelquefois même complètement libres dans l'articulation. Les franges synoviales sont aussi très hypertrophiées : elles contiennent du tissu fibreux
et des cellules cartilagineuses. La synoviale ne semble pas primitivement malade,
quoi qu'on en ait dit (fig. 125).

Pour les ligaments, il y a, comme pour
les os, atrophie centrale (disparition du
ligament rond, du tendon du biceps), tandis que les périphériques sont infiltrés de
nodules cartilagineux et d'ostéophytes. Un
liquide parfois abondant distend l'article.

D'après Cornil et Ranvier, le processus
histologique consiste dans une prolifération du cartilage ancien et une néoformation de cartilage dans les parties fibreuses.
Quand le cartilage est libre, les capsules
cartilagineuses s'ouvrent les unes dans les
autres, puis dans l'articulation, créant l'état
velvétique, qui ne persiste point. Les

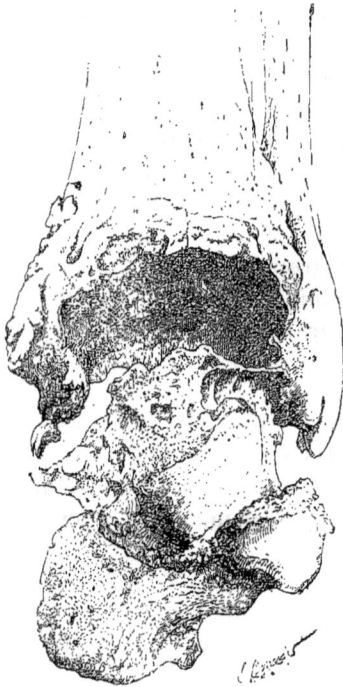

Fig. 125. — Arthrite déformante
tibio-tarsienne (Jarjavay).

cartilages tombent ainsi et l'os peut se raréfier. A la périphérie, les cellules
cartilagineuses, mises en liberté, s'accumulent sous la synoviale réfléchie ;
ainsi naissent des ecchondroses qui, s'ossifiant, deviennent des ostéophytes.
Poulet et Vaillard n'ont point vu l'ecchondrose pure et croient que la réaction osseuse est primitive.

Signes. — Le début est sans symptômes nets, parce que sans inflammation appréciable ; parfois il existe de petites poussées d'hydarthrose, des
sensations de gêne au moment des changements de temps ; les craquements
articulaires sont déjà très nets et facilement perçus des malades. La gêne

douloureuse est parfois nocturne et l'articulation se dérouille par la marche. Parfois la douleur est para-articulaire, groupe musculaire voisin, ou trajet d'un gros nerf voisin (nerf sciatique, que Quénu a trouvé environné d'une gangue conjonctive). A la période d'état, toute la symptomatologie réside dans la déformation et dans les troubles qu'elle occasione. Les épiphyses s'entourent de saillies mamelonnées ou pointues irrégulières, dont quelques-unes semblent parfois menacer la peau. L'atrophie des extrémités articulaires entraîne souvent une déviation angulaire des deux segments du membre, parfois une véritable luxation pathologique avec raccourcissement.

Les mouvements sont très libres, sans aucune douleur; parfois, cependant, ils sont mécaniquement gênés par la présence des ostéophytes. Ils s'accompagnent de craquements caractéristiques, secs et rudes, qu'entend l'oreille, que sent la main : leur bruit a été comparé à celui d'un moulin à poivre. Tout à fait au début, on ne perçoit qu'un frottement doux, comme si deux morceaux de velours d'Utrecht frottaient l'un contre l'autre. Certains ostéophytes, mobiles, peuvent fuir devant le doigt comme de véritables corps étrangers articulaires (v. c. m.).

Complications. — Ce sont les subluxations et luxations pathologiques qui entament fortement l'intégrité fonctionnelle de membre précédemment intact; des poussées d'hydarthrose aiguë ou chronique peuvent distendre brusquement l'article et faciliter les déplacements osseux.

Marche. — Elle est lentement progressive jusqu'à la mort du malade, qu'elle ne saurait causer.

Formes. — Frappant plusieurs articulations des mains et des pieds, elle constitue le *rhumatisme noueux*. Localisée aux phalanges, elle s'appelle *rhumatisme d'Eberden*.

Diagnostic. — V. Hydarthrose, Corps étrangers, articulaires, Arthropathies nerveuses, tabétiques, Arthrites tuberculeuses, Rhumatisme chronique, Goutte.

Traitement. — Le traitement médical ne donne guère que des insuccès.

L'iodure de potassium est inutile, les badigeonnages de teinture d'iode encore plus; les douches sulfureuses, l'hydrothérapie, les eaux minérales de Plombières, Néris, Bourbonne, Aix, Barèges, Luxeuil, Dax, Bagnères-de-Luchon, Spa, ont cependant une très légère action, mais seulement dans les toutes premières phases de l'affection.

Le traitement chirurgical n'est pas moins décevant. L'immobilisation et la compression sont plus nuisibles qu'utiles. Mieux vaut recommander un exercice modéré et normal.

La chirurgie active n'est pas ici d'un grand secours : on a préconisé, surtout en Allemagne, des *résections* dans l'arthrite sèche; mais ces opérations typiques ou atypiques ne donnent pas d'excellents résultats : fonctionnellement, elles sont satisfaisantes, mais la récidive est à peu près fatale. S'il y a laxité articulaire extrême, un bon traitement en quelque sorte palliatif serait de chercher l'ankylose par *arthrodèse* (v. c. m.), mais ce n'est là qu'un pis-aller et la fusion des os avivés manque parfois. Il ne reste plus alors que l'amputation.   *CHEVRIER.*

ARTHRITE SYPHILITIQUE. — Parmi les troubles que provoque la syphilis sur les articulations, il faut distinguer les lésions de la syphilis acquise et celles de la syphilis héréditaire, encore dans la première faut-il séparer les lésions secondaires des lésions tertiaires.

A. **Syphilis acquise.** — 1° **Période secondaire.** — *Arthralgies.* — Ce sont de véritables courbatures syphilitiques. Elles paraissent tôt, précédant de peu l'éclosion de la roséole. Parfois plus précoces, elles sont contemporaines de l'infection de l'organisme par le virus syphilitique et précèdent le chancre lui-même. Elles sont très fréquentes : en faisant la moyenne de plusieurs statistiques nous trouvons 1 sur 4 syphilitiques. Elles sont le plus souvent polyarticulaires et atteignent les articulations les plus souvent en jeu (épaule, genou, poignet, coude, cheville...). Le seul symptôme est la douleur, il n'y a ni gonflement, ni coloration rouge, ni chaleur anormale des téguments. Le malade souffre de ses articulations quand il les fait mouvoir et surtout le matin : les articulations sont comme rouillées et se déroulent par l'exercice. Les douleurs et l'impotence reprennent et sont à leur maximum pendant la nuit. Il y a souvent aussi des douleurs ayant les mêmes caractères, localisées aux insertions tendineuses et aux muscles.

Le diagnostic est à faire avec les ostéalgies de cause infectieuse (ostéomyélite, tuberculose) ou non infectieuse (rachitisme, ostéomalacie, ostéalgies nerveuses); avec les arthralgies infectieuses (fièvre typhoïde, rhumatisme, tuberculose) toxiques (saturnisme, alcoolisme) ou hystériques.

Arthrites subaiguës. — C'est le pseudo-rhumatisme syphilitique de Fournier et Vaffier. Il en existe une forme polyarticulaire qui est réellement une arthrite, et une forme monoarticulaire qui semble dépendre d'une périostite; une troisième forme se rapproche du rhumatisme chronique.

Un peu plus tardive que l'arthralgie, elle paraît un peu après l'éclosion de la roséole. C'est donc un accident précoce. Le froid et le surmenage articulaire en favorisent l'apparition; la pianiste de Lancereaux vit se prendre ses poignets et ses doigts.

La douleur, assez vive, est plus accentuée la nuit et au repos que pendant l'exercice. L'articulation est légèrement augmentée de volume. « Elle se fluxionne plus qu'elle ne se tuméfie (Fournier). » Il existe dans la synoviale une petite quantité de liquide. La peau est parfois rosée, mais ce changement de coloration est inconstant (Fournier). La température locale est plus élevée de quelques dixièmes de degré. Il y a d'ailleurs une légère ascension thermique générale, 58 à 59° le soir. La mobilisation des articulations est remarquablement facile et indolore, tandis que la palpation révèle de la douleur au niveau de l'insertion des ligaments.

Souvent, en même temps, les gaines ou bourses séreuses voisines de l'article participent à l'inflammation.

Le diagnostic est à faire avec le rhumatisme articulaire aigu, le rhumatisme blennorragique.

Hydarthroses. — C'est un accident secondaire, précoce ou tardif, 10 jours après le chancre (Gerin-Roze). 4 semaines (de Grandmaison et Boidin) en pleine roséole (Fournier), dans la troisième année (Voisin). L'hydarthrose est bien alors toute la maladie, et il importe de distinguer cette hydarthrose secondaire de l'hydarthrose tertiaire, plus rare et liée à des lésions gommeuses inaccessibles.

« L'hydarthrose syphilitique est bien plus commune qu'on ne le croit, mais, si elle est commune, on peut dire qu'elle est communément méconnue (Morestin). »

Elle affecte le plus souvent le genou, surtout le gauche et plutôt chez la femme : elle peut être bilatérale.

C'est la symptomatologie de l'hydarthrose pure (v. c. m.). Son caractère distinctif est de disparaître très vite par le traitement, et de s'accompagner de gène fonctionnelle nocturne.

Le diagnostic se pose avec les autres hydarthroses (traumatique, rhumatismale, blennorragique, tuberculeuse).

2ᵉ **Période tertiaire.** — « Si la syphilis secondaire léchait » les articulations, la syphilis tertiaire les « mord » profondément (Fouquet). Les lésions sont notables, désormais, et souvent destructives. Les accidents tertiaires se développent à partir de la troisième année : leur maximum est entre la huitième et la vingtième année. Les 5/5 des arthropathies frappent le genou.

Plusieurs formes doivent être distinguées, tant au point de vue anatomique que clinique.

Infiltration gommeuse périsynoviale. — C'est la gomme qui est la lésion originelle (autopsie de Lancereaux). Elle a tous les caractères des gommes du tissu cellulaire sous-cutané; elle siège de préférence au voisinage du tendon rotulien, s'avançant parfois sous lui et le débordant de chaque côté. Cette gomme peut subir deux évolutions : elle peut se scléroser, donnant naissance au blindage en plaques de Fournier; si le processus scléreux est étendu, il peut en résulter une ankylose par induration capsulaire. Elle peut aussi se ramollir et s'ouvrir à la peau, donnant lieu à des fistules : cette évolution est rare.

Dans les cas anciens, il y a des points de périostite au niveau des culs-de-sac synoviaux, mais jamais de lésions osseuses profondes. Cliniquement on pourrait en décrire trois formes :

α) Une forme de gomme latente, qui ressemble à une vulgaire hydarthrose : c'est l'*hydarthrose tertiaire* qui n'est jamais sine materia, mais cache une gomme qui échappe à l'examen par sa petitesse ou son siège.

β) Une forme *typique* ou *cartonneuse*. A la palpation, on sent la synoviale, souple en certains points, épaissie en d'autres, comme doublée d'un blindage pseudo-membraneux ferme et résistant. On peut prendre ces plaques indurées pour des corps étrangers; bien plus, les masses gommeuses peuvent se pédiculiser et devenir de vrais corps étrangers articulaires. Les signes fonctionnels sont nuls : pas de douleur, aucune gène des mouvements, aucune contracture musculaire et, par conséquent, pas d'attitudes vicieuses.

γ) Une forme *suppurée* ou plutôt *fistuleuse*. Elle est très rare. Au moment où la gomme suppure, avant qu'elle ne s'ouvre on constate quelques phénomènes locaux, rougeur, tuméfaction, chaleur, sans phénomènes fonctionnels, avec liberté absolue des mouvements.

Ostéochondro-arthropathie ou pseudo-tumeur blanche syphilitique. — Les lésions sont variables et atteignent l'os, le cartilage, la synoviale. La lésion primitive est une gomme épiphysaire ou pseudo-épiphysaire ; c'est d'abord un amas gélatineux dont le centre deviendra caséeux : au milieu des éléments embryonnaires sont des fragments osseux en voie de disparition. Le processus destructeur creuse ainsi des tunnels, des cavités, parfois voisines de lames compactes d'ostéite condensante. Le canal médullaire dilaté est rempli d'une pulpe jaunâtre. Le cartilage est secondairement atteint; il perd sa transparence, devient gris, opaque, présente des érosions en coups d'ongle ou de véritables ulcérations; au voisinage, le cartilage revêt un aspect villeux. La synoviale est épaissie d'une façon générale ou en certains points; ces épaississements localisés peuvent former de vrais corps étrangers articulaires. Le liquide, variable, est habituellement clair.

Le début clinique est lent et se fait sans élévation thermique ni réaction générale.

Dans la première période d'*ostéite*, il n'y a que de la douleur, spontanée, surtout nocturne, ou provoquée par la pression, sans gêne des mouvements. Dans une deuxième phase de réaction osseuse, se forme une *hyperostose* parfois étendue, épiphysodiaphysaire de l'os malade. Les douleurs persistent, nocturnes.

Dans une troisième période, l'articulation réagit enfin par de l'*hydarthrose*; la synoviale est alors irrégulièrement épaissie. Il n'y a aucune fongosité, pas de position vicieuse, pas d'ankylose précoce, ce qui facilite beaucoup le diagnostic avec la tumeur blanche tuberculeuse.

Des complications sont possibles : la *fracture spontanée* due à l'ostéite raréfiante et aboutissant à la pseudarthrose, l'*ouverture d'une gomme* dans la synoviale, amenant la formation d'un épanchement suppuré articulaire, à pus mal lié, qui peut s'évacuer au dehors par des fistules.

Il est d'ailleurs démontré qu'à côté de ces suppurations secondaires vraiment syphilitiques, il peut exister une *suppuration* non syphilitique de l'hydarthrose syphilitique, par localisation élective d'un microbe de la suppuration.

B) **Syphilis héréditaire.** — Elle peut être comme les autres accidents de la syphilis héréditaire précoce, c'est-à-dire évoluant dans le jeune âge, ou tardive, faisant son apparition à l'adolescence ou même plus tard. Il en existe plusieurs formes :

1° *Hydarthrose double* des deux genoux, qui ne mérite pas d'être individualisée, d'après certains auteurs. C'est un accident précoce.

2° *Ostéoarthropathie* ou pseudo-tumeur blanche. Elle ressemble à celle de la syphilis acquise; elle peut être précoce ou tardive.

3° *Ostéoarthropathie déformante.* — C'est une forme presque uniquement tardive; les observations de cette variété sont exceptionnelles dans le jeune âge, mais il y en a.

Elle peut atteindre plusieurs articulations. C'est au coude, puis au genou qu'on la rencontre de préférence.

L'évolution est lente et peut se diviser en deux périodes.

α) Formation de l'hyperostose. C'est une hyperostose épiphysaire, mais très irrégulière et non massive : ce sont des végétations ostéophytiques, bourgeonnant à l'aventure, formant saillies, mamelons, apophyses superposées ou juxtaposées. Il y a pendant cette période quelques douleurs vagues, qui disparaissent quand l'extrémité osseuse a atteint son volume définitif.

β) Troubles fonctionnels dus à l'hyperostose. Ce sont des craquements articulaires, la limitation de certains mouvements, des attitudes vicieuses, parfois même des ankyloses en position anormale; dans quelques cas, chez les enfants, on a signalé des atrophies musculaires localisées et un arrêt de croissance. Les hyperostoses de la croissance, du rachitisme (v. c. m.) ont un aspect tout différent; le rhumatisme tuberculeux déformant est moins ostéophytique. Le rhumatisme chronique déformant est plus difficile à distinguer par lui-même : mais les autres lésions de la syphilis héréditaire sont là.

Traitement. — Il doit rarement être chirurgical.

Dans les hydarthroses secondaires ou même tertiaires, la *ponction* peut être faite pour éviter la dislocation articulaire.

L'*arthrotomie* est le traitement de rigueur quand l'arthropathie syphilitique est suppurée, soit par infection générale, soit après fistulisation.

L'*amputation* doit être réservée aux cas où la syphilis a causé une fracture pathologique ouverte et infectée : ces cas sont extraordinairement rares.

La plupart des amputations et toutes les résections ont été faites par erreur de diagnostic.

Le traitement est rarement chirurgical parce que le traitement médical donne des résultats merveilleux.

Général, il s'adresse à la Syphilis (v. c. m.) et doit être mixte, mercuriel et ioduré.

Local, il s'occupe des douleurs et de l'épanchement. Contre la douleur, les analgésiques (cocaïne, morphine, stovaïne, chlorure d'éthyle, gaïacol, baume tranquille) en pommades, liniments ou stypages; contre l'épanchement, compression ouatée et élastique. S'il y a des fistules, prendre de grands soins de propreté et de désinfection pour éviter l'arthrite purulente secondaire. Jamais d'immobilisation dans aucune des formes.

CHEVRIER.

ARTHRITES TUBERCULEUSES. — On doit décrire sous ce terme ou sous celui plus compréhensif de *tuberculose articulaire*, toutes les déterminations articulaires du bacille de Koch ou de ses toxines.

Il vaudrait mieux oublier les anciens mots, encore courants, appliqués à ces lésions. Le terme de *tumeur blanche* est une expression clinique, parfois inexacte, qui a désigné aussi des lésions non tuberculeuses; celui de *synovite fongueuse* est peut-être moins heureux encore, car les lésions tuberculeuses sont loin d'être toujours fongueuses.

Variétés anatomiques. — **Forme typique ostéo-articulaire fongueuse.** — Dans l'*os*, la lésion tuberculeuse peut revêtir la forme d'infiltration, de granulation, plus souvent de tubercule enkysté et ce tubercule siège tantôt au centre de l'épiphyse (*t. central*), tantôt sous le cartilage (*t. sous-chrondral*), tantôt sous le périoste au voisinage ou même au-dessus de l'insertion de la synoviale (*t. sous-périostal*).

Ce foyer osseux peut être à l'état de séquestre massif, plus souvent il est formé par du pus contenant les séquestres lamellaires de la carie; ses parois sont tapissées par des bourgeons fongueux. Le foyer osseux peut être ouvert dans l'articulation, ou dans les tissus péri-articulaires.

Le *cartilage* n'est jamais envahi par la tuberculose à laquelle il forme comme une barrière. Au niveau des foyers sous-chondraux, il se décolle, s'amincit, devient bleuâtre, prend un aspect villeux, velvétique, se laisse perforer par le pus ou les fongosités.

Ces lésions cartilagineuses et osseuses non spécifiques peuvent exister sur les deux extrémités osseuses. Lannelongue a montré qu'elles sont plus profondes, mais plus limitées dans l'épiphyse primitivement atteinte, plus superficielles et plus diffuses sur l'autre.

La *synoviale* est tapissée de bourgeons charnus peu vivants et d'une exubérance extrême : les *fongosités*; villiformes, arborescentes, lamelliformes, réticulaires, elles peuvent avoir toutes les teintes, depuis l'aspect décoloré de la chair d'anguille jusqu'aux tons les plus carminés, avec çà et là des taches noirâtres dues à de petits foyers hémorragiques; au centre de certaines, on aperçoit à jour frisant une tache jaunâtre, c'est un tubercule que de fines aiguilles peuvent isoler. Beaucoup de ces fongosités sont simplement inflammatoires, non tuberculeuses. Elles remplissent la synoviale, formant autour des cartilages un véritable chémosis.

A la coupe, en dehors de la couche des fongosités, on trouve la *couche vasculaire sous-synoviale*, bande rougeâtre, et plus en dehors la *couche lardacée* qui répond au tissu cellulaire œdématié et très infiltré.

Les lésions peuvent envahir les parties molles: les fongosités peuvent détruire la capsule, les ligaments, tous les plans superficiels et arriver jusqu'à la peau, qu'elles érodent, créant une fistule.

De même en profondeur et la destruction des extrémités osseuses rend possibles les luxations pathologiques.

Par désintégration progressive, les fongosités produisent un pus mal lié qui peut distendre en partie l'article (abcès froid articulaire), s'accumuler au voisinage de l'articulation (abcès froid para-articulaire), ou s'écouler par les fistules.

Formes anormales osseuses. — *Forme sèche.* — Il n'y a pas suppuration, les extrémités osseuses sont très atrophiées, les cartilages complètement détruits; les fongosités sont remplacées par des granulations dures, peu vasculaires, presque fibreuses qui ulcèrent progressivement l'épiphyse.

L'atrophie musculaire est considérable; l'ankylose fréquente.

Caries carnosa. — Hors de la tête fait saillie une masse très molle, rougeâtre, parsemée de granulations, se continuant dans une grande partie de la diaphyse. La masse a l'aspect sarcomateux.

Forme hyperostosante. — Les extrémités osseuses sont très augmentées de volume, les muscles profonds aplatis sur l'os et contracturés, en amplifient la masse.

Formes anormales synoviales. — *Forme fongueuse primitive.* — Les
lésions synoviales sont les mêmes que celles décrites à la forme typique,
mais il n'y a aucune lésion osseuse. Cette forme ne s'observe que chez
l'adulte.

Abcès froid articulaire. — Il n'y a plus de fongosités; la synoviale a
l'aspect d'une membrane pyogénique; c'est un tuberculome articulaire.

Le pus de ces abcès peut subir la transformation séreuse.

Forme granulique. — La synoviale est parsemée de granulations translucides blanchâtres et distendue par un liquide clair d'hydarthrose.

Synovite à grains riziformes. — La cavité articulaire est pleine de grains
de riz cuits ou de graines de melon. Les parties superficielles des fongosités s'exfolient en lamelles au plus léger attouchement.

Synovite tubéreuse. — Les lésions synoviales sont très localisées en une
plaque. Elles ont subi la dégénérescence fibreuse et forment une tumeur
saillante dans l'articulation, parfois mobile, de consistance très ferme,
presque cartilagineuse. L'articulation est distendue par du liquide séreux.

Forme plastique. — Il n'y a pas de fongosités, ni même de liquide.

La synoviale est épaissie et rétractée et amène l'ankylose fibreuse : c'est
la lésion qui caractérise le rhumatisme tuberculeux, ankylosant de Poncet.

Lipome arborescent. — Les villosités sont lipomateuses, et c'est l'inoculation qui en a prouvé la nature tuberculeuse.

Formes anormales extra-synoviales. — *Forme péri-articulaire.* — La
lésion est soit un abcès froid para-articulaire provenant d'un foyer osseux un
peu éloigné, ou une synovite à grains riziformes d'une bourse séreuse para-
articulaire. Par la voie lymphatique ou par contiguïté la lésion para-articulaire agit secondairement sur l'articulation.

Pathogénie. — Ces lésions sont produites par le bacille de Koch ou par
ses toxines (rhumatisme tuberculeux). La preuve en a été longue à faire et
on le comprend d'autant plus que l'histologie ne montre pas des lésions
microscopiques tuberculeuses toujours identiques (nodules de Koster,
Friedlander, granulations tuberculeuses); parfois même, toute signature
tuberculeuse histologique peut manquer (infiltration embryonnaire simple,
ou tissu fibreux rétractile). Le bacille de Koch n'est pas trouvé facilement,
même quand il existe. C'est l'inoculation qui juge, maintenant comme au
temps de Villemin, les cas difficiles.

Le système ostéo-articulaire est touché de préférence par la tuberculose,
comme le système réticulé (adéno-tuberculose de Mauclaire).

Chez l'enfant, le début est toujours osseux: la moelle osseuse étant chez
lui très active est particulièrement exposée.

Chez l'adulte, le début par la synoviale n'est pas exceptionnel.

Étiologie. — Très souvent la tuberculose articulaire n'est pas primitive,
mais secondaire à une tuberculose osseuse, nous venons de le voir. On la
rencontre à tous les âges; le maximum de fréquence est dans l'enfance et
l'adolescence. Le sexe n'a aucune influence; peut-être est-elle plus fréquente
chez l'homme à cause des traumatismes plus fréquents. On admet depuis
Max Schuller que le traumatisme localise souvent la tuberculose : s'il était
démontré, le fait serait capital, au point de vue des accidents du travail,

par exemple : il importe de noter que les recherches expérimentales de Lannelongue et Achard n'ont pas jusqu'à présent vérifié la loi de Max Schuller. Toutes les tares personnelles ou héréditaires y prédisposent, alcoolisme, syphilis, tuberculose; de même toutes les déchéances, mauvaise hygiène, mauvaise alimentation, fièvres éruptives, coqueluche....

A côté du terrain, dont l'influence est considérable, il faut tenir compte aussi de la virulence de l'infection, qui est parfois exaltée.

Symptomatologie. — Forme habituelle : Ostéo-articulaire fongueuse. — Le *début* peut être *aigu* et bruyant : douleur, impotence, élévation de température : un foyer osseux s'est ouvert dans l'articulation, ou une tuberculose para-articulaire des parties molles (bourses séreuses) a envahi l'article, ou la synoviale a été primitivement infectée par le bacille de Koch d'une façon massive. C'est tout à fait l'exception.

Souvent le début est *lent*. Le malade ou l'entourage le fait souvent remonter à un traumatisme. Sans nier l'action localisatrice du traumatisme, il importe de noter que souvent l'entorse n'est pas cause, mais effet d'une lésion articulaire peu bruyante, rendant l'articulation maladroite dans son fonctionnement.

La *douleur* est le premier symptôme. C'est d'abord une douleur intermittente, de fatigue. Le malade souffre de son articulation à la fin de la journée, puis il souffre pendant la marche et boite légèrement, il demande le minimum de travail à son articulation malade : *ses muscles toujours en éveil* limitent les mouvements et protègent la jointure contre tout déplacement brusque ou trop étendu.

Cette douleur, d'abord intermittente, puis sourde et continue, n'est pas toujours localisée à la jointure malade, mais peut siéger aussi dans la jointure sous-jacente (gonalgie dans la coxalgie). La douleur persiste la nuit, bien qu'atténuée; le malade dort, mais est réveillé en sursaut par des exacerbations soudaines : dans le sommeil, la vigilance des muscles s'est ralentie et un déplacement soudain et douloureux s'est produit dans l'articulation : d'où sursaut.

A cette période, le *gonflement* de l'articulation dû au développement des fongosités est réel, mais difficile à apprécier, quand les culs-de-sac synoviaux ne sont pas facilement explorables : s'ils sont superficiels, on peut alors les sentir épaissis.

L'*atrophie musculaire* est déjà très marquée et c'est là un excellent signe de cette période de début. Il n'y a pas une arthrite chronique ou même aiguë qui amène une atrophie aussi rapide et aussi marquée que l'arthrite tuberculeuse. Elle existe, quoique peu intense, dans les segments sous-jacents à l'articulation atteinte. Elle est très accentuée dans le segment sus-jacent. On l'apprécie à la vue, à la palpation, à la mensuration; on mesure la circonférence du membre malade et du membre sain à une hauteur exactement symétrique, située sur les deux membres à la même distance d'un repère osseux fixe.

L'adénite, sans être volumineuse, existe déjà dans la plupart des cas.

Période d'état ou de *fongosité*. — L'*atrophie musculaire* est plus marquée que jamais.

L'*attitude vicieuse* qui n'existait pas à proprement parler au début devient un signe excellent. L'attitude vicieuse déterminée et fixée par la contracture musculaire est presque toujours la même pour une articulation donnée : flexion légère (qui détend les ligaments) associée parfois à de la rotation dans un sens ou dans l'autre. Ces positions vicieuses reproduisent presque toujours, suivant la remarque de Lannelongue, « une attitude naturelle ». Ces attitudes vicieuses de l'articulation malade entraînent parfois d'autres déviations de compensation sus ou sous-jacentes auxquelles il importe de ne pas donner plus que leur valeur.

Le *gonflement articulaire* est ordinairement considérable et irrégulier : il existe des bosselures arrondies au niveau des culs-de-sac synoviaux superficiels, dont la situation varie pour chaque articulation. La peau est blanche, sillonnée de veines bleuâtres. Il existe parfois une légère élévation de la température locale.

La palpation donne au niveau des saillies une sensation de mollesse plutôt que de fluctuation. Elle permet de trouver souvent des *points douloureux* sur les extrémités osseuses.

La mobilisation, douloureuse, révèle des mouvements limités.

Les *ganglions*, dont est tributaire l'articulation, sont tuméfiés et indolents : il n'est même pas rare que le deuxième relais ganglionnaire soit aussi envahi, ce qui est presque un signe pathognomonique de la tuberculose : par exemple dans les tumeurs blanches du genou, on sent souvent des ganglions dans l'aine et dans la fosse iliaque.

Période d'abcès. — Bientôt du pus se forme par désintégration des fongosités. L'abcès tuberculeux peut être intra ou extra-articulaire.

Intra-articulaire, il donne de la fluctuation à la palpation des culs-de-sac.

La désintégration ne porte pas uniquement sur les fongosités, mais aussi sur les os et ces destructions osseuses et ligamenteuses se révèlent par des bruits insolites dans la mobilisation et par la possibilité d'obtenir des mouvements anormaux (mouv. de latéralité).

Extra-articulaire, l'abcès peut occuper une situation variable, qui n'est pas réglée par la position des culs-de-sac ; souvent profond, sous-musculaire, il se fraye bientôt un chemin et devient superficiel.

L'apparition du pus est presque toujours indiquée par de petites oscillations de température : celle-ci ne monte pas toujours plus haut le soir, mais elle descend le matin au-dessous de la normale.

Période des fistules. — Les lésions tuberculeuses envahissent peu à peu la peau et finissent par l'ulcérer, d'où la formation de fistules purulentes donnant issue à un écoulement grumeleux abondant. Ces fistules peuvent siéger un peu partout, parfois dans le voisinage immédiat de l'articulation, parfois à une certaine distance. Elles sont entourées d'une peau rougeâtre, décollée, et leur orifice est marqué par de petits bourgeons charnus de peu de vitalité. Leur exploration est souvent positive et il n'est pas rare que la fistule conduise le stylet jusqu'à l'articulation ou à la lésion osseuse originelle ; quand la fistule est tortueuse et éloignée, l'exploration est négative.

Presque toujours quand des fistules existent, une infection ascendante se fait par elles, et il ne s'agit plus de tuberculose articulaire pure. Ces infections secondaires s'accompagnent de fièvre plus vive, d'atteinte plus rapide de l'état général.

Complications. — L'*infection secondaire* par les fistules en est une et non des moindres. Il est rare cependant que l'infection aille jusqu'à la septicémie.

Les *destructions osseuses* parfois étendues de l'une ou des deux extrémités osseuses, accentuées par les pressions constantes en un point dues à la contracture des muscles, rendent possibles les *luxations pathologiques* : celles-ci amènent un changement dans l'attitude déjà vicieuse du membre.

Marche. — Elle peut être régressive et, à toutes les périodes, on a signalé des guérisons. Elles sont tout à fait exceptionnelles à la période des fistules, l'infection secondaire fréquente entraînant presque toujours l'aggravation progressive. À la période des abcès, elles ne sont pas très rares; elles sont plus fréquentes encore à la période des fongosités et au début.

Qu'est cette guérison ? C'est exceptionnellement, et au début seulement, la *restitutio ad integrum* avec conservation des mouvements. Presque toujours la guérison se fait par ankylose et cette ankylose est souvent en mauvaise position quand une bonne direction thérapeutique n'a pas guidé le processus de guérison naturelle. Mais parfois la lésion n'est qu'éteinte et la guérison n'est qu'apparente, la tuberculose se réveillant soit spontanément, soit à la suite d'un traumatisme, rendu plus facile par la gêne fonctionnelle qu'amène toujours l'ankylose d'une des grandes articulations d'un membre.

La marche peut être progressive, les désordres locaux allant croissant jusqu'aux fistules, causes d'infection secondaire, et à la luxation pathologique. La suppuration prolongée peut amener une dénutrition considérable avec dégénérescence amyloïde des viscères; les lésions tuberculeuses viscérales, surtout pulmonaires, concomitantes ou postérieures, entraînent souvent la mort du malade.

Variétés cliniques. — Voici les principales :

Variété indolente. — La douleur n'existe pas et avec elle disparaît la contracture musculaire, cause des attitudes vicieuses. La lésion est parfois tellement latente qu'elle peut être une simple trouvaille d'autopsie : et cependant une des extrémités osseuses peut être presque complètement détruite.

Variété hydarthrosique. — Le contenu articulaire donne une sensation de fluctuation bien nette, et non plus celle de fongosités. La tuméfaction des ganglions, l'atrophie musculaire considérable, la reproduction rapide et facile du liquide après amélioration en sont les signes caractéristiques. L'examen de la formule leucocytaire du liquide obtenu par ponction (V. Cytodiagnostic), la recherche du bacille tuberculeux soit directe, soit après *inoscopie* (V. Sérosités), surtout l'inoculation seront de précieuses ressources dans les cas douteux.

Variété rhumatismale. — Cette forme de tuberculose articulaire peut prendre le masque soit du *rhumatisme subaigu*, atteignant plusieurs articulations, prédominant sur l'une, ou du *rhumatisme chronique* à tendance ankylosante. C'est l'étude du terrain, des accidents tuberculeux concomitants, ou l'évolution ultérieure de quelque autre variété plus caractéristique de tuberculose articulaire, qui font la différence de ces formes et du rhumatisme non tuberculeux.

La plupart des formes énumérées à l'anatomie pathologique ont un trait clinique propre.

Les formes sèches, hyperostosantes se définissent par leur qualificatif même ; la forme fongueuse primitive ne s'accompagne pas de point douloureux osseux et est une forme de l'adulte ; la forme granulique est un mode d'invasion rare avec hydarthrose abondante ; l'abcès froid articulaire fluctue aussi, mais c'est une forme d'évolution assez tardive ; à la synovite tubéreuse, souvent prise pour un corps étranger (hydarthrose et tuméfaction localisée dure), manquent les douleurs brusques, syncopales ; la synovite à grains riziformes peut donner le bruit de chaînon....

Diagnostic. — La variété aiguë peut être confondue avec le *Rhumatisme articulaire aigu* ou les *Pseudo-rhumatismes*, puerpéraux, gonococciques... les *Hydarthroses* simples ou traumatiques (v. c. m.).

La variété chronique prête à des erreurs encore plus variées suivant la forme qu'elle revêt — fongueuse (sarcome, hémarthroses des *Hémophiles* (v. c. m.), hydarthrosique (V. Hydarthrose, Ostéomyélites, Arthrites syphilitiques, Corps étrangers articulaires, Arthrites, etc...)

Nous avons dit plus haut comment le diagnostic se posait sur l'adénopathie tuberculeuse, l'atrophie musculaire considérable, la constatation des autres lésions tuberculeuses, et quelles ressources donnait le laboratoire dans les cas douteux (V. Cytodiagnostic, Bactériologie pratique). L'oculoréaction, l'intra-dermoréaction à la tuberculine pourront être employées dans les cas douteux.

Pronostic. — Doit toujours être réservé.

Il est grave à cause de la nature tuberculeuse du mal, qui peut souvent se généraliser à tout l'organisme, si la tuberculose articulaire est primitive. Si elle est secondaire, ce sont les lésions viscérales qui règlent le pronostic.

Il est grave aussi au point de vue local et fonctionnel, puisque la meilleure évolution possible (ankylose) est une tare légère ou grave suivant l'articulation atteinte et suivant que l'ankylose est en bonne ou mauvaise position : c'est à la limiter que va s'évertuer le traitement.

Traitement. — Il importe de faire un double traitement, général et local : *il est indispensable de les associer.*

A) **Traitement général.** — L'alimentation devra être riche, surtout azotée, sans exagération pour ne pas avoir de troubles gastro-intestinaux. Pour que l'appétit se maintienne malgré le repos et l'immobilisation souvent imposée au malade, il sera bon de réaliser l'*aération continue*, aération de jour en maintenant le malade au dehors le plus longtemps possible, tout en le préservant des intempéries ; aération de nuit, en évitant les causes de refroidissement (aération indirecte en ouvrant les fenêtres d'une pièce voisine, tout en chauffant fortement la chambre du malade pendant l'hiver et en le couvrant chaudement). Si le sujet n'a pas de tare pulmonaire, l'exposition au vent a une action stimulante très notable.

L'*air de la mer*, plus pur, d'un état hygrométrique plus égal et surtout plus tonique, fera merveille chez ces malades. Les *médicaments* doivent être proscrits (créosote, iodoforme) ; seule l'huile de foie de morue sera conservée : pour ses propriétés nutritives, elle est un bon adjuvant dans les tuberculoses. L'arsenic (absorptions de liqueur de Fowler, injections de cacodylate de soude) sera aussi donné à petites doses.

On a récemment vanté les préparations de cholestérine (lipochol) contre les tuberculoses chirurgicales.

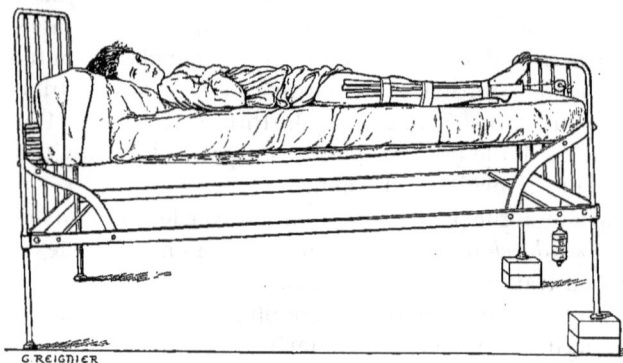

Fig. 126. — Appareil à extension continue en extension : appareil en bandelettes de diachylon de Tillaux (Tuffier et Desfosses).

B) **Traitement local**. — Étudions d'abord les méthodes, sans parler pour l'instant de leurs indications.

a. — *Immobilisation*. — Elle peut être réalisée de bien des façons.

Elle doit avant tout se faire en bonne position : il faut donc redresser l'article avant de l'immobiliser.

Ni le redressement ni l'immobilisation ne sont réalisés par la *gouttière de Bonnet*, qu'il faut laisser de côté.

Les deux desiderata sont remplis inégalement par l'*extension continue* (fig. 126 et 127).

On peut pratiquer celle-ci en extension (appareil de diachylon) ou en flexion (appareil de Hennequin) suivant la jointure atteinte. Mais l'extension continue ainsi comprise ne permet pas de sortir le malade. Il faut de préférence

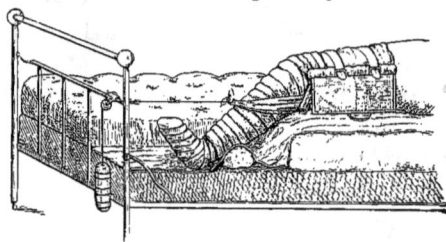

Fig. 127. — Appareil à extension continue en flexion de Hennequin (Tuffier et Desfosses).

adopter un procédé d'*extension continue portatif* (appareil de Piéchaud) (fig. 128) ou appareil du genre de celui de Sayre pour le genou : il se compose de deux pièces prenant point d'appui au-dessus et au-dessous de la jointure et réunies par des tiges rigides avec lesquelles on fait l'extension grâce à une vis d'écartement.

Cette extension agit sur l'attitude vicieuse et vainc la contracture musculaire; elle immobilise peu et agit surtout par écartement léger des surfaces articulaires (*distraction's methode*) annihilant les effets pathologiques des pressions continues des deux os l'un sur l'autre.

Elle est avec avantage employée, non pendant tout le traitement mais au début; après réduction de l'attitude vicieuse, elle doit céder le pas aux vrais procédés d'immobilisation.

A ces conditions, on peut user de l'extension au lit. Il est inutile de la faire avec de forts poids, elle deviendrait néfaste; 3 à 4 kg. suffisent.

Les vrais appareils d'immobilisation sont les appareils silicatés et plâtrés :

les appareils en gutta-percha ne sont employés que chez les tout jeunes enfants. L'*appareil silicaté* est un appareil roulé, c'est-à-dire circulaire.

L'appareil *plâtré* peut être circulaire, fait avec des bandes plâtrées

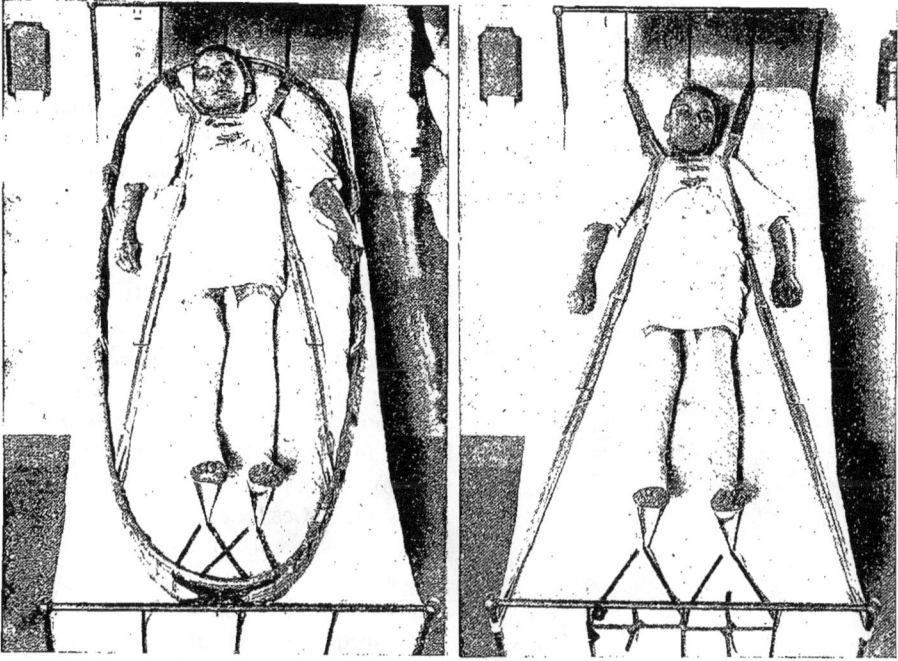

Fig. 128. — Appareil de Piéchaud portatif et fixe.

(bandes séparées d'un peu de plâtre sec, qu'on trempe dans l'eau et non dans la bouillie plâtrée au moment de les utiliser), ou revêtir la forme d'une gouttière n'embrassant qu'une partie de la circonférence du membre. Pour la confection de tous ces appareils, V. COXALGIE, FRACTURES.) Il

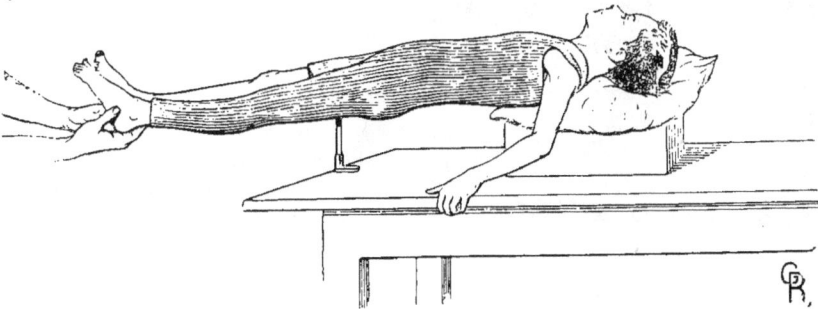

Fig. 129. — Position du malade revêtu d'un maillot pour la mise en place d'un appareil plâtré en bandes roulées (Tuffier et Desfosses).

importe que l'appareil ne blesse pas et soit bien supporté, car il doit rester longtemps en place.

On protégera donc le membre par une légère couche d'ouate ou une bande de crêpe Velpeau, en garnissant de petits coussinets protecteurs les régions où la compression peut être pénible : région péri-malléolaire, cou-de-pied, etc... Si l'appareil doit entourer le bassin, on protégera la peau par un caleçon de bain, qu'on fendra après dessiccation de l'appareil pour permettre la miction et la défécation. Pour les grands appareils on utilisera un maillot complet (fig. 129 et 130). On veillera à ne pas serrer l'appareil au niveau de l'abdomen pour que l'absorption des aliments n'amène pas de gêne : il sera bon de placer dans la région épigastrique et ombilicale un coussinet d'ouate qu'on retirera après dessiccation, soit directement par en haut, soit par l'intermédiaire d'une fenêtre pratiquée dans l'appareil avec un vieux bistouri (V. Coxalgies). Ces fenêtres sont nécessaires dans beaucoup de cas, dans les appareils circulaires, pour la surveillance des lésions locales.

Pour que l'appareil immobilise bien, on veillera à le bien monter sur les saillies osseuses (malléoles, saillies condyliennes et gouttières latéro-rotuliennes, crête iliaque et épine iliaque antéro-supérieure).

b) *Compression.* — Elle se fait souvent en même temps que l'immobilisation par interposition d'une couche plus épaisse d'ouate ou d'amadou sous l'appareil immobilisateur.

Mais il existe une compression à distance agissant par stase veineuse : la compression, intermittente, est obtenue par une bande élastique placée à la racine du membre : c'est la méthode de Bier. Elle n'a pas donné, en France du moins, de résultats encourageants.

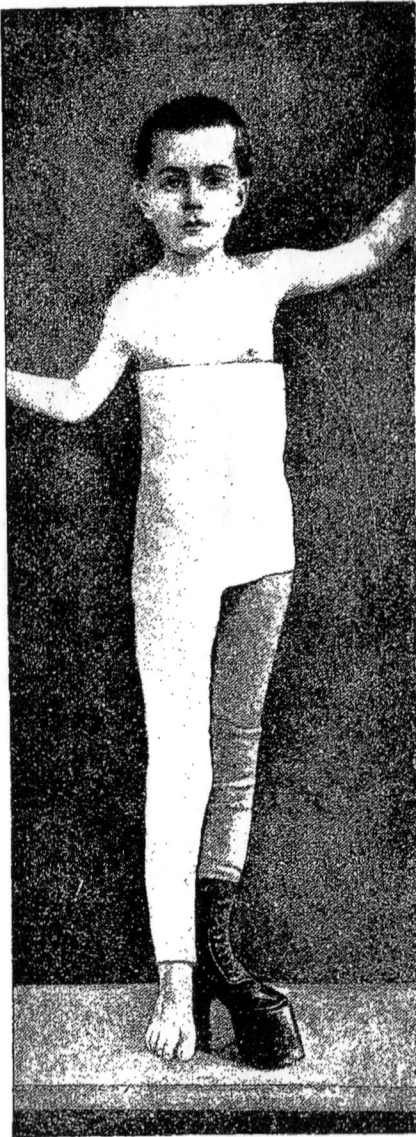

Fig. 130. — L'appareil plâtré en bandes roulées étant sec et en bonne position, le malade peut se lever et marcher avec des béquilles, le pied sain étant surélevé par une chaussure spéciale pour éviter tout contact du membre malade avec le sol (Tuffier et Desfosses).

c) *Agents physiques.* — Leur rôle est restreint, mais appelé peut-être à beaucoup s'étendre. Le *chauffage*, employé par Verneuil (50°), n'a rien donné; la *photothérapie* ne semble pas très efficace; la *radiothérapie* est à l'étude, peut-être donnera-t-elle de bons résultats.

Les *injections de sels radifères* insolubles, que j'ai vantées dans les arthrites, ne m'ont donné que des échecs dans les tuberculoses chirurgicales. La *radiumthérapie par les appareils* à rayonnement pourrait être essayée par qui aurait un appareil et saurait le manier.

d) *Révulsion.* — Les pointes de feu *superficielles* modifient légèrement la circulation locale, mais elles peuvent être la porte d'entrée d'infections, et certains chirurgiens les repoussent absolument. *Profondes*, elles modifient directement les tissus tuberculeux, les sclérosant en partie, mais elles créent aussi des fistules parfois interminables, cause d'infections secondaires.

e) *Méthode sclérogène*, dite de Lannelongue. — Elle consiste à injecter profondément au voisinage des fongosités tout autour de l'articulation un certain nombre de gouttes d'une solution de chlorure de zinc à 10 pour 100. Il importe de ne pousser le liquide que dans la profondeur, car dans la peau ou près d'elle, il déterminerait des escarres : aussi importe-t-il avant chaque piqûre de bien assécher le bout de l'aiguille et de n'agir sur le piston que lorsqu'elle est bien enfoncée : c'est deux ou trois gouttes que porte dans la profondeur chaque piqûre. Il sera avantageux d'ajouter à la solution de chlorure de zinc 1 pour 100 de cocaïne, car l'injection est très douloureuse (fig. 151).

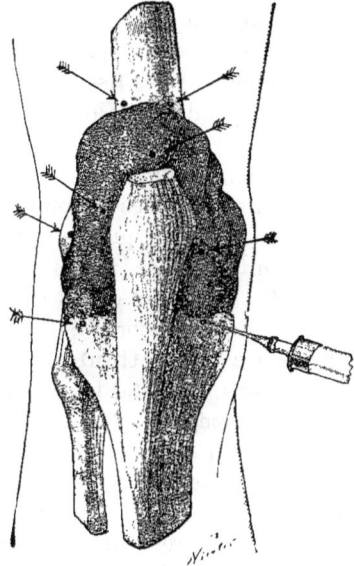

Fig. 151. — Injections sclérogènes.

f) *Injections modificatrices.* — Elles attaquent les fongosités tuberculeuses non par leur périphérie, mais par leur centre. La méthode consiste à évacuer le contenu liquide du tuberculome, quand il est ramolli, et à injecter en plein centre un liquide modificateur. On a employé un peu de tout. Malgré les bons résultats qu'il a pu donner, on doit abandonner radicalement, devant les quelques cas de morts qu'il a provoqués, le naphtol camphré. On emploiera l'éther iodoformé (solution à 5 ou 10 pour 100; la solution forte employée dans les petites cavités, la solution faible dans les grandes; quelles que soient d'ailleurs les dimensions de la poche, il ne faudra jamais que la quantité totale d'iodoforme injecté dans la solution dépasse 1 gr. à 1 gr. 5 chez l'enfant, 5 gr. chez l'adulte). Le thymol camphré (thymol 100 gr. camphre 200 gr.), l'huile iodoformée (iodoforme 10 gr., créosote 2 gr., huile d'amande stérilisée 10 gr.) donnent les meilleurs résultats.

g) *Arthrotomie modificatrice.* — Elle a eu son heure de vogue: elle permettait le curettage instrumental et partiel des fongosités (Boeckel) ou les attouchements et les lavages modificateurs; on s'accorde maintenant à faire moins ou plus.

h) *Opérations atypiques*. — Cette méthode enlève seulement les lésions évidentes à l'œil nu (séquestre, fongosités), respecte ce qui est douteux, laissant à l'évolution ultérieure de la maladie le soin de décider si le chirurgien a pratiqué une intervention suffisamment large, prête à recommencer suivant les mêmes règles si le besoin s'en fait sentir : c'est l'arthrectomie. Après ouverture de l'article, on enlèvera la synoviale fongueuse (synovectomie), respectant les ligaments qui ne paraissent pas atteints; on curettera les os, s'en tenant à nettoyer à fond le point malade, et s'il faut faire une ablation osseuse à la scie à cause de l'étendue des lésions en surface, on la fera la plus limitée possible, quitte à ne pas être partout en tissu sain (résection économique); on termine l'intervention par la cautérisation ou l'attouchement des tissus avec un liquide modificateur; certains auteurs préfèrent cependant n'ajouter aucun traumatisme cellulaire à l'extirpation opératoire.

i) *Opérations radicales*. — Elles partent d'un principe différent et enlèvent très largement les lésions pour se trouver partout en tissu sain. C'est la résection typique, qui pour une lésion minime enlève une partie notable de l'extrémité osseuse, parfois toute l'épiphyse, parfois l'os entier quand il est petit (V. Coxalgie et les diverses articulations). Enfin, c'est l'amputation plus radicale encore.

Choix de la méthode. — Il est surtout et avant tout conditionné par l'âge, puis par l'état local et général.

Dans l'enfance, et tant que dure la croissance, il faut être temporisateur et conservateur à outrance, pour deux raisons. La première est que les malades guérissent très bien sans éradication du mal; la seconde est que les opérations radicales (résection) donnent des raccourcissements considérables des membres par suite de la suppression des cartilages de conjugaison : quant à l'amputation, on peut dire que chez l'enfant elle n'est jamais indiquée.

Tout à fait au début, l'immobilisation guérira très bien la lésion, et si elle donne souvent l'ankylose, c'est à cet âge seulement qu'on obtient par elle quelquefois la *restitutio ad integrum*. L'immobilisation devra être prolongée pendant de longs mois (18 mois à 2 ans). On changera l'appareil tous les 2 mois environ.

A la période des fongosités convient la méthode sclérogène.

S'il y a abcès, les injections modificatrices donneront de très beaux succès : après les injections sclérogènes ou modificatrices, l'immobilisation est de rigueur et ses règles restent les mêmes.

S'il y a des fistules, les opérations atypiques partielles (curettage, évidement osseux, arthrectomie, résection économique) sont indiquées. Jamais de résection totale, ni d'amputation.

C'est dans l'enfance que le traitement général a le plus d'action, et il faut toujours l'instituer rigoureusement, et user largement de l'air marin.

Chez l'adulte, les résultats de la conservation aidée du traitement général sont beaucoup moins brillants.

Sans doute, au début, il conviendra de s'en tenir à l'immobilisation, d'user de la méthode sclérogène ou des injections modificatrices. Mais il faut savoir que très souvent ces moyens échouent complètement chez l'adulte.

Si on ne veut pas que la tuberculose pulmonaire, encore peu avancée, fasse de rapides progrès sous l'influence du repos au lit, de l'inaction et des tourments moraux, beaucoup plus intenses que chez l'enfant qui se laisse distraire, il faut recourir tôt au bistouri. On n'aura des succès thérapeutiques qu'à la condition d'intervenir de bonne heure et radicalement.

C'est l'état général et pulmonaire qui guidera dans le choix des deux interventions radicales. S'il est bon, si les lésions viscérales ne sont pas menaçantes, la résection articulaire avec synovectomie donnera de beaux résultats. Si l'état général est alarmant, les lésions avancées, c'est l'amputation qu'il convient de choisir.

Le siège de la lésion articulaire tuberculeuse intervient parfois aussi pour commander l'amputation; les résections donnent en effet des résultats souvent déplorables dans les tumeurs blanches du pied.   *CHEVRIER.*

ARTHRITISME. — Certains auteurs, des plus autorisés, ont dénié au mot « arthritisme » le droit de nosologie médicale, et l'on trouvera peut-être hors de mise les quelques lignes que nous consacrerons à cette diathèse, dans un traité de pratique médico-chirurgicale.

Mais si le terme est vieux, et s'il évoque, aux temps anciens, bien des digressions scolastiques stériles, il existe, croyons-nous, un certain intérêt scientifique à le conserver.

M. Poincarré a dit excellemment dans son livre sur *La valeur de la Science* :

« Les théories ne durent qu'un jour et les ruines s'accumulent sur les ruines. Un jour elles naissent; le lendemain, elles sont à la mode; le surlendemain, elles sont classiques; le troisième jour, elles sont surannées, et le quatrième, elles sont oubliées.

« Cependant, si l'on y regarde de plus près, on voit que ce qui succombe ainsi, ce sont les théories proprement dites, celles qui prétendent nous apprendre ce que sont les choses. Mais il y a en elles « quelque chose » qui le plus souvent survit. Si l'une d'elles nous fait connaître un rapport vrai, ce rapport est définitivement acquis et on le retrouvera sous un déguisement nouveau, dans les autres théories qui viendront successivement régner à sa place. »

L'arthritisme, il nous le semble avec Chatin, est un de ces rapports vrais. Dégagé de tout le fatras ancien qui l'alourdissait, isolé des angines, du rhumatisme aigu, du rhumatisme tuberculeux, du rachitisme, de l'ostéomalacie, etc., le groupe « arthritisme » doit rester ; il correspond bien à « ce quelque chose » *qu'il est nécessaire de voir survivre.*

Quel est ce groupe ? — Il est constitué par l'obésité, le diabète, la lithiase biliaire, la goutte, la migraine. Cette synthèse est l'œuvre de Bouchard. L'arthritisme devient ainsi fonction de diathèse, de tempérament morbide ; au sens où l'entendaient les anciens avec Bazin : « manifestations maladives qui éclosent ou se succèdent sous l'influence d'un lien constitutionnel, assez souvent héréditaire ».

L'origine révélée *parfois* directement infectieuse de la lithiase biliaire a paru un moment ébranler ce groupement synthétique, mais l'obésité, la goutte, le diabète, l'état migraineux ne se laissent pas encore enrôler parmi les maladies provenant, en droite ligne, de l'infection, malgré les affirmations de Guyot, sur « l'arthritisme, maladie infectieuse spécifique ».

Il faut se contenter, jusqu'à nouvel ordre, des enseignements de la Clinique, sans chercher, semble-t-il, à pénétrer bien avant dans le mécanisme pathogénique de cette diathèse. Le nombre des théories proposées jusqu'à ce jour est suffisant pour montrer toute la complexité et l'insolubilité actuelle du problème.

Je note la théorie des humeurs peccantes (Baillou), du ralentissement de la nutrition, de la perturbation des diastases cellulaires, des oxydases en défaut, (Bouchard), de l'hyperactivité nutritive (Robin, Lecorché), de la névrose herpétique (Lancereaux), de la trophonévrose d'origine mésocéphalique (Hayem), de la moindre résistance du tissu conjonctif (Hanot), de la surproduction de force neurale se dépensant en actes interstitiels aberrants (Renault), de la diathèse d'auto-inoculation englobant la cholémie familiale (Gilbert et Lereboullet), du disfonctionnement synergique et simultané de plusieurs glandes vasculaires sanguines (Lorand).

Mais, en réalité, si, en bonne logique, nous cherchons, le « primum movens » qui fait que, chez tel malade, il existe un ralentissement ou une suractivité de la nutrition, une trophonévrose, une diathèse d'auto-infection ou une perturbation polyglandulo-vasculaire qui fait que, dans une même famille, en lignée directe ou collatérale, on retrouve côte à côte, l'obésité, les lithiases, la goutte, le diabète, la migraine, nous sommes bien obligés de dire, en l'état actuel de la science, c'est « l'arthritisme » tout court, sans plus de définition étiologique ou pathologique.

Traitement et Prophylaxie. — À l'enfant plus qu'à l'adulte s'adresseront les prescriptions et les règles hygiéniques et diététiques. Quand on a des raisons de supposer qu'un enfant héritera de la tare arthritique de sa famille, il faut, dès les premières années de sa vie, surveiller avec soin son alimentation et sa croissance, lui prescrire un régime léger, peu riche en chlorure de sodium, abondant en légumes, pauvre en aliments azotés, combattre la constipation, faire fonctionner la peau, soit par des frictions sèches, soit par des lotions froides, activer les combustions par des exercices réguliers, sans surmenage physique, sans arriver jusqu'à la fatigue.

La vie de collège, l'internat dans les lycées sont à éviter (Comby).

Lancereau conseille de remédier aux inconvénients de l'arthritisme héréditaire par des croisements bien choisis, et pour combattre les désordres vasomoteurs de la première période de l'arthritisme (migraine, névralgie. etc.). il s'adresse à la *quinine*, à des doses variant entre 0,40 à 0,80 gramme suivant l'âge de l'enfant ou de l'adolescent (de 8 à 18 ans), doses que l'on répétera deux à trois fois par semaine. Les *alcalins* (bicarbonate de soude, lithine) ont aussi leurs partisans.

Les stations de Contrexéville, Vittel, Évian, Néris, Luxeuil, reconnaissent chacune leurs indications spéciales, vis-à-vis de la prédominance de tel ou. tel symptôme de l'arthritisme.

J. A. SICARD.

ARTHRODÈSE. — L'arthrodèse est une opération qui a pour but l'ankylose

d'une articulation saine, obtenue par une simple abrasion des cartilages.
Elle est indiquée quand les muscles ne peuvent donner à une articulation la
fixité nécessaire à l'utilisation du membre, ni lui imprimer les mouvements
physiologiques, qu'il s'agisse de paralysie musculaire, de luxations répétées
dues à la laxité articulaire, ou même de luxations incoercibles.

Cette opération, dont nous donnerons seulement une description générale,
comprend :

1° L'ouverture large de l'articulation, le plus souvent par l'incision de résection : il importe d'avoir une très large voie sur les extrémités osseuses ;

2° L'abrasion du cartilage qu'il faut faire soigneusement, soit avec le bistouri à résection, soit avec la curette chez l'enfant, avec le ciseau tranchant
chez l'adulte. Il faut que l'os saigne. Les fragments cartilagineux doivent
être retirés avec soin.

Il est tout à fait inutile d'enlever la synoviale, à moins qu'une disposition
spéciale ne fasse craindre une interposition synoviale ou fibreuse ;

3° La réunion des os, soit par une simple suture fibro-périostique, soit
plutôt par une suture osseuse directe au fil d'argent ou aux agrafes de Ja-
coël-Dujarier, ou par un enchevillement ;

4° Suture des parties molles et drainage, pour éviter l'épanchement sanguin qui écarterait les os ;

5° Immobilisation par une gouttière plâtrée, qu'on laissera un temps variable suivant l'étendue des surfaces osseuses mises en présence, l'âge du
sujet. La moyenne sera de six semaines à deux mois.

Il sera bon de faire porter au malade un petit appareil de soutien pendant
quelque temps (guêtre silicatée).   *CHEVRIER.*

ARTHROPATHIES NERVEUSES. — Elles se divisent en deux groupes, les arthropathies du tabes et de la syringomyélie d'une part, les troubles articulaires
observés dans l'hémiplégie, les névrites, etc., d'autre part. Les premières
surtout présentent des caractères très particuliers et méritent le nom d'arthropathies nerveuses.

Symptômes. — Le *début* est en général spontané ; mais là, comme pour
les arthrites bacillaires ou blennorrhagiques, le malade invoque volontiers
un traumatisme, et ce dernier peut être vraiment favorisant. Quoi qu'il en
soit, de façon brusque ou lente, survient un *gonflement* énorme de l'articulation. « Ce gonflement est en général indolore ; il s'étend plus ou moins
loin, déformant ainsi le membre de façons diverses. Le plus souvent, quand
il devient considérable, c'est un empâtement diffus, parfois éléphantiasique,
gardant plus ou moins l'empreinte du doigt. »

La *peau* peut présenter une teinte normale, mais parfois on y note quelques ecchymoses ou bien un soulèvement bulleux. Des adénopathies considérables peuvent se rencontrer ; cela semble rare. Enfin, pour compléter la
description extérieure, notons que l'articulation est parfois diminuée de
volume, effondrée. Les os peuvent prendre les positions les plus bizarres et
leurs luxations amènent les rapports les plus invraisemblables. On voit le
malade se servir généralement encore de façon remarquable de son membre
disloqué ; mais l'impotence peut être absolue. Quant aux *douleurs*, exception-

nelles en dehors des douleurs fulgurantes banales de la maladie causale, elles semblent dues selon toute vraisemblance à la distension des parties molles.

Nous avons simplement examiné jusqu'ici les formes extérieures de l'arthropathie; nous acquerrons en la palpant les données suivantes. L'articulation fluctue, et même cette *fluctuation* s'étend à distance, en des régions où jamais capsule articulaire n'atteignit. C'est qu'en effet celle-ci a cédé sous la pression de l'hydarthrose, et le liquide a fusé au loin, déterminant l'infiltration œdémateuse et la sensation de flot. Poursuivant notre examen, nous sentons sous la main appliquée aux régions malades, surtout lorsqu'au bout de un ou plusieurs mois, l'hydarthrose a plus ou moins disparu, une *crépitation* intense, particulière, collision de gros fragments, de surfaces rugueuses. En même temps la main agissant sur le membre lui imprime de vrais mouvements de polichinelle : et les manœuvres les plus invraisemblables n'éveillent aucune douleur. Les sensibilités superficielle et profonde sont d'ailleurs toujours affaiblies et souvent abolies au niveau des articles malades.

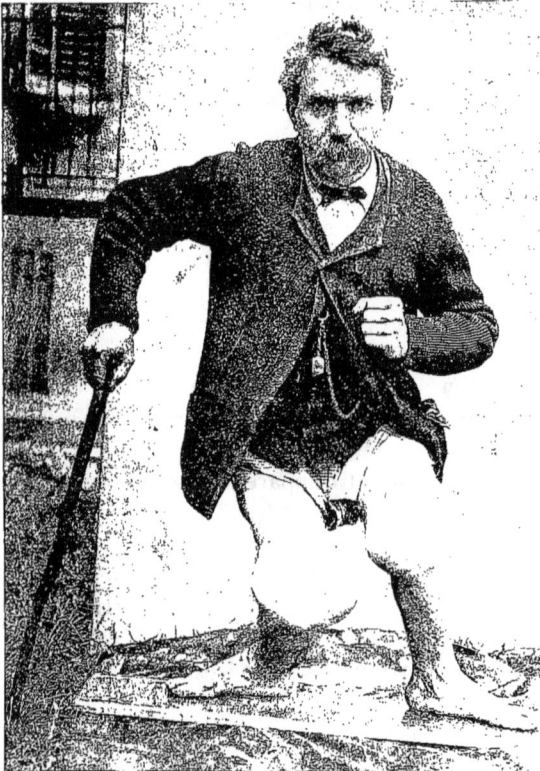

Fig. 132. — Arthropathies tabétiques.

Peu à peu, la capsule se relache et se perfore, les ligaments perdent toute efficacité, les extrémités osseuses enfin se privent de cartilage, s'hypertrophient ou se résorbent. Les creux articulaires se comblent, du tissu conjonctif prolifère souvent, de là ces poches énormes où des moignons osseux se heurtent à des productions libres ou retenues par un mince débris. Que l'on combine encore à ces destructions ou à ces néoformations, les luxations déjà constatées par un simple coup d'œil, les fractures compliquées parfois de perforation du tégument, les désordres ajoutés par l'atrophie musculaire et par l'ossification des franges synoviales, et l'on se rendra compte de l'intensité du trouble trophique. Celui-ci affecte finalement deux types distincts, l'un hypertrophique (genou, coude) (fig. 152), l'autre atrophique (hanche, épaule).

L'*évolution* est essentiellement chronique; mais on peut observer aussi bien la guérison que l'impotence définitive ou le maintien dans un état moyen permettant encore la marche, l'écriture, etc. Il y a de faciles récidives, chaque poussée d'hydarthrose ne durant que de 5 à 6 jours. Enfin un nombre variable d'articulations peut se prendre, symétriquement ou non. S'il ne se produit pas d'infection, le pronostic *quoad vitam* reste favorable. Les complications sont fréquentes : luxation, pseudarthrose, ou rares : ankylose, suppuration, tuberculisation. Les arthropathies ouvertes donnent issue à un écoulement extrêmement abondant, sans tendance spontanée à la guérison.

Diagnostic. — Reconnaître une arthropathie nerveuse est chose en général facile. Laissant de côté toute discussion pathogénique, rappelons que l'*arthrite déformante* évolue lentement, sans désordres comparables, notamment sans formation de ces énormes sacs fluctuants; la *lèpre* peut produire des arthrites avec résorption osseuse, mais ces lésions n'atteignent que les petites articulations des extrémités. On a vu dans certains cas un œdème étendu, de l'hydarthrose faire penser à quelque trouble trophique, alors que l'*ostéosarcome* était en jeu. Mais toutes ces éventualités sont rares; et le plus souvent on ne peut hésiter qu'entre l'arthropathie tabétique et l'arthropathie syringomyélique (v. c. m.). On peut également rencontrer des troubles du même type dans la *paralysie générale*, et dans certaines *myélopathies* (v. c. m.), cette occurrence est de toute rareté.

Le diagnostic de *tabes* ou de *syringomyélie* est simple en général. Il n'offre de difficulté que dans ces cas où l'arthropathie est un phénomène primitif ou isolé; cela se voit surtout dans la syringomyélie. Dans cette dernière, certains troubles cutanés (bulles), osseux (exostoses sur les os voisins de l'articulation) serviront au diagnostic, que seul la dissociation de la sensibilité peut affirmer en dehors des symptômes habituels des affections étudiées. On pourra se rappeler encore la fréquence comparée des localisations dans les deux maladies.

Tabes.	Syringomyélie.
Genou.	Épaule.
Hanche.	Coude.
Épaule.	Poignet.
Tibio-tarsienne.	Hanche.
Coude	Genou.
Poignet	Tibio-tarsienne.

Traitement. — Il n'y a point de traitement proprement dit. Le chirurgien interviendra dans les cas où l'infection nécessite une arthrotomie; une amputation pourra être discutée si l'arthropathie à elle seule immobilise le malade. En dehors de ces quelques indications, il y a peu d'opérations utiles, surtout s'il se démontre que toute forme hypertrophique doit fatalement aboutir à l'atrophie osseuse.

ARTHROPATHIES DIVERSES. — On peut observer dans l'*hémiplégie*, les *myélites* les *polynévrites*, etc., deux variétés d'arthrites; les unes relèvent de l'infection et peuvent être de pronostic grave, les autres présentent bien aussi un début aigu ou subaigu avec douleur, gonflement et fièvre, mais une ankylose fibreuse ou osseuse est le terme de leur évolution. Toutes présentent ce caractère spécial de n'atteindre que des articulations affaiblies par la perturbation nerveuse.   *FRANÇOIS MOUTIER.*

ARTHROPATHIE HYSTÉRIQUE. — « Ce qu'on désigne sous le nom d'arthropathie hystérique n'est ni une lésion, ni une affection articulaire : c'est une affection para-articulaire où l'hyperesthésie de la peau et la contracture des muscles simulent une maladie de l'articulation : ce n'est donc même pas une arthralgie, mais une pseudo-arthralgie. »

Elle naît souvent par *suggestion traumatique* à la suite d'un accident insignifiant, parfois immédiatement et brusquement, parfois après une période de méditation préparatoire, mais presque toujours brusquement. Elle peut être engendrée par *auto-suggestion, par imitation*, ou par *suggestion expérimentale*. On la trouve surtout à la hanche, au genou, au poignet.

Symptômes. — La douleur, principal signe, est superficielle, cutanée, et on peut, par un heurt indirect, choquer les extrémités osseuses, sans l'éveiller. La palpation locale, intolérable quand la malade suit l'examen, est mieux supportée quand la malade est distraite, inattentive : parfois même, dans ces conditions, la douleur disparaît.

Le membre est immobilisé par les contractures musculaires en position vicieuse, et parfois en position vicieuse paradoxale.

L'état mental est à noter : la malade raconte son accident, ses douleurs, avec force détails, et ne se soumet à l'examen que difficilement, avec anxiété.

Le tableau varie avec l'articulation atteinte et simule la coxalgie ou la tumeur blanche, sans grande atrophie musculaire, avec signes négatifs à la palpation de la synoviale.

La marche est variable : il peut y avoir des rémissions sous l'influence de causes diverses, puis rechute. La guérison est ordinairement brusque, comme le début, à moins qu'une longue immobilisation n'ait amené des rétractions tendineuses.

Le diagnostic avec une lésion organique se fait par l'évolution et l'aspect très spéciaux des troubles articulaires, et par les stigmates hystériques faciles à constater.

Traitement. — Pas d'immobilisation. Frapper l'imagination de la malade par un traitement en apparence intensif (pointes de feu, piqûres, injections de bleu de méthylène, etc...), agir par suggestion, masser et mobiliser l'article.   *CHEVRIER.*

ARTHROPATHIE TABÉTIQUE. — Décrite par Charcot dont les Anglais attachent le nom à l'affection, elle existe dans 4 à 5 pour 100 des cas. Elle peut survenir à n'importe quelle phase de l'affection, mais on la trouve de préférence dans les tabes sensitifs, comme l'a remarqué Brissaud.

Elle affecte surtout les articulations du membre inférieur, genou, hanche, pied, tandis que les arthropathies syringomyéliques, qui sont à rapprocher des arthropathies tabétiques, affectent surtout les articulations du membre supérieur (épaule, coude, poignet).

Ce sont des lésions atrophiques et destructives qui dominent sur toutes les parties de l'articulation. Les ligaments sont détruits, les synoviales, parfois disparues, sont le plus souvent altérées soit pâles et amincies, soit épaisses, tomenteuses, vasculaires.

Les os sont atrophiés, usés, la tête articulaire et le col fémoral, par exemple, ont disparu, les fémurs sont en baguette de tambour.

Ces lésions atrophiques sont surtout épiphysaires, mais il y a en même temps des atrophies diaphysaires expliquant les fractures spontanées.

Parfois existent cependant des lésions hypertrophiques synoviales (végétations polypoïdes, corps étrangers) et osseuses (hyperostose et ostéophyte).

Parfois enfin, les lésions sont mixtes, atrophiques sur une extrémité osseuse, hypertrophiques sur l'autre. (V. Tabes).

Les cartilages disparaissent habituellement en totalité ou en partie.

Le liquide contenu dans l'article est ordinairement séreux et citrin, il peut être sanguinolent, exceptionnellement purulent.

Symptomatologie. — Le début est rarement douloureux, mais il l'est alors au maximum. Il peut être progressif, et c'est tout à fait par hasard que le malade s'aperçoit que son articulation est volumineuse, que ses mouvements sont plus difficiles. Il peut enfin être subit; le malade sent un membre se dérober, et c'est en quelques heures que se constitue un épanchement très abondant.

Cet épanchement distend considérablement la peau sillonnée de varicosités bleuâtres. Le genou ressemble, dit Brissaud, au ventre d'un enfant ascitique. La fluctuation est évidente. On note en même temps presque toujours une sorte d'œdème éléphantiasique des tissus périsynoviaux, qui gardent l'empreinte du doigt. A cette période d'épanchement, aucun trou-

Fig. 133. — Arthropathie tabétique de l'épaule.
(Musée de la Salpêtrière.)

ble fonctionnel, le malade mobilise très facilement son membre qu'il trouve cependant lourd. La distension capsulaire énorme rend déjà possible quelques mouvements anormaux (fig. 133).

Bientôt se constituent les lésions et déformations osseuses.

Cette altération du squelette provoque pendant la mobilisation de gros craquements articulaires, accentue les déformations par les luxations pathologiques qu'elle facilite beaucoup et rend possibles des mouvements très anormaux : les membres deviennent de vrais membres de polichinelle, grâce

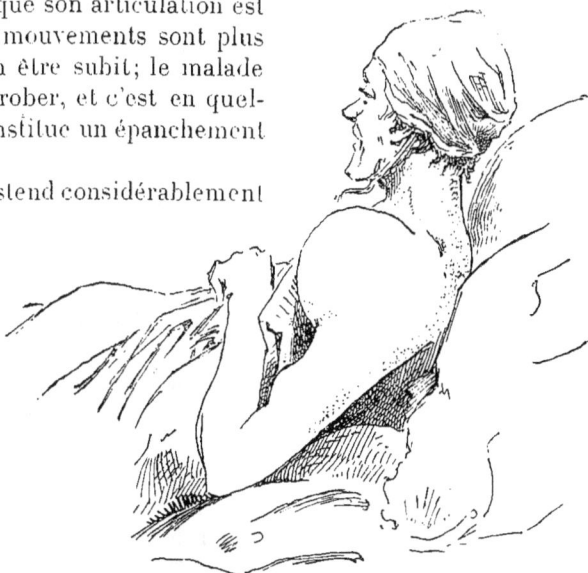

à l'atrophie osseuse et à l'élongation ligamenteuse : au membre inférieur, la jambe peut former avec la cuisse un angle droit ouvert en avant (fig. 154) ; au membre supérieur, on a pu imprimer à l'épaule des torsions d'un tour complet dans un sens ou dans l'autre.

Cette mobilité anormale rend le membre presque inutile, et les fonctions sont à cette époque très gênées (V. TABES).

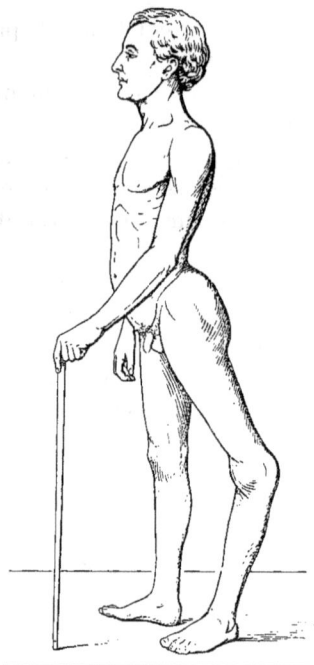

Fig. 154. — Arthropatie du genou.
(Dreschfeld.)

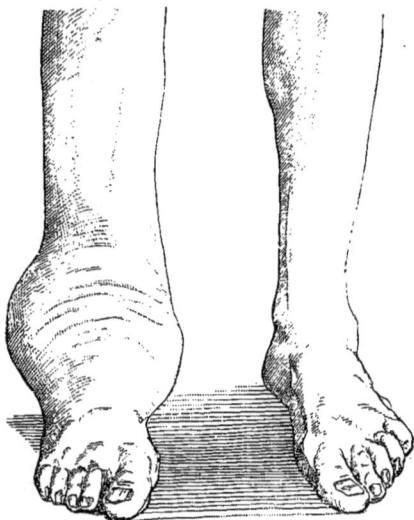

Fig. 155. — Arthropathie tabétique du cou-de-pied.
(*Pathologie chirurgicale.*)

A titre de complication, l'infection secondaire est possible, et même assez fréquente.

Diagnostic. — Se pose avec toutes les hydarthroses, mais il est facile à faire, grâce aux caractères très spéciaux de l'affection.

Traitement. — Il se réduit à peu de chose (V. ARTHROPATHIES NERVEUSES).

Il est surtout orthopédique et destiné à empêcher les mouvements anormaux : il est inutile, en effet, d'essayer de traiter l'hydarthrose : elle guérira peut-être par la compression, mais récidivera. La résection et l'arthrodèse ne sont pas à recommander : la consolidation osseuse manque trop souvent.

La simple contention par un pansement peut suffire au début, mais bientôt il est besoin d'appareils orthopédiques à tuteurs métalliques pour diriger et modérer le jeu des articulations.

En présence d'une suppuration secondaire, à cause du trophisme qui rend l'infection plus redoutable et de l'inutilité du membre sans appareil, nous conseillerions volontiers l'amputation d'emblée. CHEVRIER.

ARTHROTOMIE. — C'est l'ouverture de l'articulation. Elle sera suivie de drainage très large, si le contenu est infecté. Elle comprend plusieurs temps :

1° L'*incision* qu'on fait couche par couche, au bistouri, exceptionnellement au thermocautère, dans des points où la synoviale est relativement superficielle, à moins qu'on n'aille à la recherche d'un corps étranger, auquel cas on incise sur lui. Plusieurs incisions peuvent être nécessaires si on veut drainer largement.

2° *Évacuation du contenu et lavage articulaire.*

L'articulation se vide naturellement après ouverture ; de simples pressions ou quelques mouvements passifs peuvent y aider. Le lavage modificateur peut être simplement du sérum chaud, si l'infection n'est pas manifeste ; il peut être du sublimé au 1/1000, de l'acide phénique à 10/100, de l'eau oxygénée pure dans le cas contraire,

5° *Suture et drainage.* La suture peut être complète dans les cas de corps étrangers ou d'hémarthrose.

Elle peut être partielle avec drainage modéré dans les cas où un lavage modificateur doit provoquer une réaction séreuse.

Quand on a trouvé du pus, il vaut mieux ne pas suturer du tout, ouvrir au contraire largement et drainer au moins partiellement par les points déclives.

4° *Soins consécutifs.* Ils varieront avec les cas. Dans les cas d'inflammation, il sera bon d'immobiliser en bonne position, le repos étant le meilleur antiphlogistique, tout en prenant quelques précautions contre l'ankylose possible (V. Ankyloses, Arthrites aiguës). La méthode de Bier est à recommander sous ses deux formes d'hyperémie passive et active (V. Arthrites aiguës).

Arthrotomies principales. — Voici les indications essentielles :

Épaule. — La meilleure voie est la voie antérieure. Incision de 8 à 10 centimètres. Après avoir traversé le tissu cellulaire, on arrive sur le deltoïde ou plus rarement sur l'espace deltopectoral. On coupe le muscle parallèlement à la peau. Ayant écarté les lèvres, on tombe sur l'articulation qu'on ouvre autant que possible par une incision parallèle au sous-scapulaire, pour ne pas sacrifier ce muscle (fig. 156).

Si on veut drainer par derrière (point déclive dans la position couchée), on glisse par l'ouverture capsulaire une pince fermée qui passe sous la tête humérale et fait saillie par derrière : faisant une incision postérieure au niveau du bord postérieur du deltoïde, on abandonne le bistouri après section de la peau pour effondrer à la pince, de dedans en dehors, les tissus profonds, et on confie à la pince un drain, qu'on amène dans l'articulation en retirant la pince.

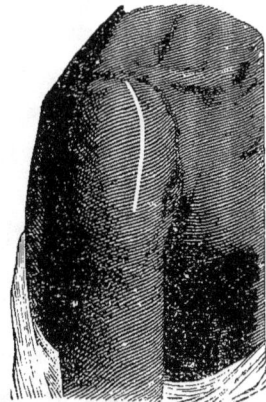

Fig. 156.— Arthrotomie de l'épaule. (Farabeuf.)

Coude. — C'est de chaque côté de l'olécrâne que se font les incisions. Incision externe longue de 5 à 6 centimètres, située à 1 centimètre de l'olécrâne, le milieu étant au sommet de l'olécrâne. En se portant en avant et en dedans, on ouvre l'articulation après avoir coupé un peu du triceps et l'anconé.

Contre-ouverture interne sur une pince introduite en avant du tendon du triceps, au-dessus de l'olécrâne : inciser en dirigeant le bistouri en dehors, vers l'olécrâne, pour éviter de blesser le nerf cubital (fig. 157).

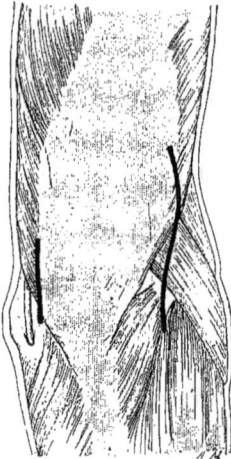

Fig. 157. — Arthrotomie du coude.
(Victor Veau.)

Poignet. — C'est encore par la face postérieure qu'on l'aborde. Faire une incision dorso-radiale, côtoyant le bord externe des tendons extenseurs de l'index. Après incision de la peau, écarter en dehors les filets nerveux radiaux sous-cutanés (fig. 158 et 159). Reconnaître le tendon extenseur externe de l'index, partie de l'extenseur commun, et le tirer vers le bord cubital par un écarteur. Plus profondément reconnaître, vers le bord radial, le tendon du 2e radial et fendre la capsule sur le radius et sur le carpe en dedans de lui.

On peut faire une contre-ouverture en dedans sur une pince introduite par l'incision externe : elle doit siéger tout près du cubitus.

Hanche. — Elle est beaucoup plus difficile que pour les autres articulations (fig. 140).

Le sujet est couché sur le côté sain, la cuisse malade fléchie à 45° sur le bassin. Faire une incision de 8 à 12 centimètres suivant la taille du sujet et l'épaisseur des parties molles, montant à 6 ou 7 centimètres au-dessus du bord supérieur du grand trochanter, et longeant en partie sa face externe,

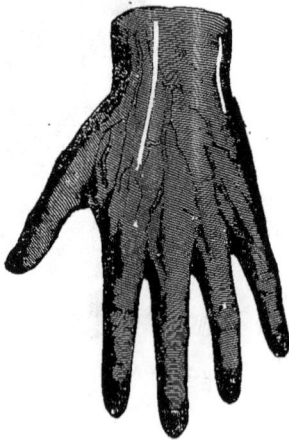

Fig. 138.

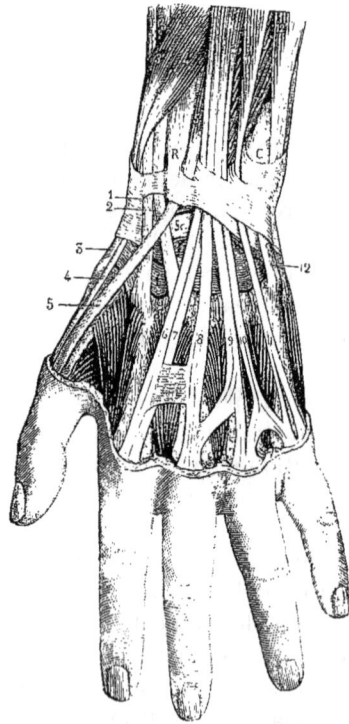

Fig. 139.

Arthrotomie du poignet (Farabeuf).

près du bord postérieur. On tombe au-dessous de la peau sur le grand fessier se jetant en partie sur le fascia lata. On pénètre entre deux faisceaux charnus avec prudence et on divise au bistouri dans la même direction le

plan aponévrotique.
On écarte fortement
les deux lèvres. On
cherche alors de l'œil
et du doigt l'inters-
tice entre le pyrami-
dal et le moyen fes-
sier placé en avant et
au-dessus. En écartant
ces muscles, on tombe
entre eux sur la face
postérieure de la cap-
sule qu'on fend sur
toute la longueur du
col.

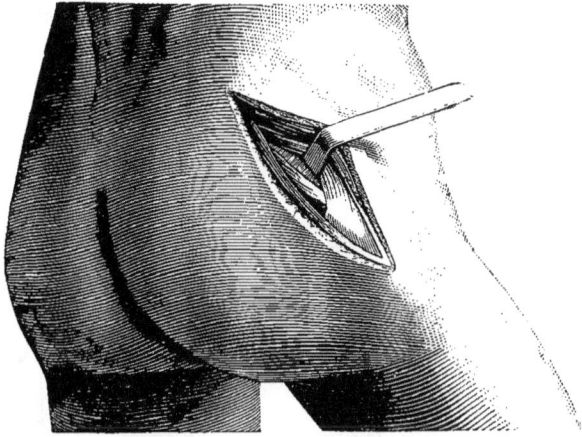

Fig. 140. — Arthrotomie de la hanche.
(Farabeuf.)

Genou. — Faire une
incision sur le côté
externe de la rotule, partant de la pointe et montant à 2 travers de doigt
au-dessus : inciser sous la peau une
épaisse couche aponévrotique et ouvrir
l'articulation d'un bout à l'autre de
l'incision (fig. 141). Même incision symétrique en dedans, mais située un
peu plus loin de la rotule; on sectionne toujours les fibres les plus

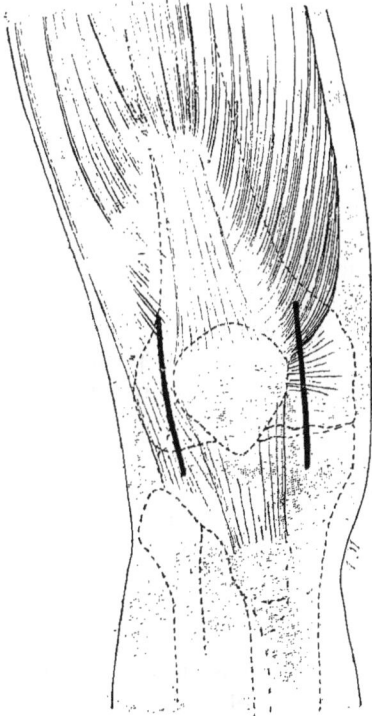

Fig. 141. — Arthrotomie du genou.
(Victor Veau).

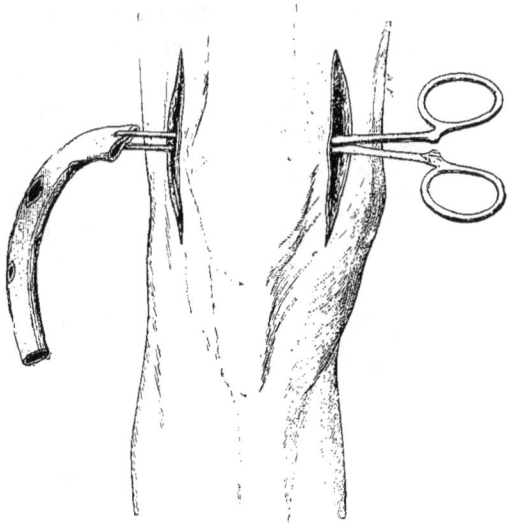

Fig. 142 — Incisions antérieures; passage
du drain (Victor Veau).

inférieures du vaste interne; la synoviale non distendue est plus difficile à trouver : il est bon de la repousser avec une pince introduite par l'incision externe.

Drainer d'une incision à l'autre, derrière le tendon rotulien, ne serait

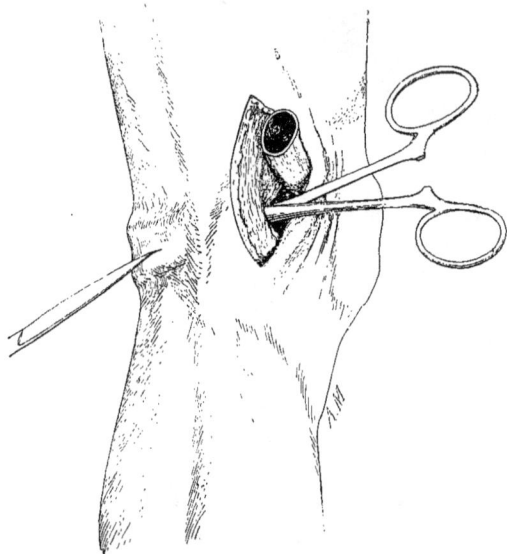

Fig. 143. — Contre-ouverture postérieure d'une arthrite purulente du genou (Victor Veau).

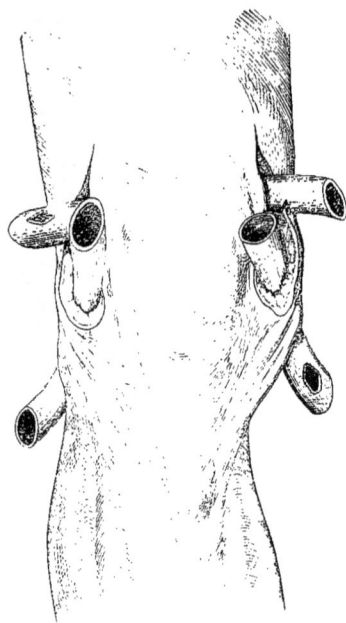

Fig. 144. — Drainage définitif. (Victor Veau.)

point suffisant, car la partie postérieure de l'articulation n'est point ouverte. Glisser une pince le long du bord inférieur du condyle dans la partie

Fig. 145. — Drainage d'une arthrite purulente du genou (Victor Veau).

inférieure d'une des incisions latérales, pousser la pince très loin en arrière jusqu'au bord du creux poplité, l'ouvrir pour élargir la voie, inciser la peau sur elle en dedans du relief du biceps en dehors, de celui du demi-membraneux en dedans, et attirer par la pince un bon drain de chaque côté.

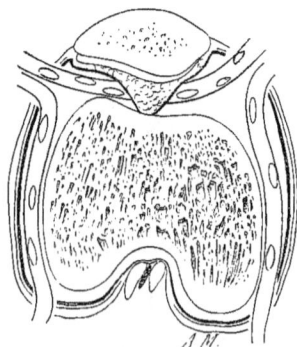

Cou-de-pied. — Lorsqu'il s'agit d'interventions portant sur les articulations du cou-de-pied, le siège des incisions sera choisi dans les régions antéro-latérales (fig. 146 et 147).

On devra faire une incision de 5 centimètres devant la malléole externe dépassant son sommet d'un centimètre. Prendre garde en bas aux insertions du pédieux et aux vaisseaux assez importants (dorsale du tarse) qui passent devant le sinus tarsi. Reclinant légèrement les tendons en dedans, on incise

dans la partie moyenne jusqu'à l'astragale, ouvrant l'articulation; glisser
une pince et sur elle faire une contre-
ouverture devant la malléole interne.

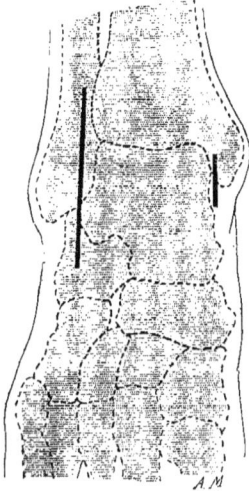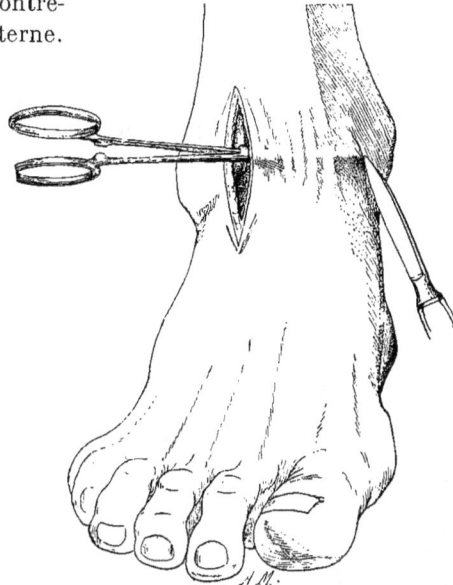

Fig. 146.   Fig. 147.

Arthrotomie tibio-tarsienne (Victor Veau).

Mettre un drain transversal allant d'une incision à l'autre.

CHEVRIER.

ARTICULAIRES (CORPS ÉTRANGERS). — Ce groupe nosographique est encore
assez mal défini. Il ne faut pas le prendre dans son sens littéral; les corps
étrangers venus du dehors et causant des phénomènes *réactionnels inflammatoires* (balles, plombs, aiguilles...) doivent être éliminés [V. Articulations, Plaies, Arthrite aigue (traumatique)]. — Les corps étrangers *non
infectés* sont d'origine très variables.

Les uns sont dits *traumatiques* : ils peuvent venir du dehors (balles,
aiguilles... aseptiques) ou naissent dans l'articulation même à la suite d'un
traumatisme (fracture articulaire, arrachement osseux, hématome de frange
synoviale...). Les autres sont dits *pathologiques* : ils naissent en apparence
spontanément.

Lésions. — Si, anatomiquement, on peut admettre des corps étrangers
non organisés, comparables aux grains riziformes des synovites tuberculeuses, il semble que, cliniquement, on doive les éliminer. Restent donc
uniquement les *corps organisés* : si on met à part les *plaques tubéreuses* parfois pédiculées, qui ont la structure du tubercule fibreux, les *produits synoviaux gommeux* de la syphilis, et les *franges synoviales fibreuses hypertrophiées* ou *lipomateuses* de certaines arthrites, tous sont *ostéo-cartilagineux*.

Tantôt complètement libres dans la cavité articulaire, ils sont souvent
rattachés par un pédicule épais ou filiforme, soit aux extrémités osseuses,
creusées parfois en capsule pour les recevoir, et même au cartilage, soit à la

synoviale, parfois fort loin de sa réflexion : rarement ils sont sessiles sur la synoviale, faisant à peine saillie dans l'article : ce sont les corps extra-synoviaux.

Leur volume est ordinairement en raison inverse de leur nombre qui est variable; ils sont le plus souvent uniques, leur forme est fréquemment aplatie, et ils présentent parfois une petite échancrure, comme un hile, trace de l'insertion d'un pédicule qui peut avoir disparu.

Leur structure est variable : on peut trouver sur une face du cartilage et sur l'autre de l'os, parfois revêtu d'une couche de tissu fibreux, ou bien des couches concentriques de tissu fibreux et de cartilage entourant un noyau osseux. Il est impossible de faire des premiers des corps traumatiques et des seconds des corps pathologiques, car il est démontré que les fragments ostéo-cartilagineux tombés dans une articulation se modifient beaucoup par régression : les cartilages prolifèrent, les cellules osseuses se rajeunissent en cellules cartilagineuses, et du cartilage peut ainsi naître à la face profonde de l'os. On a prétendu que ces transformations étaient possibles dans les corps entièrement libres; il est probable qu'avant d'être libres, ces corps ont été pédiculés (pédicule osseux, cartilagineux ou fibreux) (fig. 148).

Quant aux corps adhérents à la synoviale, ils peuvent être traumatiques. Cornil a vu des fragments ostéo-cartilagineux détachés expérimentalement des os englobés par la synoviale et devenus non pas pédiculés, mais, pour ainsi dire, extra-synoviaux. Ils peuvent naître directement des cellules cartilagineuses qu'on trouve dans les franges de la synoviale.

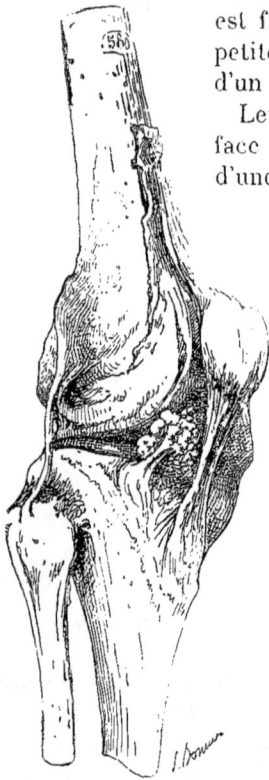

Fig. 148. — Corps étranger articulaire du genou rétro-rotulien.

Les corps étrangers multiples sont des ostéophytes détachés (V. Arthrite sèche).

Étiologie. — On les dit plus fréquents chez l'homme et à l'âge adulte.

Le traumatisme est assez ordinaire dans les antécédents, mais son influence est parfois discutable.

Symptômes et Diagnostic. — Deux cas peuvent se présenter :

1° Les corps étrangers sont *nombreux* et sous la dépendance d'une maladie articulaire bien caractérisée (V. Arthrite sèche ou déformante, Arthropathies nerveuses, tabétiques).

2° *Solitaires* et sans lésion articulaire nette, ils constituent toute la maladie : ils peuvent être dits *idiopathiques*.

Le début est variable suivant les cas; après un traumatisme, l'articulation reste le siège de douleur, de gonflement, de gêne des mouvements; ou bien après guérison du traumatisme, l'articulation reste sujette à de petites douleurs rhumatismales, et à la suite d'un faux pas paraît une hydarthrose aiguë avec la douleur caractéristique ; ou bien dans une articulation normale, c'est en pleine santé que survient cette douleur.

Elle est brusque, subite, très vive, et peut parfois causer la chute du malade : elle serait due au pincement de la synoviale ou plutôt à l'interposition du corps étranger entre les surfaces articulaires : une hydarthrose légère paraît bientôt. Cet accident peut être plus ou moins fréquent suivant la variété et la situation du corps étranger, il peut entraîner l'impotence complète du membre.

L'examen de l'articulation, outre l'hydarthrose qu'il révèle, a surtout pour but de chercher le corps étranger. Dans cet examen, le médecin se laissera guider par le malade qui, parfois, a connaissance de son corps étranger et sait où il se loge. A défaut de renseignement précis, il explorera les sièges de prédilection de celui-ci : au coude, il cherchera de chaque côté de l'olécrâne ; au genou, il explorera les faces latérales des condyles, les côtés du ligament rotulien, le cul-de-sac sous-quadricipital. S'il sent par l'exploration légère une petite résistance, un petit corps dur, il se gardera d'appuyer, car, véritable souris, le corps étranger fuirait et irait se cacher ailleurs : il faut l'entourer à distance par les doigts des deux mains qu'on rapproche progressivement : on lui coupera ainsi la retraite et, l'ayant fixé, on pourra l'explorer. On apprécie difficilement sa forme, et il est illusoire de se baser sur des sensations comparables lors de plusieurs examens, pour affirmer que c'est le même corps étranger qu'on sent et que, par conséquent, il n'y en a qu'un : le diagnostic du nombre des corps étrangers est donc pratiquement impossible, sauf quand on en sent plusieurs à la fois. On peut donc parfois dire qu'il y a plusieurs corps étrangers, on ne peut jamais affirmer qu'il n'y en a qu'un.

Parfois le corps étranger ne fuit pas devant le doigt, il est *fixe*, mais on ne peut aller plus loin et dire s'il s'agit d'un corps extra-capsulaire, d'un corps intra-capsulaire pédiculé ou (au genou) d'un fragment de ménisque arraché (car ceux-ci donnent absolument la symptomatologie des corps étrangers).

Le diagnostic de la nature du corps étranger est aussi impossible : la palpation apprécie ordinairement mal sa consistance, et bien que les grains riziformes donnent la sensation de bruit de chaînon, que les corps adipeux ressemblent à une huître pressée entre le pouce et l'index, jusqu'à ce qu'ils s'échappent, ce sont là des distinctions souvent théoriques.

La radiographie, dans certains cas, et dans des positions particulières (de profil pour le genou) pourra donner d'utiles renseignements diagnostiques.

Traitement. — Comme il en est de syphilitiques, si on peut suspecter cette origine, on instituera le traitement anti-syphilitique.

Si les corps étrangers multiples ressortissent à une maladie articulaire patente, c'est celle-ci qu'il conviendra de traiter. Contre le corps étranger idiopathique, il faut intervenir activement ; la compression fixatrice, l'acupuncture, la ligature sous-cutanée sont des traitements préhistoriques et illusoires.

L'extirpation en deux temps (ouverture sous-cutanée de la synoviale), expulsion du corps étranger par pression, puis extirpation secondaire après cicatrisation de la synoviale) est aléatoire et à rejeter.

C'est l'arthrotomie qu'il convient de faire avec toute l'asepsie désirable.

Si le corps est *fixe*, on fera l'arthrotomie à son niveau, et on l'extirpera en liant son pédicule s'il en a un.

Si le corps est *mobile*, deux cas peuvent se présenter.

S'il est mobile, mais senti au moment de l'opération, après l'avoir fait fixer autant que possible par un aide, on fait l'arthrotomie à son niveau (quel qu'en soit le siège); on n'ouvrira la synoviale qu'après une hémostase soigneuse, ce qui permettra d'y voir clair et de ne pas chasser le corps étranger en épongeant.

S'il est mobile mais non senti au moment de l'intervention, ou s'il a fui après qu'on l'a senti, on fera l'arthrotomie typique au lieu d'élection (V. Arthrotomie). La synoviale largement ouverte, on explorera la cavité avec le doigt.

Cette exploration au doigt est une manœuvre dangereuse, qui réclame une asepsie parfaite, car les séreuses articulaires se défendent très mal contre l'infection. Il conviendra donc de revêtir sa main d'un gant stérilisé, assez mince pour ne pas enlever la délicatesse du toucher.

Si les recherches sont infructueuses, on pourra essayer de faire sortir le corps étranger par un lavage au sérum : on dirigera un jet d'une certaine pression dans toutes les directions et on arrivera parfois à le déloger.

Si le corps étranger est un ménisque incomplètement arraché, au lieu de chercher à le suturer, il vaudra mieux l'extirper aussi complètement que possible; le jeu de l'articulation n'est pas modifié sensiblement par cette extirpation.

Après arthrotomie, on refermera sans drainage, à moins que l'articulation n'ait été chroniquement enflammée, et qu'on n'ait fait un lavage modificateur (V. traitement de l'Arthrite).   *CHEVRIER.*

ARTICULATIONS (PLAIES). — A) **Plaies non pénétrantes.** — Elles ne diffèrent pas d'une plaie cutanée quelconque.

Il faut cependant remarquer *au point de vue diagnostique*, que l'ouverture d'une des nombreuses bourses séreuses périarticulaires, ou d'une gaine tendineuse, peut s'accompagner d'issue d'un liquide muqueux qu'on pourrait confondre avec de la synovie.

Au point de vue de la marche, il faut noter que les mouvements de la jointure voisine, tiraillent les lèvres de la peau, les font bâiller et gênent la cicatrisation.

De plus, l'infection de la plaie pourra donner lieu à une arthrite de voisinage, parfois très sérieuse.

Au point de vue des suites, les plaies larges, avec perte de substance, donnent naissance à des cicatrices étendues rétractiles, qui peuvent gêner considérablement le fonctionnement de la jointure voisine.

Traitement. — Le traitement sera celui des plaies en général, mais plus rigoureux. On devra désinfecter la plaie et le voisinage par un nettoyage soigné à la brosse et au savon, avec lavage à l'alcool. Si on pense

avoir réalisé l'asepsie de la région, on appliquera un pansement aseptique
sec. Si la peau est particulièrement sale au moment du traumatisme, ou si
la plaie siège dans une région dont l'asepsie immédiate est irréalisable
(peau du genou, du coude), il sera bon de recourir pendant quelques jours
à des pansements humides antiseptiques; l'eau oxygénée à 12 volumes,
étendue de deux ou trois fois son volume d'eau bouillie devra avoir la préférence. Après deux jours de pansement humide, on fera un nouveau nettoyage
de la région, et on mettra un pansement sec aseptique. Actuellement, on
donne la préférence comme méthode de nettoyage au badigeonnage à la
teinture d'iode ou à la solution chloroformique d'iode sans lavage préalable.
Cette méthode a donné d'excellents résultats dans des désinfections d'urgence, même sur des peaux très souillées.

S'il y a perte de substance, on veillera à ce que, pendant la cicatrisation,
le membre soit maintenu en bonne situation, et ne soit pas placé en position
vicieuse. Si une cicatrice vicieuse et rétractile se constituait malgré ces
précautions, on la traiterait ultérieurement (V. CICATRICES VICIEUSES).

B) **Plaies pénétrantes.** — Elles reconnaissent pour causes des *instruments* piquants (aiguilles, clous, alènes, fleurets, couteaux), des instruments
coupants (rasoirs, sabres, faux, éclats de verre); rarement elles sont produites par des *agents contondants* (chute sur une arête, heurt d'une pierre
ou d'un bâton, passage d'une roue de voiture); les *plaies par arrachement*
(accident d'engrenage, morsures) sont à rapprocher des dernières. Les *coups
de feu* peuvent enfin produire des plaies articulaires, et nous n'entendons
parler que des coups de feu de la pratique civile (V. PLAIES DE GUERRE).

Les *plaies étroites* ne permettent pas de reconnaître les lésions. Les *plaies
larges* laissent voir les divers plans sectionnés, la peau déchiquetée, les aponévroses dilacérées, les muscles sectionnés ou rompus, les os parfois à nu,
sains ou fracturés. Étroites ou larges, les plaies peuvent s'accompagner de
corps étrangers, balles ou grains de plomb, fragments de verre.

Symptômes. — Les *phénomènes immédiats* sont différents dans les
plaies étroites et les plaies larges.

Dans les *plaies larges*, on note une *douleur* vive, comme dans toute plaie,
mais exagérée par chacun des mouvements de l'article : le caractère de la
douleur est loin d'être pathognomonique.

L'*écoulement de sang* est parfois inappréciable, plus souvent notable, car
plusieurs plans anatomiques sont lésés, et les régions périarticulaires sont
toujours vasculaires. L'écoulement du sang peut être uniquement *externe* ;
mais le sang peut aussi couler et s'accumuler dans l'articulation, donnant
lieu à une hémarthrose.

L'*écoulement de synovie*, quand on peut l'observer, est à peu près caractéristique ; cependant on l'observe aussi dans les plaies des synoviales tendineuses. Comme le liquide synovial est en petite abondance et coule avec le
sang, il est rare que sa présence puisse être affirmée. Un bon signe consiste
à rechercher si l'écoulement sanguin ou muqueux, qui se fait par la plaie,
est augmenté par la pression sur les culs-de-sac synoviaux.

Dans les *plaies étroites*, tous ces signes sont réduits au minimum et
n'existent pour ainsi dire pas.

Dans les *plaies par balle*, on note la présence de l'orifice d'entrée toujours étroit au voisinage de l'articulation. S'il existe un deuxième orifice, et s'il n'a été tiré qu'une balle, on n'a pas à se préoccuper du corps étranger. Dans le cas contraire, l'exploration pourra parfois le localiser par la douleur à la pression qui existe à son niveau, bien que ce soit là un signe bien précaire.

Les *phénomènes secondaires*, qu'on ne devrait pas observer, sont liés à l'évolution d'une complication, l'*arthrite* (v. c. m.), et c'est à les éviter que doivent tendre tous les efforts.

Évolution. — En l'absence d'infection elle est très simple, et la guérison se fait comme dans les autres plaies. Mais la moindre infection a ici une importance considérable, les séreuses articulaires se défendent très mal contre les infections, et le pronostic devient alors très grave, tant au point de vue local, où l'*ankylose* est le mode de guérison, qu'au point de vue général, la *pyohémie*, la *septicémie*, le *tétanos* pouvant suivre ces infections articulaires.

Diagnostic. — A faire uniquement entre les plaies pénétrantes et non pénétrantes, surtout difficile pour les plaies étroites. Ici se pose la question de l'exploration de la plaie au stylet. La manœuvre est dangereuse, si elle n'est pas aseptique, mais nous la recommandons après désinfection de la peau voisine, de la plaie et du trajet à la teinture d'iode, introduite au besoin dans la profondeur par une pince ou par un stylet coiffé d'ouate aseptique ; il faut, en effet, connaître la plaie pour la traiter. La radiographie précisera la situation des corps étrangers.

Traitement. — Naguère on pensait, devant une plaie large, qu'il fallait aseptiser la région par un lavage au savon et à la brosse après avoir rasé les poils, puis par un lavage à l'alcool ; on mettait ensuite un pansement humide à l'eau oxygénée, par exemple, et on ne le remplaçait par un pansement sec, au bout de deux jours, que s'il n'y avait eu ni température ni réaction locale. Aujourd'hui on préfère le passage à la teinture d'iode sans lavage, suivi d'un pansement aseptique rigoureux. Il faudrait que la plaie fût bien large, pour qu'on la rétrécît par des points de suture, la drainant seulement par ses deux extrémités. Il vaut mieux la laisser toute grande ouverte, allongeant de quelques jours la période de cicatrisation, que s'exposer à enfermer quelques germes dans la profondeur. Si la plaie est étroite, avant de chercher à reconnaître si elle est pénétrante ou non, on aseptisera la région. Quand toutes les précautions de propreté seront prises, on fera l'exploration au stylet. Si la plaie est pénétrante, il importe de faire plus. Il faut faire l'asepsie du trajet sous-cutané de la plaie, comme on a fait celui de la peau. Nous conseillons donc formellement le débridement de la plaie pour en faire le nettoyage et l'asepsie ; quand le trajet sous-cutané aura été désinfecté, il faudra alors faire l'arthrotomie et nettoyer l'articulation des caillots sanguins qu'elle contient, la lavant avec de l'eau ou mieux du sérum physiologique *très chaud*, l'essuyant avec des compresses montées, sans jamais y mettre le doigt à moins que la main ne soit recouverte d'un gant de caoutchouc aseptique. L'articulation sera drainée.

Nous conseillons le nettoyage sous-cutané, avant l'ouverture de l'articulation, pour réduire au minimum les chances d'infection de cette dernière :

le commencement d'un nettoyage est en effet une dissémination de l'infection : cette dissémination est suivie d'une asepsie complète et facile sur une surface sans anfractuosités, mais il n'en serait plus de même dans une cavité diverticulaire.

La plupart des auteurs font encore, à la suite d'arthrotomie de ce genre, des lavages de l'articulation avec des antiseptiques : solution phéniquée forte 5 pour 100, chlorure de zinc à 1/10, ou mieux eau oxygénée. Cette pratique n'est pas à rejeter.

En présence d'une plaie par balle, la conduite à tenir nous semble la même, et nous préconisons l'asepsie du trajet, et l'arthrotomie. On enlèvera la balle si on la trouve, c'est un point accessoire. Si la balle a semé l'infection jusqu'au bout de sa course, elle révélera sa présence par une réaction locale qu'on attendra pour intervenir. Mais si on peut attendre, pour agir, cette réaction cellulaire, sans gravité, la réaction articulaire est trop sérieuse pour qu'on ait vis-à-vis d'elle la même conduite.

Après cette désinfection méthodique, le membre sera immobilisé dans une gouttière de fil de fer, ou sur une attelle de Bœckel.

Le traitement que nous préconisons ne peut être utile que si on peut être aseptique. Si les conditions personnelles ou de milieu sont telles qu'on ne puisse pas l'être, il faut savoir que ce traitement tenté deviendrait dangereux. Il faut alors se contenter de désinfecter la peau, mettre un pansement propre (pas de collodion) et attendre. Tout pourra peut-être se bien passer, car toute plaie articulaire ne se complique pas d'arthrite, bien que celle-ci soit très fréquente. Mais il faudra surveiller le malade de très près, et au moindre signe d'arthrite faire l'*arthrotomie* (v. c. m.).

Toutes les plaies articulaires nous semblent justiciables de ce traitement conservateur, actif, ou passif.

L'amputation primitive ne peut être discutée que pour les plaies de guerre, ou les plaies par arrachement avec issue d'une ou des deux extrémités articulaires : elle nous semble devoir être rejetée.

De même la résection primitive nous semble trop radicale et nous croyons que l'arthrotomie primitive, faite dans de bonnes conditions d'asepsie, avant toute réaction articulaire, est capable de guérir toutes les plaies articulaires.

Pour le traitement, après l'apparition de l'inflammation (V. ARTHRITE).

CHEVRIER.

ARTICULATIONS (TRAUMATISMES). — V. Entorse, Hémarthrose, Luxations.

ARTICULAIRES (TUMEURS). — V. Os, Arthrites, Arthropathies.

ARYTHMIE. — Les propriétés dynamiques du muscle cardiaque sont complexes ; ce sont : 1° l'*automatisme*, c'est-à-dire que le cœur est capable de mouvements par lui-même, sans aucune excitation extérieure ; 2° le *rythmisme*, c'est-à-dire que, aussi bien à la suite d'excitations externes qu'à la suite d'excitations internes auxquelles il est soumis, ses contractions sont rythmiques ; 3° la *coordination*, c'est-à-dire que les contractions de ses différentes parties se succèdent d'une façon absolument régulière et déterminée ; 4° la *conductibilité*, c'est-à-dire qu'une excitation portée sur un point quelconque du muscle cardiaque se propage à la totalité du muscle.

Or, la grosse question qui se pose et qui a préoccupé tous les physiologistes, c'est de savoir si toutes ces propriétés tiennent au muscle même qui constitue le cœur ou bien à la richesse en éléments nerveux de cet organe.

La *théorie myogène* des mouvements cardiaques soutient que l'appareil musculaire du cœur peut à lui seul, indépendamment de ses ganglions et de ses fibres nerveuses, assurer la révolution normale. Le cœur est un muscle unique, il possède la rythmicité et l'automatisme dans toutes ses parties mais à des degrés différents suivant ses différentes parties. Le maximum de l'automatisme appartient aux embouchures veineuses; ces points sont le siège d'excitations automatiques. Une seule excitation est le point de départ d'une onde contractile qui s'étend à l'extrémité artérielle du cœur. La vitesse de ces ondes n'est pas égale partout; elle est ralentie dans les endroits où l'onde traverse les ponts musculaires qui réunissent les oreillettes aux ventricules, et cela à cause de l'étroitesse de ces ponts et peut-être aussi de certaines particularités de leur structure. C'est à cause de ce ralentissement que l'oreillette et le ventricule se contractent successivement et dans un ordre régulier.

A la théorie myogène de l'activité cardiaque s'oppose la *théorie neurogène*; cette théorie s'appuie sur des constatations anatomiques montrant la richesse du cœur en ganglions nerveux et en fibres nerveuses enveloppant les fibres musculaires et par conséquent les ponts musculaires; elle s'appuie de plus sur des expériences physiologiques nombreuses.

Conclure d'une façon ferme et affirmer la certitude d'une théorie à l'exclusion de l'autre est peut-être prématuré; s'il est impossible à un physiologiste d'énumérer tous les arguments en faveur de chacune de ces théories sans qu'il ait l'impression que c'est la théorie myogène qui semble actuellement la mieux établie, un médecin par contre doit être plus éclectique, car la clinique lui enseigne que les arythmies sont tantôt de cause nerveuse, tantôt de cause cardiaque.

Ceci dit, il est plus facile de comprendre les *arythmies*.

Sous le nom d'arythmies on désigne indistinctement tous les troubles qui affectent le rythme normal du cœur. En Allemagne on distingue les *arythmies proprement dites* et les *allorythmies*. Ces dernières comprennent les cas où les contractions cardiaques se succèdent *suivant un rythme régulier, mais qui s'écarte du rythme normal*. Ainsi le rythme normal des battements de cœur comporte, entre autres caractères, une certaine fréquence; elle est comprise entre 60 et 80 contractions cardiaques à la minute. Quand cette fréquence est dépassée, on dit qu'il y a *tachycardie*; quand, au contraire, elle se tient au-dessous de 60, limite inférieure de la fréquence normale, on dit qu'il y a *bradycardie*. Tachycardie et bradycardie sont des types d'allorythmies, lorsque, bien entendu, les contractions cardiaques accélérées ou ralenties se succèdent dans un ordre régulier.

« Le mot *arythmie* signifie en clinique irrégularité du rythme cardiaque portant à la fois sur la force, l'intervalle et le nombre des battements cardiaques et par conséquent aussi des pulsations radiales. » (P. Merklen.)

Telle est du moins l'*arythmie complète*; à côté d'elle existe un trouble particulier du rythme cardiaque dans lequel se produit un arrêt dont la durée égale celle d'un battement entier, ce n'est pas à proprement parler de l'arythmie mais de l'*intermittence*. Enfin le rythme cardiaque peut être régulièrement troublé, sous forme d'arythmie cadencée, c'est le *rythme couplé*.

1° **Arythmie complète.** — Cette arythmie peut être congénitale et n'avoir par conséquent aucune valeur clinique; mais le plus souvent elle est la traduction soit de *troubles nerveux*, soit de *troubles de la fibre cardiaque*.

L'*arythmie à cause nerveuse* s'observe surtout chez les neurasthéniques : elle prend souvent le caractère angoissant propre aux troubles cardiaques d'origine nerveuse; chez des sujets prédisposés l'arythmie est souvent l'aboutissant d'un réflexe parti d'un organe splanchnique (estomac, foie, intestin).

L'*arythmie de cause cardiaque* ne se montre que lorsque est lésée la fibre cardiaque, qui, ainsi que l'ont montré les physiologistes, possède par elle-même la propriété de se contracter rythmiquement. Cette arythmie d'origine cardiaque se montre dans diverses maladies fébriles, dans la myocardite aiguë, dans la myocardite chronique; c'est probablement lorsque le myocarde est lui-même touché que l'arythmie se montre dans les diverses cardiopathies valvulaires.

2° **Intermittences cardiaques.** — L'intermittence est une suspension momentanée du pouls. On distingue l'*intermittence fausse*, caractérisée par l'absence d'une pulsation artérielle et la conservation de la systole cardiaque, véritable *faux pas du cœur*, suivant l'expression de Bouillaud, de l'*intermittence vraie* consistant dans l'absence simultanée de la pulsation artérielle et du battement cardiaque.

De même que l'arythmie les intermittences reconnaissent des *causes nerveuses* et des *causes cardiaques*.

Les *intermittences nerveuses*, dites quelquefois *essentielles*, se caractérisent par une suspension toutes les trois, quatre ou cinq pulsations; cette suspension est pénible, s'accompagne d'une anxiété subite qui cesse avec le premier choc annonçant le retour des battements. Quelques troubles digestifs existent en même temps; ils sont soit le point de départ d'un réflexe dont l'aboutissant est l'intermittence elle-même, soit une manifestation connexe relevant, comme l'intermittence, d'un trouble du pneumogastrique.

Les *intermittences d'origine cardiaque* sont symptomatiques de lésions de la fibre cardiaque; elles sont fréquentes surtout dans le cœur sénile.

3° **Rythme couplé. Pouls bigéminé.** — On désigne sous le nom de *rythme couplé*, ou de *bigéminisme cardiaque*, le groupement de pulsations cardiaques constitué par une systole normale, suivie d'une ou de plusieurs extra-systoles, c'est-à-dire de systoles frustes, décroissantes en force et en durée. Lorsqu'il n'existe qu'une seule extra-systole le rythme est dit *bigéminé*; s'il s'en produit deux ou trois, le rythme est *tri* ou *quadrigéminé*. Le couple de systole normale et d'extra-systole est toujours et régulièrement suivi d'une *pause* qui se prolonge jusqu'à la prochaine systole normale.

Ce rythme spécial se constate dans quelques affections valvulaires du cœur avec grande dilatation, dans certaines cachexies, quelquefois dans l'ictère, dans quelques intoxications et en particulier dans une intoxication médicamenteuse, *à la suite de l'administration de la digitale*, quand ce médicament a été donné à doses trop fortes ou trop prolongées.   *E. DE MASSARY.*

ASA FŒTIDA. — Gomme résine extraite par incision de la racine des *Ferula asa fœtida* et *F. Narthex* et probablement d'autres Ombellifères. Elle se présente en larmes et en masses fauves ou brunes, d'odeur alliacée, de saveur amère.

L'*asa fœtida* est employée comme modificateur des modifications bronchiques, comme emménagogue et surtout comme antispasmodique.

Pilules.

Asa fœtida . . . .   20 centigr.
Savon médicinal . . . . .   Q. S.
Pour une pilule, n° 50: une toutes les heures.

ou :

Asa fœtida . . . . . . } āā 10 centigr.
Camphre . . . . }
Extrait de belladone .   2   —
Pour une pilule, n° 30; trois par jour.

Lavement.

Asa fœtida . . . . . .   2 grammes.
Huile d'amandes douces   5   —
Jaune d'œuf . . . . .   N° 1
Eau . . . .   150 grammes.

E. F.

ASCARIDES. — Dans les lignes qui vont suivre il s'agira de l'*Ascaris lombricoïdes*. Une autre espèce, l'*Ascaris canis*, parasite du chien et du chat, a été rarement observée chez l'homme.

Description. — L'*Ascaris lombricoïdes* est un *ver* nématode qui comme son nom l'indique ressemble grossièrement au ver de terre ; sa couleur est blanchâtre, il est de forme cylindrique avec 2 extrémités effilées. Les *femelles* mesurent de 20 à 40 centimètres de long sur 6 millimètres de large et les *mâles* seulement de 15 à 20 centimètres sur 3 à 4 millimètres; ces derniers sont moins abondants. La bouche est munie de 3 lèvres chitineuses, une dorsale, impaire, portant 2 papilles, 2 ventrales et paires n'en portant qu'une ; l'extrémité postérieure du mâle est incurvée et porte 2 spicules résistants; chez la femelle l'extrémité est droite ; la vulve s'ouvre, indé-

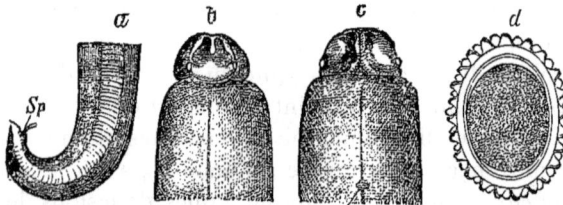

Fig. 149. — *a*, extrémité postérieure du mâle avec ses deux spicules (Sp.). — *b*, extrémité antérieure du corps vue par la face dorsale. — *c*, le même vu par la face ventrale. — *d*, œuf. (D'après Leuckart.)

pendamment de l'anus, sur la face ventrale, vers le tiers antérieur du corps, au niveau d'une région légèrement rétrécie appelée ceinture que l'on peut aisément reconnaître.

L'*œuf, long* de 75 μ et *large* de 58, est ovoïde et présente un aspect mûriforme dû à l'existence d'une couche albumineuse mamelonnée qui recouvre une seconde enveloppe résistante et lisse (fig. 149).

Cycle évolutif. — Après l'accouplement, l'œuf fécondé est pondu dans l'intestin puis expulsé avec les matières fécales et tombe dans l'eau où l'embryon peut se maintenir vivant pendant 5 ans. Les œufs sont ensuite ingérés au moment de la boisson. Leur coque se dissout dans le suc gastrique; puis, l'embryon est mis en liberté et passe à l'état d'adulte après une série de mues. D'après les auteurs, le développement de l'ascaris est donc direct et ne nécessite pas la présence d'un hôte intermédiaire.

Mode d'infection. — L'ascaride est rarement unique : généralement on en rencontre de 2 à 5; dans les cas exceptionnels on en a compté 500 et plus. Le parasite habite généralement la première partie de l'intestin grêle mais il peut (exceptionnellement à la vérité), envahir les voies respiratoires, le foie, le péritoine, etc. Indépendamment d'une irritation locale due à sa fixation sur la muqueuse au moyen de ses mâchoires, le parasite pourrait déterminer des accidents toxiques grâce à une sécrétion spéciale.

Symptomatologie. — L'ascaride, répandu partout, attaque les enfants plus volontiers que les adultes, et les campagnards plus volontiers que les citadins; il infeste fréquemment les personnes vivant en communauté (aliénés, soldats, collégiens, etc.).

Bien souvent il ne détermine que des troubles digestifs sans importance et finit par être expulsé au moment de la défécation, parfois au cours d'un vomissement.

Mais bien souvent aussi, surtout quand ils sont nombreux, les ascarides causent des désordres plus ou moins sérieux dont l'ensemble est connu sous le nom d'*ascaridiose* ou de *lombricose*.

1º Les troubles nerveux consistent en vertiges, troubles oculaires, troubles de la sensibilité générale, prurit. Les convulsions, les attaques épileptiformes s'observent surtout chez les enfants et peuvent en imposer pour une méningite.

2º D'autres fois la langue devient saburrale, l'haleine fétide, l'appétit se pervertit; des douleurs abdominales surviennent accompagnées de diarrhée. Les troubles intestinaux simulent la colique muco-membraneuse, la dysenterie, on a même signalé des cas de diarrhée cholériforme; d'autres fois on assiste au développement de crises gastriques extrêmement douloureuses accompagnées de vomissements bilieux, ou même sanguinolents, en certains cas même, on a pu penser à un ulcus stomacal.

Le facies des malades prend généralement une teinte blafarde, due à une anémie véritable qui peut même prendre une allure maligne.

3º Certains auteurs, Chauffard en particulier, ont décrit une lombricose à forme typhoïde avec troubles digestifs, stupeur, fièvre assez vive et fièvre continue; la guérison, qui est la règle, serait hâtée d'une manière surprenante par l'administration de santonine.

4º Les symptômes dus à la migration ou à la localisation insolite du parasite sont innombrables, mais, en somme, rarement observés. Tantôt les ascaris, pelotonnés dans l'intestin, en déterminent l'obstruction et même causeraient l'appendicite; tantôt ils envahissent le foie, provoquant l'ictère ou la suppuration, tantôt ils perforent l'intestin, arrivent dans le péritoine, parviennent à la peau, à la faveur d'abcès dits vermineux, qui s'ouvrent de préférence à l'ombilic ou à l'aine et qui contiennent les parasites dans le pus et dans les matières fécales ; d'autres fois les vers remontent l'œsophage et sont expulsés par la bouche ; d'autres fois ils envahissent les voies respiratoires et peuvent tuer par suffocation, s'ils viennent à obstruer la glotte ; ils peuvent aussi s'engager dans les fosses nasales, dans les sinus, dans la trompe d'Eustache, dans le canal nasal, entraînant des troubles inflammatoires plus ou moins graves ; enfin on a signalé, exceptionnellement, leur pénétration dans les voies génito-urinaires.

Pronostic. — En général, les accidents ont une terminaison favorable ; mais l'obstruction glottique ou intestinale comme aussi les suppurations multiples entraînent d'ordinaire la mort ; il s'agit heureusement, nous le répétons, de faits extrêmement rares et le plus souvent l'administration d'un vermifuge amène une amélioration rapide.

Diagnostic. — Les phénomènes nerveux, l'anémie, les troubles digestifs, permettront de soupçonner la nature de la maladie ; dans les autres circonstances, ce sera trop souvent par un pur hasard que l'on rapportera les troubles morbides à leur véritable cause, car, en matière de lombricose, il n'y a pas de symptômes invraisemblables et le parasite manifeste sa présence par les voies les plus inattendues. Indépendamment de l'expulsion spontanée ou provoquée des ascarides, il existe un symptôme qui lèvera tous les doutes, à savoir la recherche des œufs dans les matières fécales ; ces œufs, dont le nombre peut être considérable, se reconnaîtront à leur forme

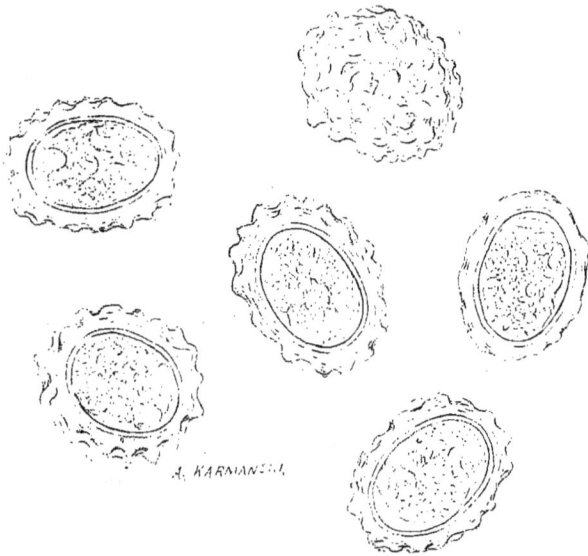

Fig. 150. — Œufs d'ascarides dans les selles (Letulle).

et à leur aspect spécial ; (fig. 150) certains grains de pollen peuvent présenter un aspect semblable, mais ils se colorent en rouge vif par la fuchsine ammoniacale tandis que les œufs d'ascaris restent incolores. Le traitement acquiert également une importance diagnostique de premier ordre en amenant avec l'expulsion des ascaris la sédation des accidents, méningitiques ou autres, les plus menaçants.

Traitement. — 1° *Mesures prophylactiques*. — On préviendra l'infection par une propreté rigoureuse, en empêchant les enfants de porter à leur bouche leurs doigts sales, et en proscrivant l'ingestion des eaux suspectes, de la terre ou des légumes souillés.

2° *Traitement curateur*. — La thérapeutique possède deux remèdes efficaces : le *semen contra* et son principe actif, la *santonine*.

Chez l'adulte, après un jour de régime lacté, on prescrira une des deux préparations suivantes :

a) Semen contra. . . . . 1 gr.
Calomel. . . . . 0 gr. 10
Pour un paquet, en prendre un ou deux le matin à jeun dans un peu de confiture ; s'arrêter au bout de 3 jours.

b) Santonine. 0 gr. 10
Calomel. . . . . 0 gr. 10
Poudre de sucre . . . . 0 gr. 20
Pour un paquet, de 1 à 3 le matin à jeun, dans un peu de lait ou d'eau, à une demi-heure d'intervalle.

Chez l'enfant, les doses seront très diminuées ; on se servira surtout de la santonine, sous forme de pastilles de 1 centigr. ou de biscuits dosés à 5 et 10 centigr. On prescrira autant de centigrammes que l'enfant aura d'années, sans dépasser 10 centigr. avant 15 ans.

La santonine, médicament très actif, peut provoquer, même à des doses moyennes, des vomissements, accompagnés de *xanthopsie*. Les urines prennent une teinte jaunâtre spéciale ; on a même observé de la cyanose, des convulsions, de la somnolence, amenant en certains cas la mort. On devra donc instituer le traitement avec prudence et surveiller le malade. En cas d'empoisonnement, le chloral à l'intérieur, le chloroforme en inhalations sont particulièrement indiqués.   *A. CLERC.*

ASCHÉMATIE. — Trouble par lequel une partie de notre personnalité cesse de figurer dans la conscience que nous avons de nous-mêmes. C'est un membre dont nous ne savons plus rien, qui a perdu sa figuration dans notre moi, c'est une faculté qui est supprimée et cesse d'être représentée dans notre conscience et de collaborer à des offices psychiques complexes (V. CÉNES-THÉSIE).

Il y a aussi des troubles d'*hyperschématie*, d'*hyposchématie*, de *para-schématie*, c'est-à-dire d'exagération, de diminution, de viciation dans la représentation surtout topographique des diverses parties de notre moi.

Ce trouble a été également désigné sous les noms de *cénesthésiopathie* (Deny) ou d'*afonction de la somatopsyche* (Förster).   *PIERRE BONNIER.*

ASCITE. — L'ascite est caractérisée par l'épanchement de sérosité dans la cavité péritonéale, quelles que soient l'origine et la nature de cette sérosité. C'est un symptôme fréquent et dont la valeur séméiologique est considérable, lorsque surtout l'ascite existe à l'état isolé, indépendamment des autres épanchements séreux. Relevant, en effet, soit de lésions du péritoine, soit d'un trouble circulatoire dans le domaine de la veine porte, soit enfin de causes dyscrasiques, elle est souvent le symptôme révélateur d'une affection hépatique, ou d'une péritonite chronique dont le diagnostic précoce est ainsi rendu possible. Elle peut comporter à elle seule des indications thérapeutiques spéciales.

Étude clinique. — Quelles que soient ses causes, l'ascite a tout un ensemble de signes communs, fonctionnels et physiques, qui aident à son diagnostic.

Signes fonctionnels. — Après un *début* variable, mais ordinairement lent et progressif, exceptionnellement brusque, quelques troubles fonctionnels peuvent traduire l'apparition de l'ascite. Outre l'augmentation de volume du ventre commandant l'élargissement des vêtements, il y a des troubles dyspeptiques, de la pesanteur abdominale, de la constipation, de l'oligurie, etc., symptômes qui peuvent attirer l'attention du malade, mais ces symptômes fonctionnels restent ordinairement légers jusqu'au moment où l'ascite devient considérable et, par le refoulement du foie et du diaphragme, amène le tassement des poumons, immobilise la cage thoracique et provoque de la dyspnée, à la fois d'origine pulmonaire et cardiaque; en même temps, par la compression des gros troncs veineux de l'abdomen, elle peut entraîner de l'œdème de la paroi abdominale et des membres inférieurs; cet ensemble de symptômes condamne le malade à l'immobilité au lit et peut le mener à la mort si aucune ponction n'est pratiquée. Mais l'ascite n'arrive ordinairement pas à ce degré, avant qu'un examen ait permis de constater les signes physiques révélateurs de l'hydropisie du péritoine.

Signes physiques. — Pour peu que l'ascite ait acquis un degré notable, *l'inspection* permet d'en soupçonner l'existence par l'aspect de l'abdomen proéminent et tombant dans la situation verticale, et surtout étalé sur les flancs dans la situation horizontale (*ventre de batracien*). Si l'ascite est suffisamment abondante, on observe l'effacement et le déplissement de l'ombilic qui peut même, sous la pression du liquide, faire hernie au dehors. L'aspect du ventre se modifie d'ailleurs avec la situation du malade, s'il se déplace et si l'ascite est mobile. L'inspection montre enfin des modifications dans l'aspect de la paroi abdominale, d'abord blanche, lisse, luisante, amincie, puis progressivement striée de vergetures plus ou moins abondantes, sillonnée d'une circulation veineuse supplémentaire d'intensité variable, infiltrée de sérosité dans ses parties déclives. Parfois l'inspection peut enfin révéler une hydrocèle vaginale concomitante.

La *palpation* rend compte de la tuméfaction abdominale, donne une sensation de tension spéciale qui peut faire pressentir l'existence du liquide, permet, pratiquée avec les deux mains appliquées de chaque côté de l'abdomen, d'apprécier approximativement, par l'état de tension de l'abdomen, le degré de l'épanchement.

La *percussion* pratiquée méthodiquement donne des renseignements précis sur l'existence de l'ascite. On constate en effet une matité dans les flancs et dans la région sus-pubienne, en dedans de laquelle la percussion donne un son hydro-aérique, tandis que dans la région épigastrique, sur un espace plus ou moins large, suivant le degré de l'ascite, persiste une sonorité tympanique. On a justement remarqué que, dans ces conditions, la ligne de matité décrit, chez le malade dans le décubitus horizontal, une courbe dont la concavité regarde en haut (v. Planche). La percussion montre, en outre, que la matité est mobile, du moins lors d'ascite libre, et si l'épanchement est peu abondant, il peut y avoir intérêt à collecter le liquide au niveau du point déclive.

Enfin l'ascite traduit sa présence par la *sensation de flot* transmise à la main appliquée à plat sur un des flancs de l'abdomen, lorsque l'autre main percute à petits coups le flanc opposé. Mais, pour que cette sensation d'ondulation et de choc ait une importance réelle, il faut avoir soin de faire appliquer une main à un aide sur la ligne médiane pour éviter l'ondulation transmise par la paroi.

Tous ces signes permettent de reconnaître l'ascite et de déterminer si elle est minime, moyenne ou forte; dans le premier cas toutefois, ils font en partie défaut, et le *toucher vaginal* peut donner alors des indications utiles en montrant l'abaissement de la matrice et des culs-de-sac, la diminution du poids de l'utérus, la mobilité caractéristique du col. La mise des malades en *position génupectorale* facilite aussi quelquefois la constatation d'une petite quantité de liquide ainsi accumulée en un point déclive accessible à la percussion et à la palpation.

C'est surtout sur les signes physiques que l'on peut se baser pour apprécier le volume des ascites. Les signes fonctionnels ont, en effet, une intensité très variable, et tel sujet, non encore ponctionné, peut présenter des troubles cardiaques et respiratoires avec une ascite relativement peu étendue, alors que tel autre supporte, sans aucune gène, une ascite infiniment plus considérable.

Enfin ces signes physiques permettent d'apprécier si l'ascite est *cloisonnée*; qu'il y ait ascite partielle enkystée, qu'il y ait ascite générale, cloisonnée par des néo-membranes, il y a alors une *fixité des zones mates* qui rend possible le diagnostic.

La *ponction* et les *caractères du liquide* fournissent un dernier élément d'appréciation. Le liquide ascitique est, dans les ascites communes, d'une quantité variable, mais qui peut atteindre 20 et 50 litres; il a un aspect jaune verdâtre citrin, transparent ou plus ou moins louche; son odeur est nulle ou fade, sa réaction alcaline ou neutre, sa densité oscille entre 1005 et 1024. Le résidu qu'il laisse après évaporation est de 20 à 90 pour 1000. Et les analyses chimiques faites, parfois importantes au point de vue du diagnostic, ont montré qu'il contenait, outre l'eau (95 à 98 pour 100), des sels minéraux (chlorures, bicarbonates, phosphates et lactates de sodium) et des albuminoïdes (sérine et surtout globuline, hydropisine, caséine, mucine, fibrinogène, etc.). Il a été reconnu que dans les ascites inflammatoires la proportion des albuminoïdes (et notamment la richesse en fibrine) était beaucoup plus forte que dans les ascites purement mécaniques. D'autres éléments encore peuvent s'y retrouver, et on y a cherché et trouvé en proportions variables la bile chez les cirrhotiques, l'urée chez les brightiques, le sucre chez les diabétiques, etc. L'*examen cytologique* du dépôt après centrifugation a son importance, que l'on y recherche les leucocytes ou certains éléments cellulaires depuis longtemps constatés dans les ascites d'origine ovarienne. Enfin, l'*examen bactériologique* est utile lors d'ascite tuberculeuse, où l'on peut constater la présence du bacille de Koch, soit directement, soit en employant le procédé de l'inoscopie (A. Jousset), soit enfin et surtout par l'inoculation du cobaye.

Dans des cas relativement rares, le liquide peut avoir un aspect spécial :

ascite *hémorragique* de certains cancers du péritoine ou des viscères abdominaux et de certaines péritonites; ascite *bilieuse* des ictériques ou des sujets présentant une fistule biliaire intra-péritonéale; ascite *gélatineuse* à épanchement vert jaunâtre, visqueux, filant, contenant de la paralbumine et notée principalement dans les ascites symptomatiques de néoplasies péritonéales et ovariennes; ascite *chyliforme* enfin, plus importante, à épanchement franchement laiteux ou simplement opalescent, renfermant toujours dans le premier cas une forte proportion de graisse; cette ascite chyliforme a été signalée aussi bien dans les cirrhoses alcooliques que dans les péritonites tuberculeuses ou cancéreuses; si, exceptionnellement, il peut y avoir épanchement de chyle par solution de continuité des vaisseaux lactés (Straus), d'où ascite chyleuse vraie, le plus souvent l'épanchement n'a du chyle que l'apparence et semble, surtout d'après les recherches de A. Joussel, résulter de la dégénérescence graisseuse plus ou moins complète d'éléments figurés, ordinairement de leucocytes venus par diapédèse non inflammatoire (digestion) ou inflammatoire. C'est dans ces cas que l'examen leucocytaire de l'ascite, en y révélant une proportion considérable de globules blancs, peut avoir son intérêt (Widal et Merklen). Mais le caractère lactescent d'une ascite ne permet, en tout cas, nullement d'assigner à cette ascite une étiologie spéciale tuberculeuse, filarienne, ou autre, puisque de nombreuses circonstances étiologiques peuvent la produire; il n'a donc en clinique qu'une importance relative, et c'est pourquoi, malgré tout l'intérêt que présente son étude pathogénique, nous ne pouvons ici que le mentionner.

Formes étiologiques. — L'ascite peut relever de trois ordres de causes, susceptibles d'ailleurs de s'associer dans sa production : causes mécaniques entraînant l'obstruction de la circulation porte, ou plus rarement celle de la veine cave; causes péritonitiques, qu'il s'agisse de tuberculose, de cancer du péritoine, ou de tumeurs des organes abdominaux; causes dyscrasiques (néphrites et cachexies de tout ordre). A ces diverses causes correspond souvent un aspect clinique particulier de l'ascite.

I. — **Ascites mécaniques**. — Le type le plus net en est l'*ascite cirrhotique*, relevant avant tout de l'hypertension portale (encore qu'il faille peut-être faire jouer un rôle aux lésions péritonéales, rôle évidemment secondaire, encore que souvent invoqué). L'ascite cirrhotique se développe ordinairement lentement et progressivement, puis, une fois la première ponction faite, elle se reproduit dans nombre de cas plus fréquemment, nécessitant, si un traitement causal n'intervient pas, des ponctions de plus en plus rapprochées. Le liquide est clair, de faible densité, renfermant peu de fibrine et d'éléments figurés, pauvre en matières albuminoïdes et en substances solides. L'examen cytologique y révèle souvent en abondance des placards endothéliaux, du moins à la première ponction (Gilbert et Villaret); dans le liquide des ponctions ultérieures, peuvent apparaître des polynucléaires, par infection latente due aux ponctions, ou des lymphocytes par infection tuberculeuse secondaire. Cette ascite, entièrement libre, se reproduisant vite après la ponction, n'entraînant ordinairement aucune autre douleur que celle résultant de la distension progressive de l'abdomen, s'accompagne habituellement d'autres signes : splénomégalie, qui relève avant tout de la congestion passive, circulation supplémentaire abdominale, hémorroïdes, hémorragies gastro-intestinales, et ceux-ci constituent les divers éléments du syndrome d'hypertension portale (Gilbert). Secondairement cette hypertension portale entraîne une hypotension sus-hépatique de laquelle résulte l'hypotension artérielle, habituelle dans la cirrhose atrophique (Gilbert et Garnier) avec tachycardie et oligurie. Alors même que l'oligurie reste peu marquée ou fait défaut, l'examen fractionné des urines peut permettre de constater un retard particulier de l'urination digestive, *opsiurie*, qui est souvent le premier signe de l'hypertension portale (Gilbert et Lereboullet). A la longue l'ascite cirrhotique constitue à elle seule, par sa reproduction rapide et les ponctions répétées qu'elle nécessite, un danger pour le malade. Elle crée en effet, du fait des spoliations séreuses ainsi rendues nécessaires, une véritable *anémie séreuse* (Gilbert et Garnier) dont l'hyperglobulie plus ou moins marquée donne la mesure et qui contribue à l'épuisement du malade.

L'ascite cirrhotique relève communément de la *cirrhose atrophique de Laënnec*, mais elle peut aussi être la conséquence de la *cirrhose hypertrophique alcoolique de Hanot et Gilbert*, et c'est surtout dans ce dernier cas qu'on peut espérer sa curabilité; souvent, d'ailleurs, c'est seulement après la ponction permettant à la palpation de reconnaître l'état du foie que le diagnostic entre les deux variétés de cirrhose peut être fait. Elle peut encore se voir dans certaines *cirrhoses alcooliques hypertrophiques avec diabète* dans lesquelles, pour peu que le diabète soit intense, l'ascite est remarquable alors par sa teneur en sucre (Dieulafoy). Plus rarement, elle peut être symptomatique de certaines *cirrhoses pigmentaires* avec ou sans diabète, avec ou sans pigmentations de la peau. On l'observe encore dans les *cirrhoses graisseuses*, où elle reste souvent peu abondante; dans les *cirrhoses biliaires* où elle est rare, moins exceptionnelle toutefois qu'on ne l'a dit; dans d'autres affections du foie encore où elle relève de la compression de la veine porte soit intra soit extra-hépatique, comme dans le *cancer nodulaire du foie primitif ou secondaire* (elle fait au contraire défaut dans le cancer massif); dans la *syphilis hépatique*, dans certains cas de *kyste hydatique*, etc.

L'*ascite des cardiopathies* est également une ascite mécanique, différant ordinairement de l'ascite cirrhotique par le moment de son apparition, secondaire à l'œdème des membres inférieurs, alors qu'elle le précède dans les cirrhoses. On connaît pourtant des exceptions à cette règle, l'œdème préascitique ayant été décrit dans la cirrhose (Gilbert, Presles). L'ascite d'origine cardiaque est souvent d'ailleurs associée à d'autres épanchements et notamment à l'hydrothorax. Elle peut enfin se superposer par ses caractères à l'ascite cirrhotique, lorsque, secondaire à une asystolie hépatique, elle survient après une phase préalable, où seule l'hépatomégalie pulsatile et douloureuse était notée; l'hypertension portale ne succède pas en effet d'emblée à l'hypertension sus-hépatique. Mais lorsqu'elle s'établit, l'ascite peut alors être comparable à l'ascite cirrhotique ordinaire, commandée par le foie cardiaque cirrhosé, comme celle-ci l'est par le foie clouté de Laënnec. Toutefois l'étude de la *tension du liquide ascitique* semble prouver que, dans l'ascite des cardiopathies, l'hypertension portale reste moindre que dans celle des cirrhoses alcooliques (Gilbert et Weil).

Un type spécial, quoique rare, est l'ascite des *pyléphlébites*, remarquable par la brusquerie de sa production, par l'extrême rapidité de sa réapparition après ponction, par les douleurs qui l'accompagnent souvent, auxquelles peuvent se joindre d'autres symptômes plus rares (diarrhée, vomissements, hématémèses, etc.). La présence d'un réseau veineux énorme, d'une spléno-mégalie considérable peuvent aider encore au diagnostic de la thrombose porte comme cause de l'ascite (V. Pyléphlébites).

II. — **Ascites péritonitiques.** — Elles constituent un groupe extrême-ment important et dont le diagnostic avec les ascites mécaniques est parfois difficile. Il l'est d'autant plus que la péritonite tuberculeuse vient quelque-fois terminer l'évolution d'une cirrhose alcoolique, et que certaines cirrhoses tuberculeuses peuvent être cliniquement très analogues aux cirrhoses alcooliques.

Le plus fréquemment il s'agit d'ascites liées à la *tuberculose péritonéale* et qui peuvent revêtir divers aspects. Peut-être d'ailleurs sont-elles, du fait des lésions si fréquentes du foie, en partie d'origine mécanique. Elles se distin-guent toutefois nettement des précédentes. Tantôt il s'agit de *tuberculose aiguë* dans laquelle l'ascite, ordinairement libre, reste modérée, et alors même qu'elle s'accompagne de douleurs abdominales, et de symptômes abdo-minaux prédominants, est associée à d'autres symptômes (fièvre, amaigris-sement rapide, état général typhoïde, autres déterminations séreuses, etc.) qui aident au diagnostic de tuberculose aiguë granulique.

Dans d'autres cas, il s'agit encore de phtisie aiguë, mais à type atténué, réalisant le tableau de la *tuberculose miliaire pleuro-péritonéale subaiguë* (Fernet-Boulland). Ici encore l'ascite parfois abondante n'est qu'un des élé-ments du tableau clinique, s'associe à une pleurésie d'intensité variable, sèche ou avec épanchement, à des symptômes pulmonaires, à de la fièvre, à des symptômes généraux qui permettent de rattacher à la tuberculose l'ascite constatée.

Plus difficiles de diagnostic étiologique sont souvent les ascites sympto-matiques de la *tuberculose péritonéale chronique*. L'ascite peut y être très abondante, indolore, apyrétique, survenue sans cause appréciable, et suscep-tible de guérir spontanément. C'est l'*ascite essentielle* des jeunes filles, l'ascite dite idiopathique, et qui est la conséquence de la tuberculose, comme le prouvent et le passage possible de cette forme aux formes de tuberculose péritonéale avérée, et les constatations, faites souvent par opé-ration ou par autopsie, de foyers tuberculeux latents à l'origine de cette ascite, qu'il y ait tuberculose génitale ou granulations tuberculeuses péri-tonéales éparses. C'est dans ces cas que, si l'examen complet du malade ne permet pas, par la constatation de légers symptômes pulmonaires ou pleu-raux, ou de signes d'adénopathie trachéo-bronchique, de micro-polyadéno-pathie, de suspecter la tuberculose, il peut être utile de recourir à l'inoscopie et à l'inoculation pour affirmer la tuberculose; l'examen cytologique du liquide, sans apporter de preuves absolues, peut, par la constatation d'une lymphocytose abondante, aider à ce diagnostic. Toutefois la lymphocytose

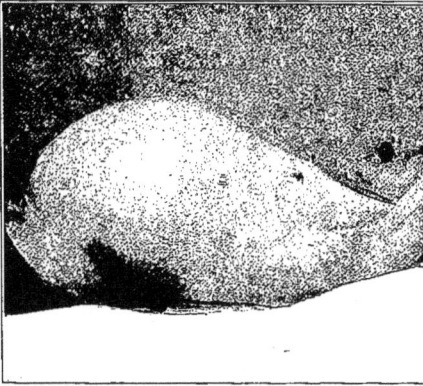

Fig. 1.
*Ventre ascitique
(cirrhose de Laënnec).*

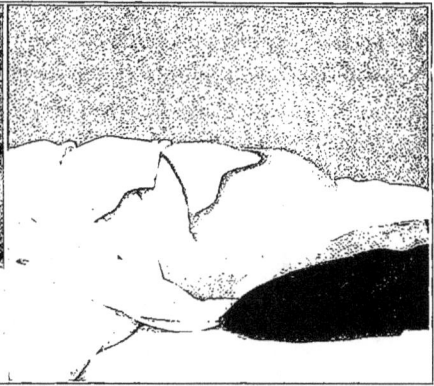

Fig. 2.
*Ventre ascitique (Péritonite tuberculeuse).
Ligne de matité irrégulière.*

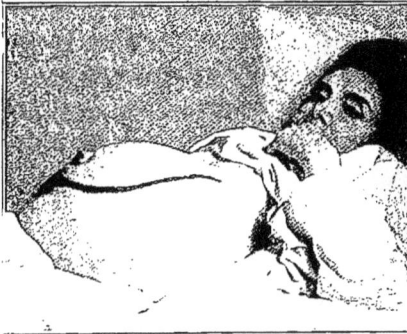

Fig. 3. — *Ventre ascitique
(cirrhose hypertrophique alcoolique).
Ligne de matité à concavité supérieure.*

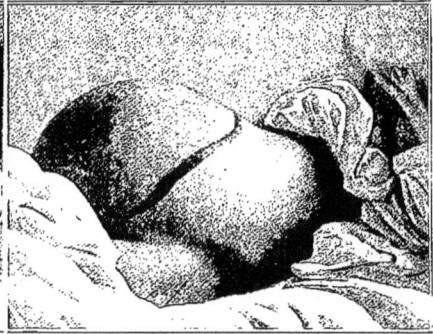

Fig 4.
*Kyste de l'ovaire. Ligne de matité
à convexité supérieure.*

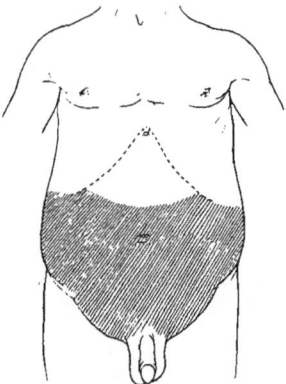

Fig. 5.
*Matité ascitique dans la
cirrhose de Laënnec.*

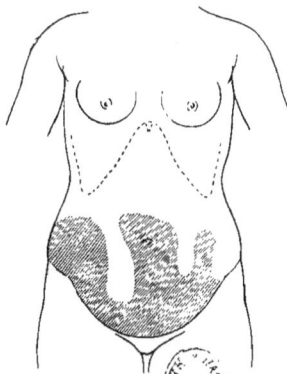

Fig. 6. — *Matité ascitique
dans une péritonite tuberculeuse cloisonnée.*

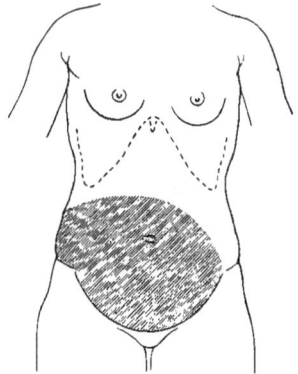

Fig. 7.
*Matité dans un
kyste de l'ovaire.*

ne doit pas être considérée comme la règle et Widal et Ravaut ont même constaté une polynucléose abondante dans nombre d'ascites tuberculeuses.

Lorsque, avec ou sans ascite libre antécédente, il s'agit de *péritonite à forme ulcéro-caséeuse*, l'ascite prend des caractères assez spéciaux qui permettent à eux seuls de faire souvent le diagnostic. Le ventre est tendu, et non étalé sur les flancs, assez proéminent; la peau est blanche, sèche, vernissée, parfois légèrement œdématiée et sillonnée par un réseau de veines superficielles; la palpation est parfois légèrement douloureuse et la percussion montre l'existence de zones mates, submates ou sonores, qui n'ont pas la disposition qu'elles ont dans l'ascite ordinaire et qui restent fixes malgré les déplacements du malade; l'ascite est cloisonnée [matité en damier (V. Planche)]. La sensation de flot fait ordinairement défaut. Enfin, après ponction, on peut constater l'existence de gâteaux péritonéaux, percevoir des froissements péritonéaux, etc. Ces signes joints aux autres signes de la maladie (V. Péritonite tuberculeuse) permettent ordinairement le diagnostic, parfois pourtant difficile, et l'on connaît les erreurs nombreuses qui ont été faites, le diagnostic de kyste de l'ovaire notamment ayant été à tort porté. Ici encore l'examen chimique du liquide (par la présence ou l'absence de paralbumine), son examen cytologique (par la constatation de grosses cellules vacuolaires d'origine ovarienne, de cellules cylindriques à cils vibratiles ou inversement de lymphocytose), pourront permettre d'affirmer ou de rejeter l'existence d'un kyste de l'ovaire.

Enfin lorsque la péritonite tuberculeuse revêt la *forme fibreuse*, l'ascite ne joue plus qu'un rôle effacé dans la symptomatologie, et le plus souvent, avec ou sans ponctions, tend à se résorber, l'exploration de l'abdomen révélant alors toute une série de signes de péritonite fibreuse.

Lorsqu'il y a *cancer du péritoine*, l'ascite ne sert souvent au diagnostic étiologique qu'après la ponction, étant ordinairement hémorragique, et renfermant surtout des éléments cellulaires spéciaux que révèle l'examen cytologique. Celui-ci montre en effet (Cade) à côté d'un grand nombre de cellules endothéliales, isolées ou en amas, de grandes cellules sphériques et vacuolaires rares mais caractéristiques. Le caractère hémorragique n'a pas une valeur absolue, car il peut se retrouver dans des ascites d'autre origine (tuberculeuse, cirrhotique, etc.).

Les *tumeurs abdominales compliquées d'ascite* ont leurs symptômes spéciaux, et l'ascite n'est qu'un symptôme surajouté; encore parfois le diagnostic est-il délicat, lors de kyste de l'ovaire, par exemple, et peut-on avoir recours à la recherche du phénomène de la double fluctuation (Barnes) caractérisé par la perception d'abord de la fluctuation superficielle de l'ascite, puis, à une pression plus profonde, de la fluctuation profonde du kyste.

Quant aux *péritonites chroniques non tuberculeuses*, telles que celles dues à l'alcoolisme, leur histoire se confond de plus en plus d'une part avec celle de la tuberculose, d'autre part avec celle des cirrhoses, et ce ne sont d'ailleurs par les caractères objectifs de l'ascite qui permettent de les distinguer.

III. — **Ascites dyscrasiques.** — L'ascite qu'on observe dans les *néphrites*, dans les *cachexies*, est une ascite tardive, ordinairement modérée, associée souvent à d'autres épanchements séreux, aux symptômes de la maladie causale, et qui, par suite, n'offre pas à elle seule d'intérêt spécial. L'examen complet du malade permet ordinairement de la rattacher à sa véritable cause.

Diagnostic. — L'ascite est facile à reconnaître, et exceptionnelle est la confusion avec la tympanite, la rétention d'urine, la grossesse et certaines tumeurs abdominales. Toutefois la confusion a parfois été faite avec les kystes de l'ovaire, encore que ceux-ci se reconnaissent à la saillie globuleuse du ventre, à l'état normal de l'ombilic, à la matité médiane et fixe à convexité supérieure (v. Planche), etc. Mais ces caractères sont parfois en défaut, si surtout l'ascite se joint au kyste ; nous avons dit plus haut quelques-uns des signes qui peuvent alors aider au diagnostic et notamment ceux tirés de l'examen du liquide.

Quant au diagnostic de la cause de l'ascite, ce que nous venons de dire des formes étiologiques nous dispense d'insister à nouveau ici. Les ascites dyscrasiques sont facilement distinguées ; le diagnostic entre les ascites péritonitiques et mécaniques est souvent difficile, les deux causes s'associant parfois ; il faut se rappeler d'une part la grande fréquence de la tuberculose, d'autre part la possibilité d'ascite mécanique dans tous les cas où l'hypertension portale existe, alors même qu'il ne s'agit pas de cirrhose atrophique.

Pronostic. — Par elle-même, l'ascite est un élément de pronostic important. Elle peut, lorsqu'elle est abondante, entraîner des troubles pulmonaires et cardiaques qui menacent la vie ; elle peut, en se répétant rapidement à la suite des ponctions, créer cet état d'anémie séreuse dont nous avons parlé et être une des causes de la cachexie cirrhotique ; elle trouble par son abondance les fonctions des viscères abdominaux. Toutefois, c'est surtout l'affection qui la produit qui règle le pronostic, d'où l'importance d'un diagnostic exact. C'est ainsi que la curabilité de l'ascite cirrhotique n'est plus à démontrer, mais que ce sont surtout les cirrhoses alcooliques hypertrophiques qui peuvent tendre à la guérison ; le pronostic tient moins au degré de l'ascite qu'à la forme de la cirrhose et à la facilité avec laquelle se rétablit la perméabilité intra-hépatique, si surtout il se fait une circulation supplémentaire superficielle ou profonde permettant l'apport du sang porte à la circulation veineuse générale. Et, lors d'ascite liée à la tuberculose péritonéale, c'est beaucoup plus la forme de la tuberculose péritonéale aiguë, subaiguë ou chronique, qui permet de porter un pronostic, que les seuls caractères de l'ascite. Néanmoins l'évolution de l'ascite, ses progrès ou sa rétrocession sont en règle générale en relation avec la marche de la maladie causale, et il peut, à ce point de vue, être important de se rendre compte de cette évolution de l'épanchement ascitique. C'est ce que permet de faire l'étude des pesées quotidiennes du malade, dont la traduction graphique (Chauffard) montre l'augmentation ou la diminution graduelle de l'ascite.

Traitement. — C'est la cause qui a amené la production de l'épanchement péritonéal que le traitement doit d'abord viser : cirrhose alcoolique, tuberculose, affections cardiaques ou rénales, etc. Il est des cas où le seul traitement causal amène la disparition de l'ascite ; tels certains faits de cirrhose alcoolique guéris par le régime, le traitement médicamenteux ou l'opothérapie hépatique, certains cas de tuberculose péritonéale à forme ascitique où le traitement général a amené la rétrocession spontanée du liquide, d'autres encore d'asystolie hépatique avec épanchement notable dans lesquels la digitale a déterminé parallèlement la production d'une diurèse abondante et la disparition de l'ascite.

Mais souvent l'ascite, malgré ce traitement causal, prend un développement tel que, par la gêne mécanique qu'elle entraîne, elle devient à elle seule un danger. La *ponction* est alors un traitement de nécessité qui, pratiqué avec les précautions aseptiques d'usage, procure au malade un soulagement immédiat (V. Paracentèse de l'abdomen). Encore faut-il éviter l'écoulement trop rapide du liquide et faire suivre la ponction d'une compression abdominale par un bandage ouaté, suffisante pour empêcher la vaso-dilatation abdominale secondaire à une brusque déplétion. De plus, si précieuse qu'elle soit, la ponction ne doit pas être trop fréquemment répétée, en raison de la rapidité de plus en plus grande avec laquelle se reproduit le liquide après les ponctions.

Il convient de chercher par d'autres moyens à l'empêcher de se renouveler. Le régime peut, dans ce but, être utile, et l'on a récemment conseillé à ce point de vue la *cure de déchloruration*, si utile contre certains œdèmes d'origine rénale (Widal et Javal), et dont d'ailleurs le régime lacté réalise une variété. Elle a été appliquée avec des résultats inconstants, mais souvent favorables, au traitement de l'ascite des cirrhotiques, de celle des cardiaques, de celle enfin de la péritonite tuberculeuse. Dans l'ascite cirrhotique notamment, le régime déchloruré, facilement réalisé à l'aide du lait (2 litres par jour), permet, joint au repos au lit, qui réduit les dépenses au minimum, d'obtenir souvent la rétrocession de l'ascite (Brissaud). On a également cherché à amener la résorption de l'ascite en stimulant la diurèse, ou en provoquant une dérivation intestinale par des purgatifs répétés.

On a enfin été plus loin encore dans cette voie, et c'est afin de diminuer l'hypertension portale et l'ascite consécutive qu'a été préconisée l'opération de Talma ou omentopexie, qui crée, par des adhérences pariétales, l'anastomose porto-cave parfois réalisée dans des cas de guérison spontanée [V. Cirrhoses (Traitement chirurgical)]; cette opération, tout en ayant donné certains résultats encourageants, reste d'ailleurs actuellement encore mal fixée dans ses indications.

La chirurgie peut intervenir heureusement contre l'ascite de la péritonite tuberculeuse (V. Péritonite tuberculeuse) et la laparotomie faite dans de tels cas compte à son actif de nombreux succès; mais souvent aussi le traitement médical seul, avec ou sans ponction, suffit à assurer la guérison.

On doit enfin souvent recourir au traitement opératoire lors d'ascite liée aux tumeurs abdominales, et particulièrement aux kystes de l'ovaire, mais rester néanmoins abstentionniste dans les cas d'ascite par péritonite cancéreuse, d'où l'importance qu'il y a dans ces cas à faire un diagnostic exact.

                                                            P. LEREBOULLET.

ASCITE FŒTALE ET DYSTOCIE. — V. Dystocie fœtale.

ASEPSIE ET ANTISEPSIE. — L'antisepsie découle tout entière de cette formule établie par Lemaire, puis par Lister, à la suite des travaux de Pasteur : *Pas de suppuration si on tue les germes infectieux.* Elle a pour but de détruire, au moyen d'agents chimiques variés, les divers microbes qui peuvent souiller les plaies. L'asepsie, de date plus récente, se propose non plus de détruire les agents infectieux, mais d'empêcher l'arrivée de ces agents par une série de précautions minutieuses, surtout par la stérilisation par la chaleur de tout ce qui approche la plaie. L'antisepsie, à côté de ses immenses avantages, présente, en effet, un grave inconvénient : c'est que les produits chimiques susceptibles de détruire les agents infectieux ne sont pas inoffensifs à l'égard des tissus et qu'ils exercent leur action destructive aussi bien sur les éléments de ces tissus que sur les microbes qui les infectent; certains tissus, en particulier les séreuses, supportent mal cette action des antiseptiques et cicatrisent beaucoup plus vite et beaucoup plus facilement lorsque ces produits ne sont pas employés. L'asepsie simple présente donc une grande supériorité toutes les fois qu'on opère sur des tissus non infectés; par contre les antiseptiques sont indispensables lorsqu'on se trouve en présence d'une plaie déjà infectée ou d'un foyer de suppuration. D'autre part, l'asepsie est beaucoup plus délicate et exige beaucoup plus de précautions que l'antisepsie, et pour la grande majorité des médecins qui, en raison des exigences de leur profession et des conditions dans lesquelles ils opèrent, ne peuvent suivre avec une rigueur absolue toutes les règles de l'asepsie, nous croyons qu'il est beaucoup plus sûr de corriger, par l'emploi d'antiseptiques, les fautes d'asepsie qu'ils seront forcés de commettre. Aussi nous ne croyons pas devoir opposer, ni même séparer, les deux méthodes, et nous allons étudier successivement, non les divers agents d'asepsie et d'antisepsie, mais *les moyens par lesquels le médecin pourra arriver, à peu près partout, et presque sans aucun matériel, à réaliser des conditions d'asepsie ou d'antisepsie suffisantes pour pratiquer toutes les opérations qui peuvent être nécessaires.*

1° **Salle d'opération.** — L'idéal est évidemment d'opérer dans une salle d'opération spéciale, bien éclairée et bien chauffée, avec un plafond et des murs stuqués ou vernissés, des angles soigneusement arrondis, un sol asphalté et facile à laver, dans laquelle on ne pratique que des opérations aseptiques. Toutefois, on peut opérer, et opérer avec succès, dans n'importe quelle chambre suffisamment éclairée et suffisamment chauffée. Il est préférable que cette chambre renferme le moins possible de meubles et de tentures, mais il est absolument irrationnel d'enlever les rideaux et les tentures et de déplacer tous les meubles quelques heures avant l'opération : en effet, ce déménagement a pour principal résultat de remuer et de soulever des poussières accumulées depuis des mois; il est préférable, après avoir choisi la chambre la mieux éclairée et la moins garnie, de se borner à faire arroser le plancher ou à y faire passer un linge mouillé, et ne déplacer les meubles que juste ce qu'il faut pour pouvoir installer la table d'opération avec deux autres petites tables, et avoir largement la place de tourner autour.

La table d'opération pourra toujours être facilement improvisée : une table ordinaire un peu haute, ou bien, à son défaut, une ou deux planches

placées sur des tréteaux et recouvertes d'un matelas suffiront parfaitement.
S'il est nécessaire, le plan incliné pourra de même être facilement réalisé
avec quelques planches, que n'importe quel menuisier se chargera d'assembler.

Deux autres tables plus petites seront placées de chaque côté de la précédente, destinées à recevoir les cuvettes qui contiendront les instruments, les compresses et les solutions; dans un coin de la pièce on disposera une autre table avec deux cuvettes pour le lavage des mains.

On réunira toutes les cuvettes et au besoin tous les récipients larges et plats que l'on pourra trouver : autant que possible, il faut avoir au moins deux cuvettes pour le lavage des mains, deux plateaux pour les instruments, deux récipients pour contenir les compresses, deux cuvettes pour les solutions antiseptiques. Si on n'avait pas de plateaux ou de cuvettes pour les instruments, on pourrait très simplement s'en passer en étalant sur la table un double champ stérilisé sur lequel on poserait ses instruments. On complétera les préparatifs en se procurant des brosses à ongles, du savon propre et de l'alcool.

2° **Stérilisation des instruments et des objets de pansement.**
— Autant que possible les instruments et tous les objets de pansement doivent être apportés tout stérilisés; s'ils ne l'étaient, on pourra y remédier par simple ébullition; pour cela les instruments nécessaires et les fils seront mis dans une marmite remplie d'eau additionnée autant que possible d'un peu de borate ou de benzoate de soude, les compresses et les tampons préparés seront placés également dans une marmite remplie d'eau et mis à bouillir. En même temps, dans d'autres vases on mettra bouillir le plus d'eau possible. L'ébullition devra durer au moins une demi-heure, surtout pour les compresses. On aura soin de laisser refroidir l'eau dans les récipients où elle aura bouilli.

Les cuvettes et les plateaux destinés à recevoir les instruments et les compresses devront être stérilisés par flambage; pour cela il suffira de verser dans chaque récipient une ou deux cuillerées d'alcool, d'allumer puis d'incliner dans tous les sens pour que le liquide et la flamme se répandent également sur toute la surface interne. Ceci fait, on retire les instruments de la marmite où ils ont bouilli et on les place dans le plateau ainsi stérilisé en se servant d'une pince soigneusement bouillie ou flambée, et en prenant grand soin qu'ils ne touchent aucun objet non stérilisé. Tout instrument qui a eu un contact suspect doit être enlevé et bouilli de nouveau. Les compresses seront également retirées avec une pince stérilisée de la marmite où elles ont bouilli et placées dans une cuvette flambée. Enfin on remplira deux cuvettes avec une solution de sublimé à 1 pour 1000 faite avec de l'eau bouillie.

3° **Désinfection du chirurgien et de ses aides.** — Le chirurgien et ses aides devront revêtir, au moment de l'opération, une blouse et un tablier venant du blanchissage et même stérilisés si possible; en tous cas, une bonne précaution consiste à placer, au-devant de la poitrine, une sorte de bavette attachée au cou et à la taille, et à recouvrir les cheveux avec une calotte de toile que l'on aura fait bouillir.

La désinfection des mains du chirurgien constitue une question extrêmement importante : le chirurgien et ses aides doivent, s'ils le peuvent, s'abstenir de toucher des matières septiques (pus, autopsie, etc.) pendant les
48 heures qui précèdent une opération aseptique. Malheureusement cette
excellente précaution est souvent incompatible avec les exigences de la
clientèle; mais on atténuera beaucoup les chances d'infection en se servant
de gants de caoutchouc pour les opérations et les explorations septiques. En
tout cas, si les mains viennent à être souillées, il faudra immédiatement les
laver et les désinfecter avec soin, la désinfection étant beaucoup plus facile
et plus efficace lorsqu'elle est immédiate que lorsqu'elle est faite au bout
d'un certain temps. Avant l'opération, la désinfection des mains et des
avant-bras doit se faire de la façon suivante :

1° Curage des ongles à l'aide d'un cure-ongle;

2° Lavage à l'eau très chaude, au savon et à la brosse pendant 5 minutes
au moins. Le brossage doit être fait systématiquement, de façon à ne
négliger aucun point; on le prolongera surtout au niveau des espaces sous-
muqueux, des sertissures des ongles, des espaces interdigitaux et des plis
des doigts;

3° Nouveau curage des ongles à l'aide d'un cure-ongle stérilisé;

4° Second nettoyage à l'eau chaude, au savon et à la brosse pendant
5 minutes;

5° Passage des mains et des avant-bras dans une solution de permanganate de potasse à 1 pour 200. Ce temps de la désinfection est utile toutes
les fois que les mains ont été au contact de matières septiques peu de temps
avant l'opération; dans les autres cas, il n'est pas indispensable, mais
constitue un bon moyen de contrôle du lavage, le permanganate ne teignant
les téguments en brun que dans les points qui ont été parfaitement dégrais-
sés. La décoloration est obtenue par passage des mains dans une solution
de bisulfite de soude à 10 pour 100;

6° Brossage dans l'alcool à 90° pendant 1 à 2 minutes pour enlever toute
trace de matière grasse;

7° Immersion des mains pendant 1 à 2 minutes dans une solution tiède
de sublimé à 1 pour 1000.

Le nettoyage des mains ainsi pratiqué donnera une propreté chirurgicale
aussi grande que possible, si les mains n'ont pas été contaminées peu de
temps auparavant par du pus. Pendant l'opération, cette propreté sera
entretenue par des immersions assez fréquentes des mains dans une solution antiseptique; si, au cours de l'intervention, l'opérateur vient par
nadvertance à toucher un objet non stérilisé, il lui sera indispensable de
pratiquer un brossage à l'alcool et au sublimé, voire un nouveau lavage
complet si le contact a été prolongé ou s'il s'agit d'un objet particulièrement septique.

Lorsqu'après s'être fortement contaminé les mains le chirurgien devra
aire une opération aseptique, il sera indispensable qu'il se serve de gants
de caoutchouc stérilisés par simple ébullition ou par séjour d'une demi-
heure dans l'autoclave. Bien entendu, il n'en faut pas moins se laver les
mains avec le même soin que si on devait opérer sans gants; il est en effet

possible qu'au cours de l'opération le gant se déchire ou soit percé par un instrument. De nombreux modèles de gants ont été préconisés, le mieux est évidemment d'avoir des gants moulés exactement à la mesure et à la forme de la main ; à leur défaut, le meilleur modèle de gants nous paraît être celui de Chaput.

4° **Désinfection du champ opératoire.** — Cette désinfection est analogue à celle des mains du chirurgien, le malade aura pris un bain savonneux d'une demi-heure au moins, l'avant-veille ou la veille de l'opération. La veille, on procédera à un rasage de la région opératoire ; on la savonnera en brossant légèrement, et on la lavera à l'alcool, puis on placera à demeure un large pansement humide faiblement antiseptique (eau boriquée, sublimé à 1 p. 4000) qu'on recouvrira d'une toile imperméable. Avant l'opération, un aide, dont les mains ont été soigneusement désinfectées, recommencera le lavage au savon, à l'eau stérilisée et à la brosse pendant 5 à 10 minutes, en ayant soin d'insister sur les parties irrégulières ; l'ombilic notamment devra être déplissé avec une pince, de façon à pouvoir le laver en tous ses points. Ensuite on frictionnera le champ opératoire à l'aide de compresses aseptiques imbibées d'éther, puis d'alcool à 90°, et enfin d'une solution de sublimé à 1 pour 2000.

Pour nettoyer la région opératoire, il faut toujours agir du centre à la périphérie, afin de ne pas ramener sur la partie déjà nettoyée des débris de la région voisine et de ne pas frotter, avec la brosse ou la compresse qui a été en contact avec une partie de peau contaminée, la région qui vient d'être nettoyée.

Ce lavage étant terminé, la région opératoire sera entourée de grandes compresses (champs) que l'on fixera avec des pinces, puis recouverte provisoirement d'une compresse aseptique que l'opérateur enlèvera au moment de commencer l'opération.

Au lieu d'avoir recours à ce long et minutieux nettoyage du champ opératoire par le savon, l'alcool et l'éther, on a conseillé récemment de désinfecter la peau au moyen de *teinture d'iode*. Le manuel opératoire est extrêmement simple : au moment de faire l'opération, à l'aide d'un pinceau ou d'un tampon d'ouate trempé dans la teinture d'iode ordinaire, on badigeonne largement toute la région opératoire, on laisse sécher pendant 7 à 8 minutes pour permettre à l'iode de pénétrer dans l'épaisseur de la peau, puis on passe une compresse imbibée d'alcool sur toute la région badigeonnée, de façon à enlever l'excès d'iode et à prévenir les brûlures. Les avantages de ce procédé seraient surtout sa grande simplicité et sa rapidité, de plus il donnerait une sécurité plus grande ; en effet la stérilité de la peau obtenue par lavage ne se conserve pas durant toute la durée de l'opération, au bout de peu de temps les glandes sudoripares et surtout les glandes sébacées déversent à la surface de la peau leur contenu toujours infecté ; la teinture d'iode au contraire s'infiltre facilement dans les espaces intercellulaires et les fentes lymphatiques, pénètre dans les canaux excréteurs des glandes et va ainsi loin dans l'épaisseur du derme détruire les microbes qui y sont contenus. Par contre, la teinture d'iode a l'inconvénient d'irriter assez fortement la peau, et de déterminer souvent une desquamation de ses couches superficielles, ce qui rend son emploi peu recommandable au niveau des régions à peau fine et au niveau des muqueuses, de même que chez les individus à téguments fragiles ou prédisposés aux éruptions cutanées.

La teinture d'iode peut être employée à la désinfection des champs opératoires, suivant deux méthodes : la première, comme nous venons de le voir, consiste exclusivement en un badigeonnage à la teinture d'iode quelques minutes avant l'opération ; la seconde consiste à pratiquer la désinfection comme d'habitude au savon, puis à l'alcool et à l'éther et faire en outre un badigeonnage du champ opératoire à la teinture d'iode. La plupart des auteurs préfèrent la première méthode, car dans la seconde le lavage à l'eau et au savon, en faisant gonfler les cellules épithéliales, obstrue tous les espaces intercellulaires et lymphatiques de la peau, ainsi que les conduits excréteurs des glandes et des follicules pileux, de sorte qu'il entrave la pénétration de l'iode qui reste incomplète.

Les indications suivantes nous paraissent s'appliquer à la désinfection des téguments par la teinture d'iode :

1º L'emploi de la teinture d'iode nous paraît peu recommandable pour les régions à peau fine et mince et au niveau des muqueuses, par exemple au niveau des paupières et de la conjonctive, dans le conduit auditif externe, au niveau de l'anus, de la vulve et des organes génitaux externes de l'homme ; cependant nous conseillons vivement son usage pour la désinfection du vagin avant hyperectomie totale, surtout dans le cas de cancer du col utérin.

2º Dans les autres régions pour les opérations préparées à l'avance, l'association de la teinture d'iode au nettoyage habituel nous semble à conseiller de la façon suivante : la veille de l'opération, le malade est rasé et nettoyé au savon, à l'alcool et l'éther, on applique ensuite sur le champ opératoire un pansement aseptique sec, quelques minutes avant l'opération le pansement est enlevé et on passe une couche de teinture d'iode ;

3º L'emploi exclusif de la teinture d'iode paraît préférable :

a) Dans la chirurgie d'extrême urgence (plaie d'une artère, plaies du cœur), où on n'a pas le temps de procéder à un nettoyage sérieux de la région ;

b) Dans les cas où le nettoyage par les procédés ordinaires présente des inconvénients ou des dangers, quand il est très douloureux (abcès, péritonite) ou quand il peut exposer à la rupture d'une collection dans l'abdomen ou au retour d'une hémorragie ;

c) Lorsque, au cours d'une intervention, il y a lieu d'allonger une incision sur une région non préparée, ou de pratiquer une ouverture dans les mêmes conditions ;

d) Enfin, surtout, pour la désinfection de la peau qui avoisine les plaies contuses ; en effet cette désinfection par lavage est toujours douloureuse et difficile, car cette peau est souvent recouverte de sang, de poussière, et de toutes sortes de souillures professionnelles (boue, cambouis, graisse, etc.) ; de plus, elle est souvent dangereuse parce qu'il est presque impossible, en la

pratiquant, de ne pas inoculer la plaie avec les saletés entraînées par l'eau
et les liquides de lavage. La teinture d'iode ne présente aucun de ces inconvénients, son application est facile et sans danger.

5° **Antisepsie et asepsie opératoires.** — Le champ opératoire, les
mains du chirurgien, les divers objets dont il se servira étant désinfectés, cet
état d'asepsie chirurgicale doit persister jusqu'à la fin de l'opération. Le chirurgien doit donc éviter de toucher tout objet non stérilisé, et si, par inadver-
tance, il commettait cette faute, il devrait se désinfecter à nouveau. L'usage
des antiseptiques forts, en particulier de l'acide phénique, est inutile et
même nuisible, comme nous l'avons déjà fait remarquer, au cours d'une
opération aseptique; nous déconseillons formellement d'y avoir recours.
Cependant nous croyons que le chirurgien fera bien de plonger de temps en
temps ses mains dans l'alcool, puis dans une solution antiseptique faible
(sublimé à 1 pour 1000); en effet, de nombreuses expériences ont montré
que des mains absolument stériles au début présentent souvent, vers la fin
d'une opération un peu longue, de nombreux agents infectieux, venant probablement de la profondeur des glandes sébacées. Le chirurgien doit
s'efforcer, avec encore plus de soin, de protéger toutes les parties de
la plaie opératoire contre tout contact suspect; cette protection devra
être très sévère, surtout quand il s'agit d'interventions sur les séreuses,
en particulier sur le péritoine; dans ce cas, il faudra toujours avoir
grand soin de placer de grandes compresses stérilisées qui limiteront
exactement le champ opératoire et protégeront contre tout contact tout le
reste de la cavité péritonéale; si, au cours d'intervention, on était obligé
d'ouvrir un foyer purulent, on ne le ferait qu'après avoir doublé les
compresses protectrices, et, dès que celles-ci auraient été souillées, on les
remplacerait par de nouvelles, après avoir désinfecté soigneusement la
région opératoire.

6° **Antisepsie et asepsie post-opératoires.** — L'opération étant
terminée, la plaie doit être protégée, jusqu'à sa complète cicatrisation, contre
l'infection venue de l'extérieur; si on est sûr de l'asepsie de la plaie, on se
bornera à appliquer un pansement aseptique formé de deux ou trois épaisseurs de compresses de gaze stérilisée, au-dessus desquelles on dispose une
couche d'ouate hydrophile stérilisée destinée à absorber les liquides qui
peuvent suinter au niveau de la plaie; une couche d'ouate ordinaire forme la
partie superficielle du pansement, que l'on maintient à l'aide de bandes de
tarlatane, légèrement imbibées d'eau. S'il n'y a pas d'élévation de température, ce pansement sera laissé en place jusqu'au neuvième ou au dixième
jour; à ce moment on enlèvera les fils de la suture cutanée et on refera
un nouveau pansement avec les mêmes précautions que le premier. Lorsqu'on n'est pas sûr de l'asepsie de la plaie, il est plus sage de mettre un
drain, que l'on enlève au bout de 48 heures s'il ne s'est pas produit de suintement.

7° **Désinfection et pansements des plaies infectées.** — Jusqu'ici,
nous n'avons eu en vue que les opérations et le traitement des plaies aseptiques; dans les cas de plaies infectées, d'abcès, de phlegmons, etc., les moyens
de désinfection et les pansements que nous avons indiqués ne suffisent pas,

car il faut non plus seulement prévenir l'infection, mais encore détruire les germes infectieux que renferment déjà la plaie, et pour cela, l'action d'agents chimiques antiseptiques est indispensable. Un grand nombre d'antiseptiques ont été conseillés, nous ne signalerons que les plus usuels : acide phénique, iodoforme, sublimé, eau oxygénée.

L'*acide phénique* s'emploie d'ordinaire en solution à 5 pour 100 (eau phéniquée forte) et en solution à 2,5 pour 100 (eau phéniquée faible). En très grande faveur au début de la période antiseptique, l'acide phénique est très fortement battu en brèche aujourd'hui ; on lui reproche son odeur, ses propriétés irritantes et surtout sa toxicité, qui a donné assez fréquemment lieu à des accidents graves.

L'*iodoforme* s'emploie sous forme de poudre destinée à saupoudrer les plaies, de gaze iodoformée, de pommade, d'éther iodoformé. L'iodoforme constitue une des substances antiputrides les plus précieuses, qui a le grand avantage d'exercer lentement et longuement son action sur les tissus ; néanmoins, il est très peu en faveur aujourd'hui ; on lui reproche son odeur, ses propriétés irritantes, qui font que certains sujets ne peuvent le supporter ; enfin, surtout, sa toxicité, qui a pu causer des accidents graves ; aussi un grand nombre de chirurgiens proscrivent complètement son emploi, sauf à l'état d'éther iodoformé pour le traitement des abcès froids.

Le *sublimé corrosif* ou *bi-chlorure de mercure* est un des agents antiseptiques les plus employés aujourd'hui ; il a remplacé l'acide phénique dans la plupart de ses applications ; on l'emploie d'ordinaire en solution, dont le titre varie de 1 pour 100 (liqueur de Van Swieten) à 1 pour 5000.

L'*eau oxygénée* nous paraît constituer, à l'heure actuelle, le meilleur des antiseptiques connus ; elle présente le grand avantage de joindre, à des propriétés antiseptiques et hémostatiques très nettes, une action destructive toute spéciale sur les agents anaérobies, dont l'importance augmente tous les jours à mesure qu'on les connaît mieux. Sa teneur en oxygène est assez variable ; d'ordinaire, l'eau oxygénée médicale renferme 10 à 12 volumes d'oxygène ; on l'emploie soit pure, soit coupée de une ou deux parties d'eau stérilisée. L'eau oxygénée ne présente guère que deux inconvénients : d'une part son prix assez élevé, d'autre part, sa causticité assez forte ; toutefois, cette causticité est due surtout à l'acide chlorhydrique qu'elle renferme, et l'eau oxygénée bien préparée, qui ne renferme que très peu d'acide chlorhydrique, n'est que légèrement caustique.

L'emploi de ces divers antiseptiques varie naturellement suivant les lésions que l'on doit traiter ; nous distinguerons deux cas principaux :

1° *On est en présence d'une plaie profondément infectée, d'un abcès, d'un phlegmon occasionnant des accidents inflammatoires et infectieux graves :* la première condition est de donner issue au pus, s'il y en a, d'ouvrir largement et de drainer avec soin ; ensuite, on place la région infectée dans un bain antiseptique chaud (soit sublimé à 1 pour 2000, soit eau oxygénée coupée de moitié d'eau, dont la température est maintenue entre 45° et 50°) ; si la situation du foyer infecté ne permet pas un bain (suppuration de la face, du cou, de l'aine, etc.), on remplacera les bains par des pulvérisations anti

septiques avec la marmite de Lucas-Championnière. Les bains ou les pulvérisations seront répétés deux ou trois fois par jour, ou même davantage si
cela paraît nécessaire; dans leur intervalle, le membre est enveloppé dans
des compresses de tarlatane pliées en plusieurs épaisseurs et imbibées d'une
solution antiseptique chaude (sublimé ou eau oxygénée); un morceau de
taffetas imperméable et une couche d'ouate maintenue par une bande de
tarlatane peu serrée complètent le pansement. Sous l'imperméable le liquide
ne peut s'échapper, de sorte que le membre se trouve constamment dans
une atmosphère humide et chaude. Lorsque les phénomènes inflammatoires
et infectieux ont diminué, on ne donne plus qu'un bain et on ne change
plus le pansement qu'une fois par jour; lorsque ces phénomènes ont complètement disparu, on peut remplacer le pansement humide par un pansement sec.

2º *Le médecin est en présence d'une plaie faiblement infectée ne déterminant pas encore d'accidents inflammatoires graves* (plaies contuses, écrasements récents de la main, du pied, ou même d'un membre, brûlures étendues, etc.). Dans ce cas la première indication est de bien nettoyer la plaie;
pour cela, on commence par la déterger avec un jet d'eau extrêmement
chaude (50 à 55º), qui pénètre dans tous les recoins et dans toutes les
anfractuosités; ensuite, on place le membre malade dans un bain d'eau
oxygénée maintenue à 50 ou 55º, dans lequel on le laisse au moins une
demi-heure.

La plaie étant ainsi bien nettoyée, on l'enduit d'une épaisse couche de
pommade composée de (Reclus) :

Vaseline.	200 grammes.
Iodoforme.	1 gramme.
Acide phénique neigeux.	0 gr. 50.
Acide borique.	4 grammes.
Bichlorure de mercure	0 gr. 10.
Antipyrine	5 grammes.
Salol	5 —

Ensuite, on applique sur la plaie plusieurs compresses stérilisées, une
couche d'ouate hydrophile, puis une épaisse couche d'ouate ordinaire maintenue par une bande de tarlatane. Le membre malade est laissé dans le repos
le plus complet, immobilisé sur des coussins ou dans une gouttière garnie
d'ouate. Le pansement sera laissé en place cinq à six jours; on ne l'enlèvera
plus tôt que s'il y a élévation de température, si une odeur très mauvaise se
dégage, ou si le malade se plaint de douleurs trop vives. Ce mode de pansement, réunissant un grand nombre de substances antiseptiques, a l'avantage
d'exercer une action désinfectante extrêmement énergique, tout en étant
peu toxique; il donne de très bons résultats, surtout dans les brûlures
étendues et dans les écrasements des membres, où il permet souvent la conservation de tissus qui semblent absolument perdus. Dans le traitement des
plaies cutanées moins graves et des brûlures superficielles, on peut éviter
l'odeur désagréable de cette pommade en remplaçant l'iodoforme par l'iodol;
mais ce produit a l'inconvénient de coûter plus cher et d'être moins fortement antiseptique. Chez les malades qui se plaignent de douleurs vives, on

obtiendra une analgésie à peu près complète en ajoutant à la pommade 1 gr. d'orthoforme; mais ce produit a l'inconvénient de nécessiter des pansements fréquents, et, par conséquent, il supprime un des principaux avantages de la méthode, qui est de laisser longtemps la plaie au repos, sans troubler la cicatrisation par des déchirures et des irritations intempestives.

Pour les plaies contuses infectées on peut avantageusement remplacer le traitement précédent par de simples pansements à la teinture d'iode; pour cela, le plus tôt possible après l'accident, on badigeonne la plaie ainsi que la partie avoisinante avec un pinceau imbibé de teinture d'iode, puis on applique un pansement sec avec des compresses de gaze stérilisée.

Le badigeonnage de teinture d'iode est renouvelé tous les deux ou trois jours.

Ce mode de pansement et de désinfection extrêmement simple est beaucoup moins douloureux qu'on ne se l'imagine, il donne habituellement d'excellents résultats, empêche le plus souvent toute suppuration et permet de porter la conservation jusqu'à ses extrêmes limites; aussi nous ne saurions trop le recommander. *PIQUAND.*

ASILES D'ALIÉNÉS — Les asiles d'aliénés sont régis par la loi du 30 juin 1838, l'ordonnance du 18 décembre 1839 et le règlement du 20 mars 1857. Les asiles se divisent en asiles publics (et quartiers d'hospice) et asiles privés. Ces derniers sont sous la surveillance de l'autorité publique. Nous avons donné, à l'article ALIÉNÉS, les renseignements sur l'internement et la sortie des malades. En ce qui concerne l'administration des asiles, nous nous bornerons à indiquer les faits principaux. Les asiles publics sont des établissements départementaux, sauf la maison nationale de Saint-Maurice (Charenton), qui dépend directement du ministère de l'Intérieur. Plusieurs hospices municipaux contiennent des quartiers réservés aux aliénés (Bicêtre, la Salpêtrière, etc.) et font office d'asiles publics. De même certains asiles privés font fonction d'asiles publics. L'asile des criminels devenus aliénés de Gaillon (Eure) a été supprimé. Les budgets sont votés par les conseils généraux. Chaque établissement est placé sous le contrôle d'une commission de surveillance. Il est dirigé par un Directeur médecin ou un Directeur administratif. Les médecins chefs de service sont assistés ou non d'adjoints; il est à signaler que le nombre des médecins n'est pas toujours en rapport avec le nombre des malades. Les médecins sont nommés au concours (sauf dans les quartiers d'hospice, où ils sont nommés par les commissions administratives). D'après un décret récent, le ministre de l'Intérieur n'agrée comme médecin de quartiers d'hospice et comme médecins de maisons de santé privées pour les aliénés que les médecins nommés au concours, dit concours de l'adjuvat. Ce concours a lieu tous les ans (Décret du 2 février 1910).

Les postes de médecins de la Salpêtrière et de Bicêtre ont toujours donné lieu à un concours spécial qui n'a lieu que d'après les vacances.

Récemment il a été institué pour les postes de médecin des asiles du département de la Seine un concours spécial.

Nous donnons la liste des asiles et des maisons de santé privées.

1° Asiles publics départementaux.

Noms des départements.	Noms des établissements et des localités où ils sont situés.	Noms des départements.	Noms des établissements et des localités où ils sont situés.
Aisne	Prémontré.	Mayenne.	La Roche-Gandon.
Allier	Sainte-Catherine, près Moulins. Colonie familiale d'Ainay-le-Château (1).	Meurthe-et-Mos..	Maréville, près Nancy.
		Meuse.	Fains (Bar-le-Duc).
		Morbihan	Lesvellec-près-Vannes.
Ariège.	Saint-Lizier.	Nièvre	La Charité.
Aveyron. . . .	Rodez.	Nord	Armentières (hommes). Bailleul (femmes).
B.-du-Rhône. . .	St-Pierre, à Marseille. Aix.	Oise.	Clermont.
Charente . . .	Breuty-la-Couronne, près Angoulême.	Orne	Alençon.
		Pas-de-Calais . .	Saint-Venant.
Charente-Infre . .	Lafond, près La Rochelle.	Pyrénées(Bas es-).	Saint-Luc, Pau.
		Rhône.	Bron, près Lyon.
	Beauregard (Bourges). Colonie familiale de Dun-sur-Auron (2). Colonie de Chezal-Benoit (épileptiques).	Sarthe.	Le Mans.
Cher		Savoie	Bassens.
		Seine	Asile-Clinique Ste-Anne (Paris). Ville-Evrard, à Neuilly-sur-Marne (S.-et-O.). Maison-Blanche, à Neuilly-sur-Marne (S.-et-O.). Vaucluse, à Épinay-sur-Orge (S.-et-O.). Villejuif (Seine). Moisselles (S.-et-O.).
Côte-d'Or	Dijon.		
Eure	Navarre, près Évreux.		
Eure-et-Loir. . .	Bonneval.		
Finistère . . .	Saint-Athanase, près Quimper.		
Gers	Auch.		
Garonne(Haute-).	Braqueville, près Toulouse.		
Gironde	Bordeaux (femmes). Cadillac (hommes).	Seine-Inférieure.	Quatre-Mares (Sotteville-lès-Rouen) (hommes). Saint-Yon(Saint-Étienne du Rouvray (femmes).
Hérault	Montpellier.		
Ille-et-Vilaine . .	St-Méen, près Rennes.	Seine-et-Oise . .	Clermont (Oise).
Isère	Saint-Robert, près Grenoble.	Seine-et-Marne . .	id.
		Somme	Dury-les-Amiens.
Jura.	Saint-Ylie, près Dôle.	Var.	Pierrefeu.
Loir-et-Cher. . .	Blois.	Vaucluse	Montdevergues, près Avignon.
Lozère	Saint-Alban.		
Maine-et-Loire. .	Sainte-Gemmes, près Angers.	Vendée	La Roche-sur-Yon.
		Vienne (Haute-) .	Naugeat, près Limoges.
Marne.	Châlons.	Yonne.	Auxerre.
Marne (Haute-) .	Saint-Dizier.		

2° Quartiers d'hospice.

Noms des départements.	Noms des établissements et des localités où ils sont situés.	Noms des départements.	Noms des établissements et des localités où ils sont situés.
Cantal.	Aurillac.	Meurthe-et-Mos..	Saint-Nicolas (près Nancy).
Côtes-du-Nord. .	Saint-Brieuc.		
Deux-Sèvres . .	Niort.	Seine	Paris, Salpêtrière (femmes). Bicêtre (hommes).
Doubs.	Besançon.		
Finistère	Morlaix.		
Indre-et-Loire. .	Tours.	Seine-Inférieure.	Le Havre. Dieppe.
Loire-Inférieure.	Nantes.		
Loiret.	Orléans.	Tarn-et-Garonne.	Montauban.
Lot-et-Garonne .	Agen.	Vienne	Poitiers.

1 et 2. Ces colonies familiales dépendent administrativement et médicalement du service des aliénés du département de la Seine, et ne reçoivent de malades que de ce département (V. COLONIES FAMILIALES).

3° Asiles privés faisant fonctions d'asiles publics.

Noms des départements.	Noms des établissements et des localités où ils sont situés.	Noms des départements.	Noms des établissements et des localités où ils sont situés.
Ain	Ste-Madeleine, à Bourg (femmes). St-Georges, près Bourg (hommes).	Haute-Loire	Le Puy.
		Lot	Leyme.
Alpes-Maritimes.	Saint-Pons-Nice.	Manche	Pont-l'Abbé-Picauville. Pontorson. Saint-Lô.
Ardèche.	Privas.	Nord	Lommelet, près Lille.
Aude	Limoux.	Puy-de-Dôme	Clermont-Ferrand.
Calvados	Bon-Sauveur, à Caen.	Rhône	Saint-Jean-de-Dieu (Lyon).
Corrèze	La Cellette.		
Côtes-du-Nord	Bégard. Lehon, près Dinan.	Tarn	Albi.

4° Maisons de Santé particulières (d'après l'*Annuaire*).

Maisons pour les aliénés.

B.-du-Rhône. . . Sainte-Marthe, à Marseille, rue Lafon, 6. Saint-Paul, à Saint-Rémy, près Marseille. Le Canet, à Marseille.
Garonne (Hau⁹⁻). Maison Censier, à Toulouse, allée de Garonne, 17.
Gironde. . . . . Le Castel d'Andorte, au Bouscat.
Hérault. . . . . Maison Rech, à Pont-Saint-Come, banlieue de Montpellier.
Isère . . . . . . Asile privé de Meyzieux.
Jura. . . . . . Les Capucins, à Dôle.
Loire-Inférieure. Maison Francheteau, à Nantes.
Lot. . . . . . . Maison de Santé de Leyme.
Meurthe-et-Mos.. La Malgrange, à Jarville. Saint-François, à Saint-Nicolas-du-Port.
Rhône. . . . . . Maison Champvert, à Lyon, chemin des Grandes-Terres, 35. Saint-Joseph, à Vaugneray, près Lyon. Maison Saint-Vincent-de-Paul. Maison du Verbe-Incarné, à Villeurbanne.
Seine . . . . . . Maison de Picpus, Paris, rue de Picpus, 10. Maison du Dʳ Goujon, Paris, rue de Picpus, 90. Maison du Dʳ Motet, Paris, rue de Charonne, 161. Maison Meuriot, à Passy, rue Berton, 17. Maison du Dʳ Tarrius, à Épinay-sur-Seine, avenue de Paris, 8. Maison Saint-James, à Neuilly-sur-Seine, avenue de Madrid, 16. Château de Suresnes, à Suresnes, quai de Suresnes, 23. Maison Esquirol, à Ivry, 23, rue de la Mairie. Maison du Château de Fontenay-sous-Bois, rue Saint-Germain, 23. Villa Penthièvre, 17, rue de Penthièvre, à Sceaux. Maison Falret, à Vanves, rue Falret, 2.
Vosges . . . . . Pensionnat de Mattaincourt, près Mirecourt.

Maisons pour les maladies nerveuses et la morphinomanie.

Maison de convalescence et de villégiature, à Saint-Mandé (Seine). Avenue de la République, 65.
Sanatorium de Boulogne-sur-Seine, route de Versailles, 145.
Villa Montsouris, Paris, rue de la Glacière, 130.
Établissement hydrothérapique d'Auteuil, rue Boileau, 12, Paris.

Maisons pour les enfants anormaux.

Institut médico-pédagogique à Vitry (Seine), rue Saint-Aubin, 22.
Institution des enfants arriérés, à Éaubonne (S.-et-O.).
Villa Bonnetière, à Doulon-lès-Nantes (Loire-Inférieure).

M. TRÉNEL.

ASPERGILLOSE. — L'aspergillose humaine est une mycose manifestant sa présence dans les viscères et particulièrement dans l'appareil respiratoire sous forme d'une pseudo-tuberculose. Elle est causée par l'action pathogène d'un champignon : l'*aspergillus fumigatus*.

Les déterminations pathologiques qu'elle cause peuvent survenir primitivement ; elle peuvent aussi se greffer sur un état anatomique antérieur (cancer, tuberculose vraie, etc.).

Dans sa forme pure (aspergillose primitive) les lésions humaines ou animales consistent dans la formation de tubercules ayant macroscopiquement et histologiquement la structure de tubercule à bacilles de Koch. Ils se développent au niveau du parenchyme pulmonaire (forme tuberculeuse), des bronches (forme bronchique), des cavernes préformées (forme caverneuse).

Tableau clinique. — L'aspergillose humaine est le plus souvent une aspergillose pulmonaire ; son tableau clinique n'est pas univoque.

Le malade peut pendant longtemps ne présenter que des signes de bronchite banale, mais elle est accompagnée d'une dyspnée qui s'accentue pendant la nuit et se manifeste sous forme de crises rappelant la dyspnée asthmatique.

L'examen somatique permet de constater au niveau de la cage thoracique la présence de râles sonores et humides, dont l'abondance s'exagère au moment de la crise. Des signes d'induration des sommets sont presque la règle.

Dans une autre forme, le début s'annonce brusquement par une hémoptysie, bientôt suivie d'autres semblables se reproduisant à intervalles plus ou moins éloignés. Les phénomènes généraux ne tardent pas à suivre ces symptômes initiaux ; la fatigue, l'amaigrissement se révèlent en même temps que s'installe une toux quinteuse sèche, accompagnée d'une expectoration spumeuse, puis purulente.

En même temps, la température vespérale s'élève, et l'auscultation fait percevoir de simples signes de bronchite.

L'affection évoluant, ces phénomènes s'accusent, des symptômes de ramollissement pulmonaire s'installent, et, avec eux, un état cachectique avec œdème des membres inférieurs.

Quel que soit l'aspect clinique, l'évolution de ces phénomènes ne progresse pas comme dans le cas de tuberculose vraie, les lésions régressent au bout de plusieurs années, ainsi qu'en témoigne le processus sclérogène qui en assure la guérison.

Diagnostic. — Devant un tel tableau clinique, le praticien sera le plus souvent indécis pour poser un diagnostic ferme, car aucun symptôme ne peut lui permettre d'affirmer ou de nier la tuberculose vraie. Ce diagnostic peut être, il est vrai, éclairé par la nature de la profession du sujet (v. plus loin), mais il ne pourra être établi rigoureusement que par l'*examen bactériologique* des crachats.

Une coloration simple à la thionine permet de percevoir le mycélium du champignon. Cet examen direct devra être contrôlé par celui des cultures ; ensemencer les crachats en milieu de Raulin, qu'on mettra à l'étuve à 57°.

Dès le deuxième jour, si l'aspergillose existe, on percevra des filaments qui s'élèveront du crachat ensemencé vers la surface. Celle-ci sera bientôt recouverte d'un voile blanc, velouté, qui deviendra noir et se couvrira de spores verdâtres.

L'inoculation au lapin permettra de se rendre compte de son pouvoir pathogène ; on sait que les autres *aspergillus* (*niger* et *glaucus*) ne sont pas pathogènes.

Étiologie. — L'aspergillose humaine est produite par l'*aspergillus fumigatus*, champignon dont les spores restent à l'état de vie latente dans certaines graines et farines. Elle s'observe chez les sujets amenés par leur profession à manipuler ces produits. On la rencontre chez les gaveurs de pigeons et les peigneurs de cheveux. Chez les premiers, le danger vient directement des graines (millet et vesce) qu'ils placent dans leur bouche pour l'opération du gavage ; chez les seconds, il vient de la farine dont on se sert pour préparer les cheveux destinés à la vente ; en ce cas, les voies respiratoires sont les voies d'absorption des champignons pathogènes.

Traitement. — Il convient, pour lutter contre l'aspergillose, de lui opposer un traitement général : suralimentation, bonne hygiène, repos ; l'iodure de potassium et l'arsenic sont les seuls agents médicamenteux capables de provoquer une amélioration. Il n'existe pas de traitement spécifique de cette affection parasitaire. *CH. DOPTER.*

ASPHYXIE. — L'asphyxie est, à proprement parler, la privation du pouls (Richet); mais on a pris coutume d'en faire, avant tout, la suppression de la respiration. Cette asphyxie est d'ailleurs loin d'être univoque, et peut dépendre de causes multiples auxquelles conviendront des traitements divers.

Symptômes. — L'individu éprouvé commence par présenter de l'angoisse, de l'agitation, une idéation accélérée, parfois du délire. Il bleuit; se couvre de sueur, et bientôt perd connaissance. Les réflexes disparaissent et la pupille se dilate, cependant que se relâchent les sphincters. Enfin la respiration se ralentit de plus en plus, quelques vives inspirations agoniques, et le cœur est seul à résister encore. Mais ce dernier cède à son tour; une accélération remarquable précède cependant l'arrêt final, et l'organisme entier, à l'exception des muscles et des nerfs, est définitivement atteint. L'ensemble évolue en 5 à 4 minutes environ. Vers la fin, l'aspect du malade est typique. Bouffi, cyanosé, les paupières gonflées, de l'écume aux lèvres, souillé de déjections, le malheureux est dans la résolution complète. Sa poitrine se soulève parfois encore en une rauque inspiration, le plus souvent l'immobilité respiratoire est absolue. Le pouls n'est plus sensible, mais on perçoit ou l'on croit percevoir encore à l'auscultation du thorax des battements cardiaques faibles, lointains, intermittents.

L'asphyxie est en général un phénomène rapide; elle peut être lente cependant; l'on rencontre alors des troubles chroniques, cyanose, malaises divers, vertige, asthénie, migraine, etc. Il en est ainsi dans les communications interventriculaires, chez les malheureux confinés en d'étroits ateliers, enfin et surtout chez les cardiaques et les rénaux.

Étiologie. — L'*oblitération des voies aériennes* est, en clinique, la cause ordinaire de l'asphyxie.

Elle peut se produire de dehors en dedans, la trachée ou le larynx étant comprimés par quelque phlegmon, par une gomme, par un cancer, ou dans la poitrine par une tumeur du médiastin, née sur place ou venue du poumon (cancer, syphilis, hydatides). La strangulation ressort de ce groupe, mais peut agir aussi par compression des vaisseaux du cou. Un bol alimentaire énorme, grossièrement dégluti, peut également comprimer la trachée.

Les abcès peuvent s'ouvrir dans les voies respiratoires et déterminer l'obstruction par ce mécanisme nouveau. Un cancer, un polype, une membrane diphtérique (croup) agiront de même, ainsi que les spasmes glottiques, idiopathiques ou liés à l'évolution d'une rougeole, ainsi que les œdèmes de l'urémie ou de la streptococcie, et que certaines paralysies des cordes vocales. L'ingestion d'un caustique peut, à l'égal des causes précédentes, déterminer l'asphyxie. Mais, le plus souvent, nous le répétons, la présence de quelque corps étranger sera, chez un enfant, un aliéné, un prestidigitateur maladroit ou un parieur imprudent, la cause de tout le mal.

Nous arrivons ainsi à des asphyxies où la pauvreté de l'hématose dépend de la *gêne circulatoire* associée à la congestion et à l'encombrement exsudatif des alvéoles. Cette asphyxie chronique se termine d'ordinaire par des accidents aigus, et les cardiaques succombent le plus souvent, de même que rénaux, à une poussée d'œdème aigu. La façon de mourir est tout à fait analogue, du moins en sa cause mécanique, chez les pneumoniques et les sujets atteints de bronchite suffocante.

En d'autres cas, le *bulbe* semble primitivement atteint, qu'il s'agisse de myélites ascendantes, de paralysies glosso-labio-laryngées, de névrites toxiques du pneumogastrique. Les morts par le chloroforme rentreraient d'après Richet pour la plupart dans ce cadre; mais il s'agirait moins ici d'asphyxie que de syncope. Ces causes d'asphyxie sont en somme assez rares, de même que les troubles liés à l'*immobilisation des muscles* contracturés par le tétanos ou la strychnine (v. c. m.).

Beaucoup plus fréquents sont les accidents causés par un *milieu extérieur impropre à la respiration*. Il peut d'ailleurs l'être de deux façons, soit en ne permettant plus aux globules rouges de fixer l'oxygène [V. CARBONE (INTOXICATION PAR L'OXYDE DE)], soit en formant simplement un milieu inerte mais plus ou moins privé d'oxygène. La submersion est une asphyxie de ce groupe, de même que les accidents causés par l'acide carbonique ou le gaz d'éclairage. Certains des états de mort apparente du nouveau-né (asphyxie bleue) y rentrent, du moins en partie. C'est le lieu de rappeler l'influence heureuse d'une syncope éventuelle suspendant jusqu'à une certaine limite les échanges, et prolongeant ainsi la résistance de l'individu menacé d'asphyxie.

Traitement. — Il n'y a guère de traitement causal que pour l'urémique ou l'asystolique; nous n'y insisterons pas, car l'asphyxie demande, et d'urgence, un traitement du symptôme. A ce point de vue, il faut d'emblée distinguer deux groupes : parmi les malades, les uns nous sont confiés alors que l'asphyxie évolue encore, c'est le cas des asphyxies progressives, organiques; nous sommes appelés auprès des autres, victimes d'accidents, noyés, pendus, intoxiqués, alors que, bien souvent, la conscience a disparu, et qu'en apparence du moins la mort a fait son œuvre. Chez les premiers, les urémiques, les cardiaques, les malades atteints de catarrhe suffocant, il faut pratiquer une *saignée* abondante, 400, 600 gr.; les bains chauds seront souvent utiles chez les pneumoniques tant par leur action tonique générale que par leur influence sédative sur le système bronchique. Chez ces malades, les stimulants seuls ou associés à de faibles doses de morphine seront fréquemment à conseiller après la saignée. Dans tous ces cas, les inhalations pourront donner quelque apaisement. Mais en présence des occlusions du calibre trachéal ou laryngé, la *trachéotomie* est souvent la seule ressource, tout en ne négligeant point les vaporisations chaudes qui peuvent avoir raison d'un spasme simple. L'asphyxie est parfois prononcée dans les tuberculoses pulmonaires aiguës; il n'est malheureusement à peu près aucun moyen de soulager le malade en dehors de la morphine. Les enveloppements froids, les inhalations, les révulsifs, ne sont d'aucun secours; et la saignée, d'ailleurs inefficace, est en général blanche, étant donnée l'hypotension sanguine habituelle en tel cas.

Le second groupe de malades comprend ceux qui nous arrivent en pleine résolution musculaire. Il convient de les déshabiller et les réchauffer aussitôt; une position et des soins convenables débarrassent la bouche de l'eau, des mucosités, du sable qui s'y peuvent rencontrer. Des flagellations chaudes, des sinapismes, des injections stimulantes seront pratiquées; on pourra tenter encore la faradisation du phrénique (un rhéophore au bord antérieur du sterno-cléido-mastoïdien, l'autre à l'épigastre), et les inhalations d'oxygène, mais, avant tout, on pratiquera la *respiration artificielle*. Nous avons pour cela trois groupes de méthodes à notre disposition : l'*insufflation*, la *mobilisation du tronc et des bras*, les *tractions linguales*. L'insufflation nécessite une instrumentation spéciale, si on la veut efficace; elle est surtout employée chez le nouveau-né. Restent les mobilisations thoraciques et les tractions de la langue. On aura avantage à combiner ces méthodes, si cela est possible, grâce au secours d'aides complaisants et robustes, car la pratique en est extrêmement pénible. Pour mobiliser le thorax, on peut se contenter de comprimer ses parois et de les relâcher; leur élasticité suffit à réaliser la remise en place normale. On peut tirer les bras en haut et en dehors, puis les rabattre en avant sur le sternum dans un assez large mouvement de circumduction. On arrivera mieux encore à mobiliser les côtes supérieures, en empoignant solidement le moignon de l'épaule, les doigts dans l'aisselle, soulevant la clavicule en haut. Enfin, on peut encore élargir la base du thorax en soulevant, comme pour les éverser, en haut et en dehors, les fausses côtes au rebord facile à bien saisir. Quant à la langue, fixée de la main nue ou nantie d'un mouchoir pour prévenir tout glissement, elle sera tirée à fond entre les arcades maintenues largement ouvertes s'il y a lieu; la contracture des mâchoires, si elle existe, est d'ailleurs d'un pronostic favorable, la résolution complète devant faire pressentir une terminaison fatale. La traction doit être douce, mais solide; on pourra pincer la langue, mais en se souvenant que les instruments la morcèlent facilement. On aura encore à surveiller l'action brutale des dents de la mâchoire inférieure.

Tous ces mouvements doivent être assez lents, très amples, peu fréquents, de quinze à vingt au plus par minute. Il faut se rappeler que le rythme de quinze mouvements par soixante secondes est un rythme très lent et que l'on a toujours tendance à aller beaucoup trop vite. D'autre part, on se rappellera que la *propulsion* de la langue en dehors de la bouche coïncide avec l'*inspiration*, c'est-à-dire avec l'éversion des côtes, avec la dilatation passive du thorax si on le comprime, et avec l'élévation du moignon de l'épaule. Il faut donc surveiller ses aides, et veiller à ce que la mesure soit rigoureusement observée.

On est averti du retour à la vie par une résistance marquée du muscle lingual, dont la coloration bleuâtre se transforme peu à peu en la couleur rosée normale. Il y a en même temps une série d'inspirations convulsives à timbre rauque. Il faut du reste continuer pendant des heures et des heures la respiration artificielle; cependant, les asphyxiés cyanotiques ne réchappent guère, et seules les asphyxies blanches donnent un chiffre favorable de succès. D'un autre côté, on sait que la mort par submersion ou strangulation survient très rapidement, en 2 à 4 minutes, et cela chez tout le monde, sauf chez le nouveau-né, où la résistance à l'asphyxie est beaucoup plus marquée. Quoi qu'il en soit, si au bout de 2 heures, le corps ne s'est point ranimé et même, de tiède ou chaud qu'il était encore, s'est progressivement refroidi, il y aura peu de chose à espérer encore.

Pour l'*asphyxie du nouveau-né.* V. Nouveau-né (Pathologie).

FRANÇOIS MOUTIER.

ASPHYXIE LOCALE ET GANGRÈNE SYMÉTRIQUE DES EXTRÉMITÉS (MALADIE DE RAYNAUD).

— Maurice Raynaud a, le premier, isolé un syndrome caractérisé par des accès de vaso-constriction, localisée symétriquement aux extrémités, et pouvant aller jusqu'à déterminer la gangrène. C'est une affection qu'on observe plus souvent chez la femme, surtout entre 18 et 50 ans; mais on en a exagéré la rareté chez l'homme, et d'autre part elle n'est pas exceptionnelle chez les jeunes enfants (Maugue). Raynaud, et la plupart des auteurs après lui, n'hésitent pas à en placer la source dans le système nerveux : la cause des accès serait sans aucun doute une excitation médullaire (d'où la symétrie), excitation de nature indéterminée d'ailleurs, transmise aux vaso-moteurs par l'intermédiaire du sympathique. De fait, Raynaud remarque surtout chez ses malades, comme causes prédisposantes, le névrotisme associé à la chlorose, l'hystérie, les affections cérébro-spinales. Depuis, une telle explication a rencontré des contradicteurs. Les physiologistes ont fait observer, que l'excitation expérimentale des vaso-constricteurs, si loin qu'on la pousse, est incapable de produire la gangrène; les anatomistes. dans tous les cas où celle-ci existait et où l'examen microscopique a été possible, ont trouvé des lésions locales matérielles, soit des névrites, soit surtout des artérites. Si, d'autre part, Raynaud avait prêté peu d'attention aux affections antécédentes, les auteurs plus récents ont souvent noté chez leurs sujets l'existence soit de troubles circulatoires, soit d'une néphrite (Gibert a été jusqu'à la considérer comme presque constante), soit encore d'intoxications (alcool, plomb, oxyde de carbone, — diabète) ou d'infections (grippe, pneumonie, fièvre typhoïde, puerpéralité, paludisme, rhumatisme, tuberculose, syphilis); toutes causes pouvant aussi bien agir directement sur les vaisseaux que sur le système nerveux central ou périphérique. En sorte que l'on est amené à mettre le spasme vasculaire sur le compte d'une irritabilité des vaisseaux, due en dernier ressort à l'*intoxication* générale; celle-ci explique également les lésions anatomiques nécessaires à l'apparition de la gangrène. Les accès surviennent à l'occasion d'excitations externes, du froid plus particulièrement; mais il suffit d'un refroidissement minime, presque insensible : à l'état normal, au contraire, il en faut un considérable pour déterminer le phénomène de l'*onglée*, si analogue d'ailleurs à l'asphyxie locale. Quant à la localisation des accidents, elle s'explique facilement : c'est aux extrémités que le froid peut agir sur l'ensemble de l'irrigation locale; c'est donc là seulement qu'il détermine soit l'anémie régionale complète, soit le ralentissement circulatoire avec anoxémie consécutive et cyanose.

Description clinique. — Chez un individu en bonne santé apparente, un ou plusieurs doigts pâlissent tout à coup, deviennent froids et insensibles, d'un blanc mat; les mouvements y sont abolis, la température abaissée au thermomètre, les battements artériels supprimés. C'est l'aspect que rend bien le terme de *doigt mort*, la *syncope locale*. L'accès dure de quelques minutes à plusieurs heures. Indolore, il est suivie d'une réaction douloureuse donnant une sensation identique à celle de l'onglée. S'il se répète, les mêmes doigts sont pris et dans le même ordre.

Dans les cas plus prononcés, intervient la *cyanose locale*, pouvant d'ailleurs alterner ou coïncider avec la syncope. Ici les douleurs sont constantes; c'est d'abord un engourdissement pénible, puis des brûlures et des élancements qui contrastent avec l'anesthésie cutanée. Les téguments sont bleuâtres, violets ou noirs; la pression y laisse une tache blanc mat, lente à s'effacer. Souvent existe un gonflement pseudo-œdémateux. Au voisinage, et plus ou moins haut sur le membre malade, se dessinent des taches livides.

C'est à la suite de signes analogues que peut se déclarer la *gangrène*, précédée de douleurs parfois atroces, dont les paroxysmes se règlent sur les exacerbations de la teinte cyanique. Presque toujours sèche, elle succède à des phlyctènes qui se rompent ou se dessèchent, ou bien elle survient d'emblée par momification des phalanges. Souvent les ongles tombent ou se déforment. Une phalange ou plusieurs, un segment plus ou moins étendu, peuvent être détruits; mais c'est l'exception. En général le sillon d'élimination qui se forme au bout de quelques jours, détache des escarres très limitées, beaucoup plus minimes que ne le faisait craindre l'aspect des parties malades. Il en résulte finalement de petites cicatrices déprimées, cornées, sur des doigts comme flétris et effilés.

L'affection peut d'ailleurs siéger non seulement aux doigts, mais aux orteils, remontant plus ou moins haut sur les membres atteints; plus rarement aux talons, aux malléoles, au nez, aux oreilles, aux joues.

Il en existe une *forme rapide*, évoluant d'une façon continue, avec une période d'invasion, qui dure toujours moins d'un mois; une d'état, où la gangrène se constitue en une dizaine de jours; enfin, une d'élimination, longue de trois ou quatre mois. Elle correspond aux dégâts les plus sévères; malgré tout, la terminaison en est presque toujours favorable. La *forme lente* est plus bénigne dans ses manifestations, mais elle récidive et tend à laisser, entre des accès de moins en moins francs, un état de cyanose persistante. Elle représente parfois un mode de début de la sclérodermie.

Diagnostic. — Non seulement la *sclérodermie*, mais quelquefois la *syringomyélie*, la *lèpre*, peuvent s'accompagner de signes rappelant l'ensemble clinique qui vient d'être décrit. L'*acrocyanose* permanente, les *engelures* se rencontrent souvent chez les mêmes sujets que lui, et on l'a vu alterner avec l'*érythromélalgie*. Néanmoins il est assez particulier pour ne pouvoir être confondu avec les troubles circulatoires ou trophiques propres à ces affections non plus qu'avec l'*œdème bleu* et les *gangrènes hystériques* (si l'on admet, ces dernières).

Ce qui le simule le mieux, c'est l'*ergotisme gangreneux*, souvent méconnu d'après Ehlers : les mortifications y sont plus étendues et siègent le plus souvent aux membres inférieurs. Les *gangrènes diabétiques*, celles d'origine *artérielle* (artérites, embolies, gangrène sénile), massives, rarement symétriques, ne prêtent guère à confusion. Mais Legrain, Pitres et Vaillard ont décrit des *gangrènes massives symétriques*; d'autres formes graves ont été signalées, et si l'on doit distraire de la maladie de Raynaud toutes les mortifications massives, la limite n'est pas toujours facile à tracer.

Traitement. — Lorsque la cause de l'affection est connue ou soupçonnée, il faut naturellement lui opposer un traitement approprié : c'est ainsi qu'on pourra être conduit à essayer les antisyphilitiques, le régime lacté ou végétarien, l'arsenic et les divers reconstituants.

Au premier rang des médicaments dirigés contre les accidents, figurent les sédatifs nerveux, opium, belladone, bromures, valériane; puis la quinine, l'antipyrine, l'ichtyol, les vaso-dilatateurs (trinitrine, Boulay).

Localement, Leistikow conseille le traitement des engelures, tant qu'il n'y a pas de nécrose. Le massage, la chaleur sèche, les frictions stimulantes douces sont utiles, ainsi que les calmants contre la douleur. Dès qu'il y a des escarres, il faut veiller à leur asepsie : quant aux interventions chirurgicales, elles peuvent devenir nécessaires; mais elles doivent être très discrètes, le mal se circonscrivant de lui-même souvent plus qu'on n'osait l'espérer.

L'*électricité* a été employée comme agent de traitement local ou général. Brocq recommande les courants continus, soit en plaçant le pôle positif sur le rachis, le négatif sur les parties malades, — soit en promenant les deux pôles sur celles-ci pendant 20 minutes chaque jour. Barlow conseille le bain électrique local; le membre est immergé dans un bassin d'eau salée relié à l'un des pôles, l'autre pôle est placé sur l'extrémité supérieure du membre; le courant continu doit être souvent interrompu.

Enfin on a proposé récemment la douche d'*air chaud*, depuis 60° contre les crises de cyanose jusqu'à 700°, pour Conbousin les parties sphacélées (Bensaude et Vignat). M. SÉE.

ASPIRINE (*Éther acétique de l'acide salicylique. Acide acétylsalicylique*). — Poudre blanche, cristalline, peu soluble dans l'eau.

Cet antithermique-analgésique est employé dans les arthralgies, les douleurs rhumatismales, les névralgies, en paquets, cachets ou solutions, par prises de 0 gr. 50 ou 1 gr.; 1 à 4 gr. en 24 heures.

Chez les fébricitants, l'aspirine peut provoquer un refroidissement rapide avec sueurs profuses et quelquefois défaillance; il sera bon de tâter la susceptibilité de ces malades et d'associer un toxi-cardiaque à l'aspirine.

Cachets.

Caféine	0 gr. 10
Aspirine	0 gr. 50

Pour un cachet, 3 à 4 dans les vingt-quatre heures; à prendre avec une tasse d'infusion chaude et sucrée de sauge. Les premiers cachets seront pris au lit.

Chez les enfants on donne 0 gr. 10 à 0 gr. 20 par année d'âge.

E. F.

ASTASIE-ABASIE. — Syndrome caractérisé par un trouble des mouvements coordonnés pour la station debout (*astasie*) et pour la marche normale (*abasie*), avec intégrité de la force musculaire des membres inférieurs et de la coordination pour les autres mouvements (Blocq).

Le plus souvent de nature *hystérique*, résultat d'une auto-suggestion ou d'une hétéro-suggestion, ce syndrome peut apparaître à tout âge; il serait plus fréquent chez les enfants. Son début est souvent brusque à la suite d'un choc moral ou physique; parfois, il est plus lent et se fait en 12 ou 24 heures.

Le malade peut sauter, danser, marcher à quatre pattes, quelquefois même courir. Couché, il fait avec ses membres inférieurs tous les mouvements commandés, avec la plus grande précision; mais il paraît avoir perdu la mémoire des mouvements nécessaires pour la station debout et pour la marche. La sensibilité, la sensibilité musculaire notamment, est intacte; il n'existe aucun trouble du côté des membres supérieurs. Très souvent on ne trouve aucun stigmate hystérique.

Après une durée variable, l'astasie-abasie se termine brusquement. Les récidives sont fréquentes et peuvent se reproduire pendant des mois ou des années.

Formes. — 1° *Astasie-abasie paralytique.* — Intensité variable. Le malade s'affaisse dès qu'il se met debout. Soutenu, il est incapable de faire des mouvements coordonnés pour la marche. Quelquefois il n'est qu'abasique : il se tient debout, mais dès qu'il veut marcher, ou bien seulement au bout de quelques pas, ses jambes fléchissent.

2° *Astasie-abasie ataxique.* — Dès que le malade est debout, ou dès que, soutenu, il essaye de marcher, il fait avec ses membres inférieurs des mouvements désordonnés qui rendent l'équilibre ou la marche impossibles. Parfois, il s'agit de mouvements brusques de flexion et d'extension comme

dans la chorée rythmée (*astasie-abasie choréiforme*), parfois d'une sorte de
piétinement (*astasie-abasie trépidante*).

L'astasie-abasie peut se montrer sous les aspects les plus variables : forme
sautillante (Pitres), abasie par rigidité (Richer), etc.

Diagnostic. — A côté de l'*astasie-abasie hystérique*, existe une *astasie-
abasie émotive* évoluant sur un terrain de névropathe ou de neurasthénique
(Ballet) : c'est la *stasophobie* (Bouveret) ou *stasobasophobie* (Debove et Boulloche), qui tantôt survient d'emblée, tantôt succède à de l'agoraphobie. Le
malade ne peut se tenir debout ou essayer de marcher, sans éprouver
l'anxiété la plus vive ; il est tremblant, le visage pâle ou congestionné, couvert de sueurs froides, les yeux baissés vers le sol, la respiration haletante,
avec un sentiment de pesanteur épigastrique ou précordiale et quelquefois
tendance à la lypothymie et à la syncope. Tous ces phénomènes cessent
immédiatement au lit ; un appui insignifiant suffit pour les diminuer dans
de grandes proportions. La guérison spontanée est rare. La stasobasophobie
fait souvent place à de l'agoraphobie. On a décrit plusieurs types (paralytique, cérébelleux, spasmodique) et plusieurs formes : forme continue ;
forme intermittente par accès ; forme associée avec une maladie organique
sciatique, rhumatisme, tabes, sclérose en plaques, hémiplégie, etc.) et
caractérisée par la disproportion entre les symptômes organiques et les
troubles dynamiques ; forme fruste réduite à la crainte anxieuse de tomber
ou de ne pouvoir avancer sans troubles moteurs bien évidents.

L'absence de phénomènes émotifs, d'anxiété et d'angoisse, la possibilité,
qui n'existe pas chez le phobique, de faire certains exercices plus compliqués que la marche, tels que la danse, le saut, etc., permettront, en général, de distinguer l'astasie-abasie hystérique de l'astasie-abasie émotive.
Parfois, il peut être fort difficile d'affirmer qu'il ne s'agit pas de simulation
plus ou moins subconsciente.

Le diagnostic sera facile avec les effondrements de la période préataxique
du tabes, avec l'ataxie tabétique, la paraplégie hystérique, la chorée, les
spasmes fonctionnels, le spasme saltatoire (mouvements de flexion et
d'extension de la jambe, quelquefois de la cuisse, survenant surtout chez
des hystériques à la suite d'une excitation quelconque, d'une émotion. Le
malade saute sans pouvoir s'en empêcher et marche par bonds en cherchant
un point d'appui sur les objets voisins. Une excitation cutanée fait apparaître ces mouvements même au lit. — Brissaud).

Traitement. — Rééduquer le malade en lui réapprenant à marcher.
L'hydrothérapie, l'isolement dans les cas rebelles pourront rendre des
services.   *BRÉCY et BAUER.*

ASTÉRÉOGNOSIE. — La *stéréognosie* est, étymologiquement, la connaissance
des corps. On dit qu'un sujet est atteint d'*astéréognosie* lorsque, malgré une
conservation suffisante de l'attention et une intégrité relative de la sensibilité, il se trouve dans l'impossibilité de reconnaître les objets placés dans sa
main et de les nommer. L'astéréognosie est donc une altération du *sens
stéréognostique*, l'abolition de la faculté de reconnaître les objets, notamment par le palper digital.

Elle se présente sous deux formes principales :

Dans l'une, le malade est incapable de reconnaître les propriétés de l'objet touché ; c'est l'*agnosie tactile*, trouble de l'identification primaire par défaut de coordination des perceptions élémentaires ; on a admis que ce trouble correspondait à la perte de l'image-souvenir de l'objet. (V. AGNOSIE.)

Dans l'autre forme, le sujet se rend compte des qualités de l'objet. On lui met entre les doigts une pièce de monnaie : « c'est dur, c'est rond, c'est plat, c'est lisse, dit-il ». Mais cette analyse exacte en soi n'est pas suivie de synthèse, et le malade ne peut dire que c'est une pièce de monnaie qu'il manipule. Il s'agit alors d'*asymbolie tactile*, trouble de l'identification secondaire ; l'image-souvenir de l'objet est conservée, mais elle ne peut plus être évoquée parce que les connexions qui la reliaient aux diverses images sensitives sont rompues.

Un point capital à vérifier dans l'astéréognosie, c'est l'état de la sensibilité. Si celle-ci se trouve compromise sous tous ses modes, la non-identification de l'objet résulte du déficit des informations utilisables par le cerveau ; ce n'est pas l'astéréognosie. Chez certains sujets qui présentent des troubles considérables de la sensibilité, le sens stéréognostique peut être intact. Par contre, il se trouve aboli chez d'autres, bien que la motilité de la main et des doigts soit parfaite et sans qu'il existe de troubles sensitifs bien définis.

Dans les cas d'astéréognosie avec coexistence de troubles sensitifs, les divers modes de sensibilité sont inégalement atteints. Les sensibilités tactile, thermique, douloureuse, peuvent être normales ou à peu près, la localisation et la discrimination tactiles (distinction des pointes du compas de Weber) demeurent possibles ; par contre, la sensibilité à la pression, les sensibilités musculaire, articulaire, osseuse, la notion des attitudes et celle de la direction des mouvements sont fréquemment et notablement altérées.

Existe-t-il des cas d'astéréognosie sans *aucun* trouble de la sensibilité ? Le fait est contestable. On trouve presque toujours des signes d'altération de la sensibilité périphérique, ou bien un certain degré de déficit intellectuel qui ne permet pas l'utilisation des sensations.

L'astéréognosie paraît conditionnée par une lésion corticale du cerveau. Ce symptôme aurait-il une valeur localisatrice ? On l'a affirmé, depuis longtemps, pour l'agnosie tactile ; on tend à le croire pour l'asymbolie tactile, bien qu'il s'agisse surtout ici d'un trouble ou d'une rupture des associations. C'est en arrière de la pariétale ascendante, dans les circonvolutions pariétales proprement dites, que Mills et Weisenburg ont songé à localiser le sens musculaire et aussi la perception stéréognostique.

H. MEIGE et E. FEINDEL.

ASTHÉNIE. — L'asthénie consiste dans l'impossibilité, ou tout au moins *dans la difficulté de l'effort musculaire*, surtout de l'effort musculaire prolongé. Telle est du moins l'asthénie neuro-musculaire (des muscles striés) ou amyosthénie. Car il y a une asthénie cardiaque, une asthénie des muscles lisses, une asthénie intellectuelle, une asthénie générale du système nerveux, réserve faite de ce qu'on a appelé les asthénies locales (exemple : la dilatation gastrique).

L'asthénie est toujours plus ou moins *subjective* et s'annonce par la sensation de fatigue, à la moindre dépense d'énergie, particulièrement dans la station debout. La volonté peut en triompher. Mais elle est parfois aussi *objective*, en même temps que subjective, comme dans le collapsus de la myocardite, de la péritonite aiguë ou dans la maladie d'Addison ou le diabète pancréatique. Le malade reste affalé, les paupières tombantes, l'œil excavé, la voix cassée. Le collapsus est une asthénie extrême avec troubles vaso-moteurs. Le travail du cœur se réduit au minimum pour s'adapter à la faiblesse générale.

Dans la débilité congénitale, il y a de l'asthénie, même pour la succion. Cette *asthénie constitutionnelle*, particulièrement accentuée chez les prématurés, persiste toute l'existence, créant une prédisposition, surtout au moment des crises d'évolution (dentition, puberté, etc.) pour les auto-intoxications et les infections autogènes, pour la névropathie et pour les lésions viscérales qui souvent restent à l'état d'ébauches morbides. C'est qu'en effet l'asthénique fait l'éducation de sa sensibilité et arrive à se défendre mieux qu'un autre. L'intelligence s'aiguise parfois chez lui parallèlement à sa sensibilité : beaucoup d'artistes, de littérateurs, de savants sont des asthéniques, tel Voltaire qui, venu au monde mourant, vécut 84 ans. L'asthénique constitutionnel compense par sa volonté, son hyponutrition originelle. Chez lui, les muscles lisses du tube digestif travaillent lentement.

L'*asthénie acquise* se rencontre dans les infections, auto-intoxications ou intoxications, notamment la grippe, la tuberculose, la syphilis secondaire, etc., l'insuffisance surrénale, rénale, ovarienne, thyroïdienne, hépatique, le diabète dont elle est un symptôme indicateur, les anémies, les dyscrasies.

Elle est fréquente dans les névroses ou psychoses : mélancolie, goitre exophtalmique, chorée, neurasthénie, migraine. Elle est un symptôme de second plan dans les maladies du cervelet ou du système cérébello-médullaire (maladie de Friedreich, hérédo-ataxie cérébelleuse). Elle existe dans la sclérose en plaques et la paralysie agitante, dans certaines méningites ou méningo-encéphalites.

Dans la débilité mentale, il y a souvent asthénie somatique en même temps qu'asthénie psychique.

Enfin, elle est au premier plan dans les maladies de l'abdomen surtout dans les affections du péritoine, de l'estomac, de l'intestin, des organes génitaux, des capsules surrénales, etc. La nutrition est, en effet, la première fonction de la cellule ; cette fonction est la source où la vie puise incessamment de nouvelles forces.

L'asthénie, symptôme dynamique, est distincte et, dans une certaine mesure, indépendante de l'atonie, symptôme statique, dont elle est facile à distinguer, par exemple, dans le tabes.

On la retrouve toutes les fois qu'il y a, sous l'influence d'un trouble fonctionnel ou d'une lésion, un retentissement sympathique un peu important, dans une simple diarrhée passagère comme dans une péritonite par perforation, dans la sclérodermie comme dans la chorée ou le goitre exophtalmique. C'est dans le fonctionnement normal de la vie végétative, régie par le sympathique, que le cervelet puiserait l'influx nerveux, l'énergie qu'il dépense dans les mouvements de la vie de relation. Il y a des intermédiaires entre l'asthénie simple et la titubation caractérisée, symptôme cérébelleux par excellence. Le cervelet et le grand sympathique sont en relation anatomique par la colonne de Clarke.

Il semble qu'il y ait d'autre part des intermédiaires entre la paralysie et l'asthénie, d'où le nom de paralysie asthénique donné à la paralysie diphtérique, à certaines paralysies du diabète, de la chorée de Sydenham, de la maladie de Basedow, à l'asthénie bulbo-spinale ou syndrome de Erb.

Traitement. — Le traitement symptomatique de l'asthénie consiste dans la médication tonique. On voit qu'il est souvent inutile et parfois dangereux d'y avoir recours avant d'avoir déterminé la cause. Il faut toujours et avant tout ordonner le repos relatif ou absolu, et veiller à ce qu'il n'y ait pas de perte de forces dans cet organisme complexe qu'est la machine humaine. La suractivité d'un organe comme le cerveau, le corps thyroïde ou l'intestin, etc., est aussi nuisible que le défaut d'activité. Le surmenage mental comme le surmenage physique ou le surmenage intestinal, suffit à causer l'asthénie. Avant d'accroître l'énergie d'une façon factice et passagère, il faut assurer une meilleure répartition du travail digestif qui est la base de toute énergie. Pour rétablir l'équilibre du budget, il faut diminuer les dépenses avant de chercher à augmenter les recettes.

Les asthéniques, quels qu'ils soient, doivent éviter, autant que possible, les émotions morales déprimantes. Quand chez un asthénique constitutionnel la *dépression morale*, qui ne lui est pas habituelle, s'ajoute à une cause accidentelle d'asthénie (surmenage physique ou intellectuel, par exemple), les conditions nécessaires à l'éclosion de la neurasthénie sont réalisées. C'est la dépression morale, généralement de cause morale, qui caractérise en effet le neurasthénique : autrement dit la neurasthénie est une *asthénie de cause morale*, plus ou moins complexe. Il n'est pas rare que le malade cache ou ignore la blessure faite à son amour-propre. C'est au médecin à la déceler, à apprendre au sujet à mieux connaître sa constitution, sa faiblesse originelle, et à être moins exigeant vis-à-vis de lui-même et des autres. Tout asthénique doit viser à simplifier sa vie, en économisant son effort et en utilisant le peu qu'il a d'énergie organique au mieux de ses intérêts légitimes. *P. LONDE.*

ASTHÉNOPIE. — On désigne sous ce terme une faiblesse fonctionnelle de la vision. L'asthénope voit distinctement pendant un certain temps, mais bientôt, et cela suivant la nature de l'asthénopie, les douleurs oculaires, orbitaires, frontales et la sensation de fatigue (copiopie) l'empêchent de continuer le travail commencé. Les douleurs sont variables comme intensité et comme durée, et toujours les asthénopes se plaignent de sensations pénibles (tiraillement, pression, brûlures, céphalée) dès qu'ils commencent à s'appliquer ou après un certain temps de travail. Parfois même le sommeil est compromis.

L'asthénopie reconnaît plusieurs causes. Von Graefe avait différencié l'asthénopie musculaire qui est produite par un trouble apporté au fonctionnement des muscles extrinsèques et Donders avait décrit une asthénopie accommodative dépendant de troubles de la fonction d'accommodation. Cette différenciation n'apparaît pas actuellement nettement établie ; il semble même que le rôle du muscle ciliaire soit de bien minime importance vis-à-vis du rôle des autres muscles, et notamment de ceux qui servent à la convergence. Les connexions étroites qui existent entre l'accommodation et la convergence rendent compte de la difficulté qu'il y a à bien limiter le rôle attribuable à chacune de ces fonctions dans les troubles visuels compris sous le nom d'asthénopie. Il est hors de doute qu'il s'agit le plus souvent de troubles de la convergence et surtout chez des sujets atteints d'anomalie des muscles oculaires avec trouble de l'équilibre oculo-moteur (ésophorie, exophorie, hyperphorie).

Les vices de réfraction peuvent par eux-mêmes, et surtout par l'entrave qu'ils apportent à la fonction de convergence, de vision binoculaire, déterminer des symptômes d'asthénopie.

Certains asthénopes ne sont atteints ni de vices de réfraction, ni de trouble de l'équilibre oculo-moteur: ce sont des nerveux, des neurasthéniques. Les symptômes douloureux et de fatigue apparaissent chez eux d'emblée et sans efforts d'application et ne cessent pas par la suppression du travail. Les femmes surtout sont sujettes à ces troubles.

Bull a décrit une asthénopie par clignement avec polyopie passagère des lignes horizontales comme symptôme caractéristique. A l'examen skiascopique on constate chez ces asthénopes des bandes ombrées, des stries persistantes horizontalement dirigées sur la cornée. Ces stries, ces bandes, sont dues au tassement de l'épithélium cornéen sous l'influence de l'orbiculaire des paupières.

Traitement. — Chez tout asthénope on corrigera les vices de réfraction, et s'il y a de l'hétérophorie (trouble de l'équilibre oculo-moteur) on agira par des prismes et, s'ils sont insuffisants, on fera une ténotomie ou un avancement musculaire selon les cas. Chez les neurasthéniques et les nerveux, on ajoutera l'électricité au traitement général.   *PÉCHIN.*

ASTHME. — L'asthme est un déséquilibre fonctionnel bulbaire portant principalement sur l'appareil moteur et sensitif de la respiration, retentissant secondairement sur les centres bulbaires voisins, et particulièrement sur ceux qui président à la défense de la muqueuse respiratoire. Il a une forme chronique, qui consiste, du côté moteur en une véritable asthénie respiratoire, *pneumasthénie*, et du côté sensitif, en oppression, en anxiété respiratoire qui s'exaspèrent à chaque effort. — La forme aiguë est la crise, l'attaque, l'accès, le paroxysme de l'asthénie et de l'affre respiratoires. Elle peut apparaître chez des sujets complètement exempts de la forme chronique.

Accès. — L'accès d'asthme se présente le plus souvent la nuit, sans prodromes, et après quelques heures de sommeil, souvent à une heure fixe. Le malade est subitement éveillé par une *affre respiratoire* extrèmement pénible, une sensation d'oppression thoracique, de constriction, de crampe de tout l'appareil moteur de la respiration. C'est l'*angor pectoris*, non du pneumo-gastrique cardiaque, mais du pulmonaire, avec *pause de la respira-tion*. L'effort d'inspiration et surtout d'expiration, qui semble devenu exclu-sivement volontaire et cérébral, est insuffisant et ralenti, même avec les plus grands efforts, dans toutes les attitudes et avec tous les points d'appui possibles. A l'anxiété, à l'oppression respiratoire s'ajoute l'anxiété générale avec les réactions nucléaires du voisinage, c'est-à-dire troubles circulatoires, aspect asphyxique, sueurs profuses, exophtalmie, tension du regard, sécré-tions bronchiques, fluides, abondantes avec sibilances ou, au contraire, dessiccation de la muqueuse respiratoire tout entière avec aphonie, diurèse abondante, vertige, éructation, hoquet, toux, parfois frisson et hyperthermie.

La toux et l'expectoration annoncent en général la fin de l'accès ; les cra-chats, selon la forme, sont liquides et abondants, ou au contraire la toux n'amène que de petites raclures bronchiques sous forme de perles gluti-neuses ou d'exsudats membraneux roulés et vermiformes. La polyurie cri-tique suit l'expectoration et la crise se résout, laissant le malade fatigué, le thorax rompu, la poitrine et le ventre ballonnés, dans la terreur d'une reprise de l'accès.

Pendant l'accès, la respiration est ralentie, ses phases espacées, l'expira-tion beaucoup plus prolongée que l'inspiration ; la poitrine semble pleine d'air que le malade ne peut renouveler. Cet *accès* peut durer plusieurs heures, se reproduire plusieurs fois par jour, et pendant des semaines. C'est *l'attaque* d'asthme.

Ceci est le grand asthme, la forme parfaite, « essentielle », trouble bulbaire portant sur les centres sensitifs et moteurs de la respiration, de même ordre que l'angine de poitrine, la migraine, l'attaque de vertige, d'épilepsie, les crises hémorroïdaires, l'urticaire, la goutte, la gravelle ou certains troubles mentaux ou cutanés, etc. Ces diverses affections peuvent d'ailleurs se substituer l'une à l'autre.

Variétés d'asthme. — Il existe des formes d'asthme qui, gardant le type essentiel que je viens de décrire, restent à l'état embryonnaire : ce sont de brèves esquisses dans lesquelles l'oppression, l'angoisse et la gêne respi-ratoires sont à leur minimum. Elles passeraient facilement inaperçues si le malade ne savait parfaitement les rattacher à des causes souvent bien connues de lui, marche contre le vent, sur un terrain montant, odeurs de certaines fleurs, troubles gastriques ou génitaux, vertiges, préoccupations morales, etc. Elles restent à l'état de susceptibilité gênante, sans aboutir jamais à l'accès, à la forme adulte.

Beaucoup de faux emphysémateux sont réellement des asthmatiques sans crises ; de même de simples catarrheux ne prennent de l'asthme que le trouble sécrétoire. On observe, chez de jeunes sujets, pendant leur crois-sance, et aussi chez les vieillards, une véritable *insuffisance pulmonaire*, purement fonctionnelle, qui n'est autre chose qu'un asthme qui n'aboutit pas à la forme majeure. C'est une asthénie respiratoire due à la faiblesse des centres bulbaires, à une mauvaise circulation, et qui peut être isolée ou s'accompagner d'autres asthénies, cardiaque ou rénale, purement névropa-thique même dans certains cas.

Il existe une *forme inverse*, qui consiste en véritables petites crises de légèreté, de suffisance, d'alacrité respiratoires, assez affirmées pour être observées par le malade, et tout à fait comparables aux euphories des goutteux, des migraineux. L'angoisse est remplacée par une sensation de sécurité absolue, l'oppression par une sensation d'ampleur et de dilatation. Ces petites crises succèdent elles aussi à certains états vertigineux, gastriques et surtout moraux. Une joie *dilate* la poitrine, comme une peine la rétrécit.

Asthme des foins. (*Rhino-bronchite spasmodique, asthme saisonnier.*) — Dans cette forme, les centres moteurs et sensitifs réagissent tout autrement : c'est la toux et l'éternuement spasmodiques, et ce sont les centres sécrétoires qui dominent la scène. Le désarroi bulbaire se traduit par une exaspération paroxystique des réflexes de défense de la muqueuse respiratoire : éternuement, toux, inondation séreuse de toute la muqueuse, le tout se déchaînant sous un prétexte minime, une légère irritation de la muqueuse nasale ou conjonctivale. L'attaque d'asthme nasal est le plus souvent printanière, et chaque sujet se fixe ordinairement une date assez précise et un prétexte objectif défini ; c'est le pollen de telles graminées, tel parfum artificiel, l'odeur de telle fleur ; c'est le soleil, le vent d'est, etc. En réalité cette crise saisonnière, comme l'accès de goutte lui-même, apparaît comme la solution critique d'une *diathèse* qui, le reste du temps, affecte des tendances tout opposées. Ainsi, en dehors de la crise d'asthme nasal, pendant laquelle rien n'est plus facile que de provoquer, par l'exploration du nez, toux, éternuement, hydrorrhée, larmoiement, le reste de l'année la même muqueuse se montre non seulement assez indifférente, mais même souvent absolument rebelle à toute réaction de ce genre. Le même sujet, qui trempe vingt mouchoirs par jour quand vient son asthme, a passé l'hiver et l'arrière-saison sans tousser, sans éternuer, sans se moucher. Il y a là, comme dans d'autres formes de la diathèse neuro-arthritique c'est-à-dire de déséquilibration bulbaire, une sorte de balancement qui fait osciller le malade d'un extrême à l'autre. En thèse générale, le malade est, en dehors de sa crise, tout le contraire d'un asthmatique.

Ici encore il existe d'ailleurs une *forme inverse*, c'est-à-dire que l'on observe certains malades qui, toute l'année, larmoient, toussent, éternuent, mouchent et crachent fréquemment, d'une façon presque habituelle, et qui, au moment où d'autres prennent leur crise saisonnière, semblent au contraire avoir la muqueuse respiratoire à sec, sans sécrétion, insensible aux irritations qui provoquent la toux et l'éternuement. Cette sécheresse provoque une dysphonie particulière (observable surtout chez les professionnels de la voix), qu'on a appelée *rhino-laryngite sèche*. Ces mêmes centres de défense de l'appareil respiratoire, si susceptibles en temps ordinaire, semblent paralysés ; et il s'agit si nettement d'un trouble bulbaire critique, que d'autres centres se montrent également rebelles, et que le malade ne réagit qu'à grand'peine aux diaphorétiques, aux béchiques, aux diurétiques, et aux laxatifs. Tous les centres sécrétoires restent frappés tant que dure la crise, et tous se remettent à point dès qu'elle se termine ; le retour des urines claires et abondantes coïncide avec la susceptibilité de la muqueuse, la reprise de sa moiteur et la réapparition de la voix.

Plus facilement que pour l'asthme vrai, la cause périphérique se trouve dans le cas d'asthme saisonnier. Le plus souvent le point de départ des réflexes de défense, dans la forme humide comme dans la forme sèche, inverse, est situé tout à fait à la partie antérieure, accessible à toute offense, de la muqueuse nasale, soit à la tête du cornet, soit surtout au point où la muqueuse du lobule s'accole à celle de la cloison, les deux parois s'irritant réciproquement. L'attouchement d'un de ces points provoque immédiatement la toux, ou l'éternuement, ou le larmoiement, ou l'hydrorrhée, souvent le tout ensemble.

Causes. — La réaction asthmatique, sous des formes variables, peut accompagner les irritations, les lésions les plus diverses de l'appareil respiratoire, et le complexus de réactions bulbaires peut se manifester à l'occasion soit de troubles périphériques, soit de troubles centraux et d'irritations nucléaires de voisinage.

Un trouble nasal, polype, ulcération des muqueuses, etc., pourra produire soit la forme qui vient d'être décrite sous le nom d'*asthme des foins*, soit la forme d'asthme vrai décrite d'abord (*asthme diathésique*), soit des crises *d'éternuements* qui précèdent parfois l'établissement de l'asthme, ou y suppléent.

Une irritation *pharyngée*, *glottique* ou *auriculaire* du pneumogastrique périphérique pourra également susciter la réaction asthmatique.

De même, l'irritation de la muqueuse bronchique, comme dans l'*asthme* des *tuberculeux*, ou dans certaines formes d'œdème pulmonaire, comme dans l'asthme *cardiaque* ou *brightique*. Le tube digestif, sur son énorme surface de développement, l'appareil génital, les téguments, offrent de multiples prétextes à l'irritation asthmogène.

De même, cette réaction aura l'occasion de se produire pour des irritations de centres nerveux voisins de ceux qui lui donnent directement naissance. La même affection bulbaire qui va troubler la nutrition, la motricité, la sensibilité cardiaque, pourra par occasion susciter l'asthme, ce sera une *forme centrale de l'asthme cardiaque*, que nous trouverons chez certains scléreux, chez des tabétiques, des diabétiques, dans d'autres formes d'affections bulbaires. De même pour les fonctions rénales et hépatiques. La même lésion bulbaire, qui occasionne l'albuminurie, la phosphaturie, la glycosurie, la polyurie, la polydipsie, la boulimie, les grandes variations de la trophicité générale, les œdèmes, l'épilepsie, l'urémie, pourra retentir sur les noyaux à réaction asthmatique, et ce sera le cas de certaines formes *d'asthme brightique*, de dyspnées asthmatiformes, d'origine centrale. Et s'il s'installe et dure, l'*asthme entraîne la bronchite chronique, l'emphysème et la dilatation du cœur droit*, de la scoliose et une cachexie réelle. Ces troubles peuvent d'ailleurs n'être pas l'effet direct de l'asthme, mais dépendre aussi du trouble bulbaire des centres de nutrition et d'entretien de ces organes thoraciques. L'asthme peut disparaître spontanément.

En somme, on doit admettre qu'il existe chez les asthmatiques une irritabilité spéciale de certains noyaux bulbaires, réalisant l'une des formes symptomatiques que nous avons vues plus haut ; cette irritabilité peut tenir soit à la nature même d'éléments nucléaires, soit à leur vascularisation, qui semble devoir jouer un grand rôle dans le groupement syndromatique des réactions bulbaires en général. Quelles que soient les conditions de cette irritabilité, les prétextes périphériques ne manqueront jamais et chaque malade désigne lui-même, bien souvent, les siens.

Traitement. — Au début de l'accès d'asthme, il faut d'une part faire disparaître, si possible, l'irritation périphérique et d'autre part réduire l'irritabilité bulbaire. L'obscurité, les fumigations de datura, les poudres antiasthmatiques, les inhalations de pyridine, le badigeonnage de la muqueuse nasale avec une solution de cocaïne à 1/20, la compression même du nez auront quelque action. La morphine, le bromure de potassium, l'antipyrine diminuent la réactivité; mais il ne faut pas perdre de vue le caractère critique de l'attaque d'asthme et se contenter de l'adoucir sans chercher à la brusquer. L'iodure de potassium, même et surtout s'il donne un peu de rhinite, est très efficace; on lui associe la teinture de lobélie à la dose de 30 centigrammes par jour. Cette médicamentation doit être prudente et graduée.

L'hydrothérapie, surtout froide, et continuée longtemps, redresse puissamment les tendances aux divagations nerveuses et la susceptibilité réactionnelle exagérée. Elle est excellente dans le traitement, non de l'asthme, mais de l'asthmatique. Les cures du Mont-Dore et de la Bourboule, classiques et d'ailleurs excellentes, s'adressent également plutôt à l'asthmatique qu'à sa crise; elles visent la diathèse, d'une part, et d'autre part la muqueuse respiratoire. A la Bourboule, les asthmatiques suspects de troubles vasculaires doivent être très surveillés. L'asthme symptomatique doit être soigné dans sa cause, souvent indiqué par le malade lui-même.

Pour l'asthme des foins, il faut, selon les cas, faire porter des verres teintés, ou rechercher au stylet les points de la muqueuse nasale qui déterminent toux, larmoiement, éternuement et hydrorrhée, et les détruire au galvanocautère, avec ou sans cocaïne. Si le filet nerveux qui détermine la crise n'est qu'irrité par l'intervention, la crise s'accroît immédiatement; mais elle cesse tout aussi subitement quand il est détruit, et il faut prévenir le patient de cette double éventualité, qui expose souvent à revenir sur l'intervention jusqu'à solution complète. Les insuccès de cette thérapeutique locale tiennent avant tout à ce que le médecin s'attache à corriger les aspects pathologiques du nez au lieu de détruire les points asthmogènes, que l'exploration seule décèle dans une muqueuse souvent normale et surtout à ce que les cautérisations sont presque toujours beaucoup trop fortes. Elles irritent la muqueuse nasale sans calmer les centres bulbaires. C'est la raison de beaucoup d'échecs dans ce traitement.

Quelle que soit la forme d'asthme, asthme majeur, essentiel, aigu ou chronique, on se trouvera bien de la manœuvre suivante :

Sans cocaïne, de façon à ne pas modifier l'épaisseur et la susceptibilité de la muqueuse, on va chercher, de la pointe du galvanocautère, sous la paroi externe du nez, à droite et à gauche de la cloison, un point particulièrement sensible, dont l'attouchement peut provoquer une réaction légère à forme de soupir saccadé avec larmoiement, toux ou éternuement. La contraction même de la paupière indique combien le malade redoute cet attouchement. Ce point trouvé, on fait passer le courant, et on cautérise *très légèrement*. On peut ainsi guérir l'asthme en supprimant l'irritabilité nucléaire, sans irriter la muqueuse nasale, le point essentiel. En cas d'insuccès, on recommence à plusieurs reprises; mais on peut réussir en une séance.

· Dans la forme sèche de l'asthme des foins, il ne faut pas craindre de provoquer un peu de catarrhe nasal par l'application pendant quelques minutes de tiges porte-coton, introduisant dans les fosses nasales une solution de glycérine iodo-iodurée et de rappeler par tous moyens le retour des fonctions bulbaires de sécrétion.   *PIERRE BONNIER.*

ASTIGMIE (ASTIGMATISME). — L'astigmie est un vice de réfraction qui résulte le plus souvent d'une anomalie de courbure de la cornée et quelquefois du cristallin. Ordinairement congénitale, l'astigmie peut être acquise à la suite d'opérations ayant nécessité une large section de la cornée (extraction de la cataracte, iridectomie). L'astigmie peut provenir de contractions partielles du muscle ciliaire.

Il s'agit alors d'**astigmie régulière** telle qu'on peut la produire avec un cylindre placé devant un œil normal. Il y a inégalité constante de la réfraction statique des divers méridiens de l'œil. L'image d'un point lumineux n'est jamais un point.

Deux méridiens de l'œil perpendiculaires l'un à l'autre présentent l'un le maximum, l'autre le minimum de réfraction. Soit un œil astigmate, ou un faisceau astigmate obtenu par la combinaison d'un verre cylindrique convexe avec une lentille convexe (fig. 151), dont le méridien vertical AB est moins réfringent que le méridien horizontal CD. Nulle part cet œil ne percevra une image nette. Si, en effet, on reçoit sur un écran l'image d'un point lumineux, on aura en o, foyer

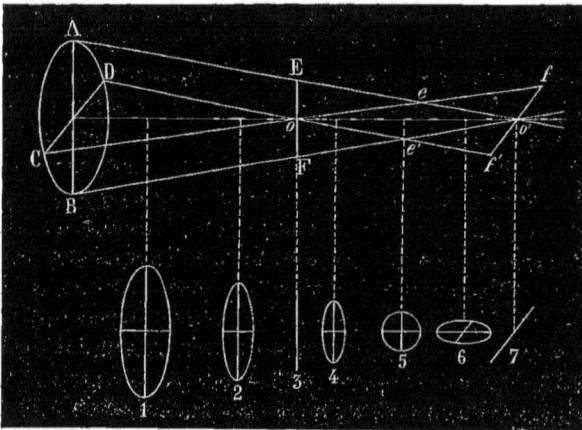

Fig. 151.

du méridien horizontal, une ligne verticale EF3; en o', foyer du méridien vertical, une ligne horizontale *ff′*7. En tout autre point on aura soit une ellipse de diffusion à grand diamètre vertical, 1, 2, 4, ou à diamètre horizontal 6, soit un cercle, 5. Les deux méridiens ayant les maximum et minimum de réfraction sont dits cardinaux ou principaux. Les méridiens intermédiaires se modifient graduellement et régulièrement du maximum au minimum et inversement. L'inégalité de réfraction des méridiens et l'impossibilité de leur accommodation simultanée et exacte pour une même distance sont deux caractères de l'astigmatisme. Si les dimensions du cercle de diffusion sont assez petites pour ne pas dépasser les limites d'un élément rétinien sensible, la sensation reste unique ; c'est ce qui a lieu dans l'astigmie dite physiologique.

L'astigmie régulière comprend trois formes de diffusion : l'*astigmie simple*, dans laquelle un des méridiens principaux est emmétrope, l'autre étant myope (astigmie simple myopique), ou hypermétrope (astigmie simple hypermétropique) ; l'*astigmie composée*, avec deux méridiens principaux amétropes dans le même sens et à des degrés différents (astigmie composée myopique et astigmie composée hypermétropique) ; enfin l'*astigmie mixte*, caractérisée par un méridien principal myope et un autre hypermétrope perpendiculaire au premier (fig. 152, 153, 154, 155, 156).

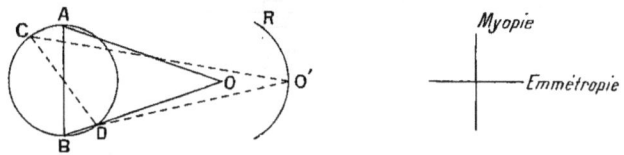

Fig. 152. — Astigmie simple myopique.

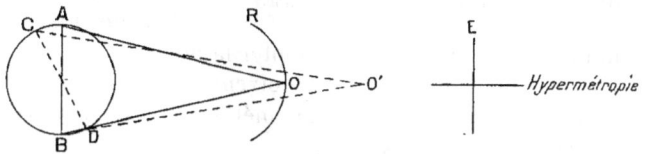

Fig. 153. — Astigmie simple hypermétropique.

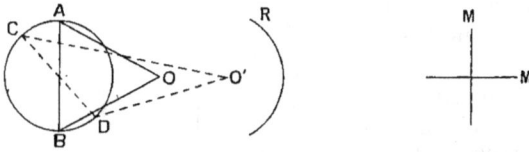

Fig. 154. — Astigmie composée myopique.

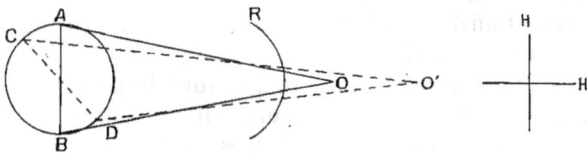

Fig. 155. — Astigmie composée hypermétropique.

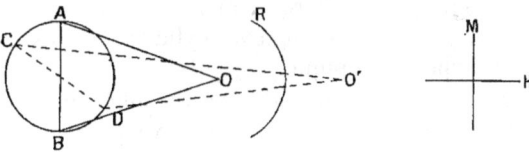

Fig. 156. — Astigmie mixte.

Les astigmates voient les objets déformés sans s'en rendre compte, inclinent la tête ou l'objet qu'ils regardent, clignent et améliorent leur vision avec le trou sténopéique alors que les verres sphériques sont incapables de leur rendre service. Ils préfèrent accommoder pour une ligne focale que pour la section circulaire du conoïde de Sturm, et cette fatigue de l'accommodation peut provoquer les mêmes troubles fonctionnels que ceux que nous avons signalés chez les hypermétropes, et même un certain degré d'insomnie.

Les lignes parallèles au méridien astigmate sont vues nettement ; les lignes perpendiculaires au méridien astigmate sont vues confusément. La ligne la plus nette indique donc la direction de l'astigmie, et pour corriger l'anomalie de réfringence on placera l'axe du cylindre perpendiculairement à la ligne qui apparaît la plus noire. Pour la correction de l'astigmie, on se rappellera qu'une astigmie régulière peut toujours être ramenée par un verre sphérique à une astigmie simple; soit myopique, soit hypermétropique (fig. 157).

La détermination de l'astigmie se fait par les méthodes de diopométrie subjective et objective exposées à l'article RÉFRACTION (v. c. m.).

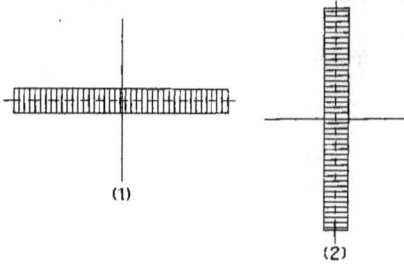

Fig. 157. — Astigmie régulière.
(1) Astigmie verticale. — (2) Astigmie horizontale.

Notation de l'astigmie. — Nombreuses sont les notations en usage, mais il y a grand intérêt à unifier cette notation et à adopter la notation du Congrès de Naples (1909). Les méridiens de l'astigmie doivent être mesurés et représentés, l'observateur regardant l'observé. La méthode la plus pratique de mesure et de représentation des axes consiste en un demi-cercle inférieur, tel que celui d'une lunette d'essai, la graduation passant par la moitié supérieure du cercle, c'est-à-dire avec le 90° supérieur et partant du O nasal.

La notation de la monture d'essai en demi-cercle inférieur sera telle que la lecture du point correspondant à l'axe soit conforme à l'indication que fournirait la lecture du demi-cercle supérieur. les lunettes étant supposées placées sur le nez de l'observé (fig. 158).

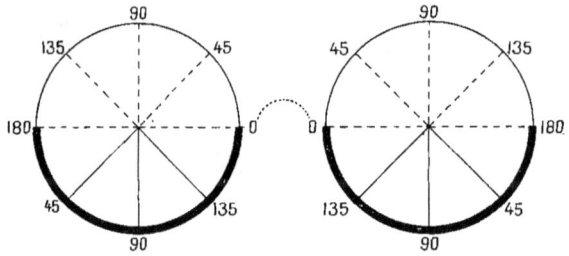

Fig. 158.

Correction de l'astigmie. — *Astigmie simple myopique* : cylindre concave à axe perpendiculaire au méridien myopique.

Astigmie simple hypermétropique : cylindre convexe à axe perpendiculaire au méridien hypermétropique.

Astigmie composée myopique : verre sphérique concave corrigeant le méridien moins myope et cylindre concave perpendiculaire au méridien le plus myope.

Astigmie composée hypermétropique : verre sphérique convexe corrigeant le méridien le moins hypermétrope et cylindre convexe perpendiculaire au méridien le plus hypermétrope.

Astigmie mixte : deux verres cylindriques de signe contraire et perpendiculaire l'un à l'autre, ou bien verre sphérique concave ou convexe corrigeant un méridien et cylindre corrigeant le vice de réfraction primitif de l'autre méridien, vice auquel on ajoutera le déficit ou l'excès de réfraction apporté par le verre sphérique. Chaque fois qu'on le pourra on se bornera à donner un cylindre concave pour la vision éloignée et un cylindre convexe pour la vision rapprochée.

Dans l'**astigmie irrégulière**, les diverses parties d'un même méridien changent; le même changement irrégulier se retrouve dans les méridiens successifs. Cette astigmie est le résultat d'affections inflammatoires de la cornée, de taies, de déformations staphylomateuses, du kératocone, de modifications de réfringence dans le cristallin dues au développement de la cataracte. En général, il s'agit de sujets ayant souffert dans leur jeunesse d'affections oculaires, de kérato-conjonctivites à répétition. Leur acuité visuelle est mauvaise, s'améliore un peu par le trou sténopéique seulement; les objets apparaissent plus ou moins déformés. A l'éclairage oblique on constate des taies, mais l'éclairage direct de la pupille fait bien ressortir les défauts de transparence et de régularité de la cornée.

On comprend qu'une telle astigmie ne puisse être corrigée. Il n'en est pas de même d'une certaine forme d'astigmie irrégulière dite bi-oblique, où les méridiens principaux ne sont pas rectangulaires, mais où chaque méridien a sensiblement dans toute sa longueur, ou, plus exactement dans toute la portion utilisée, le même rayon de courbure. Les rayons de courbure des divers méridiens varient d'une façon continue et régulière du rayon maximum au rayon minimum. Ici la correction peut être obtenue par des verres cylindriques croisés obliquement.   *PÉCHIN.*

ASTRAGALE (**FRACTURE**). — Les fractures de l'astragale sont moins rares qu'on ne l'a dit; les radiographies faites pour de prétendues entorses graves, ont décelé des *arrachements* dont l'exploration clinique ne pouvait faire le diagnostic, et que l'expérimentation a reproduits. Quant à l'*écrasement* de l'os, il s'accompagne de troubles assez marqués pour être reconnus à une palpation attentive. Le *trait de fracture* sur le corps est tantôt transversal, tantôt sagittal; ailleurs l'os est divisé en plusieurs fragments; on peut constater l'arrachement simple du tubercule postérieur; la séparation de la tête et du corps, par une fêlure nette, oblique en bas et en arrière, siégeant sur le col.

Symptômes et diagnostic. — La douleur très vive, s'exagère aux mouvements de latéralité, et à la pression sur la plante du pied. Les mouvements spontanés de flexion et d'extension sont possibles; le pied reste dans une position intermédiaire à l'extension et l'angle droit. La pression sur la tête de l'astragale provoque un maximum de douleur dans la fracture du col. Les mouvements provoqués peuvent déterminer de la crépitation, en particulier les mouvements de torsion.

Les méplats latéraux du tendon d'Achille sont effacés; l'hémarthrose tibiotarsienne et l'épanchement sanguin distendent la peau, et dès le second jour commence à apparaître à ce niveau une ecchymose, en particulier en arrière de la malléole interne; quelquefois il y a une ecchymose antérieure au niveau de la tête de l'astragale. Les malléoles paraissent élargies, soit qu'il y ait fracture concomitante, soit diastasis péronéo-tibial. Quand il y a écrasement de l'os, *le pied paraît enfoncé entre les malléoles*; ou bien il y a translation du pied en dedans, avec saillie de la malléole externe. Quelque fois un fragment est expulsé de la mortaise et vient faire saillir la peau en avant ou en arrière du cou-de-pied; à la longue il s'ulcère, et la fracture est ouverte.

Le *pronostic* de cette fracture est sérieux. La consolidation s'y fait lentement, en deux mois environ; c'est une fracture articulaire, et comme telle, entraîne des complications de raideur, d'ankylose, et de limitation des mouvements par un fragment déplacé. Si la fracture est ouverte, l'infection y sera particulièrement grave. Enfin la consolidation s'y fait parfois vicieusement, le pied en varus équin, et la marche devient impossible.

Le *diagnostic* se pose avec l'entorse, la fracture du calcanéum et des malléoles, la luxation de l'astragale (v. c. m.). On n'oubliera pas le contrôle de la *radiographie*.

Traitement. — S'il n'y a aucun déplacement, l'*immobilisation* dans un appareil plâtré, le pied à angle droit sur la jambe, pendant trois semaines, suivie de mobilisation lente et du massage suffira. S'il y a déplacement et saillie d'un fragment, on *extirpera* ce fragment seul, si la majorité de la poulie astragalienne est intacte; sinon on fera l'*astragalectomie* qui donne d'excellents résultats. En cas de *consolidation vicieuse* c'est encore à l'astragalectomie qu'on aurait recours, en s'efforçant de conserver la tête de l'astragale si elle est intacte. *AMÉDÉE BAUMGARTNER.*

ASTRAGALE (LUXATIONS). — V. Pied (Luxations).

ASTRINGENTE (MÉDICATION). — On appelle *astringents* ou *styptiques* les médicaments qui resserrent les tissus, diminuent les sécrétions des régions au contact desquelles ils parviennent, et précipitent une mince couche d'albumine à la surface des muqueuses. Les principaux astringents sont le *tannin* et ses dérivés, ainsi que diverses substances végétales qui le renferment en plus ou moins grande quantité, l'*alun*, différents *sels de bismuth*, de *cuivre*, de *plomb* et de *zinc*, les *chlorates de soude* et de *potasse*. Nous ajouterons à ces produits le *formol* et les *sels d'argent*.

On emploie les astringents contre la *diarrhée* [tannin, tannigène, tannalbine, tannoforme, dermatol (v. c. m.), coings, cachou, noix de Galle, ratanhia], en dermatologie contre les *sueurs localisées* (solutions de tannin, de formol, d'alun, décoction de feuilles de noyer), en ophtalmologie sous forme de *collyres* (eau distillée de Rosa centifolia, solution de sel de Saturne, de sulfate de fer). On les emploie contre les *prurits* (tannin, décoction d'airelles-myrtilles, eau de roses), les *engelures*, les *hémorroïdes*. Ils sont tout particulièrement indiqués en injections uréthrales dans le traitement de la *blennorrhagie* (tannin, uva ursi, sels de cuivre, de zinc, d'argent, acétate de plomb), en applications locales sur les *plaies infectées* (dermatol, airol) ou les *ulcérations torpides* (solutions de sulfate de cuivre). Chacun connaît l'usage banal du chlorate de potasse en *gargarismes*, de la mellite de roses de Provins (miel rosat) contre les *angines du muguet*. Brissaud avait prôné le chlorate de soude contre l'*épithélioma gastrique*; A. Mathieu, le faisant absorber en cachets, l'essaya sans succès contre le *cancer de l'œsophage*.

On a encore utilisé contre les *hémorragies* les propriétés astringentes du perchlorure de fer, de l'acide gallique, contre les *inflammations cutanées*, l'alcool, l'alcool camphré, la teinture d'arnica. Enfin, le *froid*, utilisé selon les diverses méthodes réfrigérantes, peut être, en un grand nombre de cas, tenu pour un véritable agent astringent.   *FRANÇOIS MOUTIER.*

ASYMBOLIE TACTILE. — V. AGNOSIE.

ASYNERGIE CÉRÉBELLEUSE. — Les lésions cérébelleuses peuvent provoquer dans le domaine de la motilité, en outre des symptômes classiques (titubation, tremblement intentionnel), des phénomènes décrits par Babinski et désignés par lui sous le nom d'*asynergie cérébelleuse*.

Un mouvement complexe comme la marche, par exemple, se compose d'un ensemble de mouvements associés synergiques des divers segments du membre. Chez un homme dont la force musculaire est normale ou à peu près normale, si l'on rencontre des troubles dans la faculté d'association de ces mouvements, on se trouvera en présence du symptôme *asynergie*.

Technique pour la recherche de l'asynergie (description des divers aspects de l'asynergie).

Démarche. — La démarche d'un homme sain se compose de mouvements synergiques des divers segments du membre inférieur, et de plus d'un mouvement d'inclinaison du tronc en avant qui s'associe à la propulsion du membre inférieur. Chez un cérébelleux, la partie supérieure du corps ne suit pas le mouvement des membres inférieurs et reste en arrière. Le malade s'avance les pieds en avant et frappe le sol avec brusquerie de toute la surface plantaire. Aussi, pour que la marche soit possible, il faut que deux aides saisissent le malade par les bras et l'inclinent artificiellement en avant (fig. 159) ou encore qu'un seul aide se place face au malade et le saisisse par les mains pour le tirer vers lui.

Renversement du corps en arrière. — Le malade est debout, les mains sur les hanches : on lui commande de chercher à porter

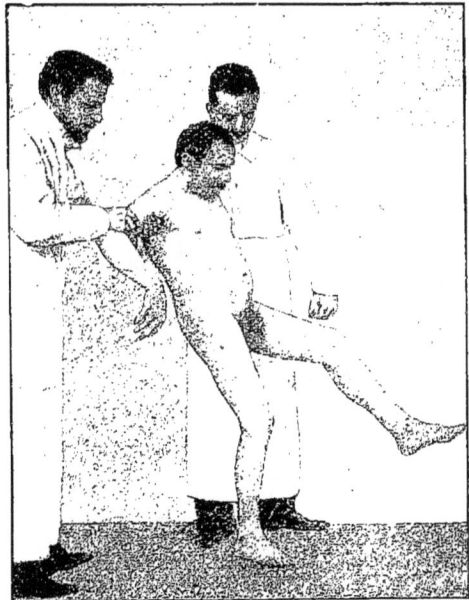

Fig. 159. — Démarche de l'asynergique.
(D'après Babinski) in *Revue Neurologique*.

la tête en arrière et d'incliner le tronc dans le même sens, de façon à former l'arc de cercle (fig. 160). Un individu normal, quand il prend cette attitude, est obligé de fléchir les jambes sur les pieds et les cuisses sur les jambes, et de porter les genoux en avant. Le cérébelleux, au contraire,

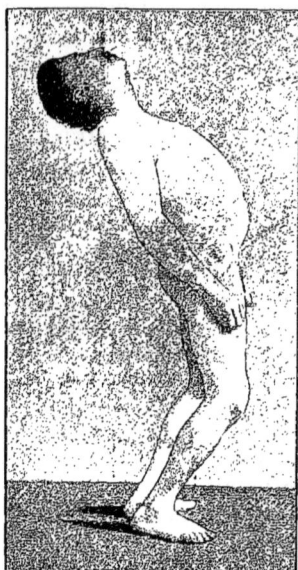

Fig. 160. — Renversement du corps en arrière chez un homme normal (d'après Babinski).

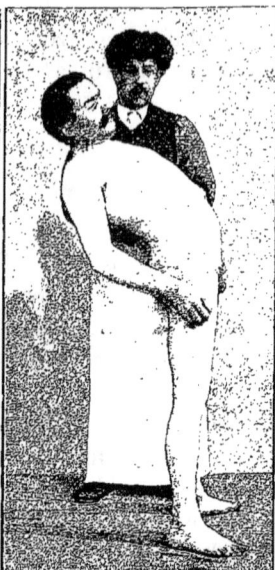

Fig. 161. — Renversement du corps en arrière chez le cérébelleux (d'après Babinski).

gardera ses membres rigides et tombera en arrière avant d'être arrivé à former l'arc de cercle (fig. 161).

Flexion combinée de la cuisse et du tronc. — Le malade est couché à plat sur le dos et croise ses bras sur la poitrine : on lui commande de chercher à s'asseoir sans s'aider de ses mains. Un homme normal le fait assez facilement, et pendant ce mouvement, les talons ne quittent pas le sol ou s'en écartent tout au plus de quelques centimètres (fig. 162).

En effet, la flexion du tronc sur le bassin n'a été possible que parce que le fémur a été immobilisé par une contraction synergique des extenseurs de la cuisse sur le bassin. Chez un cérébelleux, ce mouvement synergique fait défaut; aussi dans l'effort de flexion du tronc sur le bassin, les cuisses ne s'immobilisent plus sur le sol, elles s'élèvent et les talons s'écartent du sol de 40 à 50 centimètres, il y a *flexion combinée de la cuisse et du tronc*, alors que normalement il y a *flexion du tronc et extension de la cuisse*. La flexion complète du tronc sera donc impossible, et les efforts du malade pour s'asseoir seront vains (fig. 163).

Autres exercices permettant de déceler

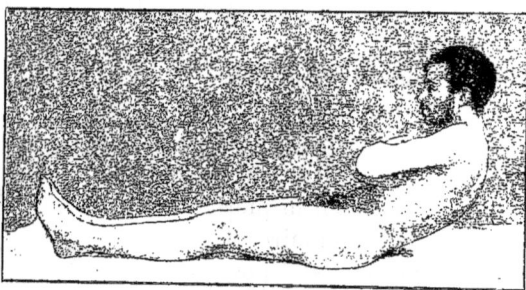

Fig. 162. — Flexion du tronc et extension de la cuisse chez un homme normal (d'après Babinski).

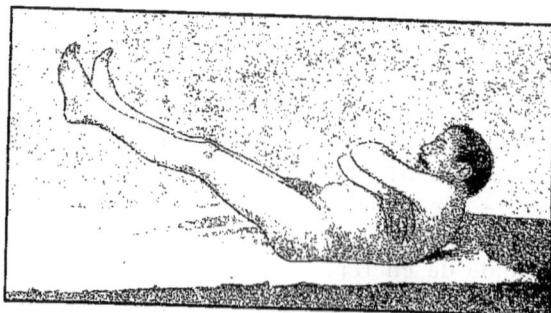

Fig. 163. — Flexion combinée de la cuisse et du tronc chez un cérébelleux (d'après Babinski).

l'asynergie des mouvements. –– *Le malade étant assis*, on lui commande de porter la pointe du pied à 60 centimètres du sol, et à 60 centimètres en avant de son genou. Il commence par fléchir la cuisse sur le bassin, puis étend brusquement la jambe sur la cuisse, et la pointe du pied atteint le but avec brusquerie. Les deux mouvements de flexion de la cuisse et d'extension de la jambe ne se font pas simultanément : il n'y a pas synergie. Si on fait faire au malade le mouvement en sens inverse, il y aura même défaut de simultanéité : la jambe se fléchira d'abord sur la cuisse, et la cuisse ne s'étendra qu'après pour reposer brusquement la plante du pied sur le sol.

Le malade étant couché, on lui commande de fléchir la cuisse sur le bassin et la jambe sur la cuisse et de poser le talon sur le sol le plus près possible de sa fesse ; on lui fait ensuite replacer son membre dans l'extension, et on lui fait répéter le premier mouvement, et ainsi de suite. Chacun des mouvements sera décomposé par le malade ; il y aura défaut de synergie, et quand le talon arrivera à son but ou reviendra à sa position première, il frappera le sol avec brusquerie.

Le malade étant debout devant une chaise, on lui commande de mettre un genou sur le siège ; il fléchit d'abord la jambe sur la cuisse ; le genou planera au-dessus de la chaise avant de s'y reposer.

Valeur séméiologique. — Cet ensemble de mouvements met clairement en évidence, d'après Babinski, l'asynergie musculaire. Il conviendra donc de faire faire aux cérébelleux cet *exercice à la Babinski* comme on fait exécuter aux tabétiques l'exercice à la Fournier. Babinski considère le symptôme comme pathognomonique d'une affection de l'appareil cérébelleux. Il lui reconnaît une valeur séméiologique égale à celle de la titubation et du tremblement. Il serait même disposé à admettre que ces deux derniers symptômes sont des modalités de l'asynergie : la titubation serait un défaut de synergie des muscles qui maintiennent l'équilibre ; le tremblement serait une asynergie de la fonction des muscles antagonistes.

L'asynergie peut exister d'un seul côté du corps : il y a alors *hémiasynergie*. Babinski et Nageotte ont observé des cas où l'hémiasynergie était associée à la latéropulsion. Ces symptômes révèlent une lésion du système cérébelleux (hémisphère, pédoncules, fibres cérébelleuses bulbaires ou protubérantielles) siégeant du même côté qu'eux.

Diagnostic. — Une erreur fondamentale consisterait à mettre sur le compte de l'asynergie un trouble de motilité qui relèverait de la *diminution de la force musculaire*. Aussi on ne pourra apprécier l'asynergie que sur un membre qui sera à peu près complètement respecté par la paralysie. On devra donc s'assurer avant tout de l'intégrité de la force musculaire du membre à examiner.

On pourrait confondre l'asynergie avec *l'incoordination tabétique*. Mais dans l'ataxie, le sens musculaire est perdu et l'occlusion des yeux accentue le trouble des mouvements. Dans l'asynergie, le sens musculaire est conservé et le trouble des mouvements n'est pas modifié par l'occlusion des yeux.

Dans l'ataxie, si l'on étudie *l'équilibre volitionnel statique* (le malade étant debout ou couché les jambes en l'air), ou *l'équilibre volitionnel cinétique* (pendant la marche), on constate dans toutes les positions ou dans tous les mouvements les troubles de l'équilibre et l'ataxie des mouvements. Dans l'asynergie, au contraire, le malade étant debout ou couché les jambes en l'air, a un équilibre parfait, peut-être même meilleur qu'un homme normal ; l'équilibre statique est donc excellent. L'équilibre cinétique au contraire est troublé et se manifeste dans la marche, dans le renversement du corps en arrière, etc., comme nous l'avons montré plus haut.

Enfin, un autre signe différentiel de l'ataxie tabétique et de l'asynergie cérébelleuse nous sera fourni par l'étude de la *diadococinésie* (v. c. m.). La diadococinésie est la possibilité d'exécuter les mouvements successifs tels que ceux de supination et de pronation ; c'est la faculté d'arrêter brusquement le mouvement de supination et de repartir brusquement pour le mouvement de pronation ou inversement. Cette diadococinésie est perdue chez les cérébelleux asynergiques alors qu'elle est conservée chez les tabétiques incoordonnés. O. CROUZON.

ASYSTOLIE. — Pris dans un sens exact, le terme *asystolie*, créé par Beau en 1856, signifierait absence de systole. En réalité on désigne ainsi simplement un affaiblissement de la contraction du myocarde, ou plus exactement une insuffisance de cette contraction relativement au travail à accomplir. Cette insuffisance se manifeste toutes les fois que le muscle faiblit ou qu'un obstacle entrave la circulation sanguine, obstacle tel que le myocarde ne peut le surmonter.

Et même, cette définition, qui ne sert qu'à expliquer le mot *asystolie*, mot vicieux en somme mais consacré par l'usage, n'est pas exacte en clinique. L'asystolie, telle qu'il faut la comprendre, est un état qui n'est pas limité seulement au cœur, mais à tout l'appareil cardio-vasculaire et même à l'ensemble de l'organisme. Cet état consiste essentiellement dans la dilatation permanente des cavités cardiaques, avec stase et augmentation de la pression du sang dans le système veineux. Au point de vue symptomatologique, l'asystolie se caractérise par la tendance aux congestions viscérales, à la cyanose, aux hydropisies.

Il ne faut donc pas confondre l'*asystolie* et l'*insuffisance cardiaque*.

L'*insuffisance cardiaque* est un état du myocarde caractérisé par la diminution de sa *capacité de travail*. Cliniquement, l'état d'insuffisance cardiaque est caractérisé par l'ensemble des troubles fonctionnels et même des accidents qui surviennent quand le cœur, diminué dans son énergie, doit accomplir un travail au-dessus de ses forces. Déterminer le degré d'insuffisance cardiaque, c'est arriver à savoir comment et à quel point la capacité du cœur est diminuée. Ajoutons que l'insuffisance cardiaque est primitive ou secondaire, suivant que le cœur ne présente aucune lésion organique appréciable ou suivant que des lésions, valvulaires ou autres, en gênent préalablement le fonctionnement.

On voit ainsi que l'asystolie et l'insuffisance cardiaque sont deux états différents, mais ayant entre eux des rapports. « L'asystolie est à l'insuffisance cardiaque ce que l'urémie est à l'insuffisance rénale. Il n'y a pas d'asystolie sans insuffisance cardiaque, tandis qu'il y a bien souvent insuffisance cardiaque sans asystolie. » (Pierre Merklen.)

Étiologie. — Les causes de l'asystolie sont multiples ; très judicieusement P. Merklen les a rangées en deux classes distinctes. Les unes agissent directement sur le myocarde ; les autres apportent un obstacle à la circulation sanguine. Dans le premier cas l'asystolie est dite *directe* ; dans le second cas c'est une asystolie *par obstacle*.

1° **L'asystolie directe** peut tenir à une altération fonctionnelle ou organique du myocarde. Asystolie par surmenage cardiaque, asystolie alcoolique, asystolie toxémique, telles sont les principales variétés d'une asystolie due à une dilatation aiguë du cœur par affaiblissement de la fibre cardiaque. Les troubles nerveux (maladie de Basedow, tachycardie paroxystique, compression ou névrite des pneumogastriques) peuvent, quoique rarement, produire une dilatation du cœur et mener à l'asystolie, par inhibition transitoire des centres nerveux modérateurs du cœur.

Le plus souvent l'asystolie directe est la conséquence d'une altération organique du myocarde (myocardites aiguës ou chroniques, dégénérescences). Quelquefois la gêne apportée au fonctionnement du myocarde est la conséquence d'une lésion voisine (péricardites).

2° **L'asystolie par obstacle** résulte de l'augmentation de tension qui existe toujours en amont de l'obstacle ; cette augmentation de tension oblige le cœur à un surcroît de travail ; d'où hypertrophie ou dilatation. Dans le cas de dilatation il y a insuffisance du myocarde et par conséquent asystolie.

L'obstacle est soit cardiaque, soit viscéral, soit périphérique.

L'*obstacle cardiaque* est représenté par l'une ou l'autre des affections valvulaires ; il est vrai que le plus fréquemment c'est le rétrécissement avec ou sans insuffisance de l'orifice mitral qui est en cause ; mais les autres lésions valvulaires peuvent, elles aussi, par un mécanisme indirect, conduire à l'asystolie. (V. Cœur, Aortique, Mitral, etc.).

L'*obstacle viscéral* peut être pulmonaire, hépatique ou rénal. Dans les deux premiers cas, c'est le cœur droit qui se laisse le premier dilater. Toutes les lésions pulmonaires qui gênent le champ de l'hématose, soit d'une façon passagère, soit surtout d'une façon permanente, peuvent créer la dilatation du cœur droit : ainsi agissent les bronchites capillaires, les broncho-pneumonies étendues, et surtout les bronchites chroniques, les scléroses pulmonaires, l'emphysème.

Les affections du foie n'ont qu'une action indirecte ; mais par un mécanisme analogue, un réflexe parti du foie augmente la tension dans la petite circulation et dilate secondairement le ventricule droit ; pour produire l'asystolie dans ces circonstances, il faut des causes adjuvantes sérieuses telles que des altérations préalables du myocarde [V. Tricuspide (Insuffisance)].

L'asystolie d'origine rénale résulte de la diminution ou de la suppression de la sécrétion urinaire : elle est favorisée par les lésions scléreuses du myocarde et par l'augmentation de la tension artérielle.

L'*obstacle périphérique* est représenté par une disproportion entre le contenu et le contenant. Quand existe une pléthore sanguine, la circulation est défectueuse, au même titre que lorsque les vaisseaux ont leur calibre rétréci.

Nombreuses sont donc les causes d'obstacle périphérique, mais parmi elles
une est particulièrement importante : l'artério-sclérose. Dans tous ces cas,
l'augmentation de la tension artérielle est le facteur capital qui fait succomber le cœur tôt ou tard, sous un surcroît de travail.

Ces différentes lésions cardiaques viscérales ou vasculaires sont les causes
réelles de l'asystolie, mais il n'en est pas moins vrai que des circonstances
nombreuses peuvent retarder souvent d'un temps fort long ou, au contraire,
précipiter rapidement les premières manifestations morbides. Il y a en
premier lieu à signaler les susceptibilités individuelles ; tel malade, en effet,
compensera pendant longtemps un trouble circulatoire, tandis qu'un autre
débutera par l'asystolie. Une vie régulière, des habitudes hygiéniques, un
régime alimentaire soigneusement réglé éloignent les accidents graves. Par
contre, le surmenage physique, le travail cérébral, les émotions vives, les
préoccupations, les soucis moraux, les excès alimentaires, les intoxications
prolongées (alcool, café, thé, tabac, etc.) précipitent l'apparition des accès
d'asystolie. Ces facteurs étiologiques multiples et variés sont également
intéressants au point de vue de la physiologie pathologique et de la clinique ; ils commandent la thérapeutique préventive et curative.

La *conséquence anatomique* immédiate de la rupture de l'équilibre circulatoire est la dilatation plus ou moins considérable du cœur et particulièrement du cœur droit ; on a pu même considérer la dilatation du ventricule
droit avec insuffisance tricuspide fonctionnelle comme la lésion de l'asystolie. De ce trouble initial résultent deux phénomènes opposés : le système
artériel ne reçoit plus suffisamment de sang, le système veineux en est
gorgé ; et alors apparaissent comme conséquences forcées de cet état d'asthénie cardio-vasculaire : la stase sanguine dans le système capillaire, l'infiltration du tissu cellulaire, l'œdème chronique ou mieux la congestion
œdémateuse des bases des poumons, les épanchements dans les cavités
séreuses (plèvre, péritoine, péricarde et même arachnoïde), les congestions
viscérales (hépatique, rénale et cérébrale).

Symptômes. — La crise d'asystolie peut apparaître d'emblée et n'être
précédée par aucun avertissement ; elle est alors le résultat d'une cause
intercurrente et accidentelle : fatigue prolongée, excès, bronchite ou
grippe ; dans ces conditions elle est souvent fort grave. Telle est l'*asystolie
aiguë*.

Le plus souvent, elle est précédée par une série de phénomènes spéciaux
(congestion pulmonaire tenace, œdème malléolaire) traduisant déjà le mauvais fonctionnement du cœur, dont l'attaque d'asystolie devient en quelque
sorte le complément. Les phénomènes de congestions veineuses localisées
peuvent persister longtemps avant de s'étendre à la généralisation : ils se
cantonnent dans le poumon ou dans le foie, et ce n'est que plus tard que se
montrent les accidents de l'anasarque. En dehors de ces faits en quelque
sorte objectifs, il faut signaler certaines sensations éprouvées par les
malades, sensations que l'on peut considérer comme des prodromes de la
crise : un état de malaise spécial, des rêvasseries, de la perte de l'appétit,
un peu de somnolence.

Il est possible de dégager, avec P. Merklen, de la multiplicité des accidents de la crise confirmée, un syndrome constant et caractéristique de l'insuffisance et de la dilatation du cœur. Il se compose de trois ordres de signes :

1° La *dyspnée* continue avec exacerbation sous l'influence du décubitus ou de l'effort, dyspnée indiquant la gêne de la petite circulation ; 2° les *modifications du pouls*, qui s'accélère, résultat de l'insuffisance des contractions cardiaques et de l'abaissement de la tension artérielle ; 3° la *diminution des urines* qui traduit la stase veineuse du rein ; 4° l'*augmentation de la matité cardio-hépatique* accusant la dilatation du cœur et la stase dans les veines sus-hépatiques, véritables diverticules de l'oreille droite.

Dans les cas les plus simples, et quand le traitement est précoce, l'asystolie se borne à ce syndrome élémentaire. Huchard donne le nom d'*hyposystolie* à ce premier degré de l'asystolie.

Si les troubles circulatoires persistent et s'aggravent, on voit apparaître les grands accidents de l'asystolie : l'*œdème*, la *cyanose*, le *pouls veineux jugulaire*, l'*insuffisance tricuspide* et enfin les *troubles cérébraux*.

L'*œdème* est en rapport direct et constant avec l'oligurie. Cet œdème débute au niveau des parties déclives (malléoles), puis remonte sur le pied, sur la face interne des jambes et des cuisses, sur le scrotum, et gagne les parois abdominales et le tronc. L'hydropisie envahit alors les séreuses (ascite, hydrothorax). L'œdème est d'abord mou, puis devient dur par induration scléreuse de l'hypoderme ; il est rouge par suite de l'ectasie des capillaires. L'excès de distension amène souvent de petits soulèvements épidermiques suivis d'érosions, portes d'entrée pour les infections érysipélateuses ou lymphangitiques.

On a cru pendant longtemps que l'œdème n'était que la simple conséquence de la rétrostase veineuse ; en réalité, sa genèse est beaucoup plus complexe. P. Merklen a montré en effet que la rétention du chlorure de sodium joue dans la pathogénie de l'œdème cardiaque un rôle semblable à celui constaté par Widal et Lemierre dans l'œdème brightique. Plusieurs faits viennent à l'appui de cette opinion : d'abord l'influence du régime alimentaire ; car il est vrai que le régime lacté agit autant comme diurétique que comme aliment hypochloruré ; en second lieu, la composition et la sérosité de l'œdème, sérosité plus riche en chlorure que le sérum sanguin ; en troisième lieu, la décharge chlorurée qui accompagne la polyurie évacuant l'hydropisie. Il y a donc rétention des chlorures chez les cardiaques en même temps que rétention d'eau. L'hydropisie, favorisée par la stase et l'hypertension dans les capillaires, semble ainsi être créée par la rupture de l'équilibre osmotique entre le sang et le plasma des tissus. Le chlorure de sodium, rejeté dans le tissu cellulaire, y appelle l'eau nécessaire au rétablissement de l'isotonie du sang et de la lymphe. Cette conception, qui éclaire certains points de la pathogénie de l'œdème cardiaque, permet de comprendre l'influence d'un régime déchloruré sur sa disparition.

L'œdème est donc un phénomène complexe relevant de la réplétion veineuse et d'un trouble dans les échanges osmotiques. Les autres symptômes observés sont également produits par plusieurs facteurs.

La *cyanose* ou teinte livide des téguments et des muqueuses, particulièrement des lèvres, n'est pas la conséquence pure et simple de la stase veineuse : elle relève en même temps de l'hyperglobulie luttant contre la gêne de l'hématose, gêne résultant elle-même de l'œdème pulmonaire et de l'état défectueux de la petite circulation.

Quant aux *dilatations veineuses avec pouls des jugulaires*, elles n'apparaissent que lorsque la valvule tricuspide, dilatée par relâchement du cœur droit, devient fonctionnellement insuffisante. En même temps, se montre le *pouls veineux hépatique* et se perçoivent les signes physiques de la dilatation du ventricule droit et de l'insuffisance tricuspide (*déjettement de la pointe en dehors, augmentation transversale de la matité, souffle systolique dans la région xiphoïdienne ou souffle asystolique de Parrot*), etc. [V. TRICUSPIDE (INSUFFISANCE)]. Le *pouls radial* est petit, rapide, ou irrégulier : la *tension artérielle* est très faible (V. ARYTHMIE).

Cet état peut durer ainsi un temps plus ou moins long ; s'il persiste, des *troubles cérébraux* apparaissent : insomnie avec agitation, cauchemars, hallucinations, puis torpeur ; des paralysies transitoires, de l'aphasie ; enfin le coma. C'est à ce moment que se montre un rythme spécial de la respiration, appelé *respiration de Cheyne-Stokes*. Ce symptôme consiste en une série d'inspirations plus ou moins fortes jusqu'à un maximum d'intensité, après lequel elles diminuent progressivement d'étendue et de force et finissent par une suspension, en apparence complète, de la respiration. Les pauses respiratoires de 10 à 40 secondes alternent ainsi avec des périodes de polypnée d'une durée un peu plus longue. Ce phénomène, que l'on avait attribué à l'urémie, semble pouvoir être rattaché à des troubles de la circulation cérébrale sous la double influence de la faiblesse cardiaque et de l'artério-sclérose cérébrale (P. Merklen, Rabé).

Formes. — Suivant la prédominance de la stase sanguine dans tel ou tel organe, on peut décrire différentes variétés d'asystolie. Ces localisations se traduisent par un ensemble de symptômes qui compliquent singulièrement le syndrome asystolique et le masquent parfois. Le malade n'est plus alors un cardiaque, mais un hépatique, un rénal, un pulmonaire, etc.

A) **Asystolie hépatique.** — Hanot a donné ce terme au syndrome traduisant la stase veineuse sus-hépatique à l'exclusion des autres troubles asystoliques. A vrai dire, si ce syndrome peut exister seul, il est fréquemment associé à d'autres. Le cœur droit, qui possède une faculté de distension bien supérieure à celle du cœur gauche, peut rester dilaté et déverse ainsi dans le foie une partie de son contenu ; à la stase primitive font bientôt suite des lésions dégénératives ou facilement inflammatoires, et à la congestion pure et simple succède la cirrhose. Les symptômes sont en premier lieu la tuméfaction douloureuse du foie ; puis l'hypertension portale donne naissance à des troubles digestifs et même à de l'ascite (V. FOIE CARDIAQUE).

B) **Asystolie à prédominance pulmonaire** : *Poumon cardiaque.* — La dyspnée est en général le premier phénomène qui annonce l'insuffisance cardiaque. Dans les lésions du cœur gauche, même suffisamment compensées, il existe toujours un degré plus ou moins marqué de rétrostase dans les veines pulmonaires. Aussi la dyspnée d'effort est-elle le symptôme fonctionnel le plus constant de ces cardiopathies. Lorsque la compensation est moins parfaite, c'est-à-dire lorsque menace l'asystolie, la dyspnée devient continue, causée dès lors par la stase et l'œdème persistants du poumon.

A cette première période purement congestive succèdent des altérations dégénératives et inflammatoires qui constituent le poumon cardiaque, mélange de stase, de sclérose et de bronchite. La dyspnée reste grande ; de plus, une toux fatigante, une abondante expectoration témoignent du catarrhe chronique surajouté.

Comme complications, surviennent souvent des *hémoptysies* ; en général elles consistent en crachats noirs ou ocreux, d'odeur aigrelette ; elles durent de quelques heures à plusieurs jours, elles peuvent même durer des semaines et se reproduire avec une ténacité désespérante. Ces hémorragies tiennent à deux ordres de causes anatomiques : les premières comprennent soit la simple *hémorragie diapédétique*, due surtout à l'augmentation de tension dans les capillaires pulmonaires, soit l'*hémorragie par rupture*, la stase et l'excès de tension amenant à la longue la fragilité des parois vasculaires ; les secondes comprennent les différents *infarctus hémoptoïques* dus le plus souvent à l'oblitération par *embolie*, partie des cavités droites ou plus rarement à une *thrombose* de l'artère pulmonaire (V. Hémoptysies, Embolies).

Enfin on peut observer des crises d'*œdème aigu du poumon*, fluxion active de l'organe, débutant brusquement à la façon d'un accès d'asthme, et s'accompagnant d'une expectoration spumeuse abondante qui menace d'asphyxier le malade [V. Poumon (Œdème)].

Quant aux complications inflammatoires, elles sont singulièrement favorisées par la congestion chronique des poumons. La fréquence des *bronchites*, des *pneumonies*, de la *pleurésie* est donc relativement grande.

C) **Asystolie à prédominance rénale** : *Rein cardiaque*. — Il peut y avoir un rein cardiaque, constitué primitivement par une congestion passive et secondairement par une véritable néphrite, une atrophie cyanotique. Cette question, qui fut longtemps discutée, paraît résolue actuellement.

Rein cardiaque, cœur rénal constituent deux termes opposés de séries d'accidents parallèles. Partir de lésions rénales pour aboutir à l'asystolie par myocardite scléreuse ; mourir urémique par atrophie rénale consécutive à des attaques réitérées d'asystolie ; telles sont les deux séries d'accidents possibles. Les symptômes observés sont d'ailleurs si peu précis qu'il est quelquefois difficile de trancher la question et de déclarer que tel malade est un cardiaque ou un rénal.

La congestion rénale passive se traduit par une diminution considérable des urines ; celles-ci sont denses, rougeâtres plutôt que jaunes, laissant déposer un sédiment uratique abondant, la présence de l'albumine est la règle ; enfin, on a noté dans ces derniers temps la constance de l'hypochlorurie. Une thérapeutique heureuse est-elle instituée, la diurèse se fait abondamment, l'albuminurie cesse, des décharges chlorurées se montrent ; tous ces phénomènes coïncident avec la disparition des œdèmes.

Après plusieurs attaques asystoliques apparaît quelquefois une véritable néphrite avec ses symptômes propres (V. Rein).

D) **Accidents cérébraux** : *Cerveau cardiaque*. — Toutes les névroses peuvent se rencontrer chez les cardiaques, depuis les simples palpitations jusqu'aux paroxysmes convulsifs de l'hystérie, de l'épilepsie et même jusqu'aux vésanies. Mais ces complications ne constituent pas, à proprement parler, le cerveau cardiaque.

Les embolies, si fréquentes dans le rétrécissement mitral, produisant un ramollissement cérébral avec ou sans hémiplégie, ne sont que des complications ne survenant pas uniquement pendant l'état asystolique.

Seules sont des conséquences directes du trouble de la circulation cérébrale par insuffisance cardiaque certains *troubles psychiques* dénommés *folie cardiaque* : insomnie avec agitation, cauchemar, hallucinations de la vue et de l'ouïe, idées mélancoliques. délire de paroles et d'actions, etc.; quelques *accidents paralytiques partiels et transitoires*, parésie faciale, paralysie des membres, aphasie, etc.; enfin la *respiration de Cheyne-Stokes*.

E) **Métrorragies** : *Utérus cardiaque*. — Les métrorragies sont fréquentes dans le cours des cardiopathies, mais elles sont précoces; elles tiennent à un certain degré de congestion utéro-ovarienne. Par contre, elles disparaissent pendant la période asystolique, comme la fluxion physiologique menstruelle. L'état de cachexie de l'asystolique est la seule cause de cette suppression.

Évolution. — Le syndrome asystolique peut apparaître brutalement et durer peu; plus souvent il s'installe progressivement et rétrocède devant une thérapeutique bien dirigée; quelquefois les accalmies sont courtes et les récidives fréquentes; enfin l'asystolie peut être définitive et rebelle à tout traitement.

C'est en se basant sur ces différences dans l'évolution et la durée que P. Merklen distingue : 1º une asystolie aiguë; 2º une asystolie lente et progressive; 5º une asystolie à répétition; 4º une asystolie irréductible.

L'*asystolie aiguë*, désignée quelquefois sous le nom de cœur forcé, ou de dilatation aiguë du cœur, traduit une insuffisance subite du myocarde liée à un obstacle ou au surmenage. Elle s'observe à la suite d'efforts excessifs, d'écarts de régime, de maladie intercurrente telle que la grippe. La grossesse y prédispose singulièrement, et l'asystolie aiguë constitue alors un des accidents dits *gravido-cardiaques*.

L'*asystolie lente et progressive* est la forme commune, elle traduit une insuffisance temporaire du myocarde, dans le cours de cardiopathies, jusque-là bien compensées.

L'*asystolie à répétition* survient sous l'influence de causes d'une excessive banalité, chez des sujets dont les lésions cardiaques sont à peine compensées.

Enfin, l'*asystolie irréductible*, qui peut s'établir d'emblée ou survenir à la suite de plusieurs crises d'asystolie commune, résulte d'une dégénérescence progressive et définitive du myocarde.

De ces différentes variétés se tirent des indications pronostiques spéciales : l'asystolie aiguë, immédiatement grave, peut néanmoins guérir, et la guérison rester durable. L'asystolie lente est susceptible de s'amender, mais les rechutes sont fréquentes, et le passage d'une asystolie banale à une asystolie à répétition est la règle; l'état des viscères, foie et reins surtout, commande le pronostic. Enfin, l'asystolie irréductible aboutit à la cachexie, à moins qu'une thrombose cardiaque ne termine brusquement l'évolution par une syncope; à moins qu'une complication inflammatoire (pneumonie, érysipèle, etc.) n'enlève le malade.

Traitement. — L'asystolie n'étant que l'accident ultime pouvant survenir chez tout porteur d'une tare cardiaque, l'indication principale consiste à favoriser la compensation de cette tare, et par cela même à éloigner l'échéance des accidents asystoliques.

Chez tout cardiaque il faudra donc mettre le cœur en état de surmonter l'obstacle apporté à la circulation; pour arriver à ce but, deux voies doivent être suivies : *diminuer la résistance périphérique, augmenter l'énergie cardiaque*. Ce double but sera atteint presque uniquement par des prescriptions hygiéniques. Le *régime alimentaire* sera très surveillé, on défendra les aliments excitants, les boissons alcooliques, les repas copieux; les aliments riches en toxines seront rigoureusement proscrits; enfin le thé, le café, le tabac devront être supprimés. Par tous ces moyens on abaissera la pléthore sanguine; on empêchera le spasme vasculaire périphérique d'augmenter la tension sanguine. Ainsi sera remplie la première indication.

Pour augmenter l'énergie cardiaque, Oertel a tenté de créer une hypertrophie du myocarde par un exercice méthodique; cette hypertrophie subviendrait aux premières défaillances de la circulation et reculerait le terme de l'asystolie. Pour arriver à ce but, Oertel a institué des *cures de terrains*, où la marche ascensionnelle, minutieusement réglée, favoriserait le jeu de la respiration en obligeant le malade à la gymnastique pulmonaire; elle fortifierait le cœur en augmentant ses contractions et en déterminerait une hypertrophie comparable à celle des autres muscles de l'économie. Cette méthode est dangereuse dans les cas de surmenage cardiaque; elle n'est applicable, d'une façon très modérée, qu'aux malades ne présentant pas de troubles circulatoires notables. Elle a cependant démontré qu'il ne fallait pas immobiliser le cardiaque d'une façon trop absolue, et qu'un exercice, très modéré il est vrai, pouvait lui être utile.

Les *cures thermales* et particulièrement celles qui comportent les bains carbo-gazeux remplissent les deux indications primordiales. Elles sont en effet régulatrices de la contraction vasculaire et tonifiantes pour le myocarde. Cette double action dérive de l'excitation des terminaisons sensitives de la peau par les petites bulles gazeuses, excitation qui est le point de départ de réflexes amenant et la rougeur diffuse des téguments avec chute de la pression artérielle, et un renforcement de la systole cardiaque. Telle est l'action des cures de *Royat, Néris, Salins-Moutiers*.

Ces différents moyens devront être employés pour retarder chez tout cardiaque l'échéance des accidents asystoliques. Lorsque ceux-ci font leur apparition, d'autres indications surgissent.

Cependant, même lorsque le syndrome asystolique est au complet, c'est encore par des prescriptions hygiéniques qu'il faut commencer le traitement; le traitement purement hygiénique prépare, en effet, et rend plus prompte et plus efficace la triple action diurétique, cardio-tonique et cardio-modératrice de la digitale.

Le *repos*, et même le repos au lit, suffit très souvent dans le cas d'hyposystolie, pour rendre le travail du cœur plus efficace et plus régulier; la tension artérielle augmente, et une diurèse abondante se produit.

Cette diurèse est, de plus, facilitée par le *régime* particulier que l'on fera suivre aux malades. Jadis, on prescrivait uniquement le laitage sous toutes ses formes : régime lacté partiel dans les cas bénins, régime lacté exclusif, au moins pendant quelques jours, dans les cas graves. Évidemment, le lait, par son action diurétique, diminue la pléthore sanguine et facilite ainsi l'action du cœur, mais il agit également en tant qu'aliment faiblement chloruré (2 gr. 25 par litre en moyenne de chlorure de sodium). On pourra donc remplacer ce lait, dans certains cas, en partie ou en totalité, par des aliments totalement déchlorurés (pain déchloruré, viande, pommes de terre ou légumes préparés sans sel, beurre, un litre de tisane et même 30 centil. de vin). Sous l'influence de ce régime, la déchloruration se fait plus ou moins rapidement; la résorption des œdèmes s'accomplit, la quantité des urines s'élève et parallèlement le poids baisse. La déchloruration, en supprimant l'hydratation des tissus, diminue par cela même le travail du cœur et détermine la rétrocession des phénomènes asystoliques. Ces faits reçoivent une confirmation éclatante, par le retour d'accidents asystoliques, malgré le repos au lit, en dehors de tout mouvement, en dehors de toute action médicamenteuse, sous l'influence exclusive d'un simple écart de régime, d'ingestion d'aliment trop chloruré. Vaquez et Digne ont récemment publié des observations particulièrement probantes de ces asystolies dont la pathogénie était jusqu'ici mal interprétée.

Pendant l'application de ce régime, il est de toute nécessité de veiller à la régularité des fonctions intestinales et de combattre la constipation par des laxatifs fréquemment répétés. Toujours, avant d'instituer le traitement médicamenteux, il faudra tenter de dégorger le système veineux abdominal par l'administration d'un *purgatif drastique*, de l'eau-de-vie allemande par exemple à la dose de 10 à 20 gr. Par ce moyen indirect on favorisera encore la diurèse.

Lorsque les accidents asystoliques sont récents, ces simples prescriptions suffisent le plus souvent pour régulariser la circulation. Au bout de quelques jours tout rentre dans l'ordre, la lésion est de nouveau compensée. Si au contraire les accidents sont anciens et tenaces, si l'hydropisie est notable, peut-être faudra-t-il encore essayer d'autres moyens avant d'obtenir de la digitale son plein effet. Les *mouchetures*, les *ponctions*, les *incisions* furent conseillées; elles sont très dangereuses. Malgré les soins antiseptiques les plus minutieux, elles sont le point de départ de lymphangites ou d'érysipèles qui mettent la vie du malade en danger.

Enfin, s'il existe des épanchements dans les séreuses (*ascite, pleurésie*), il est souvent utile de les évacuer, avant de pouvoir obtenir un résultat important par les cardiotoniques. P. Merklen a en effet montré que lorsque l'hydropisie est établie à demeure, avec épanchements notables dans les séreuses, la digitale ralentit le cœur sans produire la diurèse, d'où l'augmentation de sa dilatation et de la rétrostase, de la cyanose asphyxique et quelquefois production d'un coma transitoire. Tout autres sont les résultats obtenus lorsqu'avant de chercher à tonifier le cœur on a eu soin de diminuer l'obstacle périphérique.

Toutes ces indications étant remplies, commence le rôle des cardiotoniques. Le plus actif est la *digitale*. Dans l'emploi de la digitale il ne faut jamais oublier que c'est un médicament à effets cumulateurs; les petites quantités, répétées quotidiennement, s'ajoutent les unes aux autres et finissent par faire éclater, d'une manière rapide et inopinée, des accidents souvent irrémédiables d'intoxication. Il faut donc prescrire la digitale à dose massive pendant quelques jours, et n'en répéter l'emploi qu'après l'élimination totale du médicament, c'est-à-dire après dix, quinze ou vingt jours.

La macération a joui pendant longtemps d'une grande vogue, elle était réputée la meilleure préparation sous laquelle il fallait administrer ce médicament. Cependant la plante possède des propriétés fort variables, suivant les pays où elle est récoltée, suivant le moment de la récolte, suivant la hauteur où se trouvent implantées sur la tige les feuilles recueillies, suivant le plus ou moins grand nombre de nervures que possèdent ces feuilles. Maintenant que nous possédons un produit toujours invariable et identique à lui-même, la *digitaline cristallisée*, il est donc naturel de voir l'ancienne macération déchoir de l'estime en laquelle elle était tenue.

Cette digitaline cristallisée sera prescrite en solution au 1000e; 50 gouttes de cette solution représentent 1 milligr. de digitaline cristallisée. Le malade étant préparé, par le repos, par le régime, par un purgatif drastique, on peut donner en une fois, ce qui se fait d'ailleurs rarement, 40 à 50 gouttes de cette solution.

Le plus souvent, on donne ces 40 ou 50 gouttes en deux, trois ou quatre jours : le premier jour 20 ou 30 gouttes, 10 les jours suivants. Ces 40 ou 50 gouttes mettent environ cinq à huit jours pour s'éliminer complètement. Si donc on rendait de la digitaline trop tôt on exposerait le malade à des accidents toxiques, annoncés d'ailleurs par des troubles arythmiques (pouls bigéminé, rythme couplé), un état nauséeux et même quelquefois du délire. Une erreur assez souvent commise doit être évitée : après l'administration trop prolongée de la digitale ne pas méconnaître la cause toxique de l'arythmie, et pour combattre cette arythmie digitalique ne pas prescrire de nouvelles doses.

Ces hautes doses (40 à 50 gouttes) s'emploient surtout dans les asystolies à répétition, dont les atteintes sont séparées par des périodes plus ou moins longues de compensation. Chaque atteinte guérit rapidement par l'administration de ces 40 à 50 gouttes de digitaline, administration précédée de repos et de diète.

Quand l'asystolie est devenue irréductible d'autres modes d'emploi de la digitaline sont indiqués. En général, outre les conditions de repos et de diététique toujours nécessaires, la dose médicamenteuse sera subordonnée au degré d'altération de la fibre cardiaque. Plus celle-ci sera avancée, plus la dose sera faible (Huchard). Ainsi, quand les troubles asystoliques sont anciens, il convient soit de donner X gouttes pendant quatre à cinq jours, de cesser dix jours, puis de recommencer, soit de donner des doses encore plus faibles, mais continuées plus longtemps, V gouttes, par exemple, pendant dix jours, interrompre dix à quinze jours, reprendre dix jours, et ainsi deux à trois mois de suite. On peut même diminuer les intervalles et prolonger les doses : V gouttes dix jours, interrompre quatre à cinq, reprendre dix jours, et ainsi de suite, souvent pendant trois mois. Il semble en effet, que tout cœur qui s'est dilaté ait besoin de l'imprégnation digitalique pendant plusieurs mois. A ces doses faibles, et avec des intervalles de quelques jours permettant l'élimination, aucun risque d'intoxication n'est à redouter.

D'une façon générale, administrée aux sujets affectés de maladie du cœur, la digitale ralentit le pouls, le régularise, en égalise les pulsations, le rend plus fort; en même temps elle produit une diurése plus ou moins abondante, dissipe les œdèmes et, par suite, apporte un amendement considérable aux symptômes de l'asystolie. Par contre, les symptômes d'intoxication sont l'accélération du pouls, l'arythmie, la diminution des urines et en outre des vomissements, de la diarrhée, du délire.

Il faut savoir que la digitale agit à la fois sur le cœur et sur les vaisseaux. Pour le cœur, son action s'exerce en partie directement sur le myocarde, en partie indirectement et par l'intermédiaire de l'appareil nerveux qui l'anime, c'est-à-dire du grand sympathique qui est excitateur de ses mouvements, et du pneumogastrique qui en est le régulateur. Sur les parois des petits vaisseaux, la digitale agit d'une façon assez analogue à ce qu'elle fait sur le cœur; car elle augmente la contractilité, par impression directe sur la paroi vasculaire d'une part, et de l'autre par l'intermédiaire du système nerveux.

En résumé, sous l'influence de doses thérapeutiques de digitale, le cœur, dont les mouvements sont ralentis et par conséquent les diastoles allongées par l'excitation du pneumogastrique, reçoit plus de sang et le projette dans le système artériel avec plus de force, stimulé qu'il est en outre par l'action activée du sympathique et par celle que la digitale exerce directement sur son myocarde; de plus, les capillaires, provoqués par l'action de la digitale sur leurs parois et leur système nerveux, entrent en lutte avec l'activité augmentée du cœur; l'avantage est ordinairement à celui-ci et, en fin de compte, la tension artérielle et la vitesse de la circulation augmentent, une plus grande quantité de sang traverse le système sanguin dans un temps donné. Cette augmentation de la vitesse du courant sanguin favorise l'endosmose et fait ainsi rentrer dans le torrent circulatoire le liquide infiltré dans les espaces lymphatiques, liquide de l'œdème, et le porte au rein qui, pourvu qu'il soit suffisant, l'élimine proportionnellement à ce qui lui en est livré. Ainsi s'explique la diurèse, souvent si considérable, qui indique en quelque sorte que la digitale agit suivant le mode cherché.

Si les doses de digitale ont été augmentées ou accumulées dans une trop forte mesure, l'action du pneumogastrique s'épuise, le cœur livré à celle du grand sympathique accélère ses mouvements, mais parvient à peine, avec ses ondées réduites, à vaincre la résistance exagérée des capillaires. Le courant sanguin se ralentit, la diurèse cesse; les symptômes d'intoxication ne tardent pas à apparaître.

On voit donc quel puissant médicament est la digitale, mais aussi combien elle peut devenir redoutable quand la dose en est exagérée.

Non seulement l'action de la digitale est intense, mais elle est en outre très persistante et se continue le plus souvent longtemps encore après que l'usage du médicament a été suspendu. C'est un avantage; mais c'est aussi un danger; car, si l'on continue l'emploi quotidien du remède, l'action de chaque dose s'ajoutant à l'action persistante des doses précédentes peut s'exalter au point de devenir toxique.

Cependant il est souvent nécessaire de soutenir le cœur et de régulariser la circulation d'une façon prolongée. Après les quelques jours pendant lesquels la digitale aura produit tout l'effet que l'on peut attendre, il faudra recourir à un autre médicament cardiaque, à un de ceux que l'on désigne, improprement d'ailleurs, sous le nom de *succédanés de la digitale*.

Le *strophantus* est un tonique du myocarde, il détermine de plus une légère contraction vasculaire; le résultat de ces deux actions est une hypertension artérielle. L'influence du strophantus sur le cœur est donc fort semblable à celle qu'exerce la digitale; administré à des sujets atteints de maladie organique du cœur, le strophantus atténue ou fait disparaître les palpitations, ralentit le pouls, exerce une action sédative sur les phénomènes de dyspnée, d'oppression et d'angoisse précordiale, augmente la quantité des urines et dissipe les œdèmes. Malheureusement son innocuité n'est pas complète; il y a eu des accidents chez les sujets auxquels on l'a administré : irrégularité des mouvements du cœur, tremblements, syncope; de plus, le strophantus n'est pas toujours comparable à lui-même, il a une activité très variable, tantôt nulle, tantôt trop forte. Il doit donc être manié avec prudence, et la préparation la plus usuelle est un extrait préparé sous forme de granules d'un milligramme; la dose varie de deux à quatre granules par jour. Bien qu'il n'y ait aucun indice d'accumulation, contrairement à ce qui se passe dans l'administration de la digitale, il est bon de suspendre l'usage du médicament aussitôt qu'il a produit tous ses effets utiles. On peut le reprendre après quelques jours de repos.

La *strophantine* a été préconisée pendant ces derniers temps. Vaquez et Lecomte ont fait une communication sur les injections intra-veineuses de strophantine dans le traitement de l'insuffisance cardiaque. Deux cas de myocardite subaiguë, sans lésion rénale, arrivée au dernier degré de l'asystolie, ont été traités par des injections intra-veineuses de un demi à un milligramme de strophantine avec un résultat merveilleux. Toutefois l'emploi de la strophantine est loin d'être sans danger; quelques auteurs ont même rapporté des cas de mort subite. Pour éviter les accidents, il faut savoir que la dose maniable de la strophantine est très étroite, elle va de un demi-milligramme à un milligramme; on commencera donc par des doses de un demi-milligramme tous les deux jours pour arriver à la dose de un milligramme lorsque la tolérance du malade est établie. La voie intra-veineuse est la seule à employer, les injections sous-cutanées étant très douloureuses et l'administration par la bouche très infidèle. Enfin, il ne convient de donner cette strophantine, médicament efficace, mais très dangereux, que dans les cas où les autres médicaments cardiaques ont échoué. Et surtout il faut la réserver aux cas où l'insuffisance cardiaque n'est pas liée à une lésion concomitante du rein.

Asystolie.

La *caféine* ralentit les battements du cœur, les régularise et augmente leur énergie; son action directe sur le muscle cardiaque paraît prédominante. Quant à la diurèse qu'elle provoque également, fort indépendante des changements de la pression artérielle, elle se rattache à l'action du médicament directement sur le rein. Il y a lieu de recourir de préférence à la caféine quand on peut craindre que le myocarde, par suite d'un affaiblissement extrême ou d'une altération profonde de son tissu, soit incapable de répondre suffisamment à une sollicitation de la digitale et qu'il ne fléchisse dans ses luttes avec la résistance périphérique. Il y a lieu d'y recourir encore lorsque des accidents graves d'asystolie requièrent une action immédiate. La dose moyenne à laquelle il faut l'employer est de 0 gr. 60 à 1 gr. 50, en potion. Additionnée de benzoate de soude ou de salicylate de soude, la caféine devient assez soluble pour donner des solutions concentrées que l'on peut injecter par voie hypodermique. Les effets sont plus sûrs et plus rapides; les doses doivent être moins élevées, elles sont de 0 gr. 25 à 0 gr. 50. L'emploi de la caféine ne peut être prolongé par crainte de l'excitation qu'elle produit fréquemment.

La *théobromine* est douée d'une certaine action cardiotonique et possède une action diurétique très accusée. Il est bon de l'administrer, d'une manière habituelle, dans l'intervalle des cures espacées digitaliques. L'emploi combiné de ces deux médicaments, digitale et théobromine, suffit pour maintenir, chez certains malades, une rémission qui équivaut à une guérison relative; une bonne hygiène aidant, elle permet même, dans quelques cas, la guérison. La théobromine s'emploie à des doses variant de 1 à 2 gr. en cachets de 0 gr. 50. A hautes doses elle peut déterminer des nausées, des vomissements et surtout de la céphalalgie.

Les autres médicaments ont une action beaucoup moindre et beaucoup moins constante que les précédents.

La *spartéine* est un cardiotonique faible et un médiocre diurétique. Ce médicament peut rendre des services quand les précédents ont échoué ou ont épuisé leur action. Le sulfate de spartéine est la forme préférée. La dose journalière est de 0 gr. 10, qu'il convient de répartir dans les 24 heures afin de maintenir son action qui est assez passagère.

L'*extrait de muguet* ou *convallaria maialis* est un léger tonique de myocarde, faiblement et inconstamment diurétique. On l'emploie à la dose de 1 ou de 2 gr. d'extrait aqueux.

Enfin il suffit de mentionner l'*adonis vernalis*, la *coronille*, le *cereus grandiflora*, l'*apocynum cannabicum*, le *laurier-rose*, le *prunus virginiana*, le *prunus spinosa*, le *chlorure de baryum* dont l'action cardiaque et diurétique est infidèle et même parfois douteuse.

Ces divers médicaments ont pour effets principaux de réveiller l'énergie du cœur, d'en ralentir et d'en régulariser les battements, de faciliter la circulation en tonifiant les vaisseaux, enfin de favoriser la diurèse chez les sujets affectés d'œdème. L'ensemble de ces propriétés se trouve réuni au plus haut degré dans la digitale qui est, par suite, le meilleur et le plus sûr des médicaments cardiaques. Mais un jour viendra presque toujours où sera épuisée l'aptitude de l'économie à lui répondre ou à le tolérer. C'est alors qu'il sera précieux de recourir à l'un ou l'autre des autres cardiotoniques. Il y a même des cas où l'on se trouvera bien de les associer, si l'effet d'un seul est insuffisant. C'est ainsi que la théobromine produit son maximum d'effet quand on l'administre après la digitale.

Quand les médicaments cessent d'être efficaces, ou quand ils ne sont plus tolérés, la thérapeutique peut encore mettre en œuvre une série d'agents physiques qui sont, en somme, de véritables cardiotoniques pouvant remplacer ou renforcer l'action de la digitale.

Ces *agents physiques* sont les bains et le massage, les exercices musculaires. Ces divers moyens ont tous pour résultat de régulariser et de relever le pouls, de renforcer l'énergie des contractions cardiaques, de diminuer la dyspnée en améliorant la respiration, d'augmenter la diurèse.

Les *bains médicamenteux* sont chlorurés ou carbo-gazeux; ils produisent la rubéfaction de la peau par la dilatation du réseau vasculaire superficiel, et diminue ainsi le travail du cœur; ils excitent le cœur par action dynamogène sur le système nerveux.

Le *massage* agit d'une manière analogue. Le massage de la région précordiale produit par action réflexe la rétraction du myocarde; ce massage se fait par tapotements légers de la région précordiale. Sous l'influence de ce massage, la matité cardiaque se réduit, le pouls se ralentit, la tension artérielle se relève; la respiration s'améliore. Ces effets persistent plusieurs heures.

Les *exercices musculaires* consistent surtout en mouvements passifs, en gymnastique dite de résistance qui comporte des mouvements mécaniques exécutés méthodiquement par le malade et auxquels un aide oppose une résistance modérée et progressive. Ces exercices provoquent une vasodilatation périphérique et entraînent le cœur.

Dans l'application de ces moyens physiques, il faut certes tenir compte de l'excitabilité des malades et des réactions qui se produisent après les premiers et prudents essais. Ils sont même nuisibles et peuvent être dangereux quand le cœur est très faible et très dilaté, ce qui se traduit par l'extrême fréquence et la petitesse de ses contractions, par les grandes dimensions de sa matité et par son irréductibilité sous l'influence des médicaments cardiotoniques.

Grâce à ce traitement, hygiénique, médicamenteux et physique, l'équilibre circulatoire peut se rétablir, mais cet équilibre restera précaire; sous l'influence du moindre effort, du plus petit écart de régime, les accidents pourront reparaître. L'asystolie à répétition conduira ainsi le malade à la cachexie cardiaque, pendant laquelle on devra se contenter de soutenir le malade par des toniques. La caféine et la théobromine seront alors les seuls médicaments encore utiles et inoffensifs.   *E. DE MASSARY.*

TAXIE HÉRÉDITAIRE. — V. Friedreich (Maladie de).

TAXIE HÉRÉDO-CÉRÉBELLEUSE. — V. Cervelet.

TAXIE LOCOMOTRICE. — V. Tabes.

ATHÉROME. — **Étiologie**. — On appliquait primitivement le mot d'athérome à la bouillie graisseuse des kystes sébacés. On appelle plus souvent aujourd'hui de ce nom la bouillie graisseuse analogue qu'on trouve disséminée en petits foyers à la face profonde de l'endartère dans l'artérite chronique. Par extension, le mot athérome a servi à désigner l'artérite chronique elle-même. L'avantage de ce terme, inexact mais consacré par l'usage, est de distinguer l'artérite chronique de l'artérite aiguë.

L'artérite chronique diffère, en effet, de l'artérite aiguë par ses causes, ses lésions et sa pathogénie.

L'athérome artériel est le résultat de toxi-infections, d'intoxications ou d'auto-intoxications lentes, prolongées et souvent multiples. Aussi est-il rare dans l'enfance et même dans la première partie de l'âge adulte; il est assez fréquent après 40 ans, et presque constant dans la vieillesse. Il est plus rare et moins marqué chez la femme.

L'athérome appartient essentiellement au *rhumatisme chronique*, au *saturnisme*, à la *goutte* et au *diabète*, affections (surtout ces dernières) dans lesquelles la pression artérielle est particulièrement élevée. On attribue encore l'athérome au surmenage physique ou intellectuel, aux préoccupations ou émotions répétées qui, comme tout effort, augmentent la pression. Il en est de même de l'abus de la bonne chère. Au même titre, l'alcoolisme ou le tabagisme interviennent sans doute. Toutes les infections, depuis la *syphilis* jusqu'à la tuberculose, à la condition d'agir faiblement et avec persistance, sont capables de concourir à la production de l'artérite chronique.

Celle-ci n'est donc pas exclusivement le résultat direct de l'infection, mais aussi de l'intoxication chronique. Les lésions consécutives à l'artérite aiguë peuvent être identiques à l'athérome-lésion; mais la maladie qualifiée d'athérome artériel plus ou moins généralisé est essentiellement chronique et d'emblée chronique. Il n'est pas besoin, pour l'expliquer, d'invoquer l'existence antérieure d'une période aiguë, qu'on ne retrouve pas ailleurs dans l'histoire des malades.

L'aorte, aussi bien l'aorte abdominale que la crosse de l'aorte, les coronaires, la splénique, la fémorale, les artères de la base du crâne sont les artères les plus prédisposées à l'athérome. Mais c'est à la radiale qu'il est le plus facilement appréciable. Les lésions sont quelquefois symétriques et prédominent habituellement aux bifurcations vasculaires. Elles ne sont pas toujours généralisées à un grand nombre d'artères. Les artères viscérales peuvent être atteintes indépendamment des artères périphériques ou inversement. Il semble que la lésion se localise de préférence là où le courant sanguin vient traumatiser la paroi et dans les artères soumises, par excès de la fonction correspondante, au surmenage.

Anatomie et physiologie pathologiques. — Ce qui caractérise l'artérite chronique, c'est que la partie la plus superficielle de la tunique interne reste intacte de thrombose, du moins d'abord, et que, dès le début, il existe de la dégénérescence graisseuse. La bouillie athéromateuse, disséminée par petits foyers contre la lame élastique (fig. 164), se compose de cellules en dégénérescence graisseuse, de granulations graisseuses libres, de cristaux d'acide gras, de cholestérine. Il y a, en même temps, infiltration cellulaire au pourtour, avec sclérose consécutive ou primitive.

La substance fibrillaire conjonctive, chondroïde et aréolaire, dans laquelle sont disséminés les îlots d'athérome, s'infiltre à la longue de sels calcaires. Les plaques rigides et friables qui en résultent caractérisent le degré le plus avancé de l'athérome. L'artère, parquetée de ces plaques, séparées par des fentes ou quelquefois imbriquées, a perdu alors toute élasticité. Sous l'influence de la poussée sanguine il s'est fait une dilatation irrégulière du vais-

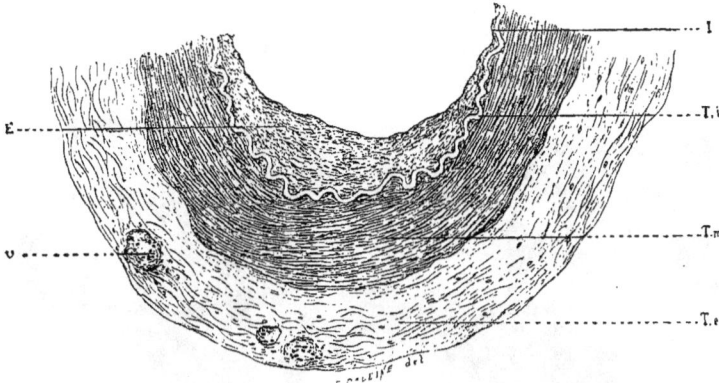

Fig. 164. — Athérome (artère radiale) au début (figure empruntée à OEttinger).
1. tunique interne. — E. épaississement de la tun. int. — Ti, lame élastique int. — Tm, tun. moy
Te, tun. ext. — U, vasa vasorum atteint d'endartérite.

seau, qui reste bosselé et sinueux. Les fissures, les ulcérations d'où s'échappent l'athérome, les aspérités des plaques calcaires sont autant de provocations à la thrombose ou à l'embolie.

Les conséquences de ces altérations sont, pour la circulation générale, une augmentation de pression et une hypertrophie du cœur, et, pour la circulation locale, une diminution fonctionnelle ou méiopragie. La circulation devient moins active par défaut d'élasticité artérielle.

L'endocardite chronique scléreuse (avec ou sans plaques ossiformes des vieillards) est l'équivalent de l'athérome artériel.

L'artérite chronique des grosses et des moyennes artères est associée ou non à l'artério-sclérose, dénomination réservée tant à la sclérose des moyennes et des petites artères qu'à la sclérose des capillaires et des viscères correspondants (V. Artério-sclérose). A la sclérose artérielle s'associe alors un certain degré d'hyperplasie des éléments musculaires ou élastiques.

L'athérome semble être le résultat du surmenage fonctionnel ou de l'usure de la vie soumise à la toxi-infection chronique. Comment agit celle-ci? Par l'intermédiaire des vasa vasorum ou par contact avec la membrane interne? Une théorie récemment émise et fondée sur l'expérimentation voit dans l'athérome la conséquence d'une auto-intoxication par la sécrétion surrénale. A la suractivité des glandes surrénales tiendrait l'hypertension artérielle. Peut-être cette suractivité elle-même aurait-elle sa raison d'être dans le besoin de remédier aux influences déprimantes, causes d'hypotension, telles que : infection, fatigue, etc., et dans la nécessité de l'effort.

Quoi qu'il en soit, l'injection répétée d'adrénaline au lapin dans les veines a produit, en quelques semaines, l'athérome aortique sans sclérose viscérale.

Symptômes. — Les variétés cliniques de l'athérome artériel dependent avant tout de sa localisation ; c'est en ce sens qu'on peut l'opposer cliniquement à l'artério-sclérose qui représente tout un ensemble de troubles cardio-vasculaires. Ainsi on rencontre un athérome très accentué avec peu de troubles généraux ; et inversement des troubles cardio-vasculaires graves avec peu d'athérome. Il y a lieu de décrire l'athérome périphérique et l'athérome viscéral.

A) **Athérome périphérique.** — C'est à la *radiale* qu'on le recherche d'abord. On trouvera l'artère dure et plus ou moins sinueuse ; on sent, lorsque l'altération est plus avancée, des indurations par place, ou même des anneaux

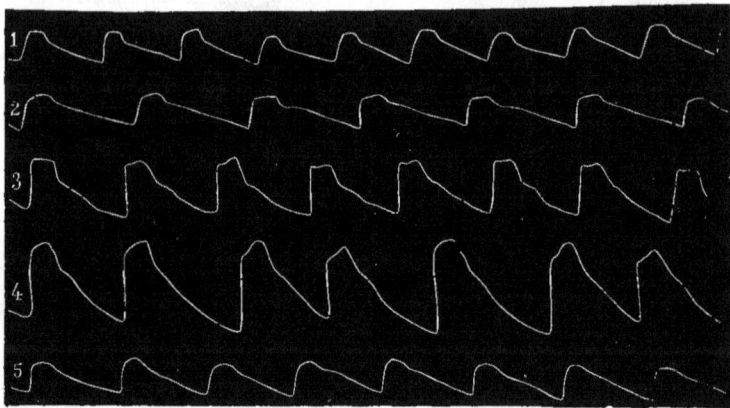

Fig. 165. — Sphygmogrammes recueillis sur des vieillards (tracés empruntés à Wertheimer).

de consistance pierreuse ; enfin, lorsque la calcification est complète, le vaisseau donne la sensation d'un tuyau de pipe qui glisserait sous la peau.

Athérome radial et pouls de l'athéromateux. — Le pouls athéromateux est également dur et résistant : c'est un pouls maintenu. La diastole artérielle est brusque, mais sans ampleur, et se prolonge ; ou, du moins, un certain temps s'écoule entre le moment où l'artère entre en distension et celui où elle s'affaisse. La prolongation de la diastole apparaît sur le tracé sphygmographique sous la forme d'un plateau. Lorsque l'artère a été un certain temps distendue, elle s'affaisse lentement, et la ligne de descente du tracé est oblique. Tels sont les caractères du pouls, exploré sur l'artère radiale athéromateuse (fig. 165).

Chez l'athéromateux, présentant des altérations cardio-aortiques et vasculaires viscérales, le pouls est également modifié *en dehors de tout athérome radial*. L'ampleur du pouls correspond alors à l'hypertrophie du cœur et sera plus appréciable si la radiale est elle-même peu touchée. Le pouls est dépressible si les valvules aortiques sont insuffisantes.

La tension du pouls tantôt reflète l'hypertension artérielle générale, qui, sans être excessive, arrive, chez certains sujets, aux environs de 20 ; tantôt est modérée ou même au-dessous de la normale. C'est-à-dire qu'il n'y a aucun rapport nécessaire entre la lésion dégénérative qu'est l'athérome et la réaction défensive qu'est l'hypertension.

Enfin d'autres lésions valvulaires possibles viennent modifier l'allure de la pulsation. Ainsi avec un rétrécissement aortique, la pulsation elle-même atteint lentement son maximum, le pouls est petit, et il n'y a pas de plateau, s'il n'y a pas d'athérome généralisé.

Il arrive fréquemment que le pouls est ralenti dans son rythme, soit par suite de l'hypertension, soit qu'il existe un véritable « pouls lent », de causes diverses, soit par lésion du faisceau de His, soit par urémie, etc.

Athérome fémoral et iliaque. Claudication intermittente. — La *fémorale* est moins fréquemment explorée. On aurait observé un double souffle crural chez certains athéromateux en l'absence d'insuffisance aortique, cause ordinaire de ce souffle.

C'est à l'athérome de la fémorale et de l'iliaque primitive ou externe (ou de leurs branches) que se rattache le phénomène de la *claudication intermittente*. Le malade qui en est atteint remarque que, n'éprouvant rien d'anormal au repos, il lui suffit de marcher quelques minutes pour provoquer une douleur qui le prend au mollet, au pied ou à la cuisse, d'un seul côté en général, et qui augmente, s'il persiste à marcher. Il se met alors à boiter; il ressent de la faiblesse et des fourmillements, et une sensation de froid ou de chaud au pied; la douleur s'accompagne d'une crampe très pénible qui le force à s'arrêter.

Si on examine alors le membre inférieur on le trouve cyanosé, froid et plus ou moins insensible, du moins à l'extrémité.

On a pu constater, dans certains cas, que les battements de la tibiale postérieure ou de la pédieuse étaient devenus imperceptibles.

L'accès de claudication intermittente est l'équivalent d'une paralysie ischémique, également possible au membre supérieur. En ces derniers cas on a signalé un syndrome équivalent à la crampe des écrivains. L'artère nourricière athéromateuse est devenue insuffisante pour assurer la fonction, qui est le plus souvent en l'espèce une marche prolongée ou rapide, surtout si, à l'athérome, se surajoute l'angiospasme, à la faveur de la neurasthénie, du tabagisme, du brightisme ou simplement du nervosisme inhérent à la diathèse neuro-arthritique.

On a vu la claudication intermittente précéder de plusieurs mois ou de plusieurs années la *gangrène spontanée* chez les athéromateux (vieillards, diabétiques, syphilitiques, etc.); on l'a vue aussi dans l'*artérite syphilitique subaiguë* (V. ARTÉRITE). Elle a été signalée comme prodrome immédiat de l'oblitération par thrombose de l'aorte abdominale.

La crise n'est parfois qu'ébauchée, et tout se borne à une douleur ou à des fourmillements douloureux provoqués par la marche. La claudication intermittente est à distinguer des accès de dysbasie dues à l'artérite médullaire : c'est toute autre chose.

A la claudication intermittente se rattache la *méralgie paresthésique* intermittente par athérome compliqué d'angiospasme (V. MÉRALGIE PARESTHÉSIQUE).

L'anévrisme poplité n'est qu'une conséquence de l'athérome sur une artère particulièrement favorable au développement de l'anévrisme.

Il est de coutume de tenir compte dans l'appréciation de l'athérome périphérique des sinuosités et de l'intensité des battements de la *temporale*.

Autres signes périphériques. — Enfin le *gérontoxon* ou arc sénile de la cornée est un équivalent de l'athérome artériel. C'est une bandelette blanchâtre ou jaunâtre qui encadre en croissant la demi-circonférence supérieure ou inférieure de la cornée, ou bien en fait le tour complet. Il s'agit, comme dans l'athérome, de dégénérescence graisseuse.

Les athéromateux sont souvent *variqueux* : à la sclérose artérielle s'est associée la sclérose des veines. Ils offrent fréquemment des *troubles trophiques* aux extrémités : les ongles sont hypertrophiés, cannelés et cassants ; la peau est sèche, amincie ; l'hallux valgus bilatéral est fréquent, même sans autre localisation de rhumatisme chronique ; l'hypothermie locale est habituelle ; l'atrophie musculaire possible.

Pour expliquer ces troubles trophiques, il faut faire une part à la névrite aussi bien qu'à l'artérite et même à la phlébite ; exemple : la sciatique d'origine variqueuse. Il en est de même pour les *douleurs*. Celles-ci ne seraient pas toujours d'origine purement névritique ; et, puisque l'athérome est une artérite chronique à poussées successives et frustes, peut-être faut-il attribuer à l'artérite elle-même certaines douleurs qu'éprouvent les athéromateux, soit dans les côtes (artérite intercostale), soit aux reins (aortite abdominale), soit au cou (carotidite), soit au dos (aortite thoracique), soit aux membres supérieurs ou inférieurs, vers la face interne, soit aux jarrets, soit aux extrémités, surtout pendant le mouvement.

B) **Athérome viscéral.** — 1° *Période préoblitérante.* — A la période *préoblitérante*, l'athérome viscéral est encore plus difficile à reconnaître que l'athérome périphérique. Dans les deux cas, la lésion peut être unique, c'est-à-dire localisée sur un seul point, ou associée à d'autres lésions du même genre.

L'*aortite chronique* a été étudiée ailleurs (V. AORTITES). L'athérome aortique au début, sans dilatation ou avec simple allongement du vaisseau, se reconnaît à l'hypertrophie ou à la dilatation hypertrophique du ventricule gauche, au timbre « clangoreux » du deuxième bruit au foyer aortique, et à la possibilité de sentir les battements dans la fossette sus-sternale chez le vieillard. Il peut s'y joindre un certain degré de dyspnée d'effort.

La *coronarite* donne lieu à l'angine de poitrine (V. ANGOR PECTORIS).

Les manifestations de l'*athérome cérébral* sont variables, suivant sa localisation : ce sont des vertiges, de l'amnésie, des hémiplégies incomplètes et transitoires, des chutes sans perte de connaissance, des ictus épileptiformes (épilepsie sénile) ou apoplectiformes, le délire transitoire, l'aphasie intermittente et la dysarthrie linguale intermittente, comparables à la claudication intermittente. Tous ces symptômes sont des troubles passagers comme les troubles circulatoires qui les causent. L'angiospasme vient par moments accentuer l'insuffisante irrigation de l'artère athéromateuse. Mais, en somme, la maladie est progressive et se confond avec le syndrome de déchéance psycho-sensitivo-motrice, attribuée à la sclérose dystrophique lacunaire d'origine artérielle. Le « pouls lent », paroxystique, peut être dû à une loca-

lisation particulière de l'athérome encéphalique; il n'en serait pas de même
de la bradycardie véritablement permanente. Il existe un syndrome pseudo-
bulbaire, avec abasie et habitus parkinsonien, dû à l'athérome du méso-
céphale.

On a établi une relation pathogénique entre la parésie spasmodique des
vieillards athéromateux et l'athérome des *artères spinales* avec sclérose diffuse non systématisée de la moelle. L'athérome des artères encéphalo-
médullaires demanderait à être étudié cliniquement pour chacune d'elles.
Ce serait faire l'histoire des localisations correspondantes.

L'athérome de l'*artère rénale* détermine aussi des symptômes urémiques
légers qui, trop souvent, passent inaperçus et disparaissent avant d'avoir été
reconnus jusqu'au moment où éclatent les signes de l'infarctus : douleur
vive, hématurie, et quelquefois collapsus.

De même pour l'athérome des *artères mésentériques* : peut-être faut-il lui
attribuer certains symptômes de dyspepsie intestinale passagère. Plus tard,
l'infarctus de cette artère donnera l'hémorragie intestinale et des douleurs
paroxystiques tenaces et intenses, avec ou sans syndrome de péritonite ou
d'occlusion.

Ces infarctus viscéraux s'annoncent, sauf pour le cerveau, par deux symptômes : la douleur et l'hémorragie, sans compter les phénomènes secondaires plus ou moins graves : urémie pour le rein, gangrène pour l'intestin,
rupture pour le cœur. Les petits infarctus cardiaques n'ont qu'une symptomatologie fruste : syncope, lypothymies, accès d'angor subintrants, asystolies, accès de tachycardie. Les petits infarctus latents pourraient ultérieurement évoluer dans le sens de la myocardite chronique. Les infarctus plus
importants, suivis ou non de rupture du cœur, causent la mort subite, avec
ou sans angor préalable, ou la mort rapide pendant l'accès d'angor avec ou
sans hémopéricarde.

D'une façon générale, la vitalité de l'athéromateux est diminuée au moins
dans la partie atteinte. Vivant de la vie de tout le monde, il est obligé de
subir des périodes de repos. C'est ainsi que certains sujets ont, pendant des
années, des alternatives de bonne santé et de malaise, comme s'il existait
un rythme dans leur existence ou tout au moins une succession de phases
d'activité et de repos forcé. Quand ils vont mal, quand leur vie subit l'arrêt
comparable à la crampe et à la parésie de la claudication intermittente, ces
sujets, qui la veille étaient bien portants, sont faibles, sans entrain, constipés, incapables de digérer; ils ont une crise d'asthénie générale qui guérira
d'elle-même par le repos et la diète; pendant la crise, toutes les fonctions
sont diminuées, aussi bien la fonction urinaire que la fonction cérébrale, et
la tension artérielle s'abaisse un peu.

Cette vie, en quelque sorte circulaire, est en effet le fait des neuro-arthritiques qui, bien portants, dépassent leur mesure, comme par une sorte
d'excitation naturelle; puis vient la période de dépression consécutive.
Peut-être ce surmenage périodique prépare-t-il l'athérome plutôt qu'il n'en
est la conséquence?

2° *Période oblitérante.* — La période *oblitérante* de l'artérite chronique est
la terminaison habituelle. On observe alors les infarctus viscéraux les plus

divers (du rein, de la rate, du cœur, du poumon, de l'intestin grêle, etc.), ainsi que le ramollissement cérébral; on observe la gangrène spontanée dite sénile (V. Artérite; Gangrène), la cécité subite par thrombose de l'artère centrale de la rétine. La démence sénile n'est qu'une manifestation de l'athérome cérébral, aboutissant peu à peu à la formation de foyers de ramollissements multiples. Elle se révèle par de l'affaiblissement de la mémoire et de la volonté d'abord, puis du jugement, avec un délire de formes diverses; la puérilité habituelle et l'excitation maniaque fréquente de ces malades, ainsi que des troubles moteurs incomplets et variables, les rapprochent, sauf l'âge, des paralytiques généraux [V. Cérébral (Ramollissement); Démence sénile].

Évolution. Formes. Terminaisons. — Les formes cliniques de l'athérome se composent de l'un ou de plusieurs des éléments divers qui sont énumérés ci-dessus. Il y a donc à distinguer une *forme à foyer unique* ou à peu près, affectant l'une quelconque des localisations précédentes, et une *forme à foyers multiples*, celle-ci impliquant des variétés individuelles innombrables. Ainsi se combinent souvent l'aortite et la coronarite, l'artérite cérébrale et l'artérite abdominale quelle qu'elle soit, l'artérite rénale et l'artérite périphérique, etc., etc., soit que plusieurs artérites évoluent simultanément, soit qu'elles évoluent successivement. Ainsi, un sujet peut, au cours de son existence, présenter d'abord un infarctus du cerveau, puis un infarctus du rein, puis un infarctus myocardique. Il n'y a pas de règle dans l'ordre chronologique. Toute artérite chronique, périphérique ou viscérale ou encéphalique, est susceptible de subir des poussées aiguës qui seules peuvent expliquer les recrudescences, par exemple au cours de l'aortite chronique, ou les oblitérations brusques des moyennes et petites artères. Mais ce qui complique encore le tableau clinique, c'est l'association à l'athérome de scléroses viscérales, sclérose du rein et sclérose du cœur. Dès lors, la sclérose viscérale devient le fait important; c'est elle qui domine la symptomatologie; c'est elle qui régit le traitement. Ainsi, lorsque l'aortique est devenu rénal ou cardiaque, le traitement consiste surtout à prévenir l'urémie ou l'asystolie.

L'athérome peut être considéré lui-même comme le résultat de la sclérose artérielle, du moins de la sclérose des grosses et des moyennes artères. Mais, si l'on réserve le mot d'artério-sclérose à la sclérose des artérioles viscérales, l'athéromateux peut n'être ni un scléreux viscéral, ni un artério-scléreux. L'athérome n'est qu'un facteur de l'hypertension qui favorise l'artério-sclérose en altérant les échanges au sein des tissus; l'artério-sclérose et la sclérose viscérale peuvent favoriser à leur tour l'athérome en viciant les humeurs.

Cependant il n'y a pas là de rapport nécessaire. Ainsi l'athérome sénile peut ne pas s'accompagner de sclérose viscérale accentuée. Chez le vieillard athéromateux non scléreux, il semble qu'il y ait eu adaptation de la vie à la méiopragie générale; à la fonction réduite l'organe altéré suffit; l'aortite est mieux supportée à cet âge que plus tôt. C'est ce qui arrive pour le rein sénile : il suffit à sa tâche, sauf affection intercurrente, malgré l'atrophie et la diminution parallèle de l'activité fonctionnelle.

L'athéromateux s'achemine dès lors peu à peu, s'il n'a pas succombé à un infarctus ou à une complication viscérale, vers un état d'asthénie générale dû à la réduction de toutes les fonctions (cardiaque, rénale, gastro-intestinale, cérébrale). Il se cachectise, s'amaigrit et s'éteint lentement au milieu d'incidents dépendant de la localisation prédominante (asystolie, urémie, dyspepsie, diarrhée, ramollissement à foyers multiples).

Diagnostic. — L'athérome aortique doit être distingué de l'*hypertension* sans athérome. Le simple retentissement du 2e bruit indique l'hypertension, le timbre clangoreux de ce même bruit indique l'athérome. La période *préoblitérante* de l'athérome des artères viscérales est bien difficilement saisissable pour la plupart. Il n'y a guère que l'athérome cérébral, à cette période, que l'on croit pouvoir diagnostiquer. L'athérome des coronaires échappe souvent au diagnostic. Le plus souvent l'observateur n'a pour se guider que l'hypertension, d'ailleurs inconstante; et, en l'absence de sclérose rénale, il conclura à une sclérose artérielle actuelle ou imminente. Encore faut-il que l'athérome soit plus ou moins généralisé, et la localisation exacte est impossible à établir.

A la période d'*oblitération vasculaire*, toute la question revient à distinguer l'embolie de la thrombose artérielle. C'est le diagnostic qui se pose pour un infarctus quel qu'il soit, qu'il siège au poumon, au rein, au cerveau ou ailleurs. L'embolie elle-même implique assez souvent l'artérite chronique d'une artère située en amont de l'artère oblitérée.

L'athérome reconnu, il reste à savoir si l'on a affaire à une lésion stationnaire ou à une lésion progressive. On en jugera par l'évolution et le plus ou moins d'intensité des troubles fonctionnels périphériques, aortiques ou viscéraux.

A la période de *cachexie*, le diagnostic est à faire avec la tuberculose, le cancer latent et les maladies des viscères dont les fonctions sont amoindries.

Traitement. — Il est impossible de modifier une lésion telle que l'athérome; le médecin doit se borner à prévenir tous les facteurs d'aggravation.

Il devra, autant que faire se peut, mettre son malade à l'abri de toute infection et de toute intoxication capables de donner un coup de fouet à l'artérite. La sévérité et la sobriété du régime, qui doit être aussi peu toxique que possible et plutôt lacto-végétarien, ou simplement végétarien, sont les conditions élémentaires d'une assurance contre l'auto-intoxication intestinale. On a conseillé, à tort suivant nous, pour diminuer la proportion de chaux du régime alimentaire, le régime carné et féculent, de préférence au lait et aux légumes verts. La théorie chimique sur laquelle est fondée ce régime acalcaire ne nous paraît pas inébranlable. Le bicarbonate de soude peut être utile en tant qu'agent d'élimination.

L'alcool et le tabac seront à peu près proscrits.

On doit, dans les périodes de bonne santé, prescrire les iodures de potassium, de strontium ou de sodium « les meilleurs vaso-dilatateurs », pour s'opposer à l'augmentation de la tension artérielle et faciliter la circulation périphérique, à la condition qu'aucune contre-indication n'existe du côté de l'aorte ou des reins (V. Aortites et Néphrites chroniques). La solubilité de l'iode dans l'huile explique la vogue récente des huiles iodées à l'intérieur ou en injections sous-cutanées.

Enfin, on essayera en dernière ressource les injections sous-cutanées de sérum de Trunecek à la dose quotidienne de 1 à 5 c. c.

En voici la formule :

Sulfate de soude	0,44
Chlorure de sodium.	4,92
Phosphate de soude.	0,15
Carbonate de soude.	0,21
Sulfate de potasse	0,40
Eau distillée stérilisée quantité suffisante pour.	100 c. c.

Il faut savoir que chez ces malades, « hypertendus » ou non, les agents hypertenseurs, les toniques, sont souvent indiqués dans les maladies inter-currentes qui amènent un abaissement relatif de pression. Ce fait clinique démontre bien d'ailleurs, que ce n'est pas tant l'hypertension, même relative, qui est à craindre : c'est l'auto-intoxication qu'il faut éviter.

La production d'un infarctus au cerveau, au rein, et surtout aux poumons ou à la périphérie, s'accompagne souvent de défaillance cardiaque, sinon d'asystolie. La caféine fait parfois merveille chez ces malades, s'il y a de la dépression générale, mais à petites doses. La théobromine est leur meilleur diurétique s'il y a de l'œdème. La digitale elle-même est à employer en cas d'asystolie avérée, même s'il n'y a pas abaissement notable de pression.

Pour peu qu'il y ait une poussée d'artérite, pour peu qu'elle se manifeste par quelque nouveau symptôme, alors qu'elle était habituellement latente, il faut exiger le repos de l'organe menacé, et, pour ce faire, obtenir d'abord le repos absolu au lit.

Ainsi, en présence d'un cas de claudication intermittente, on prescrira le lit, la chaleur aux pieds, le régime lacté au moins partiel, l'abstinence de viande, et des boissons fermentées ; on donnera de temps en temps une purgation légère. Si le malade n'est pas brightique, on pourra prescrire une petite dose d'iodure, de 0 gr. 25 à 1 gramme. S'il est brightique, le régime sera déchloruré.

On aura soin d'ailleurs d'éliminer la *syphilis*, auquel cas le traitement intensif est de rigueur, et le *diabète* (v. c. m.), qui nécessite un régime approprié.   *P. LONDE.*

ATHÉTOSE. — L'athétose est un syndrome commun à diverses affections *cérébrales*, décrit pour la première fois par Hammond.

Ses *causes* en sont mal connues. Parfois congénitale, elle ne survient souvent que dans les premières années de la vie. Elle est habituellement occasionnée soit par un *accouchement prématuré* ou *laborieux*, soit par une *maladie infectieuse* classée ou innominée.

Ses *lésions* sont encore mal déterminées. Si les auteurs sont d'accord pour accepter l'existence constante d'altérations cérébrales, ils diffèrent sur le *siège* et la *nature* de ces altérations. La plupart admettent des lésions corti-cales de la zone motrice, telles que : sclérose cérébrale, pachyméningite avec atrophie cérébrale, anomalie de certaines circonvolutions, etc. D'autres croient à la possibilité de lésions centrales des corps opto-striés. Il est vrai d'ajouter que dans certains cas on n'a constaté aucune altération appréciable.

Quoi qu'il en soit, l'athétose est déterminée par une *irritation*, soit du centre cortical moteur, soit du faisceau pyramidal dans son trajet intracranien. Si la lésion, au lieu d'être irritative, est destructive, la paralysie s'associe à l'athétose. Dans les deux cas, il s'agit d'une variété clinique d'encéphalopathie infantile.

Description symptomatique. — L'athétose se présente sous les deux formes (suivant qu'elle est uni ou bilatérale) d'*athétose double* et d'*hémiathétose*.

A) **Athétose double**. — Elle est caractérisée par une triade symptomatique, à savoir par des mouvements involontaires, un état spasmodique et des troubles intellectuels.

1° Des *mouvements involontaires* sont irréguliers, illogiques, lents, de petite amplitude, plus ou moins généralisés à tout le corps, mais plus accusés au niveau des extrémités.

A la face, presque constamment atteinte, ce sont des grimaces, des contractions des muscles du visage qui donnent à la physionomie les expressions les plus variées. La langue participe à ces mouvements involontaires, surtout lorsque le malade la tire hors de la bouche.

Dans les *membres supérieurs*, les mouvements sont plus marqués, quelquefois même uniquement localisés aux *mains*. Au niveau des *doigts*, ce sont des mouvements successifs d'extension et de flexion, d'adduction et abduction, qui rappellent ceux du poulpe. Au niveau des poignets, mêmes mouvements mais moins étendus.

Dans les membres inférieurs, c'est surtout au niveau des extrémités (*pieds* et *orteils*) que se passent les mouvements involontaires de flexion, d'extension, etc.

Enfin le *cou* et le *tronc* peuvent être intéressés.

Quel que soit leur siège, ces mouvements sont arythmiques, peu étendus, lents, incessants. Ils sont exagérés par les efforts, les émotions et les actes volontaires; le sommeil les fait disparaître.

2° L'*état spasmodique*, plus ou moins accusé, est exagéré par les actes volontaires et les efforts. Cette rigidité musculaire imprime généralement aux membres une attitude de flexion avec

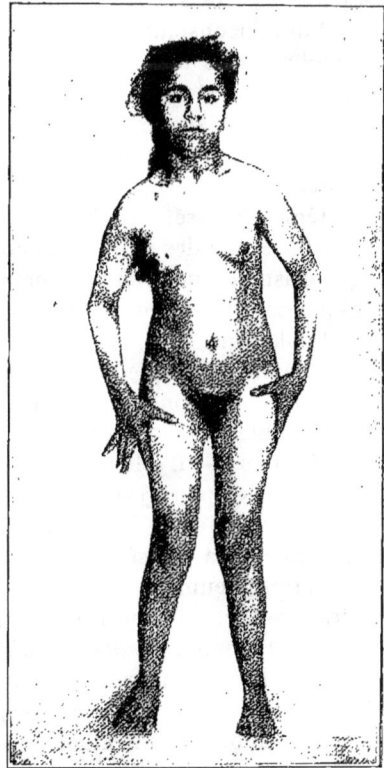

Fig. 166. — Athétose double.

varo-équinisme du pied (fig. 166). Les réflexes sont exagérés, encore que souvent difficiles à mettre en évidence à cause de la contracture, et le signe de Babinski positif.

Cet état spasmodique, joint à l'*amyotaxie*, entraîne une série de troubles fonctionnels faciles à concevoir. Les malades sont souvent incapables de s'habiller, de manger et de boire. La démarche, quand elle est possible, est spasmodique, dandinante, « en canard » ; l'écriture malaisée ou impossible, et la parole lente, pénible, difficile à saisir. Il va sans dire que ces troubles fonctionnels sont variables suivant les cas, et que tous les degrés peuvent se rencontrer selon l'intensité de la contracture et de l'amyotaxie.

Il faut signaler, en passant, l'*hypertrophie musculaire* par excès de fonctionnement, les laxités articulaires, les subluxations des phalanges et les déformations des doigts, les déviations rachidiennes (cyphose, scoliose ou lordose), qui sont quelquefois mentionnées dans les observations et dont le mécanisme pathogénique se conçoit aisément.

5° Les *troubles intellectuels* sont fréquents. Dans quelques cas l'intelligence n'est pas atteinte. Mais souvent elle est affaiblie, et cet affaiblissement peut aller jusqu'à l'idiotie. De toute manière, ces troubles restent stationnaires au lieu de progresser comme dans la chorée de Huntington. C'est là un des traits différentiels entre ces deux affections.

A côté de cette triade symptomatique de l'athétose, il faut placer quelques symptômes inconstants : les convulsions fréquentes au début, les troubles vaso-moteurs, les attaques apoplectiformes qui sont beaucoup plus rares, le strabisme, le nystagmus.

Enfin, comme signes négatifs, il faut citer l'intégrité habituelle des fonctions organiques, des réactions électriques et de la sensibilité générale ou spéciale.

B) **Hémiathétose.** — Elle est caractérisée par cette particularité qu'elle est limitée à une des moitiés du corps. Elle est parfois surajoutée à l'hémiplégie spasmodique infantile, mais encore faut-il que la contracture hémiplégique soit modérée et permette une mobilité plus ou moins étendue des articulations.

Elle présente cliniquement les mêmes caractères que l'athétose double : mouvements involontaires, localisés surtout aux extrémités, état spasmodique, troubles intellectuels, etc.

Évolution. — L'athétose, double ou unilatérale, s'installe de façon lente et progressive, puis reste stationnaire; elle peut ainsi durer 20, 30, 40 ans et même davantage. Jamais elle ne rétrocède. C'est dire que la mort est ordinairement la conséquence d'une maladie intercurrente : tuberculose pulmonaire, pneumonie, etc.

Diagnostic. — Il suffit d'être prévenu pour ne pas confondre l'athétose avec les *myoclonies*, les *tics convulsifs*, la *sclérose en plaques*, la *maladie de Friedreich*, l'*hérédo-ataxie cérébelleuse* (v. c. m.).

Dans le *tabes*, les *névrites périphériques*, l'*hystérie* même, on peut rencontrer des mouvements athétosiformes. Mais ce sont là des accidents épisodiques, fugaces, curables le plus souvent, qui respectent d'ordinaire la face; ils ne sont du reste pas accompagnés des autres signes typiques de l'athétose double.

Il n'y a guère que la *chorée chronique* et la *maladie de Little* (v. c. m.) qui méritent vraiment d'être retenues ici. Dans les cas classiques de chorée

chronique, les mouvements se passent dans les grands segments des membres, les troubles intellectuels sont plus marqués et l'état spasmodique fait
défaut. Mais il n'en va pas toujours ainsi. Il est, en effet, des cas embar-
rassants qui établissent une sorte de transition entre la chorée et l'athétose,
et qui méritent véritablement l'épithète d'*athétoso-choréiques* (Brissaud et
Hallion). Il est impossible, dans ces cas, de savoir si on se trouve en présence d'une chorée ou d'une athétose. Au demeurant, chorée ou athétose
dérivent du même processus et de la même localisation morbide ; elles ne
méritent d'être distinguées qu'au point de vue clinique, et encore dans les cas
typiques.

Dans la *maladie de Little*, lorsque celle-ci est pure, le diagnostic est aisé.
Mais, si elle se complique de mouvements athétosiformes, la distinction
devient difficile, d'autant plus difficile que l'athétose double et la maladie
de Little sont deux syndromes cérébraux, deux diplégies cérébrales, ayant
entre elles les liens de parenté les plus étroits.

Traitement. — Il ne peut être que palliatif. Contre les troubles moteurs,
le bromure de potassium, les courants galvaniques de faible intensité,
l'hydrothérapie chaude sous forme de bains et de douches, la gymnastique
médicale apportent un soulagement appréciable. Contre les troubles intellectuels, lorsqu'ils ne sont pas trop avancés, une éducation méthodique
peut procurer une amélioration indiscutable. Quand à la craniectomie, qui
a été tentée par Lannelongue et Horsley, elle n'a pas donné jusqu'ici des
résultats encourageants.   *A. SOUQUES.*

ATHREPSIE. — L'athrepsie est une cachexie d'origine gastro-intestinale qui
n'est possible que dans les premières semaines de la vie jusqu'à l'âge de 3,
4, 5 mois au plus. Elle appartient donc essentiellement à la pathologie du
nouveau-né.

Étiologie. Pathogénie. — Elle est toujours consécutive à une nutrition défectueuse, et le plus souvent à des troubles digestifs d'une intensité
d'ailleurs variable : dyspepsie, gastro-entérite aiguë ou subaiguë. Elle n'est
pas simplement une forme de la gastro-entérite chronique spéciale aux nouveau-nés, car on voit de tout jeunes enfants commencer de bonne heure la
maladie du gros ventre.

Une alimentation insuffisante peut, comme la suralimentation, la produire ; dans les deux cas, le mécanisme est le même, la suralimentation produisant alors l'inanition par dyspepsie.

On la rencontre dans les maladies ou malformations qui mettent un
obstacle à l'allaitement, soit du côté de l'enfant (bec-de-lièvre, division congénitale du voile du palais, coryza), soit du côté de la mère (crevasses,
lactation insuffisante, etc.) ; à la suite des maladies aiguës graves du
nouveau-né (érysipèle, péritonite, pneumonie, etc.), ou même chroniques
(syphilis, tuberculose) ; mais, dans ce dernier cas, il ne s'agit plus à proprement parler d'athrepsie.

Elle sévit surtout sur les *enfants au biberon* et particulièrement *à
l'époque des grandes chaleurs*, ce qui démontre bien son origine digestive.
Un enfant même robuste peut faire de l'athrepsie à la suite de troubles diges-

tifs un peu prolongés ou quelque peu intenses; mais les asthéniques y sont plus exposés.

Il y a donc à tenir grand compte ici d'un facteur individuel, de la prédisposition que présentent au maximum les *avortons* et les *débiles*.

Toutes ces conditions amènent chez le tout jeune enfant, si fragile, un état de faiblesse tel que, même la cause morbide supprimée, l'organisme a peine à se relever. Dans la pathogénie de cette cachexie, il faut probablement faire intervenir un trouble trophique général d'origine bulbaire. Le pneumogastrique du nouveau-né, impressionné défavorablement par une nourriture artificielle, lui transmet une sensation de malaise qui inhibe les sécrétions et pervertit sa nutrition. Et, s'il est évident que la toxi-infection digestive est à l'origine du mal et que les infections secondaires sont fréquentes, il n'est pas prouvé que l'infection explique tout. Le diplostreptocoque ou entérocoque n'est peut-être lui-même qu'un microbe d'infection secondaire.

Dans la pathogénie des lésions qu'on trouve à l'autopsie, l'infection générale n'a la valeur que d'un facteur terminal. Ce qu'il faut considérer dans la pathogénie de l'athrepsie elle-même, c'est l'infection du chyme résultant de la perversion des fermentations normales du contenu de l'intestin. L'auto-intoxication digestive qui en résulte crée les différents types de gastro-entérites, y compris leurs conséquences, et parmi elles l'athrepsie. Celle-ci se compose de différents actes morbides qui sont successivement :

1° Une période de dyspepsie caractérisée surtout par la diarrhée et les vomissements ;

2° Une période de collapsus brusque ou d'asthénie progressive, pendant laquelle l'organisme épuisé, soumis à une dénutrition intense, réduit ses dépenses au minimum. C'est la période dite *hématique* ou de concentration sanguine. En réalité, c'est l'installation de l'athrepsie par stase sanguine, avec diminution du poids et des liquides de l'organisme. A ce moment se font les troubles trophiques, les infections secondaires et les lésions viscérales ;

3° Une période compliquée de troubles *viscéraux* à la fois toxiques (stéatose) et infectieux ; à l'athrepsie proprement dite s'ajoutent l'urémie secondaire, l'encéphalopathie athrepsique, les complications pulmonaires, etc.

Tel est le schéma de l'athrepsie. On conçoit que la prédominance de tel ou tel processus, infectieux, toxique ou trophique, que l'accentuation de telle ou telle lésion locale, de telle ou telle infection secondaire, puissent modifier le tableau clinique dans chaque cas particulier. Mais le point de départ et l'aboutissant sont toujours les mêmes : arrêt de l'assimilation d'une part, consomption ou autophagie progressive d'autre part : il n'y a pas seulement arrêt de la nutrition, il s'y joint à la seconde période la dénutrition. La raison d'être de cette cachexie précoce, le pivot de sa physiologie pathologique en quelque sorte, est que, d'une part, plus le nouveau-né est faible, plus il est apte aux troubles digestifs, et que, d'autre part, plus il digère mal, plus il s'affaiblit. Pris dans ce cercle vicieux, l'organisme, qui n'a pas encore eu le temps de constituer un fonds de réserves de forces, est dans l'impossibilité de se relever.

Symptômes. — L'entrée en scène de l'athrepsie est souvent, sinon toujours, précédée d'une période de troubles digestifs qui rentrent dans la description de la gastro-entérite aiguë, suraiguë ou subaiguë. C'est la première période de Parrot (V. Gastro-entérites des nourrissons). Il arrive aussi que le nouveau-né entre dans l'athrepsie sans phénomène bruyant, même sans diarrhée, ni vomissement, ce qui donne une fausse sécurité à l'entourage. Le début est insidieux : toujours alors les selles sont défectueuses ; on les trouve formées en majeure partie de petits fragments graisseux blancs pelotonnés ou accolés, reliquat de lait non absorbé, ni digéré. Le poids n'augmente pas régulièrement ou reste stationnaire, ou diminue. La langue est rouge vif, la réaction salivaire acide. Le coefficient d'absorption est diminué.

Sous l'influence de la perturbation apportée à sa nutrition, l'enfant pâlit et maigrit. Il entre alors dans la seconde période, période pendant laquelle, si la maladie n'est pas arrêtée dans son évolution, la cachexie s'installe. C'est à ce moment, où l'athrepsie est déjà dessinée et cependant encore curable, qu'il importe d'en fixer d'abord les traits.

Les signes de la gastro-entérite persistent et s'accusent ; les selles se multiplient : elles sont fluides, souvent grumeleuses ou glaireuses, avec ou sans bile, et exhalent parfois une odeur repoussante de pourriture. Les *vomissements* ont la fétidité du beurre rance ; l'estomac ne garde rien. L'enfant prend mollement le sein et l'abandonne aussitôt ; il y a de l'anorexie et de la gêne dans la succion : car, dès ce moment, il peut exister des ulcérations buccales ; la bouche est rouge, acide et douloureuse au contact. De plus, l'*asthénie* rend tout effort prolongé impossible ; l'enfant se laisse aller sur les bras qui le portent.

Dans les moments qui précèdent les garde-robes, ils s'agite, pousse des cris aigus, violents et tenaces, témoignant de la douleur abdominale. Dans l'intervalle les cris sont plaintifs. Le ventre qui était ballonné s'est affaissé, il est pâteux et mou ; on trouve parfois du clapotage gastrique ou colique.

L'*amaigrissement* s'accuse ; la face est dès lors amoindrie. Les yeux sont excavés, les traits tirés ; les joues se creusent, les pommettes font saillie. Les chairs sont molles et la peau est sèche et terne, comme flétrie, conservant le pli qu'on lui imprime. L'abondance des vomissements et des déjections dessèche le corps comme dans le choléra.

La *température centrale*, plus ou moins élevée au début, tend à s'abaisser, tout en subissant des variations brusques de 1 ou 2 degrés. Le pouls suit les modifications techniques.

Les *urines* se suppriment presque complètement. Leur odeur est fade. Elles contiennent des cylindres, des cristaux d'acide urique et d'urates, parfois du sucre. Elles sont extrêmement chargées en urée, en phosphates et en chlorures. La désassimilation est exagérée.

Au bout de quelques jours, la cachexie est devenue presque irrémédiable.

Tandis que la diarrhée s'atténue, l'enfant continue à vomir ou plutôt à régurgiter sans effort tout ce qu'il prend. Le liquide putréfié régurgité est quelquefois brunâtre, teinté par le sang. Les selles peuvent au contraire reprendre un aspect presque normal. D'autres fois les troubles gastriques disparaissent en apparence, l'enfant ne vomit plus, mais la lienterie indique que le lait n'est pas absorbé. Ailleurs, l'enfant repousse toute nourriture ; il ne peut plus prendre le sein, et, à peine l'a-t-il saisi, qu'il s'en retire en jetant un cri de désespoir. Le *muguet* s'est développé et se propage sur la partie médiane de la voûte palatine. Des *ulcérations* se sont produites sur le frein de la langue et de la lèvre inférieure, le long du raphé médian de la voûte palatine vers sa partie moyenne, et au niveau de la saillie que font dans la bouche les apophyses ptérygoïdes de chaque côté (*plaques ptérygoïdiennes*), immédiatement en arrière et en dedans des deux extrémités de la mâchoire supérieure.

La bouche paraît élargie ; et on la voit s'ouvrir largement comme si elle demandait quelque chose. Le facies a quelque chose de simien avec un regard éteint. Les saillies du squelette sont apparentes, les téguments se collent sur les os. La peau est trop large et ridée au front, donnant au bébé un aspect vieillot effrayant. La fontanelle se déprime ; il se fait un chevauchement des os du crâne. Les yeux sont enfoncés dans l'orbite ; et les paupières imparfaitement closes laissent voir la cornée sèche, dépolie, et la conjonctive injectée (xérosis). Les pupilles sont en myosis.

De temps en temps le moribond pousse une plainte prolongée déchirante, toujours la même : cri de détresse, a dit Parrot, cri d'angoisse ; l'altération des traits qui l'accompagne est l'indice d'une cruelle torture. « La vie végétative épuisée, la nutrition aux abois exhalent dans ce cri leurs dernières plaintes. » Il suffit de l'avoir entendu une fois pour le reconnaître toujours.

L'*anurie* est complète. La *température centrale* s'abaisse à 56°, 55°, 55° et même 50°. La cyanose s'accuse autour des yeux et de la bouche et aux extrémités. L'haleine et la bouche sont froides ; la peau est froide, et l'endurcissement athrepsique qu'elle subit donne aux membres une rigidité qui empêche, par exemple, d'allonger les jambes fléchies.

Le *pouls* tombe à 60, 40, et moins encore, il devient imperceptible. Les bruits du cœur s'affaiblissent. La *respiration* elle-même se ralentit, donnant lieu à une sorte de tirage qui déprime le sternum à chaque inspiration, pénible et profonde. Le murmure vésiculaire n'a rien perdu pourtant de son ampleur et de sa pureté, tant que l'inspiration n'est pas trop superficielle.

Enfin le cri s'éteint : la somnolence devient du coma. Les battements du cœur et les mouvements respiratoires s'éloignent de plus en plus et deviennent imperceptibles. Le passage de la vie à la mort se fait peu à peu, insensiblement, si bien que le moment de celle-ci est difficilement appréciable. L'aspect du corps ne change pas : les membres conservent leur raideur ligneuse et la peau sa couleur livide.

Durée. — Au cours de cette évolution, qui dure habituellement deux ou trois semaines, mais qui peut se prolonger un ou deux mois ou davantage, on voit parfois, mais non toujours, des complications qui ne sont autres que celles de la gastro-entérite. La mort peut survenir, pour ainsi dire, sans complication inflammatoire.

Complications. — Des convulsions précèdent parfois ou accompagnent le coma terminal. Elles sont généralisées ou partielles, cloniques ou toniques, affectant par exemple l'œil (strabisme, nystagmus) ou la face. L'attaque épileptiforme peut se borner à une dilatation pupillaire brusque avec pâleur, suivie de cyanose ; c'est la convulsion interne.

L'otite moyenne localisée le plus souvent à droite est très fréquente.

La broncho-pneumonie, également fréquente, est généralement latente, ou à peine accusée par une légère élévation de la température et de la polypnée.

Signalons encore la thrombose de la veine rénale (hématurie) ; la parotidite suppurée, les complications cutanées. Celles-ci, fort importantes et variées, consistent d'abord dans l'érythème fessier érosif et ulcéreux, envahissant les aines, les membres inférieurs, le dos parfois jusqu'aux aisselles.

Les ganglions lymphatiques sont engorgés. On voit des furoncles, des abcès sous-cutanés, de l'ecthyma, du purpura, du pemphigus ; l'érysipèle ombilical avec ou sans péritonite. Les furoncles et les abcès tiennent lieu parfois de phénomènes critiques favorables. Le sang subit dans les premiers jours une concentration, suivie d'une diminution considérable du nombre des hématies, d'une leucocytose intense, et de l'apparition de globules rouges à noyaux.

Lésions. — Mais ce n'est pas tout. A l'autopsie on trouve des lésions innombrables et imprévues : l'emphysème pulmonaire, la gangrène du poumon (par introduction dans la trachée de liquides régurgités), la thrombose de l'artère pulmonaire ; la néphrite parenchymateuse, les infarctus uratiques des reins ; des lésions cérébrales et gastro-intestinales.

Dans le *cerveau* on trouve la stéatose disséminée en noyaux, ou diffuse, dans le centre ovale, le corps calleux, les corps striés ; le ramollissement blanc à foyers multiples, surtout à la périphérie des ventricules latéraux, en arrière (conséquence de la stéatose), et le ramollissement rouge par thrombose veineuse ; des hémorragies méningées souvent bilatérales, surtout sous-arachnoïdiennes.

L'*estomac* est ratatiné, la muqueuse est atrophiée, en voie de sclérose ; les ulcérations sont fréquentes notamment au niveau de la région pylorique, de la grande courbure ou de la face antérieure. Il existe un piqueté hémorragique et parfois un exsudat diphtéroïde.

L'*intestin*, augmenté de longueur et rétracté, offre des lésions analogues avec ulcérations, psorentérie et atrophie de la muqueuse.

Le *foie*, la *rate* et les ganglions mésentériques sont atrophiés et modifiés par les infections secondaires.

En même temps que les hémorragies pulmonaires, rénales, gastriques, cérébro-méningées, on trouve des hémorragies des capsules surrénales. La stéatose atteint non seulement le cerveau, mais aussi les reins, le foie, l'épithélium pulmonaire, etc. Est-ce là le résultat de l'intoxication ou simplement de la fonte de la graisse sous-cutanée ? Probablement l'un et l'autre.

Marche. **Pronostic**. — Un enfant qui est sur le chemin de l'athrepsie doit être pesé tous les jours ou tous les huit jours. C'est par la balance qu'on appréciera le mieux l'aggravation ou l'amélioration.

Le syndrome athrepsique est sujet à des rémissions et à des recrudescences. Une température peu instable, oscillant entre 56 et 58°, est meilleure qu'une courbe très irrégulière, présentant des maxima et des minima excessifs (V. fig. 167 et 168). Les variations thermiques tiennent d'ailleurs à des causes variées, parmi lesquelles il faut compter l'influence atmosphérique, surtout sensible chez les enfants chétifs. Ainsi le thermomètre peut

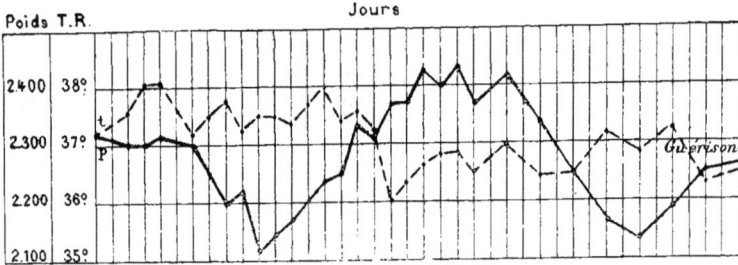

Fig. 167. — Courbes du poids et de la température dans un cas de guérison (Parrot).

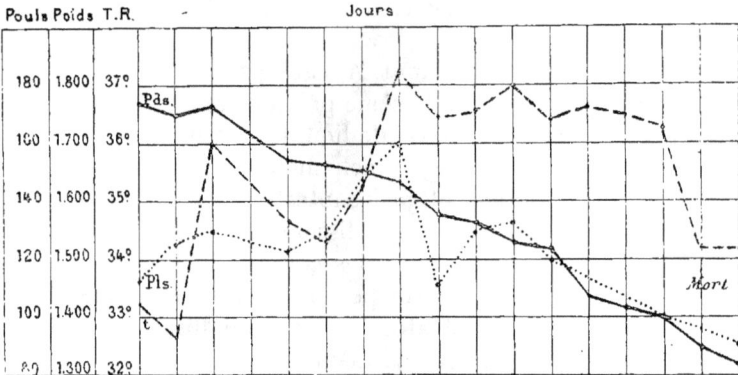

Fig. 168. — Courbes comparées du poids (*diminution progressive*), du pouls et de la température dans un cas mortel (Parrot).

indiquer 1/2 degré de moins, après que l'enfant est resté un quart d'heure découvert. D'autre part, tandis que l'abaissement thermique commence à la périphérie chez l'athrepsique, on peut à la dernière période constater une température rectale moins élevée que la température axillaire ; or, cela tiendrait simplement à ce que l'aisselle est plus rapprochée du cœur (considéré comme la région la plus chaude) que l'anus. Quoi qu'il en soit, la température reste en général au-dessous de la normale ; le fait qu'elle se relève à 37° n'est pas nécessairement un signe favorable si le poids baisse ; au contraire l'abaissement à 56° peut coïncider avec une augmentation de poids d'heureux augure. Les élévations même modérées de température sont plutôt accompagnées d'une baisse de poids (comparez les figures 167 et 168).

En somme, la courbe de poids est plus importante que la courbe thermique pour établir le pronostic : dans les mauvais cas la diminution du poids est continue et progressive, sans être absolument régulière ; les pertes quotidiennes de poids varient de 20 à 100 grammes. L'enfant arrive à perdre le tiers ou la moitié de son poids. Une augmentation de poids, coïncidant avec une détente thermique, est favorable. Ce qui est toujours fâcheux dans l'évolution thermique, c'est l'hypothermie excessive.

Enfin la disparition de la diarrhée et même des vomissements, la reprise du moins apparente des fonctions digestives, avec garde-robes normales, n'ont aucune valeur séméiologique, s'il n'existe pas en même temps une augmentation de poids. La mort semble alors le résultat d'une septicémie ou d'une auto-intoxication qui persiste après disparition de la cause qui l'a produite.

L'athrepsique qui guérit est exposé aux conséquences lointaines de la gastro-entérite et en particulier à un retard dans le développement.

Diagnostic. — Le diagnostic de l'athrepsie est à faire avec la cachexie tuberculeuse, la cachexie syphilitique, les cachexies consécutives soit à la broncho-pneumonie subaiguë (suite de coqueluche par exemple), soit aux infections cutanées multiples à répétition.

Des deux facteurs de l'athrepsie, le facteur individuel ou défaut de vitalité, et le facteur alimentaire ou intoxication digestive, le plus important est tantôt l'un, tantôt l'autre. Quand le premier prédomine, la maladie est plus lente : il y a simple arrêt de développement, avec retard d'accroissement du poids et de la taille. On a distingué ces faits sous le nom d'*atrophie ou d'hypertrophie infantile*, atrophie pondérale, atrophie qui se continue d'ailleurs au delà du 1er âge. C'est en somme l'asthénie ou la débilité congénitale avec son infériorité digestive originelle, parfaitement compatible avec une existence prolongée, mais organiquement restreinte.

Traitement. — Le traitement de l'athrepsie se confond avec celui des gastro-entérites (V. GASTRO-ENTÉRITES DES NOURRISSONS), du moins d'une façon générale. Mais ce qu'on ne saurait trop répéter, c'est que lorsqu'un nouveau-né au biberon tourne vers l'athrepsie sous l'influence de troubles digestifs qui, avant l'âge de 3 à 4 mois, l'empêchent de profiter, il faut le mettre au sein, surtout s'il est né avant terme ou s'il est né débile. A plus forte raison si le facies de l'athrepsique s'accuse, alors même qu'il ne vomit pas, alors même qu'il n'a pas de diarrhée fétide ou très marquée, — surtout si la diminution de poids devient progressive malgré l'emploi de différentes méthodes d'allaitement artificiel — et *s'il n'y a aucun signe de syphilis*, — il faut exiger le sein. Refuser le sein, ou même ne pas trouver le moyen de le donner, à cet athrepsique qui s'achemine vers une mort quasi certaine, mais qui peut être sauvé presque à coup sûr par le lait de femme, — c'est un crime de lèse-humanité ; car ce petit être, en venant à la vie, a acquis le droit au lait de son espèce. Inutile de dire qu'il n'en doit pas priver un autre. Il est en effet remarquable de voir la transformation rapide, presque instantanée, qui s'opère si souvent sous l'influence du lait de femme.

Du soir au matin, après deux ou trois tétées, on voit ce visage terne se ranimer et sourire, ces membres engourdis s'agiter, les selles, ramassis de petits grumeaux blancs inutilisés, se colorer en beau jaune et redevenir homogènes. Un tel spectacle inspire la pensée que les *ferments trophiques* (V. GASTRO-ENTÉRITES) ne sont pas une illusion, et que l'allaitement au sein est une sorte de transition entre la vie intra-utérine et la vie de l'enfant tout à fait séparé de sa mère. L'allaitement naturel est le complément de la gestation (Lorain).

Peut-être y a-t-il là une action presque spécifique, exercée par le lait de femme sur la muqueuse gastrique, action nerveuse autant que chimique, qui réveille toutes les sécrétions (digestive, hépatique, urinaire), qui donne à l'enfant sans doute une sensation de bien-être inconnue depuis longtemps, qui, par une sorte de caresse, fait cesser cette angoisse qui suspendait sa vie.

Pour le plus grand profit de l'athrepsique, n'oublions pas que la sécrétion lactée peut se rétablir chez une mère qui a cessé d'allaiter depuis plus d'un mois.   P. LONDE.

ATOXYL (ANYLARSINATE DE SOUDE). — V. ARSENIC.

ATROPHIE MUSCULAIRE PROGRESSIVE (TYPE ARAN-DUCHENNE). — Maladie caractérisée anatomiquement par l'atrophie des grandes cellules des cornes antérieures de la moelle (poliomyélite antérieure chronique), et cliniquement par une atrophie musculaire progressive débutant presque toujours par les membres supérieurs. En réalité, cette atrophie se retrouve dans d'autres affections beaucoup plus fréquentes, et il est certain que la plupart des cas décrits autrefois sous ce nom n'étaient que des myopathies, des syringomyélies, des scléroses latérales amyotrophiques ou des pachyméningites cervicales hypertrophiques. C'est une maladie rare, mais dont l'existence est démontrée par quelques observations indiscutables.

L'atrophie musculaire progressive est plus fréquente chez les hommes de 25 à 30 ans. L'hérédité ne jouerait aucun rôle. On a invoqué des causes multiples : le froid, le surmenage, le traumatisme; des infections et des intoxications (rougeole, fièvre typhoïde, choléra, rhumatisme, syphilis, diabète, etc.). On l'a signalée chez des individus ayant eu autrefois une paralysie infantile.

Symptomatologie. — Le principal symptôme est l'atrophie musculaire. L'impotence est proportionnelle au nombre des fibres disparues; la paralysie est secondaire à l'atrophie. A part quelques douleurs vagues, quelques fourmillements, surtout dans les points où les muscles vont être atteints, on ne constate aucun trouble de la sensibilité.

La maladie débute généralement par les mains, quelquefois par les épaules, exceptionnellement par les bras, le tronc, les membres inférieurs. Les deux membres supérieurs sont pris successivement l'un après l'autre à peu d'intervalle, la main qui travaille le plus paraissant la plus atteinte.

L'atrophie gagne successivement l'éminence thénar, en commençant par le court abducteur du pouce : le mouvement d'opposition du pouce devient impossible, d'où une gêne fonctionnelle qui est souvent le premier signe qui attire l'attention du malade; la main est aplatie, le premier métacarpien

est attiré en arrière et en dehors par le long extenseur (main de singe) —
l'éminence hypothénar, les lombricaux et interosseux : les espaces interosseux se creusent, les mouvements d'adduction et d'abduction des doigts
deviennent impossibles, les deuxième et troisième phalanges se fléchissent,
les premières restant dans l'extension (main en griffe) — après un arrêt, les

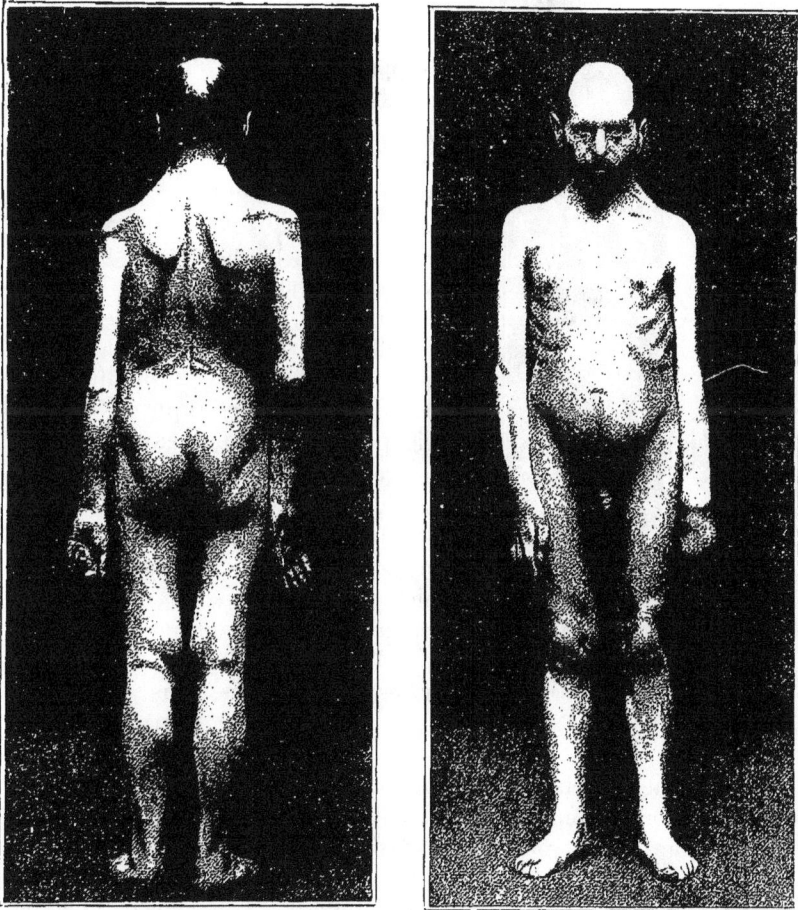

Fig. 169 et 170. — Atrophie musculaire progressive (type Aran-Duchenne), d'après Déjerine.

muscles de l'avant-bras, les fléchisseurs puis les extenseurs : les doigts se
redressent, la main pend inerte et décharnée (main de squelette).

Après un nouvel arrêt, souvent de plusieurs mois ou même de plusieurs
années, l'atrophie gagne les muscles des bras (biceps et brachial antérieur,
deltoïde, plus tardivement le triceps), des épaules, quelquefois prises avant
les bras, du cou et du tronc (moitié inférieure des trapèzes, pectoraux,
grands dentelés, grands dorsaux, rhomboïdes, plus tardivement le chef
claviculaire des trapèzes, puis les muscles spinaux et abdominaux), et enfin
exceptionnellement des membres inférieurs (muscles fléchisseurs du pied et
de la cuisse).

L'évolution est ordinairement symétrique. La fonte musculaire s'accompagne de troubles fonctionnels : paralysie des membres supérieurs, inclinaison de la tête en avant (atrophie des muscles extenseurs du cou et de la tête), flexion de la colonne en avant ou en arrière, asphyxie (atrophie des muscles thoraciques, du diaphragme), etc.

On a décrit une forme scapulo-humérale (Vulpian) qui, comme topographie, se rapproche de la forme scapulo-humérale de la myopathie primitive.

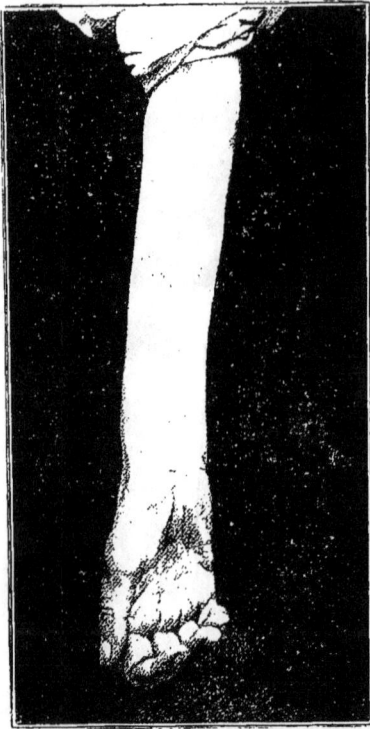

Fig. 171. — Griffe dans l'atrophie musculaire progressive (type Aran-Duchenne), d'après Dejerine.

Les membres en voie d'atrophie sont le siège de contractions fibrillaires ou fasciculaires, involontaires et de courte durée; toutes les excitations, pincement, friction, percussion, peuvent les faire réapparaître. Ces contractions fibrillaires peuvent être très peu accusées, elles peuvent même être absentes. Les réflexes tendineux sont diminués.

La contractilité électrique des muscles varie pour chaque faisceau suivant le nombre des fibres en voie de dégénérescence ou atrophiées. La contractilité faradique diminue progressivement; la contractilité galvanique, longtemps normale, diminue, puis augmente, mais avec inversion de la formule quand les fibres dégénérées l'emportent en nombre sur les fibres saines, puis diminue et disparaît. Les muscles en voie d'atrophie se fatiguent vite et recouvrent lentement leur excitabilité (Legros et Onimus). L'excitabilité électrique des nerfs est normale ou diminuée, rarement abolie.

Deux symptômes rares sont encore à signaler : 1° la contraction diplégique (Remak), contractions bilatérales des muscles des membres supérieurs atrophiés quand on place le pôle négatif d'une pile au-dessous de la 5e vertèbre cervicale et le positif entre la 1re et la 5e, surtout dans la fossette carotidienne; 2° le palmospasme (Walter), agitation de la main quand on interrompt un courant faradique ou galvanique traversant les muscles du membre supérieur.

Les extrémités atrophiées sont parfois le siège de troubles vaso-moteurs : refroidissement, cyanose, œdème (main succulente). Les troubles trophiques font habituellement défaut (cas exceptionnel avec lésions osseuses et arthropathies — Étienne).

Évolution. — Marche lentement progressive. Durée habituelle : 4 à 6 ans. On a signalé des arrêts plus ou moins longs, de 10 à 20 ans, quelquefois même définitifs, exceptionnellement avec rétrocession. Des cas subaigus peuvent évoluer en 18 mois, 2 ans. Nous avons vu dans le service de M. Brissaud un cas des plus caractéristiques de la forme scapulo-humérale évoluer en 6 mois.

Elle se termine par la mort, soit par asphyxie (atrophie du diaphragme ; atrophie de la musculature viscérale) (Léri), soit plutôt par une maladie intercurrente : tuberculose, broncho-pneumonie. Les accidents bulbaires se rencontreraient plutôt dans la sclérose latérale amyotrophique.

Le pronostic est donc sombre, sans pourtant être absolument fatal.

Diagnostic. — L'atrophie musculaire à type Aran-Duchenne est, en réalité, un syndrome pouvant relever d'une affection médullaire, d'une névrite ou d'une myopathie. Ces différentes amyotrophies seront distinguées de l'atrophie par poliomyélite antérieure chronique, décrite dans cet article, par les caractères suivants :

Sclérose latérale amyotrophique. — Exagération des réflexes tendineux et contracture. Évolution plus rapide. Troubles bulbaires (syndrome labio-glosso-laryngé).

Syringomyélie. — Dissociation de la sensibilité. Troubles vaso-moteurs et trophiques. Exagération des réflexes. Déviation de la colonne vertébrale.

Maladie de Morvan. — Troubles trophiques cutanés et osseux (panaris analgésique). Troubles des différents modes de la sensibilité.

Lèpre nerveuse. — Dissociation de la sensibilité. Troubles trophiques. Plaques d'anesthésie. Épaississement des troncs nerveux.

Paralysie infantile. Paralysie spinale aiguë de l'adulte. — Début brusque. La paralysie précède l'amyotrophie et a une marche régressive.

Hématomyélie spontanée ou traumatique de région cervicale. — Rapidité d'évolution. Notion fréquente d'un traumatisme antérieur. Dissociation de la sensibilité ; parfois syndrome de Brown-Séquard et troubles oculo-pupillaires.

Atrophie musculaire des tabétiques. — Autres signes de tabes. État des jointures.

Méningo-myélite syphilitique à type Aran-Duchenne (Léri). — La parésie précède l'atrophie. Douleurs, évolution rapide, tardivement exagération des réflexes rotuliens. Quelquefois signe d'Argyll-Robertson, lymphocytose du liquide céphalo-rachidien (Léri). Diagnostic difficile.

Pachyméningite cervicale hypertrophique. — Douleurs névralgiques dans le cou, la nuque, les bras. Exagération des réflexes tendineux.

Paralysie radiculaire du plexus brachial. — Prédominance de la paralysie sur l'atrophie. Troubles de la sensibilité. Troubles oculo-pupillaires. Unilatéralité.

Névrite saturnine. — Début plutôt par les extenseurs des doigts. Réaction de dégénérescence, absence de contractions fibrillaires. Étiologie.

Atrophie musculaire d'origine articulaire, surtout dans les arthrites chroniques carpo-métacarpiennes.

Myopathies. — Caractère familial et héréditaire. Début dans le jeune âge. Absence habituelle de contractions fibrillaires et de réaction de dégénérescence. Localisation (type facio-scapulo-huméral de Landouzy-Dejerine ; type scapulo-huméral d'Erb).

Traitement. — On a préconisé les révulsifs sur la colonne ; la strychnine, la noix vomique, l'ergot de seigle.

Le traitement électrique paraît le plus efficace : faradisation des muscles (courants peu intenses, rares interruptions, courtes séances) et galvanisation de la moelle (8 à 10 milliampères). On pourra y joindre la galvanisation du cou (Erb) ou du grand sympathique (Huet) (électrode sur les dernières cervicales, électrode entre l'os hyoïde et le bord du sterno-cléido-mastoïdien ; 1 à 5 milliampères pendant 1 à 5 minutes) (V. AMYOTROPHIES, ÉLECTROTHÉRAPIE). BRÉCY et BAUER.

ATROPINE. — V. BELLADONE.

ATTENTATS. — V. HOMICIDE.

ATTENTATS AUX MŒURS. — Le Code pénal distingue l'outrage public à la pudeur et l'attentat à la pudeur.

I. — **OUTRAGES PUBLICS A LA PUDEUR**. — Ce sont ceux (d'après la Cour de cassation) « qui n'ayant pas été accompagnés de violences ou de contrainte n'ont pu blesser la pudeur de la personne sur laquelle les actes déshonnêtes peuvent avoir été exercés, mais qui par leur *licence*, leur *publicité* ont pu être ou ont été l'occasion d'un scandale public pour la pudeur de ceux qui fortuitement en ont pu être témoins ».

Exemples. — Les actes des exhibitionnistes sur la voie publique, le coït pratiqué par des personnes consentantes en voiture, en chemin de fer, dans les bois, dans un appartement où les passants peuvent apercevoir ce qui se passe, etc., les cas de bestialité.

Ces outrages publics à la pudeur sont des délits, le médecin n'intervient que pour expliquer la possibilité ou l'impossibilité de l'acte tel qu'il a été raconté par les témoins. Les fausses accusations sont fréquentes. Elles sont surtout le fait de petites filles mythomanes qui inventent sur les données fournies par des lectures, par des conversations, tout un roman. Deux faits pour fixer les idées : une petite fille abandonnée est adoptée par des gens honorables, un jour l'enfant entend ses parents d'adoption lire et commenter une affaire scandaleuse retentissante. Quelques jours après le père surprit la petite qui tenait sa poupée, l'embrassait avec effusion à la partie supérieure des jambes. On demande à l'enfant, qui a pu lui apprendre une pareille chose. Elle répondit qu'elle faisait à sa poupée ce qu'on lui avait fait à elle-même. Elle déclare en outre qu'étant en nourrice, son frère de lait couchait avec elle et qu'ils se conduisaient comme mari et femme. Après le petit garçon était venu le père nourricier, puis le grand-père lui-même, etc.... Grand émoi dans la maison, l'enfant est soumise à un médecin habile qui déclara qu'aucun attentat n'avait été commis sur elle. Elle avoua qu'il n'y avait rien de vrai dans son récit et qu'elle avait simplement voulu faire comme les dames que l'on avait mises sur le journal.

Un moine, le père Bérard, fut accusé par plusieurs jeunes filles d'avoir dans le confessionnal exhibé ses organes génitaux. Il fallut pour infirmer les témoignages de ces enfants, qui présentaient certaines contradictions bizarres, que Lacassagne intervînt pour montrer qu'il était impossible, étant donnée la conformation de la robe du moine et les dimensions des organes génitaux, que celui-ci se soit livré aux manœuvres qui lui étaient reprochées.

En second lieu le médecin peut intervenir sur la demande du juge pour étudier l'état mental des inculpés. Les exhibitionnistes sont fréquemment des paralytiques généraux, des déments séniles, etc... ou encore des vieillards atteints de maladies des voies urinaires, des dégénérés atteints d'obsessions dans le domaine génital.

L'article 350 du Code pénal dit que toute personne qui aura commis un outrage public à la pudeur sera punie d'un emprisonnement de deux à trois ans et d'une amende de 15 à 200 francs.

II. — ATTENTATS A LA PUDEUR. — Ils sont visés par l'article 331 et l'article 332 du Code pénal. *Article 331.* — Tout attentat à la pudeur consommé ou tenté sans violence sur la personne d'un enfant de l'un ou l'autre sexe, âgé de moins de treize ans, sera puni de la réclusion. Sera puni de la même peine l'attentat à la pudeur commis par tout ascendant sur la personne d'un mineur, même âgé de plus de treize ans, mais non émancipé par le mariage.

Article 332. Quiconque aura commis un attentat à la pudeur, consommé ou tenté avec violences contre des individus de l'un ou de l'autre sexe, sera puni de la réclusion. Si le crime a été commis sur la personne d'un enfant au-dessous de quinze ans accomplis, le coupable subira la peine des travaux forcés à temps.

D'après le Code pénal, il y a donc lieu de distinguer les attentats sans violence sur les enfants, les attentats avec violence sur enfant ou sur adulte; les premiers sont surtout constitués par des attouchements, les seconds par des manœuvres sodomiques sur les petits garçons ou les adultes, par le coït périnéal sur les petites filles.

Le médecin est chargé d'examiner les victimes et de diagnostiquer la nature de ces attouchements ou de ces manœuvres violentes. Nous allons étudier successivement :

1º *Les attentats à la pudeur sur les petits garçons* (attouchements, coït anal, récent ou chronique).

2º *Les attentats à la pudeur sur les petites filles* (attouchements, coït périnéal antérieur ou postérieur).

3º *Les attentats à la pudeur sur l'adulte* (sodomie conjugale).

1º **Les attentats à la pudeur sur les petits garçons**. — Les attouchements des organes génitaux des petits garçons sont pratiqués généralement par des femmes : succion pénienne, attouchements, introduction du pénis de l'enfant par la femme dans ses organes génitaux, et transmission de maladies vénériennes. Dans ce dernier cas seulement les constatations médicales sont utiles à la justice. Les attouchements sans violence ne laissent aucune trace constatable.

Il n'en est pas de même des actes de sodomie.

La constatation de la défloration anale est toujours difficile, elle mérite toute l'attention des médecins. Le coït anal est récent ou chronique.

Signes du coït anal récent. — Pour pratiquer cet examen se faire assister d'une personne qui sera témoin des procédés employés par le médecin et pourra au besoin servir de témoin (domestiques, parents, agents de la paix).

Placer l'enfant le tronc fléchi sur les cuisses, les mains appuyées sur une chaise, les fesses en pleine lumière et noter :

1° La *rougeur des parties* ou leur inflammation péri-anale, blessures ou coups d'ongles, éclatement du périnée, etc....

2° La *disposition infundibuliforme de l'anus*, en se rappelant bien que cette disposition n'a rien de bien caractéristique comme le voulait Tardieu,

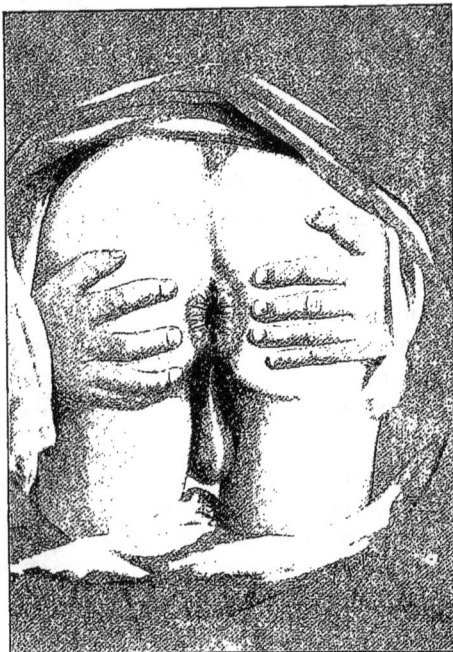

Fig. 172. — Examen de l'anus. Coït anal récent infundibuliforme. Déchirures au niveau du raphé. Anus béant. (Musée de l'Institut médico-légal de Lyon.)

qu'on la retrouve à l'état physiologique chez certaines personnes amaigries, chez les hémorroïdaires.

3° Examen des *déchirures* qui peuvent exister. Les déchirures se voient principalement sur la ligne médiane près du raphé, aux deux endroits où la muqueuse est particulièrement adhérente. Elles sont le plus souvent multiples et remontent jusqu'à 2 et 3 centimètres dans le rectum.

4° En essayant avec les deux pouces d'exercer une pression graduelle sur les deux fesses on constate s'il y a du *spasme* du sphincter ou une dilatation permanente de l'anus par *atonie* du sphincter.

5° *Douleurs* et brûlures au toucher rectal qui permet de se rendre compte de l'état de la muqueuse et de l'étendue des déchirures.

6° *Présence du sperme* dans le rectum ou au pourtour de l'anus.

7° Transmission d'une *maladie vénérienne* constatable dans la région (blennorragie, chancre mou et syphilis).

Le coït anal récent peut ne laisser aucune trace, surtout sur l'adulte, quand il est pratiqué sans violences et avec beaucoup de précautions. C'est alors un acte comparable au toucher anal pratiqué par les médecins, toucher qui est généralement indolore et ne laisse aucune trace.

Il existe des faits au contraire qui montrent avec quelle brutalité l'acte est accompli. Perforation du rectum, déchirure du périnée, tentative de strangulation concomitante, etc., surtout chez les enfants.

Les habitudes sodomiques, coït anal habituel. — Il existe une prostitution masculine qui est le pendant de la prostitution féminine. Ces prostitués ont un habitus et des performances sur lesquelles Tardieu a beaucoup insisté et qui n'ont aucune importance dans le diagnostic des habitudes sodomiques. Ce sont des myxœdémateux frustes, des infantiles qui se livrent à ce genre de prostitution, au milieu de beaucoup d'autres individus indemnes des tares dont je viens de parler.

Examen de l'anus. — L'individu est placé dans la position précédemment décrite. Il n'y a pas lieu d'ajouter une importance trop grande à la disposition infundibuliforme de l'anus. Il faut rechercher plus spécialement :

1° La *dilatation permanente de l'orifice anal* : anus béant.

2° Les *lésions du sphincter et de la muqueuse de l'anus* : effacement des plis radiés de l'anus, avec chute de la muqueuse rectale au niveau de la partie antérieure de l'orifice anal. Il existe très fréquemment un catarrhe chronique de la muqueuse rectale qui se traduit par un écoulement muqueux ou muco-purulent, causé par l'irritation continue de la région.

3° *Présence de condylomes et d'hémorroïdes* plus ou moins saillantes.

4° Constatations d'*affections vénériennes* de la région anale.

Il est nécessaire d'être très circonspect dans ce diagnostic : à côté de cas tout à fait typiques il existe toute une série de cas douteux. On a même signalé des observations certaines d'individus se livrant depuis des années à la sodomie et dont l'examen était totalement négatif (le comte de Caylus et un de ses complices examiné par Casper).

2° **Les attentats à la pudeur sur les petites filles.** — Ils sont généralement pratiqués par les hommes et ils consistent en des attouchements avec les doigts, avec la bouche ou avec la verge. Dans ce dernier cas, ces attouchements constituent ce que Lacassagne a décrit sous le nom de coït périnéal antérieur ou postérieur, suivant la position de l'enfant.

Les signes de simple attouchement avec les doigts n'existent souvent pas et l'examen de l'enfant peut être négatif. On peut aussi découvrir des coups d'ongles sur les grandes et les petites lèvres au voisinage du clitoris, et même une défloration par l'introduction du doigt dans le conduit vaginal. La question se pose d'établir si ce sont bien les résultats d'un attentat ou des pratiques vicieuses si fréquentes chez les petites filles. Si les attouchements ont lieu avec la verge la disproportion de développement des organes génitaux de l'homme et de la vulve de l'enfant interdit toute intromission, ou, s'il y a tentative d'intromission, ce sont des déprédations vulvaires et péri-anales telles, qu'il s'agit d'un viol et non plus d'un simple attentat à la pudeur.

L'enfant est généralement placée sur les genoux de l'individu ou couchée sur un lit dans le décubitus dorsal ou ventral.

Suivant la position celui-ci pratique à la partie supérieure des cuisses soit en avant soit en arrière, en heurtant le périnée, ce qu'on appelle *le coït périnéal antérieur ou postérieur*. L'enfant ne souffre pas, les signes inflammatoires sont légers et ne peuvent être constatés que très peu de temps après l'attentat. Ce sera surtout du côté de la chemise ou du pantalon de la petite fille que l'on trouvera des taches révélatrices de sperme ; ou bien, quelques jours après, se déclarera une blennorragie vulvaire ou une autre affection vénérienne (chancre mou, chancre syphilitique) dont le diagnostic précis et l'évolution fixeront sur l'époque de la contagion et confirmeront les accusations portées.

Très fréquemment les parents n'arrivent à avoir l'attention attirée sur les habitudes vicieuses de leurs enfants ou sur la possibilité d'un attentat que le jour où une vulvite se déclare. La mère alors interroge sa fille et la fait causer. Elle apprend, ce qu'elle avait supposé, que son enfant avait été victime d'un attentat et porte plainte au commissaire de police.

Un médecin est nommé pour examiner l'enfant et dire si cette vulvite (v. c. m.) a été causée par le prétendu attentat aux mœurs. L'examen de l'enfant ne doit être pratiqué qu'en présence de témoins, et les conclusions sur l'état de l'hymen et des organes génitaux ne doivent être établies que lorsque les phénomènes inflammatoires ont complètement disparu et qu'il y a guérison de la vulvite.

Il faut dans ces expertises savoir ne pas se prononcer d'une façon trop hâtive, multiplier les examens. On sait en effet combien sont faciles et multiples les causes de contagion de la vulve par le gonocoque et combien les vulvites sont fréquentes parmi les petites filles du peuple.

5° **Les attentats à la pudeur sur les adultes.** — Ce sont des attentats pratiqués avec violence. J'ai eu à examiner une femme âgée qu'une bande d'apaches avaient déshabillée. L'un deux avec des orties avait pratiqué une friction violente des parties génitales. Des jeunes gens déshabillent de force un de leurs camarades et exhibent ses organes génitaux. Des femmes pratiquent l'épilation des parties sexuelles de l'une d'elles sans son consentement et par violences.

Le médecin a surtout à intervenir chez les adultes pour établir le diagnostic de coït anal : j'en ai rapporté plus haut tous les signes. Le coït anal est pratiqué le plus souvent sur les hommes, assez fréquemment sur les femmes. Sur 446 prostituées, Coutagne trouve 180 fois des signes suspects du côté de l'anus.

Enfin, les tribunaux ont rendu des jugements à plusieurs reprises indiquant que le crime d'attentat à la pudeur peut exister « de la part d'un mari se livrant sur sa femme à des actes contraires à la fin légitime du mariage, s'ils ont été accomplis avec violences physiques ». C'est la *sodomie conjugale*.

ÉTIENNE MARTIN.

AURA. — On désigne sous ce nom des phénomènes morbides qui précèdent immédiatement — ou plus exactement qui constituent — le début de certaines crises d'épilepsie et d'hystérie.

D'après son étymologie, l'aura consisterait en une sensation de vapeur qui semblerait partir du tronc et des membres et s'élever vers la tête ; en réalité, sa symptomatologie, souvent constante pour un même individu, est des plus variables ; aussi décrit-on des auras motrices, sensitives, sensorielles, vaso-motrices, organiques, psychiques et des auras complexes réunissant plusieurs des variétés précédentes (V. ÉPILEPSIE, HYSTÉRIE).

Quelquefois, par analogie, on emploie le mot aura, en dehors de l'épilepsie et de l'hystérie, dans des maladies à évolution paroxystique pour désigner les troubles qui, chez certains malades, annoncent le retour d'un accès (crise d'obsession, attaque anxieuse de la phobie diffuse par exemple).

BRÉCY.

AURA LABYRINTHIQUE. — Dans l'aura épileptique, rapide ou lente, la perturbation des centres labyrinthiques arrive à son rang sur le passage de l'onde vaso-motrice, avec les divers symptômes auriculaires énumérés ailleurs (V. LABYRINTHIQUES). L'oreille peut être le point de départ de la crise comitiale.   *PIERRE BONNIER.*

AURICULAIRES (INJECTIONS). — Les injections dans le conduit de l'oreille, quel que soit leur but, doivent être pratiquées avec douceur, sans grande pression, mais avec abondance de liquide tiède. Le pavillon est attiré en haut et en arrière, vers le sommet de la tête, pour rectifier les courbures du conduit cartilagineux, et permettre au jet de pénétrer sans trop se briser. La canule ne doit pas être engagée dans le méat; le jet, seul, doit pénétrer dans un orifice libre, de façon à laisser le liquide sortir facilement. Il faut en plus secouer un peu le jet lui-même pour saisir, sous des orientations diverses, la matière à balayer, la déloger et l'expulser.

Après l'injection, sécher la peau du conduit avec du coton hydrophile, pour éviter le refroidissement.   *PIERRE BONNIER.*

AURICULAIRES (RÉFLEXES). — L'oreille est le point de départ d'un grand nombre de réflexes directs et aussi d'irradiations nerveuses peu connues.

Certains de ces réflexes réagissent sur l'oreille elle-même et font partie de son fonctionnement automatique. Ils ont peu d'intérêt en dehors de l'otologie spéciale. Ce sont des réflexes de *compensation* tympanique et labyrinthique, régulateurs du mécanisme intime de l'oreille, des réflexes d'*accommodation* et de *défense*, maintenant la pression normale de l'air tympanique par l'ouverture périodique de la trompe d'Eustache, et celle des liquides labyrinthiques par une régulation vaso-motrice appropriée.

Les réflexes auriculaires qui intéressent la clinique générale ont leurs points de départ dans toutes les parties de l'oreille; nous les décrirons d'après leurs voies centripètes.

La région du conduit auditif externe innervée par le nerf auriculaire du plexus cervical peut engendrer, par suite d'une irritation chronique, eczéma, cérumen, des *hoquets*, des *éructations*, des *gloussements* réflexes, sans aucune douleur au niveau du conduit, et sans que rien n'attire de ce côté l'attention du médecin. Une autre région, innervée par un rameau du pneumogastrique, pourra devenir le point de départ d'une *toux* réflexe, opiniâtre, irritante, sèche, toux bronchique ou *thoracique*, ou encore toux *cervicale*, avec sensation d'irritation au niveau de la gorge. Des malades sont ainsi suspectés d'affections bronchiques chroniques ou de maladies pharyngées, parfois pendant des années, avant qu'un examen d'oreilles, provoqué par l'obstruction cérumineuse, par exemple, ne les débarrasse du bouchon de cérumen, et de la toux qu'il entretenait. Il existe une sorte d'*asthme* auriculaire de même origine avec *bâillements* fréquents, et *oppression paroxystique*. Des crises *épileptiques* peuvent être provoquées par l'irritation du conduit.

Les lésions anciennes de la caisse et du conduit déterminent fréquemment l'*atrophie* réflexe de la papille oculaire du même côté.

La *nausée* et les *vomissements* peuvent également avoir pour origine une affection de la région tympanique. L'irritation de la corde du tympan dans la caisse sera parfois la cause de troubles salivaires, ou de sensations anormales sur la partie correspondante de la langue.

De l'irritation des canaux semi-circulaires naîtront les multiples formes du *vertige*, avec sensation d'*entraînement* dans le sens sagittal, ou transversal, ou horizontal, mouvements de *manège*, sensations d'*assomption* ou d'*enfoncement* vertical, ou encore *dérobement* hémiplégique ou paraplégique de l'appareil de sustentation, *effondrement* des deux jambes ou faillite de toute la motricité dans une moitié du corps en tant qu'office de sustentation et tant dans le membre supérieur que dans l'inférieur. Certains malades perdent la notion de l'existence de telle partie d'eux-mêmes ou de la totalité même de leur corps, ou les sentent déviées, déplacées, ou immenses, etc. La sensation de chute qui précède le sommeil total est due à la résolution des muscles tympaniques, analogue à celle des muscles oculaires, et troublant momentanément l'attitude des leviers osseux, d'où vertige léger et *sursaut*.

Les rapports du noyau de Deiters avec les centres oculo-moteurs nous expliquent les troubles *scopasthéniques* si fréquents dans le vertige labyrinthique, et dont voici les principaux :

Perte du regard, impossibilité de fixer les objets ou de les voir simples, de les mettre au point.

Paralysie d'une paire, le plus souvent la *sixième* paire, *strabisme*, *diplopie binoculaire*; parfois le tremblement paralytique, apparaissant surtout dans les attitudes forcées, secoue l'image sur la rétine et détermine ainsi de la *diplopie*, de la triplopie *uni-oculaires*.

Déviations *toniques* des deux globes, et le plus souvent déviations *cloniques*, *nystagmus*, soit horizontal, soit vertical, donnant la sensation d'*écoulement des objets* dans un sens bien défini, le plus souvent vers l'oreille malade; — phénomène fréquent dans le vertige, — ou encore de *sautillement* des objets extérieurs.

Mydriase ou *myosis*, retard de l'accommodation à la lumière et à la distance, irrégularité dans la tenue de cette accommodation, convulsions lentes du muscle irien, *inégalité pupillaire*, statique et dynamique, convulsions du muscle ciliaire avec illusion *planétoscopique*, c'est-à-dire déformation sphérique des plans; brouillards dans le champ visuel, le malade « voit noir », troubles passagers dans l'accommodation à la distance, presbytie paroxystique, etc.

L'irritation de l'appareil vasculaire provoquera des troubles réflexes des centres *manostatiques* avec variations de la pression artérielle, phénomènes de tension exagérée des liquides céphalorachidiens, constriction encéphalique, etc.; variations du rythme cardiaque et respiratoire, susceptibilité extrême aux variations barométriques, troubles vaso-moteurs de la face, de l'œil, migraines, épilepsies diverses.

L'appareil auditif proprement dit peut également, dans certaines irritations, engendrer l'*épilepsie*, des crises sudorales, le frisson, l'anxiété, des troubles vaso-moteurs généraux ou locaux, tels que la congestion de l'œil et même une cécité passagère. Le *sursaut* est également provoqué par une vive commotion auditive.   *PIERRE BONNIER.*

AUSCULTATION. — L'auscultation médicale nous permet de saisir les bruits
anormaux formés au sein des organes et les anomalies des bruits ordinaires.
Elle peut être *immédiate* ou *médiate*. D'une façon générale, il faut surveiller l'emploi des instruments, propres, il est vrai, à renforcer les bruits,
mais capables aussi d'en créer par suite d'une compression trop forte ou
d'une application inégale ou insuffisamment exacte contre le tégument.

De même, on évitera dans la mesure du possible tout examen au travers
de vêtements épais. On rassurera le malade, on lui expliquera ce que l'on
veut obtenir de lui; et, s'il le faut, on attendra que les troubles dus à l'émotivité se soient apaisés. On variera enfin les conditions de l'expérience,
l'attitude, le degré de repos ou de fatigue, etc.

Il est peu d'*organes* au niveau desquels l'application de l'oreille soit complètement stérile en résultats. Nous renvoyons du reste aux articles spéciaux
pour ce qui concerne l'auscultation du *cœur* et du *poumon*, et les applications
spéciales à l'*obstétrique*. Rappelons seulement qu'il est mauvais de faire
débuter un examen par l'auscultation; il convient auparavant de regarder,
de palper et de percuter. On peut examiner, par le procédé étudié, le *larynx*
et la *trachée*; les résultats sont intéressants surtout au cas de sténoses de
ces conduits (polypes, anévrismes de l'aorte). L'auscultation des *vaisseaux*
sera toujours médiate, soit que le stéthoscope perçoive à l'artère fémorale
le double souffle de Duroziez, soit qu'il transmette le bruit de diable des
jugulaires. On entend encore des bruits soufflés en comprimant les goitres
ou les tumeurs vasculaires, quel que soit leur siège.

On n'a pas obtenu grand renseignement de l'auscultation des *muscles* ou
du *crâne*. Dans le premier cas, on entend un roulement traduisant la tonicité
du muscle en activité; dans le second cas, les renseignements sont appréciables chez l'enfant seulement. L'auscultation des fontanelles non ossifiées
fait entendre un souffle systolique, fonction d'anémie ou d'hydrocéphalie,
absent dans les méningites. On peut encore, au moyen d'un stéthoscope
spécial allant de l'oreille étudiée à celle de l'observateur, examiner les
lésions de la trompe d'Eustache, de l'oreille moyenne, du tympan.

L'examen de l'*appareil digestif* prête à mainte conclusion; les rétrécissements de l'œsophage peuvent se déceler par un glouglou caractéristique;
on peut également compter la durée de la traversée de l'œsophage par un
bol alimentaire moyen, normalement de 20 secondes environ. En auscultant
dans le dos la région cardiaque de l'estomac, on pourra percevoir encore la
petite explosion de l'air dégluti par l'aérophage. Enfin, on peut, par l'examen de l'estomac, du foie, de l'intestin, du péritoine, tantôt directement,
soit l'oreille au tégument, soit l'oreille à quelque distance de la paroi, tantôt
médiatement, percevoir des bruits de fluctuation, de crépitation, des tintements, gargouillements, frottements, etc. D'une façon générale et sans
détailler autrement, ces bruits révèlent des périviscérites, des dilatations,
des rétrécissements, parfois des lithiases (vessie, vésicule biliaire).

On peut enfin combiner l'auscultation à d'autres méthodes, aux mouvements imprimés à l'organe (*succussion* pleurale, gastrique), à la percussion
métallique (*bruit d'airain*), à la percussion indirecte (V. PHONENDOSCOPE).

FRANÇOIS MOUTIER.

AUSCULTATION OBSTÉTRICALE. — Le premier travail sur l'auscultation obstétricale est dû à Lejumeau de Kergaradec (1821). Mayor (de Lausanne) avait dès 1818 entendu pour la première fois les bruits du cœur fœtal.

L'auscultation obstétricale se pratique à l'aide d'un stéthoscope à large ouverture, à bords épais, bien arrondis, et présentant une longueur de tige de 15 centimètres au moins (Pinard) (fig. 175). Il doit être placé, sur la peau nue, bien perpendiculairement à la surface que l'on veut explorer. Il permet de percevoir, pendant la grossesse et pendant le travail, un certain nombre de bruits dont les uns sont d'*origine maternelle*, les autres d'*origine fœtale*.

A) **Bruits de souffle maternel.** — C'est un « battement simple avec souffle », isochrone avec le pouls maternel, doux (syllabe *vous*), de rythme variable, d'intensité variable (s'accentuant pendant la contraction utérine), inconstant, *mobile*, perceptible dès le quatrième mois, persistant après la mort du fœtus.

Ce bruit de souffle est parfois assez fort pour masquer les bruits du cœur fœtal et en gêner l'auscultation. On le perçoit dans la grossesse utérine comme dans la grossesse ectopique.

L'auscultation de certaines tumeurs permet également de percevoir un souffle présentant les mêmes caractères.

B) **Bruits d'origine fœtale.** — I. **Bruits de choc.** — « Sous la pression du stéthoscope, on éprouve en même temps, à l'instant où le mouvement se produit, une double sensation de choc et de bruit brusque, mais d'une extrême légèreté, et l'oreille, frappée simultanément dans sa sensibilité générale et dans sa sensibilité spéciale, reçoit à la fois une impression tactile et auditive » (Pajot). Ce bruit, produit par un *mouvement actif* du fœtus (mouvement partiel ou déplacement total), est comparable « au bruit qu'on produit en frappant avec le doigt une main appliquée à plat sur l'oreille » (Pinard). Il est parfois rythmé. Il peut être perçu au-dessous de l'ombilic, sur la ligne médiane, entre le troisième et le quatrième mois de la grossesse, avant même que les bruits du cœur fœtal ne soient entendus. Il a donc une grande valeur diagnostique.

II. **Bruits du cœur fœtal.** — 1° *Bruits du cœur fœtal pendant la grossesse.*

a) *Normaux.* — Les battements fœtaux sont doubles. C'est le tic tac d'un « pendule qui n'est pas d'aplomb » (Pinard), avec, entre chaque double battement, un intervalle assez long. Des deux battements, le premier est le plus faible. Ils ne sont pas isochrones au pouls maternel. Le nombre des pulsations fœtales est d'environ 140 à la minute. Il peut exceptionnellement, chez certains fœtus, n'être que de 60, ou atteindre le chiffre de 160. Chaque fœtus garde, à cet égard, son individualité. Il est donc bon de connaître, pendant la grossesse, le nombre et le rythme habituels des pulsations fœtales.

Il n'y a pas de relation entre le nombre des pulsations fœtales et le sexe de l'enfant.

Les bruits du cœur fœtal sont perçus vers 4 mois 1/2, quelquefois plus tôt. À cette époque de la grossesse, c'est sur la ligne médiane et au-dessous de l'ombilic, dans la partie la moins épaisse de la paroi abdominale, qu'ils sont le plus facilement et le plus distinctement perçus.

Plus tard, à la fin de la grossesse, le vrai foyer d'auscultation c'est le

cœur du fœtus. Le fœtus étant pelotonné en flexion, la région cardiaque est
au niveau des épaules, presque à égale distance des deux pôles de l'ovoïde
fœtal, un peu plus près du pôle pelvien que du pôle
céphalique (comme le démontrent les coupes après congélation de Ribemont-Dessaignes, contrairement aux
assertions théoriques de Depaul).

Le foyer d'auscultation théorique serait la région précordiale ; là, on entendrait les bruits du cœur avec leur
maximum d'intensité. Mais les attitudes du fœtus dans
la cavité utérine ne permettent pas toujours cette auscultation directe. Lorsque le dos est en avant ou lorsque le
plan latéral gauche est en arrière, le stéthoscope ne permet de percevoir les bruits du cœur qu'indirectement,
c'est-à-dire transmis par le dos ou le plan latéral droit. Ils
perdent alors leur timbre éclatant et sont plus assourdis,
plus lointains. Leur intensité décroît dans l'ordre de
transmission suivant : dos,
plan latéral gauche, plan
latéral droit.

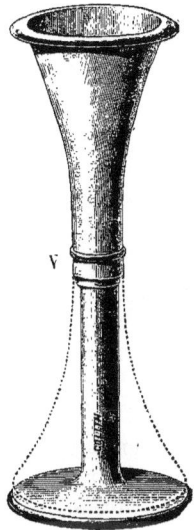

Fig. 175. — Stétho-
scope obstétrical de
Champetier de Ribes.

Les bruits du cœur fœtal
se propagent inégalement
vers les deux pôles de l'o-
voïde fœtal. Ils se propagent jusqu'à l'extrémité
du pôle pelvien, mais ne se propagent pas
dans le pôle céphalique. Ce fait trouve son
application clinique dans le diagnostic différentiel de la présentation du siège et de la présentation du sommet (Pinard) (V. Siège).

Le foyer d'auscultation maximum est unique
dans la grossesse simple, sauf dans le cas où
le dos du fœtus est à gauche et en arrière (Pinard). Il y a alors deux foyers, postérieurs tous
les deux, l'un à droite, l'autre à gauche. Le
premier est fourni par le plan latéral gauche
du fœtus, le second par le plan latéral droit.
L'existence de deux foyers d'auscultation n'implique donc pas la présence de deux fœtus.

Dans la grossesse double il y a deux foyers
d'auscultation distincts. Habituellement il n'y
a pas isochronisme entre les deux cœurs.
Cependant il peut arriver que deux observateurs, auscultant en même temps les deux

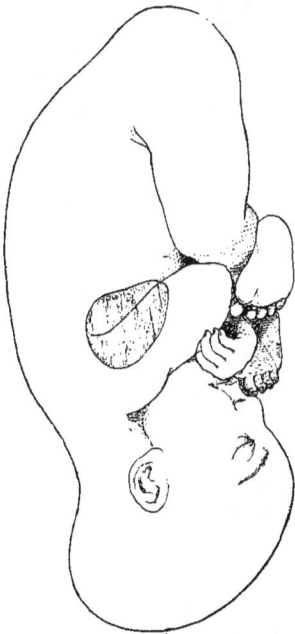

Fig. 174. — (Ribemont-Dessaignes
et Lepage). Foyer d'auscultation (teinte en noir) du cœur d'un
fœtus représenté dans l'attitude
qui, dans la cavité utérine, est
l'attitude physiologique.

fœtus, comptent dans le même temps le même nombre de pulsations. Il ne
faudrait pas en conclure qu'il n'y a qu'un fœtus.

Ces faits démontrent d'ailleurs qu'il ne faut pas demander à l'auscultation les diagnostics que seul le *palper* permet de poser avec certitude.

La recherche du foyer d'auscultation en promenant le stéthoscope sur le ventre de la femme enceinte, à la manière de Depaul, dans le but de diagnostiquer l'attitude du fœtus (présentation, position, variété) ou le nombre de fœtus, est à l'heure actuelle un non-sens. L'accoucheur ayant fait, par le palper, son diagnostic, le contrôle par l'auscultation en appliquant le stéthoscope, là où le *palper* lui a permis de fixer le foyer d'auscultation (V. Présentations, Grossesse gémellaire, etc.).

L'épaisseur de la paroi abdominale, la présence du placenta, l'excès de liquide amniotique, peuvent gêner l'auscultation. On peut, en particulier dans les cas d'hydramnios, ne pas entendre les bruits du cœur. Il ne faut pas se hâter d'en conclure que l'enfant est mort.

b) *Anormaux* (bruits de *souffle cardiaque*). — Lorsque, au niveau du foyer d'auscultation *cardiaque*, on entend un bruit de souffle, isochrone aux bruits du cœur fœtal (le plus souvent au premier bruit), il y a lieu de penser à une *endocardite fœtale*. Le fait est rare.

2° — *Bruits du cœur fœtal pendant le travail.*

a) *Normaux*. — Au moment de la contraction utérine, les bruits du cœur se ralentissent, pour reprendre leur rythme et leur fréquence dans l'intervalle des contractions.

Le foyer d'auscultation se déplace avec le fœtus, lorsque ce dernier effectue ses mouvements de rotation. C'est ainsi que dans les O.I.D.P. le foyer passe de droite à gauche quand l'occiput tourne en avant, par exemple, pour se placer derrière et sous le pubis.

b) *Anormaux*. — Quand le fœtus souffre, les bruits du cœur se modifient. non plus d'une façon fugace, mais d'une façon permanente (dans l'intervalle des contractions) et progressive. Tout d'abord les bruits du cœur s'accélèrent. pour se ralentir ensuite progressivement (Pinard). Ils sont également modifiés dans leur rythme et dans leur timbre, deviennent irréguliers, assourdis.

III. **Mouvements respiratoires du fœtus.** — On peut, pendant le travail. quand le fœtus souffre et fait des inspirations prématurées, percevoir par l'auscultation les mouvements respiratoires spasmodiques du fœtus.

IV. **Bruits funiculaires.** — Ce sont des souffles isochrones aux battements du cœur fœtal entendus à distance du foyer d'auscultation. Ils peuvent être simples ou doubles, fugaces ou permanents.

Les souffles fugaces sont en rapport avec une compression passagère du cordon. Les souffles permanents sont causés par la présence de replis valvulaires à l'intérieur des vaisseaux ombilicaux (Pinard).

En résumé, l'auscultation obstétricale est surtout utile pendant le travail. Elle seule permet d'apprécier l'état de santé ou de souffrance de l'enfant. C'est d'elle que le médecin tirera nombre d'indications opératoires précises.

A. COUVELAIRE.

AUTOPLASTIE. — V. Greffes.

AUTO-ACCUSATEURS (ALIÉNÉS). — En opposition avec les persécutés qui accusent autrui, il est toute une catégorie d'aliénés qui s'accusent eux-mêmes. Les idées d'auto-accusation appartiennent à trois espèces distinctes : aux mélancoliques d'une part, aux intoxiqués de l'autre, et plus particulièrement aux alcooliques, enfin aux hystériques.

Les idées d'auto-accusation font partie du fonds même de la *mélancolie*. Au delà de la mélancolie simple, purement dépressive, les idées de culpabilité, d'indignité, s'accompagnent d'accusations des malades contre eux-mêmes. Le mélancolique accepte avec résignation, ou anxiété suivant les cas, les reproches qu'il s'entend adresser par ses hallucinations; mais de plus il les fait siennes, ou plus simplement, d'une façon primitive, d'emblée, sans hallucinations, il s'accuse de méfaits imaginaires : il a dilapidé sa fortune, mal rempli sa tâche, gâché le travail commandé, trahi son épouse, causé la mort de son enfant, etc. Le mélancolique émet d'une façon passive ces idées, ou au contraire réagit activement et dans ce cas est souvent entraîné au suicide (même au suicide collectif) (V. MÉLANCOLIE).

C'est dans la *mélancolie avec idées de négations* que l'auto-accusation atteint sa plus grande intensité et arrive à l'idée d'énormité.

Sous le nom de *délire systématisé primitif d'auto-accusation*, Séglas a décrit une variété de persécutés qui présentent des idées de cette nature. Il est douteux que ce soit là une espèce à part. Ces cas se rapprochent de la mélancolie avec idées de persécution (v. c. m.). Ils diffèrent des précédents par la marche évolutive des idées délirantes qui, stéréotypées dans ceux-ci, se développent là d'une façon plus complète en s'imbriquant avec les idées de persécution. Les hallucinations manquent: ce sont les interprétations délirantes qui prédominent.

Les *alcooliques* fournissent la majeure partie des autres cas d'auto-accusation. L'alcoolique a la faculté de jouer comme un rôle dans les fantasmagories que le [poison crée dans son imagination. Il n'est pas de délire plus actif que celui de l'alcoolique. Il livre des batailles, lutte contre des monstres, etc. Aussi bien peut-il s'imaginer avoir commis un crime. Il est fréquent qu'un alcoolique se présente dans un commissariat déclarant avoir assassiné quelqu'un, donnant force détails sur la scène dont il se présente comme l'acteur. Enquête faite, on ne retrouve pas trace du crime; il arrive, exceptionnellement d'ailleurs, que le malade conserve pendant un certain temps sa conviction, après même que les autres symptômes de l'intoxication ont disparu. Il n'est pas sans exemple qu'un alcoolique vienne s'accuser d'un crime d'actualité retentissante qui remplit les pages des journaux, et égare ainsi les recherches de la police.

Quelquefois les *hystériques* bâtissent des romans auto-accusateurs, comme elles échafaudent des accusations fausses contre des tiers, souvent avec la même apparence de vérité (V. MYTHOMANIE); des enquêtes judiciaires ont été ainsi poursuivies sur une fausse piste et ont donné lieu à la condamnation de l'auto-accusatrice sur ses propres aveux, par exemple un cas d'avortement supposé, où plus tard l'auto-accusatrice fut trouvée vierge. Les procès de sorcellerie du moyen âge abondent en faits d'auto-accusation de tous genres (V. DÉMONOMANIE).

Dans tous ces cas les signes concomitants de mélancolie, d'alcoolisme, d'hystérie (v. c. m.) donneront le diagnostic. Le pronostic est grave en raison des idées et des tentatives de suicide qui sont la conséquence logique de l'auto-accusation.   *M. TRÉNEL.*

AUTOMATISME AMBULATOIRE. — Son étude pratique ne peut guère être séparée de celle des *fugues* en général, bien qu'en réalité beaucoup d'entre elles soient très différentes, comme mécanisme et comme allure clinique, du véritable automatisme ambulatoire (V. IMPULSION, HYSTÉRIE, ÉPILEPSIE).

On désigne sous le nom d'automatisme ambulatoire « un syndrome pathologique survenant sous forme d'accès intermittents pendant lesquels certains malades, entraînés par une impulsion irrésistible, quittent leur domicile et entreprennent des courses et des voyages qu'aucun motif raisonnable ne justifie. Quand l'accès est terminé, ces malades sont tout surpris de se trouver sur une route qu'ils ne connaissent pas ou dans une ville étrangère. Ils reviennent chez eux, jurant leurs grands dieux qu'ils ne quitteront plus leurs pénates; mais un nouvel accès provoque bientôt une nouvelle fugue » (Pitres). Pendant le voyage, à pied, en chemin de fer, par n'importe quel moyen de locomotion, le malade exécute comme une personne normale les actes de la vie ordinaire; rien n'attire l'attention sur lui, sauf parfois un air un peu hagard. La durée de l'accès est très variable, de quelques heures à plusieurs jours.

Impulsion irrésistible à la fugue, accomplissement d'une manière en apparence intelligente et régulière, amnésie consécutive, tels sont les caractères de ce syndrome qui, quand il revêt cet aspect typique, constitue tantôt un *équivalent épileptique*, tantôt une variété de *Somnambulisme hystérique* (V. SOMNAMBULISME). Le diagnostic entre ces deux affections est quelquefois délicat. La fugue épileptique est surtout remarquable par la soudaineté du début, son caractère d'impulsion aveugle et l'absence de but; l'inconscience et l'amnésie sont complètes. Dans la fugue hystérique, précédée par une aura souvent psychique, l'idée de voyage paraît répondre à un désir, à un besoin antérieur, et les actes moins illogiques semblent obéir inconsciemment à une idée directrice. Au réveil, l'amnésie serait moins absolue et il serait parfois possible par l'hynotisme de réveiller les souvenirs du malade. En somme, l'automatisme ambulatoire classique à longue durée, pendant lequel le malade accomplit des actes plus ou moins coordonnés, est surtout le fait de l'hystérie (Pitres et Régis).

L'impulsion à la fugue existe aussi chez les *dégénérés* et les *obsédés neurasthéniques* (*dromomanie*) (Régis), mais sans inconscience, ni amnésie. « La fugue des dégénérés, en particulier celle des neurasthéniques, se produit sous l'empire d'une propension plus ou moins soudaine, ordinairement obsédante, à laquelle les sujets ne peuvent résister en raison de la faiblesse de leur volonté. La crise, née souvent d'une cause réelle, mais insignifiante, revêt le type conscient et le souvenir en reste tout à fait intact » (Régis). On rapprochera de ces fugues le besoin incessant de se déplacer que l'on observe chez certains déséquilibrés [juifs errants (H. Meige), trimardeurs, vagabonds]; il s'agit encore d'abouliques incapables de résister à l'idée de voyage qui s'impose à leur esprit.

Janet a décrit une autre variété de fugue chez les psychasthéniques : les malades, troublés à propos d'un acte ou d'une idée, au lieu de se livrer à des récriminations mentales, éprouvent le besoin plus ou moins irrésistible de marcher, et leur énervement ne se calme que lorsqu'ils ont marché très longtemps, sans se livrer à aucune violence. Dans ces *crises de marche*, il n'y a pas d'idée obsédante poussant au voyage comme dans la dromomanie; c'est la marche pour la marche. Un malade de Souques éprouvait le besoin de marcher après des crises de dipsomanie ou à la place de ces crises.

Beaucoup d'aliénés persécutés, mégalomanes, mélancoliques, alcooliques, paralytiques généraux, déments précoces, sont portés à s'enfuir de chez eux, mais ces fugues, voulues par le malade sous l'influence de son délire ou de ses hallucinations, ne présentent que rarement le caractère impulsif des variétés précédentes. On peut néanmoins le rencontrer dans certaines fugues panophobiques des *alcooliques*, subconscientes et submnésiques (somnambulisme alcoolique) et dans les fugues des *paralytiques généraux*, qui éprouvent parfois au début de leur maladie un besoin impulsif de marcher pendant des journées sans s'arrêter (Pitres et Régis). Enfin, on ne confondra pas avec la dromomanie la *fugue hébéphrénique*, qui n'a pas le caractère impulsif de la fugue des dégénérés; elle est subconsciente, sans amnésie consécutive, accomplie sans méthode, sans but précis et avec tendance à la stéréotypie; c'est une fugue démentielle, c'est-à-dire portant l'empreinte d'un affaiblissement des facultés psychiques (Deny et Roy).

Le *diagnostic* des fugues est intéressant au point de vue *médico-légal*. En dehors des épileptiques qui peuvent avoir des impulsions subites à l'incendie ou à l'homicide, les malades commettent généralement peu d'actes répréhensibles pendant leurs voyages, mais il leur arrive souvent d'être arrêtés comme des vagabonds ou des gens sans aveu. Le diagnostic est surtout important dans l'armée, car ces malades sont exposés à passer en conseil de guerre comme déserteurs (V. ALIÉNÉS DANS L'ARMÉE).

Le pronostic et le traitement varient avec l'affection causale. D'une façon générale, le pronostic des fugues impulsives sera très réservé; leur répétition éloigne les malades de toute occupation régulière et contribue, autant que leur tare mentale elle-même, à en faire des déclassés ou des vagabonds.

BRÉCY-TRÉNEL.

AUTOPSIE MÉDICO-LÉGALE.

— L'autopsie médico-légale est pratiquée sur la réquisition d'un magistrat, lorsqu'il y a doute sur les causes de la mort ou dans les cas de meurtre ou d'assassinat. La présence du magistrat n'est pas obligatoire, le médecin-légiste n'est pas astreint à attendre le délai de 24 heures prescrit par la loi si le besoin exige des constatations médico-légales rapides et pour éviter les altérations putrides.

L'autopsie peut être réclamée par la famille et alors plusieurs formalités doivent être remplies.

1º Le délai de 24 heures est obligatoire (C. c. 77); le point de départ de ce délai est l'heure portée sur la déclaration de décès.

2º Le médecin doit obtenir l'autorisation d'autopsier le corps, du préfet de police à Paris, du maire partout ailleurs.

L'autopsie médico-légale est bien différente des vérifications anatomiques auxquelles on procède dans les hôpitaux pour les besoins scientifiques.

1º L'autopsie médico-légale doit être précédée d'un examen externe ou levée de corps (v. c. m.).

2° Elle doit être *méthodique* : l'expert devrait suivre une marche fixée d'avance pour ne rien oublier dans ses constatations.

3° Elle doit être *complète* : porter sur les trois cavités (crâne, thorax, abdomen).

4° Elle doit être *descriptive* : l'expert doit dicter tout ce qu'il voit, en détaillant la forme, les dimensions des plaies, les poids, les colorations des organes. Le protocole d'autopsie peut servir de base à une contre-expertise, une autopsie mal faite ne se recommence pas.

Si l'on songe à la responsabilité très lourde que prend un médecin en faisant une autopsie judiciaire, on comprendra qu'il est indispensable pour lui d'avoir à sa disposition le local, les aides, les instruments nécessaires. Il ne faut pas hésiter dans un transport de justice à demander que le corps à autopsier soit amené dans une morgue ou un hôpital : ne se servir d'une installation de fortune dans une grange ou dans un cimetière que lorsqu'il y a extrême urgence.

Instruments. — La trousse de l'expert doit être composée de la façon suivante : 1° gants de caoutchouc souples, sarraus et compresses ; 2° alcool amylique et formaline ; 3° une loupe, un compas glissière, un ruban métrique, de la ficelle fine pour ligatures, 3 couteaux à autopsie, 4 bistouris, 3 paires de ciseaux de différentes dimensions, 2 pinces à dissection, des sondes en gomme et des sondes cannelées, un entérotome, un costotome, une scie droite et une courbe de Testut, un marteau et un ciseau droit pour ouvrir le crâne, un grand couteau plat pour la coupe des organes, de petits bocaux pour prélever des pièces anatomiques, une balance, un spectroscope de poche.

Il est toujours utile, lorsqu'on peut le faire, de prendre le poids du corps et la taille de la personne autopsiée.

Les incisions. — On peut ouvrir les cavités thoracique et abdominale de 2 façons : 1° on pratique une incision verticale partant du menton pour aller au pubis en passant à gauche de l'ombilic, et 3 incisions transversales, l'une sur le bord inférieur du maxillaire, l'autre bi-acromiale, la troisième bi-hypocondriaque (fig. 175).

2° Si l'on veut aller plus rapidement et éviter la dissection de la paroi thoracique nécessitée par les volets tracés par les précédentes incisions, on fait en partant de la fourchette sternale une incision ovalaire (fig. 176) qui permet d'enlever d'un seul coup toute la paroi abdominale et thoracique. Les incisions sous-maxillaire et bi-acromiale permettent la dissection des différents plans anatomiques du cou comme dans le procédé précédent.

Il est de règle que, si l'incision doit passer au voisinage d'une blessure, on doit la faire dévier très fortement de façon à respecter l'intégrité des plaies ou violences.

Ouverture de la bouche et examen du pharynx. — On doit disséquer la peau à la partie antérieure du maxillaire inférieur, séparer le maxillaire par un trait de scie au niveau de la symphyse et écarter les deux branches. On peut ainsi examiner facilement la langue, la muqueuse buccale, le pharynx.

Dissection du cou. — Cette dissection doit être minutieuse et complète.

C'est à ce niveau qu'on a à rechercher le plus fréquemment des traces de violences. La peau est disséquée en deux lambeaux marqués par les incisions citées plus haut. On examine le tissu cellulaire sous-cutané, les muscles sterno-mastoïdiens, sus et sous-hyoïdiens, le corps thyroïde.

On découvre ensuite le paquet vasculo-nerveux du cou, on examine la carotide et ses tuniques. L'os hyoïde, les cartilages du larynx sont explorés et disséqués, les anneaux supérieurs de la trachée. On récline la langue, le

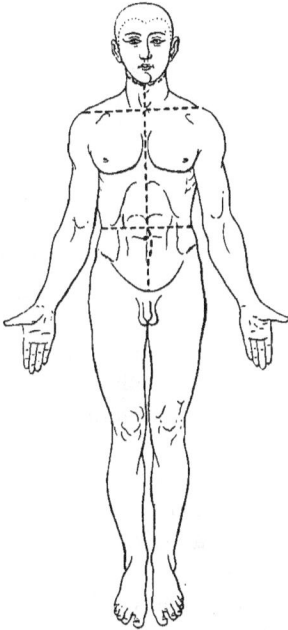 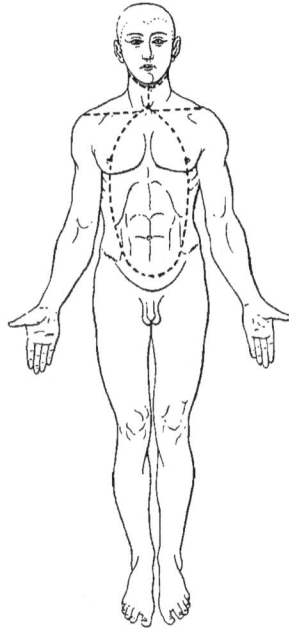

Fig. 175.   Fig. 176.
Tracés des incisions dans les autopsies médico-légales.

larynx et l'on examine le fond de la cavité pharyngée (ecchymose rétropharyngée).

Ouverture de la poitrine. — Les côtes sont sectionnées au costotome sur une ligne proche de la ligne axillaire et non pas au niveau des cartilages, l'ouverture ainsi faite ne donnant pas assez de jour.

On désarticule le sternum de la clavicule en passant la pointe d'un couteau dans les articulations sterno-claviculaires. Il faut avoir soin de ne pas blesser les confluents veineux sous-jacents qui donneraient un épanchement de sang très gênant.

On enlève le plastron costal en ayant soin de ne pas ouvrir le péricarde.

On examine les cavités pleurales et les organes en place.

Noter les adhérences pleurales, leur siège, leur étendue, leur consistance.

Recueillir le contenu des cavités pleurales qui sera examiné ultérieurement pour en déterminer la nature. Indiquer si les poumons volumineux remplissent la cage thoracique ou s'ils sont rétractés et atélectasiés.

Noter la coloration des organes. Par la palpation on se rendra compte si le parenchyme pulmonaire crépite dans toutes ses parties ou présente de l'induration.

Examiner ensuite le médiastin et le hile des poumons. Rechercher les ganglions trachéo-bronchiques.

On ouvrira le péricarde sur toute sa hauteur, on prélèvera le contenu du péricarde et on notera s'il y a réplétion du ventricule droit, des oreillettes, si l'artère pulmonaire et les veines caves sont distendues par du sang.

Examiner également l'aorte descendante.

Examen de la cavité abdominale. — A l'aide de la main on explorera la concavité du diaphragme et les organes sous-diaphragmatiques. On se rendra compte de la position du pylore, des adhérences péri-gastriques, de l'état des voies biliaires (vésicule dilatée, affaissée, calculeuse, péritonite sous-hépatique), position de la rate, son volume.

Explorer ensuite la cavité péritonéale, aspect du péritoine pariétal, son contenu, aspect général de l'épiploon, coloration, surcharge graisseuse, les orifices herniaires. Suivre le trajet du gros intestin, noter sa distension, sa coloration, rechercher l'appendice et signaler sa position. Examiner ensuite l'intestin grêle. Enfin explorer le petit bassin, l'état du rectum et de la vessie, des organes génitaux de la femme.

Examen de chaque organe pris séparément. — Il faut d'abord examiner le cœur en place en pratiquant une incision d'abord sur le ventricule droit et l'autre sur le ventricule gauche. On prélève le contenu des deux cavités.

Cette méthode d'examen du cœur en place permet d'étudier facilement l'état du sang dans ses cavités et de suivre les caillots dans l'artère pulmonaire et ses ramifications en cas d'embolie. Elle ne gêne en rien l'appréciation des lésions valvulaires lorsque le cœur est enlevé. On pratique ensuite l'enlèvement de l'estomac, pour cela on place une double ligature au cardia et une double ligature au pylore, on sectionne au ciseau entre les deux ligatures, on sépare l'épiploon et on enlève l'estomac qui est ouvert dans un cristallisoir. Son contenu est minutieusement examiné.

Pour ce qui concerne les autres organes, l'examen peut être pratiqué, soit après les avoir enlevés séparément, soit après éviscération complète.

On devra noter soigneusement le poids, les dimensions de chacun de ces organes, les particularités qu'ils peuvent présenter, les altérations pathologiques. Suivant les cas, il sera nécessaire d'ouvrir l'intestin à l'entérotome, après avoir pratiqué son déroulement complet. Ne pas oublier le pancréas et les capsules surrénales.

Lorsqu'il est nécessaire d'examiner les organes génitaux de la femme (avortement), il faut préalablement ouvrir la symphyse pubienne, écarter très fortement les deux ailes du bassin, examiner par sa partie supérieure le conduit vaginal, le col utérin et mesurer les dimensions de l'utérus en place.

Ouverture du crâne. — Suivant les cas, l'ouverture du crâne peut précéder ou suivre l'examen des viscères abdominaux.

On incise la peau et les parties molles par une incision transversale d'une oreille à l'autre en passant par le bregma, on rabat le lambeau frontal et le lambeau occipital. Le crâne osseux est ouvert à la scie ; deux procédés sont usités. A la Morgue de Paris, à l'aide d'une longue et large scie, on sectionne du même coup le crâne et le cerveau. Ce procédé rapide et commode détermine de l'altération de la substance cérébrale et des méninges. Nous préférons le procédé plus long et plus difficile qui consiste à sectionner uniquement le crâne osseux à l'aide de la scie de Testut, d'enlever la calotte crânienne et d'être en présence de la dure-mère intacte. En aucun cas le crâne ne devra être fracturé avec un marteau.

On passe ensuite à l'examen de la dure-mère et du sinus longitudinal dont on apprécie le contenu. On incise la dure-mère longitudinalement, on indique la coloration des méninges, s'il existe de l'œdème, l'état des circonvolutions cérébrales.

Après avoir sectionné la grande faux du cerveau, la tente du cervelet, on enlève le cerveau en totalité. On pratique ensuite l'examen de la base du crâne et de l'hypophyse. Après avoir pris le poids et les dimensions du cerveau, on se rendra compte de l'état des artères de la base, de l'état des ventricules, on tentera une décortication de la pie-mère et l'on pratiquera dans les différentes parties de la substance cérébrale des coupes en série.

Examen de la colonne vertébrale et de la moelle épinière. — On a surtout pour but, en médecine légale, la recherche des lésions traumatiques (fractures de la colonne, perforations par un instrument tranchant ou par un projectile) qui se traduisent par des hémorragies rachidiennes, ou par des lésions grossières des méninges et de la moelle. Il est préférable souvent, lorsque l'attention est attirée du côté de la colonne vertébrale par la levée de corps, de pratiquer l'ouverture du canal rachidien avant celle des cavités thoraciques et abdominales. L'opération est ainsi plus facile. Cette ouverture se pratique à l'aide du rachitome après dénudation des vertèbres par une incision longitudinale.

L'autopsie sera toujours terminée par la pratique des crevés pratiqués avec un couteau sur les membres et dans le dos. Les masses musculaires ainsi explorées pourront montrer des ecchymoses profondes, résultant de traumatismes qui ont passé inaperçus à la simple inspection.

L'expert doit dicter pendant son opération la description des organes et les particularités qu'il aura relevées. Ce protocole d'autopsie sera relu et complété. La discussion et les conclusions seront mûrement réfléchies. Le rapport d'autopsie ne doit pas en effet être remis immédiatement au magistrat instructeur. S'il y a urgence à lui faire connaître les résultats certains, on rédigera une note préliminaire dans laquelle on indiquera brièvement les conclusions probables.

Constatations complémentaires. — Elles comprennent l'examen des différents liquides ou tissus prélevés pendant l'autopsie (sang, urines, pus, sérosités pleurales, sperme). On trouvera la technique de ces différents examens à propos des articles qui sont consacrés à ces différents sujets.

ÉTIENNE MARTIN.

AUTOPSIE DU NOUVEAU-NÉ. — V. Infanticide.

AVANT-BRAS (AMPUTATION). — L'amputation de l'avant-bras peut être néces-

sitée soit par un traumatisme, soit par une lésion pathologique, en particulier par une tuberculose grave de la main ou du poignet. Dans les cas de
traumatismes, l'amputation ne doit être faite que tardivement lorsqu'un sillon
d'élimination sépare nettement les tissus morts et vifs; à ce moment seulement on fera une amputation atypique au niveau du sillon d'élimination,
de façon à conserver tous les téguments viables. Dans les cas de lésions
pathologiques on fera la section à une hauteur variable suivant l'étendue
des lésions, mais toujours on la fera le plus bas possible afin que le malade
ait un levier suffisamment long pour manier l'appareil qui lui sera appliqué
par la suite. Plusieurs procédés opératoires peuvent être employés, l'incision
circulaire avec débridements latéraux nous paraît constituer la méthode la
plus simple et la meilleure.

Les instruments nécessaires sont : un couteau à amputation de 10 à 12 centimètres, une pince à disséquer, une paire d'écarteurs, vingt pinces hémostatiques, une sonde cannelée, une scie, une rugine, une aiguille de Reverdin.
Il faudra également avoir 2 à 3 flacons de catgut nos 1 et 2, des crins de Florence, un drain, une grande compresse à trois clefs et
une boîte de compresses aseptiques.

Pour le pansement, des compresses aseptiques, de
l'ouate hydrophile et ordinaire, des bandes de tarlatane ou de crêpe Velpeau.

L'anesthésie générale est nécessaire ; pour éviter une
hémorragie gênante pendant l'opération il est bon de
refouler le sang veineux en appliquant une bande d'Es-
mark, puis de placer un lien élastique fortement serré
au-dessus du coude. Après avoir désinfecté avec soin
toute la peau de l'avant-bras, on entoure le bras jusqu'au coude avec une grande compresse stérilisée, puis
on recouvre la main et toute la partie malade avec une
autre compresse stérilisée, solidement fixée, de façon à
éviter toute infection.

L'opération peut se diviser en cinq temps principaux :

1° **Incision des téguments.** — La section cutanée
doit être faite à environ un diamètre d'avant-bras au-
dessous du point où l'on veut faire la section osseuse:
à ce niveau vous pratiquez une incision circulaire comprenant la peau, la couche graisseuse sous-cutanée et

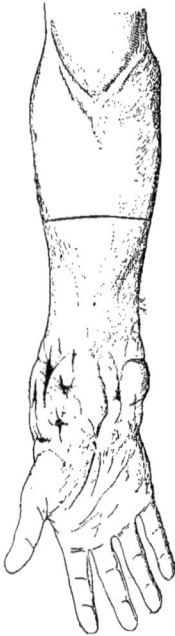

Fig. 177. — Amputation
de l'avant-bras pour
une tumeur blanche
du poignet. Tracé de
l'incision. (Victor
Veau.)

l'aponévrose. Ceci fait de chaque côté, vous faites une
incision longitudinale qui remonte à deux ou trois travers de doigt au-dessus de l'incision circulaire.

2° **Transfixion et taille des deux lambeaux.** —
L'avant-bras étant maintenu en supination et demi-
flexion, vous introduisez votre couteau dans l'extrémité supérieure de l'incision latérale qui est de votre côté, et vous l'enfoncez en suivant la face
antérieure du squelette, jusqu'à ce qu'il vienne ressortir par l'extrémité
supérieure de l'autre incision latérale : ceci fait, conservant la lame du
couteau bien à plat sur les os, vous descendez en faisant de petits mouve-

ments de scie jusqu'au niveau de la peau rétractée; arrivée là vous inclinez brusquement la lame en avant, et vous venez sortir au ras de la peau en coupant tous les muscles de la région antérieure de l'avant-bras. La même manœuvre de transfixion, puis de section, est faite sur la face postérieure de l'avant-bras, et on obtient ainsi deux lambeaux carrés, l'un antérieur, l'autre postérieur.

5° **Section de l'os**. — Sectionnez l'aponévrose intermusculaire et les fibres musculaires restées adhérentes par la manœuvre dite du 8 de chiffre, puis ruginez les os de bas en haut sur une longueur de 2 centimètres environ. In-troduisez alors une compresse stérilisée entre les deux os; et placez une autre compresse de chaque côté; l'aide rétrac-tant et protégeant les deux lambeaux à l'aide de ces compresses, vous sciez les os aussi haut que possible. Pour la sec-tion osseuse, il faut avoir soin de tenir la scie bien perpendiculaire, amorcez la scie sur le cubitus, sectionnez complè-tement le radius et achevez la section du cubitus.

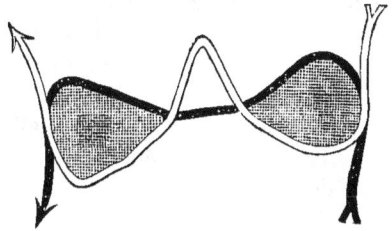

Fig. 178. — Incision en 8 de chiffre autour des deux os de l'avant-bras. La flèche noire indique la marche du couteau lors de l'inci-sion antérieure, la flèche blanche lors de l'incision postérieure. (Farabeuf.)

4° **Hémostase**. — Placez des pinces sur les vaisseaux les plus volumineux, en particulier sur les artères radiale et cubitale, et sur les veines qui les accompagnent, puis enlevez le lien hémostatique et pincez tout ce qui saigne. Une fois l'hémostase termi-née, réséquez les trois nerfs médian, radial et cubital sur une hauteur de 5 à 6 centimètres, puis liez au catgut tous les vaisseaux qui ont été pincés.

5° **Suture**. — Rabattez le périoste sur la tranche osseuse et au besoin suturez-le au catgut, puis ramenez sur les surfaces osseuses les muscles antérieurs et postérieurs.

Passez un drain allant d'une incision latérale à l'autre, et suturez la peau en ayant soin de soutenir les fils superficiels par deux ou trois fils profonds, comprenant une certaine épaisseur de muscles. Appliquez un pansement assez fortement compressif; s'il ne se produit aucun écoulement, enlevez le drain au bout de 48 heures, les fils profonds le 4e ou le 5e jour, les fils cutanés superficiels le 9e ou le 10e jour.

Lorsque la guérison est complète il faut appliquer un appareil prothétique destiné à suppléer autant que possible le membre enlevé. Le choix de cet appareil devra dépendre beaucoup de la situation sociale du blessé : S'il s'agit d'un ouvrier, les membres articulés perfectionnés ne sont pas à con-seiller en raison de leur prix, de leur poids et de la fragilité de leur méca-nisme, il sera préférable de prendre un appareil aussi simple et aussi robuste que possible : les plus simples de ces appareils se composent essentiellement d'un embouchoir en cuir moulé qui se lace sur l'avant-bras, cet embouchoir est relié à un bracelet entourant le bras par deux tiges articulées permettant la flexion du coude, son extrémité inférieure se termine par une capsule métallique sur laquelle on peut visser un crochet, un anneau, un outil ou même une main artificielle.

Chez les blessés qui n'ont pas besoin de travailler et qui demandent avant tout un appareil déguisant le mieux possible leur infirmité, on conseillera un appareil orthopédique muni d'une main et de doigts complètement articulés : dans ces appareils plus ou moins compliqués les mouvements des doigts sont assurés au moyen de lais placés sur la face antérieure du membre et qui viennent se fixer sur une sorte de ceinture entourant l'extrémité supérieure du thorax, le jeu de ces lais est réglé de telle façon que les doigts se fléchissent lors des mouvements d'abduction du membre supérieur; au contraire, dans les mouvements d'extension de l'avant-bras sur le bras, les lais se relâchent et des ressorts extenseurs ramènent les doigts en extension.

Avec ces appareils articulés, certains blessés arrivent à dissimuler en grande partie leur infirmité; malheureusement, outre leur prix élevé, ces appareils ont l'inconvénient d'être extrêmement fragiles, et, de plus, en raison de leur poids, un usage un peu long entraîne presque toujours une grande fatigue. *PIQUAND.*

AVANT-BRAS (FRACTURES). — Elles sont très fréquentes (20 à 55 pour 100 des fractures des membres), si on unit en un groupe toutes leurs variétés très nombreuses, inégalement communes d'ailleurs, qu'il importe de décrire séparément. Nous les diviserons en :

Fractures isolées d'un os.
- Radius..
  - Diaphyse.... : simples. / avec luxation de la tête cubitale.
  - Extrémité supérieure. : Col. / Tête.
  - Extrémité inférieure.
    - complètes ...... : typiques. / atypiques.
    - partielles .... : styloïde radiale. / verticale, marginale, sigmoïdienne.
- Cubitus.
  - Diaphyse...... : simples. / avec luxation de la tête radiale.
  - Extrémité supérieure. : coronoïde. / olécrane.
  - Extrémité inférieure. : styloïde. / transversale.

Fractures des deux os.......
- Épiphysaires..
  - sous-articulaires (bistyloïdiennes).
  - articulaires.
    - mixtes .... : radius et styloïde cubitale. / cubitus et styloïde radiale.
  - sus-articulaires. : Disjonction épiphysaire. / F. Épiphysaire par pénétration ou arrachement.
- Diaphysaires.. : tiers moyen. / tiers inférieur. / tiers supérieur.

Pseudarthroses et cals vicieux.

Cette classification didactique n'est pas parfaite puisqu'elle nous oblige à

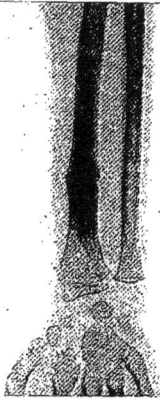

Fig. 1. — *Fr. sans déplac.
(trait horiz.)* (HENNEQUIN et
LŒWY). Cl. Contremoulins.

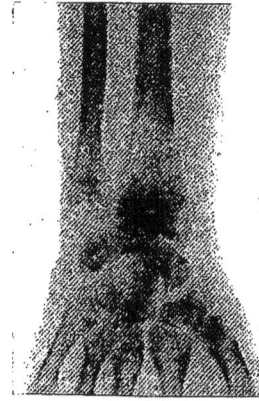

Fig 2. — *Fr. rare extré-
mité inf. chez enfant* (ED.
SCHWARTZ). Cl. Infroit.

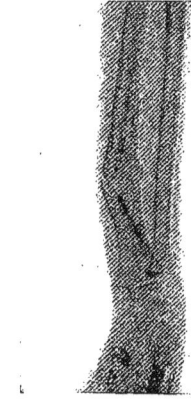

Fig. 3. — *Fr. avec déplac.
angul. (trait horiz.)* (HENNE-
QUIN et LŒWY). Cl. Infroit.

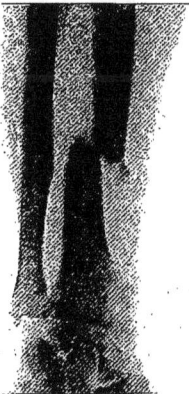

Fig. 4. — *Fr. comminutive
avec déplac. lat. (trait horiz.)*
(CHEVRIER). Cl. Infroit.

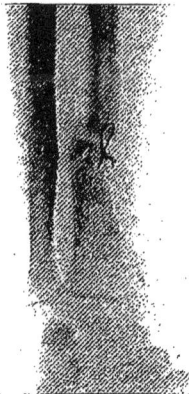

Fig. 5. — *Même fr. sutu-
rée. Ostéite raréfiante autour
du fil métall.* (CHEVRIER).Cl Infroit.

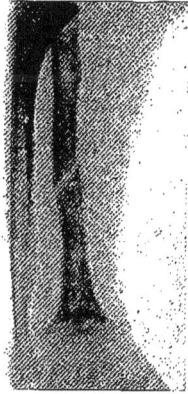

Fig 6. — *Fr. oblique sans
déplac. Écras. de l'apop. infér.,
lux. cubit.* (CHEVRIER). Cl. Infroit.

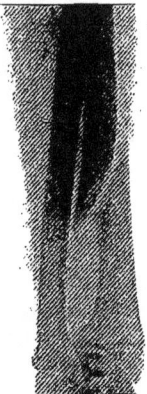

Fig. 7. — *Fr. très obli-
que 1/3 moy. avec chevauch.*
(CHEVRIER). Cl. Infroit.

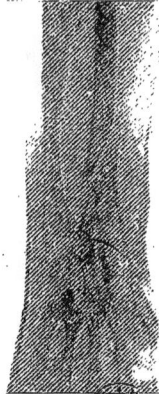

Fig. 8. — *Fr. oblique sans
pénétr. infér.* (HENNEQUIN et
LŒWY). Cl. Krouchkolle.

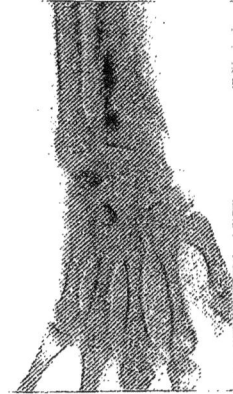

Fig. 9. — *Fr. oblique
avec pénét. 1/3 inférieur* (HEN-
NEQUIN et LŒWY). Cl. Krouchkolle

FRACTURES DU RADIUS — FRACTURES DE LA DIAPHYSE RADIALE

séparer et à étudier dans des endroits différents des types qu'on devrait rapprocher cliniquement dans un même groupe : c'est ainsi que les fractures de l'extrémité inférieure du radius seul, les fractures des deux os sus-articulaires, mixtes et sous-articulaires, devraient être étudiées ensemble sous le type clinique de fracture de l'extrémité inférieure du radius. Signalons la parenté pratique de ces diverses lésions que nous devons classer schématiquement pour plus de clarté. *L. CHEVRIER.*

AVANT-BRAS (FRACTURES DU RADIUS).

A. — FRACTURES DE LA DIAPHYSE RADIALE. — Elles comprennent toutes les fractures qui siègent entre le bord supérieur de la tubérosité bicipitale et le point d'insertion inférieure de la membrane interosseuse (pl. I).

Elles sont assez rares, presque toujours de cause directe ; les fractures indirectes existent aussi par torsion, dans une pronation forcée, par flexion, dans une chute sur la paume de la main.

Lésions. — *Fracture simple.* — Parfois incomplète, la fracture est presque toujours complète et peut siéger à toute hauteur, mais surtout dans le tiers moyen et à son union avec le tiers inférieur. Le trait est ordinairement transversal (fig. 1, pl. I), parfois légèrement oblique en avant dans les fractures par torsion (fig. 8, pl. I).

Le déplacement manque souvent (engrènement) et même sans engrènement, le cubitus faisant attelle et empêchant le chevauchement et le raccourcissement.

Cependant l'action directe du traumatisme et les actions musculaires peuvent créer un déplacement angulaire (fig. 5, pl. I).

Si la fracture est sus-jacente à l'insertion du rond pronateur, le fragment supérieur fléchi et supiné par le biceps et le court supinateur est dévié en haut et en dehors ; le fragment inférieur est placé en pronation et tiré en dedans par le rond pronateur et le carré pronateur.

Si la fracture est sous-jacente à l'insertion du rond pronateur, le fragment supérieur porté un peu en avant reste en position moyenne, le fragment inférieur est élevé et mis en pronation.

Fracture avec luxation cubitale. — Quand ces fractures coïncident avec une luxation de la tête cubitale, la déformation et le chevauchement deviennent considérables (fig. 6, pl. I).

Symptômes et Diagnostic. — Quand il n'y a *pas de déplacement,* les symptômes sont au minimum : suppression de la pronation et de la supination active, douleur fixe et bien localisée. On devra s'en contenter et ne pas essayer de déterminer une coudure au lieu de la fracture, de peur de créer un déplacement difficile à corriger.

S'il y a *déplacement,* on constatera un raccourcissement du membre, une déviation radiale de la main, une saillie anormale de la tête du cubitus qui peut exceptionnellement perforer la peau. On sent parfois la saillie du fragment supérieur ; la cupule radiale ne suit plus les mouvements de pronation imprimés à la main. Ces mouvements déterminent parfois de la crépitation. Dans les fractures avec luxation cubitale aux signes sus-jacents, s'ajoute la saillie de la tête cubitale luxée accentuant la déformation et le déplacement ; le raccourcissement est alors considérable.

Le pronostic doit toujours être réservé, comme dans toutes les fractures de l'avant-bras, à cause du cal vicieux fréquent, ou de la pseudarthrose possible.

Traitement. — *Fracture avec luxation cubitale.* — Quand l'extrémité inférieure de ce dernier est luxée, on réduira la luxation par traction et le déplacement sera de suite beaucoup moins considérable ; on se comportera dès lors comme pour une fracture simple.

Fracture simple. — Le traitement est en général simple et facile à cause de l'intégrité du cubitus. Voici comment on procédera : on mettra au milieu de la face antérieure et de la face postérieure de l'avant-bras en demi-pronation une petite compresse longuette pliée en quatre. On entourera l'avant-bras de lint, qu'on fixera par quelques tours de tarlatane. Les compresses graduées (Voyez figure aux fractures diaphysaires des deux os de l'avant-bras) ont pour but d'exercer une légère compression au niveau de l'espace interosseux pour écarter les fragments radiaux du cubitus. On préparera une gouttière plâtrée ayant la longueur de l'avant-bras et on l'appliquera de façon à laisser libre la partie antéro-interne du segment de membre : pendant la dessiccation du plâtre, moulée par une bande de vieille toile, on tirera sur la main en l'inclinant légèrement du côté cubital. La réduction ainsi faite sera presque toujours excellente. A défaut de plâtre, en cas d'urgence et à la campagne, par-dessus des compresses longuettes pliées en accordéon et de moins en moins larges, on enroulera une bande de tarlatane ou de vieille toile mouillée d'eau amidonnée, lubrifiant de temps en temps entre les divers tours de bande avec de la poudre d'amidon sec : on peut obtenir des appareils presque aussi résistants que des gouttières plâtrées. On retirera la gouttière au bout de 20 à 25 jours, on massera, et on mobilisera légèrement, remettant le membre dans la gouttière plâtrée entr'ouverte dans l'intervalle des séances de massage. Il est parfaitement inutile dans ces cas de faire une suture osseuse commune dans un cas sus-jacent : le déplacement n'est pas beaucoup mieux réduit que par un traitement sanglant et le fil de suture crée autour de lui de l'ostéite raréfiante. En présence d'un cal vicieux interosseux gênant la supination et la pronation, on interviendra chirurgicalement (V. AVANT-BRAS : CAL VICIEUX ET PSEUDARTHROSE).

B. — FRACTURES DE L'EXTRÉMITÉ SUPÉRIEURE DU RADIUS. — Ce sont des fractures très rarement isolées.

1° *Fracture du col du radius* (fig. 179, 180). — Elles sont toujours de cause directe, mais la profondeur de la tête radiale protégée par le court supinateur rend compte de leur rareté. Il faut un traumatisme violent et très limité. Ordinairement elles compliquent une luxation du coude. Le trait transversal ou oblique peut occuper un point variable entre le rebord de la cupule et la tubérosité bicipitale. On les a décrites chez l'enfant comme disjonctions épiphysaires.

Souvent il n'y a pas de déplacement. Parfois le fragment inférieur est attiré par le biceps en haut et en avant ; le fragment supérieur peut basculer en arrière, en dehors ; ordinairement, il reste en place. Aucun tableau clinique net ne peut en être

tracé : la douleur locale, la crépitation, la sensation du fragment supérieur pourrait faire supposer la lésion : elle est difficile à obtenir, d'ailleurs, à cause de l'épanchement énorme. La radiographie seule établira le diagnostic.

2° *Fractures de la tête du radius.* — Elles se rencontrent surtout chez les enfants. Elles succèdent à une chute sur la paume de la main, l'avant-bras étant fléchi ou étendu, parfois à un simple mouvement de flexion exagérée.

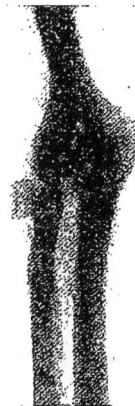

Cliché Kruchkolte.

Fig. 179. — Fracture du col du radius sans déplacement. (Hennequin et R. Lœwy.)

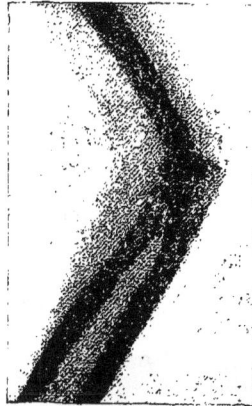

Cliché Kronchkolle

Fig. 180. — Fracture du col du radius avec déplacement. (Hennequin et R. Lœwy.)

Incomplètes, ce sont des fissures qui partent de la cupule et s'avancent, souvent multiples, plus ou moins loin dans le col.

Les fractures complètes détachent un ou plusieurs segments, tantôt antérieurs, tantôt postérieurs de la tête radiale ; le trait peut s'avancer en bas

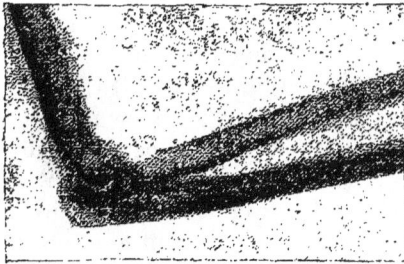

Cliché Radiguet.

Fig. 181. — Fracture de la tête du radius. (Hennequin et R. Lœwy.)

sur le col, étant intra et extra-articulaire (fig. 181). Les fragments sont tantôt immobiles, maintenus par le ligament annulaire, tantôt écartés en fourche, tantôt complètement libres dans l'articulation, faisant corps étranger.

Les *signes* sont peu nets. Dans les fractures incomplètes, avec la douleur locale, on constate un épaississement considérable et douloureux de la tête radiale. Dans la fracture complète, on a parfois de la crépitation par les mouvements de pronation ; le fragment libre est quelquefois senti et déplacé. C'est la radiographie qui fera encore le plus souvent le diagnostic.

Le *traitement* est variable suivant les auteurs. Les uns conseillent de mobiliser immédiatement avec prudence et de masser. D'autres croient qu'il faut immobiliser en rapprochant les fragments : il convient dans ce cas de mettre le coude en flexion à angle droit et en pronation légère et de placer dans cette position une petite gouttière plâtrée prenant la moitié inférieure du bras et l'avant-bras tout entier. Laisser la gouttière de 15 à 20 jours, puis mobiliser et masser.

S'il se développe un cal vicieux gênant les mouvements, faire la résection de la tête radiale. Si le fragment osseux, libre dans l'articulation, donne les symptômes d'un corps étranger, l'extirper par arthrotomie.

C. —. FRACTURES DE L'EXTRÉMITÉ INFÉRIEURE DU RADIUS — Cette fracture (de Pouteau ou de Colles) est la plus fréquente de toutes les fractures. Elle constituerait 1/10 (Malgaigne) et même 1/5 (Goyrand) du total des fractures. Elle succède parfois à un traumatisme local (choc, mise en marche des manivelles d'automobiles), presque toujours elle suit une chute sur la main, le plus souvent sur la paume, parfois le dos. L'écrasement (Dupuytren, Voillemier), l'inflexion antérieure (Nélaton) ou latérale (Lopes), l'arrachement (Lecomte), se combinent le plus souvent pour les produire.

Lésions. — *Fracture totale typique.* — Le trait siège de 6 à 24 millim. au-dessus de l'interligne radio-carpienne : il est habituellement exactement transversal et c'est l'obliquité de la surface articulaire du radius qui le fait plus proche du bord antérieur que du bord postérieur de la surface cartilagineuse. Il peut être oblique cependant en bas et en avant, quelquefois en dedans, étant extra-articulaire en dehors, intra-articulaire en dedans. Le fragment inférieur est souvent fissuré ou segmenté, par suite de pénétration. Cette pénétration est très fréquente, sinon constante (fig. 182, 183, 184). Elle peut se faire également par tout : c'est la pénétration simple sans déplacement.

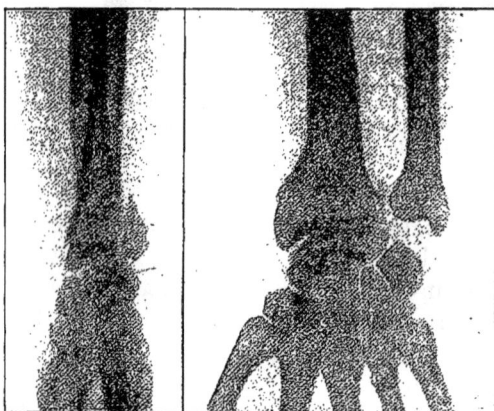

Cliché Infroit.

Fig. 182 et 183. — Fracture totale typique isolée de l'extrémité inférieure du radius. Remarquer la bascule du fragment inférieur, son déplacement dorsal, la pénétration inégale surtout postérieure, l'ascension de la styloïde radiale. (Chevrier.)

Mais typiquement la pénétration est partielle. Le fragment épiphysaire est porté en arrière et en même temps il subit un mouvement de rotation autour de son axe transversal qui tend à élever son bord postérieur : l'abaissement du bord antérieur du fragment épiphysaire explique que le fragment diaphysaire n'y pénètre qu'au niveau du bord postérieur ; en avant les surfaces brisées sont simplement en contact. Mais de plus le fragment épiphysaire est porté légèrement en dehors, et, la pénétration se faisant plus de ce côté, l'apophyse styloïde radiale est plus élevée que normalement, elle a monté ; ce qui entraîne une déviation de la main. Tous ces détails de la pénétration sont vérifiables sur les radiographies ci-dessus reproduites.

Quoi qu'il en soit de la cause du déplacement du fragment épiphysaire en dehors, il n'est pas absolument constant, et il ne serait pas possible, d'après certains auteurs, sans rupture du ligament latéral interne de la radiocarpienne, ou arrachement simultané de la styloïde cubitale (nous y reviendrons aux fractures des deux os...).

Le *décollement épiphysaire* de l'extrémité inférieure du radius revêt absolument l'aspect de cette fracture typique : le trait est bas situé à 6 millim. environ de l'interligne : le déplacement est le même, mais il n'y a pas pénétration. Les fragments sont très réguliers. On l'observe entre 10 et 15 ans, après des traumatismes considérables atteignant la main aussi bien en flexion qu'en extension.

Fractures totales atypiques. — La fracture typique peut être à pénétration inverse : c'est la *fracture de Pouteau renversée.* Les *fissures* sont rares.

Fractures partielles. — La *fracture de l'apophyse styloïde* se fait par un trait horizontal ou légèrement oblique siégeant au-dessous de la face articulaire du radius (fig. 185).

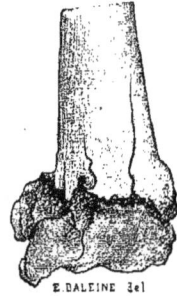

Fig. 184. — Fractures du radius par pénétration. (*Traité de Chirurgie*, Ricard et Demoulin.)

La *fracture verticale de l'extrémité inférieure*, résultant souvent d'une torsion, part de l'angle articulaire de la base de l'apophyse et monte jusqu'à l'endroit où le diamètre de l'épiphyse commence à diminuer (fig. 186, 187).

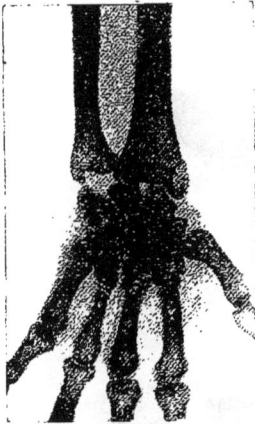

Cliché Vaillant.

Fig. 185. — Fracture de la styloïde radiale. (Hennequin et R. Lœwy.)

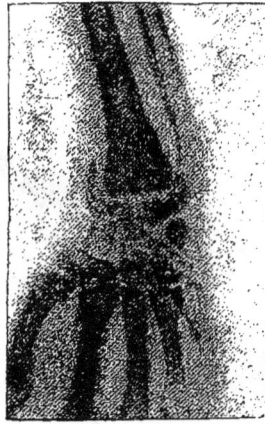

Cliché Radiguet.

Fig. 186. — Fracture verticale de l'extrémité du radius avec déplacement. (Hennequin et R. Lœwy.)

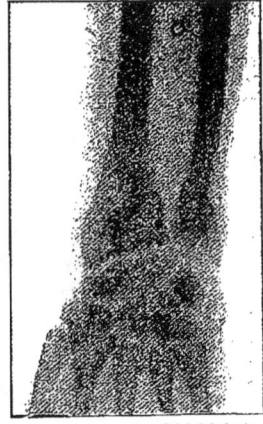

Cliché Infroit

Fig. 187. — Fracture verticale de l'extrémité inférieure du radius, sans déplacement. (Chevrier.)

La *fracture oblique* commençant à une petite distance au-dessus de la styloïde radiale et se terminant dans l'articulation un peu en dehors de l'articulation radio-cubitale inférieure serait assez spéciale aux traumatismes par retour de manivelle d'automobile.

La *fracture de la petite cavité sigmoïde* détache la face interne de l'épiphyse radiale sous forme d'un fragment pyramidal.

La *fracture marginale* fait sauter le rebord *antérieur* ou *postérieur* de l'épiphyse radiale inférieure.

Pour les fractures bistyloïdiennes et la fracture de Dupuytren du membre supérieur (V. Avant-bras, Fracture des deux os, *à la partie inférieure*).

Certaines fractures peuvent être *compliquées de luxations* de l'extrémité inférieure du cubitus et même de l'extrémité supérieure du radius.

Symptômes et Diagnostic. — Les signes sont caractéristiques dans la fracture totale avec déplacement. A l'inspection on est frappé par une déformation spéciale, en dos de fourchette (Velpeau), due au déplacement osseux et aussi à l'infiltration sanguine. Le diamètre antéro-postérieur du poignet est

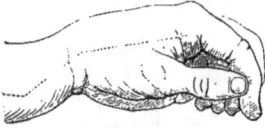

Fig. 188. — Déformation en dos de fourchette dans l'extrémité inférieure du radius. (*Traité de Chirurgie*, Ricard et Demoulin.)

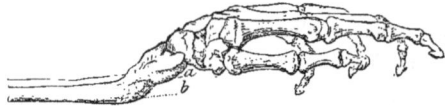

Fig. 189. — Fracture de l'extrémité inférieure du radius (*Traité de Chirurgie*, Ricard et Demoulin.)

augmenté et la région devient arrondie, au lieu d'être aplatie (fig. 188, 189). La main tout entière se trouve reportée sur un plan un peu postérieur à celui de l'avant-bras ; de profil on observe un peu au-dessus de l'articulation du poignet deux saillies : l'une dorsale (fragment inférieur), l'autre palmaire (fragment supérieur). De face, on constate que le pli palmaire qui unit la main à l'avant-bras est plus marqué que normalement. Très fréquemment on constate une déviation externe de la main, dont l'axe, au lieu de se conti-

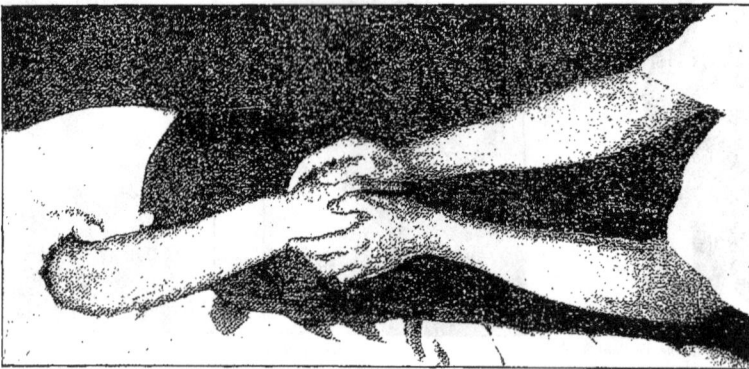

Fig. 190. — Recherche des deux apophyses styloïdes : normalement, la styloïde radiale descend plus bas que la cubitale (Chevrier).

nuer avec l'axe de l'avant-bras, forme avec lui une ligne brisée (déformation en baïonnette).

Dans les cas envisagés ici de fracture isolée de l'extrémité inférieure du radius, la déformation n'est qu'ébauchée : elle est beaucoup plus nette quand il y a des lésions du côté de la styloïde cubitale.

A l'exploration (fig. 190), on trouve la douleur au niveau de la fracture : à la recherche comparative des deux apophyses styloïdes, on constate que la styloïde radiale est remontée et se trouve sur le même plan, ou même au-dessus de la styloïde cubitale. Si, de plus, on explore la face externe du poignet, un peu au-dessus de la saillie du fragment inférieur, on sent tendus sur le chevalet qu'il forme, comme une corde rigide, les tendons des radiaux.

La mobilité anormale et la crépitation n'existent pas ; la flexion et l'extension provoquée de la main sont possibles dans une certaine mesure, mais la pronation et la supination sont impossibles.

Variétés cliniques. — I. **Totales atypiques.** — 1° Le *déplacement peut être incomplet.* La déviation radiale de la main peut être insensible, l'ascension de la styloïde radiale peut ne pas exister ;

2° Le *déplacement peut manquer* : sans dos de fourchette, on trouve simplement un épaississement de l'extrémité inférieure du radius ; le cas est assez fréquent chez les vieillards ;

3° La *pénétration peut faire défaut* ; il y a alors de la mobilité anormale difficile à sentir à cause du voisinage de l'articulation et de la crépitation, avec ou sans déplacement. Parfois, malgré l'absence de pénétration, le déplacement est très difficilement réductible : le fragment épiphysaire pouvant être en partie luxé à travers les plans aponévrotiques ; ayant perforé l'aponévrose et étant devenu en partie sous-cutané et très facile à explorer (en particulier dans certaines *disjonctions épiphysaires*, produites par un très violent traumatisme).

II. **Partielles.** — 1° Dans la *fracture isolée de la styloïde*, le gonflement est limité ; s'il est peu intense, on sent un écartement au niveau du trait de fracture. L'apophyse, dont on peut saisir le sommet, est mobilisable d'avant en arrière, parfois dans le plan transversal. La crépitation est très rare. L'impotence fonctionnelle est relativement intense ; elle est moins intense et la douleur beaucoup plus limitée que dans l'entorse.

2° La *fracture verticale* de l'extrémité inférieure se caractérise par un gonflement limité, la possibilité de déplacer le fragment d'avant en arrière avec crépitation, une douleur siégeant à 2 ou 3 travers de doigt de la pointe. En plaçant le pouce sur le sommet de l'apophyse et en appuyant, on l'enfonce vers le carpe, tandis qu'on soulève, par un mouvement de bascule, la partie supérieure du fragment : c'est une sorte de touche de piano.

3° Les fractures marginales, la fracture de la petite cavité sigmoïde, exceptionnelles, n'ont pas de signes bien nets : la douleur dont elles s'accompagnent est locale, répondant au siège de la fracture ; quand la cavité sigmoïde est intéressée, les mouvements de pronation et de supination sont excessivement douloureux et provoquent de la crépitation.

Dans tous les cas, il faudra — si on le peut — vérifier les lésions anatomiques, et vérifier la correction des déplacements dans les appareils, par 2 radiographies, faites l'une de face, l'autre de profil.

Complications. — Les complications nerveuses sont exceptionnelles : parésie thénarienne par compression du médian ; fourmillements des deux derniers doigts dus à la compression par la tête du cubitus de la branche postérieure du cubital.

Les complications sont surtout fonctionnelles : dues aux synovites plastiques péri-articulaires, à l'inextensibilité des tissus fibreux, à l'ankylose

intra-articulaire, au cal vicieux surtout (V. AVANT-BRAS : PSEUDARTHROSE ET
CAL VICIEUX).

Traitement. — *Totales*. — S'il n'y a pas déplacement (fracture complète ou incomplète), on se contentera d'immobiliser l'avant-bras et la main
au moyen d'un pansement compressif dans lequel on interposera une attelle
palmaire en bois destinée à soutenir le membre. Au bout de 10 jours, on
commencera les massages,
en remettant l'attelle dans
l'intervalle. L'immobilisation
sera de vingt jours environ
(fig. 191).

S'il y a déplacement, il faut
réduire, et *réduire avec soin*,
sous peine d'avoir une impo-
tence presque absolue, due à la déviation de l'axe de la main, au raccourcissement et à la déviation des tendons, à l'impossibilité des mouvements de
pronation-supination : nous n'avons pas compté cette variété d'impotence
dans les complications, car on doit toujours l'éviter par une bonne réduction.

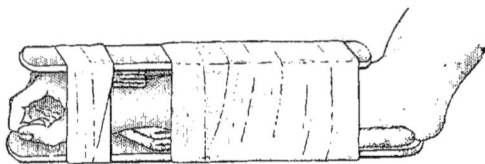

Fig. 191. — Appareil de Nélaton.

La meilleure réduction est obtenue de la façon suivante : un aide placé
derrière le malade lui immobilise le bras ; l'avant-bras étant fléchi à 45°
environ, le chirurgien empoigne solidement la main malade et donne
brusquement un vigoureux shake-hand ; au moment où il secoue subitement l'avant-bras par un mouvement de flexion-extension avec tractions, il
a soin de repousser toute la main du côté cubital de sa main droite, pendant que sa gauche saisissant le poignet l'attire en dehors.

Le chirurgien seul peut suffire à faire cette dernière : il entoure le poignet malade d'une main mise en bracelet, pendant que l'autre immobilise
l'avant-bras. Pour pratiquer la réduction, il tire sur la main pour désengrener et la pousse vers le cubitus, pendant que la main supérieure imprime
à l'avant-bras un mouvement en sens inverse. Il vaut mieux faire cette
réduction brusquement, brutalement, en surprenant le malade dont on
détourne l'attention par des questions. Malgré la douleur vive qu'elle provoque et sa brutalité apparente, cette méthode est moins barbare que les
tractions lentes et les pressions en sens inverse sur les fragments : ces
manœuvres plus prolongées sont aussi très douloureuses et on est beaucoup
moins sûr de bien désengrener et de bien réduire.

Actuellement, il est humain de faire précéder toute réduction de fracture
d'injections de novocaïne à 1 pour 100 pratiquées dans le foyer (additionner
la novocaïne, beaucoup moins toxique que la cocaïne, d'une demi-goutte
d'adrénaline au millième par centimètre cube ; avec cette solution il est
inutile de s'occuper de la dose toxique). Malheureusement, dans les fractures engrenées, l'anesthésie obtenue au niveau de la fracture ne m'a jamais
semblé satisfaisante, et ce sont les cas les plus fréquents dans la région.

La réduction effectuée, il faut la maintenir. On y parvient mal avec les
appareils à attelles qui cherchent à tirer la main vers le bord cubital, sans
agir sur les fragments eux-mêmes (fig. 192). L'appareil de Nélaton presse au

contraire trop sur les fragments sans lutter beaucoup contre la déviation radiale de la main. Ces appareils, tout imparfaits qu'ils soient, sont cependant utiles dans les cas d'urgence et à la campagne.

L'appareil le meilleur est la gouttière plâtrée de Hennequin. On recouvre l'avant-bras et la main d'un carré de lint dont on double les extrémités sur une longueur de 2 centimètres environ (fig. 193). Ayant fait passer

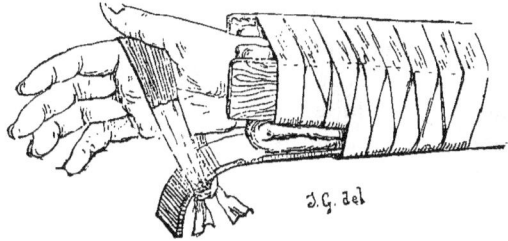

Fig. 192. — Appareil de Dupuytren.

le pouce par une boutonnière et ayant fixé le lint, on prend les mesures pour la taille de l'appareil (12 épaisseurs de tarlatane). Les bords de la gouttière rétractée par son passage dans la bouillie plâtrée doivent se rejoindre. Pendant la dessiccation de l'appareil, il faut tirer sur la main, en la fléchissant sur la région anté-

Circonférence du poignet + 3 centimètres.

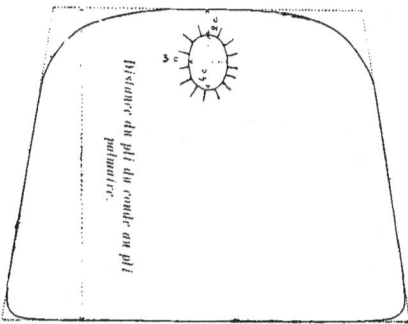

Circonférence de l'avant-bras au pli du coude.

Fig. 193.

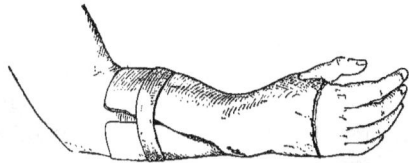

Fig. 194. — Appareil de Hennequin pour fracture de l'extrémité inférieure du radius.

rieure de l'avant-bras, et en l'inclinant vers le bord cubital (fig. 194-195).

La flexion et l'inclinaison cubitale doivent être exagérées, quand le déplacement est assez marqué.

On enlèvera l'appareil au bout de 20 jours.

A la levée de l'appareil, il importe de traiter les lésions des parties molles, les synovites plastiques, et les rétractions fibreuses péri-articulaires, par des

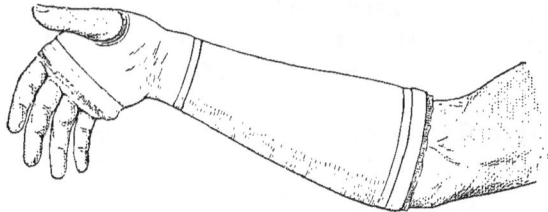

Fig. 195. — Appareil de Hennequin avec inclinaison cubitale et flexion exagérée pour un déplacement plus marqué. (Victor Veau)

bains de bras chauds qui assoupliront les tissus; par du massage et de la mobilisation. Il ne faut pas négliger cette seconde partie du traitement, si l'on veut avoir un retour complet des fonctions.

Quant aux cals vicieux, on devra les traiter chirurgicalement (V. Avant-bras, Pseudarthrose et Cals vicieux).

Si l'on a affaire à une fracture totale atypique, avec pénétration inverse, avec éclatement du fragment inférieur, on se comportera toujours de la même façon.

Dans les fractures *partielles*, le traitement pourra être plus simple. On se contentera la plupart du temps, comme il n'y a pas de déplacement, d'un simple appareil ouaté compressif maintenu 10 jours, au bout desquels on massera. Si à la levée de l'appareil compressif on trouvait les fragments distants mal réduits, on mettrait la gouttière plâtrée de Hennequin, mais en donnant à la main la position appropriée : pas d'inclinaison cubitale pour la fracture de la styloïde ou la fracture verticale, car l'écartement des fragments serait accru. *L. CHEVRIER.*

AVANT-BRAS (FRACTURES DU CUBITUS).

A. — FRACTURES DE LA DIAPHYSE CUBITALE. — On les divise ordinairement en fractures des deux tiers inférieurs, et en fractures du tiers supérieur coïncidant avec une luxation de la tête radiale. La radiographie a montré que les fractures avec luxations étaient loin de se localiser toujours au tiers supérieur. Nous étudierons donc, et sur toute la hauteur de la diaphyse cubitale, des fractures simples et des fractures avec luxation radiale.

1° **Fractures simples.** — Elles sont plus rares que les fractures de la diaphyse radiale. Elles succèdent presque toujours à un traumatisme direct ; il en est d'indirectes produites par flexion (chute sur l'éminence hypothénar, supination forcée).

Lésions. — Le trait est parfois incomplet dans les fractures par supination forcée ou à la suite de chute sur la main. Il commence en arrière et en dedans et se porte oblique en avant et en dehors. Parfois ce trait incomplet s'accompagne de décollement de l'épiphyse radiale inférieure chez l'enfant. Les fractures directes sont complètes et le trait ordinairement transversal siège dans le tiers moyen de la diaphyse ou à l'union de ce tiers avec le tiers inférieur. Il n'y a ordinairement pas d'engrènement. Le déplacement est peu marqué (fig. 2, pl. II), souvent nul (fig. 1, pl. II) : on a coutume de dire que le fragment inférieur est porté vers l'espace interosseux par le carré pronateur : le déplacement inverse peut se voir (voy. fig. 3 et 4, pl. II), et la cause de la déviation doit être surtout cherchée dans la cause traumatisante. La fracture peut être comminutive avec un fragment intermédiaire.

Symptômes et Diagnostic. — Quand il y a un peu de déplacement, il est facile à sentir, car le cubitus sur toute sa hauteur présente à explorer un bord postérieur sous-cutané. Si l'on ne trouve aucune irrégularité sur le cubitus, les seuls signes seront la douleur très localisée, la tuméfaction limitée, la dépressibilité osseuse, ébauche de mobilité anormale, en un point, avec parfois crépitation.

Traitement. — Réduction sous anesthésie locale à la novocaïne-adrénaline (novocaïne à 1 pour 100 ou 0,50 pour 100, adrénaline au 1/1000e, 1 goutte pour 2 c. c. de novocaïne). Il se fait de la façon la plus simple, par une gouttière plâtrée qui laissera libre la partie antéro-externe de l'avant-bras : compresses graduées pour éviter la déviation interosseuse (voir le

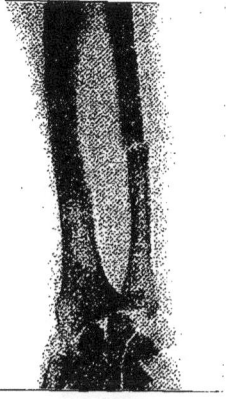

Fig. 1. — *Fr. 1/3 moyen sans déplac. Trait transv.* (Hennequin et Lœwy). Cl. Vaillant.

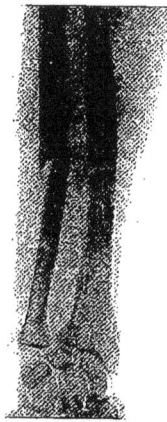

Fig. 2. — *Fracture du cubitus au 1/3 moyen avec léger déplacement* (Chevrier). Cl. Infroit.

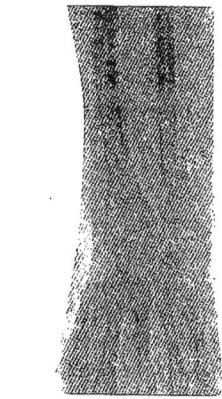

Fig. 3. — *Fr. 1/3 infér., trait oblique* (Chevrier). Cl. Infroit.

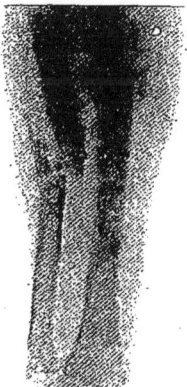

Fig. 4. — *Fr. oblique et comminutive du 1/3 moy. avec déplac.* (Chevrier). Cl. Infroit.

Les fractures isolées du cubitus se font surtout dans la moitié inférieure. Presque jamais il n'y a déplacement, même lorsque la fracture est comminutive, à la condition qu'il n'y ait pas de luxation de la tête du radius. Dans les fractures isolées du radius, le déplacement est plus fréquent. Les fractures avec luxations de la tête radiale se rencontrent aussi bien au tiers supérieur qu'au tiers inférieur.

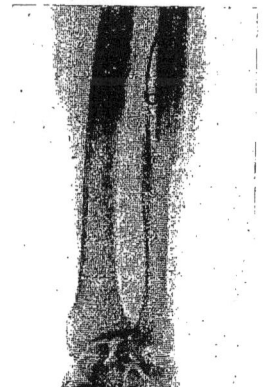

Fig. 5. — *Fr. oblique et comminutive du 1/3 moy. sans déplac.* (Chevrier). Cl. Infroit.

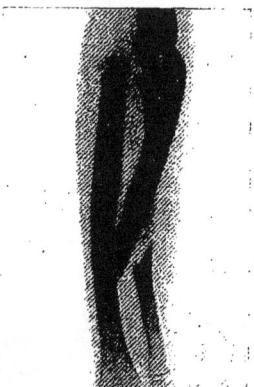

Fig. 6. — *Fr. du 1/3 moy. avec lux. radiale* (Hennequin et Lœwy). Cl. Infroit.

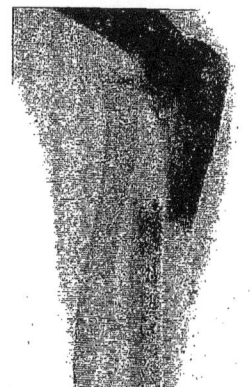

Fig. 7. — *Fr. du 1/3 sup. avec lux. du radius* (Chevrier). Cl. Infroit.

traitement des fractures de la diaphyse radiale). Un simple pansement de
tarlatane amidonnée peut suffire.

2º **Fractures avec luxation de la tête du radius.** — Elles succèdent à
des traumatismes directs sur l'avant-bras, mais la luxation ne se produit
pas toujours au même moment et de la même façon. Elle peut succéder au
traumatisme : elle est immédiate. Souvent elle est un peu postérieure à la
fracture, et naît d'un mouvement forcé, d'une pression sur la main : elle
est alors indirecte. Elle peut se développer tardivement et lentement par
l'action des muscles, ou par pression du cal cubital chassant le radius.

Lésions. — Le trait de fracture siège souvent au niveau du tiers supérieur (fig. 7, pl. II). Mais on le voit assez souvent aussi à l'union du tiers
moyen et du tiers inférieur. Il est ordinairement transversal et un peu
dentelé, parfois oblique. Le fragment inférieur est ordinairement placé en
avant du supérieur et dévié vers l'espace interosseux : le déplacement
inverse (fig. 6, pl. II) est l'exception. Le chevauchement est parfois considérable.

La tête radiale est ordinairement luxée en avant (elle peut monter jusque
dans la fossette sus-condylienne), parfois en avant et en dehors (elle monte
alors moins haut), très rarement en arrière.

Symptômes et Diagnostic. — L'avant-bras est en demi-flexion et
en position moyenne. Le raccourcissement de l'avant-bras est toujours considérable. Malgré le gonflement énorme, on sent, en suivant le cubitus en
arrière, le déplacement des deux fragments. La mobilité anormale et la
crépitation s'obtiennent facilement par les mouvements alternatifs de pronation et de supination. La pronation et l'extension sont libres, la supination est entravée, et la flexion ne peut être poussée au delà de l'angle
droit. En dehors, on ne sent plus la tête radiale au-dessous du condyle et
de l'épicondyle ; à sa place existe un creux. On la trouve ordinairement en
avant, et, par de petits mouvements de pronation, on la fait rouler dans sa
situation anormale.

Traitement. — Il consiste à réduire, sous anesthésie locale, la luxation
par traction sur la main, en refoulant avec le pouce la tête radiale vers sa
situation normale.

On devra à la suite immobiliser rigoureusement, et on ne se contentera
jamais du massage, quoi qu'on en ait dit. Cette immobilisation pourra être
faite par une gouttière plâtrée prenant la partie inférieure du bras et l'avant-
bras fléchi à angle aigu. On aura soin de toujours mettre des compresses
graduées en regard de l'espace interosseux (voir le traitement des fractures
de la diaphyse radiale). Pendant que le plâtre séchera, on devra appuyer
sur la tête radiale pour empêcher la reproduction de la luxation. Cette
gouttière sera laissée 3 à 4 semaines. Comme le chevauchement est souvent
considérable, il sera bon d'appliquer l'appareil sous une traction continue,
suivant le mode que nous décrirons pour les fractures de la diaphyse des
deux os de l'avant-bras.

B. — FRACTURES DE L'EXTRÉMITÉ SUPÉRIEURE DU CUBITUS. — Elles
peuvent siéger sur l'apophyse coronoïde de l'olécrane (fig. 196).

1° **Fractures de l'apophyse coronoïde.** — Isolées, elles sont très rares, on les voit beaucoup plus souvent comme complications des luxations du coude. Elles existent cependant. On n'admet guère les arrachements par le brachial antérieur, c'est presque toujours (sauf coup de feu) une fracture indirecte; elle naît à la suite d'une chute sur l'éminence hypothénar, l'avant-bras étant en extension et en pronation, d'une flexion exagérée du coude, d'un mouvement de latéralité. Elles se voient surtout chez l'enfant.

Lésions. — Le trait peut siéger près du *sommet* de l'apophyse, s'étendant en dehors ou en dedans et détachant une plaquette osseuse portant l'insertion du ligament latéral interne, ou du ligament latéral externe et annulaire. Il peut occuper *la base*, détachant verticalement la totalité de l'apophyse : dans ce cas le cubitus se luxe presque toujours en arrière de l'humérus, sans entraîner le radius le plus souvent, les ligaments unissant les deux os s'insérant sur le fragment coronoïdien.

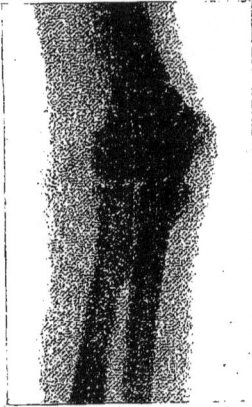

Cliché Infroit.
Fig. 196. — Fracture du cubitus. (Hennequin et R. Lœwy.)

Symptômes et Diagnostic. — S'il n'y a pas luxation du coude, les signes seront les suivants : hémarthrose, douleur vive dans le pli du coude, exagérée par la flexion de l'avant-bras, maintenu en pronation. On peut parfois sentir le fragment, le mobiliser, obtenir la crépitation en le refoulant en bas, le coude étant fléchi.

S'il y a luxation du coude, on sera mis en garde par la non-luxation habituelle du radius, par la facilité de la réduction et la reproduction rapide; mais une fracture articulaire de l'extrémité inférieure de l'humérus donnerait les mêmes symptômes. On cherchera donc en avant le fragment mobile. On s'aidera beaucoup pour le diagnostic de la radiographie.

Traitement. — S'il n'y a pas luxation, c'est-à-dire pas de déplacement du fragment diaphysaire, on mettra un simple appareil compressif en flexion, et on massera tôt, à partir du 10e jour. S'il y a luxation, on mettra pendant quelques jours une gouttière plâtrée en flexion, prenant le coude, et on mobilisera tôt au bout de 15 jours, 3 semaines au plus.

2° **Fractures de l'olécrane.** — Elles sont peut-être plus fréquentes que ne le disent les statistiques, qui les montrent rares (1,2 pour 100). Exceptionnelle chez l'enfant, chez lequel elle peut être un décollement épiphysaire, elle se rencontre surtout chez l'adulte et le vieillard, et chez l'homme.

Elle succède presque toujours à un traumatisme direct (choc ou chute sur le coude). Elle peut être indirecte et succéder à une chute sur la main, l'avant-bras étant en hyperextension; à une violente contraction du triceps, l'avant-bras étant en flexion légère (le muscle agit plutôt par inflexion osseuse que par arrachement); aux fractures dues à la résistance du triceps, il convient d'ajouter celles qui se produisent au cours du redressement d'une ankylose rectiligne du coude.

Lésions. — La fracture peut siéger au *sommet* à la jonction des faces supérieures et postérieures de l'olécrane. Quoi qu'on en ait dit, il ne s'agit

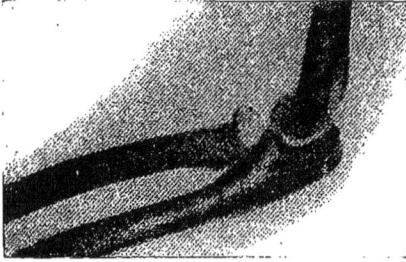

Fig. 1. — *Fracture du sommet de l'olécrane* (Hennequin et Lœwy). Cl. Krouchkolle.

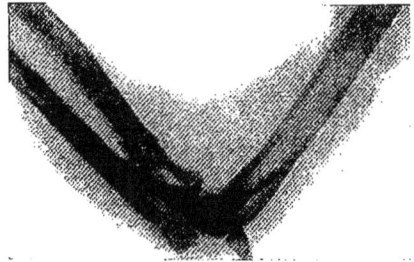

Fig. 2. — *Fracture de la partie moyenne de l'olécrane* (Hennequin et Lœwy). Cl. Krouchkoll

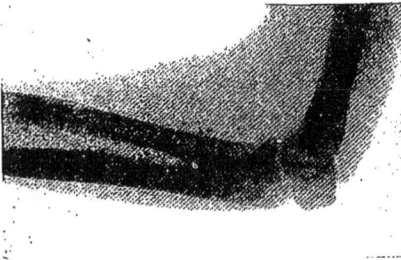

Fig. 3. — *Fracture de la partie moyenne de l'olécrane sans écartement dans la flexion à angle droit (surtout fibreux respecté)* (Chevrier). Cl. Infroit.

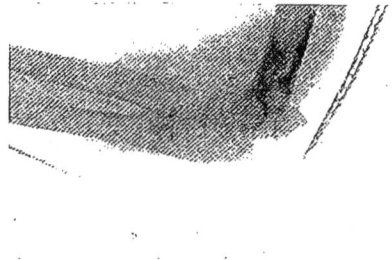

Fig. 4. — *Fracture de l'olécrane à la partie moyenne avec écartement dans la flexion à angle droit (surtout fibreux rompu)* (Chevrier). Cl. Infroi

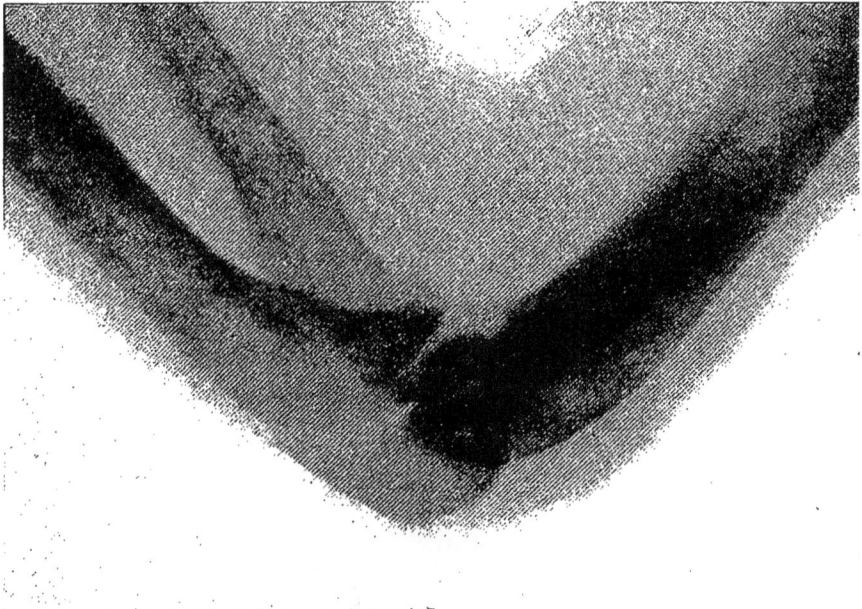

Fig. 5. — *Fracture oblique de la base de l'olécrane. Fragment à pointe inférieure — fracture rare* (Chevrier). Cl. Infroit

FRACTURES DE L'OLÉCRANE

point là d'arrachement musculaire, mais de choc direct. La fracture est extra-articulaire. Sauf dans des cas très rares où le triceps et ses expansions latéro-olécraniennes sont désinsérées, il n'y a aucun déplacement et le fragment olécranien n'est séparé du cubitus que par un léger sillon (fig. 1, pl. III).

Beaucoup plus souvent la fracture siège à la *partie moyenne*, intéressant en avant le point rétréci de la grande cavité sigmoïde. Si les insertions latéro-olécraniennes du triceps sont intactes, ainsi que les fibres arciformes (Cooper) et les faisceaux postérieurs des ligaments latéraux de l'articulation du coude, interne (Bardinet) et externe, le fragment supérieur maintenu par ce surtout fibropériostique ne monte pas. Dans l'extension, il répond au fragment cubital dont il n'est séparé que par une étroite rainure; en flexion, cette rainure devient une large fente, mais le fragment supérieur n'a pas modifié sa position : c'est le fragment inférieur qui s'est écarté du supérieur par la flexion (fig. 2, pl. III).

Si le surtout fibropériostique est rompu, soit primitivement au moment du traumatisme, soit secondairement au cours d'un mouvement intempestif, le fragment supérieur peut monter et l'écartement peut devenir assez considérable entre les deux fragments de la fracture même en extension. Ces fractures de la partie moyenne peuvent être comminutives.

Les deux figures 3 et 4, pl. III, faites dans un même degré de flexion, montrent bien le degré d'écartement variable du fragment supérieur; quand le surtout fibropériostique est complètement rompu (fig. 4), la face cruentée du fragment olécranien regarde en bas au lieu de regarder en avant vers la face cruentée du grand fragment cubital.

Dans la fracture de la *base*, le trait commence en avant au même endroit que dans la précédente, mais se porte obliquement en bas et en arrière, détachant avec la totalité de l'olécrane, une bande de la diaphyse cubitale voisine du bord postérieur de l'os. Ce fragment ne monte point sous l'action du triceps si les ligaments latéraux du coude sont intacts, mais il bascule et la pointe du fragment soulève la peau de la face postérieure de l'avant-bras.

La flexion écarte vraiment les fragments et rend la pointe inférieure du fragment olécranien très saillante et très menaçante pour les téguments. Le déplacement peut manquer si les liens tendino-périostiques sont conservés (fig. 5, pl. III).

Les deux dernières fractures sont intra-articulaires et s'accompagnent d'hémarthrose.

On connaît de très rares cas de fractures longitudinales et de fractures incomplètes.

Symptômes et Diagnostic. — Le gonflement très considérable, dû à l'épanchement sanguin intra-articulaire, périmusculaire, sous-cutané, gêne beaucoup l'exploration des lésions. De larges ecchymoses occupent la région du coude, s'étendant parfois au loin. Par la palpation, on sent, en extension, une fissure osseuse de l'olécrane, ou la partie voisine du bord postérieur du cubitus. Cette fissure devient un écartement dans lequel on peut mettre le bout du doigt dans la flexion; on peut parfois, entre les deux fragments, palper l'extrémité inférieure de l'humérus. Le fragment olécranien, pris entre deux doigts, est ordinairement mobilisable dans le sens transversal, et, si l'on peut, par une extension extrême, amener le fragment cubital à son contact, on a, par cette mobilisation latérale, de la crépitation.

L'impotence fonctionnelle est habituellement marquée, le malade ne peut plus faire d'extension active. Pour vérifier l'impotence du triceps, il faut demander au malade d'étendre l'avant-bras, en ayant soin de lui soulever le bras en abduction à 20° (pour faire disparaître la chute passive en extension par la pesanteur). Cependant, elle est en partie liée à la douleur, et à l'épanchement sanguin, car le triceps n'a pas toujours perdu complètement son action sur le fragment cubital : aussi la voit-on parfois à peine marquée.

La fracture du sommet a une symptomatologie plus fruste : la douleur locale, une encoche tout près du sommet en sont les seuls signes ; l'épanchement sanguin est limité et extra-articulaire.

La fracture oblique de la base se reconnaît à la saillie de la pointe inférieure menaçant la peau de la face postérieure de l'avant-bras.

Marche et Complications. — Le cal osseux est rare, mais existe dans les fractures transversales. Sa rareté est due à l'écartement des fragments, à l'interposition de caillots et surtout de lambeaux périostiques détachés de la face postérieure de l'os. Le cal souvent fibreux est parfois court et solide et vaut un cal osseux. Il peut être long et grêle, la gêne fonctionnelle qui en résulte n'est pas considérable, mais l'extension a perdu de sa force.

L'absence de toute consolidation et la pseudarthrose sont rares, sauf dans les fractures obliques de la base, qui se soudent quelquefois par un cal osseux volumineux.

Les complications sont parfois d'autres lésions traumatiques concomitantes, fracture de la coronoïde, de l'extrémité inférieure de l'humérus.

Assez souvent la fracture est compliquée par ouverture à l'extérieur, d'où de graves infections possibles. L'hémarthrose peut toujours entraîner des raideurs articulaires.

Traitement. — Il est très discuté, mais il faut être éclectique, car tout dépend des cas.

S'il n'y a pas écartement, on se contentera, comme traitement, du massage et de la compression ouatée en extension, maintenue par une attelle antérieure (fig. 197, 198). Il sera bon de masser non seulement les segments de membre sus et sous-jacents, mais également le foyer de la fracture, auquel certains partisans du massage refusent de toucher. Si l'écartement existe, mais est facilement réductible, on pourra se servir de l'appareil de Malgaigne ou d'Hamilton : celui-ci immobilise en extension par une très longue attelle antérieure présentant une encoche à 8 cent. au-dessous de l'olécrane ; des jets de bandes retenus dans les encoches viennent passer au-dessus de l'olécrane, l'accrocher et le tirer en bas.

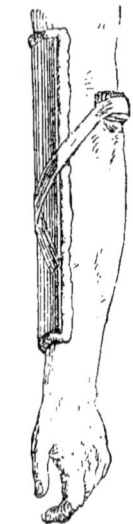

Fig. 197.
Appareil
de Malgaigne.

L'appareil reste 15 jours environ, puis on mobilise (fig. 197).

L'immobilisation en flexion par crainte de l'ankylose est absolument abandonnée.

Hennequin conseille un appareil qui se rapproche de celui de Hamilton. Après avoir entouré de lint le bras et l'avant-bras malade, on place une attelle plâtrée antérieure qui se maintient par deux embrasses plâtrées cir-

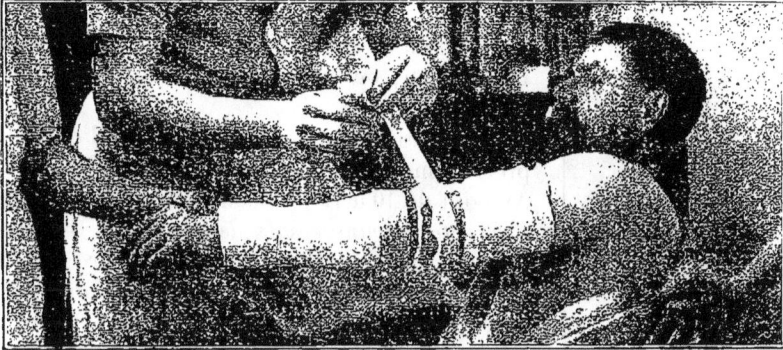

Fig. 198. — Appareil de Hennequin pour fracture de l'olécrane. (Hennequin et R. Lœwy.)

culaires aux deux extrémités; ayant coupé le lint en regard du coude, on façonne un petit croissant, avec du lint, et on l'applique juste au-dessus du fragment supérieur : on le fixe par des bandes de diachylon qui tirent en bas (fig. 198).

Si l'écartement est considérable et ne peut être réduit, si, d'autre part, la profession du blessé exige un bras solide, il faudra recourir à la suture osseuse. On profitera de l'incision pour enlever tous les caillots sanguins qui encombrent l'articulation, relever les lambeaux ostéo-périostiques interposés aux fragments; s'il n'existe qu'un fragment, on suturera celui-ci au cubitus ; si la fracture est comminutive, on a conseillé d'extirper les fragments et de fixer les fibres du triceps au cubitus. Il vaudrait mieux, nous semble-t-il, faire un hémicerclage, c'est-à-dire traverser horizontalement et transversalement le cubitus, faire cheminer le fil sur les côtés du fragment et à travers le triceps, en rapprocher les deux bouts par torsion d'un côté ou de l'autre de l'olécrane : les fragments même petits pourraient être conservés par ce cerclage. On immobilisera quelques jours en extension, puis en flexion; enfin on massera et on mobilisera.

Le traitement chirurgical ne doit jamais être tenté que dans des conditions parfaites d'asepsie et d'outillage. A la campagne, on se contentera du traitement non sanglant qui donne d'excellents résultats.

Si la fracture est ouverte, toute discussion est inutile, c'est le traitement chirurgical et la suture qui conviennent.

Mais cette dernière devra être faite avec des fils résorbables (catgut) : l'ouverture primitive non chirurgicale, qui suppose toujours une légère infection concomitante interdit l'emploi de fils métalliques qui, infectés, suppureraient indéfiniment.

Les vieux cals très lâches, et ne permettant pas une utilisation fonction nelle suffisante du membre, devront aussi être réséqués; après avivement des fragments, on en pratiquera la suture.

C. — FRACTURES DE L'EXTRÉMITÉ INFÉRIEURE DU CUBITUS. — Leur histoire est d'ailleurs très courte, car elles n'existent pour ainsi dire jamais seules.

L'*apophyse styloïde cubitale* peut être fracturée isolément soit à la suite du choc d'un corps anguleux, ou d'un mouvement forcé d'abduction. Il y a gonflement et douleur locale, exagérée surtout par l'abduction; on sent parfois l'apophyse mobilisable (fig. 199).

On la traitera par un petit appareil ouaté compressif, montant jusqu'au milieu de l'avant-bras. Au bout de 10 à 12 jours on commence le massage.

Fracture transversale de l'épiphyse. — Elle est presque toujours associée à une fracture de l'extrémité inférieure du radius : elle est remplacée par un décollement épiphysaire, chez l'enfant. Elle peut cependant exister seule : le trait siège juste au-dessus de la tête, il est transversal, mais peut être oblique, voire même vertical, parfois double. Cette fracture est très souvent, par pénétration, sans déviation de l'axe.

Aux signes locaux de fracture par pénétration, s'ajoute un peu d'inclinaison cubitale de la main, par suite du raccourcissement du cubitus.

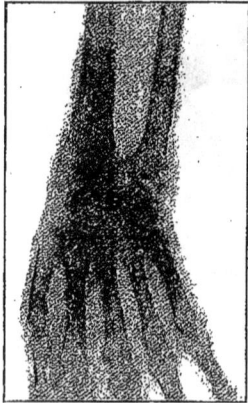

Cliché Infroit.

Fig. 199. — Fracture isolée de l'apophyse styloïde du cubitus. (Chevrier.)

Le traitement ressemble à celui de l'extrémité inférieure du radius : il faut désengréner par traction brusque et immobiliser dans un plâtre.

L. CHEVRIER.

AVANT-BRAS (FRACTURES DES DEUX OS). — Elles doivent comprendre tous les cas de fractures des deux os. Les lésions de la diaphyse des deux os constituent les fractures de l'avant-bras proprement dit. Les fractures doubles des épiphyses ne sont pas étudiées dans les traités classiques.

A) **Fractures épiphysaires doubles.** — Elles sont de plusieurs variétés. Avec Hennequin et Lœwy, nous les diviserons en : 1° sous-articulaires; 2° articulaires; 3° mixtes; 4° sus-articulaires.

1° *Sous-articulaires* ou *bistyloïdiennes.* — Les deux apophyses styloïdes sont sectionnées par un trait horizontal.

Les signes sont de chaque côté ceux de la fracture d'une styloïde. La caractéristique de cette fracture est la mobilité latérale extrême du poignet. Il peut ne pas y avoir de déplacements; mais des déplacements latéraux énormes sont possibles (V. les deux radiographies fig. 1 et 2, pl. IV).

Une compression ouatée ou un appareil à attelle suffit comme traitement, après réduction exacte du déplacement s'il existait. Dans ce dernier cas, il est bon d'immobiliser dans une gouttière plâtrée de Hennequin.

2° *Articulaires.* — Elles se produisent presque uniquement dans les grands traumatismes et ne sont guère susceptibles de description : les os

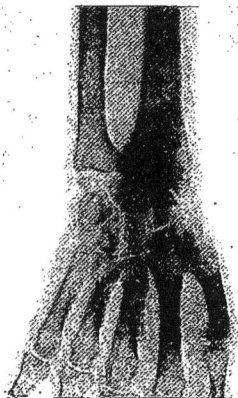

Fig. 1. — *Fr. bistyloï-dienne sans déplac.* (CHEVRIER).
Cl. Infroit.

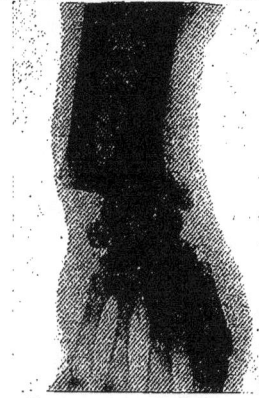

Fig. 2. — *Fr. bistyloï-dienne avec déplac. lat.* (CHEVRIER).
Cl. Infroit.

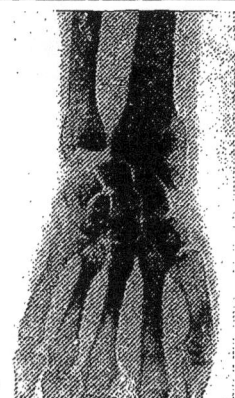

Fig. 3. — *Fr. oblique (des automobilistes) avec arrach. de la pointe de la sty. rad.* (CHE-VRIER).
Cl. Infroit.

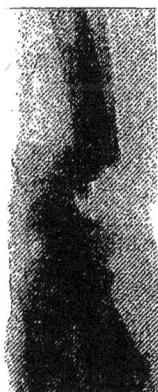

Fig. 4, 5. — *Fr. sus-artic. double avec déplac. et pénét. : remarquer le déplac. post. énorme, le léger déplac. rad., l'ascension de la styl. rad. (comme dans la fr. typ. isolée de l'ext. infér. du rad.)* (CHEVRIER).
Cl. Infroit

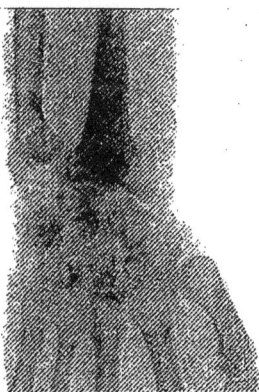

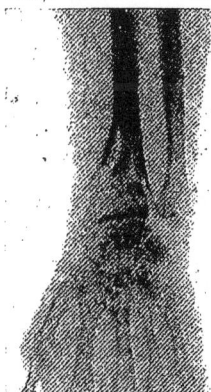

Fig. 6. — *Fr. mixte vert. du rad. avec arrach. de la sty. cub.* (CHEVRIER). Cl. Infroit.

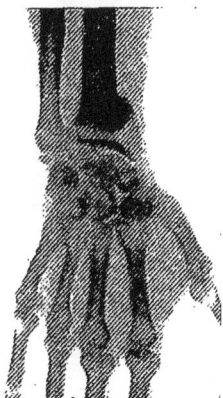

Fig. 7. — *Fr. mixte radio-cubitale (de Gérard Marchant)* (HENNEQUIN et LŒWY). Cl. Infroit.

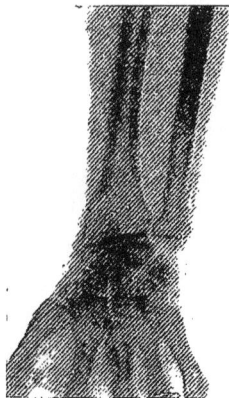

Fig. 8. — *Fr. mixte cu-bito-radiale* (HENNEQUIN et LŒWY).
Cl. Contremoulins.

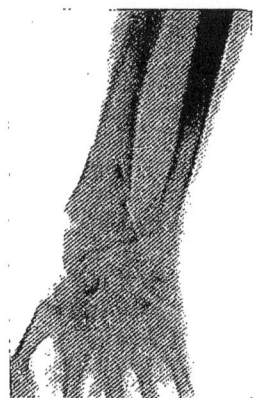

Fig. 9. — *Fr. sus-artic. double par pénét. simple* (HENNE-QUIN ET LŒWY). Cl. Contremoulins.

FRACTURES DES DEUX OS (ÉPIPHYSES)

sont fracturés, fissurés, écrasés au niveau de la voûte radio-cubitale, en même temps que les os du carpe sont, eux aussi, brisés ou luxés : cet écrasement diffus carpo-antibrachial présente son maximum de lésions sur le radius ; la styloïde cubitale est brisée et la tête cubitale souvent luxée.

On immobilisera, après réduction par traction, dans l'appareil pour fracture de l'extrémité inférieure du radius. Mais on redoutera l'ankylose presque fatale.

3° *Mixtes.* — Elles sont d'ailleurs de deux ordres :

Fractures de l'extrémité inférieure du radius et de la styloïde cubitale ou mixtes radio-cubitales.

Elles sont très fréquentes. C'est la fracture de Dupuytren au membre supérieur (Gérard Marchant).

L'aspect est celui d'une fracture de l'extrémité inférieure du radius avec déplacement radial toujours très accentué. Du côté interne on sent beaucoup moins la pointe mobile de la styloïde détachée que sa base, dont l'arête vive fait saillie sous la peau et peut même la perforer, créant de dedans en dehors une petite plaie nette, rectiligne, qui fait communiquer la fracture avec l'extérieur, en tout semblable à celle qu'on trouve dans la fracture de Dupuytren en regard de la malléole interne (fig. 7, pl. IV). Le déplacement postérieur peut être considérable. La fracture oblique des automobilistes peut s'accompagner d'arrachement de tout ou partie de la styloïde cubitale (fig. 5, pl. IV). Le trait radial peut se rapprocher encore plus de la verticale, s'accompagnant d'une fissuration complexe du fragment inférieur (fig. 6, pl. IV).

Elle se traite exactement comme la fracture de l'extrémité inférieure du radius, dont elle n'est qu'une forme clinique.

Fractures de l'extrémité inférieure du cubitus et de la styloïde radiale ou mixtes cubito-radiales.

Elles sont beaucoup moins fréquentes que les précédentes.

L'aspect est celui d'une fracture de l'extrémité inférieure du cubitus, mais avec déviation cubitale accentuée de la main, et douleur et gonflement au niveau de la styloïde radiale (fig. 8, pl. IV). Elle se traite absolument comme une fracture engrenée de l'extrémité inférieure du radius, moins l'inclinaison cubitale ; la flexion directe suffit.

4° *Sus-articulaires.* — *Disjonctions épiphysaires.* — Engendrée par un très violent traumatisme indirect agissant en flexion ou en extension, la disjonction est assez souvent double ; elle s'accompagne parfois de petites fractures parcellaires voisines.

Le relief des fragments est rectiligne, régulier, l'inclinaison cubitale est peu marquée ; la mobilité anormale est constante, car il n'y a pas d'engrènement.

Parfois un des fragments diaphysaires peut perforer la peau, ou s'étrangle dans un orifice aponévrotique, ce qui rend le déplacement difficilement réductible.

A la suite on observe assez souvent un arrêt de développement du membre, sans déviation.

Fractures épiphysaires par pénétration ou arrachement.

C'est un véritable télescopage double.

La fracture du radius siège d'une façon constante un peu plus haut que la fracture du cubitus. Par suite du déjettement radial de la main, la tête du cubitus entraînée par le radius bascule et fait avec la diaphyse cubitale qui l'embroche un angle ouvert en dehors (fig. 4, 6, 9, pl. IV et fig. 200).

Il semble qu'il n'y ait pas toujours télescopage du cubitus par la diaphyse, mais arrachement de la tête radiale par les ligaments radiaux cubitaux inférieurs et que la pénétration du cubitus soit secondaire à cet arrachement de sa tête. L'arrachement peut d'ailleurs être incomplet et amener non la fracture de la tête cubitale par un trait horizontal, mais la segmentation de la tête par un trait vertical. Quoi qu'il en soit, le tableau clinique est celui de la fracture de l'extrémité inférieure du radius avec pénétration; le raccourcissement de l'avant-bras est plus sensible, et la palpation de l'extrémité inférieure du cubitus révèle un épaississement douloureux et des signes de fractures par pénétration.

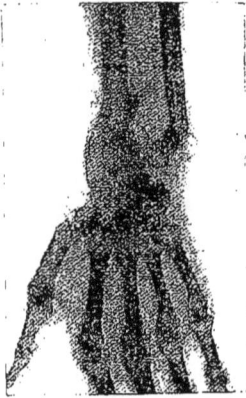

Cliché Perdu.

Fig. 200. — Fracture sus-articulaire double par pénétration avec déplacement (Hennequin et R. Lœwy).

Dans tous ces traumatismes de la partie inférieure de l'avant-bras, on devra rechercher toujours s'il n'y a pas des lésions du côté du carpe (fracture du scaphoïde, luxation du grand os, déplacements secondaires du semi-lunaire). La coexistence de ces lésions est en effet fréquente, et elles aggravent considérablement le pronostic fonctionnel (V. LUXATIONS DU CARPE) (fig. 201).

Le *traitement* est, dans les cas de fractures épiphysaires de l'avant-bras par pénétration ou arrachement, comme dans ceux de disjonction épiphysaire des deux os, exactement le

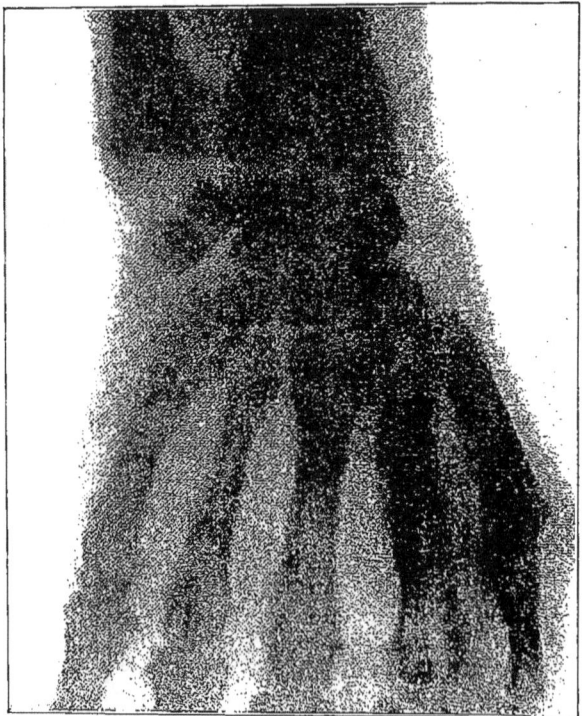

Fig. 201. — Fracture des styloïdes. Luxation du grand os sans énucléation du semi-lunaire. (Routier.)

même que celui de la fracture engrenée de l'extrémité inférieure du radius.

B) **Fractures diaphysaires doubles, dites fractures de l'avant-bras.**

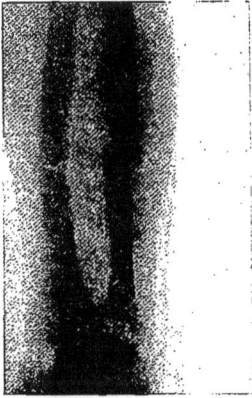

Fig. 1. — *Fr. 1/3 moy.*
sans déplac.(CHEVRIER).Cl. Infroit.

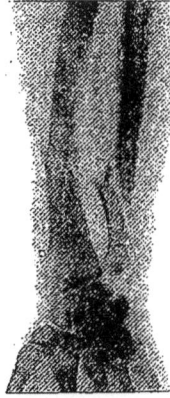

Fig. 2. — *Fr. 1/3 inf.*
déplac.ang.(CHEVRIER).Cl.Infroit.

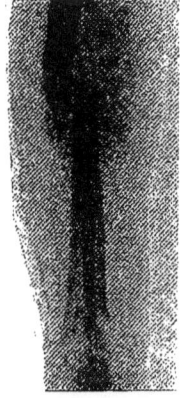

Fig. 3. — *Fr. 1/3 moy.*
Chevauch. ant. (CHEVRIER).
Cl. Infroit.

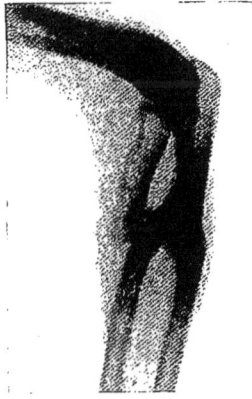

Fig. 4. — *Fr. 1/3 sup.*
Chevauch. post. Déplac. cub.
(HENNEQUIN et LŒWY). Cl. Vaillant.

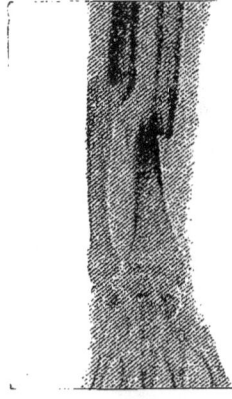

Fig. 5. — *Fr. 1/3 moy.*
Déplac. lat. de même sens cub.
(HENNEQUIN et LŒWY). Cl. Infroit.

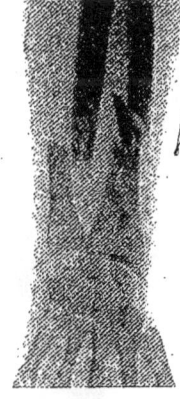

Fig. 6. — *Fr. 1/3 inf.*
Déplac. lat. de même sens cub.
(CHEVRIER). Cl. Infroit.

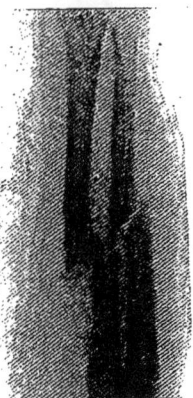

Fig. 7. — *Fr. 1/3 moy.*
Déplac. lat. de même sens rad.
(CHEVRIER). Cl. Infroit.

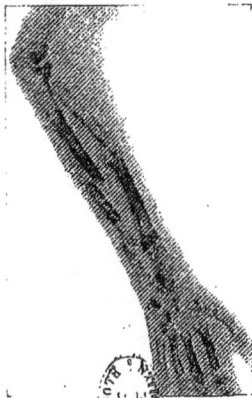

Fig. 8. — *Fr. 1/3 moy.*
Déplac. lat. divergent (HENNE-
QUIN et LŒWY). Cl. Infroit.

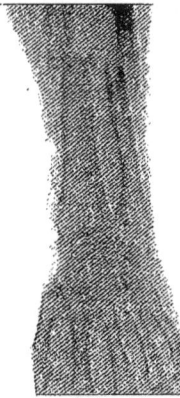

Fig. 9. — *Fr. 1/3 moy.*
Déplac. lat. convergent (HEN-
NEQUIN et LŒWY). Cl. Contremoulins.

FRACTURES DES DEUX OS (DIAPHYSES)

— Ces fractures assez fréquentes, surtout de l'enfance à l'âge de 20 ans, sont souvent de causes directes (choc, roue de voiture...), mais existent aussi par causes indirectes (chute sur la main); les deux os se fracturent en même temps; mais plus souvent le radius portant le poids du corps se rompt seul, la fracture du cubitus suit immédiatement. On a observé quelques cas de fractures par contraction musculaire.

Lésions. — Le *tiers supérieur*, bien protégé, est rarement atteint, les fractures ne siègent guère que dans les *deux tiers inférieurs*. Dans les fractures directes, la solution de continuité siège à une hauteur quelconque et au même niveau sur les deux os; dans les fractures indirectes, le cubitus se fracture ordinairement plus bas que le radius. Chez l'enfant, la fracture siège de préférence dans le *tiers inférieur*.

La fracture peut être *incomplète* : inflexion avec déviation angulaire légère, laissant absolument intacte une des faces de la diaphyse. Dans les fractures *complètes*, le trait est ordinairement à peu près transversal, sans grandes dentelures, mais il peut être oblique et avoir toutes les obliquités : les deux traits sont ordinairement dans la direction l'un de l'autre, et semblent se continuer; l'obliquité la plus fréquente est en bas et en dedans; mais elle peut être inverse. Le trait s'incline plus souvent aussi en avant et en bas, qu'en arrière. Il peut y avoir d'un côté deux traits de fractures, déterminant la formation d'un fragment intermédiaire.

Le déplacement, parfois absent dans les fractures sous-périostées, est la règle et est même fort complexe. Il y a rarement simple *déviation angulaire* dans le sens antéro-postérieur ou dans le sens latéral; dans ce dernier cas les deux fragments de l'os placé du côté de l'ouverture de l'angle saillent largement dans l'espace interosseux, l'effaçant (fig. 2, pl. V). Il y a souvent *chevauchement*, les fragments inférieurs montant par leurs extrémités au-dessus du plan de section des fragments supérieurs; le chevauchement est facilité ou rendu plus considérable par la déchirure du ligament interosseux, ou par une grande obliquité de la fracture (fig. 3, 4, pl. V). Le déplacement qui précède le chevauchement peut se faire *dans le sens sagittal*; il est le plus souvent de *même sens*, et les deux fragments inférieurs se portent plus souvent en avant (fig. 3), quelquefois en arrière (fig. 4) des fragments supérieurs; il peut être *divergent*, par rotation des fragments; dans la supination exagérée, le fragment radial se porte en arrière, le cubital en avant; l'inverse a lieu dans la pronation. Il y a également déplacement *dans le sens frontal* ou *latéral*. Il est ordinairement *de même sens*, les deux fragments inférieurs se portant en dedans (fig. 5, 6, pl. V) ou en dehors (fig. 7, pl. V), toujours parallèles; l'un d'entre eux vient toujours se placer dans l'espace interosseux des deux fragments supérieurs; il est rarement *divergent* (fig. 8, pl. V), les deux fragments inférieurs s'écartant de l'axe du bras : l'espace interosseux n'en est d'ailleurs pas plus libre pour cela, car les pointes des fragments supérieurs sont alors rapprochées; il est assez souvent *convergent* (fig. 9, pl. V), les deux fragments inférieurs se rapprochant de l'axe de l'avant-bras et venant encombrer tous les deux l'espace interosseux.

Cette disparition de l'espace interosseux, qui est à peu près constante dans toutes les variétés de déplacement, est capitale.

Au déplacement lui-même concourent les actions musculaires conditionnées par le siège de la fracture, mais surtout la direction de la force traumatisante.

Symptômes et Diagnostic. — Dans les *fractures incomplètes*, douleur limitée, tuméfaction locale, inflexion angulaire, ecchymose secondaire.

Si la fracture est *complète et sans déplacement*, il y a impossibilité de la pronation et de la supination active : on peut avoir de la mobilité anormale par flexion, extension ou inclinaison latérale : on obtient rarement de la crépitation; d'ailleurs, il faut être sobre de ces manœuvres qui pourraient déterminer le déplacement qui heureusement manque.

Dans la fracture *avec déplacement*, l'aspect cylindrique et non aplati de l'avant-bras est un premier signe. Il y a raccourcissement de l'avant-bras.

Enfin la déformation locale grossière (déviation angulaire, déplacement de l'axe dans le segment sous-jacent à la fracture) en rend la reconnaissance facile au tiers moyen.

Au tiers supérieur, l'épaisseur plus grande des parties molles rend le diagnostic un peu plus délicat, surtout pour le radius, car le cubitus est superficiel sur tout son bord postérieur.

Au tiers inférieur, il sera facile de distinguer les fractures diaphysaires doubles des fractures épiphysaires doubles, car ces dernières sont engrenées; c'est d'ailleurs beaucoup plus ce caractère que le siège exact, épiphysaire ou diaphysaire, qui sert pour la classification.

On reconnaîtra la fracture à trois fragments à la possibilité de mobiliser isolément le fragment intermédiaire de l'os saisi entre le pouce et l'index.

Marche et Complications. — La consolidation régulière peut se faire en 50 à 55 jours par cal osseux, mais les vices de consolidation sont malheureusement fréquents (V. Pseudarthroses et Cal vicieux). Hors ces complications d'évolution, des lésions vasculaires ou nerveuses (médian, radial, cubital) très rares, assez souvent une limitation singulière des mouvements de supination (sans cette gêne de la pronation que produisent surtout les cals vicieux).

Les causes en sont multiples; les fragments inférieurs en pronation peuvent se souder aux fragments supérieurs en supination ou en position moyenne; les muscles supinateurs ne sauraient détruire la pronation définitive de consolidation. De plus, le ligament interosseux, désinséré en partie, peut se cicatriser d'une façon défectueuse, se rétracter, s'ossifier et ne plus permettre l'excursion des deux os l'un sur l'autre.

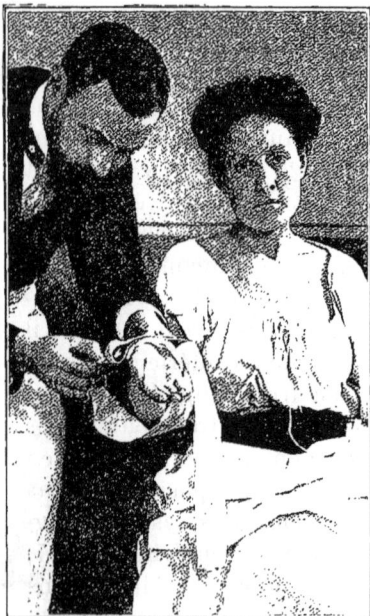

Fig. 202. — Lacs à extension de Hennequin.
(Hennequin et R. Lœwy.)

Traitement. — Le traitement de ces fractures doit être fait avec un soin extrême : l'impotence par cal vicieux ou la pseudarthrose sont malheureusement trop fréquentes, même après un traitement attentif. On usera de l'anesthésie locale à la novocaïne-adrénaline. La *réduction* doit être faite le plus rapidement et le plus complètement possible. Dans les fractures incomplètes avec inflexion, elle n'est souvent possible que par fracture complète.

Dans les fractures complètes, c'est la traction qui réussit le mieux, beaucoup mieux que les pressions directes ou les mouvements de rotation. Comme le chevauchement est parfois considérable et que les muscles dont on doit vaincre la contracture sont nombreux, il est souvent nécessaire de faire une extension prolongée; on y parviendra de la façon suivante.

La prise de la puissance d'extension se fait grâce à une bande entourant le poignet : « on place une bande de toile neuve formant deux boucles superposées sur

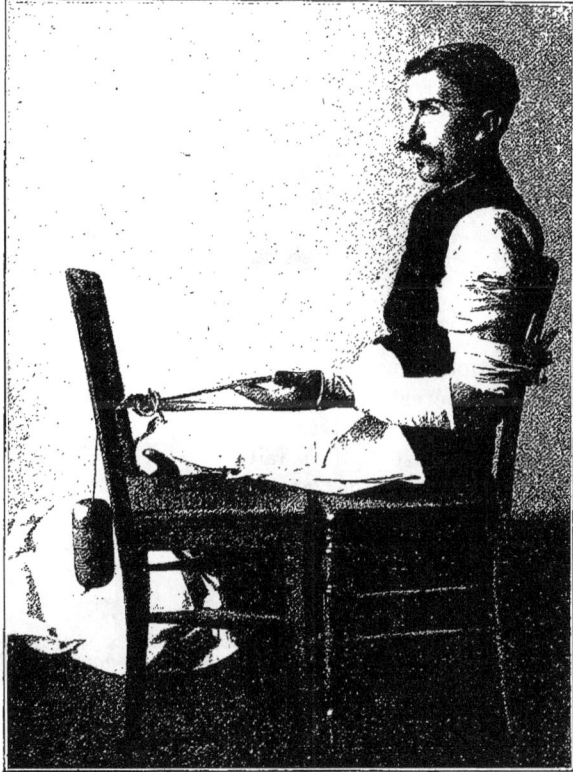

Fig. 203. — Extension appliquée (Hennequin et R. Lœwy).

la face antérieure du poignet de façon que les chefs retombent en dedans et en dehors de l'extrémité inférieure de l'avant-bras » (fig. 202). Entr'ouvrant les boucles, on passe alors chaque chef en contournant la face dorsale de l'avant-bras, d'arrière en avant et de haut en bas, dans chaque boucle; on serre le nœud ainsi formé, en veillant à étaler les chefs l'un sur la face dorsale, l'autre sur la face palmaire. On noue les deux chefs et on y attache la ficelle qui soutient le poids (fig. 203). On fera passer cette ficelle sur le dossier d'une chaise, soit fixée au pied d'un lit, soit placée pied contre pied devant la chaise dans laquelle s'assied obliquement le malade. La contre-extension est réalisée par une bande fixant le bras du malade à un montant de la chaise sur laquelle il est assis.

Reste à choisir la situation à donner au membre et le genre de l'appareil.

Si la fracture siège au tiers supérieur, il sera nécessaire de prendre le coude dans l'appareil plâtré. La supination avec flexion du coude est mauvaise, elle facilite le chevauchement des fragments : il faudra adopter l'ex-

tension de l'avant-bras avec supination (position incommode et difficilement
supportée, sauf si le membre entier est mis en pronation) ou plutôt avec

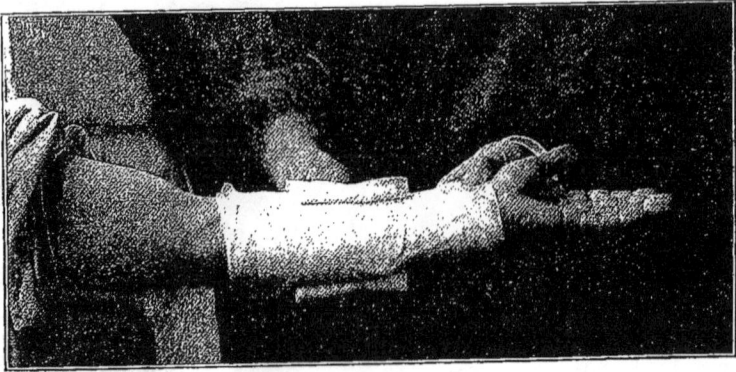

Fig. 204. — Mise en place des rouleaux de lint (Hennequin et R. Lœwy).

temi-pronation. Au bout de quelques jours d'ailleurs on pourra varier la
position ou libérer du moins le coude et le poignet. Pour les fractures des
siers moyen et inférieur de
l'avant-bras, il est tout à fait
inutile de prendre le coude
même momentanément, et dans
ces conditions, la supination
étant très bien supportée, c'est
cette position qu'on adoptera
toujours (fig. 204). Sur l'avant-
bras entouré de lint on placera,
au milieu des faces antérieures et
postérieures, de petits rouleaux
de lint ou de compresses graduées qu'on fixera en regard de
l'espace interosseux par quel-

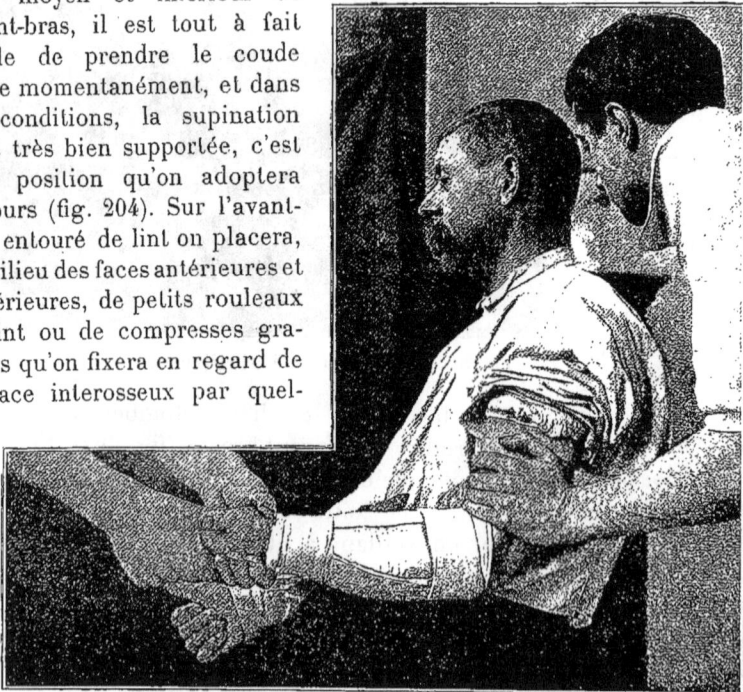

Fig. 205. — Appareil à double attelle (Hennequin et R. Lœwy).

ques tours de bande (fig. 205). C'est seulement alors qu'on prendra les
mesures d'un appareil; ce sera une gouttière plâtrée comme celle que nous

avons recommandée pour les fractures diaphysaires d'un os de l'avant-bras. Hennequin conseille deux attelles plâtrées, l'une antérieure, l'autre postérieure, réunies à la partie supérieure et inférieure par deux embrasses plâtrées. Après enroulement des bandes de séchage, il est bon, pour avoir une bonne rectitude du segment, de mettre momentanément une attelle de bois supérieure et une inférieure, qu'on ne lèvera qu'après dessiccation de l'appareil.   *L. CHEVRIER.*

AVANT-BRAS (PSEUDARTHROSES ET CALS VICIEUX).

A) **Pseudarthroses.** — C'est l'absence prolongée et parfois totale de consolidation. Nous n'en ferons point ici l'étude complète qui doit être faite aux fractures en général. On peut d'ailleurs en trouver à l'avant-bras toutes les variétés — *flottante* (les extrémités osseuses se cicatrisent séparément et restent isolées), — *fibreuse* (les fragments osseux sont unis par un cal fibreux), — *fibrosynoviale* (il y a entre les fragments une véritable articulation), - *ostéophytique* (avec bourgeonnement irrégulier des fragments en stalactites). Elles sont facilitées à l'avant-bras par l'écart souvent considérable et le chevauchement extrême des fragments, par l'interposition des parties molles musculaires ou fibreuses, par un traitement imprudent, mauvaise réduction, mauvaise immobilisation, massage trop violent, trop précoce, mobilisation trop hâtive. Des troubles de déminéralisation générale expliquent ces pseudarthroses dans certaines fractures bien réduites et bien traitées.

Ces pseudarthroses ne se voient guère ou du moins n'ont guère d'importance clinique que dans les fractures des deux os de l'avant-bras.

Les *signes* en sont la mobilité anormale, la flexibilité extrême, sans présence de douleur, et sans crépitation. La main a en même temps perdu toute sa force et le malade ne peut plus effectuer ses travaux journaliers; elle a même souvent perdu de ses mouvements de supination qui sont très réduits, le fragment supérieur, qui reçoit l'insertion des supinateurs principaux (court supinateur, biceps), n'entraînant plus le fragment inférieur.

Comme pour toutes les maladies le meilleur traitement sera le traitement préventif. En plus du traitement attentif de la fracture primitive, des expériences animales personnelles me permettent de penser qu'il n'est pas indifférent pour la consolidation d'injecter dans les foyers des fractures des sels insolubles de radium ; je ne puis encore rien affirmer, mais je crois qu'il y a là un moyen préventif de la pseudarthrose.

Le *traitement curatif*, suivant les cas, sera local ou général. *Local*, si on suppose, par la radiographie, qu'il n'y a pas d'interposition musculaire, il pourra rester non sanglant : pour réveiller le pouvoir ostéogénique, on pourra user de frottement sans violence des extrémités des deux fragments (sans grand espoir : il semble d'ailleurs que ce soit une contradiction de chercher par cette mobilisation la guérison d'une lésion qu'on l'accuse d'avoir produite). L'électrolyse directe (par électropuncture) ou indirecte (par application cutanée), la méthode sclérogène de Lannelongue (V. ARTHRITES TUBERCULEUSES, TRAITEMENT) pourront être employées : les injections de chlorure de zinc seront faites non dans le foyer de fracture, mais sur les os mêmes au voisinage de la section osseuse.

Mais si on croit avoir affaire à une pseudarthrose bien constituée, il vaut mieux intervenir chirurgicalement. On aborde chacun des os par une incision située sur le bord de l'avant-bras, on dénude l'extrémité des fragments, on les avive d'une façon variable (transversale, oblique, angulaire) suivant la façon dont ils se présentent et suivant le procédé de suture osseuse qu'on croit le plus indiqué par la situation et la configuration des fragments ; la réunion osseuse sera faite par la suture, cerclage, enchevillement (V. FRACTURES). On pourra ne faire l'opération que sur un des deux os, mais il vaut mieux faire au moins l'avivement des deux os, sinon la suture. On ne devra jamais négliger le traitement général, c'est même lui qu'on devra employer d'abord, si l'examen des urines révèle une déminéralisation certaine, avec élimination exagérée de phosphates, de sels de soude, magnésie, chaux, potasse. Il sera bon de toujours le combiner dans les autres cas au traitement local. On donnera un mélange en proportion variable (suivant l'analyse des urines) des phosphoglycérates de chaux, magnésie, potasse, soude (ces deux derniers prédominants), à la dose moyenne de 5 à 8 gr. On formulera aussi :

Eau de Saint-Nectaire (Source Rouge). . . . .)
Eau du Boulou . . . . āā 90 c. c.
Eau de Royat (Source César) . . . . \

On fera prendre ensemble glycérophosphates et eaux mélangés en 5 fois, une heure avant les trois repas du jour (500 gr. par jour au moins).

Les extraits de glandes à sécrétion interne (glandes génitale, thyroïde, pituitaire), qui agissent sur la nutrition générale, ont une influence discutée et inconstante. Il sera toujours bon d'essayer la thyroïde, en en surveillant l'emploi, car il y a des cas d'intolérance, même pour de faibles doses.

B) **Cals vicieux**. — Ils résultent de la non-correction primitive du déplacement ou du défaut d'application de l'appareil contensif : c'est-à-dire que la cause presque unique est la négligence, l'ignorance du médecin traitant ; il importe de le savoir pour l'éviter. C'est exceptionnellement que la cause en est le malade indocile, ou sa façon de guérir une fracture bien réduite par un cal exubérant.

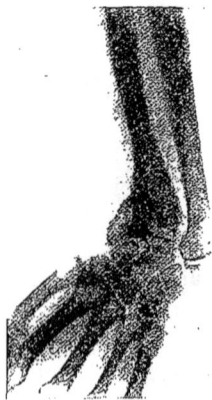

1° Le *cal vicieux* peut être *angulaire* : il suit très souvent par pénétration non réduite (fractures de l'extrémité inférieure du radius, fractures épiphysaires inférieures, mixtes, fractures épiphysaires inférieures sus-articulaires doubles). Le cal est aussi angulaire dans certaines fractures diaphysaires unilatérales, mais quoique angulaire il rentre plutôt dans la classe suivante.

Dans le cal angulaire, l'impotence est due à la *déviation de la main* dont les divers muscles ont perdu leur action régulière, par relâchement, par réflexion, par couture : le plan d'action des muscles

Cliché Vaillant.

Fig. 206. — Cal vicieux du poignet (Hennequin et Lœwy).

ne s'accorde plus avec les axes de mobilité des articulations : les mouvements de pronation et de supination existent, mais perdent toute utilité, car par eux la main est mise en circumduction, tous les usages de la main sont gênés et l'intervention s'impose.

Le traitement consiste à faire, après fracture expérimentale, ce qu'on aurait dû faire préventivement, c'est-à-dire mettre un bon appareil et soigner convenablement la fracture après réduction exacte. La fracture expérimentale peut être réalisée d'une manière sous-cutanée, par *rupture du cal*, si la consolidation n'est pas très avancée. Si celle-ci est complète, nous ne conseillons plus cette méthode sous-cutanée qui devient de *l'ostéoclasie*, car elle est aveugle et brutale. Mieux vaut faire à ciel ouvert *l'ostéotomie*, c'est-à-dire la section osseuse au niveau ou un peu plus au-dessus du cal : après réduction exacte de la déviation angulaire, on mettra un bon appareil et on surveillera de près cette nouvelle consolidation.

2° Le cal peut être *interosseux*, faisant disparaître l'espace qui sépare le cubitus du radius, et rendant impossibles les mouvements de pronation et de supination.

Il succède parfois à des *fractures d'un seul os*, dont les fragments angulairement déviés vers l'axe du membre arrivent à toucher l'os parallèle. Il se voit surtout dans les fractures de la diaphyse radiale, mais on peut le voir dans la fracture cubitale (Voyez radiographies des fractures cubitales avec luxations de la tête radiale). Ces cals *angulaires interosseux* arrêtent la pronation et la supination par contact osseux.

Ils suivent plus souvent les fractures diaphysaires *des deux os* de l'avant-bras. Ils sont de divers ordres. Ollier distingue :

La *synostose complète* : les quatre fragments sont soudés en un seul bloc osseux.

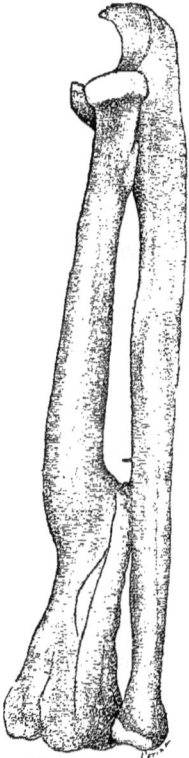

E. DALEINE del

Fig. 207. — Fracture du radius. — Soudure du fragment inférieur au cubitus. (*Traité de Chirurgie*, Ricard et Demoulin.)

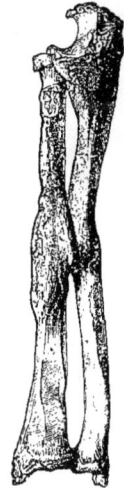

Fig. 208. — Fracture des deux os de l'avant-bras, soudure des fragments du radius avec ceux du cubitus. (*Traité de Chirurgie*, Ricard et Demoulin.)

La *synostose partielle* : trois fragments sur quatre sont confondus; le quatrième reste libre et mobile.

La *synostose avec pseudarthrose* : fusion des deux fragments parallèles et défaut de réunion des deux cals supérieur et inférieur, qui ont la forme de V se regardant par leur pointe.

On pourrait ajouter : la *synostose homologue avec cal exubérant* : les deux fragments radiaux et cubitaux s'unissent respectivement l'un à l'autre, mais les cals très volumineux entrent en contact et limitent tout mouvement.

La *synostose alterne* : un fragment supérieur s'unissant avec le fragment inférieur de l'autre côté (radius supérieur et cubitus inférieur, ou inversement), les deux autres fragments se terminant librement.

Le résultat clinique est toujours le même : impossibilité des mouvements de rotation de l'avant-bras, partielle quand il n'y a que contact interosseux, totale quand il y a fusion interosseuse.

Pour ces cals interosseux, le *traitement* est l'intervention sanglante.

Dans les cals *angulaires interosseux unilatéraux*, on fera l'ostéotomie oblique avec une résection très prudente, pour pouvoir suturer sans raccourcissement les deux fragments remis en rectitude.

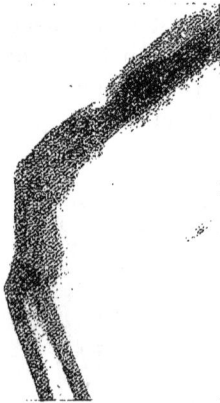

Il importe de ne pas réséquer largement le cal, car, l'autre os étant sain, les deux fragments ne pourraient être amenés au contact, et la pseudarthrose serait inévitable.

Dans les *cals vicieux bilatéraux*, on réséquera les deux os de l'avant-bras sur une étendue analogue au niveau du cal et on les suturera, en les immobilisant dans un bon appareil en plâtre et en particulier dans l'appareil à

Cliché Vaillant.

Fig. 209. — Cal vicieux interosseux de l'avant-bras. (Hennequin et R. Lœwy.)

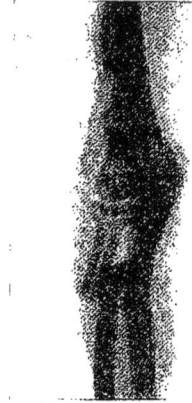

Cliché Vaillant.

Fig. 210. — Cal vicieux interosseux de l'avant-bras. (Hennequin et R. Lœwy.)

attelles antérieure et postérieure qui laisse les incisions découvertes, ce qui facilite le pansement et la surveillance.

Mais nous répétons que le traitement de tous ces cals doit être avant tout préventif, qu'une réduction soigneuse et une immobilisation bien faite dans l'appareil qui convient permettront de les éviter presque toujours.

L. CHEVRIER.

AVEUGLES. — V. Cécité.

AVORTEMENT. — En principe : *Expulsion du produit de conception en voie de développement ayant moins de six mois révolus (180 jours), c'est-à-dire en deçà des limites théoriques de la viabilité fœtale.* — Mais, *traditionnellement*, on appelle avortement toute expulsion d'un œuf vivant ou *mort* avant le septième mois de la grossesse.

Cette expulsion se fait presque toujours dans un délai de moins de six mois après la cessation des règles; néanmoins, il est des cas où l'œuf, arrêté dans son développement avant le sixième mois, n'est pas immédiatement expulsé; il peut être retenu dans la cavité utérine (V. Fœtus mort. — Rétention fœtale) plus ou moins longtemps; cependant il n'est presque jamais toléré au delà du neuvième mois après la fin des dernières règles.

Notions anatomiques. — *Pendant les six premières semaines* l'œuf humain proprement dit tient dans la cavité utérine une place intime : c'est une petite vésicule amniotique doublée d'un chorion hérissé sur tout son pourtour de villosités choriales; elle est greffée en un point de la muqueuse utérine. Celle-ci, développée en caduque, est très épaisse dans toute son étendue, très vascularisée, a pris un aspect velvétique. A considérer l'en-

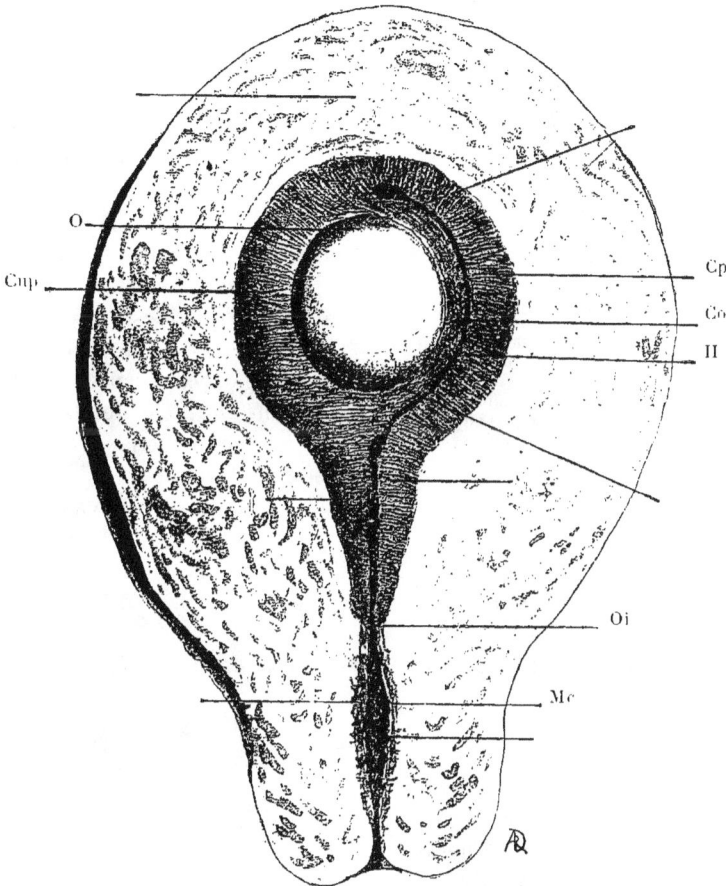

Fig. 211. — Coupe verticale et transversale d'un utérus gravide de 6 à 8 semaines (d'après Léopold).
« L'œuf ne paraît presque rien, les caduques sont tout. »
O, œuf; Cup, caduque utéro-placentaire; Cp, caduque pariétale; Co, caduque ovalaire; Oi, orifice interne; H, cavité restant entre les caduques ovalaire et pariétale; Mc, muqueuse cervicale.

semble du contenu utérin (l'œuf, plus ses enveloppes maternelles caduques), l'œuf ne paraît presque rien, les caduques sont tout (fig. 211, 212 et 213).

A *trois mois* le placenta est nettement différencié déjà, mais les enveloppes de l'œuf n'ont pas encore atteint leur expression de simplicité définitive : le chorion qui revêt le pôle libre de l'œuf n'est pas totalement décalvé de ses villosités; il demeure recouvert d'une caduque réfléchie relativement épaisse; la muqueuse utérine pariétale (caduque vraie) reste hypertrophiée; caduque vraie et caduque réfléchie ne sont pas accolées l'une avec l'autre. Les annexes, placenta et caduques surtout, continuent à former, relativement au volume du fœtus, une masse prépondérante (fig. 214).

Vers la fin du quatrième mois seulement l'œuf a pris une constitution anatomique rappelant en petit son apparence de maturité.

Pathogénie. Étiologie. —
Au point de vue pratique. — L'avortement peut se faire suivant deux mécanismes foncièrement distincts : tantôt il est la conséquence immédiate ou lointaine, mais obligée, de la *mort du fœtus*, survenue d'après une cause quelconque avant l'expiration du sixième mois de la grossesse ; tantôt il est la conséquence de la mise en jeu prématurée, sous une influence qui n'est pas toujours déterminée, de contractions utérines efficaces surprenant l'œuf *en pleine vitalité* et tendant à rompre ses connexions avec l'organisme maternel.

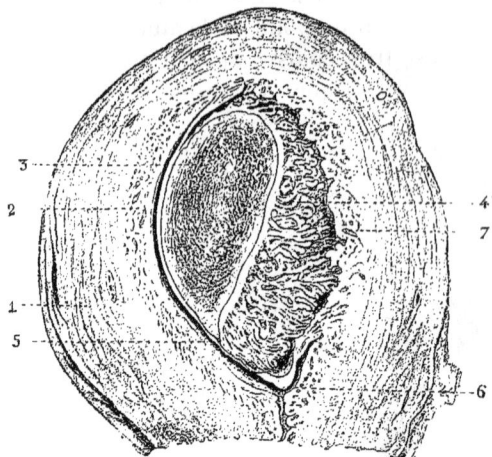

Fig. 212. — Moitié supérieure d'un utérus gravide enlevé huit semaines après les dernières règles (d'après Hofmeier). — 1, paroi musculaire de l'utérus ; 2, caduque pariétale ; 3, coupe de l'œuf ; 4, villosités choriales ; 5, espace compris entre la caduque pariétale vraie et la caduque ovulaire ; 6, orifice interne de l'utérus ; 7, caduque utéro-placentaire.

1° Dans un grand nombre de cas (dans 46, 85 pour 100 des cas, d'après la statistique de Brion portant sur une série de 550 avortements de tout âge observés en 10 ans, à Lariboisière et à Baudelocque, sous la direction de Pinard) le fœtus a succombé avant tout début de travail et l'avortement peut être considéré comme le geste réactionnel de l'utérus qui tend à se débarrasser d'un corps étranger, d'une masse morte. C'est presque toujours la *syphilis* qui a été l'agent meurtrier, syphilis des deux géniteurs ou d'un seul : la syphilis tue le fœtus dans l'œuf, elle le tue en altérant les villosités choriales qu'elle envahit d'un tissu de sclérose et dont elle frappe les vaisseaux d'endopériartérite (V. Syphilis et Parturition). Avec la syphilis *l'albuminurie* est une cause fréquente de la mort de l'œuf : elle aussi le tue par l'intermédiaire du placenta dont elle trouble la circulation, en annihilant le plus souvent un territoire plus ou moins considérable et y déterminant des hémorragies.

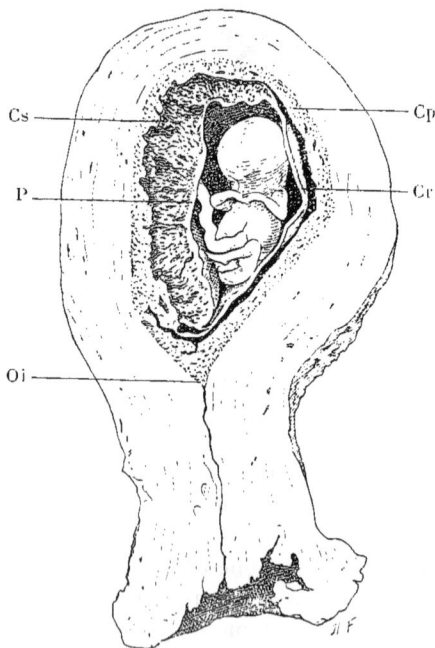

Fig. 213. — D'après Hofmeier et Benckiser. Coupe sagittale d'un utérus gravide de 2 mois. — Cs, caduque sérosine ; P, placenta ; Oi, orifice interne ; Cp, caduque pariétale ; Cr, caduque réfléchie.

En dehors de ces deux facteurs primordiaux, on peut trouver à l'origine de la mort du fœtus des causes également efficientes mais beaucoup plus rares, telles que : altérations déciduo-placentaires (endométrite), ou autres lésions résultant d'intoxications paternelles ou maternelles (*saturnisme* surtout).

Dans ces avortements secondaires à la mort du produit de conception il ne s'agit, nous le répétons, que d'une sorte d'*excrétion ovulaire* ou *fœtale*.

Si l'embryon a moins de trois mois il s'est généralement *dissous* dans le liquide amniotique ; on n'en trouve pas trace à l'examen des débris anatomiques expulsés (*Œufs clairs*).

2° Dans 54,15 pour 100 des cas le fœtus est vivant au moment où l'avortement se produit : l'utérus gravide entre précocement en travail parce qu'une excitation réflexe, tantôt mécanique, tantôt d'origine pathologique, en a provoqué la mise en jeu. Très souvent, les *rapports sexuels* doivent être incriminés dans cet ordre d'idées, quelle que soit l'époque à laquelle ils ont lieu, mais surtout au moment d'une menstruation manquante : leur action sur le col se passe

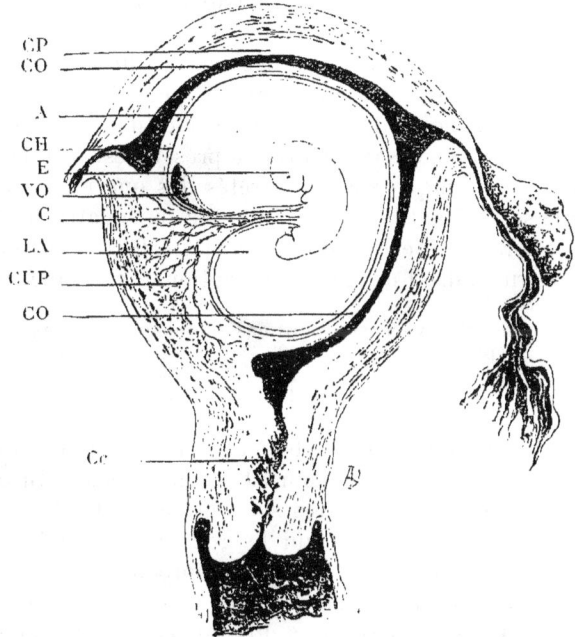

Fig. 214. — Coupe schématique d'un utérus de 5 mois environ (Ribemont-Dessaignes et Lepage.) Le placenta est déjà différencié. Les caduques sont encore épaisses, mais non soudées. — CP, caduque pariétale ; Cc, caduque cervicale ; CO. caduque ovulaire ; CUP, caduque utéro-placentaire ; CH, chorion ; A, amnios ; VO, vésicule ombilicale ; E, embryon ; C. cordon ; LA, liquide amniotique

de commentaires. L'*insertion vicieuse du placenta* peut aussi forcer l'avortement, soit en déterminant une rupture prématurée des membranes de l'œuf, soit un décollement partiel du délivre : dans les deux cas l'utérus est incité à réagir. Cette cause ne peut guère compter qu'à partir du quatrième mois : sur 64 cas où elle a été invoquée, 56 fois il s'agissait de grossesse de plus de 4 mois 1/2 (Brion). L'*hydramnios* précoce, sous la dépendance de la syphilis ou de la gémellité, est encore une cause indéniable d'avortement. Enfin des hémorragies, quelle qu'en soit l'origine (*albuminurie, syphilis, endométrite* avec les altérations vasculaires qu'elles engendrent — stase sanguine utérine dans les cas d'affections cardiaques non compensées et dans les *rétroversions*, etc....), se collectant entre l'œuf et la paroi utérine, sont susceptibles, véritables épines excitatrices, de susciter le travail.

La distinction entre l'expulsion du fœtus mort et du fœtus vivant, exacte

en principe, n'est évidemment pas absolue; si presque toujours la syphilis
tue préalablement l'œuf, il y a cependant des avortements relevant de la
même étiologie, où le fœtus vit; le mécanisme en est divers (hydramnios,
altérations placentaires...). De même l'insertion vicieuse, cause fréquente
de la chute de l'œuf vivant, peut déterminer précocement la mort du fœtus
à la suite d'un décollement placentaire étendu.

Telles sont les causes habituelles qu'on retrouve à l'origine de la plupart
des avortements; il y en a une infinité d'autres possibles, mais elles sont
tellement exceptionnelles et, lorsqu'elles ont agi, leur intervention est tellement évidente, que nous n'y insisterons pas; c'est ainsi que nous passons à
dessein sur les maladies aiguës maternelles comme causes d'avortements.

Nous n'avons volontairement énoncé, en ce qui touche l'étiologie de l'avortement, que ce qu'on sait de positif et d'indiscutable; mais, il faut bien le
dire, ce que nous savons jusqu'à présent est peu de chose, et nous sommes
encore en clinique souvent arrêtés dès que nous voulons trouver une étiologie satisfaisant la raison. Une fois sur quatre nous devons nous résigner
à l'ignorance. C'est ainsi que, sur les 550 cas de Brion, 161 fois seulement on
s'est cru en droit de faire une mention étiologique. Sur ces 161 cas on note :

Insertion vicieuse . . . 64 cas sur lesquels 49 fois le fœtus était vivant.
Syphilis. . . . . 52 —   —   12 —   —
Albuminurie. . . . . . 27 —   —   14 —   —
Hydramnios . . . . . . 15 —   —

Fréquence. — L'avortement non provoqué est un accident communément rencontré, un cas pour 52 accouchements (Brion). Il s'observe surtout
chez les *multipares* et très souvent se répète chez celles-ci par suite de la
continuité des facteurs qui le gouvernent (syphilis, albuminurie). Il est
d'autant plus fréquent qu'on se rapproche du sixième mois. La statistique
hospitalière de Brion, sur 550 cas, n'en mentionne pas un seul de moins de
six semaines; ce n'est pas à dire que ces avortements très jeunes n'existent
pas, mais ils sont la plupart du temps méconnus, non traités et n'amènent
pas dans les cliniques les femmes qui en souffrent. Ses chiffres sont les
suivants :

	de 1 mois 1/2 à 2 mois	5 cas
Fréquence	de 2 mois à 5 mois	55 —
régulièrement	de 3 — 4 —	75 —
croissante.	de 4 — 5 —	88 —
	de 5 — 6 —	131 —
	de 6 — 7 —	202 —
	Total.	550 cas

Symptomatologie. — I. **Avortement ovulaire**, c'est-à-dire de moins
de six semaines. Il se caractérise par un retard dans l'apparition des règles,
qui paraissent plus abondantes, douloureuses et accompagnées de caillots.
C'est donc après la sixième semaine que l'avortement présente une physionomie plus ou moins spéciale.

II. **Avortement en un temps**. — L'avortement doit être considéré physiologiquement, surtout comme une **délivrance**, au sens obstétrical de ce
mot, c'est-à-dire comme une expulsion des annexes embryonnaires. Il y a

même des cas où l'avortement n'est que cela : ce sont ceux où l'œuf est
expulsé entier, intact (*avortement en un
temps*). L'avortement dans ces conditions
ne comporte que la libération des connexions des membranes ovulaires (caduques et chorion) avec les parois utérines,
cette libération ne pouvant s'effectuer,
comme toute délivrance, qu'au prix de
contractions utérines douloureuses et d'une
perte sanguine plus ou moins considérable
résultant du décollement du placenta
(fig. 215). On a dit et répété longtemps
que l'avortement en un temps était presque de rigueur dans les deux premiers
mois et qu'il devenait ensuite de plus en
plus rare au fur et à mesure qu'on avait
affaire à des grossesses plus avancées.
Cette dernière proposition est seule exacte.
S'il est vrai que l'avortement en un temps
est d'autant plus rare qu'on s'éloigne du
début de la conception, il est faux qu'il
constitue la règle dans les premiers mois
de la grossesse. C'est ainsi que (stat. Brion)

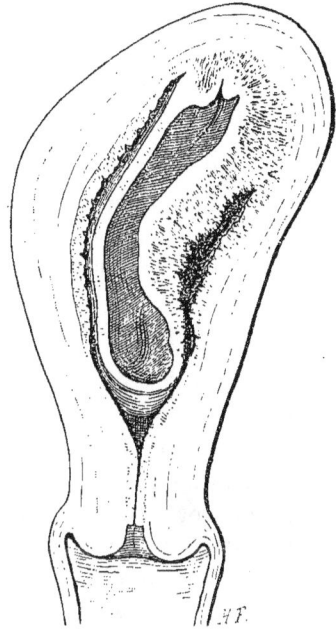

Fig. 215. — Avortement en un temps.
L'œuf, dont l'embryon a disparu par
dissolution (*œuf clair*), est partiellement
libéré de ses connexions utérines.

sur 28 avortements de un à deux mois il y
en a 12 en un temps et 16 en deux temps.

Sur 501 cas d'avortements où le mode d'expulsion de l'œuf est relaté il y
en a :

453 en 2 temps dont . . . . {	16 de 1 à 2 mois.	
	48 de 3 mois.	
	78 de 4 —	
	119 de 5 —	
	192 de 6 —	
48 en 1 temps dont . . . . {	12 de 1 à 2 mois.	
	13 de 3 mois.	
	9 de 4 —	
	9 de 5 —	
	5 de 6 —	

(BRION.)

Conclusion : *l'avortement en deux temps est la règle.*

III. **Avortement en deux temps.** — Néanmoins cette distinction ne reste
que chronologique; ce que nous avons dit plus haut au point de vue physiologique demeure : l'avortement est surtout une *délivrance*, même lorsqu'il
se fait en deux temps. Dans ces cas le *premier temps* est constitué, en règle
générale, par l'ouverture de l'œuf et l'expulsion du fœtus; exceptionnellement par l'issue du fœtus revêtu comme d'un voile par l'amnios intact. Sur
ce premier temps, il n'y a rien ou presque rien à dire; il est nul comme
importance, le fœtus ne compte pas ou à peine; il se présente n'importe
comment, souvent par le sommet, surtout s'il est vivant, presque aussi souvent par le siège, surtout s'il est mort, quelquefois par l'épaule; mais il ne

s'astreint à aucun mécanisme spécial; il franchit le col et tombe dans le vagin dès qu'il trouve devant lui une dilatation suffisante. Si par hasard il se présente par l'épaule, il est souvent expulsé tel, ou à la suite d'une régularisation artificielle très simple à obtenir. — L'expulsion du fœtus est le résultat de contractions utérines douloureuses présentant les mêmes caractères de localisation et d'intensité que les douleurs du travail à terme : ces douleurs sont parfois remarquablement vives; elles forcent le col par l'intermédiaire du pôle inférieur de l'œuf, si celui-ci est intact, par l'intermédiaire du fœtus si le liquide amniotique s'est écoulé. Très souvent, celui-ci s'est écoulé prématurément : ce fait n'a rien qui doive surprendre si on se rappelle la fréquence de l'insertion vicieuse dans les œufs abortifs. C'est ainsi que nous avons trouvé dans Brion que, sur 348 cas où le mode de rupture des membranes avait été noté, il s'agissait :

> 220 fois de rupture à la dilatation complète;
> 124 fois de rupture prématurée spontanée;
> 4 fois de rupture prématurée artificielle (dans des cas d'hémorragies).

Le *deuxième temps* de l'avortement comporte le décollement et l'expulsion des enveloppes de l'œuf. C'est, nous le répétons, le temps essentiel, celui qui donne à l'avortement sa véritable physionomie. Apparemment, ce temps n'est réalisé que lorsque l'arrière-faix est sorti des voies génitales. Mais, à vrai dire, ce temps se prépare quelquefois de loin : le placenta peut commencer son décollement très tôt, dès avant l'expulsion du fœtus; dans ces cas, l'avortement n'est qu'une *délivrance sanglante prolongée*; c'est de là que dérive son caractère hémorragique habituel, dans les premiers mois surtout. Il y a en effet deux grandes catégories d'avortement : il y a les avortements qui saignent et il y a les avortements qui ne saignent pas ou peu. Les premiers sont ceux où le décollement du placenta s'effectue précocement, souvent du fait d'une insertion basse, quelquefois aussi à la suite d'une altération portant à son niveau; ce sont encore des avortements jeunes où l'œuf est entouré de caduques épaisses et où la moindre effraction de celles-ci, sous l'influence des premières contractions de l'utérus, provoque un écoulement sanguin. Toutes choses égales d'ailleurs, l'hémorragie sera plus importante, cela se comprend, si l'enfant est vivant, c'est-à-dire si l'œuf est en pleine santé, richement irrigué, que si l'enfant a succombé. Ces hémorragies qui précèdent le premier temps apparent de l'avortement, soit l'expulsion fœtale, et qui tiennent au décollement périphérique de l'œuf, s'observent assez souvent, surtout dans les avortements du troisième au sixième mois révolu; nous les trouvons dans les tableaux de Brion notées pour une moyenne de 36 à 57 pour 100 des cas. Sur 127 cas où l'état du fœtus en coïncidence avec ces hémorragies est signalé, il s'agissait 77 fois de fœtus vivants, 50 fois de fœtus morts.

Les avortements qui ne saignent pas ou peu sont ceux des derniers mois, à condition qu'il n'y ait pas de cause pathologique hémorragipare (insertion vicieuse, albuminurie).

Alors que dans l'avortement en un temps, le décollement des annexes de l'œuf se fait progressivement du commencement à la fin du travail, pour aboutir sitôt qu'il est achevé à l'expulsion en bloc, dans l'avortement en deux temps ce décollement, qui souvent s'était amorcé au début du travail, s'arrête à partir du moment où l'œuf s'est ouvert pour livrer passage au liquide amniotique et au fœtus. Il y a une sorte de temps d'arrêt très important à bien connaître, variable comme durée, après lequel le décollement s'achève pour aboutir ensuite très vite à l'expulsion de l'arrière-faix (deuxième temps apparent). Nous noterons à ce propos que, contrairement à ce que les auteurs ont longtemps redit sur la foi de Mauriceau, l'arrière-faix retenu n'est pas un arrière-faix décollé qui se trouve arrêté par un orifice du col trop étroit : dès l'instant où il est retenu c'est qu'il adhère encore par l'une de ses parties au moins, sinon par son tout.

Il est de la plus haute portée pratique de bien savoir dans quel délai s'effectue normalement, physiologiquement pourrait-on dire, la sortie de l'arrière-faix, qui n'est que le résultat presque immédiatement apparent de son décollement complet. La statistique de Brion nous en informe en chiffres éloquents dont tout praticien doit se laisser impressionner.

Sur 457 observations d'avortements en deux temps où le mode de délivrance a été noté, 415 *fois celle-ci se fit naturellement*; il a suffi de l'attendre, car on savait attendre…. Dans 400 cas dont la durée d'attente a pu être précisée, on a noté que l'expulsion *naturelle* de l'arrière-faix s'est effectuée :

279 fois *dans l'heure* qui a suivi la sortie du fœtus ;
85 fois dans un délai variant de 1 heure à 4 *heures* après la sortie du fœtus;
26 fois   —   4 — à 24 —   —

Au total, *sur* 400 *délivrances naturelles,* 388 *se sont faites dans un délai de moins de* 24 *heures après le premier temps effectué.* On note ensuite encore 12 délivrances spontanément réalisées les 2e, 3e, 4e, 5e et 7e jours après l'issue fœtale. *Dans aucun de ces cas il n'y a eu d'accident* (hémorragie, infection) *suffisant pour commander une intervention* ; s'il y a eu *morbidité,* elle a toujours été très anodine; néanmoins il est intéressant de noter qu'elle a été

de 15.4 pour 100 seulement dans les délivrances naturelles de moins de 24 heures.
de 42.8 pour 100 déjà   —   de 24 à 48 heures.
de 100   pour 100   —   de 2 à 7 jours.

La conclusion c'est que : *la délivrance dans l'avortement doit être, en règle générale, pour qui sait attendre avec les précautions antiseptiques d'usage, un phénomène spontané; la nature le réalise habituellement très vite; quelquefois elle y met le temps, mais sans que pour cela on soit autorisé à se substituer à elle, car sa seule temporisation ne comporte pas de préjudice appréciable pour la parturiente.*

Le retardement physiologique de la délivrance, cet aspect tout particulier qu'elle affecte au cours de l'avortement, et qui fait qu'*elle n'est pas comparable à la délivrance de l'accouchement à terme,* s'expliquent simplement si on oppose les mécanismes dans les deux cas : alors qu'à la suite de l'issue du fœtus à maturité il se fait une rétraction utérine énorme qui est l'agent le plus efficace du décollement placentaire, facilité d'autre part par des adhérences extrêmement lâches, préparé de loin par une dégénérescence nécrotique des cellules de la caduque, dans l'avortement, après l'évacuation du contenu de l'œuf, la rétraction utérine est insignifiante, en même temps qu'à ce stade peu avancé de la grossesse, surtout si l'œuf est vivant, les cellules déciduales en pleine maturité forment un ciment inter-utéroplacentaire notablement plus adhérent. Pour que la délivrance se fasse, l'utérus devra se contracter sur nouveaux frais : c'est un vrai *travail* qui continue.

En résumé, au point de vue pratique, il faut se rappeler que le placenta à terme ne peut séjourner longtemps dans l'utérus sans se putréfier, tandis que *dans l'avortement vrai — expulsion d'un fœtus vivant — le placenta peut séjourner plus ou moins longtemps en se comportant comme un parasite vivant.*

Étude clinique. — Cliniquement l'avortement se caractérise par deux symptômes :

Des *contractions utérines douloureuses*, analogues aux contractions douloureuses de l'accouchement à terme, aussi vives souvent, plus vives même chez certaines femmes; et un *écoulement sanguin*. Celui-ci tantôt précède les douleurs, tantôt leur est consécutif; il présente comme particularité d'être souvent traînant, de durer pendant une période quelquefois considérable du travail, ce qui s'explique par le mode de décollement du placenta, qui a pu débuter précocement (*écoulements sanguins précoces* de l'avortement), ne se faire que progressivement, par parcelles (*écoulement sanguin durable, écoulement sanguin à répétition*), pour ne devenir complet que tardivement (écoulements sanguins persistant jusqu'à l'expulsion du délivre). Des combinaisons où peuvent entrer, avec leurs variations individuelles, ces deux symptômes fondamentaux résultent des formes cliniques diverses.

L'avortement est susceptible de deux physionomies essentiellement dissemblables, suivant qu'il s'agit d'un *œuf mort*, simplement excrété, ou d'un *œuf vivant*, plus ou moins arraché.

1° **Œuf mort.** — Ce qui caractérise ici l'élimination du produit de conception, c'est le peu d'intensité de l'hémorragie, et cela se comprend; d'autre part, assez souvent, l'arrière-faix est plus ou moins odorant au moment de son expulsion, car il offrait une prise toute prête aux microbes de la putréfaction. Et cependant, dans ces cas, où les membranes présentent souvent des altérations anciennes (endométrite) et récentes (macération), *la délivrance se fait*, lorsqu'on l'attend, *plus vite que si l'œuf était vivant.*

Suivant l'âge de la grossesse on recueille un *œuf clair* (avant le 5ᵉ mois), un *fœtus momifié* (du 5ᵉ au 5ᵉ mois), ou un *fœtus macéré* (au delà du 6ᵉ mois) (V. pour l'explication de ces mots : Fœtus).

La caduque ou du moins une grande partie de la caduque est presque toujours retenue dans la cavité utérine, que l'expulsion de l'œuf se soit faite en un ou deux temps. Cette rétention n'est pas tout à fait indifférente, car la caduque d'un œuf jeune est plus qu'une membrane ; c'est un mur épais.

2° **Œuf vivant.** — Nous rangeons dans cette catégorie non seulement les cas où le fœtus est expulsé vivant mais ceux aussi, et ils sont nombreux, où il vivait au début du travail. Elle compte la plupart des grosses hémorragies. L'œuf vivant enfin, dont les connexions maternelles sont si denses et si intimes, si vivantes elles aussi, s'en libère moins facilement et moins vite; il en résulte que l'*arrière-faix est plus volontiers et plus longuement retenu* que quand l'œuf avait préalablement succombé.

Quelquefois l'expulsion de l'œuf vivant, surtout vers le troisième et le quatrième mois, s'accompagne chez la mère de phénomènes subjectifs d'allure inquiétante (lipothymies, tendances syncopales...); ces symptômes ne sont pas nécessairement l'expression d'une perte sanguine abondante; ils disparaissent assez vite après la sortie de l'œuf; cette forme clinique (*Avortement syncopal* de Pinard) mérite d'être connue, car elle est plus troublante que réellement grave; elle apparaît de préférence chez des parturientes impressionnables.

Nous avons voulu surtout fixer de la physionomie de l'avortement ce qu'elle avait de caractéristique; son type le plus original est celui qu'elle affecte du troisième au quatrième mois; au delà, il tend déjà à s'altérer et à se confondre dans celui de l'accouchement à terme dont il n'est plus qu'une image réduite.

Diagnostic. — L'avortement pose quelquefois des problèmes diagnostiques ardus. Il importe, pour en favoriser la solution, d'avoir constamment présentes à l'esprit deux idées fondamentales :

1° *Toute femme, qui, ayant eu au préalable une menstruation régulière, présente, à un moment donné, une interruption de celle-ci, doit être considérée comme gravide.*

2° *La grossesse utérine, bientôt après son début, engendre des modifications de volume et de consistance du* **corps** *de l'utérus très vite appréciables au palper et au toucher combinés* (V. Grossesse).

Nous supposerons le diagnostic de grossesse établi autant qu'il peut l'être et nous rappellerons à ce propos qu'il est souvent susceptible, dès les tout premiers mois de la grossesse, d'être porté avec une approximation plus que suffisante pour diriger la conduite du praticien (V. Grossesse). On peut même, si on a suivi régulièrement la grossesse, et après un temps donné d'observation, s'être rendu compte qu'elle évolue normalement ou qu'elle a physiologiquement cessé de par la mort du fœtus (*Rétention fœtale* — V. Fœtus). Cette première étape, dans la voie du diagnostic, franchie, il sera de la plus haute importance pour le médecin, de savoir :

1° *Quand l'avortement menace;*

2° *Quand l'avortement est en cours;*

3° *Quand l'avortement est terminé.*

1° **L'avortement est-il menaçant?** — On peut avoir à se prononcer sur une menace d'avortement, parce qu'une femme qui est ou se croit enceinte a des *douleurs*, ou parce qu'*elle perd du sang*.

a) *Symptôme : Douleur.* — Les douleurs, avec leur caractère purement subjectif, seront toujours sujettes à caution. Les femmes éprouvent souvent au début de la grossesse des sensations abdominales qu'elles localisent ou qu'elles interprètent mal. On n'accordera de valeur diagnostique à ce symptôme que s'il est accusé par une multipare dont le système nerveux a l'expérience et le souvenir de contractions utérines douloureuses antérieures. Les sensations douloureuses éprouvées par les primipares ne prendront de vraie signification que si la possibilité d'une analyse poussée révèle leur origine utérine (intermittence, localisation lombaire ou hypogastrique; durcissement de l'utérus) (V. Accouchement). Cette analyse est néanmoins utile, particulièrement dans ces avortements qui ne sont que des accouchements minuscules, où les contractions utérines ouvrent la scène et où la progression des symptômes du travail au début est ce qu'elle est à terme.

b) *Symptôme : Hémorragie.* — Dans un grand nombre de cas, ainsi que nous l'avons dit, c'est l'hémorragie qui ouvre la scène, surtout dans les premiers mois, surtout quand l'œuf vit. Quand est-elle une menace d'avortement? On aura dû naturellement écarter les causes hémorragipares extragravidiques (cancer du col, varices), mais on devra surtout, ce départ étant fait, distinguer entre les pertes sanguines d'origine diverse (métrite, albuminurie, môle hydatiforme, etc.) résultant d'une maladie de l'œuf, capables de se répéter plus ou moins souvent au cours de la grossesse sans être pour celle-ci un danger **immédiat**, et la perte sanguine, premier acte d'un avortement qui **menace** de se faire. Or, tandis que les écoulements sanguins à répétition des premiers mois de la grossesse ont surtout le caractère *suintant*, au point qu'ils ont pu donner le change longtemps, dans certains cas, pour une survivance des règles, l'hémorragie pré-abortive est toujours faite de sang pur, franc de couleur, généralement mêlé de caillots.

2° **L'avortement est-il en cours?** — Pour élucider cette question, il n'y a qu'un moyen : le *toucher vaginal.* Dans les deux premiers mois le col s'entr'ouvre simplement pour livrer passage à l'œuf. A partir du troisième mois on peut observer à son niveau les modifications qui le caractérisent au cours du travail à terme (V. Accouchement), c'est-à-dire qu'il commence par *s'effacer*, pour se dilater ensuite, d'autant que la traversée de l'œuf l'exige. Au travers du col dilaté on tombe, soit sur des membranes ou sur le bord placentaire, lorsque l'œuf est intact, soit directement sur des petites parties fœtales, lorsque l'œuf est ouvert.

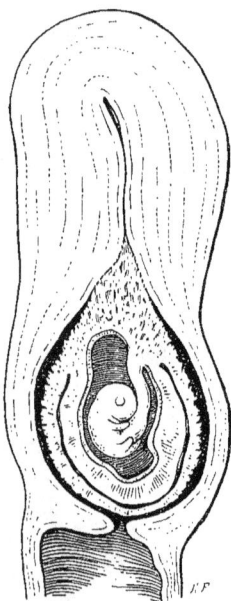

Fig. 216. — Étape cervico-segmentaire d'un œuf abortif (ancien *avortement cervical*). L'œuf complet revêtu de ses caduques a quitté la cavité utérine proprement dite (CU) qui s'est rétractée derrière lui. Il est arrêté dans une cavité à parois minces constituée par le segment inférieur et une partie du col effacé. Il repose sur l'orifice externe (d'après Bumm).

Cependant, une disposition propre à l'avortement mérite d'être signalée. Le segment inférieur se forme parfois et s'accuse au cours du travail abortif comme au cours du travail à terme (fig. 216); il arrive même dans bien des cas, presque toujours chez des primipares, que ce segment inférieur cède plus facilement, à la poussée utérine transmise par le pôle inférieur de l'œuf, que le col; le corps de l'utérus, portion musclée de l'organe, expulse ainsi son contenu dans le segment inférieur qui se laisse complaisamment distendre et, dès lors, n'a plus grande portée sur le col, d'autant que l'œuf est mou et forme un coin dilatateur défectueux. C'est là une étape « segmentaire » de l'œuf abortif analogue à l'étape « segmentaire » du placenta dans la délivrance à terme

(V. Délivrance). L'œuf totalement ou incomplètement libéré de ses connexions utérines peut s'attarder ainsi dans le segment inférieur. Il en résulte un amincissement et une distension de ce dernier, facilement perçus par le toucher vaginal, tandis que le col est trouvé effacé et ouvert (sensation classique de la toupie dont le clou serait arraché). C'est à ces cas que correspond l'ancienne désignation d'*Avortement cervical*.

5° **L'avortement est-il terminé?** — S'il est une question importante à résoudre, c'est bien celle-là; malheureusement cela n'est pas toujours aisé. Le problème peut se poser dans *deux circonstances suivant qu'on a pu cliniquement observer et suivre tous les actes de l'avortement ou suivant qu'on n'a été convoqué que tardivement.*

A) Si on a le loisir de voir un avortement, ou ce qu'on croit être un avortement, se dérouler, il importe de *faire conserver et d'examiner minutieusement tout ce qui est expulsé par les voies génitales.*

Quand l'avortement se fait *en un temps*, surtout si l'œuf est encore jeune, celui-ci passe facilement inaperçu aux yeux d'une personne non prévenue; il est souvent, en effet, incorporé à un caillot plus ou moins volumineux, et il échappe si on omet de briser ce coagulum et de l'analyser. Aussi la règle est-elle, lorsqu'on soupçonne la possibilité d'un avortement, de faire la dissociation des caillots rendus; on la fera de préférence sous l'eau, sous une eau tiède additionnée de sel, qui désagrège la fibrine et libère les tissus organisés. Le plus souvent on retrouve dans ce qu'on croyait n'être qu'un caillot une petite cavité régulière, *à parois lisses et brillantes*, vide de tout élément consistant, présentant encore inséré en un point un filament blanchâtre et ténu : c'est tout ce qui reste de la partie noble de l'œuf; le fœtus s'est liquéfié; le cordon n'existe plus qu'à l'état de vestige; on a devant soi une petite cellule amniotique privée de son contenu habituel (*Œuf clair*) (V. fig. 217). L'amnios est, d'après ce que nous venons d'en dire, facile à retrouver et à caractériser. Le *chorion* se reconnaît sur-

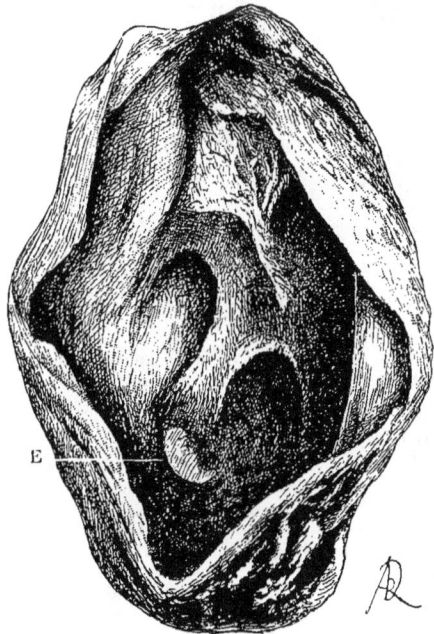

Fig. 217. — Œuf clair.
L'embryon E est presque dissous.
(Ribemont-Dessaignes et Lepage.)

tout aux villosités qui en émanent et qui, de couleur blanchâtre, flottent dans l'eau et bouffent comme une plume fine et légère (fig. 218 et 219). La *caduque*, d'autant plus épaisse et plus importante dans l'ensemble de l'œuf que celui-ci est moins âgé, facilement prise pour de la fibrine si on n'y prend garde, se présente sous l'aspect de lambeaux plus ou moins fragmentés, reconnaissables à l'une de leurs surfaces, veloutée, criblée de mille petits pertuis, tandis que l'autre est irrégulièrement lacérée. Quand on parvient, au moyen de ces éléments épars tantôt dans un seul caillot, tantôt dans plusieurs, à reconstituer approximativement l'œuf, on peut certifier que l'avortement est fait : il sera toujours difficile de pouvoir certifier qu'il est *complètement* fait; il peut arriver en effet que quelques villosités ou que quelques bribes de caduque manquent à l'appel; le plus souvent cette impuissance où nous sommes d'affirmer catégoriquement que *tous* les débris ovulaires, même lorsque nous avons assisté à l'avortement, ont été rejetés, n'a pas d'inconvénient; il n'en résultera pour la conduite à tenir qu'une indication à redoubler de cette

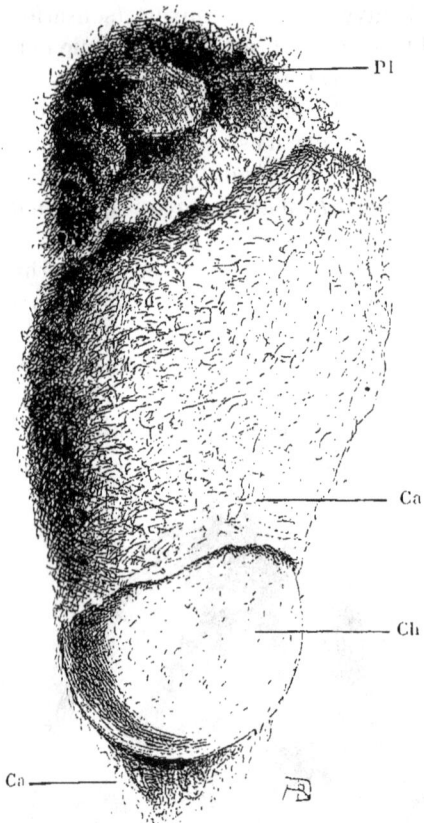

Fig. 218. — OEuf de 3 mois environ expulsé en un temps. Il est enveloppé de son manteau de caduques. Celui-ci est déchiré au niveau du pôle inférieur et laisse apparaître la cloison. Ca, caduque pariétale; Pl, placenta; Ch, chorion.

Fig. 219. — OEuf d'un mois et demi dont le chorion a été déchiré en un point. L'œuf *nu* dépourvu de ses caduques. Celles-ci sont restées dans la cavité utérine. V, villosités choriales; Cl, chorion lisse; A, amnios; Ch, chorion déchiré.

(D'après Ribemont-Dessaignes et Lepage.)

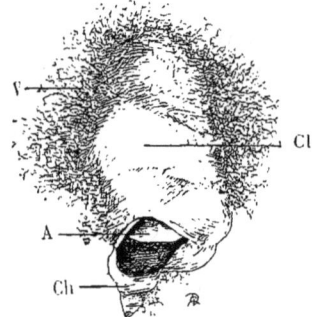

attention expectante, prudente, discrète et aseptique qui, comme nous le verrons, doit en être la caractéristique.

Lorsque l'avortement se fait *en deux temps*, on saura de la même façon, en examinant avec soin tout ce qui sera expulsé à la suite du fœtus, quand le deuxième temps sera réalisé. On pourra avoir les mêmes hésitations à préciser d'une manière résolument affirmative que la délivrance est complète : à côté des cas où on retrouve manifestement toutes les caduques nettement différenciées (pariétale, réfléchie et sérotine), apportant au dehors le moule exact de la cavité utérine, à côté des cas où l'œuf est complètement nu et manque manifestement de tout son revêtement décidual (œufs morts), cas où l'hésitation n'est pas permise, il en est une infinité d'autres où, tout en ayant examiné consciencieusement l'arrière-faix, on est empêché

de se prononcer d'une manière catégorique; il peut rester des débris de
chorion ou de caduque dans la cavité utérine comme il peut n'en pas rester;
on n'en sait rien au juste. Dans ces cas encore on devra se résigner au
doute et s'abstenir. *En règle générale*, à moins que sur des indications bien
précises que nous énoncerons ultérieurement, *on ne sera pas autorisé à
porter le doigt vers la cavité utérine dans le seul but de savoir s'il reste ou
non des parcelles ovulaires.*

B) Nous venons de voir qu'un diagnostic tout à fait précis est quelquefois bien difficile, même pour le médecin expérimenté qui a suivi de près
un avortement. A plus forte raison s'il est convoqué tard et n'a rien vu par
lui-même. Nous supposerons qu'il n'y a pas d'accidents, puisque nous n'étudions ici que le diagnostic des diverses phases de l'avortement normal.
Dans ces conditions, que faire? Deux cas peuvent se présenter : ou bien on
a conservé et on peut présenter au médecin des pièces à conviction : c'est
ce qui aura lieu dans un milieu avisé, prévenu et soigneux; on fera comme
dans le cas où on a eu le privilège d'assister à l'avortement; on tentera de
reconstituer l'œuf et on se fera une opinion approximative sur son degré
d'intégralité. Ou bien, soit incurie, soit dissimulation volontaire, rien ne
reste de ce qui pourrait éclairer le médecin. Il faut alors interroger minutieusement l'assistance sur ce qui s'est passé, mais cet interrogatoire ne
vaudra pas toujours également : certaines malades ou certaines personnes
de leur entourage peuvent se tromper de bonne foi dans ce qu'elles disent
avoir constaté, d'autres trompent sciemment; il est des renseignements
précis, il en est de vagues. Aussi, dans des cas de ce genre, la règle est-elle
de n'accueillir qu'avec une *méfiance systématique* tout ce qui se dira et
qu'autant que cela ne sera pas contredit par l'examen objectif de la parturiente. On pratiquera toujours le toucher vaginal et le palper bimanuel de
l'utérus. On peut immédiatement être fixé et savoir à quoi s'en tenir : c'est
par exemple dans les cas où le col entr'ouvert donne facilement accès sur
une portion d'œuf (membranes); l'avortement alors n'est certainement
pas terminé. Mais le plus souvent le col sera fermé et la seule constatation
qu'on pourra faire concernera le volume et la consistance de l'utérus. Dans
ces conditions, il devient extrêmement difficile de dire si l'avortement est
fait ou non et, en supposant qu'il soit fait, s'il l'est complètement ou
incomplètement. De ce que le volume de l'utérus est notablement moindre
que ce qu'il devrait être d'après la date des dernières règles, il peut y avoir
une faible présomption en faveur de son évacuation : mais encore la date
des dernières règles peut n'être pas exacte, ou bien il peut s'agir d'un œuf
mort arrêté depuis longtemps dans sa croissance. En supposant même que
la présomption d'évacuation de l'utérus soit exacte, rien ne nous dit jusqu'où cette évacuation est allée, si elle a été complète ou imparfaite. La
conclusion est que, dans ces cas, une fois de plus on se contentera
d'un diagnostic imprécis; on ne devra pas surtout, de suite et d'emblée,
porter le doigt ni un instrument quelconque dans la cavité utérine : certains
œufs, en effet, continuent à vivre et à se développer dans la cavité utérine,
après avoir engendré des hémorragies ayant pu faire croire à un avortement
inévitable ou même fait. On s'abstiendra donc et on attendra : ou bien,

si l'avortement est inachevé, il pourra y avoir des accidents qui forceront la main de l'accoucheur; ou bien, s'il n'y a pas d'accidents, il y aura des modifications du col et du corps de l'utérus, qu'il s'agira d'interpréter. L'indication sera par suite de surveiller de près les femmes sur lesquelles on doute : dans certains cas on aura la satisfaction de voir l'utérus augmenter régulièrement sous l'influence d'une grossesse qui continue. Dans d'autres cas on assistera à un début d'involution (diminution de volume et augmentation de consistance du corps et du col) : si l'involution est normale, on en conclura que l'avortement était fait et était complet; si l'involution se fait mal on restera une fois de plus dans l'ignorance, car cette involution anormale peut s'observer aussi bien dans des cas sans rétention que dans des cas avec rétention. On attendra, du moment qu'il n'y a pas d'accidents, que le diagnostic se précise par les événements; la thérapeutique n'y perdra rien.

4° **Diagnostic différentiel.** — Dans tous les cas que nous venons d'envisager, nous avons supposé que l'origine utérine de l'avortement ne faisait pas question; il ne s'agissait que d'en préciser l'évolution. Néanmoins, l'avortement utérin donne matière à diagnostic différentiel. Il arrive, en effet, à certaines *grossesses extra-utérines*, de simuler l'avortement utérin : la grossesse ectopique, accompagnée comme l'autre d'un arrêt de la menstruation, peut, dans des cas exceptionnels, se développer silencieusement, sans réaction douloureuse marquée et provoquer à un moment donné, si l'œuf succombe, l'issue d'une caduque avec un écoulement sanglant; celle-ci sera facilement prise, si la grossesse est jeune, pour l'œuf tout entier : la malade croit, et le médecin peut croire avec elle, qu'elle a fait avortement banal. Dans ces cas, où on ne trouve, pour légitimer le diagnostic d'avortement que des membranes maternelles, sans trace de membranes fœtales, on sera sceptique et on cherchera, par l'exploration abdomino-génitale, s'il n'existe pas de sac fœtal juxta-utérin (V. GROSSESSE EXTRA-UTÉRINE).

Complications. Pronostic. — On peut dire que toutes les complications qui surgissent au cours de l'avortement ressortissent aux enveloppes de l'œuf; le fœtus n'y compte que pour quantité négligeable. Ces complications dérivent du *décollement* des enveloppes qui souvent n'est que partiel et progressif et qui a pour double conséquence, du côté des parois utérines, l'ouverture de bouches sanguines béantes, peu disposées à la rétraction (*Hémorragies*), du côté de l'œuf l'isolement d'un lambeau membraneux plus ou moins épais, incapable de se défendre contre les éléments microbiens qui viendraient à son contact (*Infection*).

Les accidents d'hémorragie et d'infection peuvent se montrer au cours de l'avortement en un temps ou au cours du premier temps de l'avortement habituel, c'est-à-dire avant l'expulsion du fœtus; mais, le plus généralement, ces accidents sont la conséquence, le mécanisme en restant le même, d'une anomalie du second temps de l'avortement.

A) **Complications survenant avant l'expulsion du fœtus** (isolé ou dans l'œuf entier). Elles sont relativement rares. L'*hémorragie grave*, l'hémorragie-complication, à différencier des écoulements sanguins de moyenne intensité, relativement fréquents, faisant partie presque intégrale de la physionomie normale de l'avortement, survient surtout lorsque le fœtus est *vivant*; elle est exceptionnelle; elle s'observe presque toujours lorsque l'œuf est resté intact et que l'effort des contractions utérines ne tend qu'à le décoller de plus en plus et sur une large surface; elle peut être du 4e au 6e mois la conséquence d'une insertion vicieuse du placenta. Elle offre pour caractère de s'arrêter presque toujours, de diminuer tout au moins *à la suite de l'ouverture de l'œuf*. Dans les tableaux de Brion nous trouvons que, sur 550 cas d'avortement, il y a eu 127 fois écoulement sanguin précoce; mais 4 fois seulement l'hémorragie nécessita l'ouverture prématurée artificielle de l'œuf; une fois l'hémorragie entraîna la mort, mais dans un cas où l'avortement avait débuté en ville et où on avait omis de provoquer la rupture des membranes.

De même l'*infection* de l'œuf avant l'expulsion du fœtus est rare, du moins l'infection grave avec retentissement sur l'état général; Brion n'en rapporte non plus qu'un cas. Cette infection précoce est le privilège presque exclusif des *œufs morts*, surtout lorsqu'il y a eu rupture prématurée des membranes ou bien quand des caillots sanguins sont restés interposés entre la paroi utérine et les membranes.

B) **Complication du deuxième temps de l'avortement**. **Rétention de l'arrière-faix.** — Le plus souvent, lorsque des complications surgissent au cours de l'avortement, c'est à l'occasion du deuxième temps. Ces complications sont de deux ordres :

Les unes sont inhérentes au mécanisme même du deuxième temps, c'est-à-dire au décollement de l'arrière-faix, susceptible, comme nous l'avons déjà dit, de donner lieu à des *hémorragies* ou à de l'*infection*.

Les autres sont le résultat d'un retard anormal ou même d'un défaut absolu dans l'exécution de ce deuxième temps. Il y a *rétention de l'arrière-faix*.

1º *Complications du décollement. Hémorragies. Infection.* — Ces complications ne sont pas aussi fréquentes qu'on a tendance à le croire. Brion en relate 26 cas sur 550 avortements observés ; 25 fois on dut intervenir pour infection, 5 fois seulement pour hémorragie. Cette rareté de l'*hémorragie* a de quoi étonner : c'est un préjugé courant, en effet, que l'avortement est surtout hémorragique et dangereux par cela même ; ce préjugé semble né de ce que pendant longtemps, et cela dure, on a mis à terminer artificiellement les avortements une précipitation aussi dangereuse qu'injustifiée. Deux causes expliquent cette précipitation : on assimile inconsidérément la délivrance de l'avortement à la délivrance du terme et on se croit obligé d'intervenir pour peu qu'elle tarde plus d'une heure : on voit d'autre part des hémorragies où il n'y en a pas, là où n'existe qu'un écoulement sanguin normal ; on est troublé par la *vue* du sang répandu. Dans les deux cas, on se met en devoir d'intervenir, et on risque de rendre grave par un acte inopportun une situation qui n'avait rien que de physiologique : on a provoqué ainsi des hémorragies mortelles. Nous savons ce qu'il faut bien retenir de la délivrance de l'avortement, à savoir son retardement habituel. Mais comment différencier l'inoffensif écoulement sanguin inséparable du décollement de l'arrière-faix, de l'hémorragie qui commande l'intervention ?

En prenant régulièrement le pouls de la parturiente et en s'inspirant de cette observation faite par Pinard que, *tant qu'une hémorragie n'a pas retenti sur la circulation générale au point d'élever d'une façon permanente les pulsations au-dessus de* 100 *par minute, elle peut être considérée comme bénigne*; au delà seulement elle exige d'être combattue. Nous nous expliquons maintenant la rareté de la complication hémorragique dans la statistique que nous rapportons : on était en possession d'un repère contre l'affolement et, par une abstention réfléchie, on évitait de provoquer des hémorragies où il n'y en avait pas.

L'*infection* de l'arrière-faix est une complication bien plus fréquente puisqu'elle figure 25 fois contre 5 cas d'hémorragie. Elle survient dans un délai variable, après l'expulsion du fœtus ; quelquefois elle existe au moment de celle-ci. Elle se manifeste d'autant plus volontiers et d'autant plus précocement qu'il s'est agi d'un *œuf mort et macéré*, qu'il y a eu *rupture prématurée des membranes* et surtout qu'il y a eu des *manœuvres abortives* ou des *tentatives d'extraction* vaines ou imparfaites. La rétention d'une partie de l'arrière-faix peut agir au même titre que sa rétention totale ; elle agit souvent même avec plus de nocivité : ainsi dans les cas où la caduque est seule retenue et présentait au préalable des altérations pathologiques primitives ou secondaires, attribuables à l'endométrite et à la macération.

Nous n'insisterons pas sur les symptômes auxquels l'infection se reconnaît : élévation de température, accélération du pouls, frisson et altération des lochies [V. Puerpérale (Infection)] ; nous ferons remarquer la valeur pronostique de l'accélération du pouls et du frisson qui sont des signes de gravité particulière.

2° *Rétention de l'arrière-faix.* — Nous avons vu que, dans l'immense majorité des cas d'avortement en deux temps, l'expulsion de l'arrière-faix se produit spontanément et sans incidents si on sait l'attendre, dans les 24 heures qui suivent l'issue de l'embryon (388 fois sur 400). En conséquence, nous admettrons *conventionnellement* avec Varnier qu'*il y a rétention de l'arrière-faix lorsque son expulsion tarde au delà de 24 heures*.

Cette rétention s'observe de préférence dans les avortements de *fœtus vivants, du 2e au 4e mois* (55 cas sur 45, Brion). Lorsque l'arrière-faix est resté plus de 24 heures dans l'utérus sans déterminer d'accident, on ne peut pas prévoir exactement dans quelles limites son expulsion s'achèvera : il y a bien des chances encore pour qu'elle se réalise dans les 48 heures spontanément, mais il est possible qu'elle ne se fasse qu'au bout de 4, 7, 10 jours, 45 jours, plusieurs mois. Ces cas ont trait surtout à des arrière-faix restés adhérents sur toute leur étendue. Le col se referme, le corps reprend sa consistance dure, mais reste gros. Ces rétentions prolongées où le placenta continue pour une période indéterminée à vivre en parasite dans la cavité utérine sont en général bien tolérées; souvent les femmes ignorent qu'elles portent un arrière-faix ; leur menstruation peut même reparaître avec ses caractères normaux. Mais il faut bien savoir que le décollement placentaire est exposé à se faire ou à s'amorcer d'un moment à l'autre et que ces femmes, incomplètement délivrées, vivent sous la menace constante d'une hémorragie qui peut être d'emblée extrêmement grave ; d'autres fois elles auront de petites hémorragies indéfiniment répétées, capables de les cachectiser; l'infection est exceptionnelle.

Cette rétention aseptique prolongée est propre à l'avortement : le placenta retenu à maturité est, au contraire, voué à la putréfaction.

C) **Pronostic d'ensemble de l'avortement.** — Il est à considérer pour le présent et pour l'avenir.

Le *pronostic immédiat* est régi par la possibilité de l'infection surtout, accessoirement de l'hémorragie. Nous rappelons que l'infection est particulièrement menaçante, lorsque l'œuf était mort et le fœtus macéré, lorsqu'il y a eu rupture prématurée des membranes, lorsque *dans ces circonstances* il y a eu rétention de tout ou partie (caduques) de l'arrière-faix, lorsqu'on a eu recours à des manœuvres abortives, à des examens répétés, à des tentatives d'intervention multiples, nécessairement septiques. L'hémorragie grave, qui est plutôt l'apanage de l'œuf vivant, est rare au cours de l'avortement *spontané*, et le sera d'autant qu'on sera plus sobre d'examens et de tentatives vainement faites pour concurrencer la nature.

La mortalité, résultat de ces deux facteurs, est normalement plus élevée que dans l'accouchement normal.

Le *pronostic éloigné* varie extrêmement : l'avortement a-t-il été normal, complet, aseptique, le pronostic n'en reste pas moins grevé de ce que l'involution utérine ne se fait pas aussi bien que lorsqu'elle est favorisée par l'allaitement d'un enfant à terme ; l'utérus reste pour un temps plus accessible à une série d'influences morbides.

La rétention silencieuse de la totalité de l'arrière-faix expose les femmes à une hémorragie possible dans les circonstances les plus inattendues et les moins favorables à une thérapeutique efficace. La persistance dans l'utérus de simples débris ovulaires déciduaux et surtout villeux est parfois le point de départ de néoformations bénignes ou malignes (V. Déciduomes).

Mais de toutes les séquelles de l'avortement, ce sont encore les complications septiques à longue échéance qui sont le plus à redouter. Quelle que soit la façon dont l'infection a pu, dans ces conditions, accéder (infection contemporaine de l'avortement ou consécutive à lui, avec ou sans rétention de membranes ovulaires), elle se caractérise surtout par son allure ascensionnelle, sa localisation au tractus génital et à ses annexes ; nombre de métrites, de salpingites, etc., ont pour origine des avortements souvent méconnus, négligés ou mal soignés.

Nous mentionnerons l'extrême rareté, dans le cortège septique de l'avortement, de la *phlegmatia alba dolens*.

Conduite à tenir. — Elle doit être envisagée :

1° *Dans son pouvoir prophylactique;*

2° *Au cours de l'avortement évoluant naturellement;*

3° *A l'occasion des complications qui peuvent survenir.*

1° **Prophylaxie.** — A) *Avant la grossesse.* — S'il existe des avortements antérieurs, surtout des avortements en série, on tâchera d'en dépister la cause (V. ci-dessus l'Étiologie) ; on traitera celle-ci (syphilis, métrite, albuminurie...) et on ne permettra la grossesse que lorsque la thérapeutique aura eu le temps d'agir efficacement, de préparer le terrain ; on traitera le père s'il y a lieu. (V. Syphilis et Grossesse.)

B) *Au cours de la grossesse.* — Si la thérapeutique précédemment instituée est susceptible de continuation (syphilis, albuminurie), on y persévérera, en la complétant par des prescriptions hygiéniques sévères : suppression des rapports sexuels, interdiction des déplacements en chemin de fer, repos étendu ou assis, redoublement de précautions à l'époque correspondant aux règles. Si des pertes sanguines surviennent au cours de la grossesse, qui ne soient pas symptomatiques de grossesse extra-utérine ni de môle hydatiforme, auxquels cas une intervention radicale s'imposerait, on immobilisera la gestante au lit jusqu'à disparition complète de l'écoulement et même une huitaine de jours au delà, et d'autant plus longuement qu'il y aura récidive au lever.

C) *Lorsque l'avortement menace.* — Repos absolu au lit, telle est la formule. La morphine, le laudanum, qu'on préconise encore dans ces cas, n'ont pas, jusqu'à présent, démontré leur pouvoir de faire avorter l'avortement.

2° **Conduite à tenir au cours de l'avortement évoluant naturellement.** — Elle peut se formuler en quelques énoncés généraux :

La plupart des avortements à détermination spontanée évoluent bien lorsqu'on leur en laisse le temps et qu'on ne les contrarie pas.

Lorsqu'un avortement est en cours, on doit être aussi sobre que possible d'explorations par le toucher. Après avoir touché une fois on assurera de son mieux l'antisepsie des voies génitales pour en respecter ensuite l'asepsie (V. Asepsie, Antisepsie obstétricale).

On suivra un avortement en prenant très exactement la température de la parturiente et surtout en interrogeant régulièrement son pouls ; on appréciera la valeur de l'écoulement sanguin dans le cas particulier, et on verra venir l'infection.

On se contentera d'examiner avec soin tous les débris nus ou enveloppés de caillots qui pourront être rejetés par les voies génitales.

On aura toujours présent à l'esprit le retardement physiologique de la délivrance qui, pour les avortements de 5 à 4 mois surtout, où le fœtus vit, peut être considérable et atteint parfois sans anomalie vingt-quatre heures et même plus. On ne cherchera pas, sauf exceptions, à hâter la délivrance dans ces limites, et on s'abstiendra ainsi de touchers inutiles.

Comme l'arrière-faix sorti de l'utérus peut quelquefois rester longtemps dans le vagin, on sera autorisé, de 5 à 4 heures après l'expulsion fœtale, si la délivrance spontanée n'est pas faite, à se rendre compte par le toucher si le placenta tout entier n'est pas dans la cavité vaginale pour, dans ce cas, l'extraire manuellement. Si le placenta n'y est pas, on attendra vingt-quatre heures, après avoir fait une dernière injection vaginale et appliqué un tampon aseptique sur la vulve.

Nous avons vu qu'à la suite de l'avortement, l'involution utérine, faute d'allaitement, était souvent longue à se faire ; on la favorisera dans tous les cas en faisant faire, matin et soir pendant six semaines, des injections vaginales chaudes (Pinard). On immobilisera les femmes au lit, comme à la suite d'un accouchement à terme. Telle est la règle.

Exceptions. — On ne dérogera à la règle, la marche de l'avortement restant d'ailleurs physiologique, que dans certaines conditions bien déterminées tenant à l'étiologie ou au milieu.

On sera sollicité en effet à faire artificiellement la délivrance très rapidement, c'est-à-dire dans un délai variant de 1 à 2 heures après l'expulsion du fœtus :

A) *Lorsqu'on aura la certitude ou la présomption seulement que des manœuvres abortives ont été pratiquées, et de même lorsque existeront toutes autres raisons pouvant faire légitimement suspecter l'asepsie de l'avortement (absence de soins de propreté — tentatives antérieures de délivrance — touchers fréquents — rupture prématurée des membranes...) et cela d'autant plus dans ces dernières circonstances que le fœtus aura été expulsé* MACÉRÉ. *La macération même impose à elle seule l'intervention précoce. Dans tous ces cas, la délivrance spontanée ou artificielle devra être suivie d'une injection intra-utérine.*

B) *De même lorsqu'on se trouvera dans des conditions de milieu telles que la délivrance physiologiquement retardée ne pourra être attendue avec sécurité, c'est-à-dire surveillée par une personne expérimentée.*

Dans tous les autres cas, l'intervention, quelle qu'elle soit, devra être justifiée par une complication à laquelle elle aura pour but de parer.

5° **Traitement des complications.**

Hémorragie. — Nous avons vu antérieurement ce qu'on devrait entendre par hémorragies : c'est beaucoup plus l'exploration de la radiale que la vue du sang qui doit déterminer son appréciation (V. ci-dessus les Complications).

L'hémorragie peut se manifester *avant l'expulsion du produit de conception.* Dans les cas de ce genre on dispose de deux moyens pour la combattre :

a) Les injections vaginales *très chaudes prolongées* sous basse pression (15 à 20 litres s'il le faut); nous insistons sur la nécessité qu'il y a de les donner, non pas tièdes ni simplement chaudes, auxquels cas elles risquent de ne pas atteindre le but visé, mais aussi chaudes que la parturiente peut les endurer, soit à 50° centigrades (Pinard). Ces injections vaginales suffisent pour la majorité des cas.

b) L'*ouverture large de l'œuf* par la rupture des membranes; en évacuant le liquide amniotique, elle permet à l'utérus de se rétracter et limite momentanément le décollement placentaire, cause de l'hémorragie. Cette manière de procéder n'est applicable que dans certaines conditions bien déterminées.

Ces deux moyens, successivement employés ou combinés, suffisent *presque* toujours. Dans le cas improbable de leur échec on recourrait, suivant l'accessibilité variable de l'utérus, soit à son évacuation extemporanée avec le doigt (V. plus loin CURAGE DIGITAL), soit à l'introduction et au gonflement d'un petit ballon de Champetier de Ribes.

Si une hémorragie se déclare *après l'expulsion du fœtus,* on pourra tenter des injections intra-utérines prolongées très chaudes, mais, si elles demeurent sans effet, on provoquera l'issue complète de l'arrière-faix par le curage digital qu'on fera suivre d'une injection intra-utérine très chaude.

Si enfin une hémorragie survient *après l'expulsion de l'arrière-faix,* celle-ci eût-elle paru complète, on devra pratiquer aussi vite l'exploration digitale de l'utérus et la faire suivre d'un curage s'il y a encore des débris. Comme précédemment une injection intra-utérine très chaude pour finir.

Infection. — Dans tous les cas d'infection, l'indication est formelle et univoque : évacuer l'utérus par le curage digital exécuté d'emblée si la voie est ouverte, et, dans le cas contraire, consécutivement à une dilatation par les bougies de Hégar ou par un petit ballon de Champetier. Cette indication vaut également, que l'œuf soit entier, que l'arrière-faix soit seul retenu, ou même encore que l'arrière-faix soit expulsé, car on ne peut jamais avoir la certitude absolue, dans ce dernier cas, que l'expulsion ait été complète.

Rétention de l'arrière-faix. — Nous sommes convenus plus haut que lorsque le retardement de la délivrance dépassait 24 heures, il devenait une complication. Il y a, dans ces conditions, *rétention de l'arrière-faix.* Que faire, le cas échéant?

Il va de soi que, s'il y a des accidents (hémorragie, infection), on se conformera aux indications précédentes. Mais la conduite peut être embarrassante quand il s'agit d'un placenta, pour le moment inoffensif, parfaitement toléré, capable de susciter des accidents d'un moment à l'autre il est vrai (hémorragies surtout), mais qui aussi conserve encore des chances d'être expulsé naturellement au bout de 2, 5, 7 jours par exemple. Nous distinguerons :

A) *Si l'on est appelé à se prononcer au moment d'où la rétention compte,* c'est-à-dire 24 heures après l'expulsion de l'embryon, dans les conditions habituelles de la pratique urbaine, on aura avantage à faire la délivrance et on aura toutes les chances pour avoir encore libre accès dans la cavité utérine; on rendra compte de la situation à la malade et on lui proposera le curage digital. En cas de refus on pourra prolonger l'attente, mais à la condition que la parturiente reste couchée et soit constamment sous la surveillance d'une garde expérimentée.

B) *Si l'on est appelé à se prononcer quelques jours après que la rétention existe,* et s'il s'agit d'une femme qui est dans l'obligation prochaine de reprendre ses occupations, on lui exposera qu'il est dangereux pour elle de rentrer dans la circulation sans être délivrée, et on insistera pour faire accepter l'intervention immédiate. Le procédé de choix est en ce cas l'introduction dans l'utérus d'un petit ballon de Champetier de Ribes, qui provoque en général derrière lui l'expulsion *spontanée* des enveloppes ovulaires, ou du moins ouvre l'utérus à une intervention. Si, au contraire, la femme peut rester couchée sous bonne garde, on n'aura, comme dans le cas précédent, après en avoir clairement conféré avec elle, qu'à lui laisser le choix de la conduite à tenir. Il est évident que, dans tous ces cas où on est consulté tardivement, on n'interviendra qu'à bon escient, avec le diagnostic ferme de rétention placentaire; faire autrement serait s'exposer à introduire un ballon de Champetier dans un utérus gravide. Si on a lieu de suspecter la bonne foi de la malade ou de son entourage, on n'interviendra que sur des indications impératives.

Curage digital. — Nous décrirons ici le curage digital, pour ce qu'il est presque exclusif à l'avortement. C'est une *opération qui a pour but* *l'évacuation du contenu de l'utérus au moyen d'un ou deux doigts portés dans sa cavité.*

Technique. — Soins préliminaires. — Il est essentiel, pour entreprendre un curage digital, après s'être rendu compte de la perméabilité du col à un doigt au moins, de *se mettre dans des conditions telles, que le curage, une fois commencé, puisse être certainement achevé* : un curage mal fait est un curage dangereux. Or, pour être sûr de mener l'opération à bien il faut priver la malade de tous ses moyens de défense contre une intervention *douloureuse*, et pour cela l'anesthésier. On aura au préalable assuré l'évacuation de la vessie. Ces dispositions prises, la malade est mise au bord d'un lit en situation obstétricale, le siège élevé et débordant. On pratique l'antisepsie vulvo-vaginale, puis celle de l'utérus au moyen d'une irrigation *intra* préalable : de l'eau bouillie suffira. On recouvrira la région hypogastrique d'un champ opératoire aseptique (compresse ou mouchoir stérilisés) et on fera tenir à sa portée une cuvette d'une solution antiseptique.

Curage proprement dit (fig. 220). — La main droite aseptique et vase-

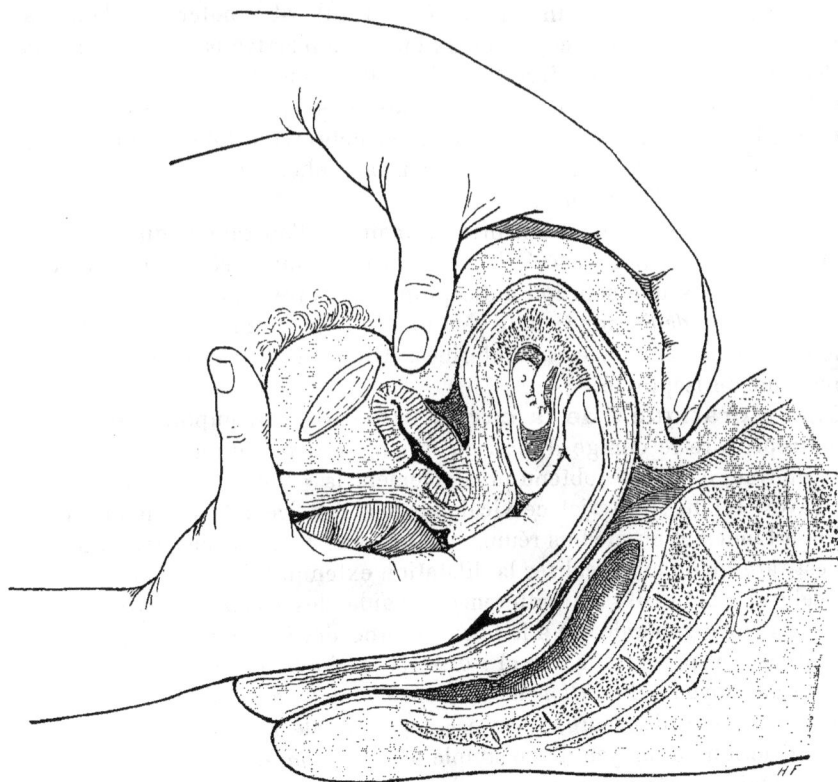

Fig. 220. — Technique du curage digital. Il est à remarquer que sur la figure ci-dessus le pouce de la main vaginale est resté au-dessous des parties génitales, ce qui n'est pas nécessairement la règle, mais ce qui se trouve réalisable lorsque le corps utérin peut-être abaissé très bas vers la vulve (d'après Bumm).

linée ou savonnée est introduite, avec les précautions d'usage, *tout entière* dans le vagin; cette pénétration doit être lente et douce. La main ainsi embusquée, un doigt ou deux doigts sont portés dans la cavité utérine ; au cas où le col, par sa rétraction, rendrait l'accès d'un seul doigt pénible, il suffira d'un peu de patience en général pour vaincre sa résistance. L'accessibilité de la cavité utérine sera beaucoup aidée par la main abdominale qui peut diriger le corps de l'utérus, l'abaisser, l'immobiliser, l'empaler en quelque sorte sur l'index explorateur. Le ou les doigts ainsi parvenus dans l'utérus doivent, avant toute tentative de décollement, s'orienter, se reconnaître, dresser un « état de lieux » : où est inséré l'arrière-faix, est-il adhérent totalement ou partiellement, jusqu'à quel point est-il décollé, etc.? On se rend ainsi un compte exact de la situation et s'il y a lieu, en particulier, de continuer le curage avec la main introduite, ou bien s'il n'y aurait pas avantage à lui substituer la main opposée. On procédera au décollement de l'arrière-faix comme on le fait au cours de la délivrance artificielle, et on pourra avoir à surmonter les mêmes difficultés (V. Délivrance artificielle). Avec de la patience et en se servant le plus possible de la main abdominale qui amène et maintient au contact des doigts utérins les régions à curer, on arrive presque toujours, même dans les cas d'adhérences anormales, à désagréger suffisamment l'arrière-faix ; il est à noter que dans les délivrances les plus faciles et les mieux faites on n'arrive pas, et on ne doit pas s'en étonner, à faire de l'insertion placentaire une surface lisse : il reste normalement des reliefs déciduaux contre lesquels on ne doit pas s'acharner.

Lorsque l'arrière-faix tout entier ou bien ses débris sont totalement libérés, on peut en général les entraîner directement au dehors sur le doigt formant crochet ou à l'aide d'une pince.

L'utérus étant évacué de ses débris, la main de l'opérateur, qui a dû n'y retourner qu'autant que cela était nécessaire et qui s'est immergée une dernière fois dans une solution antiseptique, pénètre à nouveau pour pratiquer la *revision de l'organe*; cette revision doit être minutieuse et se porter particulièrement *vers les cornes* utérines. On termine par une irrigation intra-utérine antiseptique.

« Libre pratique » de la cavité utérine. — Il importe, lorsqu'on doit entreprendre le curage digital ou la simple exploration digitale de la cavité utérine, d'en avoir obtenu préalablement la « libre pratique », c'est-à-dire d'avoir rendu son trajet cervical, jusqu'à l'orifice interne inclus, perméable à l'index et au médius réunis ou au moins à l'un de ces deux doigts.
— Il est rare qu'on ait à réaliser la dilatation extemporanée du trajet cervical : celle-ci s'obtiendra de préférence à l'aide des *bougies métalliques de Hégar*. En règle générale, on a le loisir de procéder à une dilatation et à un assouplissement progressifs du col : c'est la méthode de choix qu'on réalisera soit au moyen d'un *ballon de Champetier*, petit modèle, soit au moyen de la *laminaire*, soit encore, si on est dépourvu de l'un ou l'autre de ces moyens d'action, au moyen d'une simple *mèche de gaze*.

I. **Dilatation extemporanée.** — *Méthode des bougies métalliques de Hégar.* — L'emploi des divulseurs métalliques est à rejeter complètement ; celui des bougies de Hégar reste subordonné à des indications d'urgence et à des conditions de prudence. Toute dilatation extemporanée comporte des risques et les cas ne sont pas exceptionnels où, malgré l'utilisation très sur-

veillée des bougies, on a réalisé des lésions du canal cervical allant de la
simple fissure jusqu'à l'éclatement de ses tissus dans toute leur épaisseur.

Les bougies de Hégar (fig. 221) représentent des tiges métalliques, à bout arrondi et légèrement redressé, de diamètre
régulièrement croissant de millimètre en millimètre du n° 5
au n° 50 en moyenne, terminées par un talon aplati permettant de les manier. Si on se propose d'obtenir une dilatation
considérable, c'est-à-dire permettant l'accès d'un doigt dans
l'utérus, il est prudent de recourir à l'anesthésie. Les préparatifs seront ceux de toute intervention gynécologique. Il est
essentiel d'avoir au préalable repéré par un toucher bimanuel
attentif la direction exacte du corps utérin dans son ensemble

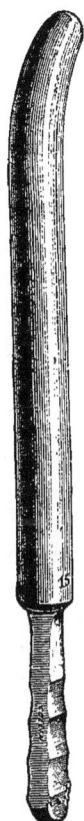

Fig. 221.
Bougie métallique
de Hégar.

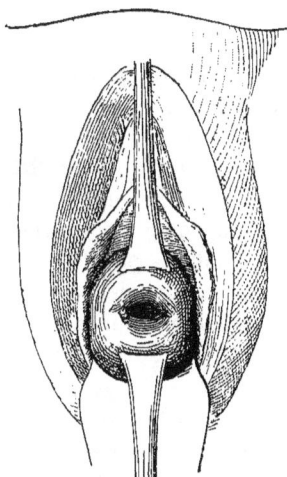

Fig. 222.
Mise à découvert et saisie du col.
(D'après Proust.)

et relativement à celle du col. Le col sera découvert de
préférence avec des valves (fig. 222) plutôt qu'avec le spéculum, saisi et abaissé avantageusement au moyen d'une
pince à griffes (fig. 223). On commencera par introduire
doucement une très fine bougie (n° 3 ou 4) en manière
d'hystéromètre, puis on la fera suivre d'une série de
bougies vaselinées de calibres progressivement accrus.

Fig. 223.
Pince à griffes
de Museux.

On sera quelquefois obligé de s'arrêter pendant quel-
ques secondes, une minute même, au devant de l'orifice interne contracté
avant de pouvoir le franchir : on s'abstiendra bien en pareil cas de forcer
sur l'obstacle : on attendra patiemment qu'il se lève spontanément; on
utilisera avec succès des petits mouvements de torsion imprimés à la bougie
pour lui faire franchir le pas difficile. D'autre part, il est bon, une bougie
étant introduite au delà de l'orifice interne, de la maintenir en sa place
pendant un temps plus ou moins long avant de la remplacer par le numéro

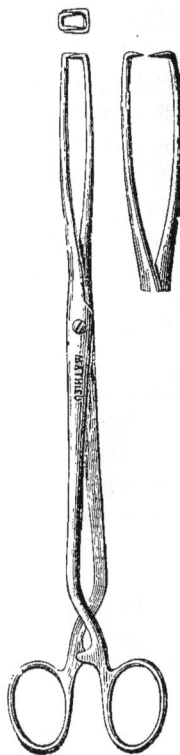

suivant : il sera nécessaire parfois de la laisser ainsi plusieurs minutes pour vaincre la tendance qu'a l'utérus d'entrer en contracture. Quelquefois on ne parvient pas, malgré les précautions indiquées, à introduire facilement la bougie de calibre immédiatement supérieur : dans ces cas, on reviendra à la bougie précédente et on prolongera son contact avec la région isthmique.

Si on veut prendre accès avec deux doigts dans la cavité utérine, il faut pousser la dilatation jusqu'à l'introduction d'une bougie n° 25 au moins. Nous le répétons, cette dilatation extemporanée considérable a comme rançon presque inévitable des lésions du col surtout dans la région de l'isthme. Aussi ne doit-on jamais forcer la dilatation au delà de certaines limites. Si on constate que la force employée devient trop considérable, on cessera les tentatives et on se contentera de combiner l'emploi des bougies avec un des procédés permettant l'assouplissement initial du col.

II. **Dilatation lente**. — Elle peut se faire au moyen de trois procédés surtout :

1° Le petit ballon de Champetier de Ribes ;

2° L'application d'une laminaire ;

3° L'application d'une mèche de gaze.

1° *Application du petit ballon de Champetier de Ribes*. — Le petit ballon de la capacité de 30 gr. est celui qui convient pour préparer les voies au curage digital. Nous renvoyons en ce qui concerne la technique de son application à l'article : Ballon. Lorsque la pénétration de la pince armée du ballon ne peut se faire facilement et d'emblée dans la cavité utérine, il est indiqué de faire une dilatation préalable, suivant les moyens et le temps dont on dispose, soit avec des bougies de Hégar, aidées ou non du doigt faisant vrille, soit avec une laminaire.

2° *Application d'une laminaire*. — C'est un moyen excellent qui dilate en même temps qu'il assouplit le col : il exige une durée variable, entre 12 et 48 heures suivant les cas. On utilisera avec avantage les laminaires souples, longues de 10 à 15 cm, qu'on trouve actuellement dans le commerce, stérilisées à l'avance. Elles sont numérotées généralement d'après la filière Charrière (fig. 12, A, B, C, D).

Il est important, surtout si on veut aller relativement vite, de ne pas commencer la dilatation par une laminaire trop petite. Aussi est-il de bonne pratique de déterminer préalablement le calibre le plus indiqué dans un cas donné au moyen du passage d'une série de bougies de Hégar employées non pas comme dilatatrices, mais comme exploratrices. On appliquera la laminaire dont les dimensions correspondront à celles de la bougie la plus grosse qui peut être introduite sans frottement dans la cavité utérine. Une laminaire n° 25 ou 26 correspond approximativement, après gonflement, au calibre d'un doigt. La mise en place de la laminaire n'offre en général aucune difficulté : les précautions antiseptiques initiales ne seront pas négligées ; l'anesthésie est inutile ; l'application d'un simple spéculum suffit ; ce n'est que dans des cas exceptionnels qu'on devra recourir aux valves, à la fixation et à l'abaissement du col. On aura naturellement bien déterminé la direction du trajet cervico-utérin et précisé son degré de perméabilité. La laminaire est courburée en conséquence, si cela paraît nécessaire, puis

poussée doucement jusqu'au delà de l'orifice interne au moins, au moyen
d'une pince à pansement qui en a saisi le talon. La principale difficulté
qu'on peut rencontrer est celle du brusque renvoi de la laminaire sous l'influence d'une contraction utérine. Aussi prendra-t-on soin de la faire fixer
par un aide, tandis qu'on tassera dans le vagin, autour et au-devant du col,
de la gaze destinée à maintenir la laminaire en place. On fera affleurer, aussi
exactement que possible, le talon de la laminaire au niveau de l'orifice
externe du col. Le repos étendu au lit est naturellement de rigueur.

La laminaire détermine souvent des coliques utérines assez vives qui
peuvent devenir justiciables de l'emploi de la morphine (une piqûre de

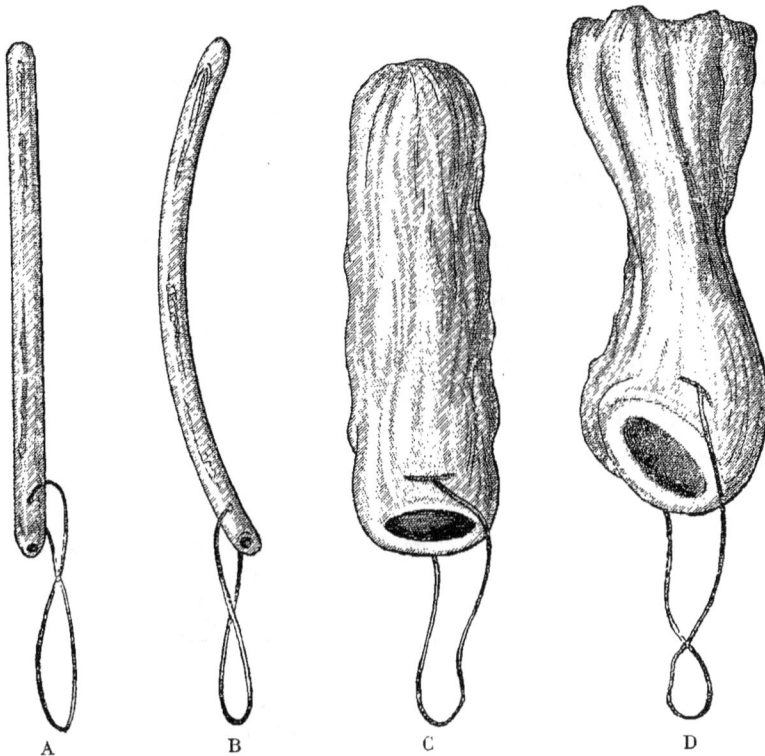

Fig. 224. — Tiges de laminaire avant (A et B) et après leur emploi (C et D).
On voit en D un étranglement produit par le col sur la tige dilatée.

1 centigr.). Elle sera généralement retirée au bout de 12 heures, puis remplacée avantageusement si la dilatation obtenue n'est pas suffisante, par un
faisceau de 2 ou 3 laminaires de dimensions appropriées plutôt que par une
laminaire unique de calibre supérieur.

Au bout de 12 ou de 24 nouvelles heures, on aura obtenu, dans la grande
majorité des cas, libre transit à travers le canal cervical. Si on doit faire
une intervention intra-utérine, on la fera précéder d'un lavage antiseptique.

5° *Application d'une mèche de gaze.* — Si on est dépourvu de petit ballon
ou de laminaire, on se trouvera bien de l'emploi d'une fine lanière de gaze
stérilisée imprégnée ou non de glycérine pure ou de glycérine ichtyolée

au 1/10ᵉ qu'on poussera progressivement et précautionneusement dans le trajet cervical. Celui-ci aura été, si possible, préparé par des bougies de Hegar ou un dilatateur métallique quelconque. L'intervention exige la mise en place de valves et la fixation du col par une pince. On favorisera la pénétration de la gaze au fur et à mesure que le col se dilatera et se prêtera.

Tels sont les différents moyens dont l'emploi doit rendre possible dans certains cas le curage digital. Ces méthodes peuvent entrer en combinaison les unes avec les autres de manière variable. On pourra par exemple, après avoir calibré le col au moyen de bougies métalliques, l'assouplir et amorcer sa dilatation au moyen d'une seule application de laminaires, puis, profitant du ramollissement obtenu, pousser la dilatation jusqu'aux limites nécessaires avec de gros mandrins de Hegar. Ou bien à une dilatation initiale aux bougies ou à la laminaire, on fera succéder la mise en place d'un petit ballon de Champetier ou d'une mèche de gaze iodoformée. Il arrive enfin que le ballon soit mis en défaut, ne dilate pas le col, mais borne son action à l'assouplir : on sera ainsi amené à en compléter l'efficacité par celle des bougies métalliques, etc.

Indications spéciales. — Le curage, ainsi que nous venons de le décrire, est le curage typique, celui qu'on pratique pour une rétention placentaire sans accidents. Lorsqu'il y aura des accidents, suivant leur nature, on sera amené à compléter différemment l'intervention.

Y a-t-il **Hémorragie**, sitôt l'évacuation obtenue, à condition que celle-ci soit parfaite, on fera une injection intra-utérine très chaude (50°) prolongée à l'eau bouillie. Sa vigoureuse action thermique jointe à une libération complète de l'arrière-faix constitue l'hémostase parfaite dans tous les cas. Le tamponnement est inutile.

Y a-t-il **Infection**, on aura avantage à prendre des précautions spéciales. — Il devient *essentiel que le curage soit fait dans les meilleures conditions d'antisepsie, sinon il devient extrêmement dangereux.* Pour cela on se trouvera bien de ne l'entreprendre qu'après avoir pratiqué successivement une injection vaginale antiseptique et une injection intra-utérine de même nature, celle-ci étant faite sur spéculum et après stérilisation préalable du col à la teinture d'iode. Le curage devra être aussi court et aussi peu traumatisant que possible. Enfin il sera suivi d'un attouchement iodé intra-utérin : dans ce but, le curage fait, on applique, au moyen des valves, une pince à griffes sur la lèvre antérieure du col qu'on attire vers la vulve ; on écouvillonne d'abord l'intérieur de la cavité utérine avec une branche de pince à pansement emmaillotée de gaze stérilisée sèche, puis on y reporte un dispositif analogue largement imbibé de teinture d'iode; on retire l'instrument; on prend soin de diriger un jet d'eau bouillie sur le col pour diluer et rendre inoffensif le liquide caustique qui s'en écoule et on termine par l'application dans la cavité utérine d'une mèche de gaze iodoformée qu'on prendra soin toutefois de ne pas y laisser séjourner plus de 12 heures; passé ce délai, on la retirera et on fera une injection utérine suivie d'un pansement vaginal.

Y a-t-il des **Adhérences anormales**, on enlèvera le plus de placenta qu'on pourra au moyen du doigt, mais *jamais on ne substituera d'emblée au* *doigt impuissant la dangereuse curette*; celle-ci doit être invariablement proscrite des premières tentatives, car c'est justement dans les régions de l'utérus où son action serait indiquée qu'on observe à ce moment l'amincissement de la paroi le plus considérable. Lorsque des débris trop adhérents seront laissés dans l'utérus, on se contentera de faire l'antisepsie de la cavité, de la garnir de gaze iodoformée et d'attendre les événements. Quelquefois les portions adhérentes s'élimineront spontanément et sans accidents; si des accidents surgissent il sera temps d'intervenir *secondairement*, 2 ou 3 jours après, par un nouveau curage ou même alors par un *curettage instrumental* devenu dans ce délai beaucoup plus facile et infiniment moins dangereux. C'est la seule indication survivante du curettage dans les circonstances qui nous occupent [V. PUERPÉRALE (INFECTION)].   *A. FRUHINSHOLZ.*

AVORTEMENT (**MÉDECINE LÉGALE**). — L'avortement provoqué, dit *criminel*, est fréquent. Sa fréquence tend à augmenter dans les différents pays.

Les moyens le plus communément employés sont :

a) L'*ingestion de substances dites abortives* (ergot, rue, sabine, absinthe, etc.). Ces substances n'ont en réalité aucune action élective sur l'utérus et ne sont capables de déterminer l'avortement qu'au prix d'un véritable empoisonnement, parfois mortel. Il n'y a à cette règle générale que de rares exceptions tenant à certaines idiosyncrasies.

b) *Des manœuvres mécaniques* : Traumatismes violents sur le ventre et dans le vagin.

Injections vaginales à forte pression.

Injections intra-utérines avec de l'eau ou un liquide caustique.

Introduction dans l'utérus de sondes, aiguilles, tringles de rideau, etc.

Ces manœuvres mécaniques ont pour conséquences quelquefois des lésions traumatiques graves (perforations utérines, etc.), souvent des infections graves (septicémie, pelvipéritonite, péritonite généralisée, etc.).

Le médecin peut être appelé à donner son avis sur un certain nombre de questions touchant à l'avortement.

Il n'oubliera pas que son rôle est de constater des faits et que ses conclusions devront ne reposer que sur les faits dûment constatés par lui. Il n'a pas à tenir compte, dans son examen médical et dans les conclusions qui le résument, des résultats de l'enquête policière.

I. Une femme peut-elle se faire avorter elle-même?

Il est avéré, expérimentalement, qu'une femme peut repérer son col et y introduire une sonde.

II. Un avortement a-t-il eu lieu?

La question peut être posée : *a)* pour une femme vivante; *b)* pour un cadavre.

a) *Femme vivante.* — Même dans les cas où l'on pratique l'examen dans les premiers jours qui suivent l'avortement, on ne peut rien affirmer. Certains cas d'avortement incomplet, avec rétention placentaire certaine, par exemple, sont les seuls où l'on puisse être cliniquement affirmatif.

b) *Femme morte.* — L'examen de l'utérus permet de reconnaître, lorsque l'avortement est récent, que le corps de l'utérus est hypertrophié et que sa surface interne présente les traces du décollement de la caduque et de l'insertion placentaire.

Lorsque l'avortement est incomplet, on constatera la présence, dans l'utérus, de débris ovulaires reconnaissables par l'examen macroscopique ou microscopique.

III. L'avortement a-t-il été spontané ou provoqué?

Sauf le cas où l'examen de l'utérus permet de reconnaître soit l'existence de lésions traumatiques évidentes (perforations utérines dont les sièges d'élection sur le fond et la région de l'orifice interne), soit la présence d'un débris d'instrument, il est impossible de formuler une opinion reposant sur autre chose que sur des présomptions. Encore faut-il savoir que toute solution de continuité de la paroi utérine n'implique pas qu'il y ait eu manœuvre mécanique intra-utérine. Il est des cas de môle destructive (V. Môle) dont l'évolution spontanée aboutit à la perforation de l'utérus et à une hémorragie intrapéritonéale mortelle. Il existe également des cas de gangrène de la paroi utérine d'origine infectieuse.

En tout cas, le médecin doit se rappeler que : la rupture prématurée des membranes n'implique pas une intervention criminelle ; — les lésions des téguments du fœtus sont fréquentes dans l'avortement spontané, lorsque le fœtus est mort au cours de l'avortement, elles ne seront pas confondues avec les lésions traumatiques ; — l'absence de fœtus n'implique pas qu'on l'ait fait disparaître (œufs clairs). Le médecin ne doit pas ignorer non plus que l'expulsion de l'œuf en un ou deux temps n'a aucune signification au point de vue de l'étiologie de l'avortement.

IV. Le diagnostic de la grossesse pendant les premiers mois peut-il être si difficile, que l'état de grossesse soit méconnu?

La question se pose dans les cas où un médecin, pratiquant une intervention intra-utérine pour soigner une affection de la matrice, a provoqué l'interruption d'une grossesse méconnue.

L'erreur a été commise, avec la plus entière bonne foi, par des médecins réputés pour leur honnêté et leur valeur professionnelle ; mais il faut savoir qu'en s'entourant de certaines précautions (V. Grossesse, diagnostic) elle doit être tout à fait exceptionnelle.

Ne jamais introduire un hystéromètre dans l'utérus. Ne jamais soigner activement l'utérus (cautérisations, curettages, etc.) que si l'on acquiert, par un examen systématique, la certitude que l'utérus est vide. En cas de doute, réclamer de sa cliente un examen aussitôt après la prochaine menstruation.

A. PINARD et A. COUVELAIRE.

AVORTEMENT THÉRAPEUTIQUE. — C'est celui qui est fait par le médecin dans un but thérapeutique et qu'il faut distinguer de l'*avortement criminel* qui n'a d'autre indication que le désir de la femme de voir sa grossesse interrompue.

Indications. — La cause la plus fréquente d'interruption de la grossesse pendant les six premiers mois, ou même pendant le troisième et le quatrième mois, est constituée par les vomissements incoercibles dus à l'hépato-toxémie gravidique. Il est tout à fait exceptionnel que d'autres causes (albuminurie, par exemple) puissent agir à une époque aussi peu avancée de la grossesse pour en nécessiter l'interruption.

Les hémorragies utérines graves peuvent amener à interrompre la grossesse, lorsqu'elles retentissent d'une manière inquiétante sur l'état général en produisant une accélération permanente du pouls qui dépasse 100, 110 à la minute (Pinard) : les hémorragies liées à l'insertion basse du placenta ne sont presque jamais assez sérieuses pour nécessiter une intervention pendant les premiers mois de la grossesse. Il n'y a guère que la môle vésiculaire qui puisse causer des écoulements sanguins assez répétés pour forcer à intervenir.

Lorsqu'on décide l'interruption de la grossesse, est-il nécessaire, à moins de circonstances exceptionnelles, de ne pas prendre seul cette décision et de demander l'avis d'un autre confrère : il est utile de rédiger en double (en triple, si le consultant désire également se mettre à l'abri de toute suspicion) une consultation signée des deux médecins, et dans laquelle sont exposées les raisons pour lesquelles on juge nécessaire l'interruption de la grossesse. Une des deux consultations est remise à la famille ; l'autre est gardée par le médecin traitant.

Manuel opératoire. — Les procédés employés pour interrompre la grossesse pendant les premiers mois varient suivant l'âge de la grossesse et surtout suivant que la femme est primipare ou multipare. Lorsque la femme est primipare, il est utile de dilater d'abord le canal cervical avec des laminaires, afin de permettre ensuite l'introduction d'un petit ballon Champetier de Ribes. Si l'état de la femme est assez grave pour qu'il y ait intérêt à achever rapidement l'évacuation de l'utérus, on emploie les bougies métalliques qui amènent un élargissement suffisant du canal cervical pour le passage d'un petit ballon. On peut même -- dans les cas d'urgence extrême — se servir de la curette et des doigts pour vider l'utérus.

G. LEPAGE.

B

BABEURRE. — V. Lait et ses dérivés.

BACTÉRIOLOGIE ET MICROSCOPIE PRATIQUES. — Nous aurons en vue ici la manière de procéder à un examen des plus courants. Nous prendrons comme type l'examen d'un crachat. D'autres produits (pus, dépôt urinaire, etc.) pourront être examinés suivant une technique sensiblement pareille, dans les cas simples. Nous ne craindrons pas d'insister sur quelques détails minimes en apparence, importants en réalité au point de vue pratique, et souvent négligés dans des traités et manuels qui s'adressent à des travailleurs déjà expérimentés plutôt qu'à des novices.

Nous indiquerons une technique relativement simple, ne demandant que peu de réactifs. Nous insisterons sur quelques détails pratiques qui, d'après notre expérience personnelle, nous semblent les plus importants à connaître pour mener à bien les recherches dont il s'agit. (Sur le prélèvement des produits à examiner, V. Analyses médicales.)

I. **Examen Microscopique sans coloration.** — On écrase une parcelle du produit en couche mince entre lame porte-objet et lamelle couvre-objet. On examine à un grossissement modéré, en diaphragmant. Cet examen renseigne sur la formule cytologique. On peut le compléter par coloration (au bleu de méthylène dilué) ou par addition d'acide acétique à 1/100 (une goutte qu'on fait pénétrer entre lame et lamelle) qui précipite la mucine, gonfle et dissout la fibrine, dissout les globules rouges et rend plus apparents les noyaux des cellules.

II. **Confection de Frottis.** — La recherche des microbes se fait sur frottis colorés, qu'on peut préparer comme suit :

1° Dans l'ensemble du crachat, on choisit de préférence les parties les plus opaques. Avec une pince à mors fins, on prélève un assez grand nombre de particules, que l'on mélange, à moins qu'on ne trouve intérêt à dissocier l'examen de particules présentant des caractères spéciaux;

2° Du mélange réalisé, on porte une partie sur une lame de verre bien propre, et on l'y étale avec une autre lame semblable, que l'on fait glisser, à plusieurs reprises et dans plusieurs sens, sur la première, de façon à parfaire le mélange ; on revêt ainsi d'une couche mince une partie de la surface de chacune des deux lames. Si la couche de crachat est trop épaisse, on peut reprendre une des deux lames précédentes, et transporter une partie de l'enduit qui la recouvre sur une nouvelle et troisième lame, par la manœuvre déjà indiquée. Cette manœuvre, du reste, pourra être recommencée. Il faut que l'enduit devienne, en fin de compte, très mince, en sorte que les lames, une fois sèches, ne montrent qu'un léger dépoli, translucide, à peine légèrement opaque.

Parfois, des grumeaux muqueux s'étalent mal, se rétractent après écrasement, forment des épaisseurs. On peut parfaire la régularité des frottis en recommençant le glissement de lame sur lame après avoir laissé l'enduit se dessécher à demi. Mais les éléments fragiles, dans ces conditions, se dissocient, des débris de noyau, colorables à la façon des microbes, s'éparpillent et pourraient causer des hésitations à des observateurs peu exercés. Mieux vaut renoncer, en pareil cas, à un étalement parfaitement égal. Mais comme les parties trop épaisses risqueraient de se comporter, dans les épreuves de coloration, autrement que les parties minces plus vite pénétrées par les colorants, on devra faire abstraction de ces parties épaisses dans les opérations ultérieures.

Ajoutons que si l'on veut respecter — ce qui est utile — l'intégrité des éléments anatomiques et les groupements microbiens, il faudra mettre aux étalements quelque délicatesse, faire glisser les lames l'une sur l'autre sans appuyer; si l'on sent que le glissement éprouve trop de résistance, on pratiquera l'étalement avec le bord d'une lame, avec une aiguille de platine, avec une baguette de verre, etc.;

5° On laisse sécher à l'air libre. On peut hâter la dessiccation par une chaleur douce, c'est-à-dire restée supportable pour la main, au-dessus d'une flamme ou sur une plaque chauffante. Une chaleur trop vive coagulerait l'albumine, rendrait la préparation opaque, et pourrait produire des rétractions qui créeraient, autour des microbes, une lacune marginale donnant l'illusion d'un encapsulement;

4° La préparation une fois sèche, alors seulement on peut la « fixer » par une chaleur plus forte, ou mieux, si l'on n'a pas l'habitude de cette manipulation et si l'on craint de roussir la préparation (chose qu'il faut éviter), on emploie, comme fixateur, l'alcool absolu; pour cela, on imprègne d'alcool le frottis pendant 1 ou 2 minutes.

Avec les crachats, on peut d'ailleurs, après dessiccation, se dispenser en général de toute fixation, et passer d'emblée à la coloration. (V. CRACHATS.)

III. **Coloration des microbes**. — (V. MICROBES) Avant d'indiquer quelques procédés usuels de coloration, formulons quelques remarques générales. Il existe beaucoup de matières colorantes et un bon nombre de procédés de coloration.

Nous indiquerons ici des techniques très simples :

1° *Solutions colorantes*. — Les solutions colorantes, quelles qu'elles soient, perdent de leurs qualités en vieillissant. Donc, si l'on n'a que très rarement à pratiquer des recherches bactériologiques, il est bon de préparer les solutions extemporanément, à l'aide de solutions-mères qui, sans être d'une stabilité absolue, demeurent bonnes longtemps (une année et même plusieurs années).

Les *solutions-mères* dont le praticien pourra se contenter sont : 1° solution alcoolique saturée de bleu de méthylène (excès de bleu de méthylène dans de l'alcool absolu, ou simplement dans de l'alcool à 90°); 2° solution alcoolique saturée de violet de gentiane; 5° solution alcoolique saturée de fuchsine; 4° eau phéniquée à 5 pour 100.

On fera aisément trois *solutions colorantes phéniquées*, en ajoutant successivement l'un à l'autre les liquides suivants :

Eau distillée.	7 volumes.
Acide phénique à 5 pour 100.	2 —
Solution-mère colorante	1 volume.

Filtrer au moment de l'usage.

Pour la recherche du bacille de Koch, la solution de fuchsine ainsi faite peut suffire, à la condition d'un contact suffisamment long. Mieux vaut toutefois employer la solution de Ziehl :

Fuchsine.	1 gramme.
Acide phénique	5 grammes.
Alcool	10 —

Faire dissoudre en agitant, puis ajouter au bout de 24 heures :

Eau	90 c. c.

Filtrer.

2° *Autres liquides nécessaires.* — On possédera également : 1° de l'alcool absolu ou à 95°; 2° de la solution iodo-iodurée, dite de Lugol, dont la formule est :

Iode métallique	1 gramme.
Iodure de potassium	2 grammes.
Eau	300 —

(dissoudre l'iodure potassium dans quelques cm³ d'eau seulement; dissoudre l'iode dans cette solution; alors seulement, ajouter le reste de l'eau, en agitant); 3° de l'acide azotique au tiers (acide azotique : 1 partie, et eau : 2 parties);

3° *Remarques sur les durées de coloration.* — Combien de temps faut-il laisser les préparations en contact avec les liquides colorants et décolorants? La question ne peut être résolue par des chiffres invariables. Suivant la nature du produit examiné, l'épaisseur du frottis, l'intensité d'action du colorant (qui peut être variable pour une même matière colorante), un bactériologiste expérimenté se rend compte, par une sorte d'instinct acquis, de la meilleure marche à suivre; rien ne vaut ici l'habitude. Mais un novice peut néanmoins se tirer d'affaire, quitte à perdre un peu de temps en tâtonnements. Après la coloration, puis, s'il y a lieu, après la décoloration, il montera d'abord sa préparation à l'eau, c'est-à-dire qu'après l'avoir lavée à l'eau, il la recouvrira d'une lamelle; il l'examinera au microscope avec un fort objectif à sec; il verra si la préparation est satisfaisante. Est-elle surcolorée (ce qui est rare avec le bleu de méthylène), on la décolore avec de l'alcool absolu, et on l'examine à nouveau sommairement. Est-elle, au contraire, insuffisamment colorée, on la soumet à un supplément de coloration. On arrive ainsi à réparer des ratés, même si l'on ne dispose que d'un seul frottis. Au surplus, on a presque toujours pu établir un grand nombre de frottis, et réaliser parallèlement plusieurs préparations, dans lesquelles on aura fait varier quelque peu la durée de telle ou telle manipulation; des spécimens obtenus, on retient le meilleur.

Ajoutons que deux préparations, faites respectivement avec deux méthodes différentes, se contrôlent à certains égards.

S'il y a des microbes dans une préparation (et c'est le cas presque constant pour les crachats), on arrivera toujours à les déceler. Si l'on n'en trouvait pas, il ne faudrait se résoudre à une réponse négative qu'après un examen très prolongé, comportant un grand nombre d'essais. Même à un bactériologiste exercé, un résultat négatif coûte en général beaucoup plus de travail et de temps qu'un résultat positif.

Si l'on risque, faute d'habileté ou de patience, de méconnaître des microbes réellement présents, on pourrait aussi, faute d'habitude, voir des microbes là où il n'en existe pas. Il faut se méfier à cet égard des précipités de matière colorante, non de ceux qui préexistent dans le flacon (car on aura filtré la solution au moment de l'usage), mais de ceux qui se forment et persistent dans le cours même de la préparation. L'inégalité et l'irrégularité des grains précipités contrastent plus ou moins avec la régularité habituelle des formes microbiennes.

Colorations simples. — Colorer au bleu de méthylène pendant une minute ou plus; laver à l'eau, laisser sécher à fond. Observer à l'immersion; inutile pour cela de recouvrir d'une lamelle (Pour les détails, v. ci-dessus).

Méthode de Gram.

1° Violet de gentiane phéniqué : 50 à 60 secondes;

2° Sans lavage préalable, verser sur la préparation la liqueur iodée de Lugol; rejeter le mélange noirâtre qui se produit; remettre de la liqueur iodée. Laisser en contact 1 à 2 minutes;

5° Laver à l'eau (ce qui n'est pas indispensable);

4° Décolorer par l'alcool absolu, qu'on remplace à plusieurs reprises, jusqu'à ce que l'alcool ne se teinte plus sensiblement de violet; à ce moment, le fond de la préparation doit être devenu grisâtre. Si la décoloration marche rapidement, il est prudent de ne pas attendre la disparition complète de la teinte violacée du fond; cette disparition s'achèvera dès qu'on lavera à l'eau, ce qui constitue le temps suivant;

5° Laver à l'eau;

6° Colorer le fond avec une solution de fuchsine phéniquée étendue (5 à 10 parties d'eau) ou même avec la solution phéniquée de fuchsine telle quelle. Mais, dans ce dernier cas, la fuchsine ne devra agir que très brièvement (1 ou 2 secondes) sous peine de déplacer le violet des microbes sur lesquels il est fixé;

7° Laver à l'eau, sécher, examiner avec l'objectif à immersion. Inutile de recouvrir d'une lamelle.

Les microbes prenant le Gram seront colorés en violet foncé, les autres en rouge.

Nota : on peut ne colorer en rouge (dans le 6° temps ci-dessus) que la moitié du frottis; sur l'autre moitié, on n'aura que les microbes prenant le Gram.

Recherche du bacille de Koch sur frottis.

A) *Coloration à chaud.* — 1° On inonde le frottis avec la solution de fuchsine de Ziehl, et on met la lame à chauffer jusqu'à émission de vapeurs; on continue le chauffage pendant quelques minutes, en ajoutant, au besoin, de la liqueur de Ziehl pour éviter la dessiccation;

2° On lave à l'eau:

3° On plonge la lame, pendant quelques secondes, dans l'acide azotique au tiers, jusqu'à ce que la préparation ait pris une couleur pelure d'oignon. Nous recommandons personnellement, pour cette manipulation, l'artifice suivant : le frottis coloré occupant, par exemple, une longueur de 6 cent., nous l'immergeons progressivement dans le décolorant, en l'enfonçant de 1/2 cent. environ par seconde. Ainsi l'on obtient toute une série de zones dont la coloration va décroissant, suivant la durée de leur immersion, et parmi lesquelles on trouvera à coup sûr, pour l'examen, une région où la décoloration est précisément au degré voulu. On peut d'ailleurs recommencer cette manœuvre plusieurs fois si, après lavage à l'eau, la décoloration est incomplète, même là où elle est au maximum. Pour être à peu près sûr que l'on a affaire à des bacilles de Koch, et non à des bacilles acido-résistants, surtout dans l'urine (bacille du Smegma), on tiendra surtout compte de la zone où la décoloration aura duré 2 minutes (Bezançon et Philibert);

4° Immédiatement au sortir du bain azotique, on lave à l'eau:

5° On décolore par l'alcool absolu, 5 minutes. Cela achève, en général, de décolorer les bacilles acido-résistants (Bezançon et Philibert);

6° Après lavage à l'eau, on colore au bleu de méthylène dilué. Pour notre part, nous tenons la lame inclinée de façon que l'un de ses grands côtés soit relativement déclive; la solution bleue ne baigne ainsi que la moitié de la plaque. Ainsi, en somme, si l'on parcourt le frottis suivant sa longueur, on trouve des zones de décoloration décroissante au Ziehl, et dans chacune de ces zones une moitié seule est colorée au bleu. Dans toute cette gamme, on a du choix pour la recherche microscopique;

7° Laver, sécher, et porter sous l'objectif à immersion. Inutile de recouvrir d'une lamelle.

B) *Coloration à froid.* — On colore le frottis par la liqueur de Ziehl pendant 6 à 12 heures (en chambre humide, sous cloche, pour éviter la dessiccation). Pour le reste, comme précédemment.

IV. **Inoculations.** — Les inoculations se pratiquent par diverses voies et chez divers animaux, suivant le but qu'on se propose. Nous indiquerons seulement l'inoculation faite au cobaye dans le but de déceler le bacille de Koch; c'est, en pratique, la recherche la plus fréquente.

Le plus souvent le produit inoculé est liquide (urine, crachat dilué); on emploie alors une seringue de Pravaz, qu'on aura armée d'une aiguille d'assez fort calibre dans le cas où la matière à injecter est épaisse ou grumeleuse. L'asepsie préalable de l'instrument, le nettoyage de la région sont choses requises et connues.

L'injection sous la peau se réalise comme chez l'homme. On choisit de préférence, dans ce qui nous occupe, la face interne de la cuisse. La présence des bacilles de Koch se traduira par une adénopathie inguinale et iliaque, à développement progressif, qui sera généralement appréciable au palper au bout d'une quinzaine de jours.

Pour faire l'inoculation dans le péritoine, on pince, entre le pouce et l'index, *toute* l'épaisseur de la paroi abdominale, y compris le plan musculaire et l'on transfixe, en séton, avec l'aiguille de la seringue, le pli ainsi formé, de telle façon que la pointe de l'aiguille ressorte à travers la peau. On laisse alors le pli s'effacer, en sorte que la pointe de l'aiguille va se trouver libre en plein péritoine. Enfin on pousse l'injection. L'animal sera sacrifié au bout de trois semaines environ, et l'on trouvera des granulations tuberculeuses dans son péritoine, sa rate, son foie, si le bacille de Koch est en cause.

Il est bon d'ajouter que, parfois — nous avons nous-mêmes constaté le fait, mais il est très exceptionnel — quand les bacilles sont peu virulents, la tuberculose, inoculée, peut mettre plus de trois semaines à se manifester par des lésions apparentes ; aussi certains expérimentateurs préfèrent-ils ne sacrifier les animaux qu'au bout de 5 à 6 semaines, quand le diagnostic n'est pas trop pressant.

De toute façon, au moins pour l'adénopathie inguinale, avec petits abcès caséeux, consécutive à l'injection dans une cuisse, il est bon de vérifier directement, dans les lésions, la présence de bacilles de Koch, au moyen de frottis que l'on colore par la méthode de Ziehl. (V. MICROBES).

HALLION et CARRION.

BACTÉRIOTHÉRAPIE. — La bactériothérapie est un chapitre de ce que nous avons proposé de désigner sous le nom de *biothérapie*. La biothérapie consiste à utiliser, comme agents thérapeutiques, des êtres vivants ; la bactériothérapie utilise, à ce titre, des bactéries, c'est-à-dire des microbes.

Parmi les êtres vivants, il en est qui se rapprochent beaucoup des microbes; ce sont les végétaux et animaux unicellulaires, tels que les levures, les protozoaires. A la rigueur, on peut englober les levures (v. c. m.), tout au moins pratiquement, dans la classe des agents bactériothérapiques.

A la bactériothérapie se rattachent les vaccins, du moins quand ces derniers sont représentés par des germes vivants. Faut-il ranger aussi sous cette rubrique l'utilisation des microbes préalablement tués, et même des produits de dissolution ou de sécrétion des microbes? On le pourrait ; toutefois, il semble que l'usage doive prévaloir de n'appliquer la désignation de bactériothérapie qu'à l'emploi des germes encore vivants. Quoi qu'il en soit, c'est à l'article *vaccins* (v. c. m.) que l'on trouvera des renseignements sur cette partie de la question.

Bactériothérapie gastro-intestinale. — La méthode bactériothérapique la plus usuelle consiste à utiliser, par ingestion, des microbes producteurs d'acide lactique, ou, d'une façon plus générale, des germes producteurs d'acides organiques, tels que les levures (v. c. m.).

La *bactériothérapie lactique* est utilisée depuis fort longtemps, notamment sous la forme de kéfir. Nous avons indiqué, à propos du kéfir (v. c. m.), les bases théoriques sur lesquelles elle repose et les résultats qu'on en peut attendre. Plus récemment, on a employé, concurremment au kéfir, qui est une boisson, une autre préparation qui est semi-solide, le yohourth (v. c. m.), et, à défaut de ces aliments-médicaments issus du laboratoire, le lait caillé vulgaire.

On a eu recours aussi à des cultures (en bouillon lactosé) de bacilles lactiques, telles que la culture de bacilles paralactiques, ou la culture mixte, symbiotique, de bacille paralactique et de *bacillus bifidus*, préconisées par M. Tissier, et qui sont également des produits spéciaux des laboratoires.

Dans les cas qui précèdent, surtout quand il s'agit du kéfir et du yohourth, les microbes lactiques sont introduits dans le tube digestif en même temps que leur milieu de culture, le plus apte à favoriser leur pullulation ; c'est là, manifestement, une condition favorable à leur multiplication dans le tube digestif : or cette multiplication est la chose que l'on recherche, car on se propose de modifier favorablement la flore intestinale putride par l'action antagoniste de la flore lactique et des acides que celle-ci sécrète.

Dans les cas où, pour une raison ou pour une autre, — intolérance pour le lait et ses dérivés, ou même simple commodité lorsque l'on n'a pas besoin d'une médication intensive — le traitement est difficile à réaliser sous la forme qui précède, on peut recourir à l'emploi des ferments lactiques desséchés, incorporés à des pastilles, ou concentrés dans une petite quantité de liquide. Il en existe différentes marques dans le commerce. Il est utile, en pareil cas, de faire ingérer en outre au malade, dans la journée, une certaine quantité de lait ou de lactose, pour susciter, dans une certaine mesure tout au moins, la reviviscence des ferments lactiques qui ont résisté à la dessiccation.

Applications locales de la bactériothérapie. — Le principe de la bactériothérapie lactique pour ingestion consistant à corriger, par conflit entre microbes nuisibles et microbes inoffensifs, ainsi que par neutralisation réciproque des sécrétions microbiennes, les méfaits d'une flore toxigène, il était naturel qu'on l'appliquât aussi au traitement des inflammations des muqueuses et au traitement des plaies.

Nous-mêmes avions déjà proposé de l'utiliser contre les fausses membranes diphtériques accessibles, la toxine diphtérique étant neutralisable par les acides. Des applications locales de la bactériothérapie ont été faites contre les gingivites, les angines, les métrites et vaginites, etc., et ont donné de bons résultats. Quant au mode de ces applications, variable suivant les cas, il est simple et facile à imaginer (pansements, injections, badigeonnages, gargarismes, etc.), et il serait oiseux de le décrire.

HALLION et CARRION.

BADIANE DE CHINE (*Illicium verum*, Magnoliacées). — L'anis étoilé est employé en infusion comme stimulant et carminatif. La teinture de badiane figure dans la plupart des mixtures dites apéritives.

BAINS. — Les bains se prennent dans des baignoires en zinc, en bois, en pierre ou en marbre (un peu froides) et mieux en fonte émaillée. Le mélange de l'eau doit pouvoir se faire assez rapidement pour corriger les écarts de température au cours du bain. Cette température sera contrôlée à chaque instant par un thermomètre flotteur comme on en trouve dans le commerce, ou par un thermomètre ordinaire fixé à quelques bouchons ou traversant une plaque de liège. La quantité d'eau nécessaire varie de 200 à 500 litres, suivant les dimensions de la baignoire et la corpulence du malade qui devra être recouvert d'eau jusques et y compris les épaules, tout en étant dans une position demi-étendue, les jambes légèrement fléchies et le dos appuyé aux parois de la baignoire; si celle-ci est trop longue, ou le malade de trop petite taille, on placera derrière son dos une planche formant plan incliné, recouverte d'un linge, et de largeur convenablement choisie, ou bien on placera verticalement et transversalement dans la portion de la baignoire opposée à la tête une planche de dimension convenable sur laquelle viendront buter les pieds du malade.

A domicile, les baignoires les plus commodes sont les baignoires mobiles sur roulettes, et construites de telle sorte que, le fond en étant oblique par rapport au sol, leur profondeur soi moins grande aux pieds qu'à la tête. Cette disposition exige un moins grand volume d'eau.

A signaler les « lits baignoires » qu'on improvise avec une toile cirée servant d'alèze, entre temps, et qu'on replie aux quatre coins, assez haut pour faire une baignoire plate.

Pour l'administration des bains dans les maladies fébriles on obtient le maximum de commodité en plaçant la baignoire à angle droit par rapport au lit, la tête de la baignoire étant proche des pieds du lit.

Bains chauds. — On peut prendre un bain chaud soit à jeun, soit après un léger repas, comme celui du matin. Après le bain, le malade est recouvert d'un peignoir de toile, suffisamment chaud, et frictionné avec des serviettes chaudes, puis enveloppé d'un second peignoir également chaud. Ces soins sont nécessaires le plus souvent, car l'évaporation à la surface de la peau après un bain chaud est assez intense et produit un refroidissement qu'il faut éviter.

Pendant le bain les malades trop congestifs garderont sur la tête une compresse froide, et, dans certains cas (méningite cérébro-spinale), un sac de glace suspendu convenablement.

Quand les malades souffrent beaucoup (sciatique, coliques néphrétiques, coliques hépatiques, hernie étranglée, méningite...), leur transport dans le bain nécessite des précautions spéciales, et le médecin y présidera, au moins la première fois : un bon procédé consiste à porter le malade sur le drap de dessous de son lit tenu aux coins par 4 personnes.

Les bains chauds doivent être formulés avec précision si l'on veut obtenir les effets qu'on est en droit d'en attendre. Les effets toniques et excitants sont réalisés par les bains plus que chauds : de 36° à 40° et même 45°, et courts : de 5 à 10 minutes; les effets sédatifs de la douleur et des spasmes (névralgies et coliques) par les bains plus longs : 10 à 20 et 50 minutes et de 34° à 38°, les effets sédatifs de l'état général (nerveux excitables, insomnie), par les bains plutôt tièdes et assez prolongés : 32° à 35°, 20 à 40 minutes. Mais tous ces chiffres ne sont que des moyennes: on ne peut savoir exactement à l'avance quelle sera la *réaction* (V. HYDROTHÉRAPIE): elle pourra être insuffisante ou trop accentuée : les effets toniques peuvent devenir trop excitants, et la sédation peut aller jusqu'à la dépression. Il sera bon de voir chaque malade dans les 12 à 24 heures qui suivent le bain, de relater les modifications du pouls, de la quantité d'urine, du sommeil, pour fixer définitivement la formule à adopter.

N'user qu'avec prudence des bains chauds chez les goutteux : leur abus ou leur usage en apparence modérée peuvent provoquer des accès.

Chez les cardiaques et dans les affections pulmonaires, on peut remplacer les bains chauds par des demi-bains ou des enveloppements.

Bains chauds à eau courante. — Les bains chauds à eau courante sont des bains chauds dont la température reste fixe en même temps que l'eau s'écoule et se renouvelle constamment.

Ces bains existent dans les établissements thermaux; ils se donnent dans des baignoires ou des piscines individuelles dont la robinetterie doit être bien réglée. Dans certains cas c'est dans la nappe d'eau provenant directement de la source que sont plongés les malades, dans des baignoires creusées dans le sol et cimentées.

Les effets des bains chauds à eau courante sont habituellement plus intenses que ceux des bains à eau dormante. Les bains courts sont plus toniques et les bains prolongés moins déprimants, grâce à la légère percussion produite par le courant : à température égale les bains à eau courante paraissent plus chauds que les bains à eau dormante.

Bains froids. — A) *Bains froids dans les états fébriles.* — Leur principale indication est l'hyperthermie, et aussi l'adynamie. Leur emploi le plus fréquent est dans la fièvre typhoïde, la pneumonie, la congestion cérébrale, la scarlatine....

Formule de Brandt dans la typhoïde : un bain à 20° toutes les 5 heures, la température du malade étant prise avant et après. La baignoire sera aussi près que possible du lit, masquée par un paravent qui en évitera la vue au malade. Celui-ci y sera porté avec précaution, sur son drap s'il le faut, et plongé de sorte que ses épaules soient dans l'eau. S'il a des excoriations, des fissures de la peau, on les enduira de vaseline. L'eau du bain pourra être additionnée de naphtol. Pendant le bain, on conseille des *affusions* ou des *lotions* sur la nuque avec de l'eau plus froide que celle du bain et des frictions légères des membres qui aideront à la réaction. En même temps on fera boire au malade quelques gorgées de thé ou de limonade vineuse. La durée du bain (15 minutes en moyenne) dépend de la réaction du malade, qui est indiquée et limitée par l'apparition du frisson; on retire le malade à ce moment et on le porte dans son lit que l'on a, pendant ce temps, nettoyé, séché et réchauffé surtout aux pieds.

Les effets habituels du bain froid ainsi appliqué sont : diminution de la température, action sthénique sur le système nerveux (diminution de l'adynamie), sur les vaisseaux et le cœur (diminution de la fréquence du pouls, renforcement de la systole, disparition fréquente des intermittences), l'augmentation de la diurèse.

La température des bains froids varie en général en raison inverse de celle du malade; plus la température du malade sera élevée, plus celle du bain sera basse, afin d'obtenir une chute plus accentuée. Mais cette loi souffre de nombreuses exceptions individuelles.

Le danger des bains froids est le *collapsus*, surtout à redouter chez les pneumoniques, par suite de la gêne qui existe alors dans la petite circulation. Pour l'éviter on peut donner au malade pendant le bain des grogs, du vin chaud. Mais il est préférable de modifier la formule des premiers bains, qui seront tièdes et progressivement refroidis : *bain de Ziemsen*, qui commence à 5° au-dessous de la température du malade, pour arriver, par addition progressive d'eau froide, à 20° en une demi-heure.

Enfin, si le bain entier n'est pas supporté, on devra recourir aux *enveloppements généraux* (on admet que quatre enveloppements équivalent à un bain frais) ou locaux, aux *affusions* (v. c. m.).

B) *Bains froids dans les états non fébriles*. — Ils conviennent aux malades chez lesquels on veut obtenir une modification du système nerveux (hystériques, neurasthéniques, nerveux) ou de la nutrition (anémiques, convalescents, diabétiques, enfants chétifs...). Leur but est d'obtenir une *réaction* (V. Hydrothérapie).

Leur température varie de 6° à 20°. Celle de 9° à 10° en constitue le type le plus habituel. Ils se donnent, à domicile, dans une baignoire, une cuve, un tonneau défoncé, permettant l'immersion rapide du malade. Pour être toniques ils doivent être courts : le temps d'entrer et de sortir, très froids, et suivis d'une *friction* au gant de crin ou de flanelle, à l'alcool ou sèche, suivant la susceptibilité cutanée et l'aptitude du malade à réagir (V. Frictions).

En hiver, l'eau sera versée dans la baignoire le soir, et le bain pris le lendemain matin, au saut du lit. On peut aussi en prendre un le soir, 2 heures après le repas. Après le petit déjeuner du matin, l'intervalle peut être moins long; il peut même être à peu près nul chez les malades entraînés. Après le bain froid on peut se recoucher ou mieux faire une promenade, en un mot éviter de se refroidir.

Ce traitement par les bains à 9° ou 10° sera commencé de préférence en été, puis continué chaque jour rigoureusement, même en hiver. On ne le commencera pas pendant les règles, mais il n'est pas nécessaire de l'interrompre pour ce motif. De pareils bains peuvent n'être, chez les gens bien portants, qu'une excellente habitude d'hygiène : mais ils rendent de grands services aux malades nerveux, déprimés, aux neurasthéniques hypotendus, aux surmenés, aux diabétiques qui n'ont pas la ressource de prendre des douches.

Plus longs, jusqu'à 3, 4 et 5 minutes, les bains froids deviennent sédatifs mais sont alors plus difficiles à supporter, et l'on peut être obligé d'en élever la température, surtout en hiver, ou de commencer par des bains tièdes, progressivement refroidis. On les emploiera avec succès contre l'insomnie.

Piscine. — En baignoire, le bain froid est rendu pénible par la presque impossibilité où se trouve le malade de faire des mouvements suffisants pour aider efficacement sa réaction. Il est préférable de les prendre dans des *piscines* dont les dimensions moyennes sont de 2m,50 × 1m,50 pour les piscines individuelles et de 4m × 6m (de quoi faire quelques brasses) pour les piscines ordinaires. On prend la piscine après un exercice (escrime, bicy-

clette, gymnastique, mécanothérapie...), après une sudation, et mieux
encore (les nerveux) après une douche qui a déjà orienté la *réaction* (V. Hy-
DROTHÉRAPIE) dans le sens voulu.

Les bains froids peuvent provoquer le *coup de marteau* : sensation de
douleur et de serrement assez violente à la nuque ou dans la région frontale
qu'on évitera par une immersion d'abord partielle, par l'emploi de bains
tièdes progressivement refroidis, ou celui des *enveloppements*. C'est encore
aux enveloppements qu'il faudra recourir lorsque les malades ne peuvent
supporter l'immersion totale dans l'eau froide (maladies graves, trop faibles),
ou à défaut de toute installation *ad hoc*.

Bains froids à eau courante. — A eau courante, les bains froids se
prennent dans des baignoires ou des piscines permettant l'arrivée et l'écoulement incessants de l'eau. Ils sont réalisés également par les *bains de
rivière*, et diffèrent alors considérablement de température suivant les
régions et les saisons : depuis 6° jusqu'à 25° et 30°. Leur durée varie en raison inverse de cette température et suivant la réaction consécutive du
malade. Les bains de rivière en été sont généralement pris avec plaisir par
tout le monde : ce sont alors bien souvent des bains à peu près tièdes ; mais,
trop longs ou trop fréquents, ils peuvent amener de la dépression ; 20 minutes chaque jour ou 3 fois par semaine suffisent le plus souvent. ·

Dans les eaux de rivière très froides en été (rivière de montagne) ou dans
les autres pendant la mauvaise saison, on ne fera entrer que les malades
déjà aguerris. Avant d'y entrer on pourra faire quelques ablutions pour
atténuer la sensation pénible de l'immersion. Mais cette immersion sera
aussi rapide et complète que possible, sauf chez les malades soupçonnés de
faiblesse cardiaque, ou en état d'hypertension artérielle.

D'ailleurs, en ce qui concerne les malades, les bains de rivière, en été, ne
sont pas assez froids pour donner une réaction active (sauf certaines rivières
de montagne), et, en hiver, ce sont les conditions ambiantes atmosphériques
qui n'assurent pas toujours le maintien de la réaction, lorsqu'on l'obtient.
Les immersions froides, à domicile ou dans des établissements à direction
médicale, sont de beaucoup préférables.

Bains de mer. — Dans ces bains, la percussion de la lame, l'excitation
cutanée et ses conséquences réflexes sur la nutrition, en même temps que la
composition de l'air ambiant, produisent sur l'organisme entier des effets
excitants qu'on utilisera chez les enfants scrofuleux, les anémiques, les
convalescents, mais qui sont souvent nuisibles aux nerveux, chez qui ils
peuvent provoquer de l'excitabilité et de l'insomnie. La durée du bain de
mer dépend de l'état du sujet et de son aptitude à réagir ; de 1 minute
chez les débiles, il peut atteindre 5 minutes chez les malades plus résistants
et 10 à 15 chez la moyenne des gens vigoureux. Le bain sera suivi des
mêmes soins (frictions) qu'une séance hydrothérapique habituelle. Les
tuberculeux pulmonaires, les cardiaques, les goutteux, ne doivent pas
prendre de bains mer.

On emploie les *compresses locales imbibées d'eau de mer* pour le traitement
des engorgements ganglionnaires.

Les bains de mer sont imités dans certains établissements par les vagues que produit dans une baignoire un moteur électrique actionnant des palettes suivant une rapidité et une amplitude de mouvements modifiables à volonté par le malade lui-même ou le personnel qui l'entoure.

A défaut de bains de mer, on peut donner des *bains salés* (V. plus loin).

Bains tièdes. — Les bains tièdes sont de température indifférente, variant de 28° à 34°, et produisant peu de *réaction* (V. HYDROTHÉRAPIE). Prolongés : 20 à 40 minutes ils sont sédatifs, mais aussi parfois déprimants. On y ajoute souvent diverses substances : *bains de son, bains d'amidon, bains de tilleul, bains gélatinés.* Ils s'emploient chez les nerveux excitables, insomniques, en baignoire, en piscine. A eau courante ils paraissent plutôt frais, et sont moins déprimants.

Bains alternatifs. — Ils consistent en immersions successives dans l'eau chaude, puis dans l'eau froide. Dans ce but on se sert de deux baignoires voisines, remplies l'une d'eau à 34°-56°, l'autre d'eau froide à 9°-10°. On commence par une immersion chaude de 4 à 4 et 5 minutes, et l'on passe immédiatement à l'immersion froide qui doit être courte : depuis 20 secondes jusqu'à 1 minute. Si la réaction est suffisante on peut s'en tenir là. Pour l'accentuer davantage il faut répéter cette manœuvre plusieurs fois.

De pareils bains sont toniques, mais ne doivent être pris qu'à défaut de douches.

Bains permanents. — Ils font partie de l'arsenal des asiles d'aliénés, et sont donnés à une température telle que le malade ne soit pas refroidi par un séjour dans l'eau où on le maintient pendant très longtemps. Le maintien de la température du bain à un degré fixe n'est pas toujours facile, et, à défaut de régulateur *ad hoc*, on peut le réaliser à l'aide d'une forte lampe à alcool placée sous la baignoire et surveillée. — On peut craindre que le malade ne présente, au bout d'un certain temps, des accidents cutanés aux points où il est en contact avec la baignoire ; on y remédiera en l'étendant dans l'eau, sur un drap fixé au pourtour de la baignoire (soit par de fortes vis de bois comme celles qu'emploient les menuisiers, soit par un lien passé en coulisse dans le bord replié du drap et serré autour des rebords de la baignoire).

Bains partiels. — Les bains partiels sont ceux où l'on n'immerge qu'une partie du corps, et qui permettent d'obtenir ainsi une action localisée, ou une action à distance. Tels sont : les bains de siège, les bains de pieds, les demi-bains.

Demi-Bains. — Les demi-bains, très employés en Allemagne, le sont relativement peu en France. Ils se donnent dans une baignoire ordinaire, ou mieux dans une baignoire peu profonde, où le malade s'assied de telle sorte que ses jambes et une partie du bassin soient immergées dans de l'eau à 34°, 36°, 58°, tandis qu'on lui verse sur les épaules de l'eau à la même température, ou plus froide, et qu'on le frictionne. Le demi-bain rend des services chez les cardiaques et les malades atteints d'affections pulmonaires, qu'il décongestionne, et qui ne supporteraient pas le bain entier.

Bains de siège. — Les bains de siège sont limités au bassin, et se donnent dans une bassine en zinc à dossier et munie au fond et à son centre d'un siège étroit en forme de U, sur lequel le malade s'assied. A défaut de cet appareil on peut employer une cuve au fond de laquelle on place quelques briques ou un petit banc. On prend ainsi un bain de siège à eau dormante, auquel on ajoute certaines substances : tilleul, son, amidon, farine de moutarde.

Le *bain de siège à eau courante*, usité dans les établissements hydrothérapiques, et de beaucoup préférable, comporte sur son pourtour, en bas et en avant, une série de trous de dimensions variables, et permettant de donner isolément ou à la fois, un jet lombaire, un jet rectal ou périnéal postérieur, un jet vaginal ou périnéal antérieur, à une température fixe ou modifiable au cours même de l'application.

On obtient ainsi, beaucoup plus rapidement et plus complètement qu'avec le bain à eau dormante, des effets sédatifs avec l'eau chaude de 34° à 38°, sur les organes du bassin (prostatites, cystites, hémorroïdes douloureuses, ténesme rectal ou vésical, balanite, métrites, dysménorrhée), et avec l'eau froide des effets toniques et vaso-constrictifs (pertes séminales, atonie vésicale, hémorroïdes saignantes et non douloureuses). Les effets révulsifs s'obtiendront avec le bain de siège alternativement chaud et froid (retards de règles, aménorrhée, dysménorrhée).

Bains de pieds. — Les bains de pieds ou pédiluves sont aussi utiles que fréquemment employés chez tous les congestifs, dans les cas de céphalée, et agissent par dérivation vaso-dilatatrice sanguine sur les membres inférieurs. Ils sont alors le plus souvent chauds, et même sinapisés ; ils ne doivent pas être cessés avant qu'on ait obtenu une rougeur suffisante de la peau. On a conseillé, pour augmenter cette action, des *bains de pieds acides* avec :

H Cl. . . . . 100 grammes.
Eau. . . . . 6 litres.

A eau courante, les bains de pieds nécessitent une installation spéciale et produisent davantage de dérivation circulatoire. On peut les prendre *alternatifs*, à l'aide de deux récipients, remplis l'un d'eau chaude, l'autre d'eau froide. Ne pas abuser des bains de pieds chez les goutteux, de crainte de réveiller un accès.

Bains composés. — Les bains composés sont des bains généraux ou locaux, auxquels on ajoute soit des matières minérales salines, soit des matières organiques : essences, aromates.

Bains alcalins. — Ils agissent surtout par le décapage de la peau. Les plus connus sont les bains de Vichy. On peut les préparer à domicile, avec 250 gr. de carbonate de soude, ou mieux avec les paquets de sels de Vichy que l'on trouve dans le commerce.

Bains arsénicaux. — Ils s'obtiennent en ajoutant à l'eau du bain :

Sous-carbonate de soude . . . . 100 à 150 grammes.
Arséniate de soude . . . . 1 à 8   —

Chez les malades à système nerveux impressionnable il est bon de donner l'arséniate de soude seul et d'ajouter au bain 250 gr. de gélatine, à titre de calmant.

Bains aromatiques. — Faire infuser pendant 1 heure 500 gr. à 1000 gr.

d'espèces aromatiques dans 10 litres d'eau bouillante, passer et ajouter à l'eau du bain.

Bains d'amidon. — Ils sont calmants et adoucissent la peau (prurits, eczéma). On les prépare en faisant gonfler dans l'eau froide 500 gr. à 1000 gr. d'amidon, sur lesquels on verse 2 à 3 litres d'eau chaude, et en ajoutant le tout à l'eau du bain. La température du bain sera de 34°, à moins d'indications spéciales motivant l'emploi d'un bain plus frais ou plus chaud.

Bains de boue. — V. Boues.

Bains carbo-gazeux (d'acide carbonique). — Ils se donnent sous deux formes dans l'eau chargée de gaz CO_2 en dissolution. L'eau chargée de CO_2 se trouve à l'état naturel dans un certain nombre de stations thermales. Les plus connues sont celles de Nauheim (Allemagne, Hesse électorale), qui sont chaudes, 31° à 39°, et chlorurées sodiques. Leur effet a été très discuté ; on leur avait attribué des guérisons chez les cardiaques. On admet maintenant que c'étaient là de faux cardiaques, des dyspeptiques à réflexes cardio-vasculaires principalement. Les eaux de Royat s'en rapprochent. Les eaux de Vichy contiennent également de l'acide CO_2. L'action de ces bains se manifeste sur le cœur et les vaisseaux, ils relèvent la tension artérielle par la mise en jeu des vaso-moteurs, et améliorent le régime circulatoire, favorisent le travail du cœur.

On peut les réaliser artificiellement en ajoutant à l'eau d'une baignoire 1 pour 100 de chlorure de sodium, $NaCl$, 100 gr. de bicarbonate de soude, 100 grammes d'une solution à 42 pour 100 d'acide HCl.

Autre procédé : on fait dissoudre pour un bain 2 à 4 paquets de bisulfate de potasse et de bicarbonate de soude de 250 gr. chacun. Pour protéger le métal des baignoires on le recouvre de linoléum.

La température des bains carbo-gazeux varie de 34° à 20°. Plus le bain est froid, plus il est saturé de gaz et plus il est excitant par conséquent. On commence par des bains tièdes, que l'on refroidit en série. — Dans le bain la peau du malade se recouvre de bulles de gaz petites et très nombreuses et rougit. Les bains carbo-gazeux naturels sont à eau courante.

Le bain de CO_2 dans le gaz pur se prend dans une baignoire à couvercle, au fond de laquelle arrive le gaz par un robinet. Ses effets sont de même ordre que ceux des bains dans l'eau chargée de gaz CO_2.

Bains de gélatine. — Ils sont calmants et adoucissent la peau, sur laquelle ils déposent un enduit mucilagineux. On les prépare avec 250 gr. à 500 gr. de colle blanche de poisson (colle de Flandre), que l'on fait tremper environ 1 heure dans l'eau froide, puis dans l'eau chaude, qui en achève la dissolution.

Bains de glycérine. — 1 litre de glycérine est versé dans la baignoire.

Bains iodés. — Ils se prennent dans une baignoire en bois ou émaillée, et se préparent avec :

Iode.	10 grammes.
Iodure de potassium	20 —
Eau.	250 —

Bains de Pennès. — Le bain de Pennès est à la fois un bain minéral et aromatique, et se compose de 520 gr. de sels minéraux, dont 1 gr. de bromure de potassium, et 500 de carbonate de soude, et d'huiles essentielles de lavande, de thym, de romarin.

Bain phéniqué. — Dans les plaies, les blessures récentes, l'anthrax, les phlegmons, se donne à 1 pour 100 en moyenne.

Bain de sable. — Le malade s'enfouit dans le sable chauffé au soleil, et qui atteint jusqu'à 50° de température, comme cela existe à Lavey (Suisse). Ces bains, vu leur haute température, seront autant que possible donnés sous forme de bains partiels. On peut les remplacer par de l'avoine ou des sacs de sable chauffés au four.

Bains salés. — A défaut des bains de mer, on les prépare avec :

Sel de cuisine	1000 grammes.
Carbonate de soude	100 —
Amidon	250 —

Le bain ainsi formulé a l'avantage de n'être pas trop excitant. La formule suivante se rapproche davantage de la composition de l'eau de mer :

Sel marin	8000 grammes.
Sulfate de soude cristallisé	5500 —
Hydrochlorate de chaux	700 —
Hydrochlorate de magnésie	2000 —

Il faut proportionner la dose de sel à l'excitabilité du malade. Il est admis en effet que les bains n'agissent pas par l'absorption cutanée, mais par excitation des nerfs cutanés déterminant des *réflexes* qui activent la nutrition. Ils peuvent amener, s'ils sont trop concentrés, trop fréquents ou trop prolongés, de l'érythème.

Bains savonneux. — 1 kilogr. de savon blanc de Marseille dans 4 à 5 litres d'eau chaude, et verser le tout dans le bain.

Bain sinapisé. — Très révulsif, s'emploie surtout en bains de pieds, quelquefois en bains tièdes (broncho-pneumonie infantile, par exemple). On met dans un sac de toile 150 à 200 gr. de farine de moutarde, on le plonge dans l'eau froide, puis dans l'eau du bain. Dans les bains de pieds, on peut verser la farine de moutarde préalablement trempée dans l'eau froide, dans l'eau du bain, puis plonger des serviettes dans cette eau et en recouvrir les jambes jusqu'à une certaine hauteur pour accentuer les effets décongestionnants. Le bassin qui sert au bain et les jambes du malade seront recouverts d'une couverture qui lui empêchera de respirer les vapeurs de moutarde.

Bains de son. — On fait bouillir 5 à 10 litres de son pendant 10 minutes, et on les mélange au bain, ou mieux on les place dans un sac qu'on exprime dans l'eau. C'est là un bain émollient.

Bain de sublimé. — Ils sont utilisés à titre antiseptique de la peau, mais non comme traitement de la syphilis par absorption de mercure. Pour un adulte on emploiera :

Bichlorure de Hg . . . . }	ãa 10 à 20 grammes.
Chlorhydrate d'Az H⁵ . . . . }	
Alcool	Q. S. pour dissoudre.

Pour un bain de 200 litres. Chez les enfants, 2 à 4 grammes de bichlorure suffisent.

Bains sulfureux. — Les bains sulfureux se donnent dans des baignoires en bois, ou en fonte émaillée, et dans des locaux spéciaux où rien ne puisse être détérioré par les émanations sulfureuses. On emploie habituellement 100 gr. de trisulfure de potassium que l'on place dans le bain à l'aide d'un récipient grillagé (sorte de panier à salade). Cette dose est trop forte dans certains cas, chez les rhumatisants, par exemple, où elle détermine une excitation capable de réveiller les douleurs. S'en tenir alors à la dose de 40 grammes. Le malade se débarrassera du sulfure qui l'enduit après le bain avec une solution à 20 pour 1000 d'acide H Cl et un savonnage.

Bains térébenthinés. — Ils se donnent très chauds (40° à 42°), et d'autant plus qu'ils sont limités à une partie du corps. On les prépare avec :

> Émulsion aqueuse de savon noir . . . . 100 grammes.
> Essence de térébenthine . . . . 100 —

qu'on mélange et qu'on agite au moment de préparer le bain. Ces bains déterminent une irritation et une démangeaison de la peau, sur lesquelles on se basera pour doser la quantité de mélange à ajouter au bain : depuis 150 jusqu'à 800 gr. — en moyenne 400 gr.

On protégera certaines parties du corps particulièrement sensibles (scrotum) avec de la vaseline.

Bains de vapeur, bains d'air chaud, bains de lumière (V. THERMOTHÉRAPIE). *PARISET.*

BAINS MÉDICINAUX. — Les bains médicinaux peuvent être de nature très variée. On emploie pour leur préparation des solutés salins, alcalins, sulfureux; quelquefois de la gélatine, des infusés de plantes, etc. Les formules suivantes sont inscrites au Codex :

Bain alcalin.

. Carbonate de soude cristallisé du commerce . . . . 250 grammes.
Faites dissoudre dans un litre d'eau, puis versez dans la baignoire. (La quantité d'eau nécessaire pour un bain d'adulte est ordinairement de 250 à 300 litres.)

Bain dit de Vichy.

Bicarbonate de soude. 500 grammes.
Faites dissoudre le sel dans l'eau au moment de prendre le bain.

Bain gélatineux.

Gélatine ordinaire concassée. . . . . . 500 grammes.
Faites dissoudre à chaud la gélatine dans 2 litres d'eau et versez le soluté dans l'eau du bain.

Bain dit de Barèges.

Monosulfure de sodium cristallisé . . . . . 60 grammes.
Chlorure de sodium purifié . . . . 60 —
Carbonate neutre de sodium sec. . . . . . 50 —
Mélangez et conservez les sels dans un flacon que vous boucherez avec soin. Dissolvez dans l'eau du bain au moment de l'emploi.

Bain sulfuré, bain sulfureux.

Sulfure de potasse . . . 100 grammes.
Au moment de l'emploi, faites-le dissoudre dans un litre d'eau chaude que vous verserez ensuite dans l'eau du bain.

Bain sulfuré liquide, bain sulfureux liquide.

> Sulfure de potasse. . . . . 100 grammes.
> Eau. . . . . 200 —

Faites dissoudre; filtrez et conservez le liquide dans des flacons que vous boucherez soigneusement.

Pour prendre les bains sulfureux, on devra faire usage d'une baignoire non métallique ou bien d'une baignoire en zinc.

Bain de sublimé corrosif.

Chlorure mercurique . . . .   20 grammes.
Chlorure d'ammonium.   20   —
Eau distillée 200   —
Soluté de carmin d'indigo. . . . .   X gouttes.

Faites dissoudre et enfermez le liquide dans un flacon que vous munirez de l'étiquette *rouge réglementaire*, puis d'une autre portant l'inscription :

> **Sublimé corrosif : dose pour un bain.**
> **POISON**

Observation. — On devra faire usage d'une baignoire non métallique.

                                                                                E. F.

BALANITE ET BALANO-POSTHITE. — V. Pénis (Inflammations).

BALLONS. — Bien que depuis longtemps, suivant la remarque de Velpeau à
l'Académie des Sciences en 1848, on ait eu l'idée de se servir, en obstétrique, de réservoirs remplis d'eau, ce n'est guère qu'à partir de 1850 que les
accoucheurs préconisèrent systématiquement l'emploi des *ballons hydrau-
liques* agissant comme tampons.

A cette époque Gariel ayant imaginé son ballon à air, agissant comme
pessaire, Chailly Honoré en fit usage comme tampon et C. Braun le remplit
d'eau au lieu d'air et le nomma colpeurynter.

Déjà en 1848, le Dr Miquel avait préconisé l'emploi d'une vessie animale
introduite dans l'*utérus* et remplie d'eau, pour lutter contre l'hémorragie
causée par l'insertion vicieuse du placenta. Mais cette tentative ne se vulga-
risa pas plus que celle de Stein qui conseillait à la même époque l'emploi
d'une vessie de chèvre ou de porc pour tamponner le *vagin*.

Chassagny et Barnes firent connaître en 1862 leurs ballons vagino-utérins,
ballons simples ou doubles et de différentes grandeurs.

La même année, Tarnier présenta à l'Académie son ballon appelé improprement *dilatateur* intra-utérin, et qui n'a jamais été qu'un *excitateur*. En
1885, Chassagny préconise son appareil élytro-ptérygoïde ; en 1888, Eugène
Hubert décrit son appareil élytro-cyste et enfin, en décembre 1888, Champetier de Ribes dote l'arsenal obstétrical de son ballon. C'est celui dont
l'usage s'est à juste titre vulgarisé (fig. 225 à 228).

Le but de Champetier a été de « transformer, par l'emploi de son ballon,
l'accouchement provoqué en accouchement gémellaire, dans lequel le premier enfant serait réduit à sa tête ».

Nous n'avons pas à décrire ici ce ballon princeps qui est représenté par
les figures ci-contre. Mais nous tenons à faire remarquer que ce qui le caractérise, c'est que d'une part, il est *incompressible*, et que, d'autre part,
introduit dans l'utérus et complètement rempli, il exige pour sortir une
dilatation complète. La forme plus ou moins modifiée est d'importance
secondaire.

Lorsqu'on injecte dans ce ballon 640 gr. d'eau, il prend une circonférence
à peu près irréductible de 55 centimètres. Pour porter dans l'utérus le ballon vide et plié, il est nécessaire d'avoir une pince construite *ad hoc* sur les
indications de Champetier.

Une bonne seringue à hydrocèle est utile pour le remplir.

Le manuel opératoire de l'introduction du ballon est très simple.

Le ballon ayant été roulé en forme de cigare et fixé solidement entre les mors de la pince, comme le montre la figure 225, est introduit dans le vagin guidé par deux doigts de la main (index et médius formant gouttière), jusqu'au niveau de l'orifice utérin. Abordant l'utérus, le ballon doit être poussé lentement, très doucement, en tâtonnant (Varnier) jusqu'à ce que l'articulation de la pince corresponde à l'orifice externe ; à ce moment, *un aide* remplit le ballon à l'aide de la seringue.

Lorsque le ballon est rempli, l'opérateur désarticule la pince dont les mors se sont écartés de par le gonflement du ballon, et retire successivement et doucement chaque branche.

On ferme alors le robinet du tube. En pratique, il est bon de placer au-dessous sur le tube, une ligature de sûreté. Il est bien entendu que ce ballon ne doit être introduit que dans un utérus contenant *un fœtus à terme ou près du terme*.

Introduit, il agit d'abord comme excitateur, ainsi que tous les corps étrangers mis en contact avec la muqueuse utérine ; ensuite comme dilatateur.

C'est le coin circulaire enfoncé de haut en bas à travers l'orifice utérin par chaque contraction.

Il arrive que le ballon étant rempli d'emblée à son maximum, les contractions n'apparaissent pas de suite.

Il est bon dans ces cas de retirer une centaine de grammes de liquide, afin de permettre au ballon de s'engager dans le col. On voit alors naître immédiatement les contractions.

Lorsque les circonstances rendent impérieuse l'évacuation rapide de l'utérus, des tractions lentes et soutenues peuvent être utiles. A la *vis a tergo* on joint la *vis a fronte*, et cela aussi bien pour hâter la dilatation que pour rendre plus rapide la course du ballon à travers le canal vaginal, de l'orifice utérin à la vulve.

Lorsque le ballon est ainsi expulsé ou extrait, si l'expulsion fœtale n'est pas spontanée, les conditions requises pour pratiquer soit une application de forceps, soit une version sont parfaitement remplies, et ces opérations rendues plus faciles.

Les indications de l'application de ce ballon ont été formulées ailleurs (V. Accouchement provoqué, Insertion vicieuse du placenta, Procidences, etc., etc.).

Les difficultés de son introduction ne peuvent exister que lors du passage de la *pince armée* à travers le canal cervical ou l'orifice. En cas d'étroitesse, le cathétérisme digital raisonnablement pratiqué fera facilement disparaître l'obstacle.

On a fait à ce ballon les reproches suivants :

1° Il expose à la rupture prématurée des membranes ;

2° Il peut décoller le placenta ;

3° Il expose à la rupture de l'utérus en augmentant la tension dans l'intérieur de la cavité utérine ou en déterminant une distension localisée exagérée ;

4° Il déplace la région fœtale en rapport avec le détroit supérieur et favorise les mauvaises présentations et les procidences.

5° Il peut comprimer le cordon.

Une expérience de dix-sept ans me permet de donner mon appréciation sur la valeur de ces objections.

J'estime que la rupture prématurée des membranes n'est ni un inconvénient ni un accident, mais une *nécessité* dans l'emploi du ballon Champetier. On doit non l'éviter, mais la produire au moment où l'on pénètre dans l'utérus avec la pince, *quelle que soit l'indication.*

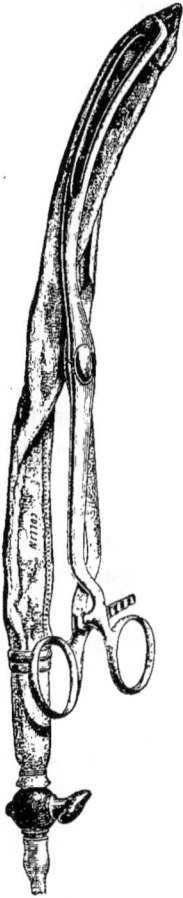

Dans toute insertion vicieuse du placenta, les membranes ayant été rompues, et la pince porteuse du ballon ayant été introduite dans l'utérus à travers l'ouverture des membranes jusqu'au niveau de l'articulation, le décollement du placenta par le gonflement du ballon est impossible.

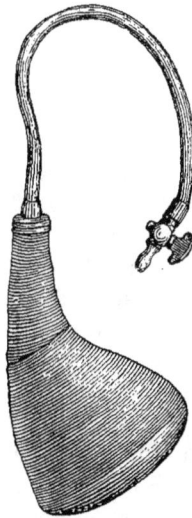
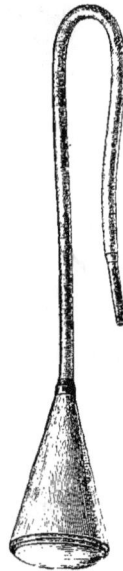
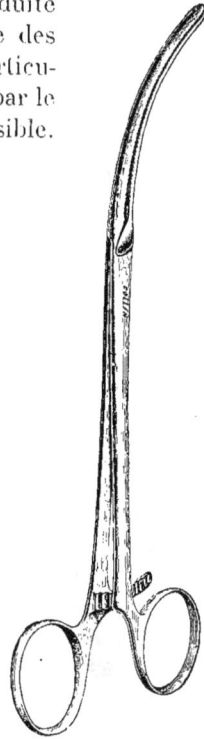

Fig. 225. Fig. 226. Fig. 227. Fig. 228.

Fig. 225. — Ballon de Champetier de Ribes roulé et pris entre les deux branches de la pince spéciale
Fig. 226. — Ballon Champetier de Ribes distendu au maximum.
Fig. 227. — Ballon Champetier (petit modèle).
Fig. 228. — Pince introductrice pour le ballon Champetier (petit modèle).

Bien que je n'aie jamais eu à constater dans mon service une rupture de l'utérus, causée par le ballon Champetier, je ne nie pas que cet accident ne puisse se produire.

On l'évitera, je pense, en n'employant le gros ballon que dans les utérus à terme ou près du terme, provoquant d'abord la rupture des membranes avant le gonflement, et en n'employant pas une force considérable pour pousser le liquide dans le ballon. On ne doit du reste jamais injecter le liquide au moment d'une contraction.

Quant au déplacement de la région fœtale en rapport avec le détroit supérieur, je reconnais qu'il a lieu quelquefois. Mais, dans ces conditions, il est facile de ramener le pôle fœtal au niveau du détroit supérieur quand le ballon est dans le vagin. En tout cas, en admettant qu'une épaule se soit substituée à la tête, on se trouvera toujours dans de bonnes conditions pour pratiquer une version par manœuvres internes.

Reste la compression du cordon par le gonflement du ballon. Je l'ai observée plusieurs fois. Mais l'auscultation m'ayant révélé le fait, le ballon fut chaque fois dégonflé de suite et réintroduit dans de meilleures conditions.

Ces constatations démontrent que, chaque fois qu'un ballon a été introduit dans l'utérus et gonflé, on doit toujours pratiquer l'auscultation fœtale et si les bruits du cœur, tout à l'heure normaux, ne sont plus perçus, il faut de suite dégonfler et retirer le ballon.

En résumé : *excitateur* puissant, *dilatateur* incomparable, tel est le ballon Champetier.

Jusqu'à présent, je n'ai parlé que du ballon princeps, mais il existe à l'heure actuelle d'autres ballons Champetier ; *le ballon princeps a une famille.*

Champetier a fait fabriquer des ballons ayant les qualités du premier, mais de volume infiniment moindre. Le plus petit ne peut contenir que 50 gr. d'eau environ (fig. 226) .Entre celui-ci *minimum* et le grand *maximum*, il y en a toute une série, de capacité et par cela même de volume variable.

Avec ces ballons, quel que soit l'âge de la grossesse, le médecin peut, sans danger, ouvrir un utérus gravide, chaque fois qu'il est nécessaire d'évacuer rapidement l'œuf humain en totalité ou en partie.

L'emploi des petits ballons est particulièrement précieux, dans les cas d'avortement pendant les premiers mois, et surtout dans les cas si fréquents de rétention placentaire. Si, après l'expulsion du ballon, il n'y a pas expulsion spontanée du placenta, la délivrance par *curage digital*, la seule vraiment efficace et non dangereuse, est toujours et facilement possible (V. Avortement, Délivrance, etc.).

En dehors du champ d'application qui vient d'être indiqué, le ballon Champetier peut rendre de grands services dans des circonstances spéciales. C'est ainsi que dans certaines formes d'*inversion utérine*, il se montre supérieur à tous les tampons comme facteur de réduction [V. Utérine (Inversion)].

Peut-être dans un avenir prochain et très désirable, le rêve de Champetier sera-t-il complètement réalisé et verra-t-on l'emploi de son ballon plus ou moins modifié, se vulgariser chez les primipares, afin de faire disparaître le traumatisme que subit fatalement aujourd'hui assez souvent le *premier-né* en traversant le *bassin mou*.

Quoi qu'il en soit, ce qui vient d'être exposé suffit à démontrer l'importance du service rendu par Champetier en dotant l'arsenal obstétrical de sa méthode et de ses instruments. J'en suis tellement convaincu pour ma part que je répète sans cesse à mes élèves : « Les ballons Champetier sont au moins aussi nécessaires que le forceps dans la grande trousse du praticien ».

A. PINARD.

BALLOTEMENT FŒTAL. — V. Grossesse.

BANDAGES. — V. Hernies.

BANTI (MALADIE DE). — V. Cirrhose splénomégalique, Anémie, Splénomégalie.

BARLOW (MALADIE DE). — V. Scorbut infantile.

BARTHOLINITE. — V. Vulvite.

BASEDOW (MALADIE DE). — V. Goitre exophtalmique.

BASIOTRIPSIE. — La basiotripsie est une opération qui consiste à broyer la base du crâne avec un instrument appelé *basiotribe*.

Description du Basiotribe. — Le basiotribe a été présenté par Tarnier, à l'Académie de médecine de Paris, le 11 décembre 1885 et appliqué pour la première fois par Pinard sur la femme vivante quelques jours après. Du premier jet cet instrument était arrivé pour ainsi dire à la perfection : il n'a subi en effet, ultérieurement, que des modifications de détail portant sur la partie terminale du perforateur. C'est ce modèle simple, facile à manier, ne laissant aucune prise à l'erreur et qu'on désigne sous le nom de *basiotribe Tarnier, ancien modèle*, que je décrirai (fig. 229, 230). J'indiquerai ensuite comment on pratique la basiotripsie à l'aide de cet instrument, que je considère comme le meilleur des basiotribes, en dépit de tous les perfectionnements, plus ou moins heureux, apportés par Tarnier ou d'autres, à l'instrument primitif.

J'ai entendu Tarnier lui-même me répéter maintes fois combien il regrettait d'avoir modifié son premier basiotribe qu'il trouvait parfait, et avec lequel il ne lui était jamais arrivé de ne pouvoir terminer un accouchement. Il déplorait d'avoir consenti à remanier cet instrument pour répondre à des critiques moins fondées en pratique qu'en théorie, ce qui avait transformé un instrument simple et élégant en un instrument compliqué et massif, sans aucune espèce d'avantage compensateur. Pour m'être servi de l'ancien et du nouveau basiotribe, je n'hésite pas à dire que, surtout entre les mains du praticien, l'ancien modèle est infiniment préférable au modèle dit nouveau, qui est d'un maniement autrement difficile.

Le basiotribe se compose de trois branches, étagées, d'inégale longueur, et d'une vis d'écrasement. Sa longueur totale est de 44 centimètres et son poids de 1200 gr. Quand il est articulé et serré, sa largeur, d'un côté à l'autre, est de 4 centimètres, et son étendue maxima d'avant ou arrière de 4 centimètres 1/2 près l'extrémité des cuillers, ce qui permet de le passer à travers des bassins très rétrécis.

La branche médiane, la plus courte, est rectiligne, sauf à sa partie supérieure où elle est coudée en baïonnette ; elle se termine par un perforateur triangulaire, en forme de lance, surmonté d'une petite pyramide allongée à quatre pans, à arêtes tranchantes et à faces excavées, dont la puissance de perforation est grande. Les portants de la lance sont eux-mêmes à arêtes tranchantes, de sorte que le perforateur, dans les mouvements de rotation qui lui sont imprimés, agit à la façon d'un alésoir et fait au crâne une ouverture arrondie.

La branche gauche, analogue à la branche gauche d'un forceps, s'articule au-dessus de la branche médiane par le moyen d'une mortaise qui s'applique contre le tenon que porte la tige du perforateur. La cuiller gauche du basio-

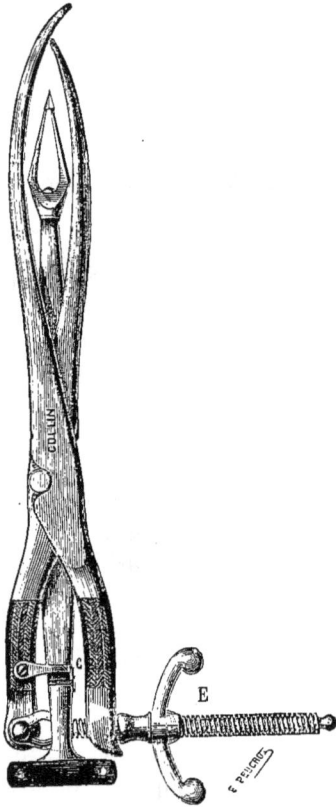

Fig. 229. — Basiotribe Tarnier, ancien modèle, articulé.

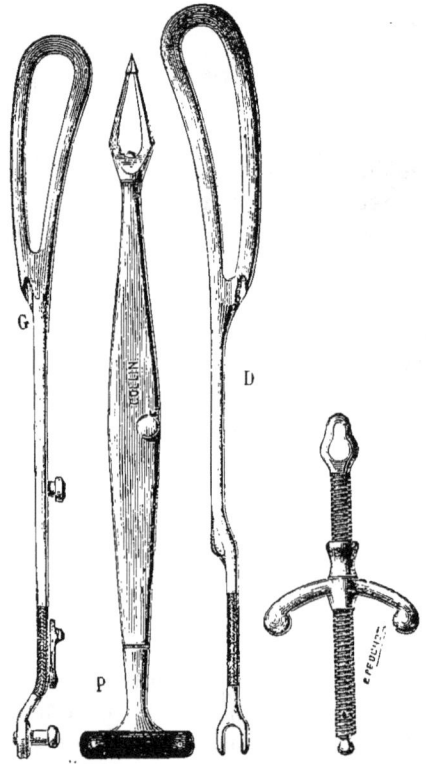

Fig. 230. — Basiotribe Tarnier, ancien modèle, pièces détachées.

tribe est moins concave que celle du forceps et plus massive ; elle est, en outre, moins courbée sur son bord, ce qui en rend l'introduction plus délicate que celle de la branche correspondante du forceps.

Lorsque la branche médiane et la branche gauche ont été rapprochées, un petit crochet, rabattu sur le manche du perforateur, maintient ce rapprochement.

La branche droite s'applique comme la branche droite du forceps. Elle s'articule avec la branche gauche du basiotribe ;et par-dessus celle-ci, au moyen d'un système de tenon et de mortaise en tout semblable à celui déjà décrit.

La vis d'écrasement, mise en place à l'extrémité de cette branche, la rapproche des deux premières et complète le broiement de la tête.

La branche droite, la plus longue des trois, empiète en tous sens sur la branche gauche quand l'instrument est serré au maximum, en sorte que la tête, emprisonnée dans le basiotribe, ne peut guère s'échapper suivant la longueur des branches, ce qui oppose au dérapement de l'instrument dans le sens vertical un obstacle absolu.

Manuel opératoire. — Le manuel opératoire de la basiotripsie n'a pas varié depuis la description qu'en a donnée Pinard. Je l'étudierai successivement pour la présentation du sommet, pour celle de la face, et pour la tête retenue derrière.

I. **Présentation du sommet.** — L'opération comprend huit temps.

1er TEMPS. — *Perforation de la tête et maintien du perforateur dans la cavité crânienne.* — La patiente est en position obstétricale. *La tête*, dont la situation a été bien exactement déterminée par le toucher, au besoin même par le toucher manuel, *est fixée solidement par un aide exercé*, qui appuie sur elle des deux mains au niveau de l'hypogastre. L'aide est à genoux sur le lit et doit s'opposer à tout mouvement d'ascension ou de déviation latérale de la tête pendant la perforation.

L'opérateur introduit la main gauche dans le vagin jusqu'au contact de la voûte du crâne que l'extrémité des doigts enserre, les quatre doigts en arrière, le pouce en avant. Il détermine le point où va porter la perforation. Celle-ci se fera dans le plan médian antéro-postérieur, sur la partie la plus accessible du crâne, mais un peu en avant, afin que le perforateur n'ait pas de tendance à glisser en arrière. En se portant le plus en avant possible, on a en outre l'avantage de perforer la voûte du crâne non loin de son sommet, près de la suture sagittale, qui, comme on le sait, est voisine du pubis, dans les cas de rétrécissements du bassin, où la tête est ordinairement inclinée sur son pariétal postérieur. Lorsque la perforation est faite trop en arrière, la tête n'est souvent intéressée que dans une de ses moitiés latérales : elle n'est pour ainsi dire que pincée, mal écrasée, et par conséquent insuffisamment réduite par le broiement.

Le point à perforer correspondra à une suture, à une fontanelle, ou à la continuité d'un os, peu importe ; la brèche crânienne sera toujours suffisante pour laisser écouler la matière cérébrale.

Les doigts, disposés en cône, protègent les parties maternelles contre toute atteinte du perforateur. Le perforateur est solidement saisi par son extrémité avec la main droite et tenu aussi verticalement que possible. Il est glissé dans les organes génitaux le long de l'avant-bras, de la paume de la main et des doigts jusqu'au contact du crâne fœtal.

L'opérateur imprime alors au perforateur des mouvements alternatifs de rotation à gauche et à droite, en même temps qu'il l'applique assez fortement contre le crâne. C'est à ce moment que la tâche de l'aide est délicate et qu'il doit s'opposer à tout déplacement de la tête. Si la tête fuyait sous la pression de l'instrument, celui-ci pourrait venir blesser le vagin, l'utérus ou la vessie et produire les plus graves accidents.

Bientôt l'opérateur se rend compte qu'il commence à entamer la paroi osseuse ; alors il imprime au perforateur de véritables mouvements de vrille pour agrandir l'orifice déjà creusé. Les os craquent sous l'action de l'instrument et finalement, un dernier obstacle vaincu, on a la sensation que l'olive du perforateur a pénétré dans la boîte crânienne. On s'en assure en poussant doucement, mais à fond, le perforateur ; on entend alors un bruit sec, caractéristique du choc de la pointe métallique contre les os de la base du crâne.

La perforation est achevée, la matière cérébrale peut s'écouler au dehors : il reste à effectuer le broiement de la tête.

On laisse donc le perforateur dans le crâne et on le confie à un second aide qui doit le maintenir en place sans le remonter ni surtout l'abaisser. S'il repoussait le perforateur en haut, il déplacerait la tête et l'éloignerait du détroit supérieur : il est vrai que l'aide, qui maintient la tête à travers la paroi abdominale, devait s'opposer à ce déplacement. Si on laissait s'abaisser le perforateur, ce dernier ne serait plus en contact avec la base du crâne en sorte qu'au moment où l'accoucheur procéderait à son articulation avec la branche gauche, il n'y aurait plus de saisie avec l'instrument qu'une portion plus ou moins faible de la tête et non la tête tout entière. C'est principalement dans les cas où cette faute a été commise qu'on a vu le basiotribe déraper. Il est donc nécessaire que la pointe du perforateur soit toujours maintenue en contact intime avec la base du crâne.

2ᵉ Temps. — *Introduction et placement de la branche gauche.* — La manœuvre rappelle beaucoup celle du forceps. La main droite va servir de guide. Elle est introduite profondément dans les organes génitaux jusqu'à ce que l'extrémité des doigts ait dépassé l'orifice utérin. Ils n'est pas utile que ceux-ci remontent très haut jusqu'au niveau du point où aboutira l'extrémité de la cuiller du basiotribe : il suffit qu'ils dépassent l'orifice utérin pour que le col ne soit pas saisi par l'instrument. La main est appliquée à l'extrémité du diamètre oblique droit, sa face dorsale regardant la symphyse sacro-iliaque gauche.

C'est, en effet, à l'extrémité du diamètre oblique qu'il est préférable d'introduire la cuiller gauche. Pour ce faire, l'accoucheur tient la branche gauche du basiotribe de la main gauche et la glisse, comme une branche de forceps, le long de son avant-bras et de sa main, puis il l'insinue doucement entre ses doigts et la tête fœtale. Au moment où la cuiller du basiotribe vient de dépasser la convexité de la tête, elle s'enfonce très facilement, mais on ne doit pas la laisser remonter trop haut (fig. 251).

L'introduction de la branche gauche du basiotribe ressemble à un cathétérisme : c'est dire qu'il faut non pas brusquer les obstacles, mais les tourner, non pas user de force, mais faire preuve d'adresse. Toutefois l'introduction d'une cuiller de basiotribe est plus difficile que l'introduction d'une cuiller de forceps, à cause de la grande épaisseur et de la rectitude des cuillers du basiotribe, qui ne présentent qu'une ébauche de courbure céphalique et de courbure pelvienne. Aussi ne saurai-je assez recommander à ceux qui ne sont pas familiarisés avec l'emploi de cet instrument de prendre tout le temps nécessaire pour introduire la branche gauche, surtout de ne rien forcer, faute de quoi, la cuiller trop vivement poussée peut brusquement dépasser la tête et venir crever l'utérus. Cela est arrivé maintes fois. Je l'ai vu se faire sous mes yeux.

L'introduction de la branche gauche est donc un temps délicat de l'opération, le plus difficile peut-être, surtout quand la dilatation de l'orifice n'est pas absolument complète et quand la tête fœtale est fixée solidement contre le détroit supérieur. Du reste, il faut se rappeler, que, dans ces conditions, souvent l'utérus est aminci au niveau du segment inférieur et que la moindre fausse manœuvre peut en provoquer la rupture.

La branche gauche étant ainsi introduite et bien placée à gauche et en arrière, l'opérateur la maintient dans cette situation et retire doucement sa main droite des organes génitaux.

5ᵉ Temps. — *Articulation de la branche gauche avec le perforateur.* — L'accoucheur saisit alors le perforateur de la main droite demeurée libre et l'articule avec la branche gauche qui est située au-dessus de lui. Mais auparavant, il est indispensable de s'assurer que le perforateur est toujours au contact de la base du crâne et, s'il n'y est pas, de l'y ramener; on repousse donc le perforateur jusqu'à ce qu'on entende le bruit de choc qu'il produit en venant frapper contre les os de la base du crâne.

L'articulation ne peut se faire que quand les deux branches sont dans le parallélisme et à la même hauteur; on les y amènera, si elles n'y sont déjà, par de petits mouvements de rotation. En procédant ainsi, on sera certain de saisir entre la branche médiane et la branche gauche du basiotribe la plus grande partie possible de la tête du fœtus.

4ᵉ Temps. — *Petit broiement.* — Les deux branches sont alors rapprochées. Ordinairement la pression des mains suffit à produire ce rapprochement, qui est terminé quand les branches arrivent au contact. Cela fait, on abaisse sur le perforateur le petit crochet de la branche gauche afin de fixer les deux branches l'une contre l'autre.

Il faut observer que si l'on éprouve peu de difficultés pour amener les deux branches au contact,

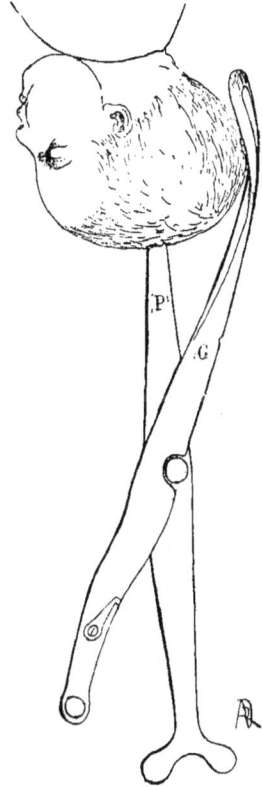

Fig. 251. — Deuxième temps de la basiotripsie. Le perforateur est maintenu dans la tête du fœtus. La branche gauche, appliquée sur la tête fœtale, est articulée avec la tige de perforation. On va procéder au petit broiement. (Ribemont-Dessaignes et Lepage.)

c'est que la pointe du perforateur, glissant sur la base du crâne, vient s'arrêter sur la face interne du pariétal contre la face externe duquel est déjà appliquée la branche du basiotribe : en conséquence, il s'agit moins d'un premier broiement que d'une simple saisie ou d'un simple pincement de la tête.

Ce n'est que dans les cas où le crâne est très ossifié, et dans ceux où la base du crâne est interposée entre la branche gauche et le perforateur, qu'il peut y avoir broiement véritable. Alors, la main n'est pas suffisante pour effectuer le rapprochement des branches, auquel il est nécessaire de procéder avec la vis d'écrasement. On adapte donc celle-ci au tenon de la branche gauche, on la rabat sur le perforateur et on serre. Quand ce broiement est terminé, on abaisse le petit crochet, ce qui maintient l'instrument fermé, et on retire la vis de pression.

5ᵉ Temps. — *Introduction et placement de la branche droite.* — Le système formé par les deux premières branches du basiotribe constitue une véritable pince qui saisit d'une façon immuable la tête du fœtus. Il est dès lors inutile de continuer à faire maintenir la tête; aussi l'aide qui avait été chargé de ce soin devient-il libre.

Il s'agit maintenant d'appliquer la branche droite du basiotribe : elle le sera comme la branche droite du forceps.

La branche droite, tenue de la main droite, sera introduite en arrière et à droite vers l'articulation sacro-iliaque. Elle aura pour guide la main gauche qu'on aura fait pénétrer jusqu'au-dessus de l'orifice utérin. La branche droite sera ensuite ramenée à droite et en avant par un mouvement de spire analogue à celui de Mme Lachapelle, et arrêtée à l'extrémité antérieure du diamètre oblique, ce qui permettra de l'articuler avec la branche gauche qui occupe l'autre extrémité de ce diamètre. L'articulation se fait par le moyen d'un tenon que présente la branche gauche, au-dessus de laquelle vient se placer la branche droite. Le mouvement de spire est souvent difficile à exécuter, parce que la cuiller vient buter contre la tête. On le facilite en faisant soulever légèrement la tête du fœtus à l'aide des deux premières branches du basiotribe (Pinard). Si, malgré cette précaution, la cuiller droite ne peut être ramenée en avant, on fera bien de la laisser en place et de tourner sur son axe la tête du fœtus, en se servant pour cela des deux premières branches du basiotribe déjà appliquées, jusqu'à ce que la mortaise et le pivot se correspondent et que l'articulation puisse se faire. En opérant ainsi, la cuiller droite reste immobile, et c'est la tête du fœtus qui est déplacée pour venir à sa rencontre.

6ᵉ Temps. — *Articulation de la branche droite.* — Quand la branche droite est bien orientée par rapport à la gauche, on l'articule avec cette branche gauche au-dessus de laquelle elle se place.

Pour effectuer cette articulation, il faut souvent déplacer un peu la cuiller droite ou l'ensemble de la cuiller gauche et du perforateur; on y arrive facilement avec quelques tâtonnements.

7ᵉ Temps. — *Grand broiement* (fig. 252). — On applique alors la vis de pression sur le tenon qui est à l'extrémité de la branche gauche, on relève cette vis pour l'introduire dans la fourche du perforateur et dans celle qui termine la branche droite, et on fait manœuvrer le volant pour rapprocher la branche droite du perforateur.

Si la tête est bien saisie suivant ses grandes dimensions, l'écartement de la branche droite est considérable; cet écartement est, au contraire, assez faible, quand la tête n'est que pincée latéralement. On constate le fait, mais il est impossible d'y remédier pour le moment, puisque la position occupée par la branche droite du basiotribe est commandée par celle qu'occupe la branche gauche. Cela montre, une fois de plus, la nécessité qu'il y a à bien appliquer, dès le début, cette première branche.

La manœuvre de la vis de pression doit être lente ; on fait un demi-tour à la fois, puis on s'arrête et ainsi de suite. En opérant avec lenteur, la tête s'écrase peu à peu et la matière cérébrale s'écoule. Si, au contraire, on allait trop vite, l'orifice de perforation du crâne pourrait se refermer et la substance cérébrale ne s'échapperait plus : cette substance s'accumulerait alors à droite et à gauche des cuillers du basiotribe, où elle contribuerait à former deux bosses plus ou moins volumineuses qui feraient obstacle au passage de la tête à travers le rétrécissement. Il est à remarquer qu'on ne voit s'écouler au dehors la matière cérébrale qu'après les premiers tours imprimés à la vis de pression. Ce retard est fait pour émouvoir les débutants qui se demandent avec anxiété s'ils ont bien perforé la tête. Ils n'ont rien à craindre, s'ils ont procédé à la basiotripsie en suivant scrupuleusement les préceptes indiqués plus haut, et ils peuvent attendre sans inquiétude l'issue du sang et de la matière cérébrale, qui s'échappent ensuite de la vulve en bavant à chaque tour imprimé au volant.

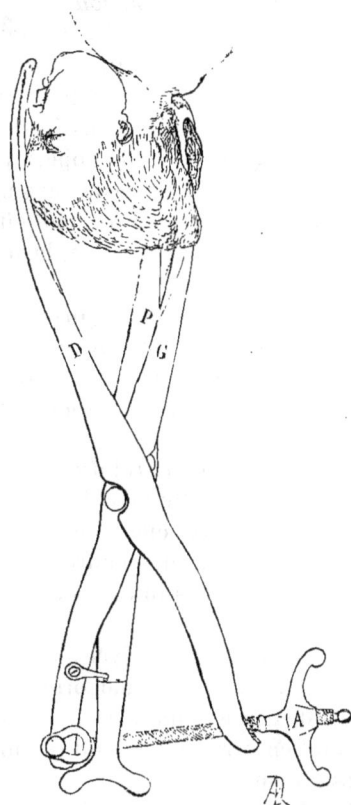

Fig. 252. — Septième temps de la basiotripsie ou grand broiement. Le petit broiement est effectué, la branche droite du basiotribe, appliquée sur la tête, puis articulée avec la branche gauche, est rapprochée de cette dernière par la vis de pression. (Ribemont-Dessaignes et Lepage.)

Un repli de la paroi vaginale peut s'interposer dans l'écartement des branches du basiotribe et être saisi pendant le broiement. Aussi est-il nécessaire de porter de temps en temps le doigt au-dessous du basiotribe pour écarter la paroi vaginale et en éviter le pincement.

Le broiement n'est complet que quand la branche droite est au contact du perforateur et que l'écrou ne peut plus avancer (fig. 253). Il ne faut jamais arrêter le broiement avant

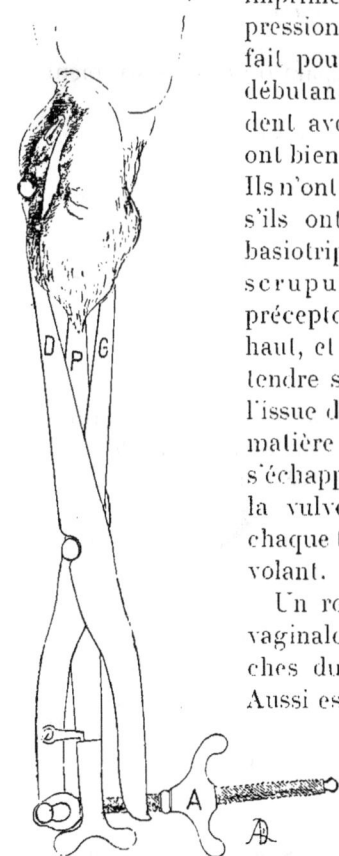

Fig. 253. — Résultat d'un bon broiement effectué par le basiotribe. (Ribemont-Dessaignes et Lepage.)

qu'il en soit ainsi. Dans les derniers moments, la résistance que l'on éprouve est grande et les mouvements imprimés au volant mobilisent tout l'instrument qui tourne sur lui-même. Ces mouvements doivent être évités surtout si on a des rai-

sons de craindre une rupture de l'utérus, c'est pourquoi il est indispensable
de maintenir très solidement le basiotribe afin qu'il reste immobile.

8ᵉ Temps. — **Extraction.** — a) *Extraction de la tête.* — Le broiement
effectué, il reste à extraire le fœtus. Lorsqu'il n'y a guère de disproportion
entre le volume du fœtus et les dimensions du bassin, il suffit de tirer sur
le basiotribe pour voir la tête descendre et sortir de la vulve. Mais il n'en
est pas toujours ainsi. Aussi est-il nécessaire d'étudier avec quelque attention le dernier temps de l'opération.

Si le basiotribe est resté dans une position exactement transversale, après
le broiement, c'est-à-dire une cuiller regardant directement à gauche et
l'autre directement à droite, la tête du fœtus est aplatie de droite à gauche
et transformée en un disque à grandes dimensions dirigées d'avant en
arrière. Elle est donc mal orientée pour passer à travers un bassin aplati du
promontoire au pubis. Aussi convient-il de l'accommoder à la forme du
bassin, et, pour cela, de *la faire tourner de 90°, afin d'orienter le disque
céphalique suivant le grand diamètre transverse du détroit supérieur du
bassin.*

Pendant que cette rotation s'effectue, on voit disparaître progressivement
la saillie que la tête faisait à l'hypogastre.

La rotation artificielle de la tête achevée, on exerce sur le basiotribe des
tractions qui font descendre la tête dans l'excavation avec d'autant plus de
facilité que le bassin est plus large, le col plus dilaté et plus souple, et la
tête mieux broyée.

Quand la tête est arrivée au détroit inférieur et qu'elle actionne le périnée,
elle est de nouveau mal orientée, et il faut encore la faire tourner d'un
quart de cercle, afin d'orienter les grandes dimensions du disque céphalique
d'avant en arrière, c'est-à-dire suivant les grands diamètres des détroits du
bassin mou.

On doit donc imprimer à la tête deux mouvements successifs de rotation,
l'un au détroit supérieur, pour mettre le disque céphalique dans le sens
transversal, l'autre au détroit inférieur, pour le mettre dans le sens antéro-
postérieur.

Si la tête ne descend pas, quoi qu'on l'ait bien orientée, c'est qu'elle est
encore trop volumineuse pour traverser le bassin ou le col, malgré la
réduction qu'elle a déjà subie. Il convient alors de ne pas tirer avec une
force exagérée et de surseoir aux tractions, faute de quoi on s'exposerait,
soit au dérapement du basiotribe qui entraîne alors avec lui un lambeau
d'os ou de cuir chevelu, soit à des lésions des parties molles maternelles
insuffisamment dilatées, soit même à la rupture de la symphyse pubienne. Il
faut au contraire retirer les branches du basiotribe et procéder à un *nouveau
broiement* (Pinard). Voici comment on l'exécutera.

La tête, ai-je dit, a été orientée de manière à ce que ses grandes dimensions soient transversales. On la laisse dans cette position, puis on retire
successivement la branche droite et la branche gauche, en prenant bien
soin de ne pas déplacer la tête. Mais on ne retire pas le perforateur: il
serait, en effet, assez difficile de le réintroduire, car on ne retrouverait plus
aisément l'orifice par lequel il a pénétré dans le crâne. On laisse donc le

perforateur en place. Puis on fait une nouvelle basiotripsie, en appliquant les cuillers gauche et droite respectivement aux deux extrémités du diamètre transverse.

Dans la position occupée actuellement par la tête, ce sont les parties de celle-ci qui n'ont pas encore subi l'action du basiotribe qui vont être maintenant broyées, en sorte que la tête sera réduite au maximum après ce second broiement, qu'elle aura perdu toute consistance et qu'elle sera transformée en une véritable galette qui pourra passer à travers un bassin n'ayant guère plus de 5 centim. 1/2 à 6 centim. de diamètre utile.

b) *Extraction du tronc.* — Quand, après un ou deux broiements, la tête a été extraite, il reste le tronc. Le plus souvent, il suit la tête et sort sans la moindre difficulté. On coupe le cordon et on éloigne le fœtus, auquel tient le basiotribe.

Quand le fœtus est très volumineux et qu'il y a disproportion entre les dimensions du tronc et l'étendue du bassin, l'extraction est plus difficile. On a beau tirer sur le basiotribe et même directement sur la tête, le fœtus ne descend pas. C'est qu'il est retenu par les épaules arrêtées au détroit supérieur. En ce cas, on va à la recherche de l'épaule la plus accessible, suivant le précepte de Ribemont-Dessaignes, et on dégage un bras, puis l'autre bras en tirant fortement sur eux; on ne s'inquiète pas de les casser, souvent même leur fracture facilite la manœuvre. Quand les deux bras sont abaissés, le tronc vient facilement.

Applications particulières. — L'application du basiotribe dans les deux positions, droite et gauche du sommet, donne lieu à quelques considérations que je vais exposer rapidement.

Présentation du sommet en OIGT. — C'est la position la meilleure pour pratiquer le broiement de la tête avec l'ancien modèle du basiotribe. Dans cette position, en effet, le front est à droite et correspond à la plus longue cuiller du basiotribe qui est la droite.

L'idéal théorique serait d'appliquer la branche gauche directement à gauche et la droite directement à droite aux extrémités du diamètre transverse; on écraserait alors la tête dans le plan médian occipito-frontal, c'est-à-dire suivant ses plus grandes dimensions et son maximum de résistance. Malheureusement les cuillers du basiotribe, pas plus que celles du forceps, ne restent appliquées sur le milieu de l'occipital et le milieu du front : elles se déplacent, en sorte que la prise n'est plus directe, mais oblique. Il y a là une première difficulté. Il faut observer, en outre, que la tête n'est pas d'aplomb sur le détroit supérieur du bassin, mais inclinée sur son pariétal postérieur, de telle sorte qu'une prise de droite à gauche n'intéresserait qu'une moitié latérale de la tête et qu'une petite portion de la base du crâne. Pour toutes ces raisons, la prise occipito-frontale doit être rejetée.

La prise antéro-postérieure, une cuiller contre le promontoire, l'autre derrière le pubis, est difficile à exécuter à cause de la rectitude du basiotribe. Si elle a l'avantage de saisir la tête d'une oreille à l'autre, elle n'écrase ni le front ni l'occiput, qui forment alors sur les côtés du basiotribe deux grosses bosses, dures et irréductibles, et le broiement reste insuffisant.

Pour ces motifs, l'application du basiotribe exécutée suivant le diamètre oblique du bassin, qui, sur la tête, correspond à la partie postérieure d'une oreille et à la partie antérieure de l'autre, est l'application idéale (Pinard). Car, avec cette prise, la tête est broyée de la bosse occipitale à la bosse frontale opposée; la base du crâne est écrasée suivant son centre de plus grande résistance, qui passe obliquement par les rochers et les arcades orbitaires externes. C'est un premier point. En outre, le fait de placer les cuillers du basiotribe en arrière et en avant de la tête par rapport au bassin assure une saisie de la tête suivant toute son épaisseur et rend fatale l'écrasement de la base du crâne qui est l'objectif de la basiotripsie. C'est pourquoi je n'ai décrit dans l'opération-type de basiotripsie que l'application des branches suivant le diamètre oblique.

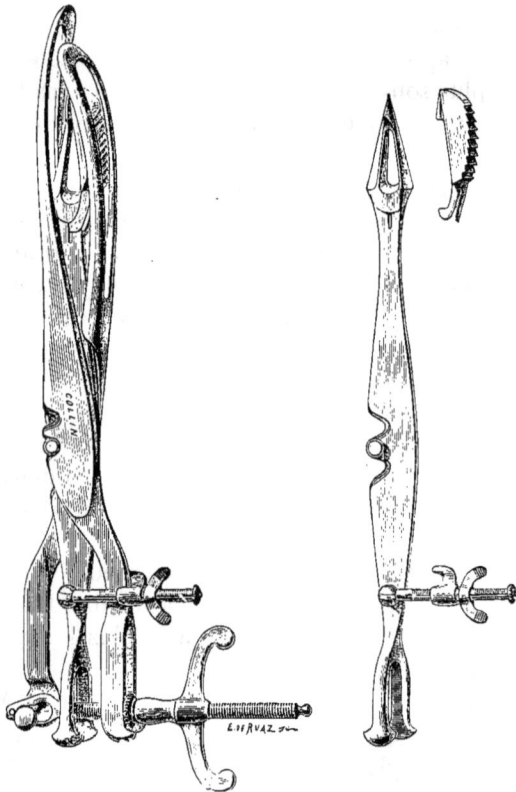

Fig. 254. — Basiotribe de Tarnier, nouveau modèle. A gauche, l'instrument est articulé. A droite, on voit séparément le perforateur avec ses deux encoches et le capuchon dont on peut coiffer son extrémité.

Présentation du sommet en OIDT. — Elle est moins avantageuse pour la basiotripsie, parce que c'est précisément la branche gauche du basiotribe, la plus petite, qui correspond à la région frontale, la plus élevée du crâne. En outre, dans le temps de rapprochement de la branche gauche et du perforateur, un broiement réel est souvent nécessaire, parce qu'une portion de la base du crâne est saisie entre le perforateur et la branche gauche. Malgré cela, la basiotripsie donne ordinairement d'aussi bons résultats que dans les positions gauches, surtout si l'on prend bien la précaution de pratiquer la perforation la plus près possible de la suture sagittale et de bien placer les cuillers du basiotribe suivant le diamètre oblique.

C'est en partie pour parer à ces inconvénients qu'ont été construits le basiotribe de Bar, puis le nouveau basiotribe de Tarnier, dans lesquels on a la possibilité d'introduire comme première branche la branche droite, et ensuite de rendre la branche gauche de l'instrument plus longue que la branche droite (fig. 254).

Malheureusement, pour obtenir ces deux minces résultats, il a fallu faire en sorte que la cuiller gauche s'articule au-dessous du perforateur, tandis que la cuiller droite s'articule au-dessus de lui; il a fallu, de plus, creuser sur chaque branche deux encoches latérales superposées. Ces modifications rendent l'instrument plus massif, plus lourd, moins maniable; elles rendent moins facile l'articulation de la branche gauche, et prêtent à une telle confusion au sujet du choix des encoches que j'ai vu des accoucheurs exercés se tromper au moment même où ils démontraient les avantages de ces perfectionnements. Mieux vaudra donc se servir du basiotribe ancien.

Le nouveau basiotribe possède une pièce accessoire, appelée *capuchon*, qui s'adapte au perforateur; on s'en sert de la façon suivante. Le crâne étant perforé, on retire le perforateur et on le coiffe de son capuchon, puis on l'introduit dans la cavité crânienne par la brèche déjà faite. Lorsque la branche gauche est serrée contre le perforateur, le capuchon s'adapte exactement à elle et la saisie de la tête est alors presque aussi étroite qu'avec le cranioclaste; le dérapement du basiotribe est évité de cette façon dans une grande mesure. Cette pièce accessoire pourrait évidemment s'adapter à l'ancien modèle du basiotribe.

II. **Présentation de la face.** — La perforation est plus difficile que dans la présentation du sommet, puisqu'on est obligé de passer à travers le massif osseux facial qui est plus épais et plus dur que les os de la voûte crânienne. Aussi, toutes les fois que la déflexion ne sera pas complète et que le front restera accessible, sera-t-il préférable de pratiquer la perforation sur la région frontale, au niveau de la suture inter-frontale, le plus près possible de la fontanelle antérieure. C'est ce qu'on fera toujours, en particulier, dans la variété frontale de la présentation de la face ou présentation du front.

Si la déflexion de la face est complète, on pratiquera la perforation par la cavité orbitaire antérieure, et, si cette dernière n'est pas facilement accessible, on passera par la bouche en suivant la voûte palatine et en pénétrant dans le crâne par l'apophyse basilaire de l'occipital.

La plus grande attention doit être apportée à la perforation à travers la face et la base du crâne. En effet, on n'est pas toujours averti du moment où l'olive du perforateur a traversé les os dans toute leur épaisseur; un opérateur inexpérimenté peut donc croire que la perforation n'est pas achevée, alors que l'olive du perforateur a cependant déjà traversé la cavité crânienne et est venue attaquer la paroi opposée du crâne qu'elle perfore à son tour. Il suffit d'être prévenu de la possibilité d'une pareille erreur pour l'éviter.

Pour les autres détails de la perforation, l'application des cuillers et le broiement, il n'y a rien de spécial à dire en ce qui concerne la présentation de la face, si ce n'est que nous recommandons encore la prise oblique de la tête, que le petit broiement est ordinairement un broiement réel, et qu'enfin, lorsque l'écrasement de la voûte du crâne n'a pas été considérable, il y aura lieu de procéder à un second broiement dans un sens perpendiculaire au premier.

III. **Tête dernière.** — Quand la tête est retenue dernière par un rétrécissement du bassin, elle est en général orientée en transversale.

Lorsque l'occiput est à *gauche*, il n'est pas commode de le perforer, parce qu'il faudrait protéger les parties maternelles avec la main droite et que celle-ci devrait, au contraire, manier le basiotribe; aussi se voit-on obligé de suivre avec le perforateur soit la partie antérieure, soit la partie latérale du cou. Dans le premier cas, on fait pénétrer le perforateur par la région sus-hyoïdienne dans la bouche, et on le glisse le long de la colonne cervicale pour perforer l'apophyse basilaire de l'occipital, mais l'opération est assez délicate. On fera donc bien, si on le peut, d'adopter la seconde voie et de passer de préférence le long de la partie latérale du cou pour aller attaquer le crâne à l'union de l'occipital et du temporal; mais, pour réussir dans cette opération, il faut que la tête puisse être fortement abaissée et que la région temporale soit bien accessible.

Lorsque l'occiput est à *droite*, rien n'est plus facile, au contraire, que de pratiquer la perforation au niveau de cette région : la main gauche, introduite dans les organes génitaux, protège donc le vagin et le col, tandis que le perforateur, tenu de la main droite, attaque l'occipital tout contre la nuque. Un aide tire fortement sur le tronc du fœtus, en même temps qu'il le récline à gauche afin, d'une part, de maintenir solidement la tête et, d'autre part, de rendre très accessible le cou et la nuque.

La perforation étant terminée, on laisse le perforateur en place, on applique la branche gauche à gauche et en arrière, puis on procède au petit broiement. On applique ensuite la branche droite à droite et en arrière et on la porte ensuite en avant et à droite. Mais cette introduction est plus difficile lorsque la tête reste dernière que lorsqu'elle se présente première : aussi est-il utile et souvent nécessaire de soulever la tête à l'aide du basiotribe et même de la faire tourner sur elle-même pour permettre à la branche droite de s'articuler.

Indications. — La basiotripsie ne doit être pratiquée que sur l'enfant *mort*. C'est un principe aujourd'hui universellement admis. Si l'enfant est vivant, l'accoucheur devra s'adresser à des opérations non mutilatrices du fœtus : la symphyséotomie ou l'opération césarienne (v. c. m.).

Le plus habituellement, la tête du fœtus est retenue au-dessus du détroit supérieur par un rétrécissement du bassin. Si, dans ces conditions, le fœtus ayant succombé, la dilatation est complète, l'indication est absolue : la basiotripsie s'impose et doit être pratiquée immédiatement. Si la dilatation est incomplète, mais si l'orifice est suffisamment souple pour qu'on pense pouvoir appliquer l'instrument et ensuite extraire la tête réduite de volume, on pratiquera également la basiotripsie sans plus attendre, surtout si le fœtus commence à se putréfier. Mais, si la dilatation est très insuffisante, il ne pourra être question de faire une basiotripsie: toutefois on pourra recourir à la craniotomie simple, exécutée avec le perforateur du basiotribe (V. Craniotomie).

Quand l'enfant, déjà engagé dans l'excavation, meurt au cours du travail, et qu'il y a intérêt pour la mère à ce que l'accouchement soit terminé rapidement (éclampsie, accidents gravido-cardiaques, etc.), on peut, si la dilatation est complète, extraire l'enfant au basiotribe de préférence au forceps, afin de ménager les organes génitaux externes de la mère, surtout si elle

est primipare. Mais, comme le basiotribe est moins facile à manier que le
forceps, on n'aura recours au premier instrument que si on est familiarisé
avec son maniement.

Pronostic. — Le pronostic de la basiotripsie est favorable. Si l'opération est pratiquée suivant les règles, elle est incapable de produire par
elle-même aucun accident. Ne pourrait être dangereux que le contact de
pointes ou d'esquilles osseuses avec les parties molles de la mère; mais,
quand on a broyé la tête avec le basiotribe, ces esquilles sont en général
perdues au milieu des pièces qui composent l'instrument et ne peuvent, par
conséquent, blesser ni l'utérus ni le vagin.

S'il est des femmes qui présentent des accidents ou meurent à la suite de
la basiotripsie, il n'en faut pas accuser cette opération, mais bien les complications propres à la dystocie qui a fourni les indications de la basiotripsie. Souvent on pratique la basiotripsie après qu'il a été fait des tentatives nombreuses d'applications de forceps : les conditions sont alors mauvaises, car il y a déjà des meurtrissures génitales et de l'infection, dont les
suites ne tarderont pas à se manifester. Mais on n'en peut accuser la basiotripsie qui aura permis, au contraire, de délivrer la femme d'un enfant
mort, sans que les lésions locales en aient été aggravées. En fait, si la
basiotripsie a été pratiquée en son temps, chez une femme dont le travail
aura été bien conduit, il y a toutes chances pour que la parturiente n'en
éprouve aucun dommage.   *POTOCKI.*

BASSIN (FRACTURES). — On décrit sous le nom de fractures du bassin, deux
grandes classes bien différentes de traumatismes : 1° *les fractures isolées de
l'un des os* qui constituent la ceinture pelvienne : 2° *les fractures de la ceinture pelvienne* interrompant, le plus souvent en plusieurs points, la continuité de cette ceinture osseuse.

1° **Fractures isolées de l'un des os de la ceinture pelvienne.** — Elles
sont rares et beaucoup moins graves que les fractures de la seconde catégorie. On a décrit des fractures isolées de *l'ischion*, généralement de cause
directe et sans grand déplacement : des fractures de *l'aile iliaque en travers*
(fracture de Duverney); douleur limitée à la pression au niveau du trait de
fracture, ecchymose, mobilité anormale généralement peu marquée, tels
sont les symptômes de ces fractures rares. Les fractures du *coccyx* peuvent
également s'observer : consécutives à une chute ou à un choc direct, elles
sont peu intéressantes et d'ailleurs plus rares que les luxations du même os.
Les *fractures isolées du sacrum* sont plus intéressantes, car elles peuvent se
compliquer du *syndrome de compression de la queue de cheval* [V. MOELLE
(COMPRESSION)]. Les arrachements de *l'épine iliaque antéro-supérieure*, de la
crête iliaque (parfois véritable *décollement épiphysaire* s'il s'agit d'un sujet
de moins de vingt ans) sont également des traumatismes exceptionnels, de
diagnostic facile et sans grande gravité.

Les *fractures de la cavité cotyloïde* sont rares, mais très graves, car elles
nécessitent pour se produire un traumatisme violent, analogue à celui qui
pourrait produire, par exemple, une luxation de la hanche ; on a même décrit
des cas rares où la tête fémorale avait perforé le fond du cotyle et faisait

saillie dans la cavité pelvienne. Enfin, Walther a décrit une variété spéciale et exceptionnelle de *fracture qui coupe la partie basse du cotyle et se prolonge en avant sur la branche ischio-pubienne*. Cette fracture peut servir de trait d'union entre les fractures isolées des os du bassin et les fractures de la ceinture pelvienne.

2° **Fractures de la ceinture pelvienne.** — Elles sont beaucoup plus importantes en pratique. On les appelle aussi souvent depuis Malgaigne : *fractures doubles verticales du bassin.*

Ces fractures portent en effet à la fois sur les deux points faibles de la ceinture pelvienne : c'est-à-dire : 1° en avant, la *symphyse et la région des branches ilio-pubienne et ischio-pubienne* ; 2° en arrière, la *région de l'aileron sacré et du bord postérieur de l'ilion.* Ces fractures sont toujours le résultat de *graves traumatismes* : passage d'une roue de voiture sur le malade étendu sur le sol, précipitation d'un objet pesant sur le malade également couché sur le sol, éboulements, chutes par la fenêtre, etc.... Le mécanisme de la fracture est variable suivant les cas ; nous le résumerons le plus rapidement possible : 1° *un choc dans le sens antéro-postérieur*, le plus souvent une pression très violente (roue de voiture), produit d'abord une fracture de l'un ou des deux pubis, plus rarement une disjonction de la symphyse, puis, si la violence continue, un diastasis de l'une ou des deux articulations sacro-iliaques ; il peut y avoir arrachement insignifiant de l'aileron iliaque par le ligament postérieur de cette articulation ; 2° *un choc postéro-antérieur* peut produire la même lésion que précédemment, si le bassin est calé en avant (cas le plus habituel) ; si le bassin n'est pas calé en avant, il peut y avoir fracture totale du pubis et projection du sacrum dans l'intérieur de la cavité pelvienne : c'est plus rare ; 5° *un choc latéral*, surprenant, par exemple, un sujet couché à terre sur le côté, donnera le plus souvent la fracture double verticale de Malgaigne : il y a d'abord fracture du pubis (branche horizontale et branche descendante), puis, la pression continuant, fracture par écrasement de l'aileron sacré ; les choses peuvent en rester là, mais, si la violence continue encore, il y aura arrachement de la tubérosité iliaque par les puissants ligaments qui s'y insèrent. Le grand caractère de cette fracture double verticale, c'est que le *fragment moyen* qui comprend l'articulation coxo-fémorale peut subir une *ascension notable*, d'où raccourcissement du membre inférieur ; 4° *une chute sur le siège d'une certaine hauteur* produit en général une fracture pubienne et sacrée : certains auteurs pensent que la fracture du pubis est primitive, d'autres que c'est celle du sacrum qui est la première produite.

Symptômes. — Tout d'abord, il s'agit de malades profondément choqués, souvent même comateux ; il existe une *impotence fonctionnelle complète des membres inférieurs, immobiles et inertes*. Il faut rechercher avec soin les *points douloureux caractéristiques* : 1° *en avant*, les points douloureux pubiens ou symphysiens ; 2° *vers le périnée*, en écartant la cuisse en abduction et en soulevant le scrotum, le point douloureux correspondant à la fracture de la branche ischio-pubienne ; 5° *en arrière*, exploration du bord postérieur de l'ilion, de l'aileron sacré et de l'interligne sacro-iliaque. Ne jamais omettre également le *toucher rectal ou vaginal*. Le *raccourcissement* *du membre inférieur* n'existe que dans la double verticale vraie ; nous avons vu qu'il était dû à l'ascension du fragment moyen.

Enfin, rechercher avec soin les *complications* ; celles-ci sont surtout les *ruptures de l'urètre* (v. c. m.) et les *ruptures de la vessie* (v. c. m.). L'urètre est le plus souvent rompu en totalité au niveau de sa portion membraneuse, soit par un fragment déplacé qui le déchire, soit par le déplacement en masse d'une branche de l'arcade ischio-pubienne rompue qui a entraîné la déchirure de l'urètre fixé par le ligament de Carcassonne. La *vessie* peut être déchirée par une disjonction de la symphyse ou perforée par un fragment ischio-pubien déplacé. Tous ces graves accidents se caractérisent toujours par la *rétention d'urine*, l'*urétrorragie quelquefois* et doivent être recherchés avec soin, car ils sont extrêmement fréquents. De volumineux *hématomes, iliaques ou pelviens*, voire même des *ruptures vasculaires*, pouvant donner lieu secondairement à des anévrismes, peuvent également être observés. Enfin, des *névralgies rebelles*, dues à des compressions nerveuses (obturateur, nerf crural, plexus sacré), viennent encore assombrir le pronostic.

Diagnostic. — En général, le tableau clinique est bien net. Les *luxations de la hanche* (v. c. m.) sont caractérisées par l'attitude particulière du membre dans chaque variété et par les signes propres à toute luxation (déplacement des surfaces articulaires normalement en contact) ; quant aux *fractures du col du fémur*, elles sont vraiment bien faciles à différencier (v. c. m.).

Pronostic. — Toujours très grave ; la mortalité immédiate est considérable à cause des complications urétro-vésicales dont nous avons parlé et de la violence du traumatisme initial qui peut avoir causé d'autres lésions mortelles du côté de la cavité abdominale (rupture intestinale, par exemple). Le *pronostic éloigné* n'est guère meilleur : il reste toujours à la suite de ces fractures de la ceinture pelvienne une impotence fonctionnelle marquée qui peut aller jusqu'à l'infirmité complète ; car les cals fibreux sont fréquents et empêchent parfois définitivement la marche. Quant aux cas de dystocie, (V. Bassins viciés).

Traitement. — Le traitement de ces fractures comprend deux ordres d'indications : 1° le *traitement des complications urétro-vésicales* (V. Urètre, Vessie) ; 2° le *traitement de la fracture proprement dite* ; celui-ci est simple : il faut immobiliser le malade dans une gouttière de Bonnet sur un lit mécanique et surveiller avec soin la formation toujours possible des escarres ; dans le cas particulier d'ascension du fragment moyen, appliquer l'extension continue avec l'appareil de Hennequin de préférence, ou bien celui de Tillaux.   *P. LECÈNE.*

BASSIN (**OSTÉITES**). — Les os qui constituent la ceinture pelvienne (sacrum, os iliaques) peuvent être le siège d'ostéites soit *tuberculeuses*, soit *infectieuses simples*, c'est-à-dire d'ostéomyélite sous toutes ses formes.

A) **Ostéites tuberculeuses.** — Les ostéites tuberculeuses de l'os iliaque et du sacrum sont loin d'être rares ; mais nous n'étudierons ici que celles qui se développent à distance de l'articulation sacro-iliaque. En effet, à

l'article SACRO-COXALGIE, nous avons montré la fréquence des ostéites tuberculeuses juxta-articulaires qui rentrent dans le cadre de cette affection : de
même la tuberculose de la cavité cotyloïde doit être étudiée avec la COXALGIE
(v. c. m.) dont elle n'est qu'une variété fréquente.

La tuberculose se développe de préférence dans les parties de l'os riches
en tissu spongieux : telles, par exemple, l'ischion et le pubis. Les abcès
froids qui résultent de ces ostéites tuberculeuses ont une évolution variable ;
ceux qui se développent aux dépens de l'ischion fusent soit dans la région
fessière, soit dans la fosse ischio-rectale, plus rarement vers la cavité pelvienne ; les abcès froids nés d'une ostéite du pubis fusent en général soit en
haut vers l'hypogastre, dans l'espace rétro-musculaire ou prévésical, soit
vers les adducteurs à la racine de la cuisse, soit enfin vers la partie antérieure du périnée ou dans le pli génito-crural. Les *symptômes* peuvent être
au début très frustes, bornés à une douleur localisée, facile à réveiller par
la pression ; lorsque l'abcès froid apparaît, on le reconnaît facilement à ses
symptômes habituels, mais il faut toujours rechercher avec soin le point
douloureux osseux qui montrera d'où est parti l'abcès. Les abcès tuberculeux ne guérissent que très rarement spontanément ; ils donnent lieu à des
fistules interminables au fond desquelles le stylet introduit sent l'os dénudé.
Les ostéites tuberculeuses de la fosse iliaque interne peuvent donner lieu à
des abcès froids sous-périostés, d'abord iliaques, qui viendront ensuite fuser
vers la base du triangle de Scarpa, en suivant le psoas ; ils pourraient être
confondus avec des abcès froids d'origine vertébrale, mais l'examen attentif
du rachis permettra d'éviter cette erreur ; une complication grave des
ostéites tuberculeuses de l'ilion, avec abcès froid iliaque consécutif, est la
formation d'une fistule stercorale (Verneuil). Lorsque l'ostéite tuberculeuse
atteint primitivement le sacrum, un abcès froid peut se développer à l'intérieur du canal sacré et donner lieu à des signes de compression de la queue
de cheval (sciatique double) et quelquefois aussi à un abcès froid intra-
pelvien, rétrorectal qui pourra s'ouvrir secondairement dans le rectum. Les
ostéites du pubis sont souvent fort diffuses et toute la symphyse peut être
envahie ; on a vu des abcès froids symptomatiques de ces ostéites pubiennes
s'ouvrir dans la vessie et même un séquestre éliminé dans la vessie devenir
le point de départ d'un calcul. Le *traitement* de ces ostéites est délicat :
tant que l'abcès ne sera pas fistuleux, le mieux, surtout chez les enfants,
sera de ponctionner l'abcès, en injectant à son intérieur une solution modificatrice. S'il existe des fistules, il faudra s'ouvrir un chemin jusqu'au
séquestre et l'enlever ; on pourra être amené à faire aussi de gros délabrements et à enlever tout ou partie du pubis ou de l'ischion : mais la guérison,
toujours aléatoire du reste, est à ce prix.

B) **Ostéomyélites des os du bassin.** — Sans être fréquente, elle n'est pas
très exceptionnelle. D'après Gouilloud, avant la puberté, les ostéites infectieuses seraient plus fréquentes au niveau de la cavité cotyloïde incomplètement soudée, tandis qu'après la puberté et pendant l'adolescence les foyers
d'ostéomyélite s'observeraient surtout auprès des épiphyses marginales
(épine iliaque, pubis, crête iliaque, ischion). Les *symptômes généraux* de ces
ostéomyélites sont toujours graves : *frissons, fièvre élevée, douleur très vive*

en un point limité avec gonflement. Si le malade survit aux premiers accidents, la suppuration apparaît et il se développe un abcès qui occupera un
siège analogue à ceux que nous avons décrits pour l'ostéite tuberculeuse.
La fistulisation de ces abcès est très fréquente et la fistule reste intarissable
tant que le séquestre n'est pas éliminé ou enlevé. L'ostéite péri-cotyloïdienne
de la première enfance peut présenter bien des points communs avec la
coxalgie (v. c. m.) : il faut un examen attentif pour reconnaître que, malgré
la douleur et la claudication, l'articulation elle-même est cependant mobile.
Les abcès chauds qui résultent de ces ostéomyélites peuvent être très profonds sous le psoas en avant ou sous les fessiers et l'obturateur interne en
arrière. Les ostéites infectieuses de la fosse iliaque interne peuvent donner
lieu à des abcès chauds de la fosse iliaque de diagnostic difficile (v. c. m.).
L'ostéomyélite du bassin peut passer à l'état chronique : ostéomyélite prolongée. Le diagnostic avec les ostéites tuberculeuses devient alors très difficile et ne peut être fait que par l'étude attentive du mode de début. Le
traitement de ces ostéomyélites devra toujours être énergique : trépanation
immédiate de l'os avec évidement du foyer à la gouge et au maillet,
s'il s'agit d'une ostéomyélite aiguë; incision de l'abcès, ablation des
séquestres, s'il s'agit d'une ostéomyélite devenue chronique.

P. LECÈNE.

BASSIN (RELÂCHEMENT DES SYMPHYSES). — Ce relâchement, qui est pour ainsi
dire physiologique chez la femme enceinte, dépasse quelquefois la normale
et produit des troubles fonctionnels et physiques qu'il importe de connaître.
La femme se plaint de fatigue, de malaises et de douleurs siégeant à la
partie postérieure du bassin, de chaque côté de la ligne médiane, et, en
avant, d'une douleur avec irradiations de voisinage au niveau de la symphyse
pubienne.

Assez souvent ces phénomènes douloureux constituent à eux seuls tout le
tableau clinique : mais, dans certains cas, les malaises sont plus accusés, la
femme éprouve d'assez vives douleurs au moment où elle change d'attitude,
c'est-à-dire lorsque, par exemple, elle veut se lever d'un siège. En outre,
la marche est pénible et douloureuse; la femme éprouve de grandes difficultés pour monter un escalier. Ces phénomènes douloureux, qui débutent
souvent dans la seconde moitié et surtout à la fin de la grossesse, vont en
s'accentuant jusqu'à l'accouchement; ils disparaissent assez vite pendant les
suites de couches. Quelquefois cependant les troubles fonctionnels et douloureux persistent pendant quelque temps après l'accouchement.

Le *diagnostic* du relâchement des symphyses est habituellement facile : la
pression faite avec le doigt au niveau de la symphyse pubienne et au niveau
de chacune des deux symphyses sacro-iliaques produit une douleur caractéristique. On peut préciser encore davantage ce diagnostic en examinant
la femme debout : si l'on met l'index en contact avec le bord inférieur et la
face postérieure de la symphyse, on constate le jeu des deux pubis l'un sur
l'autre en faisant lever alternativement l'un et l'autre des deux membres
inférieurs (Budin).

Le *traitement* médical du relâchement des symphyses est presque nul : les

préparations ferrugineuses, les solutions de sels de chaux ne donnent que
des résultats tout à fait incertains. Si la femme souffre dans la station
debout ou dans la marche, il faut lui conseiller un repos à peu près complet ;
on diminue la douleur en faisant porter à la femme une ceinture étroite
encerclant le bassin. Le relâchement des symphyses constitue rarement une
infirmité assez accusée pour nécessiter l'emploi de la ceinture de Martin,
qui se compose d'un cercle métallique dont les deux extrémités sont réunies
par une courroie. Très souvent il suffit de conseiller un bandage de flanelle
de 10 centimètres de hauteur ou une ceinture de gymnastique appliquée,
non pas sur l'abdomen, mais sur le bassin dont elle consolide pour ainsi dire
la statique.   *G. LEPAGE.*

BASSIN (TUMEURS OSSEUSES). — Ces tumeurs ne sont pas rares et l'*ostéo-
sarcome* est le plus fréquemment observé. Également fréquentes dans les
deux sexes, un seul point est curieux dans leur étiologie : c'est l'influence
de la *grossesse* parfois très nette sur leur évolution. Le point de départ est
presque toujours le corps même de l'os iliaque au niveau de la fosse iliaque
interne ou externe. La tumeur, généralement volumineuse, bosselée, fait
corps avec l'os ; elle envahit rapidement les muscles, les vaisseaux et les
nerfs ; l'ulcération des téguments est rare ; quelquefois l'ostéo-sarcome du
bassin peut se propager au fémur ; l'infection ganglionnaire est rare, les
métastases viscérales (foie, poumon), par la voie veineuse, beaucoup plus
fréquentes.

Symptômes. — L'*évolution clinique* comprend trois périodes : 1° au
début, la *douleur* est le symptôme prédominant ; elle peut être atroce ; à
début brusque ; souvent elle revêt le caractère d'une *névralgie sciatique*
rebelle ; 2° ensuite la *tumeur* apparaît ; son évolution est rapide et elle
peut atteindre des dimensions considérables (tête d'adulte). Cette tumeur
bosselée, inégale, peut être animée de battements isochrones au pouls ; on
a constaté souvent la crépitation parcheminée et quelquefois une élévation
de la température locale. Les *troubles de compression* dus à la présence de
la tumeur ne tardent pas à se manifester : névralgies rebelles, troubles
circulatoires (œdème du membre inférieur, de la paroi), constipation opiniâtre, gêne de la miction ; la fièvre peut s'observer (fièvre des néoplasmes
de Verneuil) ; 3° enfin la *cachexie* fait de rapides progrès : l'appétit se perd,
l'amaigrissement est énorme et le malade succombe soit dans le marasme,
soit par le fait de la généralisation viscérale. L'évolution de ces tumeurs
est en général rapide, surtout chez les jeunes sujets.

Les *enchondromes* du bassin sont plus rares que les sarcomes ; on les rencontre surtout soit au niveau du pubis, soit sur la face externe de l'ischion,
plus souvent sur la face antérieure du sacrum. Le volume de ces tumeurs
peut être énorme et l'on a signalé un cas où la tumeur pesait 27 livres. La
consistance est en général très dure ; mais il peut y avoir des points ramollis
ou fluctuants, dus à la dégénérescence kystique du néoplasme. On peut
distinguer au point de vue clinique : 1° l'*enchondrome de la surface extérieure du bassin*, qui se rencontre presque exclusivement au pubis et sur la
branche ischio-pubienne ; 2° l'*enchondrome intra-pelvien*, qui siège soit sur

la face antérieure du sacrum ou dans la région de l'articulation sacro-iliaque. Les signes de compression sont plus rares que dans l'ostéosarcome et la marche bien plus lente en général (4 ans). Néanmoins, la généralisation a été observée, mais il s'agit plutôt alors de chondrosarcomes que d'enchondromes purs.

Les *exostoses* du bassin sont rares, les accoucheurs surtout les ont décrites (V. BASSINS VICIÉS); généralement ce sont des exostoses ostéogéniques typiques; plus rarement on les observe chez les vieillards : *exostoses séniles* du pubis. Les *exostoses à développement extra-pelvien* peuvent ne déterminer aucun trouble grave, quelquefois seulement un peu de gêne dans les mouvements de la cuisse ou du tronc. Au contraire, les *exostoses intrapelviennes* peuvent être le point de départ d'accidents graves : rétention d'urine, dystocie. Les exostoses pelviennes sont en général des tumeurs peu volumineuses, fixées à l'os, pédiculées, d'une consistance osseuse à surface arrondie, ou au contraire hérissée d'aspérités.

Les *kystes hydatiques des os au bassin* sont, après ceux du tibia, les plus fréquents des kystes hydatiques des os. Leur évolution est très lente (15 ou 20 ans); ils détruisent progressivement l'os et finissent par perforer l'articulation de la hanche ou le canal sacré et peuvent s'ouvrir dans les organes intrapelviens.

Diagnostic. — Pour les tumeurs extra-pelviennes, le diagnostic est en général simple, la tumeur étant bien accessible à la palpation; au contraire, les tumeurs de la fosse iliaque ou de la cavité pelvienne demandent à être recherchées avec soin. Au début, si on ne fait pas d'exploration systématique de la cavité pelvienne, on pourrait penser à une simple *sciatique*, à une *coxalgie*, à une *sacro-coxalgie* (v. c. m.). La marche de l'affection fixera le diagnostic dans les cas très douteux où la palpation ne montrera aucune tumeur nette, la *radiographie* ne sera jamais négligée. Le diagnostic des différentes variétés de tumeurs (ostéosarcome, enchondrome, exostose) se fera surtout d'après les caractères objectifs de la tumeur que nous avons décrits plus haut, et aussi par la durée de l'évolution, infiniment plus rapide dans les ostéosarcomes.

Traitement. — Une exostose pédiculée, extrapelvienne, est facile à enlever d'un coup de ciseau; un enchondrome peu volumineux peut être également enlevé avec succès. Au contraire, les tumeurs volumineuses à marche rapide, chondrosarcomes et surtout ostéosarcomes, sont extrêmement graves; la résection totale de l'ilium a donné un succès durable à Kocher et à Roux; mais c'est une opération très grave et parfois impossible en raison de l'infiltration des parties molles. On a proposé de faire la *désarticulation inter-ilio-abdominale*. Cette opération, malgré quelques succès opératoires (Roux), reste d'une effroyable gravité et l'on peut dire que les 4/5 des opérés ont succombé immédiatement. Il ne restera donc au chirurgien, en présence d'un ostéosarcome volumineux, qu'à faire un traitement symptomatique, dont la morphine constitue le principal élément.   *P. LECÈNE.*

BASSINS VICIÉS. — Un bassin est dit vicié, au sens obstétrical du mot, quand, par sa forme et ses dimensions, il entrave le mécanisme de l'accouchement.

En d'autres termes, toute viciation pelvienne est fonction non seulement de l'étendue absolue des diamètres du bassin, mais de la *disproportion relative* temporaire ou permanente, *existant au moment du travail entre la tête de l'enfant qui se présente et la filière osseuse qu'elle doit traverser.*

Or, si on envisage les conséquences obstétricales de ces disproportions, on peut les répartir en trois groupes :

a) La disproportion n'a pas empêché l'expulsion spontanée de l'enfant vivant ;

b) La disproportion a nécessité : soit une réduction artificielle, inconsciente ou volontaire du volume de la tête fœtale (forceps, version); soit un agrandissement momentané du bassin (symphyséotomie), soit une opération césarienne ;

c) La disproportion était telle que le passage d'un enfant vivant par les voies naturelles, même agrandies, était impossible.

Ce groupement *a posteriori* peut-il être établi avant l'épreuve du travail ?

Pour les très rares viciations extrêmes, justiciables de la seule opération césarienne, point n'est besoin de l'épreuve du travail pour juger de la perméabilité du bassin.

Mais pour les viciations moyennes, couramment observées, l'expérience clinique prouve qu'on ne peut affirmer à l'avance si la disproportion mécanique, à supposer qu'elle se produise, sera réduite, sans dommage pour la mère et l'enfant, par les seules forces de la nature, ou si elle nécessitera l'intervention active de l'accoucheur.

Cette notion clinique, d'importance majeure, trouve chaque jour sa démonstration, en particulier dans l'observation des faits relativement fréquents de *dystocie intermittente.*

Tel bassin, qui a laissé passer à terme et spontanément un enfant vivant, se trouve être trop étroit lors d'un accouchement ultérieur.

Tel autre qui, à plusieurs reprises, nécessita de laborieuses interventions, laisse passer en quelques heures un enfant vivant de volume moyen.

Ce n'est pas que ces bassins se soient, en vieillissant, rétrécis ou agrandis (exception faite pour les bassins que déforme et rétrécit l'ostéomalacie, et les bassins qu'une symphyséotomie a définitivement agrandis); mais, dans un bassin donné, les facteurs qui influent sur la disproportion mécanique : attitude et réductibilité de la tête fœtale, contractilité de l'utérus, varient d'un accouchement à l'autre, dans des limites relativement étendues. On ne saurait méconnaître qu'ils jouent dans les viciations courantes un rôle plus important encore que le degré mathématique de la disproportion, et *a fortiori* du rétrécissement pelvien.

Enfin, il faut ajouter que les bassins du deuxième groupe, permettant après pelvitomie l'extraction d'un enfant vivant par les voies naturelles, peuvent être jugés, pour des raisons cliniques et non plus exclusivement mécaniques, justiciables de l'opération césarienne au cours du travail.

Faut-il conclure de ces faits d'observation, qu'on doive en pratique attendre l'épreuve du travail pour faire des viciations pelviennes un diagnostic utile? Assurément non.

Sous réserve de surprise venant démentir les prévisions les plus vraisemblables, le médecin et la sage-femme doivent savoir :

1º Dépister à l'avance les viciations pelviennes, c'est-à-dire les possibilités de disproportion, et déterminer, avec toute l'approximation possible en clinique, la forme et le calibre d'un bassin donné, en prenant comme terme de comparaison les bassins qui permettent le facile et régulier passage d'un enfant à terme bien développé ;

2º Apprécier au moment du travail le degré non plus possible, mais réel, de la disproportion qui peut exister entre le bassin et la tête fœtale qui doit le traverser.

Aussi, avant d'aborder l'étude analytique des divers types de viciations pelviennes, nous étudierons les méthodes cliniques qui permettent d'en faire le diagnostic sur la femme vivante.

MÉTHODES GÉNÉRALES DE DIAGNOSTIC DES VICIATIONS PELVIENNES.

I. — **Diagnostic des viciations pelviennes avant la fin de la grossesse**. — Il n'existe pas, à l'heure actuelle, de méthode clinique permettant d'apprécier avec certitude, sur la femme vivante, la forme et les dimensions du bassin. Seule, la radiographie permet, dans certaines conditions, d'obtenir une image suffisamment exacte du bassin osseux ; mais les difficultés techniques de la radio-pelvimétrie limitent actuellement son emploi.

Dans la pratique courante, le médecin, privé des secours de la radiographie, peut néanmoins, avant que l'absence d'engagement de la tête fœtale à la fin de la grossesse n'éveille en son esprit l'idée d'une disproportion possible, dépister la plupart des viciations pelviennes et en apprécier le degré.

Ce diagnostic se fait habituellement en deux temps :

1º L'attention de l'accoucheur est attirée du côté du bassin :

2º L'existence de la déformation pelvienne étant établie, on en recherche les caractères obstétricaux.

Comment l'attention de l'accoucheur sera-t-elle attirée du côté du bassin osseux ?

Les constatations qui conduisent l'accoucheur à soupçonner l'existence d'une viciation pelvienne peuvent se grouper sous les trois chefs suivants :

A) Enquête étiologique. Interrogatoire et inspection générale du squelette :

B) Histoire des accouchements antérieurs chez les multipares (interrogatoire obstétrical) ;

C) Constatation d'une disproportion entre la tête fœtale et le bassin (palper mensurateur).

A) **Interrogatoire et inspection générale du squelette.** — L'association de ces deux procédés d'investigation a pour but la recherche des causes que, par expérience, on sait capables de déterminer un rétrécissement du bassin.

C'est dire que leur mise en œuvre exige la connaissance de l'*étiologie* des viciations pelviennes.

Voici les grandes lignes de cette étiologie :

Le bassin peut être vicié par malformation ou par déformation.

Les *malformations* isolées du bassin, dont le principal type dystocique est réalisé par l'arrêt de développement uni ou bilatéral de l'aileron sacré avec synostose sacro-iliaque (*bassins dits de Nægele et de Robert*), échappent à toute enquête étiologique. Ce sont d'ailleurs des causes exceptionnelles de dystocie.

Les *déformations* du bassin s'observent :

a) Dans les *maladies du tissu osseux*, apparues soit pendant la vie intra-utérine (achondroplasie, rachitisme congénital), soit pendant l'enfance (*rachitisme*), soit à l'âge adulte (*ostéomalacie*). Les premières sont exceptionnelles, il en est de même de l'ostéomalacie, exceptionnelle en France. Le seul facteur étiologique à retenir dans ce groupe, c'est le *rachitisme*, facteur de premier plan, responsable du plus grand nombre de viciations pelviennes observées dans la pratique journalière. Dans bien des cas étiquetés « rachitisme », il est possible de dépister l'*hérédo-syphilis*.

b) Dans les *affections de la colonne vertébrale et des membres inférieurs*, ayant débuté et évolué pendant l'enfance, alors que le bassin est encore malléable. C'est le groupe des bossues et des boiteuses, bossues par *mal de Pott*, boiteuses par *coxalgie, luxation dite congénitale de la hanche, paralysie infantile*, etc.

c) Dans les *lésions pelviennes acquises*, soit pendant l'enfance, soit à l'âge adulte. Ce groupe, peu important au point de vue fréquence, comprend : les lésions sacro-iliaques (*sacro-coxalgie*), les lésions sacro-vertébrales (*spondylolysthésis* et *spondylizème*), les *fractures*, les *tumeurs osseuses*, etc.

De cette rapide énumération il résulte que :

Les affections qui frappent le tissu osseux pendant l'enfance, en particulier le rachitisme et la tuberculose, sont à l'origine de la presque totalité des rétrécissements du bassin.

Il semblerait que de tels facteurs étiologiques dussent s'offrir d'eux-mêmes à l'examen clinique, grâce aux déformations squelettiques qu'ils peuvent déterminer. Cela est vrai pour les naines, les bossues, les boiteuses, les rachitiques à grandes déformations. Mais le nombre de ces femmes contrefaites est relativement restreint. Il s'en faut, d'ailleurs, que, chez elles, il y ait toujours un rapport entre le degré de viciation pelvienne et l'habitus extérieur. Combien de boiteuses et de bossues ont un bassin de calibre suffisant pour le passage facile de gros enfants ? Ne voit-on pas quelquefois certaines déformations contrarier leurs effets en s'associant, la cyphose et le rachitisme, par exemple ?

Les naines, elles-mêmes, peuvent, quand elles ne sont ni rachitiques, ni achondroplasiques, avoir un bassin plus grand que ne le ferait supposer le développement général de leur squelette.

Par contre, le privilège de s'imposer d'emblée à l'attention de l'accoucheur manque à nombre de femmes, dont le bassin est vicié en dépit d'une taille moyenne et d'un habitus extérieur à première vue normal. La plupart de ces femmes, dont la viciation pelvienne demande à être recherchée, sont des rachitiques qui ont guéri avec un minimum de déformations extra-pelviennes.

Il faut savoir reconnaître chez elles cet « air de famille » que Pajot se plaisait à leur trouver, le raccourcissement relatif et les incurvations des membres inférieurs, la *parenthèse* qu'on met en évidence en rapprochant jusqu'au contact les deux malléoles, parenthèse que Pinard ne manque pas de rechercher systématiquement.

Parfois même ces légers stigmates manquent, et seul l'interrogatoire permet de soupçonner l'existence du rachitisme dans les premières années de la vie.

L'âge habituel des premiers pas d'un enfant bien portant est compris entre 1 an et 18 mois. Tout enfant qui n'a marché qu'après 18 mois doit être tenu pour suspect de rachitisme.

Il en est de même des enfants qui, après avoir marché dans les délais réglementaires, ont eu, un peu plus tard, un arrêt temporaire de la marche.

Mais il faut savoir qu'il est des enfants, manifestement « noués » par le rachitisme, chez lesquels la marche n'a été ni retardée ni suspendue.

Telles sont les notions dont le médecin doit s'inspirer lorsqu'il veut dépister rétrospectivement le rachitisme. Il ne doit négliger cet interrogatoire en aucun cas, même et surtout lorsqu'une déformation non rachitique, claudication, par exemple, tend à absorber toute son attention. En effet, dans les bassins à viciation complexe, éminemment dystociques, le facteur aggravant est presque toujours le rachitisme.

Restent enfin les viciations qui échappent à toute enquête étiologique, et que seul permet de reconnaître l'examen direct, habituellement imposé par l'absence d'accommodation pelvienne à la fin de la grossesse.

Ce dernier groupe, dont il ne faut ni exagérer ni méconnaître l'importance, comprend :

a) Des *viciations assez fréquentes* : Ce sont des déformations du bassin d'étiologie indécise, dont l'histoire anatomique et obstétricale se superpose à celles des bassins que le rachitisme a modérément viciés. Ils ne diffèrent cliniquement des bassins rachitiques que par l'absence de tout antécédent et de tout stigmate sur le reste du squelette.

b) Des *viciations exceptionnelles* : Malformations congénitales du bassin capables de réaliser tous les degrés de rétrécissements, en particulier les malformations obliques ovalaires (type Naegele); exostoses; tumeurs du squelette pelvien.

La conclusion pratique de ce rapide exposé est que : *l'interrogatoire et l'inspection générale du squelette permettent souvent, mais non toujours, de soupçonner la possibilité d'une viciation pelvienne.*

A défaut de donnée étiologique, l'histoire des accouchements antérieurs chez les multipares, la constatation à la fin de la grossesse de l'*absence de toute accommodation pelvienne chez les primipares*, permettront dans tous les cas de soupçonner la possibilité d'une viciation pelvienne.

B) **Histoire des accouchements antérieurs.** — Lorsqu'il s'agit d'une multipare, l'histoire des accouchements antérieurs apporte au diagnostic de la viciation pelvienne une contribution qui mérite de ne pas être négligée.

Une série d'accouchements laborieux, terminés artificiellement (forceps, versions, craniotomie, etc.), avec poly-mortalité infantile (fractures, enfoncements, mort pendant le travail, au cours d'une extraction ou dans les premières heures de la vie, etc.), éveille l'idée d'un rétrécissement du bassin, même si l'enquête étiologique et l'inspection générale du squelette restent négatives.

La dystocie peut, d'ailleurs, être intermittente, et une série d'accouchements laborieux peut être heureusement interrompue par la naissance facile d'un enfant vivant moins volumineux, à tête plus malléable ou mieux orientée, etc.

Dans d'autres cas, la dystocie est progressive. Elle n'apparaît qu'après une série d'accouchements spontanés et croît avec le nombre des accouchements, en raison du volume progressant des enfants, d'une mauvaise accommodation favorisée par l'amoindrissement de la tonicité des parois utérine et abdominale.

Exceptionnellement, cette dystocie progressive est en rapport avec le rétrécissement progressif du bassin causé par l'ostéomalacie.

En résumé, l'interrogatoire obstétrical d'une multipare permet parfois de soupçonner l'existence d'une viciation pelvienne, mais l'absence d'antécédents dystociques n'implique pas la non-existence d'un rétrécissement du bassin capable de créer, lors d'un accouchement ultérieur, une dystocie sérieuse.

De toute façon l'histoire des accouchements antérieurs, lorsqu'elle est précise et complète, en particulier au point de vue du poids des enfants et des dimensions de leur tête, permet d'apprécier approximativement la perméabilité du bassin.

C) **Disproportion entre la tête fœtale et le bassin. Palper mensurateur.** — La plupart des viciations du bassin intéressent le *détroit supérieur*. Lors donc qu'il y a disproportion entre la tête fœtale et le bassin, la tête se trouve arrêtée au-dessus de l'obstacle osseux, c'est-à-dire au-dessus du détroit supérieur.

L'accommodation pelvienne de la tête fœtale, normalement observée (au moins dans la station debout) dès 7 mois et demi chez la primipare, n'est pas réalisée. La tête reste mobile au-dessus du détroit supérieur. Cette absence d'accommodation pelvienne à la fin de la grossesse a une valeur séméiologique de premier plan, car, si on met à part les rares bassins cyphotiques larges au détroit supérieur, elle est le fait constant, essentiel, le seul parfois qui attire l'attention de l'accoucheur du côté du bassin.

Mais absence d'engagement n'est pas synonyme de disproportion. Bien des causes en effet peuvent maintenir élevée au-dessus du détroit supérieur, voire même mobile et fuyant dans les fosses iliaques, la tête fœtale la mieux proportionnée au bassin. Elles peuvent être d'emblée éliminées de par la constatation clinique de la disproportion. Cette disproportion sera reconnue par le *palper mensurateur* (Pinard).

Cette méthode d'examen a été décrite de la façon suivante, par Pinard, dans son Traité du *Palper abdominal*.

La femme étant dans le décubitus dorsal, dans l'attitude qu'on lui donne pour pratiquer le palper, « je fais en sorte que... la tête soit parfaitement d'aplomb au-dessus de l'excavation. Je la saisis alors avec les deux mains, du front à l'occiput, en lui imprimant quelques mouvements de latéralité afin de la faire toucher par le plus grand nombre de points possibles à l'ouverture pelvienne; et, cela fait, je la fixe en portant ma main au niveau du cou et en pressant de haut en bas (fig. 235).

« Puis, avec l'autre main, je vais à la recherche de l'arc antérieur du bassin, du bord de la symphyse pubienne, et, à ce niveau, je tente en déprimant la paroi abdominale d'insinuer mes doigts entre la symphyse et la tête, tout en continuant à presser avec l'autre main de haut en bas…. Je me rends alors aisément compte de l'engagement facile, possible ou impossible,

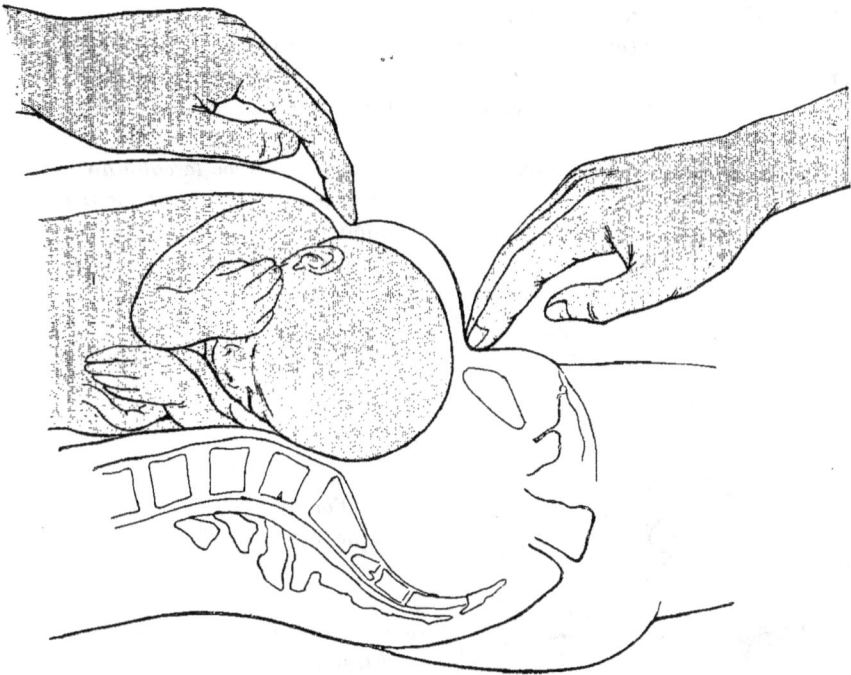

Fig. 235. — Palper mensurateur montrant que la tête fœtale retenue au-dessus du détroit supérieur déborde dans le pubis.

de la tête dans l'excavation. J'apprécie quand la tête est arrêtée au niveau de la symphyse, prise qu'elle est entre l'arc antérieur du bassin et l'angle sacro-vertébral, si elle déborde la symphyse et de combien elle la déborde. »

L'engagement artificiel de la tête est-il facile? L'arc antérieur du bassin déborde-t-il franchement la tête fœtale? Il n'y a pas de disproportion à redouter, quels que soient les chiffres fournis par les mensurations cliniques du bassin. La tête déborde-t-elle? On ne peut rien affirmer. Quelquefois la projection en avant de la colonne lombaire fait déborder la tête, alors que la disproportion réelle est minime et sera facilement réduite au cours du travail. Habituellement la disproportion est réelle.

Le palper mensurateur ne s'applique qu'aux bassins dont le détroit supérieur est étroit. Ce sont d'ailleurs les plus nombreux (bassins **rachitiques**). Il ne saurait être utilisé dans les bassins rétrécis au détroit inférieur (bassins cyphotiques) qui permettent l'engagement spontané de la tête fœtale avant la fin de la grossesse.

Mais, à part les cas d'obstruction de l'entrée du bassin par des tumeurs (fibromes utérins, kystes ovariques), la cause de la disproportion réside soit dans le bassin osseux, soit dans la tête fœtale.

Il est facile d'éliminer l'excès de volume pathologique de la tête fœtale. Cet excès de volume est lié à l'hydrocéphalie. Il suffit de mesurer au compas d'épaisseur le diamètre occipito-frontal pour reconnaître l'excès de volume de la tête. Reste le bassin, c'est lui qu'il va falloir examiner.

II. — **Examen du bassin** :

A) **Inspection extérieure du bassin.** — Cet examen doit porter sur l'ensemble du bassin envisagé :

1° Dans ses rapports avec la colonne vertébrale et les membres inférieurs ;
2° En lui-même.

1° *Examen d'ensemble du bassin dans ses rapports avec la colonne vertébrale et les membres inférieurs.* Cet examen ne peut être pratiqué avec fruit que sur la femme nue et debout.

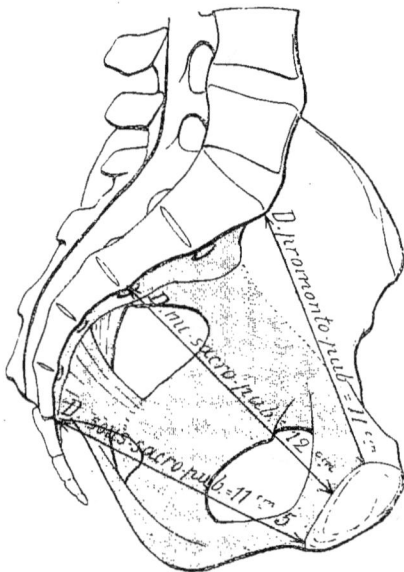

Fig. 256. — Coupe antéro-postérieure d'un bassin de femme (d'après Farabeuf et Varnier).

Chez une femme dont le squelette est bien conformé, les rapports du bassin avec la colonne vertébrale et les membres inférieurs sont tels, que, dans la station debout, le plan du détroit supérieur fait avec l'horizon un angle d'environ 60 degrés (fig. 256). Lorsque cette inclinaison moyenne existe, il est habituel de constater que les épines iliaques antéro-supérieures sont dans le même plan vertical que le bord supérieur de la symphyse pubienne.

La région lombo-sacrée présente une cambrure en rapport avec une lordose lombaire, qui s'accentue le plus souvent à la fin de la grossesse, pour se plier aux nouvelles conditions d'équilibre, imposées par le développement abdominal de l'utérus gravide.

Le vagin est sensiblement vertical et la vulve, cachée, regarde presque directement en bas.

Ces rapports généraux peuvent être anormalement modifiés. Suivant que le plan du détroit supérieur tend, dans la station debout, à se redresser verticalement ou à s'abaisser sur l'horizon, on dit que le bassin est antéversé ou rétroversé. *Antéversion* et *rétroversion* peuvent se combiner avec des inclinaisons latérales (*latéroversion*).

De ces anomalies d'inclinaison la plus fréquemment observée est l'antéversion. On la rencontre chez les bossues, chez les femmes affectées de
luxation dite congénitale double et chez la plupart des boiteuses.

Ces anomalies d'inclinaison n'ont par elles-mêmes, si le pelvis est bien
calibré, qu'une médiocre importance obstétricale. Cependant certains
détails de pratique méritent d'être signalés à propos des antéversions.

C'est ainsi que l'orientation de la vulve et la direction du vagin imposées
par l'inclinaison anormale du bassin peuvent créer de petites difficultés
pour le toucher vaginal, pour l'accouchement, comme d'ailleurs pour le
coït. Le coït, en pareil cas, ne peut guère être pratiqué que *more bestiarum*.
Quant à l'accouchement, il peut être impraticable dans le décubitus dorsal
ordinaire. Le mieux est alors de placer la parturiente pendant la période
d'expulsion soit en travers du lit, soit dans le décubitus latéral.

2º *Examen du bassin envisagé en lui-même.* — Chez la femme dont le
squelette est bien conformé, toutes les parties du bassin sont symétriques.
La symphyse pubienne et la vulve, la crête sacrée et le sillon interfessier
sont dans le même plan médian vertical.

Les épines iliaques antérieures et postérieures, les crêtes iliaques, les

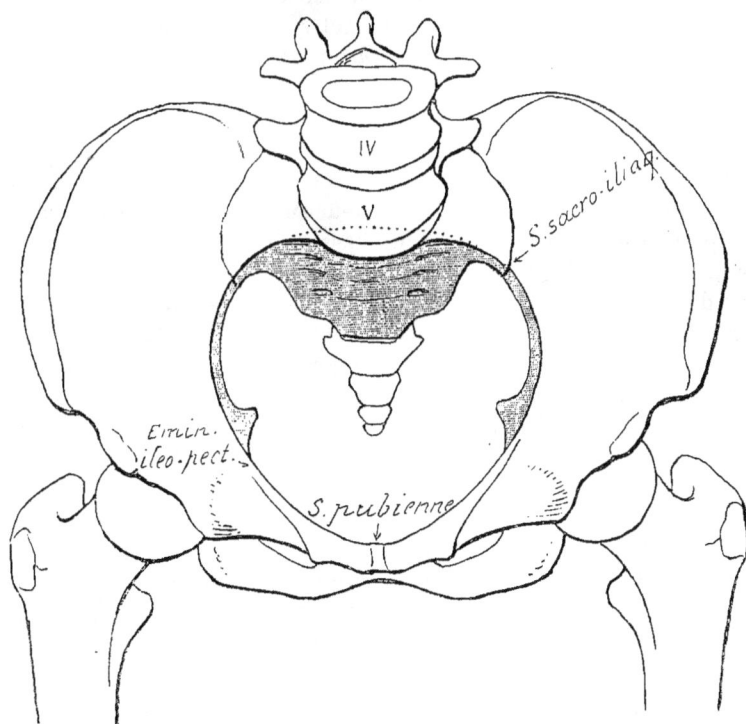

Fig. 237. — Détroit supérieur d'un bassin de femme (d'après Farabeuf et Varnier).

ischions sont symétriques par rapport au plan médian vertical (fig. 257).

Suivant que les divers points de repère, facilement accessibles à la vue
et au palper, restent ou ne restent pas symétriques, le bassin est dit *symétrique* ou *asymétrique*.

Le déjettement latéral de la symphyse et de la vulve, l'inclinaison de la crête sacrée et du sillon interfessier, l'abaissement d'un pli fessier, l'élévation d'une des crêtes iliaques, l'absence de symétrie des épines iliaques postérieures, indiquent une asymétrie générale du bassin qui correspond à une asymétrie de la cavité pelvienne.

Mais il s'en faut qu'il faille établir un rapport proportionnel entre l'asymétrie des contours extérieurs du bassin et l'asymétrie de la cavité pelvienne. *L'exploration externe peut déceler l'existence d'une asymétrie, mais ne fournit aucun élément précis sur le degré d'asymétrie du petit bassin*, qui seul importe à l'accoucheur.

Dans les bassins symétriques, les points de repère sont symétriquement vus et palpés, mais les distances qui les séparent, mesurées au ruban métrique ou au compas, peuvent s'écarter de quelques centimètres des chiffres communément observés chez les femmes considérées comme normales. C'est ainsi qu'on trouvera diminuée, dans les bassins petits, la distance qui sépare les épines iliaques antérieures ou les crêtes iliaques; et, dans les bassins plats rachitiques, la distance qui sépare le pubis de la crête sacrée (diamètre sacro-pubien de Baudelocque).

Mais vouloir en déduire avec précision les dimensions des diamètres transverses du détroit supérieur, du diamètre utile promonto-pubien minimum, il n'y faut pas compter. *L'exploration externe ne fournit aucun élément précis sur l'étendue des diamètres du détroit supérieur et de l'excavation pelvienne.*

L'impression que l'on peut en tirer touchant la forme générale du bassin ne prendra corps qu'après l'exploration interne, la seule qui puisse, dans une certaine mesure, renseigner l'accoucheur sur la valeur obstétricale du détroit supérieur et de l'excavation d'un bassin.

En ce qui concerne le détroit inférieur, l'exploration externe permet de recueillir des renseignements utiles, car les diamètres antéropostérieurs et transverses du détroit inférieur peuvent être directement mesurés sur la femme vivante, au moins d'une façon approximative. C'est ainsi que la distance qui sépare les faces internes des deux tubérosités ischiatiques, la distance qui sépare le bord inférieur du pubis de la pointe du coccyx et de l'articulation sacro-coccygienne peuvent être mesurées. Ces mensurations seront étudiées à propos des bassins cyphotiques.

B) **Exploration directe de la cavité pelvienne.** — Cette exploration se pratique avec *la main*, soit par le toucher vaginal uni ou bi-digital, soit par le toucher vaginal manuel. Ce dernier, qui nécessite l'anesthésie chloroformique, n'est que rarement nécessaire. Le toucher permet de reconnaître la forme du bassin (toucher explorateur) et d'en apprécier la capacité (toucher mensurateur).

1° *Toucher explorateur.* — Pour le pratiquer dans les meilleures conditions, il convient de placer la femme dans le décubitus dorsal, le siège légèrement surélevé. Il est préférable de se placer entre ses jambes, symétriquement écartées et légèrement fléchies, dans l'attitude dite obstétricale.

Sur la femme vivante dont le bassin est bien calibré, le toucher vaginal, pratiqué avec l'index seul ou accolé au médius, permet d'atteindre les

parties suivantes : en avant, l'index, relevé en supination, explore facilement la face postérieure de la symphyse et son bourrelet plus ou moins
saillant ; — sur les côtés, il suit les branches ischio-pubiennes dans
toute leur étendue, atteint la surface acétabulaire, matelassée de parties
molles, reconnaît l'épine sciatique plus ou moins proéminente. En arrière,
l'index en pronation suit le coccyx et la partie inférieure du sacrum facilement accessibles.

Le tout est symétrique.

Le rayon d'exploration, qui est d'environ 10 à 11 centimètres, ne permet
d'atteindre ni les premières vertèbres sacrées, ni l'angle sacro-vertébral, ni
les gouttières sacro-iliaques.

Toutes les fois que le doigt explorateur atteint des parties du squelette
pelvien normalement inaccessibles (en particulier l'angle sacro-vertébral),
atteint et explore plus facilement des parties normalement accessibles (en
particulier les ischions et les épines sciatiques), ou reconnaît l'asymétrie
des points de repère intrapelviens (moitié du bassin plus accessible), etc., on
peut dire que le bassin est mal conformé.

Le doigt explorateur peut aussi reconnaître des productions osseuses
pathologiques : exostoses, saillies des articulations sacrées (faux promontoires sacrés).

Il est bon, surtout dans les bassins asymétriques, de toucher alternativement avec l'une et l'autre main, la main droite explorant la partie droite du
bassin, la main gauche la partie gauche. Il faut dans ces bassins asymétriques se méfier d'une cause d'erreur tenant au déjettement latéral de la
symphyse pubienne du côté qui n'est pas aplati. Le côté réellement aplati
paraît de ce fait plus spacieux qu'il ne l'est en réalité. Par exemple, le côté
droit étant aplati par redressement de la ligne innominée, c'est le côté
gauche qui au toucher non prévenu *paraît* aplati.

Il faut dans l'interprétation des résultats fournis par l'exploration digitale
tenir compte de la dépressibilité du périnée. Chez la multipare, le bassin
osseux, plus facilement exploré, paraît plus petit que chez la primipare à
tissus résistants.

2° **Mensurations.** — Les seuls diamètres du bassin cliniquement mensu-
rables sont :

A) D'avant en arrière : le promonto-sous-pubien, le mi-sacro-sous-pubien,
le sous-sacro-sous-pubien.

B) Transversalement : le bi-sciatique, le bi-ischiatique.

A) **Mensuration des diamètres antéro-postérieurs** : α) *diamètre promonto-
sous-pubien.* — L'index de la main droite est introduit dans le vagin. Il
monte sur la ligne médiane vers la base du sacrum, l'extrémité du doigt
dirigée en haut et en arrière, le coude franchement abaissé. Si le bassin est
rétréci dans ses diamètres sacro-pubiens, l'index prend contact avec la face
antérieure de la première vertèbre sacrée, il chemine sur le versant inférieur d'un dos d'âne transversal, dont l'arête, plus ou moins saillante, représente l'angle sacro-vertébral ou *promontoire*. Dépassant le dos d'âne, il perd
rapidement le contact du versant supérieur, lombaire.

Sur les côtés du promontoire, à droite comme à gauche, il reconnaît les gouttières sacro-iliaques que surplombent plus ou moins les muscles psoas.

L'extrémité du doigt étant appliquée sur la saillie sacro-vertébrale, dans une attitude intermédiaire à la supination et à la pronation, on relève légèrement la main, jusqu'à ce que le bord radial de la base de l'index soit en contact avec le ligament arqué sous-pubien.

Il faut laisser la trace de ce point de repère sur l'index droit, dont on assure très exactement le double contact promonto-sous-pubien : il suffit pour cela que l'index de la main gauche en pronation, écartant soigneusement les petites lèvres, refoulant, si besoin est, dans le pelvis, la

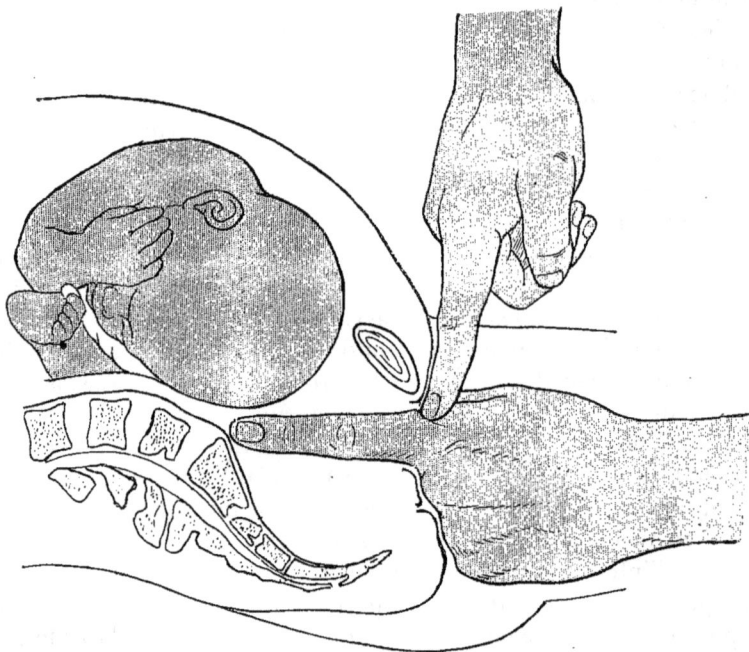

Fig. 258. — Mensuration digitale du diamètre promonto-sous-pubien d'un bassin rachitique annelé.

région souvent proéminente du méat urinaire, reconnaisse le bord inférieur tranchant du ligament arqué, et appuyant de l'ongle, laisse sur la base de l'index droit immobile l'empreinte linéaire du repère sous-pubien (fig. 258).

Il ne reste qu'à retirer l'index et, *sans modifier son attitude*, à mesurer la distance qui sépare l'extrémité du doigt de l'empreinte laissée sur son bord radial, pour connaître avec une approximation de quelques millimètres l'étendue du diamètre promonto-sous-pubien dans l'attitude dite obstétricale.

Dans la plupart des cas, l'index seul suffit pour mesurer la distance promonto-pubienne. Il n'y a aucun inconvénient et souvent avantage à employer l'index et le médius accolés. On augmente ainsi d'environ 15 millim.

le champ d'exploration. Mais il faut, lorsqu'on retire les deux doigts, conserver très exactement, au moment de la mensuration, leurs rapports relatifs, sous peine de commettre des erreurs pouvant aller jusqu'à 1 centimètre.

Quelle est l'utilité pratique de la mensuration?

Le diamètre promonto-sous-pubien est un diamètre impraticable. Ce qu'il faudrait connaître, c'est le *promonto-pubien minimum*, diamètre antéro-postérieur du détroit supérieur, *diamètre utile* (Pinard). Or, sa mensuration digitale directe est impossible.

Faute de mieux, on cherche à évaluer ses dimensions d'après celle du promonto-sous-pubien, en déduisant des chiffres obtenus par sa mensuration directe 10, 15, 20 millimètres, suivant les auteurs et suivant les pays. Pinard a conclu de l'étude pelvigraphique de cent bassins viciés qu'il était impossible « d'établir une formule, quant à la déduction à faire du diamètre sacro-sous-pubien pour obtenir le diamètre minimum ou véritablement utile. En prenant des moyennes, l'erreur serait très grande, car les écarts sont et très nombreux et assez considérables. » Les écarts oscillent, en effet, entre 4 et 26 millimètres (Pinard).

Les causes principales qui font varier le rapport des deux diamètres, le diamètre mensurable et le diamètre non mensurable, sont : la hauteur de la symphyse, son épaisseur, son inclinaison par rapport au plan du détroit supérieur, la hauteur relative du promontoire par rapport au bord inférieur de la symphyse.

Si la symphyse est courte (moins de 4 centimètres), peu épaisse, peu inclinée sur l'horizon, *si le promontoire est bas*, la déduction à faire sera plus faible (10 à 15 millimètres) que dans les circonstances contraires.

On ne peut donc apprécier l'étendue du diamètre utile qu'approximativement.

Malgré son imprécision, cette mensuration indirecte n'en rend pas moins des services. Elle permet de reconnaître qu'un bassin est petit (au-dessous de 11 centimètres de promonto-sous-pubien), et de juger approximativement du degré de rétrécissement.

β) *Diamètre mi-sacro-sous-pubien.* — La technique est la même que pour la mensuration précédente. L'extrémité de l'index parcourt la surface antérieure concave, plane ou convexe du sacrum, et se fixe à mi-hauteur du sacrum pour la mensuration du diamètre mi-sacro-sous-pubien.

Le chiffre obtenu a une valeur absolue. Il renseigne exactement sur l'étendue du diamètre antéro-postérieur de l'excavation pelvienne et sur la possibilité pour la tête fœtale d'accomplir son mécanisme naturel d'engagement (bascule de la bosse pariétale postérieure dans la concavité sacrée).

γ) *Diamètre antéro-postérieur du détroit inférieur.* — L'exploration externe du détroit inférieur osseux est facile chez la femme placée dans la *position génu-pectorale*, surtout lorsqu'elle est maigre. Il est facile de repérer le bord inférieur de la symphyse pubienne, la pointe du coccyx et l'articulation sacro-coccygienne. Les deux extrémités des branches d'un compas ou d'un ruban métrique seront appliquées sur les points de repère osseux et permettront de mesurer la distance qui les sépare. Ainsi seront mesurés à quelques millimètres près le coccyx sous-pubien et le

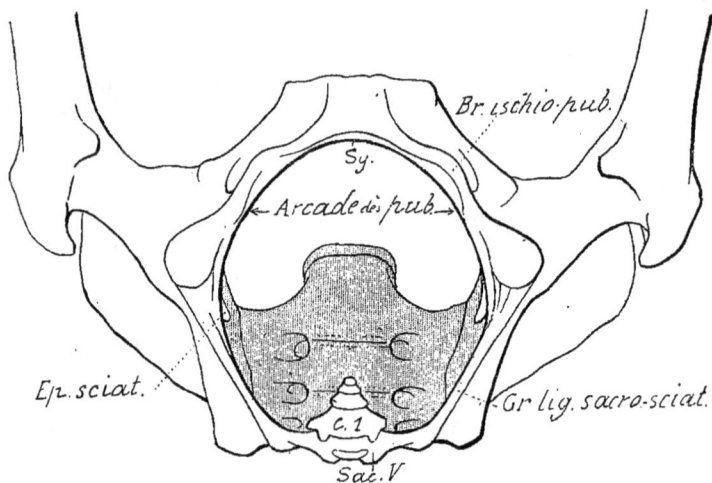

Fig. 259. — Détroit inférieur osseux (d'après Farabœuf et Varnier).

sous-sacro-sous-pubien, si utiles à connaître dans les bassins cyphotiques.

B) *Mensuration des diamètres transverses.*

Le diamètre transverse du détroit supérieur n'est pas plus mensurable que l'antéro-postérieur. Seuls, le bi-ischiatique et le bi-sciatique s'offrent à la mensuration clinique.

Le procédé le plus simple, pour apprécier approximativement l'étendue du diamètre bi-ischiatique, consiste à placer la femme dans la *position génu-pectorale*, à reconnaître la face *interne* des deux tubérosités ischiatiques et à faire mesurer, soit au ruban métrique, soit au compas, la distance qui sépare les faces internes des deux ischions repérés par les deux pouces.

Pour le diamètre bi-sciatique, il faut recourir à l'exploration interne qui permet de repérer les épines sciatiques. La main est introduite dans le vagin et on cherche à placer de champ entre les épines sciatiques et entre les ischions les doigts accolés en extension. Suivant que l'on peut placer entre les repères 2, 3, 4 doigts, on en déduit, d'après l'épaisseur connue des doigts de l'accoucheur, les dimensions approximatives du transverse rétréci. On peut également essayer de fixer les extrémités des branches d'un compas sur les épines sciatiques.

Ces manœuvres douloureuses nécessitent l'anesthésie. Elles sont d'ailleurs d'une utilité médiocre. Mieux vaut se contenter de l'exploration et de la mensuration approximatives du diamètre bi-ischiatique.

Au-dessous de 6 centimètres (parties molles non comprises), le passage d'un enfant de volume moyen devient incertain.

ÉTUDE ANATOMO-CLINIQUE DES DIVERS TYPES DE BASSINS VICIÉS. —
On peut classer les bassins viciés de la façon suivante :

Bassins
déformés
par

I. *Maladie générale du tissu osseux.*

  Bassins *rachitiques.*
  Bassins *des naines.*
  Bassins *ostéomalaciques.*

II. *Claudication.*

  Unilatérale.
  Bilatérale.

III. *Lésion de la colonne vertébrale.*

  Vertébrale . . . . Cyphose.
                      Scoliose et cyphoscoliose.
  Sacro-vertébrale . Spondylolysthèse.
                      Spondylizème.

IV. *Lésion pelvienne.*

  Sacro-iliaque. . . Bassin oblique ovalaire de Nægele. Sacro-coxalgie.
                      Bassin de Robert.
  Pelvienne . . . . Exostoses.
                      Cals vicieux de fractures.
                      Tumeurs.

I. Bassins déformés par une maladie générale du tissu osseux.

— Ce groupe de bassins comprend les bassins déformés par le
rachitisme, les bassins des naines et les bassins déformés par l'ostéomalacie.

A) BASSINS RACHITIQUES.

1° **Caractères anatomiques.** — Ils sont caractérisés par la diminution de
l'étendue des diamètres antéro-postérieurs ou sacro-pubiens. Ce sont des
bassins plats. Mais, si ces bassins ont pour caractère commun l'aplatissement antéro-postérieur, ils présentent des
caractères secondaires, qui réalisent des
types anatomiques et cliniques assez dissemblables.

Les plus fréquemment observés sont
des bassins *aplatis au seul détroit supérieur.* Ce sont les *Bassins annelés* de Pinard (fig. 240 et 241). L'excavation est
large. La face antérieure du sacrum a
conservé sa concavité. Le détroit inférieur est spacieux, souvent agrandi dans
son diamètre transversal. Le rétrécissement porte donc exclusivement sur le
diamètre promonto-pubien.

Parmi les types moins fréquemment
observés, se rangent :

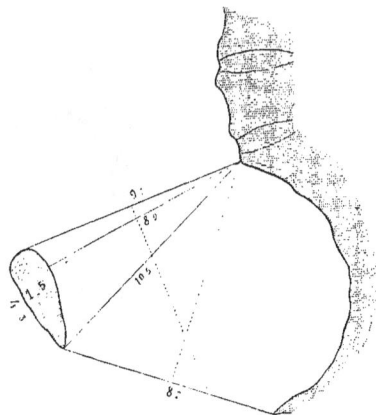

Fig. 240. — Coupe antéro-postérieure
d'un bassin rachitique annelé (Pinard).

Les bassins *aplatis et généralement rétrécis.* Ce sont des bassins grêles,
petits dans toutes leurs dimensions, véritablement atrophiés (fig. 242).

Les bassins *aplatis canaliculés* (Pinard). Ce sont des bassins plats dans
lesquels la face antérieure du sacrum n'a plus son habituelle concavité. Elle

est plane ou même convexe, les articulations des vertèbres sacrées (en particulier de la 1re et de la 2e, de la 2e et de la 3e) forment des saillies qui ont reçu le nom de *faux promontoires* (fig. 243).

Enfin, exceptionnellement, le rachitisme produit des déformations *pseudo-*

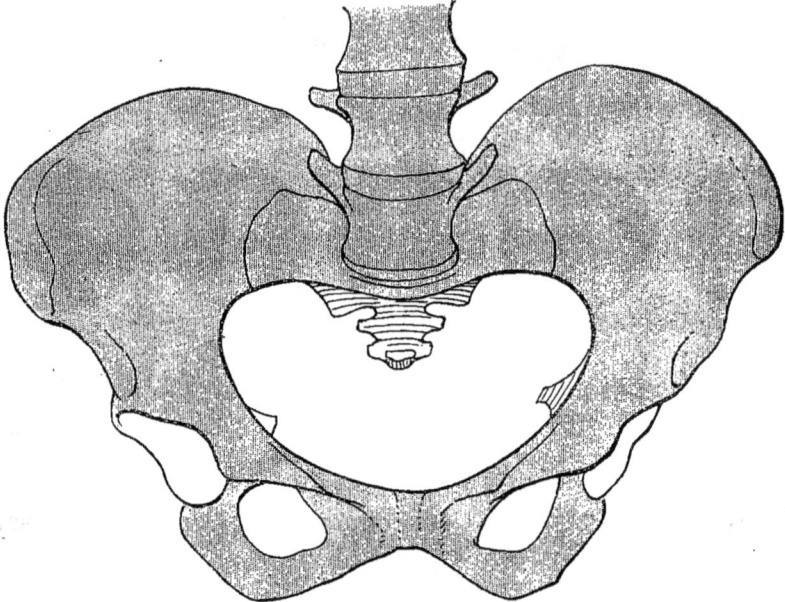

Fig. 241. — Bassin rachitique aplati au détroit supérieur seulement (type annelé).

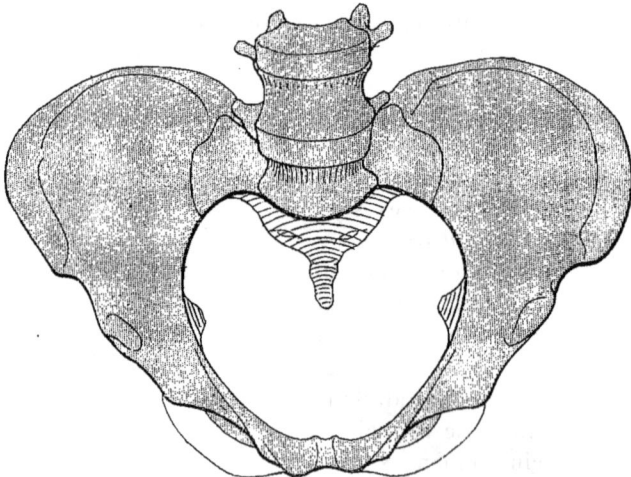

Fig. 242. — Bassin rachitique aplati et généralement rétréci.

ostéomalaciques (fig. 244). Le promontoire abaissé fait saillie dans le bassin. Les cavités cotyloïdes sont repoussées vers le centre du bassin. La cavité pelvienne est rétrécie dans tous ses diamètres et dans tous ses détroits (V. Bassin ostéomalacique).

Enfin il n'est pas rare de rencontrer, dans tous les types de bassins rachitiques, des crêtes et arêtes tranchantes (*bassins épineux*).

2° **Caractères cliniques.** — Le caractère clinique essentiel des bassins rachitiques, c'est l'*aplatissement antéro-postérieur du détroit supérieur* que le *toucher digital explorateur et mensurateur* permet de reconnaître. Le diamètre utile promonto-pubien minimum se déduit approximativement du promonto-sous-pubien directement mensurable.

L'exploration digitale de la face antérieure du sacrum permet de distinguer : a) les *bassins annelés* dans lesquels le sacrum a conservé une concavité antérieure : le rétrécissement ne siège qu'au détroit supérieur; b) les *bassins canaliculés*, dans lesquels le sacrum est plan ou convexe : le détroit supérieur et l'excavation sont rétrécis.

L'exploration digitale des parois latérales du bassin permet de reconnaître les formes rares pseudo-ostéomalaciques.

Fig. 245. — Coupe antéro-postérieure d'un bassin rachitique canaliculé (Pinard).

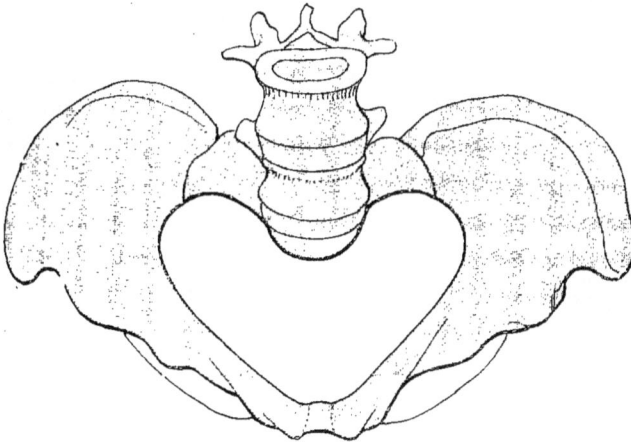

Les *dimensions* de ces bassins rachitiques sont très variables, mais l'exiguïté du bassin est ordinairement modérée. En prenant pour élément d'ap-

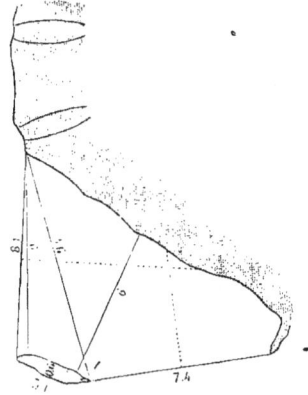

Fig. 244. — Bassin rachitique à type pseudo-ostéomalacique.

préciation le diamètre promonto-sous-pubien, cliniquement mensurable, on peut dire qu'actuellement la plupart des bassins viciés par le rachitisme ont un diamètre promonto-sous-pubien supérieur à 10 centimètres. Exceptionnellement, ce diamètre tombe au-dessous de 8 centimètres.

Les rétrécissements extrêmes deviennent d'ailleurs de plus en plus rares grâce aux progrès de l'hygiène qui a diminué notablement la fréquence et la gravité du rachitisme.

3° **Évolution de la grossesse.** — L'absence d'accommodation pelvienne favorise l'évolution de la grossesse jusqu'au terme, en supprimant les facteurs pathogéniques habituels de l'accouchement prématuré. Le poids moyen des enfants au moment de la naissance est, de ce fait, sensiblement supérieur au poids moyen global des enfants de femme à bassin normal.

Mais l'obstacle à l'accommodation pelvienne favorise les *présentations vicieuses*, soit à la fin de la grossesse (siège, épaule), soit au début du travail (face, front).

4° **Accouchement.** — Dans les bassins rachitiques communément observés (diamètre promonto-sous-pubien mesurant plus de 10 centimètres), la *terminaison de l'accouchement est le plus souvent heureuse* et s'effectue par les seules forces de la nature.

Les cas de dystocie, nécessitant l'intervention active de l'accoucheur, sont peu fréquents. Quant aux cas de rétrécissement nécessitant d'une façon absolue l'opération césarienne, ils sont exceptionnels.

L'étude clinique de l'accouchement par les voies naturelles dans le bassin rachitique, peu ou moyennement rétréci, repose sur la connaissance du mécanisme habituel de l'engagement de la tête fœtale dans les bassins plats.

Mécanisme habituel de l'engagement de la tête fœtale dans les bassins plats. — La tête fœtale, retenue au détroit supérieur moyennement rétréci, est en *position transversale*. Elle est ordinairement peu fléchie : le toucher permet d'atteindre aussi facilement la fontanelle antérieure que la fontanelle postérieure. La suture sagittale, transversalement orientée, se trouve derrière l'arc antérieur du bassin. Le pariétal antérieur surplombe la symphyse qu'il déborde. Le pariétal postérieur occupe l'aire du détroit supérieur (fig. 245).

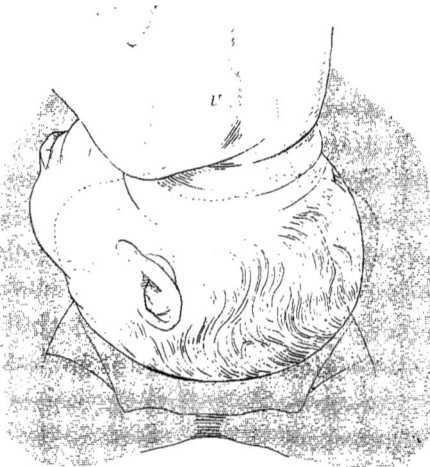

Fig. 245. — Attitude de la tête fœtale retenue au-dessus du détroit supérieur rétréci d'un bassin rachitique (Farabeuf, d'après un document photographique de Couvelaire).

Sous l'influence des contractions utérines, la tête se fixe à l'entrée du bassin et se fléchit. La tempe dépressible est au contact du promontoire. La bosse pariétale postérieure vient occuper la concavité du sacrum (quand le bassin est annelé), pendant que la bosse pariétale antérieure franchit le détroit supérieur.

L'engagement de la bosse pariétale postérieure et l'éloignement du pubis de la suture sagittale, qui reste transversale par rapport au bassin, peuvent être suivis par le toucher. Ces deux constatations indiquent que la tête franchit le détroit rétréci. Elle n'aura plus désormais à lutter contre des résistances osseuses, le détroit inférieur osseux étant large, sinon agrandi.

Par ce mécanisme, une tête dont le bi-pariétal mesure 9 cent. peut s'engager dans un bassin dont le diamètre utile mesure 8 centimètres.

Ce mécanisme d'engagement par *flexion* ne se réalise pas toujours. La tête peut rester bloquée au détroit supérieur *mal fléchie*. La suture sagittale reste derrière le pubis, la bosse pariétale postérieure ne descend pas.

Elle peut même accentuer sa déflexion. La fontanelle antérieure vient alors occuper le centre du bassin, une présentation définitive du *front* se constitue, et parfois, grâce à un modelage particulier de la tête (V. FRONT), la descente peut encore s'effectuer lorsque la plasticité de la tête le permet. Habituellement il n'en est pas ainsi et la tête reste enclavée.

La tête fœtale peut se défléchir complètement, et présenter franchement la *face*. Les difficultés mécaniques à l'engagement sont plus grandes que pour la présentation du sommet.

Lorsque le fœtus se présente par le siège, ou est extrait, après version, par le siège, la tête dernière, orientée transversalement, aborde le détroit supérieur par sa base et tend à se défléchir; elle ne peut traverser le détroit supérieur que fléchie; l'accoucheur devra diriger son engagement en suivant la technique de la *manœuvre de Champetier de Ribes* (V. SIÈGE).

Deux facteurs principaux influent sur le laborieux engagement de la tête fœtale dans les bassins moyennement rétrécis : la *contractilité de l'utérus* et la *malléabilité de la tête fœtale*.

Rôle de la contractilité utérine dans l'engagement de la tête fœtale. — Le rôle de l'utérus est capital. Habituellement le début de la période de dilatation traîne en longueur. Les conditions mécaniques qui favorisent l'effacement et la dilatation du col ne sont pas réalisées. La tête retenue au détroit supérieur appuie mal sur le segment inférieur. Une rupture prématurée ou précoce des membranes a parfois supprimé le rôle utile de la poche des eaux. Les membranes sont-elles intactes, le liquide s'accumule dans la partie du segment inférieur non occupée par la tête; la poche des eaux fait hernie à travers le col qu'elle ne dilate jamais complètement, elle occupe le vagin, arrive à la vulve et se rompt, laissant derrière elle un col qui, à demi dilaté, revient sur lui-même après l'écoulement du liquide amniotique. Finalement, c'est par l'intermédiaire de la tête et de la bosse séro-sanguine que la dilatation pourra se faire.

Avec les progrès de la dilatation, s'accroît en général l'intensité des contractions utérines, qui deviennent plus fréquentes et plus vigoureuses. Si la disproportion est minime, l'utérus triomphera de l'obstacle.

Mais il n'en est pas toujours ainsi. La contraction utérine, d'abord vigoureuse, faiblit. Cette impotence fonctionnelle peut être passagère. Après des périodes d'accalmie, les contractions redeviennent fortes et fréquentes : sous leur influence la tête peut s'engager. L'accouchement aura été long, mais l'issue heureuse.

Dans les cas défavorables, la tête ne s'engage pas. L'utérus impuissant ne présente plus que par périodes espacées des contractions insuffisamment vigoureuses. Péniblement, au bout de 56, 48 heures et plus, la dilatation est devenue presque complète, la tête fœtale coiffée d'une bosse séro-sanguine, assez volumineuse pour remplir l'excavation, et simuler, à un examen superficiel, l'engagement du pôle céphalique, est toujours retenue au détroit supérieur. La contraction la laisse immobile. Par l'examen bimanuel, le doigt placé dans le vagin ne perçoit aucune ébauche de descente, lorsque la main, pressant la région sus-pubienne, tente l'engagement artificiel de la tête. Elle est, comme disaient les anciens accoucheurs, *enclavée.*

Conséquences pour la parturiente de la prolongation du travail. — Les parties molles maternelles présentent alors des modifications dont l'importance est capitale.

Le corps utérin se rétracte, se moule étroitement, mais irrégulièrement, sur le fœtus. Les parties peu contractiles (segment inférieur et col de l'utérus, culs-de-sac vaginaux), étirées, infiltrées d'œdème séro-sanguinolent mécanique ou inflammatoire, comprimées d'une façon permanente, perdent leur élasticité, et, dans les points les plus comprimés, leur vitalité.

Si la situation se prolonge, les points comprimés se mortifieront; les escarres laisseront, en tombant, des fistules (en particulier vésico-vaginales).

Une éventualité plus grave encore menace la parturiente. C'est la rupture du segment inférieur provoquée par une reprise des contractions utérines. La rupture spontanée du segment inférieur et des culs-de-sac vaginaux peut d'ailleurs se produire plus précocement, au début de la dilatation, chez les multipares dont le segment inférieur et le col sont pour ainsi dire infiltrés de tissu cicatriciel ancien, vestige des mortifications et déchirures survenues lors des accouchements antérieurs.

Très exceptionnellement, la symphyse se rompt (V. Pubis).

Souvent l'*infection du canal génital* vient compliquer la situation. Le fœtus baigne dans un liquide amniotique mêlé de méconium et bientôt putride. La fièvre s'allume. La vie de la mère et de l'enfant est compromise. Si l'on n'intervenait pas, elle mourrait non accouchée.

Conséquences pour le fœtus des difficultés de l'engagement et de la prolongation du travail. — Que devient le *fœtus* au cours de ce travail laborieux?

L'absence d'engagement prédispose, dès le début du travail, au procubitus ou à la *procidence du cordon.* Cet accident compromet la vitalité du fœtus et peut entraîner sa mort.

La longueur du travail et la fréquence des contractions troublent les conditions de la circulation placentaire et peuvent déterminer l'*asphyxie* lente du fœtus.

Le *modelage* de la tête par chevauchement des sutures, par aplatissement du pariétal antérieur, par inflexion du bord coronal du pariétal postérieur, est, habituellement, sans inconvénient pour l'enfant. Il en est de même des empreintes cutanées que laissent sur le cuir chevelu les parties saillantes du bassin, en particulier du promontoire.

Par contre, les *enfoncements* du frontal et du pariétal, possibles même dans l'accouchement spontané, la disjonction du pariétal et du temporal dans la suture écailleuse, la séparation des épiphyses de l'occipital, sont des lésions traumatiques plus graves. Elles le sont moins par elles-mêmes que par les *hémorragies méningées* intra-crâniennes et intra-rachidiennes qui les accompagnent.

Ces hémorragies peuvent d'ailleurs se produire sans lésion osseuse concomitante.

Un autre danger, l'*infection*, menace le fœtus, lorsque l'œuf est ouvert depuis longtemps.

Enfin, le fœtus, né vivant, peut succomber, dans les jours qui suivent sa naissance, des lésions survenues pendant le travail, même lorsque l'accouchement a été spontané.

L'énumération de tous ces dangers qui menacent la parturiente et l'enfant ne doit pas faire oublier que, dans la majorité des cas couramment observés, l'accouchement se termine heureusement et spontanément par la naissance d'un enfant vivant... si l'accoucheur, obsédé par la crainte de la dystocie, ne la crée pas de toutes pièces par des interventions intempestives.

5° **Conduite à tenir.** — *a) Pendant la grossesse.* — La conduite à tenir chez une femme enceinte, dont le bassin est vicié, est simple : *attendre le début du travail.* Telle est la règle que conseille et suit Pinard. C'est dire qu'il rejette absolument l'accouchement provoqué.

Sans énumérer toutes les objections qui peuvent être invoquées contre la pratique de l'accouchement prématuré provoqué pour viciation pelvienne, il est un fait d'expérience qu'il faut mettre au premier plan. Les résultats pour l'enfant ne sont relativement satisfaisants que si l'on interrompt la grossesse tardivement, dans les bassins peu viciés. Or, ces bassins sont précisément ceux qui donnent la plus forte proportion d'accouchements spontanés à terme. Alors à quoi bon ?

Dans les autres bassins, l'interruption de la grossesse avec ses risques, même atténués par la pratique du palper mensurateur pour la détermination du moment propice (interruption trop précoce donnant un débile sans vitalité, ou trop tardive nécessitant des manœuvres d'extraction, presque toujours funestes à l'enfant), a été jadis un pis aller utile. L'accoucheur, privé, faute d'antisepsie, des ressources de l'opération césarienne et de la symphyséotomie, était, en effet, acculé aux meurtrières extractions de force (version, forceps) ou au broiement de l'enfant vivant. Mais actuellement, familiarisé avec la pratique aseptique des interventions obstétricales, l'accoucheur peut attendre la fin de la grossesse, et, avec succès presque toujours, traiter rationnellement la dystocie... si elle se présente.

b) Au début du travail. — Le début du travail étant le moment de choix pour l'opération césarienne conservatrice, c'est donc *au point de vue des indications de la césarienne conservatrice* qu'il faut apprécier le *degré de disproportion* existant entre la tête et le bassin.

Cette disproportion sera évaluée par le palper mensurateur. Est-elle légère ou nulle? Quel que soit le chiffre fourni par la mensuration du promonto-sous-pubien (il est habituellement voisin de 10 centimètres), l'accouchement spontané est l'éventualité la plus vraisemblable. Il faut attendre et avoir confiance dans l'expectation. Est-elle notable? Il faut opter entre la césarienne d'emblée et l'expectation.

Dans les rares viciations extrêmes le choix est facile. Lorsque le diamètre promonto-sous-pubien mesure moins de 9 centimètres, la césarienne d'emblée s'impose.

Dans les viciations moyennes, lorsque le diamètre promonto-sous-pubien oscille entre 9 et 10 centimètres, l'expectation a pour aboutissant : quelquefois l'accouchement spontané ; — plus souvent la nécessité d'une intervention (extraction par forceps ou version après symphyséotomie si, à la dilatation complète, l'enfant est vivant et la mère non infectée ; basiotripsie, si l'enfant meurt au cours du travail ; opération de Porro, si les circonstances rendent l'intervention par les voies naturelles dangereuse pour la mère et l'enfant).

Dans ces conditions, pour peu que la face antérieure du sacrum n'ait plus sa concavité favorable, pour peu que la disproportion soit trop accentuée, pour peu que les parties molles vagino-périnéales paraissent devoir courir des risques de délabrement, au cours d'une extraction après symphyséotomie, pour peu que, lors des accouchements antérieurs, de laborieuses interventions obstétricales aient été pratiquées, il est plus sage de recourir d'emblée à la césarienne conservatrice. Sans donner aux chiffres plus de valeur qu'il ne convient en clinique, on peut dire qu'au-dessous de 10 centimètres de diamètre promonto-sous-pubien, avec un enfant à terme, l'opération de choix est la césarienne.

c) Au cours du travail. — Plusieurs éventualités peuvent se trouver réalisées.

α) *L'enfant meurt au cours du travail ;*

β) *L'enfant est menacé dans sa vitalité alors que la dilatation est peu avancée, la mère n'étant pas infectée ;*

γ) *L'enfant est vivant, la mère non infectée, la dilatation est complète ;*

δ) *La mère est infectée, l'enfant est encore vivant.*

α) *L'enfant meurt au cours du travail.* — Habituellement, c'est à une période avancée du travail que cette éventualité se produit. Si, après la mort du fœtus, le travail marche régulièrement et rapidement, point n'est besoin d'intervenir. Si le travail traîne en longueur, il est indiqué dans l'intérêt évident de la mère, menacée par la putréfaction fœtale, de débarrasser l'utérus de son contenu en réduisant le volume du fœtus (basiotripsie). La dilatation n'a pas besoin d'être tout à fait complète ; elle sera, si besoin est, manuellement complétée sous chloroforme, avant la réduction et l'extraction du fœtus (V. Basiotripsie).

Plus rarement, le fœtus meurt au début du travail ou avant tout début de travail. Cet accident a pour cause habituelle une rupture prématurée des membranes avec procidence du cordon non réduite ou irréductible. Si le travail tarde à débuter ou languit, si les premiers signes de la putréfaction fœtale apparaissent, il faut, sans perdre de temps, dilater artificiellement le col utérin et extraire le fœtus après réduction. Les ballons dilatateurs de Champetier de Ribes remplissent parfaitement la première de ces deux indications.

Enfin, très exceptionnellement, lorsque les dimensions du bassin ne permettent même pas le passage du basiotribe, l'amputation utéro-ovarique, sans ouverture préalable de l'utérus, est absolument indiquée.

Il en sera de même lorsque l'état des parties molles (œdème infectieux, tissu cicatriciel) fera redouter la production de déchirures utérines au cours de la basiotripsie (V. Césarienne).

β) *L'enfant est menacé dans sa vitalité lors que la dilatation est peu avancée, la mère n'est pas infectée.* — Dans ces conditions, le souci de sauvegarder la vie compromise de l'enfant ne permet pas toujours d'attendre que la dilatation soit complète. L'indication de la section césarienne est posée par Pinard dans les cas de ce genre, alors qu'au début du travail il paraissait que l'accouchement pourrait s'effectuer par les voies naturelles soit spontanément, soit après symphyséotomie. C'est principalement dans les cas de procidence du cordon que cette indication peut être posée, mais il ne faut pas seulement que l'enfant paraisse encore cliniquement bien portant et que l'opérée soit dans les conditions requises pour que la césarienne soit, en conscience, permise; il faut que l'acte opératoire réalise dans le plus bref délai l'indication thérapeutique.

γ) *L'enfant est vivant, la mère non infectée, la dilatation est complète.* — Le travail a été surveillé aseptiquement, la dilatation après une attente souvent longue s'est complétée, que faut-il faire?

La période dite d'expulsion commence. Les muscles abdominaux entrent en jeu. Les efforts de la parturiente, dirigés par l'accoucheur, font descendre la tête, jusqu'alors restée au détroit supérieur. Une fois engagée, la tête n'a plus à lutter contre une résistance osseuse, car le détroit inférieur osseux est large. Seules les parties molles pourraient retarder la naissance spontanée. Les conditions sont alors les conditions ordinaires de la traversée du bassin mou. L'arrêt dans la progression ou la souffrance de l'enfant commanderaient seules l'application du forceps *sur la tête engagée.*

Mais cette éventualité heureuse ne se réalise pas toujours. Si la tête reste bloquée au détroit supérieur, débordant le pubis, immobile, enclavée, l'accoucheur doit opter entre la symphyséotomie et l'opération césarienne. L'enfant étant vivant et bien portant, la parturiente non infectée, ses parties molles souples, les conditions opératoires étant favorables (V. SYMPHYSÉO-TOMIE), il faut ouvrir le bassin avant d'extraire artificiellement le fœtus. Sans agrandissement préalable du bassin, le forceps ou la version (quand l'évolution est possible) sont trop souvent funestes à l'enfant.

Toutes les fois que la symphyséotomie sera, en raison du degré de dispro portion, jugée impuissante à lever, sans danger pour les parties molles, l'obstacle osseux (bassins à promonto-sous-pubien inférieur à 9 centimètres), l'opération césarienne sera indiquée. En aucun cas, il ne saurait être, à l'heure actuelle, question de basiotripsie sur l'enfant vivant.

L'opération césarienne pourra-t-elle, dans ces conditions, être toujours conservatrice? On ne saurait donner de règle générale. Dans chaque cas particulier, il faudra analyser avec grand soin l'état de la parturiente et ne conserver l'utérus que si on peut écarter tout soupçon d'infection. Lorsque la parturiente est depuis le début du travail dans une clinique, lorsque les explorations vaginales ont été aussi rares qu'aseptiques, lorsque la désinfection vulvo-vaginale a été assurée, lorsque les membranes ne sont pas rompues depuis trop longtemps, lorsque la courbe de la *température rectale* méthodiquement prise pendant le travail est restée normale, on peut, semble-t-il, risquer la conservation de l'utérus avec grandes chances de succès. En cas de doute, il ne faudrait pas hésiter à sacrifier l'utérus pour sauvegarder la vie de l'opérée.

δ) *La mère est infectée, l'enfant est encore vivant.* — Il importe de préciser l'ensemble des symptômes auxquels peut se trouver acculé l'accoucheur. Le travail dure depuis de longues heures. Il y a eu rupture prématurée ou précoce des membranes. Le liquide amniotique est vert, déjà fétide, cependant les bruits du cœur du fœtus ne présentent pas de modifications essentielles. Quant à la parturiente, sa température et son pouls ne sont plus normaux. Il y a infection des voies génitales. Que faire?

La symphyséotomie? Mais l'expérience a démontré la gravité de cette opération pratiquée sur une femme infectée.

L'opération de Porro? Si la disproportion est grande, ou si l'état des parties molles rend dangereuse toute intervention par les voies naturelles (œdème du segment inférieur précurseur de la rupture utérine), il n'y a pas à hésiter. Mais, si ces deux éventualités ne sont pas réalisées, et, si l'on se trouve en présence d'une primipare, il faut reconnaître qu'amputer l'utérus, pour extraire un enfant baignant dans une purée de méconium fétide, n'est pas toujours la conduite la plus sage, ni pour le présent (l'opération de Porro, bénigne sur la femme non infectée, est d'un pronostic plus sérieux sur la femme infectée), ni pour l'avenir (stérilisation définitive).

Dans ces circonstances difficiles, devenant heureusement chaque jour plus rares, l'accoucheur sera réduit à tenter, par une application régulière du forceps, d'entraîner lentement, prudemment, la tête fœtale. Il a entre les mains un instrument qui — quoi qu'il fasse — impose à cette tête une réduction trop souvent meurtrière (V. Forceps). Quelquefois cependant, l'enfant naîtra vivant, mais le plus souvent blessé, de toutes façons compromis par l'infection amniotique.

B. — BASSIN DES NAINES. — Ce sont des types exceptionnels. Il s'en faut qu'au point de vue obstétrical les naines constituent un groupe anatomo-clinique défini. Il est des femmes qui par leur taille sont des naines et qui cependant ont un bassin normal. Parmi les naines à bassin dystocique, il faut distinguer plusieurs types : la naine achondroplasique, la naine rachitique, la naine à type infantile.

1º *Naines achondroplasiques* (V. Achondroplasie). — Leur bassin est aplati, généralement rétréci et asymétrique au détroit supérieur. La cavité pelvienne et le détroit inférieur sont, relativement au détroit supérieur, spacieux. Ce bassin a la valeur obstétricale d'un aplati rachitique. Il commande l'opération césarienne.

2º *Naines rachitiques.* — Le bassin offre les caractères des bassins rachitiques, mais ses dimensions sont exiguës. Le diamètre utile peut descendre jusqu'à 2 cm. 5 (Herrgott). C'est dire qu'il commande l'opération césarienne.

3º *Naines à type infantile.* — Souvent, il y a coexistence de défaut de développement des organes génitaux. Le bassin a gardé le type infantile, les pièces osseuses ne sont pas soudées. La forme générale du bassin est celle d'un entonnoir généralement rétréci. Les dimensions de ce bassin sont très variables. Elles peuvent permettre l'accouchement par les voies naturelles d'enfants peu volumineux. Pour peu qu'il y ait disproportion entre la tête et

le bassin, le peu d'étoffe des parties molles ferait préférer l'opération césarienne. La fécondation est d'ailleurs rare.

C. — BASSINS OSTÉOMALACIQUES. — L'ostéomalacie est une maladie de
l'âge adulte. Elle débute par de l'endolorissement des os du bassin, détermine
un ramollissement des os qui favorise leur incurvation ou leur fracture et
aboutit à un état cachectique grave. Cette maladie est rare en France
(V. OSTÉOMALACIE).

1" **Caractères anatomiques.** — Les os iliaques sont repliés en « cornets
d'oubli ». Le promontoire est enfoncé dans le bassin, les cavités cotyloïdes
repoussées vers le centre du bassin (fig. 246). La symphyse et les deux
branches ischio-pubiennes rapprochées forment une saillie qui a été compa-

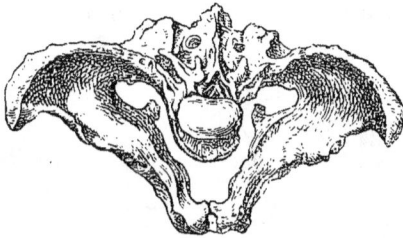

Fig. 246. — Bassin ostéomalacique.
(Schröder.)

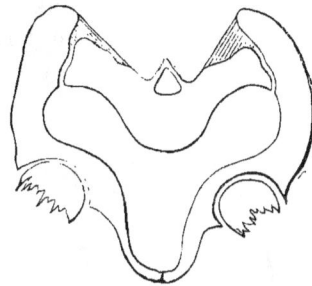

Fig. 247. — Coupe d'un bassin ostéomalacique,
parallèle au détroit supérieur (Schröder).

rée à un bec de canard. Les tubérosités ischiatiques sont rapprochées. Tous
les diamètres sont rétrécis dans toute la hauteur du bassin. Sur une coupe
parallèle au plan du détroit supérieur, la cavité pelvienne a la forme soit
d'un triangle à base postérieure, soit, dans les cas plus avancés, d'un
tricorne (fig. 247).

2° **Caractères cliniques.** — Dans les cas avancés, lorsque les déformations
squelettiques sont généralisées, les déformations du bassin ne sauraient être
méconnues. Le toucher vaginal, rendu parfois difficile par le rapprochement
extrême des branches ischio-pubiennes, permet de reconnaître l'exiguïté et
la forme du bassin.

Mais, au début, et dans les formes à évolution insidieuse, alors que seul le
squelette pelvien est touché, l'accoucheur pourra n'être conduit à examiner
le bassin qu'en raison de l'absence d'accommodation pelvienne à la fin de la
grossesse. Souvent, le diagnostic d'ostéomalacie n'a été posé qu'en raison
d'une dystocie progressive, s'aggravant d'un accouchement à l'autre.

5° **Accouchement.** — Le pronostic de l'accouchement dépend de l'exiguïté
du bassin. Tous les degrés de dystocie peuvent être réalisés.

Lorsque les déformations sont accentuées, l'accouchement par les voies
naturelles est habituellement impossible.

L'*opération césarienne* est alors indiquée. Elle doit être suivie de l'amputation utéro-ovarique, car l'*ablation des ovaires* amène souvent une amélioration et parfois la guérison de l'ostéomalacie.

Dans des cas très exceptionnels, le bassin ramolli et extensible (bassins en caoutchouc) a repris de lui-même une forme permettant l'accouchement spontané. Il ne faut pas compter sur cette éventualité.

Lorsque la grossesse, ainsi qu'il arrive parfois, aggrave l'évolution de l'ostéomalacie, il peut être indiqué d'interrompre la grossesse ou peut-être de pratiquer la double ovariotomie.

II. — BASSINS DÉFORMÉS PAR CLAUDICATION. — La claudication peut être unilatérale ou bilatérale.

A) **Claudication unilatérale**. — Parmi les causes de claudication unilatérale il faut citer : la *coxalgie*, la *luxation dite congénitale de la hanche* ; la *paralysie infantile*. Les *affections du membre inférieur déterminant son raccourcissement*. — L'arthrite tuberculeuse de la hanche est la plus fréquente et la plus importante.

1° **Caractères anatomiques**. — La claudication, quelle que soit sa cause, modifie la forme du bassin, lorsqu'elle a débuté *pendant l'enfance*, avant

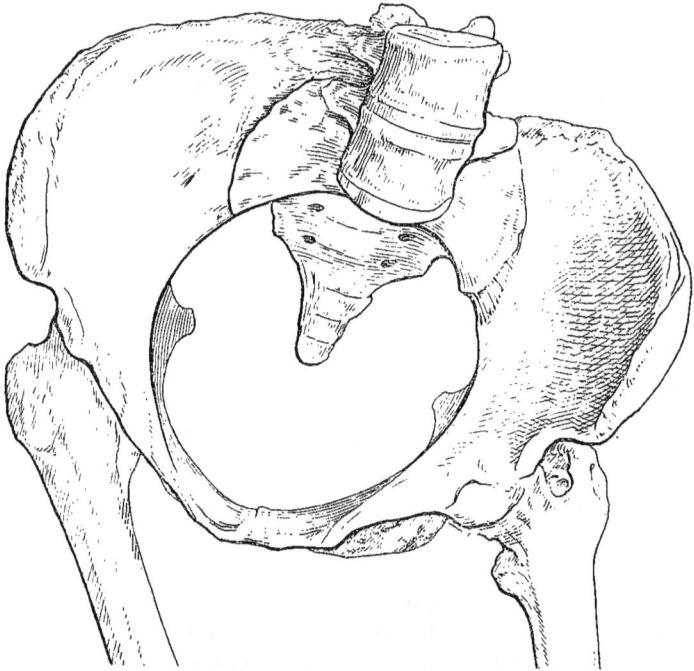

Fig. 248. — Bassin déformé par claudication (coxalgie droite), mais de capacité plus que suffisante.

le développement complet du squelette pelvien. Le bassin est *asymétrique*. La déformation résulte des faits suivants : *a*) L'os iliaque du côté sain est déformé : la paroi pelvienne subissant tout le poids de la contre-pression fémorale dans la station debout tend à s'aplatir ; la courbure de la ligne innominée est redressée. *b*) Le sacrum est asymétrique : l'aileron sacré du côté sain est plus ou moins atrophié. Il en résulte une déformation d'ensemble du bassin de type oblique ovalaire. Le promontoire et la symphyse pubienne ne sont plus dans le plan médian. Le promontoire est incliné vers le côté sain, la symphyse pubienne rejetée du côté malade (fig. 247).

L'asymétrie pelvienne est manifeste, mais *si la claudication unilatérale a été la seule cause agissant sur le bassin* les dimensions du bassin restent praticables pour une tête fœtale normale (Pinard).

Il n'en est pas toujours de même lorsqu'à l'asymétrie négligeable produite par la claudication viennent s'ajouter des déformations d'autre origine :

1º **Déformations dépendant de la lésion qui a déterminé la boiterie.** — Ces déformations portent sur le côté malade. Elles varient suivant la lésion originelle et suivant le siège de cette lésion. Le plus souvent elles consistent en une atrophie de l'os iliaque.

a) *Simple raccourcissement du membre inférieur* par fracture, résection articulaire, tumeur blanche du genou ou du pied, pied bot, amputation basse. L'os iliaque du côté malade n'est que très exceptionnellement le siège de déformations d'ailleurs minimes.

b) *Amputation de cuisse.* — L'os iliaque du côté malade peut être notablement atrophié lorsque l'amputation a été pratiquée dans la première enfance.

c) *Paralysie infantile.* — L'os iliaque du côté malade peut être notablement atrophié, si la hanche fait partie du territoire frappé par la paralysie atrophique. Ce n'est d'ailleurs pas le cas le plus fréquent.

d) *Luxation dite congénitale de la hanche.* — L'os iliaque du côté malade peut être atrophié, mais l'influence de cette atrophie est le plus souvent négligeable.

e) *Coxalgie.* — L'arthrite tuberculeuse de la hanche n'est pas sans retentir avec plus ou moins d'intensité sur le développement de l'os iliaque. Le retentissement est minime si le foyer tuberculeux est exclusivement fémoral. Il peut être notable si le foyer tuberculeux est acétabulaire. Plusieurs types de lésions peuvent être observées.

α) *Lésions atrophiques.* — L'os iliaque est dans son ensemble atrophié, mais il s'en faut que l'atrophie de la région acétabulaire soit toujours la plus importante. Les ailes iliaques, l'ischion peuvent être très atrophiés et pourtant la ligne innominée et la région acétabulaire garderont leur amplitude normale. Bien mieux, il est des cas où cette région, seule importante au point de vue de la capacité pelvienne, présente un développement en surface plus grand que du côté sain. En résumé, l'atrophie de l'os iliaque ne retentit que rarement d'une façon notable sur la capacité du petit bassin qui seule importe à l'accoucheur.

β) *Lésions d'ostéite proliférante.* — La surface acétabulaire épaissie d'ostéophytes peut faire une voussure plus ou moins accentuée, rarement importante, dans l'intérieur du petit bassin. Exceptionnellement, un abcès peut faire saillie dans le pelvis.

γ) *Lésions destructives.* — Le fond de la cavité cotyloïde peut être effondré et la tête fémorale pénétrer dans le petit bassin qu'elle obstrue. C'est là une éventualité tout à fait exceptionnelle.

2º **Déformations dépendant de lésions squelettiques surajoutées (viciations complexes).** — Parmi ces déformations il faut citer :

1° *L'aplatissement antéro-postérieur du bassin causé par le rachitisme* (fig. 250) ;

2° *L'existence d'une légion congénitale ou acquise de l'articulation sacro-iliaque.*

Dans ces conditions, le bassin n'est plus un bassin déformé par claudication, mais un bassin à *viciation complexe*, qui ne saurait en général permettre l'accouchement par les voies naturelles.

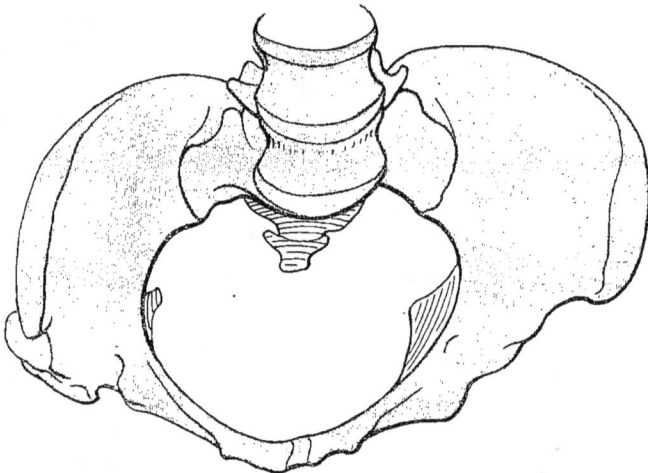

Fig. 249. — Bassin à viciation complexe (coxalgie droite et rachitisme).
Le bassin est asymétrique et aplati. Il est dessiné à la même échelle que le bassin de la figure 247.

2° **Caractères cliniques**. — En présence d'une boiteuse. — quelle que soit la cause de la claudication : coxalgie, luxation dite congénitale de la hanche, paralysie infantile, lésion quelconque des membres inférieurs, — il faut s'assurer par le toucher digital que l'*angle sacro-vertébral n'est pas accessible* et que le bassin n'est pas obstrué : par l'exploration externe et au besoin par le toucher que les articulations sacro-iliaques n'ont pas été malades. De cet examen éliminatoire, rendu souvent inutile par l'engagement de la tête fœtale à la fin de la grossesse, dépend le pronostic de l'accouchement.

3° **Accouchement**. — Si le bassin n'est ni aplati ni obstrué, son asymétrie est pratiquement négligeable. L'accoucheur n'aura pas à redouter de dystocie sérieuse.

Dans les cas de coxalgie fistuleuse, il y a lieu de reconnaître et d'isoler les orifices cutanés, source possible d'infection au moment de l'accouchement.

L'adduction exagérée de la cuisse dans les arthrites de la hanche, avec ou sans luxation, doit être prise en considération pour la gêne qu'elle peut apporter au cours de l'expulsion du fœtus. Au moment de l'accouchement il peut être nécessaire de placer la femme dans le décubitus latéral, le côté ankylosé reposant sur le plan du lit.

Si le bassin est aplati ou obstrué, la dystocie peut être grave. En cas de disproportion, l'opération césarienne est l'opération de choix.

B) **Claudication bilatérale**. — Le type principal est fourni par la *luxation dite congénitale bilatérale*.

1° **Caractères anatomiques**. — Le bassin est antéversé. Il est « *amaigri* ». Les os iliaques et le sacrum sont grêles ; le grand bassin est peu développé. Le détroit supérieur est habituellement de dimensions normales (fig. 250). L'*excavation pelvienne est diminuée de hauteur, mais spacieuse*. Le détroit inférieur est large, surtout dans ses dimensions transversales (fig. 251).

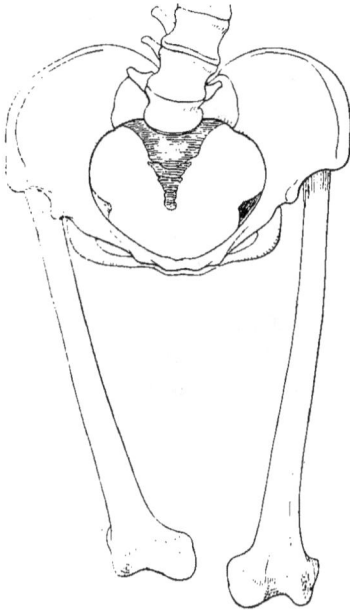

Fig. 250. — Vue antérieure d'un bassin d'une femme atteinte de luxation congénitale bilatérale. Le détroit supérieur est spacieux.

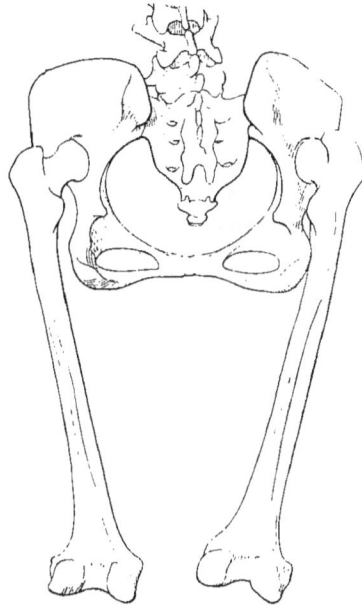

Fig. 251. — Vue postérieure du même bassin. L'excavation est courte. Le détroit inférieur est très spacieux.

Les seules causes de dystocie que peuvent présenter certains de ces bassins relèvent : 1° de l'*antéversion* exagérée mettant obstacle à l'engagement de la tête fœtale ; 2° d'un *aplatissement* du détroit supérieur dans son diamètre antéro-postérieur (viciation d'ailleurs peu fréquente).

2° **Caractères cliniques**. — L'antéversion du bassin détermine une forte ensellure lombaire. La vulve regarde en arrière, la symphyse est horizontale (femmes soi-disant « barrées »). L'utérus gravide est fortement incliné en avant (ventre en besace). La tête fœtale, non engagée, semble souvent déborder en avant le pubis. Ce n'est pas qu'il y ait disproportion, mais la saillie lordosique de la colonne lombaire tend à repousser la tête fœtale en avant.

Par le toucher, on doit s'assurer que le promontoire est inaccessible. S'il l'est, on tiendra compte de ce fait que, l'angle sacro-vertébral étant peu élevé, le diamètre utile n'est guère plus court que le diamètre promonto-sous-pubien.

3° **Accouchement**. — Habituellement l'accouchement ne présente d'autre particularité que l'engagement tardif et l'expulsion rapide. Il y a parfois nécessité de redresser l'utérus fortement incliné en avant du fait de l'anté-version pelvienne. Si, l'engagement n'étant pas effectué, une indication d'extraire le fœtus se présentait, il conviendrait, en raison de l'antéversion du bassin et de l'orientation de la tête par rapport au détroit supérieur (inclinaison fréquente sur le pariétal antérieur), de préférer la *version par manœuvres internes*. L'application du forceps serait particulièrement dangereuse.

Si l'angle sacro-vertébral est accessible, le bassin est assimilable à un bassin plat rachitique.

III. — BASSINS DÉFORMÉS PAR LÉSIONS DE LA COLONNE VERTÉBRALE. — Il faut distinguer deux groupes de lésions : 1° l'un est constitué par les lésions de la colonne vertébrale, c'est le groupe des bossues pottiques et rachitiques; — 2° l'autre par des lésions sacro-vertébrales tout à fait exceptionnelles, entraînant un déplacement en masse de la colonne vertébrale par rapport au bassin.

1° **Bassin des bossues.** — Pour qu'une déviation de la colonne vertébrale, cyphose ou scoliose, puisse retentir sur la forme et les dimensions du bassin, il faut qu'elle soit survenue *dans le jeune âge*, avant le développement complet du bassin et qu'elle siège *suffisamment bas* pour avoir entraîné le sacrum dans sa courbure de compensation inférieure. Elle a « pour effet de relever la base du sacrum en arrière et par cela même d'agrandir le diamètre antéro-postérieur du détroit supérieur » (Pinard).

Le type de déformation le plus accusé est réalisé par la *cyphose angulaire du mal de Pott lombaire*.

A) *Cyphoses.*

1° **Caractères anatomiques.** — a) *Cyphose pottique lombaire.* — Le plan du détroit supérieur est en antéversion. La forme générale de l'excavation est celle d'un *entonnoir* (fig. 255), large au détroit supérieur, étroit au détroit inférieur. Au détroit supérieur tous les diamètres sont agrandis, surtout le diamètre antéro-postérieur. Cet agrandissement qui peut être considérable (15 centim. de diamètre promonto-pubien) est la conséquence du relèvement de l'angle sacro-vertébral attiré et effacé dans la courbure de compensation.

Le détroit inférieur est rétréci dans tous ses diamètres. C'est le *transverse bi-ischiatique* qui est le plus rétréci. L'arcade pubienne est étroite. Le diamètre antéro-postérieur sous-sacro-sous-pubien est diminué. L'excavation va se rétrécissant de haut en bas. Le diamètre bi-sciatique est rétréci.

b) *Cyphose lombo-sacrée.* — Le bassin, en rétroversion, a toujours la forme d'un entonnoir; mais le détroit inférieur est encore plus étroit.

c) *Cyphose dorsale.* — Le bassin peut avoir la forme d'un entonnoir, mais il reste grand à moins qu'il n'y ait une atrophie générale du squelette, mais alors un autre élément s'est surajouté à la cyphose pour déformer le bassin.

2° **Caractères cliniques.** — L'obstacle, quand il existe, n'étant pas à l'entrée du bassin mais au détroit inférieur, ne s'oppose habituellement pas à l'engagement de la tête fœtale à la fin de la grossesse.

Ce fait, joint à l'absence de grandes déformations vertébrales dans les gibbosités basses, les plus dangereuses, a pu faire méconnaître l'existence d'une cause sérieuse de dystocie qui ne se révélait qu'au cours du travail.

C'est le *détroit inférieur* qu'il faut explorer en cherchant à déterminer par mensurations externes, la femme étant placée dans la position genu-pectorale, la distance qui sépare la face interne des deux ischions et la distance qui sépare le sous-pubis du sacrum. Lorsqu'il y a plus de 6 centi-mètres entre les ischions, la dystocie sérieuse est exceptionnelle.

La mensuration peu utile du diamètre bi-sciatique ne peut être pratiquée

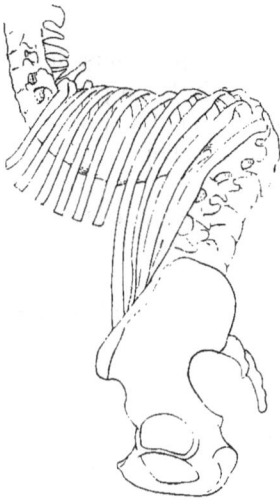

Fig. 252.
Cyphose dorsale inférieure.

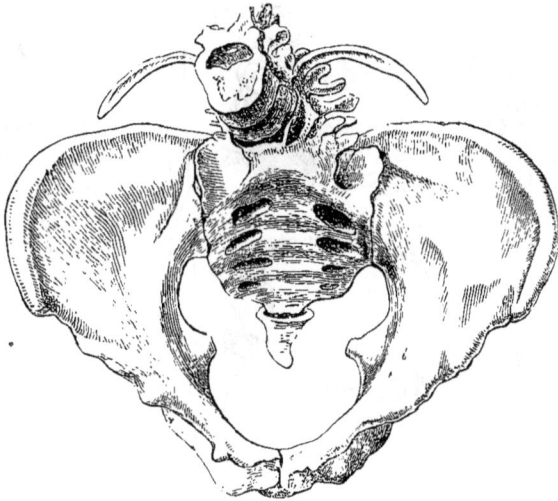

Fig. 253.
Cyphose lombaire basse. Bassin en entonnoir.

que sous chloroforme, car l'*hyperesthésie vulvo-vaginale* est habituelle chez les cyphotiques.

5° **Évolution de la grossesse.** — L'utérus gravide ne peut toujours trouver place dans la cavité abdominale rétrécie. Il proémine en avant (ventre en obusier). Les accouchements prématurés sont fréquents.

Il faut surveiller avec soin les *fonctions cardio-respiratoires* souvent gênées chez les bossues enceintes. Le repos à l'abri des refroidissements et le régime lacto-végétarien doivent être imposés pour peu que le moindre trouble apparaisse dans le fonctionnement de ces appareils.

4° **Accouchement.** — Les cas de dystocie sont rares. Habituellement le rôle de l'accoucheur est d'attendre l'accouchement spontané, en surveil-lant la respiration et le cœur de la parturiente. Quand le bassin est limite, il est évident que les seules difficultés se présenteront au moment du déga-gement de la tête. Le sommet en occipito-pubienne serait, du fait de l'étroitesse relative de l'arc sous-pubien, moins favorable que l'occipito-pos-térieure directe, que la face ou que le siège. Les épines sciatiques peuvent quelquefois laisser sur le crâne une empreinte linéaire.

Lorsque le rétrécissement du détroit inférieur tombe au-dessous de 6 centimètres de bi-ischiatique, l'accouchement peut être impossible. La tête fœtale est arrêtée au-dessus du détroit inférieur, au-dessus même du plan des épines sciatiques. La symphyséotomie serait alors l'opération de choix. Un écartement interpubien de 2 à 5 centimètres suffit à lever l'obstacle, car l'agrandissement transversal du détroit inférieur est à peu près égal à l'écartement provoqué (V. Symphyséotomie).

Mais les parties molles peu étoffées de ces bassins cyphotiques doivent être, dans tous les cas, particulièrement surveillées, pour éviter de trop grands délabrements du vagin et du périnée.

Exceptionnellement, le rétrécissement commande l'opération césarienne.

B) *Scolioses et scolio-cyphoses rachitiques.* — Seules les déformations vertébrales de la première enfance peuvent déformer le bassin.

La *scoliose* banale de la puberté n'a aucune importance. La *scoliose rachitique* de la première enfance, rare d'ailleurs, tend à déjeter latéralement le promontoire et à aplatir latéralement le bassin du côté opposé à la convexité de la scoliose : le bassin est légèrement asymétrique (fig. 254).

La *scolio-cyphose rachitique* ne modifie guère en général les dimensions du bassin. En effet, les déformations propres aux cyphoses et au rachitisme sont exactement contraires. L'une est corrigée par l'autre. La cyphose agrandit le détroit supérieur que rétrécit le rachitisme. Le rachitisme agrandit le détroit inférieur que rétrécit la cyphose.

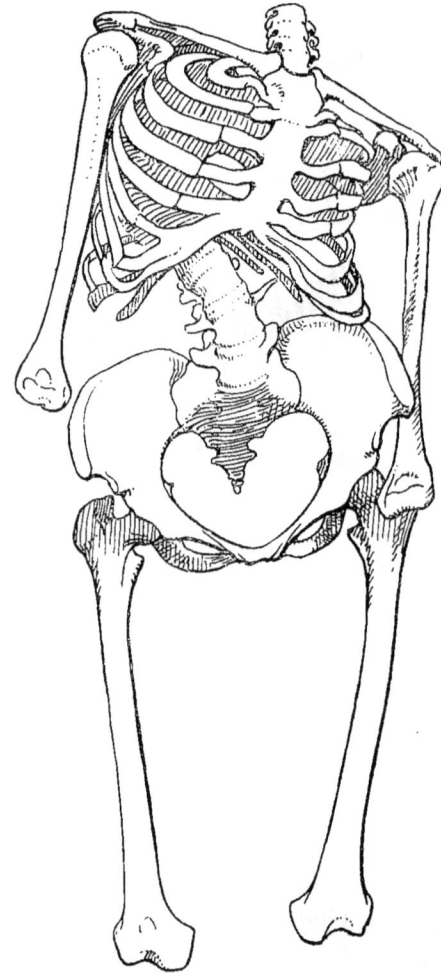

Fig. 254. — Scoliose.
Le bassin est légèrement asymétrique.

Exceptionnellement, lorsque le rachitisme pelvien prédomine (il s'agit de rachitisme à grandes déformations) le bassin, petit dans toutes ses dimensions, est asymétrique (du fait de la scoliose), aplati au détroit supérieur (du fait du rachitisme), rétréci au détroit inférieur (du fait de la cyphose).

En pratique, quoique d'ordinaire *les bossues rachitiques accouchent bien*, il est prudent d'aller toujours à la recherche du promontoire. C'est du dia-

mètre promonto-pubien minimum que dépend le plus souvent le pronostic
de l'accouchement.

Comme pour toutes les bossues, les fonctions cardio-pulmonaires doivent
être surveillées pendant la grossesse et pendant le travail.

2° **Bassins avec lésion sacro-vertébrale.** — Ce groupe comprend
les bassins viciés : A) par *spondylolysthèse* et B) par *spondylizème*.

A) *Bassins viciés par spondylolysthèse.*

1° **Caractères anatomiques.** — Le corps de la 5e lombaire, pathologique-
ment séparé de l'arc vertébral postérieur par élongation ou rupture, a
glissé sur la base du sacrum. En-
traînant avec lui la colonne vertébrale, il vient obstruer plus ou
moins complètement l'aire du détroit supérieur (fig. 255). Le degré
d'*obstruction* du bassin est en rapport avec le degré du glissement
vertébral.

Le glissement peut être léger
et incomplet. Le bassin est simplement aplati par la projection
en avant de la partie antérieure
de la 5e lombaire qui déborde
l'aire du détroit supérieur. Le
glissement peut être total, la colonne lombaire lordosique sur-
plombant l'entrée du bassin.

Enfin, à un degré extrême, il y
a chute de la colonne lombaire
dans le bassin, au-devant des premières pièces sacrées.

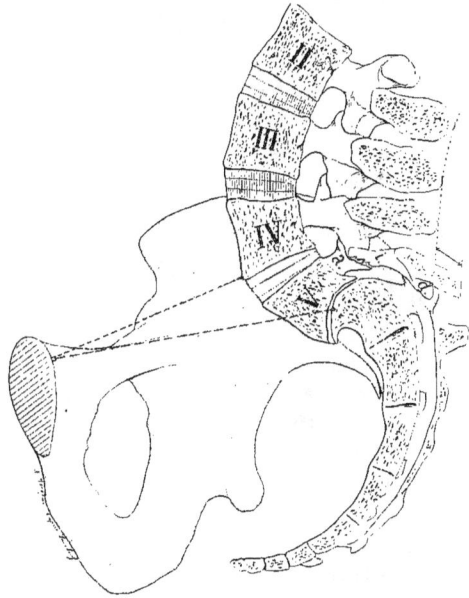

Fig. 255. — Bassin vicié par spondylolysthèse.
(Pinard et Farabeuf.)

2° **Caractères cliniques.** — Le
diagnostic d'obstruction par spondylolysthèse est souvent délicat. Certaines
conditions *étiologiques* (chute d'un lieu élevé, traumatisme portant sur la
région lombaire, ayant pu temporairement déterminer des troubles nerveux
moteurs et sensitifs) attirent quelquefois l'attention. Dans les degrés légers
de glissement vertébral, rien dans les formes extérieures ne s'impose du
premier coup à l'attention de l'accoucheur. Son attention sera attirée par
l'absence d'accommodation pelvienne à la fin de la grossesse. Le toucher
manuel seul permet de poser avec certitude ce diagnostic et de différencier
la saillie vertébrale de l'angle sacro-vertébral d'un bassin aplati.

Lorsque le glissement est total, le tassement du tronc, le raccourcissement
de la taille, les plis cutanés qui forment ceinture au-dessus des ailes iliaques
rappellent, à un examen superficiel, l'aspect des femmes atteintes de double
luxation congénitale des fémurs. Lorsque la colonne lombaire est tombée
dans le bassin, il peut arriver que la femme ne puisse se tenir debout, le
tronc étant infléchi presque à angle droit sur le bassin.

5º **Accouchement.** — Dans le premier degré de glissement, l'accouchement présente les caractères de l'accouchement dans les bassins plats rachitiques. Les indications thérapeutiques sont, en tout cas, les mêmes.

Dans les degrés plus accentués, l'opération césarienne est l'intervention de choix, souvent de nécessité.

B) **Bassins viciés par spondylizème** (F.-J. Herrgott). — C'est une cyphose lombo-sacrée par carie sacro-vertébrale. Le rachis tombé en avant *couvre le bas-*

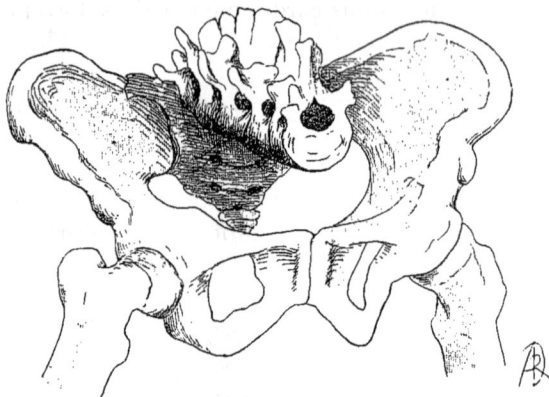

Fig. 256. — Bassin vicié par spondylizème.
(Figure empruntée à Ribemont-Dessaignes et Lepage.)

sin (fig. 257). Cette lésion *exceptionnelle*, imposant à la femme l'attitude d'un quadrupède, commande l'*opération césarienne*.

IV. — BASSINS DÉFORMÉS PAR LÉSIONS PELVIENNES. — Ce groupe comprend : 1º les bassins viciés par atrophie uni ou bilatérale de l'aileron sacré avec synostose sacro-iliaque (bassins dits de Nægele et de Robert); 2º les bassins atypiques déformés par une lésion intrapelvienne (exostose, cals, tumeurs).

1º **Bassins déformés par lésion sacro iliaque.** — A) *Bassins obliques ovalaires de Nægele.*

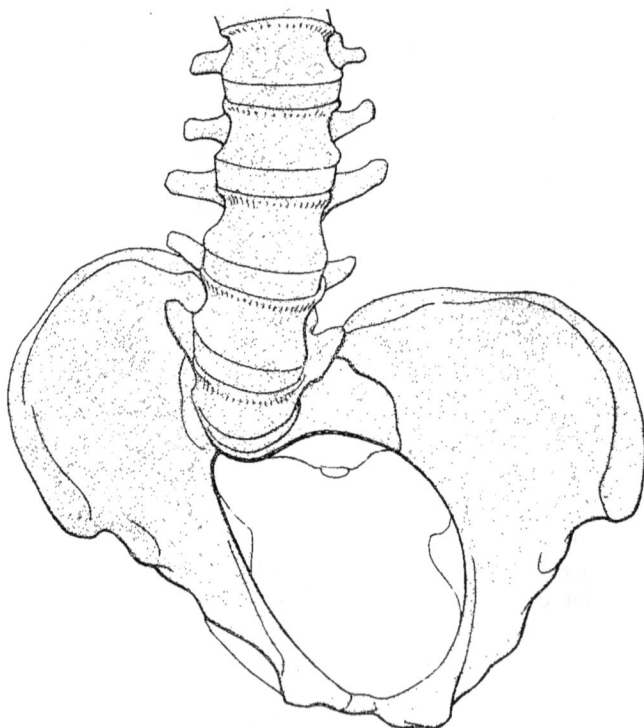

Fig. 257. — Bassin oblique ovalaire de Nægele. — Détroit supérieur.

1º **Caractères anatomiques.** — Les caractères essentiels de ce bassin sont : le *développement imparfait d'un aileron sacré avec synostose de l'ar-*

ticulation sacro-iliaque correspondante (fig. 257). La symphyse pubienne est déjetée du côté sain. La crête iliaque du côté où le sacrum est atrophié est surélevée. L'épine iliaque postérieure et supérieure du côté atrophié se rapproche de la crête sacrée (fig. 258). Le bassin sur une coupe parallèle au plan du détroit supérieur présente une déformation oblique ovalaire. Cette déformation porte sur toute la hauteur du bassin. C'est au détroit inférieur que le rétrécissement est le plus accentué (fig. 258).

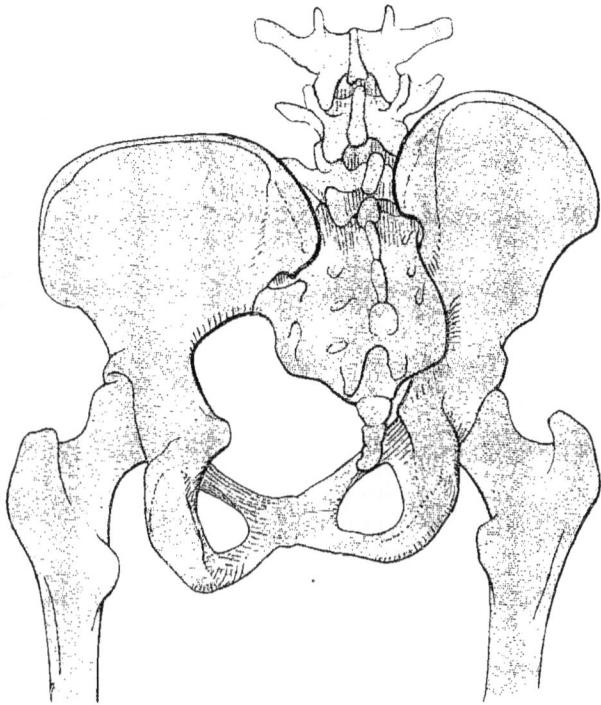

Fig. 258. — Bassin oblique ovalaire de Nægele.
Vue postérieure.

Les *dimensions* de ces bassins sont très *variables*. Elles dépendent du degré de la malformation mais aussi des dimensions originelles du bassin. C'est ainsi qu'à côté des obliques ovalaires dystociques, il est des obliques ovalaires de dimensions permettant l'accouchement spontané.

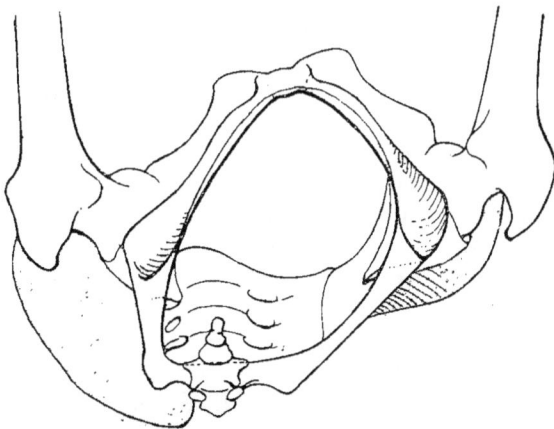

Fig. 259. — Bassin oblique ovalaire de Nægele.
Vue du détroit inférieur.

L'engagement et la descente de la tête fœtale ne peuvent s'effectuer que dans les deux diamètres obliques. Ces deux diamètres ont des dimensions inégales, le plus court aboutit en avant à la région ilio-pectinée du côté correspondant à la synostose sacro-iliaque.

2° **Caractères cliniques.** — Beaucoup de ces bassins sont *méconnus*.

Rien dans les antécédents n'attire l'attention, ni l'âge de la marche, ni la démarche, ni l'histoire pathologique.

On n'est amené à examiner le bassin que parce que le palper a démontré l'absence d'engagement de la tête fœtale, à moins que l'histoire des accouchements antérieurs dystociques n'ait éveillé l'idée d'un rétrécissement du bassin.

L'examen systématique permettra de reconnaître l'asymétrie fessière (aplatissement de la fesse et surélévation de la crête iliaque d'un côté), l'asymétrie des épines iliaques postérieures par rapport à la crête sacrée, l'asymétrie de la région pubienne déjetée du côté opposé à l'aplatissement fessier. Le toucher permet d'atteindre d'emblée l'épine sciatique et toute la partie latérale du bassin (côté de l'atrophie). Le promontoire peut n'être pas accessible ou du moins pas facilement repéré, le doigt explorateur va fatalement à la rencontre de la région sacro-iliaque saine. Le diagnostic ne peut, le plus souvent, être posé avec certitude que par le *toucher manuel*, permettant de constater l'atrophie ou l'absence d'aileron sacré, c'est-à-dire la transformation de la large gouttière sacro-iliaque en un étroit sinus promonto-iliaque.

La capacité du bassin ne peut être déterminée par le toucher mensurateur, tous les diamètres utilisables étant obliques. Cependant l'estimation du bi-ischiatique par les procédés habituels, le toucher manuel pratiqué sous chloroforme permettent de s'en faire une idée approximative. La radio-pelvimétrie rend pour le diagnostic de ces bassins de réels services.

5° **Accouchement.** — L'accouchement peut être spontané et présenter si peu de difficultés que la viciation est méconnue. Ce sont les bassins obliques ovalaires grands.

Il peut être laborieux, mais permettre la naissance d'un enfant à terme vivant, soit spontanément, soit artificiellement (forceps, version). Dans ces bassins limites la tête fœtale oriente ses grands diamètres, tantôt dans l'oblique le plus court, tantôt dans le plus grand. Dans nombre de cas, l'orientation *a priori* la plus défavorable s'est trouvée avoir permis l'expulsion d'un enfant vivant.

En pratique, que la tête soit première ou dernière, mieux vaut respecter l'orientation qu'elle a spontanément tendance à prendre.

Dans ces bassins limites, avec disproportion légère, le bassin a pu être agrandi, soit par symphyséotomie, soit par ischio-pubiotomie du côté ankylosé (cette opération, à laquelle reste attaché le nom de Farabeuf (1892), a été pratiquée une fois avec succès par Pinard).

L'opération césarienne sera l'opération de choix toutes les fois qu'il y a disproportion, et, l'opération de nécessité lorsque la disproportion est notable.

B) *Bassins viciés par sacro-coxalgie*. — La sacro-coxalgie, apparue pendant l'enfance, détermine, au niveau de l'articulation sacro-iliaque, des effets analogues à la malformation congénitale décrite par Nægele : atrophie de l'aileron sacré et synostose sacro-iliaque. Le bassin a la même forme oblique ovalaire. Mais, tandis que, dans la malformation congénitale, le rétrécissement porte sur toute la hauteur du bassin, dans la sacro-coxalgie il porte surtout sur le détroit supérieur.

Au point de vue clinique, l'histoire de ces bassins se superpose, dans ses grandes lignes, à celle des bassins de Nægele.

C) *Bassins viciés par double synostose sacro-iliaque avec atrophie des ailerons sacrés* (Bassins de Robert, 1842). — Le bassin symétrique est *rétréci transversalement* dans toute sa hauteur (fig. 260).

Cette déformation *exceptionnelle* met obstacle à l'accouchement par les voies naturelles et commande l'*opération césarienne*.

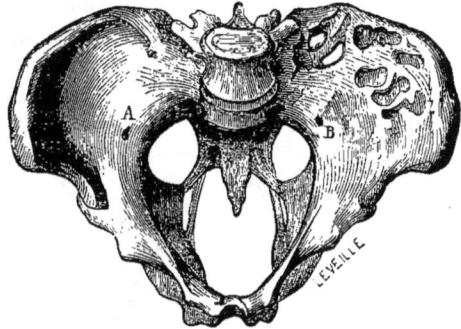

Fig. 260. — Bassin rétréci transversalement par double synostose sacro-iliaque avec atrophie des ailerons sacrés. (Bassin de Robert.)

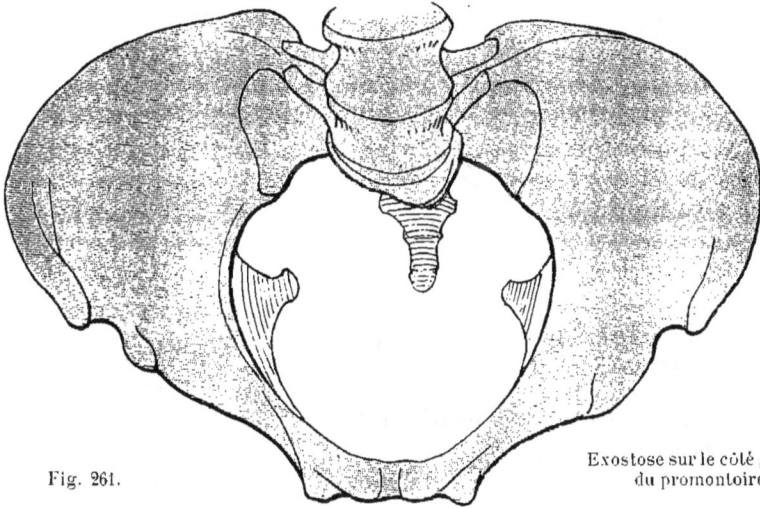

Fig. 261.

Exostose sur le côté gauche
du promontoire.

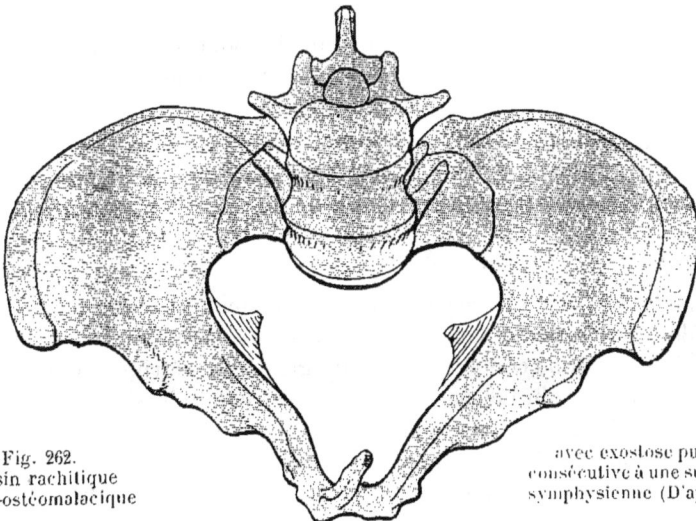

Fig. 262.
Bassin rachitique
pseudo-ostéomalacique

avec exostose pubienne,
consécutive à une suppuration
symphysienne (D'après Bué).

2° **Bassins atypiques viciés par obstruction.** — Ces bassins sont tout à fait exceptionnels. Les causes d'obstruction sont diverses.

A) *Exostoses*. — Habituellement, elles siègent au voisinage du promontoire et des gouttières sacro-iliaques. Leur volume ne dépasse que très rarement les dimensions d'un œuf de poule. Elles sont plus ou moins irrégulières (fig. 261).

Elles peuvent être uniques ou multiples et coexister avec des exostoses sur les autres parties du squelette (exostoses ostéogéniques de l'adolescence).

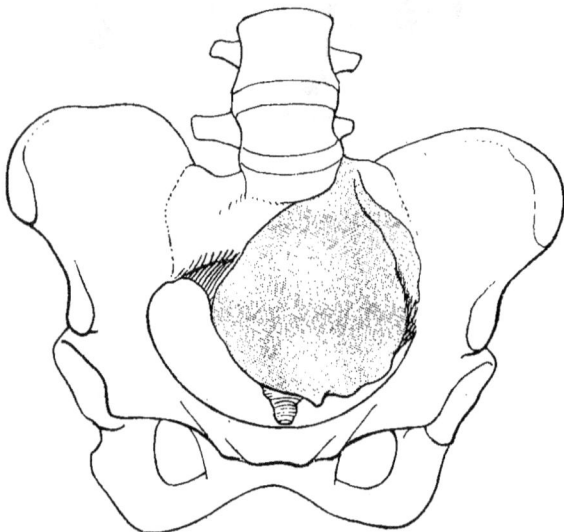

Fig. 265. — Bassin obstrué par un volumineux ostéo-sarcome. (Champetier de Ribes et Couvelaire.)

Elles peuvent siéger dans la région pubienne à la suite d'une ostéite et d'une arthrite suppurée de la symphyse pubienne (fig. 262).

B) *Cals vicieux de fractures.*

C) *Tumeurs osseuses* (Enchondrome, Ostéosarcome, etc.). — Ces tumeurs ont en général leur point d'implantation dans le voisinage des articulations sacro-iliaques (fig. 265).

Le toucher vaginal permet de reconnaître toutes ces déformations atypiques.

Lorsque la tumeur s'oppose à l'accouchement, la seule conduite à tenir est l'opération césarienne, plus bénigne pour l'enfant et la mère que les interventions par les voies naturelles. *A. COUVELAIRE.*

BAUMES. — Le Codex de 1908 inscrit au mot Baume les trois produits suivants : Baume Opodeldoch, Baume du Pérou, Baume de Tolu.

Baume Opodeldoch. Voici sa composition :

Savon animal râpé et desséché	95 grammes.
Camphre pulvérisé	75 —
Ammoniaque ordinaire	50 —
Essence de romarin	20 —
Essence de thym	5 —
Alcool à 90°	775 —

Le baume Opodeldoch a l'aspect d'une gelée incolore, légèrement opalescente. Il doit fondre facilement à la chaleur de la main.

Employé en frictions comme sédatif, il agit par la réfrigération due à la volatilisation du camphre et par l'excitation des capillaires superficiels.

Baume du Pérou. — Obtenu du *Toluifera Pereiræ* (Légumineuses) par battage, incision et brûlure de l'écorce, le baume du Pérou est un liquide sirupeux, brun noirâtre en masse, brun rougeâtre en couche mince, ne s'épaississant et ne se solidifiant pas au contact de l'air. Il a une odeur forte, aromatique, vanillée et une saveur amère, suivie d'une âcreté assez persistante.

Il renferme de l'acide cinnamique. Il a des effets balsamiques à petites doses; à haute dose, il provoque de la diarrhée et de l'irritation du rein.

Il est utilisé, à l'intérieur, en pilules ou en potion, 50 centigr. à 2 gr. dans la bronchite chronique, mais son action sur le rein est à redouter. En inhalation, il rend des services dans les rhinites, les laryngites (v. c. m.). Le glycéré agit contre la leucoplasie buccale. A l'extérieur, c'est un parasiticide excellent qui joue un rôle important dans le traitement de la gale (v. c. m.); il est employé en glycéré à 1/10 ou simplement mélangé à son poids d'huile. En pommade, il est recommandé dans le prurit et contre la pelade (v. c. m.). En nature, il peut servir au pansement occlusif des plaies.

Pilules.	*Pommade.*
Baume du Pérou. . . . 5 grammes.	Baume du Pérou . . . 10 grammes.
Myrrhe. 4	Soufre précipité . . . 20 —
Extrait thébaïque . . . 50 centigr.	Axonge benzoïnée. . . 120 —
Diviser en 30 pilules. De 5 à 10 par jour.	Contre la gale (SABOURAUD).

Mixture.

Baume du Pérou . . . . 3 grammes.
Térébenthine. . . . . 3 —
Essence d'eucalyptus . . . . 2 —
Alcool à 90° . . . . 20 —
L gouttes dans un verre d'eau bouillante en inhalations, fumigations ou pulvérisations.

Collutoire glycériné.

Baume du Pérou. 2 grammes.
Glycérine . . . . 8 —

Baume de Tolu. — Produit retiré du *Toluifera Balsamum* (Légumineuses) par incision de l'écorce. A l'état récent, le baume de Tolu offre une consistance de térébenthine; il durcit avec le temps et présente l'aspect d'une résine cassante, d'un brun clair ou brun rougeâtre, complètement transparente en couche mince. Examiné au microscope, un fragment comprimé entre deux lames de verre chauffées présente un grand nombre de petits cristaux d'acide cinnamique.

Le baume de Tolu se ramollit à la chaleur de la main et dégage, quand on le chauffe davantage, une odeur forte rappelant celle de benjoin et de la vanille; sa saveur est faiblement aromatique et suivie d'une âcreté assez appréciable.

Le baume de Tolu est utilisé dans la préparation des pilules d'iodure ferreux, de la pommade dite baume nerval, du sirop de baume de Tolu, des tablettes de baume de Tolu, de la teinture balsamique (*baume du Commandeur*), de la teinture de baume de Tolu.

Le baume de Tolu jouit d'une popularité d'ailleurs justifiée comme balsamique et modificateur de la sécrétion bronchique à la fin des bronchites aiguës et au cours de la bronchite chronique (v. c. m.).

On donne 50 centigr. à 2 gr. de baume de Tolu en pilules: 50 à 100 gr. de sirop ou 4 à 10 gr. de teinture en potion.

Le **Baume du Commandeur de Permes** est inscrit au Codex sous le nom
de teinture balsamique; c'est une macération dans l'alcool de racine d'angélique et de sommités fleuries de millepertuis à laquelle on ajoute de
l'aloès, de la myrrhe, de l'encens, du baume de Tolu et du benjoin.

Le **Baume de Fioravanti** est un alcoolat, l'alcoolat de térébenthine composé.

Le **Baume Nerval** est une pommade; la moelle de bœuf, l'huile d'œillette,
le baume de Tolu et un peu d'alcool s'amalgament dans sa composition.

Le **Baume Tranquille** ou huile de jusquiame composée est obtenu en
faisant chauffer dans l'huile, pendant des heures, des feuilles de belladone,
de jusquiame, de morelle, de pavot et de stramoine.　　　　　　*E. F.*

BDELLIUM D'AFRIQUE. — Gomme-résine produite par le *Balsamodendran afri-
canum* (Térébinthacées-Burséracées); elle entre dans la composition de
l'emplâtre mercuriel (emplâtre de *Vigo cum Mercurio*).　　　　　　*E. F.*

BEC-DE-LIÈVRE. — *Variétés*. — On donne le nom de *bec-de-lièvre* à la malformation congénitale constituée par la persistance d'une des fentes qui,
vers la 5ᵉ semaine de la vie intra-utérine, rayonnent autour de l'orifice
buccal et qui séparent encore les différents bourgeons, dont la réunion
constituera la face. La figure 264 montre la disposition de ces fentes qui

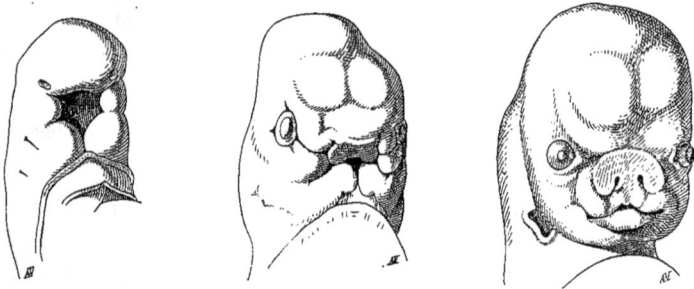

Fig. 264. — Trois stades du développement de la face de l'embryon humain (d'après His).

sont au nombre de 8 (5 fentes paires et 2 impaires); elles sont loin d'avoir
la même importance au point de vue pathologique; seule la persistance de
la fente intermédiaire aux bourgeons nasal interne (ou incisif) et maxillaire
supérieur est relativement fréquente; c'est elle qu'on désigne couramment
sous le nom de *bec-de-lièvre*; elle seule intéresse le praticien et sera décrite
ici. La persistance des autres fentes embryonnaires est tout à fait exceptionnelle, et les malformations qui en résultent (bec-de-lièvre médian supérieur ou inférieur, macrostomie, coloboma facial) n'ont pas d'intérêt spécial:
en effet, ou bien il ne s'agit que d'une encoche ou d'une fente de la lèvre,
ne différant que par son siège du bec-de-lièvre ordinaire et justiciable du
même traitement, — ou bien la malformation est d'un degré extrême et
réclame, si elle n'est pas incompatible avec l'existence, une intervention
trop peu réglée et trop complexe pour qu'il en soit question ici (V. Nouveau-né, Pathologie).

Comme c'est aux dépens des bourgeons embryonnaires que se développent à la fois les parties molles, c'est-à-dire les lèvres, et le squelette de la face, on comprend que, suivant les cas, la fissure anormale intéressera les parties molles seules ou celles-ci et le squelette : le bec-de-lièvre est dit *simple* dans le premier cas, *compliqué* dans le second.

On distingue, d'autre part, le bec-de-lièvre *du 1er degré* dans lequel la lèvre seule est divisée et le bec-de-lièvre *du 2e degré* ou *prolongé* qui s'étend aux parties voisines de la face. Enfin, puisque la fissure qui correspond au bec-de-lièvre ordinaire est paire et symétrique, la malformation peut être *unilatérale* ou *bilatérale*.

Fréquence. — Le bec-de-lièvre compliqué est plus fréquent que le bec-de-lièvre simple, le bec-de-lièvre unilatéral plus fréquent que le bec-de-lièvre bilatéral et, lorsque la fissure siège d'un seul côté, c'est *deux fois plus souvent du côté gauche que du côté droit*. En chiffres ronds, la moitié des cas sont des becs-de-lièvre unilatéraux compliqués, un quart des becs-de-lièvre unilatéraux simples, un quart des becs-de-lièvre bilatéraux compliqués ; quant au bec-de-lièvre bilatéral simple, c'est une rareté qui figure à peine pour 5 pour 100 dans les statistiques.

A) **Bec-de-lièvre simple.** — Dans la forme la plus ordinairement observée, il existe une fente occupant toute la hauteur de la lèvre supérieure, à gauche de la ligne médiane et remontant jusqu'à la narine (fig. 265, C) ; la muqueuse ourle les deux bords de la fente qui, dans toute leur étendue, présentent l'aspect et la coloration du bord libre de la lèvre.

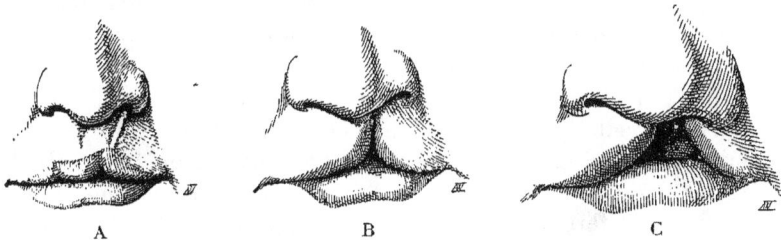

Fig. 265. — Les trois degrés du bec-de-lièvre unilatéral simple.

Par suite de la tonicité du muscle orbiculaire des lèvres, le bord externe de la fente est attiré en dehors et devient oblique, tandis que son bord interne reste vertical : il en résulte que la fente devient une véritable perte de substance triangulaire à base dirigée en bas ; cette disposition s'accentue encore toutes les fois que le muscle se contracte (rire, succion). Il faut en outre noter que chaque bord de la fente labiale est rattaché à la gencive sous-jacente par un repli muqueux (frein) souvent fort court et qu'il faut détruire si l'on veut rapprocher les deux bords pour les suturer.

La narine correspondante est élargie, aplatie, épatée, et cette difformité est assez importante pour réclamer un traitement spécial. Lorsque la malformation est moins accentuée, la fente ne dépasse pas le bord adhérent de la lèvre et n'atteint pas la narine qui est normale (fig. 265, B).

A côté de ces cas habituels, il faut signaler, à titre de raretés, le *bec-de-lièvre prolongé* avec fissure remontant vers l'angle interne de l'œil, et les cas, sans grand intérêt pratique, dans lesquels toute la malformation se réduit à une simple encoche du bord libre de la lèvre, d'où part un cordon d'aspect cicatriciel gagnant la narine : on dit quelquefois alors qu'il y a eu guérison intra-utérine du bec-de-lièvre, ce qui est d'ailleurs inexact (fig. 265, A).

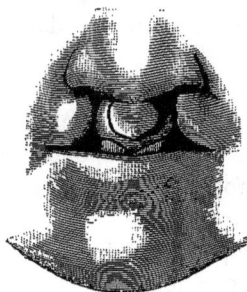

Le *bec-de-lièvre bilatéral simple* (fig. 266) ne diffère en rien du bec-de-lièvre unilatéral; la fente existe à droite et à gauche et elle isole la partie moyenne de la lèvre supérieure sous forme d'un lobule médian appendu à la sous-cloison nasale; ce lobule, uniquement formé de parties molles, est souvent rudimentaire et ne recouvre pas complètement les incisives médianes; il fournit peu d'étoffe pour la reconstitution de la lèvre.

Fig. 266. — Bec-de-lièvre bilatéral simple.

B) **Bec-de-lièvre compliqué.** — L'aspect des parties molles est le même que dans le bec-de-lièvre simple, mais il s'y ajoute une fissure osseuse qui divise le bord alvéolaire du maxillaire supérieur et se poursuit plus ou moins loin en arrière sur la portion palatine de cet os. Je n'ai pas à rappeler ici les discussions, encore ouvertes aujourd'hui, sur le siège exact de la fissure au point de vue ostéologique et embryologique; il suffira de dire que, dans la majorité des cas, mais non toujours (environ 70 pour 100 des cas), la fissure osseuse passe entre l'incisive externe et l'incisive interne et que, par conséquent, lorsqu'elle est bilatérale, le tubercule médian qui se trouve isolé porte deux incisives. Il faut d'ailleurs compter avec les *anomalies dentaires* qui sont extrêmement fréquentes et qui diminuent ou plus souvent augmentent le nombre des incisives.

Au delà du bord alvéolaire, la fente osseuse gagne obliquement le trou palatin antérieur et elle peut s'arrêter là. Si elle se prolonge en arrière, elle devient unique et médiane, que le bec-de-lièvre soit uni ou bilatéral; elle peut intéresser toute la voûte palatine et le voile. Ces *divisions congénitales du palais* (v. c. m.) feront l'objet d'un article spécial : elles peuvent, en effet, exister seules et, même lorsqu'elles s'accompagnent de division de la lèvre et du bord alvéolaire, les deux malformations, inséparables au point de vue embryologique, sont parfaitement distinctes au point de vue thérapeutique : on traite d'abord le bec-de-lièvre comme s'il existait seul, et ce n'est que plusieurs années après qu'on entreprend la cure de la division palatine.

Ce n'est pas d'ailleurs la fente osseuse qu'il faut considérer surtout au point de vue pratique dans le bec-de-lièvre compliqué. Si la fissure est étroite, si elle ne s'accompagne pas d'atrophie d'un des maxillaires, il suffit de reconstituer la lèvre comme dans un bec-de-lièvre simple; la fente osseuse disparaîtra spontanément ou persistera sans entraîner aucun trouble. Ces cas sont malheureusement exceptionnels et l'on peut dire que toujours le bec-de-lièvre compliqué s'accompagne d'atrophie du maxillaire correspondant et, par conséquent, d'*asymétrie du bord alvéolaire*; et c'est là surtout ce qui fait la gravité et la complexité de ce bec-de-lièvre. Si la fente osseuse est *unilatérale*, le bord alvéolaire correspondant est en retrait souvent considérable sur le reste du maxillaire (fig. 267) et, par suite, a lèvre interne de la fissure labiale est soulevée par les incisives médianes.

La fente est-elle au contraire *bila-térale*, il y a un *tubercule médian* por-

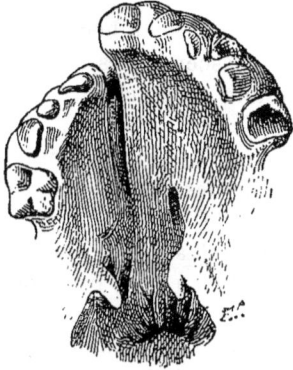

Fig. 267. — Configuration du bord alvéolaire dans un bec-de-lièvre compliqué unilatéral droit = atrophie de la moitié droite du maxillaire (Kirmisson).

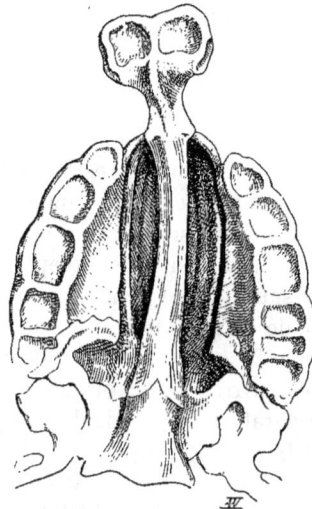

Fig. 268. — Configuration du bord alvéolaire dans un bec-de-lièvre compliqué bilatéral = saillie du tubercule médian (Bruns).

teur d'au moins deux incisives, appendu à l'extrémité antéro-inférieure de la cloison nasale et formant souvent une saillie extrêmement marquée qui empêche toute reconstitution de la lèvre (fig. 268).

Chacune de ces malformations osseuses crée une indication opératoire nouvelle dans le traitement du bec-de-lièvre compliqué.

Troubles fonctionnels et pronostic. — Les statistiques montrent que la mortalité est beaucoup plus considérable, dans les premières années, chez les enfants atteints de bec-de-lièvre que chez les enfants normaux, et cela aussi bien chez les sujets qui ont été opérés avec succès que chez ceux qui ne l'ont pas été. Ceci prouve que la cause de cette mortalité élevée n'est pas seulement dans les difficultés d'alimentation que crée l'existence du bec-de-lièvre et qu'il y a à compter également avec ce fait que les enfants atteints de cette malformation sont souvent des débiles qui se développent mal et dont le poids reste inférieur à la normale.

Ceci posé, il n'en est pas moins vrai que le bec-de-lièvre, surtout dans ses formes graves, gêne considérablement l'alimentation de l'enfant. La succion n'est possible qu'avec une simple encoche ou une fente labiale de dimensions modérées. Dès que la fente occupe toute la hauteur de la lèvre et surtout dès que le bec-de-lièvre est compliqué, l'allaitement au sein devient impossible et il faut nourrir l'enfant à la cuiller; ce mode d'alimentation est très défectueux, le lait séjourne dans les fissures osseuses, s'il en existe, et s'y décompose, les troubles gastro-intestinaux sont extrêmement fréquents et ils constituent la cause la plus habituelle de mort chez ces sujets.

La situation est, on le conçoit, plus grave encore lorsqu'il y a division

complète du palais et du voile et qu'à l'impossibilité de la succion viennent
s'ajouter les difficultés de la déglutition.

Étiologie. — Nous savons seulement que cette malformation congénitale est l'une des plus fréquentes, qu'on la rencontre presque deux fois plus
souvent chez les garçons que chez les filles, enfin qu'elle est souvent *héréditaire* et qu'il y a de véritables familles à bec-de-lièvre dans lesquelles plusieurs individus, parents et enfants ou frères et sœurs, naissent avec cette
difformité.

Nous ignorons tout le reste, c'est-à-dire les causes réelles du bec-de-lièvre.
Si, dans quelques cas, on a pu attribuer la non-coalescence des bourgeons
faciaux à une cause mécanique (tumeur congénitale ou adhérence amniotique), ces faits sont très exceptionnels et la *théorie mécanique* du bec-de-
lièvre ne saurait être généralisée. La cause, quelle qu'elle soit, doit agir dès
le début de la gestation, puisque normalement tous les bourgeons constitutifs de la face sont soudés à la neuvième semaine de la vie intra-utérine.

Traitement. — Le pronostic du bec-de-lièvre est assez sérieux pour
qu'une opération chirurgicale s'impose et, même s'il n'en était pas ainsi, le
sujet est trop défiguré pour que l'intervention dans un but purement esthétique ne soit pas légitime. Reste à savoir quand et comment il faut opérer.

Quand faut-il intervenir ? — C'est là un point qui a été très discuté, et
les partisans de l'intervention précoce ou de l'intervention retardée ont
publié des statistiques plus imposantes que convaincantes, puisque, je l'ai
dit, il en ressort surtout la grande mortalité des opérés aussi bien que des
non-opérés. En pratique, tout dépend de la gravité anatomique du bec-de-
lièvre, et il suffit de se rappeler que, plus un enfant est jeune, moins il supporte une hémorragie même minime. On peut opérer dès la fin du premier
mois quand la fente labiale est petite et le nouveau-né vigoureux; on le
peut, mais ce n'est pas indispensable puisque l'enfant se nourrit bien. Il
vaut mieux, d'une façon générale, reculer jusqu'au 3e ou 4e mois l'opération
du bec-de-lièvre simple. Quant au bec-de-lièvre compliqué, nécessitant des
interventions sur le squelette, il ne faut l'opérer qu'à 18 mois ou 2 ans,
sous peine de voir la moitié des enfants succomber rapidement après l'intervention. Quel que soit l'âge du sujet, on recourra à l'anesthésie générale
que supportent très bien les enfants.

Opération du bec-de-lièvre simple.

A) **Bec-de-lièvre unilatéral**. — Puisqu'il y a d'ordinaire deux éléments
dans la difformité, la fente de la lèvre et l'aplatissement de la narine, l'opération doit s'adresser à l'une et à l'autre.

a) *Reconstitution de la lèvre*. — Chaque moitié de la lèvre est saisie, à
quelque distance de la fente, entre les doigts d'un aide ou les mors d'une
pince garnie de caoutchouc; elle se trouve ainsi fixée et étalée, en même
temps que la compression assure jusqu'à un certain point l'hémostase pendant les manœuvres ultérieures.

On commence par libérer les deux bords de la fente labiale en détachant
très complètement les adhérences muqueuses qui réunissent ces bords à la
gencive; pour cela, on se sert habituellement du bistouri, quelques chirurgiens préfèrent le thermo ou le galvano-cautère qui font une section exsangue.

Les bords de la fente une fois mobilisés, il semblerait à première vue suffisant d'aviver ces bords et de les rapprocher par quelques points de suture ; cette conduite ne donnerait qu'un résultat esthétique incomplet, car il persisterait, sur le bord libre de la lèvre suturée, une encoche très disgracieuse. Pour obtenir un bon résultat, il faut avoir recours à la taille de petits lambeaux ; les procédés sont très nombreux ; je vais décrire ici ceux de Clémot-Malgaigne et de Mirault : ce sont les plus simples et les plus usités et ils suffisent amplement dans les cas habituels.

Procédé de Clémot-Malgaigne (fig. 269). — On taille successivement, sur chaque lèvre de la fissure, un lambeau à base inférieure et dont le sommet correspond à la partie la plus élevée de cette fissure ; la taille de ce lambeau se fait en transfixant, avec un couteau à lame étroite, toute l'épaisseur de la lèvre, à l'union de la muqueuse et de la peau ; les deux petits lambeaux, ainsi taillés, sont renversés en bas, adossés par leurs faces cruentées et réunis

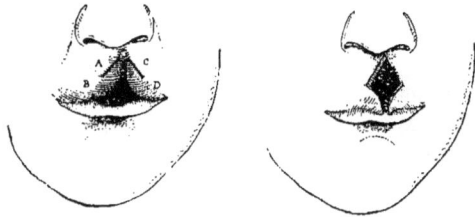

Fig. 269. — Procédé de Clémot-Malgaigne.

l'un à l'autre par quelques points de crin de Florence ou de fil d'argent très fin, prenant toute l'épaisseur de la lèvre, sauf la muqueuse (suture hémostatique).

Procédé de Mirault (fig. 270). — Il ne diffère du précédent que par la taille du lambeau. Sur la lèvre interne de la fissure, on taille un lambeau

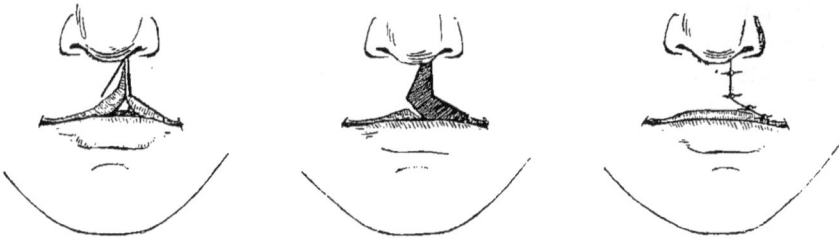

Fig. 270. — Procédé de Mirault.

analogue à ceux de Clémot, mais un peu plus épais ; sur la lèvre externe, on ne taille pas de lambeau et on se contente d'aviver en abrasant aux ciseaux la muqueuse qui borde la fente ; le lambeau interne est amené au contact de la surface ainsi avivée et fixé par des sutures.

Quel que soit le procédé employé, on recouvre la plaie d'une bande de gaze collodionnée qui prend appui sur les deux joues et les rapproche, évitant ainsi les tiraillements de la suture quand l'enfant crie ; alimentation à la cuiller pendant les premiers jours ; les fils sont enlevés le 4e ou 5e jour.

b) *Réfection de la narine.* — Ce temps opératoire est un peu plus délicat ; les meilleurs procédés consistent soit à mobiliser largement la lèvre externe de la fissure labiale et à l'utiliser pour refaire la paroi postérieure de la narine (Kirmisson), soit à détacher l'aile du nez par une incision la contournant en dehors, à l'enrouler et à suturer son bord postérieur à la cloison nasale préalablement avivée (Berger).

B) **Bec-de-lièvre bilatéral.** — Chaque fente sera traitée comme si elle existait seule ; en raison du faible développement ordinaire du lobule médian, on donnera la préférence au procédé de Mirault, mais en taillant les lambeaux sur la lèvre externe de chaque fissure.

Opération du bec-de-lièvre compliqué. — La reconstitution de la lèvre se fera comme dans le bec-de-lièvre simple, et, s'il n'y a pas d'asymétrie du bord alvéolaire, on se contentera de cette opération. Mais, dans la grande majorité des cas, ce bord irrégulier doit être préalablement nivelé et l'intervention est différente, suivant que le bec-de-lièvre est uni ou bilatéral.

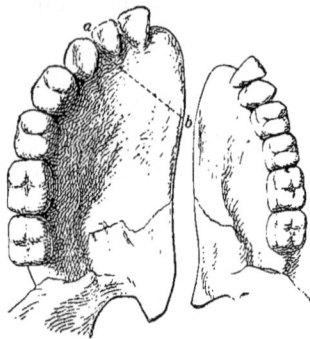

Fig. 271. — Fissure osseuse et atrophie unilatérale du maxillaire dans le bec-de-lièvre compliqué. ab, tracé de l'ostéotomie nécessaire pour réduire le promontoire. (Monod et Vanverts.)

A) **Bec-de-lièvre unilatéral.** — Il y a atrophie du maxillaire du côté de la fente osseuse et la lèvre interne de cette fente, portant les incisives médianes, forme une saillie qu'il faut atténuer : on y parvient par une double ostéotomie qui mobilise la partie saillante et permet de la refouler dans la fissure (fig. 271) ; une première section horizontale passe au-dessous de l'épine nasale antérieure et de l'angle antéro-inférieur du vomer ; une autre section, celle-ci verticale et oblique en arrière et en dedans, part du bord alvéolaire sain entre la canine et l'incisive externe et vient aboutir à la fissure ; l'intermaxillaire, ainsi mobilisé, est refoulé en arrière et fixé par une suture osseuse.

B) **Bec-de-lièvre bilatéral.** — L'opération est ici beaucoup plus simple. Le tubercule médian qui fait une saillie très marquée au-devant du reste de la lèvre, sera refoulé après section du pédicule osseux qui le rattache à la cloison nasale et au vomer : la muqueuse et le périoste sont incisés sur le pédicule et détachés de lui avec une rugine ; d'un coup de forts ciseaux, le pédicule est coupé et le tubercule, devenu mobile, peut être refoulé dans la fissure ; s'il était trop volumineux pour pouvoir y trouver place, on abraserait, sur ses faces, la quantité d'os nécessaire pour que la réduction devînt possible ; un fil d'argent fixe le tubercule dans sa nouvelle situation et, au-devant de lui, on reconstitue la lèvre comme d'habitude. Cette manière de faire n'est guère plus compliquée que la suppression pure et simple du tubercule médian, laquelle a l'inconvénient de laisser sans soutien la partie moyenne de la lèvre. *LENORMANT.*

BÉCHIQUE (MÉDICATION). — On désigne sous le nom de *béchiques* ou de *pectorales* un certain nombre de substances adoucissantes, sucrées et mucilagineuses en général, susceptibles d'agir sur les premières voies respiratoires et d'apaiser la toux (βήξ, βῆχος, toux). Les béchiques se prescrivent en pâtes (jujube, réglisse, lichen, guimauve), en gelée [carragaheen ou mousse d'Irlande (*Fucus crispus*)], en sirop (polygala, sapin), et surtout en infusion ou en décocté :

Espèces béchiques du Codex: āā feuilles de capillaire, lierre terrestre, scolopendre, véronique, sommités d'hysope, capsules de pavot blanc privées de semences — infusion de 30 grammes pour un litre d'eau.

Espèces pectorales (tisane des quatre-fleurs) : āā fleurs de guimauve, bouillon-blanc, mauve, violette, coquelicot, pied-de-chat, tussilage — infusion de 50 grammes pour un litre d'eau.

Fruits pectoraux du Codex : āā dattes et jujubes sans noyaux, figues et raisins de Corinthe — décocté de 50 grammes pour un litre d'eau.

Infusions de bouillon-blanc 5 gr., coquelicot 5 gr., eucalyptus 10 gr., guimauve 20 gr., mauves 10 gr., violettes 20 gr. pour 1000.

Décoctés de bourgeons de sapin 15 gr., lichen 10 gr., réglisse 20 gr., mousse d'Irlande 50 gr. pour 1000.   *FRANÇOIS MOUTIER.*

BÉGAIEMENT. — C'est un trouble de la parole, irrégulier, intermittent, qui se caractérise surtout par la *répétition involontaire, explosive, d'une même syllabe* ou par un *arrêt subit de la parole*. Il disparaît pendant le chant, et souvent aussi pendant la déclamation ou la parole chuchotée.

Le bégaiement est un trouble fonctionnel, étroitement apparenté aux tics par son étiologie, sa pathogénie, et aussi par ce fait qu'il est curable par les mêmes procédés thérapeutiques. Mais, tandis que le propre du tic est de se manifester en toute occasion, les phénomènes convulsifs qui produisent le bégaiement n'apparaissent qu'à l'occasion d'un acte déterminé : la parole. A cet égard le bégaiement se rapproche des crampes fonctionnelles ou professionnelles.

D'ailleurs, au bégaiement s'ajoutent souvent des mouvements convulsifs des muscles de la face et même des membres. Comme les tics aussi, le bégaiement est fréquemment relié à un trouble psychopathique, idée fixe, obsession, phobie. Il peut s'accompagner de réactions émotionnelles diverses : rougeur ou pâleur du visage, salivation, sueurs. Quelques bègues ont encore recours, comme les tiqueurs, à des subterfuges de défense pour conjurer la difficulté qu'ils éprouvent à aborder certains mots.

Étiologie. — On ne cherche plus aujourd'hui, et avec raison, les causes du bégaiement dans les malformations organiques de la langue, des lèvres, etc. Les anomalies dentaires, que l'on a trop souvent rendues responsables de certains troubles de la prononciation (chuintement, zézaiement, etc.), n'ont également ici aucune portée étiologique. Les affections rhino-pharyngiennes n'interviennent qu'accessoirement par la gêne qu'elles apportent à la respiration.

En réalité, la cause première du bégaiement, comme celle de la plupart des troubles psycho-moteurs, nous échappe; on ne peut que supposer une imperfection congénitale des appareils de coordination de la fonction élocutoire. Ce qui est certain, c'est que les bègues sont tous des psycho-névropathes, issus de souche psycho-névropathique : il y a des familles de bègues et des familles où le bégaiement voisine avec les tics, ou avec toute autre manifestation de l'hérédité nerveuse ou mentale.

L'imitation peut favoriser son développement; mais la prédisposition est indispensable.

Le bégaiement est plus fréquent chez l'homme que chez la femme. Il débute dans l'enfance, entre 5 et 8 ans, plus rarement au moment de la puberté, jamais dans l'âge mûr.

Symptômes. — Comme toutes les perturbations fonctionnelles, les troubles de la parole qui constituent le bégaiement peuvent se manifester par excès ou par défaut. L'excès, c'est la répétition inopportune d'une syllabe ; le défaut, c'est l'arrêt inopiné devant l'articulation d'une syllabe ou d'un mot. De la même façon, le sujet atteint d'une crampe des écrivains, tantôt entremêle son écriture de jambages ou de paraphes surabondants, tantôt demeure impuissant à tracer une lettre.

Le bègue que chacun connaît, celui dont on a tort de rire (car rien n'est plus pénible que cette infirmité), c'est le *bègue par répétition* (stuttering des Anglais). « Co-co-comment vous po-po-portez-vous? » — Le *bègue par arrêt* (stammering) sépare les mots ou les syllabes par des pauses silencieuses, où l'on devine à sa mimique inquiète, aux contractions des muscles de son visage, à ses gestes d'impatience, qu'il fait un grand effort pour poursuivre son discours, puis, brusquement, le mot jaillit, explosif : « Je ne vais... pas mal, et... vous? »

Le plus souvent, ces deux phénomènes alternent et même se superposent. Il y a d'ailleurs une infinité de variantes.

Dans un assez grand nombre de cas, ce sont toujours les mêmes consonnes qui provoquent l'arrêt ou la répétition ; les voyelles au contraire sont émises avec facilité. Certains bègues sont arrêtés surtout par les labiales *b*, *p*, *m*; d'autres par les gutturales *c*, *g*, *k*; d'autres enfin par les dentales *d*, *t*. Mais ici encore les variantes abondent. Et beaucoup bégayent tantôt sur un mot, tantôt sur un autre, sans aucune règle.

Le bégaiement est sujet à des irrégularités, à des intermittences dont il n'est pas toujours possible de trouver les raisons. Les émotions, la joie, la colère, la peur, l'exagèrent généralement, au point de rendre la parole incompréhensible, et même impossible. Tel qui parle presque correctement devant des familiers, reste comme muet en présence d'une figure nouvelle.

Par contre, tel autre qui, dans l'intimité, bégaye affreusement, prononcera en public un discours irréprochable.

Quelquefois une légère excitation, celle qui suit un bon repas, une conversation intéressante, font disparaître toute trace de bégaiement.

La lecture, faite avec soin, la récitation, la diction, ont presque toujours le même effet, et surtout la *voix chantée* ou la *voix chuchotée*. Certains bègues parlent très bien dans l'obscurité.

Mais c'est surtout la *lenteur de la parole*, et l'*attention* que met le sujet à bien s'exprimer, qui ont une influence heureuse sur le bégaiement. *Tous les bègues parlent trop vite*. Dès qu'ils ralentissent leur débit et qu'ils s'observent, ils parlent mieux, souvent tout à fait bien.

On admet que le défaut du langage qui constitue le bégaiement est complètement indépendant de tout trouble idéatif. De fait, beaucoup de bègues sont doués d'une vive intelligence et capables des raisonnements les plus élevés. Cependant, il faut le dire, la majorité se compose de prédisposés dont la mémoire peut être excellente, l'imagination brillante, la compréhension très aisée, mais qui pèchent par manque de suite dans leurs associations d'idées. Comme les liqueurs, ils ont une volonté fragile, instable, une capacité d'attention limitée, beaucoup de légèreté et de versatilité de l'esprit. C'est à tort, sans doute, qu'on les a considérés autrefois comme des sujets dont l'intelligence était tellement exubérante qu'ils ne pouvaient matériellement traduire par la parole la surabondance de leurs manifestations idéatives. La vérité est qu'ils sautent rapidement d'une idée à une autre ; avant que le mot qui traduit une de ces idées soit prononcé, ils ont hâte d'exprimer une idée nouvelle ; ils pensent bien à ce qu'ils veulent dire, mais ils y pensent trop vite, et ils n'ont pas le temps de penser à la façon dont ils le disent. Cette précipitation de la pensée se reconnaît encore lorsqu'ils écoutent leurs interlocuteurs ; ils ne prennent pas le temps d'attendre la fin d'une phrase ; ils ont hâte de la terminer eux-mêmes, et quelquefois c'est de travers. Bref, les bègues, comme beaucoup de ces prédisposés parmi lesquels ils se recrutent, *pensent trop vite* et sont enclins à parler de même.

Là n'est pas assurément la seule cause du bégaiement ; mais ce facteur mental a une réelle importance. Au point de vue thérapeutique il ne doit jamais être perdu de vue. Il ne suffit pas de conseiller à un bègue de *parler lentement*, il faut qu'il s'exerce à *penser moins vite*, à suivre, comme on dit, le fil de ses idées, mais que ce fil ne soit ni embrouillé ni tortueux : il faut *penser en ligne droite*.

Ces remarques faites, il est juste de dire que le bégaiement est avant tout un trouble fonctionnel résultant d'un défaut de coordination entre les différents actes qui concourent à l'élaboration normale de la parole. Chez les bègues, en effet, la respiration, la phonation et l'articulation sont toutes trois défectueuses, mais à des degrés divers.

La *fonction respiratoire* en soi est parfaite, si le sujet ne parle pas ; le trouble fonctionnel n'apparaît que dans la respiration vocale. Tantôt une inspiration courte et rapide est suivie immédiatement d'une expiration convulsive, trop précipitée pour que le son vocal puisse être émis avec pureté. Tantôt, au contraire, l'acte respiratoire est brusquement suspendu par une sorte de « crampe » des muscles inspirateurs ou expirateurs, car le phénomène convulsif peut se produire aux deux temps de la respiration. Des contractions inopportunes du voile du palais compliquent encore ce désordre fonctionnel. L'inspiration ou l'expiration peuvent se faire uniquement par la bouche ou uniquement par le nez, au détriment de l'émission vocale. Presque toujours l'inspiration est trop courte ; le sujet ne fait pas une provision d'air suffisante pour la longueur de la phrase qu'il va prononcer, ou bien il laisse échapper, avant de parler, une partie de l'air qui lui serait nécessaire.

En même temps, la *fonction phonatoire* est aussi troublée : ou bien le larynx est grand ouvert et l'air s'échappe sans produire aucun son ; ou bien la glotte est close de façon convulsive ; elle ne laisse échapper que des bruits sans signification. Ou bien encore une série d'ouvertures et de fermetures rapides viennent interrompre l'émission d'un son.

En troisième lieu, l'*articulation des mots* est souvent entravée par des contractions convulsives inopportunes des muscles des lèvres, de la langue, des élévateurs et des abaisseurs de la mâchoire inférieure, etc.

Tous ces troubles fonctionnels peuvent s'entremêler, se superposer d'une foule de manières différentes. Aussi l'examen d'un bègue demande-t-il une observation minutieuse et prolongée, indispensable à faire en vue du traitement, qui, on le conçoit, doit être logiquement approprié à chaque variante.

Diagnostic. — Le diagnostic du bégaiement est à la portée de tout le monde; mais le diagnostic des variétés de bégaiement est souvent très ardu. On devra s'efforcer de reconnaître le trouble fonctionnel prédominant : respiratoire, phonatoire, ou articulatoire. On distinguera les phénomènes de répétition. Et l'on recherchera la part que les troubles psychiques prennent au trouble élocutoire (obsession, phobies).

La confusion n'est guère possible avec les autres troubles du langage, cependant, il faut savoir que certains paralytiques généraux, certains ramollis peuvent présenter des adultérations analogues de la parole (V. PARALYSIE GÉNÉRALE).

Il n'est pas difficile de différencier le bégaiement vrai de certaines habitudes vicieuses de parler : bredouillement, chuintement, zézaiement, blésement, laliement, etc. (V. PRONONCIATION).

On a décrit chez les hystériques un bégaiement qui survient brusquement à la suite des émotions vives, de la même façon que le mutisme. Il n'est pas démontré que l'hystérie soit ici en cause, et dans certains cas, on doit songer plutôt à la mythomanie, sinon à la simulation.

Enfin, il ne faut pas oublier les arrêts du langage qui s'observent chez quelques psychopathes obsédés, dont l'idée fixe est qu'ils ne peuvent pas parler ou qu'il ne peuvent pas se faire comprendre.

Pronostic. — En règle générale, un bégaiement non traité ne guérit pas, et tend même à s'exagérer avec le temps. Par contre, grâce à un traitement approprié, le bégaiement s'atténue, et, si le traitement est suffisamment prolongé, si le sujet a la volonté et la persévérance suffisantes pour se corriger de son défaut de langage, il peut se guérir complètement.

Traitement. — Les traitements médicamenteux, les appareils prothétiques, les inventions étranges, et même les interventions sanglantes, qui furent successivement préconisés autrefois, sont aujourd'hui universellement abandonnés; ces procédés sont illogiques, pour le moins inutiles, sinon dangereux.

La *rééducation fonctionnelle* est le seul mode de traitement rationnel et fructueux. C'est elle que l'on emploie à l'heure actuelle sous des désignations diverses.

C'est la méthode de Chervin, en France; de Wyllie, en Angleterre; de Gutzmann et Liebmann, en Allemagne; de Coen, en Autriche.

Elle a pour but de *discipliner les fonctions de respiration, de phonation et d'articulation*, grâce à des exercices méthodiques appropriés. En même temps, elle vise la discipline de la volonté, de l'attention et de l'émotivité. C'est en somme une application de la méthode générale désignée sous le nom de *discipline psycho-motrice* (v. c. m.).

La partie psychothérapique du traitement paraît seule utile à Liebmann et à plusieurs autres spécialistes. Elle est certainement indispensable ; mais à la condition de ne pas limiter la psychothérapie à de simples injonctions verbales. Il est nécessaire que le bègue s'astreigne à une gymnastique respiratoire, phonatoire et articulatoire, assez longtemps répétée. On ne peut songer à créer de nouveaux actes fonctionnels corrects que grâce à une répétition prolongée des mêmes efforts correcteurs. L'automatisme du langage, comme tous les actes automatiques, est le fruit de la répétition des mêmes actes. Telle doit être la ligne directrice du traitement.

Quant aux procédés à employer pour le mettre en œuvre, ils peuvent varier suivant les auteurs, et ils doivent varier suivant les sujets. Une règle absolue est d'imposer aux bègues la *lenteur dans la parole*, et aussi la *syllabation* (parler en séparant les syllabes) ; au besoin même, pour commencer, le *silence* absolu en dehors des exercices méthodiques prescrits. Dans la méthode usitée par Chervin, cette *cure de silence*, cet *isolement de la parole*, est de règle, pendant huit jours au moins. Les exercices à *voix chuchotée* exécutés *devant un miroir* nous ont paru très efficaces. On fera bien de développer aussi l'*intonation* du langage. Enfin, s'il y a lieu, on aguerrira contre la phobie de certaines lettres ou de certains mots.

Les procédés de correction du bégaiement devraient être universellement connus de tous les éducateurs, mis en pratique par les professeurs, notamment dans les petites classes. Mais ce sont surtout les parents qui pourraient les utiliser. En surveillant attentivement l'élocution d'un enfant, en exigeant de lui qu'il détaille nettement chaque syllabe, en l'obligeant à répéter tel ou tel mot jusqu'à ce que ce dernier soit correctement prononcé, et tout spécialement en veillant avec grand soin à ce que l'enfant ne prenne pas la déplorable habitude de parler trop vite, de « manger », comme on dit, la moitié de ses mots, en le condamnant, s'il est nécessaire, au silence lorsqu'il est trop inattentif, on parvient à enrayer la plupart des défectuosités de la parole si fréquentes chez les jeunes sujets. Cette tâche éducatrice est malheureusement négligée dans beaucoup de familles, soit par indifférence, soit par faiblesse. Combien de parents malavisés prennent même plaisir à encourager les fantaisies verbales ridicules dont sont coutumiers les enfants.

Sans doute, la guérison du bégaiement et des autres défauts de prononciation peut être obtenue à l'aide de méthodes correctrices applicables à tout âge ; mais il est infiniment préférable de réprimer, dès leur apparition, toutes les incorrections de langage, quelles qu'elles soient.

HENRY MEIGE.

BELLADONE ET ATROPINE. — Les feuilles de belladone (*Atropia belladona*, Solanacées) contiennent de 4 à 4,5 pour 100 d'atropine ; ce sont elles que la pharmacie utilise (cigarettes de belladone, extrait de belladone, baume tranquille, pommade de bourgeons de peuplier, teinture de belladone).

Action physiologique de l'atropine. — Trois grands phénomènes caractérisent l'activité physiologique de l'atropine : son action sur l'œil, son action sur les sécrétions et son action sur le cœur. L'atropine agit aussi sur le système nerveux et sur les muscles lisses, sur la respiration et le tube digestif.

Action oculaire de l'atropine. Indications. — La mydriase se produit une dizaine de minutes après l'instillation d'un collyre à l'atropine; elle s'accompagne d'une paralysie de l'accommodation, d'un certain degré d'anesthésie rétinienne, d'une augmentation de la tension intraoculaire.

C'est dans les affections de l'iris que l'atropine trouve ses indications les plus précises. Dans les iritis aiguës (v. c. m.) on emploiera le collyre à 1/200, quelquefois les applications sur compresses chaudes si l'œil hyperesthésié ne peut supporter l'instillation.

> Sulfate neutre d'atropine . . . . 0 gr. 30
> Eau distillée. . . . . 50 grammes.
>
> *Usage externe.*
>
> Une cuiller à café dans un bol d'eau chaude. En imbiber des compresses d'eau chaude à appliquer sur l'œil.

L'atropine est utile dans la période d'attente de la cataracte (v. c. m.) en améliorant la vision; après l'opération, elle prévient les adhérences irido-capsulaires.

Elle est quelquefois employée dans quelques processus cornéens (kératite phlycténulaire, herpès cornéen, kératite interstitielle); elle est à surveiller dans les cyclites et les irido-cyclites; elle est inutile dans les affections conjonctivales et formellement contre-indiquée dans les états glaucomateux et dans les ulcérations profondes de la cornée (v. c. m.).

Inutile de rappeler l'emploi de l'atropine dans les examens ophtalmologiques et dans les opérations sur l'œil.

Action sur les sécrétions. — L'atropine diminue ou supprime la plupart des sécrétions; c'est un hypocrinique de premier ordre. La sécheresse de la bouche et la suppression de la sécrétion salivaire sont des effets constants de l'atropine à dose quelque peu élevée; 1/4 de milligr. d'atropine suffit pour arrêter la sécrétion sudorale; les sécrétions lactée, gastrique, pancréatique, biliaire, sont influencées par l'atropine.

Il résulte de cet effet que le médicament sera fréquemment employé contre les sueurs nocturnes excessives, particulièrement fréquentes chez les phtisiques. Dans la sialorrhée, la galactorrhée, la diarrhée catarrhale, la gastrosuccorrhée, l'hyperchlorhydrie stomacale avec crises paroxystiques il pourra rendre des services.

Action sur le cœur. — L'atropine produit l'accélération du cœur en paralysant les terminaisons des fibres modératrices du pneumogastrique; les doses thérapeutiques peuvent déterminer une vaso-constriction artérielle qui, jointe à l'accélération des mouvements du cœur, produit une élévation de la pression sanguine assez durable.

C'est en grande partie à ses propriétés excito-cardiaques et hypertensives que l'atropine en injections doit son efficacité dans les intoxications par le poison cardiaque de la fausse oronge (V. Poisons médicamenteux).

Action sur le système nerveux. — L'action de l'atropine sur le système nerveux est complexe; ce sont les effets asthéniques, adynamiques et anal-

gésiques qui dominent, et le médicament est surtout utilisé comme antispasmodique.

Il a été employé dans l'épilepsie; il rend service dans les états de contractions spasmodiques de l'anus, du vagin, de la vessie, de l'urètre (fissures à
l'anus, hémorroïdes, spermatorrhée, incontinence nocturne d'urine) (v. c. m.);
il calme les douleurs des gastralgies; il tempère les coliques hépatiques,
néphrétiques, utérines, intestinales; il atténue les paroxysmes douloureux
de l'occlusion intestinale et de l'étranglement herniaire (v. c. m.). Son
action sédative est remarquable dans les névralgies (v. c. m.). Dans la
coqueluche (v. c. m.), la teinture de belladone ou la solution d'atropine au
millième sont capables de donner des résultats impressionnants. Dans
l'asthme, les cigarettes de feuilles de belladone sont appréciées.

Action de la belladone sur l'intestin. — L'action excitatrice de petites
doses de belladone sur les fibres lisses de l'intestin explique son succès dans
la constipation opiniâtre par atonie. Elle rend aussi les plus grands services
dans le traitement des coliques de plomb.

Posologie et formulaire de la belladone. — On emploie les
feuilles, la poudre de feuilles, l'extrait alcoolique de feuilles, la teinture de
belladone et le sirop de belladone.

Les *feuilles* sont fumées dans l'asthme (v. c. m.) et entrent dans la composition des poudres anti-asthmatiques.

Cigarettes de belladone (Codex).

Feuilles sèches . . . . Q. V.
Chaque cigarette doit contenir 1 gramme
de belladone.

Cigarettes anti-asthmatiques.

Feuilles de datura . . . 20 grammes.
— de belladone . 10 —
— de sauge . . . 15 —
Pour vingt cigarettes.

Poudre anti-asthmatique.

Poudre d'opium . . . . 1 gramme.
Nitrate de potasse . . . 5 grammes.
Teinture de benjoin . . 10 —
Poudre de feuilles de
datura . . . . 25 —
Poudre de feuilles de
belladone . . . . . 50 —

F. S. A. Faire brûler une cuiller à café.

En *poudre* on peut admettre la dose de 1/2 à 1 centigr. par jour et par
année d'âge. Pour l'*extrait*, sensiblement plus actif dans le nouveau Codex
que dans l'ancien, on peut prescrire chez l'adulte des doses moyennes de
1 et 2 centigr., avec 5 à 6 centigr. par 24 heures.

Pilules de Trousseau.

Extrait de belladone. .) āā 1 centigr.
Poudre de belladone. .)
Pour une pilule.
Une ou deux à prendre le soir en se
couchant (dose laxative); ou 2 à 5 par
jour (asthme, épilepsie).

Pilules opiacées belladonées.

Extrait thébaïque . . .)
Extrait de belladone. .) āā 1 centigr.
Poudre de belladone .)
Pour une pilule: 1 à 5 par jour.

Cachets antidyspeptiques.

Poudre de belladone . 5 centigr.
Poudre de rhubarbe .) āā 20 —
Magnésie anglaise . .)
Cachet à prendre une demi-heure avant le
repas.

Potion.

Extrait de belladone . 5 centigr.
Sirop de thébaïque . . 20 grammes.
Eau de laitue . . . . . 100 —
A prendre par cuillerées à bouche dans
les 24 heures (gastralgie).

Pour la *teinture* (à 1/10) du nouveau Codex, moitié moins active que celle
de l'ancien (à 1/5), on peut admettre V gouttes par année d'âge; mais en

fractionnant les doses et en les élevant progressivement, on arrive à des doses beaucoup plus élevées. Le nouveau Codex indique en effet comme dose quotidienne maxima pour l'adulte 4 gr., soit 228 gouttes. Il convient de rappeler que, pour obtenir le résultat thérapeutique désiré, on a souvent besoin de forcer les doses jusqu'à l'apparition des signes de saturation (mydriase, sécheresse de la bouche, sécheresse de la peau, etc.).

On emploie la *teinture de belladone*, associée à la *teinture d'aconit*, contre la toux, la coqueluche, le coryza, la laryngite striduleuse, etc. (v. c. m.).

Contre la toux.

Teinture de belladone
à 1/10ᵉ . . . . 10 grammes.
Teinture de racines
d'aconit à 1/10ᵉ 5   —

Dans un flacon compte-gouttes XX à L gouttes dans les 24 heures, réparties en 5 ou 6 prises dans un peu d'eau sucrée ou de feuilles d'oranger (MARTINET).

ou encore dans la *coqueluche*
ou la *toux rebelle à caractère spasmodique:*

Teinture de bella-
done à 1/10ᵉ . . . .
Teinture de droséra.
Teinture de grin-
delia. . . . . . .
Teinture de racines
d'aconit à 1/10ᵉ .
Elixir parégorique. .
Eau de laurier-cerise
à 1/1000ᵉ . . . .
} āā 2 grammes.

Dans un flacon compte-gouttes.
V à X gouttes trois ou quatre fois par jour; augmenter d'une goutte par prise jusqu'à effet (MARTINET).

ou :

Teinture de belladone
à 1/10ᵉ. . . . . . . C gouttes.
Teinture de racines
d'aconit à 1/10ᵉ . . . L gouttes.
Eau de laurier-cerise . 20 grammes.
Sirop de codéine . . . 60   —
Sirop de tolu. q. s. p. 200   —

Quatre à cinq cuillerées à soupe dans les 24 heures (MARTINET).

ou encore dans les mêmes cas
s'il y a faiblesse cardiaque :

Teinture de bella-
done à 1/10ᵉ . . . 10 grammes.
Teinture de valé-
riane. . . . . . .
Teinture de digitale
à 1/10ᵉ . . . . . .
} āā 5   —

Dans un flacon compte-gouttes.
X à C gouttes par jour, progressivement sous surveillance (MARTINET).

Dans les douleurs stomacales et intestinales on peut prescrire :

Teinture de belladone à 1/10ᵉ. . . . .
   — de cannelle . . . . } āā 5 grammes.
   — de colombo. . . . .
Elixir parégorique. 15   —
XXX à LXXX gouttes dans un verre à liqueur d'eau sucrée.

Autres préparations :

Potion antiémétique.

Teinture de belladone. 3 grammes.
Menthol cristallisé . . 25 centigr.
Eau chloroformée. . . 150 grammes.

Par cuillerées à soupe dans un demi-verre d'eau gazeuse.

Potion contre l'incontinence nocturne.

Teinture de belladone. 2 grammes.
Antipyrine 5   —
Sirop de groseilles . . 80   —
Eau distillée de tilleul. 100   —

Une à deux cuillerées à soupe, le soir, au coucher.

Le *sirop de belladone* (Codex 1908) renferme le dixième de son poids de teinture, soit 2 gr. de teinture par 20 gr. de sirop, il est donc fort actif; on peut admettre comme dose moyenne 10 gr. (2 cuillers à café) par 3 années d'âge. Vu son activité, le sirop de belladone ne sera prescrit que dilué avec un autre sirop et le mélange donné par cuillers à café (Martinet).

Trousseau prescrivait dans la coqueluche le sirop suivant :

Sirop de belladone. . . . . ⎫
Sirop d'opium . . . . ⎬ āā 15 grammes.
Sirop d'éther.   ⎪
Sirop de fleur d'oranger . . . .   ⎭

Par cuiller à café suivant tolérance.

Posologie et formulaire de l'atropine.

— L'atropine, principal alcaloïde de la belladone, cristallise en aiguilles anhydres, incolores, soyeuses. Le sulfate d'atropine cristallisé, qui est le sel officinal, renferme pour 100 parties : atropine 83,57 ; acide sulfurique, 14,57 ; eau 2,51.

Pour l'atropine, l'emploi de solutions est recommandable ; il assure un dosage exact, une absorption plus rapide et plus sûre. On pourra formuler simplement :

Sulfate d'atropine . . . . 1 centigr.
Eau distillée . . . . 10 grammes.

X à XX gouttes *pro die* en 3 fois.

X gouttes représentent 1/2 milligr. ; c'est là la dose initiale *pro die*; on la répartira en trois prises espacées et, les jours suivants, on pourra porter la dose à XV, XX gouttes et même, progressivement, en augmentant de II à IV gouttes par jour jusqu'à XL gouttes ou L gouttes s'il ne se produit pas de phénomènes d'intolérance (Martinet).

De toutes façons, il sera bon d'interrompre de temps à autre la médication pour éviter l'accoutumance ; il faut absolument dans ces cas se servir d'un compte-gouttes exactement titré.

On pourrait encore se servir de la formule suivante de Pouchet :

Atropine . . . . 1 centigr.
Glycérine à 28°. . . . . 5 gr. 5
Eau distillée . . . . 1 gr. 5
Alcool à 95°. . . . . Q. S. p. 10 c. c.

L gouttes en chiffres ronds représentent 1 c. c. de liquide et renferment 1 milligr. d'atropine ; cette solution est donc encore beaucoup plus maniable que la précédente ; elle est par ailleurs d'une conservation plus sûre. Au surplus, ce véhicule glycéro-alcoolique mériterait d'être classiquement adopté pour les formules de tous les alcaloïdes.

Si on n'a pas de compte-gouttes exactement titré, il sera préférable d'employer une solution à prendre par cuiller à soupe, par exemple :

Solution.	*ou :*
Sulfate d'atropine. . . . 1 centigr.	Atropine . . . . 1 centigr.
Eau distillée . . . . . . 500 c. c.	Alcool à 90° . . . . ⎫ āā 75 grammes.
	Eau distillée . . . . ⎭
Une cuiller à soupe équivaut à 1/2 milligramme d'atropine.	Une cuiller à soupe équivaut à 1 milligramme d'atropine, une cuiller à café à 1/4 de milligramme.

Autres formules :

Pilules.

Sulfate d'atropine . . . . 10 milligr.
Chlorhydrate de mor-
phine. . . . . 10 centigr.
Extrait de gentiane. . . . Q. S.

Pour 10 pilules (une le soir contre les sueurs des phtisiques).

Potion contre la gastralgie hyperesthénique.

Sulfate d'atropine .   1 centigr.
Chlorhydrate de co-
caïne. . . . . . .   5 —
Menthol cristallisé .   10 —
Alcool à 90° . . . . } āā 75 grammes.
Eau distillée . . . . }

Par cuillerées à soupe dans un demi-verre d'eau sucrée.

Solution hypodermique.

Sulfate d'atropine. . . . . 1 centigr.
Chlorhydrate de morphine. . . . . 10 —
Eau distillée de laurier-cerise . . . . 10 grammes.

1/2 à 1 c. c. dans la colique hépatique ou néphrétique.

Enfin il existe dans le commerce des *granules* d'atropine titrés à 1/4, 1/2. 1 milligr.; les granules de sulfate d'atropine du Codex sont titrés à 1 millig.

Collyres à l'atropine. — La composition habituelle du collyre à l'atropine est la suivante :

Sulfate neutre d'atropine. . . . . 0 gr. 05
Eau distillée. . . . . 10 grammes.

Toxique, usage externe.

Soit un collyre à 1/200°, en instiller II gouttes dans l'œil matin et soir. On pourrait formuler de même un collyre à 1/1000° ou à 1/100°.

On peut associer l'atropine à l'eau de laurier-cerise ou prescrire le collyre sous forme de pommade :

Collyre.

Sulfate d'atropine. 2 ou 5 centigr.
Eau de laurier-cerise. . 1 gramme.
Eau distillée . . . . . . 9 grammes.

Collyre.

Sulfate neutre d'atropine. 2 centigr.
Vaseline neutre. . . . . 5 grammes.

Belladone en applications externes. — Les *pommades* à la belladone s'emploient surtout à titre de calmants contre les excoriations, fissures douloureuses, etc.

Pommade belladonée (Codex).

Extrait de belladone. . 5 grammes.
Glycérine officinale . . 2 —
Axonge benzoïné. . . . 25 —

Usage externe.

Onguent napolitain belladoné.

Extrait de belladone. . 4 grammes.
Onguent napolitain . . 80 —

Usage externe.

Onguent populeum (Codex).

Bourgeons de peu-
plier de l'année, sé-
chés . . . .   800 grammes.
Feuilles sèches de
belladone . . . . .   100 —
Feuilles sèches de
jusquiame . . . . .   100 —
Feuilles sèches de
morelle . . . . . .   100 —
Feuilles sèches de
pavot . . . .   100 —
Axonge . . . .   4000 ···
Alcool à 95° . . . . .   400 —

Il est à remarquer que la proportion de substance active dans la pommade belladonée du Codex est assez élevée; dans les cas d'application de cette pommade sur de larges surfaces excoriées chez l'enfant, il sera bon de se méfier de l'apparition possible de phénomènes d'intoxication bella= donée.

L'*emplâtre belladoné* donne des résultats en applications épigastriques contre certaines formes de gastralgies et de dyspepsies douloureuses.

Emplâtre d'extrait de belladone (Codex).

Extrait de belladone.	25 grammes.
Elémi purifié.	25 —
Emplâtre diachylon gommé	50 —

Le *baume tranquille* (v. c. m.) est à base de belladone, jusquiame et stra- moine.

L'*onguent populeum* est d'un emploi courant contre les hémorroïdes (v. c. m.). Voici une autre formule :

Pommade anti-hémorroïdale.

Extrait de belladone	5 grammes.
Stovaïne	1 gramme.
Vaseline . . . . }	āā 20 grammes.
Lanoline . . . . }	

Enfin on peut incorporer l'extrait à des *suppositoires* ou à des *ovules* dans le traitement des affections vaginales, utérines et intestinales :

Suppositoire (Constipation).	*Ovule*
	(Métrite douloureuse, cancer du col).
Extrait de belladone. . 5 centigr.	Extrait de belladone. 5 à 10 centigr.
Aloès . . . . 10 —	Glycérine. . . . . Q. S.
Beurre de cacao. . . . 5 grammes.	F. S. A. Solidifier.
F. S. A. Pour un suppositoire.	Pour un ovule.

Suppositoire calmant.

Extrait de belladone.	1 centigr.
Extrait thébaïque.	2 —
Beurre de cacao.	5 grammes.

Les tropéines autres que l'atropine seront étudiées ailleurs (V. DUBOISINE, SCOPOLAMINE).   *E. FEINDEL.*

BENJOIN. — Baume solide produit par le *Styrax Benzoin* (Styracées). Se pré- sente en larmes jaunes ou en masses brunes d'odeur suave. Le benjoin est utilisé en inhalations dans le coryza, la laryngite, la trachéo-bronchite (v. c. m.); il est employé comme topique sous forme de pommade, de vernis (adhésol, stérésol), contre les gerçures, les crevasses; le benjoin et l'acide benzoïque [V. BENZOÏQUE (ACIDE)] entrent dans la composition de potions expectorantes.

Mixture.	*Topique contre les gerçures.*
Teinture de benjoin.)	Teinture de benjoin. 10 grammes.
Teinture d'eucalyp- (āā 15 grammes.	Glycérine à 28°. . . 5 —
tus . . . .)	Vaseline . . . .)
Menthol cristallisé . 2 —	Lanoline . . . .) āā 20 —
Alcool à 90° . . . . 20 —	Essence de roses. . V gouttes.

XXX *gouttes dans un bol d'eau bouil- lante, pour inhalations dans le coryza.*

Cachets.

Poudre de benjoin . . . 2 grammes.
Poudre d'eucalyptus . . 1 gramme.
Pour 10 cachets, 1 toutes les heures.

Pilules.

Benjoin . . . . } āā 50 centigr.
Gomme ammoniaque. }
Pour dix pilules. Une toutes les heures.

Potion.

Teinture de benjoin . . 50 grammes.
—   de grindelia . 5   —
Terpine 3   —
Eau distillée de laurier-
cerise 10   —
Alcool à 90° 60   —
Eau de tilleul 60   —
Une cuillerée à soupe d'heure en heure.

BENZINE. — L'importance chimique de ce corps est considérable ; le benzène est un des carbures fondamentaux de la série aromatique. Il a pour formule brute C^6H^6. On peut le représenter par un noyau en hexagone où les C des 6 sommets retiennent les H. La substitution de radicaux divers aux H en différentes positions donne lieu à une infinité de produits dont beaucoup sont utilisés en thérapeutique.

La benzine officinale est la benzine pure et cristallisable ; on la retire des huiles légères de houille. C'est un liquide incolore, mobile, très réfringent, à odeur forte, et qui s'évapore très vite.

Elle a été préconisée comme antiseptique, mais c'est un antiseptique peu énergique. En revanche ses propriétés antiparasitaires sont très réelles. On l'a utilisée pour le traitement de la gale, contre les pediculi pubis, l'achorion du favus, le tricophyton tonsurans de la mentagre.

Ce n'est guère que dans le traitement de la gale (v. c. m.) qu'on l'utilise encore aujourd'hui, quand il n'est pas possible d'appliquer le traitement par la frotte. On peut dans ce cas employer la pommade suivante :

Axonge . . . . — . . . 250 grammes.
Benzine 60   —

Deux ou trois frictions faites avec cette pommade suffiraient pour tuer les sarcoptes.

La benzine entre également dans la composition de certaines préparations officinales (emplâtre caoutchouté simple). Mais c'est surtout un réactif très usité.   *E. F.*

BENZINE (INTOXICATION). — Dans l'intoxication aiguë, la benzine peut agir par inhalation ou par ingestion. A faible dose, par inhalation en général, on note seulement de l'ivresse avec céphalée, bourdonnements, tremblement convulsif, gêne de la respiration, embarras de la parole, vomissements parfois. A forte dose, par voie gastrique, le toxique peut déterminer de la mydriase, des dysesthésies diverses, des convulsions, notamment du trismus, de la dyspnée, des paralysies, des hémorragies généralisées, le coma et la mort. Chez les ouvriers des fabriques, chez les ouvriers en caoutchouc et les teinturiers, la benzine provoque des accidents chroniques, des polynévrites prédominant aux membres inférieurs, de la névrite optique avec amblyopie, des engourdissements, des vertiges et de la céphalée. Les ouvriers s'accoutument en général assez vite, non sans avoir présenté quelques-uns des accidents aigus mentionnés plus haut ; certains cependant continuent à présenter des accès d'ivresse, parfois des hallucinations ou des accès épileptiformes.

Traitement. —Lavages d'estomac, au besoin provoquer le vomissement par l'apomorphine.

> Chlorhydrate d'apomorphine . . . . 5 centigr.
> Eau stérilisée . . . . 5 c. c.
> Injecter un demi à 1 c. c.

Médication stimulante — Respiration artificielle — Électrisation. — On a préconisé l'emploi de l'atropine (1/2 milligramme) ou de la belladone.

Les *mesures prophylactiques* sont les suivantes, d'après Wurtz : protéger les mains des ouvriers contre les ulcérations de la peau et la pénétration de la benzine par les excoriations, en les enduisant d'une légère couche de glycérine (insoluble dans la benzine), — aérer largement et constamment les ateliers.   *FRANÇOIS MOUTIER.*

BENZOÏQUE (ACIDE) ET BENZOATES. — L'acide benzoïque existe dans un certain nombre de produits naturels (benjoin, castoréum, tolu) et, à l'état de combinaison, dans l'urine des herbivores; il peut, d'autre part, être obtenu par synthèse. L'acide benzoïque cristallise en aiguilles lamelleuses, peu solubles dans l'eau.

L'acide benzoïque et les benzoates alcalins sont rapidement absorbés; une partie s'élimine par la salive, la sueur, les sécrétions bronchiques; la majeure partie s'élimine par les urines sous forme d'acide hippurique.

Acide benzoïque. — Il est employé comme expectorant dans la bronchite chronique. Mais il est surtout utilisé pour modifier les urines alcalines et ammoniacales, et pour exercer en même temps une action topique favorable sur la muqueuse des voies urinaires (pyélites, cystites purulentes); chez les typhiques, il favorise l'élimination des agents incomplètement oxydés; enfin l'acide benzoïque serait le médicament de la diathèse urique.

L'acide benzoïque ne doit pas se prescrire en cachets à cause de son action irritante sur la muqueuse gastrique. Il s'administre à la dose de 0 gr. 20 à 1 gr. par jour soit en potion, soit en pilules.

Potion.

> Acide benzoïque . . . 3 grammes.
> Alcool à 60°. 50   —
> Sirop de bourgeons de
>   sapin 50   —
> Eau de tilleul 200   —
> 4 à 6 cuillerées à soupe par jour.

Potion expectorante.

> Acide benzoïque . . . . 3 grammes.
> Terpine 5   —
> Baume de tolu 8   —
> Codéine . . . . 10 centigr.
> Alcool à 60° . . . . . . 90 grammes.
> Sirop d'orgeat 60   —
> Une cuillerée à soupe toutes les deux heures.

Pilules.

> Acide benzoïque . . . . . ⎫
> Terpine . . . . ⎬ āā 0 gr. 05
> Térébenthine . . . . . . ⎭
> Pour une pilule n° 50; 5 à 10 par jour.

Limonade benzoïque.

> Acide benzoïque. 1 à   3 grammes.
> Eau distillée de can-
>   nelle 50   —
> Sirop de tolu 100   —
> Rhum vieux 100   —
> Eau distillée 750   —
> Préconisée dans la fièvre typhoïde.

Benzoates. — Le plus employé est le benzoate de soude; c'est une poudre blanche, cristalline, qui s'administre à la dose de 1 à 4 gr. par jour, sous forme de cachets, de potion ou de pilules. Pour les enfants, 5 centigr. par année d'âge.

Il est employé comme fluidifiant dans la laryngite, la trachéo-bronchite, c'est un éliminateur énergique utilisable dans la goutte, le rhumatisme, la fièvre typhoïde. Il est utilisé comme antiseptique des voies urinaires dans la pyélonéphrite, la cystite, comme cholagogue dans la lithiase biliaire (v. c. m.).

Cachets.

Benzoate de soude . . } āā 50 centigr.
Salicylate de soude. . }

Pour un cachet. Deux à quatre par jour, avant les repas, dix à vingt jours par mois (lithiase biliaire).

Cachets.

Benzoate de soude . . } āā 50 centigr.
Urotropine . . . . . }

Pour un cachet n° 20 (antisepsie des voies urinaires).

Solution.

Benzoate de soude . .   25 grammes.
Sirop d'écorces d'oran-
ges amères   60   —
Eau distillée   350   —

Chaque cuillerée à soupe contient 1 gr. Deux à six cuillerées par jour, selon les cas, dans un peu d'eau de Vichy, de Pougues, de Vittel ou d'Evian (affections urinaires).

Pilules.

Benzoate de soude. . . . } āā 0 gr. 05
Terpine . . . . }

Pour une pilule n° 40; 4 à 5 par jour (bronchite).

Potion.

Benzoate de soude.   5 grammes.
Alcoolature de ra-
cine d'aconit . .   XX gouttes.
Eau de laurier-
cerise . . . . .   5 grammes.
Sirop de tolu. . . . } āā 30   —
Sirop de codéine. . }
Eau   60   —

A prendre dans les 24 heures (bronchite).

Potion.

Benzoate de soude .   5 grammes.
Extrait fluide de
grindelia   8   —
Dionine. . . . . .   Trois centigr.
Sirop d'érysimum .   80 grammes.
Eau distillée de til-
leul.   90   —

Cuillerée à soupe toutes les deux heures (trachéo-bronchite).

Potion.

Benzoate de soude . .   2 grammes.
Terpine. . . . . . .   1 gramme.
Sirop de tolu . . . .   200 grammes.

Une cuillerée à soupe toutes les heures dans un quart de verre d'infusion de violettes (bronchite aiguë infantile).

Benzoate de Lithine, benzoate de Mercure, V. LITHINE, MERCURE.   E. F.

BENZONAPHTOL (*Éther benzoïque du naphtol β*). — Il se présente en cristaux microscopiques blanchâtres, inodores, insipides, insolubles dans l'eau, peu solubles dans l'alcool.

Ce médicament, administré par voie gastrique, traverse l'estomac sans subir d'altérations et sans être absorbé. Parvenu dans la zone pancréatique du duodénum, il est décomposé en ses générateurs : acide benzoïque et naphtol β.

Il est utilisé comme antiseptique intestinal dans les diarrhées, la fièvre typhoïde, la grippe intestinale, la dyspepsie intestinale avec fermentation. La dose journalière chez les adultes est de 2 à 6 gr., par fractions de 20 à 30 centigr. Chez les enfants la dose est de 20 centigr. par année d'âge.

Le benzonaphtol étant dépourvu de saveur irritante, on peut l'administrer délayé dans de l'eau ou dans du lait, en cachets, en suspension dans une potion.

Cachets.

Benzonaphtol. . . . .   50 centigr.
Charbon végétal . . . } āā 25   —
Craie préparée . . . . }

Pour un cachet; un cachet à chaque repas (dyspepsie avec fermentation).

Potion.

Benzonaphtol. . . . .   2 grammes,
Julep gommeux. . . .   100   —
Sirop de coings. . . .   80   —

Cuillerée à soupe toutes les deux heures (diarrhée infantile).

Cachets.

Benzonaphtol. . . . .   25 centigr.
Salicylate de bismuth   50   —

Pour un cachet, 6 à 8 par jour (fièvre typhoïde, grippe).   E. F.

BÉRIBÉRI. — Le *béribéri* ou *kakké* est une maladie d'origine alimentaire, qui se manifeste sous le masque d'une névrite périphérique.

On le rencontre en maintes régions chaudes, particulièrement dans la région orientale de l'Asie où l'Inde, l'Indo-Chine, le Japon sont des terres d'endémie. Il en est d'ailleurs de même des Indes néerlandaises. Il s'observe en Afrique, sur la côte occidentale (Sénégal, Congo, Gabon), sur la côte orientale (Madagascar), en Océanie où l'Australie, la Nouvelle-Calédonie comptent parfois de nombreux cas. Enfin, en Amérique, le Brésil en est un foyer endémique.

Il apparaît parfois dans nos régions tempérées, c'est ainsi qu'on l'a vu sévir, mais rarement, dans des asiles à Dublin, en France, à Saint-Germain-sur-Loire, aux États-Unis.

Tableau clinique. — Le tableau clinique du béribéri se présente sous trois formes différentes. On distingue en effet : 1° le *béribéri humide* ou *hydropique* ; 2° le *béribéri sec* ou *paralytique* ; 5° enfin le *béribéri mixte*, dont les symptômes relèvent de l'un ou de l'autre des types précédents.

Sous quelque aspect qu'il se montre, le béribéri ne prend pas d'emblée le type qui le caractérisera ultérieurement : les malades commencent d'abord à éprouver des troubles dans les membres inférieurs, tels que troubles sensitifs, sensation de faiblesse, en même temps l'essoufflement entre en scène, avec une sensation pénible d'oppression et de constriction thoracique ; puis le tableau s'oriente du côté du masque paralytique ou hydropique.

Forme paralytique. — Le premier symptôme en date est une anesthésie dans le domaine de la région, qui, quelques jours plus tard, va se parésier, puis se paralyser ; à cette anesthésie s'adjoignent des fourmillements, des sensations de brûlure, voire même des douleurs fulgurantes, qui peuvent en imposer tout d'abord pour le tabes au début. Le béribéri paralytique se révèle d'ailleurs comme un *pseudo-tabes*. La paralysie, atteignant le plus fréquemment les membres inférieurs, ne tarde pas à entrer en scène : paralysie motrice, constituée par l'affaiblissement de la force musculaire, avec ataxie véritable des mouvements de la marche ; les muscles présentent la réaction de dégénérescence ; paralysie sensitive avec douleurs à la pression des troncs nerveux et des masses musculaires ; troubles trophiques, atrophie musculaire, desséchement et état lisse des téguments, etc. ; les réflexes tendineux sont abolis, tous phénomènes, symptômes d'une névrite périphérique. Ils peuvent de même frapper les membres supérieurs d'une façon identique, mais, en cette région, ce sont les muscles extenseurs et interosseux de la main qui sont plus particulièrement intéressés ; leur altération donne lieu à la production de la *griffe béribérique*, l'action des fléchisseurs devenant prédominante.

Forme hydropique. — Après les symptômes prémonitoires signalés, les membres inférieurs commencent à s'infiltrer ; le premier symptôme qui caractérise cette forme est l'œdème périmalléolaire ; il gagne ensuite en hauteur pour atteindre les jambes, les cuisses, voire même le tronc et la face. En un mot, il s'agit d'un œdème qui se généralise plus ou moins rapidement comme l'œdème brightique, mais dans le béribéri, l'œdème est beaucoup plus rénitent, plus dur au toucher, et il atteint rarement le scrotum.

Cette bouffissure s'accompagne d'autres phénomènes : ce sont, comme précédemment, des troubles paralytiques sensitivo-moteurs, et l'examen détaillé montre, ici encore, la nature névritique du processus morbide. En même temps, les malades éprouvent une sensation angoissante de constriction thoracique. La respiration paraît embarrassée ; une dyspnée intense se montre, de nature nerveuse, ou survenant par le fait d'un hydrothorax double qui s'est déclaré. Les bruits du cœur sont sourds, un bruit de souffle est souvent perceptible ; la tachycardie est manifeste : le pouls est rapide et filiforme. Enfin, une intolérance gastrique se montre, accompagnée de vomissements qui peuvent devenir incoercibles.

Cette forme hydropique est particulièrement grave ; elle peut cependant prendre une marche moins brusque, et son pronostic être moins sombre ; mais quelle que soit l'évolution, quand elle se termine par la mort, celle-ci survient habituellement par asphyxie.

Forme mixte. — Dans la forme mixte, on assiste chez le même malade à l'évolution des deux formes qui se combinent : les troubles paralytiques et les troubles hydropiques dominent la scène morbide.

En réalité, dans la pratique, entre les formes extrêmes, on constate tous les intermédiaires, et le béribéri n'est qu'une névrite périphérique un peu spéciale, dont certains symptômes prédominent à l'exclusion des autres chez un même sujet.

Diagnostic. — Le béribéri est assez difficile à confondre avec certaines intoxications, telles que le lathyrisme, le pellagre, l'ergotisme, où les troubles nerveux sont la règle, mais de caractères tout différents de ceux qui appartiennent en propre au béribéri.

Le diagnostic sera souvent moins aisé à établir avec les névrites périphériques d'origine alcoolique ou paludéenne. L'alcoolisme est fréquent, comme aussi le paludisme, dans les régions chaudes où règne en même temps le béribéri. Ce n'est donc que par une analyse minutieuse du côté étiologique que l'affirmation pourra être de mise.

Le praticien ne devra pas oublier, à cet égard, que les indigènes sont plus particulièrement atteints que les Européens ; ceux-ci cependant n'en restent pas indemnes.

Étiologie. — Le béribéri est une affection d'origine alimentaire ; depuis longtemps l'alimentation a été accusée de le provoquer ; ce qui le prouve, c'est tout d'abord le fait que sur les navires, où indigènes et Européens sont mêlés, où les premiers ont leur alimentation du pays d'origine, et les derniers l'alimentation européenne, les indigènes sont atteints, les Européens sont épargnés. Si toutefois un Européen est nourri comme les indigènes, il peut contracter le béribéri. Puis, on a observé que, pour préserver ou enrayer une épidémie de béribéri, le moyen le plus efficace consistait dans un changement d'alimentation.

Ce point bien établi, il fallait en rechercher la cause : on a incriminé le poisson salé, dont la consommation n'explique cependant pas tous les cas ; le riz surtout a été fortement accusé, car, d'une part, les mangeurs de riz sont plus atteints, et de l'autre le riz consommé vient fréquemment de pays où sévit l'endémie béribérique.

Reste à savoir quelle substance dans le riz provoque cette affection. Est-ce un germe, est-ce une toxine, est-ce une altération de la légumineuse (riz décortiqué)? — On l'ignore actuellement. Bien des faits sont en faveur de l'une ou de l'autre de ces hypothèses : aucune ne saurait actuellement être exclusive. Peut-être au point de vue étiologique existe-t-il, non pas *un* béribéri, mais *des* béribéris (Firket).

Enfin la contagion a pu être parfois saisie sur le vif; dans les hôpitaux, des sujets soignés pour toute autre affection peuvent contracter le kakké; de même, le personnel médical lui paie souvent tribut à la suite des soins donnés aux malades (Manson).

C'est dans la saison chaude que le béribéri sévit de préférence. C'est une maladie locale, comme la malaria; comme elle, elle est influencée par l'humidité qui favorise son éclosion; elle atteint de préférence ceux qui couchent sur le sol, ou près du sol.

La fatigue, le refroidissement, les privations y prédisposent. C'est surtout dans les agglomérations (prisons, écoles, exploitations minières, asiles, casernes, navires), qu'il sévit le plus souvent et avec le plus d'intensité. Les navires surtout où l'atmosphère est chaude, confinée et humide, où l'encombrement existe, où le surmenage de l'équipage est souvent la règle, voient sévir dans leur sein de vastes épidémies.

Récemment on a pensé pouvoir attribuer le béribéri à l'action pathogène d'un ankylostome : *Uncinaria americana* (Noc). Ces faits demandent confirmation.

Prophylaxie. — L'étiologie étant mal connue, la prophylaxie devra fatalement s'en ressentir; cependant on pourra établir les mesures suivantes :

Mesures préventives. — 1° Veiller à la bonne hygiène générale des agglomérations. Combattre la misère physiologique.

2° Dans les pays où règne l'endémie, surveiller la qualité du riz, du poisson salé et des autres produits alimentaires.

3° Surveiller la bonne hygiène et la bonne ventilation des navires servant aux transports maritimes.

Mesures effectives. — En cas d'épidémie :

1° Supprimer radicalement le riz de l'alimentation;

2° Pratiquer l'isolement des malades, en raison de la contagion possible; désinfecter et évacuer les locaux occupés par les béribériques;

3° Assurer une bonne hygiène générale.

Traitement. — On devra placer tout d'abord le malade dans les meilleures conditions possibles d'hygiène alimentaire et climatérique : alimentation sans riz, et de bonne qualité; séjour au grand air.

Contre les troubles nerveux périphériques, le traitement sera celui des névrites : électrisation, massage, administration de strychnine, d'arsenic, de nitrate d'argent. Si les douleurs sont très vives, ingestion d'aconit ou de belladone destinés à les calmer.

Dans la forme hydropique, user des diurétiques (digitale, teinture de scille, nitrate de potasse), voire même aussi des purgatifs.

La ponction lombaire rendrait des services (Le Dantec.)

CH. DOPTER.

BEURRE DE CACAO. — Le cacao renferme 40 à 45 pour 100 d'une matière grasse spéciale que l'on coule en tablettes rectangulaires. Ce beurre de cacao est d'une teinte blanc jaunâtre ; il est onctueux au toucher, sa saveur est douce et son odeur celle du chocolat. Il fond de 30° à 35° ; il conserve facilement l'état liquide au-dessous de cette température, par suite de surfusion, puis se solidifie à 25°.

Le beurre de cacao sert à préparer les suppositoires (v. c. m.), les crayons médicamenteux (v. c. m.) et certaines pommades.   *E. F.*

BEURRE DE MUSCADE. — V. Muscade.

BICARBONATE DE SOUDE. — L'action du bicarbonate de soude est complexe, et elle dépend à la fois du volume du contenu gastrique, de son degré d'acidité, de la dose de bicarbonate administrée et du moment où on l'administre. Lorsque l'acidité gastrique est neutralisée, le surplus de bicarbonate de soude stimule la sécrétion des glandes stomacales, excite la motricité du viscère et atténue sa sensibilité.

Chez les hypopeptiques, il peut donc y avoir intérêt à administrer avant le repas une petite quantité de bicarbonate de soude pour amorcer la sécrétion gastrique ; chez les hyperchlorhydriques, une dose relativement forte de bicarbonate de soude donnée quelques heures après le repas aura pour effet de favoriser l'évacuation du contenu stomacal et de diminuer les douleurs résultant d'une stase gastrique prolongée.

Paquets.

Bicarbonate de soude . . 50 centigr.
A prendre dans un peu de lait une heure avant le repas (hypopepsie).

Cachets.

Bicarbonate de soude . . 60 centigr.
Chlorure de sodium . . . 25 —
Poudre de quinquina . . . 15 —
Pour 1 cachet ; une heure avant les repas (hypopepsie).

Cachets.

Bicarbonate de soude.) āā 50 centigr.
Magnésie calcinée . .)
Poudre de noix vo-
mique . . . . Cinq —
Pour 1 cachet ; une heure avant les repas (hypopepsie).

Paquets.

Bicarbonate de soude . 10 grammes.
Magnésie calcinée . . . 5 —

A diviser en 5 paquets. Un à deux paquets au moment des douleurs (hyperchlorhydrie).

Paquets.

Bicarbonate de soude . 15 grammes.
Magnésie calcinée . . . 5 —
Craie préparée . . . . 5 —
Pour 10 paquets. Un à deux paquets au moment des douleurs (hyperchlorhydrie).

Ces doses de 2 à 5 grammes sont les doses moyennes habituelles, mais elles peuvent dans certains cas être augmentées et portées à 10 et même 20 grammes.

Les pastilles ou tablettes du nouveau Codex, contenant une proportion de bicarbonate plus élevée que celles du Codex de 1884, sont susceptibles de rendre de réels services.

Tablettes de bicarbonate de soude. Pastilles de Vichy (Codex).

Bicarbonate de soude. . . . . 100 grammes.
Sucre blanc pulvérisé. . . . . 890 —
Gomme adragante . . . . 10 —
Eau. . . . . 80 —

Les tablettes sont du poids de 1 gr. Chacune contient 10 centigr. de bicarbonate de soude.

On est dans l'habitude d'aromatiser ces tablettes de différentes manières : avec l'essence d'anis, de citron ou de menthe; avec l'eau distillée de fleur d'oranger, avec l'eau de rose ou avec la teinture de vanille.

Le bicarbonate de soude est considéré comme pouvant alcaliniser les tissus et les sécrétions; de là son emploi dans la blennorragie, dans la goutte, dans l'arthritisme (v. c. m.). Mais il sera surtout employé comme correcteur ou comme synergique dans de nombreuses circonstances.

Quand on fait usage de la médication iodurée, on pourra recommander le bicarbonate de soude comme capable d'atténuer l'action irritante de l'iodure sur la paroi stomacale. De même dans la médication salicylée; le bicarbonate de soude associé au salicylate de soude neutralise son action irritante et augmente sa puissance éliminatrice.

Enfin une façon pratique et efficace de donner du bicarbonate de soude est de le faire prendre sous forme d'eau de Vichy ou de ses similaires (V. EAUX MINÉRALES).

Voici quelques formules d'utilisation du bicarbonate en associations variées dans des affections diverses.

Paquets.

Bicarbonate de soude . 25 grammes.
Borax 10   —
Essence d'anis . . . . . X gouttes.
F. S. A. Diviser en 30 paquets; un paquet dans une tasse d'infusion édulcorée de stigmates de maïs (blennorragie).

Potion.

Bicarbonate de
  soude. . . . . .   10 grammes.
Benzoate de soude.   2   —
Sirop de fume- ⎞
  terre . . . . . . ⎬ āā 200   —
Sirop de gentiane. ⎠
2 à 4 cuillerées à soupe par jour (eczéma des arthritiques, BROCQ).

Cachets.

Bicarbonate de soude. ⎞ āā 50 centigr.
Benzoate de soude . . ⎠
Pour un cachet; 6 à 20 par jour (goutte, rhumatisme chronique).

Cachets.

Bicarbonate de soude . . 50 centigr.
Salicylate de lithine . . . 15   —
Borax 20   —
Pour un cachet; 4 à 10 par jour (goutte).

Cachets.

Bicarbonate de soude . . 30 centigr.
Antipyrine 15   —
Pour un cachet; 2 à 6 par jour (diabète).

Cachets.

Salicylate de soude . . . . 0 gr. 60
Bicarbonate de soude. 0 gr. 40
F. S. A. Pour un cachet, un toutes les 5 heures dans du lait (rhumatisme aigu).

E. F.

BIER (MÉTHODE DE). — L'hyperémie est une réaction physiologique de l'organisme contre l'inflammation. Le principe de la méthode de Bier est de favoriser et d'augmenter cette hyperémie, et il y parvient par deux méthodes différentes : soit par l'augmentation de l'afflux sanguin (*hyperémie active*), soit et surtout par la diminution de son efflux (*hyperémie passive*).

L'hyperémie active est connue depuis bien longtemps; Bier la réalise avec des appareils à air chaud; mais on peut la réaliser d'une façon bien plus simple et souvent aussi utile avec l'eau chaude (Reclus).

La vraie méthode de Bier est l'hyperémie passive, l'hyperémie par stase ; on a prétendu qu'elle augmentait le pouvoir bactériolysant du sang, qu'elle activait la phagocytose en favorisant la diapédèse, qu'elle exerçait sur les parties malades un pouvoir protéolytique ; autant d'affirmations que des recherches attentives n'ont pas toujours confirmées.

Comment réalise-t-on l'hyperémie passive? — Il y a deux moyens : la *bande élastique* et la *ventouse*.

1° **La bande élastique.** — Sur les membres, on réalise l'hyperémie en appliquant au-dessus du foyer inflammatoire une bande de caoutchouc souple (feuille anglaise) large de 6 centimètres et assez longue pour faire 5 à 6 fois le tour du membre. Cette bande, mince et très extensible, doit être appliquée loin du foyer inflammatoire : pour un phlegmon de la main, à la partie moyenne du bras ; pour une lésion du pied, à la cuisse. Elle ne doit occuper qu'un espace double au plus de sa largeur ; les tours sont légèrement imbriqués. Le degré de constriction nécessaire est difficile à apprécier ; il faut se guider sur les sensations du malade ; l'application de la bande ne doit pas être douloureuse, la circulation artérielle ne doit pas être troublée, le pouls reste normal. Sous l'influence de la striction, le membre devient rouge foncé, non violacé, ce qui indique une compression trop forte ; il s'œdématie un peu et la température locale augmente légèrement.

La *durée de l'application* est variable ; d'une façon générale, *dans les affections aiguës* Bier recommande de laisser la bande au début 20 à 22 heures en place ; lorsque l'affection est en voie de guérison, on peut abréger peu à peu les applications.

Dans les affections chroniques (tuberculoses) le temps d'application doit être très réduit, 5 à 6 heures par jour en une ou deux fois.

Bier et ses élèves recommandent de ne faire en même temps aucun autre traitement ; ils se contentent d'appliquer des compresses aseptiques sèches sur les plaies et n'immobilisent pas le membre. S'il apparaît des abcès, il faut les vider par une simple ponction au bistouri.

La bande peut amener des accidents locaux au point d'application : éruptions cutanées ; elle provoque quelquefois des douleurs, et même des gangrènes lorsqu'elle est mal appliquée.

Dans les endroits où elle est inutilisable, on emploie des liens de caoutchouc fixés dans l'aisselle pour le bras, dans l'aine pour la cuisse, au cou pour la tête, à la racine des bourses pour les testicules.

2° **La ventouse.** — Elle est employée là où la bande est inapplicable, au tronc surtout ; son action est un peu différente : elle provoque d'abord une hyperémie active, puis une hyperémie passive ; et surtout, placée sur les orifices fistuleux, elle aspire le pus et réalise un véritable drainage.

Les ventouses sont munies d'un orifice sur lequel s'adapte un tube et un ballon de caoutchouc ; on réalise le vide par pression sur le ballon ; elles ont des formes et des dimensions très variées. Elles doivent être appliquées aseptiquement ; la peau est vaselinée pour en faciliter l'adhérence.

La ventouse n'est appliquée qu'une fois par jour pendant une demi-heure environ ; on fait des applications de cinq minutes séparées par des pauses de trois minutes.

Indications. — La méthode hyperémique de Bier a été employée dans les affections les plus diverses, dans toutes les affections inflammatoires aiguës des membres, parties molles (panaris, phlegmons, anthrax, furoncles) et squelette (arthrites, ostéomyélites), du testicule (orchites blennorragiques), de la mamelle (abcès), du cou, de la tête, de l'oreille ; dans les processus chroniques, tuberculoses osseuses et articulaires surtout ; on l'a employée même dans les gangrènes, comme moyen préventif pour éviter l'infection dans les fractures compliquées, enfin dans les entorses, dans les pseudarthroses, etc., etc.

La bande convient surtout aux affections des membres ; la ventouse aux anthrax, aux furoncles, aux abcès de la mamelle, et enfin à tous les cas où il y a des fistules pour favoriser l'évacuation du pus.

Résultats. — Nous examinerons seulement les résultats que donne la méthode de Bier dans les affections inflammatoires aiguës des membres et dans les tuberculoses osseuses et articulaires.

Dans les affections locales aiguës, d'après Bier et ses élèves, le premier résultat de l'hyperémie est la *disparition de la douleur*; lorsque l'affection est prise au début, on peut espérer la *résolution*. Si la suppuration se produit, il faut éviter les grandes incisions ; ne faire que des simples ponctions au bistouri pour évacuer le pus avec la ventouse, ne pas faire d'immobilisation.

D'après les travaux et les discussions les plus récents, il semble que l'efficacité de la bande soit des plus aléatoires. Quoi qu'on ait dit, son emploi est délicat et exige une grande surveillance. L'un des effets les plus constants est l'*apparition du pus*, qu'on ne peut considérer comme un symptôme favorable. Aussi beaucoup de chirurgiens ont renoncé à son emploi. Il sera prudent de n'employer cette méthode qu'avec une grande circonspection.

La ventouse, en favorisant l'évacuation du pus, donne de meilleurs résultats ; son emploi peut être retenu dans le traitement des furoncles, des anthrax, des abcès de la mamelle, bien qu'elle ne semble pas donner une guérison plus rapide que les autres méthodes.

Dans les tuberculoses fermées, le résultat le plus constant de l'hyperémie est de faire apparaître des abcès. Bier les considère comme l'indice d'une évolution favorable et recommande de les ouvrir d'une façon précoce par une simple ponction. C'est une pratique que l'on ne saurait recommander ; l'emploi de la bande dans les tuberculoses fermées semble au moins inutile, sinon dangereux. On pourra l'employer dans une tuberculose douloureuse, mais avec une grande circonspection.

Dans les tuberculoses ouvertes, l'application de la bande donne quelquefois des résultats favorables : augmentation des sécrétions, disparition de la fièvre ; la ventouse est également utile.

En résumé, il semble actuellement que l'hyperémie par stase, réalisée avec la bande de caoutchouc, soit un moyen thérapeutique assez aléatoire ; la ventouse est incontestablement supérieure. Si l'on se décide à recourir à cette méthode, il sera prudent de ne pas perdre de vue les grands principes qui nous guident dans la thérapeutique des infections locales aiguës ou tuberculeuses et de ne pas se mettre en opposition avec eux.

PIERRE MOCQUOT.

BILHARZIOSE. — Sévissant particulièrement sur le continent africain, surtout en Egypte, dans la vallée du Nil, la bilharziose peut se rencontrer dans nos pays chez les rapatriés des foyers où elle se montre à l'état endémique. Elle est produite par un distome : *Bilharzia hæmatobia*. La femelle, vivant avec le mâle dans la veine porte et ses branches d'origine, pond des œufs, dont le praticien doit connaître les caractères. Ces œufs, grâce à l'éperon qu'ils portent, émigrent dans les vaisseaux veineux et capillaires de la vessie et du rectum, d'où ils s'échappent à travers la muqueuse pour tomber dans l'urine et les matières fécales, où il est aisé de les déceler.

La bilharziose est une maladie transmissible : l'eau, les légumes lavés avec une eau contenant des œufs et des embryons de bilharzie, se chargent de cette transmission.

Symptômes cliniques. — Elle se révèle par divers symptômes suivant que les organes intéressés sont la vessie, le rectum, ou le vagin; le rein peut être intéressé en même temps.

Le symptôme le plus fréquent est l'*hématurie* provenant de la cystite bilharzienne. Elle est caractérisée par l'émission de sang à la fin de la miction, avec ou sans symptômes douloureux; habituellement cependant, les malades éprouvent une douleur siégeant à la région hypogastrique si le corps de la vessie est intéressé, au périnée et à l'anus, si c'est le col; ces douleurs subissent une exacerbation vers la fin de la miction.

La quantité de sang émise peut varier entre quelques gouttes (urines légèrement teintées) et une quantité de sang assez considérable (urines franchement rouges).

Claire au début de l'affection, l'urine, à la période d'état, laisse déposer dans le vase qui la contient un sédiment trouble, opaque (pus), et des caillots sanguins. Si la lésion touche le rein, ou seulement la vessie, ou seulement l'urètre postérieur, l'épreuve des 5 verres aidera au diagnostic de localisation. Si le 1er verre seul contient du sang = lésion de l'urètre postérieur; si c'est le 2e verre = cystite. Si les 5 verres sont sanglants = atteinte rénale.

Le dépôt et les caillots ou flocons sanguins montrent au microscope la présence de pus, et d'un grand nombre d'œufs.

Si la lésion siège dans le *rectum*, on assiste à un syndrome qui rappelle le syndrome dysentérique (V. DYSENTERIE) : il s'agit d'une *pseudo-dysenterie bilharzienne* (Firket) provoquée par l'action des œufs sur la muqueuse rectale : déjections muqueuses, striées de sang ou sanglantes; coliques, et ténesme. Dans les matières fécales, les œufs du parasite se retrouvent en grande quantité.

Dans la *vaginite et la métrite* bilharziennes, aucun symptôme ne peut les différencier de la vaginite et de la métrite ordinaires. L'écoulement sanglant qui en résulte contient les œufs du distome.

Tous ces phénomènes dus à des localisations variées de la bilharzie entraînent un état d'anémie intense.

Diagnostic. — Les signes cliniques sont le plus souvent insuffisants pour affirmer l'étiologie de ces affections, surtout quand on les constate en dehors des foyers d'endémicité. Le praticien devra donc recourir à l'examen microscopique direct des urines, des matières fécales, etc. Il suffira de prélever une parcelle de ces produits, de les placer sur une lame de verre, de les recouvrir d'une lamelle et d'observer ainsi à l'état frais. La présence des œufs avec leurs caractères, et surtout l'existence d'un éperon à l'un des pôles, permet d'affirmer le diagnostic (fig. 272).

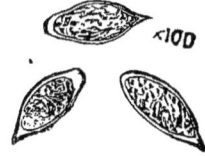

Fig. 272. — OEufs
de *Bilharzia hæmatobia*.
(P. Manson.)

Traitement. — *Curatif*. — Aucun traitement curatif n'est connu : la thérapeutique ne saurait être que palliative. Des calmants seront administrés contre les douleurs; une diète légère, mais nutritive, est indiquée. Éviter les excès de toutes sortes, les efforts musculaires, etc. Si les symptômes vésicaux sont trop aigus et trop douloureux, on peut administrer comme dans les hématuries ordinaires des capsules d'essence de térébenthine; les lavages vésicaux au nitrate d'argent à 1/1000, à l'acide borique à 20 pour 1000, sont préférables. Les mêmes lavages et de préférence les lavages au permanganate de potasse seront indiqués pour tenter d'enrayer la dysenterie bilharzienne.

Prophylactique. — On évitera la transmission de la bilharziose par la filtration ou l'épuration chimique et physique de l'eau de boisson. On désinfectera les urines et les matières fécales : l'incinération sera la mesure la plus radicale.   *CH. DOPTER.*

ILIAIRES (CANCER DES VOIES). — Le cancer des voies biliaires, moins fréquent que le cancer du foie, revêt divers aspect cliniques suivant son siège. Aussi peut-on en décrire trois formes distinctes : le cancer de la vésicule (le plus fréquent); le cancer des voies biliaires juxta-duodénales (extrémité inférieure de cholédoque, ampoule de Vater), le cancer des voies biliaires juxta-hépatiques (canal hépatique et ses branches). Exceptionnellement le cancer peut atteindre les voies biliaires intra-hépatiques, mais son histoire se confond alors avec celle du cancer du foie.

Étiologie. — Le cancer des voies biliaires, parfois secondaire, est le plus souvent primitif. Il s'observe de préférence à l'âge adulte et dans la vieillesse. D'après les statistiques publiées, le *cancer de la vésicule* paraît infiniment *plus fréquent chez la femme* que chez l'homme. Enfin, ce cancer *coïncide presque constamment avec la lithiase biliaire*. Cette coïncidence a été l'objet de nombreuses discussions; certains auteurs admettent la préexistence de la lithiase, l'irritation produite par les calculs facilitant la localisation néoplasique sur la vésicule (von Schüppel, Rendu, Chauffard, etc.); d'autres estiment (Deville, Durand-Fardel, Barth et Besnier, etc.) que la lithiase est secondaire au cancer qui réalise des conditions propres à son développement en créant l'obstruction biliaire et en facilitant l'infection biliaire ascendante. Avec Gilbert et Fournier, on doit admettre, nous semble-t-il, l'exactitude de ces deux théories; sans doute la préexistence de la lithiase biliaire peut et doit favoriser l'apparition du cancer des voies biliaires, mais celui-ci, dans d'autres cas, provoque certainement la formation de concrétions lithiasiques. Le *cancer des canaux biliaires* n'obéit pas tout à fait aux mêmes lois. La lithiase lui est moins communément associée et il semble au moins aussi fréquent chez l'homme que chez la femme; on conçoit d'ailleurs que la lithiase exerce ses effets nocifs surtout sur la vésicule et ne joue plus ce rôle offensif vis-à-vis des canaux biliaires.

Symptômes. — I. **Cancer de la vésicule.** — Au point de vue anatomique, le cancer de la vésicule, presque toujours épithélial, revêt deux aspects suivant qu'il envahit secondairement le foie en masse, ou qu'au contraire il frappe surtout la vésicule biliaire. Les symptômes varient quelque peu selon qu'il s'agit de la forme hépatique ou de la forme biliaire.

Dans les deux cas toutefois, les signes du *début* restent souvent assez vagues : troubles dyspeptiques plus ou moins intenses, crises douloureuses rappelant des crises de coliques hépatiques frustes ou marquées, parfois vomissements sanglants, parfois ictère.

A la *période d'état*, dans la *forme hépatique*, le tableau clinique rappelle celui du carcinome primitif du foie; le foie est gros, dur, avec quelquefois induration plus particulièrement ligneuse au niveau de la vésicule, il y a souvent une douleur assez vive dans l'hypocondre droit, mais elle n'est pas exactement localisée à la vésicule. Il n'y a ni ascite, ni circulation supplémentaire, ni ictère, au début du moins. L'hypertrophie du foie augmente rapidement, les douleurs hépatiques peuvent devenir plus vives, l'ictère apparaît parfois secondairement, la fièvre survient, et la cachexie avec amaigrissement rapide entraîne ordinairement la mort, qui survient aussi par insuffisance hépatique ou péritonite suppurée.

Dans la *forme biliaire*, les symptômes sont surtout ceux d'un ictère par rétention. Après des troubles digestifs souvent intenses, et parfois des crises de colique hépatique, apparaît un *ictère* ordinairement très intense, avec urines fortement choluriques et décoloration des matières. L'exploration de l'abdomen révèle l'existence d'une *tumeur* siégeant au niveau du bord inférieur du foie dans la région de la vésicule; tantôt elle est globuleuse, d'un volume variant de celui d'un œuf de poule à celui du poing, tantôt elle est impossible à circonscrire; ordinairement elle présente une consistance ferme et dure; d'autres fois, elle donne une fausse sensation de fluctuation; souvent, enfin, on ne perçoit au niveau de la vésicule qu'une sensation d'empâtement. La palpation est d'ailleurs rendue fréquemment difficile par la *douleur*, qui peut être assez vive. L'*ascite* fait ordinairement défaut. Parfois, enfin, l'examen physique révèle une *adénomégalie* à distance, notamment au cou et à l'aine.

L'ictère persiste en augmentant progressivement, les douleurs se répètent, n'affectant d'ailleurs que rarement l'allure de crises de coliques hépatiques vraies; la *fièvre*, soit sous la forme d'accès de fièvre intermittente, soit sous celle de fièvre rémittente, peut faire son apparition, révélatrice de l'infection biliaire. L'amaigrissement est rapidement très marqué. La *mort* survient dans un délai assez court, au bout d'un an environ, du fait de la cachexie cancéreuse, à la suite d'une *généralisation*, plus rarement par des accidents d'*insuffisance hépatique*, parfois enfin par *complications* (troubles urinaires, péritonite suppurée, etc.). Toutefois, dans certaines formes squirreuses, la durée totale de l'affection peut être plus longue et atteindre 4 à 5 ans.

II. **Cancer du cholédoque et de l'ampoule de Vater.** — Lorsque le cancer siège au niveau de l'extrémité duodénale du cholédoque, il revêt la même allure clinique que les cancers, histologiquement différents, qui prennent naissance au niveau de l'extrémité duodénale du canal pancréatique, au niveau de l'intestin, ou de la paroi même de l'ampoule; si le cancer de l'ampoule de Vater est multiple au point de vue anatomique et pathogénique, il est un au point de vue clinique.

L'*ictère* en est le premier symptôme. Cet ictère intense, avec cholurie et décoloration des matières, est tantôt progressif, tantôt stationnaire, tantôt enfin et surtout sujet à d'assez grandes variations sur lesquelles Hanot et Rendu ont insisté. Il peut s'accompagner de mélanodermies surajoutées, et Frerichs a signalé les plaques bronzées des téguments qu'on observe alors.

Les malades présentent assez souvent des troubles digestifs associés et quelquefois une *diarrhée* assez intense et rebelle. L'examen coprologique peut avoir ici son utilité.

L'examen objectif montre un foie souvent hypertrophié (71 pour 100 des cas, d'après Devic et Gallavardin) au-dessous duquel se perçoit la saillie piriforme de la *vésicule dilatée*, signe capital mis en relief par Hanot et qui s'oppose à l'atrophie vésiculaire notée dans la lithiase (fig. 275): ce signe est cependant quelquefois en défaut lorsque la lithiase biliaire coexistante a amené la transformation scléro-atrophique de la vésicule. La douleur locale peut manquer et surtout est moins accentuée que dans le cancer vésiculaire.

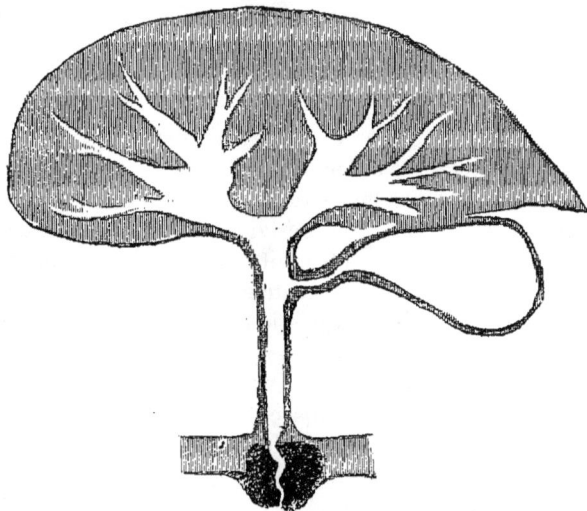

Fig. 275. — Cancer de l'ampoule de Vater (Claisse). Distension vésiculaire.

La durée de ce cancer est variable. Elle peut être abrégée par diverses complications (angiocholites suppurées, hémorragies intestinales, péritonite). L'évolution peut dans d'autres cas être assez lente, ce cancer n'ayant pas de tendances à la généralisation et ne s'accompagnant pas de cachexie cancéreuse; elle n'excède pourtant pas deux ans. Le malade meurt ordinairement du fait d'accidents d'insuffisance hépatique prenant parfois l'allure de l'ictère grave.

III. **Cancer des canaux hépatiques.** — Dans quelques faits récemment groupés par Claisse, le cancer se localise à la partie juxta-hépatique des voies biliaires, sans gêner le fonctionnement de la vésicule (1/12e des cas). Dans ces cas, le tableau clinique est le même que dans la forme précédente,

mais *il n'y a pas de distension vésiculaire* ; aussi le diagnostic est-il ici particulièrement délicat et n'est-il souvent précisé qu'à la suite d'une intervention chirurgicale, ou
à l'autopsie (fig. 274).

Diagnostic. —
Nous ne pouvons ici
insister sur tous les
éléments de ce dia-
gnostic ailleurs exposé
(V. Ictère chronique,
Lithiase biliaire). Le
cancer de la vésicule
peut être reconnu par
la constatation d'une
tumeur vésiculaire,
avec ses caractères
particuliers, par son
augmentation rapide,
par la cachexie con-
comitante, par l'âge
avancé du sujet. Tou-

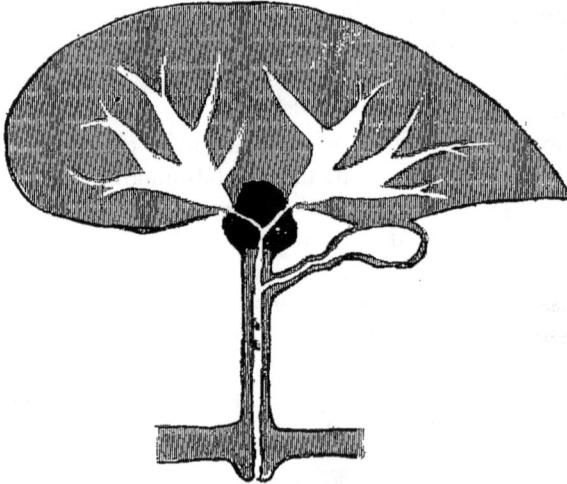

Fig. 274. — Cancer des canaux hépatiques (Claisse).
Il n'y a pas de distension vésiculaire.

tefois, les crises antérieures de colique hépatique, l'existence de signes d'infection peuvent prêter à erreur, d'autant que la vésicule calculeuse peut
avoir des caractères objectifs semblables à ceux de la vésicule cancéreuse.
Il est aussi des cas où la tumeur vésiculaire a été prise pour une tumeur
pylorique. De même, dans certaines formes hépatiques de cancer de la vésicule, la confusion a pu être faite avec le cancer massif du foie.

Plus difficile encore est le diagnostic du cancer des voies biliaires et du
cancer de l'ampoule, diagnostic qui n'est jamais qu'un diagnostic de probabilité, l'ictère, les coliques hépatiques antérieures, l'état général, ne pouvant conduire seuls à ce diagnostic. La constatation d'une vésicule distendue, alors que, dans la lithiase biliaire, elle est rétractée et non perceptible,
peut, selon Hanot, servir beaucoup au diagnostic de néoplasme. Malheureusement, il est des cancers haut situés qui ne s'accompagnent pas de
distension vésiculaire, et inversement celle-ci peut se rencontrer dans certains cas de lithiase. De plus, il est des cas de cancer des voies biliaires qui,
en raison même de l'hypertrophie hépatique, en imposent pour une cirrhose
biliaire et c'est alors l'évolution rapide qui vient démentir ce diagnostic
facilité parfois par l'absence de splénomégalie. Enfin, même lorsque le diagnostic de cancer par compression est porté, sa cause reste à reconnaître,
et il est notamment difficile de distinguer l'un de l'autre le cancer du cholédoque et celui de la tête du pancréas.

Traitement. — Le *traitement médical* est purement palliatif. Il vise à
lutter contre l'insuffisance hépatique ou la cholémie, à empêcher l'infection
biliaire ascendante, à soulager la douleur par les moyens thérapeutiques
ailleurs exposés [V. Angiocholites, Hépatique (Insuffisance), Colique hépatique, etc.].

Encore que le *traitement chirurgical* soit trop souvent inefficace, c'est à lui que, lorsque surtout le diagnostic reste hésitant entre l'obstruction lithiasique et l'obstruction cancéreuse, on est en droit de recourir. Sans doute l'analyse des cas opérés n'est pas encourageante (Terrier et Auvray); si la gravité de l'opération du cancer vésiculaire est relativement peu marquée, la récidive est fréquente et rapide; l'ablation du cancer des voies biliaires se heurte à de grosses difficultés opératoires. Néanmoins la limitation fréquente du cancer justifie l'opération et permet l'espoir d'une survie [V. BILIAIRE (CHIRURGIE)].   *P. LEREBOULLET.*

BILIAIRES (TRAUMATISMES DES VOIES). — Les lésions traumatiques des voies biliaires extra-hépatiques entraînent une symptomatologie et commandent une thérapeutique spéciale. Aussi leur étude doit-elle être distraite de celle des traumatismes du foie.

L'état pathologique de ces voies biliaires prédispose singulièrement à leur rupture. La vésicule surtout, lorsqu'elle est atteinte de cholécystite calculeuse, distendue par une hydropisie, ou adhérente à la paroi, se laisse plus aisément frapper et déchirer.

Les lésions anatomiques sont peu connues à cause du petit nombre des autopsies. La vésicule se rompt le plus souvent au niveau de son fond. D'autre part, au dire des expérimentateurs, la cicatrisation des plaies et ruptures se ferait très rapidement; les faits cliniques tendent à prouver au contraire que la solution de continuité donne passage à la bile durant un certain temps.

Symptômes. — En dehors du syndrome initial commun à toutes les contusions ou plaies de l'abdomen, certains symptômes peuvent faire reconnaître la lésion des voies biliaires.

C'est, au début, l'écoulement possible de bile, au travers d'une plaie.

Puis, au bout de quelques jours, si le blessé survit à la réaction péritonéale qui suit, le plus souvent, le collapsus initial, apparaît l'ictère — presque de règle — dû à la résorption de la bile au niveau du péritoine, accompagné parfois de décoloration des fèces et toujours de coloration foncée des urines.

L'examen de l'abdomen révèle en même temps un épanchement qui siège à droite, sous le foie, dans la fosse iliaque. Composé de bile plus ou moins altérée, mélangée parfois de sang et de sérosité péritonéale, l'épanchement est libre ou enkysté dans des fausses membranes; sa quantité est minime ou considérable, sa septicité souvent nulle ou très atténuée, il peut se reproduire à plusieurs reprises après une ponction.

Les signes généraux sont assez marqués. La température atteint et peut dépasser 58°; le malade maigrit à vue d'œil.

La mort survient par suite de l'affaiblissement progressif qu'entraînent l'écoulement de la bile ou la résorption des produits toxiques qu'elle renferme; elle a parfois aussi pour cause une péritonite tardive par infection secondaire.

Le *pronostic*, toujours grave, puisque la moitié des blessés succombent, s'améliorera certainement avec la précocité plus grande des interventions.

Traitement. — Le *traitement chirurgical* s'impose donc. Au début, l'indication opératoire est très difficile à poser; la certitude d'une plaie ou d'une déchirure des voies biliaires commande absolument l'intervention.

Cette *intervention précoce* permet, en effet, l'exploration minutieuse des voies biliaires et le choix de l'opération [V. BILIAIRE (CHIRURGIE)].

Les plaies ou les déchirures de la vésicule biliaire doivent être suturées, si elles sont petites; étendues et irrégulières, elles exigent la cholécystectomie.

L'infection persistante du cholécyste peut contre-indiquer la suture immédiate et nécessiter la cholécystostomie.

Pour les lésions des canaux, la suture, si elle est facile, et bien plus souvent le simple drainage sont les meilleurs moyens à employer.

L'*intervention tardive*, à la phase d'ictère et d'épanchement abdominal, peut consister dans la ponction simple ou la laparotomie. Les deux méthodes ont des succès égaux. La laparotomie nous semble plus clairvoyante et met mieux à même de réparer les lésions. Elle devient obligatoire en cas d'accidents septiques.   *PIERRE WIART.*

BILIAIRE (CHIRURGIE). — Les opérations courantes de la chirurgie biliaire portent sur la vésicule d'une part, sur le canal hépato-cholédoque de l'autre.

I. — **INTERVENTIONS SUR LA VÉSICULE**. — Au niveau de la **vésicule**, les interventions indispensables à connaître sont celles dont la description va suivre.

A) **Cholécystotomie**. — Incision du cholécyste immédiatement suivie de sa suture; elle se pratique suivant deux procédés : cholécystotomie à sutures perdues intra-péritonéales ou cholécystendyse (Courvoisier); cholécystotomie à sutures intra-pariétales. Dans le premier, l'incision vésiculaire est réunie par un surjet total enfoui lui-même sous un deuxième surjet séro-séreux, et la vésicule est réduite dans l'abdomen qu'on referme sans aucun drainage. Dans le second, au contraire, la suture vésiculaire est fixée au péritoine pariétal et se trouve ainsi extériorisée.

B) **Cholécystostomie**. — Abouchement de la vésicule à la paroi; elle s'exécute toujours aujourd'hui en un temps.

L'*incision de la paroi* se fait verticalement sur le bord externe du grand droit. Le péritoine ouvert et la région protégée, on va à la *recherche de la vésicule*. On la trouve très vite quand elle est distendue par du liquide, ou quand elle a conservé son volume et son siège normal; par contre, si elle est atrophiée et perdue au milieu d'adhérences, sa découverte peut devenir singulièrement ardue.

L'*ouverture de la vésicule* doit être précédée de sa ponction lorsqu'elle contient du liquide en abondance; dans le cas contraire, on l'incise directement avec des ciseaux.

La *fixation à la paroi* est facile quand la vésicule se laisse amener dans la plaie. Quatre fils de catgut, prenant d'un côté le péritoine pariétal et les couches profondes qui le doublent et de l'autre la musculo-séreuse de la vésicule, sont placés deux en dehors et deux en dedans. En haut et en bas, d'autres points analogues traversent les deux lèvres de la plaie péritonéale et la musculo-séreuse vésiculaire; après quoi, on achève, avec un surjet, la fermeture de l'incision péritonéale (fig. 275). Un gros drain est mis dans la vésicule, et la plaie pariétale réunie partout, sauf à l'endroit où il passe. Certains opérateurs fixent par quatre fils perforants le bord de l'incision vésiculaire à l'aponévrose du grand oblique; d'autres réunissent directement la muqueuse avec la peau; si l'on désire établir une fistulisation de longue durée, ce dernier procédé est le plus recommandé.

Lorsque la vésicule atrophiée ou adhérente ne peut être amenée à la paroi, il faut, pour empêcher l'écoulement de la bile septique dans la cavité péritonéale, recourir à d'autres procédés. L'un des meilleurs est le drainage hermétique à la façon de Poppert. Un drain long et gros, non perforé latéralement, est fixé par une suture à la partie la plus déclive de

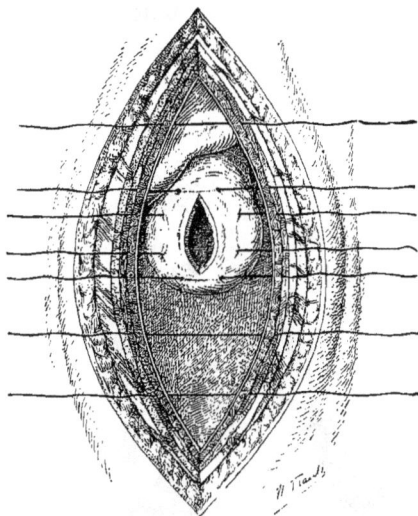

Fig. 275. — Cholécystostomie. Fixation de la vésicule au péritoine pariétal. (Guibé, *Précis de technique opératoire.*)

l'incision vésiculaire : autour de lui, on réunit les lèvres de l'incision de façon qu'il soit serré et qu'il y ait étanchéité à son niveau; une mèche de gaze entoure le drain et vient sortir avec lui au niveau de l'incision pariétale, où il est fixé. Durant les premiers jours, la bile s'écoule par le tube qu'on a soin de laisser assez long pour le faire sortir du pansement, mais bientôt la suture de la vésicule autour du drain cesse d'être étanche, et la bile vient mouiller la mèche de gaze et souiller le pansement. La chose est sans danger puisque des adhérences se sont formées autour du drain et que la bile ne risque pas d'infecter le péritoine. On retire alors la mèche de gaze et le drain est laissé le temps nécessaire.

C) **Cholécystectomie**. — Ablation de la vésicule biliaire; elle peut être *totale* ou *partielle*.

a) La *cholécystectomie totale* est de beaucoup la plus fréquemment employée.

Après une *incision pariétale* médiane ou latérale suivie de l'*exploration des voies biliaires* et de la destruction des nombreuses adhérences qui les unissent aux organes voisins, on pratique la *libération de la vésicule et du canal cystique* (fig. 276 et 277).

Prenant soin de faire relever par un aide le bord antérieur du foie pour bien exposer sa face inférieure, le chirurgien incise le péritoine dans le fond du sinus cystico-hépatique, puis, à l'aide du doigt, il décolle lentement et prudemment la vésicule de sa fossette cystique. Comme ce décollement est beaucoup plus aisé lorsque l'organe est plein et tendu, il y a avantage à l'inciser tout d'abord, à le vider de son contenu et à le bourrer de gaze stérilisée. La libération vésiculaire une fois terminée, on tamponne la surface

saignante du foie et l'on commence à isoler le cystique sur toute son
étendue, en prenant bien garde de ne pas le rompre ni de refouler dans le
cholédoque un calcul contenu dans le canal. Pour éviter cet accident aussi
bien d'ailleurs que l'écoulement d'une bile septique en cas de déchirure
du canal, il est prudent de placer dès le début une pince sur le cystique le
plus près possible du cholédoque.

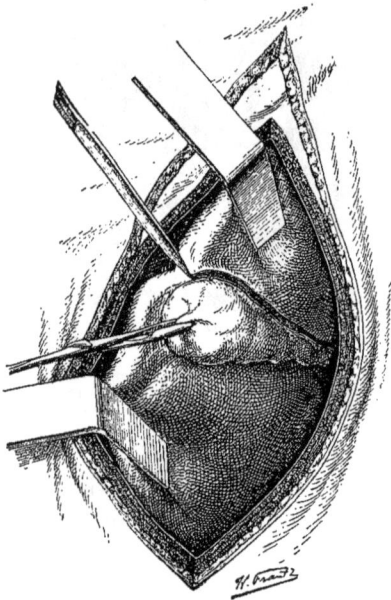

Fig. 276. — Cholécystectomie.
Incision du péritoine autour de la vésicule.

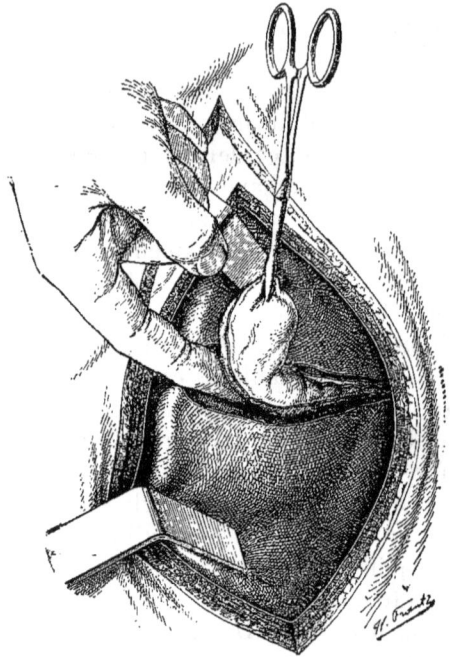

Fig. 277. — Décollement de la vésicule
de la fossette cystique.

(Guihé, *Précis de technique opératoire.*)

La *ligature* et la *section du cystique* doivent suivre sa libération. Le canal
est lié aussi près que possible de son embouchure, et certains auteurs, Kehr
par exemple, font à son niveau une double ligature. L'artère cystique est
ensuite recherchée soigneusement et liée à part (fig. 278). Sa ligature isolée
constitue le meilleur moyen d'éviter les hémorragies secondaires souvent
très abondantes et particulièrement graves chez les opérés de lithiase biliaire (Kehr).

Ceci fait, à moins qu'un drainage de l'hépatique ne soit nécessaire, le
moignon cystique est enfoui au milieu des débris de péritoine, d'épiploon
et d'adhérences rassemblés autour de lui et fixés avec un ou deux points de
suture.

Après la cholécystectomie, la fermeture de la paroi peut à la rigueur se
faire sans drainage, mais c'est à notre sens une conduite peu prudente, et
il faut infiniment mieux tamponner la face inférieure du foie et drainer à
l'aide d'un gros drain taillé en bec de flûte, et placé sous le moignon cystique.

b) La *cholécystectomie partielle*, ou résection de la vésicule, n'a que des indications fort rares. Elle consiste dans l'excision du fond, suivie de la suture et de la réduction de la vésicule dans l'abdomen, après qu'on s'est assuré de la perméabilité du cystique.

D) Cholécysto-duodéno-stomie. — Abouchement de la vésicule dans le duodénum; elle constitue la meilleure des cholécystentéro-stomies; à son défaut, l'*abouchement gastrique* et, en dernier ressort, l'*abouchement colique* peuvent être pratiqués. Le manuel opératoire est d'ailleurs le même dans tous les cas.

L'*incision pariétale* est médiane. La vésicule, ordinairement dilatée, est soigneusement vidée de son contenu par une ponction, elle est ensuite amenée au contact de la première ou de la deuxième portion du duodénum, et les deux orga-

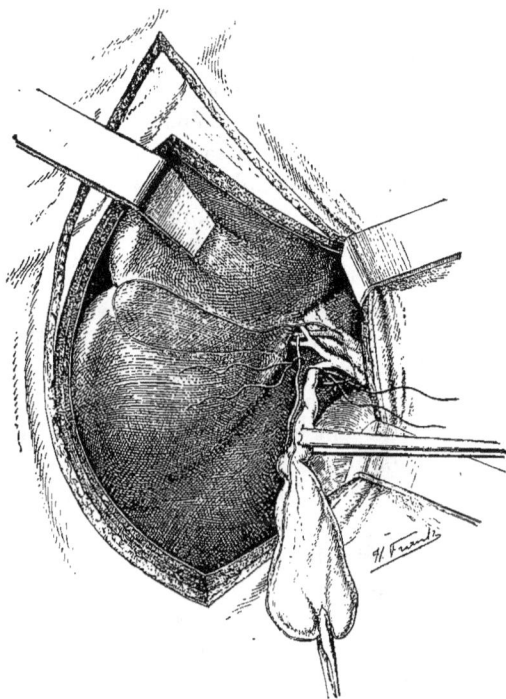

Fig. 278. — Ligature du canal cystique et de l'artère cystique. (Guibé, *Précis de technique opératoire.*)

nes sont extériorisés autant que possible à l'aide de compresses qui protègent la cavité péritonéale.

L'*anastomose* est établie d'ordinaire à l'aide de sutures, exceptionnellement avec un bouton. Sur la vésicule et l'intestin, couchés côte à côte et adossés à l'aide de petites pinces à griffes qui marquent la limite des sutures séreuses, on fait à la soie ou au catgut un surjet séro-séreux postérieur, c'est-à-dire placé en arrière de la ligne d'incision. Puis on incise la vésicule sur une longueur de 2 à 5 centimètres, et on l'assèche soigneusement ou on la tamponne avec une mèche de gaze. En regard de la plaie vésiculaire, l'intestin est ouvert sur une longueur égale. Sur ces deux organes, les incisions restent éloignées de 5 millimètres du surjet séro-séreux postérieur et leurs extrémités s'arrêtent à une égale distance des extrémités de celui-ci.

A ce moment, on réunit par un surjet au catgut les lèvres postérieures des ouvertures vésiculaire et duodénale; ce surjet est continué de la même façon sur les lèvres antérieures, et le pourtour de l'orifice se trouve ainsi complètement ourlé. Un surjet séro-séreux antérieur qui rejoint les extrémités du postérieur termine l'opération.

II. — INTERVENTIONS SUR LE CANAL HÉPATO-CHOLÉDOQUE. — La taille est la seule intervention qui vaut qu'on la décrive. Les *stomies* cutanées ou

intestinales n'ont là que des indications fort rares, et leur manuel opératoire est calqué sur celui des stomies vésiculaires. Quant à la *résection du
canal*, à son *implantation dans l'intestin*, enfin à la *cholédocoplastie*, ce sont
tout à fait des opérations d'exception.

A) **Hépato-cholédocotomie sus-duodénale.** — Nous employons à dessein ce vocable compliqué pour réunir en une seule description la cholédocotomie sus-duodénale et l'hépaticotomie, qui est, nos recherches l'ont
montré, l'opération qu'on fait le plus souvent sans s'en douter, — c'est la
taille du canal hépato-cholédoque au niveau de l'épiploon gastro-hépatique.

Avant l'opération, pour refouler en avant le rachis, rapprocher le canal
de la paroi antérieure et libérer le champ opératoire en faisant tomber d'un
côté le foie et de l'autre les intestins, il est indispensable de placer sous le
dos du malade un assez volumineux *coussin lombaire*.

La meilleure incision pariétale est l'*incision en baïonnette* de Kehr. Elle
part en haut de la base de l'appendice xiphoïde, descend verticale et
médiane jusqu'à mi-chemin de l'ombilic, change là de direction pour se
porter obliquement en bas et en dehors à travers le grand droit jusqu'au
tiers externe du muscle, qui est respecté, et reprend à ce niveau sa direction verticale jusqu'au niveau de l'ombilic. Après la section du muscle,
l'ouverture de l'aponévrose profonde et du péritoine est faite à la partie
moyenne de l'incision et prolongée directement en haut et en bas vers ses
deux extrémités.

Une fois le ventre ouvert, la *recherche de l'hépato-cholédoque* et son *exploration* sont fort simples lorsque la région n'est point déformée par des
adhérences, ce qui est rare; c'est une manœuvre très ardue, au contraire,
lorsque ces adhérences soudent entre eux tous les organes. On y réussit en
s'aidant de points de repère; les meilleurs sont le bord antérieur du foie
et, au-dessous de lui, la vésicule biliaire qu'il faut s'efforcer de trouver,
car, par le cystique qui la continue, elle conduit au but, l'hépato-cholédoque: on explore ce canal sur tout son trajet épiploïque et l'on arrive à
percevoir assez nettement le ou les calculs, lorsqu'il en contient.

Alors, après avoir vérifié que la veine porte ou l'artère hépatique ne
passent pas à ce niveau, on *incise le canal* longitudinalement et l'on repère
avec des pinces les lèvres de l'incision. Puis les calculs sont extraits avec
une spatule.

Un *cathétérisme minutieux* du canal, en haut vers le foie et en bas jusqu'au duodénum, doit suivre dans tous les cas l'ablation des calculs. S'il
signale la présence d'autres concrétions, celles-ci seront enlevées soit après
une mobilisation qui les amènera jusqu'à l'incision déjà faite, soit, lorsqu'elles sont enclavées, à l'aide de manœuvres spéciales.

Ceci fait, on peut terminer l'opération en suturant le canal ou en le drainant.

La *suture* du canal se fait autant que possible sur deux plans. Un premier
plan de points séparés, faits avec du catgut, rapproche les deux lèvres de
l'incision : un surjet séro-séreux enfouit les points séparés. Le placement
d'un drain au-dessous de la suture est indispensable, car le plus souvent
quelques points lâchent et un léger écoulement de bile se fait durant
quelque temps à l'extérieur.

Le *drainage de l'hépatique*, à la façon de Kehr, est le procédé le plus recommandable. Une sonde en gomme, d'un calibre un peu inférieur à celui du canal, est enfoncée du côté du foie à quelques centimètres de profondeur, puis l'incision du canal est suturée au-dessus et au-dessous d'elle, de manière à obtenir une fermeture bien étanche. Autour du drain, un tamponnement à la gaze est placé pour protéger la cavité abdominale.

Enfin, la brèche pariétale est refermée sur toute sa hauteur, sauf au passage du drain, si le canal a été suturé; à ses deux extrémités seulement s'il ne l'a pas été.

B) **Cholédocotomie rétro-pancréatique**. — Elle s'exécute d'après une technique que nous avons étudiée et fixée il y a plusieurs années. Elle nécessite le décollement du duodénum et de la tête pancréatique de la paroi abdominale postérieure. « Le foie étant relevé et le côlon rejeté en bas et à gauche, on fait au péritoine pariétal une incision curviligne commençant le long du bord externe du côlon ascendant, s'il n'a pas de méso, de l'insertion de ce méso s'il existe, contournant l'angle hépatique du côlon, longeant la portion verticale du duodénum pour s'arrêter au niveau du ligament hépato-duodénal; puis, avec le doigt, on procède au décollement du côlon jusqu'à la deuxième portion du duodénum qui est lui-même décollé dans toute sa hauteur. On pousse la séparation derrière le pancréas. » (Wiart) (fig. 279).

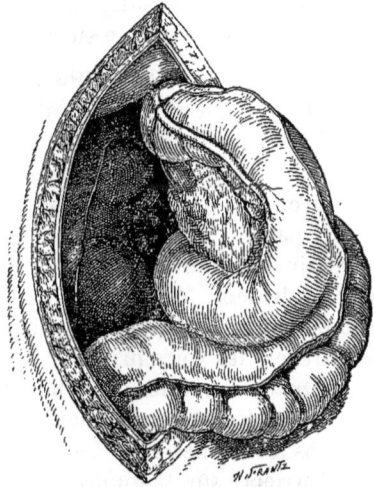

Fig. 279. — Cholédocotomie rétro-pancréatique. La deuxième portion du duodénum et l'angle hépatique du côlon ont été décollés de la paroi abdominale postérieure. On voit la face postérieure de la tête du pancréas et le canal cholédoque à nu. (Guibé, *Précis de technique opératoire*.)

Le cholédoque rétro-pancréatique peut facilement alors être exploré entre deux doigts placés l'un en avant, l'autre en arrière du pancréas. S'il est nécessaire d'inciser le canal, l'aide « cherche à retourner, en se servant de ses médius comme charnière, la tête du pancréas et présente à l'opérateur la moitié droite de la face postérieure de cette tête. Le cholédoque y est facilement atteint et incisé à la manière habituelle » (Wiart).

Après l'intervention, les organes sont remis en place, le péritoine suturé en partie et un bon drainage assuré.

C) **Cholédocotomie transduodénale**. — Elle a pour premier temps nécessaire la *duodénotomie*. Celle-ci se fait verticalement ou transversalement (Kehr). Écartant alors les lèvres de l'incision duodénale, on recherche l'ampoule de Vater et la papille en déplissant avec soin la muqueuse intestinale.

Si le calcul est *enclavé dans l'ampoule*, il suffit pour l'extraire de débrider la papille au bistouri sur une longueur d'un centimètre environ

(Mac Burney). Puis, par un cathétérisme minutieux, on s'assure qu'il n'existe pas d'autres concrétions et on les retire si besoin est. Au lieu d'inciser la papille, on peut essayer de dilater fortement son orifice avec une pince (Collins). Si l'on y peut parvenir, le calcul est saisi et amené au dehors.

Lorsque le calcul siège *au-dessus de l'ampoule*, on incise la paroi duodénale postérieure de dedans en dehors juste sur la saillie qu'il fait, puis, toujours sur cette même saillie, la paroi du cholédoque de dehors en dedans; l'extraction de la pierre se fait alors aisément (Kocher).

Après l'ablation du calcul, il est indiqué de suturer l'une à l'autre les incisions intestinale et canaliculaire de manière à créer une sorte d'*anastomose cholédoco-duodénale*. On y parvient en unissant par un surjet total et sur toute la circonférence de l'ouverture les lèvres des deux incisions.

Le duodénum est ensuite fermé par deux plans de sutures : un premier surjet total et un deuxième surjet séro-séreux.

III. — TRAITEMENT CHIRURGICAL DES ANGIOCHOLITES. — Le but que se propose le traitement chirurgical dans les *angiocholites aiguës* est de faire cesser l'infection des voies biliaires en déterminant, par le drainage, la dérivation complète de la bile au dehors.

Le moyen le plus communément employé pour y réussir est le *drainage indirect*, par fistulisation de la vésicule ou cholécystostomie. La fistule biliaire ainsi établie se ferme spontanément au bout d'un temps qui varie considérablement, de quelques jours à quelques mois. Cette fermeture paraît d'ailleurs subordonnée à la virulence du liquide et à son libre passage à travers les voies principales.

Le *drainage direct* des voies biliaires principales (drainage de l'hépatique à la façon de Kehr) semble destiné à remplacer le précédent, particulièrement dans les formes aiguës avec accidents graves. Ses avantages sont multiples (Terrier) : sûreté du drainage d'abord; plus un drain est placé près de l'origine des voies biliaires, plus il a de chances de bien drainer et d'éviter les obstacles à l'écoulement de la bile si fréquents sur les voies accessoires altérées; rapidité du drainage ensuite, la bile s'écoulant immédiatement et non plus au bout d'un temps variant de deux à quatre jours, comme parfois après la cholécystostomie; enfin durée beaucoup plus courte du traitement, la désinfection de l'appareil biliaire se faisant infiniment plus vite.

Quoi qu'il en soit, la dérivation complète de la bile donne, dans les angiocholites aiguës, des résultats très favorables, et son indication est formelle toutes les fois où les voies biliaires sont le siège d'inflammations déterminant des accidents fébriles intenses, continus et persistants.

IV. — TRAITEMENT CHIRURGICAL DES CHOLÉCYSTITES. — Le traitement chirurgical, dans les cholécystites, tire ses indications de la forme anatomique et de la marche clinique de l'affection.

La *cholécystite aiguë* est fréquemment d'allure bénigne; un traitement médical, sagement conduit, suffit alors à faire disparaître en quatre à six jours les accidents. Par contre, si les signes capitaux de l'affection (fièvre, douleurs. tumeur) ne rétrocèdent pas rapidement, si leur durée dépasse huit jours, il faut intervenir sans hésiter. A plus forte raison, dans les formes graves qui se traduisent par de violents accès de fièvre, l'accélération du pouls, un mauvais état général, et l'existence d'une réaction péritonéale intense autour de la tumeur vésiculaire, l'opération immédiate s'impose. En pareils cas, la cholécystostomie est habituellement l'intervention de choix; la cholécystectomie peut cependant donner quelquefois des résultats plus favorables.

A une période plus avancée, lorsqu'il existe un phlegmon biliaire avec envahissement de la paroi, les raisons d'agir sont encore plus pressantes, et l'opération la meilleure est l'incision large et le drainage de la vésicule.

La *cholécystite chronique* revêt deux modalités différentes : distension de la vésicule par du pus, du sang ou de la sérosité; dégénérescence scléreuse hypertrophique ou atrophique de l'organe. Dans les deux cas, il faut intervenir et de la façon suivante : toutes les fois où l'état général permet une intervention assez longue et où les adhérences ne sont ni trop solides, ni trop étendues, la cholécystectomie s'impose; la cholécystostomie est un pis aller auquel on ne doit se résoudre que lorsque l'ablation de la vésicule est impossible.

V. — TRAITEMENT CHIRURGICAL DE LA LITHIASE BILIAIRE. —

La chirurgie joue aujourd'hui dans le traitement de la lithiase biliaire un rôle considérable. Ce rôle est pourtant destiné à s'accroître encore à mesure que les médecins se pénétreront mieux des idées qui vont suivre et des déductions opératoires qu'elles comportent.

La cholélithiase, conséquence d'une variété spéciale de cholécystite, est, au début, exclusivement vésiculaire. Après la guérison du catarrhe lithogène qui leur a donné naissance, les calculs ont pour destinée naturelle, non point d'émigrer vers l'intestin, mais de demeurer immobiles, ignorés et inoffensifs à l'endroit même où ils ont pris naissance. Il faut une infection nouvelle de la vésicule pour les faire sortir de cet *état latent* et constituer cliniquement la maladie lithiasique. Si donc il était possible de réaliser à cette période l'ablation des cholélithes, le malade serait débarrassé, au prix d'une opération insignifiante, de tout risque d'accident ultérieur.

La présence de calculs dans la vésicule favorisant, à son niveau, le développement des infections microbiennes, tôt ou tard apparaissent les accidents aigus ou chroniques qui caractérisent le *stade vésiculaire* de l'affection. Ces accidents ont pour origine, d'une part, les altérations inflammatoires de la vésicule elle-même, et, de l'autre, l'extension au péritoine voisin du processus irritatif. D'une façon générale, les lésions sont d'autant plus accentuées que la maladie est plus ancienne. Cependant la plupart des troubles qu'elles causent ne comportent pas un pronostic vital immédiatement grave, et, en tout cas, peuvent être enrayés et même radicalement guéris par une intervention relativement simple et limitée à la seule vésicule.

Poursuivant leur évolution, la lithiase et l'infection concomitante envahissent les voies principales, la maladie passe au *stade cholédocien*. Alors, grâce à la rétention biliaire qui distend les canalicules intra hépatiques, le processus infectieux se propage très rapidement jusqu'à eux et aboutit bientôt à la cirrhose ou à la suppuration. Ainsi, ce qui n'était, au début, qu'une affection peu grave, limitée aux *voies biliaires accessoires*, est devenu une vraie *maladie du foie*, d'un pronostic toujours sombre et souvent mortel.

Or, si la clinique ne sait point encore reconnaître la présence des calculs alors qu'ils sont à l'état latent, elle est en mesure de diagnostiquer leur existence aux deux autres phases de leur évolution et de différencier nettement l'un de l'autre les stades vésiculaire et cholédocien. Dans ces conditions, la prudence la plus élémentaire commande de ne point attendre pour agir que surviennent les accidents graves qui caractérisent la période terminale, mais d'intervenir, au contraire, lorsque les calculs sont encore cantonnés dans la vésicule. Bien plus, durant ce stade lui-même, la précocité de l'intervention est la meilleure garantie de son succès, puisque alors l'exécution en est plus facile, l'efficacité plus complète, la gravité moindre et la valeur préventive plus certaine contre les accidents ultérieurs.

On a fait à cette manière de voir deux objections principales : la possibilité de *récidives* par reproduction de calculs après l'intervention; la *gravité* relative du traitement chirurgical opposée à la bénignité de la thérapeutique médicale.

Or, la *récidive vraie*, possible à la rigueur, si l'on en croit Körte qui, sur un total de 560 opérations pour lithiase a pu compter 6 cas certains de nouvelle formation de calculs, est, en tout cas, infiniment rare après une intervention minutieusement conduite et n'a jamais été observée par des opérateurs tels que Kehr ou les frères Mayo. Ce qu'on a constaté plusieurs fois, ce sont de *fausses récidives* par persistance dans les voies biliaires d'un calcul oublié lors de l'intervention.

Quant à la *gravité* du traitement opératoire, rien mieux qu'une statistique aussi imposante que celle des frères Mayo ne peut donner une idée de son degré.

Sur un ensemble de 916 interventions pratiquées par eux, ils ont relevé une mortalité globale de 4,27 pour 100. Mais l'analyse des faits montre bientôt que, alors que les opérations faites au stade cholédocien ont donné 11,7 pour 100 de morts, celles qui furent pratiquées quand l'affection était limitée à la vésicule n'ont entraîné que 2,41 pour 100 de décès. Bien plus, en cas de lithiase vésiculaire non compliquée, la mortalité n'a point atteint, entre leurs mains, 1 pour 100 (0,96 pour 100). N'est-ce pas là une éclatante démonstration de l'intérêt qu'il y a à opérer de façon précoce, et du peu de danger qu'on fait ainsi courir au malade pour lui assurer une guérison radicale, pour le faire profiter d'un traitement vraiment *curatif*?

Quels résultats peut opposer à ceux qui précèdent la thérapeutique médicale? Alors même qu'on néglige le nombre considérable de malades qui sont morts pour en avoir trop longtemps usé, on ne saurait oublier que sa seule ambition permise est de ramener les calculs à l'état latent et de les y maintenir, d'être, en somme, un traitement *palliatif*. La médication dissolvante a vécu. « On ne croit plus aujourd'hui qu'on puisse arriver par le secours d'un traitement interne à dissoudre les calculs biliaires » (G. Sée); et, d'un autre côté, les essais de migration vers l'intestin se terminent trop

rarement par l'expulsion; le passage des pierres au travers des voies biliaires
principales est trop gros de dangers pour que la thérapeutique médicale, en
tant qu'elle cherche à favoriser cette évolution, ne mérite pas d'être rigoureusement proscrite.

Ces règles de conduite une fois posées pour l'avenir, et bien des jours
s'écouleront encore avant que les médecins et les malades en apprécient la
justesse, examinons ce que doit faire, à l'heure actuelle, le chirurgien
appelé à intervenir en cas de lithiase biliaire.

Cela dépend évidemment des circonstances. Elles sont fort diverses,
mais on peut les grouper ainsi qu'il suit :

a) Au cours d'une laparotomie, pratiquée pour toute autre chose, l'opérateur constate la présence d'un ou de plusieurs calculs dans la vésicule.

b) La cholélithiase, comme le prouvent les accidents qu'elle détermine,
est encore limitée à la vésicule.

c) Les signes d'un arrêt durable dans l'écoulement de la bile montrent
que l'affection a atteint son stade cholédocien.

d) A un moment variable de son évolution, la lithiase provoque des
accidents de sténose pylorique ou d'occlusion intestinale.

— A) Le fait pour un opérateur de constater, par hasard, au cours d'une
laparotomie, la présence de pierres dans la vésicule comporte, à mon sens,
l'indication formelle de les enlever, à la condition, bien entendu, que l'état
général du malade, la gravité et la durée de l'opération principale
n'apportent à cette intervention supplémentaire aucune contre-indication.

Le procédé de choix, en pareil cas, est pour certains la cholécystendyse;
d'autres croient plus prudent de faire une cholécystostomie, comptant sur
la rapide fermeture de la bouche biliaire; la cholécystectomie, extrêmement
simple et facile, est peut-être en pareil cas le traitement de choix.

— B) Au stade vésiculaire, l'acte opératoire est parfois imposé *d'urgence*
par la venue d'accidents aigus, avec atteinte rapidement et profondément
grave de l'état général: c'est le cas le plus rare. Le plus souvent, le chirurgien peut, au contraire, et c'est l'idéal qu'il doit poursuivre, choisir l'heure de
son intervention et n'agir qu'en dehors des crises et pour ainsi dire *à froid*.

L'opération *d'urgence* peut être rendue nécessaire par des complications
fort différentes :

La *cholécystite suppurée* lui crée une première indication sans réplique,
et la cholécystostomie semble alors la seule opération permise. Pourtant,
lorsque l'inflammation est nettement cantonnée à la vésicule, que le canal
cystique est dûment fermé par un ou plusieurs calculs, on a le droit de
pratiquer la cholécystectomie et d'escompter un succès rapide (Lejars).

Le *phlegmon pariétal d'origine biliaire* réclame le traitement commun à
tout phlegmon, c'est-à-dire l'incision et le drainage.

La *perforation de la vésicule* dans le péritoine libre n'a jamais été diagnostiquée avant l'opération. Lorsqu'on la constate, une fois le ventre
ouvert, il faut faire l'ablation de la vésicule déchirée, s'il est avéré que les
gros conduits biliaires ne contiennent pas de calculs; dans le cas contraire,
ou lorsque l'état général exige une terminaison rapide de l'opération, le

mieux est d'agrandir la perforation, d'extraire les calculs et de faire la
cholécystostomie d'urgence.

Quant à l'intervention qu'on fait *à froid*, le moment précis où on doit la
proposer, sinon l'imposer, est encore l'objet de nombreuses controverses.

Certes, en ce qui concerne la simple cholécystite calculeuse, la question
est délicate à résoudre. On ne saurait faire appel au chirurgien dès le
premier accident, et dans les cas légers on a le droit d'attendre et d'essayer
le traitement médical. Mais pour peu qu'il échoue, que les crises se
répètent, l'hésitation n'est plus permise et le traitement opératoire s'impose
sans conteste. A plus forte raison doit-on opérer sans retard toutes les
distensions vésiculaires, quand bien même elles ne seraient pas douloureuses, et aussi tous les cas où des douleurs continuelles, plus ou moins
intenses, dans la région du foie ou de l'estomac, traduisent l'existence de
lésions péritonéales péricholécystiques.

A tous ces accidents chroniques de la lithiase vésiculaire, une seule opération convient presque exclusivement, la cholécystectomie. D'exécution
simple et facile lorsque l'organe presque indemne renferme seulement un
ou plusieurs calculs, elle n'a pour rivale alors que la taille vésiculaire, avec
suture consécutive, défendue par certains chirurgiens. Si la vésicule, de
volume encore normal et toujours en communication avec les voies biliaires
principales, est bourrée de calculs, son ablation seule prévient toute fausse
récidive par oubli d'un gravier dans un diverticule de l'organe. En cas
d'hydropisie ou de tumeur biliaire consécutives à une oblitération calculeuse du cystique, la cholécystectomie garde tous ses avantages, et la taille
du cystique, pourtant possible en pareil cas, n'est même plus pratiquée par
Kehr son inventeur. Enfin, lorsque la vésicule présente des lésions de
cholécystite scléreuse hypertrophique ou atrophique, son extirpation est en
principe l'opération de choix, et la cholécystostomie reste un pis aller
auquel il faut se résoudre lorsque des adhérences trop étendues ou trop
solides rendent la libération vésiculaire impossible.

— C) Lorsque la cholélithiase a atteint le stade cholédocien, c'est-à-dire
lorsque l'obstruction calculeuse de l'hépato-cholédoque est réalisée, à quel
moment doit intervenir le chirurgien?

Le plus tôt est le meilleur. Attendre plusieurs mois, comme le veulent
encore de nombreux auteurs, c'est laisser aux lésions hépatiques le temps
de s'aggraver, c'est rendre possibles de nombreuses complications telles
que la lithiase intra-hépatique, la formation d'adhérences solides entre tous
les organes de la région sous-hépatique, l'infection des canaux pancréatiques et la pancréatite chronique, l'ulcération des voies biliaires et l'établissement de fistules bilio-intestinales.

L'intervention pour obstruction calculeuse hépato-cholédoque comporte,
dans tous les cas, la taille du conduit, l'ablation des concrétions qui l'obli-
tèrent et son exploration minutieuse jusqu'à sa terminaison duodénale. Le
plus souvent la chose est possible et le canal est facilement découvert. Le
siège de l'incision varie alors avec le siège ou la mobilité des calculs. Si on
les rencontre au niveau du segment sus-duodénal de l'hépato-cholédoque ou,

s'il est possible, en les mobilisant, de les y amener, c'est là qu'on ira les extraire. Mais dans les cas, assez rares d'ailleurs, où les pierres restent enclavées et immobiles dans les portions glandulaire ou ampullaire du conduit, c'est à la cholédocotomie rétro-duodénale ou à la trans-duodénale qu'on devra recourir.

A la suite de l'extraction des calculs et du cathétérisme du canal, il est de règle aujourd'hui de faire la cholécystectomie et l'ablation complète du cystique. Quant à la plaie de l'hépato-cholédoque, on peut se comporter de deux manières à son égard. La *suture* n'en est que très exceptionnellement indiquée, car elle exige un ensemble de conditions presque irréalisables, la dilatation du canal et son facile accès, l'unicité du calcul, la certitude qu'il n'en reste point d'autre dans les voies biliaires, l'absence de toute infection à leur niveau. La *non-suture* doit être la règle habituelle, et il lui faut joindre le drainage de l'hépatique à la façon de Kehr.

Mais la taille de l'hépato-cholédoque n'est pas toujours possible, car des adhérences étendues et solides rendent parfois le canal introuvable. C'est par une voie détournée qu'il faut alors rétablir le cours de la bile, et la *cholécysto-entérostomie* est le meilleur moyen d'y parvenir. Pourtant, lorsque l'atrophie de la vésicule rend cette opération trop malaisée, on peut tenter une *hépatico-* ou une *cholédoco-entérostomie*; et c'est seulement dans les cas où aucun de ces abouchements intestinaux ne peut être réalisé qu'il faut se résoudre à établir, en désespoir de cause, la dérivation complète et définitive de la bile à l'extérieur.

— D) La meilleure conduite à suivre en cas de sténose pylorique, d'origine biliaire, est la gastro-entérostomie combinée avec le drainage de la vésicule (Tuffier et Marchais).

Quant à l'occlusion intestinale par calcul biliaire, on doit l'opérer aussitôt que possible. A moins d'indications spéciales, la laparotomie exploratrice sera le premier temps de cette intervention. Le calcul, une fois trouvé, pourra, s'il est mobilisable, être refoulé doucement jusque dans le gros intestin; mais pour peu qu'il soit enclavé, et l'intestin contracté sur lui, il faudra pratiquer l'entérotomie et, suivant qu'il existe ou non des lésions de l'anse intestinale, faire la suture ou établir un anus contre nature.

VI. — TRAITEMENT CHIRURGICAL DES TUMEURS DES VOIES BILIAIRES. — Curatif quelquefois, trop souvent palliatif, il est le seul qui puisse avoir quelque efficacité.

Les indications opératoires et les opérations varient suivant que la tumeur siège sur la vésicule et le cystique, ou bien sur le cholédoque.

1º **La tumeur siège sur la vésicule et le cystique.** — Les interventions peuvent être *curatives* ou *palliatives*.

a) **Curatives**, c'est la *cholécystectomie partielle*, mauvaise et inutile parce qu'incomplète; la *cholécystectomie totale*, opération de choix, mais qui n'est possible que sous certaines conditions : perméabilité du cholédoque, limitation des lésions locales et absence d'adhérences intimes à l'estomac et à l'intestin, aucune menace de généralisation; la *cholécystectomie avec résection du foie*, qui recule les limites de l'intervention en permettant l'ablation de la vésicule lorsque les portions voisines de la glande sont envahies, mais complique et aggrave l'acte opératoire.

Dans tous les cas, il faut tenter l'ablation des ganglions: leurs rapports intimes avec les gros canaux biliaires et vasculaires du hile et du petit épiploon la rendront presque toujours très malaisée.

Une fistule biliaire suit le plus souvent l'extirpation, elle guérit ou persiste indéfiniment.

b) *Palliatives*. — Les opérations de cet ordre sont rarement indiquées et lorsque la tumeur n'est pas extirpable mieux vaut s'abstenir.

La *cholécystotomie* est parfois commandée par un ictère intense dû à l'imperméabilité du cholédoque qu'entraîne la compression par la vésicule, les ganglions ou un noyau secondaire.

La *cholécystotomie* a été plusieurs fois nécessaire pour parer à une cholécystite suppurée avec phlegmon biliaire.

Les *résultats* obtenus après les opérations curatives ne sont pas très encourageants. La gravité opératoire est peu considérable, puisque la cholécystectomie avec résection du foie, c'est-à-dire l'intervention la plus laborieuse, n'entraîne qu'une mortalité de 11 pour 100 (Terrier et Auvray); d'autre part, les suites immédiates sont favorables, les douleurs disparaissent, l'état général s'améliore; mais la récidive est rapide : trois ou quatre mois après, sept mois dans le cas le plus favorable, elle s'est faite dans le foie.

Pour les opérations palliatives, les résultats sont franchement mauvais.

2° **La tumeur siège sur le cholédoque ou l'hépatique.** — L'opération idéale serait la *cholédocectomie*, mais elle exige une tumeur isolée, non adhérente, siégeant sur la partie moyenne du canal.

Les interventions palliatives sont les diverses variétés de *stomies* : *cutanées*, elles ne constituent qu'un pis aller destiné à parer à la rétention biliaire, mais restent des opérations simples et d'exécution rapide; *viscérales*, elles rétablissent l'écoulement de la bile dans l'intestin, mais au prix d'une opération délicate et souvent bien longue pour un débilité.

Les résultats des unes et des autres sont très médiocres.

Malgré tout, dans les cancers de la vésicule comme dans ceux du cholédoque, le traitement chirurgical s'impose, car lui seul, à condition qu'il soit précoce, donne au malade quelques chances de longue survie sinon de guérison complète.

VII. — TRAUMATISMES DES VOIES BILIAIRES. — Les lésions traumatiques des voies biliaires extra-hépatiques entraînent une symptomatologie et commandent une thérapeutique spéciales. Aussi leur étude doit-elle être distraite de celle des traumatismes du foie.

L'état pathologique de ces voies biliaires prédispose singulièrement à leur rupture. La vésicule surtout, lorsqu'elle est atteinte de cholécystite calculeuse, distendue par une hydropisie, ou adhérente à la paroi, se laisse plus aisément frapper et déchirer.

Les lésions anatomiques sont peu connues à cause du petit nombre des autopsies. La vésicule se rompt le plus souvent au niveau de son fond.

D'autre part, au dire des expérimentateurs, la cicatrisation des plaies et ruptures se ferait très rapidement; les faits cliniques tendent à prouver au contraire que la solution de continuité donne passage à la bile durant un certain temps.

Symptômes. — En dehors du syndrome initial commun à toutes les contusions ou plaies de l'abdomen, certains symptômes peuvent faire reconnaître la lésion des voies biliaires.

C'est, au début, l'écoulement possible de bile, au travers d'une plaie.

Puis, au bout de quelques jours, si le blessé survit à la réaction péritonéale qui suit, le plus souvent, le collapsus initial, apparaît l'ictère — presque de règle — dû à la résorption de la bile au niveau du péritoine, accompagné parfois de décoloration des fèces et toujours de coloration foncée des urines.

L'examen de l'abdomen révèle en même temps un épanchement qui siège à droite, sous le foie, dans la fosse iliaque. Composée de bile plus ou moins altérée, mélangée parfois de sang et de sérosité péritonéale, l'épanchement est libre ou enkysté dans des fausses membranes; sa quantité est minime ou considérable, sa septicité souvent nulle ou très atténuée, il peut se reproduire à plusieurs reprises après une ponction.

Les signes généraux sont assez marqués. La température atteint et peut dépasser 38°; le malade maigrit à vue d'œil.

La mort survient par suite de l'affaiblissement progressif qu'entraînent l'écoulement de la bile ou la résorption des produits toxiques qu'elle renferme : elle a parfois aussi pour cause une péritonite tardive par infection secondaire.

Le *pronostic*, toujours grave, s'est grandement amélioré depuis que les interventions sont devenues plus précoces. Autrefois la moitié des blessés succombaient; la mortalité n'est plus aujourd'hui que de 55 pour 100 (Cotte).

Traitement. — Le *traitement chirurgical* s'impose donc. Au début, l'indication opératoire peut être difficile à poser; mais, dès que l'existence d'une plaie ou d'une déchirure des voies biliaires paraît certaine, l'intervention s'impose absolument.

Cette *intervention précoce* permet, en effet, l'exploration minutieuse des voies biliaires et le choix de l'opération.

Les plaies ou les déchirures de la vésicule biliaire doivent être suturées, si elles sont petites; étendues et irrégulières, elles exigent la cholécystectomie.

L'infection persistante du cholécyste peut contre-indiquer la suture immédiate et nécessiter la cholécystostomie.

Pour les lésions des canaux, la suture, si elle est facile, et bien plus souvent le simple drainage sont les meilleurs moyens à employer.

L'*intervention tardive*, à la phase d'ictère et d'épanchement abdominal, peut consister dans la ponction simple ou la laparotomie. La laparotomie plus clairvoyante et qui met mieux à même de réparer les lésions est aujourd'hui presque toujours pratiquée. Elle devient obligatoire en cas d'accidents septiques.   *PIERRE WIART.*

BILIAIRE (LITHIASE). — Extrêmement fréquente, la lithiase biliaire est caractérisée par la présence de calculs, de nombre et de volume variables, dans les voies biliaires et particulièrement dans la vésicule; elle est, par les multiples accidents qu'elle peut entraîner, d'une importance clinique considérable. Mais, pour bien apprécier la valeur des symptômes qui en traduisent l'existence, il est nécessaire de connaître et les caractères des calculs biliaires, et les causes qui en amènent le développement.

Les **calculs biliaires**, tels qu'on peut les observer après évacuation spontanée, à la suite d'une intervention opératoire, ou à l'autopsie, sont dans une même vésicule à peu près tous semblables et vraisemblablement de même date, mais leur aspect est très variable d'un cas à l'autre.

Ils peuvent être *solitaires* et volumineux (on en a vu dépasser le volume d'un œuf de poule), et sont alors arrondis, ovalaires ou pyriformes, affectant souvent

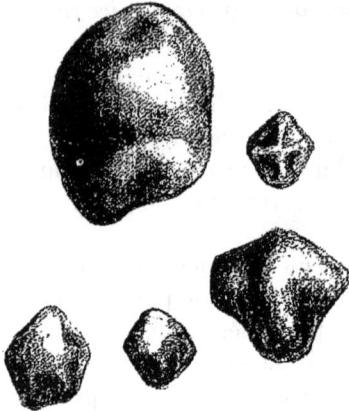

Fig. 280. — Calculs biliaires arrondis.

la forme de la vésicule qui les contient (fig. 280). Ils peuvent être *multiples*, et, dans ce cas, d'un volume bien moindre, qui varie en raison inverse de leur nombre; ils sont alors souvent polyédriques ou cubiques, avec des facettes de contact, parfois arrondis ou cylindriques, plus rarement *rameux* ou coralliformes (fig. 281), lorsqu'ils ont pris naissance dans les voies biliaires; parfois, enfin, leur surface n'est pas lisse, mais plus ou moins irrégulière ou mamelonnée (calculs *mûriformes*) (fig. 282). S'il est des cas où l'on ne trouve ainsi que 5 à 10 calculs, il en est d'autres où l'on en

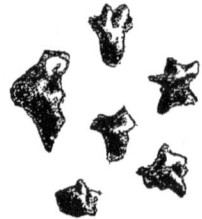

Fig. 281.
Calculs biliaires rameux.

compte plusieurs centaines, d'autres encore où ils sont innombrables.

De couleur variable, ordinairement jaune, brune ou noirâtre, ils ont un poids très faible, par rapport à leur volume. Leur consistance est souvent très peu marquée, d'où leur friabilité, d'où leur usure réciproque facile.

Parfois, il n'y a pas de véritables calculs, mais seulement de la *gravelle* ou de la *boue biliaire*, qui peuvent accompagner également les calculs constitués.

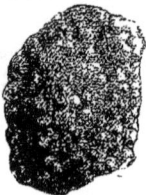

Fig. 282. — Calcul biliaire mûriforme.

Le *siège* des calculs est ordinairement vésiculaire, qu'ils soient libres dans la vésicule, enchatonnés dans la paroi, ou plus rarement complètement pariétaux. Formés dans la vésicule, ils peuvent secondairement occuper les canaux cystique et cholédoque. Quelquefois, enfin, il y a lithiase biliaire intra-hépatique avec calculs ramifiés développés dans les canaux biliaires.

La légèreté et la friabilité des calculs s'expliquent par leur *examen chimique* qui montre leur grande richesse en cholestérine associée en proportions variables à la bilirubine et à ses composés calciques; parfois celle-ci domine ou existe seule (calculs pigmentaires), de même que la cholestérine peut constituer exclusivement le calcul; d'autres substances moins importantes peuvent être rencontrées (carbonates et phosphates de chaux, de soude, etc..., sels biliaires, mucus, corps gras, etc.). C'est la présence de la chaux qui seule permet la radiographie de certains calculs.

La présence de la cholestérine peut d'ailleurs être reconnue par la *section des calculs* qui montre ordinairement, autour d'un noyau central contenant des débris épithéliaux, une épaisseur variable de cholestérine, d'aspect cristallin, formant des stries radiées, et une couche corticale plus ou moins large (fig. 285), celle-ci, formée de pigments biliaires mêlés souvent de sels calcaires, peut manquer complètement.

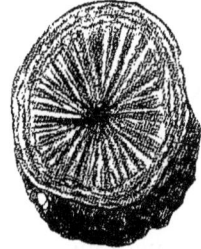

Fig. 285.
Section d'un calcul
biliaire.

Pour mettre en évidence la trame organique du calcul, on peut le soumettre à l'action du chloroforme. Il est en effet en grande partie *soluble* dans le chloroforme et dans l'éther. Du fait de la cholestérine qu'il contient, il est en outre inflammable, et ces deux caractères d'inflammabilité et de solubilité peuvent être utiles pour le diagnostic de l'origine et du siège de certaines concrétions.

Lorsque le calcul est de formation récente, il est en général petit, peu consistant, sa coque est mince, sa partie centrale offre l'aspect de la bile épaissie, ou bien il semble formé de nombreuses petites concrétions élémentaires ne présentant pas d'aspect cristallin net, ni de couches concentriques (Hanot et Létienne). Ces caractères ont leur importance, car il peut être utile de reconnaître, d'après l'aspect des calculs, l'ancienneté de la lithiase.

La formation et la migration de ces calculs s'accompagnent de lésions vésiculaires et biliaires diverses et d'intensité variable, lésions sur lesquelles nous ne pouvons insister ici, mais qui ont, au point de vue pathogénique, une grosse importance, car elles montrent le rôle de l'inflammation dans la production des calculs, et elles sont à l'origine de nombreux symptômes observés au cours de la lithiase biliaire.

Étiologie. — Rare, quoique parfois signalée chez le nouveau-né et chez l'enfant, la lithiase biliaire est une affection de l'*adulte* et du *vieillard*, dont la fréquence paraît augmenter avec l'âge. Elle atteint beaucoup plus souvent la *femme* que l'homme, et se révèle chez elle fréquemment à l'occasion de sa vie génitale : *grossesse, accouchement, lactation, ménopause* (v. c. m.). Les relations étiologiques entre la grossesse et les crises de colique hépatique sont particulièrement à retenir [V. GROSSESSE (PATHOLOGIE)].

Le rôle des climats, et notamment du climat froid et humide, de l'hygiène individuelle (absence d'exercice), de la suralimentation, sans être nul, paraît secondaire.

Plus importantes sont les relations de la lithiase biliaire avec certaines maladies locales et générales. Il y a longtemps qu'on a signalé le rôle favorisant du *cancer des voies biliaires*, et il semble bien que la plupart des maladies biliaires prédisposent à la lithiase; il est notamment fréquent de relever l'existence d'un *ictère catarrhal*, plus ou moins longtemps avant la première crise de colique hépatique.

De même, on a à maintes reprises montré l'influence étiologique de la *fièvre typhoïde* actuellement hors de doute (Bernheim, Hanot, Gilbert et Fournier, etc.), et d'autres maladies aiguës sont susceptibles d'intervenir, au moins comme causes occasionnelles.

Avec Bouchard, on a, il y a quelques années, attribué une grande importance aux affinités morbides qui unissent la lithiase à certaines affections, rattachées à l'*arthritisme* ou au *ralentissement de la nutrition* : goutte, diabète, obésité, athérome, rhumatisme chronique, hémorroïdes, etc.; ces affinités sont certaines, mais peut-être n'ont-elles pas étiologiquement toute la signification qu'on leur a attribuée.

Enfin, il n'est pas exceptionnel de constater l'*hérédité directe* de la lithiase, moins rare qu'on ne l'admet classiquement (Dufourt, Chauffard, etc.). L'enquête étiologique montre d'ailleurs que la lithiase n'est pas d'ailleurs la seule affection biliaire qu'on puisse retrouver dans les antécédents, mais on peut y relever toutes celles qui, dues à l'infection, ou prédisposant à celle-ci, constituent la *famille biliaire*, et notamment la plus fréquente et la plus légère d'entre elles, la cholémie simple familiale (Gilbert et Lereboullet).

Ces conditions étiologiques, jointes aux données tirées de l'anatomie pathologique et de l'expérimentation, ont permis de discuter le mode de formation des calculs. Deux doctrines surtout ont été défendues. L'une fait de la lithiase biliaire la conséquence d'un trouble de la nutrition favorisant la précipitation de la cholestérine; l'autre invoque à son origine une inflammation des voies biliaires de nature microbienne. La première est le développement des théories anciennes: la seconde reproduit en la précisant celle du catarrhe lithogène.

La *théorie humorale*, si remarquablement défendue par Bouchard, admet que, sous l'influence d'une prédisposition spéciale, entraînant un retard des échanges nutritifs, les conditions chimiques nécessaires à la production de la lithiase se réalisent facilement. Ces conditions sont l'excès de cholestérine, le défaut d'acides gras et d'acides biliaires, le défaut de bases alcalines, la dissolution de la chaux dans l'organisme. La notion d'un semblable trouble nutritif à l'origine de la lithiase peut expliquer certaines de ses conditions étiologiques, et notamment sa parenté avec d'autres maladies attribuées elles aussi au ralentissement de la nutrition. Mais outre que certaines de ces affections, comme le diabète, le rhumatisme, les hémorroïdes, etc., relèvent souvent d'une tout autre cause qu'un trouble nutritif, on peut, avec Naunyn, opposer à cette théorie des objections d'ordre chimique, montrant que la plupart des conditions invoquées comme favorisant la précipitation de la cholestérine sont discutables. Si l'apparition de la lithiase biliaire est sans doute facilitée par de telles conditions, elle ne saurait être déterminée par elles seules.

Ce que perd ainsi en importance la théorie humorale, la *théorie micro-bienne* l'a rapidement gagné, et on peut actuellement admettre, comme l'expression à peu près constante de la vérité, que *tout lithiasique est un infecté des voies biliaires* (Gilbert). Il a été tout d'abord établi que la précipitation de la cholestérine et de la chaux est fonction de l'inflammation de la muqueuse des voies biliaires (Naunyn). Puis la nature microbienne de cette angiocholécystite causale a été rendue probable par l'examen des calculs montrant à leur centre des micro-organismes vivants ou morts; la première place parmi eux revient d'une part au colibacille et au bacille typhique (Gilbert, Dominici, Fournier), d'autre part et surtout aux microbes anaérobies (Gilbert et Lippmann). Enfin, l'expérimentation a pu produire avec ces mêmes germes, chez le cobaye et chez le chien, des calculs biliaires caractéristiques (Gilbert et Fournier, Mignot).

Par tout cet ensemble de preuves, l'origine microbienne de la lithiase biliaire est nettement démontrée. Et elle peut être rapprochée d'autres lithiases canaliculaires, également fonctions de l'infection (lithiase salivaire, lithiase pancréatique). Comme elles, elle est la conséquence d'une infection légère contre laquelle l'organisme réagit en amenant la formation de masses calculeuses autour des micro-organismes, ainsi mis hors d'état de nuire. Ce processus lithogène n'est d'ailleurs pas spécial à l'invasion bactérienne, puisque des vésicules hydatiques, des caillots sanguins intra-vésiculaires, un ascaride desséché, ont été parfois le centre de formation d'un calcul.

L'infection lithogène se comprend aujourd'hui d'autant plus facilement que l'on sait qu'il existe un microbisme biliaire normal et qu'à cette infection discrète physiologique de la vésicule (Gilbert et Lippmann) peut se joindre soit une infection ascendante, soit aussi une infection descendante par voie sanguine sur laquelle, à propos de la fièvre typhoïde, il a été récemment insisté.

Si l'infection microbienne est le plus souvent la cause fondamentale, d'autres conditions interviennent fréquemment, justifiant le rôle du terrain jadis invoqué. Ce sont notamment les troubles divers entraînant une *stase biliaire*. Ainsi agissent les causes qui provoquent les coudures des voies biliaires, ou leur compression extrinsèque ou intrinsèque, et facilitent par là la précipitation de la cholestérine. Ainsi intervient également, particulièrement chez les vieillards, l'atrophie des parois des voies biliaires entraînant une diminution de leur pouvoir contractile. De même les *altérations qualitatives et quantitatives de la bile* qui se produisent sous l'influence des maladies infectieuses de la fatigue, de surmenage, etc., peuvent être des causes adjuvantes importantes.

Mais l'infection biliaire lithogène ne se produit elle-même que sous l'influence de certaines conditions prédisposantes que nous avons ailleurs exposées (V. ANGIOCHOLITES). C'est par excellence chez des sujets présentant les attributs de la cholémie familiale que se développe la lithiase biliaire, et, à défaut de l'hérédité directe fréquente, on retrouve souvent dans les antécédents familiaux ou personnels des lithiasiques l'existence d'autres maladies appartenant à la famille biliaire. D'une manière plus générale, on retrouve dans ces antécédents d'autres maladies dites arthriliques, goutte, diabète, rhumatisme, certaines infections digestives, et notamment l'appendicite; bref, l'ensemble des manifestations survenant sous l'influence de la prédisposition à laquelle, avec M. Gilbert, nous avons donné le nom de diathèse d'auto-infection.

En admettant l'origine microbienne de la lithiase, on ne diminue donc pas l'importance du terrain qui reste capitale. La lithiase biliaire est fonction d'une infection microbienne, mais celle-ci ne se développe qu'à la faveur de conditions de terrain locales ou générales permettant cette infection, qu'il s'agisse d'auto-infection (coli-bacillaire) ou d'hétéro-infection (éberthienne). Et c'est tout à la fois à la faible virulence des agents microbiens, et aux conditions de résistance individuelle favorisant le processus lithogène, que l'angiocholécystite doit d'aboutir ainsi à la formation de calculs.

Symptomatologie. — La lithiase biliaire reste souvent latente, notamment chez le vieillard; fréquemment aussi elle est méconnue, en raison des multiples aspects qu'elle peut revêtir.

La formation de calculs ne s'accompagne ordinairement d'aucun symptôme, et la cholécystite lithogène proprement dite reste généralement latente. Ce sont les signes dus à la migration des calculs, à leur arrêt dans les voies biliaires, à leur issue hors des voies naturelles, enfin à l'infection biliaire associée qui permettent le plus souvent de reconnaître la lithiase.

Toutefois, il est un ensemble de signes qui, sans être propres à la lithiase, apportent souvent un appoint utile au diagnostic, lorsque surtout ils sont associés à la notion, révélée par l'interrogatoire, de coliques hépatiques antérieures, franches ou larvées. Ces signes sont ceux que nous avons décrits à propos de la cholémie familiale. Ils ont, chez les lithiasiques, une particulière netteté, en raison peut-être des crises de colique hépatique antérieure.

La *cholémie* est chez les lithiasiques, même dans l'intervalle des crises et en l'absence d'obstruction des voies biliaires, relativement élevée (le taux moyen de la biliburine dans le sérum atteint 1/15000), ainsi s'explique le *teint bilieux*, si fréquent chez eux, avec ou sans pigmentations surajoutées (la pigmentation péri-oculaire étant souvent rencontrée), le *xanthelasma* maintes fois noté, l'*urobilinurie*, révélée parfois par l'examen des urines. A ces symptômes peuvent se joindre d'autres signes, moins nettement en rapport avec la présence de la bile dans le sérum, mais également habituels dans la cholémie simple familiale. Les lithiasiques présentent souvent des signes de *dyspepsie hyperpeptique*, sont sujets à des *troubles intestinaux* variés, ont fréquemment un *état mental* spécial, etc. (V. CHOLÉMIE FAMILIALE).

Chez eux on peut également noter, en dehors des crises, une légère *glycosurie* peut-être due à l'insuffisance hépatique, une *albuminurie* plus ou moins intense, parfois intermittente, relevant de la toxi-infection biliaire, des *douleurs rhumatismales* dues à la même cause, des *troubles de la température* variés (fièvre légère, inversion thermique, monothermie) superposables à ceux décrits dans la cholémie familiale.

Chez eux enfin, divers symptômes en rapport avec l'hypertension portale peuvent être observés. Les *hémorroïdes* sont particulièrement fréquentes (17 cas sur 20, Gilbert et Lereboullet). Les *hémorragies gastro-intestinales* (hématémèse simulant l'ulcère, hématémèse ou melæna, rappelant le

cancer) peuvent être rencontrées (*pseudo-ulcère stomacal* d'origine biliaire,
Gilbert et Lereboullet). Une *splénomégalie* plus ou moins marquée est enfin
parfois constatée chez les lithiasiques, même en dehors de toute crise, et en
l'absence de grands symptômes d'infection.

Tous ces symptômes sont pour la plupart sous la dépendance non de la
lithiase elle-même, mais des troubles hépatiques associés. Ils ont néanmoins
une réelle importance dans les cas où les accidents observés sont à tort
localisés ailleurs qu'au foie, au rein ou à l'estomac par exemple. Nombre de
ces signes, et spécialement ceux qui dépendent de la cholémie, permettent
de rectifier le diagnostic.

Quant aux accidents dus directement à la présence des calculs, et qui
constituent le plus souvent les véritables signes de la lithiase, ce que nous
disons d'eux en d'autres chapitres nous permettra d'être ici relativement
brefs.

Parmi les **accidents de migration**, le plus fréquent et le plus caractéristique est la *colique hépatique*, souvent tellement nette que le diagnostic
s'impose d'emblée, d'autres fois au contraire larvée, à symptomatologie
incomplète, pouvant donner lieu aux erreurs de diagnostic les plus diverses,
surtout quand elle affecte l'allure de la colique vésiculaire (V. COLIQUE HÉPA-
TIQUE). La colique vésiculaire doit d'ailleurs être, nous l'avons ailleurs
montré, nettement distinguée de la colique classique, car elle n'a ni la même
évolution, ni les mêmes complications, ni le même traitement. C'est dans
ces cas de colique vésiculaire où la douleur peut simuler une simple gastralgie, où la fièvre en impose parfois pour une maladie générale, que les
signes de cholémie familiale que nous venons d'énumérer peuvent avoir une
importance réelle.

La colique hépatique n'aboutit pas forcément à l'évacuation du calcul. Il
peut retomber dans la vésicule jusqu'au moment où il est le point de départ
d'une nouvelle crise, il peut s'arrêter dans les voies biliaires au niveau du
cystique, ou en un point variable du cholédoque. Aux accidents de migration succèdent alors les **accidents d'obstruction**. Si le *canal cystique* est
obstrué, une rétrodilatation de la vésicule peut se produire (dans le cas notamment où un calcul unique crée une obstruction à soupape, permettant à la
bile d'entrer dans la vésicule mais non d'en sortir). Cette dilatation peut
être très marquée: souvent la bile se résorbe peu à peu et un liquide
muqueux incolore, sécrété par les glandes cystiques, se substitue à elle.
Alors se constitue l'*hydrocholécyste* formant parfois une tumeur sous-hépatique de volume considérable, le malade ayant la sensation d'une masse
pesante et mobile sur son foie, masse plus ou moins douloureuse; cette
masse tantôt globuleuse, tantôt cylindrique, rétrocède souvent d'ailleurs au
bout d'un temps variable, aboutissant à la sclérose atrophique de la vésicule.

Dans des cas peut-être plus fréquents que les précédents, cette *sclérose
atrophique de la vésicule* se produit d'emblée, surtout lorsque, en amont
du calcul obturateur, la vésicule contient plusieurs calculs; la vésicule ainsi
atrophiée ne peut être sentie, mais ce processus s'accompagne ordinairement de péricholécystite et de péritonite de voisinage avec adhérences qui
peuvent entraîner des douleurs de caractère variable; il peut y avoir alors

un empâtement sous-hépatique mal limité au niveau duquel la palpation révèle une douleur plus ou moins intense (péritonite sous-hépatique d'origine vésiculaire de Tripier et Paviot); cette péritonite sous-hépatique existe assez fréquemment, même sans obstruction, ni ictère, et il y a lieu d'en tenir compte dans l'analyse de la douleur des lithiasiques.

Bien que ce processus reste ordinairement lent et apyrétique, et ne s'accompagne pas d'infection pyogène, il n'en est pas moins le fait de l'infection et il y a en réalité cholécystite avec dilatation vésiculaire, ou cholécystite scléro-atrophique (V. Cholécystite). Ces complications relevant de l'obstruction du cystique, consécutives à la lithiase vésiculaire, sont importantes à connaître, car l'absence d'ictère et leur allure parfois torpide pourraient en faire méconnaître la signification.

Lorsque l'obstruction siège sur le *cholédoque*, les symptômes, ordinairement plus accentués, sont ceux de l'*ictère chronique*; ce n'est qu'exceptionnellement, en effet, que l'obstruction reste trop incomplète pour entraîner l'ictère. Celui-ci apparaît d'ordinaire à la suite d'une ou de plusieurs crises de colique hépatique, et souvent son apparition coïncide avec la cessation des douleurs; parfois pourtant les crises douloureuses se produisent au cours même de l'ictère, accompagnées souvent d'accidents fébriles; inversement on voit, dans quelques cas, l'ictère s'établir sans coliques hépatiques antérieures ou avec des coliques hépatiques larvées. Ces deux ordres de faits demeurent l'exception.

Variable dans son intensité, l'ictère présente ordinairement les caractères de l'ictère chronique, avec tous les symptômes secondaires notés au cours de l'ictère cholurique (V. Ictère), et avec décoloration des fèces plus ou moins complète. La cholémie est intense, la proportion de bilirubine dans le sérum restant aux environs de 1 pour 900 et 1 pour 1000 (Gilbert et Herscher). L'examen du foie le montre ordinairement légèrement hypertrophié, au moins au début; cette *hypertrophie lisse et régulière du foie* ne s'accompagne que rarement de douleurs spontanées ou provoquées, sauf parfois au niveau même de la vésicule. Celle-ci ne peut ordinairement être sentie, l'*atrophie de la vésicule* étant un symptôme capital au point de vue du diagnostic (loi de Courvoisier-Terrier); toutefois, il y a des exceptions et dans certains cas la vésicule contenant de gros calculs est nettement perçue. L'exploration de l'abdomen montre encore parfois la rate plus ou moins hypertrophiée, et peut révéler une légère circulation supplémentaire, quelquefois même un faible degré d'ascite, symptômes qui, joints aux hémorroïdes, témoignent d'un certain degré d'hypertension portale.

L'exploration fonctionnelle du foie peut indiquer un chimisme hépatique normal, mais souvent aussi elle révèle l'existence d'une insuffisance hépatique plus ou moins accusée (glycosurie alimentaire, hypoazoturie, etc...). Si la *fièvre* fait souvent défaut, dans d'autres cas elle survient par accès espacés ayant les caractères de la fièvre intermittente hépatique, ou revient journellement sous forme de petits accès fébriles, à type inverse ou non. L'*amaigrissement* est assez souvent rapide, et il ne faudrait pas se baser sur la chute du poids pour penser au néoplasme, car l'ictère chronique seul suffit à la déterminer. La guérison peut se produire spontanément ou à la suite du seul traitement médical, même après plusieurs années, due alors moins à une migration du calcul par les voies naturelles qu'à une fistule biliointestinale. Plus souvent, lorsque, après plusieurs semaines l'obstruction n'a pas cessé, une intervention chirurgicale est nécessaire pour rétablir le cours de la bile, intervention souvent efficace pour peu qu'elle soit précoce.

Enfin, la mort survient relativement fréquemment, surtout chez des sujets âgés, du fait de l'altération de l'état général, de l'amaigrissement rapide et des phénomènes de dénutrition, souvent aussi par suite d'hémorragies secondaires et surtout à cause de l'infection surajoutée.

Un type un peu spécial d'ictère par obstruction du cholédoque est celui qui traduit la lithiase, développée secondairement à l'issue d'un calcul dans le cholédoque, au niveau même de ce canal et autour du calcul initial. Cette *lithiase du cholédoque* provoque des symptômes assez particuliers récemment mis en lumière (Chauffard, Ehret). L'ictère y est souvent très léger, nullement proportionné au volume du calcul obturant, ne s'accompagnant pas de décoloration permanente des matières. Cet ictère est en outre variable et peut à certains moments disparaître à peu près complètement. Les douleurs inconstantes occupent une région particulière, zone pancréatico-cholédocienne de Chauffard, plus inférieure et interne que le point vésiculaire. Plus significative que la douleur est la fièvre procédant par poussées hyperthermiques de 40° à 41°, de courte durée et souvent répétée, enfin dans ces cas l'amaigrissement est très marqué. Il s'agit là de cas assez particuliers et encore à l'étude, certes moins fréquents que ceux où l'obstruction succède à des crises de coliques hépatiques plus ou moins marquées.

Pour peu que l'évolution de l'ictère se prolonge quelques mois, à l'hypertrophie simple du foie fait suite la **cirrhose biliaire calculeuse**; les symptômes généraux restent les mêmes, mais le foie, plus dur, présente les caractères de l'induration cirrhotique; souvent il évolue vers l'atrophie, en même temps que les symptômes fébriles s'établissent et la maladie devient rapidement progressive, son évolution excédant rarement deux à trois ans. Il y a toutefois des cas où la cirrhose biliaire dure plus longtemps, et sans qu'apparaisse l'atrophie; au contraire, dans ces cas où l'obstruction demeure souvent incomplète, où l'infection biliaire est atténuée, peut se constituer une *cirrhose biliaire hypertrophique avec lithiase*, en tout comparable à la cirrhose commune, réserve faite de l'obstruction, et, comme elle, pouvant s'accompagner de splénomégalie considérable; nous en avons observé des faits tout à fait démonstratifs; dans l'un d'eux notamment, concernant une cirrhose biliaire hypersplénomégalique, fièvre typhoïde, lithiase et cirrhose s'étaient régulièrement succédé, l'évolution totale fut de sept ans; dans un autre, que nous suivons actuellement, l'ictère, qui remontait à plus de neuf ans, a presque complètement disparu en 1909 à la suite d'une violente crise, le foie restant toutefois manifestement cirrhosé. Cette association ne doit d'ailleurs pas surprendre, lithiase et cirrhose dérivant d'une même cause, l'infection biliaire ascendante; souvent la cirrhose biliaire est alors plus associée à la lithiase que provoquée par elle.

L'infection dans ces cas est déjà en cause, mais reste atténuée et chronique. Il en est d'autres où elle est plus marquée, et où se réalisent les angiocholécystites calculeuses proprement dites. Aux symptômes d'obstruction viennent alors s'ajouter des signes d'infection plus ou moins accusés, bien analysés par Dupré, parmi lesquels la *fièvre* intermittente, rémittente ou continue, doit être placée au premier rang (V. ANGIOCHOLITES). Ces symptômes peuvent traduire la suppuration de la vésicule, l'empyème vésiculaire se caractérisant comme l'hydrocholécyste par une tumeur vésiculaire, mais celle-ci est ordinairement moins nettement limitée, il y a un empâtement diffus et plus prononcé, la douleur spontanée et provoquée est plus vive (V. CHOLÉCYSTITES). Si l'on n'intervient pas, la rupture est d'ailleurs possible et une péritonite suraiguë rapidement mortelle peut en être la conséquence.

Du fait de l'infection pyogène peuvent se produire secondairement des abcès intra-hépatiques, avec foie gros et douloureux [V. FOIE (ABCÈS DU)] réalisant souvent le type des abcès aréolaires (Chauffard): il peut y avoir périhépatite et notamment périhépatite suppurée, pyléphlébite adhésive ou suppurée, pleurésies biliaires, suppurées ou non, par propagation lymphatique ou par effraction, affectant parfois le caractère putride, enfin complications à distance (endocardites, méningites, néphrites, etc.).

Il est un type particulier d'angiocholite calculeuse se rencontrant particulièrement *chez le vieillard* et pouvant constituer l'unique manifestation de la lithiase. Elle se caractérise par des crises hépatiques douloureuses avec frissons, fièvre, vomissements, ictère et survenant sous l'influence de causes multiples et souvent minimes. La douleur spontanée ou provoquée s'étend à tout le foie, c'est une hépatalgie qui peut d'ailleurs manquer ou rester atténuée et dans ce cas l'accès fébrile peut simuler l'accès palustre (*pseudo-paludisme biliaire*, Gilbert). C'est surtout dans de tels cas que la répétition des accès amène un amaigrissement et une cachexie rapide justifiant le mot de *phtisie biliaire* (Gilbert).

Souvent la suppuration n'est qu'une étape dans l'élimination des calculs et elle aboutit à leur **migration hors des voies naturelles.**

La *rupture de la vésicule* peut, mais rarement, s'observer. Si la bile est aseptique (condition qui semble bien n'être qu'exceptionnellement réalisée), l'épanchement dans le péritoine peut n'amener aucune réaction de la séreuse, alors même que plusieurs ponctions successives sont nécessaires pour évacuer la bile ainsi répandue (*hydro-cholépéritoine*, Dupré). Le plus souvent, la rupture ne se produit qu'à la faveur d'une ulcération perforante de la vésicule résultant de l'infection; il n'y a pas d'adhérence ou elles sont insuffisantes; l'écoulement de bile septique dans le péritoine amène une *péritonite* rapidement mortelle. Mais souvent la péricholécystite antérieure a amené des adhérences solides entre la vésicule et la paroi abdominale ou les organes voisins, et il se fait soit des foyers de péritonite localisée, périvésiculaires dans lesquels s'évacuent les calculs, soit plus fréquemment des abcès qui viennent s'ouvrir à la peau ou dans les organes avoisinants, entraînant la production de fistules biliaires externes ou internes. Ce travail inflammatoire se fait parfois sans aucune douleur, mais inversement il s'accompagne, dans d'autres cas, de douleurs vives, conséquences de la périhépatite ou du foyer suppuré sous-hépatique.

La péritonite localisée péri-vésiculaire consécutive à la perforation de celle-ci réalise parfois un tableau clinique comparable à celui de certaines appendicites suppurées, mais s'en distinguant assez facilement. Elle peut bénéficier d'une intervention chirurgicale.

Parmi les *fistules*, les *fistules biliaires cutanées* ou externes sont les plus fréquentes. L'ouverture se fait ordinairement dans la région ombilicale ou à l'ombilic même, plus rarement dans l'hypocondre droit, exceptionnellement à gauche de la ligne médiane. Le trajet étroit, irrégulier, laisse échapper de la bile souvent mêlée de pus, et des calculs sont fréquemment entraînés avec elle. L'écoulement journalier de bile peut être considérable, et l'on a vu certaines fistules donner un litre de bile dans les 24 heures. Parfois les malades restent ictériques, alors même que la bile coule librement, ce qui montre bien le rôle de l'angiocholite associée dans la production de l'ictère. La fistule peut guérir après l'expulsion des calculs, l'écoulement biliaire cessant spontanément, mais, plus souvent, lorsque la chirurgie n'intervient pas (et l'opération est fréquemment laborieuse et incertaine), le malade maigrit et s'affaiblit, non à cause de l'absence du passage de la bile dans l'intestin, mais du fait de la suppuration considérable, de la fièvre hectique, de la cachexie consécutive, des complications locales (érysipèle, lymphangite, fusées purulentes) qui entraînent la mort plus ou moins rapidement.

Les *fistules internes*, rarement *bilio-gastriques*, sont surtout bilio-intestinales et notamment bilio-duodénales et bilio-coliques. La fistule se fait tantôt au niveau du cholédoque, tantôt au fond même de la vésicule; souvent elle s'établit sans grands signes et c'est une brusque débâcle de bile, de pus, de sang, suivie de la disparition de l'ictère qui en révèle la formation, l'examen des matières rendues permettant d'y retrouver des calculs souvent volumineux. Parfois, l'issue du calcul dans l'intestin entraîne des hématémèses ou du melæna. Dans certains cas, on constate en outre des signes de péritonisme plus ou moins accusés, qui cessent assez rapidement.

Les calculs peuvent, en cas de fistules duodénale ou gastrique, être rejetés par l'estomac ou s'arrêter au pylore, en amenant une véritable *sténose pylorique*, facilitée souvent par des lésions préalables du pylore. Ils peuvent aussi, s'ils sont très volumineux ou agglomérés entre eux, s'arrêter dans l'intestin grêle ou contre les parois de la vulve iléo-cæcale, et devenir ainsi une cause d'*obstruction intestinale*. Relativement fréquente chez les sujets âgés, sans accès francs de colique hépatique antérieurs, celle-ci est souvent précédée de coliques douloureuses, d'occlusions avortées (Chauffard), puis apparaissent des signes francs d'obstruction intestinale avec douleurs atroces, vomissements bilieux, puis fécaloïdes, arrêt des matières, facies péritonéal: après administration d'un purgatif, les accidents cessent, puis reparaissent parfois plus tard pour disparaître enfin définitivement par élimination du calcul. Cette évolution irrégulière, par étapes, a une grande valeur clinique. On peut parfois, par palpation abdominale, sentir le corps étranger et en apprécier le cheminement, mais cette palpation ne doit être faite qu'avec douceur. Le pronostic de cet *iléus lithiasique* est grave et l'intervention chirurgicale précoce est souvent la seule chance de succès (Galliard).

D'autres fistules peuvent encore s'observer, plus rares : *fistules bilio-thoraciques*, en général consécutives à un abcès de la face convexe du foie (pleurales ou bronchiques droites, plus rarement pulmonaires), fistules exceptionnelles dans la veine porte (tel le cas célèbre d'Ignace de Loyola), fistules, exceptionnelles également, s'ouvrant dans les voies urinaires ou le vagin.

Une place à part doit être faite aux complications qui résultent de l'**association des pancréatites à la lithiase biliaire**. Les rapports de la lithiase biliaire avec les pancréatiques sont en effet des plus importants, et depuis les observations de Quénu et Duval, de Kehr, de Mayo, etc., depuis les leçons de Dieulafoy, on sait leurs divers aspects : pancréatite scléreuse sténosante comprimant le canal cholédoque et le canal de Wirsung, cirrhose pancréatique à forme exubérante simulant le cancer du pancréas, pancréatites suppurées et gangreneuses, drame pancréatique simulant la péritonite aiguë et la perforation d'organes abdominaux ; brusque apparition de cyto-stéato-nécrose et d'hémorragies pancréatico-péritonéales ; telles sont, d'après Dieulafoy, les complications toujours graves et souvent mortelles qui peuvent atteindre les gens atteints de lithiase biliaire. Il faut surtout retenir deux conséquences cliniques de ces pancréatites. En premier lieu, il est un certain nombre de malades qui restent en état d'ictère chimique avec amaigrissement marqué, simulant le néoplasme, et chez lesquels la cause de l'obstruction n'est plus le calcul, mais bien la *pancréatite scléreuse* secondaire ; l'opération, suivie du drainage de l'hépatique, peut guérir le malade. En second lieu, il est des lithiasiques qui, avec ou sans ictère chimique, sont pris de douleurs atroces abdominales simulant la péritonite aiguë pouvant entraîner la mort rapide et dues à la *cyto-stéato-nécrose* avec *hémorragies pancréatico-péritonéales* (*drame pancréatique* de Dieulafoy). Ici, plus encore que dans le cas précédent, l'intervention chirurgicale est la seule chance de salut (V. Pancréatites).

Pronostic. — La longue série des conséquences de la lithiase biliaire, qui engendre, suivant l'expression de Charcot, une « Iliade de maux », montre combien variable et incertain est le pronostic de cette affection ; si le grand nombre de sujets définitivement guéris à la suite d'un traitement médical ou chirurgical et la fréquence de la lithiase latente empêchent de porter un pronostic sombre, en revanche, la possibilité des multiples accidents, dus à l'obstruction et à l'infection, montre qu'il ne faut pas être trop optimiste.

Le pronostic tient en partie à l'âge des sujets, les accidents de la lithiase étant plus facilement graves chez les vieillards. Il tient à la nature des accidents et à leur répétition. Il dépend aussi de l'état de la cellule hépatique, dont l'insuffisance avérée augmente la gravité de l'affection, et surtout au degré de l'infection biliaire associée, toute angiocholite pyogène comportant, dans ces conditions, d'assez sérieux dangers.

L'efficacité des moyens thérapeutiques constitue un dernier élément d'appréciation. Les résultats d'un traitement médical bien dirigé peuvent atténuer rapidement le pronostic d'une lithiase biliaire qui semblait grave. De même, lorsque le traitement chirurgical vient, de manière précoce, lever une obstruction lithiasique et supprimer sa cause en enlevant les calculs, on est en droit d'espérer une guérison durable, à la condition que le malade continue à suivre certaines prescriptions hygiéniques visant l'angiocholite associée à la lithiase. Traitement médical et traitement chirurgical doivent être appliqués de bonne heure, d'où l'utilité d'un diagnostic précoce.

Diagnostic. — La lithiase biliaire se reconnaît surtout aux accidents qu'elle entraîne.

Nous avons énuméré à propos de la colique hépatique les erreurs possibles (V. COLIQUE HÉPATIQUE). Lors d'obstruction du cystique, certaines grosses tumeurs vésiculaires peuvent être confondues avec un kyste hydatique pédiculé, avec un rein mobile, avec une pyélo-néphrite, voire même avec une grossesse extra-utérine (Tuffier). Nous avons déjà dit comment les signes de cholémie familiale, associés à la lithiase, peuvent, par leur présence, faire pencher de son côté le diagnostic. En cas d'ictère par obstruction du cholédoque, le diagnostic est souvent incertain, notamment avec l'ictère par compression cancéreuse; l'état de la vésicule a dans ce cas une grosse importance [V. VOIES BILIAIRES (CANCER DES), ICTÈRE CHRONIQUE]. Le diagnostic de certaines cirrhoses calculeuses avec les cirrhoses hypertrophiques biliaires sans obstruction peut se poser: la notion de crises de colique hépatique, la décoloration des matières, l'évolution plus rapide, peuvent parfois, non toujours, aider à ce diagnostic. La fièvre et les autres symptômes d'infection entraînent des erreurs diverses qu'un examen attentif permet toutefois souvent d'éviter. Enfin, certaines fistules biliaires internes, avec obstruction intestinale secondaire, sont parfois méconnues. Dans tous les cas, la recherche méthodique des antécédents personnels et familiaux, l'analyse des petits signes révélateurs de la lésion des voies biliaires, complétée parfois par l'examen du sang et l'appréciation de la cholémie, mènent souvent au diagnostic exact, et permettent d'instituer en temps utile un traitement efficace. La constatation secondaire de calcul dans les selles aide souvent au diagnostic rétrospectif de lithiase. La radiographie peut parfois aider au diagnostic de lithiase biliaire. Longtemps considérée comme inapplicable à la recherche des calculs biliaires, elle est en réalité d'un emploi délicat mais susceptible de résultats fort démonstratifs lorsque les calculs contiennent de la chaux en quantité suffisante (Béclère).

Traitement. — Lorsqu'un lithiasique est examiné au cours d'une crise de colique hépatique, c'est à calmer celle-ci que le médecin doit d'abord s'appliquer. Nous dirons ailleurs les règles qu'il doit suivre à cet égard (V. COLIQUE HÉPATIQUE). Mais, au décours des crises ou dans leur intervalle, une série de prescriptions thérapeutiques peuvent être formulées, qui visent, soit la formation de nouveaux calculs, soit la fragmentation et l'élimination de ceux qui restent dans la vésicule, s'adressant à la fois à l'angiocholite causale et aux calculs déjà formés.

On doit assurer la régularité des fonctions digestives, et éviter tout ce qui pourrait, en provoquant des troubles digestifs, favoriser l'infection biliaire; on doit simultanément s'opposer à tout ce qui peut provoquer la stagnation de la bile et en modifier la composition dans un sens favorable à la formation des calculs.

Dans ce but, on a justement conseillé les repas pris à heures régulières, plutôt fréquents qu'abondants ; le *régime alimentaire* doit exclure toutes les substances susceptibles d'éveiller le catarrhe des voies digestives (boissons alcooliques, viandes putrescibles ou fermentées, charcuterie, acidités, épices, crudités). On défend habituellement aussi certains aliments réputés susceptibles d'augmenter la teneur de la bile en cholestérine ou en bilirubine, et, parmi eux, les graisses, les cervelles, les œufs, et notamment le jaune d'œuf : les graisses doivent, en effet, être soigneusement écartées de la préparation des aliments, car elles sont souvent en cause dans la production des crises lithiasiques ; le beurre cru est préférable à ce point de vue au beurre cuit avec les aliments. Le lait est en revanche, comme agent d'asepsie intestinale et comme régulateur des fonctions du foie, un excellent aliment chez les lithiasiques, surtout s'il est écrémé, et il doit souvent, au moins à la phase initiale du traitement, constituer la base du régime.

L'*hygiène* du lithiasique doit être surveillée. Les exercices physiques réguliers, mais modérés, la stimulation de la peau par des frictions sèches ou par l'hydrothérapie, l'abstention de vêtements susceptibles de déformer les organes abdominaux, de couder les voies biliaires extra-hépatiques, de gêner la respiration, doivent être conseillés comme favorisant le cours facile de la bile ; à cet égard, les corsets et ceintures trop serrées sont contre-indiqués.

Certains agents médicamenteux ont été recommandés comme susceptibles de fragmenter et de dissoudre les calculs (*médication litholytique*), tel le célèbre remède de Durande (éther et térébenthine). Leur action ne s'est pas vérifiée, et actuellement aucune substance ne peut être conseillée médicalement dans ce but.

On en est donc réduit (sauf au cas fréquent de coliques vésiculaires dont nous avons dit ailleurs le traitement de choix) à chercher l'expulsion des calculs en provoquant une abondante sécrétion de bile et une chasse biliaire énergique (*médication cholagogue*). La bile, l'huile d'olives, la glycérine, ont été tour à tour conseillées, et leur efficacité paraît réelle (surtout celle des deux premiers agents). Récemment, dans deux cas d'obstruction lithiasique remontant à plus de deux mois, nous avons assez facilement pu obtenir l'évacuation du calcul, à l'aide de l'huile d'olives répétée tous les quatre jours à dose progressive (de 50 à 200 gr.) et de l'opothérapie biliaire.

Le salicylate de soude joint à son action cholagogue celle d'un *antiseptique biliaire*, il est donc particulièrement utile, surtout lorsque son administration rectale (par lavement aqueux) permet d'éviter ses effets nocifs sur l'estomac. Il est la base du traitement intercalaire recommandé par Chauffard dans les coliques hépatiques à répétition et consistant dans l'usage régulier, pendant 10 à 20 jours par mois, de 1 à 2 gr. de salicylate de soude, joint au benzoate de soude ou au sel de Carlsbad ; des perles d'huile de Harlem données tous les 8 à 10 jours complètent ce traitement, qui doit être continué un à deux ans.

Enfin les *cures hydro-minérales* ont un rôle important dans le traitement, notamment les cures alcalines, parmi lesquelles Vichy occupe le premier rang. Leur action cholagogue directe est faible, mais elles rendent la bile plus fluide, le mucus moins consistant, et facilitent ainsi la chasse biliaire. Les effets de la cure peuvent être ainsi résumés : fréquemment, dès le début ou au cours de la cure, crises de colique hépatique et expulsion de calculs, puis, après la cure, éloignement des crises qui deviennent moins intenses et peuvent, soit après une, soit surtout après plusieurs cures, disparaître complètement ; en même temps les fonctions digestives se régularisent, l'état général s'améliore. Certaines eaux de composition plus complexe, comme Carlsbad, comme la source salée de Vittel, ont une action égale ment très efficace. Enfin la simple cure de lavage, telle qu'on la pratique à Évian, peut aussi trouver ses indications.

Grâce à ces prescriptions (hygiène et régime alimentaire, cholagogues et antiseptiques biliaires, cures hydrominérales), le traitement médical de la lithiase biliaire est susceptible de donner souvent les meilleurs résultats, et d'amener une véritable guérison. Néanmoins, dans de nombreuses conditions (coliques hépatiques fréquemment répétées, ictère par obstruction, infection biliaire, fistules diverses), l'*intervention chirurgicale* s'impose, et il convient de ne pas attendre pour y recourir que l'atteinte des fonctions du foie en rende le pronostic plus incertain. Souvent elle donne des résultats remarquables ; toutefois la notion des lésions intra-hépatiques, à peu près constamment associée à la cholécystite lithogène, rend nécessaire, après l'opération, la continuation du régime alimentaire dont nous avons dit les éléments, dirigé alors contre ces lésions qui seraient, faute d'un traitement approprié, susceptibles de s'aggraver elles-mêmes [V. BILIAIRE (CHIRURGIE)].

PIERRE LEREBOULLET.

BIOPSIE. — La *biopsie* (βίος, vie ; ὄψις, vue), sorte d'autopsie partielle faite sur le vivant, consiste à exciser sur un malade une lésion éruptive ou un fragment de tumeur en vue d'établir le diagnostic histologique de la lésion dont il est atteint (Darier).

Indications. — Toutes les fois que l'analyse clinique la plus minutieuse d'une lésion cutanée ou d'une lésion accessible des muqueuses n'a pas permis de formuler un diagnostic ferme, une biopsie est indiquée. Les inconvénients légers que la biopsie présente sont amplement compensés par les renseignements qu'elle fournit et dont le malade ne peut que bénéficier.

La biopsie est indispensable ou facultative. Elle est indispensable quand il s'agit d'une tumeur ou d'une ulcération à caractères ambigus, de la face, en général, et dont la marche envahissante est un danger pour le malade. Elle est facultative lorsque la lésion douteuse, sans compromettre l'existence, occasionne de sérieux ou durables inconvénients.

Elle sert, d'une façon générale, au diagnostic des épithéliomes, des tuberculoses cutanées, des lésions syphilitiques ou lépreuses, du mycosis fongoïde, des sarcomes, des affections à tumeurs multiples, etc.

Manuel opératoire. — La biopsie est une véritable petite opération, et l'on doit prendre pour l'exécuter en toute sécurité des précautions nombreuses.

Le choix du lambeau à exciser est particulièrement délicat. Il faut éviter autant que possible d'entamer les parties découvertes, la face notamment, où l'opération laisserait des traces indélébiles. Il faut respecter aussi le pourtour des orifices naturels et les régions dont la mobilité rendrait difficile la réunion par première intention.

Il convient ordinairement, s'il s'agit d'éléments éruptifs, de choisir les plus récents parmi les plus typiques ; s'il s'agit d'un ulcère, de prendre le bord en même temps qu'une petite étendue du fond ; si l'on est en présence d'une tumeur, de tailler dans sa région la plus caractéristique.

Il faut se montrer aussi discret que possible dans l'excision ; une pièce du volume d'un grain de chènevis, d'un grain de blé ou d'une lentille, est habituellement très suffisante.

La région choisie est désinfectée largement, ainsi que le tégument qui l'entoure. Après un lavage à la brosse et au savon, on achève de dégraisser la peau avec un tampon d'ouate hydrophile imbibé d'éther et l'on recouvre le champ opératoire avec une compresse aseptique.

Les instruments seront stérilisés par les méthodes usuelles ; une ébullition prolongée pendant vingt minutes dans de l'eau additionnée de carbonate de soude est suffisante.

Si la pièce à enlever est une petite tumeur pédiculée, on peut l'abattre d'un coup de ciseaux droits ou courbes, sans anesthésie préalable. Mais, si l'opération est de quelque durée, il vaut mieux insensibiliser la peau. La congélation par chlorure d'éthyle ne peut rendre de services que pour les ablations superficielles. Le chlorhydrate de cocaïne est l'analgésique de choix. Il faut employer une solution à 2 pour 100, qu'on injecte en plein derme. Dès qu'on pousse le piston de la seringue de Pravaz, une boursouflure blanche apparaît à la surface de la peau. A mesure que l'aiguille progresse et dépose le liquide dans les mailles du derme, on voit se dessiner un bourrelet blanc qui marque le trajet parcouru. A l'aide de cette injection traçante on peut obtenir une analgésie linéaire très étendue.

On peut injecter la solution de cocaïne non pas dans la peau, mais dans le tissu cellulaire sous-cutané, au voisinage du tronc nerveux dont les branches animent la région qu'on veut anesthésier (Krogius) : on obtient ainsi, avec des quantités relativement minimes de cocaïne, une insensibilité à la fois très étendue et très profonde.

Quel que soit le procédé employé, l'analgésie est complète cinq à dix minutes après l'injection et persiste pendant un quart d'heure environ.

La portion à exciser peut être circonscrite par un trait circulaire ou elliptique ; mais, quand elle est de minime étendue, on peut opérer par transfixion.

L'incision doit comprendre toute l'épaisseur de la peau et aller, dans la profondeur, jusqu'au tissu conjonctif sous-cutané. On évite ainsi la formation d'une chéloïde, assez fréquente, surtout dans les races colorées, quand on n'entame que la couche superficielle du derme.

Presque toujours, après la biopsie, l'hémostase se fait d'elle-même sans qu'il soit nécessaire de lier aucun vaisseau. Si l'hémorragie persiste, on saupoudre la plaie d'antipyrine ou mieux d'une poudre fine de bois de genévrier, stérilisée à l'autoclave et imbibée de vapeurs de créosote (Darier).

Quand la plaie opératoire est asséchée, les bords en sont affrontés et
réunis par des sutures au fil de soie ou au crin de Florence. Les fils doivent
passer au-dessous du foyer traumatique, car, s'ils sont trop superficiellement
situés, la cicatrisation est lente et parfois vicieuse.

Le pansement doit être aussi simple et aussi peu embarrassant que possible ; un flocon d'ouate aseptique ou un peu de gaze iodoformée maintenue
avec du collodion y suffisent d'ordinaire. Lorsque le pansement tombe, la
petite plaie a guéri par première intention.

Fixation. — Le lambeau excisé doit être fixé sans retard. On le dépose
dans un flacon contenant le liquide fixateur. On peut employer plusieurs
liquides pour la *fixation*.

L'*alcool* à 90° est d'ordinaire un excellent réactif, car il durcit fort bien
les tissus. Mais des fragments de peau dense, comme ceux qui provien-
draient d'une peau sclérosée ou d'une sclérodermie, deviendraient beaucoup
trop résistants dans ce liquide. L'alcool ne peut guère servir qu'à fixer les
tissus rendus friables par l'infiltration des jeunes éléments ; sous son action
durcissante, la coupe devient facile et peut être rapidement pratiquée.

Quand la peau a gardé sa consistance normale, la fixation par le *sublimé
acétique* donne d'excellents résultats. On plonge la pièce pendant deux
heures dans la solution suivante :

Sublimé.	4 grammes.
Acide acétique cristallisé.	4 —
Eau distillée	100 —

Puis, sans la laver, on la met pendant 12 heures dans l'acétone iodée, que
l'on prépare en ajoutant de la teinture d'iode à l'acétone jusqu'à l'apparition
d'une teinte acajou.

On peut également employer le liquide fixateur de H. Dominici :

Eau distillée	100 à 115 c. c.
Bichlorure de mercure	20 grammes.
Iode.	15 c. c.

Partie égale d'une solution d'iode à 8 pour 100.

Deux heures de séjour pour un fragment de un centimètre carré suffisent
pour obtenir une bonne fixation.

La pièce fixée, il ne reste plus qu'à l'*inclure*. On la plonge d'abord dans
l'acétone pure pendant 12 heures, puis pendant 12 autres heures dans l'éther
paraffiné et pendant 1 heure dans la paraffine pure, fusible à 55°.

On peut alors la couler dans la paraffine, ce qui permet de la débiter en
coupes très minces.

L'inclusion dans la paraffine se pratique encore d'une autre façon. On
met d'abord la pièce dans l'alcool à 90° pendant un jour, puis on la transporte dans l'alcool absolu pendant 2 à 24 heures, suivant la grosseur du
fragment. On la laisse ensuite dans le xylol le moins longtemps possible,
juste le temps nécessaire pour qu'elle devienne transparente. Enfin, on la
porte dans la paraffine fusible à 55° pendant un jour.

Coloration. — Il existe de nombreuses méthodes de *coloration*. Nous
n'indiquerons que les principales.

Le *bleu polychrome* d'*Unna*, qui n'est applicable qu'aux pièces fixées par l'alcool, colore fort bien à la fois les éléments cellulaires et les microbes. Les coupes ou les lames, plongées dans ce réactif pendant une minute, seront ensuite lavées à l'alcool absolu, puis montées au baume.

Si l'on n'a besoin que d'étudier les éléments cellulaires seuls, une coloration à l'*hématéine-éosine* donne d'excellents résultats. On met d'abord les préparations pendant une minute dans un bain d'hématéine obtenu en mélangeant à chaud les deux solutions suivantes :

1re solution { Hématéine	1 gramme.
{ Alcool absolu	10 grammes.
2e solution { Alun	50 —
{ Eau	1000 —

puis en filtrant le mélange et en y ajoutant 20 centimètres cubes d'acide acétique.

On fait ensuite virer les pièces colorées à l'aide de l'eau alcaline, jusqu'à l'apparition d'une teinte gris bleuâtre.

Après un lavage à l'eau, un passage pendant une minute dans une solution aqueuse d'éosine colorera le fond de la préparation :

Éosine à l'alcool	1 gramme.
Alcool absolu	50 grammes.
Eau	70 —

Le *picro-carminate* de Ranvier, réactif très délicat, donne d'excellentes vues d'ensemble et des nuances infiniment variées.

La *thionine phéniquée* donne des résultats analogues à ceux du bleu d'Unna, et convient aussi bien aux pièces fixées par l'alcool qu'à celles qui sortent du sublimé.

L'*orcéine acide* de Tänzer est utile pour l'étude du tissu élastique.

L'important est de faire des colorations intelligentes et non aveugles, de savoir ce qu'on veut chercher et quels sont les réactifs capables de résoudre la question. *FERNAND TRÉMOLIÈRES.*

BISMUTH. — Plusieurs composés du bismuth sont d'un emploi journalier ou fréquent; il faut citer le sous-nitrate de bismuth, le salicylate de bismuth, le dermatol et l'airol.

Sous-nitrate de bismuth. — L'azotate basique officinal de bismuth est le *magistère de bismuth* des anciennes pharmacopées. Il se présente comme une poudre d'un blanc mat ou légèrement nacré, insoluble dans l'eau, inaltérable à l'air, mais se colorant en brun au contact des matières organiques et en noir en présence de l'acide sulfhydrique.

Le sous-nitrate pris à l'intérieur, n'étant pas solubilisé par les acides de l'estomac, est inoffensif; à la surface des plaies, l'oxyde de bismuth du sous-nitrate peut entrer en combinaison soluble avec les matières protéiques et déterminer des phénomènes d'intoxication (stomatite toxique parfois compliquée d'ulcérations, entérite avec selles sanglantes et dysentériformes, fièvre avec vomissements, albuminurie).

Applications thérapeutiques. — Le sous-nitrate de bismuth est employé à l'intérieur dans deux circonstances principales : 1° dans le traitement de l'ulcère de l'estomac; 2° comme antidiarrhéique.

Dans le traitement de l'ulcère gastrique [V. Estomac (Ulcère)], le sous-nitrate est utilisé comme topique. Un *lait de bismuth* est obtenu en délayant 10 à 20 gr. de sous-nitrate dans 100 à 150 gr. d'eau tiède; le malade, dont l'estomac est vide, avale la dose d'un trait; il se couche ensuite dans différentes positions afin d'assurer l'uniformité de la répartition de la couche de bismuth sur les parois de l'estomac. Ce pansement au bismuth, dit *pansement de Fleiner*, a joui d'une grande faveur.

Le sous-nitrate de bismuth est efficace dans la diarrhée en vertu d'une double action, absorbante et antiseptique, appréciable surtout dans la portion inférieure de l'intestin où le médicament est retenu et transformé en sulfure noir de bismuth, en même temps que les matières sont désodorisées.

Chez les enfants on peut administrer le sous-nitrate de bismuth à la dose de 0 gr. 20 à 0 gr. 50 par année d'âge. Chez les adultes on emploie couramment des doses de 5, 6, 8 gr. par jour, sous forme de poudre ou de potion, rarement sous forme de bols.

Paquets contre la diarrhée.

Sous-nitrate de bismuth.   1 gramme.
Poudre d'opium . . . . Un centigr.
Pour un paquet n° 10; 5 à 10 paquets dans les 24 heures.

Potion antidiarrhéique.

Sous-nitrate de bis-
  muth . . . .   6 grammes.
Élixir parégorique . .   10   —
Sirop de coings. . . .   50   —
Julep gommeux. . . . 120   —
A prendre par cuillerée à soupe toutes les heures.

Paquets antidiarrhéiques (enfant).

Sous-nitrate de bismuth. | āā 0 gr. 20
Benzonaphtol . . . . . . |
Sucre pulvérisé . . . . .   0 gr. 20
Pour un paquet n° 10; prendre 5 à 6 paquets dans la journée suivant l'âge.

Potion antidiarrhéique.

Sous-nitrate de bis-
  muth . . . .   6 grammes.
Diascordium   6   —
Sirop de ratanhia . .   20   —
Julep gommeux. . . . 120   —
A prendre par cuillerée à soupe toutes les heures.

A l'extérieur, le sous-nitrate de bismuth n'est plus employé pour le pansement des plaies traumatiques ou post-opératoires. Il continue à rendre des services dans les cas de lésions cutanées superficielles.

Pâte courante (eczéma sec).

Menthol cristallisé .   50 centigr.
Vaseline . . . . | āā 15 grammes.
Lanoline . . . . |
Sous-nitrate de bis- |
  muth. . . . . | āā 10   —
Oxyde de zinc . . . . |

Poudre pour panser le zona.

Sous-nitrate de bis- |
  muth. . . . . | āā 10 grammes.
Poudre de talc. . . . |
Stovaïne . . . .   10 centigr.

Pommade (Eczéma).

Sous-nitrate de bismuth . . . .   2 grammes.
Oxyde de zinc   4   —
Vaseline 25   —

Salicylate de bismuth. — Poudre blanche inodore et insipide qui se décompose aisément dans l'intestin en dégageant son acide salicylique; elle s'emploie comme antiseptique intestinal et antidiarrhéique à la dose de 0 gr. 20 par année d'âge chez les enfants, à la dose de 1 gr. à 4 gr. chez les adultes.

Le salicylate de bismuth sert aussi comme topique contre l'hyperhidrose palmaire ou plantaire.

Bismuth (Méthode de Becq).

Paquets.

Salicylate de bismuth. . ⎫ āā 0 gr. 10
Benzonaphtol . . . . . . ⎬
Sucre pulvérisé . . . . . 0 gr. 50

Pour un paquet n° 10 ; 4 à 5 par jour.

Poudre
contre l'hyperhidrose.

Salicylate de bismuth . 10 grammes.
Poudre de talc. 20   —

Cachets.

Salicylate de bismuth. . ⎫
Naphtol . . . . ⎬ āā 0 gr. 20
Magnésie calcinée. . . . ⎭

Pour un cachet n° 20 ; 3 ou 4 par jour.

Potion antidiarrhéique.

Salicylate de bismuth.   12 grammes.
Élixir parégorique . .   15   —
Glycérine pure   60   —
Eau distillée de
  menthe 150   —

Cuillerée à soupe toutes les heures.

Sous-gallate de bismuth. — V. Dermatol.

Oxyiodogallate de bismuth. — V. Airol.   *E. F.*

BISMUTH (MÉTHODE DE BECQ). — **Injection de pâte bismuthée dans les trajets fistuleux.** — On sait comment est née cette méthode : pour révéler certains trajets fistuleux inaccessibles à nos instruments explorateurs, on a eu, depuis la découverte de la radiographie, l'idée d'y injecter des substances tenant en suspension du bismuth. Les frères Becq, de Chicago, recoururent, comme tant d'autres, à cette manœuvre et constatèrent des guérisons rapides qu'ils ne purent attribuer qu'à l'action thérapeutique du bismuth. Dès lors, ils en systématisèrent l'emploi et ont publié les résultats obtenus dans un grand nombre de mémoires fort instructifs. Leur exemple fut imité un peu partout et maintenant, en France, il n'est guère de clinique où l'on n'étudie sérieusement la question.

La pâte à injecter se compose des substances suivantes :

Vaseline . . . . 67 grammes.
Sous-nitrate de bismuth 35   —

mais, lorsqu'on veut donner à la pâte une consistance plus grande, on a recours à une autre formule :

Vaseline . . . . 60 grammes.
Cire blanche 5   —
Paraffine à 49° 5   —
Sous-nitrate de bismuth 30   —

Comme des cas d'intoxication graves et même mortels ont été publiés, je varie, pour ma part, ces formules suivant les susceptibilités probables des sujets, leur dyscrasie plus ou moins profonde, l'état de leur foie et de leur rein, l'étendue de leur clapier fistuleux ; non seulement j'évite les injections trop multiples et trop massives, mais j'abaisse le taux du bismuth à 20, 15, 10 et 5 pour 100. C'est même par cette dose que je commence dans les cas douteux, et ce n'est que si le malade paraît la supporter sans inconvénient que je passe à 10, 15 ou 20 pour 100.

Bien entendu, la masse à injecter sera stérilisée, et à l'exemple de notre collègue Dujarier, à l'obligeance de qui je dois ma première initiation, nous faisons préparer à l'avance et passer à l'étuve sèche à 110° pendant une demi-heure les flacons qui contiennent le mélange, vaseline et bismuth, dans les proportions voulues. Puis on les retire, on les bouche, et, lorsque vient le moment d'y recourir, on met un des flacons dans un bain-marie à 45°, et,

dès que la fusion de la pâte commence, on agite vivement avec une baguette
de verre stérilisée pour que le bismuth, entraîné par son poids dans les
couches inférieures, se répartisse régulièrement dans la vaseline fondue.

Il ne reste plus qu'à chauffer la seringue pour que la matière à injecter
ne se solidifie pas dans son intérieur. Cette seringue sera d'une capacité de
5, 10 ou 15 c. c., en verre ou en verre et métal, avec un bon piston glissant facilement; elle sera graduée pour compter exactement les quantités
injectées; l'embout en sera conique et mousse pour pénétrer, sans le blesser,
par l'orifice de la fistule. Souvent nous préférons introduire dans la fistule,
à frottement, une sonde de Nélaton en caoutchouc rouge, douce et flexible;
on la fait pénétrer de 1, 2, 5, 4 centimètres dans le trajet, puis on la coupe
à 5 ou 6 centimètres au-dessus de la peau et c'est dans l'orifice de la sonde
que l'on insère l'embout de la seringue et non à même les bords vifs de la
fistule.

On a, au préalable, légèrement pressé le ou les trajets probables de la
fistule, de façon à exprimer, au dehors, le pus qu'ils contiennent. On en
essuiera l'orifice dont les bords seront aseptisés par un pinceau chargé de
teinture d'iode fraîchement préparée; et soit avec l'embout directement
introduit dans l'orifice fistuleux, soit par l'intermédiaire de la sonde en
caoutchouc, on pousse lentement le piston pendant qu'un aide, du bout de
ses doigts avec un tampon stérile, surveille les divers orifices de la fistule,
leur laisse d'abord dégorger leur pus ou leur sérosité, puis les oblitère
dès que la pâte de bismuth y apparaît. Il faut en effet que cette pâte soit à
une certaine pression pour pénétrer dans chaque ramification du trajet et
les remplir exactement. Mais, d'autre part, cette pression ne sera pas exagérée, car les tissus morbides ramollis et friables pourraient se déchirer ou
se décoller et la masse pénétrer en chair saine. En moins de deux ou trois
minutes, la pâte s'est solidifiée dans le clapier et il ne reste qu'à appliquer
un léger pansement protecteur.

En général, à la suite de cette première injection, les trajets continuent
à sécréter le pus qui entraîne avec lui une certaine quantité de pâte bismuthée et il faut pratiquer une injection nouvelle à des intervalles plus ou
moins rapprochés, suivant l'abondance de la sécrétion et la rapidité d'expulsion de la pâte. Nous avons recueilli quelques observations magnifiques où
dans quelques cas, très graves cependant, une seule injection a suffi pour
tarir la fistule; mais d'ordinaire trois, quatre, cinq, dix injections et plus
sont nécessaires et on les répétera tous les cinq, tous les dix, tous les quinze
jours. N'oublions pas de nous rendre toujours compte de la quantité de
substance injectée, car, si elle est abondante, la surface d'atrophie sera forcément grande et il faudra prendre des précautions pour éviter les accidents
toxiques : ne pas répéter trop souvent les injections, et surtout abaisser le
taux de bismuth si la susceptibilité paraît vive et si les clapiers sont trop
vastes.

Car il y a eu des accidents : les journaux en ont publié de nombreux et
de fort graves. Et nous, malgré notre prudence, nous avons eu non des
alertes, mais de simples avertissements, et sur nos quarante et quelques
malades, soumis dans notre service de l'Hôtel-Dieu à la méthode de Beck,

deux ont eu de l'agacement des dents et l'apparition d'un léger liséré bleuâtre sur les gencives. Nous nous sommes borné à chasser la pâte des trajets fistuleux par une « chasse » de glycérine poussée avec la seringue dans les orifices, jusqu'à ce qu'il n'en sorte plus des traînées blanches de bismuth et, grâce à ces précautions précédentes, nous n'avons pas eu, du moins jusqu'à présent, d'accident redoutable. Mais d'autres en ont eu qu'il faut connaître et dont quelques-uns se sont terminés par la mort, tantôt très vite après la première injection et tantôt plusieurs semaines après.

Dans ces cas, on observe, nous dit-on, d'abord une stomatite plus ou moins intense; elle se caractérise par un dépôt brun ou noir sur les lèvres et les gencives, des ulcérations de la muqueuse buccale; en même temps des phénomènes nerveux apparaissent, du nystagmus, du trismus, des crampes; la respiration devient stertoreuse, le visage se cyanose; le malade meurt et, à l'autopsie, on constate une hyperémie du cerveau et du tractus intestinal où se dessinent des hémorragies punctiformes, de la folliculite, des plaques ulcérées et, du côté des reins, tous les caractères de la néphrite. Cet empoisonnement, ne l'oublions pas, est aigu ou chronique, grave ou léger, il apparaît tôt ou survient tard, par exemple de dix jours à six semaines après l'injection. Aussi la plus étroite surveillance s'impose : on inspectera quotidiennement la muqueuse buccale, les urines; et, au premier soupçon d'intoxication, on suspendrait le traitement et on se hâterait d'évacuer, par des injections multipliées d'huile ou de glycérine, la pâte bismuthée. Et, si quelque rétention était encore à craindre, on éventrerait le trajet, on mettrait à nu le clapier et on enlèverait le bismuth à la curette.

Nous ne devons pas nous exposer à compromettre, par une thérapeutique sans mesure, une méthode qui a donné des résultats si beaux, et justement dans des cas où notre chirurgie est si désarmée! La méthode est jeune, elle n'a guère que trois ans d'existence, et nous ne l'expérimentons que depuis quelques mois à peine; aussi, nous n'oserions porter sur elle aucun jugement définitif; mais, dans la plupart des cas où nous y avons eu recours, elle nous a donné des succès là où la plupart des autres méthodes avaient échoué. Elle a guéri, dans nos mains, des abcès par congestion fistulisés, des adénites cervicales, des ostéites tuberculeuses de la hanche, du tarse et du carpe, des fistules d'ostéomyélite prolongée avec arthrite suppurée du coude, des fistules à l'anus, des fistules consécutives à des ostéites costales ou à des thoracotomies.

Pour certains de ces cas, le triomphe était vraiment magnifique parce que nous étions acculé à l'amputation d'un membre! Oui! c'est entendu! nous ne savons pas encore si ces guérisons seront durables, si des récidives ne sont pas à craindre et l'avenir en décidera. Mais ce que nous pouvons affirmer, c'est que les résultats acquis sont déjà tels, que tout chirurgien, pour peu qu'il soit prudent et avisé, est déjà tenu de faire l'essai loyal de la méthode. *PAUL RECLUS.*

BIURET. — V. Urine (Examen).

BLANC DE BALEINE. — Produit retiré des cavités du crâne du cachalot (*Physeter macrocephalus*). Le blanc de baleine est une substance solide, légère, blanche et d'aspect cristallin, onctueuse au toucher, d'odeur faible rappelant celle des bougies stéariques, de saveur à peu près nulle.

Le blanc de baleine fond vers 49°; il est insoluble dans l'eau et à peine soluble dans l'alcool à 90° froid. Il se dissout bien dans l'alcool chaud, ainsi que dans l'éther, le sulfure de carbone et les huiles.

Le blanc de baleine sert d'excipient pour préparer le cold-cream (v. c. m.).

E. F.

BLASTOMYCOSES ou mieux EXASCOSES :

SACCHAROMYCOSES, ZYMONÉMATOSES, ENDOMYCOSES. — Sous le nom de blastomycose, les uns ont l'habitude de réunir toutes les mycoses dues à des champignons du type « levure » ou blastomycètes, Vuillemin désignant sous ce nom « tous les champignons susceptibles de se présenter à un moment donné de leur développement sous la forme exclusive d'éléments bourgeonnants ou levures » (βλάστη, bourgeon; μύκης, champignon); ce groupement comprend alors un très grand nombre de mycoses disparates. Les autres, au contraire, restreignent le terme de blastomycète au seul genre *Saccharomyces*. D'autres l'étendent en outre à quelques mycoses voisines. D'autres, enfin, le réservent aux seuls parasites indéterminés. De ces contradictions et d'autres encore, il est résulté une confusion inexprimable : personne ne s'entend sur la compréhension et la délimitation des mots blastomycète et blastomycose.

Aussi de Beurmann et Gougerot (*Soc. Méd. des Hôp.* de Paris, juillet, 1909) ont-ils proposé la nomenclature nouvelle des exascoses qui sépare les faits connus des faits encore obscurs, donne à chacun des désignations non équivoques et s'appuie sur la classification botanique actuelle de ces parasites. Sous le nom d'exascoses, ils réunissent toutes les mycoses dues à des champignons appartenant à la tribu des exoascées ou pouvant en être rapprochés sinon assimilés; ce groupement comprend donc : 1° les saccharomycoses et parasaccharomycoses (ex-blastomycoses proprement dites); 2° les zymonématoses (ex-blastomycoses américaines, ex-oïdiomycoses de Gilchrist); 3° les endomycoses (ou muguet) et les parendomycoses. Le terme vague de blastomycose devient une expression clinique provisoire que l'on n'applique plus qu'aux faits inclassés ou inclassables, comparable à celle de teigne pour les épidermites mycosiques. Le mot de blastomycète conserve son sens étymologique de champignon bourgeonnant, il ne représente donc qu'une simple expression descriptive applicable à des champignons très différents, une expression morphologique comme le sont les mots : filaments, bacille, etc. Avec cette nomenclature nouvelle, on adopte la classification par maladies, universellement admise en pathologie générale, c'est-à-dire par catégories de faits dus à un même parasite ; on abandonne les classifications anciennes par groupements de types cliniques, car il est prouvé qu'un même aspect clinique peut être dû à des levures très différentes et qu'une même levure crée des types cliniques très différents.

I. — SACCHAROMYCOSES. — Mycoses dues à des parasites du genre *Saccharomyces*. Ce genre est ainsi défini par Guéguen : « Thalle formé d'articles isolés, gemmipares, bourgeons caténulés, rameux dissociés; asques subglobuleux ou elliptiques, le plus souvent tétraspores; spores globuleuses, très rarement subréniformes ». Il faut y joindre les mycoses dues à des *Atelosaccharomyces* (ἀτελὴς, imparfait), parasites qui ne diffèrent des vrais saccharomyces que par l'absence d'asques et de spores et que l'on confondait sous le nom de *cryptococcus* avec des parasites très disparates.

Les saccharomycoses humaines connues sont :

Saccharomycose bucco-pharyngée de Troisier et Achalme, due au *Saccharomyces anginæ* (1895), angine identique d'aspect et d'évolution au muguet.

Saccharomycose gommeuse disséminée de Busse-Buschke. Cette variété a été individualisée par la belle observation allemande de Busse-Buschke due à l'*Atelosaccharomyces Busse-Buschki* (1894).

La malade de Busse-Buschke, âgée de 31 ans, présenta d'abord de petites ulcérations dermiques de la nuque et du front. Quelques mois plus tard se développait une ostéopériostite suppurée du tibia; l'abcès osseux incisé donna 40 c. c. d'une bouillie rougeâtre vitreuse riche en saccharomyces; mais l'ostéite ne guérit pas et persista jusqu'à la mort. Pendant que des ulcérations cutanées se cicatrisaient, de nouvelles apparaissaient particulièrement à la nuque et au front. L'efflorescence cutanée ressemble au début à une pustule d'acné nécrotique, puis elle se transforme en une ulcération cratériforme qui s'étend en largeur et parfois envahit les plans sous-cutanés. Partie en s'agrandissant, partie en confluant, ces ulcères deviennent très étendus. Leurs bords livides sont dentelés, à pic, légèrement décollés et un peu infiltrés; leur fond est plat, granuleux, laissant suinter un muco-pus assez caractéristique, filant, vitreux, tantôt grisâtre, tantôt brun rougeâtre et mêlé de grumeaux. De ces ulcères, les uns grandissent, les autres se cicatrisent. Deux foyers d'ostéopériostite apparaissent, le 1er au cubitus droit, le 2e à la sixième côte. L'état général s'aggrave progressivement; l'amaigrissement s'accentue, des troubles viscéraux compliquent la situation : vives douleurs abdominales et vomissements symptomatiques de la généralisation saccharomycétique que Buschke peut démontrer par l'hémoculture 8 semaines avant la mort. La malade meurt sans avoir présenté de fièvre notable. A l'autopsie, outre les lésions cutanées et osseuses révélées pendant la vie, on trouva des foyers saccharomycétiques dans la rate, les reins et les poumons. Ces nodules étaient tantôt blanchâtres et assez fermes, tantôt ramollis, ou même suppurés, liquéfiés en un pus épais.

En résumé, saccharomycose nodulaire disséminée à foyers multiples, osseux, dermiques et dermohypodermiques, viscéraux; généralisation sanguine et mort 15 mois après le début du 1er foyer osseux.

Presque identique est la belle observation de Hudelo-Duval et Lœderich due à *Atelosaccharomyces Hudeli* (*Soc. Médic. des Hôp.* de Paris, 1906) : début par une ostéite du tibia, puis dissémination des foyers hypodermiques gommeux et de quelques nodules dermiques acnéiformes, avec symptômes généraux et fièvre; guérison.

On en peut rapprocher le cas de Vuillemin et Legrain : abcès du maxillaire inférieur et abcès sous-cutanés contigus dus au *Saccharomyces granulatus* (1900).

Saccharomycose tumorale de Curtis due au *Saccharomyces tumefaciens*. — Le malade était porteur d'une grosse masse inguinale myxomatiforme, et d'un volumineux abcès froid lombaire, il mourut quinze mois après le début de la maladie, au milieu de symptômes méningitiques.

Saccharomycose péritonéale de Blanchard-Schwartz-Binot, due au *Saccharomyces Blanchardi*. — Le malade, très amaigri, présentait « dans la fosse iliaque droite une masse fluctuante molle à la percussion et un peu douloureuse à la pression ». A la laparotomie « on trouva dans le péritoine une masse de consistance gélatineuse jaune blanchâtre... qui remplissait une poche au milieu de laquelle flottaient le cæcum et l'appendice » (1905).

Saccharomycose vertébrale de Brewer et Wood. — Ostéite localisée au rachis, diagnostiquée mal de Pott tuberculeux, sans autre localisation mycosique à l'autopsie et due à un *Atelosaccharomyces*.

Des saccharomycoses nous rapprochons les **parasaccharomycoses**, mycoses dues à des *Parasaccharomyces*, parasites voisins des saccharomyces, mais qu'on ne peut actuellement leur identifier (Observations de Samberger, de Harter...).

II. — ZYMONÉMATOSES. — Mycoses dues à des *Zymonema*, parasites à la fois levures et filamenteux (ζύμη, levure; νῆμα, filament) proches, *mais distincts* des saccharomyces, endomyces, etc. On a décrit un grand nombre de zymonema, plus ou moins bien déterminés, et les observations de zymonématoses (ex-blastomycoses américaines, ex-oïdiomycoses, Chigaco's disease, dermatite coccidioïde), sont nombreuses.

La plus connue de ces mycoses est la **zymonématose de Gilchrist**, due au *Zymonema Gilchristi*. Cette infection, fréquente en Amérique, rare en Europe (Dubreuilh), se localise le plus souvent au derme (d'où le nom ancien de dermatite coccidioïde, ou blastomycétique). Les placards, arrondis ou irré-

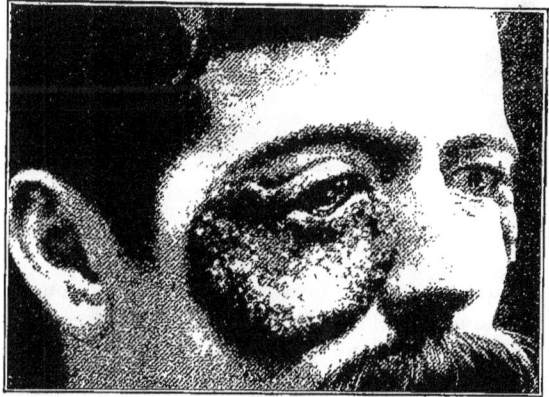

Fig. 284. — Zymonématose de Gilchrist. Dermatite végétante de la face envahissant la conjonctive. (Maladie II de Hyde et Montgomery.)

guliers, sont d'ordinaire multiples, siégeant surtout sur les parties découvertes : visage, dos de la main, cou, avant-bras (figures 285 et 286). Ils débutent par une papule rougeâtre, bientôt acnéiforme ou pustuleuse, qui s'étend lentement et devient verruqueuse. Les placards, de 2 à 20, 50 cm. peuvent envahir tout le dos; ils sont végétants; toute la surface est croûteuse ou suintante, hérissée de grosses papilles séparées par des sillons irréguliers étroits et profonds remplis de pus sanguinolent et fétide (aspect en chou-fleur); çà et là sur le fond rouge violacé ressortent de petits abcès miliaires jaunâtres de 0,5 à 1 mm. 5, dont la pression fait sourdre une gouttelette de pus visqueux épais. La base du placard est infiltrée. Ses bords sont relevés en talus au-dessus de la peau environnante qui est érythémateuse, et se continuent brusquement avec la surface surélevée du placard végétant. En vieillissant, le placard s'étend à la périphérie, tandis que souvent le centre s'affaisse, perd son aspect végétant, devient rouge granuleux et parfois se cicatrise. Les lésions sont habituellement indolentes et l'état général reste suffisant quoique l'amaigrissement soit constant. L'ensemble de la lésion ressemble parfois à un épithélioma, le plus sou-

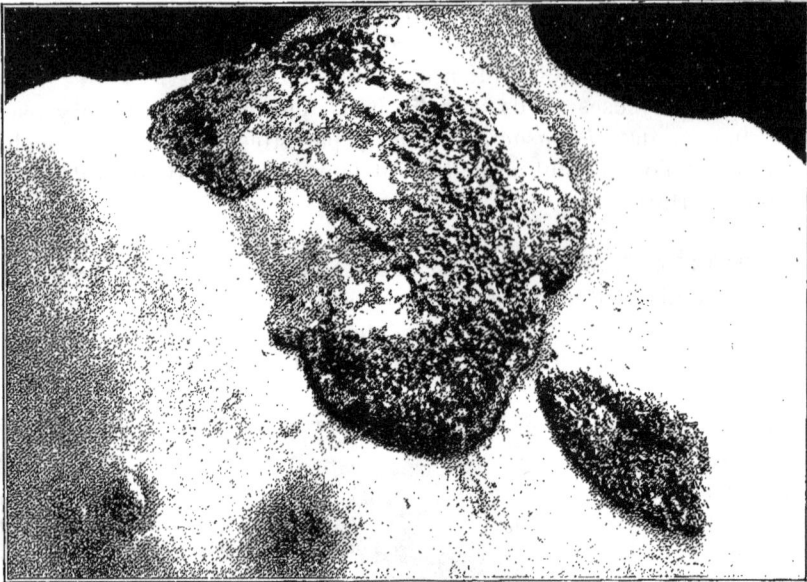

Fig. 285. — Zymonématose de Gilchrist. Placards multiples de dermatite végétante papillomateuse du dos. (Maladie II de Hyde et Montgomery.)

vent à une tuberculose végétante verruqueuse. L'évolution dure des mois et des années; elle est traversée par des poussées subaiguës souvent fébriles qui marquent l'apparition de nouvelles lésions et pendant lesquelles les lésions anciennes s'enflamment à nouveau. La guérison spontanée est exceptionnelle; pendant qu'un placard guérit, d'autres apparaissent; la durée est presque indéfinie. Le plus souvent la mycose de Gilchrist reste cutanée, le pronostic n'est donc pas trop mauvais. Exceptionnellement le champignon envahit les viscères; peu à peu la cachexie s'installe; au cours d'une poussée aiguë se révèlent des adénopathies et des signes pulmonaires apparaissent qui indiquent la généralisation viscérale : toux d'abord sèche, bientôt accompagnée d'ex-

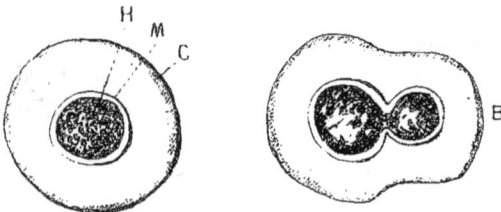

Fig. 286. — Aspect d'une levure pathogène à un très fort grossissement. Cellule arrondie formée d'un cytoplasma rempli de granulations chromophiles H, munie d'une membrane propre M et entourée d'une épaisse capsule gélifiée C (cette capsule est un élément inconstant des levures). Parfois on surprend une des levures en voie de bourgeonnement B.

pectoration mucopurulente, hémoptoïque, fièvre élevée, sueurs profuses. Le malade meurt « phtisique » et à l'autopsie on découvre des foyers viscéraux mycosiques plus ou moins généralisés.

Ce type clinique ne doit pas faire oublier les autres variétés cliniques des zymonématoses et il faut insister sur leur polymorphisme plus qu'on ne le fait généralement : les zymonema de Gilchrist, de Rickett, de Montgomery, peuvent créer des nodules dermiques acnéiformes pustuleux, des folliculites serpigineuses ulcéreuses, des ulcérations ecthymatiformes syphiloïdes, des gommes sous-cutanées disséminées, de grands et petits abcès sous-cutanés; ils provoquent des ostéites et ostéo-arthrites, ils peuvent envahir presque tous les viscères, déterminent des broncho-pneumonies et pleurésies, des méningites et abcès cérébraux, des néphrites, des gastroentérites, etc. Ces lésions profondes, osseuses et viscérales, uniques ou multiples, revêtent tous les aspects des pyohémies subaiguës et chroniques; elles s'ajoutent le plus souvent à des localisations dermiques ou hypodermiques, les suivent ou les précèdent; quelquefois elles existent seules; leur gravité est extrême.... On voit que le tableau clinique peut varier à l'infini.

III. — ENDOMYCOSES. — Mycoses dues à des *Endomyces*. La plus connue est le muguet (v. c. m.) due à l'*Endomyces albicans*. Cette mycose, le plus souvent localisée à la bouche sous forme de plaques blanches d'une grande bénignité, peut se généraliser et entraîner la mort par localisations viscérales : abcès du cerveau, du rein....

Près des endomycoses il faut classer les **parendomyces**, mycoses dues à des *Parendomyces*, parasites voisins des endomyces, mais qu'on ne peut leur identifier. Les parendomycoses semblent nombreuses et plusieurs des « blastomycoses » dites « américaines » doivent sans

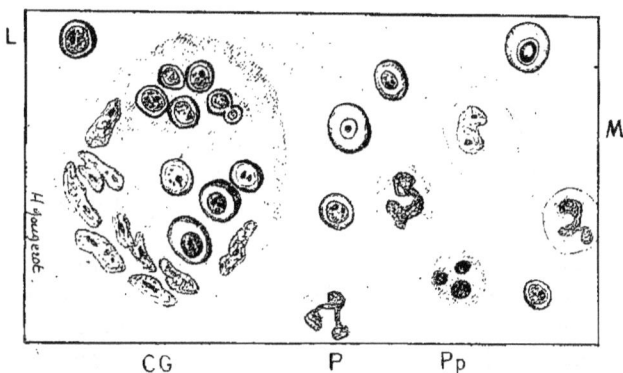

Fig. 287. — Frottis de pus saccharomycétique (malade de Busse-Buschke). Le pus est formé de grands mononucléaires macrophages M et de nombreux polynucléaires, les uns peu altérés P, les autres pycnosés Pp. Parfois on découvre dans le frottis une cellule géante Cg (ou grand macrophage multinucléé), chargée de levures faciles à reconnaître (voir figure 286) : une de ces levures à l'intérieur de la cellule géante est surprise en voie de bourgeonnement. D'autres levures sont libres dans le pus, d'autres sont incluses dans les macrophages uninucléés.

doute y être rattachées. Les unes restent localisées à une muqueuse : métrovaginite pseudo-membraneuse due au *parendomyces albus* de Queyrat-Laroche, les autres se généralisent, donnant des septicémies et pyohémies avec nodules et abcès multiples.

IV. — A côté de ces faits bien classés, il reste encore des faits, malheureusement trop nombreux, surtout parmi les observations américaines, dont les parasites sont inclassables ou inclassés. C'est à ces faits seulement qu'il faut, en attendant mieux, réserver le nom vague de blastomycose, le parasite causal s'appelant provisoirement cryptococcus. Par une détermination complète, il faudra éviter que des observations nouvelles n'aillent augmenter cette confusion.

En résumé, il n'y a pas « *une* blastomycose » mais *des* « blastomycoses » ou mieux exascoses.

Elles peuvent revêtir, on l'a vu, tous les aspects cliniques; leurs *lésions anatomiques*, presque toujours nodulaires, sont non moins variables. Au début, et durant la période d'induration, la réaction conjonctive macrophagique prédomine (Buschke); les macrophages uni- ou multinucléés, gigantocellulaires, sont bourrés de parasites levures. Puis le nodule se ramollit, se complète et s'ordonne en trois zones (Queyrat et Laroche) : au centre, abcès polynucléaire et macrophagique; à la partie moyenne, réaction tuberculoïde caractérisée par des follicules épithélioïdes avec ou sans cellules géantes; à la périphérie, réaction lympho-conjonctive basophile ou fibrocellulaire. Toutes ces formes anatomo-cliniques se rencontrent chez les animaux (exascoses spontanées du cheval, du bœuf : farcin des chevaux; farcin de rivière, farcin d'Afrique ou lymphangite épizootique, etc.), toutes ont pu être reproduites expérimentalement sur les animaux (Buschke, Curtis, Queyrat et Laroche, Duval et Lœderich).

L'homme prend le contage infectant dans le monde extérieur où l'on sait combien les levures sont fréquentes. Il s'inocule à la peau par une blessure ou une éraillure cutanée souvent passée inaperçue, quelquefois par une pustulette d'acné; il s'inocule encore par les voies digestives à la suite de contamination alimentaire. Exceptionnels sont les cas de transmission de l'animal à l'homme ou de l'homme à l'homme (piqûres d'autopsie).

Diagnostic. — Le diagnostic clinique n'est guère possible que dans la forme dermatite papillomateuse ; dans tous les autres cas, ce sont les examens bactériologiques qui découvriront la nature exascosique de l'affection : *examen direct* et *cultures*. — L'examen direct permet le plus souvent un diagnostic rapide : le pus frais étalé sur lame est traité par une solution aqueuse de potasse à 40 pour 100 qui, détruisant les cellules animales et respectant les cellules végétales, laisse intactes les cellules de levure ; les frottis de pus desséché, les coupes d'une biopsie sont colorés par la méthode de Gram. Les parasites apparaîtront sous forme de corpuscules arrondis ou ovalaires de 7 à 20 μ, parfois davantage : ils sont entourés d'une capsule réfringente à double contour et parfois d'une épaisse enveloppe gélatineuse, l'intérieur du parasite contient des granules et des vacuoles; il n'est pas rare de surprendre la levure en voie de bourgeonnement (fig. 287 et 288). Cet examen direct donne une indication immédiate et suffisante en pratique. Les cultures ne sont nécessaires que pour un diagnostic botanique précis. En effet, les cultures démontrent que des cas cliniquement semblables, qui semblaient dus aux mêmes parasites (parce que ceux-ci dans les tissus avaient un aspect identique), sont dus, en réalité, à des parasites très différents. — Les cultures seront faites sur les milieux sucrés : gélose glycosée peptonée de Sabouraud (figure 288), bouillon maltosé à 4 pour 100, carotte glycérinée, les unes seront mises à 57° à l'étuve, les autres laissées à froid. Le parasite cultivé devra être minutieusement identifié grâce à l'étude de sa morphologie, de son mode de reproduction, de ses cultures, de ses fermentations, de son pouvoir pathogène vis-à-vis des animaux : rat, souris, lapin, cobaye, nouveau-né, singe, etc. — Des cultures de contrôle élimineront les associations bactériennes, des inoculations négatives de pus au cobaye adulte élimineront une association tuberculeuse. Le séro-diagnostic mycosique de Widal et Abrami (sporoagglutination et fixation) pourra sans doute aider au diagnostic, car Gilchrist a signalé dans une de ses observations que le sérum du malade agglutinait des levures retirées de ses lésions et Widal et Abrami ont montré que le sérum des malades atteints de muguet était doué de ces propriétés agglutinatives et fixatrices ; on recherchera donc systématiquement le pouvoir agglutinatif et fixateur du sérum vis-à-vis des principales levures et vis-à-vis du *Sporotrichum Beurmanni* (V. SPOROAGGLUTINATION). — On ne doit faire le diagnostic d'exascose que sur un ensemble de preuves convaincantes et il faut se méfier de conclure sur la culture seule d'une lésion ulcérée ; c'est qu'en effet les levures sont si nombreuses dans le monde extérieur qu'elles peuvent venir souiller des lésions de toute autre nature.

Traitement. — Un diagnostic précoce est d'importance pratique considérable, car plus le traitement est précoce, plus il est efficace, plus on a chance d'entraver la généralisation septicémique presque constamment mortelle. Le traitement est le traitement iodo-ioduré général et local. Les iodures et les succédanés iodiques (iodomaïsine par voie digestive, lipiodol en injections profondes) seront donnés à hautes doses ; on ne craindra pas de monter jusqu'à 8, 10 gr. d'iodure et on poursuivra ce traitement pendant de longs mois, même s'il semble au début ne produire aucune amélioration. En même temps on agira localement : tout d'abord on pourra pratiquer de simples pansements à l'iode, ou des ponctions suivies d'injections d'eau iodée ; mais, si l'amélioration n'est pas rapide, il faut se hâter de détruire les lésions non pas à la curette, mais par le galvanocautère, on fera l'exérèse totale si elle est possible. On tentera enfin de relever les forces du malade par tous les moyens, surtout par la cure d'air. Ce traitement a amené la guérison dans des cas nombreux, mais ses résultats sont loin d'être aussi brillants que dans la sporotrichose de De Beurmann. Aussi devant ses insuccès a-t-on été amené à tenter d'autres médications : Bevan dit avoir obtenu des résultats « très satisfaisants » du sulfate de cuivre donné à l'intérieur à la dose de 5 centigr. et en pansements en solution à 1 pour 100 ; d'autres ont essayé l'arsenic à l'intérieur, la radio- ou radiumthérapie à l'extérieur. Ce dernier traitement pourrait avantageusement être combiné à la médication

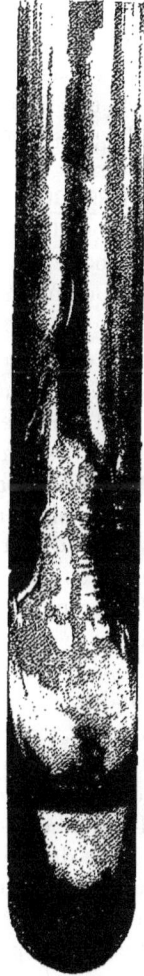

Fig. 288. — Culture de saccharomyces sur gélose glycosée peptonée de Sabouraud. La traînée d'ensemencement forme un voile blanc, lisse et luisant, épais et crémeux. Au fond du tube, dans l'eau de condensation, s'accumule un culot de culture visqueuse.

iodo-iodurée. Queyrat et Laroche ont guéri une vaginométrite parendomy-
cosique, jusque la rebelle, par des applications locales de créosote.

Dans l'ensemble, le *pronostic* des exascoses est grave. Sauf pour les en-
duits pseudo-membraneux des muqueuses qui guérissent rapidement, sauf
pour les lésions cutanées localisées, traitées et opérées dès le début, il faut
craindre la généralisation, et cette généralisation a le plus sombre pronostic :
sur 24 cas certains d'exascose généralisée, on compte 5 guérisons, 18
morts et « 5 états graves, peut-être suivis de mort actuellement » ; dès que
le diagnostic est posé, il faut donc se hâter d'agir.   *H. GOUGEROT.*

BLENNORRAGIE. — La blennorragie (βλέννα, mucus ; ῥαγή, éruption) est une
affection d'origine presque toujours vénérienne, due à l'infection par le
gonocoque, et qui se traduit, quelle que soit sa localisation primitive, par
un écoulement purulent.

Longtemps confondue avec la syphilis et le chancre mou, la blennorragie
en fut séparée par les recherches cliniques et expérimentales de Ricord.
Mais celui-ci méconnut sa virulence et sa spécificité, que soutinrent Voillemier et nombre d'autres auteurs. La découverte du *gonocoque* par Neisser,
en 1879, trancha définitivement la question.

Bactériologie. — Le gonocoque affecte l'aspect d'un diplocoque dont
les deux éléments, en forme de grains de café ou de haricots, larges de
0,4 à 0,6 μ, se regardent par leur face concave. Ces éléments se groupent
parfois en amas, mais jamais en chaînettes.

Une gangue muqueuse, difficile à colorer, entoure les diplocoques.

Dans le pus blennorragique, les gonocoques, quelquefois libres, sont le
plus souvent contenus dans les cellules du pus ou dans les cellules épithéliales.

Ils sont facilement teintés par les couleurs basiques d'aniline, mais ne se
colorent pas par la méthode de Gram ; cette particularité permet de distinguer le gonocoque des microbes similaires.

Il existe dans l'urètre humain différents diplocoques assez analogues au
microbe de Neisser. Mais, de ces pseudo-gonocoques, les uns sont colorés
par la méthode de Gram, les autres ne sont jamais inclus dans des cellules (V. BACTÉRIOLOGIE PRATIQUE).

Le gonocoque, aérobie, est difficile à cultiver. Il ne pousse pas sur les
milieux ordinaires. Il lui faut des milieux spéciaux, albumineux, tels que
la gélose de Wertheim, mélange de deux tiers de gélose et d'un tiers de
sérum de sang humain, le sérum de Bumm, sérum de sang humain coagulé,
le bouillon ascite, et la gélose au sang de Bezançon et Griffon. La température optima pour ces cultures est de 36° à 37°. Le gonocoque, dans
les cultures, présente des mouvements d'oscillation et de translation.

Les animaux sont peu sensibles à l'inoculation du gonocoque. Weilander,
Bumm, Bockart, Bokaï ont reproduit la blennorragie en injectant le
microbe dans l'urètre de l'homme.

Christmas a montré qu'il existe dans les cultures de gonocoque une
toxine très nocive pour les animaux de laboratoire, réfractaires au gonocoque. Cette *gonotoxine*, qui reste confinée dans le corps du gonocoque et

ne diffuse que très lentement dans les milieux ambiants, possède les propriétés générales des diastases.

Étiologie. — Pour qu'il y ait blennorragie, il faut que le gonocoque parvienne sur les muqueuses, principalement sur la muqueuse urétrale ou vaginale, car l'urétrite et la vaginite sont les manifestations habituelles de la maladie.

Le coït est le mode ordinaire de la contagion. Les diverses causes auxquelles Ricord attribuait une importance exclusive, fatigues physiques, libations, etc., ne jouent qu'un rôle adjuvant. La blennorragie anale résulte presque toujours de rapports sexuels anormaux.

Il est des cas, rares, il est vrai, où le gonocoque est déposé sur les muqueuses par des mains, des vêtements, des instruments, des objets de toilette souillés de pus à gonocoques. Certains cas de vulvo-vaginite des petites filles résultent de cette contamination. Les conjonctivites blennorragiques de l'adulte sont presque toujours dues à une auto-inoculation.

Quant au nouveau-né, ses conjonctives sont le plus souvent infectées lors de son passage à travers la filière génitale maternelle.

Symptômes. — A) **Complications locales de la blennorragie.** — Le gonocoque reste souvent cantonné dans les organes génito-urinaires. Chez l'homme, l'urètre est sa localisation habituelle; chez la femme, l'urètre, la vulve et le vagin sont d'ordinaire simultanément infectés (V. Urétrite).

Mais le gonocoque progresse souvent soit dans la profondeur, dans les tissus péri-urétraux, soit vers les organes dont la muqueuse est en continuité avec celle de l'urètre et du vagin.

C'est ainsi qu'on observe chez l'homme des balano-posthites, des folliculites et des cavernites, des cowpérites, des prostatites, des épididymites, des déférentites, des urétrites postérieures, des cystites, des pyélo-néphrites, des abcès péri-urétraux et des rétrécissements (V. ces différentes affections).

Chez la femme, l'urétrite peut se compliquer de cystite et de pyélo-néphrite; à la vulvite et à la vaginite s'ajoutent des bartholinites, des métrites, des salpingo-ovarites, des péri-métro-salpingites, etc. Ces complications locales, par propagation de la blennorragie, sont traitées en d'autres articles (V. Cystite, Pyélo-néphrites, etc.).

La conjonctivite, due à une inoculation, et la blennorragie ano-rectale font aussi l'objet d'articles spéciaux (V. Blennorragie oculaire, Conjonctivite, Rectite).

B) **Complications générales de la blennorragie.** — Pendant longtemps, on a considéré la blennorragie comme une maladie toujours locale et incapable de déterminer d'autres complications que l'inflammation des organes en continuité avec l'urètre. En réalité, elle peut, d'infection purement locale, devenir une infection générale. Le gonocoque, d'abord cantonné à l'urètre, au vagin, peut pénétrer dans la circulation sanguine, arriver jusque dans les séreuses, les viscères, les organes des sens, la peau et y pulluler. L'expression la plus fréquente de cette *gonococcémie* est le rhumatisme blennorragique; mais on a cité d'assez nombreux cas d'endocardite, de pleurésie, d'érythèmes, d'abcès, de méningite et d'autres lésions gonococciques.

Lemierre et Faure-Beaulieu ont fait de la gonococcémie une excellente étude d'ensemble.

Les complications générales de la blennorragie ne peuvent guère être dues à la gonotoxine, qui diffuse peu hors du microbe. L'inoculation de cultures filtrées ne cause aucun trouble ; l'inoculation de cultures renfermant des gonocoques morts n'occasionne qu'un peu de fièvre et de courbature. On a attribué ces manifestations générales à des infections secondaires probablement accidentelles. C'est plus vraisemblablement au gonocoque lui-même qu'elles doivent être imputées.

On a, en effet, surpris le microbe de Neisser, dépassant son siège initial et pénétrant dans les vaisseaux sanguins : Wertheim a vu les vésicules séminales thrombosées et, dans les caillots, le gonocoque. A l'autopsie de sujets atteints d'urétrite et de prostatite blennorragiques, on a découvert des phlébites des plexus veineux péri-prostatiques.

Il existe de nombreuses observations de manifestations septico-pyémiques au cours d'une blennorragie, où l'examen du sang a révélé le gonocoque.

Enfin, les cas sont très nombreux, où dans des arthrites, des endocardites, des pleurésies, des lésions cutanées survenues au cours d'une blennorragie, on a trouvé le gonocoque.

L'existence de ce microbe à quelque distance de son point de départ, dans la circulation générale et au niveau des lésions secondaires, montre bien que celles-ci doivent être attribuées aux métastases parties des foyers locaux initiaux.

Toutes les localisations primitives de la blennorragie peuvent être l'origine d'une généralisation, aussi bien la conjonctivite des nouveau-nés et la balanite que l'urétrite et la vaginite. La gonococcémie peut même être provoquée par un cathétérisme au cours de vieilles blennorragies.

Le *rhumatisme blennorragique* est la manifestation presque constante de l'infection générale gonococcique. Il n'y a pas de gonococcémie sans localisations articulaires, ni de localisations articulaires sans gonococcémie.

L'arthralgie en est la minime expression, qui peut s'aggraver jusqu'à l'arthrite purulente. On connaît aussi la localisation de la blennorragie sur les tissus péri-articulaires, tendons, ligaments, bourses séreuses (hygroma blennorragique), gaines synoviales (tendo-vaginite blennorragique) (V. RHUMATISME).

Après le rhumatisme, les métastases les plus fréquentes de la blennorragie sont les *endo-péricardites*. Elles peuvent exister seules ou accompagner le rhumatisme. L'endocardite peut être simple, relativement bénigne, analogue de tous points à l'endocardite rhumatismale ; elle peut être aussi maligne, à forme typhoïde, septicémique ou hémorragique (Anel).

La *myocardite*, consistant en abcès musculaires, accompagne parfois l'endo-péricardite : il existe alors une véritable pancardite.

On a rapporté plusieurs observations indiscutables de *phlébite* blennorragique à forme de phlegmatia alba dolens. L'*artérite* a été également relatée.

La plèvre peut être altérée par le gonocoque. Il se produit le plus souvent une *pleurésie* avec épanchement séro-purulent ou séro-hémorragique, où se trouve le gonocoque.

Parmi les manifestations pulmonaires, il faut citer la *pneumonie*, évoluant comme la pneumonie franche : le gonocoque existe dans les crachats et dans le sang. D'autres fois, au cours de véritables pyohémies, se produisent des foyers de broncho-pneumonie ou de congestion, des infarctus pulmonaires.

Les reins sont toujours altérés dans la gonococcémie : on y note toujours de l'*albuminurie*. On peut aussi trouver à l'autopsie des *abcès rénaux* à gonocoques.

On connaît des *myosites* suppurées, dues sans conteste au gonocoque.

La gonococcémie peut aussi déterminer des lésions oculaires : *iritis, iridocyclite, dacryoadénite, ténonite, rétinite*. Mais la plus intéressante est la *conjonctivite*, caractérisée par une rougeur de la conjonctive et une sécrétion catarrhale abondante sans gonocoque. Toutes ces complications oculaires peuvent aboutir à la *panophtalmie* (V. BLENNORRAGIE OCULAIRE).

La peau elle-même est assez souvent altérée. On a observé des *érythèmes* en général *scarlatiniformes*, des *érythèmes polymorphes et noueux* typiques, des *éruptions vésiculo-pustuleuses*, du *purpura*, des *cornes cutanées*. Quelques érythèmes noueux ont abouti à la suppuration, et, dans le pus, on a trouvé le gonocoque, qu'Audry a même décelé dans les éléments non suppurés; on a trouvé également ce microbe dans les éruptions vésico-pustuleuses (Paulsen), et dans le sang au cours d'un purpura (Achard).

Les endocardites gonococciques peuvent partir des embolies cutanées, qui déterminent une ecchymose garnie d'une pustule en son centre.

Quant aux cornes cutanées, elles accompagnent d'ordinaire des infections graves avec arthrites multiples ou relèvent d'une myélopathie.

Parmi les manifestations cutanées de la gonococcémie, il ne faut pas ranger les panaris et les ulcérations à gonocoques dues, non à des métastases, mais à des inoculations directes.

Dans le tissu cellulaire sous-cutané ou inter-musculaire, se forment parfois des *abcès*, uniques ou multiples. La plupart d'entre eux sont péri-articulaires et contribuent aux grosses déformations qui accompagnent l'arthrite aiguë des genoux, des coudes, des poignets, etc. L'abcès peut progresser et affecter l'aspect d'un véritable phlegmon diffus : cependant, dans ce cas, le pus n'existe qu'en un point limité; tout autour, les tissus sont infiltrés par une sérosité louche qui contient le gonocoque.

On a noté aussi des *périchondrites*, surtout costales, dans le pus desquelles existait le gonocoque, et des *périostites*, surtout fréquentes au pied : la *talalgie blennorragique*, bien étudiée par L. Jacquet, est une périostite du calcanéum.

Les complications nerveuses consistent en *névrites*, sciatiques, le plus souvent; en *myélites aiguës*, accompagnées de paraplégie, au cours d'arthrites intenses et d'infection grave; en *méningites*, en petits foyers d'encéphalite.

La *parotidite* enfin, non suppurée, a été signalée dans la gonococcémie.

Formes. — Telles sont les nombreuses manifestations de la gonococcémie. Dans son ensemble, celle-ci peut, d'après Lemierre et Faure-Beaulieu, se présenter sous deux formes, une forme grave et une forme légère.

a) *Forme grave.* — Le début de cette forme est parfois traînant : pendant deux ou trois semaines, le malade maigrit, frissonne, souffre d'un malaise général, jusqu'au jour où se produit un accident articulaire, pulmonaire, qui l'oblige à garder le lit.

D'autres fois, cette période est plus courte, les signes généraux sont plus intenses; un lumbago, des douleurs erratiques dans les membres s'y ajoutent; bientôt la température atteint 40°. Cependant, l'écoulement s'arrête; dans d'autres cas, il reparaît, après s'être tari; on peut aussi constater une inflammation locale intense, la rougeur de la verge, la tuméfaction du méat.

Dans les premiers jours de la période d'état, le tableau clinique simule souvent celui de la fièvre typhoïde : la fièvre se maintient élevée, la rate est grosse, le ventre ballonné, on perçoit du gargouillement dans la fosse iliaque droite.

Enfin l'infection se localise, le plus souvent sur les articulations; toutes les jointures peuvent être atteintes, même celles du rachis; les troubles articulaires, parfois très précoces, associés aux symptômes généraux, font parfois penser à une ostéomyélite aiguë.

En même temps, se produisent souvent des lésions endocarditiques, que révèlent un assourdissement des claquements valvulaires ou des souffles : des érythèmes scarlatiniformes, polymorphes, etc., peuvent s'y ajouter.

Cette forme grave de la gonococcémie évolue de différentes façons. Tantôt, au bout de quelques jours, les phénomènes généraux s'apaisent, les symptômes articulaires dominent la scène et finissent par aboutir, sans suppuration, à l'ankylose, qu'accompagne l'atrophie des muscles voisins : mais les arthrites peuvent aussi suppurer.

Tantôt, c'est jusqu'à la mort le grand tableau de la pyohémie ; des lésions cardiaques, des pleurésies, des myosites, des abcès du tissu cellulaire se produisent; la fièvre procède par grands accès accompagnés de frissons; l'albuminurie est constante; le faciès terreux, ictérique ou subictérique, la langue sèche, l'aspect d'un typhique, le malade finit par succomber en 8, 15, 20 jours, parfois seulement au bout d'un mois et demi.

On trouve, à l'autopsie, des arthrites suppurées, des phlegmons péri-articulaires, des lésions de l'endocarde et du péricarde, des abcès myocardiques, des épanchements séro-purulents, des infarctus pulmonaires et rénaux, une rate volumineuse, un foie infectieux.

Tantôt enfin, la gonococcémie tire sa gravité d'une de ses localisations. Une endocardite aiguë domine la scène. On constate des palpitations, de l'arythmie, un souffle d'insuffisance aortique, plus rarement d'insuffisance mitrale; le malade succombe, au bout d'un temps variable, à une embolie artérielle. Mais l'endocardite peut s'organiser et devenir chronique. La mort peut aussi résulter d'une myélite aiguë, d'une artérite.

b) *Formes légères.* — La forme légère de la gonococcémie est beaucoup plus fréquente que la forme grave. Elle se manifeste, en général, sous les divers aspects du rhumatisme blennorragique (V. RHUMATISME).

Elle peut aussi se borner à une pleurésie, quelques éruptions cutanées, un phlegmon. Les phénomènes généraux sont alors réduits au minimum, et les phénomènes locaux ne présentent pas, par eux-mêmes, une réelle gravité : cependant les arthrites peuvent compromettre le fonctionnement d'un membre.

Diagnostic. — On voit qu'aucun des tableaux de la gonococcémie ne se présente avec une allure caractéristique. Le diagnostic en est facile, quand les troubles généraux ou locaux sont manifestement consécutifs à une lésion blennorragique. Mais la gonococcémie peut accompagner une simple goutte militaire, et même précéder l'écoulement urétral. Il faut alors, comme dans toute pyrexie d'origine inconnue, pratiquer de parti pris l'examen bactériologique du sang, qui, la plupart du temps, mettra le gonocoque en évidence.

Traitement. — Le traitement de la blennorragie varie selon que l'infection atteint l'homme ou la femme.

I. — **Chez l'homme.** — On peut tenter chez l'homme un **traitement abortif.** Cela n'est possible que tout à fait au début, quand l'écoulement, simplement séreux et peu abondant, ne s'accompagne ni de douleurs, ni de tuméfaction, des parois urétrales. Cette étape très éphémère ne s'étend pas au delà de 24 à 36 heures.

On peut employer deux procédés de traitement :

a) *L'injection unique* (Diday). — A l'aide d'une seringue en verre dont le bec est un peu long ; on injecte, dans l'urètre antérieur 5 à 10 cm³ d'une solution de nitrate d'argent à 0 gr. 75 ou 1 gr. pour 100. La solution doit être gardée dans le canal pendant 5 minutes, et l'on fera promener le liquide par des pressions successives, sur toute la surface de la muqueuse urétrale. Le malade ne doit uriner qu'au bout d'un quart d'heure. Une à deux heures après l'opération, une urétrite d'origine thérapeutique se déclare, puis tout écoulement disparaît en 24 heures ou 36 heures si la tentative d'abortion a réussi.

b) *Les grands lavages répétés* (Janet). — On se sert d'un bock contenant 1 litre et demi à 2 litres, que l'on remplit d'une solution de permanganate de potasse à 1 gr. pour 2, 3 ou 4 litres d'eau, suivant le moment de l'urétrite. On le suspend à 0 m. 50 ou 0 m. 70 au-dessus du niveau de l'urètre malade et l'on fait communiquer le bock par un tube de caoutchouc avec une canule en verre ou en métal.

Le malade doit être étendu ou assis au bord d'une chaise.

On introduit la canule dans l'orifice urétral, en maintenant la verge légèrement tirée en avant. Le liquide de l'injection parcourt tout le canal jusqu'à l'urètre profond et revient au méat en passant entre la canule et les parois de l'urètre.

Il faut répéter ce lavage deux fois en 24 heures pendant les deux premiers jours et une seule fois pendant les jours suivants. A partir du quatrième jour, on peut attendre l'apparition de l'écoulement, pour renouveler l'injection. Il faut continuer jusqu'à ce que les gonocoques aient disparu; il est prudent de pratiquer un dernier lavage 24 heures après qu'on a constaté ce fait.

Ce traitement par les grands lavages diminue la durée de la blennorragie, mais ne la fait pas véritablement avorter, puisqu'il faut le pratiquer pendant une semaine en cas de réussite et souvent pendant plus longtemps.

Traitement curatif. — a) *Méthode classique.* — C'est encore un traitement local, car les substances ingérées ne sont efficaces que parce qu'elles sont éliminées par l'urine et agissent ainsi sur les parois urétrales. Diday conseille de laisser l'écoulement s'effectuer pendant 15 à 30 ou 40 jours; pendant ce temps, on se borne à une médication symptomatique contre la douleur et les troubles fonctionnels et à une hygiène sévère.

À la période de déclin, caractérisée par l'absence de toute douleur et par un écoulement blanc, filant à 1 centimètre au moins quand on écarte les doigts en en tenant une goutte, l'intervention thérapeutique est indiquée : on administre du *copahu* à la dose de 5 à 20 gr. par jour en capsules, pilules ou opiat :

Copahu.	20 grammes.
Cubèbe pulvérisé	50 —
Cachou pulvérisé	10 —
Essence de menthe.	XV gouttes.

Si l'écoulement reste stationnaire, il faut varier les médicaments, changer les préparations balsamiques et employer les injections astringentes qui ne sont qu'un adjuvant de celles-ci.

b) *Méthode des grands lavages.* — L'instrumentation est la même que pour le traitement abortif.

Les lavages doivent être entrepris à la période de déclin (Janet, Noguès). Ils seront bi-quotidiens tant que l'écoulement restera purulent, quotidiens dès que l'amélioration se sera produite. On les continuera tous les jours jusqu'à ce que les gonocoques aient disparu et même tant que persistera le moindre suintement.

Au début de l'infection, la plupart des partisans de cette méthode conseillent de ne laver que l'urètre antérieur. Cependant, d'après Noguès, on doit, même au début, laver les deux urètres.

Quand la blennorragie est confirmée, il faut étendre l'intervention à tout le canal. Après avoir lavé l'urètre antérieur, on augmente la pression en élevant le bock jusqu'à 1 m. 50 : sous cette pression le liquide pénètre dans l'urètre profond et la vessie, si l'on a soin d'obturer le méat en l'appliquant exactement sur la canule conique.

Dès que le malade éprouve le besoin d'uriner, on retire la canule, et le besoin est satisfait : le liquide au lavage sort, entraînant avec lui les produits de sécrétion.

Dans un même lavage, on répète l'opération trois fois environ.

c) Dès le début de la blennorragie, Augagneur et Carle conseillent des *balsamiques* : copahu, cubèbe, santal :

Copahu	50 grammes.
Sirop diacode	30 —
Eau distillée de fleurs d'oranger.	50 —

Trois à six cuillerées à soupe par jour.

ou :

Copahu.	1 gramme.
Cubèbe	2 grammes.
Essence de menthe.	1 goutte.

8 à 10 par jour.

ou :

Copahu pur	50 grammes.
Cubèbe en poudre	30 —
Cachou pulvérisé	ãã 5 —
Magnésie calcinée	
Essence de menthe	V gouttes.

2 à 4 cuillerées à café par jour, à prendre dans une feuille de pain azyme ;

ou santal en capsules de 0 gr. 40 à 0 gr. 50 par dose, à la dose de 5 à 8 gr. par jour.

En même temps, ils prescrivent des *injections antiseptiques* :

Résorcine	1 à 2 p. 100
Permanganate de potasse	0,20 à 1 p. 1000
Sublimé	1 p. 2000 à 1 p. 5000

On pratique environ trois injections par jour d'une solution antiseptique (résorcine de préférence), injections limitées à l'urètre antérieur.

Ce traitement est maintenu pendant 10 à 12 jours. En général, la douleur disparaît à ce moment. Augagneur et Carle conseillent alors de remplacer le copahu par le santal à la dose de 5 ou 6 capsules par jour et de pratiquer des *injections astringentes* au lieu des injections antiseptiques :

Sulfate de zinc	0,50 à 1 p. 100
Sulfate de cuivre	0,15 à 0,75 —
Alun	1 —
Tannin	1 à 5 —
Acétate de plomb	1 à 2 —
Sous-nitrate de bismuth	3 à 5 —

Si, après une semaine environ de cette nouvelle médication, la guérison totale n'est pas obtenue, on revient pour 4 ou 5 jours au copahu dont la nouvelle intervention est d'ordinaire héroïque.

d) ***Autre méthode***. — Le Fur, avec tant d'autres, condamne le traitement exclusif par les balsamiques et celui par les injections : le premier localiserait l'injection au fond des glandes et, en outre, congestionnerait les reins et l'estomac ; le second provoquerait de nombreuses complications (urétrite postérieure) prostatite, épididymite, etc., et déterminerait des lésions de la muqueuse, amorces de futurs rétrécissements cicatriciels.

Le traitement de l'urétrite blennorragique comprend, d'après Le Fur, trois périodes :

1° *Pendant la période aiguë gonococcique*, à part les cas rares où la réaction est assez vive pour empêcher tout traitement local, et nécessiter le traitement calmant (bains, tisanes diurétiques), on prescrit, dès le début, des lavages de l'urètre, suivant la méthode de Janet, faits à basse pression et avec des solutions faibles de *permanganate de potasse* de (1/8000 à 1/4000).

On fait chaque jour deux *lavages de l'urètre antérieur* pendant les 10 ou 15 premiers jours.

2° *Pendant la période subaiguë et chronique*, il faut associer le *massage de la prostate* au *lavage des deux urètres*, l'infection de l'urètre postérieur et de la prostate étant pour ainsi dire constante à ce moment.

Il n'y a pas intérêt à prolonger trop longtemps l'emploi des lavages. Dès que les gonocoques ont disparu de l'écoulement et pendant la période des infections secondaires, on emploie des *instillations de protargol* ou *d'argyrol* à 3, 5 et 10 pour 100, seules d'abord, puis combinées avec la *dilatation*.

Il faut, d'après Le Fur, *associer de bonne heure aux lavages la dilatation*, soit avec les béniqués ordinaires, dont le passage est suivi d'un lavage des deux urètres, soit avec les dilatateurs de Kollmann modifiés par Franck, on atteindra toujours à des dilatations élevées : 50 à 55 de la filière Charrière avec l'instrument de Kollmann et 60 avec le béniqué.

Il est absolument nécessaire de désinfecter soigneusement tout l'appareil glandulaire urétral, et, quand l'urètre postérieur est pris, de traiter la prostate par des massages suivis de lavages d'abord, d'instillations ensuite, hautes dilatations, électrisation.

Ces manœuvres sont indispensables, d'après Le Fur, pour que la guérison spontanée ou médicale de la blennorragie soit réelle : quand la goutte purulente a disparu, l'infection peut encore être latente et cachée dans le fond des culs-de-sac glandulaires et devenir la source de complications à date plus ou moins rapprochée.

Quand, malgré le traitement précédent employé pendant deux ou trois semaines au plus, le gonocoque n'a pas disparu des sécrétions urétrales ou quand surviennent des récidives fréquentes, c'est qu'il existe une *complication* ou une anomalie de conformations qu'il faut traiter.

Les **complications** de la blennorragie chez l'homme nécessitent un traitement spécial.

Les *follicules* et *abcès glandulaires* sont combattus par les hautes dilatations accompagnées de lavages antiseptiques ou d'instillations, par les massages sur béniqué (Le Fur), par les pansements humides à demeure dans le canal (Motz).

Quand les folliculites donnent naissance à des *abcès péri-urétraux*, il faut désinfecter le canal pendant quelques jours par des lavages faibles au permanganate et tenter ensuite la dilatation, quand bien même le gonocoque n'aurait pas encore complètement disparu des sécrétions urétrales, ces abcès, vrais repaires microbiens, étant en outre très souvent le point de départ d'une sclérose péri-urétrale qui s'oppose à la pénétration efficace des lavages.

Les *abcès* ou *fistules du frein*, causes constantes de réinoculation, seront traités par des cautérisations de toute leur surface avec une solution forte de permanganate de potasse à 1 ou 2 pour 100 ou de nitrate d'argent à 8 pour 100.

Si la suppuration persiste, il faut débrider la fistule et la cautériser au galvanocautère.

Dans les *rétrécissements urétraux anciens*, les hautes dilatations s'imposent.

Le traitement des *prostatites aiguës, subaiguës et chroniques* de la *cystite* de *l'orchi-épididymite*, du *rhumatisme blennorragique*, de la *conjonctivite gonococcique* est exposé dans des articles spéciaux.

II.   **Chez la femme.**   Ici, la blennorragie est surtout une vulvo-vaginite presque toujours compliquée d'urétrite.

Le traitement de la *vulvo-vaginite aiguë* ou *chronique* fera l'objet d'un article spécial. Contre l'*urétrite aiguë*, on prescrira, tant qu'il y aura des douleurs à la miction, de boire, aux repas et entre les repas, une tisane de décoction de graines de lin coupée de moitié de lait. Dès que les douleurs auront disparu, on pourra recourir, comme chez l'homme, aux divers balsamiques.

L'*urétrite chronique* nécessite des soins spéciaux. On peut, d'après A. Sidney, recourir à trois procédés :

1° *Injections urétrales* au permanganate de potasse ou au sublimé : injecter chaque jour dans l'urètre 10 cm³ d'une solution de permanganate ou de sublimé à 5 centigr. par 200 gr., à la température de 40° environ. Si l'injection est bien supportée, on peut élever la dose à 10, 15, 20 et même 25 centigr. par 200 gr.

Dès que le canal ne suintera plus, on suspendra les injections, mais l'on ne fera boire cependant que du lait pendant une quinzaine de jours encore.

2° *Suppositoires.* — On doit employer les suppositoires quand l'urétrite a résisté aux injections. On se sert de crayons au sublimé :

Sublimé	0 gr. 002 à 0 gr. 006
Beurre de cacao	Q. S.
Pour un crayon.	(MARTINEAU.)

ou de bougies iodo-tanniques, les unes et les autres d'une longueur de 2 centimètres et du calibre 12 de la filière Charrière. On en appliquera une tous les jours ou tous les deux jours, en garnissant la vulve pour éviter de souiller le linge.

3° *Écouvillonnage du canal.* — Ce procédé ne doit être employé que dans les cas tout à fait rebelles. On enroule autour d'une petite baguette de verre une mince couche de coton hydrophile trempée dans une solution de nitrate d'argent à 1,15 ou 1,20, ou de chlorure de zinc à 1/20; on introduit cet écouvillon dans l'urètre en lui imprimant des mouvements de va-et-vient et de rotation. Un écoulement jaune plus ou moins abondant se produit et dure 3 ou 4 jours. Si le suintement persiste, on renouvelle l'opération tous les 3 ou 4 jours.

Les *follicules vulvaires*, la *bartholinite*, l'*endo-métrite cervicale* ou *totale*, l'*ovaro-salpingite* et la *pelvi-péritonite* nécessitent des soins qui seront exposés à propos de chacune de ces affections.

Traitement adjuvant. — La blennorragie de l'homme comme celle de la femme comporte aussi un traitement adjuvant.

On combattra la constipation, qui favorise la congestion des organes du petit bassin, par des laxatifs légers (magnésie, citrate de magnésie, cascara, cascarine, etc.). Le malade prendra, tous les jours au début, puis tous les deux ou trois jours, de grands bains simples ou alcalins. Il fera des lavages fréquents de la verge avec une solution faible de sublimé et recouvrira en permanence le méat avec un petit tampon d'ouate.

Si les mictions sont douloureuses, l'homme urinera, la verge plongée dans un verre d'eau froide.

Contre les érections nocturnes, on prescrira de grands bains, des enveloppements froids de la verge, et, à l'intérieur, du camphre associé à l'extrait thébaïque :

> Camphre . . . . 0 gr. 10
> Extrait thébaïque . . . . 0 gr. 01
> Pour une pilule, quatre ou cinq pilules par jour.

ou du lupulin :

> Lupulin . . . . ⎫ ā 2 grammes.
> Sucre en poudre . . . . ⎭
> Pour un paquet.

ou de l'antipyrine : 1 à 2 gr. dans 10 à 150 gr. d'eau additionnée de XX gouttes de laudanum de Sydenham, par un lavement chaud, pris le soir et gardé; ou du bromure de potassium, en potion prise par cuillerées à soupe, le soir et dans la nuit :

> Bromure de potassium . . . . 2 grammes.
> Eau de laurier-cerise . . . . 10 —
> Sirop de morphine . . . . 50 —
> Eau de tilleul . . . . 100 —

Le *régime alimentaire* ne comporte que peu de proscriptions : le malade s'abstiendra de mets épicés, gibier, charcuterie, huîtres, poissons de mer, truffes, asperges, céleri, fromages fermentés, de café, thé, vin pur, liqueurs et bière. Le lait et l'eau seront les boissons recommandées.

Prophylaxie. — La blennorragie n'est pas, comme on le croit encore communément, une affection bénigne et presque dérisoire. Elle est grave, car elle occasionne souvent des désordres locaux très tenaces, quelquefois des infections générales mortelles et, par les contaminations conjugales, compromet la santé et la fécondité de nombreuses femmes, et, par suite, l'avenir de la race. Comme la syphilis, la tuberculose, l'alcoolisme, la blennorragie est un danger social.

Il faut donc apprendre au public les dangers des maladies vénériennes. Le théâtre, la littérature y ont déjà tâché; mais leurs moyens d'action sont encore trop restreints; c'est par des conférences faites dans tous les milieux de la société, dans toutes les agglomérations ouvrières, militaires, etc., et peut-être même dans les classes les plus élevées, qu'on fera connaître la gravité de la syphilis et de la blennorragie, la nécessité de les soigner, les moyens de les éviter.

Une réglementation de la prostitution, humanitaire et légale, où le médecin interviendra plus que le policier, diminuera grandement le nombre des contaminations.

Des consultations hospitalières accessibles à tous, faites avec toute la discrétion possible, attireront les malades, qui pourront s'y guérir et s'y instruire des moyens prophylactiques.

Mais c'est au point de vue familial que la prophylaxie est le plus utile et le plus facile. Combien d'hommes se marient sans être guéris d'une vieille gonorrhée, à laquelle ils n'attachent pas d'importance, et qui contaminent inconsciemment leur femme! De là, des vaginites légères, suivies de métrites et de pelvi-péritonites. Il est probable qu'un certain nombre d'avortements et de pelvi-péritonites dites balistiques, du début du mariage, sont dus à une contamination de la femme par une blennorragie mal guérie. Les médecins insistent avec raison sur les précautions dont on doit entourer le mariage des syphilitiques: ils ont tort d'être plus tolérants envers la blennorragie. Un homme, dit J. Renault, ne devrait pas plus se marier avec des gonocoques dans l'urètre, qu'avec des plaques muqueuses dans la bouche. C'est aux médecins à répandre ces simples notions de prophylaxie.

La **prophylaxie individuelle** n'est pas illusoire. L'emploi du condom est encore le meilleur procédé préventif. A son défaut on pourra recourir aux moyens suivants :

De nombreux auteurs recommandent de faire le plus tôt possible après les rapports une injection dans l'urètre antérieur avec une solution de permanganate de potasse à 1 pour 10 000 (Guiard) ou de protargol à 1 pour 25 (Werlander). Mais, d'après Guyon, ces injections ne sont pas exemptes de péril.

On a conseillé des *instillations* dans la fosse naviculaire de solutions de protargol à 1/15 dans l'eau ou la glycérine (Zeissel), d'albargine à 1 20 (Tandeler), de nitrate d'argent à 1 50 (Crédé, Lesser).

On peut aussi se servir de pommades antiseptiques, analogues aux préparations précédentes, mais où la vaseline sert d'excipient.

Les précautions suivantes sont, d'après Tansart, souvent utiles et exemptes de dangers :

a) Aussitôt après le coït, pratiquer une minutieuse toilette extérieure à l'aide de solution ou de savons antiseptiques : sublimé, protargol, oxycyanure de mercure, permanganate de potasse.

b) Instiller ensuite, à l'aide d'un compte-gouttes, dans les 2 ou 5 premiers centimètres de l'urètre, une solution de protargol à 1 pour 50 et même à 1 pour 100.   *FERNAND TRÉMOLIÈRES.*

BLENNORRAGIE OCULAIRE. — **Conjonctivite gonococcique par infection exogène.** — Due à l'inoculation locale du gonocoque. Très fréquente chez les nouveau-nés dont les mères sont atteintes de vaginite blennorragique (V. CONJONCTIVITE) et les adultes atteints d'urétrite blennorragique. Le contage se fait habituellement chez les nouveau-nés au moment de la naissance par le contact des mucosités vaginales infectées avec les paupières, ou bien exceptionnellement par des linges souillés ou par toute autre voie indirecte.

Les adultes s'infectent en touchant l'œil avec le doigt, du linge, une serviette contaminée par le pus de leur urétrite blennorragique ou de celle d'un autre malade. Et, à ce dernier point de vue, il faut signaler les dangers que fait courir à l'enfant et à ceux qui la soignent la *vulvo-vaginite des petites filles*. Si la nature gonococcique constante de cette vulvite a été contestée, il faut bien reconnaître que l'origine blennorragique est la plus fréquente.

Description. — Dans un délai variant de quelques heures à quelques jours après la contamination, rarement après le cinquième jour de la naissance chez les nouveau-nés, les symptômes d'une conjonctivite subaiguë se déclarent : larmoiement, hyperémie de la conjonctive bulbaire ; puis la conjonctive palpébrale s'épaissit, s'infiltre, devient tomenteuse, très rouge ; elle est traversée par des sillons profonds. Les paupières supérieures sont rouges, gonflées, œdémateuses, et, dans les cas très graves, elles sont assez grosses pour surplomber en quelque sorte les paupières inférieures et ne pas pouvoir être retournées. En les soulevant on voit sourdre un liquide séreux, jaune citron, un peu sanguinolent : ce liquide ne tarde pas à devenir franchement purulent. A ce moment l'aspect est celui d'une inflammation d'origine infectieuse grave. C'est à ce moment que la cornée court les plus grands risques,

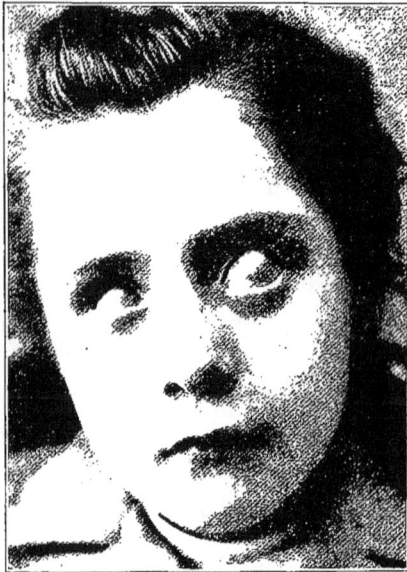

Fig. 289. — Cornées leucomateuses à la suite de conjonctivite des nouveau-nés. OEil gauche atteint de processus hydrophtalmique.

surtout si un traitement bien approprié n'est pas institué. Lorsque la cornée se prend, elle s'infiltre, s'ulcère et peut se perforer. Cette perforation entraîne les désordres les plus graves, et la réparation ne pourra se faire qu'avec des enclavements iriens ou avec des cornées staphylomateuses ou leucomateuses, et, dans ces cas, la vision est très compromise, lorsque la cécité n'est pas absolue et irrémédiable (fig. 289).

Si, d'une façon générale, cette conjonctivite est très grave et revêt souvent la forme que je viens de décrire, on devra se rappeler que dans certains cas la forme peut être différente et les symptômes d'une grande bénignité, apparente du moins, car on peut toujours craindre une évolution différente, et, dans ces cas bénins, l'examen microscopique devient nécessaire. Entre ces deux formes extrêmes on rencontre de nombreux types cliniques intermédiaires, parmi lesquels je mentionne une forme toute particulière, la forme pseudo-membraneuse.

Le ganglion préauriculaire est souvent engorgé : il y a en outre de la fièvre et des douleurs oculaires.

Diagnostic. — L'examen bactériologique donne seul la certitude. En l'absence de cet examen, on aura pour se guider l'époque du début chez les nouveau-nés, c'est-à-dire le 4ᵉ ou le 5ᵉ jour. Les adultes sont le plus souvent des jeunes gens ayant l'âge de l'activité génésique. Chez ces derniers elle est d'abord unilatérale et habituellement à droite, l'inoculation se faisant par la main droite.

Le **pronostic** est grave ; aussi, dès le début des accidents, doit-on tout de suite instituer le traitement, qui est en général suivi de bons résultats.

Traitement. — Le traitement prophylactique est d'une grande importance. On préviendra l'adulte atteint d'urétrite des précautions qu'il aura à prendre. La conjonctivite gonococcique des nouveau-nés fait peu de victimes, lorsque l'accouchement est fait avec toutes les précautions d'asepsie ou d'antisepsie recommandées en obstétrique, et si les yeux de l'enfant sont surveillés pendant les premiers jours. Aussi comprend-on quelle imprudence il y a à envoyer les enfants en nourrice aussitôt après leur naissance. Dès que l'enfant est né, et même avant la ligature du cordon qu'on ne doit pas se hâter de faire sous peine de priver l'enfant d'une quantité de sang dont il tirera profit, on lavera les yeux. Tout aura été disposé pour cela à l'avance, afin de ne pas perdre de temps. Ce premier lavage, lavage abondant, sera fait avec de l'eau bouillie chaude et légèrement savonneuse. On se servira d'ouate hydrophile. Les paupières étant ainsi bien nettoyées et débarrassées des matières grasses, le cordon est coupé et l'on fait un second lavage très méticuleux des paupières et des conjonctives avec de larges tampons d'ouate hydrophile imbibés d'eau bouillie tiède; puis on fait une instillation d'une solution de nitrate d'argent à 2 pour 100 (Pinard).

S'abstenir de solutions de sublimé.

On aura soin de bien laver le bord des paupières; puis celles-ci, doucement écartées, on fera couler sur l'œil un peu de la solution. Pendant le bain qui va être donné à l'enfant on évitera soigneusement que l'eau de ce bain soit en contact avec la face.

Les yeux seront ensuite surveillés pendant au moins cinq à six jours, une dizaine de jours si possible, et l'enfant pourra partir en nourrice lorsque, ce délai passé, on a lieu de croire qu'il est à l'abri de tout danger.

Lorsque la conjonctivite apparaît, le traitement doit être appliqué sans retard. Il va sans dire que chaque fois que cela sera possible l'enfant sera confié aux soins d'un ophtalmologiste.

Loin des grands centres, à la campagne surtout, les examens microscopiques ne sont pas toujours pratiques et, en face d'une conjonctivite soupçonnée gonococcique, cet examen, qui donne la certitude du diagnostic, ne sera pas fait ou ne pourra pas l'être.

Quoi qu'il en soit, l'œil malade sera lavé plusieurs fois par jour, très souvent, avec les deux solutions suivantes qu'on alternera :

1° Oxycyanure d'hydrargyre.	20 centigr.
Eau stérilisée	1 litre.
2° Permanganate de potasse	25 centigr.
Eau stérilisée	1 litre.

Employer ces solutions tièdes.

Ces irrigations oculaires seront faites abondamment soit avec de gros tampons d'ouate trempés dans ces solutions, ou mieux avec une canule en verre en ayant soin que le récipient qui l'alimente soit peu élevé.

Si les phénomènes réactionnels sont intenses on appliquera sur les paupières des rondelles d'ouate hydrophile, ou des compresses de lin imbibées de la solution froide suivante :

Borate de soude.	10 grammes.
Eau stérilisée	1 litre.

Il est difficile pour les cautérisations au nitrate d'argent de préciser le titre de la solution (1 à 2,50 pour 100) et le nombre des cautérisations. C'est affaire de tact : cela dépend du degré de gravité de l'affection. Le praticien doit savoir que l'abus des cautérisations peut avoir les pires conséquences ; on les fera donc avec circonspection et en suivant attentivement l'évolution de la maladie.

Les cautérisations seront faites au début avec la solution suivante :

Nitrate d'argent	50 centigr.
Eau stérilisée	20 grammes.

Se servir d'un pinceau d'ouate hydrophile et neutraliser ensuite avec de l'eau salée.

Deux fois par jour on instillera quelques gouttes d'un collyre à l'argyrol. Collyre :

Argyrol	1 gramme.
Eau stérilisée	10 grammes.

Et le soir on introduira entre les paupières un peu de pommade à l'argyrol :

Argyrol	1 gramme.
Vaseline. . . . .)	
Lanoline. . . . . (	ãã 5 grammes.

Conjonctivite par infection endogène. — Conjonctivite blennorragique métastasique, spontanée. Conjonctivite séro-vasculaire. —

C'est une conjonctivite blennorragique ou mieux une inflammation du tissu connectif conjonctival épibulbaire (muqueuse, sous-muqueuse et épisclère ne pouvant évoluer que chez un malade atteint de blennorragie, alors que l'autre conjonctivite, celle par contagion, résulte d'une contagion locale, accidentelle et pouvant survenir chez un individu non blennorragique. Autant la conjonctivite par contagion revêt une allure grave, se traduit par une inflammation intense, une sécrétion abondante qui en fait le prototype de la conjonctivite purulente, s'accompagne de phénomènes réactionnels intenses (douleurs, photophobie, blépharospasme, larmoiement) et menace la vision par les complications cornéennes, autant la conjonctivite métastatique est sobre d'allure, de réactions ; elle est en outre d'un pronostic bénin. L'œil est rouge, plus ou moins hyperémié ; la conjonctive bulbaire, légèrement soulevée par un chémosis séreux, ne donne pas de sécrétion. L'œil est largement ouvert, non photophobe, non douloureux. Cet état dure de 10 à 20 jours, puis disparaît sans laisser de trace. La vision reste bonne. La cornée n'est jamais atteinte sérieusement ; on peut y constater des phlyctènes.

Cette conjonctivite provient de l'infection endogène blennorragique, au même titre que les autres manifestations blennorragiques (arthrite, névrites) comprises sous le nom de rhumatisme blennorragique, aussi cette relation avec le rhumatisme blennorragique nous explique-t-elle la marche de cette conjonctivite qui précède les autres manifestations de ce rhumatisme spécial (détermination gonococcique sur les articulations ou les gaines tendineuses), ou leur succède, ou leur est contemporaine.

Elle a la mobilité de l'arthrite rhumatismale, elle passe d'un œil à l'autre, guérit, puis récidive.

En général, les examens bactériologiques ont montré l'absence des gonocoques sur les conjonctives, exceptionnellement on les a trouvés, comme d'ailleurs dans les arthrites, associés aux staphylocoques, et dès lors on pourrait admettre que l'infection gonorrhéique a préparé l'infection staphylococcique, qui, elle, à son tour, interviendrait dans la genèse de la conjonctivite.

En l'absence de gonocoques on peut admettre le rôle d'une toxine gonococcique. Ce n'est qu'une hypothèse.

Le pronostic est bénin, à condition que l'ophtalmie blennorragique reste cantonnée à la conjonctive.

On se bornera à des lotions chaudes avec la solution boratée :

        Borate de soude. . . . .   5 grammes.
        Eau de laurier-cerise   10   —
        Eau stérilisée.   500   —

Ou avec :

        Acide salicylique . . . .   50 centigr.
        Acide borique. . . . .   20 grammes.
        Eau stérilisée.   500   —

Couper avec moitié eau bouillie chaude au moment de s'en servir.

Iritis. — L'iritis évoluant pendant le cours d'une blennorragie ou chez un blennorragique récent ou ancien atteint de synovites, d'arthropathies, d'orchite, de conjonctivite purulente ou autres accidents rattachés à la même origine, est considérée elle-même comme étant de nature blennorragique, et comparable à l'iritis ou irido-cyclite infectieuse d'origine urétro-vésicale. Mais cette identité de nature entre le virus blennorragique et les accidents oculaires comme les accidents arthropathiques n'est pas démontrée, pas plus d'ailleurs qu'elle n'est démontrée pour une autre complication oculaire de la blennorragie, la conjonctivite blennorragique par infection endogène, métastatique. Ne voyons-nous pas, en effet, l'infection blennorragique déterminer des iritis à récidives très fréquentes chez les malades atteints autrefois d'iritis arthritique ou rhumatismale! Il est donc logique de penser, en face des formes si variées de l'iritis blennorragique et en l'absence de preuves bactériologiques dénonçant le gonocoque comme agent de l'infection, que la blennorragie agit soit en réveillant une ancienne infection, soit en développant une infection par des microbes non spécifiques.

L'iritis ne coïncide pas toujours avec d'autres accidents dits blennorragiques, telles les arthropathies qui la précèdent souvent.

Elle apparaît sous des formes variées : forme plastique, iritis séreuse, uvéite ou lymphangite, et parfois dépôt de sang ou de pus (hypohémie, hypopyon) dans la chambre antérieure, et s'accompagne habituellement de symptômes subjectifs intenses (douleur, larmoiement, photophobie).

Elle apparaît rarement à la période aiguë de l'infection urétrale, le plus souvent à la période chronique.

En dehors du traitement blennorragique on instituera un traitement contre l'état arthritique ou rhumatismal, surtout si avant la blennorragie le malade a déjà été atteint d'iritis. Les instillations d'atropine, en surveillant le tonus de l'œil, et les injections de pilocarpine formeront la base du traitement oculaire.

Dacryadénite. — Complication métastatique de l'infection blennorragique. Elle s'annonce par des douleurs orbitaires qui s'irradient au front, puis apparaissent le gonflement de la paupière supérieure et du chémosis à la partie externe de la conjonctive bulbaire. Le globe est dévié en dedans, les mouvements d'abduction sont douloureux et limités, et une diplopie homonyme peut être la conséquence de ce strabisme d'origine mécanique.

À la palpation, on reconnaît une tuméfaction profonde, douloureuse au niveau de la région lacrymale, et, si l'on peut soulever la paupière, on aperçoit la glande lacrymale augmentée de volume. Elle est uni ou bilatérale, apparaît à une époque variable, au cours ou au déclin de la blennorragie : on l'a vue survenir plusieurs années après le début de la blennorragie. Elle se termine par résolution ou par suppuration dans l'espace d'une ou deux semaines, ne laissant aucune trace ou parfois une hypertrophie de la glande qui détermine une gêne fonctionnelle.

La dacryadénite peut se compliquer de lésions gonococciques extra-oculaires, à localisation articulaire, musculaire, de spondylose rhizomélique, de méningo-encéphalite, et de lésions oculaires : conjonctivite métastatique, irido-kératite.

Le diagnostic est basé sur la concomitance de la blennorragie ; mais la relation entre les deux affections ne sera prouvée que par la présence du gonocoque lorsqu'il y a suppuration.

On a signalé de rares observations de *kératites*, de *névrite optique* et de *ténonites*.

PÉCHIN.

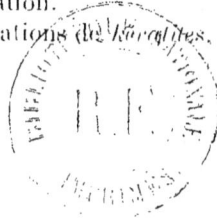

45372. — Imprimerie Larousse, rue de Fleurus, 9, à Paris.